HANDBUCH DER STIMM- UND SPRACH-HEILKUNDE

VON

R. LUCHSINGER UND G. E. ARNOLD

DRITTE, VÖLLIG UMGEARBEITETE
UND WESENTLICH ERWEITERTE AUFLAGE
IN ZWEI BÄNDEN

ZWEITER BAND

DIE SPRACHE UND IHRE STÖRUNGEN

1970
SPRINGER-VERLAG
WIEN · NEW YORK

DIE SPRACHE UND IHRE STÖRUNGEN

VON

GOTTFRIED E. ARNOLD

MIT BEITRÄGEN VON

EDELTRUD BAAR · GUNNAR FANT · LYNWOOD HEAVER

JOHN F. JACKSON · FRIEDRICH KAINZ · CHRISTA SEIDEL

MIT 165 ABBILDUNGEN

1970

SPRINGER-VERLAG

WIEN · NEW YORK

Professor Dr. med.
Richard Luchsinger
Privatdozent an der Universität Zürich, Schweiz,
Vorsteher der phoniatrischen Abteilung der Universitätsklinik
für Hals-, Nasen- und Ohrenkranke in Basel, Schweiz

Professor Dr. med.
Gottfried E. Arnold
Director, Division of Otolaryngology, The University of
Mississippi Medical Center, Jackson, Mississippi, U.S.A.

ISBN-13: 978-3-7091-7131-8 e-ISBN-13: 978-37091-7130-1
DOI: 10.1007/978-37091-7130-1

Softcover reprint of the hardcover 1st edition 1970
Library of Congress Catalog Card Number 71-122514

Titel Nr. 8481

Vorwort zur dritten Auflage

Wiederum nach zehn Jahren erscheint das vorliegende Werk nunmehr in der dritten Auflage. Die Neuauflage wurde vollständig überarbeitet, um mehrere Kapitel erweitert und mit neuen Bildern und schematischen Zeichnungen versehen. Im Zuge der großen technischen Fortschritte werden auch dieses Mal die Ergebnisse der experimentellen Phonetik und besonderer elektro-akustischer Experimente betont, welche die funktionelle Laryngologie und Phoniatrie so sehr gefördert haben. Wie früher finden die technischen Grundlagen und die experimentelle Methodik einen breiten Raum.

Das zunehmend rasche Anwachsen der Information und die dadurch bedingte vermehrte Seitenzahl machten es notwendig, das Werk den thematischen Gegebenheiten entsprechend in zwei Bänden herauszubringen: Der erste Band umfaßt die Physiologie und Pathologie der Stimme, der zweite die Physiologie und Pathologie der Sprache. Derart ist das frühere Lehrbuch zu einem Handbuch herangewachsen.

Die Bearbeitung verschiedener Grenzgebiete haben hervorragende Sachkenner übernommen. Prof. Dr. med. J. F. JACKSON (Jackson, Miss.) lieferte eine Einführung in die Erblehre. Über die für die Logopädie zunehmend wichtigen Grundlagen der akustischen Phonetik berichtet Prof. Dr. Ing. G. FANT (Stockholm). Frau Dr. phil. CHRISTA SEIDEL (Heidelberg) hat den in der zweiten Auflage von Frau Dr. phil. EDELTRUD BAAR (Wien) † verfaßten Abschnitt über die psychologische Untersuchung von tauben, schwerhörigen und sprachgestörten Kindern auf die noch gültigen Teile verkürzt und in einem neuen Abschnitt durch ihre eigenen gegenwärtigen Ansichten ergänzt. Darauf folgt ein kurzer Abschnitt über allgemeine klinische Psychodiagnostik von dem amerikanischen Psychiater Dr. med. L. HEAVER (Tulsa, Okla.). Das bereits traditionelle Kapitel über Psychologie der Sprache von Prof. Dr. phil. F. KAINZ (Wien) wurde ebenfalls wesentlich vergrößert.

Umfangreicher sind damit auch die Literaturverzeichnisse geworden, welche als möglichst vollständig geplant wurden. Wir haben alle uns zugänglichen Quellen von 1957 bis Ende 1966 studiert und im Text verwertet. Trotz aller menschenmöglichen Mühe bemerken wir aber immer wieder, daß wir nur einen Teil der Weltliteratur tatsächlich erfassen können. Auch diesbezüglich sind wir für alle Hinweise dankbar.

Einige Worte über die programmatische Ausrichtung unserer Arbeitsweise sind hier am Platze. Seit dem Anfang der logopädisch-phoniatrischen Forschung war es üblich, die untersuchten Störungsbilder der menschlichen Kommunikation nach rein *phänomenologisch-symptomatischen* Kennzeichen zu beschreiben und zu ordnen, also als Stimmschwäche, Falsettstimme, verzögerte Sprachentwicklung, Stammeln, Stottern usw. Eine solche Beschreibung nach dem hervorstechenden Symptom oder der wesentlichen subjektiven Beschwerde entspricht der ebenso symptomatischen Krankheitslehre der mittelalterlichen Medizin, welche die Krankheiten in verschiedene Fieber, Kongestionen, Gelbsuchten oder veränderte Farben des Harnes einteilte.

Erst mit dem Aufschwung der pathologischen Anatomie, Bakteriologie, Immunitätslehre und anderer Fächer entwickelte sich die moderne, *ätiologisch und pathogenetisch* ausgerichtete Medizin. Aus vielen Gründen konnte die medizinische Sprach- und Stimmheilkunde mit diesen Entwicklungen nicht Schritt halten. Es gibt noch keine pathologische Anatomie oder Physiologie des Stotterns. Die Biochemie oder Neurophysiologie der psychoneurotischen Störungen von Stimme und Sprache sind noch weit hinter den entsprechenden Forschungen etwa in der Psychiatrie zurück. Am wenigsten Einigung herrscht über die seit langem vorhandenen hirnpathologischen Befunde bei den Aphasien und deren Einteilung.

Es macht sich jedoch die zunehmende Tendenz bemerkbar, auch die verschiedenen symptomatischen Störungsbilder der menschlichen Kommunikation nach medizinischen Gesichtspunkten ätiologisch einzuteilen. Dazu eignen sich zunächst die modernen Forschungsweisen der Neurologie, Psychiatrie und der klinischen Psychologie. Ein Beispiel ist die Umwälzung in der Lehre vom Schwachsinn seit der Entdeckung der chromosomalen Aberrationen und der angeborenen metabolischen Fehler durch die Erblehre.

Ebenso ist man zunehmend bemüht, die klinischen Erscheinungen etwa des kindlichen Stammelns neurologisch und psychologisch besser zu erfassen. Es gibt gewiß mehrere klinische Einheiten des Stammelns, welche sich in ätiologischer, symptomatischer und prognostischer Weise unterscheiden. Das gleiche gilt für das Stottern.

Wir bemühten uns daher, eine *globale (ganzheitliche) Darstellung* zu bieten, welche zu vertiefter ätiologisch orientierter Forschungsweise anregen soll. Dazu gehört die engste Symbiose aller an der Kommunikation interessierten Wissensgebiete, von der Akustik bis zur vergleichenden Zoologie. Wir müssen dabei möglichst viel von der neuen Kommunikationsforschung lernen.

Aus dieser holistischen Einstellung ergaben sich einige neuartige Erkenntnisse. Nachdem Luchsinger den Begriff der familiär angeborenen *Sprachschwäche* erarbeitet hatte, wurde dieses stereotype Syndrom von Arnold als Ursache vieler Fälle von gestörter Sprachentwicklung mit deren Endstadium des Polterns bestätigt. Daraus erwuchsen ferner Erklärungen für gewisse seit langem vermutete Zusammenhänge zwischen bestimmten Sprachstörungen und abwegiger Händigkeit sowie Unmusikalität. Zur Besprechung dieser Probleme wurden zwei neue Kapitel über Lateralität und Musikalität (samt Amusie) nötig.

Als gesichert steht fest, daß die Sprache als ureigenste menschliche Fähigkeit auf der unaufhörlichen Wechselbeziehung zweier Grundtatsachen beruht: *Erbe und Umwelt*. Daraus ergibt sich ein erster Anhaltspunkt zum Unterscheiden der ererbten Sprachschwäche von der erworbenen frühkindlichen Aphasie. Diesbezüglich hat sich ARNOLDS Arbeitshypothese der LLMM-Theorie der Sprachentwicklung als fruchtbar erwiesen. Das Endprodukt der Sprechtüchtigkeit hängt von mehreren erblichen Faktoren ab: dem linguistischen (L) Talent, der Differenzierung der Lateralität (L) sowie dem Verhältnis zwischen musikalischer (M) und mathematischer (M) Begabung.

Solche Ausblicke führten zu einer wesentlichen Veränderung gegenüber den früheren Ausgaben. Immer dringender wird schließlich das Verlangen nach einer neuen international genormten *Nomenklatur*. Keine Einzelperson hat das Recht noch die Fähigkeit, eine solche Aufgabe allein zu bewältigen. Daher mußten wir uns damit begnügen, die altgewohnten europäischen Bezeichnungen mit gewissen neuen amerikanischen Ausdrücken zu vergleichen oder in Beziehung zu setzen. Manche Ausdrücke sind gewiß veraltet und revisionsbedürftig, wie etwa die Übersetzung von Stottern als „Balbuties" oder der widersinnige Begriff der „sensorischen" Hörstummheit. Auch darüber berichtet ein gesondertes Kapitel.

Erneut danken wir allen Freunden, den Kollegen der Kliniken, den Fachkollegen in der Praxis, den Praktikern auf dem Gebiete der Stimm- und Sprachbehandlung sowie den Sonderlehrern und Gesangspädagogen, die uns teils durch kritische Mitteilungen, teils durch Übersendung von Sonderdrucken ihrer Arbeiten über den Gegenstand unterstützten.

Unser Dank gilt auch dem Springer-Verlag in Wien für die außerordentlich bereitwillige Erfüllung unserer Wünsche hinsichtlich des Druckes und der Ausstattung der zwei Bände.

Zürich und Jackson, Weihnachten 1969

Richard Luchsinger **Gottfried E. Arnold**

Inhaltsverzeichnis

A. Allgemeiner Teil

Inhaltsübersicht des ersten Bandes

Die Stimme und ihre Störungen

Von

Professor Dr. med. **Richard Luchsinger**, Zürich

Mit Beiträgen von

Prof. Dr.-Ing. **Fritz Winckel**, Berlin, und

Prof. Dr. med. Dr. med. dent. **Fritz Wustrow**, Köln

A. Allgemeiner Teil

I. Einleitung

Wir haben uns mit dem Titel des Buches die Aufgabe gestellt, die Grundzüge der Sprach- und Stimmheilkunde zu schildern. Dies bedeutet auch für den zweiten Band vorerst die Notwendigkeit, dem hierfür interessierten Leser die wichtigsten Kenntnisse über die Physiologie, Pathologie und Therapie der Sprache zu vermitteln. Es galt daher, alle bekannten Störungsbilder der Kommunikation kurz und übersichtlich zu beschreiben. Unserem Plane folgend, wurde weiterhin auf die Verwertung der neuesten Forschungsergebnisse besonderer Wert gelegt. Zusammen mit den gesicherten Erkenntnissen der bisherigen wissenschaftlichen Arbeit sollen sie ein abgerundetes Bild der heutigen Auffassungen bieten. Wir haben uns bemüht, alle erreichbare Literatur seit dem Erscheinen der letzten Auflage nachzulesen. Während dieser Arbeit zeigte sich das gewaltige Wachstum aller an der menschlichen Kommunikation interessierten Wissensgebiete. Die klinische Sprach- und Stimmheilkunde im besonderen wurden wieder durch eine sehr große Zahl von Monographien und Einzelstudien bereichert. Trotz der ausgezeichneten Zusammenfassungen in den verschiedenen Zentralblättern ist es kaum mehr möglich, daß der einzelne Forscher weiterhin die gesamte Literatur überblicken kann. Auch wir haben gewiß manche wichtige Arbeiten übersehen, wofür wir menschliches Verständnis erhoffen.

Die Stimm- und Sprachheilkunde nimmt in der Medizin eine jener Sonderstellungen ein, welche auch für einige andere weitgehend spezialisierte Fachgebiete typisch ist. Denken wir nur an das neue Fach für physikalische Medizin und Wiederherstellung, an die Biochemie, Isotoptechnik, oder die klinische Psychologie. In solchen Fächern macht sich der umwälzende Fortschritt der Medizin unserer Tage besonders deutlich bemerkbar und zeigt, wie die neuen Erkenntnisse der Heilkunst aus den technischen Erfindungen der letzten Jahre hervorgingen. Damit veränderten sich aber auch die Grenzen dieser ärztlichen Disziplinen. Einerseits übernehmen Physiker, Chemiker und Ingenieure die technischen Gesichtspunkte vieler medizinischen Forschungen und auf der anderen Seite müssen sich die interessierten Ärzte tief in jene Wissensgebiete der anderen Fakultäten einarbeiten.

Wegen der immer größeren Ausdehnung aller Wissenschaften läßt sich weitgehende Spezialisierung nicht mehr vermeiden. Daraus entwickelte sich die moderne *Gruppenforschung*, wie sie namentlich in der amerikanischen Wissenschaft als „research team“ kennzeichnend ist. Obzwar in der Sprach- und Stimmheilkunde solche umfassenden Arbeitsweisen seit jeher üblich waren, ist die moderne Phoniatrie vollends zu einem Grenzgebiet zwischen außerordentlich vielen Fachgebieten geworden, welche überdies fast allen Fakultäten angehören. Damit ist es für den einzelnen Forscher unmöglich geworden, auf sämtlichen Gebieten der Lehre von der normalen und kranken Stimme und Sprache gleich gut Bescheid zu wissen. So kam es zu einer weiteren Spezialisierung innerhalb des an sich als klein geltenden Faches der Phoniatrie. Heute ist es eine Binsenweisheit, auf die *ganzheitlichen Gesichtspunkte* aller mit dem menschlichen Leben beschäftigten Arbeitsgebiete hinzuweisen. Für die menschliche Sprache und für die als ihr Klangträger fungierende Stimme gilt die Ganzheitsphilosophie aber in besonderem Maße. Ist doch die Sprache als das wichtigste Kommunikationsmittel zwischen den Menschen die Wiege jedes menschlichen Fortschrittes gewesen. Kommunikation aber ist das Bindeglied aller Wissenschaften und damit selbst zu einer gewaltigen Wissenschaft angewachsen.

Wenn nun weitgestreckte Grenzen und ganzheitliche Betrachtungsweisen die Grundpfeiler der Phoniatrie bedeuten, so ist die medizinische Fakultät weiterhin die natürliche Heimstätte der Sprach- und Stimmheilkunde. Dem sowohl humanistisch als auch technisch erzogenen Arzt bedeuten nämlich die Erkenntnisse der notwendigen Grenzen auf der einen Seite und der Blick für die großen Zusammenhänge auf der anderen die Grundgesetze seines täglichen Handelns. Daher ist der Arzt am besten geeignet, in der Forschungs- und Behandlungsgruppe der phonologischen Institute, der phoniatrischen Abteilungen, oder in den Speech Clinics der amerikanischen Spitäler und Universitäten die juridisch verantwortliche Rolle zu spielen. Nur der Arzt ist von Fakultät und Staat befugt, zu diagnostizieren woran ein kranker Mensch leidet und wie sein Leiden am besten zu beeinflussen sei. Alle Abwegigkeiten der Stimme und Sprache aber sind nicht üble Gewohnheiten, sondern ernste *Leiden kranker Menschen*. Schon wegen der verborgenen Lage der Stimmorgane kann nur der entsprechend ausgebildete Facharzt feststellen, wodurch eine bestimmte Stimmstörung bedingt ist. In einfachen Worten: Zunächst muß man wissen, ob Krebs, Lähmung, Entzündung oder ein sonstiges organisches Leiden des peripheren oder zentralen Phonationssystems vorliegt. Erst nach dessen Ausschluß darf man zur phonetischen Funktionsprüfung und schließlich zur psychologischen Analyse der Seelendynamik schreiten. Ein umgekehrter Vorgang wäre ebenso verfehlt wie etwa die Überweisung eines Magenkranken zur Psychoanalyse ehe ein genauer Magenbefund erhoben ist.

Noch eine andere Entwicklung drängt zur medizinischen Leitung in vielen Fragen der pathologischen Psychologie. Das ist die *biochemische Orientierung* der modernen Psychiatrie. Hochwirksame neue Beruhigungsmittel (Ataractica) ermöglichen dramatische Erfolge in der Behandlung vieler Psychosen. Als Gegenstück beweisen die pharmakologisch induzierten psychotischen Zustände deren Zusammenhang mit abnormen chemischen Regulationen. In gleicher Weise zeigen die biochemischen Laboratoriumsbefunde bei Psychosen charakteristische Veränderungen und liefern neue Einblicke in die Genese der Geisteskrankheiten. Diese humoralpathologischen Anschauungen erweitern die beschreibenden und logisch analysierenden Methoden der klassischen Psychiatrie zu einer *dynamischen Funktionspathologie* der gesamten Körperphysiologie.

Solche Tendenzen haben die gleiche wegweisende Bedeutung für die Phoniatrie. Wie FROESCHELS oft betonte, kann es keine pathologische Anatomie der gesamten Sprach- und Stimmheilkunde geben, da viele ihrer Störungsbilder auf einer Funktionsumwandlung beruhen. Ein Teil der Störungen von Stimme und Sprache ist wohl eindeutig organisch bedingt und damit anatomisch erfaßbar. Das ist z. B. bei den Aphasien oder den Kehlkopflähmungen der Fall. Bei anderen Störungsbildern, etwa den Dysarthrien im Kindesalter, sind aber die sichtbaren Organbefunde oft so gering, daß nur die histologische Analyse pathologische Organveränderungen der zentralen Nervenbahnen nachweisen könnte. Das kommt aber aus praktischen Gründen nur ausnahmsweise zur Beobachtung. Darum zählen gewisse der zweifellos zentralorganisch bedingten Formen des Stammelns weiterhin zu den „funktionellen Dyslalien". Schließlich hat sich herausgestellt, daß die Organveränderungen bei anderen Stimmleiden, etwa die Stimmlippenknötchen, nicht die Ursache, sondern vielmehr die Folge der gestörten Funktion sind. Wenn man auch die Knoten oder Polypen unter bestimmten Umständen chirurgisch entfernen muß, so ist die endgültige Heilung doch nur durch die Funktionskorrektur zu erreichen. Aus allen diesen Gründen ist ein weiterer Fortschritt nur durch das Studium der *pathologischen Physiologie* und der Psychopathologie möglich. Es muß also bei der phoniatrischen Arbeitsweise der klinisch-experimentelle Gesichtspunkt im Vordergrunde stehen.

Als umfassendste und höchste seelische Leistung des Menschen läßt sich die Sprache aber nur durch die *psychologische Betrachtung* verstehen. Deshalb erfordert jede Beschäftigung mit der krankhaften Sprache ein intensives Studium ihrer normalen Leistungen, was der Arzt nur von der *Psychologie* und *Phonetik* lernen kann. Die sprachärztliche Tätigkeit ist daher an die innige Zusammenarbeit mit mehreren philosophischen Disziplinen gebunden, zu denen neben der *Linguistik* und *Sprecherziehung* auch die *Pädagogik* gehört. Besonders zur Heilpädagogik bestehen viele wechselseitig fördernde Beziehungen. Wie vornehm uns Ärzten von der philosophischen Fakultät die Hand gereicht wird, hat das Standardwerk der „Psychologie der Sprache" von F. KAINZ gezeigt, von dem wir in den folgenden Kapiteln vielen Gewinn ziehen wollen. Zahlreich sind ferner die Berührungspunkte mit den praktischen Bestrebungen der *Stimmbildung* und *Sprechkunst*. Dies kann man dem wachsenden Interesse der Gesangmeister und Sprecherzieher für klinische Arbeitsstätten entnehmen.

Die hohe praktische Bedeutung der Sprache für das menschliche Zusammenleben ersieht man schließlich aus der raschen Entwicklung der *technischen Übertragungsmittel*, wie Telephon, Telegraph, Schallplatte, Tonband, Tonfilm, Rundfunk und Fernsehen. Die Technik ist auch auf diesen Gebieten in den letzten Jahren wieder gewaltig vorwärts geeilt. Nun gilt es für den phonetisch interessierten Hals-, Nasen-, Ohrenarzt, auf dem schönen Gebiet der *Akustik* einigermaßen mit den neuesten Erkenntnissen Schritt zu halten, um das Wissen von Hören und Sprechen seinen Bestrebungen zur Heilung der Krankheiten der Hör- und Sprechorgane zugute kommen zu lassen. Die theoretischen Grundlagen der Sprach- und Stimmheilkunde erstrecken sich somit auch auf technische Gebiete.

Wie sehr die heutigen Ohrenärzte sich dieser Verpflichtung zum Weiterstudium auf akustischem Gebiet bewußt sind, sieht man an der raschen Entwicklung der *Audiologie.* Sowohl die Fachzeitschriften, als auch die wissenschaftlichen Kongresse zeigen den hohen Stand der speziellen Kenntnisse und die bereits recht komplizierten Grundlagen der audiologischen Forschung. Audiologie und Phoniatrie sind zu Schwestergebieten geworden, indem sie beide die Funktion der rezeptiven und expressiven Organe des otolaryngologischen Faches studieren und zu verbessern trachten. Zudem sind Gehör und sprachliche Mitteilung so eng verwoben, daß die gegenseitigen Berührungspunkte kaum aufzählbar sind. So ist die vorausblickende Pionierarbeit der phonetischen und phoniatrischen Klassiker heute zur Grundlage der täglichen audiologisch-phoniatrischen Tätigkeit geworden.

Zum weiteren Studium oder für wissenschaftliche Zwecke sind am Ende jedes Kapitels alle uns erreichbaren *Literaturhinweise* aufgeführt. Da es für ein Handbuch nicht zweckmäßig ist, jede einzelne Aussage mit der einschlägigen Literatur zu belegen, so sind die bibliographischen Angaben viel umfangreicher, als es den im Text genannten Autoren entsprechen würde. Das soll natürlich kein Werturteil bedeuten. Wieder haben wir besonderen Wert auf die Angabe der neuesten Arbeiten aus der ganzen Welt gelegt, soweit sie uns bisher zugänglich wurden. Dem europäischen Leser dürfte das ziemlich komplette Schrifttum aus Nord- und Südamerika willkommen sein. Dadurch ist der Anschluß an die ohnedies von jedem Autor erwähnten oder von ihm benützten früheren Arbeiten möglich. Von den älteren Werken sind vor allem die einschlägigen Lehrbücher und zusammenfassenden Monographien angegeben. Weil wir auf sie laufend zu verweisen haben, seien sie zur Vermeidung oftmaliger Anführung schon eingangs zusammengefaßt.

Dann folgt eine Aufstellung der wichtigsten *Zeitschriften* unseres Fachgebietes. Diese Liste erhebt natürlich keinerlei Anspruch auf Vollständigkeit. Sie soll lediglich dem Anfänger das erste Zurechtfinden erleichtern. Wegen der auffallend großen Zahl der überdies oft ziemlich gleichlautenden Zeitschriftentitel ist das gar nicht so einfach. Dazu gibt es noch die Organe vieler nationaler und regionaler Fachgesellschaften mit ähnlichen Titeln. Leider war das Schicksal vieler der bisher eingerichteten Fachblätter mit der nach wenigen Jahren erfolgten Einstellung früh besiegelt. So kam es zur Herausgabe immer neuer Fachblätter, wobei oft das beendete Journal unter neuem Namen anderswo herauskam. Zuletzt ist deren Fülle wieder durch die vielen an Stimme und Sprache interessierten Fachgebiete und deren Sonderwünsche bedingt. Ich bin auch in dieser Hinsicht für alle Anregungen oder freundlich übersandte Sonderdrucke bleibend dankbar. Besonderen Dank schulde ich für wertvolle Mithilfe. Frau Dr. phil. Evelyn Robe-Finkbeiner (Wolfsburg) half bei der Neufassung verschiedener Kapitel. Frau Doris Bolten (Jackson) besorgte den Großteil der Reinschrift mit außerordentlicher Sorgfalt. Frl. Edwina Baldwin (Jackson) schrieb die vielsprachigen Literaturverzeichnisse und die Register in höchst genauer Weise.

Literatur

Gesamte Sprachheilkunde

1. Bücher und Monographien

AMERSBACH, K.: Die Nervenkrankheiten des Kehlkopfes und der Luftröhre. In „Hdb. Hals- usw. Heilk." von DENKER und KAHLER, 5: 791. Berlin: J. Springer, 1929. — AMMAN, J. C.: A Dissertation on Speech. Facsimile edition. Amsterdam: North Holland Publishing Co. 1965. — ARNOLD, G. E.: Die Sprach- und Stimmstörungen bei Kriegsverletzten. In „Wehrmedizin" von A. ZIMMER, 1: 567. Wien: F. Deuticke, 1944; — Die traumatischen und konstitutionellen Störungen der Stimme und Sprache. Wien: Urban & Schwarzenberg, 1948; — Störungen der Stimme und Sprache in „Oto-Rhino-Laryngologie im Kindesalter" von E. v. JENTS. Wien: W. Maudrich, 1949; — Störungen der Stimme und Sprache in „Therapie und Praxis" von J. KRETZ. Bd. I. Wien: Urban & Schwarzenberg, 1957; — Morphology and Physiology of the Speech Organs. In „Manual of Phonetics" by L. KAISER (ed.). Amsterdam: North Holland Publishing Co., 1957. — ASPERGER, H.: Heilpädagogik. In „Therapie und Praxis" von J. KRETZ, 2: 581. Wien: Urban & Schwarzenberg, 1953. — AUBIN, A., and J. TARNEAUD (Ed.): LA VOIX: Cours international de Phonologie et de Phoniatrie, 2.—7. 3. 1953, Paris. Anatomie fonctionelle, physiologie, phonétique, phonométrie, dysphonies, dysodies, aphasies, bégaiement, traitement. Paris: Maloine, 1953.

BAGLIONI, S.: Udito e voce. Rom: A. Stock, 1924. — BAKER, H. K.: Disorders of Speech and Voice. In „Diseases of the Ear, Nose, and Throat" by F. L. LEDERER, p. 1107. Philadelphia: F. A. Davis, 1953. — BALLET, G.: Die innerliche Sprache. Leipzig–Wien: F. Deuticke, 1890. — BARRAUD, A., F. NAGER, L. RÜEDI, F. SCHLITTLER und J. P. TAILLENS: Lehrbuch der Hals-, Nasen-, Ohren- und Mundkrankheiten. 2. Aufl. Basel: S. Karger, 1953. — BARTH, E.: Einführung in die Physiologie, Pathologie und Hygiene der menschlichen Stimme und Sprache. Leipzig: G. Thieme, 1911. — BECK, A., and P. SCHNEIDER: Mißbildungen und Anomalien des Kehlkopfes der Luftröhre und der großen Bronchien. In „Hdb. Hals- usw. Heilk." von DENKER und KAHLER, 2: 409. Berlin: J. Springer, 1926. — BENDER, L.: Child Psychiatric Techniques: A Diagnostic and Therapeutic Approach to Normal and Abnormal Development Through Patterned, Expressive and Group Behavior. Springfield, Ill.: C. C. Thomas, 1952; — A. Dynamic Psychopathology of Childhood. Springfield, Ill.: C. C. Thomas, 1955; — Psychopathology of Children with Organic Brain Disorders. Springfield, Ill.: C. C. Thomas, 1956. — BERG, J. VAN DEN: Physica van de Stemvorming, met Toepassingen. s'Gravenhage: Uitgeverij Excelsior, 1953. — BERRY, M., and J. EISENSON: Speech Disorders. New York: Appleton-Century-Crofts, 1956. — BIESALSKI, P.: Die Hals-Nasen-Ohren-Krankheiten im Kindesalter. Stuttgart: Thieme, 1960. — BILANCIONI, G.: La voce parlata e cantata, normale e patologica. Roma: L. Pozzi, 1923. — BLOCH, P.: Estudos da voz humana. Rio de Janeiro: Coleção Fala, 1958. — BONIN, G. VON: Essay on the Cerebral Cortex. Springfield, Ill.: C. C. Thomas, 1950. — BREWER, D. W. (Edit.): Research Potentials in Voice Physiology. State Univ. of New York: 1964. — BRICKNER, R. M.: The Intellectual Functions of the Frontal Lobes. New York: Macmillan, 1936. — BROADUS, R. N.: Some Sources of Literature on Speech Disorders. J. Speech Hearing Dis. 16: 61, 1951. — BRODNITZ, F. S.: Vocal Rehabilitation. Americ. Acad. Ophthal. Otolaryng. Monograph. Rochester, Minn.: Whiting Press, 1959, 1964. — BUMKE, O., und O. FOERSTER: Handbuch der Neurologie. 19 Bde. Berlin: J. Springer, 1935—1940.

CANUYT, G.: Les maladies du larynx. Paris: Masson, 1939. — CARROLL, J. B.: The Study of Language. Cambridge, Mass.: Harvard Univ. Press, 1953. — COBB, S.: Borderlands of Psychiatry. Cambridge, Mass.: Harvard Univ. Press, 1948. — COËN, R.: Pathologie und Therapie der Sprachanomalien. Wien–Leipzig: Urban & Schwarzenberg, 1886; — Beobachtungen und Erfahrungen auf dem Gebiete der Sprachheilkunde. Stuttgart: F. Enke, 1897. — COLLET, F. J.: Les troubles de l'innervation pharyngo-laryngée et oesophagienne. Paris: Masson 1946. — CRITCHLEY, M.: The Parietal Lobes. Baltimore: Williams & Wilkins, 1953. — CURRY, R. O. L.: The Mechanism of the Human Voice. New York, Toronto: Longmans Green, 1940.

DARLINGTON, S. C.: The Facts of Life. London: Allen and Unwin, 1953. — DARLINGTON, S. C., and K. MATHER: The Elements of Genetics. London: Allen and Unwin, 1949. — DENKER,

A., und O. KAHLER: Handbuch der Hals-Nasen-Ohrenheilkunde. 9 Bde. Berlin: Springer, 1925—1929. — DIETH, E.: Vademekum der Phonetik. Bern: A. Francke, 1950. — DUBRUL, E. L.: Evolution of the Speech Apparatus. Springfield, Ill.: C. C. Thomas, 1958.

ECCLES, J. C.: The Neurophysiological Basis of Mind. Oxford: Clarendon Press, 1953. — EISENSON, J.: The Improvement of Voice and Diction. New York: Macmillan, 1958. — ELZE, C.: Anatomie des Kehlkopfes und des Tracheobronchialbaumes. In „Hdb. Hals- usw. Heilk." von DENKER und KAHLER, I: 225. Berlin: J. Springer, 1925. — ENGELBACH, W.: Endocrine Medicine. Springfield, Ill.: C. C. Thomas, 1932.

FAUST, J.: Aktive Entspannungsbehandlung. Stuttgart: Hippokrates-Verlag, 1954. — FLATAU, T. S.: Sprach- und Stimmstörungen. In „Neue deutsche Klinik", 10: 186. Wien—Berlin: Urban & Schwarzenberg, 1932. — FLECHSIG, P.: Meine myelogenetische Hirnlehre. Berlin: J. Springer, 1927. — FLETCHER, H.: Speech and Hearing in Communication. New York–London–Toronto: Van Nostrand, 1953. — FRÖSCHELS, E.: Die sprachärztliche Therapie im Kriege. Wien: Urban & Schwarzenberg, 1919; Singen und Sprechen. Leipzig–Wien: F. Deuticke, 1920; — Lehrbuch der Sprachheilkunde. 3. Aufl. Leipzig–Wien: F. Deuticke, 1931; — Aus der neuesten logopädisch-phoniatrischen Literatur. 41 Übersichtsreferate in Zschr. Kinderforschung, Bd. 35—45; in „Mitteilungen über Sprach- und Stimmheilkunde", Bd. 2, 1936—1937; — Twentieth Century Speech and Voice Correction. New York: Philosophical Library, 1948. — FRÖSCHELS, E., and A. JELLINEK: Practice of Voice and Speech Therapy. Boston: Expression Co., 1941. — FÜHRING, M., und O. LETTMAYER: Die Sprachfehler des Kindes und ihre Beseitigung. Wien: Österr. Bundesverlag, 1958.

GARDE, E.: La voix. Paris: Presses Universitaires de France, 1954. — GEDDA, L.: Studio dei gemelli. Rom: Edizione Orizzonte Medico, 1951. — GELDARD, F. A.: The Human Senses. New York: Wiley, 1953. — GERDTS, A. E.: Die Krankheiten der Sprache und ihre Heilung. Bingen: Selbstverlag, 1882. — GRAHAM, E. C., and M. M. MULLER: Rehabilitation Literature 1950—1955. New York: Blakiston, 1956. — GRAY, G. W., and C. M. WISE: The Bases of Speech. Ed. 3. New York: Harper, 1959. — GREBE, O.: Die funktionellen Sprachstörungen (Stottern, Poltern, Stammeln usw.) und ihre Behandlung in der Hypnose. Halle/Saale: C. Marhold, 1927. — GREENE, J. S., and E. J. WELLS: The Cause and Cure of Speech Disorders. New York: Macmillan, 1927. — GRÜTZNER, P.: Physiologie der Stimme und Sprache. In Hermann's „Handbuch der Physiologie". I: 2, Leipzig: 1879; — Stimme und Sprache. Ergeb. Physiologie, I: 2, 1902. — GUMPERTZ, F.: Die Sprachstörungen des Kindesalters. In „Ergebnisse der gesamten Medizin" von T. BRUGSCH., 7: 167. Berlin–Wien: Urban & Schwarzenberg, 1925. — GUTZMANN, H., SR.: Des Kindes Sprache und Sprachfehler. Leipzig: J. J. Weber, 1894; — Stimm- und Sprachstörungen bei Kriegsverletzten. In „Handbuch der ärztlichen Erfahrungen im Weltkrieg, 1914—1918", 6: 304, Leipzig: J. A. Barth, 1921; — Lehrbuch der Sprachheilkunde. 3. Aufl. Berlin: H. Kornfeld, 1924. — GUTZMANN, H., Jr.: Die funktionellen Störungen der Stimme und Sprache. In „Handbuch der inneren Medizin" von MOHR und STÄHELIN. Berlin: 1926; — Behandlung der Sprachstörungen. In „Handbuch der gesamten Therapie", Bd. 4, Jena: 1926; — Physiologie der Stimme und Sprache. 2. Aufl. Braunschweig: F. Vieweg, 1928.

HABERMANN, G.: Physiologie und Phonetik des lauthaften Lachens. Leipzig: J. A. Barth, 1955. — HAMILTON, G. W.: Parlamentarische Logik, Taktik, Rhetorik. Zürich: Societas-Verlag, 1946. — HAYMANN, P.: Handbuch der Laryngologie und Rhinologie, Bd. I. Wien: A. Hölder, 1898. — HEAD, H.: Studies in Neurology. London: Hodder & Stoughton, 1922. — HELLMANN, K.: Die nervösen Störungen des Rachens und des Mundes. In „Hdb. Hals- usw. Heilk." von DENKER und KAHLER, 5: 762. Berlin: J. Springer, 1929. — HILTY, K.: Lesen und Reden. Frauenfeld: Huber, 1922. — HOFBAUER, L.: Atmungspathologie und -therapie. Berlin: J. Springer, 1921. — HOFFMANN, U.: Krankheiten der Sprache und Stimme. Meissen: A. Buchheim, 1910. — HOLZER, W.: Physikalische Medizin in Diagnostik und Therapie. 4. Aufl. Wien: W. Maudrich, 1944. — HÜNERMANN, T.: Die Geschwülste des Rachens. In „Hdb. Hals- usw. Heilk." von DENKER und KAHLER, 5: 273. Berlin: J. Springer, 1929. — HUSSON, R.: La voix chantée. Paris: Gauthier-Villars, 1960.

International Speech and Voice Therapy Conference: VIII. Amsterdam 21.—26. 8. 1950. Basel: S. Karger, 1951. — IX. Zürich, 1. — 5. 9. 1953. Basel: S. Karger, 1954. — X. Barcelona, 3.—7. 9. 1956. Acta O. R. L. Ibero-Americana, 1957. — IRWIN, R. B.: Speech and Hearing Therapy. Englewood Cliffs, N. J.: Prentice-Hall, 1953.

JACKSON, C.: Diseases of the Nose, Throat and Ear. Philadelphia and London: W. B. Saunders, 1945. — JACKSON, C., and C. L. JACKSON: The Larynx and its Diseases. Philadelphia: Saunders, 1937. — JASPERS, K.: Wesen und Kritik der Psychotherapie. München: R. Piper & Co. — JOHNSON, W.: Speech Problems of Children. New York: Grune & Stratton, 1950; — Speech Handicapped School Children. New York: Harper, 1956. — JUDSON, L. S., and A. T. WEAVER: Voice Science. New York: Appleton-Century-Crofts, 1966.

KAINZ, F.: Psychologie der Sprache, Bd. 1—4. Stuttgart: Enke, 1941—1956. — KANTOR, J. R.: Problems of Physiological Psychology. Bloomington, Ind.: Principia Press, 1947. — KATZENSTEIN, J.: Methoden zur Erforschung der Tätigkeit der Stimme und Sprache. In „Handbuch der biologischen Arbeitsmethoden". V/7/1: 261. Wien–Berlin: Urban & Schwarzenberg, 1930. — KATZENSTEIN, J., und ROTHMANN: Zur Lokalisation der Kehlkopfinnervation. Methoden zur Erforschung der Tätigkeit des Kehlkopfes sowie der Stimme und Sprache. Handbuch der biol. Arbeitsmethoden. Abt. V; Wien: Urban und Schwarzenberg, 1911. — KEITER, F.: Kurzes Lehrbuch der Rassenbiologie und Rassenhygiene für Mediziner. Stuttgart: E. Enke, 1941. — KNOWER, F. H.: Graduate Theses in Speech and Hearing Disorders. J. Speech Hearing Dis. 15: 353, 1950; 16: 367, 1951; 18: 54, 1953; 19: 73, 1954; 22: 104, 1957. — KNOWER, F. H.: Graduate Theses in Speech and Hearing Research. J. Speech Hearing Res. 1: 191, 1958; 2: 91, 1959. — KRIEG, W. J. S.: Functional Neuroanatomy. Ed. 2. New York: Blakiston, 1953. — KUSSMAUL, A.: Die Störungen der Sprache. 4. Aufl. Leipzig: F. C. W. Vogel, 1910.

LANGENDORFF, O.: Physiologie des Rücken- und Kopfmarks. In „Handbuch der Physiologie des Menschen" von W. NAGEL, 4: 207. Braunschweig: F. Vieweg, 1909. — LEVIN, N. M.: Voice and Speech Disorders: Medical Aspects. Springfield, Ill.: C. C. Thomas, 1962. — LIEBMANN, A.: Vorlesungen über Sprachstörungen. 2. Aufl., No. 1—10. Berlin: O. Coblentz, 1924—1925. — LOUTTIT, C. M.: Clinical Psychology of Children's Behavior Problems. New York–London: Harper, 1947. — LUCAS: 1. Die Familie der Elektronenröhren. 2. Die Oszillografenröhre. 3. Triode. Physikalische Grundlagen der Elektronik, Hamburg: Valvo GmbH, 1959. — LUCHSINGER, R.: Stimmphysiologie und Stimmbildung. Wien: Springer, 1951; — Stimm- und Sprachstörungen. In „Lehrbuch der Hals-, Nasen-, Ohren- und Mundkrankheiten" von BARRAUD, NAGER, RÜEDI, SCHLITTLER, TAILLENS. Basel: S. Karger, 1947. — LUCHSINGER, R., and G. E. ARNOLD: Lehrbuch der Stimm- und Sprachheilkunde. 2.Aufl. Wien: Springer, 1959. — LULLIES, H.: Physiologie der Stimme und Sprache. Berlin–Heidelberg: J. Springer, 1953. — LÜSCHER, E.: Lehrbuch der Nasen- und Halsheilkunde und der Endoskopie der Speiseröhre und der Luftwege. Wien: Springer-Verlag, 1956.

MAAS, P.: Die Sprache des Kindes und ihre Störungen. Würzburg: C. Kabitzsch, 1909. — MACKENZIE, Sir M.: Singen und Sprechen. Hamburg: L. Voss, 1901. — MCALLISTER, A. H.: Clinical Studies in Speech Pathology. Univ. of London Press, 1937. — MALMBERG, B.: La Phonétique. Paris: Presses Universitaires de France, 1954. — MERKEL, C. L.: Anthropophonik. Leipzig: 1857. — MINSKI, L.: Deafness, Mutism, and Mental Deficiency in Children. New York: Philosophical Library, 1959. — MITTERMAIER, R.: Die Geschwülste der Lippen, der Zunge, des Zahnfleisches und des Alveolarfortsatzes. In „Hdb. Hals- usw. Heilk." von DENKER und KAHLER, 5: 582. Berlin: J. Springer, 1929. — MORLEY, M. E.: The Development and Disorders of Speech in Childhood. London: E. & S. Livingstone, 1957. — MORUZZI, G.: Problems in Cerebellar Physiology. Springfield, Ill.: C. C. Thomas, 1950. — MOSES, P. J.: Die Stimme der Neurose. Stuttgart: Thieme, 1956. — MYKLEBUST, H. R.: Auditory Disorders in Children. New York: Grune & Stratton, 1954.

NADOLECZNY, M.: Untersuchungen über den Kunstgesang. Berlin: Springer, 1923. — Physiologie der Stimme und Sprache. In „Hdb. Hals- usw. Heilk." von DENKER und KAHLER, 1: 621, Berlin: J. Springer, 1925; — Kurzes Lehrbuch der Sprach- und Stimmheilkunde. 2. Aufl. Leipzig: F. C. W. Vogel, 1926; — Die Sprachstörungen im Kindesalter. 2. Aufl. Leipzig: F. C. W. Vogel, 1926; — Sprachstörungen. In „Hdb. Hals- usw. Heilk." von DENKER und KAHLER, 5: 1076. Berlin: J. Springer, 1929; — Was muß der Hals-Nasen-Ohrenarzt von Sprach- und Stimmheilkunde wissen? Z. Hals- usw. Heilk. 44: 1, 1938. — NAGEL, W.: Physiologie der Stimmwerkzeuge. In „Handbuch der Physiologie des Menschen" von W. NAGEL, 4: 691. Braunschweig: Vieweg, 1909. — NEGUS, V. E.: The Comparative Anatomy and Physiology of the Larynx. London: W. Heinemann, 1949. — NETTER, F. H.: Nervous System. Vol. I. Summit, N. J.: Ciba Pharmaceutical Products, 1953.

O'Malley, C. D., and J. B. de C. M. Saunders: Leonardo da Vinci on the Human Body. New York: H. Schuman, 1952. — Orthmann, W.: Sprechkundliche Behandlung funktioneller Stimmstörungen. Halle/Saale: Carl Marhold, 1956.

Panconcelli-Calzia, G.: Quellenatlas zur Geschichte der Phonetik. Hamburg: Hansischer Gildenverlag, 1940. — Geschichtszahlen der Phonetik. Hamburg: Hansischer Gildenverlag, 1941; — Die Taschenbandstimme. Berlin: Akademie-Verlag, 1953. — Penfield, W., and T. Rasmussen: The Cerebral Cortex of Man. New York: Macmillan, 1950. — Penfield, W., and L. Roberts: Speech and Brain Mechanisms. Princeton Univ. Press, 1959. — Perelló, J.: Trastornos de la Voz y de la Palabra (Foniatria). Barcelona: M. Marlin, 1954. — Pernkopf, E.: Topographische Anatomie des Menschen. Bd. 3. Der Hals: Wien–Innsbruck: Urban & Schwarzenberg, 1952; Bd. 4. Der Kopf. 1957, 1960. — Politzer, A.: Geschichte der Ohrenheilkunde. Stuttgart: F. Enke, Bd. 1, 1907; Bd. 2, 1913.

Quiros, J. B. de, und F. S. Gueler: La Comunicación Humana y su Patología. Vol. 1. Buenos Aires: Centro Medico de Investigationes, 1966.

Ranke, O. F., and H. Lullies: Gehör-Stimme-Sprache. Berlin–Göttingen–Heidelberg: J. Springer, 1953. — Rieber, R. W., and R. S. Brubaker: Speech Pathology, an international study of the science. Amsterdam: North Holland Publishing Co. 1966. — Rohracher. H.: Einführung in die Psychologie. Wien: Urban & Schwarzenberg, 1946. — Rothe, K. C.: Die Sprachheilkunde. Wien: Österr. Schulbücherverlag, 1923.

Scheminzky, F.: Die Welt des Schalles. Wien–Graz: Deutsche Vereinsdruckerei, 1943. — Schilling, R.: Untersuchungsmethoden der Stimme und Sprache. In „Handbuch der Hals-, Nasen-, Ohrenheilkunde" von Denker und Kahler, 1: 861. Berlin: J. Springer, 1925. — Schmalz, E.: Beiträge zur Gehör- und Sprachheilkunde. Leipzig: J. C. Hinrichs, 1846. — Schönhärl, E.: Die Stroboskopie in der praktischen Laryngologie. Stuttgart: Thieme-Verlag, 1960. — Schreiber, F. R.: Your Child's Speech. New York: G. P. Putnam, 1956. — Schulthess, R.: Das Stammeln und Stottern. Zürich: F. Schulthess, 1830. — Schulz, J. H.: Das autogene Training (konzentrative Selbstentspannung). 8. Aufl. Stuttgart: G. Thieme, 1953; — Übungsheft für das autogene Training. Stuttgart: G. Thieme, 1953. — Schwarz, M.: Die Schleimhäute des Ohres und der Luftwege. Biologie und Klinik. Berlin: J. Springer, 1949. — Scott-Brown, W. G.: Diseases of the Ear, Nose and Throat. New York: Hoeber, 1952. — Scupin, E.: Tagebücher. Leipzig: 1907—1910. — Seeman, M.: Sprachstörungen bei Kindern. Halle: C. Marhold, 1959. — Segre, R.: Tratado de Foniatria. Buenos Aires: Paidos, 1955. — Seiffert, A.: Untersuchungsmethoden des Kehlkopfes. In „Hdb. Hals- usw. Heilk." von Denker und Kahler, 1: 762. Berlin: J. Springer, 1925. — Selye, H.: Stress. Montreal: Acta, 1950. — Seth, G., and D. Guthrie: Speech in Childhood: Its Development and Disorders. London: H. Milford, 1942. — Shapiro, H. H.: Maxillofacial Anatomy. Philadelphia: Lippincott, 1954. — Sicher, H.: Oral Anatomy. St. Louis: C. V. Mosby, 1949. — Skramlik, E. V.: Physiologie des Kehlkopfes. In „Hdb. Hals- usw. Heilk." von Denker und Kahler, 1: 551. Berlin: J. Springer, 1925; — Physiologie der Mundhöhle und des Rachens. In „Hdb. Hals- usw. Heilk." von Denker und Kahler, 1: 484. Berlin: J. Springer, 1925. — Stein, L.: Sprach- und Stimmstörungen und ihre Behandlung in der täglichen Praxis. Wien–Leipzig–Bern: Weidmann & Cie, 1937; — Speech and Voice. London: Methuen, 1942. — Stevens, S. S., J. G. C. Loring, and D. Cohen: Bibliography on Hearing. Cambridge, Mass., Harvard Univ. Press, 1955. — Stöhr, A.: Psychologie. Wien: Braumüller, 1917. — Stumpf, C.: Die Sprachlaute. Berlin: Springer, 1926.

Tarneaud, J.: Le chant, sa construction et sa destruction. Paris: Maloine, 1946; — Précis de thérapeutique vocale. Paris: Maloine, 1955; — Traité pratique de phonologie et phoniatrie. 2nd ed. Paris: Maloine, 1961. — Tarneaud, J., and M. Seeman: La Voix et la Parole. Paris: Maloine, 1950. — Teirich, H. R.: Musik in der Medizin. Stuttgart: Gustav Fischer, 1958. — Thost, A.: Die Untersuchung des Kehlkopfes durch Röntgenstrahlen. In „Hdb. Hals- usw. Heilk." von Denker und Kahler, 1: 982. Berlin: J. Springer, 1925. — Thurburn, G. L.: Voice and Speech, London: J. Nisbet, 1946. — Travis, L. E., Ed: Handbook of Speech Pathology. New York: Appleton-Century-Crofts, 1957. — Treitel, L.: Grundriß der Sprachstörungen. Berlin: A. Hirschwald, 1894. — Trojan, F.: Der Ausdruck von Stimme und Sprache. Wien: Maudrich, 1948. — Tschermak, A.: Die Physiologie des Gehirns. In „Hdb. Physiologie des Menschen" von W. Nagel, 4: 1, Braunschweig: F. Vieweg, 1909. — Tsuiki, Y.: Methods of Laryngeal Examination. Sendai: Kanehara Shuppan Co., 1957.

van Riper, C. Speech correction: Principles and Methods. Englewood Cliffs: Prentice-Hall, 1963. — van Riper, C., and J. V. Irwin: Voice and Articulation. Englewood Cliffs, N. J.: Prentice-Hall, 1958. — Vennard, W.: Singing: The Mechanism and Technic. Ann Arbor, Mich.: Edwards Brothers, 1950. — Villiger, E.: Sprachentwicklung und Sprachstörungen beim Kinde. Leipzig: W. Engelmann, 1911.

Weinert, H.: Die Bekämpfung von Sprechfehlern. 3. Aufl. Halle: C. Marhold, 1959. 5. Aufl. Berlin: VEB Verlag, 1966. — Weiss, D., and H. Beebe: The Chewing Approach in Speech and Voice Therapy. Basel: S. Karger, 1950. — West, R., M. Ansberry, and A. Carr: The Rehabilitation of Speech. Ed. 3. New York: Harper, 1957. — Wetzel, G.: Anatomie und Entwicklungsgeschichte der Mundhöhle und des Rachens. In „Hdb. Hals- usw. Heilk." von Denker und Kahler, 1: 178. Berlin: J. Springer, 1925. — Winckel, Fr.: Klangwelt unter der Lupe. Berlin und Wunsiedel: Max Hesse, 1953. — Wolff, G.: Klinische und kritische Beiträge zur Lehre von den Sprachstörungen. Leipzig: Veit, 1904. — Wulff, J. (Ed.): Gehörlose, schwerhörige und sprachkranke Schüler in Hamburg. Hamburg: Schulbehörde, 1960. — Wundt, W.: Völkerpsychologie. 1. Die Sprache, 3. Aufl. Leipzig: Engelmann, 1911. — Wyllie, J.: The Disorders of Speech. Edinburgh: Oliver & Boyd, 1894.

Ziehen, T.: Entwicklungshemmungen der Sprache. In „Handbuch der praktischen Medizin", 3: 291, 1905. — Zwaardemaker, H.: Physiologie der Nase und ihrer Nebenhöhlen. In „Hdb. Hals- usw. Heilk." von Denker und Kahler, 1: 439. Berlin: J. Springer, 1925.

2. Zeitschriften

Diese Liste enthält bloß die wichtigsten Zeitschriften, welche sich mit Gehör, Stimme und Sprache befassen, sowie die häufig zitierten Journale. Es ist unmöglich, die zahlreichen Zeitschriften aus den benachbarten Fachgebieten einzuschließen, wie z. B. Psychologie, Neuro-Psychiatrie, Pädiatrie, Otolaryngologie, Philologie usw. Weitere Quellen sind in den DSH Abstracts, Excerpta Medica, Zentralblatt für HNO und Fenestra zu finden.

1. *Acta Audiologica y Foniatrica Hispanoamericana.* Organo Oficial del Colegio Hispanoamericano para et Estudio de los Problemas de la Audición, la Voz, y el Lenguaje. Seit 1959. Mexico 18, D. F.: Instituto Mexicano de la Audición y el Lenguaje.

2. *Acustica.* Internationale akustische Zeitschrift. Seit 1951. Zürich: Hirzel (Fortsetzung von No. 3).

3. *Akustische Zeitschrift.* 9 Bde., 1936 bis 1944. Leipzig: Hirzel (fortgesetzt von No. 2).

4. *American Annals of the Deaf.* Seit 1847. Washington, D. C.: Gallaudet College.

5. *American Journal of Mental Deficiency.* Seit 1940. Continuation of Proceedings of the Association of Medical Officers of American Institutions for Idiotic and Feeble-minded Persons, 1877 to 1895; Journal of Psycho-Asthenics, 1896 to 1917; Proceedings and Adresses of the American Association for the Study of the Feebleminded. 1918 to 1939. Willimantic, Conn.: American Association on Mental Deficiency.

6. *Anales de Fonología y Audiología.* 2 vols., 1955 to 1958. Buenos Aires: Nocitó y Rañó. No. 1 von Bd. 1 erschien als Anales de Audiología y Fonología (fortgesetzt von No. 25).

7. *Archiv für die gesamte Phonetik.* 1. Abteilung: Archiv für vergleichende Phonetik; 2. Abteilung: Archiv für Sprach- und Stimmphysiologie und Sprach- und Stimmheilkunde. 7 Bde., 1937 bis 1944. Berlin: Metten (fortgesetzt von No. 24, Teil 2, und No. 43, Teil 1).

8. *Archiv für experimentelle und klinische Phonetik.* Ein Bd., 1913 bis 1914. Berlin: Karger (fortgesetzt von 57).

9. *Archives Néerlandaises de Phonétique Expérimentale.* 20 vols., 1927 bis 1947. The Hague: Nijhoff.

9a. *ASHA.* Supplementum zu No. 29, seit 1959.

10. *Atti del Laboratorio di Fonetica dell'Universitá di Padova.* Vol. 1, 1949; vol. 2, 1952; vol. 3, 1959. Turin, Italien: Minerva Medica.

11. *Blätter für Taubstummenbildung.* 47 Bde., 1887 bis 1934 (fortgesetzt von No. 18).

12. *Boletín de la Asociación Española de Logopedía y Foniatría.* Supplement der Acta ORL Ibero-Americana. Seit 1960. Provenza 319, Barcelona, Spanien.

13. *Bollettino della Societá Italiana di Fonetica sperimentale,* Fonetica biologica, Foniatria, Audiologia. 8 vols. 1950 bis 1958. Fortgesetzt von Bollettino della Società Italiana di Fonetica, Foniatria e Audiologia. Seit 1959, Milan, Italien: Universitá Cattolica.

14. *British Journal of Disorders of Communication.* Edinburgh: E. and S. Livingstone. Seit 1966. Fortsetzung von Speech Pathology and Therapy, No. 55.

15. *Cleft Palate Bulletin.* Seit 1951. State College, University Park, Pa.: American Cleft Palate Association. Seit 1964: Cleft Plate Journal. Baltimore, Md.

16. *Cortex* (journal devoted to the study of the nervous system and behaviour). Seit 1964. Varese, Italien. Tipografia Varese.

17. *Current Problems in Phoniatrics and Logopedics*: Supplements to Folia Phoniatrica. Seit 1960. Basel–New York: Karger. Vgl. No. 24.

18. *Die deutsche Sonderschule.* 10 Bde., 1934 bis 1944. Halle/Saale, Leipzig und München (fortgesetzt von No. 41).

19. *Die Stimme.* 29 Bde., 1906 bis 1935. Berlin: Trowitzsch.

20. *DSH Abstracts* (Deafness, Speech, Hearing Publications). Seit 1960. Washington, D. C.: American Speech and Hearing Association. Contains large list of pertinent journals in related fields.

21. *Eos.* Vierteljahrschrift für die Erkenntnis und Behandlung jugendlicher Abnormer. 17 Bde., 1905 bis 1921. Wien–Leipzig: Pichler.

22. *ETC.* Review of General Semantics. Seit 1943. Chicago, Ill.: International Society for General Semantics.

23. *Fenestra.* A Quarterly Review of Audiological Literature. Amsterdam: Excerpta Medica Foundation. Seit 1964.

24. *Folia Phoniatrica.* Seit 1947. Basel: Karger (Fortsetzung von No. 7, Teil 2, und 37, vgl. No. 17).

25. *Fonoaudiología.* Revista de la Asociacion Argentina de Logopedía, Foniatría, y Audiología. Buenos Aires: seit 1955. Fortsetzung von Anales de Fonología y Audiología, No. 6.

26. *Internationales Zentralblatt für experimentelle Phonetik.* Vox. 10 Bde., 1913 bis 1922. Hamburg: Phonetisches Laboratorium der Universität (fortgesetzt von No. 64).

27. *Journal of the Acoustical Society of America.* Seit 1929. Lancaster, Pa., und New York, N. Y.

28. *Journal of Communication Disorders.* North Holland Publishing Co. Amsterdam, seit 1967.

29. *Journal of Speech Disorders.* 12 vols., 1936 bis 1947. Danville, Ill.: American Speech Correction Association. Fortgesetzt von Journal of Speech and Hearing Disorders. Seit 1948, vol. 13. Washington, D. C.: American Speech and Hearing Association (ASHA). Supplementum ASHA seit 1959.

30. *Journal of Speech and Hearing Research.* Seit 1958. Washington, D. C.: American Speech and Hearing Association.

31. *Language.* Journal of the Linguistic Society of America. Seit 1924. Baltimore, Md.: Linguistic Society of America.

32. *Language and Speech.* Seit 1958. Teddington, England: Draper.

33. *Language Learning.* Journal of Applied Linguistics. Seit 1948. Ann Arbor, Mich.

34. *La Parole.* Revue internationale de Rhinologie, Laryngologie, Otologie et Phonétique expérimentale. 14 vols., 1891 bis 1904. Paris: Institut de Larynogologie et d'Orthophonie.

35. *La Voix.* Cours International de Phonologie et de Phoniatrie. 1 vol., 1953. Paris: Maloine.

36. *Logopaedie en Phoniatrie.* Seit 1929. The Hague: M. J. „Haga."

37. *Logopädischer Teil* der Practica Oto-Laryngologica, in Bd. 1 bis 9, 1938 bis 1946. Basel. Karger (fortgesetzt von Nr. 24).

38. *Logos.* Bulletin of the National Hospital for Speech Disorders. 6 vols., 1958 bis 1963. New York (Fortsetzung von Nr. 58).

39. *Mitteilungen über Sprach- und Stimmheilkunde.* 2 Bde., 1935 bis 1937. Wien: D. Weiss (fortgesetzt von Nr. 37).

40. *Monatsschrift für Sprachheilkunde.* 22 Bde., 1891 bis 1912. Berlin: Kornfeld (fortgesetzt von Nr. 25)

41. *Neue Blätter für Taubstummenbildung.* Seit 1947. Heidelberg: Singer (Fortsetzung von No. 18).

42. *Pennsylvania Speech Annual.* Seit 1944. University Park, Pa.: Pennsylvania Speech Association.

43. *Phonetica:* Internationale Zeitschrift für Phonetik. Seit 1957, Basel: Karger, Fortsetzung von Nr. 7, Teil 1.

44. *Proceedings* of the I. International Congress of Phonetic Sciences, Bonn 1930: Arch. Néerld. Phon. Exp. 6: 165, 1931; II. International Congress, Amsterdam, 1932: Arch. Néerld. Phon. Exp. 8—9; 92, 1933; III. International Congress, London, 1935: Arch. Néerld. Phon. Exp. 12: 133, 1936. Vgl. Nr. 66.

45. *Psychological Monographs.* Seit 1895. Washington 6, D. C.: American Psychological Association.

46. *Quarterly Journal of Speech.* Seit 1915. Columbia, Mo.: Speech Association of America.

47. *Reading-Teacher.* Seit 1953. Pittsburgh, Pa.: International Council for the Improvement of Reading Instruction.

48. *Revue de Phonétique.* 20 vols., 1911 bis 1930. Paris: Didier.

49. *Revue Française de Phoniatrie.* 7 vols., 1933 bis 1939. Paris: Maloine.

50. *Schriften zur Sing- und Sprechkultur.* Internationaler Rat für Sing- und Sprechkultur. Zwei Bde., 1940 bis 1941. München: Oldenburg.

51. *Southern Speech Journal.* Seit 1935. Tuscaloosa, Ala.: Southern Association of Teachers of Speech.

52. *Speech:* Journal of the College of Speech Therapists, 21 vols., 1936 bis 1957. London: Pitman (fortgesetzt von Nr. 55).

53. *Speech Magazine.* Seit 1936. Chicago, Ill., American Association for the Improvement of Spoken Language.

54. *Speech Monographs.* Seit 1934. Columbia, Mo.: Speech Association of America.

55. *Speech Pathology and Therapy:* Journal of the College of Speech Therapists, 8 vols., 1958 bis 1965. London: Pitman (fortgesetzt von Nr. 14).

56. *Speech Teacher.* Seit 1952. Columbia, Mo.: Speech Association of America.

57. *Supplement zu Passow-Schäfers Beiträgen.* 1915 bis 1937. Berlin: Karger (fortgesetzt von Nr. 37).

58. *Talk:* Monthly Magazine of the National Hospital for Speech Disorders. 38 vols., 1920 bis 1957. New York, N. Y. (fortgesetzt von Nr. 38).

59. *Today's Speech.* Seit 1952. University Park, Pa.: Speech Association of the Eastern States.

60. *Verhandlungen der deutschen Gesellschaft für Sprach- und Stimmheilkunde.* 1926 bis 1939. Leipzig: Kabitzsch; Leipzig–Berlin: Metten. Seit 1950, in Arch. Ohr-, Nas.- u. Kehlkopf-Heilk. Berlin: Springer.

61. *Verhandlungen der internationalen Gesellschaft für Logopädie und Phoniatrie.* 1925 bis 1933. Wien: Deuticke; 1935 bis 1937; Mschr. Ohrenheilk. Seit 1950: Basel: Karger.

62. *Verhandlungen des Internationalen Kongress Singen und Sprechen* in Frankfurt am Main 1938. München–Berlin: Oldenburg.

63. *Volta Review.* Journal of the Volta-Bureau, von Alexander Graham Bell gegründet, Washington, D. C. Seit 1899.

64. *Vox.* Mitteilungen aus dem phonetischen Laboratorium der Universität Hamburg, Bd. 11 bis 22, 1925 bis 1936 (fortgesetzt von Nr. 7).

65. *Western Speech.* Seit 1936. Los Altos, Calif.: Western Speech Association.

66. *Zeitschrift für Experimentalphonetik:* Organ der internationalen Gesellschaft für experimentelle Phonetik. 1 Bd., 1930. Leipzig: Barth. Vgl. Nr. 44.

II. Phonetische Grundlagen

1. Historische Rückblicke

Hinweise auf die Lehre von der Lautbildung (*Phonetik*) lassen sich bis zum Beginn aller wissenschaftlichen Forschung zurückverfolgen. Jeder der lesen kann, erinnert sich der zahlreichen Hinweise auf die Stimme und Sprache in der Bibel. Diese zeigen, daß sich die Menschheit seit dem Anfang der Kulturgeschichte der großen Bedeutung der sprachlichen Verständigung bewußt war. Dann findet man in den Schriften des HIPPOKRATES, des ARISTOTELES und anderer klassischer Denker zahlreiche aphoristische Hinweise auf phonetische Probleme. PANCONCELLI-CALZIA legte eine Reihe kulturhistorisch interessanter Studien vor, in denen er die klassischen Ansichten analysierte und dabei nachwies, wie häufig die gleichen Erkenntnisse wieder entdeckt wurden, ehe sie allgemein anerkannt waren. Seine zahlreichen Beiträge zur Geschichte der Phonetik sind auch als bibliographische Quellen wertvoll. Allerdings ist die einfache Empirie und experimentlose Spekulation des Altertums auch zahlreichen Irrtümern verfallen. Wie die aristotelische Naturlehre und die galenische Medizin die gesamte mittelalterliche Wissenschaft dogmatisch beherrscht haben, so sind auch die alten Lehrsätze über Stimme und Sprache kritiklos bis in die Neuzeit übernommen worden.

Ebenso läßt sich das Interesse an den *Störungen* der Stimme und Sprache seit dem Beginn der schriftlichen Überlieferung nachweisen. Auch in den medizinischen Werken der Antike ist viel über die damaligen Auffassungen der Sprachkrankheiten zu lesen. Eine der ersten exakten Beobachtungen war das gestörte Sprechvermögen zufolge der barbarischen Strafe des Zungenabschneidens. Daraus entwickelte sich aber der Trugschluß, daß alle Störungen der Sprache durch eine Abwegigkeit der Zunge verursacht seien. Demgemäß verordnete der griechische Arzt HIPPOKRATES eine komplizierte Vielfalt von Tränken, Einreibungen und Diäten, welche eine übermäßige Feuchtigkeit oder sonstige Besonderheit der Zunge günstig beeinflussen sollten. Die philosophischen Betrachtungen des ARISTOTELES folgten ähnlichen Gedankengängen. In der medizinischen Enzyklopädie des Römers CELSUS ist die Operation zur Zungenlösung genau beschrieben. Allerdings betonte er auch, daß dieser Eingriff keineswegs in allen Fällen hilft (siehe auch S. 604). Solche Annahmen des klassischen Altertums haben aber die naiven Meinungen der Allgemeinheit über phonetische Zusammenhänge durch die Jahrtausende derart tief beeindruckt, daß manche Mutter eines sprachgestörten Kindes heute noch besorgt fragt, ob man ihrem Kinde nicht die Zunge „lösen" könnte. Diesem Laienaberglauben entsprechend, sind auch die Hausärzte vieler Länder gerne bereit, bei kleinen Kindern aus prophylaktischen oder therapeutischen Gründen die einfache Operation der „Zungenlösung" durch Einschneiden des Zungenbändchens vorzunehmen.

Erst als in der Zeit der Aufklärung die experimentellen Naturwissenschaften aufblühten, begann ein Wandel in der bis dahin blinden Übernahme der altertümlichen Spekulationen. Eine erste Großtat auf medizinischem und pädagogischem Gebiete waren die Bücher über *Taubstummenbildung* des Schweizer Arztes JOHANN CONRAD AMMANN (1669—1724). In den naturwissenschaftlichen Bereich gehörte die künstliche Sprechmaschine samt dem beschreibenden Buch „Mechanismus der menschlichen Sprache" des Wiener Hofrates WOLFGANG VON KEMPELEN (Wien 1791). Genaue Angaben über diese Erfindung lieferten DUDLEY und TARNÓCZY (1950), E. KNEISNER (1930), sowie F. WETHLO (1941). In ihrer Genialität ist diese frühe Großtat nur von den elektronischen Sprechautomaten der Bell Telephone Laboratories „Voder" (Voice Operation Demonstrator), „Coder", und „Vocoder" (Voice Code Demonstrator) übertroffen worden (H. W. DUDLEY, 1939, DUDLEY et al. 1939, H. MOL, 1957). Damit hatte sich eine grundlegende Trennung der frühzeitigen Spekulationen und Spielereien in wissenschaftlich exakte Disziplinen vollzogen. Ärzte bemühten sich um weitere Erkenntnisse der normalen und krankhaften Sprechvorgänge und schufen die Grundlagen der naturwissenschaftlichen Sprachphysiologie, was etwa in HERMANN BOERHAAVES Werken (1794) dokumentiert ist.

Die *Geisteswissenschaften* blieben keineswegs im Hintertreffen und legten die ersten exakten Beschreibungen der menschlichen Sprachlaute und ihrer Verbindung zu Worten und Sätzen vor. Wieviel an Vorurteil und Aberglauben zu überwinden war, geht aus den Schriften des F. M. VAN HELMONT (1667) hervor. Er behauptete, daß Gott hebräisch sprach und nahm an, daß das semitische Alphabet die typischen Zungenstellungen zur Aussprache der entsprechenden Sprachlaute darstelle. VON KEMPELEN kannte diese Irrlehre wohl und lehnte jeglichen Vergleich mit seinem phonetischen Demonstrationsapparat ab. Derart begannen sich Lautlehre (*Phonetik*), Sprachlehre (*Linguistik*), vergleichende Sprachwissenschaft (*Philologie*), *Sprachästhetik* und die ferneren Unterabteilungen der sprachpsychologischen Disziplinen zu differenzieren. Neben der Phonetik ist die Linguistik in zunehmenden Maße eine wichtige Grundlage der gesamten Sprachpathologie. J. LOTZ (1963) gab einen Umriß der linguistischen Sprachstruktur vom informationstheoretischen Standpunkt. Solche neuen Gesichtspunkte sind für die fortschrittliche Beschäftigung mit den Störungen der Sprachbildung unerläßlich, namentlich für Stammeln, Dysgrammatismus, Sprachschwäche, Aphasie und Schizophrasie. Im gleichen Sinne äußerte sich S. P. CORDER (1966), als er den modernen linguistischen Standpunkt für die Beschreibung der englischen Syntax darlegte. Daraus ergibt sich ein Schema der sprachlichen Fähigkeiten, welches der klinischen Diagnose und Therapie dient.

E. FROESCHELS erinnerte die amerikanischen Leser (1962) an die Notwendigkeit, die frühen Pioniere der europäischen Sprach- und Stimmpathologie nicht zu vergessen. In seinem ausführlichen Überblick der *phoniatrischen Geschichte* sind 200 Arbeiten von ungefähr 100 Autoren referiert, von den frühesten Studien über das Stottern bis zu den gegenwärtigen Vertretern des gesamten Fachgebietes. RIEBER und BRUBAKER veröffentlichten 1966 ein Sammelwerk über Sprachpathologie. Unter den vielen Kapiteln über besondere Probleme der abnormen Kommunikation stehen die Schilderungen der historischen Entwicklung sowie die internationale Orientierung hervor. Überdies sind die guten Literaturverzeichnisse für sämtliche Krankheitsbilder wichtig, auch für die hier folgenden.

2. Naturwissenschaftliche Gesichtspunkte

Schließlich entwickelte sich nach der Erfindung des Kehlkopfspiegels durch den spanischen Gesanglehrer MANUEL GARCIA (1854) die *Laryngologie* zu einem neuen medizinischen Spezialfach. Damit war auch für die Stimm- und Sprachheilkunde eine praktisch einfache und wissenschaftlich exakte Untersuchungsmöglichkeit entstanden. Bald folgten die klassischen Werke über Sprachstörungen von ADOLF KUSSMAUL (Straßburg), RAFAEL COEN (Wien) sowie ALBERT und HERMANN GUTZMANN Sr. (Berlin), welche die nunmehr exakt fundierte Wissenschaft der Sprach- und Stimmheilkunde in die medizinische Fakultät einführten. Bald war auch deren neue Fachbezeichnung (*Phoniatrie*) gefunden, seit sich der berühmte Londoner Halsarzt Sir MORELL MACKENZIE mit seiner Drahtanschrift als „Phoniatros" bezeichnete.

In klarem Bewußtsein der vielfachen Wechselbeziehungen zur Akustik, Phonetik, Philologie, Pädagogik, Psychologie und zu anderen Disziplinen der Geisteswissenschaften entwickelten die klassischen Pioniere der phoniatrischen Forschung eine innige Zusammenarbeit mit den Vertretern der verwandten Gebiete. Dies war namentlich in der systematischen Anwendung der damals neuen Untersuchungsverfahren der *experimentellen Phonetik* auf klinische Fragestellungen zu sehen. ABBÉ ROUSSELOT (Paris) wurde damit zum bahnbrechenden Förderer der naturwissenschaftlichen Sprachphysiologie, bemühte sich aber auch in seinem Institut d'Orthophonie um die Behandlung von Sprachstörungen, wie aus seinem Fachblatt „La Parole" hervorging. NADOLECZNYS „Untersuchungen über den Kunstgesang" (1923) brachten den letzten Triumph der pneumographischen Kymogramme, erreichten aber auch die Grenzen jener mechanistischen Gesichtspunkte.

Nach dem ersten Weltkrieg schienen die pneumatisch-mechanischen Methoden der Kapseln, Hebelchen und Schläuche ihrer letzten Ausbeutung zu nahen. Dem Pendel des Zeitgeistes folgend blühte eine neue Arbeitsweise auf, nämlich die psychologische Analyse nach den umwälzenden Anregungen von FREUD, ADLER, JUNG u. a. Namentlich die psychologisch betonte *Logopädie* der FROESCHELS-Schule wurde zum Vorkämpfer in diesen Richtungen und brachte neue Gesichtspunkte für die Sprachpsychologie und die therapeutischen Bestrebungen.

Die phantastische Entwicklung der Elektronik eröffnete die neueste Epoche der phonetischen und phoniatrischen Forschung. Zuerst von GEMELLIS und LUCHSINGERS eleganten Experimenten gefördert, steht die gesamte *Stimmphysiologie* jetzt im Zeichen der Elektro-Akustik, was man auch an den Beiträgen von WINCKEL (Berlin) zur Stimmklanganalyse beobachten kann. Neben der objektiven Demonstration der einzelnen stimmlichen Phänomene ist man sich aber auch zunehmend der Bedeutung einer ganzheitlichen Synthese aller Formen des menschlichen Ausdruckes bewußt, wie R. SCHILLING seit langem in Freiburg lehrte.

3. Ganzheitliche Zusammenfassungen

Gestalthaft-ganzheitliche Gesichtspunkte sind überhaupt für alle modernen Arbeitsweisen sämtlicher Sprachwissenschaften charakteristisch. Eine Zeit lang war es für den naturwissenschaftlich eingestellten Arzt und Physiologen immer schwieriger, sich über die Fortschritte der zahlreichen *phonetischen Zweigwissenschaften* zu orientieren. Neben der allgemeinen und vergleichenden Phonetik behauptete nämlich die experimentelle Phonetik ihre Daseinsberechtigung, während andere hochdifferenzierte Sonderbestrebungen neue methodologische Gesichtspunkte und überschneidende Kompetenzen herbeiführten. Hierher gehören die semantische Phonologie (TRUBETZKOY), das messend-rechnerische Verfahren der Phonometrie (E. und K. ZWIRNER), informations-theoretische Phonemik (R. JAKOBSON), ferner einige phonotypologische Arbeitsweisen wie physiognomische Schallanalyse (SIEVERS), spracherlebende Lautdeutungslehre (FENZ), charakterologische Sprechtypenlehre (KAULHAUSEN) sowie die lautstilistische Ausdruckslehre (v. TROJAN).

Da es nicht Aufgabe einer sprachpathologischen Darstellung sein kann, über die thematisch-methodologischen Zielsetzungen dieser phonetischen Arbeitsweisen

Auskunft zu geben, sei deren weitgehende Differenzierung bloß an zwei Beispielen angedeutet, wofür wir wieder KAINZ verpflichtet sind (Band III, S. 264). Es ist Aufgabe der *Phonetik*, die Sprachlaute nach ihrer Hervorbringung und ihrem Gehörseindruck zu untersuchen. Hingegen beschäftigt sich die *Phonologie* mit den Lauten als bedeutsamen Merkmalen in Wortgestalten, mit den sie hervorbringenden Lautabsichten, und mit dem Signalwert der phonetischen Gebilde in dem für eine bestimmte Sprache gültigen System diakritischer Lautmale. H. H. WAENGLER sieht in der ersten eine Sprechaktlautlehre und in der zweiten eine Sprachgebildelautlehre und betont damit den grundsätzlichen Unterschied zwischen Sprechen und Sprache. Selbst in der klassischen Phonetik ist es zu einer weiteren Aufgliederung gekommen.

PETERSON und SHOUP (1966) besprachen in einem Referat die *physiologische Phonetik* und gaben genaue Definitionen der traditionellen anatomischen Beschreibungen des Sprechvorganges. Anschließend (1966) analysierten diese Autoren die *akustische* Phonetik in ihrem Verhältnis zur beschreibend-physiologischen Phonetik. Daraus ergaben sich genau mathematische Ableitungen. Schließlich legten die beiden Autoren (1966) ein terminologisches Wörterbuch für die akustische und physiologische Theorie der Phonetik vor, welches für künftige Studien der Sprachlaute wohl richtungsweisend sein dürfte.

Zu diesen phonetischen Fächern gesellten sich noch die *praktischen Bestrebungen* der Sprecherziehung, Sprechkunde, Rundfunkwissenschaft (ROEDEMAYER) und Rhetorik, oder der besonders in Amerika als Universitätsfach gelehrten dramatischen Darstellung und Theaterwissenschaft. Über diese Vielfalt gibt z. B. das „Quarterly Journal of Speech" gut Auskunft.

Seit der Mitte unseres Jahrhunderts aber besteht die Tendenz, in eigenen Instituten für *Kommunikationswissenschaft* sämtliche an der menschlichen Sprache beteiligten Wissenszweige in einer neuen und umfassenden Disziplin von Sprache und Verständigung zu sublimieren (SHANNON and WEAVER, N. WIENER). Ein solches Beispiel ist das Language and Communication Research Center von J. LOTZ an der Columbia Universität in New York. Mit gleichen Zielen war W. MEYER-EPPLER in Bonn tätig gewesen. In diesem Sinne verändern bereits viele amerikanische Sprach- und Stimmabteilungen ihren Namen und bezeichnen sich jetzt als Clinics oder Centers for Communication Disorders. Mehrere Zeitschriften sind den umfassenden Zielen der Kommunikations- und Informationstheorie gewidmet, so das zweisprachige Organ „Kybernetik", welches seit 1961 von Springer/Heidelberg veröffentlicht wird. Von 1958 bis 1963 widmete „Logos", das frühere Bulletin of the National Hospital for Speech Disorders in New York, viel Platz für die neue Orientierung der Sprachheilkunde auf die theoretischen Konzepte der Kommunikationstheorie. Offizielle Anerkennung dieser Ausblicke kam durch die Einrichtung eines „Communicative Disorder Research Training Committee" im amerikanischen Gesundheitsministerium (National Institutes of Health). H. L. DUNN (1961) findet sehr treffend, daß Kommunikation mit dem Laufe der Zeit immer wichtiger wird. In logischer Folge führt das Studium der Kommunikation zur vertieften Zusammenarbeit vieler Disziplinen. So gab E. C. CARTERETTE (1965) ein Sammelwerk über Hirnfunktion heraus, welches die zerebralen Mechanismen für die Sprache von verschiedenen Seiten untersucht, darunter auch von anthropologischer, psycholinguistischer und neurologischer.

Zur gleichen Zeit ist die *Kommunikation der Tiere* in den Vordergrund der vergleichenden Forschung gerückt, wie z. B. T. A. SEBEOK (1965) schilderte. Sir V. NEGUS faßte 1959 seine vergleichenden Studien über die Evolution des Sprechapparates zusammen. Zahlreiche weitere Beiträge zur Tierphonetik finden sich im Literaturverzeichnis, so z. B. von G. KELEMEN (1964). Es besteht weiter die Hoffnung, durch die vergleichende Forschung Einblicke in den *Ursprung der Sprache* zu gewinnen. Dazu dienen die „Sprache" der Tiere, die Sprachentwicklung des Kindes, und der Sprachabbau bei Aphasie. Ein solches Ziel setzten sich QUIROS und GUELER (1966), als sie in einem dicken Band die Entstehung der Sprache und ihre Störungen seit den ersten Zeichen einer menschlichen Kommunikation in der prähistorischen Zeit bis zu den großen Errungenschaften am Ende des XIX. Jahrhunderts verfolgten.

Eine ähnliche Synthese des von vielen Forschungszweigen angesammelten Wissens unternahm schließlich das enzyklopädische Werk von F. KAINZ über die *Psychologie der Sprache.* Da sich dieser Autor mit sämtlichen Problemen der menschlichen Sprache kritisch auseinandersetzt, müßte man seine Ansichten in jedem unserer folgenden Kapitel anführen. Aus praktischen Gründen ist das aber nur innerhalb bescheidener Grenzen möglich. Künftige Bearbeiter bestimmter Fragestellungen aus dem Gebiete der normalen und krankhaften Sprache werden daher beim Nachschlagen des KAINZschen Originalwerkes viel prinzipielle Aufklärung und vor allem zahlreiche Literaturhinweise finden. Für den medizinisch oder heilpädagogisch orientierten Leser ist diese wegweisende Hilfe besonders in Bezug auf die geisteswissenschaftlichen Disziplinen der Philologie, Phonetik und Psychologie wichtig, weil ihm diese Fächer naturgemäß viel weniger vertraut sein können als seine eigenen Arbeitsbereiche. Lesen wir darum als nächstes was KAINZ selbst zu diesen Dingen zu sagen hat.

Literatur

Kommunikationswissenschaften

1. Linguistik

ALBERONI, F.: Ridondanza ed entropia della lingua italiana. Boll. Soc. Ital. Fonet. Sperim. etc. 6: 113, 1956.

BAGLIONI, S.: Zur Übersetzungsfrage. Schriften Sing- u. Sprechkultur, 1: 113, 1940. — BECHTEL, F.: Die Hauptprobleme der indogermanischen Lautlehre seit Schleicher. Göttingen: Vandenhoeck & Ruprecht, 1892. — BODMER, F.: The Loom of Language. London: Allen & Unwin, 1945. — BRAUNE, W.: Gotische Grammatik. Halle: Max Niemeyer, 1882. — BRUECKE, E.: Die physiologischen Grundlagen der neuhochdeutschen Verskunst. Wien: Carl Gerold, 1871. — BRUGMANN, K.: Kurze vergleichende Grammatik der indogermanischen Sprachen. Strassburg: Karl J. Truebner, 1903.

CORDER, S. P.: Linguistics and speech therapy. Brit. J. Dis. Commun. 1: 119, 1966.

DANTZIG, B. VAN: Das Svarabhaki-Phänomen in der Niederländischen Sprache. Arch. Néerl. Phon. Exp. 7: 52, 1932.

FEIST, S.: Einführung in das Gotische. Leipzig–Berlin: B. G. Teubner, 1922.

GROOT, A. W. DE: Zur Grundlegung der allgemeinen Versbaulehre. Arch. Néerl. Phon. Exp. 8/9: 68, 1933; — Structural Linguistics and Phonetic Law. Arch. Néerl. Phon. Exp. Bd. 17: 71, 1941.

HEINITZ, W.: Ein Beitrag zum Problem der Trommelsprache. Vox. 13: 29, 1927. — HOIJER, H., et. al.: Linguistic Structures of Native America. New York: Viking Fund Publications, Nr. 6, 1946. — HUISMAN, A. Z.: Beitrag zur Erklärung der Westgermanischen Monophthongierung. Arch. Néerl. Phon. Exp. 10: 38, 1934.

JOLLY, J.: Die Sprachwissenschaft. München: Theodor Ackermann, 1874.

KRECH, H.: Kurze Mitteilung zur Behauchung der deutschen Explosiva im Inlaut. Wiss. Z. Univ. Halle-Wittenb. 4: 625, 1955. — KUHLMANN, W.: Lautwissenschaftliche Fragestellungen. Arch. Néerl. Phon. Exp. 13: 78, 1937.

LOTZ, J.: On the Linguistic Structure of Speech. Logos, 6: 13, 1963.

MALECOT, G. L.: A Note on Gesture and Language. Quart. J. Speech. 13: 439, 1927. — MIKLOSISCH, F.: Vergleichende Syntax der Slavischen Sprachen. Wien: Braumüller, 1883.

NEWMAN, S.: Yokuts Language of California. New York: Viking Fund Publications. Nr. 2, 1944.

O'NEILL, J. M.: The relation of Speech to Philology and Linguistics. Quart. J. Speech, 14: 1, 1928.

SEBEOK, T. A.: Analysis of the Vocalic System of a Given Language Illustrated by Hungarian. Quart. J. Speech, 28: 449, 1942.

TRAUGOTT, H.: Was ist ein Laut? Die Stimme, 3: 1, 50, 81, 103, 132, 1908/09.

ZIPF, G. K., and F. M. ROGERS: Phonemes and Variphones in Four Presentday Romance Languages and Classical Latin from the Viewpoint of Dynamic Philology. Arch. Néerl. Phon. Exp. 15: 111, 1939.

2. Phonetik

ALEXANDROW, A.: Über die Bedeutung der Sprachstörungen für die Sprachwissenschaft. Dorpat: C. Mattiesen, 1886. — AVERY, E.: Some Practical Applications of Phonetics in the Teaching of Speech. Quart. J. Speech, 13: 291, 1927.

BARCZINSKI, L.: Neue Ergebnisse der Klangforschung. Wien. Med. Wschr. 84: Nr. 44, 1934. — BARKER, J. L.: Dynamic vs. Static Phonetics. J. Speech Dis. 5: 153, 1940. — BARROWS, S. T.: A Survey of Phonetics in Colleges and Universities. Quart. J. Speech, 13: 264, 1927. — BELL, A. G.: The Mechanism of Speech. New York–London: Funk & Wagnall, 1914. — BELLUSSI, G., et G. G. SACERDOTE: Quelques résultats d'analyses statistiques appliqués aux problèmes de phonétique. Folia Phoniatr. 3: 106, 1951. — BERGSVEINSSON, S.: Experimentalphonetik und Phonometrie. Archives vergl. Phonetik, 7: 88, 1943. — BÖDEWADT, V. T.: Zur harmonischen Analyse. Vox, 22: 68, 1936. — BOREL-MAISONNY, S.: La valeur clinique de l'enregistrement de la parole. Rev. Franç. Phoniat. 2: 1934; — Oscillographie et Phonétique. Revue Scientifique, 82: 79, 1944. — BOREL-MAISONNY, S., et C. CORTE: L'oscillographie en clinique phonétique. Bull. Acad. Méd. Paris, 27/28: 479, 1948. — BOUMAN, L.: Die experimentelle Phonetik vom medizinischen Standpunkte. Mschr. ges. Sprachheilk. 20: 1, 1910. — BUDDE, E.: Mathematisches zur Phonetik. In Handbuch der biologischen Arbeitsmethoden. Abt. 5, Teil 7, p. 197. Wien: Urban & Schwarzenberg, 1930.

CABLE, W. A.: The Bio-Linguistic Point of View in Phonetics. Quart. J. Speech, 28: 74, 1942. — CALVET, J.: Études phonométriques. La Voix. p. 67, Paris: Maloine, 1953. — CHLUMSKY, J.: Analyse de traité de phonétique de M. Grammont. Paris 1933. Arch. Néerl. Phon. Exp. 11: 73, 1935. — CURTIS, J. F.: Systematic Research in Experimental Phonetics: 3. The Case for Dynamic Analysis in Acoustic Phonetics. J. Speech Hearing Dis. 19: 147, 1954.

DANTZIG, B. VAN: Petite contribution à l'examen expérimental de la gémination dans la langue néerlandaise. Arch. Néerl. Phon. Exp. 11: 119, 1935. — DEMPSEY, M. E., G. L. DRAEGERT, R. P. SISKIND and M. D. STEER: The Purdue Pitch Meter: A Direct-Reading Fundamental Frequency Analyzer. J. Speech Hearing Dis. 15: 135, 1950. — DREYFUS-GRAF, J.: Phonétographe et Phonétique. Folia Phoniatr. 5: 223, 1953. — DUDLEY, H. W.: Remaking speech. J. Acoust. Soc. Amer. 11: 169, 1939. — DUDLEY, H. W., and O. O. GRUENZ, JR.: Visible Speech Translators with External Phosphors. J. Acoust. Soc. Amer. 18: 62, 1946. — DUDLEY, H. W., and R. R. RIESZ: Now a machine that talks with the voice of man. Science News Letter, Jan. 14, 1939. — DUDLEY, H. W., and T. H. TARNÓCZY: The speaking machine of Wolfgang von Kempelen. J. Acoust. Soc. Amer. 22: 151, 1950.

EINTHOVEN, W., et S. HOOGERWERF: Le phonographe à corde. Arch. Néerl. Physiologie, 9: 100, 1924; — Expériences avec le phonographie à corde. Arch. Néerl. Phon. Exp. 1: 36, 1927. — EMSLEY, B.: The First „Phonetic" Dictionary. Quart. J. Speech, 28: 202, 1942. — ERBEN, H.: Der Konsonant als Stimmbildungsmittel. Die Stimme, 26: 185, 1931/32. — ESSEN, O. VON: Verbesserung des Eichverfahrens bei Schreibkapseln. Vox, 16: 39, 1930; — Über das Wesen der Assimilation. Vox, 21: 10, 1935.

Fairbanks, G.: Systematic Research in Experimental Phonetics: I. A Theory of the Speech Mechanism as a Servosystem. J. Speech Dis. 19: 133, 1954. — Flatau, Th. S.: Zum Studium der sichtbaren Sprachbewegungen. Die Stimme, 8: 257, 1913/14. — Forchhammer, J.: Die Grundlage der Phonetik. Heidelberg: Carl Winter, 1924; — Sprachlautlehre (Phonetik). Heidelberg: Carl Winter, 1928. — Fröschels, E.: Phonetik und Otologie. Mschr. Ohrenheilk. 68: 457, 1934; — Phonetics — Old and New. Folia Phoniatr. 6: 101, 1954; — A survey of European literature in speech and voice pathology. ASHA, 4: 172, 1962. — Fröschels, E., L. Hajek und D. Weiss: Untersuchungsmethoden der Stimme und Sprache. In Hdb. biol. Arbeitsmeth. Abt. 5, Teil 7, p. 1383. Wien: Urban & Schwarzenberg, 1937. — Fürstenberg, A.: Dominierende Partialtöne von Klängen und ihre graphische Darstellung in Polarkoordinaten. Vox, 14: 31, 1928. — Funke, D.: Zur Methodik des Phonetikunterrichts. Die Stimme, 23: 89, 1928/29.

Ganske, J.: Neue pneumatische Schreibkapsel. Mschr. ges. Sprachheilk. 20: 94, 1910. — Gemelli, A., et G. Pastori: Analyse électrique du Langage. Arch. Néerl. Phonét. Expér. 10, p. 1, 1934. — Gutzmann, H.: Über die Beziehungen der experimentellen Phonetik zur Laryngologie. Arch. Laryngol. 25: Nr. 2, 1911; — Über Media und Tenuis. Mschr. ges. Sprachheilk. 11: 129, 193, 270; — Ein einfaches Kymographion für die Untersuchung der Sprachbewegungen. Mschr. ges. Sprachheilk. 14: 65, 1904; — Über die Verwendung der Marbeschen Rußfiguren für phonetische Untersuchungen. Mschr. ges. Sprachheilk. 16, p. 321, 1906; — Die graphische Registrierung der Stimm- und Sprachbewegungen. 3. Laryngo-Rhin. Kongreß. Berlin, September 1911; — Ein Reiseregistrierapparat für Experimentalphonetik. Mschr. ges. Sprachheilk. 22: 257, 1912; — Über Wesen und Ziele der experimentellen Phonetik. Die Stimme, 9: 2, 1914/15.

Hajek, L.: Eine einfache Methode elektrischer Klangaufzeichnung. IV. Kongr. Intern. Ges. Logop. Phoniat. P. 76, Prag: 1930; — Einige Anwendungsmöglichkeiten des Niederfrequenzverstärkers in der experimentalphonetischen Technik. Vox, 17: 7, 1931; — Einiges zu den Grundfragen der Raumakustik. Vox, 17: 108, 1931; — Die Messung der Lautstärke. V. Kongr. Intern. Ges. Logop. und Phoniat. p. 99, Wien: 1932; — Vervielfältigung von Phonographenwalzen. Arch. Néerl. Phon. Exp. 15: 92, 1939. — Helmont, F. M. van: Kurzer Entwurf des eigentlichen Naturalphabetes der Heiligen Sprache, 1667. Neudruck in Vox, 26: 1916. — Hirsch, I. J.: A Brief History of the System Used to Represent English Sounds. Quart. J. Speech, 29: 334, 1934. — Hoogerwerf, S.: Considérations au sujet de la technique de l'enregistrement phonographique en usage dans l'etude dialectique. Arch. Néerl. Phon. Exp. 5: 147, 1930. — Hultzen, L. S.: Phonetics, Phonenics, and Teachers of Speech. Quart. J. Speech, 33: 202, 1947.

Jakobson, R., C. G. M. Fant, and M. Halle: Preliminaries of Speech Analysis. Technical Report No. 13, Acoustics Laboratory, Mass. Inst. Techn. January 1952. — Jespersen, O.: Lehrbuch der Phonetik. Leipzig–Berlin: 1920. — Jones, D.: An Outline of English Phonetics. Leipzig: B. C. Teubner, 1934; — The aims of Phonetics. Arch. Sprach- u. Stimmheilk. 1: 4, 1937. — Joos, M.: Acoustic Phonetics. Language, 24: Suppl. 1948.

Kahrig, F.: Die Phonetik in ihrem Verhältnis zur Stimmbildung. Die Stimme, 4: 341, 1909/10. — Kaiser, L.: L'analyse expérimentale des sons de rapport. Arch. Néerl. Phon. Exp. 1: 1, 1927; — Kleiner Beitrag zur Kenntnis der Tiersprache. Arch. Néerl. Phon. Exp. 12: 71, 1936; — Manual of Phonetics. Amsterdam: North Holland Publishing Co., 1957. — Kantner, C. E., and R. W. West: An Apologia of a New Phonetic Classification. Quart. J. Speech. 22: 221, 1936; — Phonetics. New. York: Harper 1960. — Katzenstein, J.: Methoden zur Erforschung der Tätigkeit des Kehlkopfes sowie der Stimme und Sprache. In Handb. biol. Arbeitsmeth. Abt. 5, Teil 7, Sp. 261, Wien: Urban & Schwarzenberg, 1930. — Kenyon, J. S.: Need of a Uniform Phonetic Alphabet. Quart. J. Speech, 37: 311, 1951. — Kneisner, E.: Von Kempelen's Mechanismus der menschlichen Sprache nebst einer Beschreibung seiner sprechenden Maschine. Vox, 16: 41, 1930. — Köhler, W.: Psychologische Beiträge zur Phonetik. Arch. exp. klin. Phon. 1: 11, 1914. — König, W., H. K. Dunn, and L. Y. Lacy: Sound Spectrograph. J. Acoust. Soc. Amer. 18: 19, 1946. — Kopp, G. A., and H. C. Green: Basic Phonetic Principles of Visible Speech. J. Acoust. Soc. Amer. 18: 74, 1946. — Krüger, F.: Beziehungen der experimentellen Phonetik zur Psychologie. II. Kongr. für experimentelle Psychologie, Würzburg, 1906, Leipzig: Johann A. Barth, 1907.

LACERDA, A. DE: Die Chromographie. Arch. Néerl. Phon. Exp. 10: 65, 1934. — LAFON, J. C.: A propos 'dune statistique phonétique du français parlé. 10. Int. Speech and Voice Therapy Conf. Barcelona. Acta Oto-Rino-Laring. Ibero-Amer. p. 87, 1957. — LOEBELL, H., und WETHLO, F.: Fehlerquellen bei experimentell-phonetischen Untersuchungsmethoden. III. Vers. Deutsch. Ges. Sprach-Stimmheilk. p. 43, Leipzig: 1931. — LOEBMANN, H.: Eduard Sievers als Phonetiker. Die Stimme, 26: 217, 1931/32. — LOTZ, J.: The Structure of Human Speech. Trans. N. Y. Acad. Sci. II, 16: 373, 1954. — LUICK, K.: Deutsche Lautlehre. Wien: F. Deuticke, 1932.

MOL, H.: Some notes on the vocoder problem. PTT Bedrijf, 7: 114, 1957. — MOLES, A.: Comment peut-on „mesurer" le message parlé. Folia Phoniatr. 4: 169, 1952. — MOLL, K. L.: Cinefluorographic Techniques in Speech Research. J. Speech Hear. Res. 3: 227, 1960. — MOSES, P. J.: Is medical phonetics an essential part of otorhinolaryngology? Arch. Otolaryng. 31: 444, 1940. — MUCKEY, F. S.: Introduction to the Science of Phonetics. Quart. J. Speech, 8: 61, 1922. — MÜLLER, E.: Musikalisches in der Sprache. Die Stimme, 13: 148, 1918/19.

PALMER, G.: The lowa Conference on Speech Pathology and Experimental Phonetics. Quart. J. Speech, 15: 237, 1929. — PANCONCELLI-CALZIA, G.: Über normale Phonetik. Mschr. ges. Sprachheilk. 16: 73, 257, 1906; — Bibliographia phonetica. Mschr. ges. Sprachheilk. 16: 143, 211, 276, 331, 1906; — Die Verwendung der phonautoglyphischen Apparate in der Wissenschaft. Mschr. ges. Sprachheilk. 20: 229, 1910; — Experimentelle Phonetik. Berlin–Leipzig: Göschen, 1921; — Die Vervielfältigung von Wachswalzen. Vox, 11: 17, 1925; — Beziehungen zwischen Umdrehungsgeschwindigkeit der Kymographiontrommel und Ausmessungen am Meyerschen Tonhöhenmeßapparat. Vox. 12: 17, 1926; — Girolamo Mercurialis Beziehungen zur Phonetik und Phoniatrie. Vox, 17: 13, 1931; — Ein Universalgerät für Aufnahmen mit Berliner Schrift durch Mikrophon oder Rundfunk auf harte, sofort abhörbare Platten oder Bänder. Vox, 17: 21, 1931; — Über Diaphanoskopie des Kehlkopfes im Dienste der experimentellen Phonetik. Mschr. Ohrenheilk. 65: 1307, 1931; — Phonetik und Kultur. Hamburg: Hansischer Gildenverlag, 1938; — Quellenatlas zur Geschichte der Phonetik. Hamburg: Hansischer Gildenverlag, 1940; — Geschichtszahlen der Phonetik. Hamburg: Hansischer Gildenverlag, 1941; — Die Phonetik des Aristoteles. Hamburg: Hansischer Gildenverlag, 1942; — Leonardo als Phonetiker. Hamburg: Hansischer Gildenverlag, 1943; — Das als ob in der Phonetik. Hamburg: Stromverlag, 1947; — Phonetik als Naturwissenschaft. Berlin: Wissenschaftliche Editionsgesellschaft, 1948. — PETERSON, G. E.: Basic Physical Systems for Communication Between Two Individuals. J. Speech Dis. 18: 116, 1953; — Systematic Research in Experimental Phonetics: 4. The Evaluation of Speech Signals. J. Speech Dis. 19: 158, 1954. — PETERSON, G. E., and J. E. SHOUP: A physiological theory of phonetics, J. Speech Hearing Res. 9: 5, 1966; — The elements of an acoustic phonetic theory. J. Speech Hearing Res. 9: 68, 1966; — Glossary of terms from the physiological and acoustic phonetic theories. J. Speech Hearing Res. 9: 100, 1966. — POIROT, J.: Phonetik. In „Handbuch der physiologischen Methodik" von TIGERSTEDT, 3: 6. Leipzig: 1911. — POLLAK-RUDIN: Elektroakustische Methoden für phonetische Untersuchungen. V. Kongr. Intern. Ges. Logop. Phoniat. p. 81, Wien: 1932. — POTTER, R. K.: Introduction to Technical Discussions of Sound Portrayal. J. Acoust. Soc. Amer. 18: 1, 1946.

RAUBICHECK, L.: A Footnote on Phonetics and Standards of Pronunciation. Quart. J. Speech, 32: 51, 1946. — RICHTER, E.: Der gegenwärtige Stand der experimentellen Phonetik. Wien. Med. Wschr. 84: Nr. 46, 1934; — Der gegenwärtige Stand der experimentellen Phonetik (Sprachwissenschaftlicher Teil). Vox, 20: 107, 1934. — RIESZ, R. R., and L. SCHOTT: Visible Speech Cathode-Ray Translator. J. Acoust. Soc. Amer. 18: 50, 1946. — ROUSSELOT, P. J.: Principes de phonétique expérimentale. Paris: 1901, 1924. — RÜPPELL, W.: Tierphonetik. Arch. Sprach- u. Stimmheilk. 2: 60, 1938.

SCHEMINZKY, F.: Neue (elektrische) Methoden zur Untersuchung von Stimme und Sprache. II. Intern. Kongr. Logop. Phoniat. p. 22, Wien: 1926; — Vorführung moderner elektrischer Methoden der Schallanalyse. V. Kongr. Intern. Ges. Logop. Phoniat. p. 69, Wien: 1932. — SCHILLING, R.: Die Bedeutung der Experimentalphonetik für die Sprachwissenschaft. Die Stimme 24: 49, 1929/30. — Arvo Sotavalta: Die Phonetik und ihre Beziehungen zu den Grenzwissenschaften. Arch. Sprach- u. Stimmheilk. 2: 247, 1938. — SCHMIDT, W.: Was erwartet die allgemeine Sprachwissenschaft von der Experimentalphonetik? Österr. Ges.

experim. Phonetik, Sp. 9, März 1914. — SCHNEIDER, C.: Übertragung des Inhalts von Wachswalzen oder Schallplatten auf das Kymographion. Vox, 18: 4, 1932; — Verbesserungen an einem Kehltonschreiber. Vox, 21: 36, 1935. — SCHRAM, W. L.: The Next Major Problem of Experimental Phonetics. Arch. Néerl. Phon. Exp. 11: 133, 1935. — SCRIPTURE, E. W.: A New Machine for Tracing Speech Curves. Amer. J. Science, 15: 447, 1903; — The Elements of Experimental Phonetics. New York: 1912; — Anwendung der graphischen Methode auf Sprache und Gesang. Leipzig: J. A. Barth, 1927; — Systems of Speech. Quart. J. Speech, 23: 33, 1937. — SELMER, E. W.: Phonétique experimentale. La Voix p, 43, Paris. Maloine, 1953. — SIEVER, E.: Grundzüge der Phonetik. Leipzig: 1901. — SOKOLOWSKY, R.: Zur Kenntnis der Sprachlaute bei Tieren. Arch. exp. klin. Phon. 1: 9, 1914; — STEINBERG, J. C.: Application of Sound Measuring Instruments to the Study of Phonetic Problems. J. Acoust. Soc. Amer. 6: 16, 1934. — STEINBERG, J. C., and N. R. FRENCH: Portrayal of Visible Speech. J. Acoust. Soc. Amer. 18: 4, 1946. — STERN, H.: Phonetik und Laryngologie. Wien. Med. Wschr. 84: Nr. 17, 1934; — Zwanzig Jahre Österreichische Gesellschaft für experimentelle Phonetik. Wien. Med. Wschr. 84: Nr. 39, 1934. — STIER, A.: Ein Vorkämpfer deutscher Phonetik. Die Stimme, 20: 262, 1925/26. — STRUYCKEN, B.: Über die Beziehungen der experimentellen Phonetik zur Laryngologie. Arch. Laryngol. 25: Nr. 2, 1911.

TECHMER, F.: Phonetik. Leipzig: W. Engelmann, 1880. — THAUSING, M.: Das natürliche Lautsystem der menschlichen Sprache. Leipzig: W. Engelmann, 1863. — THOMAS, C. K.: A Symposium on Phonetics and Standards of Pronunciation. Quart. J. Speech, 31: 318, 1945. — THORNDIKE, E. L.: Euphony and Cacophony of English Words and Sounds. Quart. J. Speech, 30: 201, 1944. — TOMEY, A. H. J. M.: Een nieuwe methode voor het analyseeren van krommen, die zijin samengesteld uit gedempte sinusoides. Arch. Néerl. Phon. Exp. 19: 1, 1944. — TOMEY, A, H. J. M., and L. KAISER: Analyzing Physiological Tracings. II. Heart and Pulse Records. Akad. Wissensch. Amsterdam, 51: 155, 1948. — TRENDELENBURG, W.: Die Begründer der Physiologie in ihrer Bedeutung für unsere Kenntnis der Stimme und Sprache. Schriften Sing-Sprechkultur, 1: 30, 1940. — TROJAN, F.: Zur Grundlegung einer „Entwicklungsphonetik". Folia Phoniatr. 7: 99, 1955. — TROJAN, F. v.: Zeichen, Silbe und Laut in entwicklungsgeschichtlicher Sicht. Phonetica, 1: 63, 1957.

VERMEULEN: Fragen der Schallanalyse. Int. Kongr. Singen Sprechen, p. 108, Frankfurt 1938. — VIETOR, W.: Elemente der Phonetik. Leipzig: Ed. 6, 1915. — VÖLKER, C. H.: Phonetic Difficulties in Learning English. Quart. J. Speech, 20: 539, 1934; — Technique for a Phonetic Frequency Distribution Count in Formal American Speech. Arch. Néerl. Phon. Exp. 11: 69, 1935; — A Comparative Study of Investigations of Phonetic Dispersion in Connrcted American English. Arch. Néerl. Phon. Exp. 13: 138, 1937; — Are Affricates Elemental Phonemes. Quart. J. Speech, 24: 612, 1938; — The Influence of Spoken and Written Material on the Phonetic Predominance. Arch. Néerl. Phon. Exp. 15: 77, 1939.

WAENGLER, H. H.: Atlas deutscher Sprachlaute. Berlin: Akademie, 1958; — Grundriß einer Phonetik des Deutschen. Marburg: Elbert, 1960. — WARD, I. C.: The Phonetics of English. Cambridge Eng.: W. Heffer, 1945. — WEISS, D.: Der gegenwärtige Stand der Experimentalphonetik. Wien. Med. Wschr. 84: Nr. 46, 1934; — Der gegenwärtige Stand der experimentellen Phonetik (Naturwissenschaftlicher Teil) Vox, 20: 115, 1934; — Ganzheitsforschung und experimentelle Phonetik. Mitteil. Sprach-Stimmheilk. 2: Nr. 9 — 10, Wien: 1936; — Die Seifenlamelle als schallregistrierende Membrane im Phonoskop. Z. Biolog. Technik, 1: 49, 1908. — WETHLO, F.: Gegenwärtige Möglichkeiten für wissenschaftliche Schallaufnahmen. Die Stimme, 24: 257, 1929/30; — Wolfgang v. Kempelen als Gründer der Experimentalphonetik. Arch. Sprach- u. Stimmheilk. 5: 126, 1941. — WINKLER, A.: Phonetik und Lungendiagnostik. Wien. Med. Wschr. 83: Nr. 42, 1933. — WISE, C. M.: Benjamin Franklin as a Phonetician. Speech Monographs, 15: 99, 1948; — Applied Phonetics. New York: Prentice-Hall, 1957. — WÜNSCH: Grenzgebiete der Musik- und Sprachforschung. Int. Kongr. Singen Sprechen, p. 315, Frankfurt: 1938.

ZALIOUK, A.: A Visual-Tactile System of Phonetical Symbolization. J. Speech Hearing Dis. 19: 190, 1954. — ZECH, T.: Harmonische Analyse mit Lochkartenmaschinen. Vox, 17: 101, 1931. — ZEMEN, K.: Zur Interpretation von Sprachkurven. V. Kongr. intern. Ges. Logop. Phoniat. 65, Wien: 1932. — ZWAARDEMAKER, H.: Die experimentelle Phonetik vom medizinischen Standpunkte. Mschr. ges. Sprachheilk. 19: 289, 321, 353, 1909; — L'analyse graphique de l'écriture analphabétique par signes de Jespersen en phonétique. Arch. Néerl.

Phon. Exp. 1: 49, 1927. — ZWIRNER, E.: Ganzheitliche Sprachbetrachtung. Sprechkunst und Sprechkunde, 1: 50, 1938. — ZWIRNER, E., und K. ZWIRNER: Grundfragen der Phonometrie. Berlin: Metten, 1936; — Phonometrischer zur Frage der Lesepausen. Arch. Néerl. Phon. Exp. 13: 111, 1937.

3. Sprechkunde

ARNOLD, G. E.: Die Zusammenarbeit der Universitätslektoren für Sprechtechnik mit dem Spracharzt. Wien. klin. Wschr. 54: 706, 1941.

BARNETT, W.: An Experimental Study in the Teaching of Voice and Diction Through the Ear Training, Phonetic, and Oral Reading Approaches. Speech Monographs, 15: 142, 1948. — BERG, W.: Die Vortragssprache und Stimmbildungskunst bei den Alten. Die Stimme, 1: 10, 40, 82, 113, 140, 1906/07. — BLACK, J. W.: A Study of Voice Merit. Quart. J. Speech, 28: 67, 1942. — BROEMME, O.: Vergeistigte Stimmtechnik. Mschr. Ohrenheilk. 62: 768, 1928.

CONZE, J.: Die deutliche Textaussprache in gesangstechnischer Beleuchtung. Die Stimme, 15: 121, 1920/21.

DANTZIG, B. VAN: Die Ausbildung des Lehrers für Gesang- und Sprechkünstler. Mschr. Ohrenheilk. 62: 773, 1928. — DRACH, E.: Die logopädischen Grundlagen des deutschen Sprachunterrichtes in der Mittel- und Volksschule. II. Intern. Kongr. Logop. Phoniat. 87, Wien: 1926.

FERENBACH, M.: Vom Verstehen und Mißverstehen. Wiss. Z. Univ. Halle, 5: 449, 1956. — FISCHER, A.: Über die Grundlagen und Ziele der Technik des Sprechens, der Vortrags- und Redekunst. Bonn: Carl Georgi, 1915. — FOGERTY, E.: The Speaking of English Verse. New York: E. P. Dutton 1933; — Die Harmonie der physiologischen und ästhetischen Norm im Sprechen. Mschr. Ohrenheilk. 69: 602, 1935. — FORCHHAMMER, V.: Die deutsche Bühnenaussprache und ihre Bedeutung für das Volk. Die Stimme, 2: 246, 1907/08. — FRANKE, G.: Sprecherziehung im Elementarunterricht. Sprechen und Singen, 20: 61, 1932. — FUNKE, E.: Sprechkunde und Schule. Die Stimme, 20: 103, 224, 1925/26; — Die Sprechkunde an deutschen Universitäten. Die Stimme, 20: p. 224, 1925/26; — Sprechkunde in Amerika. Wiss. Z. Univ. Halle, 5: 377, 1956.

GERATHEWOHL, F.: Richtiges Deutschsprechen. Berlin–Leipzig: B. G. Teubner, 1940.

HANDKE, R.: Intonation und Gesangsaussprache. Die Stimme, 6: 203, 1911/12. — HEINRICH, T.: Die Aussprache der Stoßlaute in der neuhochdeutschen Schriftsprache im Spiegel ihrer Dauerlaute. Die Stimme, 22: 225, 1927/28. — HIRSCHBERG, L.: Deklamationsfehler bei Richard Wagner. Die Stimme, 24: 80, 1929/30. — HÖFFE, W. L.: Zum Experiment in der Sprechwissenschaft. Wiss. Z. Univ. Halle, 5: 397, 1956. — HOLMES, F. L. D.: The Problem of Voice Placement. Quart. J. Speech, 17: 236, 1931.

IFFERT, A.: Die deutsche Bühnenaussprache. Die Stimme, 1: 65, 1906/07.

JELLINEK, A.: Über die Beziehungen zwischen Sprechunterricht und Gesangsunterricht. Wien. Med. Wschr. 82: 904, 1932. — JOHN-MARLITT, E.: Phonetische Fehler in Gesang und Rede und ihre Berichtigung. Die Stimme, 25: 257, 1930/31.

KRECH, H.: Richard Wagner als Sänger und Sprecher. Festschrift M. Schneider. Sp. 255. Leipzig: Deutscher Verlag für Musik; — Richard Wittsack als Sprecher. Wiss. Z. Univ. Halle, 5: 421, 1956. — KURKA, E.: Zur Anregung und Pflege des Sprechdenkablaufs als Voraussetzung für die freie Rede. Wiss. Z. Univ. Halle, 5: 453, 1956.

LABRENZ, G.: Wie wird der künftige Musikerzieher in stimmbildnerisch-sprecherzieherischer Hinsicht für seinen Beruf vorbereitet? Wiss. Z. Univ. Halle, 5: 401, 1956. — LARDY, E.: Die deutsche Gesangsaussprache. Die Stimme, 22: 179, 1927/28. — LASCH, G.: Neue Wege künstlerischer Stimmbildung. Wien. Med. Wschr. 82: 905, 1932. — LIEBING, A.: Gesundheitsgemäßes und phonetisch richtiges Sprechen. Dresden: Holze & Pahl, 1909. — LOCKEMANN, F.: Das Gedicht und seine Klanggestalt. Emsdetten: Lechte, 1952.

MANAS, J.: Korrekte Aussprache. Die Stimme, 10: 2, 1915/16. — MÜLLER, K.: Über den Stand der Bühnenaussprache. Die Stimme, 4: 69, 1909/10.

RABOTNOFF, Z. D.: Über die Bewegungen der Thorax- und Abdominalwände beim Singen. Mschr. Ohrenheilk. 62: 876, 1928. — REICH, W.: Historische und ästhetische Grundlagen der Stimmkunst. Ciba Z. 11: 4514, 1950. — RÖNNEKE, R.: Sprachgestaltung im Drama. Schriften Sing-Sprechkultur, 1: 76, 1940.

Seydel: Sprachkunde an den Universitäten. II. Vers. Deutsch. Gesellsch. Sprach-Stimmheilk. Sp. 150, Leipzig: 1928. — Schwartz, R.: Die Aussprache des Sängers. Die Stimme, 11: 33, 72, 105, 1916/17. — Suñé Medan, L.: Condiciones fonéticas y actitudes del buen orador. 10. Int. Speech and Voice Therapy Conf. Barcelona. Acta Oto-Rino-Laring. Ibero-Amer. p. 177, 1957.

Tarneaud, J.: Culture vocale et medecine. 10. Int. Speech and Voice Therapy Conf. Barcelona. Acta Oto-Rino-Laring. Ibero-Amer. p. 180, 1957. — Trenschel, W.: Sprechkunde und Sprecherziehung. Wiss. Z. Univ. Rostock, 10: 137, 1961.

Vogel, G.: Über deutsche Gesangsaussprache. Die Stimme, 2: 111, 148, 180, 213; 1907/08; — Die alte Oper und die Bevorzugung des Italienischen als Gesangssprache. Die Stimme, 3: 263, 294, 333, 1908/09.

Weiss, D.: Zusammenarbeit von Universitätslektoren für Sprechtechnik mit dem klinischen logopädischen Ambulatorium. Wien. Med. Wschr. 82: 1, 1932. — Weithase, I.: Über den Vortrag epischer Dichtungen. Wiss. Z. Univ. Halle, 5: 439, 1956. — Williamson, A. B.: Do We Neglect Voice Training? Quart. J. Speech, 32: 145, 1946. — Wilson, W.: Breath Control: A Common Sense Summary. Quart. J. Speech, 28: 338, 1942. — Winkler, Chr.: Was ist Sprechkunde? Wiss. Z. Univ. Halle, 5: 365, 1956. — Winnefeld, F.: Über Kontaktstörungen und Kontaktschwierigkeiten im pädagogischen Felde. Wiss. Z. Univ. Halle, 5: 469, 1956. — Wittsack, W.: Grundgedanken zur Deutschen Sprechkunde. Wiss. Z. Univ. Halle, 5: 371, 1956. — Wolf, E.: Zur Sprecherziehung des Schauspielers. Wiss. Z. Univ. Halle, 5: 409, 1956.

4. Rundfunkwissenschaft

Békésy, G. von: Über die Sicherheit und Reproduzierbarkeit künstlerischer Urteile beim Rundfunk. Schriften Sing-Sprechkultur, 1: 110, 1940. — Braunmühl, H. J. von: Über den Einfluß der Sprache auf die Übertragungstechnik. Schriften Sing-Sprechkultur, 1: 20, 1940.

Fay, P. J., and W. C. Middleton: Rating a Speaker's Natural Voice when Heard Over a Public Address System. Quart. J. Speech, 27: 120, 1941.

Graef, K.: Sendeplanansager und Nachrichtensprecher im Rundfunk. Schriften Sing-Sprechkultur, 1: 91, 1940.

Heinitz: Konsonantenübertragung durch Rundfunk. Vox, 12: 7, 1926.

Lerichomme, O.: La diction radiophonique et la science phonétique. Rev. Franç. Phoniatr. 2: 135, 1934. — Lumley, F. H.: Rates of Speech in Radio Speaking. Quart. J. Speech, 19: 393, 1933.

Merten, R.: Zur Frage der Wortverständlichkeit bei Lied-, Chor- und Opernübertragungen. Schriften Sing-Sprechkultur, 1: 86, 1940. — Meyer, E.: Die raumakustischen Einflüsse bei Sprach- und Gesangsdarbietungen. Int. Kongr. Singen Sprechen, p. 100; Frankfurt; 1938.

Roedemeyer, F.: Die Stimm- und Sprechleistung als Gegenstand der Rundfunkwissenschaft. Schriften Sing-Sprechkultur, 1: 98, 1940; — Das akustische Dokument. Forsch. und Fortschr. 17: 136, 1941; — Der Standort der Rundfunkwissenschaft und die Arbeiten des Instituts für Rundfunkwissenschaft an der Universität Freiburg i. Br. Rundfunkarchiv, Heft 6, 1942; — Zur Arbeit des Instituts für Rundfunkwissenschaft an der Universität Freiburg i. Br. Rundfunkarchiv, Heft 3, 1943; — Rundfunkwissenschaft. Rundfunkarchiv, Heft 10/12, 1943; — Rundfunkwissenschaft. Rundfunkarchiv, Heft 1/3 1944.

Schwaiger: Das Problem der Übertragungstreue bei Sprache und Gesang. Int. Kongr. Singen und Sprechen, p. 348. Frankfurt: 1938.

Zanten, van: Was der Sprecher und Sänger von der Radiotechnik lernen kann. II. Vers. Deutsch. Gesellsch. Sprach-Stimmheilk. p. 157. Leipzig: 1928.

5. Psycholinguistik

D'Alfonso, N. R.: Psicología del Lenguaje. Sordomudo Argent. 2: 315, 1902.

Berendes, J.: Elektrophysiologie des Inneren Sprechens. Arch. Ohr-, Nas.- u. KehlkHeilk. Heilk. 165: 635, 1954. — Brissey, F. L., and W. D. Trotter: Social Relationship Among Speech Defective Children. J. Speech Dis. 20: 277, 1955.

Fenz, E.: Laut, Wort, Sprache und ihre Deutung. Wien: Deuticke, 1940; — Froeschels, E.: Psychologie der Sprache. Leipzig–Wien: F. Deuticke, 1925; — Medizinische Beiträge zu einer Theorie der Entstehung der Sprechbewegungen (der artikulierten Sprache). Arch. Néerl. Phon. Exp. 15: 81, 1939; — Algunos fundamentos de psicología individual. An. Audiol. Fonolog. 1: 71, 139, 1955/56.

GLANZER, M.: Toward a Psychology of Language Structure. J. Speech Hearing Res. 5: 303, 1962.

KAINZ, F.: Über das Sprachgefühl, Arch. Vergl. Phonetik, 7: 74, 1943; — Einführung in die Sprachpsychologie. Wien: A. Sexl, 1946; — Logopädie und Sprachpsychologie. Folia Phoniatr. 1: 178, 1947/48; — Psychologie der Sprache. 4 Bde. Stuttgart: F. Enke, 1941. 1946; — Linguistisches und Sprachpsychologisches zum Problem der sprachlichen Fehlleistungen. Öst. Akad. Wiss. Phil. Hist. Kl. 230: Nr. 5, 1956; — Die Sprachtheorie als Verbindung von Geistes- und Naturwissenschaft. Studium Generale, 11: 269, 1958; — Über Erleichterungen der Sprechhandlung. Curr. Probl. Phoniat. Logop. 1: 190, 1960. — KELEMEN, G.: Evolutionary Sources of Human Language. Folia Phoniat. 16: 59, 1964. — KNOWER, F. H.: A Study of Speech Attitudes and Adjustments. Speech Monographs, 5: 130, 1938. — KÖHLER, W.: Psychologische Beiträge zur Phonetik. Arch. exp. klin. Phonet. 1: 11, 1914.

MARTY, A.: Psyche und Sprachstruktur. Bern: A. Francke, 1940. — MAUTHNER, F.: Zur Sprache und zur Psychologie. Stuttgart–Berlin: J. G. Cotta, 1960. — MAYENDORF, N. V.: Das Geheimnis der menschlichen Sprache. Wiesbaden: Bergmann, 1914.

NEGUS, SIR V.: The Voice of Man. Med. Press, p. 143, Aug. 1959.

OLTUSZEWSKI, W.: Psychologie und Philosophie der Sprache. Mschr. ges. Sprachheilk. 10: 97, 140; 1900.

PICHON, E., and S. BOREL-MAISONNY: Psychophysiologie du langage. Folia Phoniat. 1: 38, 124, 1947/48.

RABINOVICH, L.: Acerca de la influencia de los factores emocionales en ciertos problemas de lenguaje. An. Audiol. Fonolog. 1: 40, 1955/56. — RÉVÉSZ, G.: Die Sprache. Nederl. Akad. Wetensch. 43: 1078, 1940; — Das Problem des Ursprungs der Sprache. Nederl. Akad. Wetensch. 45: 105, 1942; — Ursprung und Vorgeschichte der Sprache. Bern: A. Francke, 1946.

SCHILLING, R.: Über „inneres Sprechen". II. Vers. Dtsch. Ges. Sprach-Stimmheilk. Sp. 98, Leipzig: 1928. — SEBEOK, T. A.: Animal communication. Science, 147: 1006, 1965. — SOLOMONSON, F.: The Genesis of Language. Quart. J. Speech, 8: 372, 1922. — STENGEL, A.: Die Anfänge der Sprache. Wissensch. Vortr. Virchow-Holtzendorff, Nr. 61, Hamburg: 1888. — STRICKER, S.: Studien über die Sprachvorstellungen. Wien: Braumüller, 1880.

VILLARREAL, J. J.: A test of the Aural Comprehension of English for Native Speakers of Spanish. Speech Monographs, 15: 121, 1948.

WHITMORE, C. E.: The Problem of a Universal Language. Scientific Monthly, 71: No. 5, 337, 1950. — WUNDT, W.: Völkerpsychologie. Die Sprache. Leipzig: W. Engelmann, 1911 bis 1912.

6. Akustik

American Standard Acoustical Terminology: New York: 1960, Amer. Standards Ass.

BÉKÉSY, G. VON: The Ear. Scient. American. 197: No. 2, 1957; — Current Status of Theories of Hearing. Science 123: 779, 1956. — BERANEK, L. L.: Acoustics. New York: McGraw-Hill, 1954. — BRAGG, SIR W.: The World of Sound. London: G. Bell, 1946. — BRIGGS, G. A.: Sound Reproduction. Bradford, Eng.: Wharfedale Wireless Works, 1953.

CHAVASSE, P., and R. LEHMANN: L'application de l'appareillage électro-acoustique à l'étude de la phonologie. La Voix., p. 391. Paris: Maloine, 1953. — CORSO, J. F.: The Neural Quantum Theory of Sensory Discrimination. Psychol. Bull. 53: 371, 1956. — CURTIS, J. F.: Intelligibility Related to Microphone Position. Speech Monographs, 13: No. 2, 8, 1946.

GILDEMEISTER, M.: Probleme und Ergebnisse der neueren Akustik. Z. Hals-, Nas.- u. Ohrenheilk. 27: 299, 1930. — GROSSMANN, F., and K. SPIELMANN: Untersuchungen über den Wever-Bray-Effekt beim Menschen. Mschr. Ohrenheilk. 71: 537, 1937.

HAAGEN, C. H.: Intelligibility Measurements. Speech Monographs. 13: No. 2, 4, 1946. — HARRIS, J. D., and A. G. PIKLER: The Stability of a standard of Loudness as Measured by Compensatory Tracking. Amer. J. Psychology, 73: 573, 1960. — HELMHOLTZ, H. VON: Die Lehre von den Tonempfindungen. Ed. 6. Braunschweig: F. Vieweg, 1913.

KIETZ, H.: New Concepts in the Theory of Hearing. Z. Laryngol. usw. 36/5: 241, 1957. — KOBRAK, H. G.: Animal Experiments on the Mechanism of the Acoustic Irritation in the

Cochlea. Laryngoscope. 47: 453, 1937; — Experiments on the Conduction of the Sound in the Ear. Ann. Otol. etc., St. Louis 47: 166, 1938. — KREEZER, G.: The Significance of the Auditory Electrical Effects for Auditory Theory. Amer. J. Psychol. 46: 1, 1934. — KRYTER, K. D.: on Predicting the Intelligibility of Speech from Acoustical Measures. J. Speech Dis. 21: 208, 1956.

MASON, H. M.: The Effect of Very Loud Speech Signals Upon Intelligibility. Speech Monographs. 13: 19, 1946; — Improvement of Listener Performance in Noise. Speech Monographs. 13: No. 2, 41, 1946; — Understandability of Speech in Noise Affected by Region of Origin of Speaker and Listener. Speech Monographs. 13: No. 2, 54, 1946. — MATZKER, J.: Attempt at Explanation of Directional Hearing on the Basis of Very Fine Time-Difference Registration. Acta Oto-Laryngol. 49: 483, 1958. — MOELLER, A.: A Network Model of the Middle Ear Stockholm: Roy. Inst. Technol, Report No. 17, 1960. — MOORE, P.: Intelligibility Related to Loudness. Speech Monographs. 13: No. 2, 13, 1946. — MOSER, H. M.: Intelligibility Related to Routinized Messages. Speech Monographs. 13: No. 2, 47, 1946.

NICHOLS, R. G.: Factors in Listening Comprehension. Speech Monographs. 13: No. 2, 154, 1948.

PALMER, J. M.: The Effect of Speaker Differences on the Intelligibility of Phonetically Balanced Word Lists. J. Speech Dis. 20: 192, 1955. — PTACEK, P. H.: An Experimental Investigation of Dichotic Word Presentation. J. Speech Dis. 19: 412, 1954.

ROSENBLITH, W. A.: Relations between Auditory Psychophysics and Auditory Electrophysiology. Trans. N. Y. Acad. Sci. Ser. 11, 19: 650, 1957. — RUF, C.: Klinische Untersuchungen über die Festlegung von Hörempfindungsschwellen im absoluten und relativen Maß. Z. Hals-, Nas.- u. KehlkopfHeilk. 27: 447, 1930.

SCHEMINZKY, F.: Die Welt des Schalles. Graz: Deutsche Vereins-Druckerei, 1935. — SCHUBERT, K.: Über die Abhängigkeit des Sprachverstehens von den Raumeigenschaften mit Demonstrationen an Hand des neuen selbstschreibenden Sprach- und Tonaudiometers. Arch. Ohren- usw. Heilk. 167: 456, 1955. — STEER, M. D.: Speech Intelligibility in Naval Aviation. J. Speech Dis. 10: 215, 1945.

TRENDELENBURG, F.: Akustik. Berlin–Göttingen–Heidelberg: Springer, 1950.

WEVER, E. G., and M. LAWRENCE: Physiological Acoustics. Princeton, N. J.: Princeton Univ. Press, 1954. — WILKINSON, G.: Have we a Resonance Theory of Hearing or only a Resonance Hypothesis? J. Laryngol. Otol. 41: 365, 1927.

ZANGEMEISTER, H. E.: Über neue Probleme der Hörtheorie. Mschr. Ohrenheilk. 77: 396, 1943.

7. Informations-Theorie

ADLER, S.: International Verbal Communications. Logos, 3: 96, 1960. — AZZI, A.: L'origine del linguaggio dal punto di vista della teoria dell'informazione. Atti Labor. Fonet. Univ. Padova, 3: 163, 1959.

BLACK, J. W.: Effects of Voice Communication Training. Speech Monographs. 13: No. 2, 64, 1946; The Information of Sounds and Phonetic Diagrams of One-and Two-Syllable Words. J. Speech Dis. 19: 397, 1954.

CALVI, L., and G. FINZI: Osservazioni sulle prove di ripetizione in rapporto alla teoria d'informazione. Boll. Soc. Ital. Fonet. etc. 8: 141, 1958. — CARTERETTE, E. C. (EDIT.): Speech, language, and communication. Brain Function Vol. III. Berkeley: U. Calif. Press, 1965. — COWLEY, P. E. A., R. M. FANO and B. L. BASORE: A Short-Time Correlator for Speech Waves. MIT Electronics Lab. Techn. Report No. 174, 1951.

DAVENPORT, W. B.: A Study of Speech Probability Distributions. MIT Electronics Lab. Techn. Report No. 148, 1950. — DAVIS, H.: Auditory Communication. J. Speech Dis. 16: 3, 1951; — Information Theory: 3. Applications of Information Theory to Research in Hearing. J. Speech Dis. 17: 189, 1952. — DUNN, H. L.: Communication and Purpose-Ingredients for Longevity. J. Speech Dis. 26: 109, 1961.

FOURNIER, J. E.: Considerations sur le langage, transmetteur d'informations. Atti Labor. Fonet. Univ. Padua, 3: 79, 1959.

JAKOBSON, R., C. G. FANT and M. HALLE: Preliminaries to Speech Analysis.

MACCOLL, L. A.: Fundamental Theory of Servomechanisms. New York: Van Nostrand, 1945. — MCGILL, W. J.: Applications of Information Theory in Experimental Psychology. N. Y. Acad. Sci. 19: 343, 1957. — MEERLOO, J. A. M.: The Ambivalence of Communication.

Logos, 1: 55, 1958; — Mass-communication, Persuasion, and Mental Contagion. Logos, 2: 106, 1959. — MEYER-EPPLER, W.: Experimental Investigations Concerning the Semantic and Ectosemantic Range of Oral Communication. Logos, 4: 39, 1961. — MILLER, G. A.: Language and Communication. New York: McGraw-Hill, 1951. — MIT Acoustics Laboratory, Tech. Report No. 13, 1952. — MOL, I. H.: Spreken en Verstaan, een Eenheid. PTT Bedrijf, 7: 2, 69, 1956; Some Notes on Reduncancy in Speech Waves. PTT Bedrijf. 7: No. 4, 109, 1957; — Some Notes on the Vocoder Problem. PTT Bedrijf. 7: No. 4, 114, 1957.

OSTWALD, P. F.: The Sounds of Human Behavior: A Survey of the Literature. Logos, 3: 13, 1960.

PETERSON, G. E.: Information Theory: 2. Applications of Information Theory to Research in Experimental Phonetics. J. Speech Dis. 17: 175, 1952.

SALTZMAN, M., and M. S. ERSNER: Psychophysiology of Speech Hearing. Archives Otolaryng. 59: 182, 1950. — SHANNON, C. E., and W. WEAVER: The Mathematical Theory of Communication. Urbana: Univ. of Illinois Press, 1949. — SNYDER, R. E.: Problems of Communication in Medical Education. Logos, 1: 11, 1958.

UNGEHEUER, G.: Die Eigenwerttheorie der Formanten und das System der Vokale. Z. Phonetik Sprachwiss. 11: 35, 1958; — Einführung in die Informationstheorie unter Berücksichtigung phonetischer Probleme. Phonetica, 4: 95, 1959.

WEAVER, W.: Information Theory: I. Information Theory: A Non-Technical Review. J. Speech Dis. 17: 166, 1952. — WECHSLER, D.: Intelligence, Quantum Resonance and Thinking Machines. Trans. N. Y. Acad. Sci. II, 22: 259, 1960. — WHATMOUGH, J.: Mass Media and Mass Neuroses. Logos, 2: 84, 1959. — WIENER, N.: Cybernetics. New York: J. Wiley and Technology Press, 1948. — WINCKEL, F.: Informationstheoretische Betrachtungen über Gehör und Hörgeräte. In „Theorie und Praxis der Hörgeräteanpassung." Stuttgart: G. Thieme, 1960.

III. Psychologie der Sprache

Von Prof. Dr. phil. FRIEDRICH KAINZ, Wien

1. Definition der Sprachpsychologie

Die Sprachpsychologie ist diejenige Wissenschaft, welche die Vorgänge beim Verwenden von Sprache (Sprechen, Sprachverstehen, Schreiben, Lesen) auf ihre funktionale Struktur und deren dispositionellen Aktionsfundamente im Bereich des Bewußten und Vorbewußten untersucht, somit die Disziplin von der Sprache als psychophysischer, d. h. organisch-somatisch fundierter seelisch-geistiger Tätigkeit, als charakteristisch menschlicher Handlungsform.

Sie erforscht Entwicklung, Ausbildung und Erwerb der Sprache durch die menschliche Gattung und das Individuum, ferner die Gesetzlichkeit beim Einsatz der Sprachmittel im Dienst sinnvoller Informations- und Kommunikationsmaßnahmen, also Phylo-, Onto- und Aktionsgenese der Sprache. Dabei schließt die theoretische Durchleuchtung der Sprachvorgänge auch deren Einbettung in allgemeinere psychische Leistungszusammenhänge in sich: es wird gezeigt, wie die Sprache mit assoziativen, mnestisch-reproduktiven und apperzeptiven Prozessen sowie dem Denken zusammenhängt, aus ihnen erwächst und auf sie zurückwirkt.

Die Abstellung auf das Aktionale und Handlungsmäßige wird allgemein als das für die Sprachpsychologie Charakteristische angesehen; in diesem Sinne nennt die englisch-amerikanische Forschungsarbeit auf diesem Gebiet (psychology of language and speech, psycholinguistics, linguistic psychology) als ihr Thema das „speech (verbal) behavior". Dabei begreift dieses „Verhalten" die (En)Codierungsprozesse des Sprechers und Schreibers wie die Decodierungsakte des Hörers und Lesers als spezifische Aktivitäten der Person gleicherweise in sich.

Entsprechend der komplexen und kompositen Natur ihres Gegenstands steht die Sprachpsychologie mit mehreren anderen Disziplinen in engen wissenschaftlichen Beziehungen, wobei es zu wechselseitigen Erhellungen und Befruchtungen kommt: so mit der Soziologie (insbes. der behavioristischen Soziolinguistik), der Entwicklungspsychologie, der Ethnologie und der Sprachpathologie.

2. Die verschiedenen Bedeutungen des Wortes „Sprache"

Der Terminus „Sprache" ist mehrdeutig; das kommt dort gut heraus, wo eine Mehrheit von Bezeichnungen für die verschiedenen Seiten dieses Phänomens existiert. So bedeutet in den folgenden Sätzen der Ausdruck Sprache jedesmal etwas anderes und müßte bei einer Übersetzung ins Französische durch verschiedene Wörter wiedergegeben werden: 1. Die Sprache ist ein Vorrecht des Menschen (langage); 2. Die chinesische Sprache ist für Ausländer schwer zu erlernen (langue); 3. Er hat durch einen Schlaganfall die Sprache verloren (parole); 4. Die Sprache des alten Goethe ist von der des jungen sehr verschieden (parler). Im ersten Satz bedeutet „Sprache" so viel wie Sprache schlechthin, *die* Sprache (im Singular), die Sprachbefähigung, die Anlage für Sprache, d. h. das Vermögen, Sprache auszubilden, zu erwerben und sich ihrer angemessen zu bedienen. Diese Bedeutungserfüllung bildet ein Thema der philosophischen Anthropologie und des genetischen Teils der Sprachpsychologie. Im Sinnverband des zweiten Satzes bedeutet Sprache eine konkrete Einzelsprache als historisch-nationale Abwandlung der Idee Sprache, die Muttersprache eines Individuums. Damit beschäftigt sich die Sprachwissenschaft (Linguistik). Im dritten Satz bedeutet „Sprache" den psychophysischen Vollzug der Sprechhandlung, womit die Arbeit der Sprachphysiologie sowie des Kernbereichs der Sprachpsychologie angegeben ist. Im vierten Satz handelt es sich um den individuellen Sprachbesitz, den sprachlichen Personalstil. Damit beschäftigen sich Ausdrucksforschung und charakterologische Individualdiagnostik, sodann Rhetorik und Stilistik.

Man kann die Aufgliederung auch auf die Gegenüberstellung von „Sprache" und „Rede" (Sprechen) beschränken, wie sie in den englischen Ausdrücken „language" und „speech" zur Geltung kommt. „Sprache" ist ein soziales Objektivgebilde, ein Gefüge von artikulierten Lautgestalten bestimmter Art, die innerhalb einer Sprachgemeinschaft als Denk- und Verständigungsmittel dienen, ein unabhängig von aktueller Verwirklichung existierendes geistiges Kulturobjekt. Sprache als ausgebildete und festgelegte, in mündlicher und schriftlicher Überlieferung und Weitergabe aufbewahrte und damit fortdauernde Form ist Regel und Norm für den konkreten Spracheinsatz, die Rede. Diese ist als die Aktualisierung und Verwirklichung des potentiell vorgegebenen Systems von gebildehaften Sprachsymbolen durch die Sprecher zu definieren, als der jeweilige Gebrauch, den die Angehörigen der Sprachgemeinschaft von dem Zeichensystem ihrer Sprache machen, als die Benutzung der Sprachmittel, die Befolgung der Sprechsitte und der in ihr beschlossenen Muster. Die Rede setzt die Sprache voraus, nach deren Konventionen sie vor sich gehen muß, wenn der Sprecher verstanden werden und mit seinen Äußerungen keinen Anstoß erregen will.

3. Näheres über Methode, Gegenstand und Aufgabe

Die spezifische Thematik der Sprachpsychologie besteht in der Analyse der beim Sprachverwenden zur Geltung kommenden Prozesse. Das Material für diese Zergliederung wird folgendermaßen gewonnen:

1. durch Selbst- und Fremdbeobachtung. Der Psychologe als ein in diffiziler und sorgsamer Introspektion Wohlgeübter vermag an den eigenen Sprachprozessen prinzipiell aufschlußreiche Erfahrungen zu machen, die ihn dann auch seine systematisch angestellten Beobachtungen am Sprachverhalten anderer richtig deuten lassen;

2. durch Befragen (Exploration) und Erhebung (Enquêten). Richtet sich die Beobachtung auf die spontanen Sprachäußerungen anderer Personen, so kann bei der Befragung das den Psychologen interessierende Material in bezug auf seine Herbeischaffung provoziert werden, wobei ausgedehnte Umfragen zu statistischen Zwecken (Fragebogenmethode) eine erhebliche Verbreiterung und Extensivierung der Materialbasis ermöglichen;

3. durch experimentelle und subexperimentelle Verfahrensweisen. Versuche mit systematisch ausgewählter Themenstellung und planmäßig variierten Versuchsbedingungen an einer Vielheit typologisch verschiedener Versuchspersonen durchgeführt und an entscheidenden Problempunkten eingesetzt, vermögen Fragen zu klären, die mit anderen Mitteln nicht beantwortet werden können, sodann anderweitig getroffene Feststellungen zu sichern und weiterzuführen. Solcherart gelingt es z. B. durch künstlich eingeführte Stauungen und Erschwerungen der normalerweise allzu glatt und automatisiert verlaufenden Sprachprozesse über die Vorgänge beim Begriffebilden, Benennen, Formulieren von Sätzen sowie allgemein über die Sprachstützung der Denkprozesse zu Einsichten zu gelangen, die der Selbstbeobachtung kaum zugänglich sind und auch bei der Analyse des Sprachverhaltens anderer Personen bestenfalls durch umständliche Explorationen gewonnen werden können;

4. durch die vergleichend-genetische Methode (Kainz, 1960). Neben die introspektiv-erlebnispsychologische und verhaltenskundlich-behavioristische Analyse der normalen Sprachvorgänge bei voll Sprachtüchtigen in vivo tritt die Erforschung der noch nicht voll ausgebildeten oder pathologisch reduzierten Sprache sowie gewisser minder leistungsfähiger Verständigungssysteme (Gebärden-, Schallsignalsprachen); ferner kann ein Vergleich der Sprache mit der Tierkommunikation (Hermann, 1938, Haldane, 1953, v. Frisch, 1954, Lorenz, 1953, Jacoby, 1961, Kainz, 1961) auf dem Wege der Kontrasterhellung zu wichtigen psychologischen Einsichten führen. Dasselbe gilt für die Erforschung der okkasionellen Fehlleistungen der Sprachnormalen (Meringer & Mayer, 1895, Kainz, 1956), die oft ein prozeßverdeutlichendes Mißlingen der Sprachhandlung darstellen, das Einblicke in schwer zu erhellende Aktionsbereiche derselben gewährt;

5. durch eine werk- und leistungspsychologische Analyse von Sprachwerken (oratorischen und literarischen Produkten) im Hinblick auf Besonderheiten des Einsatzes der Sprachmittel seitens bestimmter Personen, sodann die Analyse von ganzen Sprachsystemen auf die Eigenart der hinter ihnen stehenden Volksmentalität hin;

6. durch die psychologische Interpretation und Weiterführung von Ergebnissen anderer mit der Sprache befaßten Wissenschaften.

Eine weitere Aufgliederung der Thematik und Methoden der Sprachpsychologie erhält man durch die Auswertung der für die Gesamtpsychologie fruchtbaren Dreiteilung in einen generellen, typologisch-differentiellen und einen individuellen Forschungsaspekt. Die generelle Sprachpsychologie behandelt dasjenige, was an der Sprachtätigkeit für alle Menschen Geltung hat, also die durchgehenden Gesetzlichkeiten der Sprachprozesse. Die differentielle Sprachpsychologie beschäftigt sich damit, daß die einzelnen Menschen — unbeschadet der gemeinsamen Funktions- und Dispositionsbestände — ein verschiedenes Verhältnis zur Sprache haben, daß hier zwischenmenschliche Unterschiede (Intervarianzen) offenbar werden, die bei Angehörigen bestimmter Gruppen in vergleichbarer Weise vorhanden und damit typisch sind. So lassen sich die Konstitutionstypen KRETSCHMERS (1961) — die Unterscheidung von zyklothymen, schizothymen und viskösen „Temperamenten" —, die JUNGsche (1960) Scheidung von Intro- und Extraversion, die von JAENSCH (1929) ermittelten Formen der Integriertheit und des Synästhetikertums und PFAHLERS (1929) Typen der festen und fließenden Gehalte mit Gewinn für die Sprachpsychologie auswerten. Umgekehrt kommen Charakterkunde und Ausdrucksforschung nicht um die Berücksichtigung von Sprache und Sprechweise herum: ROHRACHER, 1965, RIEFFERT, 1932, KEILHACKER, 1940, WEISKE, 1943, KAINZ, 1948. Der Typus ist allerdings nur eine Zwischenstation auf dem Weg zur konkreten Individualität des jeweiligen Sprachverwendenden. Die einmaligen und spezifischen Abwandlungen der generellen und differentiell-typologischen Bestände in der Sprache der einzelnen Personen sind Thema einer Individualpsychologie der Sprache, die zu ermitteln hat, wie sich eine personale Eigenart im Ausdrucksfeld Sprache kundgibt. Die Besonderheiten beim Einsatz der Sprachmittel hängen eng mit den kennzeichnenden Wesenszügen der Persönlichkeit zusammen. Darauf hat besonders die amerikanische Sprachpsychologie hingewiesen: NEWMAN & MATHER, 1933, DOLLARD & MILLER, 1950, verwenden — vorab unter dem Interessenaspekt der Psychotherapie — derartige „samples of verbal behavior" im Sinne eines projektiven Tests nach Art des RORSCHACH- und des „Thematic Apperception Tests" (T. A. T.). Kein Mensch spricht genau so wie der andere, die individuellen Ausdrucksabschattungen in Sprechweise, Wortwahl usw. sind unausschaltbar. Für die elektronische Auswertung sprachlicher Daten ergeben sich gerade daraus besondere Schwierigkeiten, daß die Sprache nicht nur das allgemein verbindliche Verständigungsmittel von Gruppen ist, sondern gleichzeitig absolut individuell gehandhabt wird, womit die Maschine einer so großen Variationsbreite von Daten und Datenkomplexen gegenübersteht, daß die Verarbeitung nach einem fixierten einheitlichen Schema scheitern muß (WINCKEL, 1967).

Weitere thematisch-methodische Differenzierungen werden sich aus der Schilderung der Zusammenarbeit der Sprachpsychologie mit anderen Disziplinen ergeben.

4. Beziehungen zur Linguistik

Die Sprachwissenschaft im engern Sinne der Linguistik ist die mit der Erforschung des strukturmorphologischen Aufbaues der einzelnen Sprachsysteme betraute Gebildewissenschaft von den Sprachen. Ihr gegenüber ist die Sprachpsychologie thematisch-methodisch selbständig, da sie an den Gegenstand Sprache von einem andern Gesichtspunkt herantritt und ihn mit eigenen Verfahrensweisen bearbeitet. Der Linguist betrachtet die Sprache als „Ergon“, als Werk und Kulturgebilde, der Psychologe faßt sie als „Energeia“, als Handlung, Tätigkeit und Vorgang. Jener bemüht sich um die „verbal structures“, dieser um das „verbal behavior“. Aber die Trennung ist nicht absolut, vielmehr sind enge Beziehungen vorhanden, um deren Bewältigung sich die amerikanische Psycholinguistik bemüht, denn die Verständigungsleistung, in der das sprachliche Verhalten gipfelt, bewegt sich im Rahmen, vollzieht sich innerhalb der Bestände einer Einzelsprache. Thema der Psycholinguistik sind somit: „language structures in communicative behavior“.

Nach CARROLL (1953) beschäftigt sie sich: „with the way in which the speaker of a language encodes his behavior into linguistic responses, depending on the structure of his language and, as a hearer, decodes linguistically coded messages into further behavior.“

Sprachliches Gebildematerial und psychophysische Funktion bleiben in der sprachlichen Kommunikation ständig aufeinander bezogen. Die den Sprechakt konstituierenden Prozesse der Formulierung und Mitteilung eines gedanklichen Gehalts operieren in steter Bindung an die konventionell und institutionell verfestigte, der Willkür des Sprechers weitgehend entrückte Gesetzlichkeit eines bestimmten Sprachmaterials, was mannigfache Rückwirkungen und wechselseitige Beeinflussungen im Gefolge hat. Man trifft daher auf die Definition, die Sprachpsychologie sei lediglich „a special aspect of general linguistics in which stress is laid principally on the mental processes involved in speech“ (PILLSBURY & MEADER, 1928). Wenn dann im Sinne des bereits erwähnten werk- und leistungspsychologischen Aspekts die moderne Forschung (KAINZ, 1965) bemüht ist, die Sprachpsychologie zu einer Sprach- und Volkscharakterologie weiterzuführen, indem sie die Struktur eines sprachlichen Gebildesystems in ihrer Besonderheit als die Auswirkung und den fixierten Niederschlag volksmentalitätsspezifischer Darstellungsintentionen faßt, so werden die Arbeitsbeziehungen zur Linguistik besonders eng. Beispiele dafür liefern im deutschen Raum die Vertreter einer inhaltsbezogenen Sprachbetrachtung (L. WEISGERBER, H. GIPPER), im Raum der U. S. A. vor allem E. SAPIR und B. L. WHORF, der seine ethnolinguistischen Forschungen auf eine nationalcharakterologisch fundierte Denkformentypologie ausrichtet.

5. Beziehungen zur Sprachpathologie

Ganz besonders eng ist die Interessengemeinschaft zwischen Sprachpsychologie und Sprachpathologie, was von beiden Seiten mit wachsender Entschiedenheit ausgesprochen wird. Ohne Zusammenarbeit mit der medizinischen Erforschung der zentralen Sprachstörungen ist eine Sprachpsychologie unmöglich, weil nur von hier aus eine Beantwortung der Frage der Großhirnabhängigkeit der sprachlichen Prozesse versucht werden kann. Umgekehrt vermag die Sprachpsychologie dem Erforscher der pathologisch veränderten (unzulänglich erworbenen bzw. krankhaft reduzierten) Sprache dadurch nützlich zu werden, daß sie ihm vom „Normalen“ her gewisse kategoriale Gesichtspunkte und Maßstäbe zur angemessenen Bewertung des Schweregrades pathologischer Entwicklungshemmungen und Ausfälle im Sinne von Senkungen des sprachlichen Leistungsniveaus, primitivierenden

Regresssionen sowie von protopathischen Gestaltwandlungen der sprachlichen Leistung (Conrad, 1951) zur Verfügung stellt. Die Sprachpsychologie ihrerseits erkennt die Enge dieser Arbeitsbeziehungen an, wenn sich ihr „aphasiologischer Sektor" programmatisch als „Neuro-Psychologie" bezeichnet (Leischner, 1963, I. & K. Gloning, 1965). Wenn bereits die Sprachaktionen des Gesunden durch die Gebildegesetzlichkeit des verwendeten Sprachmaterials beeinflußt werden, so ist dies im Bereich des Pathologischen in noch kenntlicherem Maße der Fall. Die einzelnen Sprachen setzen die psychischen Kräfte der sie Verwendenden in verschiedenem Maße ein. In Sprachen mit sehr regelmäßigem Formensystem kann man das für eine bestimmte Darstellungsaufgabe benötigte Material, sofern es gedächtnismäßig nicht präsent ist, leicht auf dem Wege von Analogiebildungen herbeischaffen; bei Sprachen, die an unregelmäßigen Formen und Suppletivbildungen reich sind, ist stärkeres Heranziehen des Gedächtnisses erforderlich. Daß derartiges auch pathopsychologisch wichtig wird, hat die moderne Agrammatismusforschung erwiesen, indem sie zu zeigen vermochte, daß der mnestische Ausfall an morphologischen Leitschematen und syntaktischen Modellkonstruktionen schwerer ins Gewicht fällt als das Versagen im Bereich des logisch-kombinatorischen Beziehungsherstellens. Auch beim kongenital Sprachschwachen ist der Schaden mehr auf die aus unternormaler Spezialbegabung für Sprachliches resultierenden Unfähigkeit, ein sicher zuhandenes sprachliches Gedächtnismaterial zu erwerben, zurückzuführen als auf Denkschwäche und allgemeine Intelligenzdefekte. Die Gebildestruktur eines Sprachsystems hat Einfluß auf die psychischen Verwendungsvoraussetzungen und damit auch auf die Erscheinungsform bestimmter Sprachschäden. Deutsche Aphasieforscher kennen die Erscheinung des Agrammatismus, im flexionsarmen Englisch ist kaum ein klinischer Fall als Agrammatismus auffällig geworden (Low, 1931), die Erschwerungen konzentrierten sich auf die Wahl der Partikeln. Im morphemlosen Chinesisch beschränkt sich der Agrammatismus auf Wortstellungsfehler, sieht also grundsätzlich anders aus als bei uns. Auch Mehrsprachigkeit setzt nicht nur besondere Bedingungen für den Erwerb und das gefügige Verwenden der Zweit- usw. sprache (Epstein, 1907, Hoffman, 1934, Arsenian, 1937, Ervin & Osgood, 1954, Kainz, 1965), sondern kann auch störende Interferenzen und Irradiationen in bezug auf Begriffsgewinn und -gestaltung (Schmidt-Kohr, 1933, Sander, 1934) im Gefolge haben, schließlich beeinflußt sie Erscheinungsbild und Symptombestand bei zentralen Sprachstörungen. Dieser Umstand macht die Aphasie bei Polyglotten zu einem sprachpsychologisch wie -pathologisch interessanten Thema: Pîtres, 1895, Pötzl, 1925, Leischner, 1948, 1955, Gloning, 1965). Zur Bewältigung dieser Fragen bedarf es nicht nur medizinischer, sondern auch linguistischer und psychologischer Kenntnisse. Bereits Pick (1913) hatte darauf verwiesen, daß der Sprachpathologe auf die Mitarbeit des Psychologen und Sprachwissenschaftlers nicht verzichten könne. Solche Arbeitsbündnisse und team-works werden immer häufiger: Panse-Kandler-Leischner, 1952, Gloning-Haub-Quatember, 1967. Die Mitarbeit des Psychologen oder doch die Heranziehung psychologischer Methoden seitens des Spracharztes wird auf mehreren Gebieten wichtig: so bei der therapeutischen Maßnahme des Hörtrainings. Bei Schwerhörigen, die nur noch über geringe Hörreste verfügen, kann man zwar die endgültig herabgesetzte periphere Sinnesleistung nicht verbessern, wohl aber die intellektuelle Verarbeitung dieses minimalen perzeptiven Materials so intensivieren, daß ein bisher praktisch nutzloser Sinnesrest wertvoll wird: BECKMANN & SCHILLING, 1959. Der Wert des Hörtrainings liegt darin, daß durch geistige Kombination allmählich die Auffassung von fragmentarisch gehörten Wörtern und Sätzen zum wachsenden Sprachverständnis ausgebaut werden kann. Hörtraining durch systematische Hörübungen ist eine Angelegenheit der Sprachheilpädagogik (HEESE, 1961), diese aber ist ohne Sprachpsychologie unmöglich.

6. Die Sprachanlage

Die Sprachaktion schließt für die psychologische Betrachtung ein aktuell-funktionales und ein potentiell-dispositionelles Problem in sich. Das erste geht darauf, welche psychischen Aktivitäten aufgeboten werden müssen, damit sprachliche Äußerungen zustandekommen, das zweite betrifft die hinter den aktuellen Sprachverwirklichungen stehende und diese ermöglichende psychophysische Anlageausstattung. Über diese Anlage verfügt jeder Mensch, und es bedarf schon schwerer Formen geistiger Minderausstattung (Oligophrenie), um Erwerb und Gebrauch der Sprache zu sistieren. Das virtuelle Sprachvermögen ist das Ergebnis der vom Menschen erreichten Geistigkeitshöhe, die mehrere Teilfähigkeiten in sich schließt: die Fähigkeit zum Bilden allgemeiner Begriffe auf dem Weg einer leistungsfähigen Abstraktion, zum kategorialen Denken und zur Symbolrelation, d. h. zur Schaffung denk- und darstellungsökonomischer Zeichen für komplexe Sach- und Sinnverhalte. Schon der einfachste Benennungsakt besteht nicht bloß in einer assoziativ fundierten Zuordnung eines Lautsymbols zu einem Ding, vielmehr tritt die Kategorie eines abstrakten Begriffs dazwischen, in den die zu benennende Gegebenheit hineingenommen wird (GOLDSTEIN, 1948).

Aber nur als elementare Fundamentaldisposition ist die Sprachfähigkeit ein invarianter Anlagenbesitz; in bezug auf Ausbildbarkeit, Leistungspotential und -kapazität ist sie dagegen Ort beträchtlicher Unterschiede. Dabei sehen wir von Entwicklungshemmungen ab und beziehen uns lediglich auf den Bereich des Normalen, der ja keine mathematisch-ausdehnungslose Linie, sondern eine Strecke mit einer gewissen Streuungsbreite ist. „Normal" heißt: zur Erfüllung durchschnittlicher Leistungserwartungen und -anforderungen gerüstet und befähigt. Sprachnormal ist ein Individuum, das seine Muttersprache zur richtigen Zeit zu erwerben und in angemessener Weise zur Erfüllung sämtlicher Verständigungsaufgaben seines sozialen und bildungsmäßigen Niveaus zu verwenden vermag. Hier gibt es beträchtliche Unterschiede. Zu völliger Korrektheit, Sicherheit und Gewandtheit im Gebrauch ihrer Muttersprache bringen es nicht alle Angehörigen einer Sprachgemeinschaft. Anderen dagegen bereitet das keine Mühe. Sie erwerben schon auf Grund sprachlicher Umgangserfahrungen — also ohne besondere unterrichtliche Betreuung — ein sicher reagierendes Sprachgefühl, lernen leicht Fremdsprache und wissen sich in ihnen idiomatisch auszudrücken. In solchen Fällen ist die allgemeine Sprachanlage und -fähigkeit zur „Sprachbegabung" gesteigert. Im Hinblick darauf gibt es Versager, aber auch Wunderkinder. Solche Unterschiede in der Sprachbefähigung sind nicht empiristisch durch Umwelteinflüsse zu erklären, sondern zwingen zum Rekurs auf eine Sonderausstattung in corticalen Bezirken. Nach ROHRACHER (1953) wäre diese in einer ungewöhnlich reichen Ausstattung der für die Sprachaktion in Betracht kommenden Rindenregionen mit Spezialzellen zu sehen. Kann man die kongenitale Sprachschwäche auf Minderausstattung, Entwicklungshemmungen und pathologische Schädigungen bestimmter Cortexbereiche zurückführen, so muß man für ihr positives Gegenstück besonders günstige Ausbildungs- und Ernährungsverhältnisse in den betreffenden Rindenregionen annehmen. Das Großhirn arbeitet zwar bei geistigen Leistungen als Ganzes, aber doch nicht mit undifferenziert gleichwertiger Beteiligung sämtlicher Areale. Vielmehr gibt es hier insigne Aktionsräume, die zumindest als Schalt-, Koordinations- und Integrationsstellen spezifische, für die Sprachhandlungen wichtige Funktionen zugewiesen erhalten haben. Lokalisation bedeutet nicht, daß das normale Sprachgeschehen ausschließlich in diesen engen Bereichen konzentriert wäre und zustandekäme. Es sind dies: die Brocasche Stelle der Sprachmotorik (im Gyrus frontalis inf.), die Wernickesche Region der Sprachsensorik (im Gyr. temporalis superior), die beim Lesen und Schreiben in Betracht kommende Dejerinesche Stelle (die sprachoptische Region im Gyr. angularis) und die lokalisatorisch unsichere, von manchen Neurologen sogar in ihrer Existenz bestrittene Zentralstelle für die Schreibmotorik (im Gyr. front. medius oder Gyr. centralis ant.). Schädigungen in diesen Stellen kommen nicht nur als motorische und sensorische Aphasie, Alexie, Agraphie, Verbalamnesie und Agrammatismus zur Auswirkung, sondern spielen auch bei anderen Sprachschäden, etwa der Hörstummheit, eine Rolle. In bezug auf die Sprachtätigkeit genießt die linke Hemisphäre normalerweise (bei Rechtshändern) deutliche Auszeichnung, doch finden sich Subsidiärregionen auch in den analogen Stellen der rechten Hirnhälfte. Beim Kind im Vorschulalter sind die beiden Hälften noch gleichwertig, die stärkere Funktionseinstimmung und bevorzugte Heranziehung der linken Hemisphäre erfolgt erst später: Gorlitzer u. Mundy, 1957. Aber bei schwierigen Aufgaben wird die rechte noch herangezogen. So können polyglotte Rechtshänder auch bei Läsionen der rechten Hemisphäre aphasisch werden: Gloning (1965). Polyglotte dürften eben weniger stark lateralisiert sein als Monoglotte. Bei Individuen, die zwei oder mehr Sprachen perfekt beherrschen, muß dazu wohl auch die nicht dominante Hemisphäre herangezogen werden, weshalb die Sprachaktionen der Mehrsprachigen auch von ihr aus störbar sind. Die Sprache ist eine Superstruktur, die sich bereits vorhandenen peripheren und zentralen Systemen auflagerte. Nach Kussmaul (1910), Leischner (1957), Kainz (1961) sind die Sprachregionen keine Primärzentren, sondern solche sekundärer Art, die erst durch die sich allmählich ausbildende Sprachaktion selbst, deren Anfänge subcortical gesteuert waren, für das Sprachgeschäft durch progressive Funktionseinstimmung heranerzogen wurden. Sie entwickelten sich im Lauf der Phylogenese im Zusammenhang mit dem sich mehr und mehr ausbildenden Denken. Denken und Sprechen kooperieren aufs engste miteinander, bilden eine Funktionsgestalt und Leistungssymbiose. Obwohl sie sich wechselseitig hochgetrieben haben, sind sie nicht identisch. Daher hat man denn auch Sprachstörungen nicht einfach mit Intelligenzstörungen gleichzusetzen: es wäre falsch, die Aphasien in dem übergeordneten Begriff der Demenz auf- und untergehen zu lassen. Aber sekundäre Rückwirkungen gibt es, und die Beeinträchtigung der Sprache als des wichtigsten Organons und Mediums des Denkens kann dieses im Sinne einer Sprech-Denkschwäche (Logasthenie) schädigen. Luchsinger (1953) hat gezeigt, daß es sich bei der sensorischen Hörstummheit oft um Residuen von zentralen Entzündungen handelt, die dauernd den Spracherwerb und damit auch die Intelligenz beeinträchtigen. Sprachverarmung bedeutet auch Niveausenkung des Denkens.

Neuerdings hat sich auch die *Biochemie* der organischen Voraussetzungen für die Sprachaktion angenommen. Damit ein Zeichengefüge produktiv zu Zwecken der Information eingesetzt und sendungsadäquat verstanden werden kann, müssen seine Bestände im Gedächtnis des Produzierenden wie Rezipierenden gespeichert sein. Ein zur Aufnahme, Reproduktion und Übertragung von umfangreichen Informationsgehalten geeignetes biochemisches System besitzt der Organismus in den Nukleoproteiden (Linser, 1966). Sprache ist ein mnestisch fundierter und aufbewahrter Kulturbesitz. Auf der Suche nach der physiologischen bzw. anatomisch-morphologischen Grundlage der Gedächtnisleistungen hat man diese in bestimmten Gewebepartien des Gehirns lokalisieren können. In den solche Leistungen vollbringenden Zellen treten Massen von nukleoproteidartiger Substanz auf, die in unmittelbarem Zusammenhang mit den Gedächtnisfunktionen stehen dürfte. Diese biochemische Hypothese liefert aber nur ein Rahmenmodell, das lediglich in seinen allgemeinsten Grundlagen für sämtliche Menschen zutrifft, in concreto indes sehr differente Grade der Leistungsfähigkeit aufweist. Der speicherbare Sprachbesitz ist bei den einzelnen Individuen verschieden. Manche verfügen über einen reichen aktiven und passiven Wortschatz, andere über einen dürftigen. Das wird auch sprachpathologisch wichtig. Wenn zwei Personen — eine mit reichem, die andere mit geringem Sprachbesitz — die nämliche leichte aphasische Störung erleiden, wird jene kaum, diese dagegen sehr beträchtlich geschädigt erscheinen: Fröschels, 1925. Die graduelle Differenzierung reicht somit bis in die pathologischen Ausfälle hinein; daher muß man, um deren Schweregrad richtig beurteilen zu können, über das prämorbide Sprachverhalten des Patienten Bescheid wissen. Normale Sprachanlage führt zu normalem Spracherwerb und -gebrauch, vorhandene Sprachbegabung i. e. S. erleichtert und beschleunigt die Sprachübernahme und ermöglicht es dem Kind, aus den ihm von seiner Umgebung zuteilwerdenden sprachlichen Anregungen rascher und besser als in Durchschnittsfällen Gewinn zu ziehen. Aber auch die beste Anlageausstattung dispensiert nicht vom Erlernen der Sprache. Das Kind erlernt die ihm von seiner Umgebung vermittelte Sprache, und zwar so, wie sie ihm dargeboten wird. Eine angeborene, durch Bluterbe und Abstammung vermittelte Affinität für eine bestimmte Sprache — die Muttersprache — gibt es nicht. Der früher vertretene Sprach-Nativismus, der an die Vererbbarkeit von Artikulationsbasis und -tendenzen glaubte (van Ginneken, 1925, 1935; gegen seine Zentralthese: Koppelmann, 1939, Kainz, 1958, Meier, 1958) ist heute überwunden. Sind Kinder zufolge von Anlagemängeln außerstande, von den sprachlichen Darbietungen ihrer Umgebung angemessenen Gebrauch zu machen, so bilden sie vereinfachte und verstümmelte Sondersprachen aus: Jespersen, 1925, E. Forchhammer, 1939. Wachsen Kinder in Isolierung und Separation auf, so können gleichfalls Beeinträchtigungen ihrer Sprachentwicklung die Folge sein. Hier eröffnet sich das Problem der „Wolfskinder" (Singh & Zingg, 1942, Koehler, 1952, Panconcelli-Calzia, 1955) sowie das der „Alalia ex separatione" (Kainz, 1959).

7. Genetische Fragen

Der Psychologe hat nicht nur zu schildern, wie die Sprachtätigkeiten vollzogen werden und durch welche dispositionellen Momente sie fundiert sind, sondern auch, wie sich diese Funktionen und Anlagen entwickelt haben: neben die deskriptive hat die genetische Forschungseinstellung zu treten. Es bedeutet einen grundsätzlichen Unterschied, ob man eine Erscheinung in ihrem Sein betrachtet oder die Frage erhebt, wie sie geworden, in welchen genetischen Kausalnexus sie eingebettet ist. Beide Fragestellungen fordern und ergänzen einander, aber die Frage nach dem „Was" muß beantwortet sein, ehe an die nach dem „Woher" herangegangen werden kann. Neben die beschreibende Strukturanalyse und Funktionsmorphologie der in den Sprachvorgängen beschlossenen psychischen Phänomene tritt die Erforschung ihrer Herausentwicklung aus dem psychophysischen Elementarbesitz des Menschen; von hier aus vermögen auch Ätiologie und Genetik pathologischer Reduktionen Förderung zu erfahren. Bei dieser genetischen Sprachbetrachtung handelt es sich nicht um die Erforschung der „Ursprache". Es ist nicht Aufgabe des Psychologen, den Anfängen der Sprache in der Prähistorie nachzugehen, d. h. linguistische Archäologie zu treiben. Vielmehr liegt es seinen Zwecken näher, unter „Ursprung" nicht den zeitlich ersten Einsatz, sondern die logische Grundlage zu verstehen, durch die ein Sinngefüge gestiftet wird: NOACK, 1936. Somit ist es dem Psychologen nicht um die Erklärung des Ursprungs im Sinne des historischen Beginns, sondern um die Einsicht in die Aktionsbedingungen und psychischen Voraussetzungen der Sprache zu tun. Solcherart gefaßt, wird das Ursprungsproblem auch für den Gewinn von Einsichten in das Wesen und die Leistungen der Sprache ergiebig, da sich annehmen läßt, daß die psychischen Grundlagen, welche die Verwendung und Weiterentwicklung von Sprache ermöglichten, auch bei ihrer Entstehung eine Rolle gespielt haben werden. Dergestalt durchdringen sich Ursprungs- (Entstehungs-) und Entwicklungs- (Ausbildungs-)problematik. Was hier zu erreichen war, ist nicht allzuviel, vor allem hat es sich als unmöglich erwiesen, die Sprache aus vorsprachlichen Appell- und Kontaktprozeduren in einer lückenlosen Kette von Entwicklungsschritten abzuleiten: KAINZ, 1961. Aber einiges wurde doch ermittelt, was gerade für eine medizinisch anwend- und auswertbare Sprachpsychologie wichtig wird. Der Spracharzt will ja nicht nur erfahren, wie der normale Sprachvorgang verläuft, sondern auch auf Grund welcher psychischen Anlagen er zustandegekommen ist und wie sich diese ihrerseits entwickelt haben, wobei den genetischen Sequenzen (Verlaufsordnungen) besonderes Interesse zukommt. Von hier aus kann man sich der Frage nähern, wodurch Sprache unmöglich wird, welche Beeinträchtigungen vor allem imstande sind, Erwerb und Verwendung der Sprache zu stören, welche ihrer Strukturmomente hier besonders anfällig oder umgekehrt durch besondere Resistenz gekennzeichnet sind. Pathologische Schädigungen bestehen ja nicht selten in einer primitivierenden Regression, d. h. einem Rückfall auf frühe Entwicklungsphasen. Daß die schwindenden Ordnungen der sich abbauenden Sprache den Entwicklungsgang der sprachlichen Phylo- und Ontogenese mit inverser Verlaufssequenz wiederholen, daß die Gesetzlichkeit des Sprachzerfalls mit der des Sprachaufbaues in ein umgekehrtes Parallelverhältnis zu bringen ist, wird heute von mehreren Neuropathologen und seitens der Psychologen von RÉVÉSZ (1946) bestritten. Die kritische Opposition ist im Recht, wenn sie sich gegen vorschnelle und kurzschlüssige Simplifikationen dieser These wendet. Aber bei besonnener Verwertung eignet dem Satz, daß Evolution und Involution in gesetzlichen Beziehungen stehen, als heuristisches Prinzip eine gewisse Ergiebigkeit. So hat die von JAKOBSON (1942) inaugurierte Entwicklungsphonetik von aphasischen Störungen aus Einblick in allgemeine sprachliche Entwicklungsverhältnisse gewonnen. In den lautlichen Auswirkungen dieser Störung sieht er den progressiven Verlust bestimmter phonematischer Fein-Distinktionen, der in einer die Umkehr des seinerzeitigen Erwerbs darstellenden Sequenzenfolge fortschreitet.

TROJAN (1957, 1967) hat dieses Gesetz vom Schichtenbau des Sprachlautsystems aufgegriffen. Gewisse schwierige Laute, die von der Stammesentwicklung erst spät erreicht werden, fehlen in manchen Primitivsprachen und werden auch vom Kind am spätesten erworben, bei zentralen Störungen werden sie am frühesten abgebaut. In Primitivsprachen sind die phylogenetisch älteren Laute häufiger vertreten als in den Sprachen der Kulturvölker.

Im Bereich des Artikulatorischen geht die exakte Differenzierung verwandter Laute am ehesten verloren: es wird z. B. nicht zwischen stimmhaftem und stimmlosem *s* und zwischen *s* und *sch* geschieden. Alle diese Spiranten werden durch das nämliche ungeschlachte Zischen hervorgebracht, wenn nicht gar — wie bei vielen Schwachsinnigen — ein hintergaumig-pharyngeales Lautmonstrum daraus wird. Was BAUDOUIN DE COURTENAY (1929) die Vermenschlichung der Sprache nennt — das Abwandern der Artikulationsposition vom hintersten Rachenraum in die vorderen Mundpartien — schwindet bei bestimmten Entwicklungshemmungen ebenso kenntlich wie manch anderer Späterwerb. Zu derartiger artikulatorischer Präzision und Feinmotorik ist die Menschheit erst spät gelangt, die Sprachstörung macht diese letzten Entwicklungsschritte rückgängig. Es darf als erwiesen gelten, daß onto- wie phylogenetisch frühester Erwerb am spätesten schwindet und — wie die Rückbildungsvorgänge bei Aphasien zeigen — bei Besserung am frühesten wiedergewonnen wird (RIBOTsche Regel). So wird bei zentralen Störungen der meist später erworbene fremdsprachliche Besitz stärker betroffen als der muttersprachliche, Begriffsbedeutungen erhalten sich länger als Beziehungsbedeutungen und das korrekte Verwenden der grammatisch-syntaktischen Formmittel, die Appellativa (Inhaltswörter) bleiben länger verfügbar als die Funktoren und „pivot"-Wörter (EPSTEIN, 1961, BRAINE, 1963), die Fähigkeit zum Bilden unterordnender Satzgefüge wird früher und schwerer geschädigt als die Verwendung von simplen Nebenordnungen und amorphen Wortaggregaten. Im Stadium des Einwortsatzes signalisiert und appelliert das Kind mit Einzelwörtern, die aber die Funktion von Sätzen haben, und bevor es zum echten syntaktisch aufgebauten und gegliederten Mehrwortsatz gelangt, hat es die Zwischenphase des Symbolaggregats zu durchlaufen, wo die einzelnen Bedeutungsträger amorph und asyntaktisch vor dem Hörer ausgeschüttet werden. Das Vorgehen mancher zentral Sprachgestörter und gewisser Geisteskranker zeigt ähnliche Reduktionen auf dieses Verfahren, von dem man daher annehmen darf, daß es sich dabei um ein urtümliches Prinzip handelt.

8. Zur Theorie des Zeichens

Von der früheren Psychologie wurde die Sprache unter die Expressivphänomene gerechnet, wozu man durch die Annahme bewogen wurde, daß der Affekt der Vater der Sprache sei (GUTZMANN, 1921). Nach dieser Auffassung wäre die Sprache die höchstentwickelte und -differenzierte Form der Ausdrucksbewegungen, wie sie der vom Menschen erreichten geistigen Stufe gemäß ist. Genetisch stimmt das auch, denn die Anfänge der Sprache beim Kind tragen affektiv-volitionalen Charakter, und in den Anfängen der sprachlichen Phylogenese spielt die expressiv getönte „Imperativsprache“ (RÉVÉSZ, 1946) eine besondere Rolle. Aber im Hinblick auf die voll entwickelte Sprache erweist es sich als sachentsprechender, hier einen anderen Oberbegriff einzuführen: den des Zeichens. Ein Zeichen ist etwas, was für etwas anderes steht, auf das es hinweist, das es andeutet oder bedeutet, d. h. im geistigen Prozeß des Auffassenden die Vorstellung oder den Begriff eben jenes andern hervorruft. Sprache ist als Geistwerk und Kulturgebilde eine Schöpfung der hochdifferenzierten Psychophysis der menschlichen Gattung, die allein zur vollen Ausbildung der Begriffstüchtigkeit und Abstraktionsfähigkeit sowie des zeichen- (symbol-) verwendenden Denkens gelangt. Ihre Schaffung und Ausbildung ist ein Werk der auf Gemeinschaft gestellten Existenz des Menschen. Von den Anfängen an mußten sich die sprachlichen Äußerungen, wenn anders sie ihren sozialen Kontaktzweck erfüllen und kommunikationsbrauchbar sein wollten, in konventionell festgelegten Formen vollziehen, denen sich auch die unmittelbar (für sich) verständlichen Onomatopöien und Lautsymbolismen, deren Bedeutungswert von Sprachphysiognomik und Lautbedeutungslehre (SAPIR, 1929, WERNER, 1932, WITTMANN, 1933, BENTLEY & VARON, 1933, FENZ, 1940, ERTEL & DORST, 1965) hervorgehoben wird, fügen mußten. Zeichenwerdung und -struktur sind von BÜHLER (1934) geschildert worden, und PEIRCE (1932) verweist unter Weiterführung der älteren Scheidung von „natürlichen“ und „konventionellen“ Zeichen darauf, daß die Beziehung von Zeichen und Bezeichnetem verschiedene Grade der Einsichtigkeit und Notwendigkeit zuläßt. Demgemäß scheidet er zwischen Icon (das Zeichen hat Ähnlichkeit mit dem Bezeichneten), Index (Zeichen und Bezeichnetes stehen in kausalem Zusammenhang), Symbol (das Zeichen ist dem Bezeichneten konventionell zugeordnet). Auch dort, wo am Anfang eine verständniserleichternde Ähnlichkeitsbeziehung zwischen Zeichen und Bezeichnetem zufolge der Schallnachahmung stand, wurde diese durch die im Dienst der progressiven Verzeichlichung stehende ex-onomatopoetische Tendenz weitgehend zum Schwinden gebracht. Die Sprache ist keine Abfolge willkürlicher Ausdruckslaute, sondern eine solche von prägnant artikulierten Lautgestalten, die in ihrer phonetischen Struktur gerade in bezug auf das diakritisch Wichtige daran verbindlich festgelegt sind, ebenso im Hinblick auf ihre Bedeutungen. Diese Lautgestalten fungieren als Zeichen, und eben deshalb will man der Sprachtheorie eine allgemeine Zeichenlehre (Sematologie) überordnen. Aber dadurch, daß die Sprache mit größerem Recht als „symbolische Form“ (CASSIRER, 1923) denn als Expressivphänomen gelten muß, wird das Ausdrucksmoment nicht zur Gänze ausgeschaltet. Auch in der voll entwickelten Sprache spielt es eine Rolle in den „musischen Redefaktoren“. Tonfall, Sprechmelodie, -rhythmus sowie die Modulationen der Stimme vollbringen zwar auch Informationsleistungen, indem sie den Sinn des Gesagten verdeutlichen und unterstreichen, in der Hauptsache aber sind sie Ausdrucksphänomene, die der Gefühlsbeteiligung des Sprechers am Vorgebrachten zur Geltung verhelfen. Bei bestimmten Schädigungen sind vor allem *sie* betroffen, wogegen die sprachliche Darstellung noch funktioniert. So zeigt die Sprache von PARKINSON-Patienten folgende Veränderungen: schwache Intensität, Monotonie, geringer Klang, gestörte Geschwindigkeit (Verlangsamung): ALAJOUANINE, 1964, LUCHSINGER (u. Mitarbeiter), 1966. Der Ausdruckssektor der Sprache ist gleichfalls zentral gesteuert, daher muß der peripheren Physiologie der Sprachlaute eine zentrale an die Seite gestellt werden: BROCH (1952). Die Ausdrucksbedürfnisse des reich entwickelten menschlichen Gefühlslebens sind in die Sprache eingegangen und werden von dieser mitbesorgt. Die musischen Redefaktoren sind die überhöhende Verwertung gewisser bereits im Vormenschlichen anzutreffenden Potentialitäten. Mit der Entwicklung der stimmlichen Mittel und ihrem Zusammenwirken mit der Lautbildung beschäftigen sich in unseren Tagen besonders die Biophonetik (TROJAN, 1967) und die Bioakustik (TEMBROCK, 1959, 1963). Das hochdifferenzierte Melos des Menschen ist in seiner sehr entwickelten Vestibularfunktion fundiert, welche die organisch-somatische Basis dafür abgibt, aber die Kooperation mit der Sprachlautbildung schafft hier neue Möglichkeiten.

Die musischen Elemente sind Wirkungsmittel, mit denen das gesprochene Wort über das logische Symbol hinausgreift. Zweifellos sind die Wörter Symbole, aber damit ist nur ein Teil ihrer Wirkungskraft angegeben. Jedenfalls sind sie Symbole besonderer Art. Vorab zufolge des Umstands, daß nicht nur ihr Bedeutungsgehalt in Betracht kommt, sondern auch der Symbolleib, die diese Bedeutung tragende Klanggestalt. Vortragskünstler und Schauspieler, aber auch die Stilkünstler wissen der Schallmasse der Worte besondere Wirkungen abzugewinnen. Den auch an der Klanggestalt haftenden Gefühlstönen und Stimmungswerten der Wörter kommt aber nicht nur ein ästhetischer Ertrag, sondern auch eine genetische Funktion zu. Der früheste symbolische Wert der Wörter entstammt demjenigen, was bei ihrer Verwendung gefühlshaft anklingt, ist somit konnotativer Art. Erst später wird das Symbol aus seiner ursprünglich expressiv-instinkthaften Äußerungsweise befreit, indem es aus der Gesamtsituation, der es seine Entstehung verdankt, losgelöst wird. So entwickelt sich aus der Konnotation die Denotation, die sachliche Beziehung auf den gemeinten Gegenstand: LANGER, 1942, HÖRMANN, 1967.

Die Sprache ist das Mitteilungswerkzeug, das sich das „Zeichentier" Mensch (SCHELER, 1926) für das Leben in der Gemeinschaft geschaffen hat. Sie ist als Organon der menschlichen Sozietät ein Produkt der Vernunft, die nicht nur technische Instrumente zu ersinnen, sondern auch soziale Kommunikationsmittel zu schaffen vermochte. Auf der Sprache beruhen alle höheren Leistungen des Menschen, nicht nur wegen der fördernden, die Entwicklung weitertreibenden Rückwirkung auf die geistige Ausstattung des Menschen, sondern weil allererst *sie* eine Tradition, d. h. ein Weitergeben des kulturell-zivilisatorischen Erwerbs an spätere Generationen und höhere Formen der Zusammenarbeit ermöglichte. „Speech is the great medium through which human coöperation is brought about" (DE LAGUNA, 1927). Voraussetzung dafür ist die Möglichkeit des Sendens und Empfangens informationsbewirkender Zeichen. Der Mensch vermag Gesten der Gesichtsmuskulatur und der Extremitäten sowie artikulierte Lautgebärden zum *deutenden* Hinweis auf Dinge im Gesichtskreis der Partner und weiterhin zur symbolisch *bedeutenden* Stellvertretung von Wirklichkeitssachverhalten und solchen Gegenständen zu verwenden, auf die nicht durch bloßes Zeigen die Aufmerksamkeit zu lenken war. Es wird also ein komplexer Sachverhalt in einem seligierenden Abstraktionsprozeß aktiver Art auf wenige konstitutive Züge und hervorstechende Merkmale zusammengedrängt, die dann durch ein Zeichen oder eine Kombination von solchen repräsentiert werden. Das intentional auf einen Gegenstand gerichtete Zeichen bringt das Auffassungsbild desselben im Geist des mit der Bedeutung des Zeichens Vertrauten hervor, der aus seinem Wissensbestand dann die nötigen Ergänzungen dessen vornimmt, was die zeichenhafte Darstellung notwendigerweise unausgedrückt und unbestimmt gelassen hatte. Die Fähigkeit, derartige Zeichen produktiv und rezeptiv zu verwenden — KANT spricht hier von „facultas signatrix" — hat sich im Lauf der Entwicklung zu einer eigenen psychischen Grundfunktion ausgebildet, der beim Aufbau unserer Gegenstandswelt, bei der Ordnung und dem gliedernden Ausgestalten unseres geistigen Besitzes sowie jedem Akt der „Besinnung" (vor allem bei jedem durchgeformten Denkakt) eine entscheidende Rolle zukommt. Freilich läßt sich das Verwenden von Symbolen auf elementarere psychische Akte und Leistungen zurückführen, aber für den geistig voll entwickelten Menschen handelt es sich dabei um eine spezifische Leistungs*gestalt*, eine Funktion von besonderem Charakter, die durch Integration der sie fundierenden Partialaktionen wieder einfach geworden ist, d. h. in einheitlich-ganzheitlicher Weise vor sich geht. Diese These wird durch Erfahrungen der Denk- und Sprachpathologie gestützt, die nachweisen kann, daß es spezifische Störungen der Facultas signatrix gibt. Diese als Asymbolie bezeichnete Ausfallserscheinung besteht in der Beeinträchtigung (Sistierung) der Symbolfunktion, wobei sich die Störung nicht nur auf die laut- und gebärdensprachlichen, sondern auch auf die handlungsmäßigen Symbole erstrecken kann.

9. Das Wesen der Sprache

Die Sprache ist ein geordnetes Gefüge (System) von konventionellen Lautzeichen, die zur symbolischen Darstellung von gedanklich erfaßten und bearbeiteten Sach- und Sinnverhalten tauglich sind. Die als Zeichen fungierenden Bedeutungseinheiten (Wörter) sind gestalthafte Verbindungen artikulierter Laute, denen selbst Zeichenwert zukommt; allerdings kann ein Wort gelegentlich aus einem Einzellaut bestehen. Der ausgeprägte Charakter der Artikulationsprodukte bewirkt, daß sie die Funktion von diakritischen Lautmalen (Phonemen) erfüllen, d. h. am Aufbau der worthaften Bedeutungsträger entscheidend beteiligt sind. Dabei kommen nicht alle lautphysikalischen Einzelheiten gleicherweise in Betracht, sondern nur bestimmte Züge, an denen im Sinne der „abstraktiven Relevanz" der Signalwert der Laute hängt. Den einzelnen Lautproduktionen braucht keine absolute Identität zuzukommen, vielmehr müssen sie nur um einen phonetischen Mittelwert zentriert sein, der die Lautabsicht des Phonems erkennen und erfassen läßt. Daher können die Laute im dahingleitenden Schallstrom mannigfach verschliffen werden, ohne daß das Verständnis aufgehoben wird. Die innerhalb dieser Grenzen vorhandene artikulatorische Festlegung der Laute ermöglicht es, sie mit den Mitteln einer Buchstabenschrift graphisch zu fixieren. Die Laut-Buchstabenschrift setzt voraus, daß sich der gesamte Lautstrom der Sprache in eine kleine Anzahl relativ fest bestimmter und in bezug auf das diakritisch Wesentliche daran gleichbleibender Gebilde aufgliedern läßt (PORZIG, 1950).

Ein Zeichen (signifiant) ist eine Gegebenheit, die etwas anderes — das Bezeichnete (signifié) — in der Auffassung zu vertreten vermag. Es repräsentiert auf Grund seines Bedeutungsgehalts, der ihm auf dem Weg der Vereinbarung, der Verwendungskonstanz, aber auch dem einer unmittelbar einsichtigen Ähnlichkeitsbeziehung zugekommen sein kann, eben jenes andere, dem es zugeordnet ist. Die Sprachzeichen sind Vorstellungssuggestive, Begriffsträger und Vermittler von Denk- und Urteilsgegenständen, vorab von Inhalten des Gegenstandsbewußtseins, die indes auf das Zustands- und Strebungsbewußtsein einwirken und von diesen her getönt sein können. Man sagt, Sprache sei ein System von Zeichen, welche Ideen ausdrücken. Dabei wird unter „Zeichen" das durch assoziative Verbindung einer Bezeichnung mit einem Bezeichneten erzeugte Ganze verstanden. Indes leitet die assoziative Verbindung den Prozeß der Zeichenwerdung nur ein und fundiert ihn; ist die bedeutungsverleihende Zuordnung aber einmal verfestigt, dann wird aus dem lockeren assoziativen Nebeneinander eine Verschmelzung (Fusionseinheit), die so eng sein kann, daß dem Sprachnaiven das Wort wie ein Teil der Sache oder eine ihrer Eigenschaften erscheint.

Die Wörter vermögen einerseits zu nennen: das tun die Substantiva, Adjektiva, Adverbia und Verba, die als Bezeichnungen von Personen und sonstigen Lebewesen, Gegenständen, Zuständen, Eigenschaften, Tätigkeiten und Vorgängen, deren Verlaufsweisen und Vollzugsformen fungieren. Worte vermögen andererseits Beziehungen zu symbolisieren; das ist Aufgabe der Form- und Funktionswörter wie Präpositionen und Konjunktionen (Partikeln), die keine Gegenstände benennen, sondern Relationen darstellen, in denen die in der Aussage enthaltenen Sachbezeichnungen zueinander stehen: z. B. räumliche (*neben*, *an*, *auf*, *hinter*, *in*), zeitliche (*früher*, *ehe*, *bevor*, *nachdem*, *hierauf*) logische wie Position (*ist*), Negation (*nicht*), Disjunktion (*entweder — oder*), Sejunktion (*oder*), Identität (*wie*), Heterogenität (*als*), Kausalzusammenhänge (*denn*, *da*, *weil*), Bedingung (*wenn*, *falls*, *sobald*), Konzessivverhältnis (*obgleich*, *wennschon*). Schließlich vollbringen andere Wörter die Leistung des Zeigens oder Hinweisens: das tun die Deixiswörter (*hier*, *da*, *dort*, *ich*, *du*, *dieser*, *jener*), die ihre Bedeutung erst in einer bestimmten Gesprächssituation und dem dadurch gesetzten Bezugssystem erhalten oder in dem durch das bisher Vorgetragene aufgebauten Vorstellungszusammenhang (Deixis am Phantasma).

Eine Besonderheit der Sprache gegenüber anderen Zeichensystemen besteht darin, daß sie nicht mit isolierten Symbolen, auch nicht mit einer bloß summativen Aneinanderreihung von solchen arbeitet — wie das früher die von Schiff zu Schiff gesendeten Flaggensignale taten —, sondern daß sie die einzelnen Bedeutungsträger in sinnstiftende Verbindungen *mit*- und in aussageträchtige Beziehungen *zu*einander setzt. Das geschieht durch grammatische Morpheme, eigene Formwörter (die in bezug auf Sachbedeutung „leer" sind), die Wortstellung, die einen bestimmten Satzteil hervorhebende Betonung u. a. m. Die zur aufgliedernden Darstellung von Sach- und Sinnverhalten verwendeten Bedeutungsträger werden also mit Anordnungs- und Feldwerten kombiniert, was eine enorme Bereicherung der Aussagemöglichkeiten bewirkt. Feldwerte werden auch von anderen Symbolsystemen in Anspruch genommen. In einem Lehrbuch der Chemie bedeutet das Symbol *Ca* das Element Calzium, in einer neurologischen Abhandlung dagegen den Gyrus centralis anterior. Verbunden mit dem übergeordneten Nationalitätssymbol *D* und auf weißem Grund bedeutet ein W auf der Kennzeichentafel eines Autos „Wuppertal", verbunden mit A und auf schwarzem Grunde „Wien". In der Sprache gewinnen solche Feldbestimmungen im Verein mit der konsequenten und wohlausgebauten Verwendung von Anordnungswerten ein weit leistungsfähigeres Ausmaß. Wörter sind die Bedeutungseinheiten der Sprache, Sätze die damit herzustellenden Sinneinheiten. Wörter nennen und zeigen etwas, Sätze (be)sagen etwas. Durch die anreichernde Kombination der einzelnen Semanteme mit Abwandlungsmitteln, Feld- und Anordnungswerten gewinnt die Sprache eine den übrigen Symbolsystemen verschlossene Leistungsfähigkeit der Darstellung. Man bezeichnet sie daher als „produktives System". Damit ist ein mehrfacher Vorzug der Sprache ausgesprochen. Jede Sprache ist imstande, ihren Besitz an Bedeutungsträgern nach Bedarf zu vermehren: durch Zusammensetzung (*Reisfeld, regelmäßig*), durch Ableitung (*rizière, régulier*), durch Neologismen, die auch beim erstmaligen Vernehmen von dem mit dieser Sprache Vertrauten verstanden werden (*aufwendig, robben*). Die eigentliche Produktivität aber liegt in der Verwendung von Anordnungswerten. Die Wörter des Zweiklassensystems Sprache stellen nicht nur je für sich etwas dar, vielmehr hängt an dem bestimmten Platz, an dem sie im Satz erscheinen, ein Aussageertrag. So sind die Sätze: *Die Mütter lehren die Töchter* und: *Die Töchter lehren die Mütter* im Wortbestand gleich, stellen aber gegensätzliche Sinnverhalte dar. Ferner wird durch die Wortarten (-klassen) — Substantiva, Adjektiva, Verba, Formwörter — die kategoriale Aufgliederung der Wirklichkeit in Substanzen, Attribute (Ad- und Inhärenzen), Tätigkeiten, Relationen wirksam abgebildet; die Wortart ist einer der Wesenszüge, durch welche die Sprache über das Symbolaggregat hinauskommt.

Ein Kunstgriff sprachlicher Darstellungsökonomik besteht darin, daß keineswegs jedem Realitätssachverhalt — bzw. unserm Auffassungskorrelat von ihm — ein eigenes Sprachzeichen zugeordnet zu sein braucht. Die lexikalischen Einheiten der Sprache müssen begrenzt sein, da sonst das rüstigste Gedächtnis nicht imstande wäre, die Fülle der Semanteme zu beherrschen. Aber durch Verbindung und Kombination der Zeichen vermag man jeder Darstellungsaufgabe zu genügen. Zufolge dieser „Armut" der Sprache an Bedeutungsträgern muß jede ihrer Lautgestalten mehrere Bedeutungen tragen. Trotzdem kommt es nur selten zu Mißverständnissen, weil der Sinnzusammenhang des Satzes die jeweils in Betracht kommende Bedeutung eindeutig festlegt: die Filterwirkung des Kontextes, derzufolge das Sinnganze die Bedeutung der einzelnen Aufbauteile präzisiert, schaltet Mißverständnisse meist aus. Vom Sprecher wie vom Verstehenden wird jeweils nur die in den Sinnzusammenhang passende Bedeutung beachtet. In dem Satz: *Diese Ware kostet 20 Mark* denkt bei „Mark" niemand an die Mark Brandenburg oder die Knochenfüllung.

Die Sprachzeichnungen sind imstande, das mit ihnen Gemeinte ohne Mitwirkung sachlicher Verständnishilfen vor das denkende Erfassen der Gesprächspartner zu bringen. Zumindest grundsätzlich verhält sich das so, obgleich in der Verständigungspraxis des Lebens oft genug Hinweise auf reale Gegenstände, abkürzende Thema- und Situationshilfen („empraktische Ergänzungen") in Anspruch genommen werden. Die Sprache ist in bezug auf ihre Mittleraufgaben ein von solchen Rückgriffen auf die stoffliche Wirklichkeit weitgehend unabhängiges Zeichensystem geworden.

Vielfach werden die Momente der Mitteilung und Verständigung in die Wesensbestimmung der Sprache hineingenommen, und man sieht das Wesen der Sprache dadurch bestimmt, daß sie ein Werkzeug der Information ist. So heißt es bei PILLSBURY-MEADER (1928): „Language is a means or instrument for the communication of thought, including ideas and emotions". Diese Definition ist zu eng, da es doch — z. B. in der einsamen Denkarbeit — einen nicht auf Kommunikation abgestellten Einsatz der Sprachmittel gibt.

Zur Vermeidung dieser Engen trägt RÉVÉSZ ergänzende Bestimmungen vor: Die Sprache ist das Mittel, durch welches „zum Zweck der gegenseitigen Verständigung, des geordneten Denkens, des sinnvollen Gestaltens der Wahrnehmungen, der Selbstbesinnung und des Ausdrucks des inneren Lebens — mit Hilfe einer Anzahl artikulierter und in verschiedenen Sinnverbindungen auftretender symbolischer Zeichen — Forderungen und Wünsche zum Ausdruck gebracht, Tatbestände der inneren und äußeren Wahrnehmung angezeigt, Denkinhalte formuliert und Fragen zur Veranlassung von Mitteilung und Selbstkontrolle gestellt werden".

Diese Definition verdankt ihren Reichtum der Tatsache, daß die Wesens- durch eine Leistungsbestimmung, die Essential- durch eine Final- und Funktionaldefinition ergänzt wird. Solche Anreicherungen liegen dem Psychologen, der die Sprache als Tätigkeit betrachtet, zweifellos nahe. Denn alle Tätigkeiten müssen einen Zweck verwirklichen und ein Ziel haben. Dieses Ziel ist für sie entscheidend, und so muß es möglich sein, das Wesen von der Leistung her zu erfassen. Das im Grund einheitliche Wesen der Sprache wirkt sich in einer Reihe von Leistungen aus. In erster Linie ist sie ein Mittel der Kommunikation und des geselligen Kontakts. Aber damit ist ihre Leistung noch nicht erschöpft. Sie ist zudem und darüber hinaus ein geistiges Werkzeug, das dem denklichen Operieren mit den Beständen der Gegenstandswelt dient. Sie bewirkt die Objektivation von Bewußtseinsinhalten, wodurch deren Ordnung, innere Ausformung, Klärung und Verdeutlichung gefördert wird. Sie ist nicht nur Werkzeug, sondern Denk- und Erkenntnisform, präformierte Weltsicht und Wirklichkeitserfassung, schließlich aber Lebensraum und Existenzsphäre für geistig-kulturelle (künstlerische und wissenschaftliche) Schöpfungen.

10. Die Leistungen der Sprache

Als Kontaktmittel vollbringt die Sprache in erster Linie dialogische Funktionen; diese stehen im Vordergrund, da um ihretwillen Sprache ausgebildet wurde. Ist diese aber einmal vorhanden, so kann sie auch zu monologischen Zwecken herangezogen werden.

a) Dialogische Leistungen

Zu den dialogischen Leistungen rechnet man: 1. Kundgabe, 2. Auslösung (Appell), 3. Bericht (Information), 4. Frage. Man spricht hier von den vier I-Funktionen: der interjektiven, imperativischen, informativ-indikativen, interrogativen. Bei der *Kundgabe* gebraucht ein Sprecher die Sprachmittel zu dem Zweck, einem ausdruckheischenden Erlebnis erleichternde Entladung zu verschaffen und einen Hörer, bei dem er Widerhall erwartet, daran teilnehmen zu lassen. Kundgabe setzt Kundnahme voraus: es muß jemand dasein, der zuhört. Ein praktischer Zweck wird mit bloß kundgebenden Sprachverwendungen — Beispiele sind Ausrufe wie: *Herrlich!*, *Du Armer!* — weder erreicht noch erstrebt. Anders bei der *Auslösung*, wo die Sprachmittel aufgeboten werden, um das Verhalten eines Partners in situationsangemessener Weise zu steuern, ihn zu einem Tun oder Unterlassen aufzufordern, das im Interesse des Sprechers, des Angesprochenen oder eines gemeinsamen Zieles liegt: *Achtung*! *Stehen bleiben*! *Zu Hilfe*! Bei derartigen nicht expressiv, sondern imperativisch gemeinten An- und Zurufen liegt der Zweck nicht in der Kundgabe einer inneren Bewegung, sondern in der Herbeiführung praktischer Reaktionen beim Partner; nach GARDINER (1932) geht es hier um „demands calling for action (requests)". Die Kundgabe ist ich-zugewandt; der Sprecher, der einen emotionalen Spannungszustand abreagieren will, steht im Vordergrund. Die Auslösung ist dem Du, dem Hörer zugewandt. Der Sprecher wendet sich mit seinen nicht als *Symptome* für einen erregten Gefühlszustand, sondern als appellierende *Signale* fungierenden Worten an den Partner, dessen Verhalten beeinflußt werden soll. Die *Information* (*der Bericht*) ist sachzugewandt: das besprochene Thema steht im Vordergrund. Ein Sachverhalt soll durch mitteilende Formulierung mit Hilfe der ohne Symptom- und Signalbefrachtung rein als *Symbole* wirkenden Worte, deren Gefühlstöne reprimiert sind, zur Kenntnis anderer gebracht werden. Hier kommt nicht in Betracht, in welchen Beziehungen das Mitgeteilte zum Gemütszustand des Sprechers steht, auch die Wirkungen auf den Angesprochenen sind nicht das zunächst Wichtige, vielmehr will der Sprecher einen Sachverhalt objektiv formulieren und dadurch Einsichten vermitteln. BÜHLER (1920) nennt das „Darstellung". Das empfiehlt sich jedoch nicht, da man diesen Terminus für die Bezeichnung des zentralen Wesensmoments der Sprache vorbehalten soll, auf Grund dessen sämtliche Leistungen der Sprache allererst möglich werden. Die Darstellung mit Hilfe bedeutungsvoller Symbole ist *das* fundamentale Konstitutivum der Sprache, das hinter allen ihren Leistungen steht und sie sinnvoll macht. Auch die Kundgabe, wenn anders sie nicht durch vorsprachliche Mittel (unartikulierte Laute, Seufzen, Stöhnen), sondern mit Sprachmitteln erfolgt, muß etwas nennen und somit darstellen. Der Autolenker, der angesichts eines ihm riskant Vorfahrenden zum Mitfahrer sagt: *So eine Unvorsichtigkeit*!, hat mit dieser Kundgabe etwas dargestellt, den Unvorsichtigen und sein Verhalten qualifiziert. Auch die Auslösung enthält ein Darstellungsmoment, da sie die gewünschte Reaktion und die Ursache des Appells angibt: *Halt, ein Auto*!, *Hände hoch*! Bei der Information wird die Darstellung lediglich in den Vordergrund gerückt. Die *Frage* ist gleicherweise ich-, du- und sachzugewandt. Der Sprecher wendet sich in seinem Interesse an einen Partner, der ihm aus reicherer Kenntnis die Beseitigung einer Horizontenge oder die Schließung einer Wissenslücke ermöglichen soll (HERMANN, 1942). Der Befragte soll nicht mit einer Handlung, sondern einer informierenden Auskunft (Antwort) reagieren. Seit GARDINER die „demands calling for information (questions)" als selbständige, nicht auf den Appell zurückführbare Sprachleistung genannt hat — womit er allerdings nur eine Anregung der antiken Sprachtheorie weiterführt —, wird die Frage als eigene Sprachfunktion angesetzt. Freilich muß es sich dabei um echte Sachverhalts- oder Entscheidungsfragen handeln. Damit ist die rhetorische Frage ausgeschlossen, die keine wirkliche Interrogatio, sondern nur ein Stilmittel zur Verlebendigung der Rede ist. Musterbeispiel der zündende Einsatz bei Cicero: *Quo usque tandem abutere Catilina patientia nostra*? Ausgeschlossen ist ferner die höflich als Frage getarnte Aufforderung. Wenn sich ein Fremder an einen Einheimischen mit der Frage wendet: *Wissen Sie, wo der Peters-*

platz ist?, so wäre er mit der Antwort: *Jawohl, das weiß ich*, nicht zufrieden, sondern erwartet, daß ihm der Befragte den Weg angeben wird.

b) Mehrheit der Sprachfunktionen

Mit dieser auf die konkreten Sprechhandlungen gegründeten und von ihnen abgelesenen Vierfunktionenlehre ist die Gesamtheit der Möglichkeiten des sprachlichen Kontakts umspannt und das „Organon-Modell“ der Sprache vollständig angegeben. Die vier I-Funktionen stehen irreduzibel nebeneinander, sind voneinander unabhängig und für die Sprache spezifisch, deren Leistungsmöglichkeiten sie erschöpfen. Im zwischenmenschlichen Verkehr gibt es keine anderen Kontaktintentionen als ein gefühlsbesetztes Erlebnis kundzugeben, den Partner zu einer Handlung aufzufordern, ihm etwas mitzuteilen und ihn um eine Auskunft anzugehen. Kombinationen, Misch- und Übergangsformen sowie Maskierungen sind allerdings möglich und häufig. So kann eine Information in einer Weise vorgetragen werden, daß sich der Informierte zu einer Handlung aufgerufen fühlt. — Daß die darstellenden Sprachsymbole eine mehrfache Leistung vollbringen, wird allgemein anerkannt. So heißt es bei OGDEN & RICHARDS (1923): „Symbols direct and organize, record and communicate“. Geistiger Vater dieser Vierfunktionenlehre ist Protagoras, der mit seiner Lehre von den „Eckpfeilern der Rede“ die Aufgaben der Sprache auf die Leistungstypen: Aufforderung, Ausruf, Frage, Antwort (Aussage) bringt. Die Bewertung, die man diesen Sprachleistungen zuteilwerden läßt, differiert allerdings. RÉVÉSZ (1946) will die interjektive Funktion ausschließen, da sie keine kommunikative Bedeutung hat. Andere lassen sie in Geltung, legen aber das Hauptgewicht auf die informierende Aussage. In der behavioristisch ausgerichteten amerikanischen Sprachsoziologie (europäische Ausstrahlung: SEGERSTEDT, 1947) wird die Auslösung als die eigentliche Funktion der Sprache proklamiert, um derentwillen sie da ist. So wird die Bedeutung eines Wortes als der Gehalt eines sprachlichen „stimulus“ definiert, der ein bestimmtes Verhalten des Partners als spezifische „response“ zur Folge hat (HÖRMANN, 1967). Die Intellektualisierung der Sprache wird durch ihre Pragmatisierung abgelöst. Aufgabe der Sprache ist es nicht, Gedanken mitzuteilen und geistige Vorgänge zu verdoppeln, sondern als Mittel zur Auslösung handlungsmäßiger Reaktionen eine aktive Rolle zu spielen. Die Sprache ist selbst eine Art des Handelns („mode of action“), die Hauptsache an ihr sind die „operative forces“, und die Wörter sind keine Symbole, sondern Handlungsstimuli. Dazu sei bemerkt, daß die Sprache zwar *auch* ein Mittel für die Zusammenarbeit ist, aber das primär Wesentliche wird damit an ihr nicht erfaßt. Zudem kann sie nur deshalb als Handlungsstimulus fungieren, weil ihre symbolhaft formulierten Appelle zunächst einmal *verstanden* worden sind. Vor allem wird dadurch außer acht gelassen, daß die Sprache nicht nur als soziales Kontakt- und Kooperativmittel fungiert, sondern auch im einsamen Seelenleben eine Rolle spielt.

c) Monologische Sprachfunktionen

Monologische Sprachfunktionen sind Sprachverwendungen intrasubjektiver Art, die nichts „verlautbaren“ und auch im Falle vernehmlichen Vollzugs nicht für Zuhörer bestimmt sind. Hierher gehört der reine *Ausdruck*, der sich grundsätzlich von der Kundgabe unterscheidet. Interjektionen, Flüche, Verwünschungen werden auch dann produziert, wenn der Sprecher allein ist. Die

Sprechmotorik als solche, d. h. ohne erstrebte und bewirkte Resonanz bei einem Hörer wirkt hier als Reizausleitung im Sinne der kathartischen Abreaktion einer Erregung. Freilich ist der Ausdruck mit Hilfe von Worten ein sehr viel mittelbareres Expressivphänomen als der durch Lachen und Weinen sich vollziehende, allein die uns völlig vertraute, zudem weitgehend funktionalisierte (betriebsförmig gewordene) und in ihren Vollzugsformen maximal automatisierte Sprache steht uns auch für reine Expressivprozduren zur Verfügung. Auch beim *inneren Appell*, der eine lediglich auf den Sprecher bezogene Auslösung darstellt, wird keine Wirkung auf einen andern beabsichtigt. Wenn ein schwieriges Tun sich zu entscheidender Leistung zuspitzt, stellt man oft die Sprache in den Dienst desselben, nicht nur zum Zweck erhöhter Konzentration und gesteigerter Klärung der Handlungsvoraussetzungen, sondern als eine Art Kommando, dem zu gehorchen man sich vorgenommen hat. Gibt es doch Fälle des Zögerns, der Unentschlossenheit und des Zurückschreckens vor unangenehmen Aktionen, in denen die Sprache als „Selbstauslösung" fungieren muß. Mit drastischer Überhellung zeigt sich das im Bereich des Pathologischen. In Fällen striärer Akinese können die Kranken durch eigenes Befehlen bei sich bestimmte Leistungen bewirken, die für sie mit dem gewöhnlichen Verfahren ihrer Willenstechnik unerreichbar sind. — Das monologisch-intrasubjektive Gegenstück zum informierenden Bericht ist die Leistung der Sprache als *Denkhilfe und Bewußtseinsstütze*. Bei einsamer Denkarbeit erfolgt nicht nur ein subvokaler Einsatz der Sprachmittel, indem man sich der sprachlich ausgeprägten (geworteten) Begriffe bedient und dergestalt aus der „vor-denkenden" Kraft der Sprache Gewinn zieht, vielmehr wird nicht selten auch in verschiedenen Lautheitsgraden gesprochen, weil solcherart Verknüpfung und Ordnung der Urteile in klarerer und expliziterer Weise vor sich gehen. Innersprachliche Ausformulierung, weiterhin die Motorik der äußeren Sprachhandlung erhöhen Prägnanz und Zielsicherheit der Gedanken, erleichtern die Einfälle — l'idée vient en parlant — und steigern die Schnelligkeit ihrer Abfolge.

Nach Grünbaum (1932) wird der Antrieb zu einer sprachlichen Handlung durch den Drang zur inneren Ausbildung des Erlebnisses gespeist, wozu die Sprache das wichtigste Mittel darstellt. Der Denkprozeß beginnt meist in Form einer ungegliederten Sphäre, ist somit nicht genügend differenziert und präzisiert; daher ist er ungreifbar, unstabil und entschwindet rasch aus dem Bewußtsein. Durch die Formulierung wird diese amorph-globale Einheit des Denkinhalts einerseits in sich differenziert und expliziert, anderseits objektiviert und fixiert. Daher kann eine zentrale Störung der Sprache auch die Entwicklung der Gedanken zusammen mit ihrer Ausgestaltung in Mitleidenschaft ziehen. Dementsprechend läßt sich beim motorischen Aphasiker ein Nichtfesthaltenkönnen begonnener Gedankenreihen und ein Denken in lauter vagen Sphären feststellen. Das Denken gewinnt erst an Hand der voll ausgebildeten und klaglos verfügbaren Sprache seine höchste objektive Gewißheit und Leistungsfähigkeit.

Wer einen schwierigen Gedanken konzipiert, muß ihn sprachlich ausprägen und womöglich schriftlich niederlegen; nicht bloß, damit er nicht entschwindet, sondern auch, damit die Denkarbeit zielsicher-expeditiv voranschreitet und nicht bloß den Ausgangsgedanken paraphrasierend umkreist. Fördert schon das Reden als solches die Denkakte, weil das Wort das Schwungrad auf der Achse des Gedankens ist (Kleist, 1806), so gelangt dieser produktive Einfluß der Sprache auf seinen Höhepunkt im Gespräch mit interessierten Partnern, die dem Sprecher mit Anregungen und dialektischen Einwänden dienlich sein können. Auch die Partner profitieren in bezug auf Verständnis und Durchdringung der vorgetragenen Gedanken, wenn sie Fragen stellen und Beiträge zur Erörterung leisten. Die geistige Aneignung wird gefördert, sobald Rezeptivität in Aktivität übergeführt wird. ROHRACHER (1963) spricht hier von „Regelprozessen", die man als charakteristische „feed-back"-Wirkungen begreifen kann. Beispiele liefert die amerikanische Lerntheorie (HILGARD, 1956). Darum mißt die moderne Pädagogik dem „Schülergespräch" große Bedeutung bei (HÖLLER, 1948). Aber bevor ein Sprechen über etwas, ein Dialog überhaupt möglich wird, müssen die Gedanken im Geist des Denkers eine zumindest initiale Ausprägung und innere Vorbereitung erfahren haben. Um diese stille Denk-Sprecharbeit geht es hier. Selbst falls das Reden über etwas zunächst unmöglich ist und nicht erstrebt wird, können die Gedanken durch die monologische Denkhilfewirkung der Sprache zur Ausformung gelangen, wenn der Dialog hier auch Beschleunigungen erbringt. Übrigens gibt es bei der einsamen Denkarbeit im Falle entsprechender Intensivierung so etwas wie einen inneren (fingierten) Dialog des Denkers mit sich selbst. Hier kann auch die Frage in einer lediglich auf das Subjekt des Denkers bezogenen Form eine Rolle spielen. Es gibt eine *innere Frage*, mit der sich der Denker an sich selbst wendet. Kein anderer kann und soll ihm die Antwort sagen, die sein Wissen zu vermehren geeignet ist. Vielmehr liegt die Leistung der interrogativen Sprachfunktion in diesem Fall darin, daß ein Problem in aller Schärfe gestellt und in expliziter Ausprägung vorgeführt wird, wodurch es gelingen kann, im Sinne gesteigerter Selbstkontrolle die Denkarbeit zu aktivieren und auf den entscheidenden Punkt zu konzentrieren, d. h. eine besondere Anspannung und Versammlung der Aufmerksamkeit zu bewirken.

Auch von PORZIG (1950) wird die innere Frage als monologische Sprachfunktion anerkannt. Wer ein Tagebuch führt, beantwortet sich selbst die Frage: „Wie war das eigentlich?" Hier sind Fragesteller und Befragter die nämliche Person; das sprachformulierte Denken vollzieht sich in Form einer Erwägung, die ein inneres Gespräch mit Frage und Antwort ist.

d) Genetische Schichtung

In genetischer Schichtung liegen die aufgezählten I-Funktionen entwicklungspsychologisch nicht auf einer Ebene, wie durch die Reihenfolge ihres Erwerbs sowie durch die Gesetzlichkeit des Abbaus und der Restitution erwiesen wird. Unsere Anordnung der I-Funktionen bildet die Einsatzstufen ihres Erwerbs ab. Daß das Tier über monologische Ausdruckslaute verfügt, ist sicher; weniger dagegen, ob diese zu dialogischen Kundgaben und Auslösungen eingesetzt werden. Die expressiven Schrecklaute eines in Angst versetzten Tieres wirken auf die Artgenossen als appellierende Warn- und Fluchtsignale, doch ist fraglich, ob sie tatsächlich mit Intention auf diesen Alarmierungserfolg beabsichtigterweise gesendet werden. Informierende Berichtsleistungen aber sind dem Tier, das nichts erzählen kann, sicher unmöglich. Auch vom Kind werden die Funktionen des Ausdrucks, der Kundgabe und der Auslösung zuerst erworben. Sachlicher Bericht folgt erst später. Auch bei manchen Geisteskrankheiten findet man, daß die Sprache für Informationen und Fragen kaum in Anspruch genommen wird bzw. gar nicht mehr zur Verfügung steht, wogegen diese Patienten drängende Gefühlsspannungen, Wünsche und Bedürfnisse sehr wohl kundzugeben wissen.

Ausdrucks-, Kundgabe- und Appellfunktion bleiben bei der Sprachdestruktion gefügiger zuhanden als die höheren, später erworbenen Leistungen. Auch bei zentralen Sprachstörungen leidet die berichtende Spontansprache stärker als alles andere, während zu Ausdrucks- und Auslösungszwecken auch solche Sprachbestände zur Verfügung stehen, die für Informationszwecke blockiert sind.

FORCHHAMMER (1939) berichtet, er habe sich einmal vergeblich bemüht, einem motorischen Aphasiker den Namen von dessen Frau beizubringen. Als aber der Kranke den drängenden Wunsch empfand, seine Gattin möge ihm in einer bestimmten Situation zuhilfekommen, konnte er unter Affektdruck ihren Namen klar artikulieren.

Besonders heikel ist die Frage, die ja eine sehr hohe Sprachleistung bedeutet. Das Tier kann nicht fragen, und beim Kind treten echte Fragen später auf als die anderen Sprachfunktionen. Im Gefolge pathologischer Prozesse kann die Frage bei Erhaltenbleiben der vorgeordneten Leistungen für sich sistiert sein. Fragen entstehen ja immer nur dann und dort, wo ein Problem vorliegt, wenn auch ein noch so bescheidenes. Wo diese Problemfähigkeit verlorengeht, wird das Fragen unmöglich (GELB, 1937).

e) Sekundärfunktionen

Jede Sprachverwendung muß im Dienst einer der I-Funktionen stehen, die man daher als die primären ansprechen darf. Daneben aber finden sich die sogenannten Sekundärfunktionen, welche die Sprache vollbringen kann, ohne das in jedem Einzelfall zu müssen. Hierher rechnet man ihre Wirkungen im ethischen, ästhetischen und logisch-alethischen Bereich. Zu den sprachethischen Erscheinungen gehört es, daß die Schilderung des nämlichen Sachverhalts ganz verschiedene Wirkung tun kann, je nachdem man drastisch-andringliche, brutale und verletzende oder — im Sinne der Redeform des Euphemismus — schonende und rücksichtsvoll verhüllende Ausdrücke wählt. Die sprachästhetischen Phänomene zeigen aufs neue und besonders deutlich, daß die Worte zwar in erster Linie als Träger von Bedeutungen und Vermittler von Begriffen wirken, aber doch Zeichen anderer Art sind als die Symbole der Algebra, Logistik und Chemie. Bei sprachlichen Fügungen ist die lautliche Zeichengestalt nicht gleichgültig, sondern kann als Ausgang für euphonische und eurhythmische Wirkungen in Betracht kommen. Die Sprache gibt den Werkstoff für eine eigene Kunst — die Dichtung als Kunst durch Sprache — ab, die mit der gefühlswirksamen Verwendung von Wortinhalten, der Lautmusik von Reim, Assonanz, Alliteration, der metrisch-versmäßigen Wohlordnung der Wortfolge, mit phantasieträchtigen Metaphern und suggestiven Bildern arbeitet. Die mit der Schallmasse der Worte zu erzielenden Stimmungswirkungen zeigen ebenfalls, daß die Worte nicht nur mit ihrem Bedeutungsgehalt, sondern auch mit ihrer Zeichengestalt Träger ästhetischer Erträge sein können. Klangliche Ähnlichkeits- oder Kontrastbeziehungen zwischen Worten können sodann zu Ansatzpunkten für gedankenästhetisch fruchtbare Allusionen (Anspielungen) werden. Die Sprache ist eben kein bloß intellektuelles, sondern auch ein emotionelles und volitionales Phänomen. Jede Äußerung enthält zufolge des nennenden und aussagenden Gehalts der Worte ein Informationsmoment, zugleich aber irradiiert die im Gefühlsbereich angesiedelte Ausdrucksfunktion über ihr eigenes Auswirkungsgebiet hinaus. Sie tut das mit den musischen Redefaktoren. Die Sprache ist imstande, alles, was mit ihr dargestellt werden soll, durch die Bedeutung der aufgebotenen Worte und ihre Auswahl beim Aufbau der satzhaften Sinngestalten zur Geltung zu bringen. Aber das genügt dem regen Ausdrucksbedürfnis oft noch nicht. Darum werden außer den semantischen, syntaktischen und stilistischen Mitteln in der lebendigen Rede zusätzlich und pleonastisch noch weitere Wirkungsfaktoren in Dienst genommen, nämlich Sprechtonfall und -melos. Sie dienen dazu, eine Bitte eindringlicher zu machen, eine Aufforderung zu verstärken, eine Erwartung laut werden zu lassen, eine Behauptung zu unterstreichen. Derartiges wird wichtig für die rhetorische Ausbildung von Schauspielern und Vortragskünstlern sowie für die Logopädie. Die darin beschlossenen Probleme hat die auf der Basis einer psychologisch-phonetischen Ausdruckstheorie errichtete Lautstilistik TROJANS (1948) untersucht. Diese ist die Lehre von den Schallbildern der Rede; ihr Gegenstand ist die Erforschung des Spielraums, den die Normen der Phonologie einer Sprache dem jeweiligen Affektausdruck des Sprechers lassen. Sie hat es mit den „Akuemen" der gesprochenen Sprache zu tun, worunter der Inbegriff aller Merkmale verstanden wird, durch die sich ein Gefühlsausdruck phonisch und artikulatorisch kundgibt. Die nach KURTH (1949) der Aktivität entwicklungsgeschichtlich älterer Hirnteile (Stammhirn) entspringenden musischen Redefaktoren sind — wie schon gezeigt — in manchen Fällen Ansatzpunkt spezifischer Störungen, aber gerade bei Aphasien resistenter als die cortical repräsentierten mnestisch-assoziativen Sprachbestände. So kann ein sensorisch Aphasischer, der kein Wort mehr versteht, doch noch den Tonfall einer Bitte, einer Aufforderung angemessen auffassen, und den stereotypen, sinnlos eingesetzten Sprachresten eines Patienten mit motorischer Aphasie läßt sich nicht selten entnehmen, ob der Kranke etwas berichten oder einen Wunsch äußern will. Ebenso kann der Sprachnormale einer Äußerung in einer ihm unvertrauten Sprache entnehmen, ob eine flehentliche Bitte oder eine kategorische Aufforderung vorgetragen wird. Nach HERMANN (1942) stimmt der Tonfall der Frage in den meisten Sprachen überein, und im Anschluß an derartige sprechmelodische Konstanten ist von APPEL (1957) behauptet worden, hinsichtlich der Ausdrucksmittel sei die Menschheit einsprachig, hinsichtlich der Darstellungsmittel werden Sprachgemeinschaften unterschieden. Diese These von der Internationalität des stimmlichen Ausdrucks wird allerdings durch nationale und kulturkreismäßige Konventionen, die bis in die Schicht der expressiven stimmlichen Mittel hinunterreichen, erheblich eingeschränkt (TROJAN, 1952, 1955, 1960).

Eine Analyse der sprachlogischen Sekundärfunktion tut dar, was die Sprache durch die Bereitstellung fertiger Apperzeptionsformen, spezifisch vollzogener und geordneter begrifflicher Konzeptionen, kategorialer Aspekte und logisch-operativer syntaktischer Schemata für die Denkarbeit leistet. Sie ist nach JASPERS (1964) das unentbehrliche Medium unseres Denkens und Wissens, aber kein zufälliges Medium, sondern die Form klarer Seinsbeziehungen für uns. HÖNIGSWALD (1937) sieht in der auf sie zurückzuführenden Gegenstandsbestimmtheit die Hauptleistung der Sprache für unser Wirklichkeitserfassen. Klar ausgeformte Begriffe und geordnete Abfolgen von solchen, Urteile und sonstige Denkgestalten (Schlüsse) lassen sich ohne Mitwirkung von Sprache gar nicht bilden, wenn auch im Falle von Sachhilfen, anschaulich vorliegenden oder vorstellungsmäßig repräsentierbaren Problemsituationen gewisse als Denkimpulse wirkende Ausgangsapercus möglich sind: KAINZ, 1964. Die Gedanken prägen sich erst durch den Einsatz der Sprachmittel in brauchbarer Form aus. Daher ist die an Kinder gerichtete Forderung: „Denk zuerst, ehe du sprichst", unpsychologisch, wenn man sie wörtlich nimmt: DESSOIR, 1940. Man hat sogar (LOHMANN, 1965) die Ansicht vertreten, das Denken sei ein Epiphänomen (nachgeordnetes Entwicklungsprodukt) des zwischenmenschlichen Sprachkontakts und habe sich ausgebildet als Begleiterscheinung der Sprache als der spezifisch menschlichen Form kollektiven Handelns. Das ist in dieser zugespitzten Form, die der Sprache ein genetisches Prius zuschreibt, unhaltbar, da schon den frühesten Sprachäußerungen ein Moment der „Besinnung" zugrundeliegen mußte, das zumindest als Leistungsvorgestalt des Denkens zu gelten hat. Aber richtig ist, daß Denken und innersprachliche Formulierung engstens zusammenwirken. Damit wiederholt die Aktualgenese der geistigen Arbeit einen onto- wie phylogenetisch gleicherweise gültigen Sachverhalt. Neben der kommunikativen und der kognitiven Leistung der Sprache steht die für das Denken gleichfalls wichtige kommemorative Leistung, ihre Gedächtnisfunktion (ROHRACHER, 1963).

Um sich den Wert der Wortbindung unserer Gedanken klar zu machen, braucht man nur auf solche Gedankeninhalte hinzuweisen, die von vornherein ganz unanschaulich sind, auf Begriffe wie Recht, Sinn, Energie, Weltanschauung; würde man sie nicht an ein Wort binden, so wäre es gar nicht möglich, mit ihnen zu denken. Ferner bleiben Gedanken, die keine sprachliche Formulierung gefunden haben, im Gedächtnis nicht haften.

Auch HÖRMANN (1967) hebt den fördernden Einfluß sprachlicher Codierbarkeit auf Lernen und Behalten hervor. Verfügbare intentionale Konzeptionen — Voraussetzung jeder schöpferischen Tätigkeit — sind ohne Sprache unmöglich, ebenso aber auch echte Arbeit (RÉVÉSZ, 1940), da die erfolg- und zielantizipierenden Leitvorstellungen eines deutenden Denkens ohne Sprache nicht gebildet werden können. Die Sprache ist das Organon der Vernunft und der Kultur. Das wird auch daraus deutlich, daß das am Vollerwerb der Sprache verhinderte Individuum von höheren geistigen Leistungen ausgeschlossen bleibt. ISSERLIN (1938) hat das am Beispiel der Taubstummen gezeigt, in ähnlicher Weise hat SCHUY (1955) die geistige Situation der Taubstummen geschildert. Der Gehörlose, der trotz intensiven Unterrichts in der Lautsprache dieser doch nur in unvollkommenem Ausmaß mächtig wird, zeigt starke Beeinträchtigungen im Bereich der abstraktiven Leistungen: sein Denken bleibt konkret und haftet am anschaulich Gegebenen. Daher ist ihm auch der Bereich des Metaphorischen fast völlig verschlossen. Ähnliches gilt für sprachbeeinträchtigte Hirnverletzte, die durch ihre Schädigung zu unmittelbar handelnden, weniger rationalen, daher zu bestimmten theoretischen Leistungen unfähigen Menschen geworden sind. Sie zeigen in den Bereichen der Wahrnehmung und des Denkens analoge Grundveränderungen im Sinne einer Beeinträchtigung des kategorialen Verhaltens und des „abstract attitude". Solche Kranke nehmen alles wörtlich und kleben so am direkten Gehalt der Worte, daß sie übertragene Bedeutungen nicht verstehen. Damit aber ist jede höhere Sprachverwendung aufgehoben, da die Metapher nun einmal zu den Grundtatsachen der Sprache gehört. Auch bei schweren Schwachsinnsformen und extremer kongenitaler Sprachschwäche erlebt man die wesenhafte Verbindung zwischen der Sprache als dem schöpferischen Werkzeug des Geistes und dem Geistigen selbst.

Der Einfluß der Sprache auf das Denken ist sehr groß, aber nicht in allen Fällen positiv zu bewerten. Damit erwächst der psychologischen Durchleuchtung der Aktionsbeziehungen zwischen Sprache und Denken die Aufgabe einer kritischen Erörterung der Grenzen dieses Förderungsverhältnisses. Kann doch die Denkarbeit nicht nur sprachgestützt, sondern auch sprachverführt sein. Das im letzten Fall zustandekommende Denken ist „glossomorph" (STÖHR, 1917), d. h. es bewegt sich nicht mehr in sachlich angemessenen Denkoperationen und -formen, sondern in leeren Sprachformen, bietet somit Lösungen an, die nur in Worten bestehen, denen kein Sachbezug entspricht und kein realer Aufschlußwert eignet. Sicherlich ist die Sprache *mehr* als ein äußeres Kleid, das den ohne ihre Mitwirkung zustandegekommenen Gedanken nachträglich und lose übergestülpt würde, vielmehr ist sie bereits am Gewinn und der Ausprägung der Gedanken entscheidend beteiligt, ist somit der Leib des Gedankens. Dies zugegeben, muß anderseits aber doch auch anerkannt werden, daß Gedanken und Sprachformulierung nicht identisch sind, daß es ein Ringen um den treffenden Ausdruck gibt, der nicht immer gefunden wird, und daß man nicht mit jeder sprachlichen Form zufrieden ist. Manchmal verfälscht der sprachliche Ausdruck den Gedanken, und es ist zweifellos so, daß — wie NIETZSCHE aus eigenem Erleben berichtet — ein guter Gedanke an den unzulänglichen Worten sterben kann, die man vorschnell aufgeboten hatte, um ihn festzumachen. S. DE BEAUVOIR (1958) erzählt, wie ihre frühen Erfahrungen ohne Worte keine Gestalt annahmen, und wie das simple Vokabular ihrer Kindheit die Erlebnisse modellierte und verfälschte, ohne daß sie es verhindern konnte, obwohl sie es bemerkte.

Dem Sprachtüchtigen stehen sämtliche der im Organonmodell enthaltenen Sprachfunktionen mit gleicher Geläufigkeit zur Verfügung. In der Regel aber gelingen ruhig-sachliche Berichte besser als Fragen und Antworten in bedrängten Situationen, z. B. in erregten Debatten. Für die Diagnose eines larvierten (kaschierten) Stotterns bzw. der „formes frustes" dieses Sprachschadens wird die Tatsache aufschlußreich, daß bei Sprachlabilen die Spontansprache in längeren Berichtleistungen, wo die Affektbesetzung gering ist, der Sprecher zudem Zeit hatte, durch Vollausbildung des innersprachlichen Konzepts sich die benötigten Sprachmittel zurechtzulegen und „vorzuwärmen", unauffällig ist und glatt abläuft, wogegen der nämliche Sprecher in Stottern oder Poltern entgleist, wenn er unvermittelt angesprochen und zu einer plötzlichen Antwort genötigt wird oder die Situation ihn zwingt, seinerseits mit einer nicht genügend vorbereiteten Äußerung hervorzutreten. Denn das verschafft der Motorik des Hirnstamms gegenüber der cortical gesteuerten und kontrollierten ein ungebührliches Übergewicht. Die Verschlechterung kann auf unvollkommene Corticalisierung der Sprache zurückgeführt werden. Aus der Art der sprachlichen Darstellung lassen sich ferner Rückschlüsse auf die Struktur der zugrundeliegenden Denkvorgänge ziehen. Nach FREUD (1939) belehrt eine klare, entschiedene und unzweideutige Sprech-(Schreib-)weise darüber, daß der Autor mit sich einig ist; wo man dagegen gezwungenen und gewundenen Ausdruck findet, kann man den Anteil eines nicht genügend bewältigten Gedankenmaterials erkennen oder die erstickte Stimme der Selbstkritik des Autors heraushören.

11. Zur Psychologie der Sprachvorgänge

a) Allgemeines

Im allgemeinen umfaßt jede sprachliche Aktion einen zentralen und einen peripheren Teil. Der erste besteht bei den produktiven Sprachhandlungen (Sprechen und Schreiben) im Gewinn des innersprachlichen Konzepts, d. h. der sprachlichen Encodierung der mitzuteilenden Gedankeninhalte, der zweite begreift in sich die akustisch-phonetische Verlautbarung durch die Organsysteme der Atmung (respiratio), der Stimmgebung (phonatio oder vox) und der Lautbildung (articulatio) bzw. die Umsetzung des Konzepts in sichtbare Graphemgestalten durch die vom Auge gesteuerte Motorik von Arm und Hand. Die Sprachrezeption bei den impressiven Akten (Verstehen und Lesen) beginnt mit der Tätigkeit eines peripheren Sinnesrezeptors (des Ohrs und des Auges); der sich daran schließende zentrale Aktionsanteil besteht in der sinnfassenden Decodierung der zeichenhaften Sendung auf dem Weg einer corticalen Aktivität, woran sich entsprechende „responses" auf die vermittelten verbalen Stimuli schließen, die von bloßer verständnisvoller Kenntnisnahme bis zu praktischen Reaktionen reichen.

Die Erforschung des peripheren Aktionsanteils bietet der Analyse geringere Schwierigkeiten als die des zentralen, weil man die an jenem beteiligten Organe bei ihrer Tätigkeit großenteils in vivo beobachten und deren Ergebnisse durch geeignete Apparaturen fixieren und objektivieren kann. Die theoretische Bewältigung des zentralen Prozeßanteils verfügt über diese Vorteile nicht. Zwar zeigt die Obduktion der Gehirne von zentral Sprachgestörten meist sehr wohl umschriebene Läsionen bestimmter cerebraler Bereiche, aber bei diesen handelt es sich nicht um den eigentlichen „Sitz" der normalen Sprachaktion — wie man zu Brocas Zeiten glaubte —, sondern nur um besonders effiziente und spezifische Störungsstellen. Was sich lokalisieren läßt, ist somit nur die zentrale Schädigung, nicht dagegen die Funktion als solche. Auch der Psychologe hat beim Aufweis der den Sprachvorgang konstituierenden Bewußtseinsvorgänge beträchtliche Schwierigkeiten grundsätzlicher Art. Außer einem vor dem Sprechakt meist recht amorphen und unausgegliederten Vorstellungs- und Gedankenmaterial (Inhalten des Gegenstandsbewußtseins), einzelnen Gefühls- und Strebungserlebnissen — die aber in eine zumindest abgekürzte Urteilsform gebracht sein müssen, wenn sie sprachlich formulierbar sein sollen — sowie einem allgemeinen Äußerungswillen ist wenig vorzufinden. Die Worte, ihre Formen und Fügungsweisen stellen sich normalerweise ungesucht und einfallsmäßig ein; bewußte Überlegungen im Sinne einer klar erlebten „Wahl", einem kritisch vollzogenen Prüfen der aufgebotenen Gebildemittel stellen eine seltene Ausnahme dar; nur in Zweifels- und Unsicherheitsfällen tauchen sie schattenhaft auf. Aber auch dann treten nur gewisse Halb- und Zwischen*resultate* in unser Bewußtsein, nur die Sprachinhalte sind psychisierbar, dagegen sind die *Prozesse* des Wortefindens, des Aufbietens der grammatischen Morpheme und der Gewinnung des Satzbauplans nicht ins Licht des Bewußtseins zu rücken. Was uns bei ihnen leitet, ist kein in theoretischer Vollentfaltung erfolgendes Aktivieren lexikalisch-grammatischer Kenntnisbestände. Beim Sprechen wie beim Verstehen beurteilen wir vielmehr einen bestimmten Ausdruck als angemessen, eine bestimmte Form als richtig (bzw. als das Gegenteil davon) zufolge des sogenannten Sprachgefühls. Dieses ist die auf Grund weitgehender

Vertrautheit mit einer Sprache erwachsende Entscheidungs- und Urteilsfähigkeit über die Korrektheit des Einsatzes ihrer Gebildemittel, also kein emotionelles Erlebnis, sondern ein intellektuelles Phänomen, das nur wegen seines dunkel-unreflektierten und ganzheitlichen Charakters sowie der dabei anzutreffenden unmittelbaren Art des Reagierens dem Gefühl nahesteht. Es handelt sich dabei um ein undeutliches, aber richtig funktionierendes Wissen um Muster des Sprachgebrauchs, um Leitschemata und Modellkonstruktionen. Das richtige Ergebnis stellt sich in Form von Einfällen ohne bewußte Steuerung ein, ohne daß rationales Begründen und kritisch erwägendes Prüfen auf Grund eines mit voller Klarheit aktivierbaren Wissens nötig oder auch nur möglich wären.

b) Das Sprechen

Die konkreten Sprechhandlungen lassen sich einteilen in: 1. Spontansprechen (die Redeäußerung erfolgt aus eigenem Antrieb und nach selbständigem Entwurf); 2. Reaktivsprechen (die provozierten und gelenkten Äußerungen beim Beantworten von Fragen); 3. imitatives Sprechen (Nachsprechen); 4. Reihensprechen (Aufsagen auswendig gelernter, wohlbeherrschter Sprachfügungen wie Gedichte, Gebete); 5. Sprechautomatismen (Sprechen im Schlaf sowie in seelischen Dämmer- und Ausnahmezuständen wie Hypnose, Trance, religiöse Ekstase). Die volle, sämtliche Aktionskonstituenten enthaltende Form der Sprechhandlung liegt vor im Spontansprechen, dessen Prozeßphasen sich folgendermaßen präsentieren: Den Beginn bildet ein a potiori vorsprachliches Sinndirektiv, ein global-amorpher Denk-Sprech-Impuls, der durch seinen als bedeutsam empfundenen Inhalt eine Äußerungstendenz rege macht (eine interessante Wahrnehmung, eine denklich-urteilsmäßige Beziehung, die mitteilenswert erscheint u. ä.). Diese gegenständlichen Inhalte werden in einem folgenden Partialakt in zunehmend expliziterer Weise innersprachlich ausgeformt. Dabei ist diese vorsprachliche Phase nur als theoretisch abstrahierter Grenzwert anzusetzen, denn faktisch reicht die innersprachliche Aktivität des diktionsmäßigen Ausverbalisierens sehr weit in das gedanklich-synthetische Geschehen hinein, indem sie die Form bestimmt, in welcher Weise sich etwas für uns als Gedanke präsentiert. Hörmann hebt im Anschluß an Glanzer (1962, 1963, 1964) hervor, daß das „In-Worte-Formulieren" eine notwendige Phase nicht nur des Mitteilungsprozesses, sondern bereits der Wahrnehmung überhaupt bildet. Unsere gesamte Apperzeption wird mitbestimmt durch die sprachlichen Behälter, die dem aufnehmenden Individuum für diese Zwischenphase zur Verfügung stehen. Auch die Dinge der unmittelbaren Realität werden durch „sprachliche Strukturen gerastert und gebogen". Dennoch ist in vielen Fällen der sprachgeformte Auffassungsakt nicht die allererste Phase; oft besteht diese in einem vorsprachlichen Sinneseindruck oder einem hypologischen Phantasma, für die uns — zunächst oder überhaupt — die Bezeichnung fehlen kann. Die vollständige Phasenanalyse des Sprechvorgangs läßt sich an Hand des folgenden Beispiels einprägsam vollziehen. Es sieht jemand auf einer Bergwanderung eine seltene Blume, auf die er seinen Begleiter aufmerksam machen möchte. Der Ausruf: *Ein Edelweiß*!, ist das Ende eines komplexen Prozesses, der außer dem vorsprachlichen Stimulus, dem visuellen Eindruck, und der innersprachlichen Ausprägung desselben auch noch die vernehmliche Verlautbarung des corticalen Konzepts durch die äußere Sprachapparatur in sich schließt. Die Erregung des peripheren Photorezeptors und des corticalen Empfindungszentrums des optischen Sinnessystems bewirken das Erblicken der Blume; die Mitwirkung der „Assoziationsbahnen“ und des corticalen optischen Erinnerungszentrums ermöglichen auf Grund des solcherart aktivierten Erfahrungswissens ein Auffassen und Erkennen des Eindrucks. Jede Wahrnehmung ist ja bereits ein Deutungsakt. Mit dieser Apperzeption, deren Ertrag der Begriff einer bestimmten Blume ist, verbindet sich in einem praktisch damit meist zusammenfließenden, theoretisch aber wohl zu sondernden weiteren Aktionsschritt, das Benennen des aufgefaßten Eindrucks. Der Erregungsstrom fließt also von den visuellen Zentren in diejenigen Teile des Cortex, wo die mit den apperzeptiv synthesierten, erkannten und gedeuteten Eindrucksgestalten in enger Aktionsverbindung stehenden Wortzeichen ihre mnestische Repräsentation haben, die man sich durchaus dynamisch vorstellen kann. Die sachvorstellungsmäßig ausgeformte Wahrnehmung beeinflußt somit in Form einer wohlgebahnten spezifischen Erregungskonstellation die Wortvorstellung und den geworteten Begriff. Sie evoziert (ekphoriert) den Namen, der mit diesem apperzipierten Eindruck in Fusionseinheit steht; das geschieht auf Grund der Funktionseinstimmung, die gewisse Zellen instand setzt, von intracerebralen Anregungen her den Eindruck zu reproduzieren, der sie seinerzeit geprägt hat. Die Sprache ist für den Menschen die vertraute Zwischenwelt, die sich zwischen die Dinge und seine Auffassung derselben schiebt. Das hat zur Folge, daß die volle und zu Ende geführte Leistung des Erkennens auch das Haben der Bezeichnung, das Präsentwerden des Namens in sich schließt. Die Sprache, deren Bestände man in langwierigen Lernprozessen erworben hat, ist durch einen mnestischen Niederschlag repräsentiert. Dabei aber darf das sprachliche Gedächtnis nicht als statisches und ruhendes Depositorium des Symbolbesitzes gefaßt werden, als Ort, wo allerhand lexikalisch-grammatischer Wissensstoff aufgespeichert und verwendungsparat vorhanden wäre, vielmehr hat man es hier mit einem aktiv-energetischen Mechanismus zu tun, der — von Übung und Gewöhnung geleitet — auf Anregung von den Sinnessystemen sowie den Ergebnissen unserer Vorstellungs- und Denktätigkeit her der Äußerungsintention die benötigten Mittel zur Verfügung stellt. Das Verwenden von Sprachgebilden ist ein in allen Fällen mnestisch fundierter und dennoch kein zur Gänze reproduktiver Prozeß. Ist es doch gelegentlich so, daß in der Äußerung Formen zur Verwendung gelangen, die man niemals gehört oder gelesen hat, die somit nicht gebrauchsfertig zur Verfügung stehen, die man daher auch nicht einfach reproduzieren kann, sondern die man auf dem Weg einer partiell-spontanen Analogiebildung neu schaffen muß, was für sie zwar nicht als Sprachgebilde, wohl aber als Sprechprodukte gilt. Der Sprecher mußte sich diesen Ausdruck — etwa eine seltene Form eines ausgefallenen Verbums —, der zwar in der Sprache vorhanden, aber für den Sprecher nicht zuhanden ist, neu beschaffen. Das ist kraft des Umstands möglich, daß wir die Sprache nicht nur als Gedächtnisbesitz, sondern auch als aktives Bildungsprinzip zur Verfügung haben. So Delacroix (1930): „La langue est dans l'esprit, non point comme un dictionnaire, une grammaire, une logique, mais comme un jeu d'habitudes sémantiques, grammaticales, intellectuelles“. Selbstverständlich muß sich diese an Mustern ausgerichtete schöpferische Sprachtätigkeit mit ihren Produktionen, Kombinationen und Neologismen in den Bahnen der Sprechsitte halten.

Das Wort, das uns bei jeder lebendig, d. h. nicht buchmäßig erlernten Sprache immer zuerst aus dem Munde der anderen entgegen tönt, erleben wir zunächst als Klangkomplex; den Niederschlag dieser akustischen Sprecherfahrungen bezeichnet man als Wortklangvorstellung oder akustisch-sensorische Wortformel. Doch hat man sehr bald den Versuch gemacht, das Wort nachzusprechen, d. h. eine selbstproduzierte Lautgestalt mit dem Hörbild zur Deckung zu bringen. Dergestalt ist auf dem Weg eines fruchtbaren Kreisprozesses und der Verwertung propriozeptiver Reize eine funktionelle Verbindung (physiologische Assoziation) zwischen Höreindruck und Sprechbewegungen zustandegekommen, wobei sich die letzteren zu einem Komplex motorischer Artikulationserfahrungen zusammengeschlossen haben. Diese Sprechbewegungs„vorstellungen" (die mnestischen Niederschläge unserer kinästhetisch-taktilen Erlebnisse beim Aussprechen der Worte) steuern als wirksame motorische Leitschemata (Sprechformeln) die Sprechhandlung und kontrollieren das Hervorgebrachte, wobei normalerweise die Mitwirkung dieser Regulativ- und Kontrollinstanz zum Unmerklichen absinkt. Als auxiliarer Faktor greift sie vielmehr nur ein, wenn das Sprechgeschehen auf Hindernisse stößt. Im Regelfall spricht kein Mensch von vollausgeformten und ins Licht des Bewußtseins gehobenen Sprechvorstellungen aus. Das Aktionsdirektiv, das die zentralen Lautkonzepte richtig entwirft und den stimmigen Synergismus der peripheren Exekutivorgane, die klaglose Zusammenschaltung von Lufteinsatz, Stimmgebung und Wortbildung und im letztgenannten Bereich die wohlkoordinierte Tätigkeit der Organe des Ansatzrohrs oder Lautgangs besorgt, ist keine Angelegenheit des Bewußtseins. Diese motorisch-kinästhetisch-taktilen Eigenerfahrungen beim Sprechen transponieren sich zudem ins Visuelle und verschmelzen mit dem optischen Artikulationsbild der Worte, das in uns an Hand der bei anderen Sprechern wahrgenommenen Bewegungen der Gesichtsmuskulatur entstanden ist. Das Artikulationsbild vermag unser hörendes Spracherfassen zu unterstützen: darum schaut uns der Schwerhörige — nicht erst der ablesende Taube — auf den Mund, und auch der Hörtüchtige versteht im Theater die Rede des Schauspielers besser, wenn er sich dessen Gesicht mit dem Opernglas näherbringt. In Fremdsprachen erwerben wir nur dann eine idiomatische Lautbildung — besonders in bezug auf die unserer Muttersprache fehlenden Laute — wenn der akustische, der motorisch-kinästhetische und der visuelle Faktor zusammenwirken. Das richtige Vorsprechen der fremden Laute seitens des Lehrers reicht dazu meist nicht hin, da der Schüler die unvertrauten Artikulationsprodukte schon akustisch falsch perzipiert, indem er sie im Sinne seiner muttersprachlichen Lautungsgepflogenheiten zurechthört. Vielmehr muß ihm der Lehrer die Artikulationsmimik drastisch vor Augen führen, manchmal sogar die Artikulationsorgane in die richtige Lage bringen und die Motorik kontrollieren.

c) Das Sprachverstehen

Auch bei dem Sprachverstehen handelt es sich um einen komplexen Prozeß. Den Anfang desselben bilden auditive Perzeptionserlebnisse; diese liefern das Material für die auf ihnen aufruhenden höheren Partialaktionen. Der Partner hört die vom Sprecher hervorgebrachten Schallprodukte, er perzipiert die Laute akustisch und erfaßt — wenn keine groben Fehlperzeptionen im Bereich der entscheidenden Lautdiakritika vorkommen — die Lautgestalten als die vom Sprecher intendierten Worte, indem er ihnen auf Grund einer Leistung der sensorischen Sprachregion und der mit ihr eng kooperierenden Begriffsarea ihre Bedeutung zuordnet, somit also in einem assoziativ-reproduktiv fundierten auffassenden Denkakt die Lautgestalten mit ihrem konventionellen Zeichengehalt verbindet. Dabei erhält jede von ihnen diejenige Bedeutung, die in den Sinnzusammenhang paßt bzw. von ihm gefordert wird. Manchmal bedarf es gar nicht erst der Sinneinheit des Satzes, vielmehr kann bereits ein zweites Wort, etwa ein Adjektiv, die intendierte Bedeutung klarstellen. Jeder des Deutschen Mächtige versteht in den Wortgruppen *wohlgemeinter Rat* — *neuernannter Rat* das Substantiv im ersten Fall als „consilium" im zweiten als „consiliarius". Diese semantischen Selektionen beruhen auf Beziehungsherstellungen (-erfassungen), sind somit Denkakte. Das Hörsinnessystem leitet auf peripher-impressiver (zentripetal-afferenter) Nervenbahn die Schalleindrücke zum akustischen Wahrnehmungs- und weiterhin Erinnerungszentrum und schließlich zur sensorischen Sprachregion. Diese ist trotz gemeinsamer Unterbringung im Temporallappen mit der corticalen Hörregion lokalisatorisch nicht identisch. Der Beweis dafür liegt in der Tatsache, daß der die Sprache nicht mehr verstehende sensorische Aphasiker, der in schweren Fällen gehörte Worte gar nicht mehr als Sprache erkennt, die Umgebungsgeräusche nicht nur einwandfrei hört, sondern auch „versteht", etwa auf Autohupen und Feuerwehrsignal richtig reagiert. Es ist bei ihm also nur das Sprachverständnis sistiert. In der sensorischen Sprachregion wird das gehörte Wortmaterial durch apperzeptive Gestaltsynthesen als Sprache agnosziert und im Sinne der semantischen Konventionen der betreffenden Sprache auffassend verwertet. Dabei schließt sich an das mnestisch fundierte Erfassen der Wortbedeutungen das Nachvollziehen der vorkonstruierten Sinneinheiten (Sätze) in einem denklichen Integrationsprozeß. Die verstandenen Sprachfügungen erwecken im Geist des Hörers (annähernd) die gleichen psychischen Inhalte, zu deren Verlautbarung der Sprecher die Sprachmittel aufgeboten hatte und rufen die vom Sprecher beabsichtigten Erträge hervor. Der Hörer nimmt einen Gedanken(gang) zur Kenntnis und bereichert dadurch sein Wissen, erteilt eine bestimmte Antwort oder reagiert im Sinne der Erwartung des Sprechers mit einer Handlung. Der akustische Perzeptionsprozeß wird von Anfang an durch höhere geistige Akte assimilativ-apperzeptiver sowie sinnerfassender Art unterstützt, abgekürzt und beschleunigt. Oft wird nur ein Teil der geäußerten Worte faktisch gehört, der andere durch eine spontane Auffassungsleistung ergänzt. Ein nachlässig mit verschliffenem Lautbestand gesprochenes oder ein hörmäßig unvollständig aufgefaßtes Wort braucht daher das Verständnis nicht zu sistieren, da der Hörer dem Gesprochenen die ihm vertrauten Lautgestalten entgegenbringt und von diesen wie von antizipierten Sinnerwartungen her das faktisch Gehörte zurechtformt. Das verweist darauf, daß wir kaum jemals Einzellaute und Summen (Aggregate) von solchen hören, sondern ganzheitliche Bedeutungsträger, ja höhere Sinngestalten erfassen, wie denn auch niemals additive Lautsummen, sondern sinnvolle Sprachgestalten gesprochen werden. Wo derartige spontane Zurechtformungen unmöglich sind, ist das Verständnis erschwert oder aufgehoben. Beweis dafür ist, daß unvertraute und akustisch wenig komplexible Eigennamen am Telephon buchstabiert werden müssen.

Sprechen und Verstehen sind normalerweise korrelative Parallelvorgänge. Eine Sprache, die man selbst gut spricht, versteht man auch mühelos. Allein diese Parallelität ist nicht total. Das wird dadurch bewiesen, daß in den pathologischen Erscheinungen der motorischen und sensorischen Aphasie beide Vorgänge gesondert störbar sind. Diese Inkonzinnität zwischen Sprechen und Verstehen ist mehrfach hervorgehoben worden. Im Anschluß an LIBERMAN (1957) verweist HÖRMANN (1967) darauf, daß Verstehen einfacher sei als Sprechen. BAY (1961) hält die Tatsache, daß die expressive Seite der Sprache mehr Schwierigkeiten enthält, für einen wesentlichen Faktor der Sprache. Beim sprechenlernenden Kind ist eine Zeit hindurch das Verstehen der Sprachproduktion deutlich überlegen. LENNEBERG (1961) beschreibt einen Fall, bei welchem zwar das Erlernen der Sprache zufolge eines pathologischen Defekts unmöglich war, nicht jedoch der Erwerb des Sprachverständnisses. Das darf allerdings nicht zu der Annahme verleiten, das Sprachverstehen sei eine lediglich empfangende Leistung. Nach HÖRMANN wird das speichernde und verallgemeinernde Sprachsymbol vom Hörer aktiv ergriffen und begriffen. Der Empfänger gibt sich den ihm zuteilwerdenden Sprachgebilden nicht nur passiv hin, sondern muß in der Rezeption das Gehörte erst zu seinem eigenen Werk machen, bevor er es erfassen kann.

Prozesse des Verstehens gibt es auch außerhalb der Sprache, und das Sprachverstehen ist eine sehr charakteristische Verbesonderung dieser Fähigkeit, die mit ihrer Spezifität erhellendes Licht wirft auf die übergeordneten kognitiven Prozesse. BRUNER (1957) verweist auf die Tatsache, daß alle höheren Wahrnehmungsakte und Erkenntnisleistungen über das tatsächlich Gegebene hinausgehen. Beim Auffassen von Sprachlichem kommt hier noch das bereits erwähnte Faktum hinzu, daß wir auf Grund unserer Sprachkenntnis die seinsollenden Wortgestalten sehr oft — nicht immer, es gibt ja auch ein Falschauffassen und ein Mißverstehen, das von unzulänglicher Hörauffassung seinen Ausgang nimmt — aus eigenem herstellen, auch wenn sie unrichtig oder unvollständig dargeboten werden. Darum werden die Wörter einer sinnvollen Sprachgestalt besser erfaßt als das Lautmaterial bedeutungsloser Silben, wie sie in psychologischen Lern- und Behaltensversuchen Verwendung finden. Die Gestaltpsychologie (WERTHEIMER, 1912, 1921, KOFFKA, 1925) kennt die Erscheinung der Gestaltpräzisierung, der Herstellung der „guten Gestalt". Wird im tachistoskopischen Experiment eine aus einzelnen Punkten bestehende Kreislinie dargeboten, bei welcher ein Punkt etwas außerhalb der Peripherie liegt, so behaupten nachher alle Vpen, sie hätten einen einwandfreien Kreis gesehen: die phänomenalen Gebilde wichen also von der faktischen Beschaffenheit des Exponats ab, eben im Sinne der Herstellung der guten Gestalt. Exponiert man das mhd. Wort *verchwunden* (den tödlich Verwundeten), so behaupten sämtliche Vpen, es wäre *verschwunden* gezeigt worden. Hier treten sehr tiefliegende Mechanismen ins Spiel, auf die HEBB (1949) hingewiesen hat.

Bezeichnet man Sprechen und Verstehen als ein Senden und Empfangen von Schallwellen, so ist damit nur das Äußerlich-Stoffliche, nicht dagegen das Geistig-Wesentliche am kommunikativen Prozeß angegeben. Was der Sprecher dem Hörer zukommen läßt, sind zwar faktisch Schallwellen, aber solche, die zufolge ihrer besonderen akustischen Struktur in der Kontaktsituation als Zeichen fungieren bzw. Aufbauelemente von solchen sind. Die vom Sprecher produzierten Schallwellen sind nicht mit der Gesamtheit der an ihnen feststellbaren physikalischen Strukturmomente wichtig, sondern lediglich mit bestimmten diakritischen

Merkmalen, an denen der sprachliche Zeichenertrag hängt, die also im Sinne der Phoneme einer bestimmten Sprache geformt sind. Spricht ein Deutscher, der mit dem Lispelfehler des Sigmatismus behaftet ist, das Wort *Sonne* mit einem Anfangskonsonanten aus, der an den englischen Spiranten *Th* gemahnt, so schadet das nicht viel, da es im Deutschen dieses Phonem nicht gibt: das physikalisch feststellbare zusätzliche Zischen hat keinen Signalwert, der Partner faßt das fehlerhaft produzierte Lautgebilde als *S* auf. Im Englischen könnte die Verwechslung dieser Laute unangenehmere Folgen haben, weil dort *Th* ein Phonem ist. Unter Phonemen versteht man die insignen Punkte an der vom Sprecher gesendeten, vom Hörer zu erfassenden Schallwellenkette. Damit ist nicht nur vom Sprecher eine gewisse abstraktiv-selektive Leistung verlangt, sondern auch vom Hörer: das Phänomen der abstraktiven Relevanz hat somit eine produktive und eine impressive Seite. Die Stimulation durch die gesendeten Schallwellen enthält neben der physikalischen auch eine signifikative Komponente, die nicht zusammenfallen. Nach LINSER (1966) muß an dem faktisch produzierten Wortklang vom Hörer das Unwesentliche vernachlässigt und nur ein charakteristischer Bestand an wesentlichen Elementen herausgeschält werden, die den eigentlichen Informationsgehalt in sich schließen. Aber die sehr leistungsfähige Höreraktivität enthebt den Sprecher nicht der Verpflichtung, seine Laute im Sinne der in der betreffenden Sprache gültigen phonematischen Normen korrekt zu bilden. Der Sprachfehler des Stammelns schließt die in dieser Hinsicht möglichen Verstöße in sich. Derartige Verfehlungen der Lautmuster sind nicht nur unschön, sondern gefährden gelegentlich auch — trotz der erwähnten Sicherungen beim Auffassenden — den Informationszweck der Sprechhandlung, die rasche und eindeutige Verständigung, die aus darstellungsökonomischen Gründen ohne zeitraubende Rückfragen erreicht werden soll. Freilich gibt es auch im Bereich der Phoneme „Toleranzen" im Sinne einer zulässigen Amplitude. Phoneme sind eben Prägnanzgestalten mit einer gewissen Spielraumbreite. Der Sprachtüchtige verfügt als Sprecher über den Prägnanzbereich der Artikulationsgebilde, als Hörer über eine gewisse Gestaltbreite, weshalb die nicht völlig korrekte Produktion eines Lautes diesen noch nicht unverständlich macht. Indes gibt es pathologische Beeinträchtigungen, wo das letztere der Fall ist. Mit zentral Sprachgestörten muß man deutlich und wohlartikuliert reden; wird ein Phonem durch nachlässige Aussprache verwischt, so versteht es der Kranke nicht mehr, wie er auch eine flüchtige Schrift mit verschliffenen Buchstaben nicht zu lesen vermag. Kombinations- und Supplierungsleistungen im Bereich des Sprachlichen haben eben gelitten. Beim Sprachnormalen ist die Fähigkeit dazu in vollem Maße vorhanden und wird oft genug in Anspruch genommen. Damit ordnet sich der sprachliche Auffassungsakt der Psychologie der Wahrnehmungsvorgänge unter, die immer schon eine Deutung des Perzipierten durch hinzugebrachtes Erfahrungswissen in sich schließen. Eine weitere Sicherung des kommunikativen Aktes liegt im Phänomen der Redundanz; sie besteht darin, daß das Informationswichtige in der Regel mehrfach zur Geltung gebracht wird.

Ist das Sprechen ein geistiges Neuaufbauen von denklich-urteilsmäßig bearbeiteten Wahrnehmungen, Vorstellungen, Gefühls- und Willenserlebnissen im Material von Sprachbegriffen und deren Darstellung mit Hilfe der letzteren, so ist das Verstehen ein Nachvollziehen der vorkonstruierten intentionalen Setzungen nach Anweisung der gehörten Sprachzeichen, ein Neuaufbau der vorgegebenen Sinngestalten. Die dabei wirksamen Partialaktionen stehen in gestaltkreisartiger Wechselwirkung, so daß nicht nur die Fundamentalschicht der Hörauffassung alles weitere trägt und steuert, sondern auch ihrerseits von den späteren und höheren Aktionsschichten beeinflußt zu werden vermag. So hört man gelegentlich nicht das, was faktisch gesagt wurde, sondern dasjenige, woraus man von gewissen vorgreifenden Sinnerwartungen her eingestellt war.

Alles Sprechen ist ein Auswählen; da niemals auswahllos gesprochen werden kann, stellt die Äußerung immer nur einen Bruchteil unserer Gedanken und der mitzuteilenden sachverhaltlichen Sinnbezüge dar. Hier muß dann die Auffassungsaktivität des Hörers mit entsprechenden Ergänzungs- und Ausgestaltungsleistungen eingreifen. Nach HOMEYER (1947) löst man beim Sprechen unwillkürlich und gewohnheitsmäßig den Gesamtsinn dessen auf, was man sagen will und verteilt ihn auf die geeigneten Worte und Wendungen, ebenso vereinigt man beim Verstehen der Sprachfügungen das solcherart Aufgegliederte und dringt dadurch zum Sinn des Gesagten vor.

d) Das Schreiben

Sprache als Tätigkeit verwirklicht sich im Sprechen und im verstehenden Auffassen des Gesprochenen; das sind ihre ursprünglichen Verwendungsformen, bei deren Sistierung sie aufgehoben ist. Daneben aber gibt es noch weitere Einsatzformen von Sprache, die gleichfalls aufeinander angewiesene Korrelate bilden und auch darin übereinkommen, daß sie im Vergleich mit den konstitutiven Verwendungsweisen etwas weit Späteres darstellen: Schreiben und Lesen. Sprache als fundamentales Kulturgut und spezifisch menschlicher Aktions-(Verhaltens-)bereich hat mit allen für sie wesentlichen Wirkungen und Erträgen durch Jahrhunderttausende bestanden, bevor sich die ihr aufgelagerten, epigenetisch aus ihr erwachsenen Tätigkeiten des erweiterten Sprachgebrauchs, die bei der betreffenden Sprachgemeinschaft eine gewisse Geistigkeits- und Kulturhöhe voraussetzen, ausbilden konnten. Menschentum und gesprochene Sprache sind wesenhaft aufeinander bezogen, daher kann es einen „homo alalus“ als paläoanthropologische und ethnologische Realität ex definitione nie gegeben haben und geben. Einen „homo agraphus“ dagegen gibt es wohl: wir finden ihn als „Analphabeten“ vereinzelt oder häufig in Sprachgemeinschaften, die über die Schrift verfügen, zu Gesamtheiten vereinigt bei den „schriftlosen Völkern“, d. h. den Naturvölkern und primitiven Stämmen, die es noch zu keiner Schrift gebracht haben. Um der Sprache teilhaft zu sein, braucht man nicht schreiben und lesen zu können, aber vom Standpunkt des gebildeten Kulturmenschen aus kann man wohl sagen, daß erst derjenige eine Sprache beherrscht, der ihrer nicht nur als gesprochenes, sondern auch als geschriebenes Verständigungssystem mächtig ist.

In unserer Schrift, die eine ihrer Intention nach „phonetische“ (i. w. S.), d. h. eine alphabetische Laut-Buchstabenschrift ist, werden den Phonemen im Sinne fixierter, aber wandlungsfähiger Konventionen (Orthographie) Grapheme zugeordnet, wenngleich diese Zuordnung nicht völlig konsequent und die Deckung niemals vollständig ist. Schreiben als Tätigkeit bietet sich in folgenden Formen dar: Spontanschreiben, Diktatschreiben, Abschreiben, Schreibautomatismen. Im Sinne der allein als Vollform der Graphie anzusprechenden ersten Tätigkeit ist Schreiben das graphische Niederlegen gedanklich-innersprachlicher Eigenkonzepte des Schreibers, also ein Sprechen mit graphischen Zeichen. Die graphischen Konventionen folgen den Wandlungen der Lautsprache keineswegs im gleichen Schritt. Meist ist die Schrift konservativer und vermag ihrerseits auf die gesprochene Sprache zurückzuwirken, z. B. durch „spelling pronunciations" oder durch einen eigenen Schreibstil, der oftmals auch die Rede beeinflußt.

Wer ein Wort niederschreibt, muß dies Buchstabe für Buchstabe tun; allein dieses atomistisch-punktuelle Nacheinander gilt nur für die letzte Aktionsphase der motorischen Ausführungshandlung — und selbst hier gibt es allerhand Verschleifungen, Zusammenziehungen, Siglen und Ligaturen von den Gestaltbedürfnissen größerer Ganzheiten her —, im innergraphischen Konzept dagegen ist das Bild des zu schreibenden Wortes als Gesamtheit gegenwärtig; oft sind es sogar größere Sinneinheiten, die vor den Wortgrenzen nicht halt machen. Das beweisen schlüssig die Fehlleistungen, bei denen sich ein Buchstabe, der erst viel später kommen soll, vorzeitig in die Ausführungshandlung drängt und seine unrichtige Verwirklichung durchsetzt, bevor noch die Reihe an ihn gekommen ist (Antizipation). Auch ein bereits niedergeschriebener Buchstabe ist für die Schreibhandlung manchmal nicht völlig abgetan, sondern bringt sich ungehörigerweise nochmals zur Geltung (Postposition). Hinter den linear-eindimensionalen (einsinnigen) Abläufen der Exekutivphase steht eben die ausgedehnte Erlebnisgegenwart des corticalen Entwurfs, die im Sinne der „psychischen Präsenzzeit" (Stern, 1897) mehrere worthafte Lautgestalten zugleich enthält u. zw. so, daß Spurenvorstrahlungen des erst Kommenden und Rückstrahlungen des bereits Geschriebenen, also Wirkungen nach beiden Seiten möglich sind: Kainz (1956). Bei geringer Übung ist die Schreibtätigkeit besonders eng an die explizite Aktivierung innersprachlicher Bestände gebunden: der Ungewandte kann nur schreiben, wenn er gleichzeitig dabei innerlich, manchmal sogar halblaut spricht, d. h. das graphisch zu Fixierende sich selbst in die Feder diktiert. Beim Schreibgewandten dagegen ist eine stärkere Differenzierung und Verselbständigung der beiden Aktionen eingetreten. Hier erhält die Schreibmotorik mit ihrer optisch-schriftbildlichen und kinästhetisch-taktilen Komponente ihre eigene Struktur- und Exekutivgesetzlichkeit, die sich von der Sensorik und Motorik der Lautsprache bis zu einem gewissen Grad loslöst. Nunmehr werden die graphischen Aktionen vom inneren Schriftbild des Wortes aus vollzogen — das freilich vom Wortklangbild nie *völlig* unabhängig wird —, ohne daß eine klare Ausbildung der sensorischen und motorischen Wortformel (d. h. der beiden Seiten des corticalen Wortkonzepts) nötig wäre. Hier gibt es verschiedene Prozeßabkürzungen. Selbst bei Sistierung des optischen Innenbilds der Buchstabenformen und dem Verlust ihres Zeichenwerts durch eine Läsion der Dejerineschen Stelle, welche eine Leseunfähigkeit (Alexie) zur Folge hat, weil den optischen Figurationen keine Bedeutung zugeordnet zu werden vermag, kann das Schreiben als wohleingefahrene motorische Aktion, die auch einen Vollzug im Dunklen gestattet (Hofstätter, 1940) noch einigermaßen möglich bleiben.

Der Schreibende muß die herkömmlichen Buchstabenformen mit eben jenen charakteristischen Merkmalen verwirklichen, an denen Zeichenwert und Verständlichkeit der Grapheme hängen. Aber auch hier gibt es die tolerable Streuungsbreite, und eben diese ist der Bewährungsbereich jenes persönlichen Duktus der

„Charakterschrift“ jedes Schreibers, der den Niederschlag einer individualdiagnostisch ergiebigen Ausdruckstätigkeit bildet. Auch diese personalstilistischen Besonderheiten in der Verwirklichung der traditionsgenormten, objektiv vorgegebenen Grapheme sind zentral bedingt. Unsere Handschrift ist in Wahrheit eine Gehirnschrift, u. zw. geht diese Expressivmotorik nach dem Erweis der bewegungsphysiologischen Graphologie (POPHAL, 1939) auf ein Zusammenwirken der Motorik genetisch alter Hirnteile — vorab Pallidum und Striatum — mit der Steuerung gerichteter und geführter Bewegungen durch bestimmte Cortexregionen zurück. Wer die Annahme eines motorischen Schreibzentrums ablehnt, sondern die corticale Steuerung der Schreibtätigkeit den Hand- und Fingerzentren zuordnet, kann doch eine zusätzliche Funktionseinstimmung derselben für die diffizile Prägnanzmotorik des Schreibgeschäfts nicht in Abrede stellen; denn bei zentralen Schreibstörungen (Dys- und Agraphie) versagen die peripheren Exekutivorgane (Arm, Hand, Finger) nur für die Schreibmotorik ihren Dienst, alle anderen Aktionen vollziehen sie klaglos, ohne daß die Ausführung ungelenk würde oder danebenginge.

e) Das Lesen

Das Lesen bedeutet das verstehende Aufnehmen von handschriftlich oder im Druck fixierten Sprachfügungen, somit die auf Grund der erworbenen Kenntnis der Schriftzeichen und der orthographischen Konventionen einer Sprache vollzogene Tätigkeit des Sinnerfassens graphisch niedergelegter Gedankengänge. Es verhält sich zum Schreiben wie das hörende Sprachverstehen zum Sprechen; beidemale handelt es sich um die aufnehmenden oder impressiven Korrelate der genannten produktiv-expressiven Aktionen, ohne welche diese sinnlos würden. Das Verstehen von Gesprochenem ist die überhöhende, überformende und weiterführende Auswertung von Leistungen des Phonorezeptors im Dienst der sprachlichen Kommunikation, in bezug auf das Lesen gilt Analoges für den Photorezeptor.

Mit dem Ausdruck Lesen werden zwei normalerweise eng verbundene Partialaktionen bezeichnet, die indes im Falle des nicht vollständigen Sprachbesitzes (etwa bei ungenügend beherrschten Fremdsprachen), der nicht voll ausgebildeten Lesefertigkeit, bestimmter Entwicklungshemmungen im Hinblick auf den Erwerb dieser Fähigkeit (kongenitale Leseschwäche) oder zufolge pathologischer Beeinträchtigung der früher wohlausgebildeten Lesefertigkeit (Dys- bzw. Alexie) auseinandertreten können: das klangliche Neuverwirklichen der graphisch umgesetzten phonetischen Bestände (Lautlesen) und das mentale Sinnerfassen der Sätze eines Textes im stillen Lesen, das ohne Klangumsetzung vor sich geht. Hier gibt es allerhand Zwischenstufen und Übergangsformen.

Auch das Verhältnis zu den anderen Sprachaktionen kann differieren. Der im Lesen Ungeübte wird des Sinnes nur inne, wenn er murmelnd beim Lesen spricht, sich sozusagen den Text selbst vorliest, somit das Gelesene in die Klangwirklichkeit der Lautsprache überführt; er muß das akustische und das artikulomotorische Wortbild zu Hilfe rufen. Zumindest muß er angedeutete Artikulationsbewegungen machen, was übrigens auch manche Lesegeübte tun, sofern sie dem motorischen Typus angehören. Der Lesegewandte dagegen entnimmt in einer selbständig und autark gewordenen Aktion den optischen Wortbildern unmittelbar Bedeutung und Sinn, ohne daß ein ausgeführtes Zurückgreifen auf die gesprochene Sprache nötig wäre. Im ersten Fall hat man sich die Gesamtaktion so vorzustellen, daß die optisch perzipierten und gestaltlich synthesierten graphischen Wortbilder zunächst beide Sprachregionen erregen, die mit dem optischen Sprach- oder Lesezentrum kooperieren. Erst das solcherart gewonnene Material vermag als adäquater konstellativer Erregungsimpuls die Begriffsregion zu ihrer endgültigen Sinnzuordnung und damit zum Verstehen des Gelesenen zu veranlassen. Beim Geübten dagegen gibt es vereinfachende Abkürzungen des komplexen Prozesses in dem Sinne, daß die beiden Sprachregionen nur flüchtig in die Gesamtaktion eingeschaltet werden müssen. Das Verhalten beim Partiturlesen kann das verdeutlichen. Ein der Notenzeichen kundiger, aber mit Partituren unvertrauter Musikalischer kann sich des klanglichen Gehalts nur so bemächtigen, daß er sich die einzelnen Stimmen vorsingt oder -pfeift. Beim Geübteren genügen bereits die stummen Klangphantasmata, während ein Kapellmeister gleich den graphischen Notensymbolen ihre Klangbedeutung abgewinnt.

Beim Lesen kommt eine spezifische Augenmotorik zur Geltung. Das Auge gleitet nicht in gleichmäßigem Bewegungsfluß die Zeilen entlang, sondern vollzieht ballistische (ruckhafte) Bewegungen. Während des geschleuderten Blicktransports wird visuell nichts perzipiert: die Aufnahme des graphischen Materials erfolgt nur während der dazwischengeschalteten Blickpausen. Dieses Diskontinuum der Blickmotorik wird überlagert von der kontinuierlichen Leistung der verstehenden Textaufnahme: somit wird während der sprunghaften Wanderung der Augen zwar nichts gesehen, wohl aber gelesen, d. h. das in der letzten Blickpause optisch Aufgenommene geistig in seinem Sinn erfaßt, sofern nicht Schwierigkeiten des gedanklichen Nachvollzugs ein Innehalten erfordern. Während einer Blickpause ergreift das Auge immer eine Gruppe von Buchstaben: der Geübte liest somit nicht Einzelbuchstaben, sondern immer ganze Wortgestalten, ja syntaktische Sinneinheiten. Vertraute Wortbilder werden als solche global erfaßt, wenn sie nicht zu lang sind. Aber auch unvertraute und umfangreiche Wortgestalten werden in der Regel nicht nacheinander aus den Einzelbuchstaben zusammengebaut sondern von den dominierenden und determinierenden graphematischen Unterganzheiten aus auf dem Wege eines gestalthaften Integrationsprozesses gewonnen. Damit das Lesen glatt und geläufig vollzogen werden kann, muß das Auge imstande sein, immer ganze Buchstabengruppen gleichzeitig (simultan) zu perzipieren und für die geistige Verarbeitung bereitzustellen. Bei punktuell eingeengtem oder sonstwie beschränktem Blickfeld, wie es bei manchen Sehstörungen (z. B. Hemianopsie) anzutreffen ist, leidet die Leseleistung aufs schwerste.

Die optische Perzeption ist nur der Anfang der Aktion, sie leitet die sie überhöhenden geistigen, mnestisch-assoziativ fundierten Prozesse ein, denen sie das Material liefert. Auch beim Lesen wird ein nicht geringer Teil der rezeptiven Aktion durch spontane Ergänzungen, apperzeptive und assimilative Prozesse sowie vorwegnehmende Denkleistungen deutender Art unterstützt, bei raschem Lesen sogar weitgehend ersetzt. Die auf der Kenntnis der betreffenden Sprache beruhende Vertrautheit mit den allermeisten der im Text vorkommenden Wörter erleichtert die optische Perzeption und beschleunigt den Vorgang; unbekannte Fremdwörter müssen oft mühsam buchstabiert werden, auch bedeutungslose Silben werden schwerer und langsamer gelesen als vertraute Bedeutungsträger. Die bedeutungs- und sinnvolle Ganzheit genießt einen entschiedenen Vorzug. McCattell (1885) hat experimentell nachgewiesen, daß man in der gleichen Zeit, die man zum Agnoszieren von 5 zufällig ausgewählten Buchstaben braucht, etwa drei kurze Wörter mit je 4 bis 5 Buchstaben lesen kann; der Sinn unterstützt ferner die Schärfe des Blicks. So kann man nach ERDMANN u. DODGE (1898) vertraute vollständige Wörter noch in einer Entfernung lesen, in der die einzelnen Buchstaben nicht mehr zu erkennen sind. Darum verwendet der Augenarzt bei Prüfung des Sehvermögens bedeutungslose Buchstabengruppen oder Einzelbuchstaben, um die für seine Zwecke hinderliche Unterstützung der optischen Perzeption durch das Wiedererkennen bekannter Worte und kombinierende Deutung auszuschließen. Auch Ziffern und Zifferngruppen bzw. Zahlen tun denselben Dienst, weil hier jede Übergangswahrscheinlichkeit ausgeschlossen ist. Texte mit vertrauten Worten, d. h. solchen, die in der Alltagssprache häufig vorkommen, sind leichter zu lesen als solche, wo seltene und ausgefallene Worte dominieren. Von diesem Aspekt aus vermögen die sprachstatistischen Arbeiten von THORNDIKE und LORGE (1944), KAEDING (1897) und MEIER (1964) auch lesepsychologische und sprachpädagogische Bedeutung zu gewinnen. Der Leser verwertet bei der Textaufnahme nicht nur seine Kenntnis der Sprache, in welcher der Text abgefaßt ist, wobei ihn diese Sprachvertrautheit der Mühe überhebt, ein auf Grund weniger graphischer Diakritika bereits agnosziertes Wort oder eine geläufige Phrase in allen Teilen genau optisch aufzufassen, sondern bringt auch seine aus dem Titel oder dem bereits Gelesenen gewonnenen Sinnerwartungen, vor allem aber seine Sachkenntnis dem Text entgegen. Auch das erleichtert und beschleunigt den Vorgang, birgt aber insofern Gefahren in sich, als dadurch gewissen Fehlleistungen (Verlesungen) die Möglichkeit des Auftretens gegeben ist. Das auf Grund assimilativer Ergänzungen und Zurechtformungen falsch (textwidrig) Gelesene, d. h. das substituierte Graphem oder Wort, präsentiert sich dabei mit der gleichen sinnenfälligen Deutlichkeit wie das textentsprechend Aufgenommene. Kein gewandt vor sich gehendes Lesen verzichtet auf assimilative Prozesse. Wird diesen besonderes Mitspracherecht eingeräumt, dann konstituieren sie den nach ihnen benannten Vorgangstypus des „assimilativen Lesens". Der gegensinnige Prozeßtypus wird als „apperzeptives Lesen" bezeichnet. Dieses erfolgt unter engerer Textbindung sowie mit stärkerer, vor allem gleichmäßigerer Beachtung sämtlicher graphischer Einzelheiten, als die mehr ganzheitliche assimilative Prozeßform aufzubieten geneigt ist, geht aber weit langsamer vor sich. Außerdem kann — wie vor allem die Extremform dieses Aktionstypus, das Korrekturenlesen zeigt — die allzugenaue Beschäftigung mit der äußeren Form der graphischen Wortbilder, die für das Erspähen von Druckfehlern unerläßlich ist, die Sinnerfassung des Textes beeinträchtigen.

Literatur

Psychologie der Sprache

ACH, N.: Zur psycholog. Grundlegung der sprachl. Verständigung. XII. Kongr. f. Psychol. Bericht p. 122 ff. 1932. — ADAMS, S., and F. F. POWERS: The psychology of language. Psychological Bull. 26, p. 241 ff., 1929. — ADELSON, M., F. A. MUCKLER and A. C. WILLIAMS: Verbal learning and message related to amount of information. In: Quastler, H. (Ed.), Information theory in psychology. 1955. — AJURIAGUERRA, J. DE, BRESSON, F., FRAISSE, P., INHELDER, B., P. OLÉRON et J. PIAGET (Eds.): Problèmes de psycholinguistique. 1963. — ALAJOUANINE, TH., SABOURAUD, O. et F. GREMY: Étude oscillographique de la parole dans la maladie de

Parkinson. Effets précoces de la coagulation pallidale. Rev. franç. Ét. clin. biol. 9 (1964). — AMMANN, H.: Die menschl. Rede. I. 1925, II. 1928. — AMMER, K.: Sprache, Mensch u. Gesellschaft. 1961. — APPEL, W.: Energiebasis-Artikulationsbasis. Wiener Slavist. Jahrb. 6 (1957f.) 73ff. — ARSENIAN, S.: Bilingualism and mental development 1937.

BALKEN, E. R.: Language and psychology. Encyclop. of Psychol. p. 319ff. 1946. — BARTLETT, F. C.: Remembering. 1950 (1. A. 1932). — BAUDOUIN DE COURTENAY, J.: Einfluß der Sprache auf Weltanschauung u. Stimmung. Prace Filologiczne 14 (1929) 185ff. — BAY, E.: Principles of classification and their influence on our concepts of aphasia. In: REUCK, A. V. S. & O'CONNOR, M. (Eds.): Disorders of language. 1964. p. 122ff. — BEAUVOIR, S. DE: Mémoires d'une jeune fille rangée. 1958. — BECKMANN, G., & A. SCHILLING: Hörtraining. 1959. — BENTLEY, M., & E. VARON: An accessory study of phonetic symbolism. Amer. J. Psychol. 45 (1933) 76ff. — BERTALANFFY, L. v.: A biologist looks at human nature. Scientific Monthly 82 (1956) 33ff.; — On the definition of the symbol. In: ROYCE, J. R. (Ed.): Psychology and the symbol. 1965. p. 26ff. — BLOCK, J.: Commonality in word association and personality. Psychol. Rep. 7 (1960) 332. — BONAVENTURA, M.: Ausdruck der Persönlichkeit in der Sprechstimme u. im Photogramm. Arch. gesamte Psychol. 94 (1935) 501ff. — BOSTRÖM, A.: Striäre Störungen. In: BUMKE, O. (Herausg.), Handb. d. Geisteskrankheiten. II. Allg. T. 2. 1928. p. 207ff. — BOUMAN, L., & A. A. GRÜNBAUM: Experimentellpsychol. Untersuchungen zur Aphasie u. Paraphasie. Z. f. d. ges. Neurol. u. Psychiatrie 96 (1925) 481ff. — BRIN, J. G.: Speech and human relations. 1947. — BROADBENT, D. E.: Perception and communication. 1958. — BROCH, O.: Fonetik og sentralnervesystem. Norsk Tidskrift for Sprogvidenskab 16 (1952) 301ff. — BROWN, R. W., A. BLACK & A. HOROWITZ: Phonetic symbolism in natural languages. J. abnorm. soc. Psychol. 50 (1955) 388. — BRUNER, J. S.: On perceptual readiness. Psych. Rev. 64 (1957) 123ff. — BÜHLER, K.: Kritische Musterung der neueren Theorien des Satzes. Indogerman Jahrb. 6(1920) 1ff.; — Über d. Sprachverständnis vom Standpunkt d. Normalpsychol. aus. III. Kongr. Psychol. Ber. 1909, p. 94ff.; — Sprachtheorie. 1934.

CARROLL, J. B.: A factor analysis of verbal abilities. Psychometrika 6 (1941) 279ff.; — The analysis of verbal behavior. Psychol. Rev. 51 (1944) 102ff.; — The study of language. 1953. — CASSIRER, E.: Philos. d. symbol. Formen I: Die Sprache. 1923; — Die Sprache u. der Aufbau d. Gegenstandswelt. XII. Kongr. Psych. p. 134ff. — CATTELL, J. McK.: Über die Zeit der Erkennung u. Benennung von Schriftzeichen, Bildern u. Farben. Philos. Stud. 2 (1885) 635. — CHAUCHARD, P.: Le langage et la pensée. 1956. — CHERRY, C.: On human communication. 1957. — CHURCH, J.: Language and the discovery of reality. 1961. — COFER, CH. N.: Verbal learning and verbal behavior. 1961. — CONRAD, K.: Aphasie, Agnosie, Apraxie. Fortschr. d. Neurol. u. Psychiatrie 19 (151) 291ff. — CRITCHLEY, M.: The language of gesture. 1939.

DELACROIX: Le langage et la pensée. 2. éd. 1930; — L'enfant et le langage. 1934. — DEMPE, H.: Was ist Sprache? 1930. — DESSOIR, M.: Die Rede als Kunst. 1940. — DEWEY, J.: Peirces theory of linguistic signs, thought and meaning. J. Philos. 43 (1946) 85ff. — DIEZ, M. P.: Il linguaggio in rapporto alle analogie fisiche e mentali fra uomo ed animali. Riv. Psicol. 40f. (1944) 24ff. — DITTRICH, O.: Grundzüge der Sprachpsychol. I. 1904. — DOBROGAJEW, S. M.: The science of speech and thought. Collection Synthese 5 (1946f.) 159ff. — DOLLARD, J., & N. E. MILLER: Personality and psychotherapy. 1950.

EISENSON, J.: The psychology of speech. 1938. — EPSTEIN, I.: La pensée et la polyglossie. 1907. — ERDMANN, K. O.: Die Bedeutung des Wortes. 4. A. 1925 (1. A. 1900). — ERDMANN, B., & R. DODGE: Psychol. Untersuchungen über das Lesen auf experimenteller Grundlage. 1898. — ERTEL, S., & R. DORST: Expressive Lautsymbolik. Z. exper. u. angew. Psychol. 12 (1965) 557ff. — ERVIN, S. M., & CH. E. OSGOOD: Second language learning and bilingualism. In: OSGOOD, CH. E. & TH. A. SEBEOK (Eds.): Psycholinguistics. 1954. p. 139ff. — ESPER, E. A.: The psychol. of language. Psychol. Bull. 18 (1921) 490ff.; — Language. In: MURCHISON, C.: Handbook of Social Psychol. 1935. p. 417ff. — EWERS, D. W. F.: Relations between auditory abilities and reading abilities. J. Experim. Educ. 18 (1950) 239ff.

FAIRBANKS, H.: Quantitative differentiation of samples of spoken language. Psychol. Monographs 56. No. 2 (1944) 18ff. — FELDMAN, M. J. P., P. LANG & B. LEVINE: Word association disturbances, learning and retention. Psychol. Rep. 5 (1959) 607f. — FENZ, E.: Laut, Wort, Sprache und ihre Deutung. 1940. — FISCHER, S.: Die Methoden d. Individualpsychol. d. Sprache. In: Abderhalden, Handb. d. biol. Arbeitsmethoden. Abt. VI, T. B. H. 2, 1023. — Flanagan, J. L.: Speech analysis, synthesis and perception. 1965. — Fletcher, H.: Speech and hearing. 1929. — Forchhammer, E.: Über einige Fälle von eigentümlichen Sprachbildungen bei Kindern. Arch. ges. Psychol. 104 (1939) 395ff. — Freud, S.: Zur Psychopathol. des Alltags usw. Ges. W. IV. 1939. — Frisch, K. v.: Symbolik im Reich d. Tiere, 1954. — Fröschels, E.: Psychol. d. Sprache. 1925. — Fry, D. B.: Communication theory and linguistic theory. Proc. I. Sympos. on Information theory. 1950, p. 120ff.

Galichet, E.: Essai de grammaire psychologique. Bibliothèque philos. contemp. 1947. — Gardiner, A. H.: The theory of speech and language. 1932. — Gelb, A.: Zur medizin. Psychol. u. philos. Anthropologie. Acta psychologica III (1937) 195ff. — Gehlen, A.: Der Mensch. 4. A. 1950. — Ginneken, J. van: Principes de linguistique psychologique. 1907; — Ras en taal. 1935. — Gipper, H.: Bausteine zur Sprachinhaltsforschung. 1963. — Glanzer, M.: Toward a psychology of language structure. J. speech hear. Res. 5 (1962) 303ff. — Gloning, I. & K.: Aphasie bei Polyglotten. Wien. Z. Nervenheilk. XXII (1965), 362ff. — Gloning, K., G. Haub & R. Quatember: Sprachfaktoren bei Aphasikern. Neuropsychologia 5 (1967) 165ff. — Goldman-Eisler, F.: Speech breathing activity — a measure of tension and affect during interviews. Brit. J. Psychol. 46, I. 1955, p. 53ff.; — Hesitation, information, and levels of speech production. In: Reuck, A. V. S. de & M. O'Connor: (Eds.) Disorders of language. 1964, p. 96ff. — Goldstein, K.: Die patholog. Tatsachen in ihrer Bedeutung für d. Problem der Sprache. XII. Kongr. Psychol. p. 145ff.; — Language and language disturbances. 1948. — Gorlitzer v. Mundy, V.: Zur Frage der paarig veranlagten Sprachzentren. Nervenarzt 28 (1957) 212ff. — Grassler, R.: Der Sinn d. Sprache. 1938. — Gray, G. W., & Cl. M. Wise: The bases of speech. 2. ed. 1946. — Gray, L. H.: Foundations of language. 1939. — Grünbaum, A. A.: Sprache als Handlung. XII. Kongr. Psychol. p. 164ff. — Gutzmann, H.: Psychol. d. Sprache. In: Handb. d. vergleich. Psychol. II. 1921, p. 1ff.; — Über Hören u. Verstehen. Z. angew. Psychol. I (1908) 483ff.

Haldane, J. B. S.: Die menschliche Sprache u. d. Mitteilung d. Tiere. Diogenes 1 (1953f) 488ff. — Hall, J. F.: Learning as a function of word frequency. Amer. J. Psychol. 67 (1954) 138ff. — Harlow, H. F. & Woolsey (Eds.): Biological and biochemical bases of behavior. 1958. — Hayakawa, S. I.: Language in thought and action. 1949. — Hebb, D.O.: The organization of behavior. 1949. — Heese, G.: Die Rehabilitation der Gehörlosen. 1961. — Henle, P. (Ed.): Language, thought and culture. 1958. — Hermann, E.: Lautgesetz u. Analogie. 1931; — Was ein Sprachforscher über d. sogen. Sprache der Tiere zu sagen hat. Nachrichten v. d. Gesellsch. d. Wissensch. Göttingen. Phil.-Hist. Kl. N. F. II. Nr. 2. 1938; — Probleme d. Frage. Ibid. 1942. p. 121ff.; — Schallsignalsprachen in Melanesien u. Afrika. Ibid. 1943. p. 127ff. — Hilgard, E. R.: Theories of learning. 1948. — Hjelmslev, L.: Principes de grammaire générale. 1928. — Höller, E.: Theorie u. Praxis des Schülergesprächs. 1948. — Hönigswald, R.: Philos. u. Sprache. 1937. — Hoffman, M. N. H.: The measurement of bilingual background. 1934. — Hofstätter, P. R.: Die diagnostische Bedeutung der Dunkelschrift. Z. angew. Psychol. u. Charakterkunde 59 (1940) 188ff. —Hörmann, H.: Aussagemöglichkeiten psychologischer Diagnostik. 1964; — Psychol. d. Sprache. 1967. — Hoijer, H. (Ed.): Language in culture. 1954. — Homeyer, H.: Von der Sprache zu den Sprachen. 1947. — Horn, W.: Sprachkörper u. Sprachfunktion. 2. A. 1923; — Neue Wege der Sprachforschung. 1939. — Huxley, A.: Words and their meanings. 1940.

Ipsen, G.: Sprache u. Gemeinschaft. XII. Kongr. Psychol. p. 185ff.; — Gespräch u. Sprachform. Bl. dtsch. Philos. VI (1932) 56ff. — Isserlin, M.: Über Sprache u. Sprechen. Nervenarzt 5 (1932) 1ff.; — Sprechen u. Denken d. Taubstummen u. allg. Sprachpathol. V. Kongr. Heilpädag. Bericht 1931, p. 7ff.; — Über Agrammatismus Z. ges. Neurol. Psychiat. 75 (1922) 332ff.

Jacoby, G.: Beitr. z. d. Frage nach dem Übergang von d. tierischen Bewußtsein zu dem menschlichen, von d. Tiersprache zur Menschensprache. In: Festschr. Markwardt. 1961. p. 142ff. — Jaensch, E. (u. Mitarb.): Grundformen menschlichen Seins. 1929. — Jakobson, R.: Kindersprache, Aphasie u. allgemeine Lautgesetze. Universitets Årsskrift (Uppsala) 9 (1942) 1ff.; — Aphasia as a linguistic problem. In: Werner, H. (Ed.): On expressive language 1955, p. 69ff.; — Toward a linguistic typology of aphasic impairments. In: Reuck, A. V. S. de & O'Connor (Eds.): Disorders of language. 1964, p. 21ff. — Jakobson, R., & M. Halle: Fundamentals of language. 1956 (Deutsche Übers.: Grundlagen der Sprache, 1960). —

Jasper, K.: Die Sprache. 1964. — Jenkins, J. J. (Ed.): Associative processes in verbal behavior. 1955; — Commonality of association as an indicator of more general patterns of verbal behavior. In: Sebeok, Th. A. (Ed.): Style in language. 1960, p. 307ff. — Jespersen, O.: Language, its nature, development and origin. 1922 (Deutsche Übers.: Die Sprache. 1925); — The philosophy of grammar. 1924; — Mankind, nation and individual from a linguistic point of view. 1925. — Johnson, W.: Studies in language behavior. I. Psychol. Monographs 56 (1944) H. 2. — Jung, C. G.: Diagnostische Assoziationsstudien. I (1906), II (1910); — Psychologische Typen. 1919. (9. A. 1960).

Kaeding, F. W.: Häufigkeitswörterbuch d. deutschen Sprache. 1897. — Kainz, F.: Psychol. d. Sprache. 5 Bände. 1941—1965; — Die ‚Sprache' der Tiere. 1961; — Logopädie u. Sprachpsychol. Folia phoniatr., Basel, I (1949) 178ff.; — Sprache, Persönlichkeit u. Charakter. Wissensch. u. Weltbild I (1948) 269ff.; — Linguistisches u. Sprachpathologisches zum Problem d. sprachlichen Fehlleistungen. Österr. Akad. d. Wissensch. Phil.-hist. Kl. Sitzungsberichte 230 Bd. V. Abh. 1956; — „Alalia ex separatione". Z. experim. u. angew. Psychol. 6/1 (1959) 40ff.; — Zur Frage d. corticalen Sprachregionen. In: Festschr. R. Meister. 1961, p. 44ff.; — Das Denken u. d. Sprache. Handb. d. Psychol. (Hogrefe). Bd. I/2 (1964), p. 564ff. — Kaiser, L.(Ed.): Manual of phonetics. 1957. — Kandler, G.: Muttersprache u. Sprachbegabung. Neue Bll. f. Taubstummenbildung Nr. 8/9 (1953) 231ff. — Kantor, J. R.: An analysis of psychological language data. Psychol. Rev. 29 (1922) 267ff.; — An objective psychology of grammar. 1936. — Karwoski, T. F., & J. Schachter: Psychol. studies in semantics III. J. soc. Psychol. 28 (1948) 103ff. — Keilhacker, M.: Sprechweise u. Persönlichkeit. Z. angew. Psychol. u. Charakterkunde 59 (1940) 215ff. — Klages, L.: Die Sprache als Quell d. Seelenkunde. 1948. — Kleist, H. v.: Über d. allmähliche Verfertigung d. Gedanken beim Reden. 1806. Neudruck in: Müller, A. H. (Ed.): Vom Gespräch. 1946. — Knower, F. H.: A study of speech attitudes and adjustments. Speech Monographs 5 (1938). — Koehler, O.: Wolfskinder usw. Folia phoniatr., Basel, 4 (1952) 29ff. — Koffka, K.: Psychologie. In: Lehrbuch d. Philos. (Dessoir) II. 1925. p. 497ff. — Koppelmann, H. L.: Ursachen des Lautwandels, 1939. — Kretschmer, E.: Körperbau u. Charakter. 22. A. 1955. — Kurth, W.: Leitfaden d. Neurol. u. Psychiatrie. 1949. — Kussmaul, A.: Die Störungen d. Sprache. 4. A. 1910.

Ladefoged, P.: The perception of speech. Proc. Sympos. on Mechanization of Thought Processes. I (1959) 265ff. — Laffal, J.: Psycholinguistics and the psychology of language. Amer. Psychologist 19 (1964) 813ff. — Laguna, G. A. de: Speech. 1927. — Langeveld, M. J.: Taal en denken. 1934. — Leischner, A.: Über die Aphasie der Mehrsprachigen. Arch. Psychiatrie 118 (1948) 731ff.; — Die Störungen d. Schriftsprache. 1957; — Beziehungen der Aphasie-Forschung zur Linguistik. Sprachforum I (1955) 283ff.; — Die Psychiatrie der dominanten Hemisphäre (Aphasiologie). Nervenarzt 34 (1963) 303ff. — Lenneberg, A. M.: Cognition in ethnolinguistics. Language 29 (1953) 463ff.; — Understanding language without ability to speak. J. abnorm. soc. Psychol. 65 (1962) 419ff.; — New directions in the study of language. 1964. — Lewis, M. M.: Language in society. 1947. — Liberman, A. M.: Some results research on speech perception. J. Acoust. Soc. Amer. 29 (1957) 117ff. — Licklider, J. C. R., & G. A. Miller: The perception of speech. In: Stevens, S. S. (Ed.): Handbook of experimental psychology. 1951, p. 1040ff. — Linser, H.: Überlegungen über d. biochemische Basis von Sprache u. Schrift. Ber. d. Oberhess. Ges. f. Natur- u. Heilkunde zu Gießen. N. F. Naturwiss. Abt. 34 (1966) 239ff. — Lipps, H.: Die Verbindlichkeit d. Sprache. 1944. — Lohmann, J.: Philos. u. Sprachwissenschaft. 1965. — Lorenz, K.: Die angeborenen Formen möglicher Erfahrung. Z. Tierpsychol. 5 (1943) 235ff.; — Verständigung unter Tieren. 1953. — Lounsbury, F. G.: Linguistics and psychology. In: Koch, S. (Ed.): Psychology. Vol. VI. 1963, p. 552ff. — Low, A. A.: A case of Agrammatism in the English language. Arch. Neurol. Psychiat. 25 (1931) 556ff. — Luchsinger, R.: Audimutitas (Hörstummheit, Alalie). Atti Laboratorio di Fonetica Univ. Padova 2 (1952) 1ff. — Luchsinger, R., J. Siegfried, M. Kohenof & C. Dubois: Klinische u. experimentell-phonetische Untersuchungen an d. Sprache vor u. nach stereotaktischen Operationen bei Parkinson-Patienten. Folia phoniatr. 18 (1966) 197ff. — Luria, A. R.: The directive function of speech in development and dissolution. Word 15 (1959) 341ff., 453ff.

McGranahan, D. V.: The psychol. of language. Psychol. Bull. 33 (1936) 178ff. — Malinowski, B.: The Problem of meaning in primitive languages. In: Ogden, C. K. & I. A. Richards: The meaning of meaning. Suppl. 1. 1952. — Marty, A.: Psyche u. Sprachstruktur. Hg. v. O. FUNKE. 1940. — MEAD, G. H.: The relation of psychology and philology. Psychol. Bull. 1 (1904) 375ff. — MEIER, G. F.: Ein Beitr. z. Erforschung der Zusammenhänge von Sprache u. Denken u. die Entwicklungsgesetzmäßigkeiten d. Sprache. Wissensch. Z. d. Karl-Marx-Univ. Leipzig 1952 f. p. 517ff.; — Differenzierungshemmung u. phonetisches Sprachgefühl. Z. Phonetik u. allg. Sprachwiss. 11 (1958) 119ff. — MEIER, H.: Deutsche Sprachstatistik. 1964. — MERINGER, R., & K. MAYER: Versprechen u. Verlesen. 1895. — MERLEAU-PONTY, M.: Sur la phénoménologie du langage. In: BREDA, H. L. VAN (Ed.): Problèmes actuels de la phénoménol. 1952, p. 91ff. — MEUMANN, E.: Die Entstehung der ersten Wortbedeutungen beim Kinde. 2. A. 1908. — MEYER-EPPLER, W.: Grundlagen u. Anwendungen der Informationstheorie. 1959; — Problèmes informationnels de la communication parlée. In: MOLES, A. A. & B. VALLENCIEN: (Eds.) Communications et langages. 1963, p. 51ff. — MIERKE, K.: Psychologische Diagnostik. In: Lehrbuch d. Psychol. hg. v. N. Ach. III. 1944, p. 1ff. — MILLER, G. A.: Language and communication. 1951; — Speech and language. In: STEVENS, S. S. (Ed.): Handbook of experimental Psychol. 1951, p. 789ff. — MONRAD-KROHN, G. H.: Altered melody of language (Dysprosody) as an element of aphasia. Acta psychiatrica et neurologica. Suppl. 46 (1947) p. 204. — MORRIS, CH.: Signs, language, and behavior. 1946. — MOWRER, O. H.: The psychologist looks at language. Amer. Psychologist 9 (1954) 660ff. — MÜLLER, A. L.: Experimentelle Untersuchungen zur stimmlichen Darstellung von Gefühlen. 1960. — MURRAY, E.: The speech personality. 1944.

NEWMAN, S.: Further experiments in phonetic symbolism. Amer. J. Psychol. 45 (1933) 53ff. — NEWMAN, ST. S., & V. G. MATHER: Analysis of spoken language of patients with affective disorders. Amer. J. Psychiat. 94 (1933) 913ff. — NOACK, H.: Symbol u. Existenz der Wissensch. 1936. — NOBLE, C. E.: An analysis of meaning. Psychol. Rev. 59 (1952) 421ff.

ÖHMAN, S.: Wortinhalt u. Weltbild. 1951. — OGDEN, CH. K., & I. A. RICHARDS: The meaning of meaning 1923. — OLÉRON, P.: Les habitudes verbales. In: AJURIAGUERRA, J. DE et al. (Eds.): Problèmes de psycholinguistique. 1963., p. 73ff. — OMBREDANE, A.: Le langage. In: Nouveau Traité de Psychologie (Dumas) III, 4 (1933) p. 378ff. — OSGOOD, CH. E.: Psycholinguistics. In: KOCH, S.(Ed.): Psychology. Vol. VI. 1963, p. 244ff. — OTTO, E.: Probleme der Sprachpsychol. Neuphilol. Mschr. 14 (1943) 32ff.; — Stand u. Aufgabe d. allg. Sprachwiss. 1954.

PANCONCELLI-CALZIA, G.: Das Motiv vom „Wilden Knaben". Sprachforum I (1955) 272ff. — PANSE, F.: Sprache als Bewegung. Arch. Psychiatrie u. Z. Neurol. 185 (1950) 423ff.; PANSE, F., G. KANDLER & A. LEISCHNER: Klinische u. sprachwissenschaftliche Untersuchungen zum Agrammatismus. 1952. — PAYNE, S. L.: The art of asking questions. 1951. — PEIRCE, C. S.: Collected papers. II. 1932. — PENFIELD, W., & L. ROBERTS: Speech and brain-mechanisms. 1959. — PFAHLER, G.: System der Typenlehren. 1929. — PICK, A.: Die agrammat. Sprachstörungen. 1913; — Über das Sprachverständnis vom Standpunkt d. Pathologie aus. III. Kongr. Psychol. Ber. 1909, p. 59ff.; — Aphasie u. Linguistik. German.-roman. Mschr. 8 (1920) 65ff.; — Sprachpsychologische u. andere Studien zur Aphasielehre. Schweiz. Arch. Neurol. Psychiat. 12 (1923) 105ff., 179ff. — PILLSBURY, W. B. & CL. L. MEADER: Psychology of language. 1928. — PÎTRES, A.: Étude sur l'aphasie chez les polyglottes. Rev. méd. franç. 15 (1895) 873ff. — POETZL, O.: Aphasie u. Mehrsprachigkeit. Z. Neurol. 124 (1930) 145ff. — POPHAL, R.: Grundlegung d. bewegungsphysiologischen Graphologie. 1939. — PORZIG, W.: Das Wunder der Sprache. 1950. — POS, H. J.: Het affect en zijn uitdrukking in de taal. Nederlandsch Tijdskr. v. Psychol. 1934, p. 209ff. — PRONKO, N. H.: Language and psycholinguistics. Psych. Bull. 43 (1956) 189ff. — PUTNAM, H.: Zu einigen Problemen der theoret. Grundlegung d. Grammatik. Sprache im technischen Zeitalter 14 (1965) 1109ff.

RAPAPORT, D.: Diagnostic psychological testing. 2 Bde. 1945f. — REICHLING, A.: Het woord. 1935. — RÉVÉSZ, G.: Ursprung u. Vorgesch. d. Sprache. 1946; — Die Sprache. Nederl. Akad. van Wetenschappen. Proc. XLIII, Nr. 8, 1940; — Denken, Sprechen, Arbeiten. Arch. di Psicologia, Neurologia etc. 1 (1940) 755ff.; — The psychogenetic foundation of language. Lingua IV (1955) 318ff. — RICHTER, E.: Das psychische Geschehen u. die Artikulation. Arch. Néerland. de Phonétique expérim. XIII (1937) 41ff. — RIEFFERT, J. B.: Sprechtypen. XII. Kongr. Psych. Ber. 1932. — ROHRACHER, H.: Die Arbeitsweise des Gehirns u. die psychischen Vorgänge. 1953 (3. A. des Buches: Die Vorgänge im Gehirn u. das geistige Leben. 1939); — Einführung in d. Psychol. 8. A. 1963; — Kleine Charakterkunde. 11. A. 1965;

— Regelprozesse im psychischen Geschehen, Forschungen u. Fortschritte 37 (1963) 48ff. — Rosenberg, Sh. (Ed.): Directions in psycholinguistics. 1965. — Rosenzweig, M. R.: Comparisons among word-association responses in English, French, German and Italian. Amer. J. Psychol. 74 (1961) 347ff. — Royen, G.: Spraak en taal. 1933. — Russell, W. A., & O. R. Meseck: Der Einfluß der Assoziation auf das Erinnern von Worten in der deutschen, französischen u. englischen Sprache. Z. experim. u. angew. Psychol. 6 (1959) 191ff.

Sander, F.: Seelische Struktur u. Sprache. Strukturpsychologisches zum Zweisprachenproblem. Neue Psychol. Studien 12 (1934) 59ff. — Sanford, F. H.: Speech and personality. Psychol. Bull. 39 (1942) 811. — Saporta, S.: Linguistic structure as a factor and a measure in word association. In: Jenkins, J..J. (Ed.): Associative processes in verbal behavior. Minnesota Conference 1955, p. 210ff. — Saporta, S. (Ed.): Psycholinguistics. 1959. — Saussure, F. de: Cours de linguistique générale. 1916. (Deutsche Übers. Grundfragen d. allg. Sprachwissensch. 1931). — Schaff, A.: Introduction to semantics 1962. — Scheler, M.: Mensch u. Geschichte. Die Neue Rundschau, Nov. 1926. — Schlismann, A.: Der Mensch u. sein Wort. 1955. — Schmetterer, L.: Sprache u. Informationstheorie. In: Sprache u. Wissenschaft. Vortrr. d. Tagung der Jungius-Gesellsch. Hamburg. 1960, p. 155ff. — Schmidt-Rohr, G.: Mutter Sprache. 2. A. 1933. — Schubenz, S.: Beitr. zu einer Analyse der selbsttätigen Steuerungsvorgänge im Sprechverhalten usw. 1965. — Schuy, Cl.: Die sprachliche Situation d. Taubstummen. Sprachforum I (1955) 146ff. — Sechehaye, A.: Le pensée et la langue. J. de Psychol. 30 (1933) 57ff. — Segerstedt, T. T.: Die Macht des Wortes. 1947. — Singh, I. A. C., and R. M. Zingg: Wolf children and feral man. 1942. — Skinner, B. F.: Verbal behavior. 1957. — Snell, B.: Die Entdeckung des Geistes. 1946. — Stern, G.: Meaning and change of meaning. 1917. — Stern, Cl. & W.: Die Kindersprache. 4. A. 1928. — Stern, W.: Psychische Präsenzzeit. Z. Psychol. 13 (1897) 328ff. — Stinchfield, S. M.: Psychology of speech. 1928. — Stöhr, A.: Psychologie. 1917. — Stumpf, C.: Die Sprachlaute. 1926. — Sutermeister, H. M.: Über die Fortschritte der Sprachpsychol. u. Sprachtherapie. Gesundheit u. Wohlfahrt 1955, p. 1ff.

Tarnóczy, T. H.: Physical characteristics of speech sounds and some aspects of their anthropological relations. Acta Anthropobiologica (Budapest) I (1947) 1ff. — Taylor, I. K.: Phonetic symbolism re-examined. Psychol. Bull. 60 (1963) 200ff. — Thiele, R.: Aphasie, Apraxie, Agnosie. In: Handb. d. Geisteskrankheiten (Bumke) II, 2. 1928, p. 243ff. — Thorndike, E. I., & I. Lorge: The teacher's word-book of 30000 words. 1944. — Thumb, A., & K. Marbe: Experim. Untersuchungen über d. psychol. Grundlagen d. sprachlichen Analogiebildung. 1901. — Trojan, F.: Der Ausdruck von Stimme u. Sprache. 1948. 2. A. 1952; — Der Gefühlsresonanztest. Wiener Arch. f. Psychol., Psychiatrie u. Neurol. 5 (1955) 3ff.; — Zeichen, Silbe u. Laut in entwicklungsgeschichtlicher Sicht. Phonetica I (1957) 63ff.; — Fundamente einer Entwicklungsphonetik. Z. Phonetik, Sprachwiss. u. Kommunikationsforschung 14 (1961) 195ff.; — Zur Frage der „Internationalität" des stimmlichen Ausdrucks. Phono VI (1960) 10f.; — Biophonetik u. Medizin. Acta linguistica Acad. Scientiarum Hungaricae. Tom. 17 (1967) 21ff. — Trubetzkoy, N.: Grundzüge d. Phonologie. Travaux du Cercle linguistique de Prague VII, 1939.

Ullmann, S.: The principles of semantics. 2. A. 1957. — Urban, W. M.: Language and reality. 1939.

Vigotsky, L. S.: Thought and speech. Psychiatry 2 (1939) 29ff. — Vinacke, W. E.: The investigation of concept formation. Psychol. Bull. 48 (1951) 1ff.

Waismann, F.: Logische u. psychologische Aspekte in d. Sprachbetrachtung. Collection Synthese 6 (1947f.) 460ff. — Weisgerber, L.: Vom Weltbild der deutschen Sprache. 1950; — Die vier Stufen in der Erforschung der Sprachen. 1963; — Das Menschheitsgesetz der Sprache. 2. A. 1964. — Weiske, Th.: Sprechausdruck u. Erbcharakter. Z. angew. Psychol. usw. 65 (1943) 51ff., 113ff. — Weizsäcker, C. F. v.: Sprache als Information. 1959. — Werner, H.: Grundfragen d. Sprachphysiognomik. 1932. — Wertheimer, M.: Untersuchungen zur Lehre von der Gestalt. I. Psychol. Forschung 1 (1921) 47. — Westermann, D.: Laut u. Sinn in einigen westafrikan. Sprachen. Arch. vergleich. Phonetik I, 1 (1937) 154ff., 193ff. — Whorf, B. L.: Language, thought, and reality. 1956. (Deutsche Übers. u. d. Titel: Sprache, Denken, Wirklichkeit. 1963). — Winckel, F.: Die ästhetischen Komponenten der Stimmgebung. Acta Physiol., Pharmacol. Neerlandica 1 (1956) 56ff.; — Sprache als Werkzeug. IBM-Nachrichten 17 (1967) 506ff. — Winkler, E.: Sprachtheoret. Studien. 1933. —

WISSEMANN, H.: Untersuchungen zur Onomatopöie. I. 1954. — WITTMANN, J.: Die physiognomische Urbedeutung des Wortes u. das Problem d. Bedeutungsentwicklung. 13. Kongr. Psychol. 1934. 187ff. — WOLFLE, D. L.: The relation between linguistic structure and associative interference in artificial linguistic material. Language Monographs Nr. 11. 1932. — WUNDT, W.: Die Sprache. 2. Bde. (Völkerpsychol. I. 3. A. 1911). — WYGOTSKI, L. S.: Denken u. Sprechen. Deutsche Übers. 1964. (Original russisch, 1934).

ZEMANEK, H.: Elementare Informationstheorie. 1959. — ZIPF, G. K.: The psychobiology of language. 1935; — The psychology of language. In: Encyclop. of Psychol. 1946, 23 ff.3.p — ZWIRNER, E.: Das Gespräch. Studium Generale 4 (1951) 213ff.

IV. Die Entwicklung der Sprache

1. Psychologische Grundlagen

Historisches. Die Lehre von der Psychologie und Physiologie der kindlichen Sprachentwicklung ist ein Grenzgebiet zwischen Psychologie und Medizin. Es liegt daher in der Natur des Problems, daß die Erforschung der geistigen und damit auch der sprachlichen Entwicklung des Kindes um die letzte Jahrhundertwende vor allem von Pädagogen und Psychologen weitgehend gefördert worden ist (SCHULTZE, WUNDT, PREYER, MEUMANN, CL. und W. STERN). Seit jeher hat deshalb die vorwiegend naturwissenschaftlich orientierte Forschungsweise der Medizin das Studium der auf einer fehlerhaften Entwicklung beruhenden kindlichen Sprachstörungen den geisteswissenschaftlichen Erkenntnissen angepaßt. Wie in der Psychiatrie und Pädiatrie gehört auch für die Sprachheilkunde die gebührende Anwendung der psychologischen Forschungsergebnisse zu den wegweisenden Grundlagen.

H. GUTZMANN Sr., einer der ersten Pioniere der medizinischen Sprachheilkunde, errang die Anerkennung seiner Zeitgenossen dank seinen tiefen Kenntnissen in der theoretischen und experimentellen Psychologie. Ebenso hat NADOLECZNY (1926) seinen Schilderungen der kindlichen Sprachentwicklung die Arbeiten von K. und CH. BÜHLER, MEUMANN sowie der Ehepaare SCUPIN, CL. und W. STERN und A. und G. HOYER zugrunde gelegt. Die beiden ersten Bände der Sprachpsychologie von F. KAINZ (1941 und 1943) bieten die letzte kritische Übersicht des großen Gebietes. Dieser ist auch LUCHSINGER (1947) mit der Darstellung der Sprachentwicklung des Kindes in seinem Beitrag für das Schweizer Lehrbuch der Hals-, Nasen-Ohrenheilkunde gefolgt. Aus Amerika stammen die allgemein bekannten Normen der Entwicklung des Kindes von GESELL (1940) sowie GESELL and AMATRUDA (1947), aus der weit anerkannten Schule über kindliche Entwicklung.

Individuelle Interpretationen. Auf dieser festen Grundlage der allgemeinen Psychologie haben zahlreiche Sprachpathologen verschiedene Darstellungen der kindlichen Sprachentwicklung entworfen. Auf den ersten Blick sehen diese Überblicke recht heterogen aus, weil sie die individuelle psychologische Orientierung der Autoren widerspiegeln. Die Kapitel über Sprachentwicklung in den neuen Lehrbüchern drücken die persönlichen Standpunkte viel weitgehender aus als die Beschreibungen von vorzüglich objektiven Tatbeständen, wie etwa im Falle von Hörverlust oder Gaumenspalte. Diese Vielfalt von Darstellungsmöglichkeiten geht z. B. aus den Beiträgen von C. T. SIMON (1957), WEST et al. (1957), O. C.

Irwin (in Kaisers Manual 1957) oder Seemans[1] Lehrbuch (1959) hervor. Unter weiteren Beiträgen sind die moderne psychologische Betrachtungsweise von Quiros und Goetter (1964) sowie die Arbeiten von H. Winitz (zuletzt bei Rieber and Brubaker, 1966) wichtig. In der letzteren Studie ist die kindliche Sprachentwicklung auf der modernen Grundlage der *Psycholinguistik* geschildert. Dieser Gesichtspunkt dürfte großen Einfluß auf die neuen Methoden der Spracherziehung haben, sowohl in der Klinik, als auch in der Schule. Besonders bemerkenswert sind die Ausführungen über die normale und gestörte Entwicklung der Grammatik. Übersichtsberichte stammen von Everhart (1960) und Lillywhite (1963).

Funktionen der Sprache. Unter den psychologischen Fragen nach Wesen, Ursprung und Leistung der Sprache ist die letztere für die Sprachheilkunde am wichtigsten. Zur weiteren Analyse der sprachlichen Leistung unterscheidet K. Bühler (1930) in seiner „Dreifunktions-Theorie" ihre stufenweise gegliederten Hauptfunktionen in die affektive *Kundgabe*, den auslösenden *Appell* und den informierenden *Bericht*. Kainz postuliert vier Hauptfunktionen: Kundgabe, Auslösung (Appell), Frage und Bericht (Information). Es ist einleuchtend, diese sprachlichen Hauptaufgaben den kardinalen Funktionen des seelischen Lebens an die Seite zu stellen, nämlich dem Fühlen, Wollen und Denken. Dies läßt sich während der ontogenetischen Entwicklung der Sprache leicht nachweisen. Die gefühlsbetonte Kundgabe und der wunschgeladene Appell entsprechen dabei den biologisch-genetisch ältesten Schichten des Seelenlebens. Hingegen gehört die darstellend-berichtende Information zu den höchsten Stufen des Bewußtseins.

Phylogenetische Gesichtspunkte. Seit Ernst Haeckel sein *biogenetisches Grundprinzip* formuliert hatte, waren medizinische und anthropologische Betrachtungen der Erblehre wiederholt von der offensichtlichen Parallele zwischen vielen Stufen der phylogenetischen Evolution und der ontogenetischen Entwicklung beeinflußt. Analoge Parallelen sind zweifellos während der normalen embryologischen Entwicklung der peripheren Organe für expressive und rezeptive Kommunikation nachweisbar: Kehlkopf, Rachen, Mundraum, Nase, Ohren. Ebenso sind auf pathologischem Gebiete die teratologischen Erklärungen von Mißbildungen auf die Gesetze und Tatsachen des embryonalen Wachstums gestützt.

Während die biogenetischen Erklärungen für viele Einzelheiten der *somatischen* Entwicklung zutreffen, lassen sie sich auf die *psychologischen* Faktoren der spezifisch menschlichen Hirnfunktion nur mit Vorsicht anwenden. Eine gewisse Erinnerung an die phylogenetische Entstehung der Sprache besteht insofern, als das Kleinkind im Verlaufe seiner Sprachentwicklung die einzelnen Funktionen und Leistungsstufen der Sprache selbst erwerben muß. Mit Recht warnt aber Kainz vor einer zu weitgehenden Übertragung des biogenetischen Grundgesetzes auf die Annahme einer Rekapitulation gattungsmäßiger Entwicklungstendenzen im Individuum. Wenn das Kleinkind sprechen lernt, übernimmt es die fertige Sprache von der Umwelt. Es befindet sich damit in einer ganz anderen Lage als die Generationen der Urmenschen, welche ohne Vorbild die erste Sprache formten. Inwieweit sich biogenetische Gesetzmäßigkeiten auf die *gestörte* Entwicklung der kindlichen Sprache anwenden lassen, hat L. Stein (1949) untersucht. Arnold (1961)

---

[1] Vor 1945 mit Doppel-N geschrieben.

stellte Betrachtungen über den *Ursprung der Sprache* an, indem er die Reifungsvorgänge während der kindlichen Sprachentwicklung verfolgte. Eine zweifellose Parallele besteht zwischen der phylogenetischen Evolution der zerebralen Dominanz und der ontogenetischen Entwicklung der bevorzugten Händigkeit. Sprache scheint ausgeschlossen oder zumindest grob gestört bevor die eindeutige Händigkeit erworben ist.

Als Pithecanthropus allmählich die Sprache erwarb, mußte er zunächst lernen „was heißt was", eine zuordnende Bedeutung, welche über einfache motorische Reaktionen hinausgeht. Eine solche Zuordnung „stellt begriffliche Bedeutungen vor, und nicht mehr eine bloße Kette von Gewohnheiten", um SIMONS (1957) Worte zu erwähnen. Dieser Autor vergleicht den Spracherwerb des Urmenschen mit dem Lernvermögen unserer Kinder bevor sie die Sprache meistern. Es ist die *Form des Spracherwerbes* durch den Urmenschen, welchen SIMON mit dem vorsprachlichen Lernen der Primaten und der menschlichen Kinder vergleicht. In anderen Worten: die *Substanz der kindlichen Sprache* ist nicht das Produkt von Spracherfindung durch das Kind, da es doch in der Umwelt einer spezifischen Muttersprache aufwächst. Wenn ein Kind tatsächlich eine besondere Sprache erfindet, wie es in einigen Fällen von isolierten Zwillingen oder in seltenen Umständen grober Vernachlässigung beobachtet wurde, dann handelt es sich um eine pathologische Erscheinung, die *wahre Idioglossie* (oder Idiolalie). Die Literatur enthält mehrere solcher Beschreibungen, z. B. die von L. und W. WINNEN (1958), vgl. auch S. 413.

2. Vorbedingungen der Sprachentwicklung

Erbe und Umwelt. Während der Sprachentwicklung des normalen Kindes kommen sowohl *ererbte* und triebmäßig verankerte, als auch *umweltbedingte* Anregungen zum Ausdruck. Anlaß und Verlauf der sprachlichen Entwicklung ergeben sich aus dem Zusammenfließen „äußerer Einflüsse und innerer Strebungen" (NADOLECZNY, 1926), also aus Einwirkungen der Umgebung und immanenten Entwicklungstendenzen geistigen Werdens wie KAINZ beschreibt. Erbe und Lebensraum, oder „nature and nurture" nach der Ausdrucksweise des amerikanischen Anthropologen SHELDON (1940), stellen somit die beiden Lebenspfeiler dar, zwischen denen sich das individuelle Gepräge des sprachlichen Ausdruckes formt. Schon das Erlernen der ersten Sprechanfänge ist an Vorbedingungen der gesunden Ausbildung der Sinne und der gesamten körperlichen Entwicklung gebunden. Nach MEUMANN (1908) ist die Entwicklung von vier Leistungen besonders wichtig.

a) Auditiv-visuelle Entwicklung

Die akustisch-optische Entwicklung des Hörens und Sehens ist stets richtig eingeschätzt worden. Taube Kinder lernen von selbst nie sprechen, weil der Hörsinn als auraler Empfänger für das normale Erlernen der Sprache unersetzlich ist. Auch Schwerhörigkeit im frühen Kindesalter bedeutet eine lange Verzögerung der Sprachentwicklung. Über die *Entwicklung der Hörfähigkeit* liegen ältere Untersuchungen vor, worüber NADOLECZNY (1929) ausführlich berichtet hat. Es steht fest, daß Neugeborene hören und auf Schallreize mit den Hörreflexen antworten (Nystagmus, Lidschlag, Kopfwendung). Somit ist die zentrale Hörbahn bis zur

Höhe des primären Hörzentrums im Zwischenhirn ausgereift. Dagegen erscheinen die höheren Bahnen und die kortikalen Zentren erst nach dem zweiten bis dritten Monat myelinisiert. Dementsprechend entwickelt sich das apperzeptive Erkennen und Verstehen von Schallreizen erst um die Mitte des ersten Lebensjahres.

Die Bedeutung des *Gesichtssinnes* für das normale Erlernen der Sprache erkennt man an der verspäteten und erschwerten Sprachentwicklung vieler blind geborenen Kinder. Sie bleiben längere Zeit stumm, obwohl sie hören. NADOLECZNY (1926, 1929) schilderte ferner die besonderen Verhältnisse der *Taubblinden*. Wie weitgehend diese schwere Isolation von der Umwelt ausgleichbar ist, wurde durch HELEN KELLER allgemein bekannt. Sie erlangte weite Berühmtheit durch ihre „Geschichte meines Lebens" (Lutz, Stuttgart).

b) Motorische Entwicklung

Angeborene Reflexe. Die motorisch-kinästhetische Entwicklung des Muskelsinnes ist nicht minder wichtig. Sie wurde aber früher zu wenig beachtet, weil die Fortschritte der Sinnesphysiologie „die Aufmerksamkeit der Gelehrtenwelt mehr und mehr an die sensorische Seite der Hirnfunktionen gefesselt" haben, wie NADOLECZNY (1929) schrieb. In der gegenwärtigen Forschung indes nehmen die psychomotorischen Gesichtspunkte einen gebührenden Raum ein. Dabei ergaben sich bedeutsame Erkenntnisse in bezug auf viele Einzelheiten der altbekannten Erfahrungen. Für alle motorischen Äußerungen ist der *Übungsvorgang* ausschlaggebend. Dieser wird durch die kinästhetische und stereognostische Wahrnehmung von Tastempfindungen an den Sprachorganen sowie von den Gesichts- und Gehörwahrnehmungen gesteuert.

Daneben ist auch ein eonenalter *vererbter Trieb* zur lautlichen Mitteilung wirksam. Aufs engste mit diesem verbunden bilden die von angeborenen Hirnzentren gelenkten Instinkthandlungen der *Saug-, Schluck- und Atemreflexe* die wichtigste motorische Grundlage zur Entwicklung der Sprechbewegungen. Diese seit WUNDT (1911) anerkannte Überlegung hat MEADER (1940) neuerlich hervorgehoben. Derart sind die frühesten Lautäußerungen als reflektorische Affektentladungen aufzufassen. Als neurologischer Ablaufweg dienen die stammesmäßig präformierten und damit anatomisch festgelegten Reflexbahnen der Säugetierreihe (SHOHARA, 1935).

Als allererste Stufe einer Sprachentwicklung offenbart die *globale Tonsprache* der Reflexschreie während der ersten Lebensmonate das genetische und generische (gattungsmäßige) Erbe eines angeborenen audio-vokalen Mechanismus zum Ausdruck von Kälte, Hunger, Unlust und anderer physischer Empfindungen. Diese globale Tonsprache ist für alle Kinder in kleinsten Einzelheiten identisch. Dazu gehört die Tonhöhe des ersten Schreies nahe dem Kammerton von a′ mit 440 Hz. Diese erste „Stimmung" des Kehlkopfes ist durch die konstanten Kehlkopfdimensionen des normalgewichtigen Neugeborenen bestimmt. Man fühlt sich zur Spekulation verleitet, ob die Generationen von Musikern den internationalen Stimmton wegen einer unbewußten Erinnerung an den ersten Schrei des Menschenkindes gewählt haben.

Um die fünfte Lebenswoche differenzieren sich durch ihren nunmehr unterscheidbaren Klang die ersten Reflexschreie zur Äußerung der Gemütsbewegungen von Lust und Unlust, Wohlbehagen, Schmerz und Wut. Auf dieser frühen Stufe ist der *Säuglingsschrei* den Tierlauten analog, welche ebenfalls ein ererbtes, angeborenes und instinktives Ausdrucksmittel durch präformierte Reflexmechanismen im Gehirn darstellen. Die weitere Stimmentwicklung des Kindes zeigt jedoch bald sein Wachstum über das Tierstadium hinaus. Der Tierlaut ist stereotyp und kann nicht individuell weiterentwickelt werden, außer durch genetische Mutation in Zuchtversuchen, wie bei den Kanarienvögeln. Dagegen besitzt die menschliche Stimme das Potential zu großer Virtuosität in den verschiedenen erlernten Stilen des Singens und Sprechens.

Bosma und Smith (1961) verfolgten die progressive Ausreifung und Differenzierung des Säuglingsschreies zur expressiven Reaktion, indem sie kineradiographische Aufnahmen in den ersten Lebenswochen mit solchen im 6. Monat verglichen. So erwächst aus der auch beim Tier vorhandenen instinktiven Triebleistung rasch die absichtliche Reaktion auf die Umwelt, worin wir die frühe Sprachstufe der affektiven Kundgabe und des wunschbetonten Appells wiedererkennen. Dazu gelangt jedoch das Tier nie, weil es weder die intentional gesteigerte Kundgabe und noch viel weniger den begrifflich gelenkten Bericht erreicht (Kainz). Die „Tiersprache" kann also nicht über das Signal zum Symbol vordringen. Ihre Ausdruckslaute bleiben auf der Stufe der Appelle und bilden ein „primäres Einklassensystem ohne wandelbare Zeichen". Auch der dressierte Papagei vermag die nachgeahmten Morpheme nur global zu erfassen.

c) Psychomotorische Reifung

Die ideomotorische Entwicklung unterwirft alle anfangs nur automatisch-reflektorisch abgelaufenen motorischen Entladungen der bewußten Herrschaft des Willens. Mit der Erfahrung einer zufällig gelungenen tastenden Greifbewegung entwickelt sich das absichtliche Erfassen erreichbarer Gegenstände. Ebenso wiederholt das Kind die einmal für die Befriedigung eines Bedürfnisses als erfolgreich erkannten Lautäußerungen zunehmend bewußt zur Erreichung des gleichen Zweckes. Derart kann man sich die Entwicklung der einfachen Assoziationen vorstellen, welche aus den ursprünglich unbewußt verlaufenden motorischen Affektentladungen die willkürlich gesteuerten Lautäußerungen hervorgehen lassen.

In diesem Studium beginnt auch jene Dichotomie in den Funktionen aller Anteile der Sprechorgane, die in den sprachphysiologischen Kapiteln eingehend besprochen sind. Wir meinen den teils graduellen, teil prinzipiellen Unterschied zwischen den vital wichtigen Automatismen und den aus diesen hervorgegangenen, aber hochdifferenzierten phonischen und artikulatorischen Leistungen der Sprache. Wir denken an den Gegensatz zwischen den zerebral vorgebildeten *Primärfunktionen* mit angeborenen Hirnzentren und den erlernten *Sekundärfunktionen*, welche sich auf vitalen Mechanismen aufbauen, aber zusätzliche Hirnareale in der psychomotorischen Region beanspruchen. Saug-, Schluck- und Schreireflexe sind phylogenetisch angeboren, die Sprache aber muß jedes Menschenkind selbst erlernen.

d) Intellektuelle Entwicklung

Die allgemeine körperlich-geistige Entwicklung und fortschreitende psychosomatische Reifung bildet die Grundlagen der keimenden Intelligenz. Zu den Voraussetzungen der Sinnesentwicklung, der motorischen Funktionen und des Trieblebens gesellen sich somit die Anforderungen an *Aufmerksamkeit und Merkfähigkeit.* Zum Festhalten der Assoziationen zwischen Wort und Objektbild sind diese rasch zunehmenden Gedächtnisleistungen unerläßlich. Wie alle Äußerungen des gesunden Willens- und Gemütslebens, entstammt auch der Nachahmungstrieb, der Plappertrieb und die zunehmend auf Lautäußerungen gerichtete Aufmerksamkeit einer der ganzen Menschenart eigenen und von der Reihe unserer Vorfahren ererbten Anlage (Wundt, 1911).

Namentlich diese Periode der biophysischen Reife ergibt Anlaß zu vielen Störungen der kindlichen Sprache. Wann immer nämlich die psycho-motorische Reifung hinter dem körperlichen Wachstum zurückbleibt, muß es auch zum Ausdruck dieser Verzögerung in der sprachlichen Fertigkeit kommen. Hierher gehören die zahlreichen Fälle von einfach verzögerter Sprachentwicklung sowie von lange anhaltendem allgemeinen Stammeln, beide auf der Grundlage eines *psychomotorischen Reiferückstandes*. Seitdem man auf den Zustand der gesamten Reifungsprozesse mehr Gewicht legt, beginnt sich der Begriff eines „reifungsverzögerten" Stammelns einzubürgern. Damit ist aus dem symptomatischen Sammelbegriff der „funktionellen" Dyslalie eine wohl definierbare und ätiologisch klare Sonderform abgegrenzt. Auf die Testverfahren zum Erfassen der psychomotorischen Reife haben wir später einzugehen.

3. Vorstufen der Sprachentwicklung

KUSSMAUL unterschied in 1889 drei Vorstufen, welche der eigentlichen Sprachentwicklung vorausgehen: instinktives Lallen, spielerische Lautimitationen (Lallation) und Sprachverständnis. Damit ist aber keineswegs eine Sonderung in zeitlich getrennte Entwicklungsabschnitte gemeint. Sie überschneiden sich in der Zeitfolge und zeigen vielfache Übergänge sowie gegenseitige Wechselwirkungen.

a) Instinktives Lallen

Das triebmäßige Lallen von spielerisch angewandten und spontan eingetretenen Lauten tritt etwa im zweiten Lebensmonat auf. Damit setzt eine lustbetonte und spielerische Betätigung der Sprechorgane ein. Der angeborene Bewegungsdrang der Arme und Beine fördert die gesamte motorische Entwicklung. Ebenso differenziert diese Übung der Sprechorgane ihre artikulatorischen Sprechleistungen, also die überlagerte Sekundärfunktion zur expressiven Äußerung, aus den vitalen Reflexbewegungen der angeborenen und stereotypen Primärfunktionen der motorischen Nahrungsaufnahme. Anfangs äußert das Kind seine Laute nach dem Prinzip der Affektkonstanz: gleiche Gefühle und Wünsche erregen die gleichen Laute (KAINZ).

Das Lallen ist eine Äußerung von Lustgefühlen. Es klingt bei den Kindern aller Menschenrassen im wesentlichen gleich, weil der Lautapparat des Kleinkindes individuell nicht variiert (IRWIN, 1952). Daraus ergibt sich ein weiterer Hinweis auf die ererbten Triebkräfte der Sprachentwicklung. In diesem Sinne wird auch die Entstehung der Konsonanten durch hochdifferenzierte Modifikationen der Saug-, Kau- und Schluckreflexe erklärt. Hingegen entstehen die Vokale durch Resonanzänderung der Stimme (SHOHARA, 1935). Auch für solche Variationen der Resonanz sind ursprünglich affektive Reflexe verantwortlich. Alle Kenner der kindlichen Entwicklung sind sich einig, daß während der ersten 18 Monate kein Unterschied zwischen Knaben und Mädchen besteht (IRWIN in KAISERS Manual, 1957). Diese Tatsache ist der fehlenden Handdominanz während derselben Altersperiode auffallend verwandt (GESELL, 1940). Jenseits dieses Alters sind die Mädchen den Knaben voraus, indem sie sowohl den Phonembesitz als auch die Festlegung der Lateralität rascher meistern.

Die *angeborene Natur* des Lallens ist von der Tatsache gestützt, daß die Lallperiode auftritt, obwohl organische Leiden die spätere Entwicklung der Sprache hintenhalten, wie etwa Taubheit und Schwachsinn. In diesen Fällen schreitet die Lallperiode nicht zu den folgenden Stadien des Spracherwerbes vor. Daraus folgt, daß *sensorisch-rezeptive Faktoren* von wesentlicher Bedeutung sind. Taubgeborene Kinder können weder ihre akustische Wahrnehmung an den eigenen Lautäußerungen üben, noch die senso-motorische Verknüpfung von gesprochenem und gehörtem Laut erreichen. Aus dem gleichen Grunde klingt das Schreien tauber Kinder melodisch verzerrt, sowie kreischender und weniger gefühlsmäßig abgestuft als bei normalen Kindern. Dagegen gilt von autistischen Kleinkindern, daß sie wenig lallen.

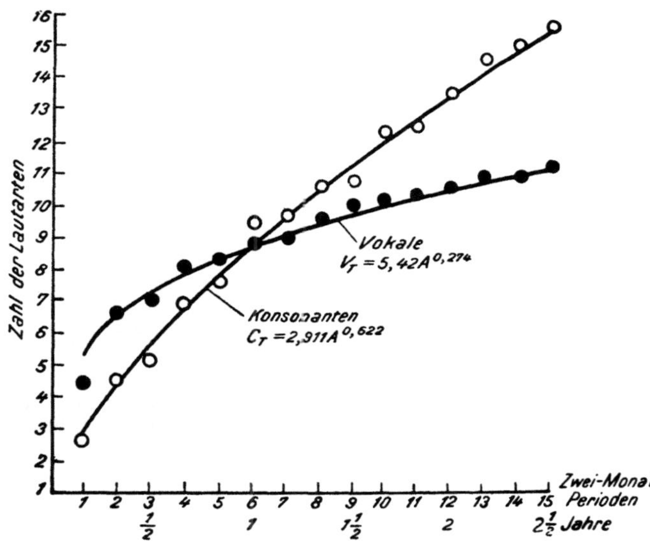

Abb. 1. Die Entwicklung der Vokal- und Konsonanttypen. Die Kurven zeigen die Zunahme der durchschnittlichen Anzahl von verschiedenen Vokalen und Konsonanten im Verhältnis zum wachsenden Lebensalter (nach Irwin und Chen).

Auf die weitere *Differenzierung der Stimmeinsätze* in die harten Unlusteinsätze des Wehgeschreies und die weichen Lusteinsätze bei den vergnügten Lallmonologen haben wir bei der Besprechung der Entwicklung der Stimme bereits hingewiesen. Diese Beispiele zeigen wieder die beginnende Trennung der ererbten und umweltbedingten Einflüsse. Myklebust schreibt in seinem Buche (1954), daß das Lallen den Anfang der Verinnerlichung (Internalization) darstellt. Mit fortschreitender Reifung hängen die wachsenden neuro-muskulären Mechanismen zunehmend von Auto-Stimulation und umweltlicher Förderung ab. Simon sagte 1957, daß die sprach-produzierende Schaltung von dieser Zeit ab durch die kinästhetische und auditive Rückkoppelung (feed-back) regeneriert wird. Über die Entwicklung der *akustischen* Muster von Stimme und Sprache des Neugeborenen und Kleinkindes berichtete E. Sedláčková (1967) mit Hilfe der sonagraphischen Analyse.

In bezug auf die *Lautentwicklung* während des Lallens sind die von Irwin und Chen (1943) referierten psychologischen Analysen wichtig. Die vorhandenen Literaturangaben über Art und Zahl der vorhandenen Laute in jedem Monat des ersten Lebensjahres zeigten die mangelhafte Kenntnis dieser Phase der Sprachentwicklung. In einer Studie über die Lautentwicklung während der ersten beiden Lebensjahre fanden diese Autoren (1945) keinen Zusammenhang von Lautentwicklung und Intelligenz. Weitere Arbeiten (1946) ergaben die Feststellung, daß das Kind im ersten Jahre mehr Vokaltypen als Konsonanttypen beherrscht. Mit zweieinhalb Jahren ist das Verhältnis umgekehrt, indem zwar praktisch alle Vokale, aber erst zwei Drittel der Konsonanten der englischen Normalsprache angewendet werden (Abb. 1). Auch die Häufigkeit der Anwendung ist in den ersten 30 Lebensmonaten für Vokale größer als für Konsonanten (Abb. 2). Schließlich bestimmten die beiden Forscher das Verhältnis der

Zahl der beherrschten Lauttypen zur Gesamtzahl der verwendeten Sprachlaute in einem bestimmten Beispiel und verglichen es mit dem Lebensalter und der Gesamtzahl der Laute

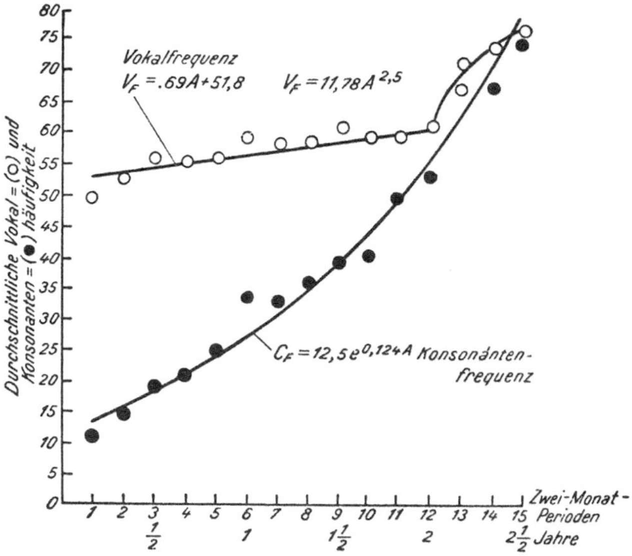

Abb. 2. Die durchschnittliche Häufigkeit der Anwendung der einzelnen Vokale und Konsonanten in den ersten 30 Lebensmonaten (nach IRWIN und CHEN).

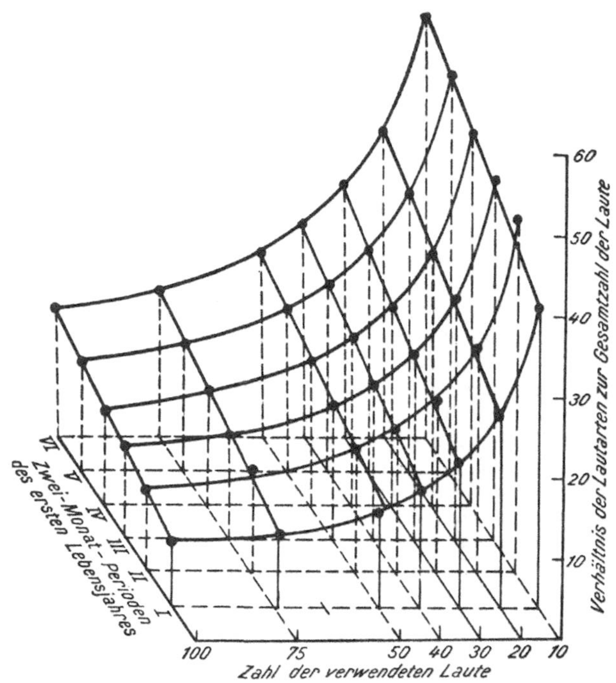

Abb. 3. Dreidimensionale Darstellung mit „angepaßter Oberfläche“ des Verhältnisses von beherrschten Lauttypen zur Gesamtzahl der verwendeten Laute im Vergleich mit dem Lebensalter (nach IRWIN und CHEN).

(Abb. 3). In seinen folgenden Arbeiten schilderte IRWIN (1947) die Entwicklung der Konsonantenbildung während der ersten 30 Monate in bezug auf Art und Ort der Artikulation. Dann entwarf er eine genaue und dennoch einfach mathematisch-statistische Methode, um an Hand zweier Diagramme die Reife der kindlichen Sprachentwicklung zu verfolgen. Wieder geschieht dies bezüglich der Lautart und der Häufigkeit deren Anwendung. Weitere Ergänzungen des Wissens von der kindlichen Sprachentwicklung gehen aus den Fortsetzungen dieser Untersuchungsreihe hervor. So wurde festgestellt, daß die Lippen- und Zahnlaute in der Zeit vom 13. zum 18. Monat überwiegen (WINITZ und IRWIN, 1958).

Die Reflexlaute des Lallens während des regellosen Lautspiels umfassen eine größere Vielfalt der Phoneme als in der umgebenden Muttersprache des Kindes üblich sind. Das Lallen reflektiert das arteigene menschliche Potential zum Hervorbringen einer endlosen Lautskala mit jedem physiologisch möglichen Artikulationsmechanismus. In diesem Sinne kann man das Lallen als das undifferenzierte und *neutrale Sprachpotential* aller Nationen und Rassen bezeichnen. So besitzen z. B. amerikanische Säuglinge in ihrem phonemischen Lautbesitz alle deutschen Umlaute und das französische Gaumen- (R). Deutsche Kleinkinder wieder unterhalten uns mit ihrer zufälligen Produktion afrikanischer Klixe oder den Varianten der englischen, amerikanischen oder polnischen Formen von (L) und (R).

b) Absichtliche Lautnachahmung

Das Nachahmen von selbstgesprochenen Lauten und solcher der Umgebung stellt die zweite Vorstufe dar. Amerikanische Autoren unterscheiden diese „Lallation“ (lalling) vom Lallen, welches sie „Babbling“ nennen. Es handelt sich dabei um das meist rhythmische Wiederholen von bereits gelungenen Lautfolgen. In der Mitte des ersten Lebensjahres bedeutet dieses Selbstnachahmen eine spielerische Befriedigung des angeborenen Sprech- und Nachahmungstriebes. Zunächst erwächst aus dem Bestande der im gesamten Ansatzrohr zufällig entstandenen, gurgelnden, gurrenden, schnalzenden, jauchzenden, schlürfenden und schmatzenden *Urlaute* eine über den endgültigen Lautbestand weit hinausgehende Reihe von Lall-Lauten. Später erfolgt dann unter dem Einfluß der im achten bis neunten Monat einsetzenden Nachahmung der Umweltbeispiele eine Reduktion der Urlaute auf das typische Lautsystem der Muttersprache.

Dieses zweite Stadium fehlt den tauben Kindern bereits. Für das Gelingen der Nachahmung sind nämlich drei weitere Voraussetzungen wichtig: 1. die Genauigkeit der *akustischen* Wahrnehmung, 2. die *optische* Absehbarkeit der Laute und 3. die *motorische* Sprechgeschicklichkeit. Daraus ergibt sich einer der Gründe für die entstellte Artikulation tauber Menschen. Übrigens ist das Beibehalten eines in der fertigen Sprache unphysiologischen Urlautes die *formale Genese* vieler Fehler des kindlichen Stammelns. So ist die häßlich schlürfende seitliche Geräuschbildung beim Seitwärtslispeln des Sigmatismus lateralis auf die während des Lallens physiologischen seitlichen Schlürflaute zurückzuführen. In anderen Sprachen hingegen gibt es normale Laterallaute. Ein Beispiel wäre das lateral schlürfende (L) in keltischen Namen: „Lloyd“. *Warum* eine solche lautliche Fehlentwicklung eintritt, muß dann durch die *kausale Genese* im Einzelfall ätiologisch aufgeklärt werden.

c) Sprachverständnis

Das Sprachverständnis entwickelt sich etwa im dritten Vierteljahr als drittes Vorstadium. Allmählich treten nun Assoziationen zwischen den Dingen der nächsten Umwelt und den als zugehörig erkannten Sprachelementen auf. Nunmehr spielen akustische und optische Eindrücke eine besonders große Rolle. In dieser Zeit schiebt sich nicht selten eine Spanne des völligen Verstummens ein, was man daher als *physiologische Hörstummheit* bezeichnet hat. Nun beobachtet das Kind mit größter Aufmerksamkeit was ringsum vorgeht und entwickelt seine Merkfähigkeit sowie Gedächtnisleistung für Laut- und Wortklänge. Um so rascher erfolgen dann die Fortschritte des ersten selbständigen Sprechens, wenn die mittlerweile gesammelten Kenntnisse des Sprachverstehens sicher erworben sind.

In diesem Stadium lernt das Kind, auf weitere *vorsprachliche Mittel* zu achten. Dazu gehören die bewußten und unbewußten Gebärden des Sprechers, wie Kopfwendungen, Handbewegungen und Blickrichtung. Auch der natürliche Tonfall der Sprache bietet anfangs eine nicht zu unterschätzende Hilfe zum Verständnis. In der gleichen Lage befindet sich der Erwachsene, wenn er sich das Verstehen einer mangelhaft beherrschten Fremdsprache durch Beobachten der Mimik, Gestik und Prosodik seines Gesprächspartners erleichtert.

Vor dem Einsetzen der spontanen Sprechleistungen schaltet sich eine Phase der *echten Kindersprache* oder genuinen Idioglossie (Stoehr, 1917) ein. Während dieser Zeitspanne ordnet das Kind mit Absicht gewisse selbsterfundene und deshalb bloß scheinbar sinnlose Lautfolgen und Wortgebilde bestimmten Dingen seines Interessengebietes zu. Eltern erfreuen sich an diesen eigenartigen Worterfindungen in der Babysprache ihres Kindes.

Dahingegen ist die kindliche *Echolalie* bereits dem gehörten Wortschatz der Umgebung entnommen. Pick (1924) faßte sie deshalb als einen bedingten Reflex auf. Erst die vollendete Sprachentwicklung erreicht die Hemmung dieses Reflexmechanismus durch das zunehmend bewußte Beherrschen der Sprechbewegungen. Eine andere Deutung des gleichen Sachverhaltes gab Nadoleczny (1929). Er erklärte das verständnislos echolalische Nachplappern als eine willkürliche sprachliche Reaktion auf einen gleichartigen sprachlichen Reiz und führte es auf die kindliche Nachahmungstendenz und die Dressurbestrebungen der Kindererziehung zurück.

4. Die Entwicklung des Sprechens

Lernvorgang. Die Entwicklung der *symbolischen Sprache* nach dem 18. Lebensmonat hängt vorerst von der mütterlichen Unterweisung ab. Eltern und ältere Geschwister leiten durch anhaltendes Beispiel und Aufmunterung des Kindes Erwerb der Muttersprache. Von dieser Zeit an übernimmt das *Lernvermögen zunehmende Bedeutung* in dem Gegenspiel von Erbe und Umwelt. „Wenn die Vererbung als das Potential für die Entwicklung der Organe und Funktionen angesehen wird, dann bedeutet Ausreifung die Entwicklung dieser Strukturen und Funktionen unter den Bedingungen der Umwelt.“ Diese Definition von Simon (1957) stellt die summierende Zusammenfassung der Schlußfolgerungen vor, welche in den folgenden Kapiteln über Vererbung und zerebrale Ausreifung (Lateralität) gezogen werden sollen. Über die Wechselwirkungen von Erbe und Umwelt äußerte sich ferner M. C. Templin (1963). E. D. Mysak (1961) besprach das Ausreifen der Sprache vom Gesichtspunkt der organismischen Entwicklung. Seine Betrachtungsweise ist für die Planung geeigneter Maßnahmen in abnormen Zuständen wichtig. Shelton, Arndt und Miller (1961) befaßten sich mit psychologischen Einzelheiten des Erlernens von Sprache und Sprechen. Dafür sind die Verstärkung der Reaktion, anhaltende Stimulation, Konditionierung von Reaktion und Belohnung, sowie die Förderung der Einsicht wichtig.

Ein normal ausgebildeter Sprechapparat allein reicht jedoch nicht aus, denn ohne die übliche Sprachumwelt wird das normale Kind die artikulierte Sprache nicht entwickeln. Das Phänomen des „wilden Knaben“ kam wiederholt zur Beobachtung und beweist, daß der Besitz normaler Mundstrukturen allein den konventionellen Gebrauch von sprachlichen Mitteln nicht gewährleistet. KAINZ (1959) definiert diesen Zustand der umweltberaubten Sprachlosigkeit als *Alalia ex separatione.* Er ist durch Jakob Wassermanns Biographie des geheimnisvollen Nürnberger Findlings Kaspar Hauser allgemein bekannt. Eine weitere Bezeichnung für diesen Zustand ist das *Kaspar-Hauser-Syndrom,* wie von NAU und CABANIS (1966) besprochen. Neuerdings sind allerdings Zweifel an der Wahrhaftigkeit solcher Berichte aufgetaucht. G. HESSE (1967) findet, daß K. Hauser an Temporallappen-Epilepsie mit Schwachsinn auf dem Boden einer mit dem Epidermolysis bullosa Syndrom verbundenen Mikrozephalie litt. Die Geschichte seiner Dunkelhaft bei Wasser und Brot sei eine Erfindung seiner Betreuer.

Nach der Befreiung aus derartiger Isolation lernen solche Kinder oder Jugendliche die normale Sprache in einer sehr kurzen Zeit, genau so wie normale Kinder weitere Fremdsprachen sehr leicht erlernen (vgl. S. 413). SIMON (1957) schreibt es der Umwelt zu, wenn das *Tempo des Sprechenlernens* variiert, nicht nur zwischen dem Urmenschen und dem modernen Kind, sondern auch zwischen den Kindern verschiedener kultureller Umgebungen. Dennoch bleiben genetische und konstitutionelle Unterschiede wirksam, solange die Differenzierung der reflexiven Lall-Laute in die Phoneme der bedeutungstragenden Symbole andauert. Wie der Urmensch muß das Kind lernen „was bedeutet was“, und wann. Dieser Prozeß umfaßt das Umlernen vieler instinktiver Urlaute und deren Verbindung mit den Bedeutungen eines konventionellen Zeichensystems.

Erste Worte. Das erste selbständige Sprechen und die Wortentwicklung beginnt beim gesunden Kinde durchschnittlich am Anfang des zweiten Lebensjahres, nach DARLEY und WINITZ (1961) mit 12 Monaten. Frühreife Kinder können diese Stufe auch schon früher erreichen. Wenn hingegen andere Kinder durch ruhigbeharrliches und damit langsames Lernen erst am Ende des zweiten Jahres zur ersten Wortbildung gelangen, *muß* dies nicht unbedingt ein krankhafter Zustand sein. Ein verspätetes Auftreten der ersten Worte nach dem 18. Monat *kann* jedoch eine schwere Störung andeuten (DARLEY und WINITZ, 1961). Die von BUSEMANN (1925) nachgewiesene Entwicklungsrhythmik der abwechselnden *Aktionsphasen und Qualitätsphasen* im Sprachgebrauch und in der Intelligenzleistung des späteren Kindesalters findet eine Parallele in den schubweisen Fortschritten der ersten Sprechfähigkeit; oder Perioden des Stillstandes wechseln mehrmals mit Zeiten der raschen Entwicklung ab.

Durch das zunehmende Sprachverständnis haben manche Worte die *Verständnisschwelle* erreicht (C. und W. STERN, 1924), um zumindest annähernd verständlich zu sein. Sobald sie sich über die *Sprachschwelle* erheben und damit aussprechbar werden, nehmen sie die äußere Erscheinung der Wörter an. Ihre innere Bedeutung ist aber damit noch nicht richtig begriffen. Die ersten Wörter werden nämlich global erfaßt und verwendet und erfüllen damit die Satzfunktion, denn der Satz ist die ursprüngliche Einheit der Rede (JACKSON). In solchen *Einwortsätzen* spricht das Kind etwa ein halbes Jahr lang. Derartige Äußerungen sind also in ein Wort konzentriert, wobei sie von Tonfall und Gebärde unterstützt werden. Dieser *musische Unterbau* der Sprache durch vorwiegend melodische Akzentuierung vermittelt den Sinn, bevor der Satzbau sich entwickelt.

Die *didaktische Einteilung* der Entwicklung des selbständigen Sprechens geht wieder auf MEUMANN (1903) zurück. In der ontogenetischen Stufenfolge der ersten Sprechleistungen kommen die nach außen gerichteten Funktionen der Sprache (SCHILLING, 1934) neuerlich zum Vorschein. Als Ausdruck des Fühlens, Wollens und Denkens entwickeln sich nämlich die zugeordneten Leistungen der Kundgabe von Gefühlszuständen, der auslösenden Einwirkung auf den Angesprochenen, und des informierenden Berichtes. Jede Stufe entspricht einem weiteren Fortschritt der intellektuellen Fähigkeiten.

1. Die *emotionell-volitionale* Stufe der *Wunschwörter* umfaßt die ersten, im befehlenden Tonfall geäußerten Wünsche. Derart bedeutet das Wort „afi" ungefähr soviel wie „ich will den Apfel". Indem es aber auch das erfreute Erkennen der Frucht ausdrücken kann, ist in solchen Äußerungen überdies eine hinweisende Komponente oder eine Beziehung enthalten: „Das ist ein Apfel", bzw. „Ein Apfel schmeckt gut".

2. Die *assoziativ-reproduktive* Stufe läßt gewisse Wörter beim Wiedererkennen eines konkreten Wahrnehmungsinhaltes auftreten. Über die genaue Bedeutung des Wortbegriffes als konventionelles Symbol ist sich das Kind aber noch nicht im klaren. So kommt es zur gleichen *assoziativen Bezeichnung* verschiedener Dinge. Wenn etwa ein Kind „Eis" sagt, um die entgegengesetzt unangenehmen Temperaturempfindungen von „heiß" oder „sehr kalt" auszudrücken, dann meint es einfach seine Stellungnahme zu einer thermischen Sinneswahrnehmung. Zur präzisen Abstraktion der einzelnen Sinnesqualität ist es in diesem Stadium noch nicht vorgedrungen. Hierher gehört schließlich das oft zitierte (Nadoleczny, 1926) Beispiel von Romanes. Ein Kind hatte eine Ente auf dem Wasser gesehen und sagte dann zu allen fliegenden Tieren, Flüssigkeiten und Münzen (mit dem Bilde des Adlers) „kuak". An sich bedeutet diese infantile und daher nach erwachsenen Gesichtspunkten irrige Abstraktion eine bestimmte Intelligenzleistung. Für dieses Festhaften an hervorstechenden konkreten Merkmalen gibt es in der Sprachnot der erwachsenen Aphatiker typische Beispiele. Der erworbene Sprachabbau im Zustande der Aphasie ist vornehmlich durch den Verlust des Abstraktionsvermögens gekennzeichnet. Daraus folgt ein übermäßiges Haften an konkreten Einzelheiten. Sogar nach weitgehender Rückbildung des aphatischen Sprachverlustes verbleibt dem dysphasischen Patienten eine merkwürdige Hilflosigkeit gegenüber allen Aufgaben, die eine generalisierende Handlungsweise erfordern.

3. Die *logisch-begriffliche* Stufe entwickelt die Nennfunktion der Wörter (Buehler, 1930). Ihr Symbolwert wird nun erkannt, also „heiß und kalt" im Wortsinn erfaßt, um beim letzten Beispiel zu bleiben. Durch das Erwachen des *Symbolbewußtseins* bemerkt das Kind die Zusammengehörigkeit bestimmter Dinge und Wortklangbilder. So erreicht es im fünften Vierteljahre die *Intellektualisierung* der Sprache. Dieser Vorgang ist natürlich in der Zeitspanne des Einwortsatzes nicht beendet. Vielmehr währt die begriffliche und sprachliche Weiterbildung nach der Vollendung der Satzentwicklung bis in die Schulzeit. Wir alle erinnern uns der allmählich aufdämmernden Zusammenhänge des mit dem eifrigen Lesen an zeitlicher, räumlicher und kausaler Ausdehnung wachsenden Weltbildes. Ähnlich ist das Erlernen und Verstehen neuer Fachausdrücke des Erwachsenen aufzufassen, denn die Notwendigkeit des ständigen Lernens geht mit den intellektuellen Anforderungen parallel.

Nachdem das Kind die Zeichenfunktion der Sprache begriffen hat, dringt es zum *Symptomverlagen* vor. Um die Mitte des zweiten Jahres beginnt es, die Dingbezeichnungen zu erfassen. Der Erwerb der Wortkategorien zeigt dabei nach C. und W. Stern (1924) eine gewisse Gesetzmäßigkeit der geistigen Entwicklung. Zunächst ist das Kind egozentrisch eingestellt und benennt anfangs die konkreten Dinge seiner nächsten Interessensphäre. Später gelangt es zur Bezeichnung von Vorgängen und zuletzt zur Merkmalsbeschreibung. Daraus ergibt sich eine weitere Stufenfolge und zwar das Fortschreiten vom objektiven *Substanzstadium* der Sachbezeichnungen über das funktionale *Aktionsstadium* der Tätigkeitswörter zum Qualitäts- und *Relationsstadium* der Beschreibung von Merkmalen und Beziehungen.

5. Die Satzentwicklung

Mit zunehmender Abstraktion wächst das einzelne Wort zum Träger der Begriffsbildung. Voraussetzungen hierfür sind das Fortschreiten der *Beziehungserlebnisse* sowie die *Analyse der Lautkomplexe*. Dann erst vermag das Kind aus der Rede der Erwachsenen die Worte einzeln herauszuhören. Wieder drängt sich die Analogie zur beginnenden Beherrschung einer Fremdsprache beim Erwachsenen auf. KAINZ erzählt von seinem Offiziersdiener, der während des ersten Weltkrieges in Frankreich etwas Französisch gelernt hatte, aber die richtig gebrauchten Wendungen „qu'est-ce que cela?" und „qu'est-ce que c'est que ça?" für Einzelwörter hielt.

So erwirbt das Kind mit etwa achtzehn Monaten die ersten ungegliederten (parataktischen) *Mehrwortsätze* aus zumindest zwei Wörtern. Der Fortschritt vom satzbedeutenden Einzelwort zum synthetisch-syntaktisch gegliederten Satz stellt sich durch die nachschöpfende Neuentdeckung der Subjekts-Prädikatsrelation ein. Dann bringt das Kind sein Wortzeichen etwa für „Hund" mit dem für „Verschwinden" zusammen und sagt „wauwau adda", um auszudrücken: „Der Hund ist weg". Auf diese Weise bildet sich aus dem Herausheben des *Kulminationspunktes* durch den Einwortsatz die fortgeschrittene und bereicherte *Kulminationstechnik* der Mehrwortsätze, wie KAINZ schildert. Den ersten Wunschsätzen folgen gegen Ende des zweiten Jahres die Aussage- und Fragesätze. Dann entstehen meist die *ungeformten Worthaufen*. In diesen amorphen Wortaggregaten kommt es nur auf die „Vollständigkeit der semantischen Aufbauteile, aber noch nicht auf irgendwelche Formung und Ordnung" an (KAINZ). Am Ende des dritten Jahres tritt schließlich die partikellose Aneinanderreihung von Haupt- und Nebensätzen auf.

Die egozentrische und subjektivistische Einstellung des Kindes erklärt seinen anfänglichen Verzicht auf die grammatikalischen Regeln. Während des Stadiums des *physiologischen Dysgrammatismus* verwendet es daher den Imperativ und Infinitiv der Zeitwörter. Den Sinn der Vergangenheits- und Zukunftsform erfaßt es später. Ebenso folgt dem Gebrauch des Eigennamens erst nach längerer Zeit der Ich-Begriff. Wenn dieser nach dem Erreichen des dritten Jahres noch nicht erworben ist, nehmen PICHON und BOREL-MAISONNY (1947) für das französische Kind bereits verzögerte Sprachentwicklung an. Derartige Regeln lassen sich allerdings nur für die durchschnittlichen Entwicklungsstufen bestimmter Gegenden aufstellen. Demgemäß bedeutet der dysgrammatische Ersatz von „me" für „I" beim New Yorker Kind erst nach dem vierten Lebensjahre ein Zeichen der verzögerten sprachlichen Reife. Dann gehört es aber auch zu den stereotypen Erscheinungen des reifungsverzögerten Stammelns oder der allgemeinen Sprachschwäche. In gleicher Weise bedeutet der Begriff „zwei" zunächst nur eine unbestimmte Vielheit. Die Abstraktion der Zweizahl zum konkreten Begriff der Summe von zwei Einheiten beginnt erst im vierten Lebensjahre. Nachher entwickelt sich mit dem Zählenlernen das Verständnis für einfache numerische Zusammenhänge. Mit LUCHSINGER (1947) können wir nun die wichtigsten Stufen der bisher geschilderten Sprachentwicklung kurz zusammenfassen. Die Zeitangaben sind natürlich nur als orientierende Durchschnittswerte anzusehen.

Zeittafel der Sprachentwicklung

Globale Zeichengebung und Tonsprache der Reflexschreie . .	1. Monat
Strukturierte Laute des Lallens	2. Monat
Beginnendes Sprachverständnis	8. bis 9. Monat
Assoziation der sprachlichen Vorstufen	8. bis 10. Monat

Kindersprache mit intentionaler Kundgabe und Echolalie . .	9. bis 12. Monat
Entstehung des Symbolbewußtseins	13. bis 15. Monat
Einwortsätze	13. bis 18. Monat
Zweiwortsätze und Wortaggregate	18. bis 24. Monat
Geformte Mehrwortsätze	im 3. Jahr
Satzentwicklung und Vollzug des Spracherwerbs	im 4. Jahr

6. Die Sprechweise des Kleinkindes

Erbe und Umwelt. Das Zeitmaß der Sprachentwicklung hängt vornehmlich von den individuellen Verschiedenheiten der *ererbten Begabung* ab. Motorik, Charakter, Temperament, Intelligenz, Vorstellungstyp und Geschlecht erklären die zeitlichen Unterschiede des Entwicklungsgrades. Daß Mädchen im allgemeinen früher, rascher, leichter und besser sprechen lernen als Knaben, ist überall bekannt. Wie sich diese Tatsache im besonderen auf die unterschiedliche Geschlechtsverteilung der einzelnen Sprachstörungen auswirkt, haben wir noch mehrmals zu betrachten. In diesem Zusammenhang ist eine Studie von de Hirsch, Jansky und Langford (1964) wichtig. Indem sie 15 orale Sprachdimensionen prüften, fanden diese Autoren, daß frühgeborene Kinder gegenüber den termgerecht geborenen linguistisch zurückgeblieben waren. Wie gewöhnlich, waren Knaben gegenüber den Mädchen jeder Gruppe benachteiligt. Am meisten aber waren die frühgeborenen Knaben den rechtzeitig geborenen Mädchen unterlegen, ein ausgezeichnetes Beispiel der untrennbaren Verflechtung von Erbe und Umwelt.

Auch die *Umwelteinflüsse* von sozialer Schicht, Temperament und pädagogischer Begabung der Eltern und Erzieher oder der fördernde Einfluß älterer Geschwister sind unverkennbar. Gepflegte Kinder aus sozial gut gestellten Kreisen zeigen anfangs eine durchschnittlich raschere Sprachentwicklung. Der größte Unterschied betrifft den Wortschatz im zweiten Lebensjahre. Kinder aus sozial niederen Volksschichten können einen mehrmonatigen Rückstand aufweisen. Sie holen jedoch die Bessersituierten in überraschend kurzer Zeit ein (H. Hetzer, 1937). Laut P. B. Andersland (1961) machen Kinder aus unterprivilegierten Gruppen mehr artikulatorische Fehler als solche aus höheren Klassen. Erziehung im Kindergarten gleicht diese Unterschiede aus. Ein Heim mit geringen intellektuellen Aspirationen hält sowohl die linguistische Leistung, als auch den verbalen I. Q. der Kinder niedrig (D. Lawton, 1965). Diese Unterschiede stammen hauptsächlich von den elterlichen Anforderungen an die sprachlichen Leistungen der Kinder. Andere häusliche Unterschiede seien nach M. Marge (1965) ohne größere Bedeutung auf die Sprachentwicklung. Überdies ist die Zeitspanne dieser Entwicklungsunterschiede begrenzt. R. B. Irwin (1963) fand keinen Einfluß der Sprachunterweisung auf die sprachliche Reife im Alter von 6 Jahren. Wie diese Unterschiede der häuslichen Erziehung durch Unterweisung der Mütter ausgleichbar sind, hat R. R. Battin (1962) mit dem Vergleich von Schulraumunterweisung und Fernsehprogramm untersucht.

Am leichtesten wird die Sprache von älteren Geschwistern übernommen, weil das ganze Milieu einer größeren Kinderstube den kindlichen Interessen mehr entspricht als bei Einzelkindern. In der gleichen Weise imitieren jüngere Kinder leicht etwaige Sprachfehler der älteren Geschwister. Immer steht jedoch die vererbte sprachliche Begabung im Vordergrunde. Die wahren oder vermeintlichen

Umwelteinflüsse hat man im vorigen Jahrhundert zweifellos überschätzt (LUCHSINGER, 1947). Dies ergibt sich aus der Beobachtung der Sprachentwicklung von ein- und zweieiigen Zwillingen. Weil solche Kinder fast immer in der gleichen Umwelt aufwachsen, besteht die Möglichkeit zur Abgrenzung der Erbfaktoren. Durch die Zwillingsforschung gelang denn auch der Nachweis des erbbedingten Verlaufes der Sprachentwicklung (SEEMAN 1937, LUCHSINGER 1953, u. a.).

Zeitliche Verlaufsformen. 1. Auf die Verschiedenheiten der zeitlichen und individuellen Besonderheiten im Entwicklungsgang der Kindersprache haben wir schon mehrmals hingewiesen. Ein *verspätetes Einsetzen* des selbständigen Sprechens nach dem zweiten Jahre ist besonders bei Knaben kein seltenes Ereignis. Es braucht auch keine Verzögerung der weiteren Entwicklung zu bedeuten. Meist war die gleiche Erscheinung unter den nächsten männlichen Vorfahren, namentlich auf der Vaterseite zu bemerken.

2. Manchmal sieht man hingegen eine besondere *sprachliche Frühreife*, besonders bei Einzelkindern gescheiter Eltern. KAINZ faßt eine solche hervorragende Sprachtüchtigkeit als anlagemäßige Bevorzugung auf. Er schilderte ein vierjähriges Mädchen, welches sich auffallend gut und gewählt ausdrückte. Dieses Kind konnte die zur empiristischen Erklärung seiner sprechstilistischen Gewandtheit vorauszusetzenden Bildungseinflüsse noch nicht selbst erworben haben. Deshalb betont KAINZ die bevorzugte Entwicklung des Sprechhirns als physisches Korrelat solcher Begabungen. LUCHSINGER (1966) untersuchte mehrere Fälle von sprachlicher und allgemeiner Frühreife. Ein Fall aus 1945, John Feaster, wurde in der 2. Buchauflage beschrieben. Man hörte nichts mehr von ihm. Ein zweiter Fall war der von Heinrich Heineken aus 1726, vermutlicherweise durch zerebrale Pubertas praecox bedingt. Dann zitierte LUCHSINGER die Autobiographie des Nobelpreisträgers NORBERT WIENER, des Gründers der Kybernetik (1953). Er war ein wirkliches Wunderkind. Sein Vater war Professor für Sprachwissenschaft, hätte aber ebensogut Mathematiker werden können, da er beide Talente besaß.

Namentlich der zweite Fall demonstriert, daß es sich bei solchen Wunderkindern manchmal um eindeutig *pathologische Zustände* handelt. Man fühlt sich verleitet, an eine endokrin bedingte Frühreife zu denken, also an Pubertas praecox infolge von Tumoren oder sonstigen Krankheiten der reifungssteuernden inneren Drüsen. Dazu gehören die Hypophyse, die Nebennieren und die Keimdrüsen. Über zwei derartige Fälle von sprachlicher Frühreife infolge von tatsächlich nachgewiesener *Pubertas praecox* berichtete LUCHSINGER in Bd. I. Manchmal gehören die Erscheinungen der frühen Sprachreife zum Bild der *Kindheitsschizophrenie*. Einen entsprechenden Fall von Autismus mit verzögerter Sprechfähigkeit trotz verfrühter Spontanentwicklung des Lesens, Schreibens, Zeichnens und der manuellen Geschicklichkeit eines vierjährigen Knaben beschrieb ARNOLD (1960).

3. Von solchen zentral-organisch verursachten Fällen echter Frühreife muß man ferner die umweltbedingten Folgen einer *künstlichen Überzüchtung* unterscheiden. Wenn aufgeweckte Kinder ehrgeiziger Eltern frühzeitig eine überdurchschnittliche Sprechfertigkeit an den Tag legen und sich dann mit mechanisch memorierten Aufsageleistungen produzieren, beweist das nichts weiteres als eine extrovertierte Neigung zu sprachlicher Aufnahme und Wiedergabe. Diesbezüglich darf man nicht vergessen, daß Gedächtnis und Merkfähigkeit an sich keine besonderen Rückschlüsse auf den Intelligenzgrad erlauben.

4. Die sprachliche Leistung des *durchschnittlichen Kindes* ist einerseits von der Art der sprachlichen Vorbilder, anderseits von der Genauigkeit in der Auf-

fassung des Gehörten bestimmt. Optische und akustische Aufmerksamkeit, Merkfähigkeit, die akustische und kinästhetische Selbstkontrolle sowie die Bewegungsgeschicklichkeit der Sprechorgane sind dafür maßgebend. R. M. Clark (1959) beschrieb die *psychologischen Testverfahren* zur Erfassung der entwicklungsmäßigen Reife wie sie in der artikulatorischen Geschicklichkeit des Kindes zum Ausdruck kommt. In diesem Sinne empfahl E. H. Young (1965) die moto-kinästhetische Methode zur Verhütung von Sprachstörungen, was in gewissen Grenzen durch frühes Üben der richtigen muskulären Funktionen möglich ist. Wie Nadoleczny (1926) und Fröschels (1931) betonten, stimmen aber Sprechlust und Sprechgeschicklichkeit anfangs keineswegs überein. Daher ist die Sprache der Kleinkinder durch stereotype Verstümmelungen von Wörtern und Sätzen gekennzeichnet.

Physiologisches Stammeln. Diese Fehler des physiologischen Stammelns bedeuten somit keine Sprachstörung, sondern sind als normale Erscheinung der Sprachentwicklung aufzufassen. Ihre unmittelbaren Ursachen bestehen in 1. Fehlern des zentralen Hörens und Auffassens, sowie 2. in der noch unzureichenden artikulatorischen Geschicklichkeit der Sprechorgane. Es handelt sich also um physiologische Formen von akustischer *Dysgnosie* und artikulatorischer *Dyspraxie* als Ausdruck der psychomotorischen Unreife. Die genauere Beobachtung läßt gewisse Gesetzmäßigkeiten dieser Fehler nachweisen.

Elisionen (Auslassungen) betreffen entweder die noch nicht erlernten oder die überhörten, weil unbetonten Laute und Nebensilben. Die motorisch schwierigen Lautpaare wie (bl), (dr) oder (st) sind besonders häufig betroffen. So wird „Stuhl“ zu „tul“, „Maschine“ zu „tine“. L. Stein (1925) hat diese kindlichen Wortveränderungen, und die phonetischen Eigenheiten des Stammelns überhaupt, mit dem historischen Lautwandel der Sprachwissenschaft verglichen.

Intrusion. Das Gegenstück ist das Eindringen eines parasitären Lautes. M. Levin (1962) meinte, daß die offene Silbe während der Sprachentwicklung leichter fällt, weil der Endkonsonant in der geschlossenen Silbe größere motorische Schwierigkeit bereitet. Er fand, daß gewisse amerikanische Kinder einen Vokal zufügen, wenn ein Wort konsonantisch endet. Daraus ergäbe sich eine Erinnerung an das Alt-Englisch bis in die Tudorzeit: „olde“ statt „old“, usw.

Assimilationen führen zu Lautvertauschungen im Worte (Heterotopie). Häufiger ist die *proleptische* (vorgreifende) Lautangleichung zufolge Vorauseilen der Aufmerksamkeit, wenn z. B. „Eibenbahn“ gesagt wird. Bei der *metaleptischen* (rückgreifenden) Assimilation macht sich das Haftenbleiben an einem vorhergehenden Laut des gleichen Wortes bemerkbar: „Federmeffer“ statt „Federmesser“.

Metathesis bedingt weitere Wortverstümmelungen durch Umstellung von Silben. Nadolecznys (1926) Erklärung solcher Fehler wie „Mokolotive“ für „Lokomotive“ aus der analogisierenden Anpassung an geläufige Laut- und Silbenfolgen scheint das Richtige zu treffen. In diesem Beispiel aus eigener Erinnerung dürfte der ebenso fesselnde „Motor“ zur syllabischen Umstellung und Intrusion verleitet haben.

Kontaminationen entstehen durch Verschmelzungen von ähnlich klingenden oder inhaltlich verwandten Wörtern. So entsteht z. B. nach Cl. und W. Stern „blänzen“ aus „blenden“ und „glänzen“. Daran sieht man auch die unbewußten Tendenzen zur Vereinfachung beim Hören und Nachsprechen als teilweise Ursache der physiologischen Stammelfehler. Namentlich für die englische Sprache lassen sich durch ihre historische Entwicklung viele Beispiele erklären, wie etwa die verwandten Begriffe und ähnlich klingenden Lautformen der vielen Wörter für „glänzen, gleißen, glitzern, glimmern“ usw. im Vergleich zu „scheinen, schimmern, sprühen“ usw. Es ist leicht einzusehen, daß ein Kind in analoger Weise neue Wörter erfindet, indem es kontaminierende Kombinationen aus verwandten Begriffen formt.

Der *physiologische Dysgrammatismus* tritt während der normalen Satzentwicklung auf, wie sie vom Einwortsatz und parataktischen Mehrwortsatz über die zusammengezogenen Sätze mit den partikellos angehängten Nebensätzen fortschreitet. Diese sprachliche Unfertigkeit wird erst in der Schule überwunden. Zu welcher Höhe schließlich die Vollendung des grammatisch-syntaktischen Sprachaufbaues vordringt, hängt wieder von der individuellen Anlage ab. Davon legt die syntaktisch unvollkommene Redefertigkeit nicht weniger, auch akademisch gebildeter und intelligenter Menschen Zeugnis ab, welche selbst wissen, daß „Reden und Schreiben nicht ihre Stärke" sei. Es wird sich später zeigen, daß damit die linguistisch weniger begabten Individuen mit dem Q-Typ der Intelligenz gemeint sind, welche gewöhnlich in den konkreten und quantitativen Wissenschaften hervorragen.

7. Ursprung der sprachlichen Entwicklungsstörungen

Phonetische Reduktion. Das Umlernen des endgültigen Lautbestandes erfordert die *Auswahl des phonemischen Systems* einer Muttersprache aus der endlosen phonetischen Vielfalt der gelallten Urlaute. Recht oft können manche der physiologischen Urlaute des Lallstadiums zeitweise oder dauernd fortbestehen. Damit aber wird ihr schließlicher Ersatz durch den phonetischen Lautstand einer bestimmten Sprache verzögert oder ganz aufgehalten. Auf diese Weise kann es geschehen, daß laterale Schlürflaute nicht selten den Erwerb der normalen zentralen Zischlaute verdrängen. Während diese lateralen Sibilanten in manchen Sprachen physiologisch sind, z. B. im Keltischen (Welsh), wirken sie in allen germanischen, romanischen und slawischen Sprachen als pathologisch.

Formale Genese. Aus neuro-muskulären Gründen sind die *motorisch schwierigen* Zischlaute der (S)-Reihe, sowie die Halbvokale (L) und (R) am häufigsten von entwicklungsbedingten Abweichungen der artikulatorischen Ausreifung betroffen. Das Beibehalten eines neutralen Reflexlautes aus dem Urbestand der Lall-Laute kann derart ein korrektes Phonem in einer Sprache durch einen ähnlichen Laut verdrängen, der aber nur in einer anderen Sprache physiologisch ist. Die große Vielfalt der (R)-Laute in den verschiedenen Sprachen ist besonders oft von derartigen zwischensprachlichen Lautvertauschungen betroffen. Es ist deshalb pathologisch, wenn ein amerikanisches Kind das (R) nur so aussprechen kann wie es im japanischen normal ist, oder wenn ein deutsches Kind das (R) nicht anders hervorbringt als es für amerikanisch üblich ist. Tatsächlich hat jede artikulatorische Fehlbildung des *dyslalischen Stammelns* ein physiologisches Gegenstück in irgend einer anderen Sprache (L. Stein, 1925; Arnold, 1961). Die formale Genese der artikulatorischen Fehler des sog. funktionellen Stammelns ergibt sich somit aus zwei Folgerungen: 1. aus dem linguistischen Vergleich der abnormen Lautbildungen des kindlichen Stammelns mit den physiologischen Phonemen anderer Sprachen; und 2. aus ihrer Ableitung von persistierenden Urlauten des Lallstadiums. Diese Erklärungen zeigen *wie* bestimmte Störungen der Artikulation entstehen können.

Kausale Genese. Die kausale Genese versucht, die zugrundeliegende Ursache der Sprachstörungen aufzudecken. Sie erklärt, *warum* die Lautbildung fehlerhaft ist. Die Ursachen solcher Störungen beruhen auf der großen Vielfalt der genetischen, konstitutionellen und individuell erworbenen Faktoren, welche die regelrechte Entwicklung der konventionellen Sprechmuster hintanhalten. Die komplexe Vielzahl dieser ätiologischen Faktoren wird später besprochen. Hier genüge das Beispiel, daß ein laterales Lispeln auf mehrfache Weise von den lateralen Schlürflauten des Lallstadiums fortbestehen kann: 1. aus Gründen der *psycho-motorischen* Unreife, oder wegen *psycho-akustischer* Unzulänglichkeit, also auf funktionell-psychologischer Grundlage; und 2. zufolge von somatischen Abwegigkeiten der *zentralen* oder *peripheren* Koordination.

Es stellt sich immer mehr heraus, daß die letzten Ursachen der sprachlichen Entwicklungshemmungen auf zwei Grundprinzipien beruhen. Das sind die Elemente der *psychosomatischen Ausreifung* aller Nervenfunktionen und die Wirksamkeit der *kybernetischen Rückkoppelung*. Allen Lebewesen ist das elementare Prinzip der sensorischen Homeostasis gemein, also die Aufrechterhaltung der besten Funktion durch andauernde Selbsteuerung. Das gleiche gilt für den Prozeß des Sprechenlernens. Derart bestimmt der vielfache Mechanismus der sensorischen Feed-back Leistungen den endgültigen Einfluß von Erbe und Umwelt auf den Fortgang der Sprachentwicklung. Wie alle individuell erlernten Funktionen der genetisch strukturierten Organe, so resultiert auch die schließliche Qualität der Sprache von zwei Arten von verwandten Einflüssen: 1. Die Wechselwirkung zwischen ererbten und erworbenen Eigenschaften auf die normale Sprachentwicklung; und 2. das Zusammenspiel von formaler und kausaler Genese auf die potentiell möglichen Störungen.

Literatur

Entwicklung der Sprache

1. Körperliche Entwicklung und Kinderpsychologie

ALDRICH, C. A.: The Spoiled Child. Hygeia, 23: 896, 942, 944; 1945; — High Lights on the Psychology of Infancy. Nat. Commiss. Mental Hygiene, New York, 1946. — ALDRICH, C. A., and E. S. HEWITT: Outlines for Well Baby Clinics. Amer. J. Dis. Children, 71: 131, 1946. — ALDRICH, C. A., and M. A. NORVAL: A Developmental Graph for the First Year of Life. J. Pediatrics, 29: 304, 1946.

BAAR, E.: Psychologisch-Pädagogische Zusammenarbeit im Sonderkindergarten „Schweizer Spende" in Wien. III. Int. Kongr. Heilpädag. p. 393; — Kinderpsychologe und Kinderarzt. Österr. Z. Kinderheilk. 1: 266, 1948. — BRECKENRIDGE, M. E., and E. L. VINCENT: Child Development. Philadelphia–London: W. B. Saunders, 1943. — BÜHLER, K.: Die geistige Entwicklung des Kindes. 5. Aufl. Jena, 1929.

CZERNY, A.: Der Arzt als Erzieher des Kindes. Wien: Deuticke, 1944.

EDITORIAL: Hypogonadism in the Male. Sharp and Dome Seminar, 13: No. 2, 6, 1951; — Endocrinology in Male and Female Development. Sharp and Dome Seminar, 14: No. 4, 3, 1952.

GESELL, A.: The First Five Years of Life. New York: Harper, 1940; — Infant and Child in the Culture of Today. New York: Harper, 1943; — The Child from Five to Ten. New York: Harper, 1946. — GESELL, A., and C. AMATRUDA: Developmental diagnosis. New York: Hoeber, 1947.

HETZER, H.: Psychologische Untersuchungen der Konstitution des Kindes. Leipzig: Barth, 1937.

JERSILD, A. T.: Child Psychology. Englewood Cliffs, N. J.: Prentice-Hall, 1947.

McCONNELL, F., and McCLAMROCH, M.: Social Participation Levels of Nonlanguage Children. J. Speech Dis. 26: 354, 1961. — McDOWELL, E. D.: The Developmental Schedule as a Clinical Instrument. J. Speech Dis. 5: 15, 1940. — MEADER, M. H.: The Effect of Disturbances in the Developmental Processes Upon Emergent Specificity of Function. J. Speech Dis. 5: 211, 1940. — MINKOWSKI, M.: Zum Problem der ersten Anfänge einer seelischen Entwicklung beim Fötus. Z. Kinderpsychiat. 14: 87, 1947.

PREYER, W.: Die Seele des Kindes. 8. Aufl. Leipzig: 1912.

ROBERTS, K. E.: Behavior as an Index of Children's Needs. Childhood Education, 1946.

SHELTON, E. K., and R. F. SKEELS: Growth and Development. Ciba Clin. Symp. 3: 183, 1951. — SULLY, J.: Untersuchungen über die Kindheit. Leipzig: E. Wunderlich, 1909.

THOM, D. A.: Guiding the Adolescent. Washington: U. S. Children's Bureau Publ. No. 225, 1946.

2. Sprachentwicklung

ANDERSLAND, P. B.: Maternal and Environmental Factors Related to Success in Speech Improvement Training. J. Speech Hearing Res. 4: 79, 1961. — ALBRIGHT, R. W., and J. B. ALBRIGHT: Application of Descriptive Linguistics to Child Language. J. Speech Hearing Res. 1: 257, 1958. — ARNOLD, G. E.: Phylogenetic Evolution and Ontogenetic Development of Language. Logos, 4: 86, 1961.

BATTIN, R. R.: Two Methods of Presenting Information on Speech and Language Development. J. Speech Dis. 27: 17, 1962. — BEEBE, H. H.: Auditory Memory Span for Meaningless Syllables. J. Speech Dis. 9: 273, 1944. — BOSMA, J. F., and C. C. SMITH: Infant Cry: A Preliminary Study Logos, 4: 10, 1961. — BRIELAND, D. M.: A. Comparative Study of the Speech of Blind and Sighted Children. Speech Monographs, 17: No. 1, 99, 1950. — BUSEMANN: Die Sprache der Jugend als Ausdruck der Entwicklungsrhythmik. Jena, 1925. — BÜSCHER, G.: Aus dem Buch der Wunder. Frankfurt: Scheffler, 1951.

CALDWELL, E. H.: Algunas Experiencias en el Desarrollo del Lenguaje. Acta Audiol. Foniat. Hispanoamer. 5: 87, 1963. — CARROW, M. A.: Linguistic Functioning of Bilingual and Monolingual Children. J. Speech Dis. 22: 371, 1957. — CHEN, H. P., and O. C. IRWIN: Infant Speech. Vowel and Consonant Types. J. Speech Dis. 11: 27, 1946. — CLARK, R. M.: Maturation and Speech Development: Retarded Maturation of Certain Sensory. Association and Motor Abilities in Children with So-Called Functional Articulatory Defects. Logos, 2: 49, 91, 1959.

DARLEY, F. L., and H. WINITZ: Age of First Word: Review of Research. J. Speech Dis. 26: 272, 1961. — DAVIS, D. M.: The Relation of Repetitions in the Speech of Young Children to Certain Measures of Language Maturity and Situational Factors. J. Speech Dis. 4: 303, 1939; 5: 235, 1940. — DE HIRSCH, K., J. JANSKY and W. S. LANGFORD: Oral Language Performance of two Groups of Immature Children. Folia Phoniat. 16: 109, 1964.

ELIASBERG, W.: Über autonome Kindersprache. Mschr. Ohrenheilk. 62: 779, 1928. — ESSEN, O. VON: Über das Wesen der Assimilation. Vox, 21: 10, 1935. — EVERHART, R. W.: The Relationship Between Articulation and other Developmental Factors in Children. J. Speech Dis. 18: 332, 1953; — Literature Survey of Growth and Developmental Factors in Articulatory Maturation. J. Speech Dis. 25: 59, 1960.

FORCHHAMMER, E.: Über einige Fälle von eigentümlichen Sprachbildungen bei Kindern. Arch. ges. Psychol. 104: 395, 1939. — FRÖSCHELS, E.: Die Entwicklung der Sprache beim Kinde. Österr. Ärzte Ztg. 10: No. 13, 1913; — Medizinische Beiträge zu einer Theorie der Entstehung der Sprechbewegungen (der artikulierten Sprache). Arch. Néerl. Phonét. Expér. 15: 81, 1939.

GUTZMANN, H.: Beobachtungen der ersten sprachlichen und stimmlichen Entwicklung. Mschr. Sprachheilk. 1911. — GUTZMANN, H. JUN.: Zur Behandlung des sprachunfertigen Kleinkindes. II. Vers. dtsch. Ges. Sprach-Stimmheilk. Leipzig 1928, p. 92; Leipzig: C. Kabitzsch, 1929.

HESSE, G.: Die Krankheit Kaspar Hausers. Münch. Med. Wschr. 109: 156, 1967. — HOYER, A. und G.: Über die Lallperiode eines Kindes. Z. angew. Psychol. 25: 363, 1924.

IDELBERGER, H. A.: Die Entwicklung der kindlichen Sprache. Berlin: H. Walther, 1904. — IRWIN, O. C.: Reliability of Infant Speech Sound Data. J. Speech Dis. 10: 227, 1945; — Infant Speech Equations for Consonant-Vowel Ratios. J. Speech Dis. 11: 177, 1946; — Infant Speech: The Problem of Variability, J. Speech Dis. 12: 173, 1947; — Infant Speech: Variability and the Problem of Diagnosis, J. Speech Dis. 12: 287, 1947; — Infant Speech: Consonantal Sounds According to Place of Articulation, J. Speech Dis. 12: 397, 1947; — Infant Speech: Consonant Sounds According to Manner of Articulation, J. Speech Dis. 12: 402, 1947; — Infant Speech: Development of Vowel Sounds. J. Speech Dis. 13: 31, 1948; — Infant Speech: The Effect of Family Occupational Status and of Age on Use of Sound Types, J. Speech Dis. 13: 224, 1948; — Infant Speech: The Effect of Family Occupational Status and of Age on Sound Frequency, J. Speech Dis. 13: 320, 1948; — Infant Speech: Consonantal Position, J. Speech Dis. 16: 159, 1951; — Speech Development in the Young Child: 2. Some Factors Related to the Speech Development in the Infant and Young Child, J. Speech Dis. 17: 269, 1952; — Infant Speech: Effect of Systematic Reading of Stories. J. Speech Hearing Res. 3: 187, 1960. — IRWIN, O. S., and H. P. CHEN: Speech Sound Elements During the First

Year of Life: A Review of the Literature, J. Speech Dis. 8: 109, 1943; — Infant Speech Sounds and Intelligence, J. Speech Dis. 10: No. 4, 293, 1945; — Infant Speech: Vowel and Consonant Frequency. J. Speech Dis. 11: No. 2, 123, 1946; — The Type-Token Ratio Applied to Infant Speech Sounds. J. Speech Dis. 11: No. 2, 126, 1946. — Irwin, R. B.: The Effects of Speech Therapy upon Certain Linguistic Skills of First-Grade-Children. J. Speech Dis. 28: 375, 1963.

Kainz, F.: Die Sprache des Kindes. In Psychologie der Sprache, Bd. II, Stuttgart: F. Enke, 1943; — Logopädie und Sprachpsychologie. Folia Phoniat. 1: 178, 1948; — Alalia ex separatione. Z. exper. angew. Psychol. 6: 40, 1959. — Koehler, O.: „Wolfskinder", Affen im Haus und vergleichende Verhaltensforschung. Folia Phoniat. 4: 29, 1952.

Lamann, W.: Über den Zusammenhang zwischen der artikulierten menschlichen Sprache und den Gesetzen der Peristaltik. Mschr. Ohrenheilk. 44: Nr. 7, 1910. — Lawton, D.: Social class differences in language development. Speech Pathol. ther. 8: 52, 1965. — Lerea, L.: Assessing Language Development. J. Speech Hearing Res. 1: 75, 1958. — Leopold, W.: Bibliography of Child Language. Chicago: Northwestern Univ. Press, 1946. — Levin, M.: An Infantile Speech Pattern: Replica of a Stage in the Evolution of the English Language. Logos, 5: 39, 1962. — Lillywhite, H.: General Concepts of Communication. J. Pediat. 62: 5, 1963. — Luchsinger, R.: Puer millenarium; ein sprachpsychologischer Beitrag zur sprachlichen und geistigen Frühreife. Folia Phoniat. 18: 462, 1966.

Marge, M.: The influence of selected home background variables on the development of oral communication skills in children. J. Speech Hearing Res. 8: 291, 1965. — Mc Curry, W. H., and O. C. Irwin: A Study of Word Approximations in the Spontaneous Speech of Infants. J. Speech Dis. 18: 133, 1953. — Métraux, R. W.: Auditory Memory Span for Speech Saunds: Norms for children. J. Speech Diss. 9: 31, 1944; — Speech Profiles of the Pre-School Child 18 to 54 months. J. Speech Dis. 15: 37, 1950. — Meumann, E.: Die Sprache des Kindes. Zürich: 1903; — Die Entstehung der ersten Wortbedeutungen beim Kinde. Leipzig: 1908. — Mowrer, O. H.: Speech Development in the Young Child: 1. The Autism Theory of Speech Development and Some Clinical Applications. J. Speech Dis. 17: 263, 1952; — Hearing and Speaking: An Analysis of Language Learning. J. Speech Dis. 23: 143, 1958. — Mysak, E. D.: Organismic Development of Oral Language. J. Speech Dis. 26: 377, 1961.

Nau, E., und D. Cabanis: Kaspar Hauser Syndrom. Münch. Med. Wschr. 108: 929, 1966. — Nevekluff, T.: Ontogenese, Pathogenese und Phylogenese der Sprache. IV. Kongr. int. Ges. Logop. Phoniatr. Prag 1930, 55. Leipzig–Wien: F. Deuticke, 1931.

Palmer, M. F.: The Speech Development of Normal Children. J. Speech Dis. 5: 185, 1940. — Petersen, H.: Die Sprachentwicklung des Kindes. Pro Infirmis P. 3 Jan./Feb. 1947. — Pichon, E., et S. Borel-Maisonny: Psychophysiologie du langage. Folia Phoniat. 1: 124, 1947. — Pringle, M. L. K., and M. Tanner: The Effects of Early Deprivation on Speech Development. Language and Speech, 1: 269, 1958.

Quirós, J. B. de, and R. Goetter: El lenguaje en el nino. Buenos Aires: Cedifa, 1964.

Reumuth: Die logische Beschaffenheit der kindlichen Sprachanfänge. Leipzig: 1919.

Sankey, A. M.: Problems in Teaching Speech to the Blind. Quart. J. Speech, 24: 77, 1938. — Schaefer, K. L.: Die psychologische Deutung der ersten Sprachäußerungen des Kindes. Mschr. ges. Sprachheilk. 17: 83, 1907. — Schilling, R.: Sprachentwicklung und inneres Sprechen. IV. Vers. dtsch. Ges. Sprach-Stimmheilk. München 1933, p. 94. Leipzig: C. Kabitzsch, 1934. — Schultze, F.: Die Sprache des Kindes. 1880. — Scupin, Ehepaar: Tagebücher. Leipzig, 1907 bis 1910. — Sedláčková, E.: Development of the acoustic pattern of the voice and speech in the newborn and infant. Trans. Czechoslovak Acad. Sci. Math. Sci. Series, 76: No. 10, 1967. — Shelton, jr., R. L., W. B. Arndt and J. Miller: Learning Principles and Teaching of Speech and Language. J. Speech Dis. 26: 368, 1961. — Shohara, H.: The Genesis of the Articulatory Movements of Speech. Quart. J. Speech, 21: 343, 1935. — Simon, C. T.: The Development of Speech. In „Handbook of Speech Pathology" by L. E. Travis, New York: Appleton-Century-Crafts 1957. — Snow, K.: A Detailed Analysis of Articulation Responses of ‚Normal' First Grade Children. J. Speech Hearing Res. 6: 277, 1963. — Spiker, C. C. and O. C. Irwin: The Relationship Between IQ and Indices of Infant Speech Sound Development. J. Speech Dis. 14: 335, 1949. — Stein, L.: Das universelle Stammeln im Lichte der vergleichenden Sprachwissenschaft. Z. ges. Neurol. Psychiat. 95: 100, 1925; — The Infancy of Speech and the Speech of Infancy. London: Methuen, 1949. — Stern, Cl. und W.:

Die Kindersprache, 4. Aufl. Leipzig, 1924. — STEYRER, J.: Der Ursprung und das Wachstum der Sprache. Wien: Hoelder, 1912. — STINCHFIELD, S. M.: The Speech of the Normal Child. Quart. J. Speech, 5: 1, 1919.

TARNEAUD, J.: Hypermusie et dévelopement vocal chez un enfant de 10 ans. Revue Franç. Phoniat. 3: 140, 1935. — TEMPLIN, M. C.: Speech Development in the Young Child: 3. The Development of Certain Language Skills in Children. J. Speech Dis. 17: 280, 1952; — Norms on a Screening Test of Articulation for Ages Three Through Eight. J. Speech Dis. 18: 323, 1953; — Development of speech. J. Pediat. 63: 11, 1963. — TEMPLIN, M., and M. D. STEER: Studies of Growth of Speech in Pre-School Children. J. Speech Dis. 4: 71, 1939. — TULLIO, P.: Das Ohr und die Entstehung der Sprache und Schrift. Vienna–Berlin: Urban und Schwarzenberg, 1929.

VILLIGER, E.: Sprachentwicklung und Sprachstörungen beim Kinde. Leipzig: W. Engelmann, 1911.

WEISS, D.: Testuntersuchungen an normalen und sprachgestörten Kindern. Wien med. Wschr. 80: 1155, 1930. — WERNER, H.: Die melodische Erfindung im frühen Kindesalter. Akad. Wiss. Wien. phil.-hist. Kl. 182: 4. Abh. 1916. — WINITZ, H.: Language Skills of Male and Female Kindergarten Children. J. Speech Hearing Res. 2: 377, 1959; — Relationships Between Language and Nonlanguage Measures of Kindergarten Children. J. Speech Hearing Res. 2: 387, 1959. — WINITZ, H. H.: The development of speech and language in the normal child. In: Rieber and Brubaker: Speech Pathology. Amsterdam: North Holland Publ. Co. 1966. — WINITZ, H., and O. C. IRWIN: Infant Speech: Consistency with Age. J. Speech Hearing Res. 1: 245, 1958; — Syllabic and Phonetic Structure of Infants' Early Words: J. Speech Hearing Res. 1: 250, 1958. — WINITZ, H., and M. LAWRENCE: Children's Articulation and Sound Learning Ability. J. Speech Hearing Res. 4: 259, 1961. — WINNEN, L., und W. WINNEN: Über einen Fall von Vokalsprache bei eineiigen Zwillingen. Folia Phoniat. 10: 182, 1958. — WINNEWISSER: Über die Ungleichartigkeit der Lernweisen im Lautspracherwerb hörender und tauber Kinder. IV. Vers. Dtsch. Ges. Sprach-Stimmheilk. p. 34, München: 1933. — WOOLBERT, C. H.: Speech and the Learning Process. Quart. J. Speech, 6: 72, 1920. — WUNDT, W.: Völkerpsychologie: 1. Die Sprache. 3. Aufl. 1911.

YOUNG, E. H.: The motokinesthetic approach to the prevention of speech defects, including stuttering. J. Speech Dis. 30: 269, 1965.

ZIEHEN, T.: Intelligenz und Sprachentwicklung. IV. Vers. dtsch. Ges. Sprach-Stimmheilk. München 1933, p. 1, Leipzig: C. Kabitzsch, 1934.

V. Konstitution und Sprache

1. Allgemeine Grundlagen[1]

Im zweiten Viertel unseres Jahrhunderts hat die lebhafte Diskussion über ererbte und konstitutionelle Faktoren gegenüber den erworbenen und umweltbedingten Einflüssen eine radikale Änderung in der Orientierung der Sprachpathologie hervorgebracht. Diese Entwicklung war gleichzeitig, jedoch nicht identisch, mit einer anderen Spaltung der Meinungen, diejenige zwischen den Vertretern von organischen gegenüber den psychogenen Theorien in Bezug auf die Störungen der Sprache.

a) Erbbiologische Gesichtspunkte

Beobachter mit einer Neigung zu organistischen Auslegungen haben die erbliche Übertragung von angeborenen Syndromen der gestörten Sprachfunktion studiert. Darunter sind die systematischen gemellologischen Studien der Zwillingsforschung zu nennen, welche den Einfluß der *genotypischen oder genetischen Fak-*

[1] Dieser Abschnitt ist eine Übersetzung der Seiten 357—359 aus „Voice-Speech-Language: Clinical Communicology" von RICHARD LUCHSINGER und GODFREY E. ARNOLD. © 1965 by Wadsworth Publishing Company, Inc., Belmont, California.

toren herausgestellt haben. Durch Anwendung der allgemeinen Prinzipien der Erblehre kann der ererbte Genotypus einer bestimmten Person bestimmt werden. Es steht nunmehr fest, daß das Syndrom der kongenitalen oder familiären Sprachschwäche einen ererbten Typus der ererbten Minderbegabung in der kommunikativen Leistung darstellt. Diese Tatbestände sollen im nächsten Kapitel besprochen werden.

Laut Definition bedeutet der Begriff kongenital nichts anderes als „seit Geburt vorliegend". Es ist daher nicht richtig, das Wort kongenital mit erblich gleichzusetzen. T. H. Ingalls (1956) unterscheidet die kongenitalen Defekte in zwei Formen oder Typen: *genetisch prädeterminiert* durch das genetische Muster der Chromosome im Augenblicke der Konzeption; sowie *konnatal erworben* als fötale Manifestation einer kritischen Belastung (stress) der Mutter während der Schwangerschaft. Die erste Art läßt sich durch erbhygienische Beratung der Eltern vorbeugend vermeiden, die zweite durch fachärztliche Betreuung der Mutter.

b) Konstitutionelle Besonderheiten

Die Begriffe der konstitutionellen Faktoren und ihres Einflusses auf die Gesamtpersönlichkeit haben seit jeher das Interesse der medizinischen Sprachpathologen erregt, wie man aus den Lehrbüchern zahlreicher Sprachärzte ersehen kann. Im medizinischen Sinne bedeutet Konstitution das Gesamtbild der Individualität einer gewissen Person. Konstitution vereint alle ererbten Qualitäten mit dem Endprodukt der persönlichen Reaktion auf alle Umwelteinflüsse, welche die körperliche und geistige Entwicklung des Individuums betroffen haben. Der daraus resultierende *Phänotypus* kennzeichnet die individuellen Ausprägungen der psychosomatischen Personalität. Zugehörige Probleme sind aus verschiedenen Richtungen bearbeitet worden: *psychologische* Interpretationen der Charakterstruktur, *ästhetische* Analyse der Grundtypen des sprachlichen Ausdruckes, und *somatische* Typologie der physischen Körperproportionen.

Eindrucksvolle Beweismittel ergaben sich aus diesen typologischen Studien, welche die vielfältigen Beziehungen von Körpertypus, Temperament und Charakter mit den individuellen Eigentümlichkeiten in allen Formen der sprachlichen Kommunikation ausdrücken. So hat Kainz (1948) die typologischen Beziehungen zwischen Sprachgebrauch und Charakterzügen vom Gesichtspunkt der *Sprachpsychologie* analysiert. Moses (1931) untersuchte die charakterologischen Beziehungen zwischen Körperkonstitution und Stimme. Fröschels war einer der ersten, welcher die klinische Bedeutung der *Vorstellungstypen* hervorhob (vgl. Fröschels und Jellinek, 1929). Eine Studie von Diehl und England (1958) bestätigte die Notwendigkeit weiterer Studien auf diesem Gebiete. Alle praktischen Bemühungen in den erzieherischen und *ästhetischen* Zweigen der Literaturwissenschaft, wozu Sprecherziehung, Gesangsunterricht, Redekunst, usw. gehören, sind auf den Schlußfolgerungen von typologischen Klassifikationen aufgebaut. Ähnliche Gesichtspunkte gehen aus Trojans (1948) Übersicht der Literatur hervor, welche sich mit seiner Ausdruckstheorie der Sprechstimme befaßt.

Von anthropologischer Seite hat Sheldon (1940) diese empirischen Erkenntnisse mit seinen systematischen Studien der *Somatotypologie* bestätigt. Es besteht nunmehr kein Zweifel übei die grundsätzliche Korrelation von physischem Körpertypus mit der *typologischen Polarität* im Ausdruck der Stimme und Sprache. Während gewisse Gegensätze in Bezug auf Terminologie oder Klassifikation bestehen mögen, bekennen sich die meisten Autoren zu der fundamentalen Polarität des stimmlichen Ausdruckes. Diese Polarität zeigt sich zum Beispiel im Gegensatz zwischen der enthemmten Stimme beim Typus der physisch orientierten „Somatotonie" und der stimmlichen Hemmung des vornehmlich intellektuell eingestellten „cerebrotonischen" Typus. Trojans (1959) weitere Ausarbeitung einer analogen Polarität zwischen seinen expressiven Typen der „Schonstimme und Kraftstimme" stützte sich auf den Einfluß der neurovegetativen Innervation, wie noch zu beschreiben ist.

Die klinische Erfahrung bestätigt vollends diese typologischen Beobachtungen. So sieht man in der täglichen Praxis das charakteristische Überwiegen der *hyperkinetischen* Formen von habitueller oder psychogener Dysphonie unter den Vertretern des endo- und mesomorphen Somatotypus. Im Gegensatz dazu sind die *hypokinetischen* Formen der funktionellen Dysphonie in analoger Weise mit dem ektomorphen Somatotypus assoziiert. Gebührende Berücksichtigung der physischen Konstitution und des emotionellen Temperaments muß daher jede therapeutische Technik während der Behandlung dieser häufigen Stimmstörungen leiten. Ein anderer klinischer Gesichtspunkt der Konstitution, nämlich die Beziehung ihres somatischen Ausdruckes zu gewissen *Störungen der Sprachentwicklung*, bedarf eigener Besprechung in einem folgenden Abschnitt.

c) Erworbene und umweltbedingte Einflüsse

Die Einflüsse der Umwelt werden systematisch in der Krankengeschichte jeder Neuaufnahme in einer guten Sprachabteilung analysiert. Nach der Feststellung der Familiengeschichte notiert man alle Einzelheiten der individuellen Entwicklung des Patienten. Dazu gehören Verlauf der Schwangerschaft, Geburt, Art der ersten Ernährung, motorische Entwicklung, geistiges Wachstum, sensorische Perzeption, soziale Anpassung, Leistungen in der Schule, physische und psychische Ausreifung, alle durchgemachten Krankheiten, allfällige Unfälle und emotionelle Traumas, u. s. f. Zusammen mit der darauf folgenden Untersuchung des körperlichen Zustandes, der Sinnesfunktionen, psychomotorischen Leistungen, Intelligenz, und des allgemeinen Verhaltens, ergeben diese Befunde ein gut abgerundetes Bild der gesamten *Persönlichkeit und kommunikativen Leistung* in den beiden Modalitäten von Expression und Rezeption, also des Patienten sprachlicher Ausdrucksfähigkeit und sensorischer Empfänglichkeit.

Mit dem zunehmenden Fortschritt der Medizin werden immer weitere Syndrome von krankhafter Entwicklung als typische Folgen einer *pränatalen Schädigung* erkannt. Auf diese Weise kann es zu neuen Mutationen der Gensubstanz kommen, welche dann weiter vererbbar ist. Die Möglichkeiten einer Keimschädigung sind sehr zahlreich: ungünstige Ernährung der Mutter; mütterliche Hormonstörungen; Infektionen in der frühen Schwangerschaft, vor allem durch Viruskrankheiten; verschiedene Strahlenschädigungen, wie übermäßige Röntgenuntersuchungen oder Atomspaltungsprodukte, also aktinische Schäden; oder mechanische Schäden durch Unfälle. Typische Beispiele sind die Erythroblastose wegen Rh Inkompatibilität oder mehrfache Mißbildungen mit Taubheit zufolge von mütterlicher Rötelinfektion während der ersten Schwangerschaftsmonate. Gewisse Arten von Gaumenspalte werden ebenfalls auf solche pränatale Keimschädigungen zurückgeführt.

Falls auf diese Weise Schwachsinn entsteht, oder wenn die laryngo-oralen Organe von der Mißbildung betroffen sind, dann umschließen solche Syndrome charakteristische Symptome von gestörter *expressiver* Kommunikation. Dazu gehört also die dyslogische Sprache wegen Schwachsinns, oder die verschiedenen Arten der peripheren Artikulationsstörung, welche in Amerika als Dysglossie bekannt ist. Ähnliche Überlegungen helfen die klinische Unterscheidung zwischen den genetisch vorbestimmten und individuell erworbenen Schäden der *rezeptiven* Kommunikation. Sobald man über ausreichende klinische Untersuchungsmethoden verfügt, sind die klar umgrenzten Krankheitsbilder der wahren Erbtaubheit von der großen Gruppe der frühzeitig erworbenen Hörverluste klar unterscheidbar. Ebenso ist es möglich, jedoch noch nicht ganz so einfach, die ererbte familiäre Sprachschwäche von der symptomatischen Gruppe der erworbenen Aphasie im Kindesalter zu unterscheiden. Im letzteren Falle gelangt man zur Differentialdiagnose zwischen der angeborenen oder frühzeitig erworbenen expressiven Aphasie (oder Hörstummheit) gegenüber der rezeptiven Form der Worttaubheit.

d) Klinische Untersuchung

So gelangen wir zur Erkenntnis, daß das Problem der „angeborenen" Schäden der Kommunikationsfähigkeit in einer ganzheitlichen Weise zu analysieren ist. Der Untersucher muß über die peripheren Sprechorgane hinaus den ganzen Patienten betrachten und dazu noch weiter in seine gesamte Umwelt blicken. Es besteht kein Zweifel, daß viele Sprachstörungen auf erblicher Prädisposition beruhen. Überdies bestimmen die konstitutionellen Faktoren weitgehend die individuellen Eigenschaften des sprachlichen Ausdruckes. Ebenso ist es klar, daß nicht jede einzelne der angeborenen Störungen von Sprache und Gehör ererbt sein muß. So ist zum Beispiel die angeborene Syphilis nicht ererbt, sondern durch mütterliche Infektion erworben. Aus diesem Grund ist es besser, die angeborene Lues nicht als kongenital zu bezeichnen, sondern als konnatal. Angeboren oder konnatal kann nämlich nichts anderes aussagen, als daß der Zustand seit der Geburt vorhanden war. Virusinfektionen oder humorale Änderungen im mütterlichen Organismus können den Fötus bevor der Geburt schädigen; Komplikationen während der Geburt verursachen häufig Hirnschädigung; und eine Vielfalt von Infektionen oder traumatischen Schäden vermögen das junge Kind in den ersten Lebensmonaten dauernd zu schädigen. Wir müssen deshalb die folgenden Arten von *angeborenen Störungen* der Kommunikationsfähigkeit unterscheiden.

1. *Erbliche Syndrome* stellen wahrhaft genetisch bedingte und familiäre Anomalien dar, welche sich nach den Gesetzen der Erbforschung nachweisen lassen. Das erstmalige Auftreten eines solchen Erbleidens wird gewöhnlich auf eine Mutation der erbtragenden Gene zurückgeführt. Beispiele für unser Gebiet sind die in gewissen Familien gehäufte kongenitale Sprachschwäche als eine spezifische Form der zerebralen Unterbegabung, oder die mandibulofaziale Dysostose als eine schwere Mißbildung des peripheren Artikulationsapparates.

2. *Konstitutionelle Eigentümlichkeiten* ergeben sich aus den psychosomatischen Wechselwirkungen zwischen der genetischen Vererbung und den Umweltseinflüssen. Dazu gehören z. B. die dysplastische Dysphonie wegen unvollkommener Ausbildung des Kehlkopfes, wie etwa im Falle der angeborenen Stimmlippenfurchen, sowie gewisse Formen von Gaumenmißbildungen.

3. *Konnatal erworbene Defekte* gehen auf gewisse Schädigungen a) vor, b) während, oder c) kurz nach der Geburt zurück. Entsprechende Beispiele sind a) die Erythroblastosis foetalis, b) spastische Kinderlähmung, oder c) postenzephalitische Dysarthrie.

Hier ist auch die Gelegenheit, die *Definition* mehrerer Begriffe einzuführen, welche in den folgenden Kapiteln häufig vorkommen werden, nämlich Dysplasie, Dystrophie, Dystonie und

Dyskinesie, sowohl deren adjektive Formen, wie dysplastisch, usw. Die Vorsilben dieser Begriffe kennzeichnen entweder übermäßige oder ungenügende Erscheinung oder Bewegung, also hyperplastisch bzw. hypoplastisch, usw.

Dysplasie bedeutet die abnormale Entwicklung und Ausbildung von Geweben oder Organen zufolge einer vermehrten oder verminderten *Zahl* der aufbauenden Zellen. Gewöhnlich geht daraus eine angeborene Tendenz hervor. Beispiele sind die angeborene Makroglossie oder die dysplastische Dysphonie wegen einer Kehlkopfasymmetrie oder Stimmbandfurche.

Dystrophie bedeutet fehlerhaftes Wachstum oder Ernährung von Geweben oder Organen, welche hauptsächlich auf veränderte *Größe* der aufbauenden Zellen zurückgeht. Dystrophische Störungen deuten gewöhnlich umweltbedingte oder postnatale Einflüsse an. Beispiele sind die Hypertrophie der Zunge bei Mongolismus oder die Zungenatrophie im Falle von infranukleärer also peripherer Hypoglossuslähmung.

Dystonie ist eine Störung von Stärke oder Spannung von Muskeln, namentlich des Ruhetonus ohne Bewegung. Der Zustand kennzeichnet Funktionsstörungen der Innervation oder in der Biochemie der Muskelsubstanz. Beispiele sind der spastische Hypertonus in supranukleären Lähmungen, wie in zerebraler Kinderlähmung, oder die schlaffe Hypotonie im Falle der infranukleären Poliomyelitis.

Dyskinesie beschreibt ein fehlerhaftes Bewegungsmuster zufolge von Störungen in verschiedenen Hirnabschnitten. Dementsprechend kann der Ursprung kortikal, extrapyramidal, retikulär, zerebellar oder bulbär bedingt sein. Diesbezügliche Beispiele in derselben Ordnung sind die folgenden: psychogene hypokinetische Aphonie oder die parakinetischen Mitbewegungen des Stotterns; choreatische oder athetotische Hypermotilität; akinetischer Mutismus; zerebellare Dysarthrie; sowie tabetischer Laryngospasmus.

2. Diagnostische Bedeutung der konstitutionellen Abweichungen[1]

a) Geringfügige kongenitale Anomalien

Klinische Beobachtungen. Die europäischen Sprachärzte haben sich immer bemüht, alle Beobachtungen in den kleinsten Einzelheiten sorgfältig niederzuschreiben. H. STERN pflegte in seinen Vorlesungen die Phoniater als die „Mikroskopiker der Laryngologie" zu bezeichnen. Mit diesem Interesse für alle Einzelheiten der Gesamtbeobachtung bekundeten die Sprachärzte ihre weite Sicht auf eine globale Auswertung der gesamten psychophysischen Persönlichkeitsstruktur des Kranken. Mit dieser Arbeitsweise haben die vier oder fünf Generationen der medizinischen Sprachpathologen eine umfassende empirische Erfahrung gesammelt, welche nunmehr bereitsteht, um in die gegenwärtige Neigung zur synthetischen Interpretation integriert zu werden.

Die europäisch ausgebildeten Phoniater genießen einen zusätzlichen Vorteil von der *Dualität ihrer beruflichen Interessen.* Viele der führenden Phoniater verbinden ihre reguläre otolaryngologische Praxis als Fachchirurgen mit der sekundären Spezialisierung auf dem medizinischen Sektor der Kommunikationswissenschaften. Als europäische Beispiele könnte man R. SCHILLING, H. LOEBELL oder J. BERENDES anführen, während in Amerika R. SEGRE, von LEDEN, oder H. RUBIN derart tätig sind. Solche Vertreter beider Fächer verteilen ihre Arbeitszeit zwischen dem chirurgischen Dienst in der HNO Klinik und besonderen Forschungen in den phoniatrischen Abteilungen. Auf diese Weise widmet der Vertreter des Gesamtfaches, wie etwa auch der Verfasser, viele Jahre der Untersuchung und

[1] Dieser Abschnitt ist eine Übersetzung der Seiten 359—362 aus „Voice-Speech-Language: Clinical Communicology" von RICHARD LUCHSINGER und GODFREY E. ARNOLD. © 1965 by Wadsworth Publishing Company, Inc., Belmont, California.

Behandlung von zwei Patientengruppen: die eine mit den üblichen organischen Erkrankungen von Hals, Nase und Ohr; und die andere mit Störungen von Stimme und Sprache.

Im Laufe der Zeit beginnt das klinische Gedächtnis zu arbeiten wie ein elektronischer Komputer. Abertausende von Beobachtungen werden addiert und schließlich mit den diagnostischen und pathologischen Unterlagen verglichen. Schließlich beginnt die medizinische Erfahrung alle objektiven Zeichen und subjektiven Beschwerden im Kopf zu tabulieren, bis der erfahrene Kliniker auch ohne weitere Hilfsmittel sich bereit fühlt, viele Probleme der täglichen Praxis mit bestimmten Erklärungen zu beantworten. Sogar die Gerichtshöfe akzeptieren regelmäßig die Zeugenaussage des medizinischen Sachverständigen allein auf Grund seiner *ärztlichen Erfahrung*, ohne auf die objektiven Beweismittel aus dem Laboratorium zu bestehen.

Arten der Anomalien. Im Allgemeinen sind die Sprach- und Stimmärzte unter sich über die wichtigsten Ergebnisse ihrer klinischen Erfahrung einig. Unter diesen Punkten des Einverständnisses befindet sich die Erfahrung, daß *gewisse konstitutionelle Anomalien* in den Fällen von entwicklungsmäßigen oder psychogenen Störungen von Stimme und Sprache auffallend häufig sind. Diese Kombination von Symptomen ist umso bemerkenswerter, wenn dieselben Fachleute erklären, daß die organisch-kranken Patienten in den allgemeinen HNO-Abteilungen jene konstitutionellen Abweichungen genau so oft oder selten aufweisen wie die allgemeine Bevölkerung. Die gleiche Beobachtung gilt für die rein organischen Leiden, welche in den Sprachabteilungen zur Behandlung kommen, wie etwa die vielen Fälle von Laryngektomie. Diese Gruppe von Patienten kann dann als Kontrolle in bezug auf die Häufigkeit der konstitutionellen Anomalien dienen.

Nun erhebt sich die Frage, was denn eigentlich diese konstitutionellen Abweichungen sind, welche so häufig mit der Gruppe der Entwicklungsstörungen auf dem Gebiet der expressiven und rezeptiven Kommunikation zur Beobachtung kommen. Kurz gesagt stellen sie die große Vielfalt von *persistierenden embryonalen Rudimenten* vor, welche als harmlose kongenitale Mißbildungen verschiedenen Grades zur Beobachtung kommen. Im Anschluß an die üblichen teratologischen Definitionen lassen sich diese Entwicklungsrückstände in der folgenden Weise aufzählen.

1. *Anomalien der Ohren:* Präaurikuläre Fistel; die verschiedenen Arten der mißbildeten Ohrmuscheln; Ohrmuschelanhänge; angewachsene oder gespaltene Ohrläppchen; abnorme Krümmung des äußeren Gehörganges; kongenitale Gehörgangsatresie.

2. *Anomalien der Augen:* Epikanthische Falten; Hypertelorismus, d. h. vergrößerter Abstand der äußeren Augenwinkel; Verwachsung der Augenlider; Dystopie der inneren Augenwinkel; Heterochromie oder verschiedene Farbe der Regenbogenhaut; angeborene Spaltung der Iris; abnorm weiter Augenabstand; Asymmetrie der Augenhöhlen, welche gewöhnlich durch Hypoplasie oder Unterentwicklung der Jochbögen entsteht, wie z. B. in mandibulofazialer Dysostosis; Retinitis pigmentosa, welche häufig mit angeborener Taubheit verbunden ist.

3. *Anomalien der Nase:* Ungewöhnlich weite Nasenwurzel; medianer oder lateraler Nasensulkus; Jacobsons Organ; Asymmetrie der Nasenflügel; fehlende Stirnhöhlen; angeborene Hyposmie oder Geruchsverlust.

4. *Anomalien der Mundhöhle:* a) *Lippen:* Makrostomie oder Mikrostomie, also ungewöhnliche Mundgröße; Grübchen oder Höcker der Lippen. b) *Zähne:* Anomalien der Bißform oder Zahn-

stellung; Emaildefekte; das mediane Auseinanderstehen der oberen inneren Schneidezähne, auch als Diastema bekannt; teilweise Mikrodontie oder Anodontie; Fehlen, Retention, Mikrodontie, oder Verdoppelung der oberen lateralen oder unteren medialen Schneidezähne; Fortbestehen von Milchzähnen; Fehlen oder Retention der Weisheitszähne. c) *Gaumen:* Abnorme Wölbung des harten Gaumen; Torus palatinus oder Wulst des harten Gaumens; submuköse Gaumenspalte; Gaumeninsuffizienz ohne Spaltung; gespaltenes Zäpfchen; Asymmetrie der Gaumenbögen; geringe laterale Spalten des weichen Gaumens; Fehlstellung der Gaumenmandeln. d) *Zunge:* Makroglossie oder vergrößerte Zunge; gespaltene Zungenspitze; geographische oder gefurchte Zunge; velolinguale Adhesionen oder lipo-fibromatöse Tumoren; Ankyloglossie oder angewachsenes Zungenbändchen. e) *Unterkiefer:* Mikrognathie mit Vogelgesicht.

5. *Anomalien des Kehlkopfes:* Stimmlippenfurchen; unsymmetrische Ventrikel; gekreuzte, abnorme, oder unsymmetrische Stellknorpel; infantile oder mißbildete Epiglottis; Asymmetrie des Schildknorpels; Ventrikulokele oder angeborener Kehlsack.

6. *Anomalien des Gesichts:* Asymmetrie; Unterentwicklung der Jochbeine.

7. *Anomalien des Halses:* Schwimmhautform des Halses; branchiogene Spalten oder Zysten; persistierender thyreoglossaler Gang oder Zyste; Halsrippen.

8. *Anomalien des Haarwuchses:* Hirsutismus oder übermäßige Gesichtsbehaarung; Hypertrichosis oder teilweise Überbehaarung; niedere frontotemporale Haarlinie, die sogenannte Pelzmützenbehaarung; weiße Haarlocke oder umschriebener Albinismus, auch als Poliosis bekannt; familiäres Vorkommen von verfrühtem Haarergrauen. Ein derartig typisches Beispiel ist der Zustand der ektodermalen Dysplasie mit Hypotrichosis, Anhydrosis und teilweiser Anodontie, also Unterbehaarung, vermindertes oder fehlendes Schwitzen und teilweise Zahnlosigkeit.

9. *Anomalien der Haut:* Abnormalität von Hautgewebe, Fingernägel oder Pigmentation, wie z. B. im Zustand der mukokutanen Melanose mit intestinaler Polyposis des PEUTZ-JEGHERS-Syndromes.

10. *Analoge und verwandte Anomalien* in allen anderen Teilen oder Strukturen des Körpers: viel zu zahlreich um hier aufgezählt zu werden sind diese aber von ähnlichem Interesse für den Kinderarzt, Internisten, Erbforscher, usw.

Bedeutung. Viele dieser Abnormitäten betreffen die *ektodermalen Strukturen.* Diese Tatsache ist bedeutungsvoll, weil sowohl das Gehirn als auch die Sinnesorgane ektodermaler Abstammung sind. Ein typisches Beispiel ist die Onychodystrophie (ungenügendes Nagelwachstum), wenn sie mit angeborener Taubheit verbunden ist (FEINMESSER und ZELIG, 1961). Andere Mißbildungen stellen *endodermale* Wachstumsstörungen vor, wie es mit den geringfügigen Dysplasien von Nase, Mund, Rachen und Kehlkopf der Fall ist. Die *mesenchymalen* Strukturen sind im Falle der Mißbildungen von Skelett oder Muskulatur betroffen.

In manchen Fällen stellen diese kongenitalen Anomalien *familiäre und ererbte* Abwegigkeiten der körperlichen Entwicklung vor. Daher sind solche Zeichen oftmals Komponenten von ererbten Syndromen. Das *isolierte* oder sporadische Vorkommen solcher Zeichen kann eine neue Mutation darstellen, oder eine familiäre Tendenz zu solchen erblichen Syndromen. Ein typisches Beispiel ist das WAARDENBURG Syndrom, dessen Komponenten sehr verschiedene Grade der Penetranz aufweisen. Unter Penetration eines Erbmerkmales versteht man den Grad seiner Ausprägung im Einzelfalle. Wenn diese Komponenten des WAARDENBURG Syndrom die Nase, Lippen, Zähne oder den Gaumen betreffen, dann gehören sie zu den genetischen Syndromen der Gesichtsspalten, welche in einer späteren Generation manifest werden können. Andere dieser Anomalien können auch auf *hormonellen* Veränderungen beruhen, wie es z. B. im Falle des Hirsutismus auf Grund von Hyperadrenalismus zu sehen ist. Zunehmende Aufmerksamkeit wird auf die *angeborenen Fehler des Stoffwechsels* gerichtet, welche die Grundlage für körperliche Mißbildungen oder geistigen Rückstand darstellen können,

z. B. Phenylketonurie, Gargoylismus, Galaktosämie, usw. Auf Einzelheiten wollen wir im Kapitel über Schwachsinn eingehen.

Die klinische Sprachpathologie ist bereits in der Lage, den Einfluß dieser geringfügigen Abweichungen auf die expressiven und rezeptiven Funktionen der Kommunikation genau abzugrenzen. Mit Ausnahme der mißbildeten Stimmlippen, welche kongenitale Dysphonie bedingen, und offensichtlicher Gaumeninsuffizienz, welche nasale Sprache (Rhinolalie) herbeiführt, stören die geringfügigen kongenitalen Dysplasien die Sprache in keiner Weise. Die tatsächlich organisch bedingten Dysglossien sind immer mit den ausgeprägten Typen von mißbildeten Sprechorganen verbunden. Das ist z. B. mit wahrer Makroglossie, gespaltenem oder hochgradig insuffizientem Gaumen, Choanalatresie, und ähnlichen schweren Mißbildungen der Fall. Es folgt daraus, daß die geringfügigen konstitutionellen Abweichungen an sich ohne *ätiologische* Bedeutung für gestörte Sprache sind. Sie sind jedoch in *pathognomonischer* Hinsicht in einer anderen Weise bedeutungsvoll, wie wir nun sehen werden.

b) Somatische Mißbildung und verzögerte Reifung

Lombrosos (1887, 1905) extreme Annahme eines sogenannten kriminellen Typus ist mit Recht abgelehnt worden. Seither sieht man die geringen Grade von kongenitalen Mißbildungen nicht mehr als ein Zeichen von sogenannter Degeneration an. Vielmehr weist aber die häufige Verbindung dieser konstitutionellen Abweichungen mit Besonderheiten von Personalität und sprachlichem Ausdruck auf eine beiden gemeinsame Ursache. Wenn nun die Entwicklungsstörungen der Sprache und die geringfügigen konstitutionellen Anomalien häufig gemeinsam vorkommen, dann bedeuten sie parallele Symptome eines ursächlichen *Schadens im Keimplasma.* Beide sind die Folgen von genetisch vorbestimmten oder umweltlich erworbenen Beschränkungen in der Entwicklungskraft des wachsenden Fötus.

Entwicklungsrückstände. Es folgt daraus, daß wir zwei Gruppen von konstitutionellen und kongenitalen Abweichungen unterscheiden müssen. 1. *Erbliche* Krankheitszustände, wie das Waardenburg Syndrom, welches die laterale Verlagerung der inneren Augenwinkel, verbreiterte Nasenwurzel, verschieden farbige Augeniris, umschriebenen Albinismus, und angeborene Taubheit umfaßt. 2. *Intrauterin erworbene* Mißbildungssyndrome, wie z. B. die angeborene Röteltaubheit, welche oft mit Mißbildungen der Augen und des Herzens verbunden ist. Beide dieser Gruppen sind durch verschiedene Grade von Entwicklungsrückständen und durch das Fortbestehen von embryonalen Rudimenten gekennzeichnet. Außerdem sind beide Gruppen mit zusätzlichen Zeichen von verzögerter psychosomatischer Ausreifung des Individuums verbunden. Wir wollen nun diese Beziehungen in zwei Beispielen betrachten: 1. die epikanthische oder mongoloide Lidfalte; und 2. die Verminderung des Gebisses. Ein sehr typischer Fall ist auf Seite 36 besprochen.

Epikanthische Falten. Diese Falten der oberen Augenlider sind ein wohlbekanntes Zeichen des *Mongolismus* Syndroms, welches schwere Grade von Schwachsinn verursacht. Ein anderes typisches Vorkommen der mongoloiden Augenfalten ist in dem erblichen Ehlers-Danlos Syndrom zu finden. Zu diesem Syndrom gehört die Überbeweglichkeit der Gelenke, vermehrte Elastizität und

Brüchigkeit der Haut, diaphragmatische Hiatus-Hernie, und intestinale Divertikulose. Die epikanthischen Falten sind normale Strukturen der embryonalen Augenentwicklung. Wenn sie in abnormaler Weise fortbestehen, bedeutet das einen Entwicklungsrückstand in der Ausreifung der Augenlider.

Außerhalb solcher erblicher Syndrome sind verschiedene Grade des fortbestehenden Epikanthus in vielen Kindern zu sehen, welche an *Störungen der Sprachentwicklung* leiden. In der Mehrzahl dieser Fälle gelingt es der klinischen Auswertung nicht, weitere Zeichen von körperlicher Krankheit festzustellen. In typischer Weise jedoch sind solche Kinder in der somatomotorischen und psychosensorischen Entwicklung rückständig. Es folgt daraus, daß die epikanthischen Falten ein diagnostisches Zeichen bedeuten, welches auf eines der kongenitalen Syndrome der *verzögerten psychosomatischen Ausreifung* hinweist. Diese Entwicklungsverzögerung kann dann durch den Nachweis der kongenitalen Dyspraxie oder akustischen Dysgnosie bestätigt werden. Es wäre sehr interessant, dieses Problem systematisch zu studieren. Dazu wäre es notwendig, genaue Messungen der Augendimensionen mit den Resultaten von psychometrischen und psychomotorischen Prüfungen in verschiedenen ethnischen Gruppen und bestimmten Lebensaltern zu vergleichen.

Verringerter Zahnstand. Die Lehrbücher über Erbleiden des Gebisses beschreiben die typischen ererbten Syndrome von verringertem Zahnstand. Dazu gehören die Mikrodontie, Retention, Aplasie, oder der Fortbestand von Milchzähnen. Die Weisheitszähne, sowie die oberen lateralen und unteren medialen Schneidezähne sind am häufigsten betroffen. Solche Anomalien offenbaren die Tendenz in manchen Familien zu einer weiteren evolutionären Verminderung des Gebisses. Der Mensch hat weniger Zähne als die meisten Säugetiere, weil er sie nicht mehr zum Auftreiben und Kauen ungekochter Nahrung braucht. Dieses *Prinzip der Zahnreduktion* hat nichts mit Atavismus zu tun. Vielmehr bedeutet es eine evolutionäre Weiterentwicklung mit dem Ziele der Vereinfachung von Strukturen in logischer Folge ihrer veränderten Funktion. Ähnliche Gedanken sind schon früher ausgedrückt worden, so von Du Brul (1958), als er seine Theorie der allgemeinen Reduktion der Wiederholung formulierte: „Die Vorderbeine veränderten sich, als sie ausschließlich für die neue Funktion von Nahrungserwerb, Nahrungsvorbereitung und Eßvorgang verwendet wurden. Auf diese Weise befreiten die Vorderglieder die Mundorgane für den neuen Vorgang der Sprache".

Warum diese klinische Beobachtung des verminderten Zahnstandes in Fällen von Entwicklungsstörungen der Sprache wesentlich häufiger vorkommt als in der allgemeinen Bevölkerung, läßt sich nicht durch mechanistische Theorien erklären. Es scheint jedoch, daß das Zusammentreffen eines erblichen Zahnsyndroms mit dem ebenfalls erblichen Sprachschwächesyndrom auf einen *grundlegenden und beiden Zuständen gemeinsamen genetischen Faktor hinweist*. Wann immer ererbte Anomalien mit einem kongenitalen Sprachleiden verbunden sind, dann wird ihre Gegenwart in der Differentialdiagnose zwischen zwei prinzipiell verschiedenen Formen der Sprachentwicklungsstörung unterscheiden helfen: die wahrhaft angeborene und *erbliche familiäre Sprachschwäche* auf der einen Seite; und die verschiedenen *erworbenen Formen der gestörten Sprachentwicklung*, welche man heutzutage als infantile Aphasie abzugrenzen sucht. Auf jeden Fall können die genetischen und anthropologischen Wissenschaften einen Schatz von unerforschtem Material auffinden, wenn sie diese klinischen Hinweise systematisch verfolgen wollten.

3. Anthropologie und Typologie

a) Historische Rückblicke

Der Zusammenhang von Sprechweise und Temperament ist schon lange bekannt. In einem historischen Beitrag zur Sprachästhetik verwies J. Draper (1946) auf viele englische Autoren der Tudorzeit. In deren physiognomischen, medizinischen und astrologischen Studien wurde eine bestimmte Charakterhaltung mit gewissen *Typen der Sprechweise* assoziiert. Als Grundlage solcher Charakterisierungen diente die damals herrschende Galenische Psychologie der vier Temperamente.

Arcandum z. B. brachte in dem Buch "The most excellent book of Dr. Arcandum" (London 1592) verschiedene Stimmtypen mit den altbekannten vier Temperamenten der menschlichen Charakterhaltung in Verbindung. Auch in T. Hylls "Contemplation of mankind" (London 1571, fol. 121r) fand Draper solche Beobachtungen, wie laute Stimme bei cholerischen Typen, die eine "voyce loude, mightie and great of strength" hätten. Die „kalten" Phlegmatiker oder die zarten Furchtsamen gebrauchen hingegen eine leise und schwache Stimme ("small voyce"). Nach C. Dariot ("Judgement of the Starres", London 1598, D2r) seien Melancholiker wortkarg ("few words"), die Phlegmatiker „unter Merkur" stottern, die Sanguiniker sprechen schwer („graue") und die Choleriker „unter Mars" heftig und hastig („violent . . . rash").

In diesem Zusammenhang ist ferner die Studie Drapers über das Verhältnis des Sprechtempos zu Stimmung und Temperament in Shakespeares Charakterisierung des „Antonius" interessant. Nach seiner Ansicht darf man die Sprechgeschwindigkeit der Shakespeareschen Verse aus der Zahl der durch das Versmaß vorgeschriebenen Verschleifungen von Wörtern und Sätzen erschließen. Auch abgekürzte Formen oder grammatikalische Auslassungen liefern solche Anhaltspunkte. Wenn hingegen diese Kennzeichen fehlen und das Metrum volle Aussprache wie "I will" statt "I'll" fordert, muß die Sprechgeschwindigkeit notwendigerweise langsamer sein. Derart lasse sich die relative Sprechgeschwindigkeit einer Rede oder ganzen Rolle sowie das Verhältnis von Sprechtempo zu Situation und Charakter ermitteln.

b) Polarität der Sprechtypen

Moderne Untersuchungen solcher Probleme deckten interessante Zusammenhänge auf. Vielfach kehren dabei altbewährte Erkenntnisse wieder, wenn sie auch in den neuen Kleidern einer zeitgemäßen Terminologie stecken. Als wesentlichen Gesichtspunkt begegnen wir immer wieder dem Eindruck einer *polaren Gegensetzlichkeit* von Temperament und Charakter. Von phonetischer und psychologischer Seite wurden zahlreiche Korrelationen der psycho-physischen Polaritäten mit den gegensätzlichen Formen des sprachlichen Ausdruckes vorgeschlagen. So beschrieb Bandlow (zit. von Luchsinger 1940) den Sprechstil der *Schizothymen* als sachlich, nüchtern, trocken, bildarm, humorlos und nicht selten gekünstelt. Ihre Sprechweise ist wenig beseelt, die Motorik abgehackt, gelegentlich unsicher und langsam, oder schnell und von mechanischem Ablauf. Damit ist häufig eine leise Stimme verbunden. Die *Zyklothymen* andererseits sprechen lebendig, in schwingendem Tonfall und oft mit beseeltem Ausdruck. Gleichzeitig macht der Sprechablauf durch die mühelose Wortreihung einen fließenden Eindruck. E. R. Jaensch (1937) kam zu ähnlichen Beobachtungen. Auf Luchsingers Untersuchungen des Zusammenhanges von Erbcharakter und Sprechtypus (1944) wollen wir im nächsten Kapitel besonders eingehen. Sein Nachweis der erbbedingten Gegensätze zwischen *Sprachschwäche und Sprachgewandtheit* zeigt solche in der Kunst schon lange erfühlte Gegenüberstellungen.

Wie wichtig solche Beobachtungen für die praktischen Anforderungen in Technik, Geschäftsleben und Verwaltung sind, zeigte KAINZ in seiner Sprachpsychologie sowie in einem Aufsatz (1948) über den sprachlichen Ausdruck von Persönlichkeit und Charakter. Nun sind die Grundtatsachen der *individualdiagnostischen* Forschungsarbeit als gesichert anzusehen, denn immer wieder scheinen die gleichen Zusammenhänge zwischen bestimmten typologischen Formenkreisen und charakterisierenden Sprechhaltungen auf. Jedenfalls ergeben sich hieraus bedeutsame Richtlinien für die *sprachärztliche Praxis*.

Hinsichtlich der somatischen Beziehungen zwischen Körperbau und Charakter hat die *anthropometrische Konstitutionslehre* seit KRETSCHMER (1925, 1936) große Fortschritte gemacht. Seine Formenkreise des pyknischen, athletischen, asthenischen und dysplastischen Habitus waren von großem Einfluß auf die Denkweise in der anschließenden phoniatrischen Forschung, z. B. durch R. SCHILLING (1927, 1931, 1952). Bedeutsame Ausblicke verheißt die *Konstitutionspsychologie* von SHELDON (1940). Seine drei Somatotypen der Endo-, Meso- und Ektomorphie haben mit den Typen KRETSCHMERS viel gemein. Mit diesen Somatotypen sind kennzeichnende Sprechweisen verbunden, wie von SHELDON ausführlich beschrieben.

Die *typologische Konstitutionslehre* ist für unsere Fragestellung von großer Bedeutung. Mediziner (KRETSCHMER, JUNG, JAENSCH), Psychologen (NOHL), Philosophen (DILTHEY), Linguisten (SIEVERS), Ästhetiker (BECKING) und Künstler (RUTZ) bemühten sich von ihren verschiedenen Gesichtspunkten um die Einordnung der Charaktertypen in einzelne Formenkreise. Namentlich die praktischen Ziele der Rhetorik, Sprecherziehung und Gesangslehre beruhen auf der Annahme von Prototypen des sprachlichen und stimmlichen Ausdruckes.

KAULHAUSEN (1940) suchte das Gemeinsame dieser Erkenntnisse zu erfassen und gelangte zur Annahme von drei *Typen des Sprechens*. Diese äußern sich im „Lebensgefühl", sowie in der Haltung und Verbindung zur Umwelt. Sehr zu begrüßen ist ihre Forderung nach Berücksichtigung der Typenanlage bei der Sprecherziehung. Denn es ist ebenso aussichtslos wie zweckwidrig, eine Typenanlage beseitigen zu wollen. Auch der Sprechtypus gehört zur Konstitution wie Wuchs, Augenfarbe und Blutbeschaffenheit (DRACH). Bei der Erläuterung der Typen darf man allerdings keine naturwissenschaftlich scharf umrissenen Zustandsbilder erwarten. Die Darstellung ist vielmehr künstlerisch erfühlt und setzt auch beim Leser künstlerische Einfühlung voraus.

Solche typologische Richtlinien für die *pädagogische Führung* sprachgestörter Kinder decken sich mit den Forderungen der klinischen Sprachheilkunde. Daraus geht ferner die praktische Bedeutung der Sprecherziehung hervor. Dank ihrer Mithilfe im Kampf gegen die falschen Sprechgewohnheiten leistet sie wirkungsvolle, vorbeugende Arbeit. Hier wirkt nun die Typenlehre wegbereitend im Streben zur gepflegten Sprache. Das zu hohe, zu schnelle und zu laute Sprechen ist ebenfalls der Ausdruck einer falschen Sprechhaltung. Deren Ausgleich erfolgt durch die Erziehung zu beseelter Lebendigkeit. Wir hofften damals, daß recht viele den treffenden Satz hören: „Das zu laute Sprechen ist kein Zeichen wirklicher Kraft!" (KAULHAUSEN, 1940). Leider blieb der Ausdruck der Zeit vorerst stärker als bessere

Einsicht. Wie der erfahrene Stimmtherapeut oder Phoniater wohl weiß, ist es sehr schwierig, der besorgten Mutter zu erklären, daß die Stimmlippenknoten ihres Jungen erst dann verschwinden, wenn er seine gesamte Sprechweise ändert: er muß seine rohen und überstimulierten Gewohnheiten des Stimm-Mißbrauches durch gesittetes Benehmen in der vokalen Modulation ersetzen.

Einen gelungenen Versuch, die heterogenen Bestrebungen der geisteswissenschaftlichen Sprachästhetik, Sprachpsychologie und Phonologie mit naturwissenschaftlichen Gegebenheiten zu koordinieren, stellt das Buch F. TROJANS dar (1948, 1952). In Form einer phonetischen Lautstilistik liefert seine *Ausdruckstheorie* der Stimme und Sprache eine breit fundierte Grundlage der pädagogischen Sprecherziehung. Damit festigt sich eine alte Beziehung der theoretischen Sprachwissenschaften zu den praktischen Bestrebungen der Logopädie und Phoniatrie. Vom klinischen Standpunkt interessiert wieder die Darstellung einer *phonischen Polarität* in bezug auf die Unterschiede zwischen der „Schonstimme und Kraftstimme". Es handelt sich dabei um die physiologischen Korrelate einer analogen Polarität aus dem Gebiete der Stimmpathologie. Wir meinen die wohlbekannte Gegenüberstellung der beiden Hauptgattungen von Dysphonien, nämlich der hypokinetischen und der hyperkinetischen. Gleichwohl ob eine Stimmstörung auf emotionellen, habituellen, dienzephalen, bulbären oder zerebellaren Funktionsstörungen beruht, machen sich im jeweiligen Zustandsbilde entweder ungenügende oder übermäßige Phonationsbewegungen geltend.

In letzter Zeit widmete TROJAN (1953, 1957, 1959) mit ärztlichen Mitarbeitern seine Aufmerksamkeit dem Problem der neuro-vegetativen Betriebsstörungen. Wegen der ständigen Beeinflussung des autonomen Systems durch seelische Regungen, und wegen seiner unaufhörlichen Rückwirkung auf sämtliche Phasen der Lebensvorgänge, gehören die vegetative Organisation und Funktion zu den wichtigsten physischen Äußerungen des gesamten Seelenlebens. In diesen vorläufig recht dunklen Regionen einer *vitalen Polarität* sind noch große Fortschritte zu erwarten. H. WEIHS (1954) verfolgte die Einwirkung von Sprechstimme und Musik auf die neurovegetative Tonuslage. Solche Beobachtungen schlagen eine Brücke zwischen den typologischen Methoden und der physiologischen Analyse des vegetativen Regulationssystems.

c) Phoniatrische Beiträge zur Konstitutionslehre

Auf pathologischem Gebiete waren zunächst die Arbeiten von E. R. und W. JÄNSCH (1929) wichtig, haben sie doch auch der Phoniatrie einen ersten Weg aus der Sphäre von Intuition und gefühlsmäßiger Hypothese zur besseren Erfassung der psychophysischen Wechselwirkungen gezeigt. HÖPFNERS (1928) umfangreiche *kapillarmikroskopische Untersuchungen* des Nagelfalzes sind seinerzeit von der Berliner phoniatrischen Schule aufgegriffen und fortgeführt worden. Dabei rückte das Studium der Beziehungen von Körperbau und endokrinen Funktionen naturgemäß in den Vordergrund. Die von JÄNSCH aufgestellten *polaren Biotypen* des „Basedowoiden" und „Tetanoiden" schienen auch für das Gebiet der Sprachstörungen wertvoll zu sein, wie FLATAU bereits 1931 betonte. Entsprechend den damaligen Anschauungen stand die medikamentöse Behandlung der seelischen und körperlichen Störungen im Vordergrunde, so z. B. mit Calcium für verschiedene nervöse Leiden.

Durch die Beschäftigung mit diesen Fragen gelangte FLATAU (1931) zur Überzeugung, daß es gewisse konstitutions-pathologisch charakterisierte Sonderformen von Sprachstörungen mit einander ähnlichen sprech-pathologischen Erscheinungen gäbe. Derart war nun eine erste Möglichkeit zur Umgrenzung der konstitutionellen Abweichungen gegeben. Von der Warte unserer heutigen Kenntnisse von der Bedeutung des vegetativen Nervensystems für den gesamten Bio-Chemismus gesehen, ist der Wert solcher wegbahnender Bemühungen um die Erfassung des Konstitutionsbegriffes allerdings mehr auf das historische Gebiet gerückt. Erneutes Interesse an der *Kapillarmikroskopie* bekundet indes die Studie von GIBSON (1956) und Mitarbeitern an normalen Vergleichspersonen. Nunmehr ist die Methodik klar definiert. Diese Autoren stellten zehn Haupttypen der Nagelfalzkapillaren fest und bezeichneten sie mit dem Buchstaben von A bis J. Unter mehreren hundert Versuchspersonen zeigen 91% die einfachen „Haarnadelformen" der Gruppen A bis D. Damit scheint also der normale Zustand charakterisiert zu sein. Weitere Beiträge sind im Schrifttum angeführt.

4. Vegetative Konstitution

Physiologie. In den komplizierten Regulationen des autonomen oder neurovegetativen Systems kommt die ewige *Polarität des Lebens* besonders eindrucksvoll zum Ausdruck. Tag und Nacht, Wachen und Schlaf, Arbeit und Ruhe, Nahrungssuche und Verdauung, die Triebe zur Selbsterhaltung und Fortpflanzung, kurz alle Phasen von Erregung und Entspannung laufen in endlosem Rhythmus dahin. Als Zügler dieser Rhythmen aber fungieren die beiden Gegenpole des vegetativen Systems, das sind sein *sympathischer und parasympathischer Anteil*. Während der erstere alle aktiven Handlungen von Arbeit, Kampf und Selbstbehauptung antreibt, obliegen dem letzteren die Sammlung und Erneuerung der Lebenskräfte. In grober Vereinfachung ist also der Sympathikus mit den Aufregungen des Tages beschäftigt. Dagegen wacht das parasympathische Vagussystem über den schlummernden Pulsschlag der stillen Nacht. Wie sämtliche Körperfunktionen mit strenger Gesetzmäßigkeit in dieses Schema passen, ist in jedem Lehrbuch der Physiologie oder Pharmakologie klar ersichtlich. Wir können uns deshalb hier nicht weiter damit befassen.

Pathologie. Über die *vegetativen Funktionsstörungen* entstand in den letzten Jahrzehnten eine außerordentlich reiche Literatur. Aus dieser geht hervor, daß vegetative Betriebsstörungen an vielen Krankheiten beteiligt sind. Das ist leicht einzusehen, wenn man bedenkt, daß alle seelischen Erregungen der Hirnrinde sogleich die vegetativen Zentren des Zwischenhirns beeinflussen. Von dieser hypothalamischen Region laufen dann alle weiteren hormonalen Regelungen sämtlicher Drüsen und der inneren Organe aus. Demgemäß lehrt die psychosomatische Medizin, daß körperliche Leiden auf Grund seelischer Erschütterungen entstehen können. Seit SELYES (1950) umwälzenden Forschungen über das *Stress Syndrom* ist der psychogene Ursprung vieler Krankheiten einwandfrei nachgewiesen. Umgekehrt wirken periphere Erkrankungen einzelner Organe auf das vegetative System zurück und verändern ihrerseits sein Gleichgewicht. Damit kommt es rückläufig zu sekundären psychischen Symptomen. Wir sehen also eine weitere Polarität zwischen dem Zentralorgan und der Körperperipherie. Mit diesen Fragen hat sich KAUDERS (1946) eingehend befaßt, als er die neurophysiologische Erklärung der funktionellen Nervenleiden vorschlug. Dazu zählte er Neurasthenie, Nervenzusammenbruch, usw.

Diagnose. Fleißig wird auch an der Diagnose der *vegetativen Dysfunktionen* gearbeitet, also an den Laboratoriumsmethoden zur Analyse der vegetativen Störungen. Aus der großen Zahl der vorgeschlagenen Verfahren geht jedoch hervor, daß keines restlos befriedigt. Offenbar beruht dieses Dilemma auf der Tatsache, daß die vegetativen Regulationen einen fortwährenden Wandel im Pendelrhythmus des autonomen Gleichgewichtes darstellen. Sie bedeuten also keineswegs statische Zustände wie etwa das histologische Bild eines erkrankten Körperorganes, oder der länger anhaltende Sättigungsspiegel von bestimmten Stoffen in Körperflüssigkeiten. Aus diesem Grunde führen alle chemischen Bestimmungen der vegetativen Tonuslage leicht auf Seitenwege, weil sie nur einen augenblicklichen Querschnitt im Moment der Blut- oder Sekretentnahme darstellen.

Viel verläßlicher sind dagegen die biochemischen Daueruntersuchungen, wie etwa die laufende Blutzuckerprobe nach bestimmten Einwirkungen. Dazu gehören die verschiedenen *endokrinen Toleranzprüfungen*, Belastungskurven u. ä. Die modernen bio-chemischen Studien an psychotischen Patienten gewährten neue Einblicke in das körperliche Krankheitsgeschehen bei den früher als rein funktionell aufgefaßten Psychosen. Ebenso hat sich die Biochemie der konstitutionellen Anomalien als bahnbrechend erwiesen. Dazu gehören die angeborenen Stoffwechselfehler, Speicherkrankheiten, usw. Im nächsten Kapitel wollen wir auf die chemischen Grundlagen der eugenischen Arbeitsweise eingehen. Gleich wichtig sind die biochemischen Analysen der vegetativen Regulationen für die phoniatrischen Belange. Da alle sprachlichen Äußerungen stets die Stimmung und Verfassung der gesamten Seelenhaltung widerspiegeln, war die Phoniatrie an konstitutionellen Fragen immer besonders interessiert. Belege hierfür sind in der amerikanischen Literatur reichlich vorhanden, wie die anschließende Bibliographie zeigt.

Neue Anregungen gehen aus einer Arbeit von SOLMS (1950) hervor. Dieser Autor untersuchte die pharmakodynamischen Beziehungen des sympatholytischen Hydergin zu *Körperbau und psychischer Struktur*. Als Kriterium diente die Hemmung der alimentären Hyperglykämie während des *Hydergin-Glukose-Toleranztestes*. Pyknomorphe Körperformen zeigten eine deutlich schwächere Hyperglykämie-Hemmung als die Leptomorphen. Bei somatischen Mischtypen erfolgte die Einteilung nach psycho-konstitutionellen Richtlinien. Dabei zeigte sich, daß die schlaffe, antriebsarme und passive Seelenlage mit starker Hyperglykämie-Hemmung verbunden war. Hingegen fand sich bei aktiver und vitaler Psychostruktur nur eine schwache Hemmung. Somit ließ sich bei 24 Probanden der Ausfall dieser vegetativen Blutprobe mit der seelischen Grundstimmung in einer polaren Weise korrelieren. Diese Befunde fügen sich einwandfrei in das Schema der adrenergischen (vital-aktiven) und cholinergischen (schlaff-passiven) Konstitutionsformen und bieten eine neue Stütze für die Vagotonielehre von EPPINGER und HESS.

Einen besonderen Weg zur Erfassung der vegetativen Tonuslage bei otolaryngologischen Leiden schlugen NEUBERGER und HUSSAREK (1959) ein. Sie messen mit Hilfe der *Reaktographie* den Hochfrequenz-Widerstand im Nackenbereich. Der von HAUSWIRTH und KRACMAR entwickelte Hochfrequenzgenerator liefert 300 kHz bei 1000 m Wellenlänge und 15 V Spannung. Die Nackenmeßwerte werden unmittelbar vor und nach einem kalten (18 °C) bzw. warmen (41 °C) Handbad von 5 Min. Dauer festgestellt und dann alle 10 Min. eine Stunde lang gemessen. Diese acht Meßwerte werden in ein Kurvensystem, das Reaktogramm, eingetragen und liefern derart charakteristische Abweichungen vom Normalzustand. Daraus ergeben sich dann spezifische Indikationen zur Wahl entsprechender Medikamente zum Ausgleich der gefundenen Dystonie. Ebenso kommen therapeutische Erfolge im verbesserten Reaktogramm zum Ausdruck.

In einem weiteren Beitrag zur Frage der vegetativen Dystonie als Grundlage von Sprachstörungen berichtete IMRE (1960) über die Anwendung der Reaktographie zur Kontrolle der pharmakologisch unterstützten Behandlungen. Auch er konnte charakteristische Befunde von übermäßiger oder verminderter Tonuslage des sympathischen und vagalen Anteiles nachweisen und ermutigende Behandlungserfolge erzielen. Ähnliche Einblicke in die vegetative Funktion hatte BRANKEL (1956) mit Hilfe der von H. REGELSBERGER entwickelten *Elektrodermatographie* versucht und damit zwei Typen der Verspannung gefunden: zervikale und thorakale. Schließlich seien noch die Bemühungen von GRATZL und MARTIN (1952) mit der *Vegetonographie* genannt.

STRAUBE und SCHOLZ (1951) beschrieben objektive Prüfungsergebnisse der neuro-vegetativen Reaktionslage unter dem Einfluß von *Wetterveränderungen*. Bei fast allen Reaktionen fällt Dominanz des Vagus auf, welcher früher und intensiver reagiert. Diese Erklärung stimmt mit der allgemeinen Beobachtung überein, daß ungünstiges Wetter viele Krankheiten verschlechtert, so z. B. die vagusbetonte Allergie.

Dysautonomie. Seit 1949 ist das RILEY-DAY Syndrom der *familiären Dysautonomie* als besonderes Krankheitsbild bekannt (RILEY et al. 1949). Diese angeborene Störung im Kindesalter entsteht zumeist auf erblicher Grundlage, kommt aber auch nach Geburtstrauma oder als Folge einer intrauterinen Schädigung vor. Laut LINDES (1956) zusammenfassender Beschreibung entwickeln solche Kinder ein typisches Syndrom von neuro-vegetativen Ausfällen, wie folgt:

1. Abnorme Hautdurchblutung mit anfallsweisem Erröten und Erblassen; 2. Störungen des Schwitzens und der Hautfettigkeit; 3. verminderter Tränen- und Speichelfluß (tränenloses Weinen und Schluckstörung); 4. Anfälle von Erbrechen und Durchfall sowie andere Verdauungsstörungen; 5. gestörte Regulation der kardialen, respiratorischen und vaskulären Automatismen mit anfallsweisem Hochdruck; sowie 6. viele weitere Symptome der autonomen Enthemmung.

Auf Grund des herabgesetzten Wohlbefindens und als Ausdruck einer weiteren Schädigung der Hirnfunktion leiden diese Kinder ferner an zahlreichen *seelischen Mißständen*. Die Intelligenz jedoch bleibt gewöhnlich intakt. Über diese psychiatrischen Probleme der erblichen Dysautonomie berichteten A. M. FREEDMAN et al. (1957). Zur Behandlung empfahlen sie ataraktische Drogen und Psychotherapie.

Diese Interrelation von somatischen, zerebralen und psychische Ausfällen der Dysautonomie äußert sich im Gesamteindruck der Sprache. Im Einzelfalle hört man dann die verschiedenen Zeichen der sprachlichen Rückständigkeit, der angeborenen Sprachschwäche, des Näselns und Stammelns, und oft auch des Stotterns. K. DE HIRSCH (1956, 1957) analysierte die dysarthrischen und dysphasischen Komponenten der *dysautonomischen Sprachstörungen*. Somit hat sich die Dysautonomie als spezifische Grundlage von organisch bedingten Sprachstörungen erwiesen.

Das zunehmende Interesse an der familiären oder angeborenen Dysautonomie kommt in der wachsenden Anzahl der pädiatrischen Beiträge zum Ausdruck. Diese Befunde sind für das bessere Verständnis der psychosomatischen Beziehungen im allgemeinen wichtig. Seitdem erwiesen ist, daß schwere seelische Belastung zahlreiche organische Leiden auslösen kann, bezweifelt niemand die Existenz der *psychosomatischen Krankheiten*. Zu diesen gehören Magengeschwür, Zuckerkrankheit, gewisse Formen des hohen Blutdrucks, rheumatische Arthritis, Kontaktgeschwür des Kehlkopfes, usw. Wie erwähnt, öffnete SELYES (1950) Theorie des Stress und Adaptationssyndromes neue Ausblicke für das Verstehen der psychosomatischen Beziehungen. Es ist nicht ausgeschlossen, daß das wahre Stottern der genuinen oder idiopathischen Dysphemie sich einmal als ein typisches psychosomatisches Leiden im Sinne SELYES herausstellen wird.

Vegetative Dystonie. Von den schweren Graden des dysautonomen Krankheitsbildes gibt es dann fließende Übergänge zu den alltäglichen Äußerungen der *vege-*

tativen Erregung. Jeder weiß von sich selbst, was er im Zustand der Aufregung empfindet: Herzklopfen, Beklemmung, vermehrtes Schwitzen, Trockenheit des Mundes, Erröten, Erblassen, Gänsehaut und so fort. Wenn nun solche Erscheinungen besonders leicht auftreten oder lange anhalten, dann fallen sie außerhalb der Norm und bedeuten eine vegetative Störung, eine vegetative Dystonie. Seit den grundlegenden Studien von EPPINGER und HESS (1910) unterscheidet man die derart Disponierten in zwei Gruppen, nämlich die Sympathotoniker und Vagotoniker.

Sympathotonie ist durch erhöhten Stoffwechsel mit allen seinen Folgeerscheinungen charakterisiert. Solche Personen haben eine feuchte und warme Haut, besonders der Hände und Füße. Ihre Augen sind weit und funkeln. Mit raschem Puls und gutem Blutdruck neigen sie zur Ruhelosigkeit. Bei den *Vagotonikern* indes sind alle vegetativen Funktionen gedämpft. Ihr Stoffwechsel ist träge oder spastisch konstipiert. Ihr Blutdruck sinkt mit Ermüdung bis zum Gefühl der Ohnmacht. Häufig erschöpft und mit kalten Extremitäten neigen sie zu einer gewissen müden Schlaffheit. In der praktischen Wirklichkeit kommen die polaren Typen der Sympathotonie und Vagotonie nur selten in derart reinen Formen vor. Vielmehr gibt es zahlreiche Übergänge und *Mischtypen,* welche sich als Kontinuum zwischen der extremen Polarität ausbreiten. Phoniatrische Autoren beschreiben und analysieren ihre psychosomatischen Befunde der vegetativen Konstitution in verschiedener Weise. Sie sind sich aber einig, daß das autonome Nervensystem einen typischen Einfluß auf alle Äußerungen der Stimme und Sprache hat. Die vegetative Konstitution ist somit ein Teil des individuellen Sprachgebrauches.

Über die Beziehungen des *vegetativen Systems zur Sprache* haben zahlreiche Autoren berichtet. Hierher gehört SEEMANS (1947) Hinweis auf die Unterschiede der Stimme bei Vagotonikern und Sympathikotonikern. Ferner wies er nach, daß die phonische Atmung unter anderem auch von der vegetativen Tonuslage abhängig ist. Vagotonie verlängert nämlich die Phonationsdauer mit einem Ausatmungszug, wohingegen sie durch Sympathikotonie verkürzt wird. Auf LUCHSINGERS Studien des vegetativen Systems bei spasmodischen Sprachstörungen haben wir später einzugehen. Der TROJANschen (1953, 1959) Beiträge zu diesem Problem wurde bereits gedacht.

Für die Zukunft drängen sich viele Fragen zur Klärung auf. Unter anderem fällt immer wieder auf, daß viele Stotterer an *Allergien* leiden. Das ist gar nicht verwunderlich, da Allergie mannigfaltige Beziehungen zu den psychogenen Störungen auf der einen Seite und zu vegetativen Dyskrasien auf der anderen aufweist (H. L. WILLIAMS, 1950). Im allgemeinen ist für alle allergischen Zustände eine parasympathische Tonuslage mit exsudativer Diathese, Lymphozytose und Eosinophilie typisch. Dazu im Gegensatz sind die infektiösen und entzündlichen Vorgänge durch den sympathotonen Abwehrmechanismus mit erhöhtem weißem Blutbild und Leukozytose gekennzeichnet. Nun wäre zu ergründen, ob die Stotterer in statistisch klarer Weise wirklich mehr allergisch sind als die nichtstotternde Durchschnittsbevölkerung. In Amerika wird die Zahl der Allergiker auf 20% der Gesamtbevölkerung geschätzt. Falls eine tatsächliche positive Korrelation zwischen Stottern und Allergie bestünde, müßte der Prozentsatz von Allergie und Stotterern signifikant höher liegen. Oberflächliche Durchsicht unserer Krankengeschichten scheint das zu belegen.

Literatur

Konstitution

1. Anthropologie und Typologie

ALBRECHT, W.: Über Konstitutionsprobleme in der Pathogenese der Hals-, Nasen- und Ohrenkrankheiten. Z. Hals-, Nas.- u. Ohrenheilk. 29: 18, 1931.

BAUER, J.: Constitution and Habitus. Clinical Medicine, 58: 317, 1951. — BORCHARDT, L.: Ursachen und Entstehungsweise der Konstitutionsvariationen des Menschen. Wien. Med. Wschr. 98: 181, 1948.

DIEHL, C. F., and N. C. ENGLAND: Mental Imagery. J. Speech Hearing Res. 1: 268, 1958.

GIBSON, W. C., P. G. BOSLEY and R. S. GRIFFITHS: Photomicrographic Studies on the Nail Bed Capillary Networks in Human Control Subjects. J. Nerv. Ment. Dis. 123: 219, 1956.

JACOBI, L.: Aus unserer Arbeit am Institut für Konstitutionsforschung an der Charité, Berlin. Kindergarten, 78: Nr. 8/9, 1937. — JAENSCH, W.: Die Hautkapillarmikroskopie. Halle a. d. Saale: C. Marhold, 1929. — JAENSCH, W., und O. GUNDERMANN: Methode und praktische Grundlagen einer kapillarmikroskopischen Reifungskontrolle bei Kindern. Kinderärztl. Praxis, 5: 3, H. 2/3.

KAISER, L.: A Few Remarks Concerning the Dutch Face. Tijdschr. Aardrijksk. Genootsch. 64: 223, 1947. — KRETSCHMER, E.: Körperbau und Konstitution. In Hdb. Neurol. von Bumke und Förster. 6: 1076. Berlin: J. Springer, 1936.

McMAHON, B. J.: Influence of Constitutional Factors in Otological Conditions. Ann. Otol. etc., St. Louis 56: 298, 1947.

SACHS, M.: Zur Frage nach den Beziehungen der Funktionen zum Bau des menschlichen Körpers. Ars Medici, 31: 691, 1941. — SHELDON, W. H.: The Varieties of Human Physique. New York–London: Harper, 1940; — The Varieties of Temperament. New York: Harper, 1942; — Varieties of Delinquent Youth. New York: Harper, 1949. — SIEMENS, H. W.: Vererbungs- und Konstitutionspathologie des Ohres und der oberen Luftwege. Z. Hals-, Nas.- u. Ohrenheilk. 29: 3, 1931.

WENINGER, J.: Über das stammesgeschichtliche Alter weiblicher Konstitutionsformen. Wien. Klin. Wschr. 59: Nr. 19, 1947. — WILLIGMANN, I.: Untersuchungen zur Konstitutionsfrage an Studentinnen der Reichsakademie für Leibesübungen in Berlin. Diss. Univ. Berlin, 1938.

2. Typen des Sprechens und stimmlicher Ausdruck

ARNOLD, G. E.: Einflüsse der Umwelt auf die Stimme. Wiss. Z. Univ. Halle, 5: 487, 1956; — Voice and Health. Amer. Assoc. Industr. Nurses J. 4: 16, Sept. 1956; — Phoniatric Contributions to Language Research. Folia Phoniat. 13: 121, 1961.

BACKUS, O.: Personality Structure in Relation to Speech Therapy. Quart. J. Speech, 36: 51, 1950. — BARBARA, D. A.: Emotional Factors in Communicating. Ass. Advancement Psychoanal. New York: 1956. — BEASLEY, J.: Relationship of Parental Attitudes to Development of Speech Problems. J. Speech Dis. 21: 317, 1956. — BLANTON, M. G.: The Relation of Emotional States to Vocal Defects. Quart. J. Speech, 2: 352, 1916. — BLANTON, S.: The Voice and the Emotions. Quart. J. Speech, 1: 154, 1915. — BOLTERAUER, L.: Über die sogenannte Spaltungsfähigkeit des Bewußtseins. Wien. Z. Philos. 1: 127, 1947.

CIURLO, L., S. GUALCO und A. JELLINEK: Die Logopädie im Biotypologischen Institut in Genua. Mschr. Ohrenheilk. 69: 141, 1935. — CIURLO, E., e A. OTTOBONI: Habitus e ambiente nella balbuzie e nella blesita. Boll. Soc. Ital. Fonet. Sperim. etc. 5: 33, 1955. — CROCKER, L.: The Voice Element in Prose. Quart. J. Speech, 12: 168, 1926. — CUNNINGHAM, C. C.: Stress Variations in Oral Interpretation. Quart. J. Speech 31: 55, 1945.

DRACH, E.: Der Sprechausdruck als psychotechnisches Prüfungsmittel. III. Kongr. int. Ges. Logop. Phoniatr. Wien 1928, p. 61. Leipzig–Wien: F. Deuticke, 1929. — DRAKE, F. E.: A Study of the Personality Traits of Students Interested in Acting. Speech Monographs, 17: 123, 1950. — DRAPER, J. W.: Speech-tempo and Humor in Shakespeares Antony. Bull. Soc. Hist. Med. 20: 426, 1946. — DUNCAN, M. H.: An Experimental Study of Some of the Relationships Between Voice and Personality Among Students of Speech. Speech Monographs, 12: 47, 1945. — DUSENBURY, D., and F. H. KNOWER: Experimental Studies of the Symbolism of Action and Voice. Quart. J. Speech, 24: 424, 1938, 25: 67, 1939.

EISENSON, J., J. FISHER and S. G. SUCHER: A Second Study in the Affective Value of Speech Sounds. Quart. J. Speech, 29: 457, 1943. — EISENSON, J., S. SOUTHER and J. FISHER: The Affective Value of English Speech Sounds. Quart. J. Speech, 26: 589, 1940.

FAIRBANKS, G., and L. W. HOAGLIN: An Experimental Study of the Durational Characteristics of the Voice During the Expression of Emotion. Speech Monographs, 8: 85, 1941. — FAIRBANKS, G., and W. PRONOVOST: An Experimental Study of the Pitch Characteristics of the Voice during the Expression of Emotions. Speech Monographs, 6: 87, 1939. — FAY, P. J., and W. C. MIDDLETON: Judgment of Introversion from the Transcribed Voice. Quart. J. Speech, 28: 226, 1942. — FLATAU, TH. S.: Konstitution und Sprachstörungen. Folia oto-laryng. 21: 63, 1931; — Sprach- und Stimmstörungen. In Neue deutsche Klinik, 10: 186, Wien: Urban & Schwarzenberg, 1932. — FLEMMING, E. G.: Expression and Personality. Quart. J. Speech, 18: 270, 1932; — Pleasant Voice. Quart. J. Speech, 20: 195, 1934. — FOGERTY, E.: Die Harmonie der physiologischen und ästhetischen Norm im Sprechen. Mschr. Ohrenheilk. 69: 99, 1935. — FORCHHAMMER, V.: Die Rutz-Sieverschen Beobachtungen und ihre Bedeutung für die Sprechpädagogik. Mschr. Ohrenheilk. 71: 1182, 1937; — Die Rutz-Sieverschen Beobachtungen. Int. Kongr. Singen u. Sprechen. p. 175, Frankfurt: 1938. — FRÖSCHELS, E., und A. JELLINEK: Über die Bedeutung der Vorstellungstypen für den Sprech- und Gesangsunterricht. III. Kongr. int. Ges. Logop. Phoniatr. Wien, 1928, p. 52. Leipzig–Wien: F. Deuticke, 1929.

GAYLORD, J. S.: Teaching Reading and Spelling as Functions of Personality. Quart. J. Speech, 3: 265, 1917.

HENRIKSON, E. H.: Some Relations Between Personality, Speech Characteristics and Teaching Effectiveness of College Teachers. Speech Monographs, 16: 221, 1949. — HOEPFNER, TH.: Beziehungen zwischen Konstitution, Körpermotorik und Sprachmotorik zu kapillarmikroskopischen Ergebnissen. Mschr. Ohrenheilk. 62: 836, 1928. — HOLMES, F. L. D.: An Experimental Study of Individual Vocal Quality. Quart. J. Speech, 16: 344, 1930. — HUNEKER, J. G.: The New York Voice. Quart. J. Speech, 5, 334, 1919. — HUNTER, A. D., J. A. TRACY and G. E. MOORE: Personality Studies in Speech, Speech Monographs, 2: 50, 1935.

IPSEN, G., and F. KARG: Schallanalytische Versuche. Heidelberg: Carl Winter, 1928.

KAISER, L.: La Phonotypologie parmi les sciences phonétiques. Lingua, 11: 217, 1962. — KAINZ, F.: Sprache, Persönlichkeit und Charakter. Wissenschaft und Weltbild, 1: 269, 1948. — KAULHAUSEN, M. H.: Die Bedeutung der ganzheitlichen Sprecherziehung für Prediger und Lehrer. Wirkendes Wort, 4: 193, 1951/52; — Die Typen des Sprechens. Emsdetten: Lechte, 1952.

LINDSLEY, C. F.: Psycho-Physical Determinants of Voice Quality. Speech Monographs, 1: 79, 1934. — LUCHSINGER, R.: Zwillingsuntersuchungen. Arch. Klaus-Stift. VererbForsch. 15: 457, 1940; 19: 393, 1944. — Die Einwirkungen der Umwelt auf die Sprache. Akt. Probl. Phoniat. Logop. 2: 31, 1961.

MITCHELL, L.: Shakespeare's Sound Effects. Speech Monographs, 14: 127, 1947. — MOSES, P. J.: Social Adjustment and the Voice. Quart. J. Speech, 27: 532, 1941. — MURRAY, E.: Study of Factors Contributing to the Maldevelopment of Speech Personality. Speech Monographs, 3: 95, 1936.

NADOLECZNY, M.: Die „Tonpsychologie" des Herrn Dr. Ottmar Rutz in München. Die Stimme, 4: Nr. 1, 1909.

RUTZ, O.: Die Stimmtypen und die Stimmpraxis. Die Stimme, 13: 193, 1918/19.

SCHIEGG, A.: Die Vorstellung in der Stimmerziehung. Die Stimme. 27: 113, 1932/33. — SCHILLING, R.: Stimme und Sprache in ihrer Beziehung zur Persönlichkeit und zum Sport. Die Stimme, 22: 129, 1927/1928; — Sprechkunde und inneres Sprechen. Die Stimme, 26: 105, 1931/32; — Ein Beitrag zur Persönlichkeitsgestaltung des Erziehers. Folia Phoniatr. 4: 113, 1952. — SCHWAMM, G.: The Teacher's Voice: Show-Window of Personality. Quart. J. Speech, 31: 488, 1945. — SIEVERS, E.: Neues zu den Rutzschen Reaktionen. Arch. exp. klin. Phonetik, 1: 225, 1914. — SKINNER, E. R.: A Calibrated Recording and Analysis of the Pitch, Force and Quality of Vocal Tones Expressing Happiness and Sadness; and a Determination of the Pitch and Force of the Subjective Concepts of Ordinary, Soft, and Loud Tones. Speech Monographs, 2: 81, 1935. — STRUNZ, F.: Die menschliche Rede und das Leben. Leipzig und Wien: F. Deuticke, 1914. — STÜBEN, W.: Zur Schallanalyse. Archiv Vergl. Phonetik, 5: 131, 1941.

TEIRICH, H. R.: Die Stimme des Arztes in der Ordination. Akt. Probl. Phoniat. Logop. Basel: Karger, 2: 179, 1961. — TROJAN, F.: Psychologischer Typus und reproduktives Sprechen. V. Kongr. int. Ges. Logop. Phoniatr. Wien 1932, p. 100. Leipzig–Wien: F. Deuticke, 1933. — Der Ausdruck der Sprechstimme. Wien: Maudrich, 1952; — Psychodiagnostik der Sprechstimme. Folia Phoniatr. 5: 216, 1953; — Grundsätzliches über den Zusammenhang zwischen der Logopädie und der psychischen Hygiene. Akt. Probl. Phoniat. Logop. Basel: Karger, 2: 1, 1961. — TROJAN, F. v.: Die Ausdruckstheorie der Sprechstimme. Phonetica, 4: 121, 1959. — TROJAN, F. v., and F. WINCKEL: Elektroakustische Untersuchungen zur Ausdruckstheorie der Sprechstimme. Folia Phoniat. 9: 168, 1957.

WAGONER, L. C.: Speech as an Indication of Temperamental Traits. Quart. J. Speech, 11: 237, 1925. — WEAVER, A. T.: Experimental Studies in Vocal Expression. Quart. J. Speech, 10: 199, 1924. — WEIHS, H.: Stimmstörungen und Persönlichkeitsstruktur. Folia Phoniat. 9: 101, 1957. — WEST, E. J.: The Victorian Voice on the Stage: Samuel Phelps. Quart. J. Speech, 31: 29, 1945. — WYE, B. C. VAN: The Efficient Voice in Speech. Quart. J. Speech, 22: 642, 1936.

3. Neuro-vegetative Konstitution

BRANKEL, O.: Die Bedeutung des Elektrodermatogramms bei der Behandlung des Stotterns. Arch. Ohr., Nas.- u. KehlkopfHeilk. 169: 508, 1956.

CRONK, G. A., and D. E. NAUMANN: Some Aspects of the Pharmacology and Clinical Application of a Parasympatholytic Agent. N. Y. State J. Med. 56: 2688, 1956.

EDLÉN, A.: Glucose-Tolerance Test in the Diagnosis of Dysfunctio Vegetativa Digestiva (Preulcer Syndrome). Acta Med. Scand. 138: 161, 1950. — EICHHOLTZ, F.: Zur Pharmakologie des autonomen Nervensystems. Arch. Ohr., Nas.- u. KehlkopfHeilk. 163: 98, 1953.

FRANK, E.: Pathologie des vegetativen Systems. Hdb. Neurol. von Bumke und Förster. 6: 1022. Berlin: J. Springer, 1936. — FREEDMAN, A. M., M. J. EUSTIS, C. RILEY and W. S. LANGFORD: Psychiatric Aspects of familial dysautonomia. Amer. J. Orthopsychiat. 27: 96, 1957. — FUNKENSTEIN, D. H., M. GREENBLATT, and H. C. SOLOMON: An Autonomic Nervous System Test of Prognostic Significance in Relation to Electroshock Treatment. Psychosom. Med. 14: 347, 1952.

GAGEL, O.: Morphologie, Physiologie und Pathologie des neuroendokrinen Systems. Arch. Ohr., Nas.- u. KehlkopfHeilk. 163: 1, 1953. — GRATZL, K., und U. MARTIN: Das Vegetonogramm. Med. Mschr. 8: 570, 1952.

HEMMELER, G.: Vagotonie et sympathicotonie. Ärztl. Mh. 2: Feb. 1946; — Les oscillations nycthémérales du fer sérique. Ärztl. Mh. 5: 363, 1949/50. — HIRSCH, K. DE: Language Symptoms in Familial Dysautonomia. Folia Phoniat. 9: 95, 1957. — HIRSCH, K. DE., and J. JANSKY: Language Investigation of Children Suffering from Familial Dysautonomia. J. Speech Dis. 21: 450, 1956. — HUSSAREK, M., und E. KOFLER: Vegetatives Nervensystem und allergische Nasenerkrankungen. Arch. Ohr., Nas.- u. KehlkopfHeilk. 163: 294, 1953. — HUSSAREK, M., and F. NEUBERGER: Das vegetative Reaktogramm als Grundlage einer rationellen Therapie bei funktionellen und psychogenen Erkrankungen der Nase und des Rachens. Arch. Ohr., Nas.- u. KehlkopfHeilk. 175: 430, 1959.

IMRE, V.: Sprachstörung und vegetative Konstitution. Folia Phoniat. 12: 273, 1960.

KAPPERT, A.: Untersuchungen über die Wirkungen neuer dehydrierter Mutterkornalkaloide bei peripheren Durchblutungsstörungen und Hypertonie. Helv. Med. Acta, 16: Suppl. 22, 1949.— KAUDERS, O.: Vegetatives Nervensystem und Seele. Wien: Urban & Schwarzenberg, 1946. — KUNTZ, A.: The Autonomic Nervous System. J. Amer. Med. Ass. 106: 345, 1936.

LACEY, J. I.: The Evaluation of Autonomic Responses. Annals New York Acad. Sciences, 67: 123, 1956. — LIDDELL, D. W., and H. WEIL-MALHERBE: The Effects of Methedrine and of Lysergic Acid Diethylamide on Mental Processes and on the Blood Adrenaline Level. J. Neurol. Neurosurg. Psychiat. 16: 7, 1953. — LINDE, L. M.: Dysautonomia. Pediatrics, 18: 692, 1956.

MAJER, E. H.: Die vegetativen Regulationen im Bereiche von Hals, Nase und Ohr. Arch. Ohr., Nas.- u. KehlkopfHeilk. 163: 235, 1953.

NACHOD, F. C., and A. M. LANDS: The Relationship Between Chemical Structure and Biological Activity of Compounds with Atropine-like Activity. Trans. N. Y. Acad. Sci., 16: 2, 1953. — NEUBERGER, F., and M. HUSSAREK: Das vegetative Reaktogramm als Grundlage einer rationellen Therapie bei funktionellen und psychogenen Erkrankungen des Ohres. Arch. Ohr., Nas.- u. KehlkopfHeilk. 175: 426, 1959. — NICKERSON, M.: The Pharmacology of Adrenergic Blockade. J. Pharmac. Exper. Therap. 95: 27, 1949.

PÖTZL, O.: Physiologisches und Pathologisches über das persönliche Tempo. Wien. klin. Wschr. 52: Nr. 24, 1939.

RILEY, C. M.: Familial Autonomic Dysfunction. J. Amer. med. Ass. 149: 1532, 1952. — RILEY, C., R. DAY, D. GREERLEY and W. LANGFORD: Central autonomic Dysfunction with Defective Lacrimation. Pediatrics, 4: 479, 1949. — ROGERS, C. K.: The Voice as a Revelation of the Individual. Quart. J. Speech, 2: 229, 1916. — ROSE, F. H.: Training in Speech and Changes in Personality. Quart. J. Speech, 26: 193, 1940.

SACHS, W.: The Vegetative Nervous System. London: Cassell & Co., 1936. — SCHEIFFARTH, F.: Die Therapie extrapyramidaler Bewegungsstörungen. Fortschr. Ther. 15: 524, 1939. — SEEMANN, M.: Sur la régulation neurovégétative de la durée de la phonation. Folia phoniatr. 1: 22, 1947. — SELBACH, H.: Grundregeln der vegetativen Dynamik. Archiv Ohr.-, Nas.- u. KehlkopfHeilk. 163: 250, 1953. — SOLMS, H.: Die Beziehungen des „Hydergin-Glukose-Tests" zu Psyche und Körperbau. Schweiz. Arch. Neurol. Psychiat. 65: 1950. — STRAUBE, G., und K. H. SCHOLZ: Über die Einwirkung komplexer Wettervorgänge auf das vegetative Nervensystem. Dtsch. med. Wschr. 76: 634, 1951.

TROJAN, F.: Experimentelle Untersuchungen über den Zusammenhang zwischen dem Ausdruck der Sprechstimme und dem vegetativen Nervensystem. Folia Phoniatr. 4: 65, 1952.

WEIHS, H.: Die Beeinflussung der vegetativen Tonuslage durch komplexe akustische Reizfolgen (Sprechstimme und Musik). Folia Phoniatr. 6: 19, 1954. — WELLER, H. C.: Vegetative Rhythm Determinative of Speech Patterns. J. Speech Dis. 6: 161, 1941. — WILLIAMS, H. L.: A Concept of Allergy as Autonomic Dysfunction Suggested as an Improved Working Hypothesis. Trans. Amer. Acad. Ophthal. Otolaryng. 54: 123, 1950.

VI. Erbbiologie der Sprache

1. Einführung in die Erblehre

Von Prof. Dr. med. JOHN F. JACKSON, Jackson, Miss.

Die Wissenschaft der Erbforschung ist kaum hundert Jahre alt, denn sie hatte ihren Beginn mit GREGOR MENDELS Kreuzungsversuchen mit Pflanzen, was als *Hybridation* bekannt ist. Dessen ungeachtet sind bereits an die 1500 genetische Merkmale des Menschen katalogisiert worden (MCKUSICK, 1968). Diese erkennbaren Merkmale reflektieren wahrscheinlich nur einen sehr kleinen Anteil der menschlichen Gene, deren Anzahl auf 100000 geschätzt wird. Viele der ererbten Abnormalitäten des Menschen betreffen die Stimme und Sprache in einer direkten oder indirekten Weise. Ein gewisses Verständnis für den Mechanismus der Vererbung ist deshalb unerläßlich, wenn man ein rationelles Wissen über die erblichen Störungen der Kommunikation erwerben will.

a) Mendelische Erblehre

Definitionen. Wenn charakteristische Merkmale entweder völlig oder beinahe unverändert auf die nächste Generation vererbt werden, gelten sie laut MENDELS Auffassung als *dominant*. Andere Merkmale, welche in der nächsten Generation latent bleiben, sind als *rezessiv* bekannt. Jede erbliche Funktion steht unter der Kontrolle einer erblichen Einheit, des sogenannten *Gens*. Innerhalb des Kernes jeder Zelle befinden sich die sub-mikroskopischen Gene, welche chemisch aus Nucleinsäure bestehen. Diese Gene verbinden sich mit Histone und nicht-Histone Eiweiß zu den *Chromosomen.* Nach dieser Verbindung sind die Chromosome groß genug, um mit dem gewöhnlichen Lichtmikroskop gesehen zu werden.

Die Chromosome zeigen sich in Paaren. Jedes Individuum ererbt je ein Chromosom dieser Paare von Vater und Mutter. In einer genauen linearen Reihenfolge liegen in jedem Chromosom viele Gene. Jeder Genplatz oder *Locus* beherrscht eine bestimmte erbliche Funktion. Gene mit einer Lokalisation am selben Punkt der beiden Chromosome eines bestimmten Paares können verschiedene Variationen derselben Grundfunktion bedingen. Man bezeichnet sie derart als *Allele.* Diese Allele *trennen* sich in den Keimzellen und ermöglichen derart die unabhängige Übermittlung von Erbfaktoren auf die nächste Generation. Wenn Gene an verschiedenen Punkten des Chromosompaares lokalisiert sind, heißen sie *Nicht-Allele.* Diese können ebenfalls unabhängig weiter vererbt werden und zwar durch zufälliges Zusammentreffen. Unter *genetischer Verbindung* versteht man den Zustand, wenn Genplätze (Loci) in demselben Chromosom so nahe beieinander liegen, daß sie auch gemeinsam weiter vererbt werden.

Autosomal dominante Erbleiden. Ererbte Störungen von Gehör und Sprache können ein Verständnis der MENDELischen Prinzipien beibringen, indem sie als Beispiele dienen. Das *Waardenburg Syndrom* ist durch die folgenden Kennzeichen charakterisiert: weite Nasenwurzel wegen lateraler Verlagerung der inneren Augenwinkel; Pigmentstörungen in Form von weißer Haarlocke, Heterochromie oder Verschiedenfarbigkeit der Regenbogenhäute; weiße Augenwimpern; Leukodermie; sowie Innenohr-Taubheit. Dieses Syndrom vererbt sich in einer einfachen autosomal dominanten Weise. Der Begriff *autosomal* bedeutet, daß der Genlocus sich auf einem Chromosom befindet, welches nicht zu den Geschlechts-Chromosomen gehört. *Dominant* weist auf die Tatsache, daß das Gen bloß in einem der gepaarten Chromosome vorhanden sein muß, damit sich der Zustand manifestiert. Es folgt daraus, daß sich die Krankheit im *heterozygoten* Zustand manifestiert. Heterozygot heißt also, daß die zwei Gene am selben Locus eines bestimmten Chromosomenpaares verschieden sind.

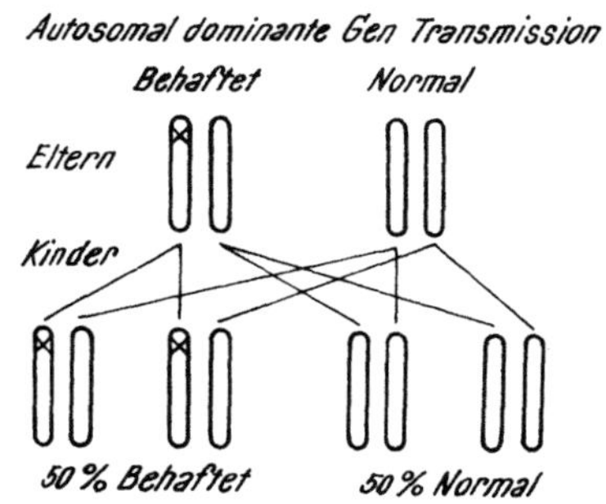

Abb. 4. Autosomal dominante Gen Übertragung.

Die Übertragung eines dominanten Gens ist in Abb. 4 diagrammatisch dargestellt, wobei das durch *Mutation* veränderte Gen durch ein Kreuz in dem betreffenden Chromosom angedeutet ist. Alle autosomalen Zellen verdoppeln ihre Anzahl konstant durch die einfache Teilung mit dem Mechanismus der *Mitose.* Die daraus resultierenden Tochterzellen behalten den vollen Satz aller Chromosome. Dazu im Gegensatz sind die Keimzellen der Eier und Samenfäden der Reduktionsteilung durch *Meiosis* unterworfen. Nachher enthalten diese männlichen oder weiblichen Keimzellen (*Gameten*) bloß je ein Chromosom jedes Chromosompaares. Deshalb kann jeder Elternteil nur ein Chromosom von jedwedem Chromosompaar an jedes Kind weitergeben. Im Falle eines dominanten Genes müßte jedes Kind die Wahrscheinlichkeit von 50% haben, um die Krankheit zu ererben. Diejenigen der Kinder, welche das befallene Gen nicht besitzen, sind von der Krankheit frei und können sie auch nicht auf weitere Generationen vererben.

Gelegentlich trägt ein Individuum ein dominantes Gen, zeigt aber keinerlei Abnormalität. Dieser Zustand ist als verminderte *Penetranz* bezeichnet. Ein dominantes Gen besitzt volle Penetranz, wenn der Effekt des von ihm beherrschten Merkmals immer in dem von einem solchen Gen betroffenen Individuum voll zum Ausdruck kommt. Unter *Expressivität* versteht man Variationen in der Weise, wie ein Defekt sich manifestiert, oder den Grad der Ausprägung des Merkmals in einem bestimmten Individuum. Im Waardenburg Syndrom z. B. kann die weiße Haarlocke abwesend sein, woran man die verschiedene Expressivität des Merkmals ersieht.

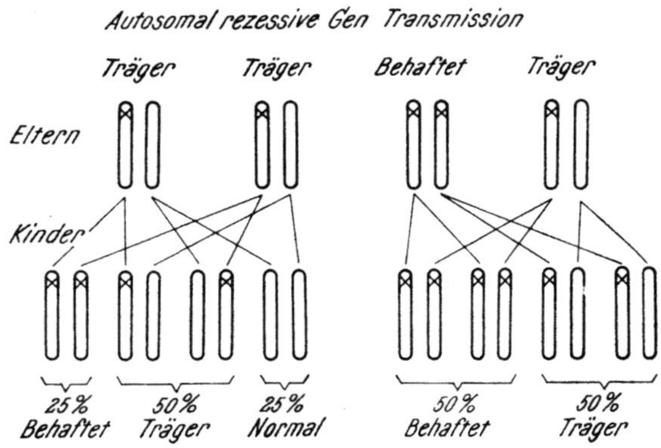

Abb. 5. Autosomal rezessive Gen Übertragung.

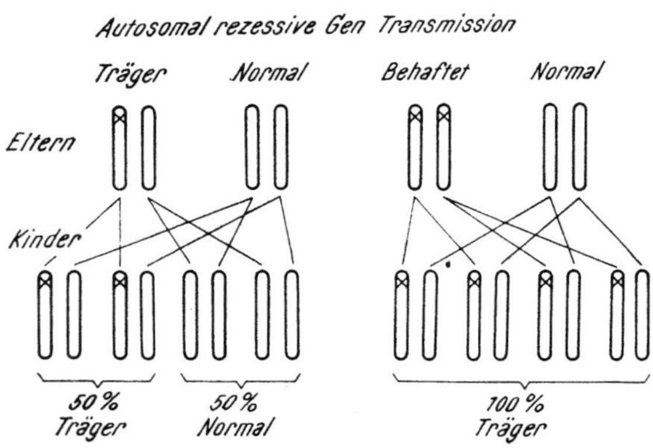

Abb. 6. Autosomal rezessive Gen Übertragung.

Autosomal Rezessive Erbleiden. Das *Cockayne Syndrom* enthält die folgenden Merkmale: Zwergwuchs, vorzeitige Vergreisung; pigmentäre Netzhaut-Degeneration mit Opticus Atrophie; Marmor-Epiphysen in manchen Fingern; Überempfindlichkeit gegen Sonnenlicht; Schwachsinn und Taubheit. Dieses Leiden vererbt sich in einer autosomal rezessiven Weise. Die autosomal rezessive Vererbung bedingt, daß das kranke Gen das normale Gen in beiden Chromosomen jedes Paares ersetzt. Diesen Zustand bezeichnet man als *homozygot*. Es folgt daraus, daß fünf parentale Kombinationen möglich sind: zwei Anlageträger; Merkmalträger und Anlageträger; Anlageträger und normaler Partner; Merkmalträger und normaler Partner; sowie zwei behaftete Eltern. Die Abb. 5 zeigt die Übertragung eines autosomal rezessiven Gens.

1. In der Heirat von zwei symptomlosen und nicht affizierten *Anlageträgern*, also Heterozygoten, werden ein Viertel der Kinder die Krankheit haben, die Hälfte werden Anlageträger sein, und ein Viertel bleibt normal.

2. In der Heirat eines *affizierten* Merkmalträgers mit einem symptomlosen *Anlageträger* gilt nach der erwarteten Wahrscheinlichkeit, daß die Hälfte der Kinder vom Erbleiden betroffen sind, während die andere Hälfte symptomlose Anlageträger bleiben.

3. Eine Heirat zwischen *Anlageträger und normalem Partner* (Abb. 6) müßte folgendes Resultat haben: die Hälfte der Kinder sind Anlageträger und die andere Hälfte bleiben normal. Wir sehen wieder die gleiche Regel. Wenn normale Individuen das kranke Gen nicht besitzen, dann können sie es auch nicht auf die nächste Generation weiterleiten.

4. Die Verbindung eines *affizierten* Merkmalträgers mit einer *normalen* Person produziert 100% von symptomlosen Anlageträgern.

5. Wenn *beide Eltern* mit dem gleichen mutierten Gen behaftet sind, dann müßten alle Kinder die Krankheit haben. Das kann unter Taubstummen vorkommen, weil sie oft untereinander heiraten.

Eine weitere Einsicht ist wichtig. Sobald eine erbliche Abnormalität in einer Familie aufscheint, folgt die *Gefahr* für die Betroffenen von weiteren Nachkommen diesen Erbgesetzen. Die Wahrscheinlichkeit des Betroffenseins ist also nicht dieselbe wie in der allgemeinen Bevölkerung. Soweit die allgemeine Bevölkerung betroffen ist, ist Taubstummheit ziemlich selten. Nun gibt es aber zumindest drei und wahrscheinlich mehr Formen von Taubheit, welche durch einfach rezessive Gene verursacht sind. Sobald ein affizierter Merkmalsträger mit der rezessiv-ererbten Taubheit in einer Familie aufscheint, ist es klar, daß beide Eltern Anlageträger sein müssen, auch wenn sie selbst nicht von Taubheit behaftet sind. Daraus ergibt sich eine weitere Schlußfolgerung. Die Gefahr für Taubheit unter den Geschwistern eines Kindes mit rezessiv ererbter Taubheit bleibt 25%. Man muß sich auch vor der „Spieler Täuschung" hüten. Die Gefahr des weiteren Auftretens von rezessiver Taubheit in nachfolgenden Kindern derselben Familie folgt dem gleichen Prozentsatz und wird nicht durch die Tatsache vermindert, daß ein oder mehrere Kinder bereits betroffen sind.

Alle diese mendelischen Verhältniszahlen sind Durchschnittswerte für große Gruppen. Als solche stellen sie statistische *Wahrscheinlichkeiten* vor. Deshalb kann das Verhältnis von betroffenen zu normalen Personen innerhalb kleiner Familiengruppen in weiten Grenzen variieren. Es kann z. B. vorkommen, daß alle Kinder eines Elternteils mit dem dominanten Mutationsgen für progressive Innenohrschwerhörigkeit in der gleichen Weise betroffen sind, obwohl das statistische Risiko nur 50% beträgt. Man sei an die einfache Analogie erinnert, daß das Werfen einer Münze mehrere Male hintereinander den „Kopf" zeigen kann, obwohl diese Münzenseite in einer großen Versuchszahl nur ungefähr mit 50% erscheinen sollte.

Geschlecht-gebundene Vererbung. Geschlechtsbindung, oder besser gesagt *X-Bindung* bedeutet, daß das kranke Gen am X Chromosom aufscheint. Frauen haben zwei X Chromosome, Männer nur eines. Deshalb zeigen Gene mit einer Lokalisation am X Chromosom eine verschiedene Art der Übertragung. Alle männlichen Träger dieses Gens sind von der Krankheit affiziert, weil sie kein korrespondierendes Gen auf ihrem männlichen Y Chromosom haben. Man bezeichnet diesen Zustand als *hemizygot*. Aus dem gleichen Grunde kann es keine männlichen Anlageträger der X-gebundenen Vererbung geben. Die folgenden fünf parentalen Kombinationen sind möglich, obwohl mit großer Verschiedenheit des Vorkommens: betroffener Mann und normale Frau; normaler Mann und weiblicher Anlageträger; betroffener Mann und weiblicher Anlageträger; normaler Mann und betroffene Frau; beide Eltern betroffen.

1. Die Heirat von *betroffenen* Männern mit *normalen* Frauen produziert Töchter, welche alle symptomlose Anlageträger sind (Abb. 7). Die Söhne sind ausnahmslos normal. Um männlich zu sein, müssen sie vom Vater ein normales Y Chromosom erhalten haben. Deshalb besitzen sie nicht das väterliche X Chromosom, welches das abnormale Gen trägt.

2. Wenn *normale* Männer sich mit weiblichen *Anlageträgern* verheiraten, dann sind die Hälfte der Töchter Anlageträger, während die andere Hälfte normal bleiben. Die Hälfte der

Söhne ist mit der Krankheit behaftet und die andere Hälfte ist normal. Diese Übertragung von X-gebundenen Krankheiten erklärt, warum ein betroffener männlicher Merkmalsträger das Leiden über seine symptomlose Tochter als Anlageträger auf die Hälfte seiner Enkelsöhne eben dieser Trägertochter weitergibt. Seine eigenen Söhne jedoch und deren sämtliche Kinder sind nicht betroffen.

3. Ein *betroffener* Mann mit einem weiblichen *Anlageträger* müßte 25% betroffene Töchter, 25% Trägertöchter, 25% behaftete Söhne und 25% normale Söhne haben. Auf diese Weise könnten die Hälfte aller Kinder die Krankheit haben, wie es in einer Familie mit Blutsverwandschaft (*Konsanguinität*) möglich ist.

4. Falls ein *normaler* Mann eine *behaftete* Frau heiratet, sollten alle Töchter Anlageträger sein, während alle Söhne manifest krank wären. Diese theoretische Erwartung ist praktisch ohne Bedeutung. So ist die Wahrscheinlichkeit eines weiblichen Homozygoten für Hämophilie (Bluterkrankheit) ungefähr eins zu zehn Milliarden.

5. Wenn *beide Eltern* dieselbe Krankheit haben, sollten alle Kinder betroffen sein. Diese kleine Wahrscheinlichkeit ist unter verheirateten Taubstummen möglich, vor allem wenn sie blutsverwandt sind.

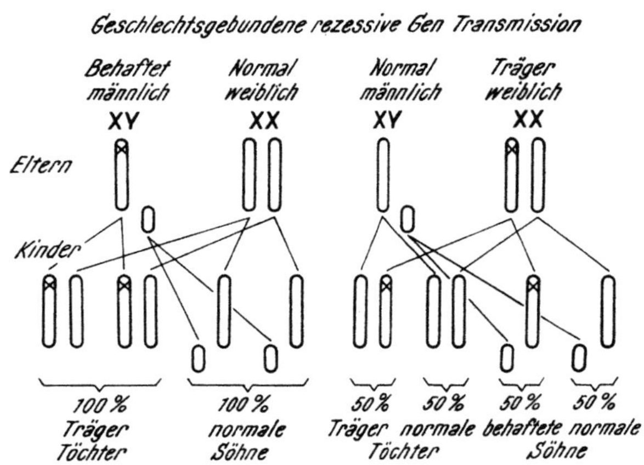

Abb. 7. Geschlechtsgebundene rezessive Gen Übertragung.

Ein typisches Beispiel einer geschlechtsgebunden rezessiven Krankheit ist das Hunter-Hurler-*Syndrom*, welches auch als Gargoylismus bekannt ist. Das Syndrom umfaßt schwere allgemeine Dysostose mit Zwergwuchs, grotesk verzerrte Gesichtszüge wie auf den dämonischen Wasserspeiern gothischer Kathedralen, Hepatosplenomegalie, kardio-vaskuläre Störungen, Schwachsinn und Taubheit. Das Leiden entsteht aus einem angeborenen Defekt in der Produktion von Mucopolysacchariden.

Stammbäume. Das charakteristische Abstammungsbild von *dominanter* Vererbung zeigt, daß sowohl männliche als auch weibliche Nachkommen in direkter linearer Aufeinanderfolge betroffen sind. Im Gegensatz dazu äußert sich das Muster für seltene *autosomal rezessive* Merkmale gewöhnlich darin, daß nur eine einzige Verwandtengruppe die betroffenen Individuen enthält. Als dritte Gruppe zeigen die Stammbäume von *X-gebundener rezessiver* Vererbung ein klassisches Bild. Zahlreiche Männer in zwei oder mehreren Verwandtengruppen sind von dem Leiden betroffen, welches sie von ihren Müttern, den symptomlosen weiblichen Anlageträgern ererbt haben. Wenn man also eine Familiengeschichte erfragt, ist die wichtigste Frage, ob irgend jemand in der Familie ein ähnliches Leiden trägt wie der untersuchte Patient. In vielen Fällen ist das Muster der familiären Übertragung ein Anhaltspunkt zum Erkennen einer bestimmten Taubheitsform.

Manche Anomalien haben offenbar eine erbliche Komponente, weil sie häufiger unter engverwandten Familienmitgliedern auftreten als in der allgemeinen Bevölkerung. Indessen kann der erbliche Einfluß manchmal nicht so einfach sein wie in den besprochenen drei Beispielen der autosomal dominanten, autosomal rezessiven oder X-gebundenen rezessiven Übertragung. In solchen Fällen kann das erwartete Risiko für die Erkrankung naher Verwandter von Merkmalsträgern dieses Leidens nur durch die Analyse von umfangreichen Familienbefunden errechnet werden.

Ein gutes Beispiel hierfür ist die *Lippen-Gaumenspalte*. Wenn ein mit Lippen-Gaumenspalte behafteter Elternteil ein ebenso betroffenes Kind hat, dann ist das Risiko für weitere Spalten in jedem nachfolgenden Kind ungefähr 16%. Wenn beide Eltern symptomlos sind, aber ein Kind mit Lippen- oder Gaumenspalte haben, dann ist die Übertragungsgefahr für ein weiteres Kind nach dem erstmalig betroffenen *Propositus* ungefähr 7% (Reed, 1963). Die Gefahr für weitere Spaltbildungen unter den jüngeren Geschwistern von Spaltenträgern ist demnach ziemlich gering.

Wie im Abschnitt über Gaumenspalte geschildert, ist die Vererbung von Lippen-, Kiefer-, Gaumenspalten recht kompliziert, vor allem weil es verschiedene Formen des Spaltleidens mit verschiedenen Ursachen gibt. Deshalb ist die eugenische Beratung grundlegend verschieden, wenn sich *Lippengrübchen* in Verbindung mit Spalten von Lippen oder Gaumen finden. In diesem Falle sind die Risikozahlen für weitere Spaltbildungen in der Familie wesentlich höher, nämlich zwischen 22 und 39%. Im Einzelfalle hängt die Gefahrsberechnung von den verschiedenen Kombinationen ab, in welchen die Lippengrübchen und Gaumenspalten unter den Eltern und Geschwistern des Probanten vorkommen (Cervenka et al., 1967). Auf diese Weise lassen sich annehmbare Schätzwerte für das zu erwartende weitere Auftreten von Spalten in nachfolgenden Familienmitgliedern geben, obwohl die exakte Weise der Vererbung unklar bleiben mag.

Gemellologie. Die Zwillingsforschung unterscheidet zwei Arten von Zwillingen: die monozygotischen oder eineiigen (EZ) und die dizygotischen oder zweieiigen (ZZ). Nach allgemeinem Sprachgebrauch bezeichnet man die ersteren auch als identische Zwillinge und die letzteren als geschwisterliche Zwillinge. *Eineiige* Zwillinge entstammen einem einzelnen befruchteten Ei (*Zygot*), welches sich dann zu einem sehr frühen Zeitpunkt in zwei gesonderte Embryonen entwickelt. Weil die Partner eines EZ Paares normalerweise identische Sätze von Genen besitzen, sind sie immer von gleichem Geschlecht, identisch in Bezug auf genetische Merkmale einschließlich der Blutgruppen und sehen sich gewöhnlich äußerst ähnlich. Manchmal zeigt der eine Partner das Spiegelbild des anderen. Dazu gehört u. a., daß der eine rechtshändig ist und der andere linkshändig. Über solche *Spiegelzwillinge* wollen wir später berichten. Im Gegensatz dazu entstehen *zweieiige* Zwillinge, wenn zwei verschiedene Eier von zwei verschiedenen Samenfäden befruchtet werden. In genetischer Hinsicht sind sie daher einander nur soweit ähnlich, wie es auch bei anderen Geschwistern der Fall ist. Im Durchschnitt ist nur die Hälfte ihrer Gene gemeinsam und identisch.

Zwillingsstudien können gewichtiges Beweismaterial für ererbte Einflüsse liefern. Daraus läßt sich die Intensität der *genetischen Prädisposition* zu einem bestimmten Leiden ableiten. Hingegen liefern solche Studien keinen Einblick in die betroffenen Gene, die Art deren Erbeinflüsse, oder das Muster ihrer Übertragung. Wenn Zwillinge von einem Erbleiden behaftet sind, dann müßten beide Partner eines EZ Paares das Merkmal aufweisen, was man *Konkordanz* nennt. Sobald bloß ein Zwilling eines Paares das Merkmal trägt, handelt es sich um *Diskordanz*. Nehmen wir an, daß ein Merkmal durch ein einfaches autosomal dominantes Gen vererbt wird. In diesem Falle sollten nur 50% der ZZ Partner betroffen sein, genau so wie unter Geschwistern, die nicht Zwillinge sind. Im Falle der Vererbung durch einen autosomal rezessiven Mechanismus ergibt sich wieder ein anderes Bild. In diesem Falle müßte der zweite Partner eines EZ Paares viermal so oft betroffen sein als der Partner eines ZZ Paares.

Gelegentlich weichen die Proportionen wesentlich von diesen theoretischen Verhältniszahlen ab. Dann ist wahrscheinlich mehr als ein Gen im Spiele, was man *polygenetische Vererbung* nennt. Viele der häufigen Mißbildungen können auch Zwillinge betreffen. Man sieht dann oft, daß die Konkordanz unter EZ wesentlich unter 50% liegt. Dementsprechend sind unter diesen häufigen Mißbildungen schädliche Einflüsse der Umwelt in ursächlicher Hinsicht wichtiger als die Erbfaktoren (Thompson und Thompson, 1966). Merkwürdigerweise scheint die Konkordanz sprachlicher Eigenschaften unter den Partnern von EZ Paaren wesentlich höher zu sein. Darauf wollen wir in den nächsten Abschnitten eingehen.

b) Chromosomale Abnormalitäten

Normale menschliche Chromosome. Die normale Anzahl der menschlichen Chromosome ist 46. Jede Zelle enthält einen identischen Satz dieser 46 Chromosome. Davon sind 22 Paare ungeschlechtliche Chromosome oder *Autosome*. Das letzte Paar besteht aus den beiden *Geschlechtschromosomen*. Im weiblichen Geschlecht bestehen die Geschlechtschromosome aus zwei X Chromosomen. Der Mann hat ein X Chromosom und ein Y Chromosom.

Chromosom-Analyse läßt sich mit menschlichen Geweben durchführen, welche aus Kulturen von Knochenmark, Haut, anderen festen Geweben oder Leukozyten des strömenden Blutes gewonnen werden. Nach angemessenen Perioden der Gewebekultur und mit besonderen Bearbeitungen der sich teilenden Zellen kann man schließlich die einzelnen Chromosome im gewöhnlichen Lichtmikroskop darstellen. Das größte Chromosom ist ungefähr 7 bis 10 Mikron lang, ähnlich dem Durchmesser eines roten Blutkörperchens. Man sucht intakte Zellen aus, in welchen die Chromosome genügend auseinander geteilt sind, worauf die Chromosome gezählt und geordnet werden. Gute Exemplare solcher einzelnen Zellen werden dann photographiert. Daraufhin schneidet man jedes Chromosom aus der mikrophotographischen Vergrößerung aus, setzt sie in Paaren zusammen, bis sich ein systematisches Reihenbild aller Chromosome ergibt. Diese Photomontierung ergibt dann den *Karyotypus* (Abb. 8).

Abnorme Chromosomzahl. Im Verlauf der Zellteilung kommt es gelegentlich vor, daß ein Chromosom in fehlerhafter Weise sich nicht in seine beiden Unterpartikel aufteilt, die sogenannten *Chromatiden*. Normalerweise sind die beiden

Chromatiden dazu bestimmt, in die zwei neuen Tochterzellen überzugehen. In einem solchen Falle der fehlenden Unterteilung gehen beide Chromatiden eines bestimmten Chromosomes bloß in eine neue Tochterzelle über, der Zustand der *Nondisjunktion*. Nun hat eine Tochterzelle 47 Chromosomen erhalten und die andere nur 45 Chromosomen. Solche Abnormalitäten der Zellteilung können in der Keimzell-Linie auftreten, oder frühzeitig in der Embryogenese. Daraus ergeben

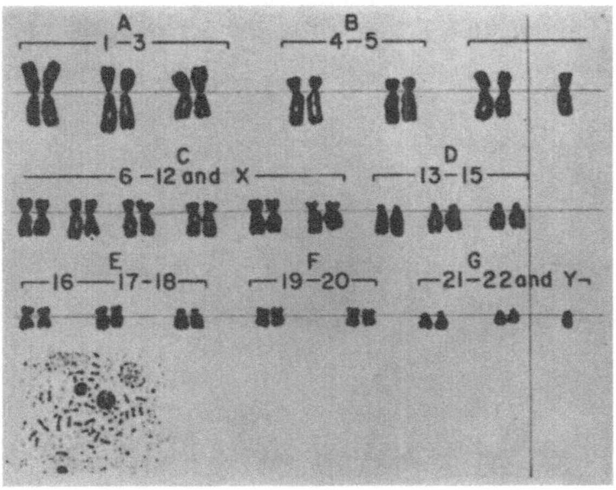

Abb. 8. Normaler männlicher Karyotypus. Die Geschlechtschromosome X und Y sind rechts von der vertikalen Linie zu sehen.

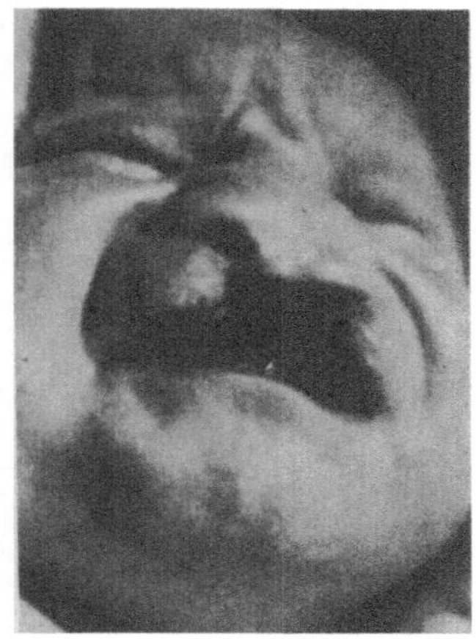

Abb. 9. 13—15 Trisomie Syndrom.

sich chromosomale Abnormitäten der *numerischen* Art. Eine zweite Type von chromosomaler Abnormität betrifft die chromosomale *Struktur*, worauf wir später eingehen wollen.

Da jedes Chromosom viele Gene enthält, führen die numerischen Chromosomabnormitäten gewöhnlich zu sehr erheblichen Mißbildungen in den derart betroffenen Individuen. Die Gegenwart eines extra Chromosomes führt zu einem Chromosomendrilling anstelle des normalen Paares, so daß die Gesamtzahl der Chromosome 47 beträgt. Diesen Zustand bezeichnet man als *Trisomie*. Derzeit sind drei wohlfundierte klinische Trisomie-Syndrome bekannt.

13-15 Trisomie. Dieses Syndrom heißt 13-15 oder D_1 Trisomie, weil das extra Chromosom der Gruppe Nr. 13-15 angehört (Abb. 9). Die charakteristischen Züge des Syndroms umfassen Schwachsinn, Taubheit, epileptische Anfälle, Gaumenspalte oder Lippenspalte, Augendefekte, gewöhnlich mit Mikrophthalmie. Verschiedene andere Mißbildungen können auch vorkommen.

18-Trisomie. Dieses Syndrom heißt auch 16-18, 17-18, oder E_1 Trisomie. Es manifestiert sich durch Schwachsinn, tief angesetzte und mißbildete Ohrmuscheln, Mikrognathie wegen verkleinertem Unterkiefer, Hypertonizität, sowie Flexion des Zeigefingers über dem dritten Finger. Andere angeborene Mißbildungen betreffen häufig das Herz, die Nieren oder den Verdauungstrakt.

21-Trisomie. Trisomie für das Chromosom Nr. 21 (Abb. 10) führt zu *Mongolismus*, oder DOWNS Syndrom, wie es nun gewöhnlich genannt wird. Das mongoloide Kind zeigt in typischer Weise Schwachsinn, schräg gestellte Augen, die epikanthische Lidfalte, eine vergrößerte und gerunzelte Zunge, sowie quere Falten über den Handflächen. Dazu gehören viele andere klinische Züge.

Die Penetranz der verschiedenen mongoloiden Züge hängt von vielen zusätzlichen Faktoren ab. Einer davon ist der *Mosaizismus*, in welchem man mehr als eine chromosomale Konstitution hat. In diesem Zustand besitzen die Zellen in verschiedenen Körperteilen (Haut, Schleimhäute, Blut, usw., eine verschiedene Chromosomzahl. Manche Zellen zeigen dann 45 Chromosome, andere haben 47, während weitere die normale Anzahl von 46 besitzen. So ergibt sich das Bild eines Mosaiks. Mosaizismus kommt in allen Syndromen zufolge von chromosomalen Abnormitäten vor, also auch in den Syndromen von Down, Klinefelter und Turner.

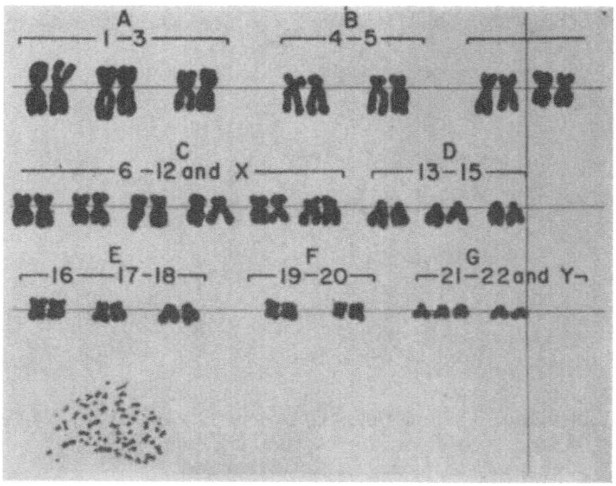

Abb. 10. Karyotypus eines weiblichen Mongolismus. Man sieht drei Chromosomen No. 21 und zwei X Chromosomen.

In der Mehrzahl der Fälle treten die chromosomalen Trisomien in *sporadischer* Weise auf. Jedoch können diese Trisomien auch in einer *familiär-erblichen* Weise übermittelt werden. In diesem selteneren Falle handelt es sich um eine chromosomale *Translokation*, wobei ein Chromosom sich dauernd mit einem anderen verbunden hat. In der Translokationstype der Trisomie 21 kann eine symptomfreie aber anlagetragende Mutter den Mongolismus einem Drittel oder sogar allen ihren Kindern übertragen. Die Zahl der betroffenen Sprößlinge hängt von der zytogenetischen Art der Translokation ab. In ungefähr 2% der mongoloiden Kinder ist das überzählige Chromosom 21 zu einem anderen Chromosom transloziert, gewöhnlich in den Gruppen 13-15 oder 21-22. Die Chromosomanalyse leistet wertvolle Dienste, indem sie diese erbbelasteten Familien von dem viel häufigeren sporadischen Typus des Mongolismus (98%) unterscheidet, in welchem das extra Chromosom nicht transloziert ist (Jackson, 1967).

Monosomie. Darunter versteht man, daß bloß ein Chromosom eines Paares vorhanden ist. Die komplette Monosomie für ein Autosom ist wahrscheinlich tödlich. Es ist nämlich noch kein einziges lebendes Individuum bewiesen worden, welches eine komplette autosomale Monosomie hätte. Wenn jedoch die Monosomie das X-Chromosom betrifft, dann ist die Chromosomzahl auf 45 reduziert, weil bloß ein X Chromosom vorhanden ist. Daraus entsteht TURNERS *Syndrom* mit den folgenden Ausfällen in einer phänotypisch weiblichen Person: Gonadische Dysgenesis, kurze Körperlänge, Fehlen der Menstruation, infantile hohe Stimme, Pterygium des Halses, Cubitus valgus, sowie Unterentwicklung der Brüste. Solche Individuen können auch von sensorineuraler Taubheit betroffen sein, wie REED et al. (1967) nachgewiesen haben.

Das phänotypisch männliche Gegenstück des TURNER *Syndromes* ist das KLINEFELTER *Syndrom*. Dieses bedeutet keine Monosomie, weil die Chromosomzahl 47 beträgt: 2 weibliche X Chromosome mit einem männlichen Y Chromosom. Die somatischen Züge umfassen Hypogenitalismus, schlanken Hochwuchs, Gynekomastie, Fehlen der sekundären Geschlechtsmerkmale mit Eunuchismus und hoher eunuchoider Stimme.

Abnorme Chromosomstruktur. Eine teilweise Monosomie entsteht durch Verlust eines Teiles des kurze Armes in einem Chromosom der Gruppe B, wahrscheinlich Nr. 5. Dieses Bild ist mit dem *Cri-du-chat Syndrom* verbunden. Derartige ,,Katzenkinder" kommen mit einem eigentümlich dünnen Stimmchen zur Welt, mit dem sogenannten Miauen. Schwerer Schwachsinn und Mikrozephalie sind weitere Zeichen. Die meisten dieser Kinder gedeihen nicht, leiden an Hypotonie, haben ein rundes Gesicht, Hypertelorismus, schräge oder antimongolische Augen, Epikanthus, tief angesetzte Ohrmuscheln, sowie abnorme Dermatoglyphen (Fingerlinien).

18 Deletion Syndrom. Dieses Syndrom entsteht durch den Verlust von ungefähr der Hälfte des langen Armes in einem der Chromosome Nr. 18. Der Phänotypus umfaßt Schwachsinn, eingedrücktes Mittelgesicht, prominente Oberlippe, mißbildete Ohrmuschel mit vorstehendem Antihelix und breitem Helix, Grübchen über den Schulterblättern, lange, dünn auslaufende Finger, sowie übermäßige Wirbel in den dermatoglyphischen Mustern der Fingerspitzen.

Teilweise Deletionen des kurzen Armes in Chromosom Nr. 18 sind ebenfalls beschrieben. Ein Überblick solcher veröffentlichter Fälle führte zur Vermutung, daß verzögerter Körperwuchs, Schwachsinn, sowie multiple geringfügige somatische Anomalien mit erheblichen chromosomalen Deletionen verbunden sein können. Es spielt dabei keine Rolle, welches der bestimmten Chromosome davon betroffen ist. Solche chromosomale Abnormitäten beeinflussen ohne Zweifel *viele Gene* und verursachen deshalb gewöhnlich *multiple* Mißbildungen.

Darüber hinaus ist über viele andere strukturelle Chromosomabnormitäten berichtet worden. Oft sind diese weiteren chromosomalen Abnormitäten mit angeborenen Mißbildungen verbunden. Es wurde jedoch auch über bemerkenswerte Beispiele von abnormer Chromosomstruktur berichtet, welche in Übersichtsstudien von *normalen* Bevölkerungsgruppen zur Beobachtung kamen (BARTALOS und BARAMKI, 1967).

Schlußfolgerung. Die grundlegenden Prinzipien, welche in dieser Einführung kurz zur Beschreibung kamen, beziehen sich auf genetische Variationen in Gesundheit und Krankheit. In den folgenden Abschnitten sollen diese Unterlagen zur Besprechung von spezifischen ererbten Störungen des Sprechens und der Sprache dienen. Es ist an dieser Stelle nicht möglich, die zahlreichen *Erbleiden zu katalogisieren*, welche das Interesse des Otolaryngologen und Sprachpathologen beanspruchen. Über die erblichen Syndrome mit Störungen im Gebiete der Ohren und der Haut haben kürzlich REED et al. (1967) berichtet. Ein Katalog von autosomal dominant, autosomal rezessiv, sowie X-gebundener Vererbung ist in dem Buch „Mendelian Inheritance in Man" von V. McKUSICK (1968) enthalten. Dieses Handbuch ist für die Unterscheidung der verschiedenen ererbten Mißbildungen wertvoll. Als allgemeine Nachschlagewerke sind die Lehrbücher von SORSBY (1953), STANBURY et al. (1966), LENZ (1961), sowie HSIA (1966) zu empfehlen.

Literatur

Einführung in die Erblehre

BARTALOS, M., and T. A. BARAMKI: Medical Cytogenetics. Baltimore: Williams & Wilkins, 1967.

CERVENKA, J., R. J. GORLIN and V. E. ANDERSON: The syndrome of pits of the lower lip and cleft lip and/or palate. Genetic considerations. Amer. J. Hum. Genetics, *19*, 416 (1967).

HSIA, D. Y.: Inborn Errors of Metabolism. 2nd ed. Chicago: Year Book Medical Publishers, 1966.

JACKSON, J. F., and W. P. ASHFORD: Familial mongolism due to 21/22 chromosome translocation. J. Amer. Med. Assoc. *200*, 722 (1967).

LENZ, W.: Medizinische Genetik: Eine Einführung in ihre Grundlagen und Probleme. Stuttgart: 1961.

McKUSICK, V. A.: Mendelian Inheritance in Man. Baltimore: John Hopkins Press, 1968.

REED, S. C.: Counseling in Medical Genetics. Philadelphia: W. B. Saunders, 1963. — REED, W. B., V. M. STONE, E. BODER and L. ZIPRKOWSKI: Hereditary syndromes with auditory and dermatological manifestations. Archives Dermat. *95*, 456 (1967).

SORSBY, A.: Clinical Genetics. London: Butterworth, 1953. — STANBURY, J. B., J. B. WYNGAARDEN and D. S. FREDRICKSON: The Metabolic Basis of Inherited Disease, 2nd ed., New York: McGraw-Hill, 1966.

THOMPSON, J. S., and M. W. THOMPSON: Genetics in Medicine. Philadelphia: W. B. Saunders, 1966.

2. Erblehre und Zwillingsforschung

a) Erblehre und Sprache

Seit dem Altertum sind Beispiele von vererbbaren Sprachstörungen bekannt. So deuten die Zunamen „Balbus" und „Blaesus" für Mitglieder der römischen Sempronius-Familie offenbar auf das gehäufte Vorkommen des Stotterns und Lispelns in dieser Sippe. Als dann im letzten Jahrhundert die sprachärztliche Forschung ihren wissenschaftlich exakten Anfang nahm, war der Einfluß der erblichen Konstitution auf die Ausbildung der Sprache besonders aufgefallen. Namentlich im Zusammenhange mit der Erforschung der verschiedenen Ursachen der einerseits erblichen, andererseits angeborenen, also pränatal entstandenen, sowie der später erworbenen *Taubstummheit* lag die Berücksichtigung der vererbbaren *Sprachstörungen* nahe.

H. GUTZMANN sen. verwies 1916 auf die Vererbungsmöglichkeit der von der ebenfalls erbbedingten äußeren Gesichtsbildung abhängigen Form des ganzen peripheren Sprechapparates und der Gedächtnisleistungen für bestimmte Bewegungen und Gewohnheiten. Ähnliches betonte H. GUTZMANN jun. 1939. Ebenso hob NADOLECZNY (1926) die häufig (40%) vererbten Entwicklungshemmungen der motorisch-kinästhetischen Sphäre als Ursachen des funktionellen Stammelns hervor. Besonders zahlreich sind die erbbiologischen Studien über Ursachen und

Vorkommen des Stotterns. Je nach der Methode der anamnestischen Datensammlung ließen sich jedoch verschiedene Prozentsätze errechnen. Aus den zahlreichen Krankengeschichten des National Hospital for Speech Disorders in New York geht ein Hundertsatz von 40% Stotterern mit positiver Familiengeschichte hervor. Mehr darüber im entsprechenden Kapitel.

Durch die von SIEMENS 1924 begründete *Zwillingsforschung* (Gemellologie) wurde die Unterscheidung der Erbanlagen und Umwelteinwirkungen wesentlich gefördert. Seither haben sich daraus bleibende Fortschritte auf allen an der Genetik interessierten Wissensgebieten ergeben. Eigene Fachblätter, Symposia und Kongresse berichten über neue Ergebnisse und Anregungen. F. J. KALLMANN (1956) schilderte die psychiatrischen Gesichtspunkte der Zwillingsforschung. Uns interessiert hier sein Hinweis, daß Schizophrenie und manisch-depressive Psychose genotypisch spezifisch sind. Sie kommen nämlich nicht gleichzeitig oder gemischt in den erbgleichen eineiigen Zwillingen (E. Z.) vor.

b) Zytogenetik

Über die molekulare Struktur der *bio-chemischen* Körperstoffe als Grundlage der vererbbaren Krankheiten berichtete L. PAULING (1956). Dieser Nobelpreisträger erwartet große Fortschritte in der Prophylaxe von Schwachsinn und Psychosen durch Berücksichtigung der erbhygienischen Erkenntnisse. Anschließend erklärte PAULING (1964) die Grundzüge der *Molekularkrankheiten*. Er schätzte die Zahl der menschlichen DNA Moleküle auf 100000, je zur Hälfte von Vater und Mutter. Wenn eines dieser Genmoleküle durch irgend einen Umwelteinfluß geschädigt wird, dann kommen einige seiner Atome auf einen falschen Platz in der Molekülkette. Die weitere Genverdopplung erfolgt dann in der neuen, mutierten Weise und der Genschaden wird erblich. Ein mutiertes Gen produziert ein verändertes Proteinmolekül, so daß die Erbkrankheit im Körperhaushalt manifest wird.

„Biochemische Individualität" ist der Titel eines Buches von R. J. WILLIAMS (1956) über die genetischen Grundlagen des physiologischen Körperhaushaltes. Darin weist der *genetotropische* Gesichtspunkt neue Wege der humoral-pathologischen Erblehre. H. J. MULLER (1956) schließlich forderte in einer philosophisch weitblickenden Studie über menschliche Fortpflanzung geradezu eine Revolution in der Theorie und Praxis der Erbhygiene, damit eine genetische Degeneration des Menschengeschlechtes vermieden werde. J. F. CROW (1965) findet, daß künftige Generationen die zunehmende Schwäche der genetischen Konstellationen durch Verbesserung der Umwelt auszugleichen haben werden.

Die Erbforschung geht nunmehr in zwei Richtungen vor sich. Gemäß der *klassischen Erblehre* nach GREGOR MENDEL sind Erbkrankheiten durch eine oder mehrere Genmutationen bedingt: mono- oder polygenetische Vererbung. In diesem Falle bleibt die Gesamtzahl der Gene, also das *Genom*, quantitativ gleich. Die neue *Zytogenetik* studiert die Erbleiden auf Grund zweier Genanomalien: die abnorme *Zahl* und die abnorme *Struktur* der Gene, wenn das Genom quantitativ und qualitativ verändert ist. Seit der „zytogenetischen Revolution" nach 1960, wie L. HAYFLICK (1967) schreibt, sind eine Reihe früher rätselhafter Syndrome rationell verständlich geworden. Automatisierte Analyse der Chromosombilder macht heute die breite Anwendung der Methode für Diagnose und Familienberatung möglich.

E. L. TATUM (1964) faßt seine Darstellung der *molekulären Genetik* folgendermaßen zusammen. Das grundlegende genetische Material in allen lebenden Organismen ist DNA, die Deoxyribonukleinsäure. Die Information zum Ausdruck aller artspezifischen und individuellen Eigentümlichkeiten jedes Organismus ist in seiner DNA gespeichert. Während jeder Zellteilung wiederholt sich die gesamte genetische Information in zwei identischen Tochtermolekülen von DNA. Die Übersetzung des Genotypus in den Phänotypus erfolgt durch Übertragung einer spezifischen DNA Kodifizierung in die komplementäre Sequenz in einem RNA Molekül (Ribonukleinsäure), dem „Boten" für die weitere Übermittlung durch Proteine und Enzyme.

Weitere Einzelheiten über diese umwälzenden Entwicklungen sind in den folgenden Veröffentlichungen zu finden. L. D. DUNN gab 1964 einen kurzen Überblick der genetischen Lehre, während K. HIRSCHHORN (1964) den gegenwärtigen Stand der Humangenetik überblickte. Weitere Einblicke in die verblüffende Biochemie der genetischen Kodifizierung gab S. OCHOA (1964). RAPPAPORT und KAPLAN (1961) legten einen Überblick der chromosomalen Abweichungen vor. Für unsere praktischen Belange ist H. ZELLWEGERS Bericht (1965) über chromosomale Abnormitäten als Grundlage der *Erbkrankheiten von Auge, Ohr und Nase* wichtig. Dieser Entwicklungen eingedenk, forderte C. D. DARLINGTON (1961) die vertiefte Anwendung der genetischen Forschung in der sprachpathologischen Praxis.

Literatur

Erblehre und Zwillingsforschung

ALBRECHT, W.: Erbbiologie und Erbpathologie des Ohres und der oberen Luftwege. In „Handbuch der Erbbiologie des Menschen" von G. Just. 4: 1. Berlin: J. Springer, 1940.

BILANCIONI, G.: I Fenomeni dell'Eredita. II. Congr. Ital. Genet. Eugen. Roma: Failli. 1932. — BOUTERWEK, H.: Erbe und Persönlichkeit. Wien: F. Deuticke, 1943. — BRACKEN, H. VON: Zwillingsforschung. Ciba Zschr. 2: 774, 777, 783, 786, 1935. — BROSIN, H. W.: Discussion of the Genetics Symposium. Amer. J. Psychiat. 113: 502, 1956.

CHILDS, B.: Hereditary Aspects of Disease. Bull. N. Y. Acad. Med. 35: 77, 1959. — CROW, J. F.: Formal and population genetics. Trans. Amer. Acad. Ophthalm. Otolaryng. 69: 17, 1965.

DARLINGTON, C. D.: The Genetic Component of Language. Heredity, 1: 269, 1947. — DUNN, L. D.: Old and new in genetics. Bull. N. Y. Acad. Med. 40: 325, 1964. — DUNN, L. D., H. LEVENE and R. B. MCCONNELL: Effects of Natural Selection on Human Genotypes. N. Y. Acad. Sciences, 65, 1, 1956.

ECKHARDT, H.: Körperliche Mißbildungen. In „Handbuch der Erbkrankheiten" 6: 157, 364. Leipzig: Thieme, 1940. — EULER, H., und R. RITTER: Die Erbanlagen für Gebiß und Zähne. In Hdb. Erbbiologie Menschen von G. Just. 4: 527, Berlin: J. Springer, 1940.

FRISCHEISEN-KÖHLER, J.: Zwillingsforschung. Archiv Sprach-Stimmheilk. 1: 183, 1937.

GEDDA, L., and G. BRUNO: Linguaggio peculiare in gemelli MZ. Boll. Soc. Ital. Fonet. Foniat. Audiol. 9: 39, 1959. — GLASS, B.: Discussion of the Genetics Symposium. Amer. J. Psychiatry, 113: 504, 1956. — GUETT, A.: Handbuch der Erbkrankheiten. Leipzig: G. Thieme, 1937-1941.

HANHART, E., und R. LUCHSINGER: Die Vererbung in der Oto-Laryngologie. In Lehrbuch der Hals- usw. Krankheiten von Barraud etc. p. 561, Basel: Karger, 1947. — HAYFLICK, L.: Chromosomes and human disease. Hospital Pract. 2: 54, 1967. — HEDIGER, H.: Zwillinge im Tierreich. Ciba Z. 2: 795, 1935. — HEIZER, W. D., and E. F. LEWISON: Concordant disease in identical twins. J. Amer. Med. Ass. 188: 217, 1964. — HERFORT: Die Bedeutung des Stammbaumes in der wissenschaftlichen Jugendforschung. IV. Kongr. int. Ges. Logop. Phoniat. p. 28, Prag: 1930. — HERNDON, C. N.: Basic Contributions to Medicine by Research in Genetics. J. Amer. Med. Assoc. 177: 695, 1961. — HIRSCHHORN, K.: Recent advances in methodology of human genetics. Bull. N. Y. Acad. Med. 40: 343, 1964.

INGALLS, T. H.: Causes and prevention of developmental defects. J. Amer. Med. Ass. 161: 1047, 1956.

JUST, G. D.: Handbuch der Erbbiologie des Menschen. Berlin: J. Springer, 1940.

KALLMANN, F. J.: The Genetics of Human Behavior. Amer. J. Psychiatr. 113: 496, 1956. — KOCH, H. L.: Sibling Influence on Children's Speech. J. Speech Dis. 21: 322, 1956.

MULLER, H. J.: Genetic Principles in Human Populations. Amer. J. Psychiatry, 113: 481, 1956. — MUNDINGER, F.: Zum Vererbungsproblem der menschlichen Singstimme. Folia Phoniatr. 3: 191, 1951. — MUSSAFIA, M.: Retard 'simple' du langage chez des triplés. Folia Phoniatr. 13: 62, 1961.

OCHOA, S.: The chemical basis of heredity, the genetic code. Bull. N. Y. Acad. Med. 40: 387, 1964.

PANCONCELLI-CALZIA, G.: Experimentelle Phonetik und menschliche Erblehre. Vox, 17: 107, 1931. — PAULING, L.: The Molecular Basis of Genetics. Amer. J. Psychiat. 113: 492, 1956; — Molecular disease and evolution. Bull. N. Y. Acad. Med. 40: 334, 1964. — PÖTZL, O.: Über die Erblichkeit der geistigen Begabung. Wien. Med. Wschr. 89: Nr. 1, 1939; — Probleme der Vererbung geistiger Begabung. Wien Med. Wschr. 90: Nr. 41, 1940.

RAPPAPORT, S., and W. D. KAPLAN: Chromosomal aberrations in man. J. Pediat. 59: 415, 1961. — ROBERTS, F. J. A.: An Introduction to Medical Genetics. Ed. 2. London: Oxford Univ. Press, 1959.

SCHIFFER, L. M., M. ZUCKER and L. LOZNER: Multiple concordant Abnormalities in 79-year-old identical twins. J. Amer. med. Ass. 178: 507, 1961. — SCHILLING, R.: Stimmuntersuchungen an Studenten der Universität Freiburg i. Br. II. Vers. Dtsch. Ges. Sprach-Stimmheilk. 19 Leipzig: 1928; — Über „inneres Sprechen". II. Vers. Dtsch. Ges. Sprach-Stimmheilk. Leipzig 1928, p. 98. Leipzig: C. Kabitzsch, 1929; — Über die Stimme erbg leicher Zwillinge. Klin. Wschr. 15: 756, 1936; — Über die Stimme erbgleicher Zwillinge. Folia Phoniat. 2: 98, 205, 1950. — SIEMENS, H. W. VON: Die Zwillingspathologie. Berlin: J. Springer, 1924; — Vererbungs- und Konstitutionspathologie des Ohres und der oberen Luftwege. Z. Hals- usw. Heilk. 29: 3, 1931. — SKATVEDT, M., and D. E. MORLEY: Cerebral Palsied Monovular Twins. J. Speech Dis. 22: 343, 1957.

TATUM, E. L.: Medicine and molecular genetics. Bull. N. Y. Acad. Med. 40: 361, 1964. — TURPIN, R.: Sur les Applications de la Génétique à Certains Problèmes d'Oto-Rhino-Laryngologie. Annales d'Oto-Laryngol. 65: 233, 1948.

WILLIAMS, R. J.: Biochemical Individuality. The Basis for the Genetotrophic Concept. New York: J. Wiley, 1956. — WINNEN, L., und W. WINNEN: Über einen Fall von Vokalsprache bei eineiigen Zwillingen. Folia. Phoniat. 10: 182, 1958. — WILSON, J. G.: Factors Involved in Causing Congenital Malformations. Bull. N. Y. Acad. Med. 36: 145, 1960.

3. Genetische Syndrome und vererbbare Sprachstörungen

Wenn wir eine seit Geburt bestehende (kongenitale) und familiär gehäuft auftretende (erbliche) Fehlentwicklung im Kopf und Halsbereich studieren, müssen wir für unsere Zwecke zwei Arten auseinander halten: a) Mißbildungen des *peripheren Kommunikationsapparates*, wozu also Ohren, Nase, Mundhöhle und Kehlkopf gehören; und b) Mißbildungen oder Fehlentwicklungen im Bereiche der *zentralen Hirnteile*, welchen der rezeptive Empfang und die expressive Sendung von Sprachzeichen obliegt.

a) Genetische Syndrome des peripheren Kommunikationsapparates[1]

In den Lehrbüchern der mit Kopf und Hals direkt oder allgemein beschäftigten Spezialfächer (also Augen-, Ohren-, Nasen-, Hals-, Zahn-, sowie Nervenheilkunde, aber auch Pädiatrie, Endokrinologie, Embryologie, usw.) sind eine lange Reihe von

[1] Dieser Abschnitt ist eine Übersetzung der Seiten 370—373 aus „Voice-Speech-Language: Clinical Communicology" von RICHARD LUCHSINGER und GODFREY E. ARNOLD. © 1965 by Wadsworth Publishing Company, Inc., Belmont, California.

typischen Mißbildungen beschrieben, welche gewöhnlich unter den Namen ihrer Entdecker bekannt sind. Sobald die Komponenten solcher Erbleiden auch die am Kommunikationsvorgang beteiligten Organe in ihrer Funktion beeinträchtigen, schließen sie die erbliche Form einer Hör-, Seh-, oder Sprachstörung ein. Daher müssen wir von einigen solcher Syndrome Kenntnis nehmen, um ihren prinzipiellen Einfluß auf die Kommunikationsfähigkeit zu verstehen. Ähnliches gilt dann in analoger Weise für alle anderen Syndrome, welche wir aus Gründen des Raumes und unseres Sonderinteresses nicht eigens anführen können. Ein enzyklopädisches Nachschlagewerk über die zahlreichen Syndrome vererbbarer Mißbildungen haben GORLIN und PINDBORG **1964** vorgelegt.

Das Waardenburg Syndrom besteht aus folgenden angeborenen und dominant autosomal vererbbaren Mißbildungen. Ihre Penetranz, oder der Grad der individuellen Manifestation, nimmt in der gleichen Reihenfolge ab. 1. Laterale Verschiebung der inneren Augenwinkel (canthi mediales) und der Tränenpunkte; 2. breite und prominente Nasenwurzel; 3. Hypertrichosis der medialen Augenbrauenhälften; 4. Umschriebener Albinismus der „weißen Haarlocke"; 5. teilweise oder komplette Heterochromie der Augenfarbe (blaue und braune Iris); sowie 6. Taubstummheit oder einseitige Taubheit. Die charakteristische Augenmißbildung unterscheidet sich von *Hypertelorismus*, weil dessen abnorm weiter Augenabstand drei vergrößerte Dimensionen bedeutet, nämlich zwischen den inneren Augenwinkeln, den Pupillen und den äußeren Augenwinkeln. Seit der ersten Beschreibung in 1951 wurden weitere Fälle bekannt gegeben, so von DI GEORGE, OLMSTED und HARLEY (1960). In einem Überblick der angeborenen Taubheit gab FISCH (1959) eine Erklärung für die typische Kombination von Pigmentdefekten und kongenitaler Taubheit. Er betont, daß sowohl Pigmentation als auch das Hörorgan ektodermaler Herkunft sind und daher in entwicklungsmäßiger und funktioneller Hinsicht eng verbunden sind.

Nicht selten sehen wir bei der täglichen Untersuchung sprachkranker Kinder eine *Andeutung solcher Veränderungen* in der Form von Augen, Nase und Behaarung, welche den Komponenten des WAARDENBURG Syndromes ähneln. Solche subklinische Zeichen lenken unsere Aufmerksamkeit auf die Möglichkeit des Vorliegens genetisch bedingter Abweichungen. Wie im Kapitel über Konstitution besprochen, weist die Assoziation von morphologischen Mißbildungen mit Entwicklungshemmungen der Sprache auf deren gemeinsame angeborene, und somit vererbbare Grundlage hin. In solchen Fällen von teilweiser oder monosymptomatischer Andeutung des WAARDENBURG Syndromes durch einige seiner mehr penetranten Kennzeichen ist daher an die Möglichkeit einer Taubheit zu denken.

Mandibulo-Faciale Dysostose. Das Syndrom von MCENERY-BRENNEMANN und TREACHER-COLLINS oder FRANCESCHETTI-ZWAHLEN ist nunmehr als mandibulo-faciale Dysostose bekannt. Zu diesem Syndrom gehören eine Reihe typischer Mißbildungen, welche sowohl den peripheren Sprechakt, als auch die zentrale Sprachfähigkeit beeinträchtigen: 1. Schiefgestellte Lidfalten durch „antimongoloide" Abwärtsneigung der äußeren Drittel, häufig mit Kolobom (Spaltung) der oberen oder unteren Augenlider verbunden; 2. Hypoplasie der Jochbögen und des Unterkiefers mit Mikrognathie oder „Vogelgesicht"; 3. Mikrotie oder kongenitale Gehörgangsatresie mit entsprechender Schalleitungsschwerhörigkeit; 4. Makrostomie (Mundverbreiterung) und blinde Fistelgänge zwischen

Mundhöhle und Ohren; 5. schwere Bißanomalie; 6. abnormer temporo-frontaler Haaransatz; hoher Gaumen, häufig mit submuköser Spalte oder kurzem weichen Gaumen. Voll ausgeprägte Fälle dieses dominanten Erbleidens mit starker Penetranz (Wildervanck 1960, L. Schreiner 1962) sind leicht erkennbar. Infolge der erheblichen Manifestationsbreite an Expressivität kommen aber auch viele subklinische, oder andeutungsweise Formen vor. Diese monosymptomatischen Fälle lenken die Aufmerksamkeit wieder auf die genetische Grundlage, falls sie mit Sprachstörungen verbunden sind.

Analyse der typischen Fälle ergibt die folgenden *Ausfälle des Sprechens und der Sprache*. 1. Erhebliche beidseitige Ohrmißbildung bedingt Schalleitungsschwerhörigkeit bis zu 60 db; dadurch ist die kindliche *Sprachentwicklung* beeinträchtigt. A. O. Fernandez (1964) beschrieb die schweren Mittelohrhörverluste in sieben Fällen von mandibulo-facialer Dysostose. Als Teil der komplexen Entwicklungsstörung findet sich der Mittelohrmechanismus erheblich unterentwickelt. 2. Fehlbildung der Lippen kann die *labiale* Artikulation stören. 3. Ebenso ist *dentale* Dysglossie durch die abnorme Zahnstellung oder infolge der Mikrognathie möglich. 4. Am meisten stört jedoch die Mißbildung des weichen *Gaumens* durch submuköse Spalte oder Insuffizienz. Diese Defekte verursachen dann offenes Näseln (Rhinolalie), oder gar Gaumenspaltensprache (Rhinoglossie). 5. Gelegentlich liegt überdies erblicher Schwachsinn vor (Gibson 1957), welcher zentrale Störungen der Sprachfähigkeit im Sinne von *Dyslogie* und *Dysphasie* hinzufügt. Somit handelt es sich um komplexe Störungen der gesamten Sprachfunktion. Developmentale, audiogene, dysglossische, dyslogische und dysphasische Symptome, also zentrale und periphere, sowie rezeptive und expressive Behinderungen sind in verschiedener Weise kombiniert.

Die tatsächlich erste Beschreibung der fazialen Dysostose erfolgte in 1900, als Collins auf die charakteristischen Symptome aufmerksam machte. In 1937 beschrieben McEnery und Brennemann fünf typische Fälle. Eine weitere frühe Beobachtung stammt von Arnold, als er im Jahre 1942 ein solches Geschwisterpaar beschrieb, welches folgende Mißbildungen aufwies (1943 gedruckt). 1. Schiefgestellte Lidfalten; 2. Hypoplasie der Jochbögen; 3. Mikrognathie; 4. Höckernase; 5. beidseitige Mikrotie mit Atresie der äußeren Gehörgänge und Fehlen der Paukenbeine; 6. Progenie und Zahnreduktion durch Fehlen der vier Weisheitszähne; 7. kurzer harter Gaumen mit angedeuteter Zwischenkiefertrennung und submuköser Spalte; 8. Vertikalstellung des hyperplastischen weichen Gaumens mit ungenügender reflektorischer und phonischer Gaumenhebung und verschmälertem Rachen (Abb. 11-13).

Die resultierende *Sprachstörung* hatte die folgenden Komponenten. 1. Geringes offenes Näseln wegen Gaumeninsuffizienz; 2. Rachenlispeln (Sigmatismus pharyngealis) wie auf S. 494 beschrieben wird; allgemein unklare Aussprache wegen hochgradiger Mittelohrschwerhörigkeit. Franceschetti und Zwahlen (1944) faßten die typischen Kennzeichen dieses Syndromes zusammen und prägten den neuen Namen der mandibulo-facialen Dysostose. Seither sind zahlreiche weitere Mitteilungen erschienen, so von Goldenhar 1952, Hoffmann-Egg (1953), Vannas (1955), Weijers (1956, 1958), usw. Lynn und Pirkey (1965) gaben die audiologische Analyse eines weiteren Falles von Treacher-Collins Syndrom.

Weitere Dysostosen. Die Hypoplasie des Unterkiefers, *Mikrognathie*, gehört auch noch zu weiteren Syndromen mesodermalen Ursprunges. Im Pierre-Robin *Syndrom* ist Mikrognathie mit Glossoptose kombiniert. Dieser Zustand der „gesunkenen Zunge“ verursacht Verengung des Hypopharynx mit respiratorischen und alimentären Schwierigkeiten. Nach Weseman (1959) liegt in zwei Drittel der Fälle überdies offene Gaumenspalte vor. P. Randall et al. (1965) machten dieselbe Beobachtung und schlugen die Bezeichnung *Retrognathie* als bessere Beschreibung vor.

Crouzons Syndrom oder *craniofaciale Dysostose* ist auch als *Hypertelorismus* bekannt. Es besteht in Mißbildung des Schädels mit niederer Stirn und hohem

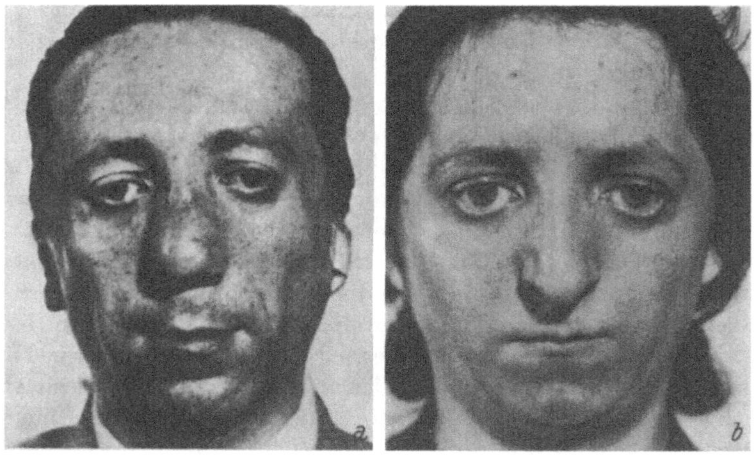

Abb. 11. Mandibulofaziale Dysostose in Geschwistern. Man beachte die Dysplasie der lateralen Augenlider. Der Bruder ist hier nach Nasenplastik gezeigt.

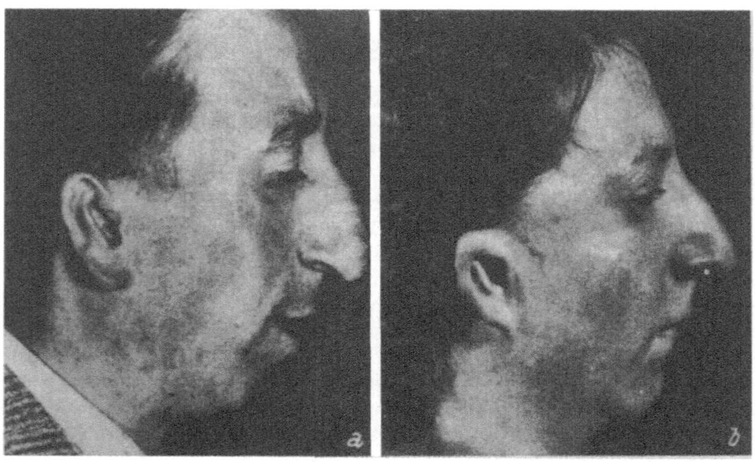

Abb. 12. Dysplasie der Augenlider, Jochbeine, Nase, Kinn und Mikrotie.

Scheitel. Überdies ist es oft mit mongoloid-artigem Schwachsinn verbunden. Der wahre Hypertelorismus bedeutet die laterale Verschiebung der Augäpfel mit wirklicher Zunahme aller Augendistanzen. Man muß daher dieses Syndrom mit Hypertelorismus vom Waardenburg-Syndrom unterscheiden. Wie gesagt, besteht bei dem letzteren eine laterale Verschiebung bloß der inneren Augenwinkel, so daß die Distanz der Pupillen normal bleibt.

An weiteren Dysostosen wäre noch die *Dysostosis cleido-cranialis* zu nennen, welche unvollständige Schädelverknöcherung, Mißbildungen des Gaumens, sowie Hypoplasie der Schlüsselbeine bedingt.

Gargoylismus. Viel paediatrisches Interesse beansprucht heute das kongenitale HUNTER-HURLER *Syndrom* der Lipochondrodystrophie, welches auch multiple Dysostose oder Gargoylismus genannt wird. Diese Form des Zwergwuchses umfaßt allgemeine Knochenverbildung, eingesunkene Nasenwurzel, große und vorspringende Stirne, sowie Schwachsinn. Auf Grund neuer biochemischer Befunde faßt man diese familiär auftretende Entwicklungsstörung als Kollagen-Speicherkrankheit (Mukopolysaccharide) auf, welche durch einen angeborenen Enzym-

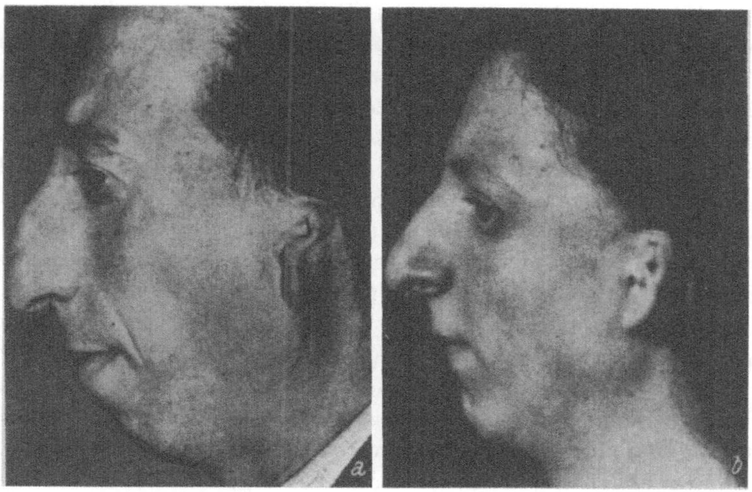

Abb. 13. Mikrotie und Gehörgangsatresie als Teile der erblichen mandibulofazialen Dysostose.

defekt verursacht ist, also ein angeborener Fehler des Stoffwechsels. Wir wollen darauf im Kapitel über Schwachsinn nochmals eingehen. In genetischer Hinsicht handelt es sich um ein geschlechtsgebunden-rezessives Erbleiden. In der täglichen Praxis sind wieder die *sub-klinischen* Fälle wichtig, weil eine Andeutung von gargoyloiden Zügen die Aufmerksamkeit des Kinderarztes auf solche heredodegenerative Störungen im gesamten Körperhaushalt lenkt. Dann kann durch entsprechende biochemische Studien manchmal eine vorbeugende oder heilende Abhilfe gefunden werden.

b) Genetische Syndrome der unvollkommenen Sprachentwicklung

Gemellologie. M. SEEMANN führte 1936 die Zwillingsmethode in die Sprachheilkunde ein. Seither ist das verschiedene Verhalten der 1. *identischen*, immer gleichgeschlechtigen, eineiigen oder monozygotischen Zwillinge (E. Z.) und der 2. *geschwisterlichen*, gleich- oder verschieden-geschlechtigen, zweieiigen, oder dizygotischen Zwillinge (Z. Z.) auch in bezug auf die Sprache allgemein anerkannt. So zeigte sich bei stammelnden E. Z. die völlig identische Form des *Stammelns* bei beiden Zwillingsgeschwistern, was bei Z. Z. nicht der Fall war.

Ferner hat sich die *verzögerte Sprachentwicklung* als idiotypisches Merkmal herausgestellt. Bei 14 eineiigen Zwillingspaaren fand SEEMANN neunmal bei beiden Partnern die gleiche verspätete Sprachentwicklung vor. Das heißt also, daß mehr als die Hälfte dieser E. Z. in bezug auf die Sprache konkordant waren. Unter 25 Paaren zweieiiger Zwillinge befanden sich hingegen nur 8 Paare mit gleich verzögerter Sprachentwicklung, also weniger als ein Drittel. Bei vier weiteren Paaren war die Sprachentwicklung nur bei einem Partner verzögert, während der andere normal sprechen gelernt hatte. In einer früheren Arbeit (1930) hatte SEEMANN nachgewiesen, daß verzögerte Sprachentwicklung in mehr als 50% aller Fälle von der Vaterseite vererbt wird. In 75% der Fälle war die gleiche Sprachstörung in direkter Aszendenz und in 25% in der Seitenlinie der Eltern oder bei Geschwistern der untersuchten Kinder zu finden. LUCHSINGER hat die genetische Prädestination der Sprachentwicklung wiederholt bestätigt. In 1961 beschrieb er elf E. Z. Paare, von denen vier normal waren, während sieben verzögerte Sprachentwicklung mit völliger Konkordanz zeigten. Im typischen Gegensatz war das Tempo der Sprachentwicklung bei fünf Z. Z. verschieden.

Auch das *Stottern* der E. Z. hält SEEMANN (1937) für ein erblich mitbedingtes Merkmal, wofür er zwei Beispiele bot. K. SCHMIDT (1940) beschrieb fünf weitere stotternde Zwillingspaare, von denen vier Paare die Tendenz zu diesem Leiden vom Vater ererbt hatten. Vier Paare zeigten eine Entwicklungshemmung motorischer Funktionen. Verzögerte Sprachentwicklung lag bei drei Paaren vor. Beides dürfte idiotypisch bedingt sein und läßt sich mit dem Stottern in einen gewissen Zusammenhang bringen, wenn wir dabei an das zum Sprachschwächetypus gehörende Polter-Stottern denken. Auf weitere Befunde gehen wir bei der Besprechung der einzelnen Krankheitsbilder ein. Hier sei bloß noch erwähnt, daß F. BRODNITZ (1951) ein E. Z. Paar mit verschiedenartigem Stottern sah. Deshalb will er die Möglichkeit des Imitationsstotterns ausgeschlossen wissen, wenn man stotternde Zwillinge zu erbbiologischen Studien verwendet. Es sollte nun scheinen, daß Imitationsstottern zu den gleichen Symptomen führen müßte, denn das Symptom wird imitiert, nicht aber die ursprüngliche Tendenz zum Stottern.

Alle Eigenheiten der *Sprache und Stimme* von E. Z. und Z. Z. und ihre Beziehungen zur gesamten Motorik und zum Erbcharakter hat LUCHSINGER (1940) eingehend untersucht. Er verwertete die Beobachtungen von 28 E. Z. (15 männliche und 13 weibliche Paare) und von 11 Z. Z. (6 männliche und 5 weibliche Paare). Von den E. Z. zeigten 6 Paare genau gleiches Stammeln. Zwei E. Z. Paare stotterten seit Kindheit in gleicher Art und Weise. Eine gewisse angeborene Bereitschaft zum Stottern kann somit nicht mehr bestritten werden. Im Gegensatz zu diesen Manifestationen der *angeborenen Sprachanlage* läßt sich der Erbgang der *stimmlichen Qualitäten* weniger deutlich nachweisen. In Fortführung der Studien von R. SCHILLING über die somatischen Korrelationen der Stimme hat sein Schüler MUNDINGER (1951) vor übereilten Schlußfolgerungen in bezug auf die Erblichkeit der Stimmgattungen gewarnt. Auf Grund seiner Ergebnisse eignet sich die Kinderstimme nicht zu erbgesetzlichen Untersuchungen.

Mit Berücksichtigung der erbbiologischen Arbeiten von BANDLOW, GOTTSCHICK, SCHLIEBE und ECKLE fand LUCHSINGER (1941) schließlich die Konstanz der vererbten „seelischen Grundfunktionen" in PFAHLERS Terminologie bestätigt. Der psychische Erbcharakter wurde durch den RORSCHACH-Versuch, durch Assoziationsteste, Vitalitätsteste und den Einfühlungsversuch nach ECKLE, sowie durch plastische Gestaltungsversuche mit Plastelin geprüft. Das Verhalten der Partner aller E. Z. Paare lag fast immer auf der gleichen Polseite entweder des „festen" oder des „fließenden" Typus. Dabei bestand auch eine deutliche *Konkordanz des sprachlichen Ausdruckes*. Die Partner der Z. Z. befanden sich hingegen immer mit großen Abständen auf verschiedenen Polseiten. Dementsprechend war auch ihr sprachlicher Ausdruck verschieden.

Ererbte Sprachanlage. Bei der Gegenüberstellung der gesamten Motorik und des persönlichen Tempos mit dem Erbcharakter läßt sich auch für die Sprache eine deutliche Korrelation des Typus der „festen oder statischen Gehalte" mit dem Vorliegen motorischer Schwierigkeiten feststellen. LUCHSINGER verglich (1941) die Stufenreihe von erheblicher motorischer Ungeschicklichkeit (kongenitale Dyspraxie) über relativ steife Motorik bis zum normalen Verhalten auf der einen Seite mit Sprechmotorik, Redeweise und Erbcharakter auf der anderen. Damit gelangte er zum Nachweis eines erbbedingten *Sprachschwächetypus*. Es handelt sich dabei hauptsächlich um das Zusammentreffen von versteiftem motorischen Verhalten mit dem psychologischen Typus der festen inneren Gehalte. Diesem steht beim Gegentypus der fließenden Gehalte bis zu einem gewissen Grade die ebenfalls erbbedingte geschmeidige Motorik des *Sprachgewandten* gegenüber. Auf diese Polarität der Sprachbegabung wollen wir im nächsten Abschnitt gesondert eingehen.

Das *innere Sprechen* hat LUCHSINGER (1944) in einer weiteren Zwillingsuntersuchung verfolgt. Dabei konnte er die weitgehende Erbbedingtheit des *Vorstellungstypus* nachweisen. Wieder zeigten die 29 E. Z. Paare eine auffallende Übereinstimmung des inneren Erbcharakters, des Vorstellungstypus und der inneren Sprache. Dabei handelt es sich entweder um ausgesprochene Motoriker oder um motorisch-visuelle Mischtypen. Demgegenüber boten die 12 Z. Z. Paare eine viel größere Verschiedenheit des seelischen Aufbaues. Teils entsprachen die einzelnen Partner dieser erbverschiedenen Paare gegensätzlichen Vorstellungstypen, indem etwa der eine vorwiegend motorisch und der andere auffallend visuell eingestellt war. Teils war die zusätzliche Vorstellungskomponente verschieden. Die Ausbildung des inneren Sprechens und sein Typus sind also ebenfalls weitgehend und entscheidend durch die Erbanlage bedingt. Daraus ergeben sich vielfältige Beziehungen zur Sprachpsychologie, wie in dem diesbezüglichen Kapitel von KAINZ bereits geschildert wurde.

Mit einer aus äußeren Gründen weniger genauen *eigenen Untersuchung* (1942) ergaben sich bei zwei E. Z. Paaren die völlige Gleichheit der körperlichen, geistigen, sprachlichen und schulmäßigen Entwicklung: genau gleiche Sprachfehler und Stimmstörungen, gleiche Art der Heiserkeit, genau gleiche Kehlkopfbefunde, die gleiche mangelhafte musikalische Begabung, und bei dem einen E. Z. Paar sogar die genau gleiche Zäpfchenspaltung. Ein Z. Z. Paar hingegen zeigte verschiedene Ursachen der Heiserkeit, verschiedene Lautbildung, Stottern nur bei einem Partner und verschieden-gradig ausgeprägte Linkshändigkeit. Nur die Unmusikalität war auch bei diesen beiden Partnern gleich.

Identische Zwillinge. Seither wurden solche Beobachtungen vielfach bestätigt (BEEBE, 1957; MUSSAFIA, 1960; PFÄNDLER, 1960; usw.). In großen Kliniken für Sprach- und Stimmstörungen ergeben sich jedes Jahr zahlreiche weitere Beispiele. Immer wieder zeigt sich dabei die *weitgehende Übereinstimmung* der körperlichen Merkmale, der charakterlichen Entwicklung und der persönlichen Eigenart von Stimme und Sprache im Falle der körperlich normalen identischen Zwillinge (E. Z.). Falls sie von Sprachstörungen befallen sind, zeigen beinahe ausnahmslos beide Partner das genau gleiche Störungsbild. Wenn hingegen in seltenen Ausnahmsfällen ihre sprachliche Ausdrucksform verschieden ist, ergibt genaue Untersuchung sofort den ursächlichen Umweltschaden (etwa durch Geburtstrauma) in einem der Partner, welcher dann Lähmungen, pathologische Linkshändigkeit, oder andere Zeichen von Hirnschädigung aufweist.

Ein höchst eindrucksvoller Fall von *monozygotischen Spiegelzwillingen* wurde von SCHIFFER, ZUCKER und LOZNER (1961) veröffentlicht. Die Identität der Zwillinge wurde durch die Tatsache bewiesen, daß sie zumindest 16 Blutgruppenfaktoren gemeinsam hatten. Außerdem war die gekreuzte Haut-Transplantation erfolgreich. Neben der Tatsache, daß beide Zwillinge sehr ähnlich aussahen, hatten beide eine erstaunlich ähnliche Gesundheitsgeschichte. *Zwilling Nr. 1* (Mur): Eklampsie im Alter von 25 Jahren; *linksseitige* Gesichtslähmung mit 66 Jahren;

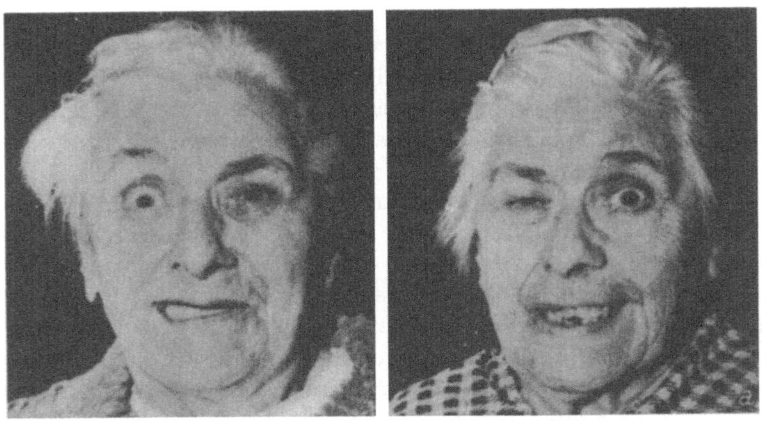

Abb. 14 a. Identische Spiegelzwillinge mit symmetrischer Gesichtslähmung auf der nichtdominanten Seite.

Zwölffingerdarm Divertikulose, Hiatus Hernie, sowie intraduktales Papillom der *linken* Brust, alle mit 72 Jahren; perniziöse Anämie mit 75; und Arteriosklerose begann mit 79. *Zwilling Nr. 2* (Mil) hatte genau die gleichen Krankheiten in einem etwas späteren Alter, nämlich mit 37, 70, 77, 78 und 79 Jahren. Dabei lag die Gesichtsnervenlähmung und das Brustadenom auf der *rechten* Seite vor.

Dr. E. L. LOZNER, Professor für Medizin der Universität Syracuse beantwortete liebenswürdigerweise eine schriftliche Anfrage und fügte die folgenden Informationen hinzu. Beide Zwillinge glauben, daß sie rechtshändig sind. Ihre Stimme und Sprache sind derart identisch, daß nicht einmal ihre andere Schwester sie auseinander kennt, wenn sie in einem anderen Zimmer oder durch das Telephon sprechen. In freundlicher Erfüllung einer weiteren Bitte, brachte Professor LOZNER die beiden Zwillinge zu Dr. DI CARLO, damals Direktor des Sprach- und Hörzentrums der Universität Syracuse, wo die folgenden Untersuchungsresultate ermittelt wurden. Für die überlassenen Illustrationen sind wir sehr dankbar (Abb. 14 und 15).

Das Audiogramm (Abb. 14b) zeigt physiologische Altersschwerhörigkeit mit drei identischen Kurven dieser vier Ohren. Ein Testsatz wurde von beiden Zwillingen auf Tonband aufgenommen. Während der Wiedergabe klangen die beiden Stimmen auffallend gleich. Dr. A. ABRAMSON war so freundlich, die Tonbänder auf einem Sonagraph der Haskins Laboratorien in New York zu übertragen. Abb. 14c zeigt das Schmalband *Spektrogramm* des Vokales (E) im Wort „pleasure“. Die Oberton-Strukturen der Formanten sind tatsächlich sehr ähnlich. Die auffallend ähnliche *Handschrift* ist in Abb. 15 zu sehen. Die Graphologin K. G. ROMAN war überzeugt, daß Mur tatsächlich *rechts*händig ist, während ihre Spiegelzwillingsschwester

Mil kongenital *links*händig ist, jedoch während ihrer Schulzeit um 1890 umerzogen wurde. Unter den klaren Kennzeichen sieht man das rechtsläufige Wort „do“ des Zwillings Mur, während der Zwilling Mil das „o“ im Wort „do“ linksläufig schrieb.

Einen ähnlichen Fall von *konkordanten Krankheiten* in identischen Zwillingen haben Heizer und Lewison (1964) beschrieben. Wenn die Zwillinge die gleiche

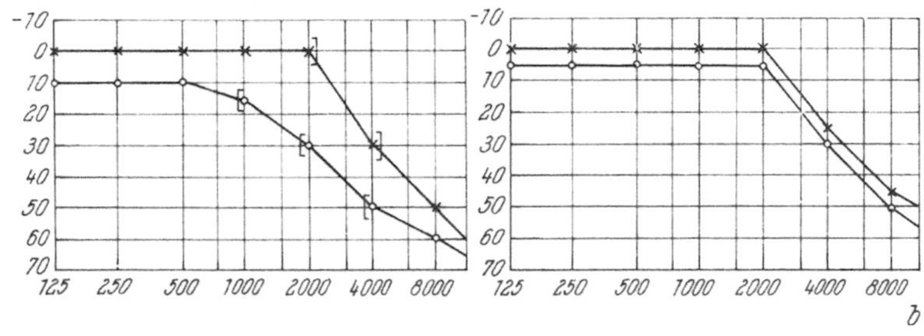

Abb. 14 b. Ähnliche Grade der Presbykusie.

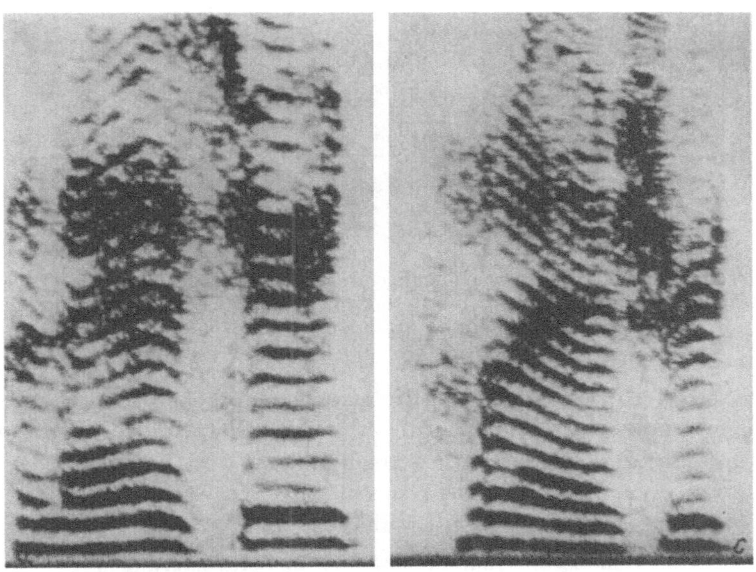

Abb. 14 c. Große Ähnlichkeit der sonagraphischen Vokalformanten.

Händigkeit haben, neigen die Läsionen zum Auftreten auf der gleichen Seite. Spiegel-Zwillinge wie im obigen Fall jedoch zeigen die Läsionen auf den entgegen gesetzten Seiten.

Geschwisterliche Zwillinge. Im deutlichen Gegensatz dazu sind die geschwisterlichen Zwillinge (Z. Z.) nur soweit ähnlich, wie dies auch für alle anderen Geschwister gewöhnlich ist. Daher *unterscheiden sich die Z. Z. auch in der Form und Ausprägung von Sprache und Ausdruck* genau so wie man das von anderen Geschwistern erwartet. Dementsprechend sind auch Sprachstörungen unter den nicht-identischen Zwillingen (Z. Z.) quantitativ und qualitativ ungleichartig, oder nur bei einem Partner vorhanden.

Es leuchtet ohne weiteres ein, wie wichtig solche Befunde für die *Abgrenzung der Erbeinflüsse* sind. Wenn nämlich von den Gegnern der Erblehre geltend gemacht wird, daß die Ähnlichkeit in Haltung und Ausdruck aller Zwillinge durch ihre gleichartige Erziehung und gegenseitige Nachahmung bedingt sei, so wird das durch die Z. Z. widerlegt. Obwohl auch diese gleichartig erzogen werden und genug Gelegenheit zur Nachahmung haben, erreichen sie nie die weitgehende Identität der E. Z. und gleichen sich eben nicht wie „ein Ei dem anderen".

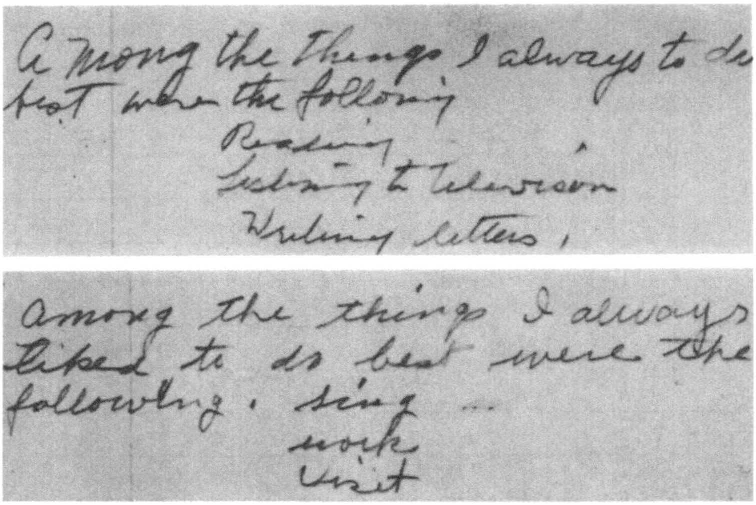

Abb. 15. Große Ähnlichkeit der rechtshändigen Schrift bei Spiegelzwillingen, wobei die obere Probe tatsächlich rechtshändig ist. Die untere Probe zeigt angeborene Linkshändigkeit in dem verkehrten (o) des Wortes „do".

Aus dem selben Grunde sind auch die etwaigen Sprachstörungen bei den Z. Z. verschieden. LUCHSINGER (1959) legte zahlreiche Beweismittel dieser Ansichten und ein umfassendes Schrifttum in seinem Referat vor dem Londoner Kongreß der IALP vor.

Literatur

Genetische Syndrome und erbliche Sprachstörungen

ARNOLD, G. E.: Über die Notwendigkeit der sprach- und stimmärztlichen Betreuung der Schuljugend. Wien. klin. Wschr. 55: 484, 1942; — Die nasalen Sigmatismen. Archiv Ohren usw. Heilk. 153: 57, 1943.

BEEBE, H. H.: Dyslalia in a Pair of Twin Girls. Folia Phoniat. 9: 91, 1957. — BRODNITZ, F. S.: Stuttering of different types in identical twins. J. Speech Hearing Dis. 16: 334, 1951. — BRYNGELSON, B., and S. F. BROWN: Season of Birth of Speech Defectives in Minnesota. J. Speech Dis. 4: 319, 1939.

CIURLO, E., e A. OTTOBONI: Habitus e ambiente nelle balbuzie e nelle blesità fuzionali. Boll. Soc. Ital. Fonet. Sperim. etc. 6: 77, 1956. — COLLINS, E. T.: New Syndrome of Eye Malformation. Trans. Ophthalm. Soc. U. K. 20: 90, 1900.

DARLINGTON, C. D.: Speech, Language and Heredity. Speech Pathol. Therapy, 4: 3, 1961. — DE LA PAVA, S., A. CABRERA and E. R. STUDENSKI: Peutz-Jeghers Syndrome with Jejunal Carcinoma. N. Y. State J. Med. 62: 97, 1962. — DIGEORGE, A. M., R. W. OLMSTED and R. D. HARLEY: Waardenburg's Syndrome. Trans. Amer. Acad. Ophthalm. Otolar. 64: 816, 1960.

FARRIOR, R. T.: Cervicofacial Congenital Anomalies. Trans. Amer. Acad. Ophth. Otolar. 65: 508, 1961. — FEINMESSER, M., and S. ZELIG: Congenital Deafness Associated with Onychodystrophy. Arch. Otolaryng. 74: 507, 1961. — FERNANDEZ, A. O.: The Treacher-Collins syndrome. Arch. Otolaryng. 80: 505, 1964. — FRANCESCHETTI, A., et P. ZWAHLEN: Un syndrome nouveau: la dysostose mandibulofaciale. Acad. Suisse Sciences méd. 1: 60, 1944. — FRANCESCHETTI, A., D. KLEIN and J. E. W. BROCHER: La dysostose mandibulofaciale dans le cadre des syndromes du premier arc branchial. Schweiz. med. Wschr. 89: 478, 1959. — FREEMAN, G. G., and J. A. SONNEGA: Peer Evaluation of Children in Speech Correction Class. J. Speech Dis. 21: 179, 1956.

GIBSON, R.: Mandibulofacial dysostosis with oligophrenia in siblings. Amer. J. Mental Defic. 62: 504, 1957. — GOLDENHAR, M.: Associations malformatives de l'oeil et de l'oreille. J. Génét. Hum. 1: 243, 1952. — GOODSTEIN, L. D.: MMPI Profiles of Sutterers' Parents: A follow-up Study. J. Speech Dis. 21: 430, 1956. — GORLIN, R. J. and J. J. PINDBORG: Syndromes of the head and neck. New York: Blakiston, 1964. — GUTZMANN, H. SEN.: Die Vererbung der Sprachstörungen. Leipzig: G. Thieme, 1916. — GUTZMANN, H. JR.: Erbbiologische, soziologische und organische Faktoren, die Sprachstörungen begünstigen. Arch. Sprach-Stimmheilk. 3: 135, 1939.

HARRISON, M. S.: The Treacher-Collins Franceschetti Syndrome. J. Laryng. Otol. 71: 597, 1957. — HIRSCH, C.: Über Eukanthoschisis und andere angeborene Anomalien des Auges. Klin. Mbl. Augenheilk. 50: 1, 1912. — HOFFMANN-EGG, L., et P. VELISSAROPOULOS: Malformations oculo-auriculaires et leurs relations avec la dysostose mandibulo-faciale. Annales Oculist. (Paris) 186: 155, 1953. — HOROWITZ, M. S.: Congenital Anomaly of Nasal Structures. Archives Otolaryng. 67: 364, 1958. — HUYCK, E. M.: The Hereditary Factor in Speech. J. Speech Dis. 5: 295, 1940.

LAFOLLETTE, A. C.: Parental Environment of Stuttering Children. J. Speech Dis. 21: 202, 1956. — LUCHSINGER, R.: Die Vererbung von Sprach- und Stimmstörungen. Folia Phoniatr. 11: 7, 1959. — LYNN, G. E., and W. P. PIRKEY: Oto-Audiological findings in Treacher Collins' syndrome. An interesting case. J. Speech Dis. 30: 188, 1965.

MCENERY, E. T., and J. BRENNEMANN: Multiple Facial Anomalies. J. Pediatrics. 11: 468, 1937. — MUSSAFIA, M.: Le rôle de l'héridité dans les troubles du langage. Folia Phoniatr. 12: 94, 1960; — Le rôle do l'hérédité dans les troubles de langage. Folia Phoniatr. 16: 228, 1964.

NELSON, S. E., N. HUNTER, and M. WALTER: Stuttering in Twin Types. J. Speech Dis. 10: 335, 1945.

PFÄNDLER, U.: Les vices de la parole dans l'optique du généticien. Curr. Probl. Phoniat. Logop. 1: 35, 1960.

RANDALL, P., W. M. KROGMAN and S. J. JAHINA: Pierre Robin and the syndrome that bears his name. Cleft Palate J. 2: 237, 1965. — ROBIN, P.: Backward Fall of the Root of the Tongue as Cause of Respiratory Disturbances. Bull. Acad. Nation. Med. 89: 37, 1923; J. Amer. Med. Ass. 80: 805, 1923.

SCHREINER, L.: Mißbildungen und Hörschäden bei der Dysostosis mandibulo-facialis. Arch. Ohr.-, Nas.- u. KehlkopfHeilk. 180: 414, 1962. — SCHMIDT, K.: Untersuchungen an stotternden erbgleichen Zwillingspaaren. Arch. Sprach-Stimmheilk. 4: 97, 1940. — SEEMANN, M.: Die Bedeutung der Zwillingspathologie für die Erbforschung von Sprachleiden. Arch. Sprach-Stimmheilk. 1: 88, 1937. — STOLLER, F. M.: A Deafmute with Two Congenital Syndromes. Arch. Otolaryng. 76: 42, 1962.

VANNAS, S.: La dysostose mandibulo-faciale associé à des malformations oculaires particulières. J. Génét. Hum. 4: 234, 1955.

WAARDENBURG, P. J.: A New Syndrome Combining Developmental Anomalies of the Eyelids, Eyebrows and Nose Root with Pigmentary Defects of the Iris and Head Hair and with Congenital Deafness. Amer. J. Hum. Genet. 3: 195, 1951. — WARKANY, J., and H. KALTER: Congenital Malformations. New England J. Med. 265: 993, 1046, 1961. — WEIJERS, H.: Contribution à la sémiotique et à la génétique de la dysostose manibulo-faciale unilaterale. J. Génét. Hum. 5: 89, 1965. — WEIJERS, H., et C. J. THIER: Malformations mandibulofaciales et délimitation d'un syndrome oculo-vertebral. J. Génét. Hum. 7: 143, 1958. — WESEMAN, C. M.: Congenital micrognathia. AMA Arch. Otolaryng. 69: 31, 1959. — WILDER-

VANCK, L. S.: Dysostosis mandibulo-facialis (Franceschetti-Zwahlen) in four Generations. Acta Genet. Med. Gemell. 9: 447, 1960; — Een cervico-oculo-acusticus syndroom. Nederl. Tijdschrift Geneesk. 104: 2600, 1960; — Heredity Counselling as a Preventative Measure. Int. Congr. Mod. Educat. Treatm. Deafness. Manchester University Press, 1960. — WÜSTHOFF: Die Bedeutung der Vererbung auf dem Gebiet der Sprach- und Stimmheilkunde. Int. Kongr. Singen Sprechen, p. 43, Frankfurt: 1938.

ZELLWEGER, H.: Chromosomal aberrations and their significance for ophthalmo-otoaryngology. Trans. Amer. Acad. Ophthalm. Otolaryng. 69: 33, 1965.

4. Angeborene Sprachschwäche[1]

a) Erbliche Einflüsse

Definitionen. Sehr deutlich kommen die Einflüsse des Erbcharakters in dem verbreiteten Formenkreis der allgemeinen Sprachschwäche zum Ausdruck. Im Interesse einer klaren Begriffsbestimmung müssen wir zunächst einige verwandte Begriffe auseinander halten. 1. Innerhalb der weiten Grenzen der sozial annehmbaren „Normalität" findet man den polaren Gegensatz der verschiedenen Begabung auf sprachlichem Gebiete. Damit sind die entgegen gesetzten *konstitutionellen Typen* der a) Sprachgewandtheit und b) Sprachschwäche gemeint, wie sie LUCHSINGER (1941) beschrieben hat. 2. Wenn die Kommunikationsfähigkeit pathologisch gestört ist, muß man die generelle Klasse der gestörten Sprachfähigkeit (language disorder) in zwei prinzipiell verschiedene Formen unterteilen: a) das spezifische und *idiopathische* Krankheitsbild der angeborenen und ererbten Sprachschwäche und b) die *symptomatische* Erscheinung der infantilen Aphasie als Folge von konnatal oder frühzeitig erworbenem Hirnschaden.

Sprachschwäche. Im Gegensatz zur Sprachgewandheit entspringt der Sprachschwächetypus aus einer Gruppe von angeborenen Störungen der Sprachentwicklung und der Ausbildung der ungehemmten Redefähigkeit. Wie später ausführlich zu schildern sein wird, gehören bestimmte Formen der verzögerten Sprachentwicklung hierher, ferner schwere Fälle des allgemeinen Stammelns, dann die Syndrome der in Amerika als „Language Disability" umschriebenen Kombinationen von Stammeln, Schreib-Leseschwäche und Dysgrammatismus, schließlich das Poltern und seine typischen Assoziationen mit weiteren der eben genannten Sprachstörungen. Für alle diese Abwegigkeiten des normalen Sprachablaufes sind die vererbbaren Einflüsse seit langem anerkannt. Es ist LUCHSINGERS (1941) Verdienst, die gemeinsame und im konstitutionellen Charakter verankerte Grundlage aller dieser Äußerungen der angeborenen Sprachschwäche klar umrissen zu haben.

Im allgemeinen zeigen die Vertreter des Sprachschwächetypus als Hauptmerkmale verschiedengradige *motorische Hemmungen.* Diese bilden eine kontinuierliche Reihe von leicht behinderter Körpermotorik mit stärkeren Sperrungen oder Steifheiten bis zur hochgradigen motorischen Ungeschicklichkeit der kongenitalen Dyspraxie. Diese steife Haltung kommt auch beim Sprechen zum Vorschein. Daher klingt die Rede ungewandt, stockend, zögernd, unsicher und gehemmt. Neben verschiedenen Unklarheiten der Artikulation macht sich eine mühsame

[1] Dieser Abschnitt ist eine Übersetzung der Seiten 377—383 aus „Voice-Speech-Language: Clinical Communicology" von RICHARD LUCHSINGER and GODFREY E. ARNOLD. © 1965 by Wadsworth Publishing Company, Inc., Belmont, California.

Wortwahl und Satzbildung bemerkbar. Die seelische Einstellung solcher Personen entspricht dem PFAHLERschen (1936) „festen“ Typus mit verhaltenem Wesen. Durch diese Grundhaltung werden ferner die Sprechakzente beeinflußt, so daß das Sprechen leise, eher monoton und gleichförmig verwaschen vor sich geht. Diese eigenartige Psychomotilität besteht seit früher Kindheit. Somit ist auch ihr Einfluß auf die Entstehung der kindlichen Sprachstörungen unverkennbar. Wenn die sprachlichen Entwicklungshemmungen schließlich überwunden sind, lassen sie charakteristische Reststörungen zurück. Diese äußern sich vornehmlich während besonderer Sprechleistungen, wie Rezitieren oder Vortragen.

Es ist also die Sprachschwäche im Genotypus verankert und daran läßt sich ihr Erbgang beobachten. Für die *Pädagogik* ergibt sich damit die Folgerung, daß genetisch bedingte Schwierigkeiten durch die *vikariierende Ausbildung* besser angelegter Fähigkeiten auszugleichen sind. Falls z. B. ein Junge in den sprachlichen Fächern schwer weiterkommt, obwohl er für mathematisch-naturwissenschaftliche Gebiete gut begabt ist, muß man ihm die linguistisch-grammatikalischen Gesetzlichkeiten in abstrakter Präzision klar machen. Diese wird er besser begreifen als die poesievolle Schönheit romantischer Gedichte. Auch die letzteren kann man ihm näher bringen, wenn man ihm deren Aufbau aus physikalisch meßbaren metrischen Elementen erläutert.

Gestörte Sprachfähigkeit (Language disorders). Viel ist bereits über die gestörte Sprachfähigkeit von Kindern geschrieben worden. In jeder Diskussion dieses Problems ist es unerläßlich, eine grundsätzliche Unterscheidung zwischen zwei fundamental verschiedenen Problemen vorzunehmen. Diese sind 1. die genetisch vorbestimmte *Sprachschwäche*, und 2. die erworbene Sprachunfähigkeit oder *infantile Aphasie*. In Amerika ist hierfür auch der Begriff des language disorder verbreitet. Viele Autoren meinen, daß die entwicklungsmäßigen Störungen des Spracherwerbs häufig mit der angeborenen Aphasie verwandt sind. Namentlich in Europa können sich manche Autoren noch nicht mit diesem Begriff vertraut machen, weil Aphasie definitionsgemäß den Verlust der früher normalen Sprache bedeutet.

Um diesen Streit zu überkommen, hat WOOD (1959) eine konservative und allgemeine *Definition* gewählt. Sprachunfähigkeit (language disorder) ist die Unfähigkeit eines Kindes, Symbole für kommunikative Zwecke zu verwenden. Die Störung entsteht durch eine Verletzung oder ungenügende Entwicklung der Hirnrinde. Diese Definition umfaßt also beide Möglichkeiten: 1. die genetisch vorbestimmte Verzögerung in zerebraler Ausreifung, wenn die *kongenitale und familiäre Sprachschwäche* die Entwicklung jener Fähigkeit hintanhält, welche zum Gebrauch von Symbolen und ihrer syntaktischen Kombinationen für die Kommunikation nötig ist; und 2. umweltlich bedingter Schaden in den kortikalen Sprachregionen, wenn der normale Erwerb der Sprache durch erworbene organische Krankheit aufgehalten ist, wie im Falle der *konnatalen infantilen Aphasie*.

Unumstößliches Beweismaterial stützt den Begriff, daß die kongenitale Sprachschwäche eine familiäre, konstitutionelle und erbliche Störung der Sprachentwicklung darstellt. In mehreren Studien hat EUSTIS (1947) zum ersten Mal ein erbliches Syndrom beschrieben, welches die folgenden Komponenten aufweist: kongenitale Dyspraxie, familiäre Linkshändigkeit oder Beidhändigkeit, und kongenitale Sprachschwäche in typischer Verbindung mit spezifischer Dyslexie und

Tachyphemie, oder polternde Sprache. Er glaubte, daß die *verzögerte psychomotorische Ausreifung* die grundlegende Ursache aller dieser Symptome sei. Demnach ist die kongenitale oder spezifische Sprachschwäche eine besondere Form innerhalb der allgemeinen Gruppe der kindlichen Sprachunfähigkeit. Diese erbliche Sprachschwäche ist zwar durch ihre Symptome und Zeichen den anderen aphasieartigen Formen der verzögerten Sprachentwicklung verwandt. Sie unterscheidet sich aber in vielen Hinsichten von den prä-, intra- oder postnatal erworbenen Aphasien, hauptsächlich durch ihre verschiedene Ätiologie.

So gelangen wir zur endgültigen Unterscheidung von zwei Hauptarten der kindlichen Sprachunfähigkeit im Sinne der amerikanischen Bezeichnung als language disorders: 1. die *spezifische* oder kongenitale Sprachschwäche als ein familiäres, erbliches und idiopathisches Syndrom; und 2. die *symptomatische* oder erworbene Sprachunfähigkeit auf Grund einer Hirnschädigung vor, während oder nach der Geburt, wie z. B. im Falle der infantilen Aphasie wegen irgendeiner erworbenen pathogenen Ursache (Mißbildung, Trauma, Infektion, usw.). Wie es für jede Art der Aphasie kennzeichnend ist, erscheint auch die infantile Form in zwei mehr oder minder reinen oder gemischten Formen, nämlich als expressive Aphasie (Wortstummheit) und auditive Agnosie (Worttaubheit).

b) Klinische Beobachtungen

Differential-Diagnose. Wir haben nunmehr drei klinisch ähnliche, aber ätiologisch verschiedene Zustände zu unterscheiden: 1. kongenitale Sprachschwäche, 2. konnatale expressive Dysphasie, und 3. konnatale auditive Agnosie. Die Unterscheidung dieser drei Zustände sollte durch ihre typischen differential-diagnostischen Zeichen und Symptome erleichtert werden. Wie in der Tabelle 1 gezeigt ist, reflektieren diese Symptome die üblichen, jedoch nicht obligatorischen Befunde in den ersten zehn Lebensjahren. Wenn der Psychologe mit diesen diagnostischen Gruppen vertraut ist, kann sein Befund für die Differential-Diagnose höchst wertvoll sein. Es ist nämlich für die *erblich-kongenitale Sprachschwäche* charakteristisch, daß der Leistungs IQ signifikant höher ist als der verbale IQ. Die Bender-Gestalt Figuren reflektieren die typische neurologische Unreife. In typischem Kontrast stehen die Zeichen der „Organizität“, also des diffusen Hirnschadens, in den Fällen der *erworbenen Sprachunfähigkeit* im Vordergrund. Wie gesagt, umfassen die letztere die expressive Dysphasie und die auditive Agnosie als Formen der infantilen Aphasie.

Daß der Begriff der erblichen Sprachschwäche noch nicht allgemein anerkannt ist, geht aus einer Studie von Clements, Lehtinen und Lukens (1964) hervor. In dieser für die Praxis wichtigen Analyse des subklinischen Hirnschadens sind viele Symptomgruppen beschrieben, welche völlig zum Begriff der familiären Sprachschwäche passen, besonders zum Poltern. In der psychologischen Testbatterie ist der Wisc Test besonders aufschlußreich. Er ergibt drei charakteristische Typen. Type I ist durch ungleiche Lösungen der Subteste gekennzeichnet, während der endgültige verbale und Ausführungsquotient gleich sind. Typ II zeigt den verbalen IQ 15 bis 40 Punkte höher als den Ausführungs-IQ, besonders bei den rein visuell-motorischen Aufgaben. Beim Typ III ist das Umgekehrte der Fall, *also ein hoher Ausführungs-IQ bei niederem verbalen IQ.* Die Autoren betonen, daß der Typ III für allgemeine Sprachschwäche samt Dyslexie bezeichnend ist.

K. DE HIRSCH (1965) verwendete ähnliche Testbatterien und verwies auf BENDERS Begriff der Plastizität, um die gut bekannte Tatsache der verzögerten Maturation in Fällen von angeborener Sprachschwäche zu erklären.

Erbliche Übertragung. M. MUSSAFIA (1964) meint, daß an der erblichen Natur der kongenitalen Sprachschwäche kein Zweifel mehr bestehen kann. Die allgemeine Sprachschwäche äußert sich in dem familiären Vorkommen von schwe-

Tabelle 1. *Differentialdiagnose von Störungen des Spracherwerbs*

	Erbliche Sprachschwäche	Infantile expressive Aphasie	Infantile auditorielle Agnosie
Vererbung	positiv	negativ	negativ
Ursache	Unterentwicklung	erworbener Hirnschaden	erworbener Hirnschaden
Lokalisation	Gesamte Sprachregion	Brocas Region	Hörrinde
Sprechbeginn	erheblich verzögert	höchst verzögert	höchst verzögert
Körperentwicklung	durch neurologische Unreife verzögert	kann verzögert sein	normal
Motorische Koordination	dyspraktisch	sehr schlecht	gut
Lateralität	oft ambilateral	pathologische Linkshändigkeit	normal
Psychologisch	Niedriger Sprach IQ	Organizität	Organizität
Mathematik	gut begabt	schlecht	oft schlecht
Musikalität	sehr gering	normal	oft gering
Tongehör	normal	normal	normal
Auditive Diskrimination	tontaub	normal	seelentaub
Sprachverständnis	gut wenn aufmerksam	normal	schwer gestört
Spontansprache	unreif	schwer dysphasisch	schwer dysphasisch
Lesen	Spezifische Leseschwäche	verzögert	verzögert
Schreiben	Umkehrungen	schwer dysgraphisch	oft gut
Sprechorgane	Konstitutionelle Anomalien	Lähmungen	normal
Weitere Befunde	Andere Erbzeichen	Lähmungen	normal
Ausgang	Häufig Poltern	Kompensation	Kompensation

ren Störungen der Sprachfähigkeit in verschiedenen Kombinationen: verzögerter Beginn der Sprachentwicklung oder prolongierte Alalie; die artikulatorischen Störungen, welche als infantile oder developmentale Dyslalie bekannt sind; verzögerter Erwerb von Grammatik und Syntax (Dysgrammatismus); sowie die spezifische Lese- und Schreibschwäche (Dyslexie und Dysgraphie). Sehr oft, jedoch nicht unbedingt, sind diese Sprachausfälle mit verzögerter Ausreifung der psycho-motorischen Leistungen verbunden (kongenitale Dyspraxie). Verzögerte Differenzierung der bevorzugten Händigkeit ist ebenso häufig (familiäre Linkshändigkeit oder Beidhändigkeit).

Alle Untersucher sind sich einig, daß jede einzelne dieser entwicklungsmäßigen Störungen der Sprachfähigkeit *im männlichen Geschlecht ungefähr viermal häufiger* vorkommt als im weiblichen. Daraus geht ein Hinweis auf deren konstitutionelle Ätiologie hervor. Als eine weitere Folge ist die Vererbung der angeborenen Sprachschwäche im männlichen Geschlecht wesentlich häufiger nachweisbar. Laut unserer bisherigen Befunde will es überdies scheinen, daß ein weiblicher Anlageträger dieses Erbmerkmals das Leiden auf ihre weiblichen Nachkommen häufiger vererben wird als auf die männlichen Nachkommen. Wir glauben daher, daß die *Penetranz* dieser verschiedenen Syndrome geschlechtsgebunden ist, je nachdem, ob die Übertragung von männlichen oder weiblichen Vorfahren erfolgt. Beispiele für beide Möglichkeiten gehen aus den folgenden Krankengeschichten hervor. Weiteres Beweismaterial für die erbliche Natur

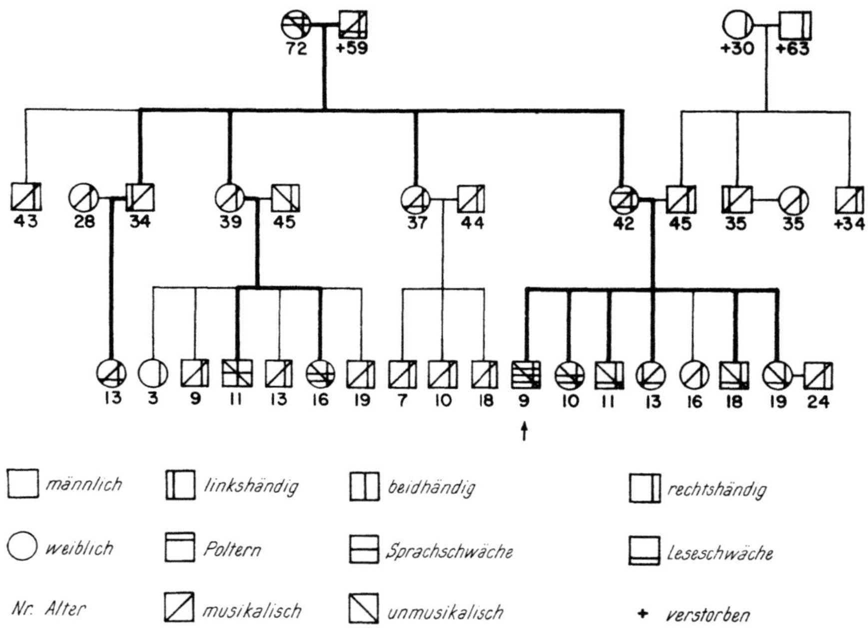

Abb. 16. Verteilung der Lateralität, Sprachschwäche und Musikalität in einer irischen Familie.

dieser familiären Syndrome der verzögerten psychosomatischen Ausreifung soll in den entsprechenden Abschnitten besprochen werden. Die erbliche Grundlage der kongenitalen Sprachschwäche in einer *reinen Form* zeigt sich in dem folgenden Beispiel. In diesem Falle lagen also keine weiteren komplizierenden Faktoren vor, wie etwa die kongenitale Dyspraxie oder unvollständig festgelegte Händigkeit (Abb. 16).

Fall 1. Ein 9jähriger Knabe von rein irischer Abstammung hatte große Schwierigkeiten mit dem Sprechen, Schreiben und Lesen. Geburt war normal, keine ungewöhnlichen Kinderkrankheiten. Sprechbeginn jedoch erst mit 5 Jahren. Untersuchung zeigte zweifellose *Rechtshändigkeit*, normale Körperentwicklung, normales Hören und Sehen. Das Sprachverständnis war jedoch unvollständig, indem der Bub nicht immer begriff, was man ihm sagte oder von ihm fragte. Er war völlig unmusikalisch. *Sprache* war sehr hastig, die Worte wurden in atemlosen Blöcken hervorgestoßen, schweres Poltern. Wenn er langsam wiederholte, konnte er besser artikulieren. (R) und (L) wurden immer ausgelassen, (Th) war durch (F) ersetzt, (Sch) durch (Tsch) usw. Grammatik war primitiv, z. B. „Wo das geht?" Beschränkter Wortschatz, schlechte Ausdrucksweise. Lesen war beinahe völlig unmöglich. Schreiben bestand aus kontinuierlichen Blockbuchstaben ohne Raum zwischen den Wörtern, jedoch mit falscher Wortteilung am Ende der Zeile. Schwere orthographische Fehler, jedoch ohne jedwede Inversionen. *Psychologisch.* Impulsives Verhalten, der Block Design Test zeigte Figur-Hintergrund Konfusion. BENDER-Gestalt Figuren und RORSCHACH Assoziationen weisen auf neurologische Unreife mit besonderer Behinderung auf sprachlichem Gebiete. Verbaler IQ = 67, Leistungs IQ = 86, volle Skala = 74.

Geschwister. Die Mutter schilderte spontan, daß sechs ihrer sieben Kinder ebenfalls Schwierigkeiten mit dem Sprechen, Schreiben oder Lesen hatten oder noch haben. Die älteste Schwester beginnt eben mit 19 Jahren lesen zu lernen. Die Händigkeit und Musikalität der Familie ist in Abb. 16 dargestellt.

Andere Verwandte. Die Mutter erklärte weiter, daß sie rechtshändig und musikalisch sei, aber zeitlebens große Schwierigkeiten mit lesen und schreiben hatte. Sie spricht oft sehr hastig und unklar in polternder Weise. Eine ihrer Schwestern (37 Jahre) hat Lese- und Schreibschwierigkeiten, während deren Kinder normal sind. Eine andere mütterliche Schwester (39 Jahre) ist normal, hat aber zwei Kinder mit gestörter Sprache oder Lese-Schreibschwäche. Ein anderer Bruder (34 Jahre) ist normal, jedoch linkshändig, seine Tochter liest und schreibt schlecht. Diese familiäre Sprachstörung stammte offenbar von den beiden *mütterlichen* Großeltern, welche beide Schwierigkeiten mit sprechen, lesen oder schreiben hatten. Die väterliche Familie ist normal.

Diagnose. Kongenitale Sprachschwäche mit familiärer Dyslexie und Amusie.

Diskussion. Die bevorzugte Händigkeit zeigte eine normale Verteilung: 30 Dextrale, 1 Ambilateraler (3%) und 3 Sinistrale (8,8%). Unter den *Rechtshändern* finden wir die folgenden Kombinationen von Lateralität, Musikalität und Sprachschwäche: 15 musikalische Dextrale (11 männlich, 4 weiblich) und 1 unmusikalischer (männlich) Dextraler hatten gute Sprache. Im Gegensatz zeigten 4 musikalische Dextrale (1 männlich, 3 weiblich) und 7 unmusikalische Dextrale (3 männlich, 4 weiblich) Sprachschwäche (3 Dextrale nicht gut bekannt). Ein *ambilateraler* unmusikalischer Mann sprach und schrieb schlecht. Unter den 3 *Sinistralen* waren 2 männliche musikalisch und sprachen gut, während eine Weibliche musikalisch war und Leseschwäche zeigte. Es folgt daraus, daß der Faktor der *Lateralität* nicht mit dem hohen Prozentsatz von Sprachschwäche in dieser Familie korreliert ist.

Der Faktor der musikalischen Begabung scheint jedoch mit diesem Syndrom enger verbunden zu sein. In dieser Familie ist die musikalische Begabung zwischen 22 musikalischen gegenüber 9 unmusikalischen Personen ziemlich normal verteilt (3 nicht bekannt). Es ist nun höchst auffallend, daß unter den 22 *musikalischen* 17 normal sprachen, während bloß 5 Sprachschwäche zeigten. Das Umgekehrte war unter den 9 *unmusikalischen* der Fall. Ein angeheirateter unmusikalischer sprach normal, während alle anderen 8 von der familiären Sprachschwäche betroffen waren. Es scheint daher, daß der Faktor der *Unmusikalität* eine starke kausale Bindung mit den Zeichen der Sprachschwäche in diesen Familienmitgliedern hatte.

Die *Geschlechtsverteilung* ist ebenfalls interessant. Im allgemeinen sind Knaben von Entwicklungsstörungen in der Sprache ungefähr viermal häufiger betroffen als Mädchen. In dieser Familie jedoch finden wir 15 *männliche* mit normaler Sprache (11 musikalische Dextrale, 1 unmusikalischer Dextraler, 2 musikalische Sinistrale und 1 Dextraler mit unbekannter Musikalität). Dem gegenüber fanden sich 6 *weibliche* mit normaler Sprache (4 musikalische Dextrale und 2 Dextrale mit unbekannter Musikalität). In entsprechender Umkehrung fanden sich 5 sprachschwache *männliche* (1 musikalischer Dextraler, 3 unmusikalische Dextrale und 1 unmusikalischer Ambidextraler). Dem gegenüber finden sich 8 sprachschwache *weibliche* (3 musikalische Dextrale, 4 unmusikalische Dextrale und 1 musikalischer Sinistrale). Es scheint also, daß die *größere Penetranz im weiblichen Geschlecht* dieser familiären Sprachschwäche von der mütterlichen Großmutter übertragen wurde, eine rechtshändige, unmusikalische Polterin mit Schreibschwäche. Die Leseschwäche des mütterlichen Großvaters dürfte dieses Merkmal dem Familienhintergrund hinzugefügt haben. Wenn die nichtverwandten Ehepartner abgezählt werden, sind die beschriebenen Proportionen umso auffallender.

Entwicklungsfolge. Kongenitale oder spezifische Sprachschwäche umfaßt eine chronologische Reihenfolge von Störungen der sprachlichen Entwicklung. So ist es typisch, daß ein körperlich normales dreijähriges Kind zum ersten Mal vorgestellt wird, um seine verzögerte Sprachentwicklung zu ergründen (*prolongierte Alalie*). Gewöhnlich sind derartige Kinder in ihrer allgemeinen Reifung so verzögert, daß es am besten ist, die Eltern mit entsprechendem Rat zu beruhigen und sie nach einem Jahr wieder zu bestellen. Wenn das Kind dann im Alter von vier Jahren zum zweiten Mal gesehen wird, befindet es sich gewöhnlich im Zustand der *infantilen Dyslalie* in ihren schweren Formen (Vokalsprache, Idiolalie, schweres Wortstammeln). Nun setzt die systematische Sprachbehandlung ein, welche gewöhnlich rasche Fortschritte bringt. Wieder ein Jahr später, also mit fünf Jahren, sieht man das Kind im Zustand der *residuellen Dyslalie,* welche hauptsächlich die motorisch schwierigen Laute (L), (R) und die Zischlaute betrifft. Um diese Zeit macht sich gewöhnlich *Dysgrammatismus* bemerkbar und hält für eine viel längere Zeit an, als es für die physiologischen Formen der Kindersprache kennzeichnend ist. Ein normales Kind z. B. kennt mit vier Jahren die „ich" Bezeichnung und sagt in Amerika nicht mehr „me" für „I".

Nach dem Beginn der Schulerziehung mit 6 Jahren oder später beginnt in solchen Fällen die *Dyslexie und Dysgraphie,* also die spezifische Lese- und Schreibschwäche, den Schulfortschritt aufzuhalten. In der Schulzeit beginnt sich auch die häufige Tendenz solcher Kinder zur überstürzten und hastigen Sprache (*Tachylalie*) bemerkbar zu machen. Damit entsteht ein weiteres Hindernis der mündlichen Ausdrucksfähigkeit. Um das zehnte Lebensjahr pflegt der Symptom-Komplex des Polterns an Schwere zuzunehmen. Dann bringen die Eltern den kleinen Patienten wieder und klagen über seine schlecht formulierte (*paraphrasische*) und schlampige Artikulation (*Pararthrie*). Während der Pubertät verschlechtert sich die hastige Konfusion der polternden Sprache gewöhnlich, von der inneren Unsicherheit der Jugendjahre weiter verschlimmert. In diesen Jahren pflegen die besorgten Eltern neuerdings Hilfe zu suchen, wenn das nun voll entwickelte Bild der polternden *Tachyphemie* die Aussichten der höheren Bildung zu bedrohen scheint. Wenn es unbehandelt bleibt, besteht das Poltern durch das ganze Leben fort, denn es wird nicht spontan abgelegt wie andere Kinderunsitten. Diese typische Sequenz der sprachlichen Entwicklungsstörung läßt sich in dem folgenden Fall sehr klar verfolgen.

Fall 2. Ein jüdischer Knabe im Alter von 2.6 konnte nur einige wenige Worte sagen. Geburt war normal, er saß mit 9 Monaten, ging mit 21 Monaten, hatte keine besonderen Krankheiten, und war eindeutig rechtshändig. Ein väterlicher Onkel hatte Sprechschwierigkeiten in der Kindheit. Der Vater lernte spät zu sprechen und ist ein Polterer. Ein älterer Bruder ist chronisch heiser.

Erste Untersuchung. Körperlich normal, jedoch betonte epikanthische Falten. *Psychologisch.* Hyperaktiv und völlig undiszipliniert, läuft in alles hinein, Bewegungen sind oft disorganisiert. Unaufmerksame Leistung mit dem MERRILL-PALMER-Test ergibt einen IQ von 82. Wegen dieser allgemeinen Unreife ist jegliche Sprachbehandlung unmöglich. *Diagnose*: Verzögerte Sprachentwicklung.

Zweiter Besuch im Alter 3.9. Die oberen lateralen Schneidezähne fehlen, ständiges Speicheltropfen, epikanthische Falten. Gehör ist gut. *Sprache* ist sehr unreif, besteht hauptsächlich aus einigen initialen Konsonanten und Vokalkombinationen. *Psychologisch.* Schlechte motorische Koordination, hyperaktiv, grob unkontrollierte Bewegungen, niedrige Frustration Toleranz, überstimuliert und verwöhnt, seine Fähigkeit zum Folgen von Anweisungen jedoch erzielt einen IQ von 104. *Diagnose:* Schwere Entwicklungsdyslalie.

Dritter Besuch im Alter 5.0. Ist weiterhin impulsiv und schlecht kontrolliert. Die *Sprache* hat sich deutlich entwickelt, ist jedoch weiterhin durch zahlreiche Auslassungen und infantile Laut-Substitutionen schwer gestört. Die Koordination der Zungenbewegungen ist auffallend schlecht. *Diagnose:* Entwicklungsdyslalie, fortschreitende Besserung mit zunehmender Reife. Ist nun für Spiel- und Sprachtherapie gereift.

Vierter Besuch im Alter 7.6 Erhielt Sprachtherapie durch 2 Jahre mit gutem Fortschritt. Erscheint klein für sein Alter, die oberen lateralen Schneidezähne fehlen weiter, aber die epikanthischen Falten sind weniger ausgeprägt. Die *Sprache* ist durch viele Lautauslassungen und infantile Substitutionen gestört. Hat nunmehr große Schwierigkeiten mit Grammatik und Satzkonstruktion. *Psychologisch.* Kindliche Aggressivität und Hostilität, unreif in Benehmen und Zeichnen, scheint von durchschnittlicher Intelligenz. *Diagnose:* Allgemeine Sprachschwäche. Benötigt weitere Sprachbehandlung.

Fünfter Besuch im Alter 8.6. Der ältere Bruder (14 Jahre) spricht rasch (tachylalisch) mit einer rohen, groben und heiseren Stimme (hyperkinetische Dysphonie). Der Patient ist körperlich normal, jedoch unterwüchsig und unreif. Die lateralen Schneidezähne fehlen noch immer. Die epikanthischen Falten sind verschwunden. *Sprache.* Nach mehreren Jahren regelmäßiger Sprachbehandlung ist seine Sprache besser geworden, jedoch weiterhin durch rasche, hastige und verhaspelte Aussprache gestört, unklare Artikulation, Auslassung von (S), (Th), (L) und (R), oder Substitution von (R) durch (L), (Tsch) durch (S) usw. Die grammatische Konfusion ist hervorstechend und die Orthographie schlecht. Seine Handschrift ist unlesbar. Lesevermögen ein Jahr hinter seiner Schulklasse. Seine arithmetische Begabung ist jedoch weit über seine Schulklasse hinaus. *Psychologisch.* Weiterhin höchst unreif in Benehmen und gesamter Persönlichkeitsstruktur mit sehr schlechter motorischer Koordination. Ist völlig unmusikalisch und unkünstlerisch, zeichnet wie ein Kleinkind von 3 Jahren. Intelligenz ist durchschnittlich mit IQ = 108. *Diagnose:* Komplettes Sprachschwächesyndrom mit Poltern. Soll Sprachbehandlung fortsetzen.

Letzter Besuch mit 15 Jahren. War durch die letzten Jahre immer heiser. Spricht immer sehr laut, heiser und hastig. Nahm weiter Sprachbehandlung, letzthin jedoch ohne viel Fortschritt. Körperlich sieht er wie ein mittelgroßer gesunder Bursche aus. Ohren sind normal, Gehör gut, die oberen lateralen Schneidezähne fehlen, hat große Stimmlippenknoten. Die *Sprache* ist äußerst rasch, hastig, verhaspelt, heftig polternd, mit stumpfem Lispeln und Auslassen von (L) und (R). Liest höchst langsam, schlechte Orthographie, unsichere Grammatik, schlampige Handschrift mit vielen orthographischen Fehlern, sehr schlechtes Zeichnen. Hingegen ist er wirklich ausgezeichnet in Mathematik und exakten Wissenschaften. *Psychologisch.* Ein emotionell unreifer Jüngling, der seine Unsicherheit und pubertale Konfusion hinter einem Schirm von frecher Aggressivität verbirgt. Sehr schlecht in seiner Koordination, macht er den Eindruck eines plumpen und ungeschickten Jünglings mit wenig Selbstsicherheit oder gesellschaftlichen Manieren. Trotz seiner ausgezeichneten räumlichen Orientierung hat er große Schwierigkeiten mit Tanzen, Sport und Spielen. Er ist an Musik uninteressiert und kann nicht singen. Seine heisere Stimme reflektiert seine aggressive Hostilität. Intelligenz ist zumindest durchschnittlich mit IQ = 110. Best begabt im Gebiet des abstrakten Denkens, zeigt er einen erheblichen Kontrast zwischen seiner hohen mathematischen Begabung und seiner sehr schlechten Leistung in allen Sprachfunktionen. Die Zunahme des ursprünglichen IQ von 82 bis 110 ist typisch für solche Fälle der langsamen Ausreifung.

Schlußdiagnose. Komplettes Syndrom der kongenitalen *Sprachschwäche* mit residueller Dyslalie, Dysgrammatismus, Dyslexie, Dysgraphie und Tachyphemie; auf einer *konstitutionellen* (partielle dentale Aplasie, Epikanthus) und *hereditären* (Vater, Onkel, Bruder) Grundlage; zufolge von verzögerter psychomotorischer Reifung mit kongenitaler *Dyspraxie* (spätes Sitzen, Gehen, Sprechen und fortbestehende motorische Inkoordination); sowie verbunden mit kongenitaler expressiv-rezeptiver *Amusie* (Fehlen von musikalischem Interesse und Talent). Störungen der Lateralität sind jedoch in dieser eindeutig rechtshändigen Familie abwesend.

c) Kongenitale Dyspraxie

Definition. Die psychomotorische Schwäche der kongenitalen Dyspraxie äußert sich in einer ungewöhnlichen körperlichen Ungeschicklichkeit. Sie beruht auf einem *Entwicklungsrückstand* in der Aneignung und Ausbildung der motorischen Koordination. Dieser Zustand ist unter vielen Bezeichnungen beschrieben worden: developmentale Apraxie, motorischer Infantilismus, habituelle Ungeschicklichkeit, developmentale Ungeschlachtheit, verzögerte motorische Maturation, usf. ORTONS (1937) Buch gab eine genaue Beschreibung und erinnerte uns, daß GALEN den Zustand kannte, als er schrieb, daß manche Kinder ambisinistral sind, das heißt also doppelt linkshändig. Diese Unreife der psychomotorischen Entwicklung sowie ihre *familiäre Häufung* in enger Verbindung mit Störungen der Lateralität und kongenitaler Sprachschwäche ist bereits von vielen Autoren analysiert worden. Ebenso finden sich viele Hinweise auf die tölpelhafte Körperhaltung und die linkisch-ungeschickte motorische Leistung des polternden Jünglings.

Symptome. In klinischer Sicht äußert sich das Syndrom der kongenitalen Dyspraxie in den folgenden Symptomen oder *anamnestischen Angaben:* 1. verspätete motorische Ausreifung mit verzögerter Fähigkeit des Sitzens, Kriechens, Stehens, Gehens, Hüpfens, Kletterns usw.; 2. verspäteter Beginn der Sprachentwicklung; 3. außergewöhnliche Ungeschicklichkeit in allen motorischen Leistungen für Sporte, manuelle Verrichtungen, gesellschaftliches Tanzen; 4. später Erwerb der bevorzugten Händigkeit und die verwandten Verzerrungen der räumlichen Beziehungen, also der Direktionalität, namentlich der lateralen Richtungen nach rechts und links; 5. gehäuftes familiäres Vorkommen einzelner oder aller dieser Manifestationen. Ein typischer Fall von kongenitaler Dyspraxie mit schwerer Sprachschwäche, jedoch ohne Störungen der Lateralität, ist auf der vorigen Seite beschrieben. Eine weitere Krankengeschichte ist auf S. 160 zu finden, in welcher kongenitale Dyspraxie mit familiärer Ambilateralität verbunden war.

Ursachen. KARLIN (1958) glaubte, daß das psychomotorische Syndrom der kongenitalen Dyspraxie mit der *verzögerten Myelinisation* der motorischen Nerven verwandt sei. Falls eine solche Beziehung tatsächlich bestehen sollte, könnte sie die ätiologische Erklärung für die psychomotorische Entstehung des Polterns und seiner möglichen Komplikation durch Stottern (tachyphemische Dysphemie) abgeben. Derart könnte der Begriff der kongenitalen Dyspraxie die Differentialdiagnose zwischen zwei Haupttypen des Stotterns unterstützen: die idiopathische Form mit guter Sprachbegabung sowie die tachyphemische Form, welche auf einer primären Sprachschwäche beruht.

Dyspraktische Artikulation, schlecht koordinierte Bewegungen der phonischen Atmung, und eine dysrhythmische Qualität der somatomotorischen Handlungen reflektieren eine zugrunde liegende Störung der neuro-muskulären Ausgewogenheit. SEEMAN (1959) faßt dieses gestörte Gleichgewicht als eine organische Unterfunktion der *extrapyramidalen Koordination* auf. Die letztere wird dann durch einen Mangel an kortikaler Hemmung kompliziert. Die Kontrolle aller rhythmischen und periodischen Körperfunktionen (Pulszahl, Atmung, lokomotorische Bewegungsmuster, Schlaf, Wachen, Verdauung usw.) verläuft in den subthalamischen Zentren der neuro-vegetativen und hormonellen Regulationen. Es ist deshalb nicht erstaunlich, daß die motorischen Elemente des Sprechens von allen Zuständen der extrapyramidalen Funktion beeinflußt bleiben. Diese unbezweifelte Tatsache wird von der gut bekannten Pathologie der extrapyramidalen Dysarthrie demonstriert, so wie im Falle von Parkinsonismus. Gewisse extrapyramidale Dysarthrien können dem Poltern derart ähnlich sein, daß sorgfältige Differentialdiagnose immer unerläßlich bleibt.

Literatur

Kongenitale Sprachschwäche

ARNOLD, G. E.: The Genetic Background of Developmental Language Disorders. Folia Phoniat. 13: 246, 1961; — Language Disability. Speech Pathol. Ther. 6: 15, 1963. — ARTLEY, A. S.: A Study of Certain Factors Presumed to be Associated with Reading and Speech Difficulties. J. Speech Dis. 13: 351, 1948.

BANGS, J. L.: Idiopathic Language Retardation. 8. Congr. Int. Ass. Logop. and Phoniat. Amsterdam 1950, p. 86. — BRUECKNER, L., and G. BOND: The Diagnosis and Treatment of Learning Difficulties, Appleton-Century-Crofts, 1955.

CARRELL, J., and K. PENDERGAST: An Experimental Study of the Possible Relation Between Errors of Speech and Spelling. J. Speech Hearing Dis. 19: 327, 1954. — CARROLL, J. B., and S. M. SAPON: The Modern Language Aptitude test. Test Service Bull. p. 5, 1960.

DARLEY, F. L., and K. L. MOLL: Reliability of Language Measures and Size of Language Sample. J. Speech Hearing Res. 3: 166, 1960. — DOW, C. W., and S. R. PAPP: The Relation of Reading Ability and Language Ability to Speech Ability. Speech Monographs, 10: 107, 1943.

EUSTIS, R. S.: The Primary Etiology of the Specific Language Disabilities. J. Pediatrics, 31: 448, 1947.

GAINES, F. P.: Interrelations of Speech and Reading Disabilities. Quart. J. Speech, 27: 104, 1941. — GOLDENBERG, S.: An Exploratory Study of Some Aspects of Idiopathic Language Retardation. J. Speech and Hearing Dis. 15: 221, 1950. — GUMPERTZ, F.: Über Schreibstammeln. II. Int. Kongr. Logop. Phoniat. p. 46, Wien 1926.

HIRSCH, K. DE: Gestalt Psychology as applied to Language Disorders. 9. Congr. int. Ass. Logoped. and Phoniat. Zürich 1953, p. 50; — Prediction of Future Reading Disabilities in Children with Oral Language Disorders. Folia Phoniat. 7: 235, 1955; — The concept of plasticity and language disabilities. Speech Pathol. Ther. 8: 12, 1965.

JASTAK, J.: Wide Range Achievement Test. Wilmington, Del.: C. L. Story Co. 1946.

KAGEN, B.: Le retard de la parole, ses relations avec l'alexie et l'agraphie. La Voix, p. 105, Prais: Maloine, 1953. — KAISER, L.: Speech and Handling of Language in Normal and Abnormal Dutch School-children. Folia Phoniat. 11: 219, 1959. — KARLIN, I.: Speech and Language-handicapped Children. J. Dis. Children. 95: 370, 1958.

LUCHSINGER, R.: Die Sprache und Stimme von ein- und zweieiigen Zwillingen in Beziehung zur Motorik und zum Erbcharakter. Archiv Julius Klaus-Stiftung, 15: 459, 1940; — Die erbbiologischen Untersuchungen der Stimme und Sprache. Archiv Sprach-Stimmheilk. 5: 41, 1941; — Erbbiologische Untersuchungen an ein- und zweieiigen Zwillingen in Beziehung zur Größe und Form des Kehlkopfes. Archiv Julius Klaus-Stiftung, 19: 393, 1944; — Die Sprachentwicklung von ein- und zweieiigen Zwillingen und die Vererbung von Sprachstörungen. Acta Genet. Med. Gemellol. 2: 31, 1953; — Agrammatismus und Dyslalie bei eineiigen Zwillingen. Acta Genet. Med. Gemell. 6: 247, 1957; — Die Sprachentwicklung von ein- und zweieiigen Zwillingen und die Vererbung von Sprachstörungen in den ersten drei Lebensjahren. Folia Phoniat. 13: 66, 1961.

MCCARTHY, D.: Language Disorders and Parent-Child Relationships. J. Speech and Hearing Dis. 19: 514, 1954. — MOORE, C. E. A.: Reading and Arithmetic Abilities Associated with Speech Defects. J. Speech Dis. 12: 85, 1947. — MOTTIER, G.: Über Untersuchungen der Sprache lesegestörter Kinder. Folia Phoniat. 3: 170, 1951. — MYKLEBUST, H. R.: Language Disorders in Children. Exceptional Children. 22: 163, 1956.

ORTON, S. T.: Familial Occurrence of Disorders in Acquisition of Language. Eugenics, 3: 140, 1930.

SEEMANN, M.: Sur le développement retardé de la parole, se présentant héréditairement dans la famille. Acta oto-laryngol. slavica, 2: 1930.

TELLEZ, P. B.: Muestreo Estratificado Sobre Los Defectos Del Lenguaje, de la Comprensión de la Lectura y la Coincidencia de Ambos. Acta Audiol. Foniat. Hispanoamer. 1: 107, 1959.

WOOD, N. E.: Language Disorders in Children. Nat. Soc. Crippled Children. Chicago, 1959.

5. Graphologische Analyse der Ausdrucksbewegungen

Zu den Ausdrucksbewegungen der Sprache gehört im weiteren Sinne auch die *Motorik des Schreibens*. Daher ist M. CARMENAS (1935) Untersuchung des Schreibdruckes bei Zwillingen für die Frage der Vererbbarkeit graphologischer Eigentümlichkeiten und damit auch der Besonderheit automatisch-willkürlicher Bewegungen wichtig. Während unter 15 Z. Z.-Paaren ein Paar große, drei Paare mittlere, und elf gar keine Ähnlichkeit zeigten, waren diese Ähnlichkeitsverhältnisse bei 29 E. Z. Paaren viel stärker ausgeprägt: es ließen nämlich 16 Paare große, 8 mittlere und fünf gar keine Ähnlichkeit erkennen. Bei E. Z. war somit eine bedeutend größere Ähnlichkeit des Schreibdruckes vorhanden als bei den Z. Z. Hieraus geht eben dessen Erbbedingtheit hervor: ,,Die Regulierung und Intensität der Bewegungen und der Tonus der Arm- und Handmuskeln, die beim Schreiben eine Rolle spielen (Bewegungen von automatisch-willkürlichem Charakter), sind durch Erbveranlagung mitbedingt". Objektive Messungen des *Schreibdruckes* sind mit einem besonderen Apparat gelungen, dem *Graphodyne* (GRÜNEWALD und Mitarbeiter 1957, 1959, 1960; ROMAN, 1950). Auf die Notwendigkeit ähnlicher Untersuchungen der motorischen Sprechbewegungen hat FRISCHEISEN-KÖHLER (1937) hingewiesen.

In dem der Zwillingsforschung gewidmeten Heft 23 (1935) der Ciba-Zeitschrift hat R. SAUDEK die *identischen Schriften* eines erbgleichen Zwillingspaares abgebildet. (Vgl. unsere Abb. 15). Er betonte ferner, daß für die Übereinstimmungen und Unterschiede der Handschriften von Zwillingspaaren überdies die gemeinsame oder getrennte Erziehung bedeutsam ist. Durch Umgebungseinflüsse können nämlich fundamental ähnliche psychologische Eigenschaften graphisch in verschiedener Weise zum Ausdruck kommen.

In bezug auf die schriftlichen Leistungen der Zwillinge ist aber eine Einschränkung notwendig. Wie man weiß, stellen die E. Z. nicht immer eine identische Verdoppelung der gleichen Person vor. Oft handelt es sich um spiegelbildliche, also seitenverkehrte Verdoppelungen der somatischen Anlage. Somit ist es auch häufig, daß der eine Zwilling vollkommen rechtshändig ist, während der andere die spiegelbildliche Konversion zur echten und völligen Linkshändigkeit darstellt. Sobald man ein solches identisches, aber verschieden dominantes E. Z.-Paar vor graphische Aufgaben stellt, wird auch die verschiedene Händigkeit zum Ausdruck kommen. Darauf muß man achten, weil sonst der linkshändige Partner schlechter abschneidet, falls man ihn zum rechtshändigen Schreiben anhält. Unsere Abb. 17 zeigt ein typisches Beispiel solcher *Spiegelzwillinge.*

Auf diese graphologische Besonderheiten hatte auch die verdiente Schrift-Psychologin ROMAN-GOLDZIEHER (1929, 1959) aufmerksam gemacht. Wie sie überzeugend dargetan hat, liefert die *schrift-psychologische Charakteranalyse* wertvolle Anhaltspunkte für die Differentialdiagnose von Sprachstörungen. So sind also das Stammeln, Poltern, Stottern und die allgemeine Sprachschwäche nicht bloß in ihren *hörbaren* Symptomen verschieden, sondern äußern sich auch in völlig analogen Veränderungen des *graphischen* Schriftbildes. Dies ist ein weiteres Beispiel für die Notwendigkeit gesamtheitlicher Betrachtung und Erforschung aller Störungen der menschlichen Verständigung.

Literatur

Graphologie

BOGEN, E.: Handwriting, Speech and Behavior Changes. J. Amer. Med. Ass. 168: 48, 1958.

CAILLE, E.: Caractères et écritures. Paris: Presses Univ. de France, 1957. — CARMENA, M.: Schreibdruck bei Zwillingen. Z. Ges. Neur. Psych. 152: 19, 1935.

DANTZIG, B. VAN: Writing, Typing, Speaking. J. Speech Dis. 4: 297, 1939.

EATON, H. D.: Handwriting: A Neurological Study. Calif. and Western Med. 48: No. 6, 1, 1938. — EISENSON, J.: Some Characteristics of the Written Speech of Stutterers. J. Genet. Psychol. 50: 457, 1937.

FEUCHTWANGER, E., und K. GOLDZIEHER-ROMAN: Handschriftenuntersuchungen an Hirnverletzten. Schweiz. Arch. Neurol. Psychiat. 34: 1934. — FRISCHEISEN-KÖHLER, J.: Zwillingsforschung. Arch. Sprach-Stimmheilk. 1: 183, 1937.

GEMELLI, A., P. S. Y. HSIAO and B. RADUSCEV: Contributo all'Analisi dei Movimenti della Scrittura. Pubbl. Univ. Cattol. 35: 1, 1950. — GOTTSCHALK, L. A., H. M. SEROTA and K. GOLDZIEHER-ROMAN: Handwriting in Rheumatoid Arthritics. Psychosom. Med. 11: 354, 1949. — GRÜNEWALD, G.: Bemerkungen zu einer vergleichenden Betrachtung von Sprechen und Schreiben. Phonetica, 1: 193, 1957; — Über Auswirkungen von Belastungs- und Überforderungs-Reaktionen auf die Schreibpsychomotorik bei Hirnverletzten und Gesunden. Arch. Psychiat. ges. Neurol. 199: 235, 1959; — Über den Einfluß von Drogen auf die Schreibpsychomotorik. Arch. Psychiat. ges. Neurol. 198: 687, 1959. — GRÜNEWALD, G., und H. KÖSTER: Über Schreibstörungen einer Gruppe von Hirnverletzten ohne Agraphien und manifeste Lähmungserscheinungen. Arch. Psychiat. ges. Neurol. 200: 203, 1960. — GRÜNEWALD, G., E. ZUBERBIER und A. SPITZNAGEL: Einführung zu den Vergleichsstudien zur Schreib- und Sprechmotorik. Z. Psychotherapie, 7: 162, 1957.

ROMAN, K. G.: Tension and Release: Studies of Handwriting with the Use of the Graphodyne. In: Personality: Symposia on Topical Issues. No. 2 (W. Wolff, Ed.). New York: Grune & Stratton, 1950, p. 51-61; — Handwriting and Speech. Logos, 2: 29, 1959. — ROMAN-GOLDZIEHER, K.: Investigations Regarding the Handwriting of Stuttering and Stammering Children. Z. Kinderf. 35: 116, 1929. — ROMAN, K. G., and G. W. STAEMPFLI: Ausdruckskunde, 3: 8, 1956.

SAUDEK, R.: Die Handschrift von gleicherbigen Zwillingen. Ciba Z. 2: 789, 1935. — SCHULMANN, A.: Schriftuntersuchungen an Stotterern. V. Kongr. int. Ges. Logop. Phoniat., p. 38. Leipzig-Wien: F. Deuticke, 1933. — SONNEMANN, U.: Life Expectancy in Handwriting. J. Insurance Med. 6: 30, 1951.

TRIPP, C. A., F. A. FLUCKIGER and G. H. WEINBERG: Measurement of Handwriting Variables. Perceptual and Motor Skills, 7: 279, South. Univ. Press, Monogr. Suppl. No. 5, 1957.

V. DE BERRUECOS, P.: Introducción Al Estudio Del Mensaje Gráfico. Acta Audiol. Foniat. Hispanoamer. 5: 37, 1963.

VII. Zerebrale Dominanz und bevorzugte Händigkeit[1]

1. Semantische Probleme in der Auslegung der Lateralität

Der *spezifische genetische Faktor* der angeborenen Sprachbegabung und ihr Einfluß auf die individuelle Entwicklung der Sprache sind in vorhergehenden Kapiteln besprochen worden. Wir wenden unsere Aufmerksamkeit nun einem anderen Gesichtspunkt der ererbten Hirnfunktion zu, dem allgemeinen Begriff der *Zerebralität*. Darunter versteht man die spezifisch menschliche Fähigkeit zur asymmetrischen Spezialisierung der beiden Hirnhälften für die verbale und nicht-

[1] Dieser Abschnitt ist eine Übersetzung der Seiten 386—403 aus „Voice-Speech-Language: Clinical Communicology" von RICHARD LUCHSINGER und GODFREY E. ARNOLD. © 1965 by Wadsworth Publishing Company, Inc., Belmont, California.

verbale Funktion. Ein großes Ausmaß von Beweismaterial erläutert, daß die unsymmetrische Organisation des Gehirnes für die spezifisch menschlichen Funktionen der *geschickten motorischen Manipulation*, *konzeptuellen Abstraktion und symbolischen Kommunikation* ebenso genetisch prädeterminiert ist wie alle anderen menschlichen Züge der körperlichen Konstitution und geistigen Charakterstruktur. Es ist wohl wahr, daß das Körperwachstum durch Umwelteinflüsse verändert werden kann. Ebenso läßt sich die Zerebralität durch einen Wechsel der Händigkeit modifizieren. Diese beiden Komponenten in der Wechselwirkung zwischen Natur und Umwelt muß man während der vollen Bewertung eines Individuums immer berücksichtigen. Aus diesen Gründen erfordern der *allgemeine genetische Faktor* der zerebralen Organisation, sowie deren Manifestationen als Zerebralität und Dominanz, ein besonderes Kapitel.

Der Einfluß der Linkshändigkeit auf Entwicklungsstörungen der Sprache sowie auf deren Endzustand des Polterns war lange Zeit recht unklar, obwohl viele Autoren die Häufigkeit dieser Verbindung betont hatten. Im Anschluß an ORTONS Studien (1937) wurde es bekannt, daß die familiäre Häufung von Linkshändigkeit, Beidhändigkeit, oder gemischter Dominanz zweifellos mit der kongenitalen Wortblindheit verwandt ist, besonders mit der *strephosymbolischen Form der kongenitalen Dyslexie*. Es scheint daher logisch, eine ähnliche Beziehung mit anderen Formen der kongenitalen Sprachschwäche anzunehmen, vor allem wenn sie mit kongenitaler Dyspraxie verbunden sind.

Die Bevorzugung einer Seite in den Funktionen von Gehirn, Händen, Füßen, Augen und möglicherweise Ohren ist die einzige rein *menschliche Eroberung*, welche kein wahres Gegenstück unter Tieren hat. Es ist nicht verwunderlich, daß alle verwandten Probleme, also Sprache, das Sprechen, Schreiben, Lesen sowie der bevorzugte Gebrauch einer Hand, von Fachleuten in sehr verschiedenen Wissensgebieten behandelt wurden. Neurologen, Psychiater, Psychologen, Physiologen, Erzieher, Graphologen, Anthropologen, Phonetiker, Linguisten, Phoniater, Kinderärzte und sogar Theologen bemühten sich um eine Analyse vieler unklarer Tatsachen und Vermutungen über Händigkeit von ihren verschiedenen Gesichtspunkten. Die gezogenen Schlußfolgerungen stehen oft in recht scharfem Gegensatz, teilweise weil semantische Interpretationen die individuellen Auslegungen der vorhandenen Daten beeinflußten.

In seinem enzyklopädischen Werk über Psychologie der Sprache hat KAINZ (1941—1956) ein besseres Verständnis vieler Begriffe über die semantische Struktur der Kommunikation in allen ihren Verzweigungen erarbeitet. Dessen ungeachtet ist die wissenschaftliche Terminologie auf dem Gebiete der Sprachpathologie noch weit davon entfernt, exakt, standardisiert und allgemein anerkannt zu sein. In weiterer Folge finden wir eine große *Verwirrung der Begriffe, Bezeichnungen und Definitionen* in vielen Veröffentlichungen über die Probleme von Lateralität und Sprache. Leider finden sich die Begriffe von Sprache, Sprechen, Schreiben und Lesen, sowie die zahllosen Möglichkeiten von Störungen in deren Funktion häufig mit ungenügender oder sogar falscher Definition besprochen. Nicht selten sahen wir die fundamental verschiedenen Kommunikationsstörungen wegen stotternder Dysphemie, polternder Tachyphemie, psychogenem Mustismus, artikulatorischer Dyslalie und spezifischer Dyslexie in fehlerhafter Weise interpretiert, so als ob sie ein einziges Störungsbild eines mutmaßten „Entwicklungsfehlers der Sprache" darstellten. In pädagogischen Kreisen unterscheidet man die idiopathische Dyslexie nicht immer von den zahlreichen anderen Arten der verzögerten Lesefähigkeit. Wie man während gewisser Symposien verschiedener Berufsgruppen beobachten kann, ist es manchmal recht schwierig, sein eigenes Wissen in einer Sprache zu formulieren, die den anderen verständlich sein soll. Deshalb wollen wir nun zunächst die derzeit anerkannten Tatsachen vorstellen.

V. B. Mountcastle (1962) gab den Bericht über eine Konferenz der Johns Hopkins Universität heraus, wo Antworten auf die Frage gesucht wurden, warum haben wir zwei Gehirne? Das Ergebnis war die interdisziplinäre Definition von neueren Befunden und Schlußfolgerungen. Es gibt keinen Anhalt zur Annahme einer hemisphärischen Dominanz unter Tieren. Affen mögen eine bevorzugte Händigkeit besitzen, diese ist aber gleichmäßig verteilt wie unter den Menschen der Steinzeit. Außerdem ist der Vorzug einer Hand durch Affen viel weniger ausgeprägt als bei Menschen. Die Beziehungen zwischen zerebraler Dominanz für bestimmte Funktionen, wie Sprache, und bevorzugter Händigkeit bleiben ungewiß. Die Kongreßteilnehmer kamen zum Schluß, daß die Probleme der hemisphärischen Unterschiede und der zerebralen Dominanz die gemeinsamen Bemühungen vieler Generationen von verschiedenen Forschern beanspruchen werden.

2. Allgemeine Begriffe der Lateralität

a) Definitionen

Neutrale Ambilateralität. In seiner tiefschürfenden Studie über „The Master Hand" beginnt Blau (1946) seine kritische Übersicht mit der Bemerkung, daß die bevorzugte Händigkeit eine erworbene Entwicklung des Menschen ist. Diese Tatsache zeigt sich in der phylogenetischen Evolution von der *neutralen Ambilateralität* der Tiere und Urmenschen zum allgemeinen Bevorzugen der Rechtshändigkeit im gegenwärtigen Homo sapiens. Die ontogenetische Entwicklung wiederholt denselben Vorgang der neuromuskulären Ausreifung von der undifferenzierten infantilen Bilateralität zur bevorzugten Rechtshändigkeit unter 85—90% aller Menschen.

Als Ausdruck des kulturellen Entwicklungsgrades zeigt sich die gleichmäßige Verteilung von rechts- und linkshändigen Individuen innerhalb von gewissen primitiven Kulturen, namentlich der Buschmänner und Hottentotten. M. Mead (1930) bestätigte das gleiche Verhältnis unter Kindern auf New Guinea. Blau betont, daß die unterentwickelte oder unreife Bilateralität in gleicher Weise den Rückstand im psychomotorischen und geistigen Wachstum der Schwachsinnigen reflektiert. Die unterentwickelte Bilateralität findet sich zumindest in der Hälfte der geistig Zurückgebliebenen. Ihre Häufigkeit nimmt in dem gleichen Maße zu, wie die Intelligenz abnimmt. Mit zunehmenden Graden des Schwachsinns wächst ferner das Ausmaß oder der Grad der unreifen Bilateralität.

Arten der Seitigkeit. Im Gegensatz zur neutralen Ambilateralität gibt es verschiedene Typen der bevorzugten Seitigkeit: die polaren Gegensätze der 1. völligen *Dextralität* und 2. der völligen *Sinistralität*, sowie 3. die dazwischen liegende graduierte Serie einer mehr oder weniger differenzierten bilateralen Aktivität in den drei Hauptformen der *Ambilateralität*. Darüber hinaus kann die Seitigkeit entweder uniform (komplett) oder multiform (gemischt oder gekreuzt) sein. Ferner gibt es natürliche (angeborene) und pathologische (erworbene) Formen, sowie eine ursprüngliche und verschobene Händigkeit, wie wir später besprechen wollen.

Verteilung. Meistens betrifft die *uniforme* dextrale Bevorzugung der rechten Seite die folgenden Gebilde: Hand, Bein, Auge, möglicherweise auch das Ohr, alle Gesichtsmuskeln sowie die Zunge. Von FROESCHELS eingeführt (vgl. BLOCK et al., 1957), scheint der Begriff der „Züngigkeit" für das Verständnis der dyspraktischen Beeinträchtigung von Bewegungen der Zunge wichtig zu sein. Das Gegenstück der uniformen Sinistralität ist ziemlich selten, wenn man von dem linkshändigen Partner bei identischen Spiegelzwillingen absieht. *Multiforme Händigkeit* erscheint als *gemischte Lateralität*, wie z. B. in dem gekreuzten Vorzug der rechten Hand und des linken Auges. Diese gemischte Seitigkeit von verschiedenen Ausführungs- und Empfangsorganen darf man nicht mit der neutralen Ambilateralität verwechseln, welche eben definiert wurde.

Formen der Bilateralität. In normalen Kulturmenschen erscheint die bilaterale Handlungsweise in drei Formen: 1. *Ambidexterität*, die gleichmäßige und ähnliche Dexterität oder Geschicklichkeit in beiden Händen, wie man sie gewöhnlich in umgelernten Linkshändern findet; 2. *Neutrale Ambilateralität* ohne bevorzugte Geschicklichkeit in keiner der beiden Hände, also das Fortbestehen des undifferenzierten infantilen Zustandes; und 3. *Ambisinisterität* oder doppelte Linksseitigkeit, das heißt das gleichmäßige Fehlen von Geschicklichkeit in beiden Händen, so daß beide gleichartig linkisch und ungeschickt oder doppelt linkshändig sind.

Demnach weist Dextralität auf den bevorzugten *Gebrauch* der rechten Hand hin, während Dexterität die *Geschicklichkeit* bedeutet, welche durch den konstanten Gebrauch der bevorzugten Hand einer bestimmten Seite erworben wurde. Die gegensätzlichen Begriffe der Sinistralität und Sinisterität sind in analoger Weise anzuwenden. Im Zusatz zu den entsprechenden Adjektiven „dextral, rechtisch", sowie „sinistral, linkisch" weisen die Ausdrücke „dextrad" und „sinistrad" auf die *Richtung* der Bewegungen zu beiden Seiten während des Schreibens oder Zeichnens.

b) Phylogenetische Evolution

Evolution. Die Entwicklung der menschlichen Dextralität läßt sich zumindest bis zur Morgendämmerung der Werkzeugerfindung im frühen Steinzeitalter mehr als eine halbe Million Jahre zurück verfolgen. Gemäß BLAUS Bericht (1946) zeigte die neuliche archäologische Forschung, daß die Handbevorzugung unter den Urmenschen der Steinzeit gleichmäßig verteilt war, genau so wie unter den Tieren. Als eine Gruppe war also der *Urmensch bilateral eingestellt* im Sinne einer gleichmäßigen zufälligen Bevorzugung jeder der beiden Seiten. Diesen Befund darf man aber keineswegs so auslegen, daß die Urmenschen mehr Ambidexterität oder beidseitige Geschicklichkeit aufwiesen. Es gab bloß ebenso viele Rechtshänder wie Linkshänder. Nach seinen Untersuchungen von Zeichnungen in spanischen Höhlen kam SUBIRANA (1952) zum selben Schluß: die gleichmäßige Verteilung der Rechtshänder und Linkshänder läßt sich auch in der nachfolgenden neolithischen Periode nachweisen.

Dieser urmenschliche Zustand änderte sich plötzlich und dauernd während der relativ kurzen Periode der Bronzezeit (ca. 3000—1000 v. C.), als ein betonter

Wechsel zur Rechtshändigkeit die rasche Aufeinanderfolge von Erfindungen in der Mechanik (das Rad), Technologie (Schmelzen) und Architektur (Steingebäude) begleitete. Gemäß den Befunden von SARRASIN (von BLAU zitiert) und anderen Archäologen enthüllen die ältesten Funde aus der frühen sumerischen und ägyptischen Kultur vor 5000 Jahren, daß das Vorherrschen der Rechtshändigkeit zu jener Zeit das gleiche war wie heute. Ohne Zufall erfanden auch jene ersten Stadt-Staaten und Nationen das Schreiben und Rechnen, um ihre hoch entwickelten Sprachsysteme festzuhalten. Sie schrieben überwiegend mit der rechten Hand, wie das überkommene Bildmaterial an Tafeln und Statuen beweist.

Mit dem Wachstum und Ausbreiten der Kultur wurde schließlich die Dextralität in die *sozialen Gesetze eingebaut*. „Rechtsseitige Dominanz wurde nicht nur zu einer Sache der Bequemlichkeit und Notwendigkeit, sondern auch eine solche von religiöser und magischer Bedeutung, von moralischen und ethischen Werten" (BLAU). In allen Sprachen findet man einen polaren Dualismus der Wörter für „rechts" und „links". Diese drücken die Beziehung von „rechts" mit positiven Werten aus, wie geschickt, korrekt, richtig, gerecht, rechtmäßig, ehrenvoll, privilegiert usw. In allen indo-germanischen Sprachen z. B. gehen alle auf das „Gesetz" bezogenen Begriffe auf den Begriff der rechten oder Schwurseite zurück, also auf das lateinische „directum". Ein weiteres Beispiel ist das französische „droit", welches sowohl die Rechtswissenschaft, als auch die rechte Seite bedeutet. Das Umgekehrte galt dann für alle Bedeutungen der „sinistren" Beziehungen. Aus diesen Wortableitungen entstand dann das alte Vorurteil gegen die Linkshänder. S. W. BIJOU fand es in 1938 noch nötig, die Linkshändigkeit gegen die Vorwürfe der Inferiorität, Degeneration usw. zu verteidigen. Mittlerweile wurde es klar, daß Sinistralität eine Umkehr der zahlenmäßig überwiegenden linkshirnigen Organisation bedeutet.

WILE (1934) untersuchte verschiedene Arten von graphischem Beweismaterial. Aus diesen Überlieferungen geht klar hervor, daß die Künstler jener alten Kulturepochen die bevorzugte Händigkeit wohl kannten. STEIN (1942) gibt eine Reproduktion von afrikanischer Höhlenmalerei (nach SOLLAS), welche eine Rinderjagd durch 10 entfernte und 11 nahe (größere) menschliche Figuren darstellt. Alle in der größeren Gruppe tragen die Waffen in der rechten Hand, ausgenommen die letzte und größte Figur in der rechten unteren Bildecke. Diese Figur ist deutlich linkshändig, indem sie den Speer links und den Schild rechts trägt. Dieses Verhältnis würde 10% Sinistralität angeben, genau so wie in der modernen Zivilisation. Da die Handlungen auf diesem Bild zur linken Seite gerichtet sind, dürfte der Künstler selbst wahrscheinlich rechtshändig gewesen sein.

Zerebralität. Wie die meisten Hirnleitungen unterliegt auch die Pyramidenbahn der teilweisen Seitenkreuzung. Diese Verbindung der motorischen Zentren in der Hirnrinde mit den bulbären und spinalen somatomotorischen Kernen bestimmt, daß die bevorzugte Seitigkeit (Dextralität) von Hand und Fuß auf der rechten Seite mit der *Dominanz* der linken Hirnhälfte zusammenhängt. Diese Tatsache ist auch als Links-Hirnigkeit oder *links-seitige Zerebralität* bekannt. In logischer Umkehrung ist die Linkshändigkeit mit der rechtsseitigen zerebralen Dominanz für die Bewegungen von Hand und Bein verbunden. Diese Tatsache ist wichtig, weil die Begriffe von bevorzugter Seitigkeit, zerebraler Dominanz und kortikaler Sprachtätigkeit weder identisch noch auswechselbar sind. Im Gegensatz zu dieser vorherrschenden Zerebralität mit uniformer Dominanz der überwiegenden linken Hemisphäre scheint eine weniger differenzierte Form von Bizerebralität oder verringerter Dominanz zu bestehen. Als allgemeine Regel für Rechtshänder ist die dominante linke Hirnseite mehr entwickelt als die untergeordnete rechte. Das Umgekehrte gilt für Linkshänder wie von RIESE und GOLDSTEIN (1950) bestätigt.

Obwohl NIELSEN (1948) glaubt, daß die Hirnigkeit im Vordergrund steht, ist es zwecklos, die Priorität von *zerebraler Dominanz* gegenüber *bevorzugter Händigkeit* zu debattieren. Wir sind an die Frage erinnert, ob das Huhn oder das Ei zuerst kam. Alle Hühner krochen aus Eiern, welche von vorhergehenden Hennen gelegt waren, und so geht es zurück entlang dem phylogenetischen Baum bis zur ersten Verschmelzung von Kristallen in ein lebendes Protoplasma. In der gleichen Weise begann eine Hand vorzuherrschen, als die kontralaterale Hirnrinde für höher differenzierte Handkontrolle bereit war. Das Hirn wiederum begann seine spezifisch menschlichen Funktionen zu differenzieren, als die Hände für die Manipulation bereit waren.

Diese phylogenetische Evolution sehen wir in der ontogenetischen Entwicklung wiederholt, wenn die Entwicklung der Sprache, der Erwerb der bevorzugten Lateralität und alles nachfolgende Lernen „Hand in Hand" in dem selben Tempo fortschreiten. Die gleiche Beziehung geht aus pathologischen Beobachtungen hervor. Wir können daher mit gewisser Sicherheit annehmen, daß eine ähnliche Wechselwirkung und *gegenseitige Abhängigkeit in der phylogenetischen* Evolution von Sprache und Lateralität seit dem Morgengrauen der zerebralen Dominanz und Bevorzugung einer Hand bestand. Das Studium der Kulturprodukte aus bestimmten Epochen erlaubt weitgehende Schlußfolgerungen in bezug auf die Entwicklung dieser beiden menschlichen Funktionen in den entsprechenden Perioden.

c) Ontogenetische Entwicklung

Entwicklung der Lateralität. Die individuelle Entwicklung der Lateralität zeigt eindeutige Ähnlichkeiten mit der genetischen Evolution von der manuellen Gleichwertigkeit. Das Kind wiederholt diese Entwicklung, wenn es die Geschicklichkeit der beiden Hände erwirbt. Gewöhnlich im Alter von 9 Monaten beginnt das Erlernen der bevorzugten Händigkeit von der angeborenen Tendenz zur einseitigen Bevorzugung geleitet zu werden. Zur selben Zeit beginnen die ersten Sprechversuche. Zwischen dem Alter von 1.6 und 2 Jahren äußern sich die ersten Zeichen einer endgültigen Bestimmung der bevorzugten Lateralität. Wie GESELL (1940) gezeigt hat, erreicht in diesem Alter die postnatale neuromuskuläre Reifung einen ersten Höhepunkt. In enger Abhängigkeit beginnt um diese Zeit die Sprachentwicklung. Um das Alter von 4 Jahren ist die Lateralität in den meisten Kindern klar ausgebildet, genau so wie die Sprachentwicklung dann für einfache Konversation genügend fortgeschritten ist. S. FLETCHER (1962) kam zu ähnlichen Schlußfolgerungen, als er die Entwicklungsstufen der gepaarten motorisch-verbalen Reaktionen studierte.

Geschlechtsunterschiede. In signifikanter Weise *erwerben Mädchen die Dextralität rascher* als Knaben, genau so wie das weibliche Geschlecht dem männlichen im Lernen aller Sprachfunktionen nach dem Alter von 18 Monaten voraus ist. Laut BLAUs Übersicht (1946) ist das geringste Vorkommen der Linkshändigkeit ungefähr 4% für Frauen und 7% für Männer, also ungefähr *zweimal so viel männliche* Linkshänder als weibliche. Der Geschlechtsunterschied in bezug auf die Entwicklungsstörungen der Sprache und die psychogenen Veränderungen des Sprechens ist noch höher, mit einem Verhältnis von weiblich zu männlich von ungefähr 1 : 4.

Normale Werte. In statistischen Berechnungen begegnet man den folgenden Perzentsätzen der *normalen Verteilung von Lateralität*: Rechtshändigkeit in 85—90%, Beidhändigkeit 5—10%, und Linkshändigkeit in 5—15%. Im Gegensatz dazu findet sich der bevorzugte Gebrauch des rechten Auges in 66—75%, verschiedene Grade der Beidäugigkeit in ungefähr 20—30% und Sinistralität der Augen in 10—30%. *Diskordanz* im bevorzugten Gebrauch von Auge und Hand, also die gemischte oder gekreuzte Lateralität, kann unter Kindern mit 40—50% recht häufig vorkommen. Dagegen trifft man die gemischte Lateralität von Hand und Bein bloß in 5% der Kinder (SUBIRANA, 1952; SUBIRANA et al., 1959). Viele Autoren betonen das wesentlich *erhöhte Vorkommen* von Sinistralität und Ambilateralität in einer Vielzahl von unter sich nicht verwandten Zuständen: geistiger Rückstand, Verbrechertum, psychopathische Zustände, aber auch in vielen Fällen von Entwicklungsstörungen der Sprache. Diese Beobachtung weist wieder auf die neuralen Faktoren der zerebralen Ausreifung.

Fehlende Dominanz. Ein eigentümlicher Zustand der fehlenden Dominanz oder völligen Bilateralität kam in Anstalten für Schwachsinnige zur Beobachtung (CARTER, 1961). In seltenen Fällen ist die Dominanz weder ererbt, noch kommt sie zur Entwicklung. Solche Kinder ohne Dominanz *bleiben völlig bilateral* in alle ihren Tätigkeiten. Jedwede motorische Funktion der rechten Körperseite wird gleichzeitig und gleichgradig von einem Spiegelbild der gleichen Aktivität auf der linken Seite begleitet. In schwer ausgeprägten Fällen tun solche Kinder die meiste Zeit nichts anderes als auf dem Rücken liegend die Hände und Füße in symmetrischer und rhythmischer Weise zu patschen. Versuche zum Sitzen, Stehen oder Gehen bleiben aus, und die *Sprache entwickelt sich nicht*. Ebenso ist die geistige Entwicklung schwer zurückgeblieben und bleibt gewöhnlich auf der Stufe von 12 Monaten stehen.

Die *Behandlung* der persistierenden Bilateralität besteht im Entwickeln einer künstlichen Dominanz durch andauerndes Festbinden der mutmaßlich unterlegenden Hand. Welche Seite zu immobilisieren ist, ergibt sich aus Beobachtung der erblichen Familienverhältnisse in bezug auf Lateralität sowie durch gewisse Anzeichen einer geringen Handbevorzugung im Patienten. Der zu unterdrückende Arm wird dann für viele Monate oder mehrere Jahre an den Körper gebunden bis sich eine endgültige Dominanz festgesetzt hat. Ungefähr 80% der vor dem 4. Lebensjahr derart behandelten Kinder entwickelten eine eindeutige Dominanz. Nach dem Alter von 10—12 Jahren jedoch ist eine solche Behandlung nicht mehr erfolgreich. Manche der so behandelten Kinder erreichten normale Intelligenz, während andere bloß geringe Schwachsinngrade behielten.

GESELLS Werke (1940; GESELL und ILG, 1943, 1946) enthalten zusätzliche Beweismittel für die untrennbaren Zwischenbeziehungen von *Sprache und Lateralität*, indem sie zeigen, wie die Entwicklung dieser beiden Funktionen von dem Tempo der psychomotorischen Reifung diktiert ist. Ambilaterale Kinder neigen zu verzögerter Sprachentwicklung und zum Auftreten der verschiedenen Entwicklungsstörungen der Sprache. Ebenso sind unter ihnen andere Irregularitäten in der psychomotorischen Entwicklung zu erwarten, welche gewöhnlich erst dann verschwinden, wenn eine klare unilaterale Dominanz erworben ist.

Direktionalität. Ein anderer Grund für die innige Beziehung zwischen Sprache und Lateralität ist die Tatsache, daß Lateralität mit einer weiteren Form der Seitigkeit verbunden ist, der *räumlichen Orientation* oder Direktionalität. Wenn Lateralität den *motorischen* Ausdruck von einseitigem Vorzug ausdrückt, dann ist die Direktionalität sein *rezeptives* Gegenstück, nämlich der Sinn für räumliche Verhältnisse.

Im allgemeinen sind Lateralität und Direktionalität an dieselbe Seite gebunden, also dextrale Dominanz und dextrade Orientierung zu der rechten (und richtigeren) Seite. Umgelernte Linkshänder haben oft andauernde Schwierigkeiten mit dextraler Direktionalität. Wenn sie nach rechts einbiegen sollen, wenden sie sich oft nach links (ihre „richtige" Seite), außer wenn sie sich bewußt bemühen, die dextrale Welt in ihre eigene Direktionalität zu übersetzen. In einer weiteren Regel ist die gut entwickelte Lateralität mit einem sicheren Sinn für Direktionalität verbunden. In umgekehrter Weise sind ambilaterale Neigungen oft mit großer direktionaler Unsicherheit und räumlicher Verwirrung kombiniert. Folglich müssen sowohl die Lateralität als auch die Direktionalität während der Analyse von angeborenen Störungen der Sprachentwicklung gebührend beachtet werden. Während nämlich die dominante Hand die graphomotorischen Aufgaben ausführt, leitet sie der Sinn für Direktionalität in der angeborenen Richtung, entweder in der dextraden oder sinistraden Weise, der Handführung nach rechts oder links.

Mit normal entwickelter Orientierung in Raum und Zeit werden vertikale Linien abwärts gezogen, während horizontale Linien oder Figuren in der *typischen dextraden Richtung* von links nach rechts gezeichnet werden. Eigentümliche Abweichungen von diesen direktionalen Regeln entstehen aus der unvollkommenen Entwicklung oder verzögerten Reifung des direktionalen Sinnes. Daraus entstehen Störungen der visuomotorischen und graphomotorischen Handlungen des Lesens und Schreibens in der richtigen Richtung. Diese bewußte Wortverdoppelung betont wieder den untrennbaren Zusammenhang von Seitigkeit und Richtungsweise unserer dextral eingestellten Welt. Aus solchen Richtungsstörungen entstehen die typischen dyslektischen und dysgraphischen Fehler der angeborenen Leseschwäche. So versteht man, warum die Anzeichen einer gestörten Direktionalität so häufig mit gewissen Formen der sprachlichen Entwicklungsstörungen verbunden sind.

Neurale Ausreifung. Auf Grund seiner ausgedehnten Beobachtungen setzt SUBIRANA (1961; SUBIRANA et al. 1959, 1960) die engverwandten Äußerungen der zerebralen Maturation, Dominanz, Lateralität und Direktionalität in folgende Beziehung: 1. *Zerebrale Reife und Dominanz sind direkt proportional*; wenn Kinder dextrale Neigungen früh und klar aufweisen, dann zeigen sie auch die frühesten und bestentwickelten Zeichen der allgemeinen psychomotorischen Ausreifung samt einer gutentwickelten Sprache. 2. In völliger Umkehrung sind die zerebrale Unreife und schlecht differenzierte Lateralität ebenfalls direkt proportional; je weniger eine klare Dominanz in einem bestimmten Kind ausgeprägt ist, desto größer sind die Zeichen seiner *allgemeinen Unreife*, einschließlich der verzögerten Sprachentwicklung.

3. Lateralität und Sprache

Als nächstes wollen wir untersuchen, wie bestimmte spezifische Störungen von Sprechen und Sprache mit dem Faktor der Händigkeit verbunden sind. Viele frühere Autoren nahmen eine kausale Beziehung in den folgenden Störungen an: Aphasie, Dysphemie (Stottern), Dyslalie (Stammeln), Dyslexie, Dysgraphie, sowie Störungen der Handschrift.

a) Neurologische Beobachtungen

Aphasiologie. Die Wissenschaft vom aphasischen Sprachverlust befindet sich auf fester Grundlage, wenn sie die empirischen Beobachtungen bestätigt. Aphasische Sprachstörungen entstehen aus Läsionen der expressiven oder rezeptiven Sprachregionen in der *dominanten linken Hemisphäre* von wahrhaft und komplett rechts-händigen Personen und umgekehrt im Falle der reinen und völligen Linkshändigkeit, wie in Spiegelzwillingen. Diesen Lehrsatz hat als erster Marc Dax in 1836 ausgesprochen. Blau (1946) stimmt den meisten Neurologen zu, wenn er die bevorzugte Händigkeit und die Sprachfähigkeit mit der dominanten Hirnseite verbindet: „Sowohl die Sprache als auch die geschickten Handlungen der Dominanz mögen als besondere Formen der Kommunikation angesehen werden". Zahlreiche *Ausnahmen* von dieser Regel lassen sich durch gebührende Berücksichtigung der komplizierten Einzelheiten von zerebraler Dominanz und manuellem Vorzug erklären.

Arten der Sinistralität. Subirana und Mitarbeiter (1952) zeigten, daß Linkshändigkeit keineswegs eine einfache Umkehrung der Rechtshändigkeit bedeutet. Vielmehr bestehen *viele Formen der Linkshändigkeit*: 1. rein und uniform, 2. verschiedene Grade von Ambilateralität, 3. gemischte oder gekreuzte Präferenzen, 4. natürliche und pathologische Sinistralität, sowie 5. die umgelernte Händigkeit und Dominanz.

Im Gegensatz zur meist eindeutigen Rechtshändigkeit erscheint die Sinistralität gewöhnlich als Stufe einer *kontinuierlichen Reihe*. Das eine Extrem ist die reine und uniforme Sinistralität wie in dem linkshändigen Partner bei monozygotischen Spiegelzwillingen. Daran schließt sich eine graduelle Serie von ambilateralen, gemischten oder gekreuzten Formen der Seitigkeit. Am anderen Extrem findet sich die reine und uniforme dextrale Bevorzugung der numerisch vorherrschenden Rechtshänder.

Zusätzlich zu diesen verschiedenen Graden einer *natürlichen Händigkeit* finden wir die Fälle von *pathologischer* Linkshändigkeit auf Grund einer Verletzung entweder in der dominanten Hirnhälfte oder in der bevorzugten Extremität. Es ließ sich wiederholt nachweisen, daß Amputation der rechten Hand eines natürlichen Rechtshänders zur vikariierenden Entwicklung von pathologischer Sinistralität führen kann. Daraus folgt ein zwangsläufiger Wechsel der zerebralen Dominanz von der linken zu der rechten Hemisphäre. Wenn dann ein späterer Krankheitsherd in der adoptierten rechten Hemisphäre auftritt, verursacht er Aphasie.

Ein *Wechsel* der Händigkeit und damit der zerebralen Dominanz kann auch durch umweltliche Einwirkung auftreten, wie es in Europa häufig ist. Weil die übliche Erziehung auf dem europäischen Kontinent das linkshändige Schreiben verpönt, werden die meisten linkshändigen Kinder zu doppelt rechtshändigen oder ambidextralen Individuen erzogen. Darin scheint jedoch ein Wechsel zu entstehen. In seinem summarischen Überblick des Lateralitäts-Problems empfiehlt M. Sovak (1962) das Tolerieren der Linkshändigkeit.

Bizerebralität. Aus allen diesen Gründen glauben Subirana (1950, 1956, 1958) und mehrere andere Autoren, daß in den *meisten Linkshändern* eine Bizerebralität besteht, also eine eher uniforme und weniger differenzierte Representation der Sprachregionen in beiden Hemisphären. Eine solche Bizerebralität kann erklären, warum Aphasie in Linkshändern andere Eigentümlichkeiten aufweist als in Rechtshändern. In linkshändigen Kranken ist die Aphasie oft nur von kurzer Dauer, hat eine bessere Prognose und der ursächliche Herd betrifft die rechte und linke Hemisphäre mit beinahe gleicher Häufigkeit. In weiterer Folge ist die Wahrscheinlichkeit eines aphatischen Verlustes zu Folge von Läsionen sowohl der rechten als auch der linken Hirnhälfte unter Linkshändern viel größer.

b) Dysphemie und unvollkommene Lateralität

Stottern. Zahlreiche Autoren haben die Beziehungen zwischen typischem Stottern und den Problemen der Dominanz gründlich untersucht. Um die letzte Jahrhundertwende war die *Dominanz-Theorie* des Stotterns weit verbreitet und trug zu der modernen Tendenz in der amerikanischen Erziehung bei, welche die linkshändigen Kinder aufmuntert, mit der linken Hand zu schreiben. Obwohl diese Sitte von mehreren Autoritäten kritisiert wurde, sieht man die amerikanischen Linkshänder in einem andauernden Ringen mit den rechtshändigen Schreibmustern der westlichen Zivilisation.

KAINZ (1957) und andere haben die Tatsache betont, daß wahrhaft linkshändiges Schreiben die linksläufige und seitenverkehrte Spiegelschrift benutzen müßte, genau so wie es LEONARDO DA VINCI mit der Geheimschrift seiner persönlichen Aufzeichnungen tat. Dementsprechend ist der *dextrade* Schreibduktus (nach rechts) des *sinistralen* Schreibens (mit der linken Hand) ebenso unnatürlich wie es die *sinistrade* Spiegelschrift (nach links) mit einer *dextrösen* (normal geschickten) rechten Hand wäre. Wie im Kapitel über Stottern zu besprechen sein wird, hat die statistische Analyse des Problems durch vieler Untersucher die angenommene kausale Beziehung zwischen Stottern und Linkshändigkeit widerlegt. In einem der letzten Beiträge zu diesem Problem folgen LAZZARI und TRISCIUZZI (1964) SUBIRANAS Ableitungen und *verwerfen eine kausale Beziehung zwischen umgelernter Händigkeit und Stottern.*

Statistiken. Es darf jedoch nicht verschwiegen werden, daß manche dieser Statistiken ein ähnlich häufiges Vorkommen von Ambilateralität, gemischter Dominanz, oder gewechselte Händigkeit aufweisen wie man es in Fällen von spezifischer Lese- und Schreibschwäche zu finden pflegt. Es ist möglich, daß solche Statistiken Patienten einschließen, deren Stottern auf der Grundlage einer primären Sprachschwäche entstanden war. Wie wir später in einigen anderen Zusammenhängen besprechen wollen, gibt es zumindest zwei Haupttypen des Stotterns: 1. *idiopathische* oder genuine Dysphemie trotz einer ansonsten guten Sprachbegabung; und 2. *tachyphemische* Dysphemie oder Polter-Stottern als eine sekundäre psychoneurotische Komplikation einer zugrunde liegenden Sprachschwäche. Es ist deshalb ziemlich wahrscheinlich, daß *Störungen von Lateralität und Dominanz mit der tachyphemischen Form des Stotterns* verwandt sind und auf deren genetische Beziehung zum Sprachschwächesyndrom hinweisen.

Gelegentliche Beobachtungen von Stottern als eine unmittelbare Reaktion auf einen *gewaltsamen Wechsel* der Händigkeit scheinen die erzieherischen Belastungen auszudrücken, welchen ein solches Kind durch ungeduldige Eltern ausgesetzt ist. In solchen Fällen entsteht das Stottern aus den emotionellen Spannungen zufolge der unentwegten Ermahnungen und Verbote. Es ist schwer denkbar, daß die Hirnfunktion an sich durch einen schroffen Wechsel in der Händigkeit ungünstig beeinflußt werden könnte.

c) Artikulatorische Störungen

Dyslalie. Als eine symptomatische Gruppe verschiedener Schwierigkeiten der Lautbildung während der Sprachentwicklung ist das Stammeln häufig mit Linkshändigkeit in Beziehung gebracht worden. Der diagnostische Ausdruck Dyslalie beschreibt lediglich das Symptom vieler verschiedener Arten der gestörten Artikulation. Man muß deshalb zuerst umgrenzen, welche Beziehungen eigentlich gemeint sind. Es handelt sich offenbar um völlig verschiedene pathologische Probleme, wenn wir die artikulatorischen Schwierigkeiten unter den folgenden diagnostischen Gruppen besprechen: geistig rückständig, schwerhörig, dysphasisch, dysarthrisch, dyspraktisch, dysglossisch, emotionell gestört, autistisch, sowie jene Gruppe der genetisch prädisponierten Kinder, welche an der erblich vorbestimmten Sprachschwäche leiden.

Widersprechende Befunde. Es ist deshalb nicht verwunderlich, wenn man über widerspruchsvolle Beobachtungen in bezug auf die Häufigkeit der Linkshändigkeit unter den dyslalischen Kindern liest. BUCKLE (1951) fand keinen Unterschied in der Lateralität unter

100 dyslalischen und 100 normalen Kindern. Diese Beobachtung weist die Meinung jener frühen Untersucher zurück, welche eine häufige Bindung von Linkshändigkeit mit Dyslalie jeder Art zu finden glaubten. Wiederum scheint der Zwiespalt der Meinungen ein semantisches Problem zu sein. Wahrhaft signifikante Zahlen müßten zu erwarten sein, wenn die Art der gestörten Artikulation genau definiert ist. Wie es sich später zeigen wird, scheint eine genetische und kausale Beziehung lediglich zwischen *gestörter Dominanz und der spezifischen artikulatorischen Dyspraxie* der kongenitalen Sprachschwäche zu bestehen, namentlich wenn diese mit den dysgnostischen Elementen der spezifischen Leseschwäche oder mit allgemeiner Dyspraxie verbunden ist.

Die folgenden Tabellen 2 und 3 zeigen, daß der verspätete Erwerb der bevorzugten Lateralität, oder das Fortbestehen der neutralen Ambilateralität eng mit dem langsamen Fortschreiten der allgemeinen Reifung zusammenhängt. *Die Häufigkeit der Ambilateralität vermindert sich mit zunehmendem Alter.* Man muß deshalb den zusätzlichen Faktor des Lebensalters berücksichtigen, wenn man Kinder mit einer bestimmten Sprachstörung mit normalen Kontrollen vergleicht. Eine ziemlich normale Verteilung der Händigkeit unter älteren dyslalischen Kindern ist durchaus zu erwarten. Hingegen zeigen die jüngeren stammelnden Kinder die Unreifezeichen der fortbestehenden Ambilateralität, wie unsere Tabellen andeuten.

Blau betont, daß die spiegelartigen Umkehrungen der „Spiegelsprache" oder der Verhaspelungen der Poltersprache aus einem Problem mit der Orientation entspringen. Es handelt sich also um die *Ordnung und Aufeinanderfolge in Bezug auf die Zeit.* Obwohl solche temporale Beziehungen nicht direkt mit dem räumlichen Problem von rechts und links verwandt sind, enthalten solche Inversionen dennoch ein ähnliches Prinzip. Unvollständige Orientierung in Raum und Zeit scheint das fundamentale Problem des Polterns darzustellen sowie aller vorhergehender Verzögerungen in der Entwicklung der Sprache, einschließlich der Dyslalie.

d) Störungen des Lesens und Schreibens

Dyslexie und Dysgraphie. Die spezifische und idiopathische Lese- und Schreibschwäche bedeutet lediglich eine bestimmte Phase im Kampfe des Kindes mit seiner angeborenen Sprachschwäche. Viele Autoren akzeptieren die typische Kombination von *spezifischer Dyslexie mit Störungen der Lateralität.* Kinder mit idiopathischer Leseschwäche zeigen drei eigentümliche Neigungen: 1. hervorstechende Tendenz zu *Inversionsfehlern* im rechtsläufigen Lesen; 2. eine ungewöhnliche Gewandheit in der *Spiegelschrift*; und 3. eine außergewöhnliche Flüssigkeit mit dem *Spiegellesen* von linksläufigem Schriftmaterial. Seitenverkehrte Schriftstücke erhält man auf zweierlei Weise. Entweder zeigt man einen normalen Text in einem dahinter gehaltenen Spiegel, oder man schreibt auf der Maschine einen seitenverkehrten Durchschlag auf der Rückseite des Originals, indem man das Kohlepapier verkehrt einlegt. In Blaus Meinung sind alle diese visuellen Fehler durch eine fehlerhafte Augenempfindung bedingt, welche von einer Tendenz zu verkehrten Augenbewegungen abstammt. Genau so wie die manuelle Linkshändigkeit das Zeichnen und Schreiben in einer linksläufigen Richtung vorzieht, so führt auch die Linksäugigkeit zu den analogen spiegelhaften Umkehrungen des sinistraden Lesens und Schreibens.

Spiegelzwillinge. Verläßliches Beweismaterial für diese Korrelationen zwischen Direktionalität und Lateralität ergab sich aus Zwillingsstudien. Wie früher gesagt, stellen die homozygotischen oder eineiigen Zwillinge oft eine *spiegelartige Verdopplung* desselben Individuums vor. Auf diese Weise reflektiert der eine Partner in seiner rechten Körperseite die linke Hälfte seines Zwillings. Diese Wiederspiegelung betrifft häufig viele Einzelheiten der körperlichen Asymmetrie, wie in Gesicht, Augen, Nase, Zähnen, Haarwuchs, Körperhaltung usw. Wie mehrmals dokumentiert, so von Schiffer, Zucker und Lozner (1961) auf S. 26, erschienen sogar verschiedene Krankheitszeichen in spiegelhafter Umkehrung. Aus dem gleichen

Grunde ist oft ein Partner rein rechtsseitig, während der andere wahrhaft und komplett sinistral ist (Abb. 17). Solche Spiegelzwillinge können deshalb auch in ihren visuognostischen und graphomotorischen Fähigkeiten verschieden sein, weil der sinistrale Partner zu *sinistradem Spiegelschreiben* und Spiegellesen eingestellt sein kann, wie in Abb. 15. Multiple homozygotische Geburten können die gleichen Proportionen aufweisen. Im Falle der Dionne-Fünflinge waren zwei dextral, zwei sinistral und die mittlere Schwester ambilateral (ROMAN, mündlicher Bericht). In der ausführlichen Beschreibung vieler Zwillingspaare durch BOUTERWEK (1943) sind zahlreiche Beispiele für deren physisch asymmetrische Erscheinung und polare Verschiedenheit des Charakters zu finden. Dazu gehört auch die verschiedene Händigkeit als Ausdruck der gegensätzlichen Hirnigkeit.

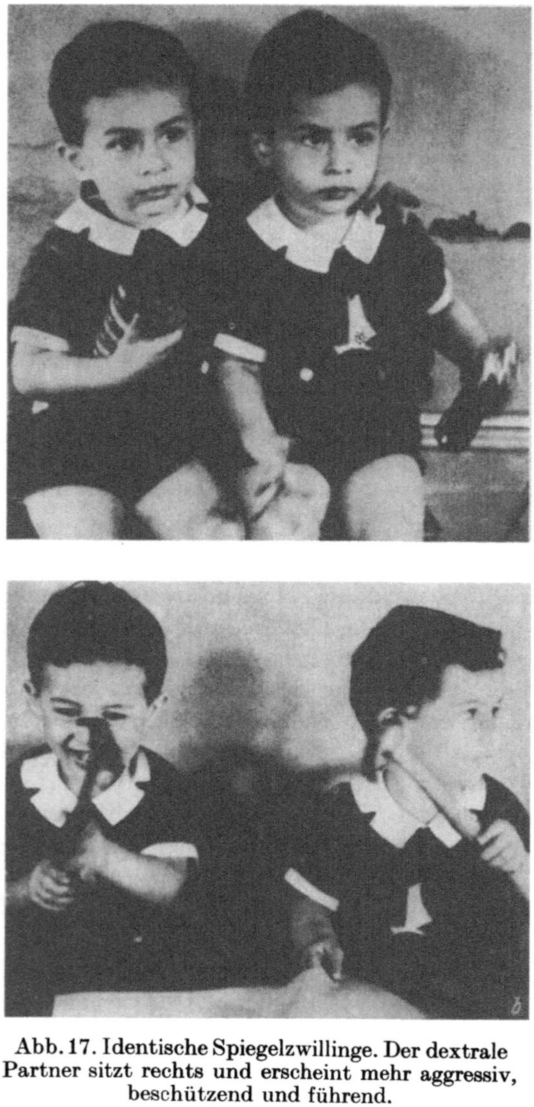

Abb. 17. Identische Spiegelzwillinge. Der dextrale Partner sitzt rechts und erscheint mehr aggressiv, beschützend und führend.

Gegensätzliche Ansichten. Andere Autoren sind ebenso bestimmt in ihrer *Ablehnung einer kausalen Beziehung* zwischen spezifischer Dyslexie und Lateralitätsfunktion. Obwohl G. E. PARK (1952) das Vorherrschen des männlichen Geschlechts unter den dyslektischen Patienten betont, lehnt er die Einflüsse der Erblichkeit und gemischten Dominanz ab. Statt dessen vermutet er einen Überlastungsfaktor durch „Stress" mit begleitenden biochemischen Veränderungen. Andere Autoren betonten Umweltseinflüsse wie Unsicherheit, Vernachlässigung, emotionelle Unausgewogenheit sowie Negativismus. Man muß auch daran denken, daß amerikanische Erzieher sämtliche Arten und Formen der Leseschwierigkeiten in ihre Diskussionen einbeziehen. Deshalb müssen sie zu anderen Schlußfolgerungen kommen als jene, welche hauptsächlich die spezifische Form der idiopathischen und kongenitalen Dyslaxie untersuchen.

BLAU (1946) sammelte und analysierte ein großes Material über die Probleme von Zerebralität und Lateralität. Seine Interpretation verwirft sowohl den Begriff der Erbeinflüsse, als auch den der kongenitalen Sprachschwäche samt der begleitenden angeborenen Wortblindheit. Nach seinem Eindruck sind sowohl Linkshändigkeit als auch Störungen der Sprachentwicklung lediglich durch emotionelle Unausgeglichenheit verursacht. In seiner Schlußfolgerung bezeichnet er deren häufige Kombination als zufällig, wobei sie beide durch ihr gemeinsames Abstammen von der primären und grundlegenden psychogenen Störung verbunden seien. Obwohl er das häufige Vorkommen von Linkshändigkeit oder Ambilateralität unter den Schwachsinnigen akzeptiert, erklärt er die

Linkshändigkeit als einen neurotischen Charakterzug. Deshalb *lehnt er die Toleranz der linkshändigen Schreibgewohnheiten ab* und glaubt nicht an die behaupteten Gefahren eines Handwechsels. Diese Forderung einer Rückkehr zur gleichförmigen rechtshändigen Erziehung ist eine der wichtigsten Schlußfolgerungen dieses ernsthaften Werkes.

e) Graphologische Beobachtungen

Störungen der Handschrift. Diese motorische Unterbegabung ist eng an die grundlegende Organisation der bevorzugten Händigkeit gebunden. Viele Autoren haben die allgemeine Tendenz des Rechtshänders betont, welcher in rechtsläufiger Richtung schreibt, zeichnet und liest. Der Linkshänder ist versucht, diese Handlungen nach links auszuführen. Diese Neigung äußert sich am besten in spontanen Zeichnungen der Kinder. Rechtshändige Kinder orientieren Gesichter, Richtungen, oder Reihenfolgen zur linken Seite, indem sie die primären Elemente zuerst am linken Rand beginnen und die Zeichnung dann nach rechts ausarbeiten.

Das gesamte motorische Bewegungsmuster der *dextralen und dextraden Schrift* (mit einer dextrösen rechten Hand) in der westlichen Kultur ist auf dem weitgehenden numerischen Überwiegen des rechtsseitigen Vorzuges aufgebaut. Deshalb ist jedwede Nachahmung der westlichen Schrift durch sinistrales aber rechtsläufiges Schreiben (mit einer dextrösen linken Hand) fundamental unnatürlich. Wenn die Linkshänder ihren natürlichen und angeborenen Vorzug in allen manuellen Vorrichtungen ohne Zwang entwickeln sollten, dann müßte man ihnen die linksläufige und seitenverkehrte Spiegelschrift gestatten. Diese ist die einzige wahre Umkehrung der prinzipiell abduzierenden Schriftsysteme der westlichen Kultur. Aus praktischen Gründen ist jedoch diese theoretische Forderung nicht ausführbar. Deshalb bleibt die *sinistrale aber dextrade* Schreibweise durch adduzierende Bewegungen der linken Hand eine *ungenügende Lösung* der invertierten oder unvollständig erworbenen Lateralität.

Entwicklung der Schrift. Wenn man das Problem der gestörten Handschrift von einem entwicklungsmäßigen Standpunkt untersucht, muß man die archäologischen Beweisstücke in ihrer gebührenden Perspektive betrachten. Seit dem Beginn der schriftlichen Überlieferung vor ungefähr 5000 Jahren war die *Evolution des Schreibens* in weitem Maße von der Erfindung von Schreibgeräten und Schreibunterlagen beeinflußt. Blau erinnert uns daran, daß die Form der Buchstaben und die Richtung des Schreibduktus durch Oberfläche und Werkzeug bestimmt waren: „Das Schreiben in Stein scheint das semitische Schreiben nach links bevorzugt zu haben; der Pinsel führte zum vertikalen orientalischen Schreiben; die Feder entwickelte dann das rechtsläufige europäische Schreiben".

Wie man weiß, entstanden die westlichen Alphabete aus den *linksläufigen phönizischen und mesopotamischen Keilschriften.* Diese schnitt man in den Stein mit dem Meißel in der linken Hand, wobei die rechte Hand den treibenden Hammer mit den natürlichen adduzierenden Streichen nach links führte. Später wurden die Keilbuchstaben mit einem Griffel in weichen Ton gepreßt. Wieder später folgte eine Übergangsperiode wie in Ägypten, wobei man abwechselnd in beiden Richtungen schrieb und las. Diese pendelnde Schreibweise ist als „boustrophedon" bekannt, also wie der Ochs pflügt. Schließlich setzten die Griechen die gleichförmig dextrade Richtung der gegenwärtigen westlichen Schreibweise fest.

Diese Fortentwicklung reflektiert die moderne (generische) und reife (individuelle) *Orientierung durch die dextrale Lateralität.* Blau drückt sich folgendermaßen aus: „... Sprache hat endgültige direktionale Vorbedingungen, welche mit der dominanten rechten Hand, der rechtsläufigen Richtung des Schauens und dem dominanten Auge in Beziehung stehen, denn alle konzentrieren sich auf das Sprachsymbol". Genau so wie die abduzierende Bewegung der rechten Hand in westlicher Schreibweise für den Rechtshänder normal ist, so ist auch das abduzierende Bewegen des rechten Auges von links nach rechts für das Lesen mit dextraler Augendominanz normal. In logischer Umkehrung neigen die bevorzugte linke Hand und das dominante linke Auge zu den verkehrten Richtungen von Spiegelschrift und Spiegellesen.

4. Erbliche Gesichtspunkte von Lateralität und Sprachschwäche

Reifezeichen. Aus der bisherigen Diskussion ging ein Weg hervor, über welchen sich die genetische und kausale Verwandtschaft zwischen bestimmten Störungen der Lateralität und der Sprache erklären läßt. Abweichungen von dem überwiegenden menschlichen Zug der Dextralität scheinen häufig mit den erblich vorbestimmten Störungen der Sprachentwicklung verbunden zu sein. Die familiäre Sprachschwäche ist der Grundtypus von erblichen Sprachstörungen. Wir wollen nun in den folgenden Seiten untersuchen, wie die Lateralität und Sprache durch ihre gemeinsame Abhängigkeit von der *zerebralen Reifung* beeinflußt sind.

Der Erwerb der bevorzugten Lateralität und die Entwicklung der Sprache hängen beide vom Fortschritt der zerebralen Maturation ab. Deshalb reflektieren die verzögerte psychomotorische Ausreifung und der verzögerte Erwerb der bevorzugten Händigkeit als eines der sichtbaren Zeichen den Grad der verzögerten Hirnreifung. Man denke wieder daran, daß das Hirn spricht, aber nicht die Zunge oder der Kehlkopf. Der Fortschritt der intellektuellen Reifung diktiert die *Reifezeichen* in den folgenden Funktionen: motorische Koordination, sensorische Rezeption, sowie die kommunikative Fähigkeit durch expressive und rezeptive Sprachfunktionen. Diese zunehmend verbreitete Auslegung geht auch aus den folgenden Ergebnissen von zahlreichen und anhaltenden Beobachtungen in New York hervor (National Hospital for Speech Disorders).

a) Statistische Auswertung

Methode. Während einer Periode von sechs Jahren (1956—1961) wurde jede Krankengeschichte nach Diagnose, Geschlecht, Alter und bevorzugter Händigkeit tabuliert. Während der Aufnahme der Krankengeschichte wurde jeder Patient sorgfältig nach seiner eigenen und seiner familiären *bevorzugten Hand* befragt. Systematische Teste der objektiven Lateralität kamen nur in bestimmten Fällen für spezifische Studien zur Ausführung. Deshalb gehen aus diesen Zahlen bloß die manifesten Handpräferenzen jedes Patienten hervor, jedoch nicht irgendwelche latente Neigungen, welche durch die Erziehung unterdrückt sein konnten.

In dieser Periode von sechs Jahren kam eine Gesamtzahl von 10,085 Fällen zur Beobachtung. Zwei Tabellen zeigen die folgenden Daten: Diagnose, Geschlecht und Händigkeiten. Es ist sofort klar, daß die Mehrzahl der diagnostischen Gruppen die *normale Verteilung der bevorzugten Händigkeit* anzeigt, genau so wie man es gewöhnlich in der allgemeinen Bevölkerung findet (85% Dextralität, 10% Sinistralität und 5% Ambilateralität). Ein weiteres Eindringen in diese Hauptgruppen betont gewisse Unterschiede in der Gruppe der entwicklungsmäßigen Störungen der Sprache.

1. **Stimmstörungen.** Eine rein *organische Krankheit* wie Kehlkopfkrebs kann nicht mit der bevorzugten Händigkeit verwandt sein. So sehen wir in Tabelle 2, daß 938 Fälle von Laryngektomie folgender Weise verteilt waren: 97,2% dextral, 2,6% sinistral und 0,2% ambilateral. Dieses ungewöhnlich niedere Vorkommen von Linkshändigkeit läßt sich durch die Tatsache erklären, daß viele der alaryngealen Patienten ältere Personen europäischen

Tabelle 2. *Geschlecht und bevorzugte Händigkeit bei organischen und psychogenen Störungen von Stimme und Sprache* (*Prozente in Klammer*)

Diagnose	Männlich				Weiblich				Total M + W
	Dextral	Sinistral	Ambi-lateral	Total	Dextral	Sinistral	Ambi-lateral	Total	
Laryngektomie	790 (97,2)	21 (2,6)	2 (0,2)	813	122 (97,6)	3 (2,4)	0	125	938
Dysphonie, symptomatisch	167 (84,3)	24 (12,1)	7 (3,6)	198	178 (94,2)	7 (3,7)	4 (2,1)	189	387
Dysphonie, funktionell	147 (86,0)	17 (9,9)	7 (4,1)	171	198 (93,8)	6 (2,9)	7 (3,3)	211	382
Dysphonie, spastisch	42 (95,5)	2 (4,5)	0	44	64 (95,5)	3 (4,5)	0	67	111
Dysphonie, mutationell	57 (90,5)	5 (7,9)	1 (1,6)	63	3 (100)	0	0	3	66
Phonasthenie	132 (91,0)	10 (6,9)	3 (2,1)	145	147 (93,0)	8 (5,1)	3 (1,9)	158	303
Subtotale Durchschnitte I (meist Erwachsene)	1335 (93,1)	79 (5,5)	20 (1,4)	1434	712 (94,5)	27 (3,6)	14 (1,9)	753	2187
Dysglossie	44 (89,8)	4 (8,2)	1 (2,0)	49	32 (97,0)	1 (3,0)	0	33	82
Rhinoglossie (organisch)	82 (88,2)	5 (5,4)	6 (6,4)	93	58 (86,6)	4 (6,0)	5 (7,4)	67	160
Rhinolalie (funktionell)	92 (85,2)	15 (13,9)	1 (0,9)	108	78 (86,7)	11 (12,2)	1 (1,1)	90	198
Dysphasie (erwachsen)	84 (92,3)	6 (6,6)	1 (1,1)	91	43 (93,5)	3 (6,5)	0	46	137
Dysarthrie (alle Arten)	86 (86,0)	6 (6,0)	8 (8,0)	100	52 (82,5)	6 (9,5)	5 (8,0)	63	163
Dysphemie (alle Alter)	1415 (80,7)	250 (14,3)	87 (5,0)	1752	333 (82,8)	50 (12,5)	19 (4,7)	402	2154
Subtotale Durchschnitte II (meist Kinder)	1803 (82,2)	286 (13,0)	104 (4,8)	2193	596 (85,0)	75 (10,7)	30 (4,3)	701	2894
Totale Durchschnitte I + II	3138 (86,5)	365 (10,1)	124 (3,4)	3627	1308 (90,0)	102 (7,0)	44 (3,0)	1454	5081

Ursprunges mit mehr oder weniger ausgelernten Handwerksberufen waren. Linkshändigkeit wurde in der europäischen Erziehung fast immer systematisch unterdrückt. Außerdem verschwinden linkshändige Tendenzen zunehmend mit fortschreitendem Alter als ein Zeichen der Anpassung an die dextrale Orientierung unserer Kultur.

Die Tabelle 2 bestätigt ferner die wohl bekannten *Geschlechtsverhältnisse* von weiblich zu männlich in den verschiedenen Kehlkopfkrankheiten und Stimmstörungen: Kehlkopfkrebs 1:6,5 oder mutationelle Dysphonie 1:21. Habituelle Dysphonien kommen unter Frauen häufiger vor, zumindest in Amerika. Zusammengezählt ergeben alle Störungen der Stimme eine normale Verteilung der bevorzugten Händigkeit: 93,6% dextral, 4,8% sinistral und 1,6% ambilateral. Es folgt daraus ganz klar, daß diese *Stimmstörungen* als eine Gruppe, sowie jede ihrer diagnostischen Kategorien, *keinerlei Beziehung zur bevorzugten Händigkeit* aufweisen. Vielmehr zeigt sich ein ungewöhnlich niederes Vorkommen von Sinistralität und Ambilateralität in dieser bestimmten Gruppe von erwachsenen Patienten.

2. **Organische Sprachstörungen und Stottern.** Als nächstes sehen wir in Tabelle 2 eine Gruppe von Sprachstörungen, welche ebenfalls die normale Verteilung der Händigkeit wiedergeben. Die meisten der Patienten in diesen Kategorien waren Kinder, Jugendliche oder junge Erwachsene. Somit ist diese Gruppe für die gegenwärtigen Proportionen der bevorzugten Händigkeit mehr repräsentativ als die große Zahl von älteren Einwanderern unter den Laryngektomierten. Wieder ist die *Geschlechtsverteilung* der erworbenen Leiden wie Dysglossie, Dysphasie oder Dysarthrie ziemlich gleichförmig. Das Verhältnis von weiblich zu männlich variierte von 1:1,2 (Rhinolalie) über 1:1,6 (Dysarthrie) zu 1:2 (Dysphasie). Diese Verhältnisse mögen folgendes bedeuten. Entweder ist das weibliche Geschlecht von organischen Sprachstörungen ebenso häufig betroffen wie das männliche, oder an Sprache mehr interessiert und daher zur Behandlung eher bereit. Unter den Stotterern jedoch sehen wir das übliche Geschlechtsverhältnis von 1:4,4.

In sehr signifikanter Weise ergibt die Summe aller dieser organischen oder funktionellen Sprachstörungen zumeist erworbenen Ursprunges die folgende normale Verteilung von bevorzugter Händigkeit: 82,9% Rechtshänder, 12,5% Linkshänder und 4,6% Beidhänder. Es ist offensichtlich, daß alle diese Störungen der peripheren Artikulation (Dysglossie), der zentralen Sprachfunktion (Dysphasie), oder der zentralen artikulatorischen Unfähigkeit (Dysarthrie) *keinen kausalen Zusammenhang mit Abweichungen* von der vorherrschenden Rechtshändigkeit aufzeigen. Die Stotterer jedoch weichen leichtgradig von dieser durchschnittlichen Verteilung ab, indem sie den niedrigsten Prozentsatz von Rechtshändigkeit in dieser Gruppe zeigen: 81,2% Dextralität, 13,9% Sinistralität und 4,9% Ambilateralität. Es ist möglich, daß diese Gruppe durch einige Polterer aus der Sprachschwächegruppe kontaminiert war.

3. **Störungen der Sprachentwicklung.** Im erstaunlichen Gegensatz findet sich die dritte Gruppe der reinen Entwicklungsstörungen der Sprache, wie in Tabelle 3 gezeigt ist. Zuerst sieht man den charakteristischen *Geschlechtsunterschied* in den respektiven Geschlechtsverhältnissen von weiblich zu männlich in den folgenden diagnostischen Gruppen: verzögerte Sprachentwicklung 1:2,1, Sprachschwäche 1:2,5, infantile Dyslalie 1:2,7, sowie Poltern 1:3,4.

Die Verteilung der Händigkeit ist hier sehr verschieden von derjenigen in den zwei früher geschilderten Gruppen, wie in Tabelle 3 zu sehen. In der symptomatischen Gruppe von *verzögerter Sprachentwicklung* sind 47,4% dextral, 31,6% sinistral und 21,0% ambilateral (oder 52,6% Lateralitätsabweichungen). Trotz seinem geringeren Betroffensein zeigt das weibliche Geschlecht einen größeren Prozentsatz der Linkshändigkeit und Ambilateralität.

Die Zahlen sind besonders signifikant in den zahlreichen Fällen (2204) von *infantiler Dyslalie,* welche Lateralitätsabweichungen in 26% (19,5% sinistral, 6,5% ambilateral) aufweisen, wobei jedoch die weiblichen Fälle nicht mehr vorherrschen. Es ist klar, daß diese symptomatische Gruppe der infantilen Dyslalie viele Fälle enthält, welche mit Störungen der Lateralität in keinem kausalem Zusammenhang stehen.

Überdies steht der *Altersfaktor* in dieser Gruppe deutlich hervor. Artikulatorische Schwierigkeiten kann man in vielen Altersgruppen finden. Sie sind am häufigsten unter Kindern im Alter von 3 bis 6 Jahren, mögen jedoch als Lispeln und Rhotacismus bis in das erwachsene Alter fortbestehen. Folglich müssen künftige Studien solcher Statistiken die Anzahl der Lateralitätsstörungen unter stammelnden Personen nach verschiedenen Altersgruppen berücksichtigen. Es ist dann zu erwarten, daß die jungen stammelnden Kinder ebenso hohe Prozentsätze der immaturen Lateralitätsentwicklung aufweisen werden wie die Gruppe der verzögerten Sprachentwicklung. Mit zunehmendem Alter und fortschreitender Ausreifung müßten die Prozentsätze von Sinistralität und besonders von Ambilateralität unter den dyslalischen Jugendlichen und Erwachsenen entsprechend verringert sein, möglicherweise sogar unterhalb der Werte bei gleichaltrigen Polterern.

Tabelle 3. *Geschlecht und Händigkeit bei Entwicklungsstörungen der Sprache* (*Prozente in Klammer*)

Diagnose	Männlich				Weiblich				Total M + W
	Dextral	Sinistral	Ambi-lateral	Total	Dextral	Sinistral	Ambi-lateral	Total	
Alalie und infantile Aphasie	198 (49,3)	123 (30,6)	81 (20,1)	402	82 (43,4)	64 (33,9)	43 (22,7)	189	591
Infantile Dyslalie	1180 (73,0)	319 (19,7)	117 (7,3)	1616	450 (76,5)	111 (18,9)	27 (4,6)	588	2204
Sprachschwäche	271 (64,1)	108 (25,5)	44 (10,4)	423	107 (64,5)	40 (24,1)	19 (11,4)	166	589
Tachyphemie	348 (75,0)	92 (19,8)	24 (5,2)	464	101 (73,7)	28 (20,5)	8 (5,8)	137	601
Subtotale Durchschnitte I (Kinder und Jugendliche)	1997 (68,7)	642 (22,1)	266 (9,2)	2905	740 (68,5)	243 (22,5)	97 (9,0)	1080	3985
Schwachsinn	226 (48,0)	148 (31,4)	97 (20,6)	471	135 (52,3)	72 (27,9)	51 (19,8)	258	729
Audiogene Dyslalie	52 (67,5)	16 (20,8)	9 (11,7)	77	31 (79,5)	6 (15,4)	2 (5,1)	39	116
Elektiver Mutismus	24 (49,0)	12 (24,5)	13 (26,5)	49	2 (100)	—	—	2	51
Infantiler Autismus	67 (71,3)	14 (14,9)	13 (13,8)	94	20 (69,0)	5 (17,2)	4 (13,8)	29	123
Subtotale Durchschnitte II (Kinder und Jugendliche)	369 (53,4)	190 (27,5)	132 (19,1)	691	188 (57,3)	83 (25,3)	57 (17,4)	328	1019
Totale Durchschnitte I + II	2366 (65,8)	832 (23,1)	398 (11,1)	3596	928 (65,9)	326 (23,2)	154 (10,9)	1408	5004

Wie die Kinder nun älter und reifer werden, begegnet man ihnen im nächsten Stadium der allgemeinen *Sprachschwäche* (Dysgrammatismus, Dyslexie, Dysgraphie). Die Abweichungen der Lateralität sind nun 25,1% Sinistralität und 10,7% Ambilateralität, oder eine Gesamtzahl von 35,8% Abweichungen mit ziemlich gleicher Geschlechtsverteilung. Diese Beobachtung bestätigt den allgemeinen Eindruck, daß Abweichungen der Lateralität häufig mit Sprachschwäche assoziiert sind.

Poltern kommt gewöhnlich um das zehnte Lebensjahr zur Diagnose. Im Zusammenhang mit der weiter fortgeschrittenen Ausreifung in diesem Alter erscheinen die Abweichungen von der normalen Lateralitätsverteilung auf 20,0% Linkshändigkeit und den normalen Satz von 5,3% Ambilateralität vermindert, also 25,3% Störungen der Lateralität mit ziemlich gleicher Geschlechtsverteilung.

In großen Spezialanstalten für Störungen der Kommunikation sieht man viele Kinder wiederholt in aufeinander folgenden Stadien ihrer Entwicklung. Der Fall auf S.136 ist ein typisches Beispiel. Wenn man solche Fälle rückläufig auswertet, kann man oft sehen, daß das Syndrom des Polterns den vorhergegangenen anderen Stadien in der Entwicklung des Sprachschwächesyndroms gefolgt war. Wie auf S. 135 beschrieben, beginnen die aufeinanderfolgenden Stadien der familiären Sprachschwäche immer mit erheblich verzögerter Sprachentwicklung. Diese Feststellung ist jedoch nicht umkehrbar, denn nicht jeder einzelne Fall von spätem Beginn des Sprechens folgt diesem Muster einer ungewöhnlichen Entwicklung. Dennoch stellen alle diese Manifestationen der verzögerten Hirnreife häufig das *ererbte und kongenitale Syndrom* der Sprachschwäche vor. Folglich kann man alle diese Entwicklungsstörungen zusammen gruppieren, wobei sich folgende durchschnittliche Summen der bevorzugten Händigkeit ergeben: 68,7% dextrale, 22,2% sinistrale, und 9,1% ambilaterale mit einer eigentümlich gleichmäßigen Geschlechtsverteilung. Diese Zahlen bestätigen die Meinung vieler Autoren: *Störungen der Sprachentwicklung sind mit dem verzögerten Erwerb der bevorzugten Händigkeit korreliert.* Linkshändigkeit und Beidhändigkeit kamen in dieser Gruppe mindestens viermal so häufig vor wie unter den Erwachsenen mit Stimmstörungen.

4. **Spezifische Störungen der Sprache.** Die letzte Gruppe in der Tabelle 3 umfaßt infantile Störungen von Sprechen und Sprache, welche von spezifischen organischen oder umweltbedingten Ursachen herrühren. Diese können also ererbt oder erworben sein, seit Geburt bestehen oder später aufgetreten sein. Hier begegnet man einem verschiedenen *Geschlechtsverhältnis* von weiblich zu männlich in den folgenden diagnostischen Gruppen: Schwachsinn 1:1,8, audiogene Dyslalie 1:2 und infantiler Autismus 1:3,2, während die seltene Störung des elektiven Mutismus mit dem extremen Verhältnis von 1:25 auftrat.

In der Gruppe der Schwachsinnigen mit *dyslogischen Sprachausfällen* waren 30,2% sinistral und 20,3% ambilateral. Diese Gesamtsumme von 50,5% Störungen der Lateralität ist für schwachsinnige Kinder charakteristisch, wie viele Autoren häufig hervorgehoben haben. Obwohl das häufige Auftreten von 19,0% Sinistralität und 9,5% Ambilateralität (in beiden Geschlechtern), oder eine Summe von 32,5% männlich und 20,5% weiblich, in den Fällen von *audiogener Dyslalie* auffällt, vermindert die kleine Zahl dieser Beobachtungen deren statistische Bedeutung. Es ist möglich, daß manche dieser Fälle von Hörverlust in typischer Verbindung mit Störungen der Sprache zentralen Ursprunges waren. Diese Möglichkeit würde die Zeichen der neuralen Unreife mit verzögertem Erwerb der Lateralität als Begleitsymptom eines erworbenen Hirnschadens erklären. Dieselbe Vorsicht ist in den folgenden Zuständen angebracht: *elektiver Mutismus* mit 23,5% Linkshändern und 25,5% Beidhändern, oder 51% nur in männlichen Fällen; sowie *Kindheitsautismus* mit 15,5% Sinistralität, 13,8% Ambilateralität oder Lateralitätsstörungen in 29,3% mit gleicher Geschlechtsverteilung.

Wenn man sie alle zusammenzählt, dann zeigen diese spezifischen Störungen der Sprachentwicklung die folgende Verteilung der bevorzugten Händigkeit: 54,7% dextrale, 26,8% sinistrale und 18,5% ambilateral, oder eine Gesamtzahl von 45,3% mit Störungen der Lateralität. Die Verzögerung in der Ausreifung des Gehirns und damit im Erwerb der Sprache ist von diesen organischen oder umweltbedingten Faktoren verursacht. Beide manifestieren sich des weiteren in der verzögerten Entwicklung der bevorzugten Händigkeit. Auf diese Weise sind das psychomotorische Symptom der verzögerten Differenzierung der *Lateralitätsfunktion und bestimmte spezifische Störungen in der Sprachentwicklung durch die gemeinsame Abstammung der beiden verbunden:* die verzögerte Hirnausreifung.

b) Zerebrale Reife und Lateralität

Unvollständige Lateralität. Die Bedeutung der Hirnreife für die Ätiologie der entwicklungsmäßigen und spezifisch organischen Störungen der Sprache wird besonders klar, wenn wir die Zeichen der unvollständig erworbenen Lateralität betrachten, nämlich *Ambilateralität und gemischte Dominanz.* Wie die Tabelle 3 zeigte, reflektiert sich der Fortschritt der Hinrausreifung in einem sehr regelmäßigen Abnehmen der Ambilateralität von dem frühen Stadium in unreifen Kindern im Alter von 3 bis 4 Jahren bis zur größeren Reife der Jugendlichen.

Wenn sie zum ersten Mal mit der Beschwerde über *verzögerten Sprechbeginn* vorgestellt wurden, zeigten die kleinen Kinder 21,0% Ambilateralität (20,1%

männlich, 22,7% weiblich). Mit fortschreitendem Alter zwischen 4 und 10 Jahren erweisen sich die Prozentsätze unter den älteren stammelnden Kindern (6,5%) und in den Fällen von Sprachschwäche (10,7%) wesentlich vermindert. Die endgültigen und annähernd normalen Zahlen von Ambilateralität fanden sich als 5,3% bei den *polternden* Jugendlichen (5,2% männlich, 5,8% weiblich), welche gewöhnlich im Alter von 10 bis 20 Jahren zur Untersuchung kommen.

Ausreifung. Dieser typische Befund einer *chronologisch fortschreitenden Abnahme der Ambilateralität* in den aufeinander folgenden Stadien der angeborenen Sprachschwäche hat eine Parallele in ähnlichen Beobachtungen in der Gruppe der

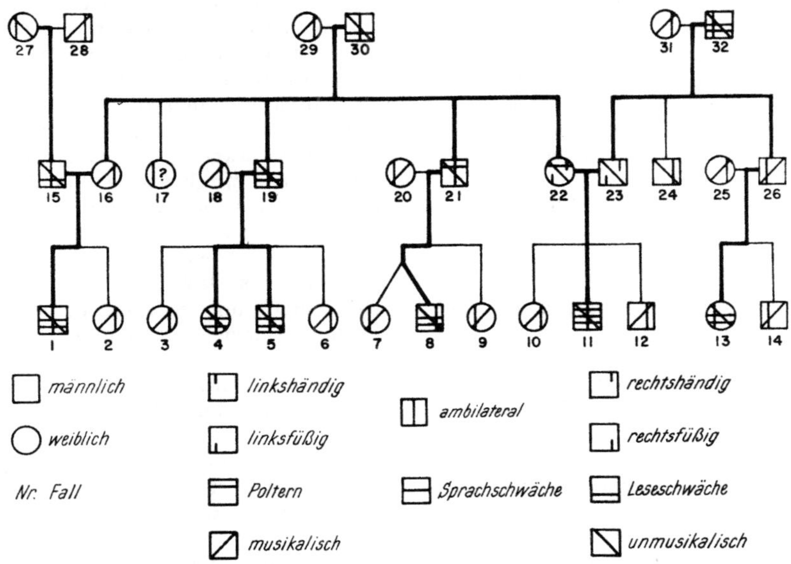

Abb. 18. Verteilung von Lateralität, Sprachschwäche und Musikalität in einer jüdischen Familie.

symptomatischen Störungen der Sprache. Der erstaunlich hohe Satz von 20,3% ambilateralen (20,6% männlich, 19,8% weiblich) unter den *Schwachsinnigen* ist wohl bekannt. Ein ähnlich hoher, wegen der kleinen Zahlen jedoch weniger eindrucksvoller Prozentsatz findet sich in den folgenden Gruppen: *audiogene Dyslalie* (11,7% männlich, 5,1% weiblich); *elektiver Mutismus* (26,5% nur männlich); sowie *Kindheitsautismus* (13,8% in beiden Geschlechtern).

Im deutlichen Gegensatz trafen wir jedoch bloß 5,0% männliche und 4,7% weibliche Fälle von Ambilateralität unter den *Stotterern*. In noch größerem Gegensatz enthielt die Gesamtzahl aller *Stimmstörungen* lediglich 1,4% männliche und 1,9% weibliche Fälle ohne bevorzugte Händigkeit. Diese Befunde unterstreichen die Schlußfolgerungen von Subirana (1958): *Der Grad der lateralen Differenzierung reflektiert den Fortschritt der Hirnausreifung.* Von dieser wieder hängt der Fortschritt des Spracherwerbes ab. Tatsächlich schreiten Lateralität, Sprache und Lernen „Hand in Hand" fort.

Lateralität, Sprache und Musik. Abb. 18 illustriert die Verwandtschaft zwischen *Lateralität, Sprachgewandtheit und Musikalität*, sowie deren Vererbung, besonders wenn man diesen Fall mit jenen in Abb. 16 (S.134) und Abb. 19 (S.178) vergleicht.

Ein kaukasischer (jüdischer) Knabe, 7 Jahre alt, wurde zur Behandlung seiner schweren Sprachschwäche vorgestellt. Von gesunden Eltern normal geboren, hatte er keine ungewöhnlichen Kinderkrankheiten. Seine motorische Entwicklung, Fähigkeiten und die Art der Sprachstörung wird unter Nr. 11 des folgenden Stammbaumes beschrieben. Otolaryngologisch normal. *Psychologisch.* Hohe Intelligenz mit IQ = 125, aufgeweckt und rasch lernend, hervorragend in mathematischer und mechanischer Fähigkeit, jedoch sehr schlecht in Lesen und Sprechen mit vielen Umkehrtendenzen, musikalische Fähigkeit und Talent fehlen. *Graphologisch.* Extreme Ungeschicklichkeit und fehlende Koordination in beiden Händen und Füßen mit doppelter Linkischkeit. Schreibt linkshändig mit ataktischen Streichen, welche von groben Bewegungen des ganzen Oberkörpers begleitet sind. Er braucht Übung im Formen von visuomotorischen Mustern: assoziierte Armbewegungen mit Zeichnen von räumlichen Figuren in der Luft zur Verbesserung seiner räumlichen Orientation und allgemeinen motorischen Koordination; besondere Schreibübungen sollen vorläufig vermieden werden.

Familie. Die Mutter (Nr. 22 unten), eine sehr intelligente und zuvorkommende Frau, frug spontan, ob des Buben Sprachschwäche mit dem gehäuften Vorkommen von Sinistralität, Ambilateralität und gemischter Dominanz unter seinen Verwandten und Eltern zusammenhängen könnte. Nach genauer Anweisung erforschte sie alle Mitglieder der Familie, brachte einige zur Untersuchung und lieferte die folgende Information als Legende zu Abb. 18.

1. 8 Jahre, ambidextral; ging mit 18 Monaten, sprach mit 24 Monaten; liebt Werkzeuge; hat schlechten Sinn für Rhythmus und ungeschickte Koordination; weder künstlerisch noch musikalisch; Sprechen, Lesen und Rechtschreiben sind schlecht.

2. 9 Jahre, rechtshändig; ging mit 12 Monaten, sprach mit 18 Monaten; liebt Bücher, Musik, Kunst; ist graziös mit gutem rhythmischen Sinn; Sprechen, Lesen und Schreiben sind ausgezeichnet.

3. 4 Jahre, rechtshändig; liebt Musik; ist graziös und spricht gut.

4. 8 Jahre, ambilateral; Koordination, Musik, Lesen, Rechtschreiben und Sprechen sind schlecht.

5. 10 Jahre, ambilateral; linkisch; schlecht in Musik, Lesen, Rechtschreiben und Sprechen.

6. 11 Jahre, rechtshändig; graziös und künstlerisch; gut in Musik und Sprache.

7. 7 Jahre (*weiblicher* Zwilling), *links*händig; saß, ging und sprach früh; graziös, musikalisch und künstlerisch; ausgezeichnet im Lesen und Sprechen.

8. 7 Jahre (*männlicher* Zwilling), *rechts*händig; ging und sprach spät; nicht musikalisch; gut in Arithmetik und Mechanik; unreif im Sprechen, Lesen und Rechtschreiben.

9. 8 Jahre, linkshändig; ging und sprach mit 12 Monaten; ist künstlerisch, musikalisch; ausgezeichnet im Sprechen und Lesen.

10. 2 Jahre, rechtshändig; saß mit 5 Monaten, ging mit 11 Monaten, sprach mit 17 Monaten; sehr graziös; liebt Bücher, Musik, Rätselaufgaben und spricht gut.

11. 7 Jahre (Proband), *ambisinistral* (doppelt linkshändig) mit schwerer räumlicher Konfusion; saß mit 6 Monaten, ging mit 11 Monaten, sprach mit 30 Monaten; ist ungewandt und schlecht koordiniert, aber liebt Rätsel und mechanische Spielzeuge; hohe mechanische Fähigkeiten; unmusikalisch; schwere Sprachschwäche mit dyslalischem Poltern; schlecht im Rechtschreiben, Lesen und Grammatik.

12. 9 Jahre, rechtshändig; saß mit 6 Monaten, ging mit 12 Monaten, sprach mit 21 Monaten; große mathematische Begabung; Rhythmus, Musik, Sprache und Lesen sind ausgezeichnet.

13. 9 Jahre, linkshändig; ging mit 16 Monaten, sprach mit 24 Monaten; unmusikalisch; ungeschickt; Sprache, Lesen und Rechtschreiben sind schlecht.

14. 16 Jahre, linkshändig; ging mit 14 Monaten, sprach mit 17 Monaten; graziös, musikalisch und spricht gut.

15. 39 Jahre, ambilateral; unmusikalisch; schlecht im Lesen und Rechtschreiben.

16. 34 Jahre, rechtshändig; graziös; Rhythmus, Musik, Sprechen, Lesen und Rechtschreiben sind gut.

17. 37 Jahre, linkshändig; Dysarthrie (bulbäre Kinderlähmung), schwachsinnig.

18. 35 Jahre, rechtshändig; musikalisch, mit ausgezeichneter Sprache.

19. 38 Jahre, ambilateral; ausgezeichneter Mechaniker; unmusikalisch; schlecht im Rechtschreiben und Sprechen.

20. 36 Jahre, linkshändig; künstlerisch und musikalisch; gute Sprache.

21. 41 Jahre, ambilateral; mathematisch und mechanisch talentiert; unmusikalisch; schlampige polternde Sprache.

22. 35 Jahre, rechtshändig aber linksfüßig; geschickte Finger; sportlich ungewandt; unmusikalisch; polternde Sprache.

23. 39 Jahre, rechtshändig und linksfüßig; ausgezeichneter Sinn für Rhythmus; flüssiges Lesen; gute Rechtschreibung; unmusikalisch; schlechte Handschrift.

24. 42 Jahre, rechtshändig; unmusikalisch; gut im Sprechen und Rechtschreiben.

25. 40 Jahre, rechtshändig; musikalisch; gute Sprache.

26. 46 Jahre, linkshändig; musikalisch; gute Sprache.

27. 68 Jahre, linkshändig; unmusikalisch; gute Sprache.

28. Starb mit 71 Jahren, war rechtshändig; musikalisch; gute Sprache.

29. 65 Jahre, rechtshändig; musikalisch; ausgezeichnet in Sprachen.

30. Starb mit 69 Jahren, war ambilateral; unmusikalisch; hatte Leseschwierigkeiten.

31. Starb mit 70 Jahren, war rechtshändig; musikalisch und sprach gut.

32. Starb mit 51 Jahren, war linkshändig und tontaub; hatte Lese- und Sprachschwierigkeiten.

Diagnose. Familiäre Sprachschwäche und kongenitale Dyspraxie auf der Grundlage von *spezifischer Vererbung* von beiden Großvätern mit betonter familiärer Tendenz zu *Lateralitätsstörungen* und *kongenitaler Amusie.* Ein zweites Vorkommen von bilateraler Vererbung ist im Vetter Nr. 1 zu sehen.

Diskussion. Diese Faktoren von Lateralität, Musikalität, Sprachschwäche und Geschlecht sind in der Tabelle 4 zusammengefaßt. Zunächst sehen wir einen betonten Kontrast zwischen 11 *rechtshändigen musikalischen* Verwandten (9 weiblich) mit guter Sprache gegenüber 7 sprachschwachen *unmusikalischen Ambilateralen* (1 weiblich). Fünf musikalische Linkshänder mit normaler Sprachbegabung und 3 unmusikalische Linkshänder mit Sprachschwäche sind gleichmäßiger verteilt. Das Gleiche gilt für die zwei Fälle von gemischter Dominanz, besonders wenn man die nicht-verwandten Angeheirateten ausschließt. Die *gewöhnliche Geschlechtsverteilung* (weiblich zu männlich) zeigt sich in der Anzahl der sprachbegabten (13:6) sowie unter den sprachschwachen Personen (3:9).

Musikalität in 16 normalen Sprechern und ihr Fehlen in bloß 3 Personen mit normaler Sprache kontrastiert mit der Unmusikalität in allen 12 Personen der Sprachschwächegruppe. Gemäß dieser Beobachtung scheint der musikalische Faktor in irgendeiner Weise zu bestimmen, ob eine Person mit der ererbten Tendenz zur Sprachschwäche dieses Syndrom voll entwickeln wird, oder dessen Kompensation lernen kann. Wir haben viele Fälle des kongenitalen Sprachschwächesyndroms gesehen, welche häufig das Poltern einschließen. Dabei fiel uns auf, daß die Mehrzahl der sprachschwachen Patienten unmusikalisch waren. In umgekehrter Weise fanden wir die Sprachschwäche nur selten unter musikalischen Menschen.

Tabelle 4. *Geschlecht, Musikalität und Sprache*
(angeheiratete Verwandte in Klammer)

Händigkeit und Musikalität	Sprachgewandtheit		Sprachschwäche		Gesamt[1]
	männl.	weibl.	männl.	weibl.	
Rechtshändig, musikalisch	2(1)	9(2)			11
Rechtshändig, unmusikalisch	1		1		2
Beidhändig, unmusikalisch			6(1)	1	7
Gemischte Dominanz, unmusikalisch	1			1	2
Linkshändig, musikalisch	2	3(1)			5
Linkshändig, unmusikalisch		1(1)	2	1	4
Gesamt	6(1)	13(4)	9(1)	3	31

[1] No. 17 nicht geführt

c) Die verschiedenen Faktoren der ererbten Sprachbegabung

Lateralität und Musikalität. Von dem eben beschriebenen und vielen ähnlichen Fällen lassen sich mehrere wichtige *Schlußfolgerungen* ziehen. Vor allem demonstriert diese Beobachtung die Möglichkeit einer *spezifischen Vererbung* des Sprachschwächesyndroms. Des weiteren will es scheinen, daß die erbliche Grundlage der familiär auftretenden Störungen der Sprache aus mehreren Faktoren besteht. Der *Geschlechtsfaktor* geht aus der allgemeinen Beobachtung hervor, daß die Sprachstörungen im männlichen Geschlecht wesentlich häufiger vorkommen als im weiblichen.

Wie unser großes Beobachtungsmaterial anzeigte, sind *Störungen der Lateralität* mit den Entwicklungsstörungen des Spracherwerbes verwandt und daher auch mit dem begleitenden Zeichen der kongenitalen Dyspraxie. Diese drei zusammen gehörenden Störungen der Lateralität, Sprachausbildung und motorischen Koordination haben einen gemeinsamen Ursprung in der zugrunde liegenden und primären Verzögerung der zerebralen Ausreifung. Schließlich zeigt sich der *musikalische Faktor* mit einer derart erstaunlichen Regelmäßigkeit, daß seine grundlegende Beziehung zur Sprachgewandtheit oder Sprachschwäche nicht bezweifelt werden kann. Diese Zusammenhänge gehen aus den folgenden drei Beispielen von musikalischen Linkshändern mit großem Sprachtalent hervor.

Fall 1. Der Sohn eines ausländischen Botschafters in Wien war der beste Schüler seiner Gymnasial-Klasse mit den besten Noten in allen Schulfächern. Zu Hause sprach er bulgarisch und französisch und lernte in der Kindheit tadelloses deutsch. Als mit 10 Jahren der Lateinunterricht begann, war er wieder der Beste in der Klasse. Mit 16 Jahren lernte er englisch und fügte später noch andere Sprachen hinzu. Wie alle anderen Schüler verrichtete er alles mit der rechten Hand. Er hatte die schönste Handschrift der Klasse und ragte in allen gebotenen Sportarten hervor. Obwohl er nie formellen Musikunterricht hatte, spielte er die Okarine und Mundharmonika in lustiger Weise. Mit 14 Jahren entdeckte er, daß er besser mit der linken Hand zeichnen konnte und unterhielt seitdem seine Mitschüler mit klugen komischen Bilderserien. Im letzten Schuljahr mit 18 Jahren malte er verblüffend eindrucksvolle Bühnenbilder für die Abschiedsvorstellung der Maturanten. Er ist nun ein führender Architekt, welcher seine Pläne mit der linken Hand zeichnet und mit der rechten beschriftet, weil es so am praktischsten sei.

Fall 2. Eine junge Frau mit mehreren linkshändigen Vorfahren auf der väterlichen Seite einschließlich ihres Vaters ist betont linkshändig und linksfüßig. Ihre beiden Eltern stammten aus musikalischen und sprachbegabten Familien. Beruflich als Musikerin, Sängerin und Schauspielerin ausgebildet, bewies sie außerordentliche künstlerische Begabung. Als die weitaus beste Vorzugsschülerin ihrer Klasse lernte sie leicht deutsch, lateinisch, französisch, italienisch, englisch und spanisch in dieser Reihenfolge. Mit Mathematik und Physik hatte sie jedoch immer große Schwierigkeiten. Rechtshändig erzogen, führte sie alle gelernten Funktionen mit der rechten Hand aus, einschließlich essen, schreiben, künstlerisches zeichnen, nähen, Tennisspielen usw. Hingegen bevorzugt sie die linke Hand für weniger konventionelle Handlungen wie kochen, schneiden, einfädeln von Nadeln oder Verteilung von Blumen. Ihre Direktionalität ist rein sinistral und sinistrad. Wenn sie mit dem Auto rechts einbiegen soll, macht sie fast immer einen linken Bogen und argumentiert für einen Moment, daß ihre linke Seite die „rechte und richtige“ sei. Sie heiratete einen rechtshändigen aber linksäugigen Mann aus einer rein rechtshändigen und hochmusikalischen Familie. Er ist hoch talentiert in Sprachen, Musik, Kunst und verschiedenen Sportarten, jedoch sehr schwach in Mathematik.

Fall 3. Beide haben eine Tochter, welche seit ihrer verspäteten aber sonst normalen Geburt deutlich sinistrale Neigungen zeigte. Sie hat den Haarwirbel auf der rechten Seite, lutschte ihren linken Daumen seit ihrer 2. Lebenswoche bis zum Alter von vier Jahren, konnte während der ersten Monate leichter nach links schauen und seit dem Alter 1.6 zog sie konstant die linke Hand vor. Gemäß der europäischen Tradition wurde sie systematisch ermahnt, daß die rechte Hand die „schöne und richtige“ Hand sei, bis sie völlig zur Rechtshändigkeit umerzogen war. Ihr Sprechbeginn war etwas verspätet, aber sie erwarb die deutsche Muttersprache leicht und ohne artikulatorische Schwierigkeiten, nicht einmal mit einem zeitweisen Lispeln. Mit vier Jahren lernte sie englisch als ihre zweite Sprache in sehr kurzer Zeit. Sobald sie englisch flüssig beherrschte, sprach sie ungern deutsch, obwohl sie es weiter wohl verstand. Während eines Aufenthaltes in Europa mit 5 Jahren wechselte sie rasch zur deutschen Sprache über, wollte aber nicht englisch sprechen, obwohl sie es nicht vergaß. Mit 6 Jahren trat sie in die amerikanische erste Schulklasse ein, wo sie leicht und gleichzeitig beide Sprachen zu lesen und schreiben lernte. Seither spricht sie deutsch und englisch ohne Schwierigkeiten und ohne jedweden Fremdakzent. Während dieser leichten Sprachentwicklung in zwei Sprachen durchlief sie die übliche Periode der sogenannten „physiologischen Unflüssigkeit“. Recht oft blieb sie stecken oder wiederholte Silben und Wörter, worauf man sie jedoch nicht aufmerksam machte. Sie hat niemals gestottert. Dieses Mädchen ist hochmusikalisch, liebt tanzen und singen, sucht sich am Klavier die richtigen Tasten für Kinderlieder zusammen und besitzt ausgezeichnete motorische Koordination. Für diesen offensichtlichen L-Typus ist es indes erstaunlich, daß sie sich in ihrer Freizeit mit den Aufgaben in Rechenbüchern unterhält.

In allen dreien dieser Beispiele von L-Typen sehen wir die Kombination von hervorragender Sprachbegabtheit, künstlerischem Talent, Musikalität, graziler und eupraktischer Koordination, sowie allgemein hervorragender Lernfähigkeit. Dennoch haben alle drei Personen kongenitale und ererbte Linkshändigkeit, welche überdies durch kompromißlose Erziehung systematisch verschoben wurde. Der dritte Fall des Kindes demonstriert überdies, daß die Einflüsse von *Zweisprachigkeit und erzwungenem Handwechsel keineswegs so unheilvoll zu sein brauchen* wie oft angenommen, nicht einmal wenn sie kombiniert vorkommen. Viel Anpassung an die Umwelt ist erzielbar so lange die Erbfaktoren günstig sind. Des Kindes unerwartete mathematische Neigung (beide Eltern sind mathematisch unbegabt) ist der einzige Faktor, welcher nicht in die Theorie passen will.

Komponente Faktoren. Vom theoretischen und statistischen Gesichtspunkt will es scheinen, daß die besten Aussichten für vorzügliche *Sprachgewandtheit* mit der Kombination der folgenden Faktoren zu erwarten sind: weibliches Geschlecht; früher und klarer Erwerb der dextralen Bevorzugung in einem Individuum aus einer rechtshändigen Familie; familiäre und persönliche Neigung zu Sprachen und Künsten (L-Typus der Intelligenz); persönliche und familiäre Musikalität. In umgekehrter Weise sind die Aussichten für die volle Ausprägung des *Sprachschwächesyndromes* am größten, wenn die folgenden Faktoren zusammenfallen: männliches Geschlecht; verspätetes oder gestörtes Erlernen der Lateralität, besonders wenn ein ähnlicher Familienhintergrund besteht; persönlicher und familiärer Vorzug für Mathematik und exakte Wissenschaften (Q-Typus der Intelligenz); persönliche oder familiäre Interesselosigkeit an Musik, die kongenitale Amusie.

Zwischen diesen tatsächlich vorkommenden Extremen erstreckt sich eine graduierte Stufenleiter von höchst variierten *Mischungen aller dieser Faktoren*. Die Stellung eines bestimmten Individuums in dieser Stufenleiter hängt von dem Vorherrschen gewisser dieser Faktoren ab. Je mehr die positiven Faktoren hervorstehen, desto näher wird diese Person zum Pol der Sprachgewandtheit stehen. Das gleiche gilt in umgekehrter Weise.

Auf Grund der gegenwärtigen Erfahrung will es scheinen, daß diese Faktoren von *verschiedener Gewichtigkeit* sind und zwar in der folgenden Ordnung: spezifische

Sprachbegabung, Musikalität, Lateralität und Geschlecht. Auf jeden Fall sollten diese und möglicherweise noch andere Faktoren in allen erbbiologischen Untersuchungen der Sprache berücksichtigt werden. Namentlich der Faktor der Musikalität bedarf der weiteren Erforschung, wie wir im nächsten Kapitel andeuten wollen.

Vorläufig haben wir keine bessere Bezeichnung der Hypothese über die gegenseitige Abhängigkeit von linguistischem Talent (L) und Lateralität (L) sowie über den antithetischen Gegensatz zwischen mathematischer (M) und musikalischer (M) Begabung. Gegenwärtig haben wir auch keinen besseren Ausdruck für die Beschreibung dieser genetischen Zwischenbeziehungen als die *LL und MM Theorie der angeborenen Sprachbegabung* (ARNOLD, 1963).

Diagnostische Bedeutung der Lateralität. In Zusammenfassung dieser Besprechung der Beziehungen zwischen Lateralitätsfunktion und Sprache kommen wir zu einer wichtigen Schlußfolgerung. Die menschliche Eigentümlichkeit der spezialisierten Hirnfunktion ist die grundlegende Vorbedingung für die Entwicklung aller Fähigkeiten zur menschlichen Kommunikation. Störungen in der Ausreifung der zerebralen Differentiation projizieren und reflektieren sich in den ursächlich folgenden Verzögerungen im Erwerb der lateralen Händigkeit. Alle diese Verzögerungen der psychomotorischen Entwicklung schließen die motorischen Elemente der expressiven Sprachfunktionen ein.

Wenn man sie als eine globale und gegenseitig abhängige Einheit ansieht, gehören alle Zeichen der neuromuskulären Entwicklung zusammen, denn sie stellen die expressive Fähigkeit zur Verständigung vor. In genau umgekehrter Weise bieten alle sichtbaren Zeichen einer verzögerten Ausreifung die unmittelbare Erklärung für den begleitenden Verzug im Spracherwerb. Diese letzteren sind die Grundtypen der dysphasischen, dyspraktischen und dysarthrischen Elemente der entwicklungsmäßigen Ausfälle in der expressiven Sprache. Wenn man ein Kind auf einer bestimmten Altersstufe bewertet, gibt *der Grad seiner psychomotorischen Ausreifung an, was man dann in dem expressiven Sektor seiner Sprache erwarten darf.*

Literatur

Dominanz und Lateralität

1. Biologische und neurologische Gesichtspunkte

ARNOLD, G. E.: Language Disability. Speech Pathol. Therapy, 6: 15, 1963.

BALDWIN, J. M.: Origin of Right or Left Handedness. Science, p. 247, 1890. — BARDELEBEN, K. VON: Über Rechts- und Linkshändigkeit beim Menschen. Anat. Anzeiger, 37: 10, 1910. — BAUER, R., and J. WEPMAN: Lateralization of Cerebral Functions. J. Speech Dis. 20: 171, 1955. — BEELEY, A. L.: An Experimental Study in Left-handedness. Univ. of Chicago Press, 1918. — BETHE, A.: Zur Statistik der Links- und Rechtshändigkeit und der Vorherrschaft einer Hemisphere. Dtsch. med. Wschr. 51: 681, 1925. — BLAU, A.. The Master Hand. Research Monographs No. 5, New York: Amer. Orthopsych. Assoc., 1946. — BLOEDÉ: Les Gauchers. Etude et comportement de la pathologie et de la conduite à suivre. Thèse de Lyon: Moulin, 1946. — BOUTERWEK, H.: Erbe und Persönlichkeit. Wien: Deuticke, 1943.

CHAMBERLAIN, H. D.: The Inheritance of Left Handedness. J. Heredity. 19: 577, 1930. — CLARK, M. N.: Left-Handedness. Univ. of London Press, 1957. — COONS, J. C., and R. J. MATHIAS: Eye and Hand Preference Tendencies. J. Genetic Psychol. 35: 629, 1928. — CORNIL, L., and H. GASTAUT: Données electroencéphalographiques sur la dominance hémisphérique.

Revue Neurol. 207, 1947. — CUNNINGHAM, D. J.: Right-handedness and Left-handedness. J. Royal Anthrop. Inst. Great Britain and Ireland. 32: 273, 1902. — CUFF, N. B.: The Interpretation of Handedness. J. Exper. Psychol. 11: 27, 1928.

DOWNEY, J. E.: Types of Dextrality and Their Implications. Amer. J. Psychology. 28: 317, 1927; — Some Curious Problems Suggested by Case Studies of Handedness. J. Abnormal Social Psychol. 27: 152, 1932; — Laterality of Function. Psychol. Bull. 30: 109, 1933. — DWIGHT, T.: Right and Left Handedness. J. Psychol. Med. 4: 535, 1870.

EAMES, T. H.: The Anatomical Basis of Lateral Dominance Amer. J. Orthopsychiat. 4: 524, 1934.

FALEK, A.: Handedness: A Family Study. Amer. J. Human Genetics. 11: 52, 1959. — FRIEDMAN, J. H., J. GOLOMB and M. N. MORA: Hair whorl sign for handedness. J. Dis. Nerv. Syst. 13: 208, 1952. — FRÖSCHELS, E.: Is Handedness Organic of Functional in Nature? Amer. J. Psychother. 15: 101, 1961.

GAUPP, E.: Der Dextrismus. Leipzig: 1929. — GIESECKE, M.: The Genesis of Hand Preference. Monographs Soc. Research Child Devel. 1: No. 5, Washington, D. C.: Nat. Res. Council, 1936. — GIRARD, P. F.: A propos des troubles neurologiques et psychiatriques observés chez les gauchers. La notion de diphasie, dipraxie et diphrémie. Semaine des Hôpitaux. Paris: March 6, 1952; — Gauchers et droitiers (le problème des dominances cérébrales). Encycl. médico-chirurg. 17022 CIO: 1953. — GLEES, P., J. COLE, E. G. T. LIDDELL and C. G. PHILIPS: Handedness in Monkeys. Arch. Psychiat. Z. Neurol. 185: 675, 1950. — GLONING, I., K. GLONING und H. HOFF: Die Dominanz einer Hemisphäre. Nervenarzt. 25: 49, 1954. — GOODGLASS, H., and F. A. QUADFASEL: Language laterality in left-handed aphasics. Brain, 77: 521, 1954. — GORDON, H.: Left-handedness and mirror-writing especially among defective children. Brain. 43: 313, 1920. — GOULD, G. M.: Righthandedness and Lefthandedness Philadelphia: Lippincott, 1908.

HARMON, N. B.: Ambidexterity. Brit. Med. J. No. 7: 15, 1905. — HARRIS, A. J.: Harris Tests of Lateral Dominance: Manual of Directions for Administration and Interpretation. New York: Psychol. Corp., 1958. — HEINLEIN, J. H.: A Study of Dextrality in Children. J. Genetic Psychol. 36 91, 1929. — HILDRETH, G.: Development and Training of Hand Dominance. J. Genet. Psychol. 76: 81, 1950. — HULL, C. J.: A Study of Laterality Test Items. J. Exper. Educ. 4: 287, 1936. — HUMPHREY, M. E., and O. L. ZANGWILL: Effects of right-sided occipitoparietal brain injury in a left-handed man. Brain. 75: 312, 1949. — HUTTER, K.: Auswirkung der Händigkeit bei erbgleichen Zwillingen. Med. Klin. 46: 503, 1951.

INGALLS, N. W.: On Righthandedness. Scientific Monthly. 27: 307, 1928.

JACKSON, J.: Ambidexterity. London: Keegan, Trench, Trubner, 1905. — JASPER, H. H., and M. BONVALLET: Rôle de l'écorce dans l'organisation asymétrique des chronaxies des nerfs symétriques chex les rats droitiers ou gauchers. C. Rend. Hebd. Soc. Biol. 116: 991, 1934. — JASPER, H. M., and E. T. RANEY: The Phi Test of Lateral Dominance. Amer. J. Psychol. 49: 450, 1937. — JASTAK, J.: Ambigraph Laterality Test. Psychomechan. Labor. New York: 1936. — JASTROW, J.: Dextrality. In "Dictionary of Philosophy and Psychology", By J. M. Baldwin 1: 277. New York: Macmillan, 1901. — JONES, H. E.: Dextrality as a Function of Age. J. Exper. Psychol. 14: 125, 1931. — JONES, W. F.: Study of Handedness. Los Angeles: Univ. Southern California, 1918. — JORDAN, H. E.: The Inheritance of Left-handedness. Amer. Breeder's Mag. 2: No. 1, 19, 1911; No. 2, 113, 1911; — Hereditary Left-handedness with a Note on Twinning. J. Genetics. 4: 67, 1914.

KELLER, E.: Les asymétries du corps humain. Attitudes et mouvements asymétriques. Le probléme des gauchers. L'"inferiorité" des inversés. Ciba Revue, p. 1218, 1944. — KELLOGG, G. M.: The Physiology of Right — and Left-handedness. J. Amer. Med. Ass. 30: 356, 1898. — KOBLER, R.: Der Weg des Menschen vom Links- zum Rechts-Händer. Wien–Leipzig: Perles, 1932. (Contains large bibliography of older European references.)

LANSDELL, H.: Laterality of Verbal Intelligence in the Brain. Science, 135: 922, 1962. — LECONTE, J.: Right-sidedness. Nature, p. 76, 1883; p. 452, 1884. — LEDERER, R. K.: An exploratory investigation of handed status in the first two years of life. Univ. lowa Stud. Infant Behavior, 1939. — LESNE, M., and N. PEYCELON: A quel âge un enfant cesse-t-il d'être ambidextre pour devenir droitier? Bull. Soc. Ped. Paris, 32: 436, 1934. — LHERMITTE, J.: Le problème de la latéralisation et de la dominance hémisphérique. L'Encéphale. 47/6: 465, 1934. — LOMBROSO, C.: Left-sidedness. North Amer. Review. 177: 446, 1903. — LUDWIG,

W.: Das Rechts-Links-Problem im Tierreich und beim Menschen. Berlin: 1932. — LUEDDECKENS, F.: Rechts- und Linkshändigkeit. Leipzig: W. Engelmann, 1900.

MAZARS, G.: Trichogyrie et dominance cerebrale. Rev. Neurol. 93: 852, 1955. — MINOR, L.: Über die Dorsalvenen der Hände in ihren Beziehungen zur Rechts- und Linkshändigkeit. Congr. Int. Neurol. Bern: 1931. — MORSH, J. E.: The Development of Right-handed Skill in the Left-handed Child. J. Child Devel. 1: 311, 1930. — MORTILLET, G. DE: Formations des Varietes, albinisme et gauchissement. Bull. Soc. d'Anthropol. Paris: 3, July, 1890. — MOUNTCASTLE, V. B. (Edit.): Interhemispheric relations and cerebral dominance. Baltimore: Johns Hopkins Press, 1962.

NEURATH, R.: Über Linkshändigkeit im Kindesalter. Wien. klin. Wschr. 35: 895, 1922.

OGLE, W.: On Dextral Pre-eminence. Lancet, p. 49, 1871. — OHASHI, H.: Aphasia, apraxia, agnosia: The problem of cerebral dominance. Psychiat. Neurol. Jap. 64: 890, 1962. — OJEMANN, R. H.: Studies of Handedness: I. A Technique for Testing Unimanual Handedness. J. Educat. Psychol. 21: 597, 1930; II. Testing Bimanual Handedness. J. Educat. Psychol. 21: 695, 1930.

PARSON, B. S.: Lefthandedness. New York: Macmillan, 1924. — PYLE, W. H., and A. DROUIN: Left-handedness: Experimental and Statistical Study. School and Society. 36: 253, 1932. — PYRE-SMITH, P. H.: On Left-handedness. Guy's Hospital Reports. 16: 141, 3rd Series, 1871.

RAMALEY, F.: Inheritance of Left-handedness. Amer. Naturalist. 47: 730, 1913. — REGNAULT, F.: Les causes de la droiterie de l'homme. Press. Méd. 42: 787, 1931. — RIEMANN, H.: Zur Bestimmung der Linkshändigkeit bei Lebenden und Toten. Z. ärztl. Fortbild. 12/1: 706, 1959; — Problemlösung „Linkshändigkeit". Dtsch. Gesundheitswesen. 31: 961, 1957. — RIESE, W., and K. GOLDSTEIN: The brain of Ludwig Edinger. An inquiry into the cerebral morphology of mental ability and left-handedness. J. Comp. Neurol. 92: 133, 1950. — RIFE, J. M.: Types of Dextrality. Psychol. Reviews. 29: 474, 1922. — RIPER, C. VAN: A New Test of Laterality. J. Exper. Psychol. 18: 372, 1935. — ROBERTS, L.: Handedness and Cerebral Dominance. Trans. Amer. Neur. Ass. 80: 143, 1956.

SAWYER, J.: Ambidexterity. Brit. Med. J., p. 1302, 1900. — SCHILLER, A.: Theories of Handedness. J. Applied Psychol. 19: 694, 1936; 20: 77, 1937. — SCHOTT: Über Rechts- und Linkshändigkeit bei Geistesschwachen. Wschr. Psychiat. Neurol. 32: 41, 1930. — SCHWERZ, F.: Die Rechtshändigkeit des Menschen. Arch. Rass. u. GesBiol. 2: 299, 1914. — SHAW, J.: Right-handedness and Left-brainedness. Lancet, 2: 1486, 1902. — SMITH, K. U.: Role of the Commissural Systems of the Cerebral Cortex In the Determination of Handedness, Eyedness, and Fotedness in Man. J. Gen. Psychol. 32: 39, 1945. — SMITH, L. G.: A Brief Survey of Right- and Left-handedness. Pedag. Seminary 24: 19, 1917. — SOLOMON, M.: Pourquoi travaillons-nous mieux avec la main droite? Presse Méd. 55: 538, 1947. — STEINER, G.: Über die Beziehungen der Epilepsie zur Linkshändigkeit. Mschr. Psychiat. Neurol. 30. 119, 1911. — STERN, G., and E. SCHILF: Über Linksfüßigkeit. Z. ges. Neurol. Psychiat. 139: 41, 1932. — STIER, E.: Untersuchung über Linkshändigkeit und die funktionellen Differenzen der Hirnhälften. Jena: Fischer, 1911. — SUBIRANA, A.: La Droiterie. Schweiz. Arch. Neurol. Psychiat. 69: 321, 1952; — Los trastornos de la lateralidad en la infancia. Cronicismos. 11/3: 83, 1958. — SUBIRANA, A., J. COROMINAS et al.: Nueva contribucion al estudio de la dominancia cerebral. Medicamenta. 216: 1952; — Données E. E. G. apportées par l'influence de la maturation sur la dominance hémisphérique. 17. Congr. Assoc. Pedag. Langue Franç. 3: 149, 1959.

TOURNAY, A.: L'asymétrie dans le développement sensitivo-moteur de l'enfant. J. Psychiat. March 1924.

WHIPPLE, G. M.: The Left-handed Child. J. Educat. Psychol. 2: 574, 1911. — WILE, I. S.: Handedness, Right and Left. Boston: Lothrop, Lee, Shepard, 1934. — WILSON, D.: The Right Hand and Left-handedness. Proc. Trans. Roy. Soc. Canada. 4, Sec. 2: 1, 1886; — The Right Hand: Left-handedness. New York: Macmillan, 1891. — WILSON, P. T., and H. E. JONES: Left-handedness in Twins. Genetics. 17: 560, 1932. — WOLFF, W.: Le visage droit et gauche. Ciba Revue. 36: 1944.

ZANGWILL, O. L.: Cerebral Dominance and its Relation to Psychological Function. Edinburgh: Oliver & Boyd, 1960.

2. Kulturelle und phonetische Gesichtspunkte

AJURIAGUERRA, J. DE, and R. DIATKINE: Problèmes théoriques et pratiques posés par la gaucherie infantile. Presse Méde. 83: 1905, 1956.

BALLARD, P. B.: Sinistrality and Speech. J. Exp. Pedagogy, 1: 298, 1911. — BIJOU, S. W.: Laterality as a Clinical Problem. Delaware State Med. J. 10: 115, 1938. — BILTO, E. W., and G. E. PETERSON: Relation Between Ear Preference and Hearing Acuity. J. Speech Dis. 9: 123, 1944. — BLOCK, I., D. DISHER and E. FRÖSCHELS: Tonguedness. Folia Phoniatr. 9: 49, 1957. — BOWMAN, H.: The Effect of Practice on Different Dextral Types. Amer. J. Psychol. 40: 117, 1928. — BRAIN, R.: Speech and Handedness. Lancet. 837, 1945. — BRINTON, D.: Left-handedness in North American Aboriginal Art. Amer. Anthropol. 9: 175, 1896. — BRYNGELSON, B.: A Study of Laterality of Stutterers and Normal Speakers. J. Speech Dis. 4: 231, 1939. — BRYNGELSON, B., and B. RUTHERFORD: A Comparative Study of Laterality of Stutterers and Non-Stutterers. J. Speech Dis. 2: 15, 1937. — BUCKLE, D. F.: Speech Defect and Lateral Dominance. J. Austral. Coll. Speech. Ther. 2: 13, 1951.

CALLAN, P. N.: Are We Right Eyed? Med. Rec. 1881. — CARTER, C. H.: Types of Mental Retardation. Curr. Med. Digest. 28: 51, 1961. — CHESHER, E. C.: Some observations concerning the relation of handedness to the language mechanism. New York: Bull. Neurol. Inst. 4: 556, 1936. — CLARK, R. M.: The Puzzle of Handedness. Talk, 36, No. 3, 1955. — CONRAD, K.: Über aphasische Sprachstörungen bei hirnverletzten Linkshändern. Nervenarzt, 20: 148, 1949. — CRITCHLEY, M.: Mirror-Writing. London: Keegan, Trench, Trubner, 1928.

DANIELS, E. M.: An Analysis of the Relation between Handedness and Stuttering with Special Reference to the Orton-Travis Theory of Cerebral Dominance. J. Speech Dis. 5: 309, 1940. — DUSEN, C. R. VAN: A Study of the Relation of the Relative Size of the Two Hands to Speech. Speech Monographs. 4: 127, 1937; — A Laterality Study of Non-Stutterers and Stutterers. J. Speech Dis. 4: 261, 1939.

ETTLINGER, G., C. V. JACKSON and O. L. ZANGWILL: Dysphasia following right temporal lobectomy in right-handed man. J. Neurol. Psychiat. 18: 214, 1953.

FAGAN, L. B.: The Relation of Dextral Training to the Onset of Stuttering. Quart. J. Speech. 17: 73, 1931. — FERTSCH, P.: Hand dominance in reading Braille. Amer. J. Psychol. 60: 335, 1947. — FLETCHER, S. G.: Speech as an Element in Organization of a Motor Response. J. Speech Hearing Res. 5: 292, 1962. — FRY, D. B.: Speech and Language. J. Laryngol. Otol. 71: 434, 1957.

GARDE, E. J.: Bégaiement survenue chex un Gaucher au Moment de sa Rééducation en Droitier. Annales d'Otolaryng. 65: 319, 1948. — GARDNER, W. J.: Injection of Procaine into brain to locate speech area in left handed persons. Arch. Neurol. Psychiat. 46: 1035, 1941; — Left-Handed Writing. Interstate Press., 1945. — GORDON, H.: Left-handedness and Mirror Writing, Especially among Defective Children. Brain. 43: 313, 1921. — GRANJON-GALIFRET, N., and J. AJURIAGUERRA DE: Troubles de l'apprentissage de la lecture et dominance latérale. L'Encéphale. 40: 385, 1951. — GRAYSON, E. S.: Handedness Testing for Cerebral Palsied Children. Amer. J. Occup. Therapy. 2: 91, 1948.

HÉCAEN, H., and J. DE AJURIAGUERRA: Le problème de la dominance hémisphérique: les troubles du langage, des gnosies et des praxies chez les gauchers lors des lésions hémisphériques droites et gauches. J. Psychol. norm. path. 53: 473, 1956. — HÉCAEN, H., and M. PIERCY: Paroxysmal dysphasia and the problem of cerebral dominance. J. Neurol. Psychiat. 19: 194, 1956. — HAEFNER, R.: The Educational Significance of Lefthandedness. New York: Teachers College Contrib. to Educ. No. 360, 1928. — HELTMAN, H. J.: Contradictory Evidence in Handedness and Stuttering. J. Speech Dis. 5: 327, 1940. — HENSCHEN, S. E.: On the function of the right hemisphere of the brain in relation to the left in speech, music and calculation. Brain. 49: 110, 1926.

ISSERLIN, M.: Aphasie. In „Hdb. Neurol." By BUMKE and FÖRSTER. 6: 626. Berlin: J. Springer, 1936.

JUDD, C. H.: Ambidexterity and Mirror Writing, in "Encyclopedia of Education", by P. MONROE, New York: Macmillan, 1911.

KAINZ, F.: Psychologie der Sprache. 4: Spezielle Sprachpsychologie. Stuttgart: F. Enke, 1956; — Zum Linkshändigen Schreiben der Kriegsversehrten. Sprachforum. 2: 171, 1957. — KAPLAN, J.: The World of the Left-handed. AMA Today's Health, 39: 52, 1961. — KELLER, R.: The Right-left Problem in Art. Ciba Symposia, 3: 1139, 1942. — KENNEDY, F.: Stockbrainedness, the causation factor in the so-called "crossed aphasias". Amer. J. Med. Sci. 6: 849, 1916. — Kistler, A. K.: Linkshändigkeit und Sprachstörungen. Schweiz. med. Wschr. 60: 2, 1930. — Kobler, R.: Der Weg des Menschen vom Links- zum Rechtshänder. Wien–Leipzig: Perles, 1932. — Kovarsky, V.: Comment apparaît le Bégaiement chex un Enfant gaucher contrarié. L'Oto-Rhino-Laryngol. Intern. 31: 27, 1947.

Lazzari, F., and L. Trisciuzzi: Considerazioni sulla dominanza laterale e sui disturbi del linguaggio in alcuni casi di paralisi cerebrale infantile. Boll. Soc. Ital. Fonet. Audiol. 13: 223, 1964.

McNaughton, J. H.: Ambidexterity and Mental Culture. London: Heineman, 1914. — Miles, W. R.: Ocular Dominance in Human Adults. J. Genetic Psychol. 3: 412, 1930. — Mills, L.: Eyedness and Handedness. Amer. J. Ophthalm. 8: 1, 1925. — Mizzan, M., B. Trisciuzzi-Pamis and V. Cevnja: Qualche considerazione statistica sul rapporto fra mancinismo e logopatie. Boll. Soc. Ital. Fonet. Sperim., etc. 7: 17, 1957. — Mounsey, C., and G. E. Peterson: Relationship of Ear Preference to Other Laterality Characteristics. J. Speech Dis. 9: 121, 1944.

Needles, W.: Concerning Transfer of Cerebral Dominance in the Function of Speech. J. Nerv. Ment. Dis. 95: 270, 1942.

Oates, D. W.: Left-handedness in Relation to Speech Defects. Intelligence and Achievement, Forum of Education. 7: 91, 1929.

Peterson, G. E.: Ear Preference. J. Speech Dis. 7: 319, 1942.

Quinan, C.: Can the Brainedness Factor Right or Left be Established by Graphic Time Data Alone? J. Exp. Psychol. 21: 230, 1937.

Reid, L. D.: Some Facts About Stuttering. J. Speech Dis. 11: 3, 1946. — Rheinberger, M. B., I. W. Karlin and A. B. Berman: Electroencephalographic and Laterality Studies of Stuttering and Non-stuttering Children. Nervous Child. 2: 117, 1943. — Roberts, L.: Localization of speech in the cerebral cortex. Trans. Amer. Neurol. Ass. 76: 43, 1951.

Sachs, M.: Zur Ätiologie des Stotterns. Wien. klin. Wschr. 37: Nr. 5, 1924. — Sarrasin, P.: Über Rechts- und Linkshändigkeit in der Prähistorie. Verh. Naturforsch. Ges. Basel. 29: 122. — Scheidemann, N. V.: A Study of Handedness of Some Left-handed Writers. Pedag. Seminary, 38: 510, 1930. — Scheidemann, N. V., and H. Colyer: A Study of Reversing the Handedness of Some Left-handed Writers. J. Educat. Psychol. 22: 191, 1931; — A Study of Causes of Left-handed Writing Preferences of Some Right-handed Children. Psychol. Clinic. 20: 116, 1931. — Scripture, M. K.: Some Theories Concerning Stuttering and Stammering. Quart. J. Speech, 8: 145, 1922. — Scripture, M. K., O. Glogau and A. H. de Bra: Left-Handedness as an Etiological Factor in Speech Defects. Laryngosc. 27: No. 3, 1917. — Selzer, C. A.: Lateral Dominance and Visual Fusion. Cambridge, Mass.: Harvard Univ. Press, 1933. — Southworth, T. S.: Stuttering in a Boy Relieved by Reversal of Manual Dexterity, with Remarks on the Subjects of Symbol Amblyopia. N. Y. Med. J. 105, 619, 1917. — Sovak, M.: Lateralität und Sprache. Wiss. Z. Univ. Halle. 11/12: 1695, 1962. — Spadino, E. J.: Writing and Laterality Characteristics of Stuttering Children, Bur. Public. New York: Teachers College, Columbia University. 1941. — Stevens, H. C.: Right-Handedness and Peripheral Vision. Science. 27: 272, 1908. — Subirana, A.: La preferencia motriz de una mano y la dominancia hemisférica en la función del lenguaje. Medic. Clin. 15/5: 360, 1950; — Vision neurologique des troubles du langage d'intérêt phoniatrique: Le pronostic des aphasies de l'adulte. Folia Phoniatr. 8: 149, 1956; — The prognosis of aphasia in relation to cerebral dominance and handedness. Brain, 81: 415, 1958; — The Relationship between Handedness and Language Function. Logos, 4: 67, 1961. — Subirana, A., et al.: Données E. E. G. Apportées par L'Influence de la Maturation sur la Dominance Hémisphérique. 17th Congr. Assoc. Pédiat. Franç. Montpellier: Oct. 1959. — Subirana, A., and L. Oller-Daurella: Laterality, Maturity and Electro-Encephalography. Curr. Probl. Phoniat. Logop. 1: 141, 1960.

Tompkins, E.: Left-Handedness and Stammering. Quart. J. Speech. 5: 6, 1919.

Wilson, D.: Paleolithic Dexterity. Proc. Trans. Royal Soc. Canada, 31 Sec. 2: 119, 1885. — Wilson, M. O., and L. B. Dolan: Handedness and Ability. Amer. J. Psychol. 43: 261, 1931. — Woo, T. L., and K. Pearson: Dextrality and Sinistrality of Hand and Eye. Biometrika, 19: 165, 1927.

VIII. Musik und Sprache[1]

1. Genetische Gesichtspunkte der Musikalität

a) Die Welt des Schalles

Musikalische Grundlage der Sprache. Manche Leser mögen sich wundern, was denn die Musik mit Sprachpathologie zu tun hat. Seit ich den ersten Stotterer in der Wiener Sprachambulanz des Professors FRÖSCHELS gesehen hatte, konnte ich mich nicht des Eindruckes erwehren, daß zwischen diesen beiden Gebieten eine Beziehung bestehen müsse. Die Ergebnisse systematischer Studien über 30 Jahre machen es nunmehr möglich, diese Überzeugung mit neutralen wissenschaftlichen Daten zu unterstützen.

Wir müssen uns sofort darüber klar sein, daß wir hier nicht mit der Musik als einer vom Menschen erfundenen Kunst beschäftigt sind. Wir kümmern uns hier nicht um die Ordnung und Struktur der musikalischen Schöpfung und Ausführung, sondern um den Begriff der Musik in einem allgemeinen Sinn. Wir meinen die Modalität des Sendens und Empfangens von akustischen Komplexen, welche nicht primär für die Kommunikation von abstrakten Sprachsymbolen beabsichtigt sind. In diesem Sinne bilden die *Musik* und die gesprochene *Sprache* die Welt des wünschenswerten Schalles. Weil *Geräusch* als unerwünschter Schall definiert ist, bleibt es der Einzelperson überlassen, wieviel sie von der Welt des Schalles als Geräusch zurückweisen will. Wilhelm Busch meinte z. B., daß Musik oft mit Geräusch verbunden sei.

Evolution der Sinne. Wenn wir die Bedeutung des Schalles für das menschliche Verhalten verstehen wollen, benötigen wir einen kurzen Überblick der sensorischen Entwicklung. *Olfaktion* oder der Geruchssinn ist zweifellos der älteste in der phylogenetischen Entwicklung. Geruch war vorhanden, als die ersten Klumpen von Protoplasma in den Amöben auf chemische Reize reagierten. Als nächstes entwickelte sich der *Tastsinn*, die Reaktion auf mechanische, vibratorische und thermische Reize, welcher von allen lebenden vielzelligen Organismen besessen wird. Der *Gesichtssinn* der Vision folgte, als die Arthropoden Beine entwickelten, um auf ihnen zu krabbeln und als die Insekten Flügel zum Fliegen wachsen ließen, so daß sie alle sehen konnten, wohin sie gingen. Mit der Fortbewegung kam der Sinn für *Gleichgewicht* oder Equilibrium in den Statozysten der Krustazeen sowie die hochentwickelten vestibulären Halbkreiskanäle in den ersten Wirbeltieren, den Fischen. Seit der Eroberung des Landes, als die Lungenfische aus dem Meere hervorkrochen, benötigten alle auf der Erde wandernden Tiere den *Gehörsinn* der Audition, um den luftgetragenen Schall einer herannahenden Gefahr hören zu können. Viele Einzelheiten über die Physiologie des Hörens in Tieren finden sich in der phylogenetischen Übersicht von J. SCHWARTZKOPFF (1963). Von Interesse ist ferner die bibliographische Übersicht von P. F. OSTWALD (1960) über die phylogenetische Evolution der Kommunikation durch Schall.

Evolution des Ausdruckes. Während derselben Epoche entwickelte sich ein *Kehlkopf* als ein primitiver Sphinkter, um die Luftwege während des Schluckens zu verschließen. Viel später, als die Amphibien und Reptilien aufschienen, begann sich der Kehlkopf für die überlagerte Funktion der Stimmgebung oder *Vokalisation* zu verändern. Anstelle eines Kehlkopfes entwickelten die Vögel einen besonderen Syrinx nahe der Luftröhrengabelung (Carina) für ihre mehr oder weniger melodischen Gesänge und Geschreie. Es waren aber erst die späten Nachzügler unter den Tieren, nämlich einige der Säugetiere, welche die volle Gabe der laryngealen *Phonation* erwarben. Viele Säugetiere sind bis zum heutigen Tage stimmlos geblieben (G. KELEMEN, 1939). Endlich kam der Mensch, welcher die Sprechfähigkeit erwarb. Die menschliche

[1] Dieser Abschnitt ist eine Übersetzung der Seiten 404—442 aus „Voice-Speech-Language: Clinical Communicology“ von Richard Luchsinger and Godfrey E. Arnold. © 1965 by Wadsworth Publishing Company, Inc., Belmont, California.

Sprache ist nicht mehr als eine Million Jahre alt, indem sie auf die Zeit zurückgeht als Pithecanthropus erectus sich von den großen Affen abzusondern begann. Der Mensch wurde zum Menschen als er zu sprechen lernte.

Diese Aufeinanderfolge erstreckte sich über Milliarden von Erdjahren und unterstreicht das phylogenetisch hohe Alter der sensorischen und expressiven Funktionen. Hörbare Kommunikation unter den Kreaturen begann mit dem Hören. In einer ontogenetischen Parallele vermag das neugeborene Menschenkind zu hören bevor es ein Jahr später die ersten absichtlichen Sprachlaute hervorbringt. Hunderte von Millionen Jahren später entwickelte sich die laryngeale Phonation für die Aussendung von Signalen. Es brauchte weitere Hunderte von Millionen von Jahren bevor der Urmensch es lernte, die Phonation in die artikulierte Sprache zu formen. In einer ähnlichen Weise braucht das menschliche Kind ein Jahr, um sein instinktives Lallen in die sinnvolle Sprache umzuformen. *Zuerst kam das Hören, dann folgten die musikalischen Inflektionen der Phonation, bis der Mensch endlich die Sprache erfand.* Richard Strauß widmete eines seiner letzten Werke, die entzückende Oper „Capriccio" der Streitfrage „Prima la musica, dopo le parole".

Pathologische Regression. Die Phänomene der pathologischen Regression von Funktionen spiegeln diese phylogenetischen Schritte der Evolution in der umgekehrten Richtung wieder. Die zuletzt erworbenen Funktionen sind die ersten, welche durch pathologische Störungen von Struktur oder Funktion leiden. In dem polyglottischen Aphatiker leiden die zuletzt erlernten Sprachen gewöhnlich am meisten, während eine in der Kindheit erworbene zweite Sprache sowie die Muttersprache in dieser Ordnung mehr resistent sind. Daß emotionelle Faktoren die glatte Koordination der *Sprache* sehr leicht zerrütten, zeigt sich in dem nervösen Redner, oder durch die zahlreichen Stotterer, welche 1—2% der Bevölkerung jedes Landes darstellen.

Phonation ist phylogenetisch viel älter und deshalb gegenüber funktioneller Störung viel resistenter als die Sprache. Es ist völlig logisch, daß die psychogene Dysphonie in entsprechender Weise weniger häufig vorkommt als die psychogene Dysphemie des Stottern. Weil das weibliche Geschlecht eher zu emotionellen Reaktionen neigt als das männliche, ist die hysterische Aphonie hauptsächlich eine weibliche Störung. Diese Tatsache ist seit den Zeiten des Hippokrates bekannt, als der Ausdruck „Hysterie" vom griechischen Wort „hystera" (Gebärmutter) geprägt wurde.

Phonation hinwiederum ist jünger als der *Sphinktermechanismus* des Kehlkopfverschlusses. Deshalb ist die expressive laryngeale Funktion gegen Störungen weniger widerstandsfähig als der vital wichtige Mechanismus des reflektorischen Schutzes. Für diese Vorstellung finden sich Beweise in den Fällen von schwer erschütterndem emotionellen Trauma, wie etwa auf dem kriegerischen Schlachtfeld. In solchen Fällen zeigt sich ein regressiver Rückzug der bedrohten Persönlichkeit in einen Zustand ähnlich der fötusartigen Existenz in der Gebärmutter, ein Zustand, in welchem die Kommunikation lediglich durch angeborene Reflexe vor sich geht. In ähnlicher Weise bleiben die laryngealen, palatalen und auditiven Reflexe normal, wenn die stimmlose Aphonie, der sprachlose Mutismus, oder die seltene Extremform des psychogenen Surdomutismus (S. 816) das Opfer eines Nervenzusammenbruchs von seiner Umwelt ausschaltet.

Das *Gehör* ist älter als die Phonation. Aus diesem Grunde wird es von psychogenen Zusammenbrüchen weniger leicht betroffen als die verbale und vokale Kommunikation. Mit der Ausnahme von Simulanten, deren Motivierung das für ihre jeweiligen Zwecke am meisten geeignete Organ aussucht, ist der psychogene Hörverlust ziemlich selten, besonders in friedlichen Zeiten.

Das *Gleichgewicht* ist phylogenetisch noch viel älter als das Gehör. Aus dieser Tatsache ergibt sich die allgemeine Regel, daß jede organische Ohrkrankheit das Gehör viel eher oder leichter zerstört als den Gleichgewichtssinn. Ausnahmen sind Syphilis und bestimmte ototoxische Drogen. In höchst bemerkenswerter Weise gibt es keinen psychogenen Verlust der vestibulären Funktion, den man mit der psychogenen Taubheit vergleichen könnte. Psychoneurose mag wohl Zustände von organischem Verlust des Gleichgewichtes imitieren, aber die vestibulären Reaktionen bleiben dann normal.

In diesem Überblick der phylogenetischen Evolution der Sinnesfunktionen finden wir den *Gesichtssinn* in noch höherem Maße widerstandsfähig als die jüngeren Funktionen. Während einer seelischen Krise können alle rezeptiven und expressiven Funktionen der Kommunikation zusammenbrechen. Die betroffene Person zieht sich dann völlig von der Realität in ein inneres Leben zurück, ein Zustand den man dem „tot-stellen" gewisser Käfer vergleichen kann. Nach entsetzenden Schreckerlebnissen im Kriege hat man manche Soldaten gelähmt, blind, taub, stumm und stimmlos aufgefunden. Während der Erholung kehrten diese Funktionen in der gleichen Reihenfolge zurück, manchmal auch von einer kurzen Periode von „traumatischem" Stottern gefolgt. Psychogene Blindheit stellt eine sehr tiefgehende Reaktion des seelischen Rückzuges vor, welche man in normalen Zeiten nur selten sieht.

Am Ende solcher regressiver Möglichkeiten, oder am Beginne der phylogenetischen Evolution, steht der *Geruchssinn*. Psychogene Anosmie scheint nicht zu existieren, weil das Riechen nur für das Leben und die Ernährung wichtig ist, aber keine kommunikative Bedeutung hat. Der olfaktorische Sinn ist für die menschliche Existenz unwichtig geworden und beginnt von den menschlichen Sinnesfunktionen auszuscheiden. Der Geruch ist in recht vielen Menschen nur rudimentär entwickelt und wird sehr leicht durch verschiedene organische Krankheiten zerstört.

Phylogenetische Theorie in der Sprachtherapie. Alle diese Überlegungen sind für die Sprachtherapie wertvoll. In der Behandlung von psychogenen Störungen schreitet die Wiederherstellung des krankhaften Benehmens von der anfänglichen Disorganisation zur nächst höheren Stufe der phylogenetisch geschichteten Hirnfunktion vor. Während des ersten Weltkrieges war es in vielen Ländern üblich, den Patienten aus seinem hysterischen Rückzug zurückzuzwingen. H. GUTZMANN bezeichnete dieses brutale Vorgehen als die Methode des „dolor et terror". Die plötzliche Anwendung starker elektrischer Ströme z. B. rief einen Reflexschrei oder eine andere Bewegung hervor. Diese unwillkürlichen Reaktionen verwendete man dann in suggestiver Weise, um den Patienten zu überzeugen, daß er wieder gehen, sehen, hören oder sprechen konnte.

Die moderne Narkosynthese entfernt die regressiven Symptome in einer mehr logischen Reihenfolge, d. h. in der eben beschriebenen Ordnung. Der psychoneurotische Patient kann einfach nicht von einer phylogenetisch primitiven Verhaltensweise auf die angestrebte höchste kortikale Stufe der intellektuellen Selbstkontrolle überspringen. Vorsichtige Psychotherapie führt den Kranken allmählich zu den besten Formen der kommunikativen Funktion. Die gleiche Philosophie sollte auch ein *neurophysiologisch orientiertes System* der Stimm- und Sprachbehandlung leiten. Die wohlbekannte „Kaumethode" nach E. FRÖSCHELS (1948) war ein früher Versuch einer solchen Orientierung.

Die Pfeiler der Sprachpathologie. Die *Phonetik* lehrt die Physiologie der Sprachlaute, die *Linguistik* studiert die Struktur der Sprachen, die *Stimmphysiologie* widmet sich der Forschung der laryngealen Phonation und die *Musikologie* erklärt die nichtverbalen Elemente der menschlichen Kommunikation. Die auditive Modalität für den Empfang dieser verbalen und vokalen Zeichen wird dann von der *Psychoakustik* erforscht und für klinische Zwecke von der *Audiologie* gemessen. Diese Wissenschaften sind also die sechs Pfeiler der Sprachpathologie. Wenn man in der Zukunft die Musikologie von der weiteren Kommunikationsforschung ausschließen wollte, wäre das ebenso beschränkend, als wenn man auf die Phonetik verzichten wollte.

b) Individuelle Variationen

Die Fähigkeit zum Schöpfen, Reproduzieren oder Genießen von *Musik muß gelernt werden*. Noch niemand hat die Technik des Violinspiels oder des Opernsingens seit Geburt besessen. Ebenso offensichtlich ist die Tatsache, daß eine *grundlegende Begabung*, das musikalische Talent, für die Entwicklung der musikalischen Fähigkeit unerläßlich ist. In der phylogenetischen Evolution ist der musikalische Ausdruck viel älter als die Sprache, wie etwa von den Singvögeln bewiesen. Die ontogenetische Entwicklung des Kindes wiederholt dieselbe Tatsache, denn Säuglinge oder Kleinkinder können Melodien lallen bevor sie sprechen lernen. Die musikalische Fähigkeit ist eine grundlegende menschliche Begabung. In potentieller Sicht sollte jedes normale Individuum seine musikalische *Anlage* entwickeln können, genau so wie jedes normale menschliche Wesen die potentielle Fähigkeit des Sprechenlernens hat.

Es ist recht merkwürdig, daß die individuellen Variationen in der tatsächlichen Entwicklung der musikalischen Fähigkeit viel größer sind als die entsprechenden interpersönlichen Variationen der Sprachgewandtheit. Wie wir früher besprochen haben, stellen die *physiologischen* Varianten zwischen den Extremen der ungewandten Sprachschwäche und der eloquenten Redekunst *ästhetische* Grade der linguistischen Leistung vor. Der Hauptzweck der Sprache, also die Verständigung, wird durch diese Varianten weder eingeschränkt noch in wesentlicher Weise gefördert.

In dieser Hinsicht sind die physiologischen Varianten des angeborenen musikalischen Talentes völlig verschieden. Unter normalen Personen finden wir hier alle denkbaren Grade von einem Extrem der totalen Unmusikalität bis zu dem anderen Extrem des größten musikalischen Genies. Das individuelle Ausmaß an musikalischem Talent ist eine Sache der *künstlerischen* Beurteilung, welche mit dem individuellen Erfolg in Arbeit und Leben nichts zu tun hat. Musikalisches Talent bedeutet lediglich verschiedene Grade einer künstlerischen Fähigkeit. Es ist der Wunsch zur Teilnahme in den genußreichen oder rituellen Handlungen von emotionellem Ausdruck und Entspannung. Wenn man sie in die Begriffe der Sprache übersetzt, ist die Stufenreihe der musikalischen Begabung sehr breit. Auf dem einen Ende würde die kongenitale Amusie einer hypothetischen Form einer sozial annehmbaren völligen Sprachlosigkeit entsprechen. Am anderen Ende ist das musikalische Genie dem dichterischen Genie tatsächlich analog.

c) Vergleichende Gesichtspunkte

Musik unter Tieren. Der Vergleich von Sprache und Musik zeigt, daß die Sprache für die Entwicklung des menschlichen Geistes zunehmend wichtig wurde. Dagegen scheint *Musik an Bedeutung abzunehmen*, indem sie eine Luxusfunktion bedeutet, welche der Mensch nicht mehr zum Überleben braucht. Das Singen der Vögel oder das Röhren der Hirsche sind unersetzliche Teile ihrer Liebeszeremonien. Sie sind wichtig für das Abgrenzen von Lebensräumen, Gattenwahl und Fortpflanzung. Wenn die Jugendlichen unserer Zeit und Kultur sich mit Musik abgeben, dann dient sie oft hauptsächlich als ein erotischer Reiz zum Tanzen. So gelangen wir zum interessanten Problem der *musikalischen Phylogenese*, welche die Stellung der Musik im Tierleben enthüllt. Ein paar Tiergeschichten mögen zeigen, wie die angeborenen und umweltlichen Faktoren das Benehmen von zwei Haustieren beeinflussen, der Hund und die Katze.

1. **Hunde.** Ein männlicher, reinrassiger deutscher Schäferhund von der großen grauen Art, Harry, lebte an die 14 Jahre bei uns. Seine hervorstehende Eigenart war *Vorliebe für körperliche Tätigkeit*. Durch seine eifrige Übung wuchs er zu einem riesigen Hund von seltener Kraft, Ausdauer und Kampfesmut. Gleichzeitig war er völlig gehorsam, sanftmütig und wohlerzogen gegenüber seinem Herrn. Er liebte es, Steine herumzuschleppen. Mit seinem guten *Gedächtnis* konnte er sich sogar nach einem Marsch über mehrere Meilen merken, wo ein bestimmter Stein hingelegt worden war, und er konnte es nicht erwarten, zurückzurasen und den Stein

seinem Herrn zu bringen. Mit seiner *sanften Anlage* liebte Harry Kinder und sogar Katzen. Während seiner einsamen Wanderungen über Land, rettete er wiederholt Kinder aus Gefahr und trug sie sicher zu ihren einsamen Bauernhöfen zurück. Trotz seiner *hohen Intelligenz* lernte er nie Türen zu öffnen oder Kunststücke vorzuführen. Außerdem war er *absolut unmusikalisch*. Wenn man vor ihm Musik spielte, entwischte er rasch durch eine offene Türe oder das Fenster. Wenn er nicht hinaus konnte, heulte er jämmerlich, bis man ihn hinaus ließ.

Harry wurde mit Bella gepaart, eine zierliche, rothaarige Schäferhündin. Bella war sehr *intelligent* und zahm, sie liebte Besucher, Spiele, Kunststücke, aber vor allem *Musik*. Nach einem Autounfall behielt sie einen verkrüppelten Schwanz und ein verletztes Ohr. Nachher wurde sie bösartig, mißtrauisch, einsam, boshaft, unfolgsam und grundlos bissig. Nur die Musik hatte weiterhin einen beruhigenden Einfluß auf sie.

Unter ihren Nachkommen waren drei große, grauhaarige Rüden, welche wie ihr Vater zu starken, aktiven Tieren heranwuchsen. Keiner von ihnen war musikalisch. Im Gegensatz dazu war eine rothaarige, zarte Wolfshündin, Jolie. Außerordentlich *intelligent*, lernte sie spontan, wie man europäische Türklinken öffnet. Während die meisten Hunde nur lernen, wie man die Klinke niederdrückt und die Türe aufstößt, verstand Jolie das Öffnen jeder Türe von beiden Seiten. Sie stützte eine Pfote auf den Türrahmen und öffnete die Klinke mit der anderen, indem sie die Türe zu sich zog. Sie war mit beiden Pfoten gleich geschickt (*ambilateral*). Sie lernte viele Kunststücke, durch Ringe springen, ein Stück Zucker mit der Nase in die Höhe werfen und dann auffangen, usw. Sie war außerordentlich *musikliebend* und blieb stundenlang unter dem Klavier liegen. Wenn sie im Gedränge der Großstadtstraßen spazieren geführt wurde, verließ sie sich auf ihres Herrn Pfeifsignal zur Orientierung.

Jolies Nachkommen umfaßten mehrere männliche, grauhaarige, große Hunde, sowie eine zierliche, rothaarige, kleine Hündin. So weit man weiter verfolgen konnte, waren die Rüden körperlich aktiv, aber nicht musikalisch, während das Weibchen deutlich musikalisch war.

Offensichtlich zeigt diese Hundefamilie mehrere deutliche Charakterzüge: sie waren entweder rauhe Landhunde oder fein erzogene Stadthunde; sie äußerten praktische oder verfeinerte Intelligenz; sie waren entweder hochmusikalisch oder völlig unmusikalisch. Da alle diese drei Hunde in demselben künstlerischen und musikalischen Haushalt aufwuchsen, reflektiert ihr verschiedenes Benehmen die *ererbte Natur* ihrer spezifischen Charakterzüge. Die Hauptunterschiede, wie die Musikalität, schienen geschlechtsgebundene genetische Züge zu sein.

2. **Katzen.** Viele Katzen scheinen musikalisch zu sein. Katzi, eine weibliche, grau gestreifte Katze, liebte Soprane. Wenn eine sang, wollte die Katze in den Arm genommen werden, so daß sie ihren Kopf an die singende Kehle halten konnte, und sie mit ihrer Tatze streichelte. Diese Katze hatte unnatürliche Freßgewohnheiten: jedes Fleisch verweigernd, lebte sie von Fisch und war wie verrückt nach Zuckermelonen, rohen Gurken, Karotten und sogar Grütze. Körperlich schwach, konnte sie nicht gut springen. Ihre Schwester Gauga, eine schöne, starke, rothaarig gestreifte Katze, zog es vor, im Freien herumzutoben und kümmerte sich überhaupt nicht für Musik.

Cirillo, ein wunderschöner und prämierter siamesischer Kater vereinigte alle wünschenswerten körperlichen und geistigen Eigenschaften. Groß und sehr stark, liebte er kraftvolle Tätigkeiten, war aber auch zart und liebevoll. Außerordentlich *intelligent*, lernte er viele unterhaltsame Kunststücke. Wenn er mit seiner verfeinerten *auditiven Diskrimination* bemerkte, daß jemand ein Paket Zigaretten aufmachte, kam er sofort dahergelaufen. Dann erwartete er, daß das Silberpapier in einen Ball gerollt werde, den er dann im Zimmer herumjagte. Sein *Sprachverständnis* schien sich auf ungefähr 20 kurze Befehlsworte zu erstrecken, z. B. „nein, komm her, geh weg, bring, gib her", usw. Wenn er in den Garten gehen mußte, miaute er in fordernder Weise. Wenn man ihn dann spaßhaft fragte, ob er sein Futter wollte, wiederholte er sein Miauen mit wachsender Ungeduld. Wenn man ihn aber fragte, „willst du *hinaus?*", dann antwortete er mit einem Miau von einer ganz anderen bejahenden Inflektion und lief zur Gartentüre. Er hatte anscheinend die Grenze zwischen semantischem und symbolischem Sprachverständnis erreicht. Cirillos große *Musikliebe* war wählerisch: er liebte die weichen, melodischen Harmonien romantischer Kompositionen, etwa Chopins Nocturnes, und er lauschte ihnen durch Stunden mit halb offenen Augen am Klavierdeckel ausgestreckt.

Wenn das Programm aber zu den trockenen oder spröden Akkorden und Passagen von Bach-Fugen oder Beethoven-Sonaten wechselte, stand er sofort auf und begab sich in eine entfernte Ecke, um dort in Ruhe zu schlafen.

Zusammenfassend läßt sich sagen, daß manche Katzen und Hunde musikalisch geboren sind, während das bei anderen nicht der Fall ist. Ein konstanter Kontakt mit Musik verändert nicht ihr Benehmen. Wenn sie Musik lieben, dann werden sie sie immer lieben; und wenn sie Musik nicht ausstehen können, dann werden sie es nie lernen sie zu akzeptieren. Folglich ist in diesen Tieren *Musikalität ein ererbter und angeborener Zug,* welcher nicht durch die Umgebung beeinflußt werden kann.

Rezeptive Musikalität. Während diese Tiere große rezeptive Musikalität besitzen mögen, haben sie kein Gegenstück in irgendeiner expressiven oder produktiven Musikalität. Ihr Gehirn enthält keine Rindenfläche für symbolisch differenzierte Vokalisation. Was in gewissen Tieren höher entwickelt sein kann, ist die *verfeinerte auditive Diskrimination* in der auditosensorischen Region der temporalen Hirnrinde. Außerdem kann eine gewisse beschränkte expressive Differentiation der laryngealen Phonation von der präzentralen motorischen Hirnrinde gesteuert sein und zwar unter dem Einfluß von thalamischer (gefühlsbetonter) und neurovegetativer (stimmungsmäßiger) Reizung. Die grobe Differenzierung der ursprünglichen Gefühlszustände (Freude—Trauer, Zorn—Furcht, Wunsch—Befriedigung, usw.) drücken sich immer in den stereotypen Modulationen der Stimmqualitäten von Tonstärke, Tonhöhe und Klangfarbe aus. In den obigen Beispielen war die *Kommunikation* zwischen Mensch und Tier mit jenen Tieren am besten, welche musikalisch waren. Die *expressive Musikalität* der Singvögel bedeutet einen angeborenen, stereotypischen Reflex, welcher für jede Art charakteristisch ist. Es hat noch kein Papagei je den Gesang der Nachtigall gelernt.

d) Ererbte und vererbbare Musikalität

In bezug auf die *Vererbung des musikalischen Talents* des Menschen ist es interessant, sich des musikalischen Hintergrundes von hochmusikalischen Familien zu erinnern, wie etwa die von Bach, Mozart oder des Wiener Walzerkönigs Johann Strauß. Obwohl die meisten von ihnen seit Kindheit intensiven Musikunterricht hatten, kann dieser umweltliche Einfluß nicht für die nachfolgende Entwicklung von wahrem musikalischen Genie verantwortlich sein. Zeitungen berichten öfters von überstimulierten Wunderkindern, welche ihre aufgeregten Familienkreise mit den Zeichen einer verfrühten Virtuosität erstaunen. Mit sehr wenigen Ausnahmen (namentlich Yehudi Menuhin) versinken solche Wunderkinder bald in die Vergessenheit des Durchschnittes.

Die Untersuchung solcher musikalischer Familien zeigt ferner ausnahmslos, daß das „Inzüchten" von musikalischem Talent schließlich zu einem überragenden Genie führt. In den folgenden Generationen scheint die musikalische Größe auszubrennen (die Bach-Söhne), oder das Genie stirbt mit den letzten unverheirateten männlichen Vertretern aus (Beethoven, Schubert, Brahms). Andere Stammbäume zeigen einen „rezessiven" Sprung des Talents über mehrere Generationen.

Liszts natürliche Tochter Cosima heiratete Richard Wagner. Deren Sohn Siegfried Wagner setzte die Bayreuther Festspiele erfolgreich fort, aber seine eigenen zwölf Opern sind vergessen. Seine Söhne Wieland und Wolfgang sind hervorragend in ihrem theatralischen Talent, welches sie von ihrem Großvater Richard ererbt hatten.

Es ist allgemein bekannt, daß das musikalische Talent *ererbt* ist, aber es besteht keine Garantie, daß es weiter *vererbbar* bleibt. Es ist lediglich sicher, daß das musikalische Talent passiv ererbt und potentiell vererbbar ist. George Bernard Shaw gab die richtige Antwort, als ihm jene schöne Dame die Heirat vorschlug, so daß die Kinder ihre Schönheit und seinen Geist bekämen. Er antwortete, daß es umgekehrt sein könnte.

2. Antithetische Polarität von technischer und musikalischer Fähigkeit

Arten der Intelligenz. Im Laufe der Jahre haben wir eine große Zahl von Polterern und anderen Fällen von Sprachschwäche beobachtet. Auf diese Weise wurden wir zunehmend überzeugt, daß ein wesentlicher Schlüssel zum Problem des Polterns in der *Modalität der auditiven Perzeption* zu finden wäre. Nach der Meinung vieler Autoren stellen die kongenitale Sprachschwäche und ein hochentwickeltes musikalisches Talent gegenseitige Pole der großen Verschiedenheit im Talent für Sprache und Musik vor, wie man sie in der allgemeinen Bevölkerung findet.

Die psychologische Literatur enthält viel Beweismaterial für den Nachweis von intellektuellen Grundtypen. Es ist allgemein anerkannt, daß sich die Intelligenz in zwei Hauptarten äußert: verbal-sozial und mathematisch-quantitativ (oder abstraktiv). M. V. McCarthy (1953) legte einen Überblick der Literatur vor und übernahm Munroes Differenzierung der *linguistischen* (L) und *quantitativen* (Q) Typen der intellektuellen Begabung. In dieser Studie finden wir wiederholte Hinweise auf die Korrelation von linguistischen, künstlerischen und musikalischen Begabungen im L-Typus. Der gegensätzliche Q-Typus zeigt eine analoge Korrelation der kaufmännischen, praktischen und mathematischen Talente. H. Bouterwek (1943) bezog diese Einseitigkeit der Begabung auf Links- bzw. Rechtshirnigkeit. Seine Beobachtungen an Zwillingen zeigten ferner die typische Beziehung zwischen der sprachlichen und musikalischen Begabung.

a) Technisch-mathematische Begabung

Der Q-Typus. Auf der einen Seite dieser graduierten Reihe von den ausgesprochen linguistischen zu den quantitativen Typen finden wir das eine Extrem des Q-Typus. Dieser äußert sich durch einseitige mathematische, wissenschaftliche und technische Fähigkeiten wie man es in den wissenschaftlichen, statistischen oder mechanischen Berufen findet. Selten an der Wissenschaft und Kunst der Sprache interessiert, zeigen viele Mitglieder dieser Berufsgruppen eine Neigung zu einer konkreten, präzisen, abgehackten oder sogar steifen Formulierung der Gedanken. Wieder sind wir an Luchsingers (1941) Beschreibung des *Sprachschwächetypus* erinnert und an dessen Korrelation mit den „festen" Gehalten der Psychostruktur in Pfahlers (1936) Terminologie. Wissenschaftliche Zeitschriften in diesen abstrakten Disziplinen sind oft in einem schlichten, tatsächlichen, manchmal populären oder vereinfachten Stil geschrieben, welcher keinen Raum für metaphorische Verschönerung hat. Wenn Sekretärinnen Manuskripte dieser Art abschreiben, wundern sie sich über die ungewöhnliche Zahl von Fehlern in Rechtschreibung und Grammatik. Recht häufig beeinträchtigt eine schlampige Artikulation und ungeschickte Wortwahl die Verständlichkeit der Sprechweise solcher Personen.

In seiner Diskussion der angeborenen Leseschwäche betonte O. Poetzl (1928) die außergewöhnliche mathematische Begabung in mehreren Fällen von schwerer Wortblindheit. Vorsichtig sagte er damals voraus, daß in der Zukunft eine *Korrelation der angeborenen Begabung* zu finden sein wird: Personen mit Sprachschwäche neigen zu besonderer Begabung auf dem mathematischen Gebiet. Mit unserem heutigen Wissen können wir hinzufügen, daß sich dieser Satz umkehren läßt.

Eine unterhaltsame Bestätigung solcher *allgemeiner Beobachtungen* findet sich im Bericht über den Dritten Internationalen Kongreß für Akustik in Stuttgart 1959, welcher anscheinend von der üblichen Proportion von polternden Ingenieuren und Technologen besucht war: „Sogar diejenigen, welche das technische Deutsch ziemlich gut verstehen, fanden die Aussprache vieler der Sprecher schlecht verständlich ... Die Fähigkeit zum Lesen von technischer Literatur bedeutet keineswegs die korrespondierende Fähigkeit zum Verstehen der gesprochenen Sprache, es sei denn, daß der Sprecher ungewöhnlich klar artikuliert. Dies ist unter Wissenschaftlern recht selten! ... Mehrere Sprecher könnten sich um eine bessere Aussprache bemüht haben. Welch ironisches Kommentar über menschliche Unsorgfältigkeit, wenn das Sprechen während eines *akustischen* Treffens häufig so schlampig sein kann!" (Acust. Soc. Amer., 1959).

Seit wir auf die Neigung zu Sprachschwäche unter Ingenieuren aufmerksam wurden, hörten wir viele lustige Bestätigungen dieser Tendenz. Als ein leitender Ingenieur einer großen Firma seinen polternden Sohn zur Untersuchung brachte und über seine eigene Rechtschreibung befragt wurde, antwortete er lachend: „Für einen Ingenieur kann ich halbwegs gut rechtschreiben; wissen Sie denn nicht, daß die meisten Ingenieure orthographisch schwach sind?" Ein anderer Ingenieur ersuchte um Behandlung seines Polterns, weil seine Beförderung von einer besseren Sprache abhing, oder wie er sich ausdrückte, „Ich muß meinen schweren Fall von Ingenieursprache los werden". Ein Hersteller von feinen akustischen Instrumenten wollte wissen, warum er trotz langjähriger Unterweisung nicht tanzen lernen konnte. „Ich kann noch immer 18,000 Hz hören", sagte er, „und ich weiß, wenn 1000 Hz ein reiner Ton ist, oder Obertöne hat; aber ich kann einen Tango nicht von einem Walzer unterscheiden und jede Art von Musik klingt wie ein unerträgliches Geräusch für mich". Diese Hinweise auf halb physiologische oder subklinische Beispiele von Poltern sollen nicht bedeuten, daß jede Person mit schlechter Aussprache von allen jenen psychophysischen Abweichungen betroffen sei, welche gewöhnlich mit dem Poltersyndrom verbunden sind.

b) Linguistisch-musikalische Begabung

Der L-Typus. Auf der anderen Polseite der differenziellen Befähigung liegt die *Sprachgewandtheit* des L-Typus mit seinen humanistischen, linguistischen und künstlerischen Talenten. In diese Gruppe gehören die Mitglieder der lehrenden, philosophischen, theologischen und juridischen Berufe, welche gewöhnlich in mündlicher und schriftlicher Ausdrucksweise hervorragen und leicht andere Sprachen lernen. Im typischen Kontrast sind die sprachlich begabten Personen gewöhnlich in der Mathematik unterbegabt. Viele Ärzte zeigen ähnliche humanistische Neigungen. Es ist nicht ohne Grund, daß die medizinischen Fakultäten an den Universitäten wirken, jedoch nicht in den technischen Hochschulen, wo viele der medizinischen Grundfächer gelehrt werden, wie Physik, Chemie, Biostatistik, usw.

Verteilung des musikalischen Talents. Als nächstes Glied unserer logischen Gedankenkette finden wir in vielen Übersichten, daß das musikalische Talent im allgemeinen unter den Mitgliedern der humanistischen Berufe häufig vorhanden ist. Die großen religiösen Philosophen Lao-Tze und Confuzius schufen die chinesische Musikologie im sechsten Jahrhundert v. Chr. Zur selben Zeit erfand der griechische Philosoph Pythagoras die Siebenton-Skala der westlichen Musik und legte die Grundlagen der musikalischen Akustik. Als eine Berufsgruppe sind die

Ärzte wegen ihres musikalischen Talents wohl bekannt. T. Billroth spielte Klavierduette mit Brahms; Borodin komponierte unsterbliche Opern; Schweitzer war eine Autorität über Bach und das Orgelspiel. Noch zahlreicher sind die Dichter und Schriftsteller unter den Ärzten: St. Lukas, Rabelais, Schiller, Keats, Tschechow, Tschernikowsky, Conan Doyle, W. Somerset Maugham, William Carlos Williams, um nur einige zu nennen.

Auf diese Weise gelangen wir zu einem engen allgemeinen *Verhältnis zwischen Talent für Sprache und Musik*. Obwohl die menschlichen Fähigkeiten in den höchst verschiedenen Kombinationen verteilt sind, findet sich die musikalische Neigung dennoch am häufigsten unter den Berufen, welche auf sprachlicher Gewandtheit beruhen. Auf der anderen Seite geben die technischen Spezialisten häufig einen auffallenden Mangel an musikalischem Interesse zu. Zumindest sind sie an Musik wesentlich weniger interessiert als das unter Ärzten und Schriftstellern der Fall zu sein pflegt.

Statistisches Beweismaterial bestätigt diese empirischen Eindrücke. Der Musikpsychologe G. Révész (1946) untersuchte dieses Problem zur Beantwortung der häufigen Behauptung, daß Mathematiker mehr musikalisch seien als durchschnittliche Personen. Auf Grund der vorhandenen Daten analysierte er die Frage von zwei Seiten: 1. Wie häufig ist mathematisches Talent unter musikalischen Personen? 2. Was ist der Prozentsatz der Musikalität in den verschiedenen professionellen Gruppen?

In Beantwortung der ersten Frage legte er die folgenden Zahlen vor. Unter 369 musikalischen Personen hatten bloß 2% mathematisches Talent, während unter 162 unmusikalischen Menschen 13% mathematisch begabt waren. In einer anderen Übersicht hatten 423 musikalische Kinder und Erwachsene ebenfalls einen niederen Perzentsatz (13,8%) von mathematischem Talent im Gegensatz zu dem viel höheren Fehlen (35,3%) der mathematischer Begabung. Unter 100 Berufsmusikern hatten nur 9% ein gewisses mathematisches Talent. Zur Beantwortung der zweiten Frage schrieb Révész an 135 Mathematiker, von welchen 55% Musikalität angaben. Im Gegensatz dazu hielten sich 71% von 110 Schriftstellern für musikalisch. Beide Methoden dieser Untersuchung zeigten derart, daß musikalisches Talent und mathematische Fähigkeit sich anscheinend gegenseitig ausschließen.

c) Unmusikalische Sprachschwäche

Einfluß der Amusie. Wir können nunmehr Luchsingers (1944) Beschreibung des erblichen Typus der Sprachschwäche erweitern, indem wir den Faktor der feinen auditiven Diskrimination hinzufügen. Auf diese Weise kommen wir zur Unterscheidung von zwei Haupttypen: 1. *Unmusikalische Sprachschwäche* in häufiger Verbindung mit dem Q-Typus der einseitig mathematischen und technischen Begabung, jedoch mit wenig Interesse an künstlerischen Dingen; und 2. *musikalische Sprachgewandtheit* unter den Vertretern des L-Typus mit vorwiegend humanistisch-linguistischen Neigungen, welche jedoch oft in der Mathematik schwach sind.

Gemäß unseren zahlreichen Beobachtungen repräsentieren die *sprachschwachen* Polterer gewöhnlich die extremen Q-Typen der geistigen Begabung. Sie bevorzugen technische oder kaufmännische Berufe, in welchen sie durch ihre schlechte Sprechweise nicht behindert sind. Die meisten unserer polternden Patienten waren an Musik völlig uninteressiert, oder gaben sogar temperamentvolle Abneigung zu. Recht oft schütteln diese Burschen unwirsch die Schultern, so als ob es eine Beleidigung wäre, wenn man nach Musikliebe gefragt wird. Viele dieser Polterer äußern auch deutliche Zeichen von rezeptiver Tontaubheit, expressiver Avokalie (stimmliche Monotonie), oder andere Formen der auditiven Dysgnosie und produktiven Amusie. Systematische musikologische Untersuchungen bestätigten viele Gesichtspunkte dieser Theorie. So fand PEARSON (1962) deutliche Zeichen von *expressiver Dysrhythmie* unter den Polterern.

Die typische Verbindung von *kongenitaler Amusie mit polternder Sprachschwäche* geht aus dem folgenden Beispiel hervor. Abb. 19 zeigt in eindrucksvoller Weise die üblichen Beziehungen zwischen den erblichen Faktoren von Geschlecht,

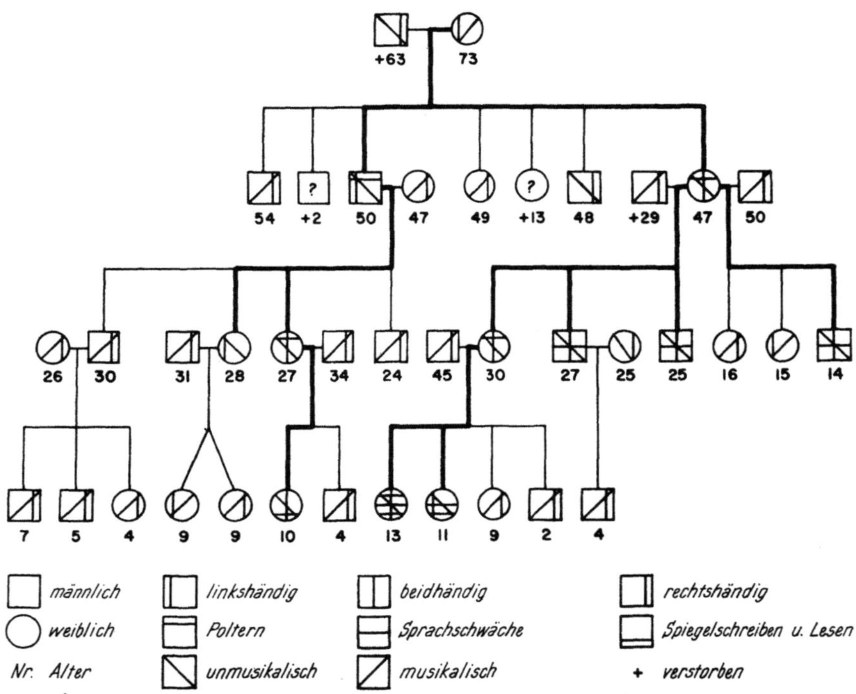

Abb. 19. Verteilung von Lateralität, Sprachschwäche und Musikalität in einer Neger-Familie.

Lateralität, Musikalität und Sprachbegabung. Die früher gezeigten Stammbäume betonten die Faktoren der familiären Sprachschwäche (Abb. 16, S. 134) und der familiären Lateralitätsstörungen mit Dyspraxie (Abb. 18, S. 159). Die folgende Krankengeschichte betont den Einfluß der *Musikalität* auf die Manifestation der sprachlichen Entwicklungsstörungen, wobei jedoch der Lateralitätsfaktor wieder hervorsticht.

Beispiel. Ein 13jähriges Negermädchen war von gesunden Eltern normal geboren. Schwer verzögerte körperliche Entwicklung mit Sprechbeginn mit 4 Jahren. Sie und ihre jüngere Schwester sind in der Schule zurückgeblieben, weil sie mit Sprechen, Lesen, Orthographie und Grammatik große Schwierigkeiten haben. Die Mutter schilderte unter heftigem Poltern, daß viele andere Familienmitglieder ähnlich behaftet sind, wie gezeigt. Die Mitglieder der väterlichen Familie sprechen normal.

Untersuchung zeigt ein normal entwickeltes freundliches, beidhändiges Mädchen. Ohren und Luftwege sind normal. Starke epikanthische Falten. *Sprache* ist rasch, hastig, gepoltert, mit schweren artikulatorischen Störungen, Entstellung aller Zischlaute, Auslassen von (L),

(R) und Konsonanthäufungen. Lesefähigkeit entspricht der zweiten Volksschulklasse, Schreiben sehr entstellt mit vielen Buchstabenumkehrungen, Orthographie und Grammatik sind sehr unreif, sagt „mich" anstelle von „ich". Ist ganz ausgezeichnet im Kopfrechnen solange sie die Zahlen nicht schreiben oder lesen muß. *Stimme.* Hoch, dünn, flach, dumpf mit großer Monotonie, kann überhaupt nicht singen. *Psychologisch.* Eindruck von ungleicher Entwicklung und allgemeiner Unreife mit schlechter Koordination und räumlicher Verwirrung. Ist viel besser in abstraktivem Handeln und mathematischer Fähigkeit. Ist völlig unmusikalisch. IQ: verbal = 78, praktisch = 110, volle Skala = 95.

Diagnose. Schwere kongenitale Sprachschwäche mit kongenitaler Dyspraxie, verzögerter Reifung der Händigkeit und kongenitaler Amusie, alle auf erblicher Grundlage.

Diskussion. Die Tabulierung der familären Faktoren von Lateralität, Musikalität und Geschlecht in deren Einfluß auf die Sprache zeigt die folgenden Korrelationen. *Lateralität:* Unter den 23 *Rechtshändern* sprechen alle 20 musikalischen Dextralen (13 männlich, 7 weiblich) und alle 3 unmusikalischen Dextralen (2 männlich, 1 weiblich) in normaler Weise. Im Gegensatz dazu finden wir alle der 8 unmusikalischen *Beidhänder* (3 männlich, 5 weiblich) in der Sprachschwächegruppe. Unter den 6 *Linkshändern* sprechen 4 gut (3 musikalisch weibliche, 1 unmusikalisch weibliche), während 2 dieser Linkshänder die Sprachschwäche haben (1 männlich, 1 weiblich, beide unmusikalisch). Diese Beobachtung zeigt wieder, daß die Beidhändigkeit größeren Einfluß auf die Sprachverzögerung hat als die Linkshändigkeit.

Die *Geschlechtsverteilung* zeigt ein größeres Vorkommen des Leidens unter den Frauen mit der folgenden Verteilung: 6:4 unter den Sprachschwachen und 12:15 unter den normalen Sprechern. Diese Verteilung wird besonders augenscheinlich, wenn wir den Faktor *Musikalität* betrachten. Unter den 27 normalen Sprechern befinden sich 13 musikalische Männer und 10 musikalische Frauen im Vergleich zu den 2 unmusikalischen Männern und 2 unmusikalischen Frauen. In der sprachschwachen Gruppe sind alle 4 Männer und 6 Frauen unmusikalisch. Zusammenfassend ergibt sich, daß alle 23 musikalischen Personen normal sprechen, während 10 von den 14 unmusikalischen die Sprachschwäche manifestieren. Wenn man die nichtverwandten Ehepartner ausschließt (mit einer Ausnahme alle musikalische Dextrale), dann erscheint die Häufung der unmusikalischen Lateralitätsabweichungen mit der Sprachschwäche beinahe unglaublich. Die Musikalität operiert offensichtlich als ein endgültig bestimmender Faktor in der Manifestation der erblichen Störungen von Lateralität und Sprache. Aus der Abbildung scheint hervorzugehen, daß die musikalische *Sinistralität* der mütterlichen Urgroßmutter sich mit deren Mannes dextraler *Amusie* verbunden hat, um diese erstaunlichen Assoziationen von unmusikalischen und nicht-dextralen Sprachstörungen hervorzubringen.

d) Musikalische Polterer

Intellektuelle Musikalität. In allen menschlichen Wesen sind die geistigen Fähigkeiten mehr gemischt und weniger segmentiert als die körperlichen Merkmale wie Schädelform, Haarart oder Hautfarbe. Aus diesem Grunde zeigen sich die ursprünglichen Begabungen, Talente und Fähigkeiten in den höchst verschiedenen Kombinationen. Wie wir schon betont haben, besteht eine *kontinuierliche Serie von Kombinationen* zwischen den beiden Extremen oder Prototypen der amusischen Sprachschwäche und der musikalischen Sprachgewandtheit. Deshalb ist es durchaus möglich, daß auch die Polterer musikalisch sein können. Jeder Leser hat gewiß Bekannte, welche nicht in unser Schema passen wollten. Wir kennen auch solche. Wenn man diese Ausnahmsfälle genauer untersucht, kann man diese Widersprüche erklären und findet, daß diese Ausnahmen dennoch die Regel bestätigen.

Zunächst können die Polterer *verschiedene Arten der Musikalität* aufweisen. Ein junger Mann z. B. war ein typischer Polterer mit betonten dyslektischen, dysgraphischen und dysgrammatischen Zeichen der Sprachschwäche. Er war ein hochgebildeter chemischer Ingenieur mit einem IQ von 136 und betonter mathematischer Begabung. Außerdem strebte er nach hoher intellektueller und kultureller Verfeinerung. Er beschrieb sich als hochmusikalisch. Sein einziges Interesse war jedoch nur die schwere klassische Musik und er verabscheute romantische Opern etwa von Puccini. Mit hohem theoretischen Wissen studierte er die Verflechtung der Bachfugen, ihre Themen, Inversionen, Durchführungen und kontrapunktischen Verarbeitungen. Gefragt, was er denn eigentlich mit diesem theoretischen Studium der Partituren und ihrem Verfolgen bei tatsächlichen Vorstellungen für Freude hätte, sagte er: „Die mathematische Schönheit und Eleganz dieser perfekten strukturellen Form". Während der folgenden Prüfung auf Musikalität erzielte er sehr niedrige Grade in allen expressiven Funktionen, während seine musikalische Empfindung, Rhythmus und das theoretische Wissen besser entwickelt waren. Trotz seiner angeborenen Unmusikalität hatte dieser Mann durch Studium und Liebhaberei einen hohen Grad eines rein *intellektuellen musikalischen Genusses* entwickelt.

Ein anderer sprachschwacher Polterer, ein hoch intelligenter und mathematisch hervorragender Börsenanalytiker, gab sich als Konzertpianist aus. Er spezialisierte sich in den Beethoven Sonaten, einschließlich der außerordentlich schwierigen letzten fünf. So erklärte er: „Um ein guter Musiker zu sein, muß man sich auf ein Gebiet konzentrieren. Ich genieße meine Freizeit mit dem Studium von Beethovens musikalischer Konstruktion, Form und Stil." Als er uns vorspielte, erwies er sich als ein ärmlicher Dilettant. Seine Grade in der musikalischen Prüfung zeigten schlechte auditive Diskrimination, völliges Unvermögen zu singen (Avokalie), aber guten Rhythmus und hohe theoretische Kenntnisse. So sehen wir wieder einen Fall von *intellektueller Musikalität* trotz kongenitaler Amusie mit kompulsiver Übung am Klavier und anderen kompulsiven Persönlichkeitszügen im Rorschach Test.

Aus diesen Fällen geht hervor, daß die gelernte *intellektuelle Liebhaberei für Musik* trotz einer grundlegenden und angeborenen Amusie völlig mit der allgemeinen Beobachtung übereinstimmt: die Sprachschwäche ist mit dem Fehlen von wahrem musikalischen Talent signifikant korreliert. Derart sind solche Fälle keine Ausnahme von der Regel. Es gibt jedoch Personen, welche *wirkliches mathematisches und musikalisches Talent* vereinen.

Musikalische Mathematiker. Wir kennen einige hochgebildete Personen, welche sowohl in mathematischer als auch musikalischer Kenntnis und Ausführung wahrhaft hervorragend sind. Einige sind ausgezeichnete Physiker, welche auch für ihre kultivierte Mitwirkung in Streichquartetten oder Klaviertrios bewundert werden. Andere sind aktive Musikologen, welche auch mathematische Diplome besitzen. Jedoch steht in allen diesen Fällen von hohem Talent für Mathematik und Musik eine Minderbegabung deutlich im Vordergrund: *die kongenitale Sprachschwäche.*

Alle diese Ausnahmsfälle von mathematischer Musikalität wie eben erwähnt zeigen die verschiedenen Kombinationen von Poltern, schlechter Orthographie, Dysgrammatismus, Behinderung im mündlichen oder schriftlichen Ausdruck sowie andere artikulatorische und phonische Störungen (Lispeln, Dysphonie usw.). Schließlich kennen wir einen hervorragenden Musikologen, welcher wahrhaft musikalisches Künstlertum mit großer Sprachgewandtheit und mathematisch präzisem akustischen Experimentieren verbindet. In der Schule jedoch hatte er *große Schwierigkeiten mit der Mathematik,* welche er schließlich durch Fleiß und Ausdauer überwand.

Mathematik gegenüber Musik und Sprache. Diese Beobachtungen bestätigen die genetischen Beziehungen zwischen Mathematik, Musik und Sprache wie bisher besprochen. In normalen Personen als auch unter Sprachkranken zeigt sich ein direktes und *positives* Verhältnis zwischen Talent für Musik und Sprache in allgemeiner Weise. Die abnormen Inversionen der Amusie und Sprachschwäche sind ebenfalls direkt korreliert. Wie wir gezeigt haben, findet man ein ähnlich starkes aber *negatives* Verhältnis zwischen Musik und Mathematik. Diese Korrelation läßt sich wieder in beiden Richtungen völlig umkehren: je mehr musikalisch, desto weniger mathematisch begabt und umgekehrt.

Wenn wir die beiden Paare von Beziehungen zusammenbringen, ergibt sich die folgende allgemeine Regel. Die amusische Sprachschwäche ist gewöhnlich mit Mathematik assoziiert, während ihr polarer Gegensatz, die musikalische Sprachgewandtheit, mit dem Fehlen der mathematischen Begabung verbunden ist. Derart finden wir typische Kombinationen dieser drei Fähigkeiten, wobei die *Mathematik gewöhnlich im antithetischen Kontrast zur Musik und Sprache* steht: je größer die erstere, desto geringer die beiden letzteren und umgekehrt.

Mathematik und Musik gegenüber Sprache. In den Fällen von mathematischer Musikalität gruppieren sich die drei Faktoren in einer solchen Weise, daß *Mathematik und Musik im antithetischen Kontrast zur Sprache* stehen: je größer die beiden ersten, desto geringer ist die letztere. Diese Regel aber ist *nicht* umkehrbar. In diesem Falle hat die Musik ihren Platz gewechselt, aber Mathematik und Sprache bleiben weiterhin in negativer und antithetischer Korrelation. Das scheint die Quintessenz des ganzen Problems zu sein.

e) Musikalität und Hirnstruktur

Zerebraler Raum. Im Kapitel über Poltern befindet sich ein Versuch, das gegenwärtige neurophysiologische Wissen für eine *drei-dimensionale Darstellung* der Hirnfunktion zu verwenden. Diese räumliche Ansicht der Hirnorganisation hat ein Gegenstück in dem drei-dimensionalen Modell des musikalischen Raumes wie bald gezeigt wird. Jeder begrenzte Raum wie das Gehirn muß beschränkte Dimensionen haben. Weise Männer haben keine größeren Gehirne als dumme Leute. Die bevorzugte Entwicklung einer Hirnportion erweitert sich auf Kosten von anderen weniger entwickelten Teilen. Tatsächlich sind viele große Musiker wegen ihrer weiten Schläfen aufgefallen, z. B. Beethoven. Je mehr sich die eng verwandten Hörfunktionen von Musik und Sprache in den Schläfenlappen entwickeln und ihren Rückkoppelungsmechanismus auf die entsprechenden expressiven Funktionen in der präzentralen motorischen Rinde ausüben, desto weniger Raum in der Hirnrinde wird für andere nicht-kommunikative Funktionen überbleiben.

Zeit und Raum. Während Musik und Sprache von der *Zeit* abhängen, beruhen die visuelle Geometrie und Mathematik auf dem *Raum*. Die Schläfenlappen integrieren den Körper in den Dimensionen der Zeit. Die visuelle okzipitale Hirnrinde und das taktil-stereognostische Parietalhirn orientieren den Körper im Raum. An der Verbindungsstelle dieser drei Hirnlappen im Gyrus angularis befindet sich ein Zentrum für die Assoziation von auditiven, visuellen, taktilen und räumlichen Symbolisationen. Hier werden die gehörten Sprachlaute, die sichtbaren Buchstaben, die graphischen Bewegungen, die stereognostischen Erfahrungen und die Koordination von praktischen Handlungen mit den primären sensorischen Empfindungen und den elementaren motorischen Bewegungen assoziiert.

Herde im Gyrus angularis verursachen Alexie, Agraphie, Akalkulie und Astereognosis. Wie die Studien von S. E. Henschen (1926) und das Gerstmann Syndrom gezeigt haben, ist die Akalkulie ein Symptom von Schäden im Gyrus angularis der dominanten Seite. Die allgemeine intellektuelle Handlung des Rechnens hängt teilweise von der *Formulierung durch Sprache* ab. Deshalb ist die Lokalisation seiner pathologischen Störung auf der dominanten Seite zu finden. Pathologische

Läsionen schließen jedoch nicht die Teilnahme der nicht-dominanten Hemisphäre von der normalen Funktion aus. Es gibt viele Gründe für die Annahme, daß die *abstrakte Portion des Rechnens*, oder der nicht-verbale Prozeß der räumlichen Vorstellung mehr oder weniger mit der nicht-dominanten Hirnseite zu tun haben.

Auf jeden Fall dienen die *Schläfenlappen* den auditiven Funktionen des Hörens, der Musik und Sprache, welche alle auf zeitlichen Vorgängen beruhen. Die Kontinuität der *Parieto-okzipital-Lappen* erzielt die visuo-stereognostische Orientierung im Raum. Dessen Begriffe sind nur von Mathematik samt Geometrie, Stereometrie, Integralrechnung usw. zu erfassen. Zeit und Raum, die elementaren Dimensionen unseres Universums, sind voneinander abhängig, aber nicht identisch. Tatsächlich sind sie reziprokal: je weiter eine Distanz, desto mehr Zeiteinheiten von Sekunden oder Licht-Jahren braucht es um sie zu durchlaufen. Diese Tatsache ist völlig umkehrbar. Je mehr man sich in der Zeit ausdehnt, oder je mehr Zeit man sich nimmt um wohin zu gelangen, desto weniger Raum wird durchlaufen. Man kann das noch einmal umkehren. Je größer die Hast beim Durcheilen des Raumes, desto weniger Zeit bleibt für das Ausarbeiten jedes Schrittes und jeder Einzelheit.

Ist das nicht genau, was der Polterer tut? In einer konstanten Hast hetzt er mit seinen Handlungen und Gedanken dahin. Seine Sprache und Handschrift sind übereilt. Er nimmt sich nie die Zeit für die sorgfältige Ausarbeitung der Einzelheiten, für genaue Artikulation oder schöne Handschrift. *Er lebt in der Domäne des Raumes*, im Raume der Mathematik. Er kümmert sich wenig um die Struktur der Zeit, für die Einzelheiten der zeitlichen Geschehnisse, für die Folge der Rhythmen, für die Vibrationen von Melodie und Harmonie. Er ist dysrhythmisch und unmusikalisch. In logischer Folge hat er keine Aufmerksamkeit für die akustische Struktur der Sprache. Er ist akustisch unaufmerksam und es fehlt ihm der auditive Rückkoppelungsmechanismus während jeder Sprachhandlung. Der typische Polterer verbindet relativ oder absolut hohe mathematische Begabung mit unmusikalischer Sprachschwäche.

Zerebrale Struktur. Auf diese Weise sehen wir, wie der antithetische Kontrast zwischen der räumlichen Welt der Mathematik gegenüber der zeitlichen Domäne von Musik und Sprache durch die *Struktur und Entwicklung des Gehirnes* erklärt ist. Wenn die Schläfenlappen für ihre temporalen Abstraktionen im Dienste von Musik und Sprache hochentwickelt sind, dann wird weniger Raum in den Parieto-okzipital-Lappen für die Entwicklung ihrer Funktionen in den räumlichen Quantifikationen der Mathematik übrigbleiben. Dieser Gedankengang läßt sich auch umkehren. Je mehr die Scheitel- und Hinterhauptlappen ihre visuellen und räumlichen Funktionen in der Mathematik entwickeln, desto kleiner wird der übrig bleibende Raum für die musikalisch-linguistische Funktion in den Schläfelappen. Auf diese Weise ist es nicht verwunderlich, daß die Mathematiker gewöhnlich für Musik und Sprache wesentlich weniger begabt sind. Dem gegenüber sind die sprachbegabten Musiker gewöhnlich für Mathematik unbegabt. Auf diese Weise verstehen wir, warum die meisten *Polterer unmusikalisch sind.*

Wo aber passen die *musikalischen Polterer* hinein? In den seltenen Ausnahmsfällen, wenn großes mathematisches Talent mit wahrhafter Musikalität verbunden ist, zeigen solche Personen dennoch den antithetischen Kontrast zwischen Mathematik und Sprache. Obwohl sie musikalisch sind, scheinen sie dennoch unfähig zu sein, eine familiäre Tendenz zu Sprachschwäche oder Poltern ausgleichen zu können. Der strukturelle Kontrast zwischen der Temporal-Lappenfunktion in der temporalen Modalität von Musik und Sprache auf der einen Seite und der Funktion der Parieto-okzipital-Lappen in der räumlichen Domäne der Mathematik auf der anderen Seite bietet derart eine Erklärung für das Vorkommen von Poltern in musikalischen Personen. Es scheint als ob die gleichzeitige Ausdehnung der musikalischen Fähigkeit im Schläfelappen und der mathematischen Begabung in der parieto-okzipitalen Region zu wenig Platz für die Sprachfunktion übrig ließe.

Wenn wir uns nun fragen, ob diese Ansicht mit der Organisation des Gehirnes vereinbar wäre, ist die Antwort bejahend. Wie später zu sehen sein wird, ist die musikalische Funktion über die vorderen und mittleren Anteile der ersten und auch zweiten Schläfewindung konzentriert, also räumlich *vor* der rezeptiven Sprachregion. Die mathematischen Fähigkeiten haben ein Integrationszentrum in dem parieto-okzipitalen Gyrus angularis, wo Akalkulie entstehen kann, also eine gewisse Strecke *hinter* der Sprachregion.

Auf diese Weise liegt die rezeptive Sprachfunktion mit ihrem Zentrum in der Wernicke Region in dem hinteren Drittel der oberen Schläfewindung am *halben Wege* zwischen den musikalischen und mathematischen Funktionen. Wenn also die musikalischen und mathematischen Funktionen sich in überragender Weise entwickeln, dann bleibt wenig Platz zwischen diesen beiden Regionen, wo sich die Sprachfunktion entwickeln könnte. So muß also die Sprachfunktion leiden, wenn die musikalische und mathematische Begabung hervorragen. Auf diese Weise ist es nicht verwunderlich, daß einige musikalische Mathematiker poltern.

Arten der Genialität. Es sieht so aus, als ob das menschliche Gehirn nicht groß genug wäre, um zur selben Zeit alle Arten von menschlicher Genialität unterzubringen. Wie die Geschichte lehrt, ist das menschliche Gehirn noch nicht genügend entwickelt, um in einer Person die drei Grundtypen des geistigen Übermenschen zu kombinieren: der *mathematische* Wissenschaftler oder militärische Stratege; der *rhetorische* Staatsmann oder Reformer; und der *musikalische* Künstler oder Philosoph. Napoleon war militaristisch und rechtsgelehrt, aber nicht musikalisch; Goethe war wissenschaftlich und poetisch, aber nicht musikalisch; und Mozart war poesievoll und musikalisch, aber sicherlich nicht mathematisch oder ökonomisch.

Die tatsächliche Wirklichkeit zeigt, daß jeder von uns hauptsächlich praktisch und wissenschaftlich, oder vorwiegend redegewandt und politisch, oder aber poetisch und musikalisch ist. Wir mögen vielleicht eine hervorragende Fähigkeit mit einigen Anzeichen der anderen verbinden, aber wir können sie nicht alle haben. Kein Berufsmusiker hat je noch einen Krieg gewonnen; kein General hat je eine gute Symphonie komponiert. Hingegen waren eine Reihe von Musikern in der Literatur hervorragend: Robert Schumann, Richard Wagner, Richard Strauß und Albert Schweitzer, um nur wenige zu nennen.

Musik und Sprache gehen tatsächlich miteinander. Wenn beide in einer Person vereint sind, dann verbinden sie sich nicht leicht mit Mathematik, außer in den seltenen Fällen von großer Genialität; der Philosoph und Mathematiker Pythagoras gründete die musikalische Akustik; der Komponist Jean-Philippe Rameau entdeckte die Obertontheorie; Hermann von Helmholtz war Arzt, Physiker und Begründer der akustischen Musikologie; oder Georg von Békésy, der Erfinder der modernen Hörtheorie, welcher gleichzeitig ein großer Kunstkenner ist. Das ist der Preis, den wir für menschliche Genialität zahlen müssen: das durchschnittliche Individuum kann nur einen ganz kleinen Teil davon anstreben.

3. Das Wesen der Musikalität

a) Typen des musikalischen Talentes

Definitionen. Viele Studien in den Gebieten der Musikpsychologie und Pathologie der Amusie (z. B. G. Révész, 1913, 1914, 1922, 1946; C. E. Seashore, 1930, 1938; C. Stumpf, 1905; H. J. Ustvedt, 1937, 1939) liefern eine Basis für die elementaren Definitionen der Musikalität. Laut Révész bedeutet die *Musikalität* den Drang und die Fähigkeit für das Empfinden der musikalischen Auswirkungen auf das neurovegetative System und die subkortikalen Zentren sowie für die Auswertung der ästhetischen Gehalte des musikalischen Ausdruckes. In seiner weiteren Durchführung dieser Auslegung betont Révész den geistigen Gesichtspunkt des Musikgenusses im Gegensatz zu einer einfachen emotionellen Reaktion auf eine musikalische Darbietung. Für ihn hat die musikalische Person erhebliches technisches Wissen über Musikgenuß erworben. Auf diese Weise betrachtet er die *angeborene Anlage und umweltliche Aussetzung* als gleich wichtig. Dieser Meinung schließt sich auch Ustvedt an, wenn er die Musikalität als ein Benehmen definiert, welches auf der verschiedentlichen Entwicklung gewisser angeborener Dispositionen beruht.

Grade des musikalischen Talentes. Viele Kunstformen sind auf einer Dreizahl von Teilnehmern aufgebaut: *produktiver* Schöpfer (Komponist, Schriftsteller, Maler, Bildhauer); *reproduzierende* Interpreten (Musiker, Schauspieler, Museumsführer); und *rezeptive* Bewunderer (Zuhörer, Sammler). In den visuellen und graphischen Künsten kann der betrachtende Beschauer die Funktionen der Interpretation und ästhetischen Schätzung leicht vereinen. Musik jedoch beruht auf dem flüchtigen Charakter des Klanges. Sie benötigt daher immer die gleichzeitige Gegenwart eines interpretierenden Künstlers und eines rezeptiven Zuhörers. Wenn diese beiden Funktionen vereinigt werden sollen, dann muß der Zuhörer gewisse technische Geschicklichkeiten des Musikers erworben haben. Dann kann er die Musik sich selbst vorspielen wie ein übender Künstler oder ein begabter Liebhaber.

Es folgt daraus, daß *drei Arten des musikalischen Talentes* für diese drei Phasen in der Produktion der musikalischen Kunst nötig sind: 1. das schöpferische Genie, dessen überragende musikalische *Vorstellung* seine erlernten Techniken zum Schöpfen neuer Formen des Ausdruckes verwendet; 2. der reproduzierende Künstler, welcher überragende Begabung und Ausbildung in allen Modalitäten der *auditiven Rezeption und motorischen Expression* besitzen muß; 3. der anerkennende Zuhörer, welcher bloß eine genügende Begabung und Erfahrung in der *rezeptiven Seite* der auditiven Perzeption, Diskrimination und Erinnerung benötigt.

Arten der Musikalität. Auf diese Weise gelangen wir zu einer grundlegenden Unterscheidung von zwei weiteren Unterarten der Musikalität: 1. *expressive* Musikalität durch die beste Begabung mit motorischer Fähigkeit (Sänger. Instrumentalist); und 2. *rezeptive* Musikalität durch überragende Begabung mit feiner auditiver Diskrimination und Gedächtnisleistung.

Während der große Musiker die beiden Fähigkeiten immer in einem hohen Maße vereinigt, sind die expressive und rezeptive Musikalität oft recht ungleich entwickelt. Einige berühmte Opernsänger waren in den rezeptiven Funktionen der auditiven Diskrimination und des Tongedächtnisses unterbegabt. Sie mußten die melodischen Muster durch bewußte Aufmerksamkeit für die kinästhetischen Empfindungen im Kehlkopf während des Singens auswendig lernen. Das Gegenstück der guten rezeptiven Musikalität trotz Abwesenheit expressiver musikalischer Fähigkeit ist in der allgemeinen Bevölkerung recht häufig. Dies sind die Personen, welche gute Musik lieben, obwohl sie nicht singen oder ein Instrument spielen können.

Arten der Amusie. Die kongenitale Amusie oder das Fehlen jeder musikalischer Begabung tritt deshalb in zwei Formen auf: 1. die häufigere einfache *expressive Avokalie* oder instrumentelle Dyspraxie der tonstummen Person, die sogenannten „Brummer", welche keine Melodie tragen oder ein Instrument gut spielen können, obwohl sie Musik wirklich schätzen mögen; und 2. die seltenere globale *rezeptive Agnosie* der „tontauben" Individuen, welche jedes Verständnis für Musik vermissen und deshalb keinerlei Versuch zum musikalischen Ausdruck durch Singen, Pfeifen oder Instrumentalspiel machen.

Das Verhältnis zwischen diesen beiden musikalischen Unterbegabungen ist einseitig und nicht umkehrbar. Die *tonstumme* expressive Avokalie des „Brummers" ist oft mit der feinen auditiven Diskrimination der rezeptiven Musikalität verbunden. Die *tontaube* rezeptive Agnosie jedoch schließt die Entwicklung einer expressiven Musikalität aus. Die wahrhaft Tontauben sind also auch tonstumm. Wie immer, geht die auditive Empfindung der vokalen Expression in Zeit und Bedeutung voraus.

Gewisse Tiere (Hunde, Katzen) mögen bemerkenswerte Grade von rezeptiver Musikalität aufweisen. Jedoch können sie niemals von ihrer *gattungsmäßigen Avokalie* hervorschreiten, weil ihre motorische Hirnrinde jene Areale nicht enthält, welche den Menschen zur Entwicklung spezifischer motorischer Muster für den erfindenden vokalischen und verbalen Ausdruck befähigen. Phylogenetisch ausgedrückt ist die rezeptive Musikalität durch verfeinerte auditive Diskrimination viel älter als die expressive Musikalität.

Die anscheinende Ausnahme des Vogelgesanges war offenbar ein Experiment der Natur, welches in eine evolutionäre Sackgasse auf einer Seitenlinie führte, denn die Vögel sind außerhalb der menschlichen Abstammungslinie. Die *expressive Musikalität* des Vogelgesanges ist angeboren stereotypisch und niemals spontan schöpferisch, nicht einmal nach künstlicher genetischer Mutation durch Zuchtversuche. Außerdem ist der Vogelgesang lediglich eine Melodie ohne die vom Menschen erfundene Ordnung der musikalischen Kunst.

b) Musikalischer Symbolismus

Musik und Sprache. Diese grundlegende Dichotomie von expressiver und rezeptiver Funktion unterstreicht die *Analogie von Musik und Sprache.* Beide haben viel gemeinsam: den Gebrauch des akustischen Übertragungsmedium; die gleichen Organe für Sendung und Empfang, zumindest für die Vokalmusik; die sofortige und umkehrbare Übersetzung aus der auditiven Modalität in visuomotorische Muster, wie für Dirigieren, Tanzen, Zeichensprache, Schreiben und Lesen von Worten und musikalischen Noten; die untrennbaren akustischen Elemente der Zeit (Rhythmus, Akzent), Tonhöhe (Melodie, Prosodie) sowie Lautheit (Dynamik, Akzente) sowohl in der Musik als auch in der Sprache; viele weitere Ähnlichkeiten brauchen wir hier nicht zu betrachten.

Während verschiedene Autoren diese Ähnlichkeiten in ihren Besprechungen von Problemen in der Kommunikation betonen, weisen andere auf einige *grundlegende Unterschiede* hin. K. Goldstein (1948) zum Beispiel erinnerte daran, daß das Singen auf einer niedrigeren geistigen Stufe vor sich geht als die Sprache. Singen ist vorwiegend emotionell und eher rein ausdrucksvoll als der hauptsächlich informative Zweck der Sprache. Untersucher der Amusie, namentlich Ustvedt (1937, 1939), betonten die symbolische Funktion der Sprache, welche angeblich der Musik fehlen solle. Ein kurzer Ausflug in die ernste Musik wird jedoch zeigen, daß Musik sehr wohl und in signifikanter Weise *symbolische Funktionen* annehmen kann.

Musikalische Kommunikation. Als der Stil der abstrakten und weitgehend mathematischen Musik in den Fugen, Suiten und Konzerten von Bach einen Höhepunkt erreicht hatte, kündete eine neue Form der *konkreten musikalischen Expression* das Herannahen der romantischen Epoche an. Der Musikologe kann leicht die Anfänge der Programm-Musik in solchen frühen Werken verfolgen, wie Bachs „Capriccio über die Abreise seines Bruders". In diesem verkündet das Posthorn den Augenblick der Trennung. Beethoven verwendete die konkreten musikalischen Symbole reichlich in seiner „Pastoral Symphonie" und in „Fidelio". Was könnte z. B. mehr *spezifisch symbolisch* sein als das markerschütternde Trompetensignal in der „Dritten Leonoren-Ouvertüre", wie es des Ministers Ankunft verkündet und dem Publikum mitteilt, daß der Augenblick der Befreiung gekommen ist? Richard Strauß erzielte frühen Ruf mit seinen symphonischen Tongedichten, welche in der Sprache der Musik spezifische Emotionen und Handlungen von bestimmten Personen schildern, ausdrücken und erzählen.

Der *musikalische Symbolismus* erreichte seine höchste Entwicklung zur Zeit von Wagners Reform der Oper durch seine Musikdramen. Im „Ring-Zyklus" und besonders in „Parsifal" sind alle Melodien in konsistenter Weise mit bestimmten Personen, Handlungen, Dingen und sogar Abstraktionen identifiziert. Diese *Leitmotive* sind durch spezifische Tonsequenzen genau so konkret definiert wie die Worte der Sprache aus stabilen Phonemen aufgebaut sind. Sobald jemand die Bedeutung der „Ring"-Motive gelernt hat, erkennt er diese Themen ebenso unmittelbar wie die Worte einer bekannten Sprache. Wagners systematisch angestrebte Verschmelzung von Drama und Musik in eine untrennbare Form der künstlerischen Expression vereinigt die *linguistischen Kennzeichen* von gesprochenen Morphemen und gespielten Tonfolgen.

Die musikalischen *Leitmotive sind Morpheme,* welche die laryngeale und orchestrale Intonation artikuliert. So enthält jede Schott Ausgabe der Wagnerischen Klavierauszüge eine einleitende Leitmotivtafel in musikalischer Notation und sprachlicher Definition. Sobald ein Zuhörer mit diesen orchestralen Morphemen und ihren Modulationen gemäß Inhalt und Situation vertraut ist, hört und sieht er die gesamte Geschichte, auch wenn er lediglich der Orchesterfassung von „Siegfrieds Rheinfahrt" oder des „Karfreitags Zauber" zuhört. Wenn man sie mit den Ideogrammen und Piktogrammen der ägyptischen Hieroglyphen vergleicht, dann sind die Wagnerischen tonalen Sprachsymbole hauptsächlich prädefinierte *Sinnzeichen* (Walhalla, Vertrag, Liebe, Schwert, usw.). Die *Klangzeichen,* welche den Klang von Dingen und Handlungen onomatopoetisch nachahmen, kommen weniger häufig vor (Drache, Waldvogel, Waldweben, Alberichs unterweltliche Schmiedewerkstatt, usw.).

c) Komponenten der Musikalität

Elemente der Musik. Da es nun nicht möglich ist, die Musik von der Sprache auf Grund der symbolischen Bedeutung zu differenzieren, müssen wir nach anderen Unterschieden zwischen diesen beiden Formen des menschlichen Ausdruckes Umschau halten. Beide sind auf elementaren Funktionen des menschlichen Gehirnes aufgebaut, welche als Teil der auditiven Modalität ausgedrückt und empfangen werden. Diese Faktoren setzen sich aus 1. temporalen, 2. emotionellen und 3. intellektuellen Phänomenen zusammen.

Temporale Faktoren. Diese musikalischen Elemente umfassen die Begriffe von Rhythmus, Metrum, Takt, Tempo und Zeit. Es ist nicht einfach, diese Begriffe zu definieren. V. ZUCKERKANDL (1956) hat viel über diese Probleme zu sagen, ist aber nicht imstande irgendwelche genaue Definitionen zu geben und schließt: „Rhythmus präsentiert sich als eine Bewegung in dem dynamischen Feld des Metrum".

Rhythmus. Für unsere Zwecke ist es am besten, Rhythmus als eine reguläre Folge von Betonungen und Pausen zu definieren. Diese Aussage deutet das Vorhandensein von dazwischen geschalteten unbetonten Teilen an. Rhythmus ist ein höchst elementares Phänomen des Lebens. Wachen und Schlafen, Arbeit und Ruhe, Selbsterhaltung und Fortpflanzung, alle sind Funktionen des Lebens, welche innerhalb der rhythmischen Muster von Puls, Verdauung und Fortbewegung dahingehen. Wenn Menschen gehen, schwingen ihre Arme in einem Pendelrhythmus als neurologische Erinnerung an unsere vierfüßigen Vorfahren. Der Wurm kriecht mit rhythmischen Wellenbewegungen und die biogenetisch ältesten Kreaturen, die Amöben und Ciliaten, bewegen sich mit rhythmischen Geißelschlägen. Rhythmus ist eine Funktion des Lebens und als solche spiegelt er das Leben wieder.

Neurologisch gesehen, äußert sich der Rhythmus in den Funktionen des neurovegetativen Systems, des extrapyramidalen Systems, der subthalamischen Region und des aktivierenden Systems in der Formatio reticularis. Als eine *grundlegende Funktion des Lebens* bestimmt der Rhythmus alle Handlungen von Bewegung und Empfindung. So ist zum Beispiel die Perzeption und Produktion von rhythmischen Figuren im Zustande der erworbenen Amusie am längsten erhalten, wenn alle anderen gnostischen und produktiven Funktionen der Musik verloren sein mögen.

Alle normale Menschen besitzen Rhythmus und seine Empfindung. Wer könnte sich des Dranges erwehren, sofort in den Schritt zu fallen, wenn eine Musikkapelle vorbeimarschiert? Diese auditive Perzeption des Rhythmus ist über den Thalamus zum extrapyramidalen System übermittelt. Von dort ziehen die Impulse weiter zu allen anderen Zentren der motorischen Aktivität, bis dieser Rückkoppelungsmechanismus die genaue Koordination der auditiven Eindrücke mit den motorischen Antworten koordiniert hat, und man paßt sich dem Marschrhythmus an. Unter den psychologischen Theorien zur Erklärung des Ursprunges der Musik, ist die *Arbeits-Lied-Hypothese* auf der Tatsache aufgebaut, daß der Rhythmus eine elementare Funktion des Lebens darstellt. Seit undenklichen Zeiten haben die Gruppen von Arbeitern im Chor gesungen, um ihre muskuläre Aktivität zu koordinieren. Wie das „Lied der Wolgaschiffer“ zeigt, deutet der Rhythmus jedes Arbeitsliedes den Rhythmus der entsprechenden Beschäftigung an.

Das Verhältnis zwischen *Rhythmus und Musikalität* ist kompliziert. Die meisten Menschen haben einen Sinn für Rhythmus, welcher aber nicht unbedingt Musikalität bedeuten muß. Alle musikalischen Menschen haben einen guten Sinn für Rhythmus, aber Rhythmus allein garantiert nicht den Besitz der Musikalität. Man kann zwar rhythmisch und nicht musikalisch sein, aber man kann nicht musikalisch sein ohne Rhythmus zu haben. So sehen wir wieder, daß der Rhythmus ein angeborenes biologisches Phänomen bedeutet, welches für alle anderen Funktionen des Ausdruckes grundlegend ist, seien sie nun musikalisch oder verbal.

Metrum. Dieses Maß des Rhythmus ist ebenfalls ein komplexes Phänomen, eine wahre Gestalt. Das Metrum bestimmt primär die Folge oder Geschwindigkeit von rhythmischen Handlungen. Obwohl das Metrum weitere rhythmische Figuren andeutet, so etwa die poetischen Formen der iambischen, trochäischen, spondäischen, daktylischen und anderen Verteilungen von Betonung, bezieht sich das Metrum hauptsächlich auf die allgemeine Geschwindigkeit der expressiven Ausführung. In der Musik mißt man das Metrum durch die Einstellung auf Mälzels Metronom. Damit bestimmt man die Geschwindigkeit von spezifischen Takteinheiten, oder die Dauer von gewissen temporalen Notenwerten per Sekunde. So bedeutet das Zeichen „MM 𝅗𝅥 = 60“, daß jede Halbnote eine Sekunde dauern muß, also 60 pro Minute.

Takt. Dieser Ausdruck bedeutet eine erlernte und konventionelle graphische Definition von rhythmischen Mustern. Ein Walzertakt zum Beispiel enthält drei daktylische Schläge pro Einheit mit der Betonung auf dem ersten Teil. Die Einheit des Taktes heißt im deutschen wieder der *Takt* (englisch: measure oder bar). Ein Marschtakt hat nur zwei spondäische Schläge je Takteinheit. Die Raschheit dieser Schläge in den verschiedenen Marschformen (Trauermarsch, Militärmarsch, Tanzmarsch) hängt von dem vorgeschriebenen Metrum ab.

Tempo. Dieses italienische Wort bedeutet einfach Zeit. Derart ist das Tempo ein physikalisches Maß der Zeit, welche für eine gegebene Aufführung benötigt werden soll. Es ist ein gemessener Ausdruck des Rhythmus, welcher als lento (langsam), andante (langsam gehend), allegro (fröhlich bewegt), presto (rasch), usw. beschrieben wird. In diesem Zusammenhang nimmt der Begriff *Zeit* eine andere Bedeutung an im Sinne einer richtigen Einteilung der musikalischen Elemente. Die musikalische Zeit umfaßt verschiedene psychologische Ausdrücke für Rhythmus, Metrum, Takt, Tempo und ihre agogischen Modifikationen, also eine wahre Integration aller zeitlichen Faktoren. Der musikalische Ausdruck vollzieht sich immer durch die Formulierung von Gestalten in der Welt der Zeit.

Zeit und Gehör. Die Organisation des Gehörsinnes erklärt die Abhängigkeit der Musik von zeitlichen Faktoren. Wie G. von Bonin (1950) geschildert hat, sieht das Auge durch die Absorption von Photonen durch die Stäbe und Zapfen in der Netzhaut. Zeit spielt in diesem chemischen Prozeß keine Rolle, weil die Netzhaut entsprechende Zellelemente besitzt, um die Farbenunterschiede der verschiedenen optischen Wellenlängen zu empfangen. Im Gegensatz dazu empfindet das Ohr Schwingungen. Es ist die Zahl der Schwingungen in jeder Zeiteinheit, welche im Ohr das Tonhöhenspektrum der Frequenzen angibt. Daher ist der Zeitfaktor für das Hören ausschlaggebend.

Während des Abschätzens der absoluten Tonhöhe eines Klanges oder seiner relativen Schwankungen im Verlaufe der Zeit, ist das Gedächtnis für das unmittelbar Vorhergegangene für den Hörsinn unvergleichlich größer als für das Sehen. In der Tat würde das Fortklingen eines gesehenen Bildes während des darauffolgenden das Sehen und das Lesen schwer stören. Ein solches Andauern der Gesichtsempfindungen kommt tatsächlich in gewissen zentralen Sehstörungen durch Herde im Hinterhauptlappen vor. Ein visuelles Bild bietet ein räumliches Verhältnis; dagegen bedeuten die musikalischen Muster Verhältnisse der Zeit. Die Welt des Schalles ist eine Projektion der Zeit. Es ist ein höchst bemerkenswerter Zufall, daß die alten Anatomen den Teil des Gehirnes nahe der Schläfe, dem vermuteten Tempel der Seele, den Temporallappen nannten. Sie konnten damals noch nicht wissen, daß der temporale oder Schläfelappen die Orientierung in der Zeit vermittelt.

Emotionelle Faktoren. Die gefühlsbetonten Elemente der Musik sind ebenfalls ein Teil der Hirnfunktion. Eine Hauptstation für den emotionellen Eindruck der Musik liegt im Thalamus, dem Schlafzimmer des Gehirnes nach der vorausahnenden Bezeichnung der alten Anatomen. Mit emotionellen Reaktionen sind ferner die subthalamischen Verbindungen und das von diesen abhängige neurovegetative System beschäftigt. Diese anatomischen Verbindungen sind die Grundlage für den unbestimmt-vagen Einfluß der Musik auf viele Menschen, auch wenn sie keine intellektuellen Kenntnisse der musikalischen Struktur haben. Ein großer Teil dieses emotionellen Eindruckes beruht auf den rhythmischen Merkmalen, aber ein anderer Teil bezieht sich gewiß auf die höheren Elemente von melodischem und harmonischem Gehalt.

Intellektuelle Faktoren. Die höchste Schicht der musikalischen Wertschätzung ist das *intellektuelle Erkennen* der musikalischen Strukturen. Zweifellos ist dies eine Funktion der Hirnrinde innerhalb der auditopsychischen Gegend des temporalen Kortex. Hier werden tonale Formen wahrgenommen, erkannt, erinnert und mit früheren Eindrücken verglichen. Die musikalischen Gestalten werden auf dieser Höhe mit emotionellen Empfindungen assoziiert bis der volle Eindruck des musikalischen Genusses erreicht ist.

Nachdem man das *logische Verständnis* der musikalischen Form erlernt hat, führt der höchste Symbolismus zur erkennenden Abstraktion einer musikalischen Gestalt: die Regelmäßigkeit der Sonatenform wird völlig bewundert; man begreift das kontrapunktische Verweben von Fugenthemen; oder man versteht die symbolische Botschaft einer Opernarie. Zweifellos ist diese interpretierende Tätigkeit der temporalen Hirnrinde ihrer Funktion für das Verständnis der Sprache analog. Es ist ferner klar, daß dieses höchste Niveau der musikalischen Anerkennung vom Lernen abhängt: man muß die musikologische Formenlehre studieren, um die verschiedenen musikalischen Strukturen (Volkslied, Oper, Kantate, Symphonie, Rhapsodie, usw.) zu verstehen.

d) Schichten der musikalischen Komplexität

Musikalische Struktur. Musik ist eine Kunst, welche sich in der Dimension der Zeit ausdehnt. Als solche ist sie das spielerische und unterhaltende Gegenstück der Sprache als unerläßliches Kulturprodukt. Auch die Sprache benötigt die Dimensionen der Zeit. An Hand von Abb. 20 wollen wir diese Ausdehnungen der Zeit betrachten, wobei wir drei primäre Schichten der musikalischen Struktur erkennen: 1. Rhythmus, 2. Melodie und 3. Harmonie.

Rhythmus. Auf der horizontalen *Zeitachse* sehen wir die *sukzessive* Klanggestalt der Melodie. In dieser einen Dimension besteht die Melodie bloß aus zeitlichen Aufeinanderfolgen von hörbaren Phänomenen, nämlich durch Pausen getrennte Schläge. Diese *primäre* monochromatische Folge von akustischen Impulsen auf einer einzigen Tonhöhe führt weiter zu zumindest drei deutlichen *sekundären* Kategorien, welche die Begriffe von Rhythmus, Metrum und Agogik enthalten. Diese stellen ein zweites drei-dimensionales System von temporalen Faktoren vor.

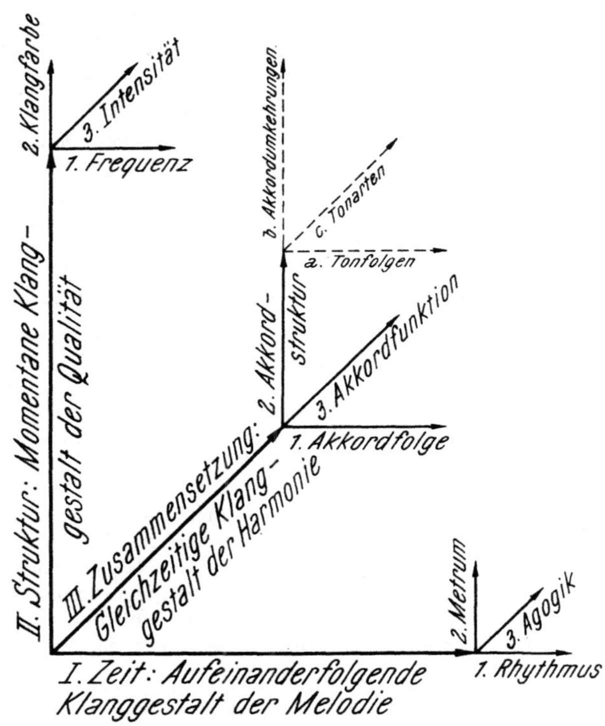

Abb. 20. Drei-dimensionale Struktur des musikalischen Raumes.

Da wir Rhythmus und Metrum bereits definiert haben, brauchen wir uns nur mit der *Agogik* aufhalten. Darunter versteht man willkürliche Veränderungen des vorgeschriebenen Metrums gemäß dem subjektiven Drang zum emotionellen Selbstausdruck. Wenn der Komponist „Rubato“ vorschreibt, meint er, daß die streng physikalischen Einheiten des Taktes der Freiheit der romantischen Entrückung weichen müssen. Auf diese Weise gelangen wir zu den folgenden sekundären Möglichkeiten der zeitlichen Modifikation.

Rhythmus besteht aus regelmäßig wiederholten kurzen und langen Impulsen oder Schlägen, welche durch die Taktzeichen graphisch vorgeschrieben sind. Das *Metrum* zeigt den langsamen oder raschen Fortschritt dieser Schläge an, wobei es durch die Tempobezeichnungen auf Mälzels Metronom definiert ist. Die *Agogik* bedingt den Wechsel von einem regelmäßigen zu wechselndem Rhythmus. Diese hochkünstlerische Ausführung kann weder gelehrt, noch durch musikalische Notation ausgedrückt werden, denn sie ist vom wahren Künstler erfühlt und vom begeisternden Lehrer inspiriert.

Da die horizontale Zeitachse der temporalen Faktoren auf dem Nullpunkt der vertikalen Frequenzskala liegt, ist der nackte Rhythmus monoton und enthält noch nicht die Frequenzmodulationen der Melodie. Er ist ebenso *monochromatisch* wie eine schwarz-weiße Photographie. Noch besser ausgedrückt, entspricht diese musikalische Dimension der Umrißzeichnung einer Figur. Sie zeigt die Linien einer Gestalt in einer Ebene. Rhythmus allein schildert nur die zeitliche Aufeinanderfolge einer künstlerischen Vorführung. Er ist das elementarste und primitivste Phänomen der Musik, welches die meisten normalen Menschen besitzen. Wenn jemand des Sinnes für Rhythmus entbehrt, dann zeigt er auch andere Zeichen von kongenitaler Dyspraxie.

Melodie. Als nächstes sehen wir die vertikale Ordinate der *Struktur*, welche die *momentane* Klanggestalt der tonalen Qualität ausdrückt. In akustischer Hinsicht unterscheidet die Klangqualität *primär* zwischen Geräusch (unregelmäßige Schwingungen) und Klang (periodische Schwingungen). Die Klangqualität ist *sekundär* aus den folgenden Kategorien zusammengesetzt: *Frequenz*, welche tief oder hoch sein mag gemäß den Schwingungen pro Sekunde in Hz oder mel; *Klangfarbe* oder Timbre, welches in allen Graden weich oder kreischend sein kann, je nach dem harmonischen Spektrum; sowie *Intensität* oder Lautstärke, welche als leise oder laut empfunden und in Son, Phon oder dB gemessen wird. Diese objektiven Qualitäten des Schalles werden von der Psychoakustik studiert.

Sobald die Ausdehnung der Frequenz sich den zeitlichen Faktoren zugesellt, wird aus dem rhythmischen Muster eine *Melodie*. Töne von verschiedener Höhe folgen sich nun in einem rhythmischen Muster. Diese Intervalle von einem Ton zu dem nächsten werden durch das Frequenzverhältnis zwischen den beiden Tönen bestimmt. Das *Intervall* ist die kleinste melodische Gestalt. Es entspricht dem Morphem oder Wort der Sprache. Einzelne Töne sind die kleinste musikalische Einheit und entsprechen daher dem Phonem oder einzelnen Sprachlaut.

Wie geschildert, resultiert die Melodie aus der Kombination der zeitlichen Faktoren auf der Zeitskala mit den Qualitätsfaktoren des musikalischen Klanges. Um zu unserer graphischen Analogie zurückzukehren, entspricht die Melodie den beiden Dimensionen einer Farbphotographie. Der Umriß einer Gestalt ist nun durch die zusätzliche Unterscheidung der *Farbe* verschönt. Rhythmus und Frequenzänderungen stellen die Melodie dar. Dies ist die zweite Schichte der musikalischen Komplexität, welche in der Form des Volksliedes den meisten Menschen zugänglich ist.

Harmonie. Schließlich finden wir in der dritten räumlichen Dimension der *Tiefenausdehnung* den höchsten Grad der musikalischen Komplexität in der Form der *simultanen* Klanggestalt der Harmonie. Wenn zwei Klänge in dieser *primären* Dimension zusammentönen, dann mögen sie konsonant oder dissonant sein, je nach dem mathematischen Fusionsverhältnis ihrer Grundtöne. Wenn diese identisch sind, ist das Verhältnis 1 : 1 und die Verschmelzung und Konsonanz der musikalischen Prime sind vollkommen. Das nächste Verhältnis von 1 : 2 in der Oktave bietet die zweitbeste Verschmelzung und Konsonanz. Und so geht es weiter durch alle Frequenzverhältnisse von 2 : 3 (reine Quinte), 3 : 4 (reine Quarte), 4 : 5 (große Terz), 5 : 6 (kleine Terz), 6 : 7 (leicht verminderte kleine Terz), 7 : 8 (leicht vergrößerte große Sekunde), usw. der *harmonischen* Obertonreihe. Von hier an führen die wachsend höheren Brüche von 8 : 9 (große Sekunde), 9 : 10 (kleine Sekunde) verminderte Verschmelzung herbei und damit zunehmende Dissonanz. Extreme Dissonanz entsteht mit sehr hohen Fraktionen wie 440/444, welche hörbare *Schwebungen* als Zeichen der akustischen Interferenz hervorrufen. Wenn solche Schwebungen häufiger sind als 10 pro Sekunde, dann hört man ein unangenehm kreischendes Geräusch.

Wiederum teilt sich die Tiefendimension der harmonischen Klangzusammensetzung in zumindest drei *sekundäre* Kategorien auf: 1. die *Akkordfolge*, welche zu dem „tonalen" (im Gegensatz zu „atonalem") Verhältnis der Dominante zu Tonika führt, wie aus den beiden letzten Akkorden eines Tangos allgemein bekannt ist; 2. *Akkordstruktur*, woraus der Kontrast der Dur- und Moll-Tonarten hervorgeht, je nach dem Intervallverhältnis der bestimmenden Terz; und 3. die *Akkordfunktion*, oder die Gesetze der enharmonischen Alterationen als Grundlage der Modulation aus einer Skala in eine andere, wie es durch die Verwandtschaften innerhalb des Quintenzirkels diktiert wird.

Sobald die zeitlichen Faktoren des Rhythmus, die Qualitätsfaktoren der Melodie und die Komplexitätsfaktoren der Konsonanz zusammenfallen, ist das höchste Niveau der musikalischen Funktion in Form der *Harmonie* erreicht. In unserer graphischen Analogie entspricht die zusätzliche Tiefendimension einem *stereoskopischen* Farbbild, welches die drei Dimensionen von Gestalt, Farbe und Perspektive wiedergibt. Wenn Rhythmus plus Frequenz die Melodie herstellt, dann ergibt Melodie mit konsonierenden anderen Tönen die Harmonie.

In derselben Schichte resultiert die Kombination von zwei oder mehreren unabhängigen Melodien in den Gesetzen des *Kontrapunktes*. Diese höchste Schichte der musikalischen Kompliziertheit ist jenseits des angeborenen Talentes der physiologischen musikalischen Fähigkeit. Diese Gesetze der Harmonielehre müssen studiert werden, wenn sie völlig verstanden und geschätzt werden sollen. Genau so wie man mit einem Instrument üben muß, wenn man es ordentlich spielen will, so braucht man entsprechende Unterweisung für das volle Verständnis der Struktur einer musikalischen Komposition. Ohne ein solches Studium bleibt die höchste Schichte der Musik in der Sphäre eines unbestimmten emotionellen Erfreuens.

Wir mögen noch erwähnen, daß eine *tertiäre* Unterteilung jeder dieser drei elementaren Dimensionen und ihrer sekundären Kategorien durchaus möglich ist. Als ein Beispiel läßt sich zeigen, daß die sekundäre Kategorie der Akkordstruktur in der Tiefendimension der Harmonie in drei tertiäre Gruppen unterteilt werden kann: 1. *tonische Progressionen* (semi-, dia-, tri-, pentatonisch, usw.); 2. *Akkord-Umkehrungen* (Dreiklang, Terz-sext Akkord, Quart-sext Akkord, usw.); und 3. *Tonarten* (dorisch, äolisch, usw.). Diese tertiären Unterteilungen errichten die Theorien von Harmonie, Kontrapunkt usw. Man muß es den Musikologen überlassen, diese räumlichen Korrelationen des musikalischen Gebäudes in alle Ecken der Musiktheorie zu verfolgen. Möglicherweise könnte eine solche „Atomphysik" der Musik ebenso kompliziert sein wie die molekulare Struktur eines wertvollen Diamanten — und ebenso schön.

Anwendungen. Abb. 21 schildert diese strengen Beziehungen am Beispiel eines Motivs des „Donauwalzers". Der nackte monochromatische *Rhythmus* ist auf der Zeitabszisse wie ein Trommelschlag dargestellt. Die Ordinate zeigt die Frequenzwerte dieses Beispieles mit der entsprechenden *Melodie*. Melodie allein wie etwa beim Pfeifen folgt dem Rhythmus, aber enthält nichts weiter. Erst wenn die dritte Dimension der Tiefe oder der harmonischen Struktur hinzukommt, dann ergibt sich die volle *Harmonie*, wie in einem Klavierauszug.

Nichts ist mehr logisch als diese drei Schichten der musikalischen Kompliziertheit anzuwenden, wenn man die *musikalischen Fähigkeiten eines Patienten* untersucht. Der Kranke mag seine frühere musikalische Fähigkeit durch einen Hirnschlag verloren haben, so daß er nun an erworbener Amusie leidet. Oder er mag sie nie besessen haben, weil er immer im Zustand der angeborenen auditorischen Agnosie war. In beiden Fällen muß der Untersucher die elementaren und primären Dimensionen von Rhythmus, Melodie und Harmonie getrennt erforschen, sowie mit der angemessenen Perspektive für ihre sekundären Kategorien und tertiären Unterteilungen.

e) Prüfung der Musikalität

Musik-Teste. Genau so wie die geeignete psychologische Untersuchung den Intelligenzgrad bestimmt, so kann die angemessene Prüfung der Musikalität das dafür angeborene Talent bestimmen. Durch Jahrhunderte haben die Musiklehrer dies in empirischer Weise getan, wann immer ein hoffnungsvoller Schüler sich zur musikalischen Ausbildung anmeldete. Einer der ersten Versuche einer systematischen *Exploration der Musikalität* stammt von dem berühmten Wiener Chirurgen T. BILLROTH (1912). C. SEASHORE publizierte seinen Musikalitätstest in 1915, während G. RÉVÉSZ einen verschiedenen Vorgang in 1920 empfahl. Gegenwärtig steht der DRAKE-Test (1957) in weitem Gebrauch. Weitere Besprechungen der musikalischen Begabungsprüfung sind von FRACKER und HOWARD (1928), G. M. GILBERT (1940), L. S. HOLLINGWORTH (1926), V. R. ROSS (1936), sowie TILSON und GRETSCH (1941) veröffentlicht worden.

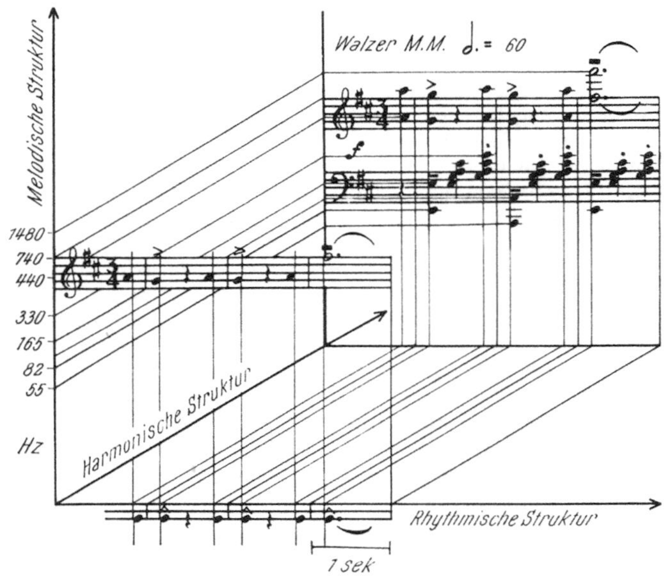

Abb. 21. Drei-dimensionale Projektion der musikalischen Hauptelemente: Rhythmus, Melodie und Harmonie.

Eine kurze Aufzählung des RÉVÉSZ-*Test für Musikalität* mag hier angebracht sein. Dieser umfassende Test enthält die folgenden Ausführungen: 1. Test für Rhythmus; 2. Nachahmen von einzelnen Tönen, die durch Summen oder am Klavier angeboten werden; 3. Analyse von Akkorden durch Singen ihrer einzelnen Töne; 4. Test des relativen Tongehörs, indem der Prüfling zu einem angebotenen tieferen Ton einen höheren Ton hinzufügt, und zwar nach verlangten bestimmten Intervallen; 5. Test des harmonischen Sinnes durch Singen der einzelnen Stimmen einer angebotenen vierstimmigen Kadenz; 6. Erkennung und Wiedergabe von Melodien; 7. Tongedächtnis.

Wiederholt wurden auch Versuche gemacht, daß musikologische Wissen in der neurologischen Praxis anzuwenden. A. JELLINEK (1933) konstruierte einen *Test für erworbene Amusie*. ARNOLD verwendete einen ähnlichen Vorgang während seiner Studien gewisser zentraler Hörstörungen. In der Tat ergaben sich die ersten objektiven Befunde in Fällen von zerebralen Hörstörungen durch solche Kombinationen von besonderen audiologischen Prüfungen mit musikologischen Explorationen. Einzelheiten darüber sind im Kapitel über auditive Agnosie zu finden.

Durchschnittliche Werte. Als allgemeine Illustration wollen wir hier die Befunde früherer Autoren anführen wie von RÉVÉSZ gesammelt (1946). BINET zum Beispiel fand 90% der Pariser Schulkinder als musikalisch. SCHÜSSLER errechnete unter Volksschülern 50% gute Sänger, 40% durchschnittlich und 10% unterbegabt. Auf Grund seiner langen Erfahrung mit musikalischen Prüfungen schätzte RÉVÉSZ die Verteilung von musikalischen gegenüber unmusikalischen Menschen auf 82% zu 18%. Nach seiner Meinung sind solche Unterscheidungen recht einfach zu machen, denn die hauptsächlichen Kategorien von hoher, durchschnittlicher und inferiorer Musikalität sind seit Kindheit recht scharf umgrenzt. Musikalisches Talent kann nicht erlernt werden, genauso wie man das mathematische Talent nicht erwerben kann. Die einzig Mögliche ist das Kultivieren und Verbessern von angeborenen Begabungen.

Absolutes Tongehör. Zwei Probleme bedürfen noch der Erwähnung, nämlich das Phänomen des absoluten Tongehöres und die eigentümliche Gabe des Farbenhörens. Die meisten Menschen besitzen bloß die Fähigkeit zur Unterscheidung der relativen Tonhöhenunterschiede zwischen tiefen und höheren Tönen. Das nennt man *relatives Tongehör*. Wenn man diese Fähigkeit mit der visuellen Modalität vergleicht, dann ist das relative Tongehör der völligen Farbenblindheit analog, wenn nur Schattierungen von grau gesehen werden können. In diesem Sinne ist also das Ohr dem Auge unterlegen. In seltenen Fällen sind Menschen mit der Gabe geboren, daß sie akustische Schwingungen als diskrete Frequenzmuster hören und erkennen können. Diese Personen wissen sofort den musikalischen Namen jedes Tones den sie hören, sie besitzen das *absolute Tongehör*. Wenn man dieses mit dem Auge vergleicht, dann entspricht es der normalen Fähigkeit zur Assoziation der sichtbaren Wellenlängen (Frequenzen) mit der entsprechenden Farbe.

Es gibt zahlreiche Untertypen und Grade des absoluten Tongehöres, welche durch Übung vervollkommnet werden können. In umgekehrter Weise können Müdigkeit, Schwäche oder Krankheit diese Fähigkeit zeitweise vermindern. Diese Begabung kann niemals erlernt werden, wenn sie nicht seit Geburt vorhanden war. Sie hängt von einer besonderen *anatomischen Konfiguration* der auditosensorischen und auditopsychischen Region in und rings um die HESCHLsche Querwindung ab. Möglicherweise ist diese besondere anatomische Ausbildung PFEIFERS (1936) ambidextralem Typus der HESCHL-Windung verwandt (S. 210). Diese Annahme stimmt mit der wiederholten Beobachtung überein, daß musikalische Personen eine besonders große WERNICKE-Zone in der ersten Schläfenwindung haben, nämlich vom rückwärtigen bis zum mittleren Drittel dieser Windung. Laut E. FEUCHTWANGER (1930, 1932), wurden besonders große BROCA-Zonen in expressiv musikalischen Personen gefunden.

Die Korrelationen zwischen *absolutem Tongehör und Musikalität* sind einseitig. Während alle Personen im Besitz dieser ungewöhnlichen Begabung gleichzeitig hochmusikalisch sind (z. B. Mozart), haben die weite Mehrzahl der großen Musiker diese Fähigkeit nicht besessen. In anderen Worten ist das Vorhandensein des absoluten Tongehörs überhaupt nicht notwendig, um hochmusikalisch zu sein. Diese Tatsache ist nicht überraschend. Das absolute Tongehör ist offenbar auf einer besonderen anatomischen Entwicklung begründet, hauptsächlich der kortikalen Projektion der Hörstrahlung. Anscheinend hängt es von einem außerordentlichen Vorrat an Ganglionzellen für die absolute und diskrete Erkennung der absoluten Frequenzwerte und ihrer Korrelation mit Erinnerungsbildern für Einzeltöne ab.

Gemäß Abb. 20 ist das absolute Gehör eine verfeinerte Fähigkeit in der zweiten Dimension der augenblicklichen *Erkennung der tonalen Qualität*. Als solche hat sie nichts zu tun mit den höheren Schichten von musikalischem Gedächtnis und Vorstellung in der dritten Dimension der simultanen harmonischen Struktur und Zusammensetzung. In manchen Fällen mag das absolute Gehör sogar eine ähnlich hohe Entwicklung der Gedächtnisleistungen für musikalische Funktionen hintanhalten. Das wäre dann so, als ob das überentwickelte Unterscheidungsvermögen für die Einzelstruktur (in der auditosensorischen Region), in den äußeren auditopsychischen Regionen ungenügend Raum für diese höheren Gedächtnisleistungen gelassen hätte. Manche Personen mit absolutem Tongehör sind derart von ihrer bewußten Analyse der absoluten Muster für Frequenz, Harmonie, Tonalität und der akustischen Spektra beherrscht, daß ihre synthetische Integration der höheren musikalischen Gestalten relativ unterwertig bleibt. Es mag ihnen dann schwer fallen, das Transponieren, Improvisieren, oder das Spielen nach dem Ohr zu erlernen. Oder ihr Tongedächtnis mag unvollständig sein, so daß ihre Fähigkeit zum Wiedererkennen von früher gehörten Kompositionen beschränkt bleibt.

Die Unterschiede zwischen absolutem und relativem Tongehör scheinen teilweise zu erklären, warum gewisse Widersprüche in der psychoakustischen Forschung bestehen. GUTTMAN und PRUZANSKY (1962) bestätigten die untere Grenze des *allgemeinen* Tongehöres als 19 Hz mit der anerkannten oberen Grenze um 20000 Hz. Musiker werden sich über die weiteren Befunde wundern, demgemäß das *musikalische* Tongehör in dieser Studie zwischen 60 und 5500 Hz gefunden wurde. Der tiefste Ton des Klavieres hat 27,5 Hz und Pianisten können ohne weiteres das richtige Stimmen der Töne unter 60 Hz überprüfen, zum Beispiel durch das Phänomen der Oktavverschmelzung. Die weitere Erforschung des absoluten Tongehörs dürfte zur Klärung von vielen ungelösten Problemen in der musikalischen Psychoakustik beitragen.

Farbenhören. Auch als Synästhesie oder audition colorée bekannt, wurde dieser Zustand von vielen Autoren untersucht, namentlich RÉVÉSZ (1922). An dieser von manchen Menschen besessenen Eigentümlichkeit lassen sich drei Haupttypen unterscheiden: 1. ein *sensationärer* Typus, wenn das Subjekt während des Hörens von Musik tatsächlich Farben sieht; 2. ein *imaginativer* Typ, wenn man sich die Farben vorstellt, und 3. ein *nominaler* Typ, in welchem sich der Name einer bestimmten Farbe in das Bewußtsein des Zuhörers eindrängt. Als eine musikalische Kuriosität benützte Scriabin ein „Lichtklavier" in seiner Prometheus Symphonie. Die Zuhörer ohne Fähigkeit zum Farbenhören blieben unbewegt oder verwundert, als sie die funkelnden Farben auf der weißgoldenen Decke des verdunkelten Konzertsaales glitzern sahen.

Neurologen erklären das Phänomen des Farbenhörens durch einen ungewöhnlich reichen Bestand von Assoziationsfasern zwischen den auditopsychischen und visuopsychischen Regionen. Während diese *ausnahmsweise* Begabung vielleicht von geringem Interesse für den Sprachpathologen sein mag, ist dieser sehr wohl mit dem *pathologischen* Gegenstück beschäftigt: die kongenitale Wortblindheit (spezifische Alexie), welche durch eine zu geringe Entwicklung dieser Assoziationsbahnen verursacht ist. Der kongenital Leseschwache versagt in der normalen Assoziation der gehörten Sprachmuster mit ihren sichtbaren alphabetischen Korrelaten; er kann die Sprachlaute nicht mit den graphischen Buchstaben assoziieren und umgekehrt.

Neurologische Befunde. PENFIELD und RASMUSSEN (1950) legten wichtiges Beweismaterial zur Unterstützung dieser empirischen Beobachtungen vor. Als sie über ihre Hirnoperationen für epileptische Störungen berichteten, warfen sie auch viel neues Licht auf die kortikale Representation der Phänomene des Hörens. Eine ihrer Schlußfolgerungen wurde durch die Analyse der epileptischen Entladungen erzielt. Auf diese Weise kamen sie zur Annahme einer besonderen Beziehung zwischen *Musik und dem vorderen Pol des Schläfelappens.*

Ihre Beobachtungen während zahlreicher Stimulationsexperimente füllten die Landkarte der ungewissen Funktionen im Schläfelappen. Die Reizung der *auditosensorischen* und *auditopsychischen* Regionen rief folgendes hervor: 1. das Hören von einfachen Tönen oder Geräuschen; 2. Hemmung des Hörens; 3. oder sie verursachte Änderungen in der Qualität von tatsächlich gehörten Klängen. Alle diese Phänomene betrafen hauptsächlich das gegenseitige Ohr. Es war höchst bedeutsam, daß keines dieser Reizungsexperimente in der temporalen Hörregion Aphasie, Sprechhemmung oder Störungen des Sprachverständnisses hervorrief. Es ergaben sich auch niemals Illusionen, als ob Sprache gehört würde.

In ihrer Zusammenfassung fanden diese Untersucher, daß die Reizung der primären auditosensorischen Region zur Perzeption von *einfachen Tönen oder Geräuschen* führte. Die Aktivation der umgebenden auditopsychischen Area fügte ein Element der *Interpretation* zu. Es nimmt jedoch der gesamte Schläfelappen an der auditiven Integration teil. Das sah man zum Beispiel in epileptischen Kranken, deren pathologische kortikale Aktivität sie zu einem rascheren Hervorrufen von Hörempfindungen sensitiviert hatte. In diesen besonderen Individuen konnte die Reizung jedweden Teiles der Schläfelappen *musikalische Erinnerungen* erwecken. In höchst interessanter Weise konnte die Reizung des vorderen Schläfepoles ebenfalls musikalische Sensationen auslösen. Diese neuen Befunde decken sich mit der Ansicht von gewissen älteren Autoren (S. E. HENSCHEN, 1926), welche zu einer Korrelation der rezeptiven Musikalität mit dem vorderen Schläfepol geneigt waren und wie es J. M. NIELSEN (1948) weiter tut.

Wenn wir zu unserem Hauptinteresse an Sprache zurückkehren, muß man sich erinnern, daß PENFIELD und RASMUSSEN klinische Beweise für eine *bilaterale* kortikale Repräsentation der Stimmgebung und Artikulation fanden. Einseitige Läsionen dieser entsprechenden Hirnrindenareale können jedoch Dysarthrie hervorrufen, genauso wie es durch die einseitige elektrische Inhibition geschah. Im wesentlichen Kontrast dazu fanden sich jedoch die symbolischen Funktionen der expressiven und rezeptiven Sprache lediglich auf der *dominanten* Seite repräsentiert. Für Musik hingegen ließ sich ein solches einseitiges Vorherrschen nicht nachweisen.

4. Störungen der musikalischen Funktionen

a) Das Problem der Amusie

Amusie und Aphasie. Eines der am meisten verwirrten Probleme in der neurologischen Literatur ist die *Pathologie der Musik* in ihrem Verhältnis zu aphasischen Sprachverlusten. Seit dem ersten Beginn des systematischen Studiums der Aphasiologie haben sich zahlreiche Untersucher mit den analogen Verlusten der musikalischen Fähigkeiten befaßt. Wir besitzen ausführliche Monographien der Amusie, wie jene von E. FEUCHTWANGER (1930, 1932), H. J. USTVEDT (1937, 1939) und die klare Zusammenfassung von M. ISSERLIN (1936). Diese Überblicke der Literatur reflektieren das fehlende Übereinstimmen in Bezug auf Terminologie, Methode der Erforschung, Interpretation der Befunde, vor allem aber über die Lokalisation. Ungenügendes Wissen in der Musikologie hat manche Beobachter auf Irrwege geführt, weil die Psychologie der musikalischen Struktur und Aufführung sogar noch komplizierter ist als jene der Sprache.

Forschungen über Musikpathologie bedürfen der *Zusammenarbeit* des Neurologen mit einem musikologisch erfahrenen Psychologen. Als wir in Wien mit O. PÖTZL derartige Beobachtungen zu sammeln begannen, versuchten wir dieses Ziel durch die systematische Anwendung von audiologischer, neuro-otologischer und musikologischer Erfahrung zu erreichen (PÖTZL, 1928, 1933 usw.; ARNOLD, 1943, 1946 usw.). Diese Bemühungen führten zur Beschreibung von mehreren neuen Syndromen: thalamische Parakusie, auditorische Allästhesie, und mehrere andere Typen der zentralen Parakusie. Weitere Einzelheiten und die Literatur sollen auf S. 433 besprochen werden. Seit diesen frühen Studien hat die Neurophysiologie wesentliche Fortschritte gemacht, welche eine bessere Integration dieser frühen Befunde mit dem gegenwärtigen Wissen erlauben.

b) Klassifikation

Kortikale Repräsentation. Wie wir sahen, haben die Sprache und Musik viel gemein. In grundlegender Weise operieren beide innerhalb der zwei Modalitäten von expressiver Produktion und rezeptiver Erkennung. In strenger Analogie klassifiziert man zunächst ihre Störungen in die *expressiven* und *rezeptiven* Gruppen. Genau so wie mit der Sprache, können auch musikalische Störungen *gemischt* vorkommen. Die Kommunikationstheorie hat bereits die verschiedenen Schritte untersucht, welche im Verlaufe der verbalen Expression und Rezeption vorkommen (S. 15).

Genau das Gleiche gilt für die analogen musikalischen Funktionen. Es bedeutet keinen grundlegenden Unterschied für die laryngeale Funktion, ob die Stimmlippen für das Sprechen oder Singen in Bewegung gesetzt werden. Wenn Unterschiede bestehen, dann betreffen sie den Grad und die Qualität der feinen Einzelheiten in der Einstellung des Kehlkopfes. In analoger Weise funktioniert das Ohr in der gleichen Art, wenn es die komplexen Formantmuster der gesprochenen Phoneme, oder die ähnlich komplexen harmonischen Spektra der musikalischen Akkorde empfängt und analysiert. Das Gleiche gilt für alle anderen Stationen in diesen produktiven und rezeptiven Handlungen. Die motorische Pyramidenbahn und die auditive Hörbahn, die motorischen und sensorischen thalamischen Umschaltstellen, sowie die bulbären Kerne der efferenten und afferenten Hirnnerven betätigen sich alle in der gleichen Weise für jedwedes *kommunikative Geschehen*, sei es linguistisch oder musikalisch.

Es besteht jedoch ein sehr großer Unterschied in der zerebralen Organisation und Funktion, wo die Dichotomie von Sprache und Musik augenscheinlich wird: das ist die Struktur der motorischen und sensorischen Hirnrinde. Aus einem großen angesammelten Beweismaterial geht hervor, daß die expressiven und rezeptiven Funktionen von Sprache und Musik eine *verschiedene kortikale Repräsentation* haben. Aus diesem Grunde treten die verschiedenen aphasischen Verluste der Sprache und die analogen amusischen Verluste der Musik oft in völliger Unabhängigkeit auf. Darüber hinaus sind das Talent und die Vervollkommnung in den Gebieten von Sprache und Musik in der Bevölkerung höchst ungleichmäßig verteilt, so daß die individuellen Patienten in verschiedenen Arten und Graden betroffen sind.

Arten der musikalischen Aufführung. Schließlich unterscheidet sich die Funktion des Gehirns mit den spezifischen Arten der musikalischen Aufführung. Sie ist eine *pneumolaryngeale* Kunst des Sängers, eine *manuelle* Virtuosität bei Pianisten und Streichern, während sie bei Bläsern verschiedene Kombinationen von *pneumolabialen* (oder -lingualen) und *manuellen* Koordinationen benötigt. Offensichtlich muß die linkshändige Fingertechnik des Geigers eine andere kortikale Repräsentation haben als die rechtsseitige Armtechnik des Posaunisten, oder die bilateral verschiedene Handtechnik des Pianisten. Der Organist benötigt frei dissoziierte manuo-pedale Bewegungen von sogar vier Teilen, Arme und Beine.

Alle instrumentellen und vokalischen Techniken werden durch besonderes Üben derjenigen Hirnrindenfelder erworben, welche für die willkürlichen Bewegungen der entsprechenden Ausführungsorgane notwendig sind. Es ist überflüssig, besonders zu betonen, daß niemand mit einem „Hirnzentrum" für das Fagott- oder Harfenspiel geboren ist. Viel eher sind alle erlernten instrumentellen Techniken in den *psychomotorischen Arealen* repräsentiert, welche die somatomotorischen kortikalen Zentren für die entsprechenden Bewegungen der Finger, Hände, Arme, Beine, Lippen, Kehlkopf und Atmung kreisförmig umgeben. Wir begegnen deshalb verschiedenen Arten der expressiven Amusie, welche von dem spezifischen Hirnschaden im Einzelfalle abhängen, sowie von dessen Einfluß auf die Art der musikalischen Betätigung des Betroffenen. Es folgt daraus, daß die vokalen und instrumentalen Dyspraxien gemäß der *Physiologie der ausführenden Muskelsysteme* klassifiziert werden müssen.

Schichte der Funktion. Eine andere Kategorie der Klassifikation ist die Schichtenlage der Funktion. Auf der *expressiven* Seite unterscheiden wir zunächst die *ideativen Erinnerungsbilder* der globalen musikalischen Ausführung von dem nächst tieferen Niveau der *kortikalen Innervation* der entsprechenden einzelnen Muskelgruppen. Die ersteren entsprechen der symbolischen Sprachfunktion und sind deshalb in den höchsten Zentren der frontalen psychomotorischen Region lokalisiert. Die letztere Schichte ist identisch mit den kortikalen Zentren für die respiratorischen, laryngealen, oralen oder manuellen Bewegungen im präzentralen motorischen Gyrus. Läsion der ersteren Region führt zu wahrer expressiver Aphasie oder Amusie zufolge des Verlustes der *inneren* Sprache und Musik. Die letztere Art der Läsionen verursacht *dysarthrische* Störungen von Artikulation, Vokalisation oder instrumentaler Intonation.

Auf der *rezeptiven* Seite trennt eine ähnliche Unterscheidung die gnostische Funktion durch die *bewußte Erkennung* und Interpretation des Schalles von der rein *perzeptiven Bemerkung* seiner Existenz. Das erstere ist eine Funktion der auditopsychischen Gegend, welche sich über weite Teile des Schläfelappens ausdehnt. Die letztere ist auf die viel kleinere auditosensorische Gegend in der HESCHLschen Querwindung auf der Oberseite der oberen Schläfewindung beschränkt. Zerstörungen der gnostischen Gegend sind von wahrhaft *gnostischen* Störungen gefolgt, also von rezeptiver Aphasie, Amusie oder auditorischer Agnosie. Läsionen der HESCHL-Windung sind für *perzeptive* Entstellungen der gehörten Muster verantwortlich, was wir als zentrale Parakusie bezeichnen.

Derart haben wir mit vier Haupttypen der musikalischen Störungen zu tun: 1. ideative Verluste der Erinnerungsbilder für die konstruktive Produktion von musikalischen Gestalten, die *expressive Amusie*; 2. kortikale Läsionen von Innervationsmustern für die Bewegung der Ausführungsorgane, die *musikalische Dysarthrie und Dyspraxie*; 3. gnostische Verluste in der Erkennung von musikalischen Gestalten, die *rezeptive Amusie*; und 4. perzeptuelle Entstellungen der auditiven Muster, die *rezeptive Parakusie*. All dies sind zentrale Lesionen. Periphere Störungen wollen wir als nächstes betrachten.

c) Definitionen

Innere und äußere Musik. Im Hinblick auf die weit verbreitete Verwirrung der Begriffe scheint es ratsam, die möglichen Phänomene so genau wie möglich zu definieren. Hier folgen nun die Auslegungen und Begriffe wie sie von der Majorität der Autoren verwendet werden. Zunächst müssen wir also wieder drei streng geschiedene *Schichten der Funktion* unterscheiden: 1. das symbolische Niveau von psychomotorischer und psychoauditorischer Ausarbeitung der inneren Musik; 2. die mehr elementare Schichte der kortikalen Innervation und auditosensorischen Perzeption; und 3. die periphere expressive Ausführung und die aurale Empfindung im Ohr. Es ist offenbar, daß diese drei Paare von funktionellen Schichten die zwei fundamentalen Modalitäten der motorischen Expression und sensorischen Rezeption umfassen.

Symbolische Schichte. Auf dem höchsten Niveau der *symbolischen* Gestaltung und *gnostischen* Interpretation bezieht sich der Begriff der *Amusie* (oder Dysmusie) auf den völligen oder teilweisen Verlust der früheren Fähigkeit zur produktiven oder rezeptiven musikalischen Ausführung. Im Falle der kongenitalen Amusie hat sich diese Fähigkeit niemals entwickelt. Wie für die symbolischen und abstraktiven Verluste der Aphasie ist das Wesen der Amusie der Verlust der *inneren Musik*: Verlust der ideativen und konstruktiven Produktion bei expressiver Amusie, sowie Verlust der gnostischen Interpretation und Erinnerung bei rezeptiver Amusie.

1. **Expressive Amusie.** Wenn wir zunächst den expressiven Sektor betrachten, finden wir, daß die expressive Amusie die folgenden Typen umfaßt, welche sich alle auf den Verlust der inneren Musik beziehen.

Musikalische Apraxie ist die Grundform des kortikalen Verlustes der vokalen und instrumentalen Ausführung. Dies mag die Folge von allgemeiner Apraxie zufolge von Scheitellappenläsionen sein. Oder es kann sich um eine isolierte Apraxie für das bestimmte Instrument des Kranken handeln, während er zur Ausführung aller anderen praktischen Handlungen in den nicht-akustischen Modalitäten durchaus imstande bleibt. Dann handelt es sich um eine konstruktive Amusie.

Avokalie oder Melodienstummheit, also der Verlust der Singfähigkeit, ist das musikalische Gegenstück der expressiven Aphasie.

Musikalische Agraphie bedeutet die Unfähigkeit zum Ausdrücken musikalischer Symbole in der Notenschrift. Es ist wieder den graphischen Verlusten bei expressiver Aphasie analog.

2. **Rezeptive Amusie.** Diese Form ist in analoger Weise von mehreren Typen der Agnosie zusammengesetzt: taktil-instrumental, auditorisch und visuell. Und wiederum weist diese Form auf den Verlust der inneren Musik in der höchsten Schichte der kognitiven Erkennungsfunktion hin.

Taktile instrumentale Agnosie fand man in einigen amusischen Patienten, welche die Orientierung auf ihrem Instrument verloren hatten. Dann können sie nicht fein koordinierte Spielbewegungen ausführen, welche so sehr auf den taktilen und stereognostischen Sinnesempfindungen für räumliche Distanzen auf ihren Instrumenten abhängen. Andere gnostische Funktionen mögen in solchen Fällen besser erhalten sein.

Auditorische Agnosie umfaßt mehrere Haupttypen, welche von der Größe des Herdes abhängen, und welche mehr elementare oder mehr komplizierte Funktionen der Kognition und Interpretation stören. Im wesentlichen bedeuten die akustischen Agnosien den Verlust des Verständnisses für hörbare Gestalten. In ihrer extremen Form der *Seelentaubheit* wird kein Schall irgendeiner Art erkannt. Die verbale Agnosie oder *Worttaubheit* stört das Sprachverständnis.

Hier interessiert uns wieder die musikalische Agnosie oder die *Melodientaubheit*. Harmonie, Melodie und Rhythmus verlieren ihre Bedeutung, und zwar in dieser Reihenfolge, wenn zunehmend höhere Schichten der musikalischen Rezeption beeinträchtigt sind. Die auditorische Agnosie ist ein Auseinanderfallen des auditorischen Vorstellungsvermögens. Die Verluste umfassen die kognitive und vorgestellte Begriffsbildung für musikalische Klanggestalten: die sukzessive Klanggestalt von Melodie und ihre temporalen (rhythmischen) Beziehungen; die momentane Klanggestalt von Tonqualität; die simultane Gestalt der harmonischen Struktur; und schließlich die allerhöchsten Schichten der kognitiven Erfassung der mathematischen Beziehungen von Tonalität (Tonarten, Tonleitern, Tonalitätsfunktion).

Die Abb. 20 auf S. 189 zeigte die drei-dimensionale *Organisation des musikalischen Raumes*. Mit der zunehmenden Größe eines kortikalen Herdes wird der Verlust der musikalischen Funktion aus der Komplexität unseres graphischen Modelles der musikalischen Funktion immer mehr in den Vordergrund rücken, bis diese Funktionseinbuße die elementarsten Schichten von Melodie und Rhythmus miteinbezieht. In strenger Analogie zu den aphasischen Sprachverlusten werden die höchsten Funktionen zuerst betroffen. Als rein beschreibende Begriffe illustrieren solche Bezeichnungen wie Ton-, Melodie-, Wort- und Seelentaubheit die verschiedenen Stratifikationen der gestörten gnostischen Funktion. In dem extremen Fall der völligen auditorischen Agnosie oder Seelentaubheit können keinerlei Töne und Geräusche differenziert werden, obwohl sie prompt hörbar bleiben. Die „kongenitale auditorische Imperzeption", also die angeborene oder sehr früh erworbene Unfähigkeit zum Erkennen von Klangbildern, ist das kindliche Gegenstück der Seelentaubheit bei der später erworbenen totalen auditorischen Agnosie. Daraus ergibt sich wieder die Bedeutung dieses Problemes für die Sprachpathologie.

Musikalische Alexie oder Notenblindheit stellt eine visuelle Agnosie für den akustischen Sektor vor, also die Unfähigkeit zum Lesen musikalischer Symbole. Notenblindheit ist mit der Alexie im allgemeinen verwandt, abgesehen davon, daß sie unabhängig von anderen aphasischen Verlusten des Sprechens, Lesens und Schreibens vorkommen kann. Sie betrifft eine erlernte und hoch spezialisierte visuell-gnostische Leistung, welche den einzigen Verlust darstellen kann oder den ersten von aufeinander folgenden Verlusten.

Paramusien sind die spezifischen Fehler in der musikalischen Aufführung oder Rezeption. Sie sind analog den litteralen und verbalen Paraphasien und den syntaktischen Paragrammatismen im Verlauf der dysphasischen Fehlleistungen. Früher hat man den Begriff der Paramusie (oder Pseudoamusie) auch für die Unterscheidung der parakusischen (und somit trans- oder subkortikalen) Störungen der musikalischen Empfindung von den gnostischen Verlusten der inneren Musik in der wahren Amusie verwendet. Was man früher Paramusie nannte, wird jetzt als Parakusie bezeichnet, wie weiter unten zu besprechen sein wird.

Kortikale Innervation und Perzeption. Wir verlassen nun die höchste Schichte der *symbolischen, kognitiven und gnostischen* Ausarbeitung, Funktionen die den höchsten psychomotorischen und psychoauditorischen Leistungen der inneren Sprache und Musik zugehören. Als nächstes gelangen wir zu dem mehr elementaren Niveau der *exekutiven* und *perzeptuellen* Funktionen in der Hirnrinde. Herde in diesen Gegenden lassen die innere Musik und den Rhythmus intakt und stören nur die bewußte Perzeption des Schalles als solchen. Elemente der Interpretation sind hier nicht mehr eingeschlossen. Diese Unterscheidung ist von allergrößter Wichtigkeit. Deren Fehlen in vielen neurologischen Beiträgen zu den Problemen der Amusie hatte früher viel Verwirrung gebracht, bis FEUCHTWANGER (1930) den fundamentalen Unterschied zwischen der gnostischen und perzeptiven Fähigkeit für den rezeptiven Sektor erarbeitet hatte.

1. **Musikalische Dysarthrie.** Wie schon gesagt, verursachen *expressive* Läsionen in dieser Schichte dysarthrische musikalische Störungen zufolge des Verlustes der kortikalen Innervation für die Bewegungen von Mund oder Händen. Die dysarthrischen Störungen von Artikulation und Phonation werden in einem besonderen Kapitel zu besprechen sein. Wir kehren deshalb zum *perzeptiven* Niveau der auditosensorischen Funktion zurück, welche weniger ausgearbeitet ist als in der gnostischen auditopsychischen Schichte.

2. **Rezeptive Parakusie.** Unter Parakusie versteht man jetzt die subjektive Entstellung von sowohl elementaren als auch komplexen Klangempfindungen *zentralen* Ursprungs. Die Parakusie kann überall zwischen den kochlearen Kernen und der kortikalen auditosensorischen Region auftreten, jedoch definitionsgemäß niemals jenseits dieser Grenzen. Sie mag in der fehlerhaften Wahrnehmung der Tonqualität bestehen, wie in den Reizversuchen von PENFIELD und RASMUSSEN (1950) an der Grenze der auditopsychischen Gegend gefunden. Oder sie mag eine Störung der primären Tonempfindung bedeuten und liegt dann in der auditosensorischen Gegend der Querwindung von HESCHL. Des weiteren wirken die Parakusien in den subkortikalen Störungen zufolge von thalamischen Herden aufdringlich störend, wie PÖTZL (1943) und ARNOLD (1943) nachgewiesen haben.

Es ist ein wesentliches Kennzeichen, daß die *gnostischen* und *mnestischen* Funktionen der inneren Musik von diesen perzeptiven Störungen nicht betroffen sind. Alle anderen musikalischen Funktionen des Rhythmus, der vokalen und instrumentalen Praxis, der visuellen Gnosis (Notenlesen) und die graphischen Funktionen (Notenschreiben) bleiben normal, ebenso wie alle Sprachfunktionen. Ein weiteres Kennzeichen der zentralen Parakusien ist die Tatsache, daß sie die Hörempfindung in einer komplizierten Weise stören. Gewöhnlich ist das zum Herd *kontralaterale* Ohr hauptsächlich betroffen. Auf diese Weise zeigen die zentralen Parakusien die Kreuzung der Mehrzahl der Hörfasern.

Was allen zentralen Parakusien gemeinsam ist, ist die *Dissoziation des binauralen Hörens.* Wir haben die folgenden Arten vorgefunden: Dissoziationen der *Richtung* (auditorische Allästhesie und Störungen des Richtungshörens vom kontralateralen Ohr); Dissoziationen von *Tonhöhe und Klangfarbe* (paradoxer STENGER Test mit getrennter Wahrnehmung von binaural angebotenen identischen Tönen); *temporale* Dissoziationen (mit aufeinander folgender Wahrnehmung von gleichzeitigen bilateralen Reizen); Dissoziationen der *Hörschwelle* (wenn das gestörte Ohr während der binauralen Prüfung eine niedrigere Schwelle zeigt als das bessere Ohr); und Dissoziationen des *Lautheitsausgleiches* oder loudness balance (das betroffene Ohr braucht viel größere Intensitäten auf hohen Intensitätsstufen als nahe der Schwelle). Diese psychoakustische Kompliziertheit unterscheidet die *zentralen* Parakusien von den einfachen Klangveränderungen bei der *peripheren* Dysakusis. Bei dieser letzteren Störung ist die physiologische Antwort auf einen akustischen Reiz durch rein physikalische Gesetze verändert.

Schizakusis ist ein von F. KOBRAK (1951) geprägter Ausdruck. Er kennzeichnet den wohlbekannten Befund, daß in bestimmten zentralen Hörstörungen das Sprachverständnis viel schwerer gestört ist als das Gehör für reine Töne. Dieses Phänomen ist typisch für Läsionen des akustischen Nerven und des Zwischenhirns. Es zeigt wieder, daß die höchsten Hörfunktionen von Läsionen der Hörwege als erste beeinträchtigt werden. J. JERGER (1960) nannte dies das *Subtilitätsprinzip.* In MATZKERS (1956, 1958) binauralem auditorischen Synthese-Test systematisch angewendet, erlaubt dieses Prinzip die diagnostische Differenzierung solcher Schädigungen. Des weiteren erklärt JERGER eine sehr schlechte Sprachverständlichkeit in Gegenwart eines geringen oder abwesenden Reintonverlustes durch das *Flaschenhals-Prinzip.* Im akustischen Nervenstamm und im Hirnstamm sind die Hörfasern in einer engen Gegend sehr fest zusammengepackt. Sobald sie von einem Herd geschädigt sind, können diese Fasern nicht mehr die komplizierten Muster der akustischen Information weiterleiten, während sie jedoch weiterhin imstande sind, kurze Reinton-Impulse mit niederer Schwellenintensität zu transportieren.

Auditorische Illusionen und Halluzinationen entstammen einer pathologischen Reizung des Schläfelappens. PÖTZL (1933) untersuchte die auditorische Aura unter epileptischen Patienten und beschrieb das akustische Gegenstück der „traumhaften Zustände". Zu diesen gehören die Phänomene der entweder zusammengepreßten oder ausgedehnten zeitlichen Sequenzen und die Zeitraffer-Sensation, welche beide von Läsionen des Schläfelappens resultieren. PÖTZLS (1939) Befunde wurden durch die Reizversuche von PENFIELD und RASMUSSEN (1950) bestätigt. Reizung der auditopsychischen Gegend jedweder Seite erregte auditorische Illusionen und Halluzinationen. Diese umfassen alle Grade von einfachen Tönen oder Stimmen bis zu komplizierten musikalischen Eindrücken. In den Versuchen waren die Illusionen um so mehr komplex, je *weiter* entfernt von der auditosensorischen Gegend der Reiz angewendet wurde. Die Hörhalluzinationen bei Geisteskrankheit müssen einem ähnlichen Muster der abnormen Aktivation des Gedächtnismechanismus in den Schläfelappen folgen.

Periphere Aussendung und Empfindung. Alle bisherigen waren Störungen des *zentralen* Hörmechanismus. Die Probleme werden mehr kompliziert, wenn wir nun die rein *peripheren* Störungen der subjektiven Klangempfindung betrachten. In Zusammenfassung der bisherigen Definitionen haben wir die folgenden Schichten der rezeptiven Funktion zu differenzieren gelernt: 1. kortikale gnostische Läsionen der *Kognition* und Wahrnehmung (Apperzeption); 2. kortikale und subkortikale Läsionen der elementaren *Perzeption* oder Empfindung; und 3. periphere Störungen oder Sinnesempfindung oder *Sensation.* Die periphere Schichte besteht ihrerseits wieder aus zwei Sektoren: 1. *expressive* Emission und 2. *rezeptive* Sensation.

1. **Expressive Emission.** Die Ausführung der oralen Expression obliegt dem pheripheren Stimmorgan. Seine organischen Störungen von Stimme und Sprache werden als Dysphonien oder Dysglossien in den entsprechenden Kapiteln besprochen.

2. **Rezeptive Sensation.** Die periphere Hörempfindung ist eine Funktion des Endorganes des Ohres. Seine verschiedenen Erkrankungen können wie folgt klassifiziert werden.

Dysakusie definiert man als die subjektive und selten objektive fehlerhafte Empfindung von Tönen oder Geräuschen mit einem peripheren Sitz der Störung. Rekruitment gehört in diese Kategorie. Das häufigste Beispiel ist Ohrenklingen oder *Tinnitus* wegen Erkrankung des mittleren oder inneren Ohres. Summen, Sausen, Brausen oder zischende Ohrgeräusche stellen die Weise dar, in welcher die Hörschnecke krankhaften Schmerz ausdrückt. Ein anderer Name für diese abnormen spontanen Reizungen des peripheren Sinnesorgans im Ohr ist der Begriff der *Akuphene*, wie man es häufig in der französischen, italienischen oder spanischen Literatur antrifft. Diese Ohrgeräusche sind gewöhnlich rein subjektiver Natur. In seltenen Fällen mögen sie dem Beobachter objektiv hörbar sein, wie im Falle von muskulären Ticks oder krankhaften Geräuschen aus den Blutgefäßen. Die moderne Ohrphysiologie erklärt diese Erscheinungen als *kochleare Reaktionen* auf pathologische Reizungen der leitenden und umformenden Mechanismen der Schallübertragung im Ohre.

Diplakusis. Die Erklärung der verschiedenen Arten der peripheren Diplakusie ist etwas komplizierter. Das Symptom des Doppelhörens ist *monaural*, wenn tiefe und hohe Töne in einem Ohre mit veränderten Verhältnissen gehört werden, was gewöhnlich auf abnorme Steifheit oder Resonanz in seinem Schall-Leitungssystem beruht. *Binaurale* Diplakusie entsteht nicht selten, wenn die Hydrodynamik eines Ohres verändert ist, etwa bei der MENIÈREschen Krankheit oder nach Stapes Chirurgie. In diesem Falle kann ein Ohr den gleichen Ton mit höherer Stimmung hören als das andere.

Es ist möglich, die spontanen Akuphene ohne äußeren Schall von den subjektiven diplakusischen Entstellungen eines objektiv gehörten Schalles zu unterscheiden, das ist aber nicht notwendig. Alle diese dysakusischen Entstellungen haben einen Gesichtszug gemeinsam: sie betreffen einfache und zusammengesetzte Klänge in der gleichen Weise, und sie rufen nie die Empfindungen von komplexen Klanggestalten vor. Deshalb sind sie von den zentralen Parakusien fundamental verschieden. Die moderne Audiologie kann die Krankheiten des Mittelohres, des Innenohres und der retrolabyrinthären Hörbahn prompt und sicher unterscheiden. Auf diese Weise lassen sich die beiden Arten der peripheren Dysakusie, nämlich die *spontanen* subjektiven Akuphene und die diplakusischen Verzerrungen eines *objektiv* gehörten Klanges, diagnostizieren und von den zentralen Parakusien trennen. Zumindest in dieser Hinsicht sind wir einen weiten Weg vorwärts gekommen seit F. ALT (1906) sich mit der Differenzierung dieser rätselhaften Phänomene des Hörens abgemüht hat.

Hypoakusie, oder auch Hypakusie meint einfach eine Einbuße des Gehöres. Die audiologische Analyse gestattet das Auseinanderhalten der schalleitenden, schallempfindenden (sensorineuralen) und zentralen Formen. Die Hörschärfe (hearing level) für reine Töne mißt man audiometrisch und die Hörschärfe für Sprachverständnis mittels Listen von Spondeus-Wörtern. Alle anderen Sprachprüfungen, einschließlich des Unterscheidungsvermögens für PB (phonetisch balanzierte) Wörter, errechnen die totalen und kombinierten Funktionen des Gehöres vom Trommelfell bis zur gesamten Hörrinde des Schläfenlappens.

Hyperakusie galt früher als eine abnorm feine Hörschärfe, also eine herabgesetzte Hörschwelle für reine Töne oberhalb der normalen Null-Linie des Audiogrammes. Es scheint unmöglich, daß die normale Empfindlichkeit der Hörschnecke unterhalb der Schwellenwerte von weniger als 0,0002 dyn/cm² für 1000 Hz verbessert sein könnte. Höchstwahrscheinlich bedeuten die Beobachtungen von sogenannter Hyperakusie Fälle von *herabgesetzter Toleranz* für laute Klänge. Dies findet man in Gegenwart des Rekruitmentphänomens, der herabgesetzten Schmerzschwelle, sowie nach Verlust des Stapediusreflexes.

Anakusie, das Fehlen jedweder Hörempfindungen und Wahrnehmungen bedeutet einfach Taubheit. In den meisten Fällen ist Taubheit durch periphere Erkrankungen des Sinnesorganes in der Kochlea bedingt. Es können jedoch bilaterale Schädigungen der Hörbahnen im Hirnstamm oder bilaterale symmetrische Zerstörungen der kortikalen Hörzentren in der HESCHLschen Querwindung ebenfalls völlige Taubheit für alle Klänge hervorrufen.

d) Lokalisation der expressiven musikalischen Störungen

Da wir nun die hauptsächlichen Klassen der musikalischen Störungen überblickt haben, können wir die topographischen Beziehungen zwischen diesen spezifischen Funktionen und ihrer zerebralen Lokalisation untersuchen. An dieser Stelle ist ein Hinweis auf das Problem der *primären und sekundären Lokalisation* der angeborenen und erlernten Funktionen angebracht, worauf wir im Kapitel über Aphasie zurückkommen wollen. Verwandte Beobachtungen von PENFIELD und RASMUSSEN werden im Zusammenhang mit dem Einfluß der zerebralen Dominanz auf die kommunikative Funktion Erwähnung finden. Wieder sind wir mit zwei Hauptarten der Funktion beschäftigt: expressiv und rezeptiv.

Expressive Amusie. Dieser Zustand ist als *Avokalie* bekannt, wenn er die Fähigkeit des Singens und Pfeifens zerstört. Dies mag als *Tonstummheit* erscheinen, wenn nicht einmal einzelne Töne in richtiger Weise hervorgebracht werden können. Dieser Zustand folgt dem dysarthrischen und dyspraktischen Verlust der kortikalen Innervation im Areal der oralen Innervation. Wenn *Melodienstummheit* besteht, bleibt das Singen oder Summen von einzelnen Tönen erhalten, aber die Melodiemuster wurden vergessen. In diesem Falle stört die Läsion lediglich eine höhere Schichte der Funktion und ist deshalb weniger ausgedehnt als die erstere.

Für Avokalie verantwortliche Herde wurden in der Pars triangularis der dritten, aber auch in der zweiten Stirnwindung aufgefunden. Diese Hirnregionen gehören dem psychomotorischen Areal an, welches sich vor der präzentralen (oder somatomotorischen) Windung befindet. In der Mehrzahl der Fälle befanden sich derartige Herde in der rechten (unterwertigen) Seite des Rechtshänders. Demnach sind die Gedächtnismuster für den musikalischen Ausdruck *peripher von der* BROCA-*Zone* gelegen, welche die operkulare Portion der F_3 ausfüllt. Außerdem finden sich die musikalischen Störungen häufig auf der unterwertigen Seite, also *kontralateral zur Sprachregion.*

Der amusische Verlust des Intrumentalspieles ist als *instrumentale Apraxie* bekannt. In diesem Falle findet man die Herde in kortikalen Arealen, welche die globalen und koordinierten Bewegungen derjenigen Muskelgruppen auslösen, welche für eine bestimmte instrumentale Technik benötigt sind. Apraxien für Streichinstrumente, die mit der linken Hand gespielt werden, wurden im Zusammenhang mit Läsionen der zweiten Stirnwindung auf der rechten Seite gefunden, das heißt also in der psychomotorischen Zone vorne von der kortikalen Repräsentation der linken Hand. Bei Klavierspielern stören solche einseitige Herde die linke Hand und ihre Mitarbeit mit der rechten Hand, womit auch die letztere schwer beeinträchtigt wird. Man soll sich hier erinnern, daß Pianisten eigentlich ein Duett von zwei unabhängigen musikalischen Partituren mit beiden Händen spielen. Sie brauchen deshalb die tadellose Zusammenarbeit der beiden mnemonischen psychomotorischen Areale (in der zweiten Stirnwindung), um damit die beiden ausführenden somatomotorischen Zentren der Handrepräsentation (in den präzentralen Gyri) zu leiten.

Musikalische Agraphie, der Verlust der Fähigkeit zum graphischen Ausdruck musikalischer Symbole (Noten, Pausen, Zeichen, Schlüssel usw.) ist häufig mit wahrer expressiver Amusie verbunden, genauso wie die verbale Agraphie häufig ein Teil der expressiven Aphasie ist. Diese Tatsache kennzeichnet die assoziative Integration der folgenden Zentren für die graphomotorischen Aufgaben, alle auf der dominanten Seite: das *graphische Zentrum* in der visuopsychischen Region innerhalb des angulären und supramarginalen Gyrus; das psychomotorische Zentrum der koordinierten *Handbewegungen* in der zweiten Stirnwindung; und

BROCAS Areal für die *expressive Sprache* in der operkularen Portion der dritten Stirnwindung. Diese Assoziationen beinhalten des weiteren den Einschluß von dyspraktischen Störungen der Handbewegungen, wie man es gewöhnlich bei Läsionen des Scheitellappens findet.

e) Lokalisation der rezeptiven musikalischen Störungen

Diese Probleme werden mehr kompliziert, wie wir nun den Sektor der *rezeptiven Funktionen* betreten. Diese Kompliziertheit kommt teilweise von der Tatsache, daß wir mehr über die kortikale Repräsentation jeder dieser Funktionen wissen. Andererseits will es scheinen, daß die phylogenetisch älteren rezeptiven Funktionen eine sehr verfeinerte kortikale Repräsentation besitzen, um den erforderlichen homeostatischen Hintergrund für die vielfältigen Rückkoppelungsmechanismen der glatten produktiven und expressiven Leistung bereitzustellen. Es war logisch, die Erklärung der expressiven Funktion auf der höchsten Schichte der ideellen und symbolischen Formulierung zu beginnen; es ist ebenso logisch, die Besprechung der rezeptiven Funktion auf der tiefsten Schichte der elementaren kortikalen Wahrnehmung zu beginnen, wo die einlaufenden auditiven Signale auf die primäre auditosensorische Region projeziert werden.

Auditosensorische Region. Dieses Areal in der Querwindung auf der oberen Oberfläche jedes Schläfelappens repräsentiert die schließliche kortikale Projektion der Hörfasern. In diesem höchsten oder kortikalen Hörzentrum geht die *elementare Perzeption* aller hörbaren Klänge vor sich, und das Gehörte wird bewußt. Diese Wahrnehmung ist jedoch noch immer zu neutral und elementar, um bedeutungsvoll zu sein. Personen, welche keine höheren Stationen der auditorischen Integration besitzen, wie diejenigen mit rezeptiver Aphasie und Amusie auf Grund von Schlafelappenläsionen, beharren darauf, daß sie zwar alles hören, aber nichts verstehen.

Was in dieser Region vor sich geht, ist nur die elementare Wahrnehmung der *einzelnen Tonqualitäten*: Tonhöhe, Klangfarbe, Lautstärke. Läsionen dieser Region stören lediglich diese Funktionen. Töne klingen verzerrt (zu hoch, zu tief, zu laut, zu leise) oder sind in Geräusche entstellt, was man *Tontaubheit* nennt. Die verschiedenen Arten dieser kortikalen Parakusien wurden früher erwähnt und sollen weiter im Kapitel über die auditorische Agnosie besprochen werden (S. 436). Wegen der Kreuzung der Mehrzahl der auditorischen Projektionen herrschen die Parakusien im *kontralateralen* Ohr vor. Die bilaterale Zerstörung der HESCHLschen Windung hingegen führt kortikale Anakusie oder Taubheit herbei.

Auditopsychische Zone. Die *Wahrnehmung von Schall* in seiner vollen Bedeutung geht in der nächst höheren auditorischen Station vor sich, der bilateralen auditopsychischen Gegend, welche die HESCHLsche Querwindung vorne, seitlich und rückwärts umringt. Andere Ausdrücke für diese Region schließen die folgenden ein: parasensorisch, psychoauditorisch oder psychisches Hörzentrum. Es empfängt die transkortikalen Axone von den kortikalen Ganglionzellen in der auditosensorischen Zone. Daraus ergibt sich die gestrichelte Erscheinung der myeloarchitektonischen Präparate aus diesem Areal. Diese sensorischen und parasensorischen akustischen Areale sind sehr untermischt und von transitionellem Typus. Wie später zu erklären sein wird, zeigen diese Gegenden eine sehr große makroskopische und zytoarchitektonische Veränderlichkeit, welche offenbar die musikalische Begabung wiederspiegelt (G. VON BONIN, 1950).

K. KLEIST (1959) ist ganz besonders bestimmt im Zuweisen bestimmter Funktionen auf diskrete Areale. Dementsprechend soll die Regio separans der ersten Schläfewindung, welche vorne und lateral der HESCHLschen Querwindung benachbart ist, mit dem *Erkennen und Erinnern von Melodien* beschäftigt sein. Viele Autoren sind sich einig, daß dieser mittlere Teil der oberen Schläfewindung in musikalischen Personen besonders groß ausgeprägt ist. Läsionen in dieser Gegend stehen mit *Melodientaubheit* in Beziehung.

Äußere auditopsychische Region. Die höchste symbolische Funktion des vollen Verstehens von *Sinn und Bedeutung einer Melodie*, ihres Textes, Namens und Inhaltes, ist in einem Kreis zu suchen, welcher wie eine äußere Schale die eben beschriebene innere auditopsychische Gegend umfaßt. Dieser äußere Kreis dehnt sich von der hinteren Subregio magna dorsalis der zweiten Schläfewindung bis zum vorderen Drittel der ersten Schläfewindung aus, dem Schläfenpol. Somit ist er von der elementaren Hörrinde in der HESCHLschen Windung ziemlich weit entfernt.

Entsprechende Herde zerstören die innere Musik und verursachen wahrhafte *rezeptive Amusie*. Diese bedeutet den Verlust jeder Wahrnehmung und Wertschätzung von komplexen musikalischen Gestalten. Das Gedächtnis für diese höchsten Funktionen, einschließlich der Fähigkeit für innere Musik, ist in der weiten äußeren auditopsychischen Gegend des Schläfelappens enthalten. So versteht man die weit verstreuten Hörreaktionen in den Reizexperimenten von PENFIELD und RASMUSSEN (1950).

Es ist weniger klar, welche besondere Portion der auditopsychischen Gegend für die allgemeinen Zeichen der *auditorischen Agnosie* verantwortlich ist, also den Verlust von allen auditorischen Interpretationen im Zustand der Seelentaubheit. In dieser Krankheit können Klänge nicht erkannt und mit ihren offenbaren Quellen assoziiert werden, obwohl sie klar und prompt gehört werden. Derartig betroffene Personen sind unfähig, das Rasseln von Schlüsseln, Klimpern von Münzen, oder Schütteln einer Streichholzschachtel zu unterscheiden. Kinder mit rezeptiver Aphasie zeigen häufig diese Unfähigkeit. Deshalb bietet dieser einfache Test ein wertvolles diagnostisches Zeichen für die Unterscheidung der beiden Hauptformen von infantiler Aphasie, nämlich der expressiven und der rezeptiven.

Schichten des Hörens und Sehens. Mit der wachsenden *Kompliziertheit der musikalischen Muster* beanspruchen die Hirnareale für ihre Wahrnehmung und Erinnerung zunehmend größere Anteile des Schläfelappens. Man kann den Punkt, wo ein Stein ins Wasser fällt, mit dem Punkt der kortikalen Projektion von Tonreizen in dem auditosensorischen Gyrus HESCHL vergleichen. In dem gleichen Beispiel würden die Wasserwellen mit wachsendem Radius dem Ausbreiten der assoziativen Reizungen über den ganzen Schläfelappen entsprechen. Diese allgemeinen Regeln werden besonders klar, wenn man die *auditiven und visuellen Areale* vergleicht.

Am Hinterhauptpol um die Fissura calcarina herum wirkt die gestrichelte Area 17 von BRODMANN als das primäre visuosensorische Projektionsfeld der optischen Fasern. Reizung dieses Areales ruft *formlose* Empfindung von Licht in einem bestimmten Teil des Gesichtsfeldes hervor. Umgekehrt verursachen Läsionen dieser Region quadrantische oder komplette Hemianopsie. Die umgebende Area parastriata 18 von BRODMANN repräsentiert das „innere" visuopsychische Feld. Seine elektrische Reizung induziert *geformte* Gesichtsbilder mit Bewegung und Farbe. Läsionen dieser Gegend hingegen führen zu Seelenblindheit oder visueller Agnosie. Wenn umschriebene Herde auf den Gyrus angularis beschränkt sind, dann sind sie von Alexie oder Leseverlust gefolgt. Diese Beobachtungen wurden reichlich von BONIN (1950) dokumentiert, als auch von PENFIELD und RASMUSSEN (1950). So wird es wieder klar, daß die primäre sensorische Projektion auf die Rinde die elementaren Wahrnehmungen darstellt. Die höhere *Ausarbeitung* dieser visuellen Perzeptionen, also ihre Wahrnehmung, Erkennung, Interpretation und Erinnerung, gehen in der umgebenden „äußeren" visuopsychischen Area 19 von BRODMANN vor sich.

Kommissurale Integration. Die kortikalen Hörzentren jeder Seite sind durch *kommissurale Fasern* über das Corpus callosum miteinander verbunden. Diese anatomische Vorbedingung versichert die vollkommene Gleichheit des beidseitigen Höraktes. PÖTZL und ARNOLD fanden in mehreren Studien, daß kommissurale Läsionen eigentümliche Auflösungen der höchsten Hörfunktionen herbeibringen. Dazu gehören die *thalamogenen Parakusien* mit ihren gefürchteten Symptomen der temporalen, räumlichen oder harmonischen Disintegration der binauralen Hörwahrnehmung. Über diese Phänomene wird im Kapitel über auditorische Agnosie weiteres zu sagen sein.

Rezeptive Sprachregion. Die auditopsychische Region ist durch weitere homolaterale transkortikale Assoziationsbahnen mit der benachbarten *Sprachregion* auf dem Planum temporale über dem hinteren Drittel der oberen Schläfenwindung verbunden. Dies ist die WERNICKE-Region in der dominanten Hemisphäre. Spezifische Klangmuster werden nun als Toneme (prosodische Melodiemuster), Phoneme (Sprachlaute) und Morpheme (Wörter) erkannt und in ihrer Bedeutung verstanden: man versteht die hörbare Sprache. Schädigungen dieser Region sind für *rezeptive Aphasie* verantwortlich, die Unfähigkeit des Verstehens von gesprochener und geschriebener Sprache. Diese letztere Tatsache demonstriert die zusätzlichen transkortikalen Zwischenverbindungen der höchsten auditiven Sprachregion mit den psychischen Arealen für andere sensorische Modalitäten: visuell (Lesen), taktil (BRAILLE-Buchstaben für die Blinden), Stereognose usw.

Assoziation mit der expressiven Sprachregion. Des weiteren sind alle rezeptiven Sprachregionen mit ihren expressiven Gegenstücken verbunden. Gehörte Sprache kann beinahe simultan niedergeschrieben werden, wie durch Diktatschreiben oder Maschineschreiben; sie kann oral in eine andere Sprache übersetzt oder zumindest wiederholt werden (Echolalie); visuell wahrgenommene geschriebene oder gedruckte Sprache kann unmittelbar in Klang umgesetzt werden, indem man laut vorliest; und die taktile Eingangspforte des daktylolexischen Fingerlesens der Blindenschrift erlaubt die gleiche orale Umsetzung.

Die Aphasiologie kennt die pathologischen Beispiele des umschriebenen Verlustes jeder dieser Teilfunktionen, etwa die Unfähigkeit des Nachsprechens in der sogenannten *Leitungs-Aphasie.* Alle diese rezeptiven Sprachstörungen kann man mit den verwandten Störungen der *rezeptiven* Amusie vergleichen, den Verlust aller impressiven musikalischen Empfindungen, verbunden mit dem Verlust des musikalischen Gedächtnisses für die innere Musik. *Visuelle Agnosie* für musikalische Zeichen (Notenblindheit) ist oft ein komplizierender Faktor.

Lokalisation der musikalischen Funktion. Zusammenfassend findet sich viel Beweismaterial zur Annahme, daß die rezeptive musikalische Funktion räumlich nicht mit dem WERNICKE-Areal des Sprachverständnisses zusammenfällt. Vielmehr scheint die musikalische Wahrnehmung über die *vorderen Portionen* des Temporallappens konzentriert zu sein. Zusätzlich zu dieser kortikalen Repräsentation vorne von der rezeptiven Sprachregion scheint die Musik mehr der *unterwertigen Hemisphäre* anzugehören. Zumindest scheint die Musik mehr gleichförmig repräsentiert zu sein als die Sprachfunktionen, welche in der dominanten Hälfte vorherrschen.

Diagnostische Bedeutung. Während es keine fundamentalen Unterschiede zwischen der *normalen* Sprache und Musik gibt, sind ihre *pathologischen* Reduktionen durch Aphasie und Amusie grundsätzlich verschieden. *Aphasie* kann in jeder Person auftreten, welche vorher die Sprache besessen hat, daher in allen normalen Menschen. Sogar die Taubstummen können ihre beschränkte orale und gestische Sprache verlieren, was man „Aphasie der Taubstummen" nennt.

Die *erworbene Amusie* hingegen trifft nur diejenigen, welche vorher musikalisch waren. Wie wir nun wissen, sind ungefähr ein Viertel aller zivilisierten Menschen nicht musikalisch, sodaß man sie als kongenital amusisch bezeichnen kann. In solchen Individuen sind die für die Musik nötigen kortikalen Gegenden anatomisch weniger entwickelt und konnten deshalb die verschiedenen musikalischen Funktionen nicht erlernen. Es ist logisch, daß Herde in diesen Gegenden keine Funktion zerstören können, die nicht vorher erworben war. Aus diesem Grunde kann Amusie als pathologischer Zustand nur in früher musikalischen Personen auftreten. Ihre Symptome sind umso dramatischer, je größer die Musikalität des Patienten vor seiner Krankheit war. Viele der gedruckten Beobachtungen beschrieben Fälle von Berufsmusikern.

Aus dem obigen geht ein Grund hervor, warum die erworbene Amusie in der klinischen Praxis nicht häufig vorkommt. Ihre Theorie und Symptomatologie sind jedoch für die Sprachpathologie außerordentlich wichtig. Die Störungen der musikalischen Funktionen demonstrieren die Grundtypen von Störungen, welche für eine große Gruppe der kindlichen Sprachentwicklungshemmungen verantwortlich sind: die *unvollständige Entwicklung der zentralen Hörwahrnehmung*, die man nun als infantile auditive Dysgnosie bezeichnet.

5. Kongenitale Amusie und Störungen der Sprache

a) Musik in der Sprachheilkunde

Kongenitale Amusie und Sprachstörungen. Viele Autoren haben auf gewisse grundlegende Beziehungen zwischen der musikalischen Fähigkeit und allen Gesichtspunkten der menschlichen Kommunikation hingewiesen. Unter den ersten Autoren, welche eine *Beziehung zwischen funktionellen Sprachstörungen und fehlendem musikalischen Talent* nachwiesen, waren G. L. Allen (1923), Travis und Davis (1926—1927), S. M. Stinchfield (1927), J. S. Greene (1936), als auch Paikine und Poray-Koschitz (1937).

In 1942 untersuchten wir selbst 460 Wiener Schulkinder, welche von ihren Musiklehrern wegen fehlerhafter Sprachgewohnheit geschickt worden und gleichzeitig als musikalisch oder unmusikalisch klassifiziert waren. Die Prozentsätze der funktionellen Stimmstörungen (Stimmlippen-Knoten, hyperkinetische Dysphonie, usw.) und von artikulatorischen Fehlern waren in der unmusikalischen Gruppe mehr als zweimal so hoch als in der musikalischen Gruppe.

In ihrer Studie der hyperkinetischen Dysphonie berichteten Supácek und Lačina (1961), daß ein Drittel ihrer dysphonischen Patienten unmusikalisch waren und daß die Grade der Dysphonie und Amusie korreliert erschienen. Psychoakustische Untersuchungen von W. H. Bradley (1959), Eisenson et al. (1958), Kronvall und Diehl (1954), sowie C. V. Mange (1960) haben diese genetisch angeborenen Korrelationen bestätigt. Zum gleichen Resultat gelangten die Untersucher der auditiven Diskrimination, deren Ergebnisse später zu beschreiben sind.

Aus diesen Beobachtungen kommt man zu den folgenden Schlußfolgerungen. 1. Die meisten habituellen (oder funktionellen) *Störungen von Stimme und Sprache* (ausgenommen Stottern) treten viel häufiger in Personen mit unterwertiger musikalischer Fähigkeit auf. 2. Diese Korrelation von niedrigem musikalischen Talent mit Schwächen im oralen Ausdruck sind in jenen Zuständen am stärksten ausgeprägt, welche auf dem Rückkoppelungsmechanismus der *auditiven Selbstkontrolle* beruhen (Dyslalie, alle habituellen Arten der Dysphonie, usw.). 3. Die kongenitale Abwesenheit der Musikalität ist unter den *Polterern höchst auffallend*, besonders wenn die anderen Elemente der spezifischen Sprachschwäche im Vordergrunde stehen. Als nächstes wollen wir nun untersuchen, wie diese klinischen Beobachtungen mit der Ansicht von D. Weiss (1950) vergleichbar sind, gemäß welcher der „zentrale Gleichgewichtsverlust für Sprache" die Grundlage aller tachyphemischen Schwierigkeiten darstellt.

b) Die unterwertige Hirnhälfte

Erhebliches Beweismaterial weist auf irgendeine *führende Funktion der unterwertigen Hemisphäre* in den nicht-verbalen Zügen der Kommunikation hin: Musik, mathematische Funktionen und abstrahierendes Denken. BAUER und WEPMAN (1955) glauben, daß die Lateralisation der *Sprachfunktionen in der linken Hemisphäre* des Rechtshänders ein Analogon in der *Spezialisierung der rechten Hemisphäre* für gewisse Verrichtungen hat, welche soziales und gedankliches Verständnis voraussetzen: visuomotorisches Planen, Gestalten und Reproduzieren; auditives Gestalten; sowie arithmetische Berechnung. H. OHASHI (1962) geht sogar weiter, wenn er sagt: die *linke* Hemisphäre des Rechtshänders steht im hauptsächlichen Bezug zu den symbolischen, begrifflichen und intellektuellen Funktionen und damit zur *Sprache*; die *rechte* Hemisphäre beschäftigt sich mit den *präverbalen* Formen der somatischen, visuellen und räumlichen Verrichtungen.

Meinungen früherer Autoren. B. FRY (1957) folgte offenbar einem ähnlichen Gedankengang, als er meinte, daß die *dominante Seite für die Formulierung und den Ausdruck der Sprache spezialisiert* ist, während der Empfang und die Erkennung der Sprache der unterwertigen Hemisphäre angehören. Viel früher erklärte J. C. HINSEY (1937) DANDYs komplette Entfernung des linken Schläfelappens eines Rechtshänders ohne damals erkennbaren Einfluß auf das Hören als einen Hinweis, daß dieser dominante Schläfelappen für die Hörwahrnehmung nicht führend ist. ANTONELLI und CASSINARI (1963) studierten einen Fall von temporaler Lobektomie auf der rechten (unterwertigen) Seite mittels sensitisierter Sprachprüfung mit niedriger Redundanz. Ein präoperativer Verlust der auditiven Integration ließ sich für das kontralaterale Ohr feststellen. Diese Einbuße erschien nach der Operation verschlechtert, obwohl das Reinton-Audiogram normal blieb.

Viele *linksseitige Hemiplegiker* mit Läsionen in der rechten Hemisphäre haben Schwierigkeiten in Prüfungen des Horchens auf gesprochene Sprache. Diese Störung der Reauditorisation weist auf dieselbe Beziehung zwischen dem Spracherkennen und der unterwertigen Hirnhälfte. Als er diese Befunde besprach, unterschied D. R. BOONE (1959) streng zwischen diesen Fällen und solchen von rezeptiver Aphasie, welche in typischer Weise mit rechtsseitiger Hemiplegie assoziiert ist. In weiteren Studien von linksseitigen Hemiplegikern ohne Aphasie fanden KARLIN und HIRSCHENFANG (1963) leichte Schwierigkeiten mit dem Sprachverständnis durch das Ohr, sowie mit Lesen, Rechtschreiben, Handschreiben und Arithmetik. KARLIN et al. (1963) bestätigten diese geringfügigen Ausfälle in der intellektuellen, linguistischen und auditiven Funktion mittels verfeinerter Untersuchung. Sie schlossen, daß die unterwertige Hemisphäre mit gewissen kommunikativen Leistungen beschäftigt sein mag.

Diese Tatsachen stimmen mit K. KLEISTS (1959) Zuweisung der expressiven Sprachfunktion zur Linkshirnigkeit im Gegensatz zur *Beidhirnigkeit des Sprachverständnisses* (E. H. STRASBURGER, 1938) zumindest in manchen Personen. Daraus stammt auch seine Erklärung der Leitungsaphasie, welche in schlechtem Nachsprechen trotz gutem Sprachverständnis besteht. Sie entsteht aus Läsionen in der Querwindung auf der dominanten Seite. KLEIST meint, daß *Sprache größten Teiles auf der unterwertigen Seite verstanden wird*; von dort laufen die Impulse über das Corpus callosum zum dominanten Schläfelappen; hier aber werden sie durch den Herd in der dominanten Hörregion gestört, bevor sie das expressive Sprachzentrum in der dominanten dritten Frontalwindung erreichen können.

Sanchez-Longo und Forster (1958) boten ein weiteres Argument für die Beidhirnigkeit von gewissen *elementaren Funktionen des Hörens*. In ihrer Studie der *Schallokalisierung* fanden sie gleichmäßige Genauigkeit in der Reaktion von den beiden Hörfeldern oder was dasselbe bedeutet, ein Fehlen der zerebralen Dominanz in dieser Funktion. Auch Calearo und Antonelli (1963) fanden kein Überwiegen der zentralen Hörperzeption in der dominanten Hemisphäre. Das kontralaterale Defizit an Diskrimination war gleichartig und ohne Unterschied zwischen den Herden in der rechten oder linken Temporalregion.

S. E. Henschen (1926) proklamierte standhaft die Lokalisation der Sprachfunktionen in der dominanten (linken) Hemisphäre. Er betonte wiederholt, daß die Mechanismen für Sprache, Musik und Rechnung verschieden sind, obwohl diese Funktionen in analogen expressiven und rezeptiven Formen gestört sein mögen, und zwar in den visuellen, taktilen und praktischen Modalitäten. Da die Musik phylo- und ontogenetisch älter ist als die Sprache, scheinen die musikalischen Funktionen in *beiden Hemisphären mehr gleichförmig repräsentiert zu sein*. Strasburger (1938) stimmt diesem Begriff einer *Bizerebralität* der musikalischen Funktion zu. Der gleiche Gedanke wurde schon früher von H. C. Bastian (1898) ausgesprochen, welcher glaubte, daß zumindest die rezeptiven musikalischen Zentren bilateral angelegt sind. Singen mit Text und lautes Zählen benötigen verschiedene expressive Mechanismen. Beide Funktionen können unabhängig voneinander gestört oder erhalten sein und unabhängig von den anderen Sprachfunktionen. In einer gleichen Weise sind die visuellen Agnosien für musikalische Notation (Notenblindheit) und Ziffern (Nummerblindheit) nicht korreliert. Daraus schloß Henschen, daß die automatischen Leistungen (Gebete, Gedichte, Aufzählen, Flüche, usw.) von der unterwertigen Hirnseite unterhalten werden.

In seinem kurzen Kapitel über musikalische Störungen verglich K. Goldstein (1948) das häufige Erhaltensein der Singfähigkeit in aphasischen Zuständen mit der größeren Widerstandsfähigkeit der emotionellen und automatisierten Sprache. In Übereinstimmung mit Henschen glaubte er, daß die *untergeordnete Hirnhälfte solche automatisierte Leistungen garantiert.*

E. Feuchtwanger (1930) formulierte denselben Gedanken in anderen Worten in seiner tiefschürfenden Untersuchung der Amusie vom Standpunkte der Gestalt-Psychologie. Er wies die strenge Lokalisation der Areale von Broca und Wernicke auf der linken Seite allein zurück. Vielmehr glaubte er, daß alle expressiven und rezeptiven Funktionen in beiden Seiten des Hirnes vor sich gehen, jedoch mit einem Vorherrschen des *dominanten Kortex für Sprache und des unterwertigen für Musik*. Auf diese Weise betrifft die Dominanz der linken Hemisphäre lediglich die *Produktion von symbolischen Klängen*, während die *stimmliche Expression* im allgemeinen eher von der unterwertigen Seite ausgeht, oder von beiden.

Lange vorher hatte C. von Monakow (1914) eine analoge Dichotomie in der *rezeptiven* Sphäre vorgeschlagen. Er glaubte, daß die Hörrinde für die Erkennung von *Sprache hauptsächlich auf der dominanten Seite* dient und für die Wahrnehmung von *musikalischen Klängen hauptsächlich auf der unterwertigen Seite*. Den eindeutigsten Ausdruck dieser Meinungen gab D. Kimura (1964). In normalen Personen ist das *linke Ohr in der Erkennung von Melodien signifikant überlegen*. Diese Befunde unterstützen B. Milners Ansicht (1962), der zufolge der rechte (unterwertige) Schläfelappen eine größere Rolle in der nicht-verbalen Hörwahrnehmung spielt als der linke. Auf diese Weise beginnt sich zunehmendes Beweismaterial anzusammeln, um die wiederholten Befunde von Arnold (1943 bis 1951) und Pötzl (1937 bis 1947) zu bestätigen: *Läsionen der unterwertigen Hemisphäre neigen zum Zerstören der musikalischen Funktion, während sie die Sprache im großen unangetastet lassen.*

Alle diese Hinweise auf eine verschiedene Funktion der beiden Hemisphären können nicht unter einander verglichen werden, weil sie Gegenüberstellungen in verschiedenen Kategorien betonen: Sprache gegenüber sensorischen Gestalten, expressiv gegen rezeptiv, komplex und elementar, spontan und automatisch, symbolische und nicht-verbale Expression, verbale und musikalische Wahrnehmung, usw. Was aber diese Gedanken über eine differenzierte hemisphärische Funktion gemeinsam haben, ist die Dichotomie zwischen *absichtlicher Kommunikation und sensorischer Integration.*

Reizexperimente. Penfield und Rasmussen (1950) machten wesentliche Beiträge zu diesen Problemen, indem sie viele spezifische Befunde vorlegten. Die komplizierten Bewegungen von Stimmgebung und Schlucken bedeuten ererbte und angeborene Muster von neuronalen Verbindungen. Sie sind bilateral in den sensorimotorischen Zentralwindungen vor und hinter der ROLANDischen Fissur angelegt. Elektrische Reizung auf der einen oder anderen Seite der Hirnrinde allein kann diese koordinierten Bewegungen gleichzeitig in beiden Hälften des Ausführungsorganes hervorrufen. Während solche *angeborene* motorische Funktionen experimentell aktiviert werden können, lähmt die Reizelektrode alle *erworbenen* Funktionen.

Topographisch gesehen überlagert die Repräsentation der Stimmgebung diejenige für die Bewegungen von Lippen, Unterkiefer und Zunge. Das ist gar nicht verwunderlich, wenn man die komplizierte Koordination aller Sprechbewegungen bedenkt. Vokalisation von neutralen Vokalen, wie im Neugeborenen, erfolgt beim Erwachsenen mit gleicher Häufigkeit, wenn entweder die dominante oder die nicht-dominante Hemisphäre gereizt wird. Neben dieser Vokalisation zufolge von Reizung des *unteren Gyrus praecentralis* entdeckten PENFIELD und RASMUSSEN ein zusätzliches Gebiet von *oberer frontaler Vokalisation* in der Stirnrinde innerhalb der longitudinalen Fissur vorne vom Gyrus praecentralis und wiederum in beiden Hemisphären.

Der Einfluß der Dominanz ließ sich durch Beobachtung der *perstimulatorischen Sprachunterdrückung* nachweisen. Obwohl es möglich war, des Patienten Sprache durch kortikale Reizung jeder der beiden Seiten zu unterdrücken, ließ sich dieser Effekt über eine viel *größere Region auf der dominanten Seite* erzielen. In anderen Worten ließ sich die Sprache lediglich auf der dominanten Seite unterdrücken, wenn Regionen außerhalb der beiden Vokalisationszentren stimuliert wurden. Im Gegensatz zu dieser Inhibition der Stimmgebung oder lauten Sprache durch Reizung der sensorimotorischen Gegend auf jeder der beiden Seiten, konnte die *aphasische Unterdrückung* des Benennens oder Antwortens nur von drei Arealen erzielt werden: untere frontale, untere parietale und rückwärtige temporale und alle bloß auf der *dominanten Seite*. Diese Befunde stimmen mit der Annahme überein, daß die expressive Funktion im allgemeinen über beide Hirnseiten verteilt ist, während die symbolische Sprache in den dominanten Hirnlappen konzentriert ist.

Anatomische Befunde. Zahlreiche Daten weisen auf einen gewissen vorherrschenden Einfluß der rechten Hirnseite, besonders in bezug auf das *musikalische Verhalten*. In seiner enzyklopädischen Monographie über die Hörrinde wiederholte R. A. PFEIFER (1936) die Beobachtungen von zahlreichen Versuchen. Demgemäß zeigt das auditosensorische Areal in der HESCHLschen Querwindung derart große individuelle Variationen, daß eine Querwindung kaum je einer anderen ähnelt. Außerdem besteht hier eine *Asymmetrie* zwischen der rechten und linken Seite, welche sonst in keinem anderen Teil des Gehirnes auftritt. Viele Autoren schlossen sich diesen Befunden an (BONIN, 1950; STRASBURGER, 1938; STEVENS und DAVIS, 1938).

Wenn es überhaupt eine Beziehung zwischen Form und Funktion geben soll, dann müßte die menschliche Hörfähigkeit innerhalb der breitesten Variationen vorkommen. Dies ist tatsächlich der Fall, denn wir kennen die weite Strecke von einem Extrem der völligen Unmusikalität (amusische Tontaubheit) über die physiologischen Intervarianten bis zum extremen Talent des musikalischen Genies.

Das letztere setzt zweifellos eine *außerordentliche und besondere Organisation des Gehirnes* voraus. Bestätigende Beweise wurden von W. RIESE (1966) gesammelt, als er die vorhandene Information über die morphologischen Besonderheiten der Gehirne von hervorragenden Personen zusammenfaßte. S. AUERBACH (1906) fand die akustische Region in den Gehirnen von Musikern besonders gut entwickelt, was auch von R. KLOSE (1920) bestätigt wurde.

In 50% der von PFEIFER studierten Gehirne enthielt der rechte Schläfelappen zwei Querwindungen, während die linke Seite lediglich einen solchen auditorischen Gyrus von HESCHL aufwies: *dextraler Typus*. Daraus folgt, daß die kortikale Repräsentation der Hörfunktion im *unterwertigen Schläfelappen* zumindest zweimal so groß ist wie auf der dominanten Seite. Diese Tatsache wurde von HOFF und PÖTZL (1938) in ihrem Amusiefall „Engel" bestätigt, sowie von PÖTZL und UIBERALL (1937) in einem anderen Amusiefall „Sel". Die andere Hälfte der untersuchten Gehirne zeigte mehrere Inversionen der „PFEIFERschen Regel". Zwei HESCHL-Querwindungen mögen auf jeder Seite vorhanden sein. PFEIFER (1936) glaubte, daß diese *ambidextrale Type* phylogenetisch älter ist und nannte sie „anthropoid". Weniger häufig wird bloß eine einzige HESCHLsche Windung auf jeder Seite gefunden: *ambisinistraler Typus*. Einige wahrhafte Linkshänder demonstrierten das umgekehrte Verhältnis von zwei Querwindungen auf der linken und bloß einer auf der rechten Seite: *sinistraler Typus*.

Neben dieser bilateralen Asymmetrie ist die absolute Größe der HESCHLschen Region höchst variabel. Sie wurde in musikalischen Personen wesentlich größer gefunden als in Leuten ohne musikalisches Talent. Diese anatomische Korrelation drückt sich in PFEIFERS zwei extremen Typen der *langen und steilen*, sowie der *kurzen und flachen* Querwindungen aus. Für diese Typen lieferte er die entsprechenden autoptischen Beispiele des musikalischen Genies und der kongenitalen Unmusikalität. Außerdem ist die lange und steile Type bei *Männern* wesentlich häufiger als bei Frauen. Auch diese Korrelationen wurden von PÖTZL und Mitarbeitern (1937, 1938) bestätigt. Es erhebt sich die Frage, ob diese morphologische Tatsache mit der historischen Beobachtung verglichen werden kann, daß alle großen Komponisten von Palestrina und Bach bis zu Schostakowitsch und Gershwin Männer waren. C. SEASHORE (1940) hatte dieselbe Frage gestellt: warum gibt es keine großen Komponistinnen?

Die Glaubhaftigkeit dieser Darstellungen wird durch PFEIFERS vorsichtige Bestätigung der älteren Punkt-für-Punkt-Theorie von H. MUNK (1881) betont. Diese Theorie betrifft die funktionelle Organisation der auditosensorischen Region durch spezifische topographische Projektion der Hörfasern: die *tiefen* Frequenzen sind in der lateralen (temporalen) Portion der Querwindung lokalisiert; die *mittleren* Töne befinden sich in der mittleren Portion; und die *hohen* Frequenzen liegen in dem medialen (insularen) Teil. Diese Punkt-für-Punkt-Projektion ist heute ohne jeden Zweifel angenommen.

Man kann sich einfach nicht des Eindruckes erwehren, daß diese namhaften Untersucher Recht haben, wenn ihre vorsichtige Ausdrucksweise immer wieder auf eine *vorherrschende Funktion der nicht-dominanten Hemisphäre* für die nichtkommunikative musikalische Funktion hinweist. Diese Vorstellung paßt völlig zur Annahme eines eng assoziierten Talentes für Musik und Sprache. Beide sind Funktionen des Schläfelappens. Die symbolische Sprache jedoch prädominiert in der dominanten Hemisphäre, während die Musik anscheinend in dem unterwertigen Schläfelappen vorherrscht. Weiteres Beweismaterial zur Stütze dieser Annahme findet sich in zahlreichen pathologischen Beobachtungen, wie bald zu sehen sein wird.

Neurologische Beobachtungen. H. J. USTVEDT (1937, 1939) sammelte alle bis dahin erreichbaren Beobachtungen über Amusie. Unter diesen demonstrierte eine eindrucksvolle Zahl von klinischen und autoptischen Studien die *rechte Hemisphäre* von Rechtshändern als den Sitz von amusischen Störungen, meistens ohne aphasische Verluste. Wiederholt wurde die *zweite Stirnwindung* der rechten Seite mit expressiver Amusie assoziiert gefunden. Im Falle von rezeptiver Amusie fanden sich die Herde immer in den *vorderen oder mittleren* Dritteln der oberen Schläfenwindung. Hier war das Vorherrschen der nicht-dominanten Seite weniger augenscheinlich. In FRIEDEMANNS Überblick (bei USTVEDT 1937) von 45 Fällen mit rechtsseitigen Hirnläsionen hatten 34 Amusie. Wenn wir bedenken, daß die früheren Untersucher die bevorzugte Händigkeit und Zerebralität nicht vorsichtig berücksichtigt hatten, dann ist die derart häufige Assoziation von *Amusie mit rechtsseitigen Hirnherden* sogar noch eindrucksvoller. Wie wir jetzt besser verstehen, können anscheinende Widersprüche zwischen Zerebralität und Lokalisation von Hirnherden durch die eingehende Vorgeschichte und das sorgfältige Prüfen der wahren angeborenen Händigkeit des Patienten aufgeklärt werden (A. SUBIRANA, 1961).

PÖTZL und Mitarbeiter lieferten mehrere sorgfältig studierte Beobachtungen, welche *rechtsseitige Läsionen* der Hörregion als Ursache von Amusie und Parakusie nachwiesen (PÖTZL, 1928 usw.; ARNOLD, 1943 usw.; HOFF und PÖTZL, 1938). In einem Falle verbesserte sogar die chirurgische Entfernung der kranken oberen Schläfenwindung auf der nicht-dominanten Seite einen amusischen Zustand. WILKE und DESTUNIS (1941) beschrieben einen anderen typischen Fall von rechtsseitiger Hirnläsion eines Rechtshänders mit linksseitiger Hemiplegie und Amusie, jedoch wieder ohne Aphasie. Viele andere bestätigende Fälle könnte man zitieren, so wie denjenigen von G. POKORNY (1949). Wenige Fälle sind jedoch so illustrativ wie jener von E. J. GARDE (1957). Ein Anfall von rechtsseitiger Hemiplegie mit Aphasie durch einen Herd im linken Schläfelappen bildete sich zurück; drei Jahre später erlitt der Kranke eine vorübergehende linksseitige Vaguslähmung mit auditiver Agnosie und Amusie, diesmal jedoch ohne Aphasie, wobei der Herd im rechten Schläfenlappen nachgewiesen wurde.

Durch die Analyse einer Serie von Hirnläsionen zumeist traumatischer Natur fanden PÖTZL (1943 usw.) und ARNOLD (1943 usw.) eine konstante Beziehung zwischen Zerebralität und Symptomatologie von zentralen Hörstörungen. In allen diesen Fällen von zentral gestörter Hörfunktion ohne aphasische Verluste waren die Läsionen des Thalamus oder der kortikalen akustischen Projektion in der nicht-dominanten Seite lokalisiert. Daraus schlossen wir, daß einseitige Störungen der höchsten Hörzentren auf der *unterwertigen Seite* die Neigung haben, die spezifischen Störungen der Parakusie oder der früher sogenannten paramusischen Entstellungen der musikalischen Perzeption hervorzurufen. Im charakteristischen Kontrast blieb die Sprachfunktion in allen diesen Fällen intakt.

Ein universeller Befund in der Komplexität dieser individuell variierten Hörstörungen war das Zeichen des gestörten *Richtungshörens*. In dem ersten dieser Fälle entdeckten ARNOLD und HERRMANN (1943, 1944) die auditorische oder *akustische Allästhesie*. Damit ist die fehlerhafte Projektion von Höreindrücken in das ungeprüfte gegenseitige Ohr gemeint. Diese Allästhesie war in verschiedenen Formen in allen der anderen Fälle nachweisbar. Seitdem wurde die diagnostische und lokalisierende Bedeutung der auditorischen Allästhesie von vielen Autoren bestätigt, wie durch J. MATZKERS objektive Prüfung der Lateralisation.

SANCHEZ-LONGO und FORSTER (1958) fanden die akustische Allästhesie in einem Fall von Schläfelappenabszeß, wieder auf der rechten Seite. Ihre systematischen Studien der *Schall-Lokalisation* bestätigten den Befund der gestörten akustischen Lokalisation in dem Ohr kontralateral zu Läsionen des Schläfelappens. A. VERONESE (1964) studierte Kranke nach Hemisphärektomie und mit Schläfelappenläsionen. Alle waren unfähig, den Schall zu lokalisieren. Mediane Klangquellen wurden irrtümlich lateralisiert. Ebenso ergaben binaurale Intensitätsunterschiede einen fehlerhaften Eindruck der Mittellinie, an Stelle der gehörigen Lateralisation zur Seite der größeren Lautstärke. Hemisphärektomie stört die Schall-Lokalisation mit Fehlern von $\pm$ 30 bis 45° im kontralateralen Ohr, sowie $\pm$ 15 bis 30° für das homolaterale Ohr. Die binaurale Lautheitsbalanz (STENGER-Test) war außerstande, bei gleicher Intensität den Eindruck der Mittellinie hervorzurufen. Diese fehlerhafte Lateralisation von gleichen Tönen war von der Seite des Herdes unabhängig, indem sie sowohl zum gleichseitigen als auch zum gegenüber liegenden Ohr auftrat. LANGENBECK und OPITZ (1962) verglichen solche direktionale Störungen mit dem Audiogramm.

Die bedeutende Funktion des Schläfelappens für die akustische Lokalisation ist nunmehr völlig festgestellt. Neben dieser bilateral symmetrischen Funktion neigt die verletzte *nicht-dominante Seite zum Auftreten des spezifischen räumlichen Irrtums der Allästhesie,* das heißt, die fehlerhafte akustische Projektion mit 180° Umkehr in das nicht gereizte Ohr.

Ein anderer typischer Befund, welcher aus diesen otoneurologischen Untersuchungen hervorging, war die charakteristische Symptomatologie der *thalamogenen Parakusie.* Einzelheiten kommen im Abschnitt über die auditorische Agnosie zur Besprechung. Im wesentlichen ist die thalamogene Hörstörung durch einen bloß leichten Hörverlust mit emotionell quälenden Verzerrungen der Schallwahrnehmung vom *gegenseitigen* Ohr charakterisiert. Damit wird jedweder Musikgenuß unmöglich. Nach unseren Beobachtungen treten diese Störungen hauptsächlich nach Verletzungen der *unterwertigen* Seite auf. Diese Verzerrungen der emotionellen Reaktion auf verschiedene Reize kannte bereits H. Head (1922), als er die Unverträglichkeit von Musik im Ohr gegenseitig zu einer thalamischen Läsion fand. M. Saltzmans (1952) eingehende audiologische Befunde bestätigten die allgemeine Definition der thalamogenen Hypoakusie und Parakusie in jeder Hinsicht.

c) Auditive Diskrimination und Sprache

Analogien mit Poltern. Auf diese Weise gelangen wir nun zu der folgenden Analogie zwischen zwei Arten von dysgnostischen Störungen. Läsionen der parasensorischen auditopsychischen Rinde auf der *unterwertigen Seite* sind mit der allgemeinen Klasse der auditiven Agnosie für nicht-verbale Wahrnehmungen assoziiert. Deren bestbekannter Vertreter ist die *rezeptive Dysmusie.* Beschädigungen der temporalen auditopsychischen Region in der *dominanten* Hemisphäre führen zur allgemeinen Klasse der symbolischen und semantischen Agnosien mit dem Prototypus der *rezeptiven oder amnestischen Dysphasie.*

In diesem Sinne scheint die diffuse Veränderung der Hirnfunktion des Polterers beide Hemisphären zu betreffen. Sie verursacht seine dysphasie-artige *expressive Paraphrasie* in der dominanten frontalen Zone des Sprachausdruckes und seine dysmusische *rezeptive Dysgnosie* in der temporalen Hörregion der unterwertigen Seite. Ein weiteres Element von *rezeptiver Dysphasie,* nämlich das logorrhöische Überfließen von zerrissenen Satzteilen, hat ein Gegenstück in der plappernden Propulsion der polternden *Tachylalie.* Diese Parallele weist auf einen schadhaften Hemmungsmechanismus in der Rückkoppelungskontrolle hin, welcher normalerweise von den Schläfelappen ausgeübt wird. Wenn man das Problem der gestörten Lateralitätsfunktion (Zerebralität) diesen dysgnostischen, dyspraktischen, dysarthrischen und dysphasischen Gesichtszügen hinzufügt, dann kommt einem des Polterers gutbekannte *Konfusion durch die musikalischen Elemente der Sprache* (Tonhöhe, Rhythmus und zeitliche Aufeinanderfolge) trotz ihrer verwunderlichen Natur in empathischer Weise zu Bewußtsein.

Die Amusie des Polterers. Die Annahme einer verminderten Leistungsfähigkeit auf dem Gebiet des Hörens unter den Polterern in allen Stadien ihrer verzögerten Sprachentwicklung paßt gut zur neuen Theorie des Polterns. Auf der gegenwärtigen Stufe des allgemeinen Verständnisses wird unsere Aufmerksamkeit von drei charakteristischen Zügen der verminderten akustischen Orientation des Polterers erregt: 1. eine Tendenz zum abstrakten Denken mit verminderter Aufmerksamkeit für die konkrete Definition der verbalen gedanklichen Begriffe; 2. ein schadhafter Rückkoppelungsmechanismus der akustischen Selbstkontrolle; und 3. schlechtes auditorielles Gedächtnis für alle Sprachsymbole, seine eigenen und jene der anderen Sprecher.

Tendenz zum abstrakten Denken. Diese Einstellung erscheint durch die Beobachtung von D. WEISS (1936) bestätigt, derzufolge das Denken vieler Polterer in schattenhaften präverbalen Bildern ohne präzise Formulierung in Worten vor sich geht. Dieses Phänomen ähnelt der gelegentlichen Erfahrung normaler Personen, wenn sie augenblicklich den Namen einer anderen Person nicht ins Gedächtnis rufen können, obwohl sie von ihr sprechen. Polterer geben oft ein Gefühl zu, als ob ihre gedanklichen Prozesse beendet wären, bevor es zur Wahl der geeigneten Worte kam. Der Zeitunterschied zwischen dem Auftreten des Sprechimpulses und des Erinnerns der benötigten Wörter produziert dann die charakteristischen Wiederholungen in der ungeduldigen Sprechweise dieser Patienten. In diesem Sinne verhindert die Tendenz des Polterers in *abstrakten Bildern* oder Verhältnissen zu denken, daß er sich um das Vorbereiten jeder Äußerung durch die vorhergehende Formulierung der inneren Sprache bemüht. Er denkt also nicht in *konkreten Sprachbegriffen.*

Ungenügende akustische Rückkoppelung. Sobald er dann seine ungenügend vorbereitete Äußerung zu hören beginnt, verursacht des Polterers angeborene Beschränkung in auditorischer Rückkoppelung ein weiteres Hindernis durch die ungenügende homöostatische Kontrolle seines motorischen Sprechaktes. Er wird deshalb noch mehr verwirrt von dem was er sich sagen hört, woraus das bekannte Stolpern über schwierige Worte entsteht. Dann bleibt er mit verschiedenen Verstümmelungen oder Umkehrungen von Lauten, Silben, Wörtern und Satzteilen stecken. In anderen Worten ausgedrückt, ist die akustische Selbstkontrolle der Sprechweise des Polterers außerordentlich schwach. Diese Tatsache dürfte mit einem *Fehlen von scharf definierten Vorstellungsbildern* in allen sensorischen Modalitäten verwandt sein (FRÖSCHELS und KALLEN, 1930; FRÖSCHELS und JELLINEK, 1928; MOLLENAAR-BIJL, 1948).

Schlechtes auditorisches Gedächtnis. A. LIEBMANN (1930) wies auf die akustische Unaufmerksamkeit hin. Dieser Befund wurde durch die Korrelation einer *kurzen auditorischen Gedächtnisspanne* mit Entwicklungsstörungen der Sprache bestätigt. LANDOLT und LUCHSINGER (1954) betonten das schlechte auditorielle Gedächtnis des Polterers für Wörter, die er eben ausgesprochen hat. Das Nachbild seiner eigenen Worte entschwindet rascher als in normalen Personen. Aus diesem Grunde wiederholt der Polterer oft denselben Fehler, ohne es zu bemerken. Wenn man ihn dann auf seinen Fehler aufmerksam macht, kann er nicht rekonstruieren, was er eben gesagt hat. Objektive Beweise für einige Elemente dieser auditiven Dysgnosie fand sich durch Prüfungen der verschiedenen psychoakustischen Funktionen.

Untersuchungen des LEE-Effektes durch MEYER-EPPLER und LUCHSINGER (1955) zeigten, daß die verzögerte akustische Rückkoppelung in normalen Sprechern typische Behinderungen des mündlichen Ausdruckes hervorruft, welche mit Poltern identisch sind. Diese Experimente stützen die Annahme einer *subnormalen Hörfunktion* als eine Ursache des Polterns. In weiterer Bestätigung fand W. H. BRADLEY (1959) die Leistung von Personen mit fehlerhafter Artikulation während des Differenz-Limen (DL)-Test für Tonfrequenzen schlechter als bei einer normalen Kontrollgruppe.

C. V. MANGE (1960) studierte fünf *auditive Fähigkeiten*: SEASHORE-Maße von Tonhöhe, Lautheit und Klangfarbe; Prüfung der Frequenz der akustischen Flatterfusion und Prüfung der Wortsynthese. Er fand eine signifikante teilweise Korrelation zwischen der Fähigkeit zur phonetischen Wortsynthese und der Anzahl von *Artikulationsfehlern.* Die Kontrollgruppe erzielte signifikant höhere Punkte für Tonhöhenunterscheidung als die experimentelle Gruppe. Diese bestand aus Fällen von funktionellem Rhotazismus, welcher häufig in Fällen von Sprachschwäche zurückbleibt. In allen Fällen erzielte die Kontrollgruppe numerisch höhere Durchschnittswerte in allen geprüften akustischen Leistungen.

Ähnlich signifikante Korrelationen zwischen schlechter Artikulation, schlechtem Lesevermögen und verringerter auditorischer Diskrimination werden mit dem WEPMAN "auditory discrimination test" erzielt (Anon. 1960). Weitere Nachweise wurden von SOMMERS, MEYER und FENTON (1961) erarbeitet. Unter Anwendung des TILSON-GRETSCH-Musiktest (1941) fanden sie, daß *stammelnde Kinder in der durchschnittlichen Tonhöhenunterscheidung* schlechter abschneiden als Kontrollpersonen. Ebenso berichteten COHEN und DIEHL (1963) *verminderte Sprachlautunterscheidung in dyslalischen Kindern.* Gemäß M. S. FARQUHAR (1961) ist die akustische Diskrimination in schweren Fällen von Dyslalie schlechter als in den leichten Fällen. Wir sehen also immer wieder, daß die gleichen in früheren Studien der entwicklungsmäßigen Sprachstörungen gefundenen Tendenzen nunmehr wohl bestätigt sind (TRAVIS und DAVIS, 1927; TRAVIS und RASMUS, 1931; H. GILKINSON, 1943; KRONVALL und DIEHL, 1954; EISENSON et al., 1958; etc.).

Eine Untersuchung der auditorischen Diskrimination und visuellen Perzeption in guten und schlechten Lesern wurde von GOETZINGER, DIRKS und BAER (1960) durchgeführt. Ihre Ergebnisse boten bestätigende Beweise früherer Forschungen, laut denen die *schlechten Leser in signifikanter Weise* den guten Lesern in akustischer Unterscheidung und Erinnerungsfähigkeit unterlegen sind. Man nimmt derzeit an, daß diese Unfähigkeit eine primäre auditorische Unterfunktion der Hirnrinde darstellt.

Wie wir früher erklärt haben, ist die Leseschwäche lediglich ein Symptom des allgemeinen Sprachschwächesyndromes, zu welchem auch das Poltern gehört. Daraus folgt, daß die verschiedenen Ausfälle in der akustischen Perzeption in Verbindung mit artikulatorischen, dyslektischen und dysgrammatischen Störungen auch unter den Polterern zu erwarten sind. Wenn jemand ähnliche Studien der akustischen Wahrnehmung unter Polterern vornehmen wollte, dann würde deren zugrunde liegende *Beschränkung in der auditorischen Modalität* gewiß augenscheinlich werden.

Die besprochenen Ergebnisse der psychoakustischen Untersuchungen von spezifischen auditorischen Wahrnehmungen bieten objektive Beweismittel für die klinische Erfahrung, daß die funktionellen Sprachstörungen im allgemeinen und das Poltern im besonderen mit einer *verminderten psychoakustischen Leistungsfähigkeit* verbunden sind. Die musikalische Fähigkeit ist die hervorstechendste und am besten bekannte Äußerung der akustischen Funktion. Deshalb ist das typische *Fehlen von musikalischem Talent* unter den meisten Polterern für das wahre Verständnis dieser Sprachstörung sehr bedeutungsvoll.

Zerebrale Klangintegration. Viel Fortschritt im Verständnis dieser komplizierten und vorläufig noch recht dunklen Probleme darf durch die systematische Anwendung der neuerdings vorgeschlagenen besonderen Untersuchungen der zerebralen Klang-Integration erwartet werden. Es besteht bereits allgemeine Übereinstimmung, daß Läsionen der höchsten akustischen Zentren lediglich durch die Untersuchung der *höchsten auditorischen Funktionen* erfaßbar sind. Das heißt, man muß die psychoakustische Aufgabe schwerer machen. Die meisten Läsionen in und nahe der Hirnrinde einer Seite lassen das Reintongehör unbeschädigt. Das Audiogramm bleibt also in solchen Fällen normal. J. JERGER (1960) drückte diese Tatsache mit seinem *Prinzip der Feinheit* aus: „Die Geringfügigkeit der auditorischen Manifestationen nimmt in der gleichen Weise zu wie der Sitz der Läsion von peripher nach zentral vorschreitet". Es ist deshalb unmöglich, aus dem Reinton-Audiogramm irgendwelche Rückschlüsse auf die Musikalität zu ziehen wie manche früher glaubten. Die kochleare Hörschärfe für die Schwellenentdeckung ist in allen normalen Personen ziemlich gleich.

Sensitisierte Sprachteste. Unter den ersten Untersuchern der *kortikalen Hörfunktion* waren BOCCA, CALEARO und CASSINARI (1957). Im Prinzip beruhen diese Prüfungen auf der

Einführung von Faktoren, welche das Sprachverständnis schwieriger machen als mit den regulären Prüfungen des Sprachempfanges (Spondeen) und der Sprachdiskrimination (PB score). E. Bocca (1958) verwendete beschleunigte, unterbrochene, verzerrte und verlängerte Sprachprüfungen. Er fand keine Unterschiede in der integrierenden Leistungsfähigkeit der beiden Hirnhälften in bezug auf das Erkennen von komplexen akustischen Mustern. Einseitige Läsionen des Schläfelappens verringerten immer die Funktion des gegenseitigen Ohres, gleichgültig, welche Seite betroffen war. Die linke Hirnseite des Rechtshänders jedoch ist in allen auditorischen Funktionen klar dominant, sobald das *Klanggedächtnis* mitspielen muß. Das Vorherrschen aber nicht eine ausschließliche Konzentration des Sprachempfanges in der dominanten Hälfte läßt sich auf diese Weise mit solchen Prüfungen nachweisen.

Viel Fortschritt wurde in dem folgenden Jahrzehnt erzielt. J. Matzker (1960) berichtete über die verschiedenen Möglichkeiten zum Erfassen von zerebralen Hörstörungen. Neben den erschwerten Sprachprüfungen legt er besonderen Wert auf seine Prüfung des Richtungshörens. J. B. de Quiros (1961) legte eine Übersicht der sensitivierten (erschwerten) Sprachaudiometrie vor. Er untersuchte zahlreiche Arten von zentralen Hörstörungen mit der *beschleunigten Sprachprüfung* und fand charakteristische Ergebnisse. Interessant ist wieder, daß Schäden des Temporallappens typische Einschränkungen des Sprachverständnisses ergeben, besonders auf dem Herd-kontralateralen Ohr.

Immer mehr wird auf den *Zusammenbruch* der Diskrimination im kontralateralen Ohr bei kortikalen Hörstörungen hingewiesen. Götzinger und Angell (1965) benützen den Unterschiedswert zwischen den Diskriminations-Indices (scores) für leichte und schwere Sprachprüfungen. Die CID W22-Listen gelten als leichter, während die Rush-Hughes-Aufnahmen der Harvard PB Wortlisten schwerer sind. Der Unterschied des erzielten Sprachunterscheidungsvermögens beläuft sich gewöhnlich auf 20%. Im Falle einer kortikalen Läsion ist dieser Differenzwert vergrößert. A. Palva (1965) schrieb eine grundlegende Monographie über Sprachaudiometrie mit gefilterten Bändern. Sein Überblick der Literatur gibt Auskunft über alle früheren Versuche zur Erfassung zentraler Hörstörungen mit binauralen Frequenzbandsynthesen. Alle Methoden der erschwerten Sprachaudiometrie müssen für jede Sprache gesondert standardisiert werden. Das Diskriminationsvermögen beruht vornehmlich auf der Charakteristik der Formanten der verwendeten Sprache.

Prüfung der Lokalisation. Matzker (1956, 1958) verwendete zwei verschiedene Verfahren. Das erste ist eine Prüfung der *Lokalisation des Schalles* mit Hilfe eines interauralen Zeitverzuges während der binauralen Prüfung mit reinen Tönen. Die kürzeste Verzögerung von 0,018 msec ruft normalerweise ein enges Lokalisationsband um die Mittellinie vor. In kritischem Kontrast ist die Lokalisation bei zerebralen Läsionen zur *kontralateralen* Seite verschoben und zur *selben* Seite im Falle von Schädigungen des Hirnstammes. Für dieses gegenseitliche Verhalten ist die anatomische Lage des Herdes in Beziehung zum Trapezkörper verantwortlich, in welchem das hauptsächliche Kreuzen der Hörfasern vor sich geht. Die fehlerhafte Lokalisation kann auf ein spezifisches Frequenzband beschränkt sein, oder das gesamte Hörfeld betreffen. Dieser Befund betont den großen Vorteil dieser Methode des Verwendens von reinen Tönen. Es ist höchst wichtig, daß Matzker das Vorkommen der *akustischen Allästhesie* bei zerebralen Hörstörungen bestätigen konnte.

Test der Hörsynthese. Matzkers zweite Erfindung ist sein *binauraler akustischer Synthese-Test*, welcher auf dem folgenden Prinzip beruht. Die Testwörter sind akustisch auf zwei getrennt aufgenommene Frequenzbänder verteilt. Das eine übermittelt die Frequenzen von 500 bis 800 Hz; das andere von 1500 bis 2400 Hz. Jedes Band allein bleibt unverständlich, aber zusammen erlauben sie das beinahe normale Sprachverständnis. Personen mit normaler Hirnfunktion sind immer imstande, die beiden Bänder zu synthesisieren, wenn sie getrennt aber gleichzeitig den beiden Ohren angeboten werden.

Kranke mit Hirnläsionen jedoch können diese zentrale Synthese nicht ausführen und machen in signifikanter Weise mehr Fehler als normale Kontrollpersonen. Es ist interessant, daß sowohl Kinder als auch senile Greise in konstanter Weise niedrigere Leistungen aufweisen als gesunde Erwachsene mittleren Alters. Gemäß den Befunden dieses Autors erfaßt diese Prüfung die binaurale Hörsynthese im *Hirnstamm-System* der akustischen Synapsen. Das vierfache Sicherheitssystem in dieser Hirngegend kann sich in der Gegenwart von zentralen Herden auflösen. Erniedrigte Werte mit diesem binauralen Test weisen auf unspezifische Störungen der binauralen auditorischen Fusion hin.

d) Das Wesen der akustischen Diskrimination

Visuelle Diskrimination. Die Bedeutung aller dieser Befunde läßt sich am besten begreifen, wenn wir die fundamentalen Unterschiede zwischen der *visuellen und auditorischen Funktion* bedenken. Die Augen können sich in vielen Richtungen bewegen und blicken mehr oder weniger gerade nach vorne. Dagegen sind die Ohren fixiert und haben ihre Öffnungen 180° auseinander. Das Auge dient für die *geometrische Projektion des Raumes* auf die okzipitale Hirnrinde. Jede zerebrale Hemisphäre empfängt lediglich das kontralaterale Gesichtsfeld von jeder Netzhaut. Diese Tatsache ist durch die chiasmatische Kreuzung der optischen Fasern bedingt. Lediglich das makuläre Sehen jedes Auges ist in den beiden kortikalen Gegenden des zentralen Sehens doppelt repräsentiert.

Auf diese Weise empfängt die Hirnrinde primär eine *direktionale Projektion.* Das Spektrum der Farben je nach der Wellenlänge (Frequenz) der Lichtwellen wird in einer diffusen Weise von jedem Teil der Netzhaut in einer sekundären Ordnung empfangen. Die *Tiefendimension* des Raumes (Perspektive und Entfernung) wird in einer tertiären Ordnung durch die extraokulären Bewegungen vermittelt. Dazu gehören die Konvergenz Reaktion der Augäpfel und die intraokuläre Akkommodation der Linsen. Die Tiefenempfindung wird bewußt durch das Fühlen dieser Bewegungen von gestreiften (Konvergenz) und glatten (Akkommodation) Muskeln.

Akustische Diskrimination. Die Hörfunktion ist davon recht verschieden. Wegen der Kreuzung der Mehrzahl der Hörfasern empfängt jede Hörrinde die Projektion des *tonalen Spektrum* der Zeit von beiden Ohren im gleichen Augenblick. Für die Hörfunktion ist die physikalisch genaue Übermittlung der Frequenzmuster auf die „Klaviatur" der akustischen Perzeption in der HESCHLschen Querwindung auf den beiden Oberflächen der oberen Schläfenwindungen von primärer Wichtigkeit. Dies bedeutet eine *spektrale Projektion* gemäß den hörbaren Frequenzen. Die tiefen Frequenzen sind auf die laterale Oberfläche jeder Hemisphäre projeziert, während die hohen Frequenzen über die mediale Region der Querwindungen lokalisiert sind. Auf diese Weise werden die Dimensionen der Zeit durch Frequenzverhältnisse übermittelt und diese Tatsache ist von primärer Wichtigkeit.

Der Klang hat aber auch eine Richtung. Diese Eigenschaft wird durch die Unterschiede der Phase oder der Zeitintervalle vermittelt, mit welchen der Klang in den beiden Ohren anlangt. Deshalb hängt das *Richtungshören* von den angulären Phasenunterschieden zwischen den beiden Klangeindrücken ab, wie sie die beiden Ohren erreichen. Dieses Geschehen ist von sekundärer Bedeutung. Die dritte Ordnung der auditiven Tiefenempfindung für die *Entfernung eines Klanges* ist eine Funktion der akustischen Intensität. Die Schallstärke vermindert sich mit dem Quadrat der Schallentfernung. Deshalb wird die Tiefe des akustischen Raumes als ein geometrisches Abnehmen des Unterschiedes in der Schallstärke empfunden. So folgen die Wahrnehmungen des Raumes durch das Auge und der Zeit durch das Ohr sehr verschiedenen physikalischen und neurophysiologischen Gesetzen. Deshalb müssen die Untersuchungen dieser sensorischen Qualitäten diese fundamentalen Unterschiede gebührend berücksichtigen.

Die *Bedeutung der akustischen Diskrimination* läßt sich am besten mit einem Beispiel erklären. Sogar über den verzerrenden Rundfunk ist es für das musikalische Ohr leicht, die hörbaren Unterschiede zwischen dem Ton $a^1 = 440$ Hz zu erkennen, wenn er entweder auf der a-Saite der Violine oder auf den entsprechend niedergedrückten d- oder g-Saiten gespielt wird. Wie die oszilloskopische Analyse sofort zeigt, klingt die „nackte" a-Saite anders als die beiden niedergedrückten Saiten.

Die entsprechenden Muster der Obertonspektren werden durch die Frequenzanalyse in der Hörschnecke *empfangen*. Darauf werden diese Spektren in neuronale Muster von Aktionspotentialen kodifiziert. Nach der *Übermittlung* durch die Hörbahnen erreichen diese Aktionspotentiale die Hörrinde in der HESCHLschen Querwindung der beiden Hemisphären. Hier werden die elektrischen Potentiale in die Spektren der Obertöne dekodifiziert, welche die entsprechenden Muster auf der Klaviatur der kortikalen Projektion hervorrufen. Damit werden die akustischen Unterschiede zwischen der „nackten" a-Saite und den Tönen der niedergedrückten d- oder g-Saiten als solche *empfunden*. Von dieser auditosensorischen Region breiten sich die Reizungen auf die benachbarte oder innere auditopsychische Region aus, wo dann diese Unterschiede *wahrgenommen* werden. Dann breiten sich die Erregungen auf die äußeren Lagen der auditopsychischen Region aus, das Areal des Tongedächtnisses in der zweiten und auch dritten Windung des Schläfelappens. Hier werden die Unterschiede in den spektralen Mustern zwischen den auf den drei verschiedenen Violinsaiten gespielten Tönen mit früheren Erinnerungen verglichen, bis das voll bewußte *Erkennen* der Unterschiede erreicht ist. In diesem Augenblick *weiß* man einfach, daß eine „nackte" a-Saite gespielt wurde, aber nicht die d- oder g-Saite.

Genau so wie das *musikalische Ohr* keine Schwierigkeit im klaren Unterscheiden solcher beinahe (aber nicht ganz) identischer Töne hat, so ist eine Person mit *akustischer Agnosie* unfähig, die viel gröberen Unterschiede von tonalen Mustern zu unterscheiden. Diese Vervollkommnung der Hörfähigkeit ist genau das, was in der Spracherkennung so wichtig ist. Diese verschiedenen Grade und Schichten der auditiven Unterscheidung werden in künftigen Untersuchungen dieser Fähigkeit zu berücksichtigen sein. Möglicherweise kann unser Modell der musikalischen Organisation (Abb. 20) hilfreiche Vorschläge für die Auswahl von passenden Untersuchungskategorien gemäß den verschiedenen Schichten und Komplexitäten der akustischen und musikalischen Funktion vorschlagen.

Diagnostische Bedeutung. In Zusammenfassung dieser Betrachtungen der Hörfunktion gelangen wir zur wichtigen Schlußfolgerung, daß die *rezeptive Modalität* der sensorischen Diskrimination genau so wichtig ist wie die *expressive Sphäre*, welche von der Reifung der Eupraxie und zerebralen Differenzierung geleitet ist. Genau so wie die ambilaterale zerebrale Unreife einen Urtypus der verwirrten *räumlichen Orientation* darstellt, so bedeutet die akustische Agnosie den Prototypus einer *fehlerhaften Orientierung in der Zeit*. Sowohl die neuromuskuläre Reifung als auch die sensorische Differenzierung sind grundlegende Elemente in der Genese von Entwicklungsstörungen der Sprache. Manche entstehen auf Grund von psychomotorischer Unreife; andere gehen aus psychosensorischen Störungen hervor. Und beide sind eng verwandt durch den unaufhörlich wachsamen Rückkoppelungsmechanismus der Hirnfunktion.

Es ist nicht verwunderlich, daß der Ausgleich von Sprachstörungen Zeit braucht. Diese Tatsache muß man den ungeduldigen Eltern und den zuweisenden Ämtern klar machen. Weder die Ausreifung der psychomotorischen Beweglichkeit noch die Verfeinerung der psychosensorischen Wahrnehmung läßt sich so rasch erreichen wie die mögliche Ausrottung eines Infektionsherdes durch einen chirurgischen Eingriff. Jedwede Verbesserung der Hirnfunktion auf eine höhere Leistungsstufe bedarf des Lernens. Alles Lernen aber braucht Zeit und Fleiß.

Literatur

Musikologie

1. Musikpsychologie und Talentprüfung

AUERBACH, S.: Zur Lokalisation des musikalischen Talentes im Gehirn und im Schädel. Arch. Anat. Entwickl.-Gesch. p. 197, 1906; p. 31, 1908; p. 1, 1911.

BENTLEY, M.: The Psychologist's Interest in Hearing. Arch. Otolaryng. 10: 282, 1929. — BILLROTH, TH.: In E. HANSLICK (Edit). Wer ist musikalisch? IV. Aufl. Berlin: Paetel, 1912. — BIRMAN-BERA: Über das Gehör in seinen Beziehungen zur Musik. Bukarest: Socec Co. — BRENNAN, F. M.: A Report of Three Singing Tests Given on the Tonoscope. Psychol. Monogr. 36: 249, 1926; — The Relation between Musical Capacity and Performance. Psychol. Monogr. 36: 200, 1926.

CULVER, C. A.: Musical Acoustics. New York–Toronto–Philadelphia: Blakiston, 1951.

DINKLAGE, H. A.: Bibliography on Music Therapy. Chicago: Nat. Ass. Music Therapy, 1952. — DRAKE, R. M.: Manual for the Drake Musical Aptitude Tests. Ed. 2. Chicago: Science Research Associates, 1957.

EICHLER, E.: Tonunterschiedsempfindlichkeit und Musikalität. III. Vers. Dtsch. Ges. Sprach-Stimmheilk. p. 259, Leipzig: 1931.

FARNUM, S. E.: Prediction of Success in Instrumental Music. Diss. Cambridge, Mass.: Harvard Grad. School Educ. Library, 1950; — Farnum Music Notation Test. New York: Psychol. Corp., 1953. — FOURNIER, J. E.: L'acoustique musicale. La Voix, p. 243. Paris: Maloine, 1953. — FRACKER, G. C., and V. M. HOWARD: Correlation between Intelligence and Musical Talent among University Students. Psychol. Monogr. 39: 157, 1928. — FRÖSCHELS, E., und A. JELLINEK: Die Bedeutung der Vorstellungstype für den Sprach- und Gesangsunterricht. Wien. Med. Wschr. 78: 956, 1928. — FRÖSCHELS, E., und L. KALLEN: Vorstellungstypen von Polterern. Wien. Med. Wschr. 80: 1162, 1930.

GAW, E. A.: Five Studies of the Music Tests. Psychol. Monogr. 39: 145, 1928. — GILBERT, G. M.: Sex Differences in Musical Aptitude and Training. Psychol. Bull. 37: 508, 1940. — GILKINSON, H.: The Seashore measures of musical talent and speech skill J. appl. Psychol. 27: 443, 1943. — GUTTMAN, N., and S. PRUZANSKY: Lower Limits of Pitch and Musical Pitch. J. Speech Hearing Res. 5: 207, 1962.

HAECKER, V., and H. ZIEHEN: Zur Vererbung und Entwicklung der musikalischen Begabung. Leipzig: J. A. Barth, 1922. — HOLLINGSWORTH, L. S.: Musical Sensitivity of Children Who Test Above 135 I. Q. (Stanford-Binet). J. Educ. Psychol. 17: 95, 1926.

KATZ, D., and G. RÉVÉSZ: Musikgenuß bei Gehörlosen. Z. Psychol. 99: 1, 1926. — KLOSE, R.: Das Gehirn eines Wunderkindes. Mschr. Psychiat. Neurol. 48: 63, 1920. — KNUTH, W. E.: Achievement Tests in Music. Minneapolis: Educat. Test Bureau, 1936. — KOBRAK, F.: Elementar musikalisches Hören und cochleo-vestibuläres Hörprinzip. Arch. Ohr.-, Nas.- u. KehlkHeilk. 157: 650, 1951; — Über musikalisches Hören. Z. Laryngol. usw. 32: 253, 1953.

LAKER, K.: Das Intervallochord. Z. Sinnesphysiol. 60: 135, 1929. — LARSON, D. L.: An Experimental Critique of the Seashore Consonance Test. Psychol. Monogr. 38: 49, 1928. — LARSON, R. C.: Studies of Seashore's "Measures of Musical Talent". Univ. of lowa Series: Aims and Progress of Research. 2: 1930. — LARSON, W. S.: Measurement of Musical Talent for the Prediction of Success in Instrumental Music. Psychol. Mongr. 40: 33, 1930.

MCCARTHY, M. V.: An Empirical Study of the Personality Profiles Characterizing Differential quantitative and Linguistic Ability. Doct. Diss. Washington: Cathol. Univ. Amer. Press, 1953.

REICH, W.: Tonpsychologie und Musikpsychologie. Ciba Z. 9: 3756, 1946. — RÉVÉSZ, G.: Zur Grundlegung der Tonpsychologie. Leipzig: Veit, 1913; — Über musikalische Begabung. 6. Kongr. exper. Psychol., p. 88. Göttingen: 1914; — Über Audition Colorée. Z. angew. Psychol. 21: 308, 1922; — Einführung in die Musikpsychologie. Bern: A. Francke, 1946. — RIESE, W.: Brains of prominent people. MCV Quarterly (US), 2/2: 106, 1966. — ROSS, V. R.: Relationships between intelligence, scholastic achievement, and musical talent. J. juv. Res. 20: 47, 1936.

SCHILLING, R.: Musikalische Begabung und ihre Vererbung. III. Vers. Dtsch. Ges. Sprach-Stimmheilk., p. 529, Leipzig: 1931. — SCHWARTZKOPFF, J.: Über das Hören der Tiere. Arch. Ohr.-, Nas.- u. KehlkHeilk. 182: 435, 1963. — SEASHORE, C. E.: Some New Instruments in the lowa Laboratory for the Psychology of Music. J. Acoust. Soc. Amer. 2: 75, 1930; — Psychology of Music. New York: McGraw-Hill, 1938; — Why No Great Women Composers? Mus. Educ. J. 26: 21, 1940. — SEASHORE, C. E., D. LEWIS and J. G. SAETVEIT: Manual of Instructions for the Seashore Measures of Musical Talent. Revied. New York: Psychol. Corp., 1956. — SEASHORE, R. H.: Studies in Motor Rhythm. Psychol. Monogr. 36: 142, 1926. — STANTON, H. M.: Seashore Measures of Musical Talent. Psychol. Monogr. 39: 135, 1928. — STEVENS, S. S., and H. DAVIS: Hearing, Its Psychology and Physiology. New York: John Wiley & Sons, 1938. — STUMPF, C.: Differenztöne und Konsonanz. Z. Psychol. Physiol. 39: 269, 1905.

TILSON, L., and F. GRETSCH: The Tilson-Gretsch Musical Aptitude Test. Chicago: Gretsch Mfg., 1941.

URBANTSCHITSCH, V. VON: Über Wechselbeziehungen zwischen beiden Gehörorganen. Arch. Ohrenheilk. 35: 1, 1893; — Lokalisation der Tonempfindungen. Arch. ges. Physiol. 101: 154, 1904; — Sinnesempfindungen und Gedächtnisbilder. Arch. ges. Physiol. 110: 437, 1905; — Hörerscheinungen und subjektive optische Anschauungsbilder. Wien: F. Deuticke, 1908.

WATKINS, J. G.: Objective Measurement of Instrumental Performance. New York: Teachers Coll. Bureau Public. Contrib. Educat. No. 860, 1942. — WATKINS-FARNUM. Performance Scale. Winona, Minn.: Hal Leonard Music Co. — WELLS, C. G.: A Test of Pitch Discrimination. Quart. J. Speech. 25: 665, 1939. — WINCKEL, F.: Phänomene des musikalischen Hörens. Berlin: Max Hesse, 1960. — WUNDERLICH, R.: Four Theories of Tonality. J. Musicol. 2: No. 4; — The Recognition Value of the Steps of the Diatonic Scale. Amer. J. Psychol. 53: 579, 1940.

ZUCKERKANDL, V.: Sound and Symbol. New York: Pantheon Books, 1956.

2. Musik und Sprache

ALLEN, G. L.: Tests in Pitch Discrimination of Normal and Feeble-minded Children. Train. School Bull. 20: 1, 18, 1923. — ARNOLD, G. E.: Prologue to Logos. 1: 3, 1958.

BERRUECOS, P. V. DE: Ritmo y Música en los Problemas de la Comunicación Linguistica. Acta Audiol. Foniat. Hispanoamer. 1: 80, 1959; — La Terapia Por Musica en la Rehabilitacion Del Invalido. Acta Audiol. Foniat. Hispanoamer. 2: 249, 1960. — BRADLEY, W. H.: Some Relationships between Pitch Discrimination and Speech Development. Laryngoscope. 69: 422, 1959.

COHEN, J. H., and C. F. DIEHL: Relation of Speech-Sound Discrimination Ability to Articulation-Type Speech Defects. J. Speech Dis. 28: 187, 1963.

EISENSON, J., S. KASTEIN and N. SCHNEIDERMAN: An Investigation into the Ability of Voice Defectives to Discriminate among Differences in Pitch and Loudness. J. Speech Dis. 23: 577, 1958.

GILKINSON, H.: The Seashore Measures of Musical Talent and Speech Skill. J. Appl. Psychol. 27: 443, 1943. — GOETZINGER, C. P., D. D. DIRKS and C. J. BAER: Auditory discrimination and visual perception in good and poor readers. Annals Otology, etc. 69: 121, 1960. — GREENE, J. S.: Some Mouth and Jaw Conditions Responsible for Defects in Speech. Med. Practice. 1: 177, 1936.

HARRIS, J. D.: An Attempted Synthesis of Psyco-Acoustic Test Data in the Audiological Clinic. Laryngosc. 68: 527, 1958. — HEINITZ, W.: Sing-Stottern und Musikalität. Vox, 11: 49, 1925.

IMHOFER, R.: Über musikalisches Gehör bei Schwachsinnigen. Stimme. 2: 1, 45, 69, 1907/1908.

KIMURA, D.: Left-right differences in the perception of melodies. Quart. J. Exper. Psychol. 16: 355, 1964. — KRONVALL, E. L., and C. F. DIEHL: The Relationship of Auditory Discrimination to Articulatory Defects of Children with No Known Organic Impairment. J. Speech Hearing Dis. 19: 335, 1954.

LANDOLT, H., and R. LUCHSINGER: Poltersprache, Stottern und chronische organische Psychosyndrome. Dtsch. Med. Wschr. 79: 1012, 1954.

MALETZKI, E.: Die sprachtherapeutische Bedeutung des Musikunterrichts. I. Vers. Sprachheilpädagogik, p. 30. Hamburg: 1955; — Rhythmik im Rahmen der Heilbehandlung bei Stotterern. I. Vers. Sprachheilpädagogik, p. 35. Hamburg: 1955. — MANGE, C. V.: Relationships between Selected Auditory Perceptual Factors and Articulation Ability. J. Speech Hearing Res. 3: 67, 1960. — MEYER-EPPLER, W., and R. LUCHSINGER: Beobachtungen bei der verzögerten Rückkopplung der Sprache. Folia Phoniatr. 7: 87, 1955. — MILNER, B.: Laterality effects in audition. In: MOUNTCASTLE, V. (Edit.) Interhemispheric relation and cerebral dominance. Baltimore: 1962. — MUNK, H.: Über die Funktionen der Großhirnrinde: gesammelte Mitteilungen aus den Jahren 1877 bis 1880. Berlin: Hirschwald, 1881.

PAIKINE, M., and B. PORAY-KOSCHITZ: L'Analyse de la perception des éléments musicaux chez les enfants logopathes. Rev. Franç. Phoniatr. 5: 111, 1937. — PFEIFER, R. A.: Pathologie der Hörstrahlung und der kortikalen Hörsphäre. In „Hdb. Neurol." von BUMKE und FÖRSTER, 6: 533, Berlin: J. Springer, 1936. — PÖTSCHKE, M.: Rhythmisch-musikalische Erziehung innerhalb der Sprachtherapeutik. I. Vers. Sprachheilpädagogik, p. 33, Hamburg: 1955.

RADTKE, J.: Blockflötenunterricht bei stotternden Kindern. I. Vers. Sprachheilpädagogik, p. 25. Hamburg: 1955. — ROSS, V. R.: Relationships between Intelligence, Scholastic Achievement, and Musical Talent. J. Juv. Res. 20: 47, 1936.

SHERWIN, A. C.: A Consideration of the Therapeutic Use of Music in Psychiatric Illness. J. Nervous Mental Dis. 127: 84, 1958; — Musical Creativeness and Emotional Disturbance. Bull. N. Y. Acad. Med. 36: 55, 1960. — SOLOMON, L. N., J. C. WEBSTER, and J. F. CURTIS: A Factorial Study of Speech Perception. J. Speech Hearing Res. 3: 101, 1960. — SOMMERS, R. K., W. J. MEYER and A. K. FENTON: Pitch Discrimination and Articulation. J. Speech Hearing Res. 4: 56, 1961. — STINCHFIELD, S. M.: Some Relationship between Speech Defects, Musical Disability, Scholastic Attainment and Maladjustment. Quart. J. Speech. 13: 268, 1927. — SUPÁCEK, I., and O. LAČINA: Pneumographic Findings in Cases of Hyperkinetic and Spastic Dysphonia. Logos, 4, 1961, p. 19.

TRAVIS, L. E., and M. G. DAVIS: The Relation between Faulty Speech and Lack of Certain Musical Talent. Psychol. Monogr. 36: 71, 1927. — TRAVIS, L. E., and B. RASMUS: The Speech Sound Discrimination Ability of Cases with Functional Disorders of Articulation. Quart. J. Speech. 17: 217, 1931.

WILSON, L. F., D. G. DÖHRING and I. J. HIRSH: Auditory Discrimination Learning by Aphasic and Nonaphasic Children. J. Speech Hearing Res. 3: 130, 1960.

3. Musikpathologie: Amusie und Parakusie

ALT, F.: Über Melodientaubheit und musikalisches Falschhören. Leipzig und Wien: F. Deuticke, 1906. — ANTONELLI, A. R., and V. CASSINARI: L'integrazione uditiva dopo lobectomia temporale per epilessia. Boll. Soc. Ital. Fonet. Audiol. 12: 56, 1963. — ARNOLD, G. E., und G. HERRMANN: Cortikale Hörstörung bei Leitungsaphasie. Z. ges. Neurol. Psych. 177: 177, 1944. — ARNOLD, G. E., und O. PÖTZL: Zentrale Hörstörung und Amusie nach Hirnhautentzündung. Mschr. Ohrenheilk. 81: 590, 1947.

BASTIAN, H. C.: A Treatise on Aphasia and Other Speech Defects. London: H. K. Lewis & Co., 1898. — BOONE, D. R., Communication skills and intelligence in right and left hemiplegics. J. Speech Dis. 24: 241, 1959.

CALEARO, C., and A. R. ANTONELLI: Cortical hearing tests and cerebral dominance. Acta Otolaryngol. 56: 17, 1963.

DONATH, J.: Amusie. Wien. klin. Wschr. 14: 935, 1901. — DÖLLKEN, N.: Amusie und Hirnwindung. Z. ges. Neurol. Psychiat. 153: 573, 154: 132, 1935; 157: 323, 1937.

FEUCHTWANGER, E.: Amusie. Berlin: J. Springer, 1930; — Sprech- und Gesangsmelodie bei Amusischen. V. Kongr. int. Ges. Logop. Phoniat. p. 14, Wien: 1932.

GARDE, E. J.: Un Cas de Dysphonie Fonctionelle d'origine corticale (Amusie). Rev. Laryngol. No. 1 bis 2: 31, 1957. — GOETZINGER, C. P., and S. N. ANGELL: Audiological assessment in acoustic tumors and cortical lesions. EENT Monthly, 44: 39, 1965.

HOFF, H., und O. PÖTZL: Anatomische Untersuchung eines Falles von instrumentaler Amusie. Jahrb. Psychiatr. Neurol. 54: 89, 1938.

JELLINEK, A.: Über Beobachtungen bei Amusie und ihre musikpsychologischen Parallelen. V. Kongr. int. Ges. Logop. Phoniat. p. 15, Vienna: 1932; — Untersuchungsschema zur Prüfung der Amusie. Jahrb. Psychiat. Neurol. 50: 134, 1933; — Beobachtungen bei Amusie und ihre musikpsychologischen Parallelen. Z. Psychol. 128: 281, 1933; — Amusia. On the Phenomenology and Investigation of Central Disorders of Musical Functions. Folia Phoniatr. 8: 124, 1956; — Amusia. 10. Int. Speech and Voice Therapy Conf. Acta. Oto-Rino-Laring. Ibero-Amer., Barcelona: p. 79, 1957. — JERGER, J.: Audiological Manifestations of Lesions in the Auditory Nervous System. Laryngoscope, 70: 417, 1960.

KLEIST, K.: Sensorische Aphasien und Amusien auf myeloarchitektonischer Grundlage. Stuttgart: G. Thieme, 1959.

MATZKER, J.: Zentrale Sprachaudiometrie. Arch. Ohr.-, Nas.- u. KehlkHeilk. 169: 373, 1956; — Der heutige Stand der Diagnostik cerebraler Hörstörungen. HNO Wegw. 8: 97, 1960. — MONAKOW, C.: Die Lokalisation im Großhirn und der Abbau der Funktion durch kortikale Herde. Wiesbaden: J. F. Bergmann, 1914. — MOSCIARO, O., and O. PIGNATARO: L'audiometria vocale sensibilizzata nelle sindromi bulbari nucleo-reticolari croniche. Boll. Soc. Ital. Fonet. Audiol. 13: 285, 1964.

NIELSEN, J. M.: Agnosia, Apraxia, Aphasia: Their Value in Cerebral Localization. New York: Hafner Publishing Co., 1948.

PALVA, A.: Filtered speech audiometry. Acta Otolaryng. Suppl. 210, 1965. — POKORNY, G.: Mitteilungen über einen Fall von sensorisch-mnestischer Amusie. Mschr. Ohrenheilk. 83: 104, 1949. — PÖTZL, O.: Die Aphasielehre vom Standpunkt der klinischen Psychiatrie. Vol. I. Leipzig und Wien: Franz Deuticke, 1928; — Zur Pathologie der Amusie. Z. ges. Neurol. Psychiatr. 165: 187, 1939; — Probleme der Amusie. Mschr. Ohrenheilk. 81: 285, 1947. — PÖTZL, O., und H. UIBERALL: Zur Pathologie der Amusie. Wien. Klin. Wschr. 50: 770, 1937.

QUIROS, J. B. DE: Accelerated speech audiometry, an examination of test results. Revista Fonoaudiol. (Buenos Aires), 7: 128, 1961, und Beltone Institute Hearing Research, Chicago: No. 17, June 1964.

SALTZMAN, M.: Audiometric Studies Following Mesencephalotomy and Thalamotomy. Arch. Otolaryng. 56: 194, 1952. — SCHILLING, R.: Amusie. Z. Hals- usw. Heilk. 33: 568, 1933. — SCHRÖDER, K.: Zur Psychologie überschwelliger audiometrischer Messungen. Arch. Ohr.-, Nas.- u. KehlkHeilk. 167, 418, 1955.

USTVEDT, H. J.: The Method of Examination in Amusia. Acta Psychiat. Neurol. 12: 447, 1937; — Über die Untersuchung der musikalischen Funktionen bei Patienten mit Gehirnleiden, besonders bei Patienten mit Aphasie. Helsinki: Acta Otolaryng. Suppl. 1937; — Trekk av de musikalske funksjonenes patologi. Nordisk Med. 1: 420, 1939; — La Pathologie des Fonctions Musicales. Acta Psychiat. Neurol. 14: No. 1 bis 2, 1939.

VERONESE, A.: Osservazioni sul comportamento della localizzazione spaziale auditiva in soggetti emisferectomizzati e in corticolesi. Boll. Soc. Ital. Fonet. Audiol. 13: 49, 1964; — Osservazioni cliniche e semeiologiche sull'udito direzionale negli emisferectomizzati. Boll. Soc. Ital. Fonet. Audiol. 13: 303, 1964. — VERONESE, A., and A. BENEDETTI: L'indagine psicoacustica sensibilizzata nelle lesioni corticotemporali. Boll. Soc. Ital. Fonet. Foniat. Audiol. 11: 97, 1961/62.

WILKE, G., und G. DESTUNIS: Zentrale Tonschwerhörigkeit mit monoauraler Nebenschalleinwirkung und sensorischer Dysmusie. Arch. Psychiat. 112: 517, 1941.

IX. Morphologie der Sprechorgane

1. Allgemeines über die peripheren Sprechorgane

Vitale und Phonische Funktionen. Die menschliche Lautsprache entsteht durch die gleichzeitige, fein koordinierte und besonders differenzierte Funktion dreier Organsysteme: Atmung, Stimmgebung und Lautbildung. Wie alle Organe des Körpers stehen sie unter der ständigen Leitung des Gehirns, von welchem alle nervösen Bewegungsimpulse ausgehen. Es handelt sich dabei um sehr komplizierte Leistungen des ganzen Gehirns, weil seine Rinde, die tiefen Koordinations- und Assoziationszentren sowie die efferenten Bahnen und die bulbären Kerne an der harmonischen Äußerung der psychischen Vorgänge beteiligt sind. Die Sprache ist eine seelische Leistung. Das Sprechen ist eine Äußerungsweise der Sprache, daher keineswegs ein bloß mechanischer Vorgang. Die Hauptaufgabe der zum Sprechen benötigten peripheren Ausführungsorgane besteht in der Erfüllung lebenswichtiger Aufgaben. Diese sind stammesgeschichtlich viel älter als die erst vom Menschen entwickelten Sprechbewegungen. Man findet daher eine wesentlich verschiedene Funktionsweise, je nachdem die *vitale* oder die *phonische* Leistung vorliegt.

Respiration. Den Unterschied zwischen der lebenserhaltenden Atmung beim Schweigen und den phonischen Respirationsbewegungen während des Sprechens und Singens haben wir mit deren gesamter Physiologie bereits geschildert.

Phonation. Ebenso obliegen dem *Kehlkopf* vorerst die drei alten Hauptaufgaben der *Primärfunktion:* Schutz der Atemwege vor eindringenden Speisen oder anderen Fremdkörpern; Hustenreflex; und Herstellung der Bauchpresse. In der Stammesgeschichte wurde ein Kehlkopf notwendig, als die Lungenfische zur Luftatmung übergingen. Somit stellt das Hervorbringen von Stimme eine erst viel später, das heißt von den Säugetieren vervollkommnete Leistung dar. Diese überlagerte *Sekundärfunktion* ist gegenüber lokalen organischen und zentralen psychischen Störungen viel empfindlicher als die vitale Schutzfunktion. Für dieses Gesetz der größeren Resistenz phylogenetisch alter und primitiver Schutzfunktionen werden wir noch viele Beispiele finden. Alle sonstigen Einzelheiten über die Physiologie der Stimme sind im ersten Bande geschildert.

Artikulation. Die Artikulationsmuskulatur ist ein Teil der Mundorgane. Diese waren ursprünglich für die *Primärfunktion* von Einführung, Zerkleinerung und Beförderung der Nahrung vorgesehen. Die muskulären Mundstrukturen entwickelten sich erst beim Menschen zum Lautbildungsapparat. Es ist also diese *Sekundärfunktion* phylogenetisch noch jünger als der schon bei den Säugetieren ausgebildete Phonationsmechanismus des Kehlkopfes.

Für die praktischen Belange der Sprachtherapie sind solche *entwicklungstheoretische Beziehungen* insofern von Bedeutung als sie den oft erstaunlichen Kontrast zwischen Struktur und Funktion erklären. Trotz normaler Beschaffenheit der peripheren Sprechorgane bestehen oft schwere Entwicklungshemmungen der zentralen Sprechleistungen oder neuro-muskuläre Koordinationsstörungen der Rede. Im Gegensatz zum unausrottbaren Laienaberglauben darf man also die Ursachen der meisten Sprachstörungen nicht im Munde suchen. Das Hirn spricht, aber nicht die Zunge. Andererseits bedeutet die Vielfältigkeit und der komplizierte Aufbau der an der peripheren Lautbildung beteiligten Mundorgane, nämlich Lippen, Zähne, Kiefer, Zunge, harter und weicher Gaumen, sowie die Rachenenge und der Kehlkopf, eine vielseitige Störungsmöglichkeit des peripheren Sprechaktes infolge von *organischen* Veränderungen an jedem dieser Organteile. Wir wollen diese mechanischen Hindernisse einer normalen Lautbildung im Kapitel über periphere Dysglossien näher untersuchen.

2. Die Mundhöhle

Anatomie. Wenn man zunächst die Mundhöhle betrachtet, so sieht man folgende phonetisch wichtige Gebilde. Die Lippen stellen die orale Eingangspforte des Organismus dar. Sie liegen normalerweise den Zähnen an, welche in den Alveolen der Alveolarfortsätze des Ober- und Unterkiefers stecken. Am Mundboden befindet sich die Zunge. Deren Rücken führt durch die Rachenenge (Isthmus faucium) zum Schlund (Pharynx). An der Rachenenge sind außerdem die paarweise angeordneten vorderen und hinteren Gaumenbögen samt den dazwischen liegenden Gaumenmandeln beteiligt. Als Dach der Mundhöhle dient der vordere harte und der hintere weiche Gaumen (Gaumensegel oder Velum palatinum). Auf beiden Seiten ist die Mundhöhle von den Wangen begrenzt. Diese sind hauptsächlich aus Muskulatur aufgebaut. In der Mitte der Wangenschleimhaut öffnen sich beidseits je ein Speichelgang (STENONS Gang) von den Ohrspeicheldrüsen (Parotisdrüsen). Die Ausführungsgänge der ebenfalls paarweisen submandibulären (WHARTONS Gang) sowie diejenigen der sublingualen Speicheldrüsen münden gemeinsam in zwei Öffnungen beidseits vom Zungenbändchen (Frenulum) an der vorderen Zungenbasis. Das Zungenbändchen steigt als ein vertikales Band von variabler Länge in der Mittellinie zwischen den genannten Speichelhöckern (Carunculae) zur Unterseite der Zungenspitze empor.

Die gesamte *Schleimhaut* der Mundhöhle ist von geschichtetem und nicht verhornendem Plattenepithel bedeckt. Sie enthält überdies viele Schleimdrüsen, welche die Feuchtigkeit und schlüpfrige Glätte der Mundorgane aufrechterhalten. Wie L. KAISER (1928) nachwies, ist der normale Zustand der Schleimhaut und Speichelsekretion auch für die richtige Lautbildung wichtig. Jede Verminderung der Mundfeuchtigkeit durch Krankheit, Mundatmung, oder durch Medikamente (Atropin) erweckt ein trockenes und klebriges Gefühl und hemmt die feine Beweglichkeit der Zunge. Diese Verminderung der präzisen Zungenkoordination ist eine Komponente der behinderten Rede während der Aufregung.

Mehrere Systeme von Muskeln sind am Aufbau der Weichteile von Gesicht und Mundhöhle beteiligt. Unter der Gesichtshaut befindet sich eine Gruppe von Muskeln, die *mimische Muskulatur*, welche den Ausdruck des menschlichen Mienenspiels ermöglicht. Tiere besitzen keine mimische Ausdrucksfähigkeit. Deshalb meint G. KELEMEN (1962), daß das Fehlen einer differenzierten mimischen Muskulatur in Tieren den Unterschied zwischen Tierstimme und Menschensprache mitbedingt. Die mimische Muskulatur ist auch für die Sprache von Bedeutung, wie jeder von den kennzeichnenden Gesichtshaltungen der Gemütserregungen kennt. Ebenso ausdrucksvoll sind die mimischen Sprachgesten des Zweifelns, Staunens, Lächelns, Geringschätzens usw. In beiden Wangen ist der Wangen- oder Trompetermuskel (Buccinatorius) ausgespannt. Er gehört primär zu den Kaumuskeln und hilft sekundär an der Gestaltung der Mundhöhle mit. Für die Lautsprache sind ferner die *Lippenmuskeln* wichtig. Deren markantester heißt Orbicularis oris, weil er in einem Oval die Mundöffnung umschließt. Alle mimischen und labialen Muskeln werden vom VII. Hirnnerv oder N. facialis innerviert. Dessen Lähmung bewirkt also Herabhängen der entsprechenden Gesichtsseite und Bewegungslosigkeit der betroffenen Lippenhälfte.

Physiologie. Die primäre Funktion der *Mundhöhle* ist mit den vitalen Aufgaben des Einführens, Kauens, beginnenden Andauens (durch den Speichel) und des Schluckens der Nahrung beschäftigt. Ihre sekundär überlagerte und spezifisch menschliche Funktion dient als hauptsächlicher *Resonator der Vokale*. Außerdem enthält die Mundhöhle die sogenannten *Artikulationsorgane*. Unter diesem didaktischen Begriff darf man sich natürlich keine besonderen und etwa nur der menschlichen Lautbildung zur Verfügung stehende Gebilde vorstellen. In Wirklichkeit gehen sämtliche Artikulationsbewegungen ausschließlich in den ursprünglich nur zur Nahrungsaufnahme bestimmten Kau- und Schluckorganen vor sich. Während der menschlichen Lautbildung erzeugen die Mundorgane zahlreiche Geräusche und Geräusch-Klang-Gemische. Gemäß den phonetischen Konventionen der verschiedenen Sprachen sind diesen Klängen bestimmte semantische, d. h. also zeichengebende Bedeutungen zugeordnet.

Man darf nie aus den Augen verlieren, daß alle an der Artikulation beteiligten Gebilde stets in inniger Koordination funktionieren. So ist es klar, daß die *Zähne* allein keinerlei Klänge erzeugen können. Sie liefern aber eine feste Anhaltslinie, gegen welche die Zunge und die Unterlippe die linguodentalen bzw. labio-dentalen Sprachlaute artikulieren. Aus diesem Grunde ist ein vollzähliger und richtig okkludierender Satz von Zähnen für die tadellose Lautbildung wichtig. Man unterscheidet in jeder Hälfte der beiden Kiefer 2 Schneidezähne, 1 Eckzahn, 2 Backenzähne und 3 Mahlzähne, also insgesamt 32 Zähne. Als ein regressives Zeichen brechen die vier letzten Backenzähne (oder Weisheitszähne, weil sie erst im dritten Lebensjahrzehnt erscheinen) oft nicht durch, oder fehlen überhaupt. Für die Sprache sind die 4 Paare der Schneidezähne am wichtigsten, weil sie an der Erzeugung der zischenden Geräusche der Sibilanten oder Zischlaute beteiligt sind. Fehlende oder falsch gestellte Schneidezähne sind daher am Auftreten bestimmter (dentogener) Formen des Lispelns mitverantwortlich. Wie wir später sehen werden, sind diese dentogenen Formen des Lispelns nicht häufig. Die große Mehrzahl der Lispelfehler entstehen vielmehr aus reifungsmäßigen, neuro-muskulären, audiorezeptiven oder emotionellen Faktoren.

Über die Physiologie der *Mundlippen* können wir nichts Neues mitteilen. Eine Wiederholung der klassischen Richtlinien zur experimental-phonetischen Aufzeichnung ihrer Bewegungen während der Bildung der Lippenlaute hat wenig Sinn. Daher genügt es, auf die bewährten Methoden und Apparate von ROSAPELLY, ROUSSELOT oder ZWAARDEMAKER hinzuweisen. Ähnliche *Labiographen* haben MEYER und WILCZEWSKI angegeben. Nähere Angaben sind in H. GUTZMANNS „Physiologie der Stimme und Sprache“ (1928) zu finden. Für klinische Zwecke ist es meist ausreichend, die Lippenbewegungen mit dem Auge zu beobachten. Dabei ist es interessant, die verschiedenen Funktionsweisen zu betrachten, also die reflektorischen und willkürlichen Bewegungen, sowie die koordinierten Handlungen der verschiedenen Ausdrucksbewegungen. Dementsprechend bieten sich Anhaltspunkte zur Unterscheidung mehrerer Störungsformen: lokale Bewegungseinschränkung etwa durch Narbenbildung; periphere (schlaffe) und zentrale (spastische) Lähmung; oder kortikal apraktische Störungen von komplexen Bewegungsvorstellungen. Die *Kraft des Lippenverschlusses*, oder der Zustand der labialen Innervation, wird durch den Versuch des *Backenaufblasens* sofort angezeigt. *Saugen* ist eine weitere vitale Funktion, welche auf der labialen und lingualen Tätigkeit beruht. Da die Nasenatmung während dieser Handlungen ungestört vor sich gehen kann, sind beide Funktionen vom Zustand des Gaumenverschlusses unabhängig.

3. Die Zunge

Anatomie. Die Mundhöhle ist im geschlossenen Zustand von der Zunge völlig ausgefüllt. Sie öffnet sich nur beim Öffnen des Mundes durch Senkung des Unterkiefers. Die Zunge ist ein rein fleischiges Organ von großer Beweglichkeit, welche sie einem doppelten System von Muskeln verdankt, den intrinsischen und den extrinsischen. In der Mittellinie befindet sich eine fibröse Scheidewand, welche

die Zunge in zwei seitliche Hälften teilt. Unterhalb der Zunge liegt das *Zungenbein*, ein hufeisenartiger Knochen mit einem zentralen Körper und zwei Paaren von hornförmigen Fortsätzen, den großen und kleinen Zungenbeinhörnern. Während das Zungenbein mehreren Muskeln der Zunge und des Kehlkopfes zum Ansatz und als Unterlage dient, hat es keine deutlich ausgeprägte eigene Funktion. Man kann nämlich das Zungenbein aus bestimmten Gründen chirurgisch entfernen, ohne daß irgendwelche unangenehme Folgen einträten.

Die *intrinsische* oder innere Muskulatur der Zunge ist vollkommen in ihr eingeschlossen. Dieser Muskulatur obliegt hauptsächlich die Veränderung von *Form und Gestalt* der Zunge. Man unterscheidet folgende Binnenmuskeln: 1. den oberen longitudinalen, 2. den unteren longitudinalen, 3. den queren oder Transversus und 4. den vertikalen Zungenmuskel. Lage und Verlauf dieser Muskeln gehen aus ihren Namen hervor.

In diese Innenmuskeln strahlen die *extrinsischen* oder Außenmuskeln ein, welche ihren Ursprung außerhalb der Zunge haben. Ihre Funktion bestimmt die *Lage und Bewegung* der Zunge. Zu den äußeren Muskeln gehören: 1. Der *Genioglossus* erstreckt sich von der inneren Oberfläche des Kinnwinkels (Symphysis mandibulae) zur Unterseite der Zunge. Dieser Muskel zieht die ruhende Zunge nach vorne, und die vorgestreckte Zunge nach hinten. 2. Der *Hyoglossus* verläuft vom Zungenbein zur Seite der Zunge. Er zieht die Zunge herab, besonders auf ihren beiden Seiten. 3. Der *Styloglossus* entspringt vom Griffelfortsatz (Styloid Knochen) des Schläfenbeines und verschmilzt mit den Muskelbündeln des Hyoglossus und der unteren Längsmuskeln. Er zieht die Zunge nach oben und rückwärts. 4. Der *Palatoglossus*-Muskel gehört teilweise zum Gaumen, weil er den vorderen Gaumenbogen seiner Seite ausfüllt. Durch diese Falte zieht er abwärts in die Seite der Zunge. Er zieht den Zungengrund aufwärts, oder den Gaumen abwärts, je nachdem welches dieser Gebilde jeweils stärker fixiert ist. Alle diese Muskeln sind paarweise vorhanden, d. h. je einer auf jeder Seite.

Innervation. Entsprechend ihrer dreifachen Primäraufgabe als Kau-, Tast- und Geschmacksorgan hat die Zunge auch eine dreifache Versorgung mit Nerven von motorischen, taktilen und gustatorischen Qualitäten. Außerdem liefert der in allen Verdauungsorganen reichlich vorhandene N. sympathicus sekretorische und vasomotorische Fasern auf dem Wege der Blutgefäße. 1. In bezug auf die *motorische Versorgung* ist es leicht zu merken, daß alle Zungenmuskeln ihre Bewegungsimpulse vom XII. Hirnnerven oder N. hypoglossus erhalten. Dessen einseitige Lähmung bewirkt Muskelschwund oder Atrophie der Zunge auf der Seite der Lähmung und das Abweichen der im Munde liegenden Zunge zur gesunden Seite. Beim Vorstrecken der Zunge aber weicht ihre Spitze zur gelähmten Seite ab, weil sie vom normalen Genioglossus dorthin gezogen wird. 2. In den vorderen zwei Dritteln der Zunge erfolgt das Empfinden von *Berührungsreizen* durch den N. lingualis, einem Zweig des V. Hirnnerven oder N. trigeminus, und zwar seines dritten oder mandibulären Anteiles. Vom hinteren Drittel der Zunge leitet der IX. Hirnnerv oder N. glossopharyngeus die Tastempfindungen zum Gehirn. 3. *Geschmacksempfindungen* von den vorderen zwei Dritteln der Zunge ziehen durch die Chorda tympani, welche den VII. Hirnnerven oder N. facialis begleitet, während sie vom hinteren Drittel wieder durch den N. glossopharyngeus verlaufen.

Physiologie. Die Zunge ist das wichtigste Organ für Geschmacksempfindung und ein bedeutender motorischer Teil des Mechanismus von Kauen und Schlucken. Auf Grund ihrer großen Schmiegsamkeit und Beweglichkeit hat sich die sekundäre Funktion der Lautbildung hinzu entwickelt. Linguale Artikulation nimmt vornehmlich an der Bildung der Vokale und an der Aussprache der Zungenkonsonanten und Gaumenlaute Anteil. Die letzteren teilt man in bezug auf das jeweilige lautbildende Widerlager der Zunge in linguo-dentale, linguo-alveoläre, linguo-palatale uhd linguo-pharyngeale Laute ein. Linguo-labiale Lautbildung kommt in krankhaften Zuständen, etwa bei Gaumenspalte, sowie in primitiven Sprachen vor, wie ARNOLD 1948 ausführlich geschildert hat. Im Hinblick auf die lautbildende Funktion der Zunge sind neue Untersuchungen ihrer Kraft von Bedeutung.

Dazu dient das *Glosso-Dynamometer*, ein einfacher von P. NEUMAYER (1937) angegebener Apparat. Die Versuchsperson nimmt einen Gummiball in den Mund und und muß ihn mit der Zunge gegen den Gaumen zusammendrücken. Die dabei entweichende Luft gelangt durch einen Schlauch in ein Quecksilbermanometer und hebt dessen Quecksilbersäule. Nach vorheriger empirischer Eichung mit Gewichten kann man die Größe der Zungenkraft auf einer Skala direkt ablesen. Kraft entspricht dem Produkt von Druck und Fläche. Durch Färbung der Zunge und Ausmessung der von ihr auf dem Ball gefärbten Berührungsfläche gewinnt man ein Maß der auf dem Ball einwirkenden Druckfläche. Bei 100 Frauen im Alter von 17 bis 60 Jahren wurde eine durchschnittliche Kraft von ungefähr 4 kg, das ist 0,37 Atm. gefunden, bei Männern gleichen Alters etwa 4,8 kg bzw. 0,47 Atm. Im allgemeinen liegen die Werte zwischen 3 und 6 kg. Der Druck beträgt $^1/_3$ bis $^2/_3$ Atm. Bei jungen und alten Menschen ist die Kraft geringer. Der Würgreflex erhöht sie um 10 bis 20%.

PROFFIT, PALMER und KYDD (1965) verwendeten einen *Spannungsanzeiger* (strain gauge) zum Messen des Zungendrucks gegen Zähne und Gaumen während der Artikulation. Trotz erheblichen individuellen Streuungen waren die Durchschnittswerte für den Sibilanten (Sch) am niedrigsten und für den Resonanten (N) am höchsten: 11,3 bzw. 20,4 g/cm².

Somit verfügt die Zunge über eine erhebliche Kraft. Diese Kraft, die große Beweglichkeit und die Fähigkeit zur weitgehenden gestaltlichen Veränderung der Zunge sind Leistungen ihrer reich gegliederten inneren und äußeren Muskulatur. Kraft, Beweglichkeit und fein abgestufte Koordination der Zunge sind die motorischen Voraussetzungen für zwei Grundmerkmale der menschlichen Laute: 1. ihre endlose *Vielfalt und Variabilität* in bezug auf die unbeschränkten Möglichkeiten der Lautabstufung in verschiedenen Sprachen; und 2. ihre *genaue Wiederholbarkeit* innerhalb enger physiologischer Spielräume zur Wahrung der diakritischen Relevanz. Während die Analyse derartiger Beziehungen in die Kompetenz der phonetischen Wissenschaften gehört, hat die Muskelphysiologie der Zunge für die phoniatrische Praxis zunehmende Bedeutung erlangt. Wie wir in den einschlägigen Kapiteln noch zu betrachten haben, ergeben sich nämlich eindeutige Zusammenhänge zwischen den physischen Leistungen der Zunge und der Qualität der Sprache. So ist bei stammelnden Kindern die psycho-physische Koordination der Zungenbewegungen samt ihrer Kraft deutlich herabgesetzt. Allerdings darf man nicht vergessen, daß eine derartige reifungsmäßige Zungenschwäche bloß ein weiteres Zeichen einer allgemeinen Störung der motorischen Koordination bedemtet. Darauf soll schon das kennzeichnende Beiwort „psycho-physisch" hinweisen.

4. Das Gaumensegel

Zweck. Eines der bedeutsamsten Teilgebilde unter den Sprechorganen ist der Gaumen. Seine ursprüngliche und vorwiegende *Primär-Aufgabe* ist die Trennung des Nahrungskanales von den Nasenwegen während des Schluckvorganges. Dazu dient die Hebung des Gaumensegels während seiner Anspannung. Zum Atmen hingegen muß der weiche Gaumen erschlaffen, um die Nase über den Nasenrachen mit dem Kehlkopf und der Luftröhre zu verbinden. Als *sekundäre*, phylogenetisch viel später hinzugekommene Funktion verhindert das velopharyngeale Ventil des Gaumenverschlusses eine unerwünschte Nasenresonanz während der Aussprache der Mundlaute. Ähnlich wie für die Nasenatmung muß das Gaumensegel wieder entspannt herabsinken, sobald ein Nasenlaut das Mittönen der nasalen Resonanz erfordert.

Anatomisch gesehen besteht der Gaumen aus dem vorderen harten Gaumen und dem hinteren weichen Gaumen oder Gaumensegel (Velum palatinum). Der *harte* Gaumen dehnt sich über zwei Drittel der gesamten Gaumenlänge aus. Er ist aus den Gaumenfortsätzen der beiden Oberkieferbeine (Maxilla) und den beiden gesonderten Gaumenbeinen (Os palatinum) aufgebaut. Auch diese Knochen sind wie alle Gebilde des Schädels beidseitig, also paarig angelegt. Am hinteren Rande der beiden Gaumenbeine ist der *weiche* Gaumen angewachsen, welcher somit das hintere Drittel der gesamten Gaumenlänge ausmacht. Man unterscheidet am Gaumensegel die folgenden Teile: eine vordere und horizontale Platte, eine hintere oder vertikale Platte, das Zäpfchen (oder Uvula) in der Mittellinie, sowie je ein Paar von vorderen und hinteren Gaumenbögen. Seinem Namen entsprechend, ist das Gaumensegel aus Weichteilen aufgebaut, und zwar aus einem komplizierten Muskelsystem. Wie jedes Gebilde der Mundhöhle ist auch das Gaumensegel auf seinen beiden Seiten mit Schleimhaut überzogen. Diese enthält überdies zahlreiche Schleimdrüsen. Auf seiner vorderen oder oralen Seite finden wir das geschichtete Plattenepithel der Mundhöhle. Auf der hinteren oder nasalen Seite aber handelt es sich um ein Übergangsepithel zum zylindrischen Flimmerepithel der oberen Luftwege.

Für das fein koordinierte Bewegungsspiel des Gaumensegels während des Schluckens und Sprechens hat sich ein kompliziertes *Muskelsystem* ausgebildet. Nähere physiologische Angaben finden sich bei M. E. Morley (1957), F. Körner (1942), J. Bosma (1961), L. Kaiser (1928, 1934), V. Veau (1931) oder S. Borel-Maisonny (1943). Die anatomischen Einzelheiten lassen sich folgendermaßen umreißen, wobei man drei Muskelsysteme auseinander hält: a) Gaumenheber, b) Konstriktoren und c) extrinsische Rachenmuskeln.

a) Gaumenheber oder Levatoren

1. Der *Levator veli palatini* erstreckt sich von der Spitze des Felsenbeines (Os petrosum des temporalen oder Schläfenbeines) zum Gaumen, wo er mit den Muskeln Palatopharyngeus, Tensor veli palatini und Azygos uvulae fingerförmig verflochten ist. Er formt die *Levatorschlinge* mit ihrer vertikal aufwärts offenen Konkavität. Seine Wirkung besteht in Hebung und Rückziehung des mittleren Gaumenteiles.

2. Der *Tensor veli palatini* zieht zum Dornfortsatz des Keilbeines oder Sphenoid und der lateralen Wand der Ohrtrompete (des Felsenbeines) und biegt um den Hammerfortsatz des medialen Pterygoidflügels des Keilbeines zur palatalen Aponeurose. Wie die Zunge hat auch das aus zwei Hälften aufgebaute Gaumensegel eine saggitale oder in der Mittellinie befindliche fibröse Scheidewand, eben diese Aponeurose. Zur Tätigkeit des Gaumenspanners gehört die Erhebung des Gaumensegels bis zur Höhe des Hammerfortsatzes. Von hier an zieht er den Gaumen herab und wirkt also dem erstgenannten Gaumenheber entgegen. Ferner spannt der Tensor seinem Namen entsprechend die palatale Aponeurose. Schließlich bietet er der Einstrahlung des Gaumenhebers eine fixierende Hilfe. Außerdem wirkt der Tensor beim Öffnen der Ohrtrompete mit, weil er an ihrer Wand zieht.

3. Der *Salpingopharyngeus* dehnt sich zwischen dem unteren Rand des Knorpels der Ohrtrompete und dem hinteren seitlichen Anteil des Schlundes oder Pharynx aus. Wie immer in der anatomischen Nomenklatur gibt nämlich der Name jedes Gebildes sogleich seine

charakteristische Lage oder vorwiegende Funktion an. Dementsprechend öffnet dieser Muskel bei seiner Zusammenziehung die Ohrtrompete oder Tube, zieht die Rachenmuskulatur nach oben, führt ein Vorwulsten einer senkrechten Falte der seitlichen Rachenwand herbei, und verengt somit den Pharynx von den Seiten. Manchmal besteht ein gesonderter *Salpingopalatinus*-Muskel zwischen dem Tubenknorpel und dem weichen Gaumen.

4. Der *Palatopharyngeus* trägt zum Aufbau des hinteren Gaumenbogens, also der Plica palatopharyngea bei. Er erstreckt sich vom Gaumensegel in die seitliche Rachenwand. Mit seinem gegenseitigen Partner formt er die *palatopharyngeale Schlinge*, welche vertikal nach unten konkav ist, daher die hinteren Gaumenbögen einander nähert, und gleichzeitig den Gaumen nach abwärts zieht.

5. Diese Wirkung wird vom *Palatoglossus* unterstützt, der im vorderen Gaumenbogen gleichen Namens (Plica palatoglossa) zur Zunge herabzieht. Miteinander stellen die beiden vorderen Gaumenbögen samt ihren Muskeln die *Palatoglossusschlinge* vor, die ebenfalls eine vertikal abwärts konkave Wölbung zeigt. Natürlich sind alle bisher genannten Gaumenmuskeln wieder beidseitig und damit paarig angelegt. Dahingegen ist der folgende Muskel nur einfach vorhanden, weil seine beiden Hälften miteinander eng verschmolzen sind.

6. Der einzelne Zäpfchenmuskel oder *M. Azygos uvulae* erstreckt sich in der saggitalen Mittellinie des Gaumensegels. Wenn er sich zusammenzieht, erhebt und verkürzt er das Zäpfchen (Uvula) und bewirkt ein Vorwulsten der hinteren Gaumenseite in der Mittellinie.

b) Gaumenschnürer oder Konstriktoren

Wenn wir uns nun den Konstriktoren, also den Zusammenziehern des Gaumens zuwenden, so sehen wir zunächst den oberen oder *kranialen Konstriktor* des Pharynx. Es heißt auch oberer Schlundschnürer oder Kephalopharyngeus. Seine konzentrische Kontraktion formt einen variablen horizontalen Halbring an der hinteren Rachenwand in der Höhe des harten Gaumens. Nach ihrem Entdecker wird dieser Halbring auch PASSAVANT-Wulst genannt.

Mit Hilfe der hinteren Rhinoskopie ist dieser am sicheren Gaumenabschluß beteiligte Wulst recht oft zu beobachten. Allerdings ist er bei lauter oder hochtoniger Stimmgebung deutlicher ausgeprägt. Wie R. F. HAGERTY et al. (1958) zeigten, variiert sein Hervortreten in verschiedenen Individuen. Laut M. LACZKOWSKA (1961) kommt der PASSAVANT-Wulst bloß in 50% der radiologisch studierten Fälle zur Beobachtung. Unter bestimmten krankhaften Bedingungen, wie etwa bei Gaumenspalte, kommt es zu seiner vermehrten Ausbildung durch Hypertrophie. Somit ist der Wulst ein wichtiger Bestandteil des kompensatorischen Mechanismus im Falle von Schwäche oder anatomischer Insuffizienz des Gaumens. S. SMITH (1964) ist der gleichen Meinung, wenn er den PASSAVANTschen Wulst als eine unregelmäßige Erscheinung kritisiert, welche hauptsächlich bei Gaumenspalte auftritt. Im allgemeinen prägt die Sphinkteraktion des Pharynx die *pharyngeale Schlinge* aus. Ihre Konkavität weist horizontal nach vorne. Der mittlere und untere Schlundschnürer gehört nicht zum palatalen Mechanismus. Sie sind vielmehr Teile des Schlucksystems.

c) Extrinsische Rachenmuskeln

Als nächstes sind die extrinsischen, außerhalb des Gaumens gelegenen, pharyngealen oder Rachenmuskeln zu nennen. Dazu gehören die sogenannten Heber der „Zungenbeinmasse", worunter man das Zungenbein und alle daran befestigten Gebilde versteht. Diese Heber bestehen aus folgenden Muskeln: 1. *Stylohyoideus* vom Griffelfortsatz (des Schläfenbeines) zum Zungenbein; 2. *Stylopharyngeus* vom Griffelfortsatz zum Rachenschnürer; 3. *Styloglossus* vom Griffelfortsatz zum Zungenfleisch; 4. *Digastricus* oder Biventer vom Warzenfortsatz (des Schläfenbeines) durch die Zungenbeinschlinge zum Kinn; sowie 5. alle weiteren Muskeln, welche das Zungenbein, die Zunge und den Kehlkopf in die Höhe ziehen. Ihre Aktion ist an der Hebung der Rachenmuskulatur und des Kehlkopfes während des Schluckaktes beteiligt.

Innervation. Ein recht schwieriges Kapitel stellt die Nervenversorgung des palatopharyngealen Mechanismus dar. Man hat sich nämlich über verschiedene anatomische Einzelheiten noch nicht geeinigt. So beschreibt TAILLENS (1947) die nervöse Versorgung des Gaumens in der folgenden Weise. Der Tensor veli palatini empfängt einen Zweig von der 3. Abteilung des V. Hirnnerven oder N. Trigeminus, also vom N. mandibularis. Vom N. IX oder Glossopharyngeus ist der obere Schlundschnürer und der M. Stylopharyngeus versorgt. Dahingegen erhalten der mittlere und untere Schlundschnürer sowie alle anderen Gaumenmuskeln ihre motorischen Nerven vom pharyngealen Plexus oder Netzwerk. An diesem sind der N. glossopharyngeus (IX) und N. vagus (X) beteiligt.

Eigene Studien (1957) der laryngealen Innervation, insbesondere der komplizierten vago-akzessorischen Zwischenverbindungen, führten zu den folgenden Schlußfolgerungen. Das *kraniale* Drittel des Nucleus ambiguus ist das somatomotorische Zentrum für Gaumen und Rachen. Die motorischen Impulse verlassen das Gehirn durch die Wurzelfasern des Glossopharyngeus und durch die kranialen Wurzeln des Vagus. Von diesen beiden Hirnnerven übermittelt, erreichen die Impulse schließlich die pharyngealen Zweige des Glossopharyngeus und Vagus, welche sich zum pharyngealen Plexus (oder Netzwerk) vereinigen.

Das bulbäre Zentrum des äußeren Stimmlippenspanners, M. Cricothyreoideus, liegt etwas *mehr kaudal* im Nucleus ambiguus. Seine efferenten Fasern gehen wieder durch die kranialen Vaguswurzeln hervor und erreichen schließlich den äußeren Ast des kranialen (oberen) Kehlkopfnerven (N. laryngicus cranialis). Laut PERNKOPF (1952) handelt es sich hier um den IV. Branchialnerven. Deshalb liegt sein Ursprung im kranialen Anteil des somatomotorischen Nucleus ambiguus der Hirnnerven Nr. IX, X und XI.

Die *kaudalen* Segmente des Nucleus ambiguus regulieren die intrinsischen Kehlkopfbewegungen von Abduktion und Adduktion der Stimmlippen. In logischer Folge verlassen die motorischen Fasern aus diesen kaudalen Zentren den Bulbus mit den bulbären Wurzeln des inneren Astes des XI. oder akzessorischen Hirnnerven. Dieser *bulbäre* Akzessorius schließt sich dann dem Vagusstamm in der Höhe des sensorischen Ganglion jugulare an. Ohne jedweden Faseraustausch verlassen dann diese Akzessoriusfasern den Vagus als unterer laryngealer Nerv (oder Rekurrens), und zwar in einer Schlinge um den Aortenbogen auf der linken Seite, und um die Schlüsselbeinarterie rechts. Es ist wieder logisch, daß der Rekurrens als VI. Branchialnerv dem kaudalen Anteil des vago-akzessorischen Zentrum im Nucleus ambiguus angehört.

Auf diese Weise beginnt das anatomische und pathologische Beweismaterial in bezug auf die nuklearen Verhältnisse im Bulbus, sowie die physiologischen Beziehungen der laryngealen Innervation, ein besser abgerundetes Bild zu bieten. Es ist noch abzuwarten, ob das endgültige Übereinkommen der Anatomen und Kliniker diesen Begriff einer *segmentalen motorischen Innervation* von Gaumen, Rachen und Kehlkopf vermittels der motorischen Anteile der Hirnnerven No. IX, X und XI annehmen wird. Diese embryologisch-segmentale Organisation entspricht den logischen Folgerungen. Dennoch halten manche Autoren, wie HAMILTON und HARRISON (1952) oder PERNKOPF (1952), daran fest, daß alle oder die meisten motorischen Fasern für diese Organe dem bulbären (oder zerebralen) Anteil des Akzessorius entstammen. Der *spinale* Akzessorius aus dem tieferen Halsmark für die Schultermuskeln hingegen war nie im Streit um das vago-akzessorische Problem verwickelt.

d) Velo-pharyngealer Verschluß

Mechanik. Die physiologische Betrachtung des velo-pharyngealen Ventils läßt am Gaumensegel vorerst zwei Teile unterscheiden: ein muskulöser horizontaler Teil und ein dünnerer muskelarmer, aber drüsenreicher vertikaler Teil. Als Übergang zwischen den beiden Teilen kommt während der Gaumenhebung ein Knie zum Vorschein. Hier entsteht der Abschluß des Rachens vom Nasenrachen beim Schlucken und Sprechen. Dafür sind zwei synergisch wirkende Muskelsysteme vorhanden. 1. Das *Gaumensegel* bewegt sich nach rückwärts und aufwärts, von den Mm. Tensor und Levator veli palatini gemeinsam gehoben (KÖRNER, 1942). 2. Die *Schließmuskeln des Rachens* bewegen sich bei ihrer Kontraktion nach vorne (WARDILL, 1937).

Das Velum legt sich aber nicht wie eine Falltüre mit seinem unteren Rand flach an die hintere Rachenwand. Vielmehr beteiligt es sich von vorne an dem meist sphinkterartigen Verschluß, wobei das Knie an seiner rückwärtigen Knikkungsstelle die Rachenwand berührt. Diese Tatsache kommt während der Röntgen-Durchleuchtung sofort zum Vorschein. Neben der Gaumenhebung ist nämlich die gesamte, immer gemeinsam wirkende und durch zahlreiche Fasern miteinander verbundene Muskulatur des Rachens an allen Bewegungen des Gaumenverschlusses beteiligt, sowohl den reflektorischen beim Schlucken und Würgen, als auch den willkürlichen des Sprechens und Singens. Wenn man den phonatorischen Abschluß des Rachens mit einem Epipharynxspiegel oder Pharyngoskop betrachtet (ARNOLD, 1957), sieht man folgende Bewegungen (BOREL-MAISONNY, 1937; CROATTO, 1953; HARRINGTON, 1944).

1. Hinterer Verschluß. Der PASSAVANTsche Wulst, eine horizontale Fasermasse des wegen seiner Insertion auch als Pterygo-pharyngeus bezeichneten M. constrictor pharyngis cranialis, wölbt sich verschiedengradig an der hinteren Rachenwand in Form eines vorne offenen Halbringes vor. Wie schon erwähnt, ist das Auftreten eines PASSAVANT-Wulstes in den meisten Fällen von Gaumenspalte eindeutig sichtbar. In vielen normalen Sprechern jedoch ist dieser Wulst weniger deutlich ausgeprägt (BOSMA, 1961; CROATTO, 1953).

2. Seitlicher Verschluß. Von den beiden seitlichen Rachenwänden drängen sich je eine dicke vertikale Falte gegen die Lichtung. Diese entsprechen teils den Levatorwülsten, teils den Mm. pharyngo-staphylini, einer Gruppe von Muskelfasern zwischen Rachen und Zäpfchen (TARNEAUD 1961). Sie werden von den gleichzeitig an Dicke zunehmenden hinteren Gaumenbögen (Mm. palato-pharyngei) unterstützt. Weil die mesiale Bewegung der seitlichen Rachenwände auf einer beträchtlichen vertikalen Distanz erfolgt, sieht HARRINGTON (1944) im M. salpingo-pharyngeus die wirksamste Komponente der seitlichen Verengung. Außerdem scheinen ihm die typischen Verbindungen zwischen den Mm. palato-pharyngei und pterygopharyngei dafür wichtig zu sein.

3. Vorderer Verschluß. Von vorne wird die Lichtung durch das sich hebende und kontrahierende Velum eingeengt. Dabei erscheint dieses ungefähr 0,5 cm über dem Ansatz der Uvula rechtwinkelig abgeknickt. Die Spitze des derart entstehenden Winkels schmiegt sich dem PASSAVANTschen Wulst an (H. GUTZMANN SEN., 1928). Kontraktion des M. azygos uvulae formt eine senkrechte Verwölbung in der mittleren Hinterfläche des weichen Gaumens. Diese vertikale Verdickung drängt sich als letzte Sicherung in die nunmehr verschwindende Öffnung des nasopharyngealen Ganges.

In vielen Fällen sieht man derart einen dichten und konzentrischen Verschluß, welcher meistens einen *Sphinktermechanismus* vorstellt. Dies geht auch aus den Untersuchungen HARRINGTONS hervor. Die gradweise zunehmende und gemeinsame Vorwölbung der umgebenden Rachenwände läßt sich am besten mit der Blende einer optischen Linse vergleichen. Die horizontale Platte des Gaumensegels hebt sich manchmal bis zu 20° über die Horizontalebene. Dementsprechend zieht man von oben, etwa bei Oberkieferdefekten, eine kegelförmige Vorwölbung (HAJEK, 1932). Die vertikale Platte des weichen Gaumens hebt sich unter Mitwirkung des M. azygos uvulae nur unter besonderen Umständen in stärkerem Maße, und zwar beim Leerschlucken, angestrengtem Sprechen, Singen hoher Töne und beim Anwenden der Bauchrednerstimme. Die hinteren Gaumenbögen zeigen dann eine spitzbogige Form.

Eine nach meinen Beobachtungen weniger häufige Verschlußform ist durch die *flache Anlage* der Kante des abgeknickten Gaumensegels an den PASSAVANTschen Wulst der Rachenwand gekennzeichnet. Diesen Verschluß bezeichnen TARNEAUD (1961) und BOREL-MAISONNY (1937) als normal, während sie den sphinkterartigen seltener sahen und für ein Zeichen einer leichten velaren Insuffizienz halten. Mit weiteren Unterschieden der beiden Abschlußformen des Gaumensegels haben wir uns weiter unten zu beschäftigen.

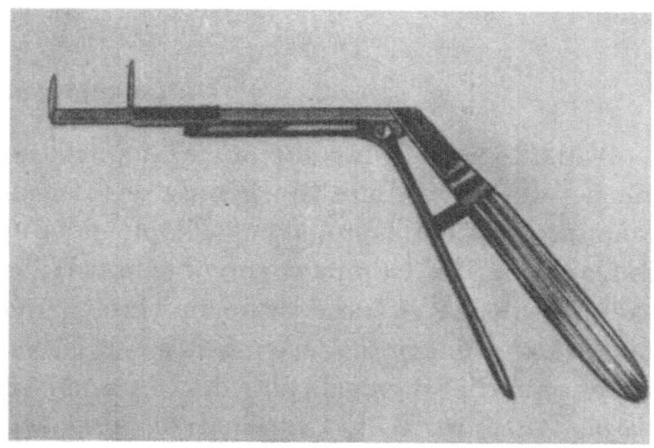

Abb. 22. Velopharyngometer nach SEEMANN zum Messen der velopharyngealen Tiefe (aus PICHLER-TRAUNER, Bd. II).

Abschlußdichte. Die Genauigkeit des Abschlusses im velopharyngealen Ventil ist *physiologischen Schwankungen* unterworfen. Manchmal bleibt ein enger Kanal offen, vor allem, wenn man die Zunge stärker niederdrückt und damit der Gaumenhebung entgegenwirkt. In pathologischen Fällen ergibt diese „Probe nach BÖNNINGHAUS" eine Zunahme des offenen Näselns und ist damit für die Diagnose wichtig. Der Verschluß ist ferner der Stärke des Würgereflexes proportional. Bei starkem Würgen tritt ein hermetischer Abschluß auf, im Gegensatz zu Menschen mit geringem Reflex, die während der Pharyngoskopie nicht abzuschließen vermögen. Man muß also den besonderen Verhältnissen des geöffneten Mundes bei der Beurteilung des Abschlusses Rechnung tragen. Während der normalen Pharyngoskopie sieht man vom Verschluß nur die Hebung des Gaumensegels und die häufig deutlich ausgeprägten beidseitigen Grübchen der Levatoransätze, welche der Höhe der Verschlußbildung ungefähr entsprechen.

Der Abstand des *unteren Gaumensegelrandes* von der hinteren Rachenwand gibt nur einen ungefähren Schätzwert für die Dichte des Abschlusses. Ein Abstand von wenigen Millimetern ist in dieser Höhe physiologisch. Man mißt ihn mit dem von SEEMANN angegebenen *Velopharyngometer* (Abb. 22). Bei größeren Abständen von 8 bis 10 mm oder mehr ist jedoch mit offenem Näseln zu rechnen. Das Offenbleiben eines engen Kanals während der Vokalbildung bleibt manchmal ohne Einfluß auf die Sprache (VOLTOLINI). Die offenen Vokale (A) und (E) stört eine retropalatale Kommunikation erst dann, wenn deren konstante Lichtung das Maß von 5 mm Durchmesser überschreitet, wie schon die alten Autoren wußten (M. SCHMIDT, B. FRÄNKEL). Enge Vokale wie (I) und (U) klingen bereits bei kleineren Öffnungen offen nasal. Für Konsonanten soll natürlich ein möglichst fester Abschluß vorliegen, was aber auch nicht bei allen normal sprechenden Menschen der Fall ist. Nur die Sibilanten sind für jeden Nasendurchschlag sehr empfindlich.

Diese altbekannten und allgemein anerkannten Richtlinien wurden durch neuerdings wiederholte Versuche durchaus bestätigt. K. L. Moll (1962) fand, daß die offenen (niederen) Vokale (A) und (Ae) weniger dichten velopharyngealen Abschluß benötigen als die geschlossenen (hohen) Vokale (I) und (U). Wie zu erwarten, sind Vokale unmittelbar vor dem Nasenlaut (N) von unvollständigem Abschluß begleitet und klingen demgemäß leicht nasal. B. Fritzell (1963) verwendete die Elektromyographie der Tensor- und Levatormuskeln des Gaumens. Der Unterschied der nasalen und oralen Laute kam in den gemessenen Potentialen klar zum Ausdruck. In einer ähnlichen EMG Studie der gleichen Muskeln bestätigten Boehme, Šram und Kalvodová (1966) die größte bioelektrische Aktivität für die geschlossenen Vokale (I) und (U) und die geringste für das offene (A).

e) Untersuchungsmethoden

Rhinologische Untersuchung. Zum Studium der Gaumenbewegungen eignet sich die bereits gewürdigte Spiegelung des Nasenrachens, wie sie zu jeder Halsuntersuchung gehört: Epipharyngoskopie oder *hintere Rhinoskopie*. Dagegen ist die Betrachtung des Gaumens von oben mit Hilfe des elektrischen *Nasopharyngoskopes* nach nasaler Anästhesie weniger einfach und schwieriger in der Deutung. Auch der *Velopharyngometrie* nach Seemann haben wir schon gedacht. Andere Möglichkeiten für die Beobachtung der Gaumensegeltätigkeit bietet die *vordere Rhinoskopie*. Mit ihrer Hilfe kann man das phonatorische Spiel der Levatorwülste sehen, besonders wenn man die Nase mit vasokontriktorischen Mitteln abschwillt.

Radiologische Methoden. Mit röntgenologischer Durchleuchtung vor dem Fluoreszenzschirm kommt die Gaumenfunktion sofort und unmittelbar zur Beobachtung. Dabei sieht man die rechtwinkelige Knickung des gehobenen Gaumensegels, die Bewegungen der Rachenwände, sowie den Grad des jeweiligen Abschlusses. Seitliche Röntgenfilme ergeben dauernde Befunde, z. B. für die Indikation von Gaumenoperationen und die objektive Kontrolle ihrer Ergebnisse. Die verfeinerten Methoden der Tomographie und Röntgen-Kymographie sind für das Studium von Einzelheiten wertvoll. Über weitere Fortschritte referierte Fletcher (1959). In seiner Zusammenfassung der radiologischen Methoden zur Auswertung der Gaumenfunktion nannte J. A. Kirkpatrick (1964) die folgenden Verfahren: laterale pharyngeale Radiographie, kephalometrische Berechnungen, laterale und frontale Tomographie, Kontrastmittelstudien, die einfache Fluoroskopie, sowie die Kinefluorographie bzw. Kineradiographie. Es ist bemerkenswert, daß das Studium der Sprechbewegungen zu den ersten Anwendungen der 1895 entdeckten Röntgenstrahlen auf medizinischem Gebiete gehörte (Scheier, 1897; Macmillan und Kelemen, 1952).

Kineradiographie. Aus den zahlreichen neuen Beiträgen geht das rasch wachsende Interesse an dieser neuen Untersuchungsmethode hervor. R. F. Sloan et al. (1964) gaben einen Überblick der jüngsten Fortschritte auf diesem Gebiete mit besonderer Berücksichtigung der phonetischen Probleme. J. D. Subtelny (1964) analysierte die physioakustischen Gesichtspunkte der radiographischen Sprachstudien einschließlich der *standardisierten Kineradiographie*. Die Filmgeschwindigkeit ist ausschlaggebend. Ein Verhältnis von 24 Bildern pro Sek. (R. L. Shelton et al., 1963) dürfte für die kurzdauernden Sprachlaute zu langsam sein, denn (B) und (D) z. B. dauern nur 8 bzw. 12 msek. Derzeit sind 30 Bilder per Sek. üblich, aber 50/Sek. scheint optimal zu sein. Als Sparrow, Brogdon und Bzoch (1964) die Erleichterung der *Datenreduktion* von kinefluorographischen Studien der Gaumenfunktion untersuchten, fanden sie 30 Bilder pro Sek. ausreichend und verläßlich. Die Analyse jedes Einzelbildes ist für die Studie der Gaumenfunktion überflüssig. K. L. Moll (1964) hatte die praktischen Bedürfnisse im Sinn, als er die grundlegenden Unterschiede in der Anwendung der Kineradiographie für Forschung und klinische Untersuchung besprach. Die erstere benötigt kontrollierte Experimentation mit dem Ziele von quantifizierten Ergebnissen. Die letztere Anwendung jedoch bietet die Antwort auf die Frage: wie schließt der Gaumen ab?

Eine weitere Verfeinerung ist das *Televex-System,* wie von McWilliams und Girdany (1964) beschrieben. Es erfolgt eine Fernsehbandaufnahme des fluoroskopischen Bildes, welches durch eine Orthicon-TV-Kamera übermittelt wird. Die Kamera ist ihrerseits mit einem 9-Zoll-Bildverstärker optisch gekoppelt. Dieses System gestattet die Aufnahme auf TV-Band und das gleichzeitige Betrachten auf einem TV-Monitor bei niedrigen Dosen der Bestrahlung. Obwohl kompliziert, scheint das Televex-System für die weitere Forschung sehr versprechend zu sein. Nachdem F. A. Hofmann (1966) einen standardisierten *Systemplan* vorgeschlagen hatte, zeigte R. Massengill jr. (1966) neuerdings die Einzelheiten des palatalen Abschlusses auf kinefluorographische Weise.

Über den *physiologischen Wert* der kinefluorographischen Studien der Gaumenfunktion haben sich Bosma und Fletcher (1961) geäußert. Sie verglichen die Aufnahmen an Neugeborenen mit solchen während der weiteren Lebensmonate des ersten Jahres und kamen zu folgenden Ergebnissen. 1. Die Entwicklung von der ursprünglichen einfachen pharyngealphonatorischen Funktion schreitet zu einer Vielfalt von Tätigkeiten vor. 2. Es zeigt sich eine kaudo-zephalad fortschreitende Folge von differenzierter Ausreifung. 3. Die motorische Kontrolle wird zunehmend differenziert. 4. Subjekt-charakteristische Muster der palatopharyngealen Aktion äußern sich in der Modulation der Vokale, wobei sich wieder die inkonstante Ausprägung des Passavantschen Wulstes zeigt.

Druckmessungen. Die *Verschlußkraft* des Gaumensegels läßt sich auf einfache Weise mit dem von A. Hartmann (1877) angegebenen Apparat messen. Dessen Prinzip ist das Gleiche wie bei der Bestimmung des Blutdruckes. Biebendt stellte 1909 für die einzelnen Sprachlaute, welche durch eine verschiedene Abschlußkraft gekennzeichnet sind, folgende Durchschnittswerte in Millimeter der Quecksilbersäulenhöhe fest: (A) 38,2; (I) 41,2; (E) 41,5; (U) 41,5; (O) 42,2; (W) 51,3; stimmhaftes (S) 52,2; (F) 58,3; scharfes (S) 62,6. Während der Aussprache des Vokales (A) ist der Abschluß öfters sehr gering, ohne daß Näseln zu hören ist, so daß die Verschlußkraft Null gefunden wird. Dies erklärt den oft recht guten oder völlig normalen Klang des Vokales (A) bei Gaumenspalten. Hingegen ist das scharfe (S) durch besonders hohe Einzelwerte über 160 mm gekennzeichnet. Dementsprechend macht sich jeder Grad des offenen Näselns bei den Zischlauten am stärksten bemerkbar.

Moderne Untersuchungen berücksichtigen mehrere Quantitäten. Die *Strömungsgeschwindigkeit* der nasalen Luft wird mit dem Pneumotachographen gemessen. Der *Luftdruck* kommt auf einem Manometer zur Anzeige. Zur Messung des nasalen *Schalldruckes* dient ein Sondenmikrophon. Oft erfolgt die gleichzeitige Registrierung der nasalen und oralen Strömungsverhältnisse durch eine entsprechend geteilte Nasen-Mundmaske. Einen neuen Weg wählten Quigley et al. (1964) mit dem nasalen *Anemometer* oder Warmdraht-Strömungsmesser. Das Messen des Nasendurchschlages erfolgt durch Ablesen des Kühlungseffektes der Luft, wie sie über zwei Drahtfilamente strömt, eines kühl, das andere geheizt. Diejenige Gleichstrommenge, welche den Heizfaden auf konstanter Temperatur hält, gibt das Maßresultat an. Weitere Einzelheiten sind unter den *Nasalitätsproben* zu finden (S. 624).

Photographische Methoden. Nach Resektion des Oberkiefers läßt sich das Gaumensegel bequem von oben her betrachten und photographieren oder filmen, wie ACKERMANN (1935) gezeigt hat. Man sieht dabei die typische Knickung des Velum, den genauen Ort des Abschlusses, sowie die konzentrische Verengung des Rachens. Eine derartige besonders ausführliche Studie stammt von H. H. BLOOMER (1953). Seine kinematographischen Aufnahmen an Patienten, deren Gaumen nach Oberkieferresektion sowohl von oben als auch von unten sichtbar war, zeigten die folgenden Aufeinanderfolgen von Bewegungen des palato-pharyngealen Verschlußmechanismus. Dabei ließen sich drei verschiedene Funktionsweisen unterscheiden, nämlich die des Schluckens, Phonierens und Blasens. E. MÜLLER (1955, 1956) gelangte zu ähnlichen Ergebnissen.

1. Schlucken ist durch das Vorwiegen der peristaltischen *Sphinkteraktion* gekennzeichnet, ähnlich wie das für die Darmbewegungen normal ist. Außerdem ist die Verlagerung der seitlichen Rachenwände nach innen häufiger konstant als die Erhebung des Gaumens. In zeitlicher Hinsicht ergibt sich folgende Bewegungsserie.

1. Zuerst sieht man das Emporsteigen des weichen Gaumens durch die Aktion der Levatoren; daran schließt sich die Verlagerung der Levatorwülste nach innen. 2. Es folgt eine leichte Senkung des Gaumens, während die senkrechten Levatorwülste sich weiter nähern. 3. Nun steigt der Gaumen rasch in die Höhe; die Levatorwülste setzen ihre Kontraktion fort; gleichzeitig machen sich die beidseitigen vertikalen salpingo-pharyngealen Falten bemerkbar; die Levatorwülste beginnen den Gaumen bei seiner extremen Hebung zu berühren; außerdem folgt der Tubenwulst den medialen und rückwärtigen Bewegungen. 4. Daran schließt sich eine rasche Senkung des Gaumensegels; die salpingo-pharyngealen Falten verharren in enger Annäherung; schließlich setzt die allmähliche Erschlaffung der Levatorwülste ein. 5. Zuletzt vervollständigt sich die Erschlaffung aller Gaumenmuskeln.

2. Phonation. Während der Stimmgebung ergibt sich ein andersartiges Bild des Gaumenmechanismus. Es erweist sich nämlich die Sphinkteraktion als weniger wichtig, weil die *Hebung des Gaumens* die hauptsächliche Bewegung darstellt. Schon PASSAVANT kannte diese sogenannte einfache Ventilfunktion, als er im Jahre 1869 als erster den Gaumenmechanismus genauer beschrieb. Wie man seither allgemein weiß, benötigen der Vokal (A) und die drei Nasenlaute (M), (N) und (NG) die geringste Erhebung des Gaumens. Dahingegen erfordern der Vokal (U) und die Zischlaute der (S)-Reihe die stärkste und höchste Erhebung des Gaumensegels (GUTZMANN, 1928; HARTMANN, 1880).

MCWILLIAMS und BRADLEY (1965) verglichen das velo-pharyngeale Verhalten für Blasen und Phonation mit Hilfe der Televex Technik. Es zeigte sich wieder, daß das Sprechen einen anderen palatalen Mechanismus verlangt als das Blasen. Beide Handlungen sollen radiologisch begutachtet werden, ehe man die eine oder andere Funktion allein für prognostische oder therapeutische Zwecke verwendet.

Im Gegensatz zu BLOOMER fand K. L. MOLL (1965) die palatale Ventilfunktion für Schlucken und Sprechen in normalen Personen sehr ähnlich. Nur im Falle der palatalen Insuffizienz bedingt das Schlucken einen festeren Abschluß als für die dann nasale Phonation. Dieser Unterschied ist durch kompensatorische Bewegungen von Zunge und Rachenwand bedingt.

3. Blasen. Als dritten Grundtypus der Gaumenfunktion beschreibt BLOOMER das Blasen. Er ähnelt zu einem gewissen Grade der Gaumenhebung beim Phonieren. Diese beiden Funktionen unterscheiden sich somit von der peristaltischen Primärfunktion des Schluckvorganges. Überdies ist der Gaumenverschluß beim Schlucken viel kräftiger als bei den phonatorischen Gaumenbewegungen.

Davon kann man sich jederzeit durch das einfache Betrachten des Gaumens bei der alltäglichen Pharyngoskopie, also beim „A-Sagen" jeder ärztlichen Untersuchung überzeugen (ARNOLD 1948, CALNAN 1953). Wieder sieht man also den prinzipiellen Unterschied zwischen der phylogenetisch alten Primärfunktion eines Mundorgans zur Erfüllung der vitalen Lebensfunktionen und den erst im Verlaufe der menschlichen Sprachentwicklung hinzugekommenen sekundären Funktionen der Lautgebung.

Leichtes Blasen bedingt bloß geringe Gaumenhebung, wohingegen kräftiges Blasen den Gaumen wesentlich höher steigen läßt. Blasen hebt den Gaumen stärker als die Phonation (MOLL, 1965). Daraus ergibt sich die physiologische Grundlage der *Blasübungen* zur Behandlung von Schwächezuständen des Gaumensegels.

Indes ist der Versuch des Backenaufblasens für den Nachweis einer Gaumenschwäche völlig wertlos. Das Aufblasen der Backen geschieht vornehmlich durch festen Lippenschluß und Anpressen des Zungenrückens gegen den weichen Gaumen, wobei die Wangenmuskeln (Buccinator) und der Mundboden (Mylohyoideus) die im Munde eingeschlossene Luft unter Druck setzen. Währenddessen bleibt das Gaumensegel völlig gesenkt, wie man sofort beweisen kann, wenn man während des kräftigsten Aufblasens der Backen dennoch ungehindert durch die Nase atmet. Somit taugt der *Backenblähversuch* hauptsächlich zur Prüfung der Lippenkraft.

4. Saugen. Diese Funktion wurde noch nicht in ähnlich genauer Weise untersucht. Es ist zu erwarten, daß ein einfacherer Typus von neurologisch präformierter und angeborener Gaumenfunktion vorliegt. In Analogie zu den phonischen Studien von BOSMA und FLETCHER (1961) müßte sich die instinktive Saugfunktion von der hochdifferenzierten und erlernten palatalen Aktivität für Phonation und Artikulation wohl unterscheiden. K. L. MOLL (1965) betont, daß sowohl das Backenaufblasen, als auch das Saugen ohne jeglichen Gaumenverschluß vor sich gehen. In beiden Fällen erfolgt der Verschluß durch ein *linguo-palatales Ventil.* Dieser Unterschied ist phylogenetisch erklärt. Alle Säuglinge der Säugetierreihe bis zum Menschenkind müssen während des Saugens durch die Nase atmen können, sonst würden sie ersticken.

5. Würgen. Wie jeder Laryngologe weiß, bedingt das protektive Würgen den *allerstärksten Gaumenabschluß*. Der einzige radioskopische Hinweis auf diese leicht verständliche Tatsache stammt wieder von MOLL (1965). Er fand die Aktivität der Rachenwand während des Würgens kräftiger ausgeprägt als für Phonation.

Phonetische Studien. Manche Autoren finden neuerdings, daß die altbewährten *Artikulationsprüfungen* eben so wertvoll sind wie die an Zeit und Aufwand teueren Experimente. MORRIS, SPRIESTERSBACH und DARLEY (1961) prüfen den velopharyngealen Abschluß mit Artikulationstesten der plosiven, frikativen und afrikativen Laute. MORRIS und SMITH (1962) empfehlen einen mehrfachen Weg zur Erfassung des Gaumenverschlusses: Lautprüfung, oralen Atemdruck und Radiographie. Dagegen meinen SHELTON, BROOKS und YOUNGSTROM (1965), daß die phonetische Lautprüfung für die Bestimmung der palaten Verschlußdichte den physikalischen Messungen von Nasendurchschlag und oralem Atemdruck sogar überlegen sei.

f) Phonetische Schlußfolgerungen

Grade der Gaumenfunktion. Aus den genannten Untersuchungen geht deutlich hervor, daß es sich bei den *velo-pharyngealen* Verschlußbewegungen des Gaumens während des *Schluckens und Sprechens* um verschiedenartige und verschiedengradige Funktionen handelt. Damit kommt also wieder der Gegensatz zwischen den lebenserhaltenden Grundfunktionen und den Ausdrucksbewegungen der Sprache zum Vorschein. Solche Überlegungen sind für die phoniatrische Praxis keineswegs unwichtig. Sie ergeben vielmehr die Notwendigkeit einer prinzipiellen Unterscheidung zwischen dem phylogenetisch primitiven und lebenswichtigen deglutinorischen *Sphinkterverschluß* und der sekundär differenzierten phonatorischen *Gaumenhebung.*

Obwohl mehrere Einzelheiten noch der weiteren Klärung bedürfen, scheint sich folgendes Bild einer *stufenweisen Funktionsserie* zu ergeben. Der kräftigste Gaumenabschluß erfolgt während der phylogenetisch alten Primärfunktion des Würgreflexes. Die nächste Stufe liegt bei der ebenfalls vitalen Primärfunktion des Schluckens vor. Das Blasen gehört offensichtlich zu den erlernten Sekundärfunktionen, denn Tiere können nicht willkürlich blasen. Es ist interessant, daß der Gaumenabschluß zum Blasen fester ist als für die Phonation, offenbar weil das Blasen einen größeren Energieaufwand erfordert. An nächster Stelle steht der velo-pharyngeale Verschluß zur Artikulation. In logischer Folge ordnen sich die verschiedenen Laute gemäß ihrer Abschlußdichte. Die „geblasenen“ Reibelaute erfordern eine höhere Abschlußkraft als die engen Vokale, und diese bedingen einen dichteren Verschluß als die offenen Vokale. Damit kommen wir zur Gaumenaktion für Phonation. Wie gesagt, benötigt der neutrale und weit offene Vokal (A) die geringste Gaumenhebung. Für die Nasenlaute muß das Gaumensegel erschlafft bleiben, beinahe so sehr wie für den weit offenen naso-pharyngealen Kanal der Nasenatmung.

Das *Saugen und Backenaufblasen* stehen außerhalb dieser Reihenfolge der velo-pharyngealen Funktion. Mit Hilfe eines *linguo-palatalen Ventils* bildet die Muskulatur von Lippen, Wangen, Unterkiefer und Mundboden eine Pumpe für negative und positive Druckänderungen innerhalb des Mundes. Der nasopharyngeale Atemweg bleibt dabei offen.

Klinische Belege. Für diese allgemeinen Gesetze gibt es zahlreiche klinische Belege. Im Falle von postdiphtherischer Gaumenlähmung oder nach bulbärer Kinderlähmung gleicht sich die Schluckstörung (Dysphagie) mit dem Schwinden der Parese rasch aus. Indessen macht sich die dysglossische Sprechstörung des offenen Näselns noch längere Zeit bemerkbar. Als Erklärung dient die bereits ausführlich erörterte Tatsache, daß der Gaumenabschluß während der Lautbildung schwächer ausfällt als beim Schlucken oder Würgen. Außerdem sind die phylogenetisch älteren und für die vitalen Schutzfunktionen wichtigen *Reflexbewegungen* widerstandsfähiger und rascher ausgleichbar als die sekundären und später erworbenen *Artikulationsmechanismen.* Daher ergibt der Grad der reflektorischen Kontraktion des Gaumensegels beim Würgereflex nur einen indirekten und annähernden Anhaltspunkt zur Beurteilung der artikulatorischen Verschlußmöglichkeit. Andererseits ist das Vorliegen einer objektiven Schluckstörung immer das Zeichen einer organischen Insuffizienz und kommt daher im Falle des funktionellen Näselns nie vor.

Funktionelle Regression. Schließlich gibt es Beispiele von *pathologischer Regression* der differenzierten phonatorischen Gaumenhebung auf das physiologisch primitivere Stadium des deglutinorischen Sphinkterverschlusses. Sehr deutlich sieht man diese Erscheinung im Falle des velaren Sigmatismus. Wie auf S. 494 beschrieben ist, handelt es sich bei dieser Form des nasalen Lispelns um den Ersatz des normalen dentalen Zischgeräusches durch das Geräusch des velaren Schnarchens. Mit Hilfe der Spiegelung des Nasenrachens und mit der seitlichen Röntgenaufnahme kann man sich leicht überzeugen, daß das Schnarchgeräusch tatsächlich in der Sphinkterenge des ungenügend abschließenden Gaumensegels entsteht.

Noch eindrucksvoller kommt diese Regression zum Vorschein, wann immer das *Gesetz der zentripetalen Artikulationsverlagerung* (Arnold, 1943) den physiologisch primiviten Ersatz einer organisch gestörten Gaumenfunktion veranlaßt. Über diese regressive Lautverschiebung aus den oralen Artikulationszonen in den laryngealen Sphinktermechanismus wird auf S. 640 mehr zu sagen sein. Hier genügt der Hinweis, daß diese pathologische laryngeale Artikulation mit einer zusätzlichen Regression der hoch differenzierten menschlichen Phonationsbewegungen verbunden ist. Sie greift nämlich auf die phylogenetisch älteste Funktion des Kehlkopfes zurück, das heißt auf seinen protektiven Schutzmechanismus der primitiven Sphinkteraktion. Damit liegt sogar eine potenzierte Regression vor: eine *räumliche* zentripetale Regression der Artikulation aus der lingualen in die laryngeale Zone; und eine *genetisch-temporale* der Phonation von menschlicher Stimmgebung zurück zur tierischen Schluckmechanik.

Zusammenfassung. Die Vorbedingungen für die normale Gaumenfunktion lassen sich folgenderweise umreißen. Das Gaumensegel muß genügend *lang*, genügend *beweglich* und vor allem genügend *abknickbar* sein. Auf den letzten Umstand ist früher zu wenig geachtet worden. Wie oft sieht man doch nach Gaumenplastik ein langes und auch gut hebbares Segel, das von vorne gesehen gut zu schließen scheint. Dennoch überblickt man bei der Spiegelung der hinteren Gaumenseite während der Phonation einen größeren Teil des Epipharynx. Damit hat man den Grund des in solchen Fällen fortbestehenden Näselns vor Augen geführt. Es gibt also nur die Spiegelung oder Radioskopie eine richtige Vorstellung von der Genauigkeit der palatalen Verschlußbildung. Weitere Einzelheiten der normalen und pathologischen Gaumenfunktion und der damit zusammenhängenden phonetischen Probleme sind im Buche von M. E. Morley (1957) enthalten, sowie in der ausführlichen Monographie von Croatto und Croatto-Martinolli (1959).

5. Der Rachen

Anatomie. Hinter der Rachenenge dehnt sich der Schlund oder Pharynx aus. Nach oben setzt sich der Rachen zur Nase fort, während unten der Kehlkopf und dorsal, oder hinter diesem, der Speiseröhrenmund gelegen ist. Der Rachenraum zeigt somit folgende Grenzen: Rückwärts und damit der Wirbelsäule anliegend sieht man die hintere Rachenwand. Zu jeder Seite liegt die seitliche Rachenwand mit den früher beschriebenen Muskelzügen. Vorne bilden der Zungengrund, der weiche Gaumen sowie drei Öffnungen die Begrenzung. Zur Nase führen die beiden Choanen oder hinteren Nasenlöcher, während die Mundhöhle durch die Rachenenge mit dem Rachen in Verbindung steht. Entsprechend diesen Begrenzungen unterscheidet man drei stockartig übereinander liegende Abteilungen: 1. den *Nasenrachen* oder Epipharynx hinter der Nase; 2. den *Mundrachen,* Meso- oder Oropharynx hinter der Rachenenge; und 3. den *Schlundrachen* oder Hypopharynx hinter dem Zungengrund.

Im Mesopharynx kommt eine eigentümliche funktionelle Kreuzung des alimentären und des respiratiorischen Kanales zustande, also eine *Kreuzung des Atmungs- und des Ernährungsweges.* Der Schluckvorgang befördert nämlich die gekaute Nahrung beidseitig neben dem Kehldeckel (Epiglottis) in den birnförmigen Raum (Sinus piriformis) zu beiden Seiten des Kehlkopfes und von dort in den Speiseröhrenmund. Beim Atmen jedoch strömt die Luft aus der Nase in den Nasenrachen und dann abwärts in den Kehlkopf. Da nun die Nase oberhalb des Mundes und die Speiseröhre hinter dem Kehlkopf liegt, muß die Nahrung den oberen Luftweg kreuzen. Aus diesem Grunde haben sich bei allen luftatmenden Säugetieren die beiden komplizierten Verschlußmechanismen der Gaumenklappe und des Kehlkopfes entwickeln müssen. Ansonsten würde beim Schlucken die Nahrungsflüssigkeit aufwärts in die Nase und abwärts in den Kehlkopf und damit in die Luftröhre eindringen. Dies aber hätte lebensbedrohliche Komplikationen in der Lunge zufolge, wie dies auch im Falle der Kehlkopflähmung krankhafterweise vorkommen kann. Fehlschlucken in die Nase ist die Folge jeder akuten Gaumenlähmung.

Die *Muskulatur* des Rachens setzt sich hauptsächlich aus dem Schlundschnürer oder *Constrictor pharyngis* zusammen. Daran unterscheidet man drei Abteilungen, nämlich eine obere, mittlere und untere Portion (Warnekros, 1908). Im allgemeinen umschließt der Schlundschnürer die Rachenhöhle mit einem vorne offenen Halbkreis. Oben oder kranial ist der Muskel an der Schädelbasis befestigt. Dorsal[1] besteht eine lose Verbindung mit den prävertebralen Geweben vor der Wirbelsäule. Dadurch ist eine weitgehende Beweglichkeit des Muskelschlauches gewährleistet. Nach unten zu oder kaudad strahlen die Muskelfasern in den Speiseröhrenmund ein. Nach vorne zu oder ventrad sieht man Verbindungen zum Kehlkopf in Form der *thyreopharyngealen* und *cricopharyngealen* Muskelbündel zu den entsprechenden Kehlkopfknorpeln. Schließlich liegen in der seitlichen Rachenwand auf jeder Seite je ein kräftiges vertikales Muskelbündel. Wir haben es bereits als *Salpingopharyngeus* kennengelernt. Dazu kommen noch die früher geschilderten Verbindungen zum Gaumen in Form der beidseitigen *Palatopharyngeus*-Muskeln.

Funktion. Im Hinblick auf die Physiologie des Rachens muß man zunächst den peristaltischen *Transport der Nahrung* von der Mundhöhle in den Speiseröhrenmund nennen. Gleichzeitig ist der Kehlkopf gehoben und verschlossen. Es handelt sich dabei um die sogenannte zweite Phase des Schluckaktes, welche sich der ersten Phase des Speisetransportes durch die willkürliche Zungenbewegung des Schluckens anschließt. Als dritte Phase des Schluckaktes kennt man den unwillkürlich-automatisch ablaufenden Vorgang der Speiseröhrenöffnung, worauf sich der Kehlkopf wieder senkt und öffnet. Diese Einzelheiten sind seit P. H. Eykmans röntgenologischen Studien in 1903 und 1908 gut bekannt.

---

[1] Dorsal bedeutet zum Rücken gehörend, also hintengelegen. Dorsad gibt die rückwärtige Richtung an, also nach hinten. Das gleiche gilt für ventral, ventrad, usw.

Neben dieser *primären* und vital wichtigen Hauptfunktion obliegt dem Rachen wieder eine *sekundär* spezialisierte Nebenfunktion als *Resonator des Stimmklanges.* In dieser phonetischen Hinsicht ist also der Rachen ein bedeutsamer Anteil des klangformenden *Ansatzrohres.* Wie im ersten Buchteil ausführlich zur Sprache gekommen war, führt die Erweiterung des Rachens eine Vermehrung der Resonanz herbei und gibt dem Stimmton einen vollen, dunklen, kräftigen und resonanzreichen Klang. Auf der anderen Seite ist jede Verengung des Rachens mit einem dünnen, scharfen, gedämpften oder kehligen (gutturalen) Eindruck vergesellschaftet. Zur akustischen Erklärung dieser Zusammenhänge dient die Tatsache, daß Kehlkopf und Ansatzrohr ein gekoppeltes System darstellen. Akustische Koppelung bedeutet die gegenseitige resonatorische Beeinflussung von derartig miteinander verbundenen Klangsystemen während aller in ihnen ablaufenden Schwingungsvorgängen.

6. Der Unterkiefer

Anatomie. Das Unterkieferbein (Mandibula) ist aus zwei symmetrischen Hälften zusammengesetzt. Jede Hälfte besteht aus einem horizontal gelagerten Körper, welcher in der Mittellinie mit seinem gegenseitigen Partner das Kinn formt. Der Unterkieferkörper trägt ferner die zur Aufnahme der Unterkieferzähne bestimmten Alveolarfortsätze. Rückwärts setzt sich der Körper in dem vertikal aufsteigenden Unterkieferast jeder Seite fort. An dessen oberem Ende erfolgt eine Teilung in einen vorderen Muskelfortsatz und einen hinteren Gelenkfortsatz. Der letztere trägt ein Gelenkköpfchen (Condylus), welches in die Gelenkgrube (fossa glenoidalis) des Schläfenbeines paßt und mit ihr das zylindrische Kiefergelenk herstellt. In diesem sind Bewegungen in drei Richtungen möglich: 1. *Rotation* um eine horizontale Achse für Hebung und Senkung des Unterkiefers; 2. *Horizontale Verlagerung* nach vorne und rückwärts; und 3. *Seitliche Verschiebung* nach rechts und links entlang den Gelenkachsen.

Physiologie. Mit Hilfe der am Unterkiefer ansetzenden Muskeln ist dieser Knochen nach oben mit der Schädelbasis und nach unten mit den Organen von Rachen und Hals verbunden. Auf Grund der hoch differenzierten Mechanik dieser Muskulatur sind außerordentlich zahlreiche und fein abgestufte Bewegungen in allen Richtungen möglich. Nach der Bewegungsrichtung unterschiedet man folgende Muskelsysteme.

Depressoren. Die Senker des Unterkiefers umfassen die folgenden Teile. 1. Das *Gewicht* des vorher gehobenen Kiefers. 2. Das *Platysma,* eine membranöse Muskelschicht unterhalb der Halshaut, welche vom Halsast des N. facialis (VII) innerviert ist. 3. Der *vordere Teil* des zweibäuchigen Biventer-Muskels, zwischen der Innenseite der mandibulären Symphyse und dem Zungenbein ausgespannt und vom dritten Trigeminusast versorgt. Vom Zungenbein setzt sich der hintere Bauch dieses Muskels zum Warzenfortsatz des Schläfenbeines fort. Dieser Teil ist vom N. facialis innerviert. 4. *M. mylohyoideus,* der flache Muskel des Mundbodens, zwischen den Bögen des Unterkiefers und dem Zungenbein ausgestreckt und vom mandibulären oder dritten Trigeminusast versorgt. 5. *M. geniohyoideus,* zwischen der Innenseite des Kinndornes (spina mentalis) und dem Zungenbein gelegen, und vom N. hypoglossus (XII) versorgt.

Levatoren. Zu den Hebern des Unterkiefers gehören: 1. Der Schläfenmuskel oder *M. temporalis* ist der kräftigste Kieferschließer, wie man von den Vorführungen einiger Zirkusartisten weiß; an den Füßen emporgezogen, hoben sie mit den aufeinander gebissenen Zähnen erhebliche Gewichte, etwa eine Harmonium spielende Dame samt ihrem Instrument. Dieser

Muskel breitet sich von seinem fächerförmigen Ursprung in der Schläfengrube (fossa temporalis) des Schädels zu seinem Ansatz am Muskelfortsatz des Unterkiefers aus. 2. Der Kaumuskel oder *M. masseter* erstreckt sich vom äußeren Kieferwinkel zum Jochbogen. Der letztere wird vom Jochbein und dem Jochfortsatz (processus zygomaticus) des Schläfenbeines gebildet. 3. Der *M. zygomatico-mandibularis* befindet sich in ähnlicher Lage zwischen den beiden Knochen gleichen Namens eingespannt. 4. Der *mediale Pterygoid-Muskel* entspringt von der Innenseite der lateralen Pterygoidplatte des Keilbeines. Er ist an der medialen Innenseite des Kieferwinkels angesetzt. Alle diese Kaumuskeln sind von motorischen Zweigen des mandibulären Astes des Trigeminus (V) versorgt.

Protrudoren. Zum Vorschieben des Unterkiefers ist die kombinierte, gleichzeitige und beidseitige Aktion der folgenden Muskeln notwendig: Masseter, vordere Anteile des Temporalis und *lateraler Pterygoid*-Muskel. Der letztere entspringt von der Außenseite der lateralen Pterygoid-Platte und setzt am Gelenkfortsatz (Processus condyloideus) des Unterkiefers an. Er hat die gleiche Innervation wie alle Kaumuskeln.

Retraktoren. Als Rückzieher des Unterkiefers wirken die beiden Masseter, die hinteren Fasern des Temporalis und die medialen Pterygoid-Muskeln beider Seiten.

Rotation. Drehung und seitliche Verlagerung obliegt den Pterygoid-Muskeln. Ein medialer Pterygoid-Muskel allein dreht den Unterkiefer zu seiner Seite nach außen. Ein lateraler Pterygoid-Muskel allein dreht den Unterkiefer zu seiner Seite nach innen. Es besteht somit eine synergische Aktion des lateralen Pterygoid-Muskels einer Seite mit dem medialen Pterygoid-Muskel der anderen Seite und umgekehrt. Als Merkhilfe mag die Tatsache gelten, daß Name und Funktion dieser Pterygoidmuskeln Gegensätze bedeuten (lateral — nach innen und umgekehrt).

Funktion. Diese seitlichen Drehungen sind hauptsächlich für die Mahlbewegungen des *Kauens* wichtig. *Sprechen* indes beansprucht nur die vertikalen Kieferbewegungen. Dementsprechend bedeuten seitliche Abweichungen des Unterkiefers während der Artikulation eine pathologische Erscheinung. Sie weist entweder auf mechanische Störungen in der Beweglichkeit der beiden Kiefergelenke hin, oder auf Lähmungen einzelner Kaumuskeln. Unsymmetrische Bewegungen der Artikulation des Unterkiefers kommen daher bei Lähmungen innerhalb des motorischen Trigeminussystems vor. Solche Befunde sind somit für die Diagnose von peripher-nervösen Dysglossien, oder von zentral-nervösen Dysarthrien wichtig. Außerdem gibt es rein habituelle und psychoneurotische Verziehungen der Sprechbewegungen, etwa bei hysterischer Dysarthrie.

7. Die Nase[1]

Anatomie. Von außen gesehen hat die Nase anscheinend eine einfache Struktur. Innen jedoch stellt sie ein kompliziertes System von kommunizierenden Höhlen vor. Mehrere Knochen des Schädels nehmen am Aufbau des Nasenskeletts teil. Der *Boden* der Nasenhöhle ist im vorderen Anteil von den Gaumenfortsätzen der Oberkieferbeine (Maxilla) gebildet. Den rückwärtigen Teil des Nasenbodens bilden die gesonderten Gaumenbeine. Auf jeder *Seite* findet sich der Stirnfortsatz des Oberkieferbeins, je ein Tränenbein, eine Hälfte des einzeln vorhandenen Siebbeines, und der innere Flügelfortsatz (oder Pterygoid) des ebenfalls einzelnen Keilbeines. Das *Dach* der Nase ist vom Siebbein und Keilbein gebildet. An der Nasenwurzel, welcher Punkt als Nasion bekannt ist, ist auf jeder Seite ein gesondertes Nasenbein

[1] Dieser Abschnitt ist eine Übersetzung der Seiten 456—458 aus „Voice-Speech-Language: Clinical Communicology" von Richard Luchsinger and Godfrey E. Arnold. © 1965 by Wadsworth Publishing Company, Inc., Belmont, California.

am Stirnbein angewachsen, womit das äußere Knochengerüst der Nase geformt ist. Die elastische Nasenspitze wird von mehreren elastischen Knorpeln gestützt.

In der *Mittellinie* unterteilt die Nasenscheidewand die pyramidenförmige innere Nasenhöhle. Dieses Septum besteht aus dem viereckigen Septumknorpel in der vorderen Hälfte und aus einem hinteren knöchernen Teil. Diese Knochenplatte baut sich aus mehreren Bestandteilen auf: der Vomer Knochen, die senkrechte Platte des Siebbeins, und das Keilbein Rostrum. Das Nasenseptum ist nie vollkommen gerade, sondern verbiegt sich zur einen oder anderen Seite in zahllosen Varietäten. Während viele Tiere einen feinen Geruchssinn zur Lebenserhaltung brauchen, befindet sich die menschliche Nase in einer fortschreitenden Rückentwicklung. So scheint es, daß die knöcherne Wachstumstendenz der Nasenscheidewand ungenügenden Platz innerhalb der verringerten Dimensionen der menschlichen Nase findet. Aus diesem Grunde kann das Septum so wellig werden wie ein zerknülltes Tischtuch. Wenn solche Septumdeviationen die Nasenatmung behindern, müssen sie auf chirurgische Weise durch die submuköse Septumresektion beseitigt werden.

Von den beiden *seitlichen Wänden* der Nasenhöhle wölben sich drei Muschelbeine vor. Auf diese Weise unterteilen sie den inneren Nasenraum und vergrößern seine Oberfläche. Die beiden unteren Nasenmuscheln haben ihre eigenen Knochen, während die beiden mittleren und oberen Nasenmuscheln aus Fortsätzen des Siebbeines bestehen. Unter jeder Nasenmuschel befindet sich ein Nasengang, also drei auf jeder Seite.

Die umgebenden Schädelknochen sind ausgehöhlt, so daß ihr Gewicht erleichtert ist. Diese Knochenhöhlen sind als *paranasale Nebenhöhlen* bekannt. Die vier Paare der Nebenhöhlen bezeichnet man als Antrum maxillare, Sinus frontalis bzw. sphenoidalis und letztlich als Siebbeinlabyrinth. Aus klinischen Gründen unterteilt man eine *vordere* Nebenhöhlenserie, welche die Kieferhöhlen, Stirnhöhlen und die vorderen Siebbeinzellen umfassen. Die *hintere* Serie besteht aus den rückwärtigen Siebbeinzellen und der Keilbeinhöhle. Die Öffnungen oder Ostia der ersten Serie münden im mittleren Nasengang, während die Ausgänge der zweiten Serie sich in den oberen Nasengang auf jeder Seite entleeren.

Die Nasenhöhle und ihre paranasalen Anhänge, die Nebenhöhlen, stellen ein zusammenhängendes Luftsystem vor. Diese Tatsache erhellt aus der kontinuierlichen Auskleidung mit Schleimhaut. Diese besteht aus dem typischen zylindrischen Flimmerepithel, wie es für das gesamte *respiratorische Schleimhautepithel* kennzeichnend ist. Ein besonderes *Sinnesepithel* bedeckt die olfaktorische oder Riechregion. Diese breitet sich über das obere Septum, die oberen Nasenmuscheln, und einen Teil der mittleren Muscheln aus. Hier empfangen die besonderen Sinneszellen des Riechorgans die volatilen Geruchsreize und übermitteln sie den Endfasern des *olfaktorischen* oder ersten Hirnnerven. Dann durchdringen die olfaktorischen Fasern die Siebplatte des Siebbeines und erreichen den olfaktorischen Bulbus jeder Seite in der vorderen Schädelgrube. Die übrige Nasenschleimhaut hat eine reiche Versorgung mit *taktilen* Fasern auf dem Wege der beiden ersten Trigeminuszweige, dem oberen ophthalmischen und dem mittleren maxillaren.

Physiologie. Die Funktion der Nase dient mehreren Zwecken: Nasenatmung, Geruchsinn, Nasenabsonderung und Nasenresonanz. Die ersten drei sind Primärfunktionen, während die letztere eine sekundäre Leistung darstellt.

a) Nasenatmung

Für den Menschen ist die Nasenatmung zur wichtigsten Primärfunktion der Nase geworden. Wenn man Schnupfen hat, bemerkt man wie wichtig die Nasenatmung ist und wie viel Unannehmlichkeit die ausschließliche Mundatmung bereiten kann. Die Nasenatmung dient einer dreifachen Vorbereitung der eingeatmeten Luft.

Die Luft wird gewärmt, befeuchtet und von größeren Staubteilen gefiltert. Deshalb führt die behinderte Nasenatmung unangenehme Reizung des Rachens und der tieferen Luftwege herbei, weil die Schleimhäute unzweckmäßig gekühlt, ausgetrocknet und mit Staub beschmutzt werden. Dieser Zustand ist einer der Ursachen von vielen chronischen Katarrhen des gesamten Atmungsweges.

b) Geruchsinn

Der Geruchsinn ist innig mit der Nasenatmung verbunden. Weil das Geruchsorgan in der oberen Gegend der Nase konzentriert ist, muß es die eingeatmete Nasenluft in einer gebogenen aufwärts gerichteten Strömung entlang der oberen Grenze der Nasenhöhle erreichen. Von hier an wendet sich der Bogen wieder abwärts entlang der Vorderwand der Keilbeinhöhlen und gelangt durch die hinteren Nasenöffnungen in den Nasenrachen. Dieser lange und gebogene Weg fördert den maximalen Kontakt der Luft mit einer großen Schleimhautoberfläche in der olfaktorischen Region. Daraus folgt, daß jede nasale Verstopfung eine teilweise oder völlige *Anosmie* oder Geruchsverlust verursacht.

Geruch. Die Feinheit des Geruchsinnes des Menschen ist sehr variabel und erstreckt sich von der olfaktorischen Virtuosität der beruflichen Weinkoster oder Parfummischer bis zu der kongenitalen oder früh erworbenen Anosmie vieler Menschen, welche nie einen verläßlichen Geruchsinn besaßen. Diese Erscheinung ist ein anderes Zeichen der *regressiven Involution* des menschlichen Geruchsinnes. In der phylogenetischen Entwicklung entstand der chemische Sinn für Gerüche in den allerfrühesten Formen des Lebens. Viele primitive Tiere unserer Zeit, wie etwa die Insekten, besitzen eine erstaunliche olfaktorische Empfindlichkeit. So hat man beobachtet, daß männliche Schmetterlinge ein experimentell verstecktes Weibchen ihrer Art über Entfernungen bis zu einer Meile auffinden konnten. Die Fortentwicklung des Menschen hat ihn zu einem sehenden und hörenden Wesen gemacht, welches den Geruchsinn zum Überleben nicht mehr braucht.

Nasaler Tastsinn. Im Falle von Geruchsverlust ist die Sicherheit des Menschen durch eine andere nasale Fähigkeit gewährleistet. Neben den Geruchsempfindungen über den Riechnerven sind nämlich die Nasenschleimhäute auch für taktile, thermale, chemische, schmerzende und propriozeptive Reizungen empfindlich. Diese unspezifischen Empfindungen des nasalen Tastsinns werden durch den sensiblen Anteil des Trigeminusnerven und seiner nasalen Verzweigungen geleitet. Geeignete Untersuchung kann diese beiden Typen der nasalen Sensationen differenzieren. Mit *aromatischen* Stoffen, z. B. Kaffee oder Parfum, untersuchen wir die wahre Geruchsempfindung. In ihrer Abwesenheit besteht die taktile Empfindlichkeit weiter und erkennt scharfe oder *reizende* Dämpfe, wie etwa von Salmiakgeist oder Zwiebel.

c) Nasale Absonderung

Die schleimige Absonderung der Nase ist für die Erhaltung der Gesundheit lebenswichtig. Die unaufhörlich eingeatmeten Staubteilchen werden von dem schleimigen Belag der Schleimhäute aufgefangen und müssen dann wieder entleert werden. Dafür dienen drei Mechanismen: Entleerung durch das Flimmerepithel, Nasenausblasen oder Schneutzen sowie Niesen.

Flimmerentleerung. Die als Cilien bekannten feinen Härchen des respiratorischen Flimmerepithels flimmern unaufhörlich in der Richtung der hinteren Nasenlöcher. Auf diese Weise bewegen sie allmählich den verschmutzten Nasenschleim in den Nasenrachen. Sobald sich dort eine größere Menge von Schleim angesammelt hat, wird sie in den Rachen angesaugt und geschluckt, oder weniger höflich ausgespuckt. Als Mechanismus für diese Entleerung dient ein *inspiratorischer Klix* mit Hilfe des palatalen Ventils, welcher den Gegensatz des *exspiratorischen velaren Schnarchens* darstellt. Bewohner großer Städte, welche die verschmutzte Luft atmen müssen, oder allergisch überempfindliche Individuen empfinden die folgliche Vermehrung der Nasenabsonderung unangenehm als „postnasales Tropfen". Diese gefürchtete Beschwerde ist aber keine Krankheit, sondern ein Zeichen von vermehrter nasaler und paranasaler Reizung durch allergenische Faktoren. Es gibt nur eine einzige Kur dafür: man vermeide was immer die Nase unangenehm reizt.

Schneutzen. Der Drang zum Ausblasen der Nase entsteht, sobald man die Empfindung von angesammelten Schleim empfindet. Mit diesem allbekannten Mechanismus reinigt man die Nase durch die vorderen Nasenlöcher.

Niesreflex. Eine plötzliche Reizung der Nase durch chemische (Pfeffer, Seifenpulver), physikalische (Staub), oder taktile Reize (wenn man das Septum mit einer Sonde kitzelt) führt den Niesreflex herbei. Der afferente Teil dieses Reflexbogens läuft über den Trigeminusnerv. Sein Reflexzentrum befindet sich im sensorischen Trigeminuskern im verlängerten Mark. Der Reiz springt dann auf die benachbarten motorischen Kerne aller jener Nerven, welche die Atmungsbewegungen koordinieren. In diesem Falle dienen sie als efferenter Reflexweg.

Das Niesen beginnt mit den typischen Gesichtsverziehungen, welche die kitzligen Empfindungen der Trigeminusreizung auf dem Wege eines Reflexreizes des Gesichtsnerven projizieren. Darauf folgt eine langsame und sehr tiefe Einatmung, welche plötzlich in eine heftige, sehr rasche und tiefe Ausatmung durch die Nase übergeht. Weil der Niesreflex zum Reinigen der Nase dient, ist der Luftstrom hauptsächlich durch die Nase gerichtet. Daraus folgt, daß der weiche Gaumen erschlafft ist. Ein solcher Niesreflex kann sich mehrere Male wiederholen. Er kann sogar als ein längerer Anfall von *krampfhaftem Niesen* andauern, wie z. B. im Falle von allergischen Reaktionen.

Wie alle anderen Reflexe kann auch der Niesreflex durch bewußte und willkürliche Bemühung *unterdrückt* werden. Namentlich das weibliche Geschlecht hält sich an dieses höfliche Benehmen gemäß den ästhetischen Regeln des sozialen Verhaltens. Die Bemühung zum Unterdrücken des Niesens führt oft zu einer gelinden velopharyngealen exspiratorischen Explosion, welche eine kleine Luftmenge zwischen dem unvollständig gehobenen Gaumen und der Rachenwand entladet. Dieser physiologische *postnasale Schnarcher* hat ein pathologisches Gegenstück in der velaren Abart des nasalen Lispelns, nämlich wenn die normale linguodentale Artikulation der Zischlaute durch das exspiratorische retrovelare Schnarchen ersetzt ist.

d) Nasale Resonanz

Diese *sekundäre* Nasenfunktion hat sich nur beim Menschen für den Zweck der Kommunikation entwickelt. In den meisten Säugetieren ist der Kehlkopf so hoch hinter dem Gaumen gelagert, daß sie immer durch die Nase atmen müssen. Deshalb können sie das Gaumensegel nicht für den pharyngealen Abschluß während der Phonation benutzen. Aus diesem Grunde können die meisten Tierstimmen nicht in nasale und nichtnasale Arten unterschieden werden. Es wäre interessant zu verfolgen, wie sich der Einfluß von experimenteller Gaumenlähmung auf die akustische Qualität von Tierstimmen auswirkt.

Nasalierung. Wann immer eine tönende Luftsäule dem Kehlkopf entströmt und durch die menschliche Nase verläuft, verändert sie sich in hörbarer Weise durch Resonanz der nasalen Lufträume. Aus diesem akustischen Grunde ist es leicht, die hörbaren Unterschiede zwischen einem nasalen und oralen Laut zu erkennen. Nasalierung von Sprachlauten erfolgt immer, wenn die velo-pharyngeale Klappe während der Artikulation offen bleibt. Dieser Zustand ist für die drei nasalen Konsonanten (M), (N) und (Ng) wie in ,,Mann", ,,neu" und ,,Gesang" normal, sowie für die französischen Vokale ,,en", ,,in", ,,on" und ,,un". In akustischer Hinsicht ist die nasale Qualität der Vokale durch spezifische Verschiebungen der Formanten im Oberton Spektrum bedingt. Dieses recht komplizierte Problem wird im Abschnitt über nasale Sprachstörungen behandelt werden.

Nebenhöhlenresonanz. Manche Verwirrung besteht noch in bezug auf den Einfluß der Nebenhöhlen auf die nasale Resonanz und die künstlerische Entwicklung der Singstimme. Gesangslehrer verwenden die traditionellen Umschreibungen ihrer beruflichen Sprache, wenn sie das Anstreben der ,,hohen Resonanz" in der Stirngegend, oder die korrekte ,,Projektion" der Stimme in die Nasenwurzel und ähnliches erklären.

Es ist jedoch seit Giessweins (1911, 1924) grundlegenden Studien bekannt, daß die Nebenhöhlen in keiner erkennbaren Weise zur Nasenresonanz beitragen. Die Öffnungen der Nebenhöhlen sind einerseits sehr klein und tief hinter Falten von Schleimhaut verborgen. Zudem formen sie einen langen engen Kanal wie der Stirnhöhlengang. Es ist deshalb undenkbar, daß die vibrierenden Luftströme in die Nebenhöhlenöffnungen eindringen könnten, um deren Resonanz zu erregen. Überdies sind die Stirnhöhlen oft asymmetrisch oder völlig abwesend, ohne daß sie je eine richtig geschulte Singstimme stören würden. Es folgt daraus, daß die anerkannte Kopfresonanz einer gut projezierten Stimme ein Phänomen der *Knochenleitung* ist. Als eine Funktion ihrer Wellenlängen erregen die tiefen Töne hauptsächlich die Resonanz der großen Brusthöhlen. In analoger Weise sind die hohen Töne vornehmlich von Vibrationen des Schädels begleitet. Daraus folgt die klassische Unterscheidung zwischen dem Brust- und Kopfregister.

Panconcelli-Calzia (1927, 1935) lieferte den negativen Beweis für den nebensächlichen Einfluß der Nebenhöhlenresonanz, als er den Fall eines breiten chirurgischen Defektes der Kieferhöhle beschrieb. Die Stimme hatte einen tiefen, hohlen und verzerrten Klang, wann immer der Defekt offen war. Sobald man die Fistel mit Watte oder mit einem Obturator verschloß, war die normale Qualität dieser Stimme wieder hergestellt. Akustische Klanganalyse demonstrierte die Abnahme der hohen Obertöne wenn die Kieferhöhle offen gelassen wurde. Daraus folgt, daß eine wahre Resonanz der Nebenhöhlen nur in pathologischen Fällen auftritt, d. h. wenn eine Nebenhöhle weit offen ist. Das aber ist ein *pathologisches Phänomen*, welches mit der physiologischen Resonanz von Nase und Nasenrachen nichts zu tun hat.

8. Ganzheitliche Betrachtung der Artikulationsbewegungen

In den bisherigen Abschnitten gaben wir eine kurze Übersicht der an der Lautbildung beteiligten Strukturen. Wie sein Name besagt, seziert der Anatom alle Organteile und studiert deren mechanische Funktion durch Isolation. Dem gegenüber ist der Physiologe und namentlich der moderne Sprachforscher bestrebt, alle Funktionen lebender Wesen als *gesamtheitliche Vorgänge* zu betrachten, wenn man will, als unteilbare Gestalten der Ganzheitspsychologie. Wann immer wir sprechen, benützen wir eine sehr komplizierte Koordination von sämtlichen Muskeln der sogenannten Sprech- und Stimmorgane. Es sind dies praktisch alle Muskeln der oberen Luft- und Speisewege, welche die sekundär überlagerte Funktion der lautlichen Äußerung übernommen haben.

In voller Eindringlichkeit ist eine solche Auffassung von den modernen Filmen über phonische Vorgänge demonstriert: kinematographische Studien der Gaumenfunktion in Fällen von chirurgischen Defekten der Gesichtsweichteile; röntgenographische Filme der Lautbildung; Zeitdehneraufnahmen der Stimmlippenbewegung mit Hilfe der High Speed Motion Picture Technic, usw. An solchen Filmen sieht man, wie kompliziert und weiträumig die Bewegungen verlaufen, welche zur Artikulation der isolierten Laute und der zusammenhängenden Rede beitragen. Somit bedeutet es eine fragmentarische Isolation, wenn man die Bewegungen bloß einzelner Teile der Sprechorgane während der Darstellung bestimmter Sprachlaute zu beschreiben versucht.

Schließlich muß man sich stets erinnern, daß alle artikulatorischen Bewegungen ursprünglich aus den *primären Funktionen* des Saugens, Trinkens, Kauens und Schluckens hervorgegangen sind. Derart sind die Verschlußlaute dem Schließen der Lippen nach dem Einführen des Bissens verwandt (Labiales), dem Anlegen der Zunge an den Vordergaumen während des Schluckens (Dentales, Palatales), oder dem Zuschnüren des Schlundes während des Würgens oder Hustens (Pharyngeale und laryngeale Fricativae). Im Laufe der phylogenetischen Entwicklung kam es dann zur weitgehenden *Differenzierung* zwischen den primär-vitalen Bewegungen für Atmung und Ernährung einerseits und den sekundär überlagerten Leistungen für Phonation und Artikulation auf der anderen Seite. Dafür ergaben sich zahlreiche Belege in der bisherigen Besprechung jedes Einzelgebildes des peripheren Sprechapparates. Mit der theoretischen Begriffsbestimmung der Primär- und Sekundärfunktionen hat sich F. Trojan (1962, 1964) wiederholt befaßt. Aus diesen Untersuchungen gingen schließlich seine Beiträge zu einer neuen *Biophonetik* hervor (Trojan, 1965).

Nachdem wir derart die isolierten Muskelaktionen in ihre anatomischen und physiologischen Bestandteile zerlegt hatten, besteht nun die nächste Aufgabe in der Synthese der einzelnen Muskelleistungen zu den komplexen Gestalten der *differenzierten Lautbildung*. Daß ein solcher Versuch vorerst unvollkommen bleiben muß, ist durch unsere beschränkten Erkenntnisse bedingt. Menschliche Lautbildung ist nämlich mehr als die Summe der ihr zu Grunde liegenden Bewegungen.

Literatur

Morphologie der Sprechorgane

1. Im allgemeinen

Arnold, G. E.: Morphology and Physiology of the Speech Organs. In "Manual of Phonetics" edited by L. Kaiser, p. 31 bis 64. North-Holland Publishing Co. Amsterdam, 1957.

Bellussi, G.: Esame funzionale dell'apparato fonatorio mediante la tecnica radiologica. Fisiol. e Medic. 10: No. 3, 1939. — Blomquist, B. L.: Diadochokinetic Movements of Nine-, Ten-, and Eleven-Year-Old Children. J. Speech Dis. 15: 159, 1950. — Bloomer, H. H.: A Roentgenographic Study of the Mechanics of Respiration. Speech Monographs, 3: 118, 1936. — Bloomer, H., and H. H. Shohara: The Study of Respiratory Movements by Roentgen Kymography. Speech Monographs, 8: 91, 1941. — Bosma, J. F.: Comparative Physiology of the Pharynx in Pruzansky, S. (Ed.) Congenital Anomalies of the Face and Associated Structures. Springfield, Ill.: Charles C Thomas, 1961.

CARHART, R.: Evolution of the Speech Mechanism. Quart. J. Speech, 24: 557, 1938.

DRAPER, M. H., P. LADEFOGED and D. WHITTERIDGE: Respiratory Muscles in Speech. J. Speech Hearing. Res. 2: 16, 1959. — DUBRUL, E. L.: Evolution of the Speech Apparatus. Springfield, Ill.: Charles C. Thomas, 1958.

EYKMAN, L. P. H.: Der Schlingact. Archiv ges. Physiol. 99: 513, 1908; — Bewegungsphotographie mittels Röntgenstrahlen. 4. Int. Kongr. Radiol. 1908. — EYKMAN, L. P. H., and C. A. G. WIERSMA: The Influence of the Subglottal Passage and the Nasal Cavity on Non-Nasal Speech-Sounds. Arch. Néerl. Phon. Exp. 11: 29, 1935. — EYRIES, CH.: Voies nerveuses de la phonation. Oto-Rhino-Laryngol. (Paris) 11, 1955, 20632 A.[10]

FRITZ, C. A.: The Construction of the Organs of Voice and their Function in Speech Production. Quart. J. Speech, 6: 1, 1920.

GUTZMANN, H.: Über Stellung und Bewegung des Kehlkopfes bei normalen und pathologischen Sprechvorgängen. Beitr. Passow Schäfer, 1: 89, 1908. — GUTZMANN, H. JR.: Röntgenkinematographie der Sprechbewegungen. III. Vers. Dtsch. Ges. Sprach-Stimmheilk. p. 491, Leipzig: 1931.

HUSSON, R.: Rôle Phonatoire du Rhino-Pharynx, des Fosses Nasales et des Sinus. Revue Franç. Phoniatr. 2: 141, 202, 1934.

JANKER, R., and W. SCHWAB: Die Bedeutung der Röntgenkinematographie für das Studium normaler und pathologischer Bewegungsvorgänge im Bereich des oberen Speiseweges und der unteren Luftwege. Arch. Ohr.-, Nas.- u. KehlkHeilk. 171: 215, 1957/58. — JUDSON, L. S., and R. C. PROCTOR: The Vegetative Versus the Speech Use of Biological Systems. Quart. J. Speech, 18: 255, 1932.

KAISER, L.: Some Properties of Speech Muscles and the Influence thereof on Language. Arch. Néerl. Phon. Exp. 10: 121, 1934; — Speech Organs and Speech. Arch. Néerl. Phon. Exp. 12: 92, 1936; — Die Biometrie der Sprachorgane. Arch. Sprach-Stimmheilk. 1: 244, 1937. — KELEMEN, G.: Vergleichende Anatomie und Physiologie der Stimmorgane. Arch. Sprach-Stimmheilk. 3: 213, 1939.

LAMANN, W.: Zum ferneren Ausbau meiner Theorie des oberen Schutzvorrichtungssystems. Mschrift Ohrenheilk. 7: 44, 1910. — LINDSLEY, C. F.: An Objective Study of the Respiratory Processes Accompanying Speech. Quart. J. Speech, 15: 42, 1929. — LUNDEEN, D. J.: The Relationship of Diadochokinesis to Various Speech Sounds. J. Speech Dis. 15: 54, 1950.

MACMILLAN, A. S., and G. KELEMEN: Radiography of the Supraglottic Speech Organs. Arch. Otolaryng. 55: 671, 1952. — MERRY, G. N.: A Roentgenological Method of Measuring the Potentiality of Voice Resonance. Quart. J. Speech, 5: 26, 1919.

NEGUS, V. E.: L'évolution des organes vocaux de l'animal à l'homme. La Voix. p. 381, Paris: Maloine, 1953.

ONDRAČKOVA, J.: Zur Untersuchung der physiologischen Tätigkeit der Sprechorgane in den supraglottischen Höhlen. Folia Phoniatr. 16; 161, 1964. — OSTERWALD: Ein einfaches Verfahren zur Herstellung stereoskopischer Röntgenaufnahmen für den Hals-, Nasen- und Ohrenarzt. Z. Hals-, Nas.- u. Ohrenheilk. 27: 651, 1930.

PORTMANN, G., R. MATHEY CORNAT et H. ROUSSET: Radiologie et Phonation. Revue Franç. Phoniatr. 5: 21, 1937.

REICH, W.: Physikalische und somatische Voraussetzungen der Stimmbildung. Ciba Z. 11: 4502, 1950.

SCHEIER, M.: Die Anwendung der Röntgenstrahlen für die Physiologie der Stimme und Sprache. Dtsch. Med. Wschr. Nr. 25, 1897; — Zur Physiologie der Stimme und Sprache. Berl. klin. Wschr. Nr. 23, 1909; — Die Bedeutung des Röntgenverfahrens für die Physiologie der Sprache und Stimme. Archiv Laryngologie, 22: Nr. 2, 1909. — SWOBODA, W.: Zur Röntgensymptomatik des Zwerchfells. Wien. klin. Wschr. 59: Nr. 14, 1947.

TROJAN, F.: Zeichen und System der Sprache, 1: 145, 1961; — Von Primär- und Sekundärfunktionen. Studium Gener. 15: 1, 1962; — Zur Einteilung der Primär- und Sekundärfunktionen. Z. Phonet. 17: 339, 1964.

2. Lippen, Zähne, Zunge, Kiefer

FAIRBANKS, G., and B. BEBOUT: A Study of Minor Organic Deviations in 'Functional' Disorders of Articulation: 3. The Tongue. J. Speech Dis. 15: 348, 1950. — FAIRBANKS, G., and E. GREEN: A Study of Minor Organic Deviations in 'Functional' Disorders of Articulation: 2. Dimensions and Relationships of the Lips. J. Speech Dis. 15: 165, 1950. — FAIRBANKS, G., and M. V. H. LINTNER: A Study of Minor Organic Deviations in 'Functional' Disorders of Articulation: 4. The Teeth und Hard Palate. J. Speech Dis. 16: 273, 1951. — FAIRBANKS, G., and D. C. SPRIESTERSBACH: A. Study of Minor Organic Deviations in 'Functional' Disorders of Articulation: 1. Rate of Movement of Oral Structures. J. Speech Dis. 15: 60, 1950.

GUTZMANN, H. JR.: Röntgenaufnahmen von Zunge und Gaumensegel bei Vokalen und Dauerkonsonanten. Fortschr. Geb. Röntgenstr. 41: 392, 1929/30.

HARRINGTON, R.: A Note on Lingua-Velar Relationships. J. Speech Dis. 11: 25, 1946. — HEGEDÜS, L.: Kinematographie der Mundlippen während der Artikulation, Archives Néerl. Phonét. Expér. 8/9: 82, 1933. — HOROWITZ, E.: A Study of the Tendency to Resist Tongue-Tip Activity. J. Speech Dis. 14: 208, 1949.

JENKINS, R. L.: The Rate of Diadochocinetic Movement of the Jaw at the Ages from Seven to Maturity. J. Speech Dis. 6: 13, 1941.

KAISER, L.: Bemerkungen über die Wichtigkeit des Speichels beim Sprechen. Mschr. Ohrenheilk. 62: 853, 1928. — KELEMEN, G.: Mimetic Musculature and Animal Language. Logos, 5: 18, 1962.

MANIG, H.: Ergographie der Lippen bei Hasenscharten und Normalen. Vox, 14: 15, 23, 1928.

NEUMAYER, P.: Die Kraft der Zunge. Arch. Sprach-Stimmheilk. 1: 172, 1937.

PALMER, M. F., and C. D. OSBORN: A Study of Tongue Pressures of Speech Defective and Normal Speaking Individuals. J. Speech Dis. 5: 133, 1940. — PIVOTTI, G., and G. A. MOLINARI: La funzione sensitiva del nervo ipoglosso. Boll. Soc. Ital. Fonet. Audiol. 12: 292, 1963.

UTZINGER, V. A.: A Study of Lip Movements in Speech. Quart. J. Speech, 15: 480, 1929.

3. Gaumen und Rachen

ACKERMANN, E. L.: Action of the Palatinum on the Velar Sounds (k) and (g). Vox, 21: 2, 1935.

BALDAN, G.: Ricerche sulla motilità del palato mediante l'elettromanometria. Boll. Soc. Ital. Fonet. Audiol. 10: 110, 1960. — BALDAN, G., and C. DALLA ROSA: Studio elettromanometrico della deglutizione velo-faringea. Boll. Soc. Ital. Fonet. Audiol. 10: 127, 1960. — BALDAN, G., P. PATRESE and G. BATTAGLIA: Studio della motilitá velo-faringea nel soggetto normale esplorata simultaneamente con i metodi: 1. Elettromanometrico; 2. Elettroacustico; 3. Roentgencinematografico. Boll. Soc. Ital. Fonet. Audiol. 10: 581, 1960. — BALDAN, G., and G. ZEMELLA: Ulteriore contributo a una nuova tecnica di indagine radiografica con mezzo di contrasto artificiale nella patologia faringo-laringea. Boll. Soc. Ital. Fonet. Audiol. 11: 472, 1961/62. — BIEBENDT, A.: Über die Kraft des Gaumensegelverschlusses. Mschrift ges. Sprachheilk. 19: 33, 65, 97, 129, 1909. — BLOCH, E.: Der hohe Gaumen. Z. Ohrenheilk. 44: 1903. — BLOOMER, H.: Observations on Palatopharyngeal Movements in Speech and Deglutition. J. Speech Dis. 18: 230, 1953. — BÖHME, G., F. SRAM und E. ҚALVODOVÁ: Elektromyographische Untersuchungen über das Verhalten der Mm. levator und tensor veli palatini bei der Atmung und bei Phonation von Vokalen. Folia Phoniatr. 18: 9, 1966. — BOREL-MAISONNY, S.: Les mouvements du voile du palais pendant la phonation. Revue Franç. Phoniatr. 5: 77, 1937. — BOSMA, J. F., and S. G. FLETCHER: Comparison of Pharyngeal Action in Infant Cry and Mature Phonation. Logos, 4: 100, 1961.

CALNAN, J. S.: Movements of the soft palate. Brit. J. Plast. Surg. 5: 286, 1953. — CARRELL, J.: A Cinefluorographic Technique for the Study of Velopharyngeal Closure. J. Speech Dis. 17: 224, 1952. — CROATTO, L.: Etude de la physiopathologie vélaire aux rayons X: Roentgen-chmigraphie. 9. Congr. Int. Ass. Logoped. Phoniat. Zürich 1953. p. 38. — CROATTO, L. P.: L'exploration fonctionelle du voile du palais. La Voix. p. 229, Paris: Maloine, 1953. — CROATTO, L., and CROATTO-MARTINOLLI: C.: Physiopathologie du Voile du Palais. Folia Phoniatr. 11: 124, 1959. — CROATTO, L., and G. PISTOLESI: Studio radiologico della fisiologia e fisiopatologia velo-faringea mediante un nuovo metodo d'indagine con l'esame roentgenchimografico. Atti Soc. Medico-Chirurg. Padua, 31: 1953. — CROATTO-MARTINOLLI, C., G. F. PISTOLESI e A. DELAINI: La radiochimografia velo-faringea etc. Quaderni Radiol. 22: 415, 1957.

DANTZIG, B. VAN: Fonction du voile du palais et du bourrelet de Passavant dans le langage. Arch. Néerl. Phon. Exp. 6: 105, 1931.

FLETCHER, S. G.: Growth and Development of the Mouth and Pharynx Region: A Review of Normal Growth Patterns and a Method of Cephalometric Evaluation Applied to Individuals Having hypernasal Voice. Logos. 2: 71, 1959. — FRITZELL, B.: An Electromyographic Study of the Movements of the Soft Palate in Speech. A preliminary report. Folia Phoniatr. 15: 307, 1963. — FRÖSCHELS, E.: Uvula and Tonsils. Arch. Otolaryng. 50: 216, 1949.

HAGERTY, R. F., M. J. HILL, H. S. PETTIT and J. J. KANE: Soft Palate Movement in Normals. J. Speech Hearing Res. 1: 325, 1958; — Posterior Pharyngeal Wall Movement in Normals. J. Speech Hearing Res. 1: 203, 1958. — HARRINGTON, R.: Study of the Mechanism of Velopharyngeal Closure. J. Speech Dis. 9: 325, 1944. — HOFMANN, F. A.: Cineradiographic system design. Cleft Palate J. 1: 382, 1964.

IMRE, V.: Die Bedeutung des Muskelgewebes in der Tonsille. 9. Congr. Int. Ass. Logoped. Phoniat. p. 93, Zurich 1953; — Beitrag zur Anatomie und Physiologie des Gaumensegels. Folia Foniatr. 10: 119, 1958.

KAISER, J. W.: Quelques remarques sur le fonctionnement du voile du palais dans la phonation. Arch. Néerl. Physiologie, 9: 30, 1924; — Die Gaumenmasse beim Holländer. Mschr. Ohrenheilk. 68, Heft 9, 1934. — KIRKPATRICK, J. A.: Roentgen evaluation of velopharyngeal closure. Cleft Palate J. 1: 388, 1964. — KÖRNER, F.: Die Musculi Tensor und Levator Veli Palatini. Z. Anat. Entw. Gesch. 111: 508, 1942.

LACZKOWSKA, M.: Concerning the Function of the Velum. Folia Phoniatr. 13: 107, 1961.

MASSENGILL, R. JR.: Early diagnosis of abnormal palatal mobility by the use of cinefluorography. Folia Phoniatr. 18: 256, 1966. — MCWILLIAMS, B. J., and D. P. BRADLEY: Ratings of velopharyngeal closure during blowing and speech. Cleft Palate J. 2: 46, 1965. — MCWILLIAMS, B. J., and B. GIRDANY: The use of Televex in cleft palate research. Cleft Palate J. 1: 398, 1964. — MOLL, K. L.: Velopharyngeal Closure on Vowels. J. Speech Hearing Res. 5: 30, 1962; — Cineradiography in research and clinical studies of the velopharyngeal mechanism. Cleft Palate J. 1: 391, 1964; — A cinefluorographic study of Velopharyngeal Function in normals during various activities. Cleft Palate J. 2: 112, 1965. — MORRIS, H. L., and J. K. SMITH: A Multiple Approach for Evaluating Velopharyngeal Competency. J. Speech Hearing Dis. 27: 218, 1962. — MORRIS, H. L., D. C. SPRIESTERSBACH and F. L. DARLEY: An Articulation Test for Assessing Competency of Velopharyngeal Closure. J. Speech Hearing Res. 4: 48, 1961. — MÜLLER, E.: Zur Physiologie der Gaumensegelbewegung beim Schlucken und Sprechen. Arch. Ohr.-, Nas.- u. KehlkHeilk. 167: 472, 1955; — Die Bewegungen des Gaumensegels beim Schlucken und Sprechen. (Stummfilmdemonstration.) Arch. Ohr.-, Nas.- u. Kehlk-Heilk. 169: 495, 1956.

NUSBAUM, E. A., L. FOLEY and C. WELLS: Experimental Studies of the Firmness of the Velar-Pharyngeal Occlusion During the Production of English Vowels. Speech Monographs, 2: 71, 1935.

PAIKINE, M. I.: La mensuration du voile du palais. Rev. Franç. Phoniatr. 4: 223, 1936. — PORTMANN, POMMEZ, GOSPODNETIC, GUILLEN et TAILLEFER: A propos de la synergie glossovélaire dans la phonation. 10. Int. Speech and Voice Therapy Conf., Barcelona. Acta Oto-Rino-Laring. Ibero-Amer. p. 158, 1957.

QUIGLEY, L. F. JR, F. R. SHIERE, R. C. WEBSTER and C. M. COBB: Measuring Palatopharyngeal Competence with the Nasal Anemometer. Cleft Palate J. 1: 304, 1964.

RÉTHI, L.: Die Nervenwurzeln der Rachen- und Gaumenmuskeln. Akad. Wiss. Wien. 101, Sect. 3, Juli 1892; — Die sekretorischen Nervenzentren des weichen Gaumens. Akad. Wiss. Wien. 113: 3, 1904; — Der weiche Gaumen und seine Beziehungen zum Nervensystem. Wien. Med. Wschr. Nr. 45, 1909; — Zur Kenntnis der motorischen Innervation des weichen Gaumens. Wien. Med. Wschr. Nr. 39, 1911.

SHELTON, R. L., A. R. BROOKS and K. A. YOUNGSTROM: Clinical Assessment of palatopharyngeal closure. J. Speech Dis. 30: 37, 1965. — SLOAN, R. F.: Estudio De La Cinefluorografiá De La Deglución Y De La Fonación. ACTA Audiol. Foniat. Hispanoamer. 4: 167, 1962. — SLOAN, R. F., S. W. BRUMMETT et al.: Recent cinefluorographic advances in palatopharyngeal Roentgenography. Amer. J. Roentgenol. 92: 977, 1964. — SMITH, S.: 100 Years since Passavant. Folia Phoniatr. 16: 139, 1964. — SPARROW, S. S., B. G. BROGDON and K. R. BZOCH: The effect of filming rate and frame selection in cinefluorographic velopharyngeal analysis. Cleft Palate J. 1: 419, 1964. — STEIN, L.: Zur Frage des Passavant'schen Wulstes. Wien. Med. Wschr. 80: 1152, 1930. — SUBTELNY, J. D.: Physio-Acoustic considerations in the radiographic study of speech. Cleft Palate J. 1: 402, 1964.

TRISTAN, T. A.: Methods of cinefluorography. Medic. Radiol. Photogr. (Kodak), 35: 38, 1959. — TSUKAMOTO, H., H. NAGAMI und K. TSUNEMATSU: Beiträge zur Kenntnis des Schnarchens. Mschr. Ohrenheilk. 72: 79, 1938.

VEAU, V., et S. BOREL-MAISONNY: Radioscopie et staphylorraphie. Mem. Acad. Chir. Paris, 69, No. 3 bis 4, 1943. — VOELKER, C. H.: The Sounding Board Function of the Hard Palate in Voice and Speech. Quart. J. Speech, 22: 23, 1936.

WÄNGLER, H.: Über die Funktion des weichen Gaumens beim Sprechen. Wiss. Z. Univ. Halle-Ges.-Sprachw. XI: 1747, 1962. — WARNEKROS, K.: Über die Funktion des M. constrictor pharyngis sup. bei der Sprache unter normalen und pathologischen Verhältnissen. Diss. Univ. Berlin, 1908.

ZWAARDEMAKER, H., and L. P. H. EYKMAN: De Buccopharyngeale Periode Van Het Slikken. Ned. Tijdschr. Geneesk. 9: 461, 1901.

X. Phonetik und Sprachforschung[1]

Von Prof. Dr. Ing. GUNNAR FANT, Stockholm, Schweden

1. Von der klassischen Phonetik zur heutigen Sprachforschung

Die Phonetik als Wissenschaft von der Sprache läßt sich nicht leicht innerhalb von bestimmten Grenzen umschließen. Es ist auch nicht leicht, die Frage zu beantworten, wer ein Phonetiker ist und wer es nicht ist, wenn man alle jene Fachleute bedenkt, welche etwas zu dem Wissen über die Sprache beitragen, wie wir sprechen, was wir sprechen und was wir hören, wenn andere sprechen. Im allgemeinen denkt man sich den Phonetiker als einen Fachmann mit einem profunden Wissen über Sprachen und Dialekte, im Besitze eines scharfen Gehörs und eines geschulten Verstandes zum Aufschreiben von Beobachtungen über seine Gehörseindrücke, wobei er sich der phonetischen Schrift bedient. Der klassische Phonetiker ist als Professor Higgins in G. B. Shaws Schauspiel Pygmalion verewigt. Dieser ist aber auch ein Lehrer der Sprache und ein Behüter einer reinen Sprechweise. Shaw dachte an einen seiner Zeitgenossen und Freunde, nämlich HENRY SWEET, als er diese Figur schuf (10).

In der *klassischen Phonetik* wurde das Sprechen hauptsächlich nach seinen physiologischen Gesichtszügen untersucht; zum Beispiel mittels der Palatographie (60, 62) und später auch mit Hilfe der Röntgen-Photographie (3, 61, 64). Das *Kymographion* als das universelle Aufschreibegerät der Experimental-Phonetik gab ein synchronisches Diagramm der verschiedenen Gesichtspunkte des Sprechvorganges. Manche von diesen waren physiologisch wie die Lippenbewegungen; andere waren akustisch wie der Luftdruck während der Ausatmung durch Mund und Nase (44). Viele der kymographischen Studien zielten auf eine Betrachtung der feinen Struktur in der oralen Luftdruckkurve, welche Spuren des stimmlichen Grundtones enthielt. In manchen phonetischen Instituten macht man

[1] Der wesentliche Teil dieses Kapitels ist eine verbesserte Ausgabe eines Vortrages des Autors, der unter dem Titel „Phonetics and Speech Research" erschienen ist in „Research Potentials in Voice Physiology", herausgegeben von DAVID W. BREWER, M. D. (Albany, State University of New York Press, 1964), S. 199—239. Copyright © 1964 by The Research Foundation of State University of New York. Abdruck mit Genehmigung des Verlages. Die deutsche Übersetzung erfolgte durch G. E. ARNOLD. Eine weitergehende Behandlung des Stoffes ist unter Nr. 20 zitiert.

weiter derartige Studien der stimmlichen Intonation mit Hilfe der Tonhöhendaten von solchen Aufnahmen. Ebenso diente das Kymographion für die Untersuchung von Dauer und Intensität der Sprechvorgänge. Diese Parameter von Tonhöhe, Intensität und Dauer untersucht man heutzutage mit modernen Instrumenten. Sie bedeuten jedoch nur einen kleinen Teil der in der Sprache enthaltenen Information. Der Großteil der weiteren im Sprachspektrum enthaltenen Information war gewöhnlich für den Untersucher in dieser alten Periode unerreichbar.

Methoden zur spektrographischen Analyse für die Untersuchung der Zusammensetzung von Sprachwellen entwickelten sich erst mit dem als sichtbare Sprache bekannten Tonspektrographen, welcher in den Bell Telephon Laboratorien um 1946 erfunden wurde (56, 57). Dennoch bleiben die spektrographische Instrumentation und die allgemeine Theorie der *akustischen Phonetik* weiterhin außerhalb der Reichweite vieler Phonetiker. Das beruht nicht nur auf dem Fehlen von technischen Einrichtungen und der Schwierigkeit im Übernehmen von neuen Methoden und Gedanken. In der Meinung des Phonetikers ist die akustische Phonetik vorläufig noch in ihrer Kindheit, weil die instrumentellen Methoden noch nicht stabilisiert sind (37). Es handelt sich hier mehr um die fehlende Routine zum Gewinnen von quantitativen Werten als um die Unfähigkeit des Spektrographen, die wesentlichen Kennzeichen der Sprachwellen-Muster wiederzugeben. Des weiteren sind die Spektrographen ziemlich empfindliche Maschinen und benötigen die denkbar beste technische Sorgfalt, wenn sie richtige und reine Bilder liefern sollen.

Viele neue instrumentelle Methoden zur Ergänzung der Spektrographie sind nun in einem Stadium der Entwicklung durch Physiker und Ingenieure. Es ist auch bedeutungsvoll, daß die größten Fortschritte im Verstehen der Vorgänge für Sprechen und Hören als Mittel der Kommunikation von Fachleuten stammen, welche sich nicht als Phonetiker bezeichnen würden. Die Forschung über sprachliche Kommunikation zielt auf das Niederschreiben aller aufeinander folgenden Kettenglieder in den menschlichen und technischen Anteilen eines vollständigen Übertragungssystemes. Ein weiteres Ziel ist die Entdeckung des Übertragungsschlüssels (Code), mit dessen Hilfe eine sprachliche Botschaft von einem Glied zu dem nächsten übermittelt wird, oder von der anfänglichen Mitteilung in einer linguistisch definierten Form zur Signalstruktur in jedem einzelnen dieser Kettenglieder (19, 65). Beispiele solcher Glieder oder aufeinander folgender Entschlüsselungsstadien (decoding) sind die Neurophysiologie des Sprechens sowie die physiologischen Zustände der Bewegungen der lautierenden Organe. Hier ist die wichtigste Einzelheit die *akustische Sprachwelle*, wie sie durch den Schalldruck an einem bestimmten Punkt vor dem Sprecher oder durch ein proportionales elektrisches Signal von einem Mikrophon an diesem Punkt definiert ist. Vom technischen Gesichtspunkt gibt es verschiedene Wege zum Aufzeigen der Sprachwelle: hier sind die Oszillogramme und Spektrogramme die gebräuchlichsten Methoden (14, 20).

Am anderen *Ende des Hörers* in der vollständigen Kommunikationskette kann man die gesprochene Sprache durch die mechanischen Schwingungsmuster eines bestimmten Teiles des mittleren oder inneren Ohres darstellen. Die nervösen Vorgänge im Hörorgan bedeuten ein Stadium der Verschlüsselung, über welches wir ziemlich wenig wissen, welches aber für das Studium der Sprache zunehmend wichtig werden wird. Die schließliche Wahrnehmung der Sprache ist ein Vorgang der Entschlüsselung, welche von des Hörers Sprache und seinen Sprechgewohnheiten weitgehend beeinflußt ist. Umgekehrt ist die Abhängigkeit des Sprechens von akustischen und taktilen oder propriozeptiven Rückkoppelungen ein weiteres Beispiel der Beziehungen zwischen Sprechen und Hören.

Die heutige Sprachforschung ist von der *Informationstheorie* wesentlich beeinflußt (4, 12, 63). Dies geht aus dem Modell der Sprachkommunikationskette mit ihren aufeinander folgenden Stufen hervor (19), durch welche die sprachliche Information fortgeleitet wird, sowie aus der Suche nach den Gesetzen der Verschlüsselung (encoding). Die relativ niedrige Geschwindigkeit des Informationsflusses in sprachlichen Mitteilungen ist durch das beschränkte Inventar an linguistisch verschiedenen Zeichen wie Phonemen bedingt, sowie durch die Beschränkungen in ihrer Aufeinanderfolge. Diese beschränkte Übertragungsfähigkeit steht, im Gegensatz zu der außerordentlichen Komplexität in den Einzelbedingungen, welche für eine treue Beschreibung der entsprechenden akustischen Sprachwelle in allen ihren Einzelheiten nötig ist. Der Begriff der *Redundanz* ist tatsächlich gut festgestellt. Akustische Beschreibungen von Sprechvorgängen sind für vergleichende Studien wertlos, wenn sie nicht genügend einfach sind.

Die Verminderung der Redundanz ist das wesentliche Ziel der Kommunikationstechnik, wenn sie sich mit Sprachforschung beschäftigt. Sie hat direkte Anwendungen in der Form von *Kompressions-Systemen* der sprachlichen Bandbreite (21). Die Verminderung der Redundanz innerhalb gewisser Grenzen ist auch eine Vorbedingung zum Formulieren von Regeln zum Synthetisieren von Sprache, oder wenn man eine Maschine mit dem Erkennen von gesprochenen Sätzen beauftragen will.

Der Begriff der Redundanz beschränkt sich nicht nur auf Aussagen über die Komplexität von Signalbeschreibungen im Vergleich mit der Verwickeltheit einer sprachlichen Mitteilung vom Standpunkt der *strukturellen Linguistik*. Man kann sich die Mitteilung auch als eine Kombination jedweder Klangschattierungen, Stimmqualitäten und prosodischen Notierungen vorstellen, welche für einen menschlichen Zuhörer oder Phonetiker unterscheidbar sind. Für das Studium von Daten der sprachlichen Produktion und die entsprechenden Daten der Sprechwelle kann man sich die Mitteilung auch als eine Beschreibung von Hohlraumdimensionen und Klangquellen vorstellen (16). Die Redundanz der Sprachwelle kann derart von den Beschreibungen jeder einzelnen der Stufen in dem vollkommenen System festgestellt werden.

Eine weitere Alternative bedarf der Betonung, nämlich die Redundanz von maximal zerlegten und unvoreingenommenen Beschreibungen der Sprachwellen in bezug auf die normalen Statistiken der Sprachwellen. Kurz gesagt ist das die Reichweite, innerhalb welcher die Sprachwellen von völlig zufälligem Geräusch differieren. Wir sehen hier spezifische Beschränkungen in der Struktur von kurzen Beispielen von Sprachwellen, zum Beispiel je nach dem Klangsspektrum, sowie in der zeitlichen Aufeinanderfolge solcher Beispiele, wenn sie für Sprache charakteristisch sind im Gegensatz zu anderen Klangwellen.

Die allgemeinen Eigenschaften der Sprachwellen-Muster kann man direkt mit Oszillogrammen und Spektrogrammen beobachten. Die allgemeinen Regeln für diese Beschränkungen kann man jedoch in einer kondensierten Form durch Bezugnahme auf die klangaussendenden und klangformenden Möglichkeiten des menschlichen Sprechmechanismus erschließen. Beispiele für solche Beschränkungen oder Redundanzen sind die Veränderungen der Spektrumform, Formantintensitäten und totalen Intensitätsstufe, welche einen Wechsel in den Formantfrequenzen während der Artikulation begleiten. Die höhere Intensität eines Silbenkernes im Vergleich mit der umgebenden Stimmhaftigkeit ist der normale Effekt einer relativ offenen Artikulation und damit einer relativ hohen Frequenz des ersten Formanten. Ein anderes Beispiel ist der durchschnittliche Frequenzabstand zwischen den Formanten im Spektrum eines Sprachklanges, welcher der totalen Länge des Ansatzrohres umgekehrt proportional ist. Diese Regel erklärt, warum die weiblichen Formantfrequenzen im Durchschnitt höher sind als die entsprechenden Werte für Männer. Die Anwesenheit von stimmhaften Lauten als Resultat der Stimmlippenschwingungen ist vielleicht der typischste Gesichtspunkt der normalen Sprache. Die zeitliche Kontinuität des kurz dauernden Spektrums innerhalb eines einzelnen Sprachlautes reflektiert die Beschränkungen in der Geschwindigkeit der Bewegungen der Artikulatoren.

Wie weit ist die Sprachforschung fortgeschritten und was ist die gegenwärtige Situation der akustischen Phonetik? In Zusammenfassung kann man sagen, daß wir guten Einblick in die allgemeine Struktur der Sprachwellen und die Methoden ihrer sichtbaren Vorführung gewonnen haben. Es ist auch möglich geworden, die Muster der Sprachwellen in weitgehenden Einzelheiten aus der Kenntnis der Dimensionen des Ansatzrohres vorauszusagen (16). Mehrere einfache *Modelle der sprachlichen Übertragung* wurden vorgeschlagen und die Methoden zum Studium der physiologischen und neurophysiologischen Gesichtspunkte der Spracherzeugung sind in jüngster Zeit verbessert worden (11). Kineradiographische Studien erfreuen sich zunehmenden Gebrauches (1, 2, 48, 71). Die direkten Beobachtungen der Stimmlippen mit Hilfe von Hochgeschwindigkeits-Filmtechnik und synchronisierter Stroboskopie werden durch indirekte Beobachtungen ergänzt oder gar ersetzt, zum Beispiel durch das „umgekehrte" Filtern von Sprachwellen (47, 23). Die analytischen Verbindungen zwischen Sprachproduktion und Sprachwellen erlauben auch die Vorhersage in der umgekehrten Richtung, das heißt in bezug auf die wahrscheinliche Artikulation sobald man die Beweismittel der Sprachwelle vor sich hat. Optimale Regeln der Spezifikation und der Fortschritt der akustischen Theorie der Spracherzeugung zeigten den Weg zu hochentwickelten Techniken der Synthese. Es ist derart möglich, natürliche Sprache mit Hilfe der Synthese nachzuahmen, während ein hoher Grad von Natürlichkeit beibehalten wird.

Die *Sprachsynthese* ohne ein bestimmtes menschliches Modell und lediglich auf der Grundlage von allgemeinen Regeln zeigt sich ebenfalls recht weit entwickelt und wird schließlich die Kontrolle von Sprechmaschinen durch einen gedruckten Text erlauben (6, 42).

Unser gegenwärtiges Wissen über die akustischen Qualitäten der Phoneme in verschiedenen Sprachen, oder über die Unterschiede durch welche die Phoneme von zwei verschiedenen phonetischen Klassen sich von einander sondern, ist teilweise auf den Regeln für die Synthese (7, 9, 41, 42), und teilweise auf der qualitativen Beobachtung von spektrographischen Bildern basiert (20, 35).

Das Fehlen von quantitativen Daten über die Parameter der Sprachwellen in ihrer Korrelation zu phonetischen Zeichen und Kategorien ist paradox, wenn man die hochentwickelten Methoden der Synthese bedenkt. Statistische Daten mit annehmbarer Verläßlichkeit liegen nur für die Vokale des amerikanischen Englisch und der schwedischen Sprache vor (15, 53, 54). Diese Angaben beziehen sich auf Vokale in isolierten Testworten sowie in angehaltener Form. Hingegen fehlen die Spektrumdaten von laufender Sprache fast völlig in der Literatur. Sogar wenn unsere Analysiermaschinen ideal funktionierten und wenn wir wüßten, welche Arten von Daten und von wo wir sie zu nehmen hätten, wäre es doch eine mühsame Aufgabe, die erhaltenen Daten auszuarbeiten und in einer verständlichen Form vorzulegen. Solche quantitative Studien sind jedoch höchst notwendig und werden schließlich auch durchgeführt werden.

Vergleichende phonetische Studien auf einer akustischen Grundlage ohne Kenntnis der Sprachwahrnehmung sind denkbar und auch möglich, es ist aber klar, daß die Kenntnis der perzeptuellen Beschränkungen wann immer möglich angewendet werden sollte. Die psychoakustischen Daten in bezug auf die auditive Unterscheidung von einfachen Reizen, wie kurz dauernde Geräusche oder Sinuskurven, sind von recht beschränkter Anwendbarkeit auf die Wahrnehmung von zusammenhängender Sprache. Experimente über die Sprachsynthese und sprachähnliche einfache Reize sowie die Experimente über systematische Entstellung der menschlichen Sprache ergeben mehr direkte Information über die auditive Bedeutung der verschiedenen Gesichtspunkte der Sprachmuster. Indessen müssen wir noch viel über die Sprachwahrnehmung lernen (25, 38, 41, 70).

2. Methoden der Sprachanalyse

a) Spektrographische Analyse

Die spektrographischen Methoden für die sichtbare Sprache wurden in den Bell Telephon Laboratorien in 1946 eingeführt (56, 57) und später durch den *Sona-Graph Analysier Apparat* allgemein erhältlich gemacht (14, 51, 53). Die meisten Institute mit aktiven Programmen auf dem Gebiete der akustischen Phonetik sind mit diesem Spektrographen oder ähnlichen Konstruktionen ausgerüstet. Solange der Apparat in gutem Zustand gehalten ist und solange die zu analysierende Stimme von niederer Tonhöhe und klarer Qualität ist, besteht jede Aussicht zum Erwarten von klaren und eindrucksvollen Bildern als Resultat dieser Analyse. Dies ist vor allem der Fall, wenn das *Filter zur „breiten“ Analyse* verwendet wurde. Dann erscheint die Formantstruktur in klarer Weise und die Periodizität der Stimmquelle zeigt sich klar als eine periodische feine Struktur von vertikalen Linien innerhalb der Formantbänder der stimmhaften Laute. Daraus kann man die Frequenz des Grundtones abzählen.

In der *Schmalbandanalyse* hingegen erwarten wir das Auftreten der getrennten Obertöne der stimmhaften Laute und die feine Struktur innerhalb eines Formanten ist eher in der horizontalen Richtung der Darstellung von Zeit, Frequenz und Intensität orientiert. Wenn jedoch die Tonhöhe des stimmlichen Grundtones F_0 sehr tief liegt, dann wird die Schmalbandanalyse nicht mehr ein reines harmonisches Muster vorführen; und wenn die Frequenz F_0 sehr hoch steigt, dann ist es ebenso sicher, daß das Breitbandspektrogramm nicht mehr eine reine Formantstruktur abbilden wird. In beiden Fällen können die Bilder eine sehr verwirrende

Verbindung von harmonischen Effekten und Formantstrukturen zeigen. Wenn der Stimmton extrem tief liegt, dann wird das Schmalbandfilter als ein Breitbandfilter handeln und wieder eine reine Formantanalyse liefern. In umgekehrter

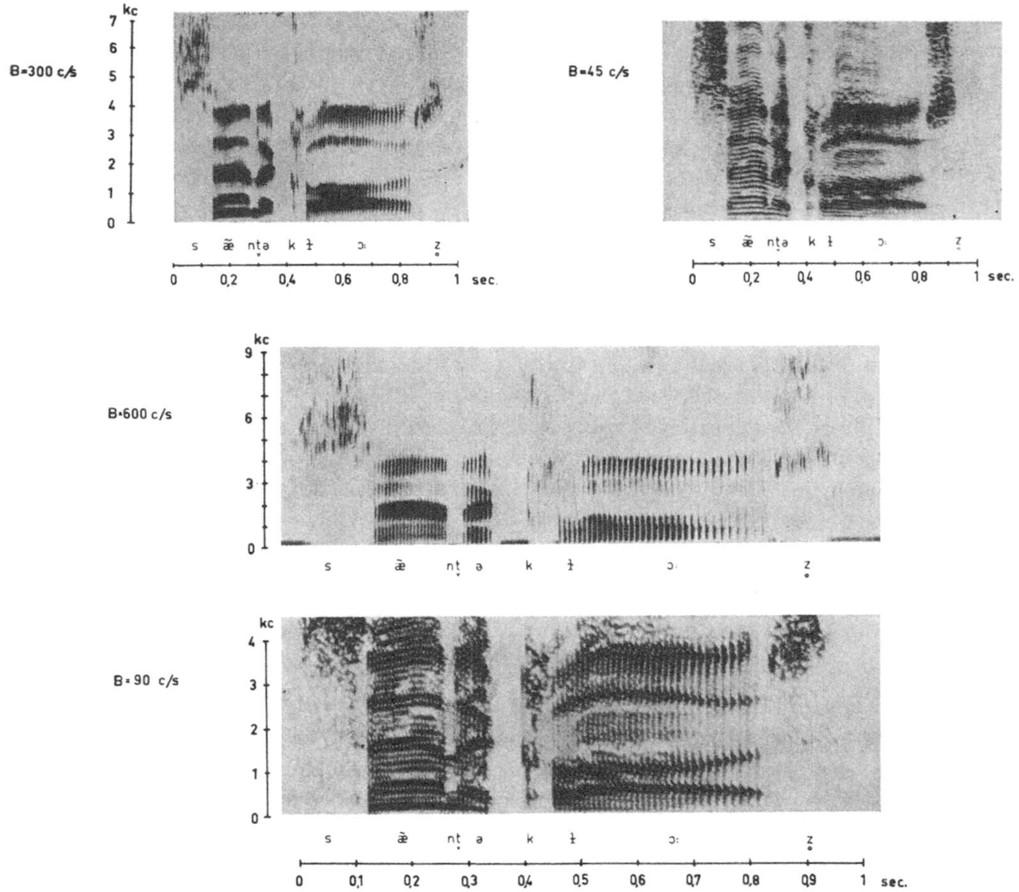

Abb. 23. Diese Spektrogramme illustrieren die Auswirkung einer verschiedenen Bandbreite des Spektrumanalysators. In der Schmalbandanalyse (B – 45 Hz) oben rechts, sind die Obertöne resolviert. In der Breitbandanalyse (B – 300 Hz) sieht man oben links die Formanten aufgelöst. Wenn man das Sprachmaterial mit halber Geschwindigkeit in den Analysator überspielt, wird die Zeitskala mit einem Faktor 2 ausgedehnt und alle Frequenzen sind durch denselben Faktor geteilt. Die offensichtlichen Bandbreiten des Analysators werden dann B – 90 Hz bzw. B – 600 Hz. Alle Spektrogramme zeigen die gleiche Äußerung „Santa Claus".

Weise wird die „breite" Filteranalyse die harmonische Struktur allein aufzeigen, solange die Tonhöhe F_0 im Vergleich mit der Filterbandbreite hoch bleibt.

Ein einfacher Trick zum Ausdehnen der vorhandenen Analysierfilterbreiten ist das Abspielen des *Sprachmateriales mit halber Geschwindigkeit* von einer Bandaufnahme zur Aufschreibeeinheit des Analysators. Daraus ergeben sich die folgenden Effekte auf das schließliche spektrale Bild. Die Zeitskala wird mit einem Faktor von zwei ausgedehnt. Die Frequenzskala wird in dem gleichen Maße zusammengedrückt; dadurch steigt die effektive Breite der Analysierfilter mit einem

Faktor von zwei. Derart enthält die Abb. 23 Beispiele von Spektrogrammen mit 90 Hz und 600 Hz Analyse zusätzlich zu der normalen Vorführung mit 45 Hz und 300 Hz.

Ausschnitte von Amplitude und Frequenz sind in Abb. 24 gezeigt, welche Beispiele zweier Vokale und des anlautenden (*S*) des Satzes in Abb. 23 enthält. Hier sind einige Worte angebracht über die Natur des Beispielsammelns, wie es den

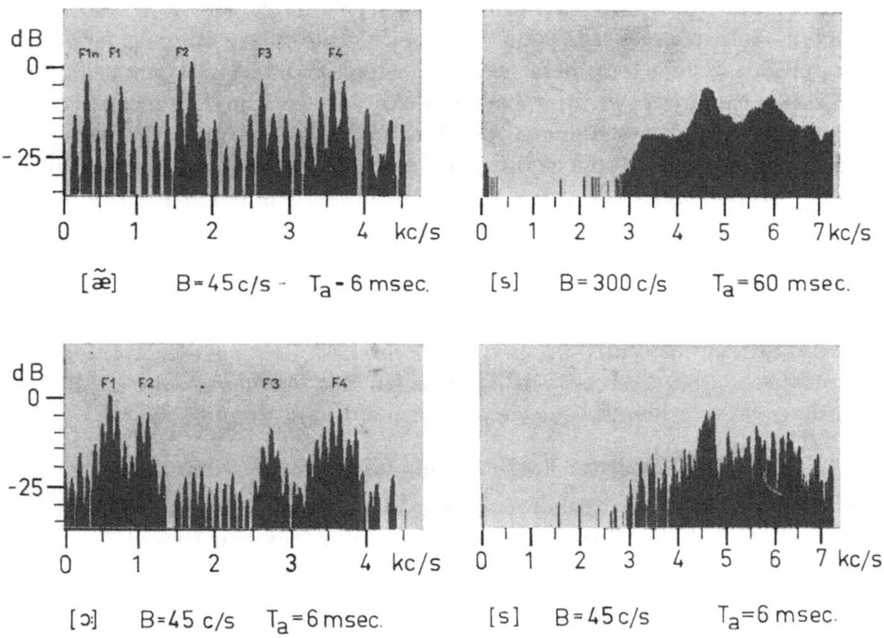

Abb. 24. Schmalbandausschnitte der ersten beiden Vokale. Ausschnitte des Reibelautes (S) zuerst a) mit einem breitbändigen Analysierfilter und langer Integrationszeit, und dann b) mit einem schmalbändigen Analysierfilter und kurzer Integrationszeit.

Methoden der spektralen Ausschnitte innewohnt. In der Schmalbandanalyse ist die tatsächliche Dauer ungefähr das Umgekehrte der Bandbreite, das heißt $T_s = 1/B_a$. Eine gewöhnliche Schmalbandanalyse mit dem Sona-Graph bedeutet daher eine Beispielentnahme über eine Zeit von 25 msec.

In der Breitbandanalyse ist der Beitrag zu der durchschnittsnehmenden Zeit von seiten der Trägheit der Analysierfilter recht klein im Vergleich mit dem Beitrag des glättenden Filters nach der Gleichrichtung. Der Schnittnehmer des Sona-Graphen integriert über eine reale Zeit von ungefähr 6 msec. Dieser Wert ist im allgemeinen zu klein, um das Ausglätten der feinen Spektralstruktur eines zufälligen Geräusches zu gewährleisten. Deshalb wurde unser Sona-Graph mit einer durchschnittsnehmenden Zeitdauer von 60 msec ausgerüstet, um die überlagerten Wellchen während der Messungen von zufälligem Geräusch zu vermindern. Diese Wellchen bedeuten einen zufälligen Irrtum, welcher der Quadratwurzel aus dem Verhältnis der Bandbreite des glättenden Filters zu der Bandbreite des Analysierfilters proportional ist.

Somit ist es empfehlenswert (20, 55), Breitbandanalysierfilter und besonders lange *ausgleichende Zeitkonstanten* zu verwenden, wenn man mit dem Sona-Graphen Ausschnitte aus Reibelauten macht. Ohne diese Vorsicht können falsche Gipfel und Täler auftreten. Dieser Effekt ist natürlich besonders hervorstechend, wenn es sich um die Kombination eines Analysierfilters mit schmalem Band mit einem ausgleichenden Filter von breitem Band, aber kleiner Integrationszeit handelt.

Formantfrequenzen bedeuten die hervorstehende Korrelation der Sprachwelle zur phonetischen Qualität der Vokale (13). Diese Beziehung ist jedoch nicht einfach und zusätzliche Parameter sind zu bedenken (53). Es ist gut bekannt (52, 54, 58), daß Frauen wegen ihrer kleineren Ansatzrohre im Durchschnitt höhere Formantfrequenzen hervorbringen als Männer. Deshalb wurde eine Normalisierung in bezug auf die durchschnittliche Stellung des dritten Formanten eines Sprechers vorgeschlagen (14, 15). Die Frequenz des stimmlichen Grundtones F_0 ist ein zusätzlicher Faktor von Bedeutung. Wenn das Spektrumprofil konstant bleibt, wird ein großes Ansteigen der Grundfrequenz F_0 als geringe Veränderung der phonetischen Qualität wahrgenommen, so daß ein mehr „gerundeter" Vokalklang entsteht (15, 46). Die normalen Variationen der Formantamplituden haben keinen besonderen Einfluß auf die Wahrnehmung der Vokale. Man muß sich jedoch erinnern, daß die relativen Amplituden der Formanten durch die besonderen Muster der Formantfrequenzen weitgehend konditioniert sind.

b) Spektrum Vergleich und umgekehrtes Filtern

Die Formantfrequenzen gehören zu den wichtigsten Parametern der Informationsübertragung in den Sprachwellen, welche man aus experimentellen Studien extrahieren kann. Das Messen von Formantfrequenzen von Spektrogrammen und Ausschnitten ist jedoch nicht eine einzigartige Operation. Wenn zwei Formanten nahe beieinander liegen, neigen sie zum Verschmelzen in ein einziges breites Maximum.

Es ist gewöhnlich möglich, durch das Betrachten der *Spektralform* zu entscheiden, ob ein Maximum in einem Vokalspektrum einen oder zwei Formanten enthält, zumindest in der Region der ersten drei Formanten. Es wird aber ein wirkliches Problem, wenn man die beiden Formantfrequenzen eines komplexen Maximums messen will. Die gleiche Schwierigkeit erscheint während der Schätzung der Frequenz eines ersten Formanten mit einer sehr niedrigen Lage auf der Frequenzskala. In diesem Falle kann die Asymmetrie der umhüllenden Kurve des Formanten recht beträchtlich sein. Andere Faktoren, welche zu der gelegentlichen Asymmetrie des Formanten eines stimmhaften Klanges beitragen, sind Unregelmäßigkeiten im Spektrum der Stimmquelle und das Auftreten von sekundären Gipfeln und Minima wegen Nasalisation.

Formeln zum Berechnen der Formantfrequenz aus den relativen Amplituden der Obertöne innerhalb eines Formanten wurden bereits vorgeschlagen (58). Dergestalt definiert man die Formantfrequenz als das Gravitationszentrum des spektralen Profiles. Ein solcher Vorgang ist aber im Falle der eben erwähnten problematischen Formantmuster sinnlos. Dieser Mangel an Übereinstimmung würde sogar dann vorherrschen, wenn das Formantzentrum neu definiert wird, um zu einem perzeptuellen Anhaltspunkt zu passen.

Der allgemein angenommene physikalische Bezugspunkt zum Definieren einer *Formantfrequenz* ist die entsprechende Resonanzfrequenz des Ansatzrohres. Diese Frequenz heißt in mathematischer Terminologie der Pol. Man kann diesen Pol als die Null-kreuzende Anzahl der gedämpften Schwingungen ansehen, welche das Zeit-Ort Equivalent des Formanten darstellt. Technisch erzielt man dies derart. Eine oszillographische Aufnahme der Sprachwelle wird in entsprechender Weise vorgefiltert bis der Formant vom übrigen Spektrum isoliert ist. Auch dieser

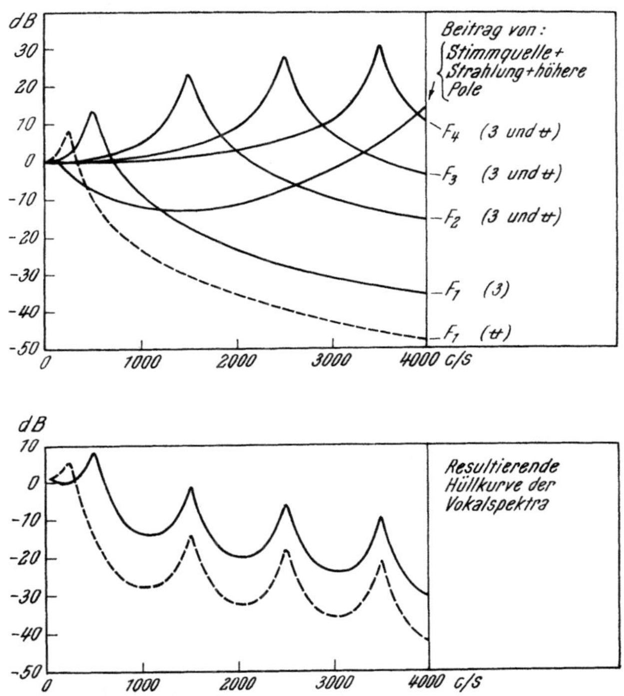

Abb. 25. Summierung der getrennten Resonanzkurven und der konstanten spektralen Eigenschaften von zwei Vokalen. Der erste unterscheidet sich von dem zweiten durch die eine Oktave tiefere Frequenz des ersten Formanten, woraus ein Verlust der Spektrallage der höheren Frequenzen im Ausmaße von 12 dB hervorgeht.

Vorgang scheitert im Vorlegen verläßlicher Messungen der Formantfrequenzen, wenn zwei Formanten zu nahe beieinander liegen, um durch Filterung ausreichend getrennt zu werden.

Die genauesten Methoden zum Messen der Formantfrequenzen sind die Vorgänge der Spektrum-Paarung und des umgekehrten Filterns. *Spektrum-Paarung* ist auch als Analyse durch Synthese bekannt. Sie beruht auf der mathematischen Zerlegung einer spektralen Hüllkurve in elementare Resonanzkurven, je eine für jeden Formanten (13, 17, 27, 31, 66). Wie in Abb. 25 gezeigt, tritt nun auch ein Satz von „konstanten“ Frequenzcharakteristiken ein, welche in der ersten Annäherung von der Artikulation unabhängig sind. Sie umschließen das Spektrum des Stimmklanges, den Effekt der Klangstrahlung vom Munde während des Sprechens und eine Korrekturkurve für die Pole höherer Ordnung in der Systemfunktion des Ansatzrohres.

Die Beziehungen zwischen Formantfrequenzen und Formantamplituden (13) in Abb. 25 durch eine Abwärtsverlagerung von F_1 vorgeführt. Daraus ergibt sich sind eine abnehmende Lage des gesamten Spektrums oberhalb von F_1. In bezug auf die Artikulation ist dieses Verhalten mit einer Abnahme in der Fläche der artikulatorischen Durchgänge korreliert. In Fällen des völligen artikulatorischen Verschlusses würde der Grenzwert ideal einem akustischen Ausgangswert von Null entsprechen. Die Schallübertragung durch die Wände der Stimmhöhlen ist jedoch begrenzt und bestimmt eine feine Frequenz F_1 der Schlußphase in den stimmhaften Verschlußlauten.

Die spektrale Paarung ist ein Vorgang der Zusammensetzung solcher Spektra, welche dem zu analysierenden menschlichen Beispiel am meisten ähneln. Die

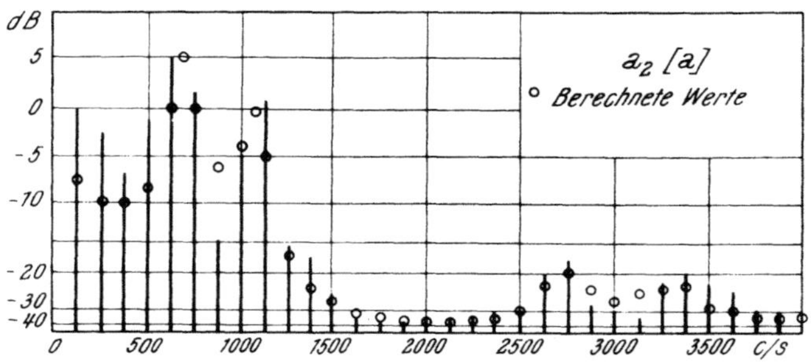

Abb. 26. Spektrum eines ausgehaltenen Vokales (A_2). Die berechneten Punkte wurden von einem Satz von vorgewählten Formantfrequenzen abgeleitet.

beste Paarung (27, 31, 66, 67) im Sinne der Stimmquelle und der Formantfrequenzen wird folgenderweise erzielt. Man minimalisiert die Summe der Quadrate der Unterschiede in den Spektrallagen zwischen dem menschlichen und dem synthetischen Beispiel innerhalb jedes Bandes, oder für jeden Oberton des gesamten Spektrums. Es wird behauptet, daß die Genauigkeit im derartigen Messen der Formantfrequenz in der Größe von 20 Hz liegt. Abb. 26 zeigt die erste Annäherung an einen menschlichen Vokal (A) mit Hilfe eines synthetischen Spektrums. Offensichtlich kann die Paarung durch eine Verschiebung von F_1 und F_2 verbessert werden und die Stimmquelle braucht eine Baßverstärkung.

Während der spektralen Paarung von Reibelauten (31) und anderen Klängen schleichen sich Anti-Resonanz-Kurven (*Nullen*) im Zusatz zu den elementaren Resonanzkurven (*Polen*) ein. Der gemeinsame Beitrag zu einer spektralen Kurve von seiten eines Poles und eines benachbarten Nulles ist klein. Solche „gebundene Paare" reflektieren die Koppelung an Höhlen hinter der aktiven Quelle. Dieses ist auch mit freien Nullen der Fall, während die freien Pole weitgehend die Resonanzfrequenzen der Höhlen vor der Schallquelle innerhalb des Ansatzrohres andeuten. Wie die Abb. 27 zeigt, lassen sich die Reibelaute im allgemeinen ziemlich gut durch zwei freie Pole und eine freie Null annähern. Nasalierte Vokale enthalten Nullen des nasalen Traktes und zusätzliche Pole über jene der nichtnasalen Vokale hinaus. Ein Beispiel ist der extra Formant in der F_1 Region und ein damit assoziierter Nullwert.

Ein Gegenstück des spektralen Paarens in der Domäne der Zeit ist die Methode des „umgekehrten Filterns", welche auch als die *Anti-Filter-Methode* bekannt ist (23, 47). Hier wird das Sprachbeispiel einer Filterung unterworfen, welche dem

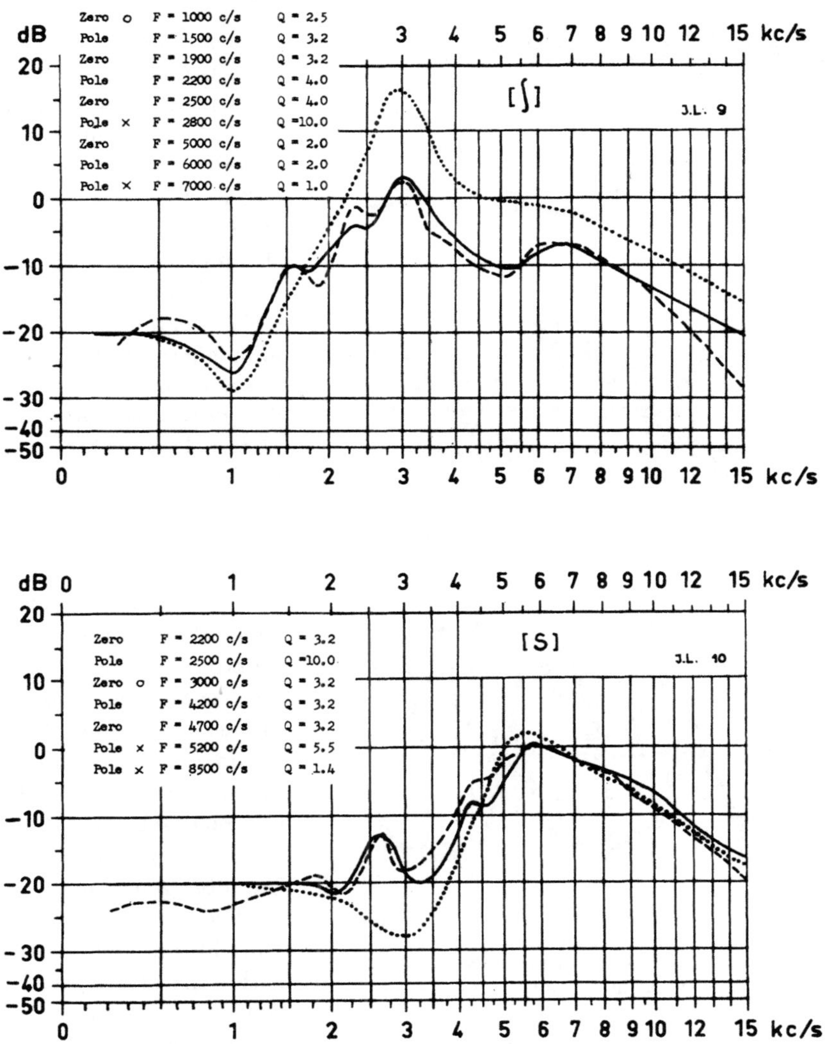

Abb. 27. Gemessene Spektren (gebrochene Linien) und zwei-polige, einmal-nullige synthetische Annäherungen (volle Linien) der Reibelaute (Sch) und (S).

Ansatzrohrfilter gegenübersteht. Jeder Pol des Ansatzrohres ist derart durch ein Null der gleichen Frequenz kompensiert und die Nullen werden dementsprechend durch Pole kompensiert. Der Nachweis für eine richtige Einstellung der Frequenzen und Bandbreiten der Pole und Nullen auf dem „Anti-Filter"-Gerät ist dann das Fehlen von Formantschwingungen im Ausgangssignal. Die Genauigkeit im Messen der Formantfrequenzen mit dieser Methode ist in der Größe von 25 Hz.

Nach der Integration ist das überbleibende Signal aus dem Anti-Filter ein wertvolles Nebenprodukt für experimentelle Studien der Stimmquelle (23). Nach der Theorie der stimmlichen Übertragung (16) ist es augenscheinlich, daß die Charakteristika von Amplitude und Zeit dieses Signales dem pulsierenden Luftstrom durch die Stimmritze während der Phonation proportional sind. Typische Wellenformen eines Vokales vor und nach dem Anti-Filtern sind in Abb. 28 gezeigt. Ein Anwachsen der stimmlichen Intensität führt zu Vokalimpulsen mit einer steiler gegipfelten Struktur als mit niederer stimmlicher Intensität. Außerdem wird die Dauer der glottischen Öffnungsphase kürzer. Das spektrale Equivalent ist ein Zunehmen in der relativen Prominenz von hochfrequenten Obertönen in der Stimmquelle.

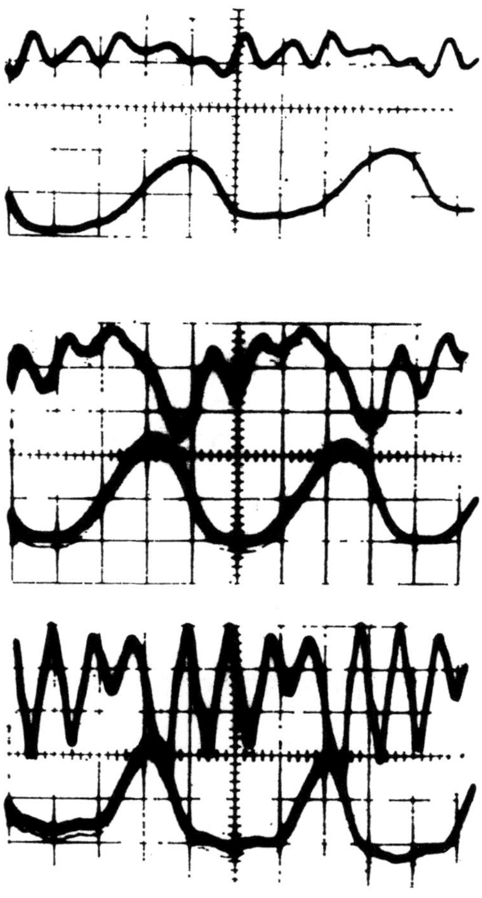

Abb. 28. Oszillogramme des Vokales (Ae) und der regenerierten glottischen Stromfunktion. Leise, mittlere und hohe Stimmstärke sind von oben nach unten dargestellt.

Eine Voraussetzung für eine treue Wiedergabe der Eigenschaften des Stimmflusses ist die Verwendung eines Mikrophones mit hoher Qualität. Wenn man Bandaufnahmen macht, ist es wesentlich, daß die Eigenschaften der Amplitude und Phase bis zu 30 Hz hinunter genau sind.

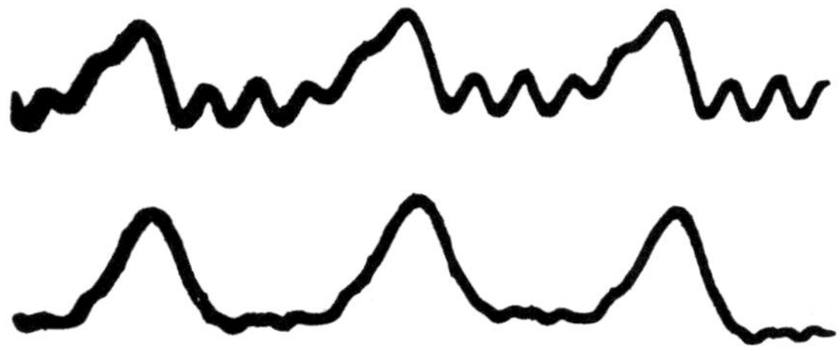

Abb. 29. Beispiel der Form der glottischen Stromwelle mittels der umgekehrten Filtermethode im Vergleich zur Wellenform der lediglich integrierten Sprachwelle.

Die Konstruktion eines Anti-Filters für die Kompensation der ersten vier Formanten von Vokalen ist nicht so einfach. Es ist daher von einigem Interesse, daß allein die Integration der Sprachwelle eine grobe Annäherung erster Ordnung zur *Funktion des Stimmflusses* liefert. Eine solche Integration erzielt man durch ein einfaches *RC* Tief-Paß-Filter mit einer Abschnittfrequenz von 20 Hz. Abb. 29

zeigt den Ausgang eines solchen Integrators im Vergleich mit dem kompletten Anti-Filtersystem. Der lediglich integrierte Fluß zeigt ein überlagertes Wellchen von dem ersten Formanten, dessen relative Amplitude mit zunehmendem Stimmton ansteigt. Man kann erwarten, daß ein *Intensitätsmesser* mit tiefpäßlich gefilterter Sprache als Eingang eine Messung liefern wird, welche der Geschwindigkeit des Luftstromes durch die Glottis annähernd proportional ist.

c) Oszillographische Veranschaulichung des subglottischen Druckes, der Stimmintensität und Tonhöhe

Der Kymograph aus den alten Tagen der experimentellen Phonetik (44) hat sein Gegenstück im *Vielkanal-Oszillographen* der heutigen Methoden (38). Der direkt schreibende Tintenaufzeichner, der *Mingograph*, steht nunmehr in den phonetischen Laboratorien in Schweden (14) und Dänemark im häufigen Gebrauch. Es ist ein sehr handliches Gerät für das Aufschreiben von zeitlich wechselnden Parametern der Sprache. Es ist natürlich eine Voraussetzung, daß Zusatzgeräte zum Extrahieren der Sprachparameter vorhanden seien (14). Beispiele von synchronischen Aufnahmen (16) von Niveaus der Sprechintensität und des Überdruckes im oberen Teile des Rachens, und zwar mit einem Nasenkatheter aufgenommen, sieht man in Abb. 30. Das Untersuchungsmaterial bestand aus einer Zahl von Konsonant-Vokal-Konsonant Silben.

Hier lassen sich einige Beobachtungen allgemeiner Natur wiedergeben. Unter den Reibelauten ist das (*F*) viel schwächer als das (*S*) und das (*Sch*). Das zeitliche Intensitätsprofil der Reibelaute geht dem zeitlichen Druckprofil weitgehend parallel. Der Überdruck bleibt in allen Klangsegmenten ziemlich konstant, wenn sie mit geschlossenem Munde gesprochen werden, und der Druck ist derselbe für stimmhafte und stimmlose Verschlußlaute. Das Abfallen des Überdruckes nach dem Öffnen des artikulatorischen Verschlußes benötigt aber eine viel längere Zeit für die stimmlosen Verschlußlaute als für die stimmhaften. Die Erklärung liegt in der Tätigkeit der Stimmlippen, welche im Falle der stimmhaften Verschlußlaute mehr oder weniger geschlossen sind, während sie für die stimmlosen Verschlußlaute sich zur Phonation erst eine gewisse Zeit nach dem Öffnen des artikulatorischen Verschlusses nähern. Die zum Erreichen des Druckausgleiches im Pharynx benötigte Zeit ist viel größer, wenn Koppelung zum subglottischen System vorliegt als ohne diese. Außerdem hängt diese Zeit ursprünglich von der auszuatmenden Luftmenge ab. Ein weiterer Hinweis auf die stimmhafte Natur von (*G*), (*B*) und (*D*) ist die relativ kürzere Verschlußzeit in der Endstellung und die damit zusammenhängende größere Vokaldauer vor dem schließlichen Verschluß.

Mingographische Aufnahmen von Sprechintensität, stimmlicher Tonhöhe und von Oszillogrammen sind als akustische Korrelate der *prosodischen Kategorien* wertvoll (14). In den Beispielen der Abb. 31 bis 33 sieht man zwei Intensitätskurven, welche sich in der frequenz-selektiven Vorbetonung vor der Gleichrichtung unterscheiden. Dergestalt gehört die obere Kurve zu einer Integration, nämlich durch *RC* Tief-Paß Filtern; die untere Kurve wurde mit der üblichen Hoch-Frequenz Vorbetonung von ungefähr $+ 6\ dB$ per Oktave aufgenommen. Die Stimmtonhöhe zeigt sich im Kanal 3 von oben gesehen. Dieser besondere *Tonfrequenzmesser* ist eine weitere Entwicklung des von Grützmacher und

LOTTERMOSER (28) entwickelten Gerätes. Die Kurve auf der untersten Linie ist das sogenannte Doppel-Oszillogramm. Es ist die rektifizierte Halbwelle eines Sprachsignales von negativer Bezeichnung, welches auf einem nach Hoch-Fre-

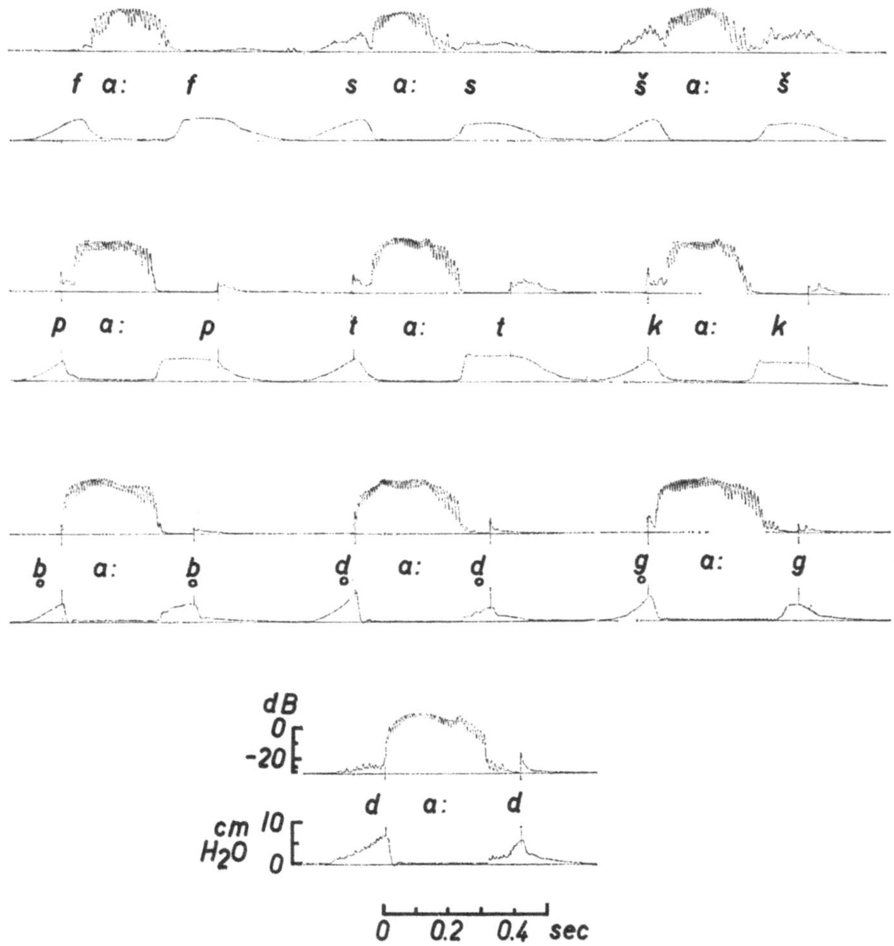

Abb. 30. Gleichzeitige oszillographische Aufzeichnung mit dem Mingographgerät von *Lautstärke* in der oberen Kurve mit belasteter und komprimierter Amplitudenskala, sowie *pharyngealem* Luftdruck (durch einen Nasenkatheter) in der unteren Kurve. Einsilbige Testwörter vom Typus Ca:C mit der konstanten C als (F), (S), (Sch), (P), (T), (K), (B), (D) und (G). Alles in schwedischer Aussprache. Die unten punktierten Varianten sind stimmlos, es fehlen also die Stimmlippenschwingungen während der Periode des Druckanstieges während des Verschlusses.

quenz vorbetonten und rektifizierten Sprechsignal von positiver Bezeichnung überlagert ist. Das Doppel-Oszillogramm erlaubt die Erkennung von stimmhaften gegenüber stimmlosen Klängen und ist daher für die Segmentierung der Aufnahme wertvoll.

Wortbetonung ist in den Abb. 31 und 32 angedeutet, während *Satzbetonung* aus Abb. 33 hervorgeht. Die Betonung in diesen Beispielen ist ganz allgemein mit der Dauer, Intensität und Tonhöhe der betonten Silben korreliert, wie sich auch aus Experimenten mit synthetischer Sprache ergibt (26). In den meisten Fällen ist die Zunahme an Sprechintensität mit einem Quellenspektrum von

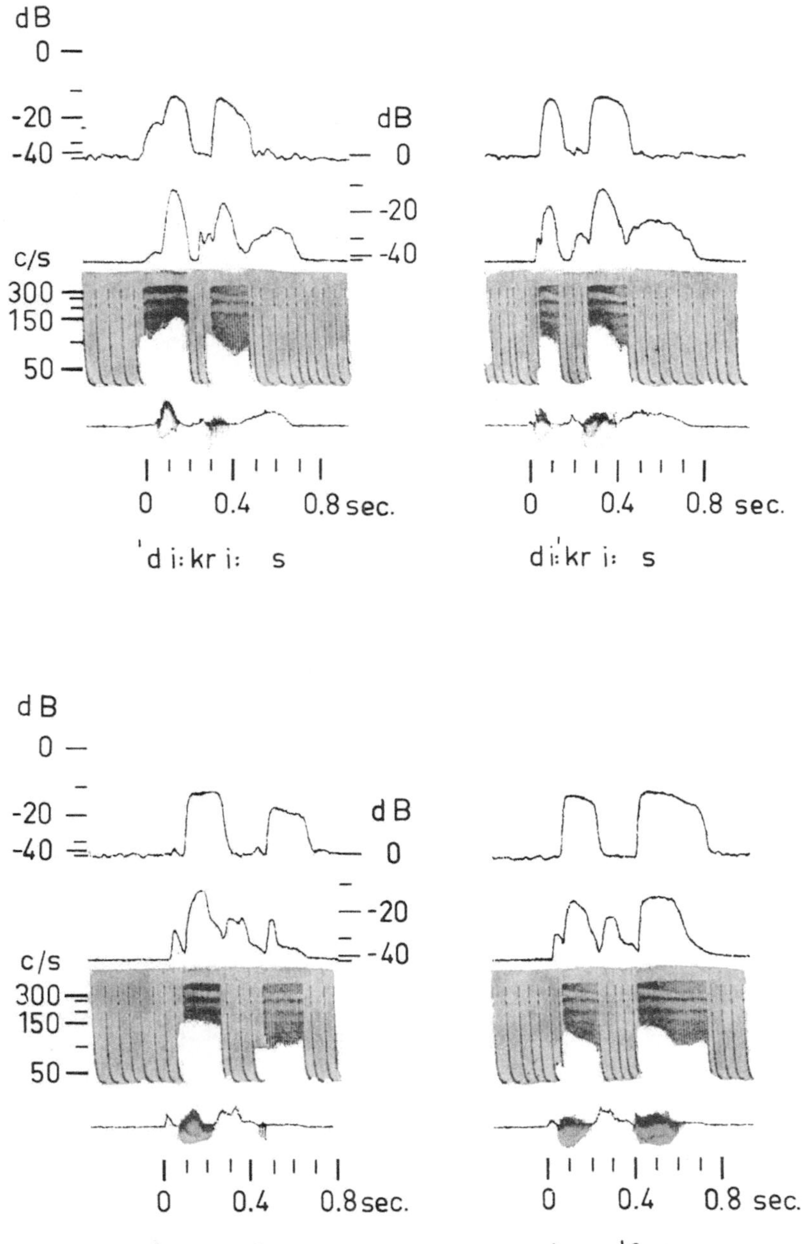

Abb. 31. Intensität, Tonhöhe (Tiefpaß und Hochpaß vorgefiltert) sowie Doppeloszillogramm der Wörter „decrease" und „transfer" mit gegensätzlichen Paaren von Betonung der ersten und zweiten Silben.

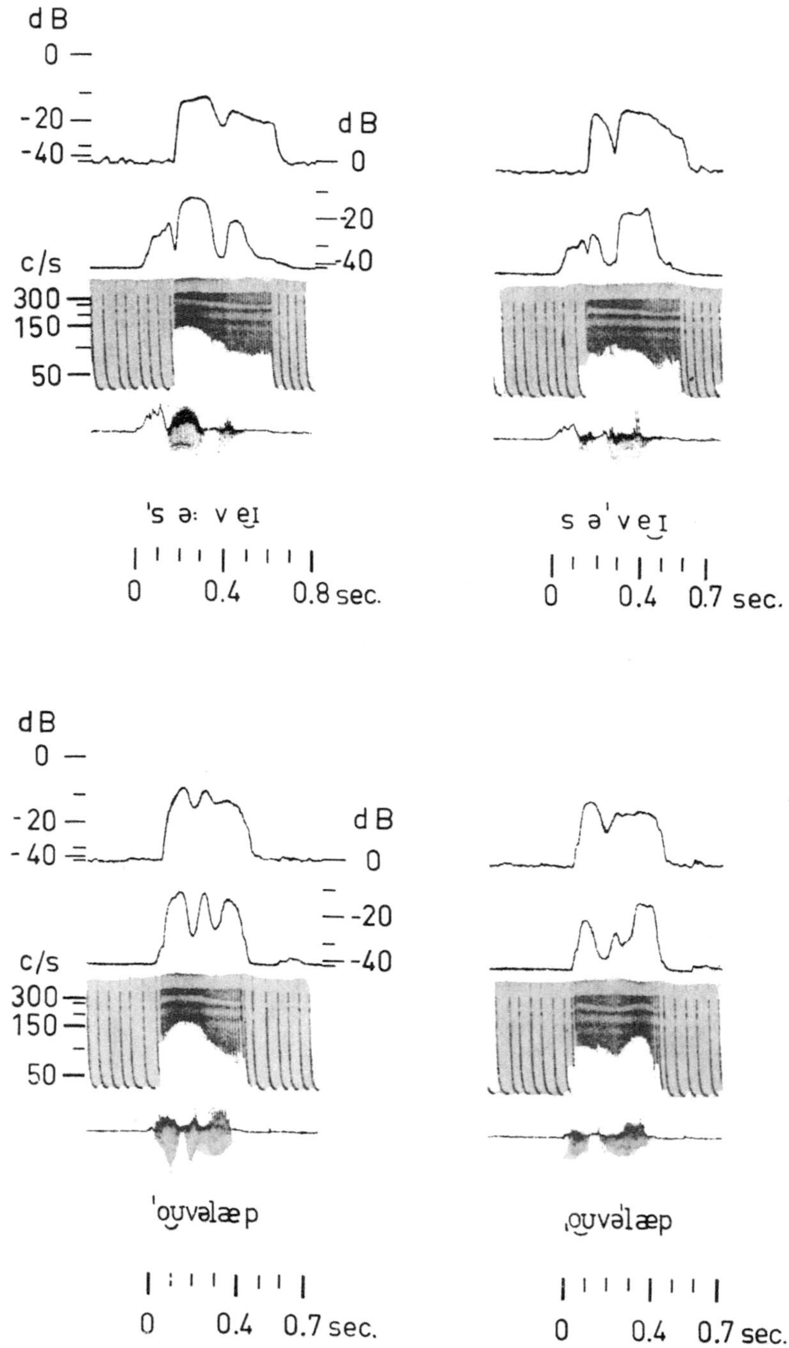

Abb. 32. Intensität, Tonhöhe (Tiefpaß und Hochpaß vorgefiltert) sowie Doppeloszillogramm der Wörter „survey" und „overlap" mit gegensätzlichen Paaren von Betonung der ersten und zweiten Silben.

zunehmendem Frequenzniveau verbunden. Man beachte die relativ regelmäßige obere Kurve, welche sich der Schnelle des Luftflusses annähert. Sie verändert sich viel weniger als die gewöhnliche Intensitätskurve und antwortet nicht auf hochtönige Reibelaute. Das Produkt von Intensität und Zeit als Integration über einen Vokal, wie es durch das Areal unter einer Intensitätskurve aufscheint, ist ein Korrelat der Betonung, welches mit der hochfrequenten Vorbetonung viel

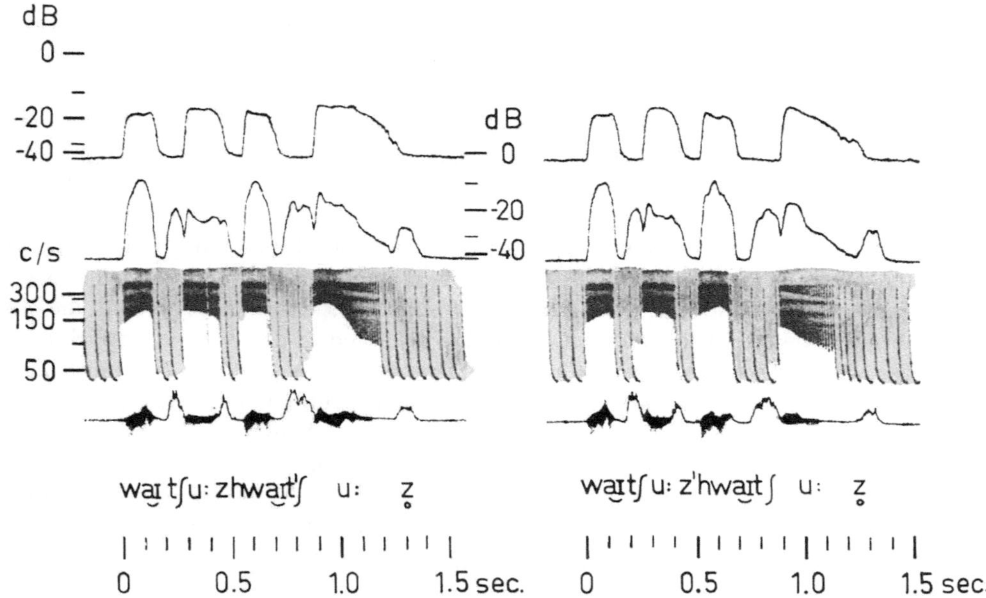

Abb. 33. Mingographische Aufnahmen derselben Art wie in den vorhergehenden beiden Figuren zeigen den Wechsel von Satzbetonung. Der Satz "Why choose white shoes" mit Betonung auf "white" bzw. "shoes".

empfindlicher ist als mit der niederfrequenten Vorbetonung. Neuere Untersuchungen von Öhman (50) sind von grundlegender Bedeutung für die Intonationsforschung.

Vorläufige Studien der *subglottischen Druckveränderungen* hat Ladefoged (39) unternommen, als er eine mögliche Grundlage für die silbenmäßige Segmentierung der zusammenhängenden Sprache erforschen wollte. Die Ergebnisse zeigten an, daß die subglottischen Druckänderungen keine einzigartige Grundlage für eine Silbenteilung liefern.

3. Vergleichende Studien der Sprechvorgänge

a) Phonetische Zeichen, Sprechleistung und akustische Gehalte

Vom Standpunkt der *strukturellen Linguistik* kann man sich die gesprochene Sprache als eine Aufeinanderfolge von Phonemen und anderen Zeichen zusammengesetzt denken, welche die formelle Struktur der Mitteilung definieren (35). Vom Standpunkt des *Phonetikers* ist es von Interesse, ein mehr variiertes Inventar von Zeichen zu benützen, als man zum Beschreiben der Wörter der Mitteilung benötigt. Dementsprechend ist das *phonetische Alphabet* mehr oder weniger aufgeteilt, je nachdem welche Arten von Klangschattierungen zu beschreiben sind (34). *Phonemische Systeme* beanspruchen ein einzigartiges Inventar an Zeichen. In der Praxis hängt die Lösung von den bestimmten theoretischen Gedankengängen des transkribierenden Untersuchers ab. Phonetische Transkriptionen sind weniger streng und weitgehend von der Schulung des Umschreibers beeinflußt. Phonetische und phonemische Systeme sind deshalb schwer auseinanderzuhalten. Derart sind die Zeichen eines phonetischen Alphabetes bis zu einem gewissen Grade von den phonemischen Überlegungen ausgesucht.

Die Sprache enthält sowohl diskrete als auch andauernde Gesichtszüge. Sowohl die graphischen Buchstaben, als auch die Phoneme und Sprachklänge lassen sich als *umschriebene Einheiten* im Momente der Mitteilung, aber auch vom Standpunkt des Zuhörers betrachten. Das Gleiche gilt für Wortbetonung und Satzbetonung in ihren formalen Aspekten. Emotionelle Einstellungen und individuelle Züge des Sprechers als Teil der Mitteilung lassen sich nicht so leicht kategorisieren und bedeuten *kontinuierlich veränderliche Elemente*. Sowohl die andauernden als die diskreten Gesichtspunkte scheinen in der Struktur der Sprachwellen auf und gehören damit zu den entsprechenden Vorgängen des Sprachausdruckes. Dementsprechend bevorzugen manche Untersucher (32, 44, 71) die Betonung der andauernden Gesichtspunkte, während andere die diskreten Gesichtspunkte hervorheben (29, 35, 36). Röntgenfilme der artikulatorischen Bewegungen und der entsprechenden Veränderungen der Formantfrequenz betonen die andauernden Gesichtspunkte. Die diskreten Gesichtszüge sind jedoch unverkennlich und liefern die Basis zum Unterteilen der sprachlichen Äußerungen in eine Aufeinanderfolge von Klangsegmenten.

Die Grenzen zwischen den Klangsegmenten sind durch mehr oder weniger rasche Wechsel im spektrographischen Bilde gekennzeichnet. Zwar sind die Grenzen nicht immer so klar in dem Sinne, daß eine Beurteilung der zeitlichen Lokalisation manchmal einer gewissen Subjektivität oder Willkürlichkeit des Untersuchers unterworfen wäre. Dennoch gilt es als durchführbar, von diskreten Vorgängen zu sprechen, indem man auf die klare Tatsache hinweist, daß eine Aufeinanderfolge von verschiedenen Arten von Klangvorgängen zu beobachten sind. Mit wenigen Ausnahmen sind die diskreten Elemente mit der *Art ihrer Produktion* verbunden und die kontinuierlichen Elemente mit dem *Platz der Artikulation*. In der folgenden Besprechung der Klangsegmente wollen wir die Begriffe „Segment-Typus“ und „Segment-Muster“ für diese zwei Gesichtspunkte verwenden.

Die beschränkte Nummer der physiologischen Funktionen innerhalb des Sprechmechanismus setzt eine natürliche Grenze für die Anzahl von verschiedenen *Segmenttypen*. Im Gleichklang mit der Theorie über die unterscheidenden Gesichtszüge von JAKOBSON et al. (35), jedoch mit einem breiteren Zweck als jener der phonemischen Analyse allein ist es möglich (17), die Klangsegment-Typen gemäß der Gegenwart von einem oder mehreren grundlegenden Elementen zu beschreiben, welche man als *Segment-Typus-Gesichtszüge* beschreiben mag. Die folgende Liste stellt einen vorläufigen Versuch zu einer solchen Klassifikation vor.

Segment-Typus-Eigenschaften

Quelleneigenschaften	1. Stimmbandton, 2. Geräusch, 3. Transient,
Resonator Qualitäten	4. Okklusiv, 5. Frikativ, 6. Lateral, 7. Nasal, 8. Vokal-artig, 9. Schnell-gleitend, 10. Langsam-gleitend.

Die *Quellenqualitäten* gehören zu der bestimmten Art der akustischen Schallwelle innerhalb des Stimmapparates und stellen somit die *Stimmgebung* in einem weiteren Sinne dar. Die *Geräuschqualität* bezieht sich auf zufällige Geräusche von wirbelnden Luftströmen durch enge Kanäle und an scharfen Hindernissen vorbei. Unter *Transients* meint man eine einzige Stoßerregung der vokalischen Höhlen in Folge eines plötzlichen Entladens eines Überdruckes oder wegen eines plötzlichen Bremsens eines Luftstromes an irgendeinem Hindernis innerhalb der Stimmhöhlen, einschließlich der Stimmlippen. In diesem Sinne ist die Stimmhaftigkeit mit einer Aufeinanderfolge von quasi-periodisch auftretenden Transienten identisch.

Im Breitband-Spektrogramm eines *stimmhaften Verschlußlautes* sieht man den Transient als eine zusätzliche vertikale Strichelung, welche mit den Tonhöhenpulsen nichtsynchron ist. Der Transientteil eines stimmhaften Verschlußlautes ist gewöhnlich von einem sehr schwachen Geräuschsegment gefolgt. In *stimmlosen Verschlußlauten* ist der Transientteil in typischer Weise von einem Geräuschsegment von vokal-ähnlicher oder geräuschlautiger Art gefolgt. Falls vorhanden, beginnt der vokal-ähnliche Teil später als der geräuschlautige Teil. In ein und demselben Klangsegment kann man jede Kombination dieser drei Quellenqualitäten auffinden. Das mögliche Hinzutreten von Resonanzqualitäten ist noch nicht völlig erforscht worden. Die häufigsten Kombinationen ergeben sich aus einem Wissen über die Sprachphysiologie.

Die *Resonator-Qualitäten* kann man auf dem Niveau der Sprachproduktion wie folgt beschreiben.

Korrelate der Spracherzeugung

4. *Okklusive:*	Kompletter Verschluß im Mund oder im Rachen.
5. *Frikative:*	Ein sehr enger Kanal für den Luftstrom in einer verengten Region von Mund oder Rachen.
6. *Laterale:*	Zentraler Verschluß kombiniert mit seitlichen Öffnungen in der Mundhöhle.
7. *Nasale:*	Die nasalen Höhlen sind mit dem Rest des Stimmsystems durch Senkung des Gaumensegels verbunden.
8. *Vokal-artige:*	Freier Durchtritt des Luftstromes durch den Rachen und die Mundhöhle.
9. *Schnell-gleitend:*	Die Artikulatoren bewegen sich mit hoher Geschwindigkeit innerhalb des Segmentes.
10. *Langsam-gleitend:*	Die Artikulatoren bewegen sich mit mäßiger Geschwindigkeit innerhalb des Segmentes.

In der Sprachwelle lassen sich die Korrelate der *Resonator-Qualitäten* wie folgt beschreiben.

4. *Okklusive:* Das Spektrum eines stimmhaften nicht-nasalen Verschlußlautes ist durch einen Formant $F1$ von sehr niedriger Frequenz F_1 (der Stimmstrich) dominiert. Mit erheblicher Hochfrequenz Vorbetonung läßt sich jedoch der Formant $F2$ und $F3$ entdecken.

5. *Frikative:* Spektren der stimmhaften Reibelaute können das gesamte Formantmuster hinauf bis zu $F4$ vorführen, aber mit weniger Intensität und einer tieferen Frequenz F_1 als

die vokal-artigen Klänge. Ein Reibelaut mit supraglottischer Geräusch-Quelle ist durch ein hochfrequentes Geräuschgebiet im Spektrum erkennbar. Verglichen mit einem vokal-artigen Klang von ähnlicher Artikulation, zeigt das reibelautige Spektrum eine größere Betonung der hohen Freqeunzen. Der typische Reibelaut ist ein Geräusch, dessen spektrale Energie hauptsächlich in Formanten von Höhlen vorderhalb der artikulatorischen Enge enthalten ist.

6. *Laterale:* Klangsegmente der lateralen Artikulation in Verbindung mit einer Stimmquelle besitzen die vokal-artige Qualität. Es zeigt sich jedoch eine Verminderung entweder der zweiten, dritten oder vierten Formantintensität zufolge des ersten Nulles in der gekoppelten Mundhöhle hinter der Zunge. Ein zusätzlicher hochfrequenter Formant tritt gewöhnlich auf. Der orale Bruch liefert eine typische Unterbrechung in der Verbindung zu einem folgenden Vokal. Das laterale Klangsegment ist allgemein, aber nicht immer, von tieferer Frequenz F_1 als ein folgender oder vorhergehender Vokal.

7. *Nasale:* Ein stimmhafter verschlußhafter Nasallaut, das *nasale Murmeln,* ist durch ein Spektrum charakterisiert, in welchem der Formant $F2$ schwach oder abwesend ist. Ein Formant von ungefähr 250 Hz dominiert das Spektrum, aber mehrere schwache hochfrequente Formanten kommen vor, einer typisch bei 2200 Hz. Diese hohen Formanten sind im allgemeinen schwächer als für die Laterallaute. Die Bandbreiten der nasalen Formanten sind gewöhnlich größer als für die vokal-artigen Klänge.

Stimmhafte vokal-artige Nasenlaute, die *nasalierten Vokale,* besitzen die nasalen Charakteristika als eine dem Vokalspektrum überlagerte Verzerrung. Typische Hinweise auf die Nasalierung sind der Zutritt der ersten nasalen Resonanz in der Region unter dem ersten Formanten eines vokal-artigen Klanges, sowie das gleichzeitige Abschwächen und Hörertreten in der Frequenz des ersten Formanten, also F_1.

8. *Vokal-artige Klänge:* Die F-Muster Formanten sind im Spektrum klar erkennbar. Im Falle der stimmhaften oder stimmlosen Vokalklänge mit einer glottischen Quelle ist es erforderlich, daß zumindest $F1$ und $F2$ erkennbar seien. $F3$ sollte man auch sehen, vorausgesetzt daß die Frequenzen F_1 und F_2 nicht an ihren extremen niederfrequenten Grenzen lokalisiert sind. Es ist eine spezifische Qualität von Lauten mit einer glottischen Quelle, daß die relativen Formanthöhen weitgehend von dem bestimmten F-Muster voraussagbar sind, also von den Lagen der Formantfrequenzen. Vokal-artige Geräuschlaute mit einer supraglottischen Schallquelle besitzen einen eher schwachen ersten Formanten F_1. Dies trifft namentlich zu, wenn (H)-Segmente mit der Zungenartikulation eines hohen Frontvokales gebildet sind. Eine prominente hochfrequente Geräuschgegend sollte im Klangspektrum nicht auftreten, es sei denn, daß die geräuschartige Qualität überlagert ist.

9. *Schnell-gleitend:* Das Spektrum ändert sich mit einer relativ hohen Geschwindigkeit innerhalb des Segmentes. Der erste Teil eines Vokales nach einem stimmhaften Verschluß oder Nasallaut ist durch einen raschen Wechsel in zumindest einer Formantfrequenz charakterisiert, zum Beispiel F_1. Der Übergang endet, wo der hauptsächliche Teil der Formanttransition vollendet ist.

10. *Langsam-gleitend:* Das Spektrum ändert sich mit einer relativ langsamen Geschwindigkeit, jedoch rascher als für eine bloße Verbindung von zwei Vokalen. Die Varianten der Laute (R), (L), (J) und (W) treten als solche Gleitlaute auf.

Die Gesichtszüge der *Segmentmuster* stellen sekundäre Qualitäten vor, welche mit den bestimmten Dimensionen der stimmlichen Höhle verwandt sind wie es durch den Ort der Lautbildung bedingt wird. Es gibt zwei grundlegende Kategorien zum Beschreiben des akustischen Gehaltes eines Lautsegmentes (16), nämlich das F-Muster und die spektrale Energie der Verteilung.

Das *Formantmuster* definiert man durch die Angabe der Frequenzen der vokalen Resonanzen, ungeachtet ob sie innerhalb des Segmentes aufscheinen oder nicht. In den stimmhaften Lauten umfaßt das F-Muster die Frequenzen F_1, F_2, F_3, könnte aber auch die Frequenzen der höheren Formanten einschließen.

Die Beschreibung des F-Musters innerhalb aufeinander folgender Segmente beschreibt in einzigartiger Weise die Übergänge der Formantfrequenzen, welche man als wichtige Hinweise für die Spracherkennung schätzt. Die *Verteilung der spektralen Energie* läßt sich durch eine schätzungsweise Angabe der Hüllkurve des Intensitäts-Frequenz-Spektrums definieren.

Unter anderen möglichen Kategorien der Spezifikation gibt es die *Z-Muster*, welche die Frequenzen der *Anti-Resonanzen* beschreiben. Die Charakteristika der primären akustischen Schallquelle sind auch von Interesse, nämlich als Korrelate der linguistischen Betonung. Voraussetzung dafür ist, daß man die Schallquelle von der Sprachwelle mit Hilfe von Spektrum-Paarung oder Antifilter-Methoden extrahieren kann. Die dynamischen Aspekte, also die zeitliche Abhängigkeit der obigen akustischen Kategorien mögen ebenfalls eingeschlossen werden. Die in der folgenden Beschreibung zusammengefaßten Qualitäten der Segmentmuster sind in den Ausdrücken der Formant-Muster und der spektralen Energieverteilung beschrieben.

Qualitäten der Segmentmuster

Artikulation	*Sprachwelle*
11. Zunge in Frontlage	$F_2 - F_1$ groß
a) Präpalatale Lage	F_2 hoch, F_3 maximal hoch
b) Mittelpalatale Lage	F_2 maximal hoch und nahe bei F_3
12. Retrahierte Zunge	$F_2 - F_1$ klein, F_1 relativ hoch
13. Mundöffnung enge	F_1 nieder
14. Lippen relativ geschlossen und vorgestülpt mit kleiner Lippenöffnung	$F_1 + F_2 + F_3$ niedriger als mit einer größeren Lippenöffnung und derselben Zungenartikulation. Eine zunehmende Lippenöffnung allein vermindert jeden der F_1, F_2, F_3, aber in verschiedenen Maßen und je nach der bestimmten Zungenlage. Die Wirkung auf F_3 ist in Fällen von präpalataler Zungenlage ausgesprochen.
15. Retroflex-Modifikation	
a) Alveolare Artikulation	F_4 tief und nahe bei F_3
b) Palatale Artikulation	F_3 tief und nahe bei F_2
16. Bilabialer oder labiodentaler Verschluß	F_2 in der Region von ungefähr 500—1500 Hz je nach der Zungenlage des benachbarten Vokales oder vokal-artigen Segmentes. Eine palatale Zungenlage bevorzugt eine hohe F_2. Das Geräusch-Spektrum des Reibelautes (*F*) ist allgemein flach und von niederer Intensität.
17. Interdentale Artikulation	F_2 liegt zwischen 1400—1800 Hz. Das Reibegeräusch für (*Th*) ist viel schwächer als für (*S*) und mit einem mehr kontinuierlichen Spektrum. Das Gravitätszentrum ist höher als für den labiodentalen Reibelaut (*F*).
18. Dentale oder präalveolare Artikulation	F_2 in der Gegend von 1400—1800 Hz, F_3 ist hoch. Das Reibegeräusch ist stark. Der Hauptteil der (*S*)-Energie ist oberhalb von 4000 Hz. Die Abschnittsfrequenz ist niedriger für alveoläre als für dentale Laute.
19. a) Palatale retroflexe Artikulation	F_3 ist tief. Das Reibegeräusch ist von großer Intensität und von F_3 und F_4 getragen.
b) Palatale Artikulation mit gesenkter Zungenspitze	F_2 und F_3 sind hoch. Ein starkes Reibegeräusch ist auf $F3$ und $F4$, aber auch auf $F2$ zentriert, vorausgesetzt daß der Zungenengpaß genügend weit ist. Die tiefere Frequenzgrenze für (Tsch) ist höher als für retroflexe Laute.

20. Velare und pharyngeale Artikulation	F_2 ist mittelhoch oder tief. Ein großer Teil des Reibegeräusches ist von $F2$ getragen. Das Formantmuster ist klar sichtbar, außer Fl.
21. Laryngeale Schallwelle	Das gesamte F-Muster ist sichtbar, einschließlich Fl.

Das Vorkommen von komplizierten Artikulationen muß im Auge behalten werden. Das auffallendste Beispiel wie oben erwähnt ist die Freiheit der Zunge, jede Stellung während des Lippenschlußes einzunehmen, weshalb das F-Muster der Lippenlaute variabel ist. Für Zahnlaute ist der Zungenrücken teilweise frei, um sich der hinteren Rachenwand zu nähern, welches F_2 erniedrigt und F_1 erhöht. Dies ist der Fall mit dem „dunklen“ (L). Der artikulatorische Gegensatz zwischen einem weiten und unbehinderten sowie einem engen und geteilten Rachen ist das Gegenstück der Unterschiede zwischen den harten und weichen russischen Konsonanten. Dem entspricht der akustische Unterschied zwischen einem hohen und niederen F_2.

b) Anwendung der Segmentations-Methoden

Die Segmentierung der Sprache in einer Aufeinanderfolge von minimalen Einheiten auf Grund ihrer akustischen Typologie oder der unterliegenden Vorgänge der Sprachbildung ist keineswegs eine unzweifelhafte Operation. Die Prinzipien der Segmentation müssen noch an einem größeren Sprachmaterial erprobt werden. Andersartige Lösungen jedoch würden im allgemeinen nicht die phonetische oder phonemische Transkription beeinflußen, solange sie auf Lautsegmenten als minimale Einzelheiten beruhen.

Im allgemeinen ist ein Phonem oder ein Sprachlaut in der Struktur von mehreren aufeinanderfolgenden Klangsegmenten enkodiert (43, 49). Umgekehrt enthält jedes Lautsegment im allgemeinen Information über die Identität von mehreren aufeinanderfolgenden Phonemen oder Sprachlauten. Das Zuweisen von endgültigen perzeptuellen Zeitgrenzen an ein Phonem ist willkürlich in dem Sinne, daß die ins einzelne gehenden und verwickelten Experimente mit Synthese und Verzerrung nötig sind. Von einem perzeptuellen Gesichtspunkt gibt es eine sequentielle Überschneidung zwischen den Phonemen (71) und die Grenze eines Phonemes ist nicht notwendigerweise auf eine Segmentgrenze beschränkt.

Jedweder Versuch zum Sammeln von *zeitlichen Daten* von Sprachaufzeichnungen sollte sich deshalb auf die Lautsegmente konzentrieren. Man könnte vereinbaren, daß die physikalische Dauer eines Phonemes als die Summe der Dauern von jenen Segmenten spezifiziert wird, welche mehr mit dem betrachteten Phonem verwandt sind als mit den benachbarten Phonemen. Deshalb weist man jedes Segment bloß einem einzigen Phonem zu und die aufeinanderfolgende Überschneidung ist vermieden. Die bisher berichteten experimentellen Studien über die Dauer von Sprachlauten oder Phonemen beruhten auf solchen Überlegungen, obwohl dies nicht ausdrücklich betont war und obwohl rationelle Gründe zum Definieren der Grenzen oft fehlten. Mit solchen Konventionen ist die perzeptuelle Überschneidung als der Einfluß des Konsonanten auf den benachbarten Vokal formuliert und umgekehrt.

Ein stimmloser Verschlußlaut mag als das erste Beispiel dienen. Laut Konvention sind die dem Verschlußlaut zugeordneten Klangsegmente diejenigen des

Verschlusses und des „*Ausbruches*". In unserer Terminologie könnte der Ausbruch zumindest aus drei aufeinanderfolgenden Segmenten bestehen (16). Das erste ist ein Übergangssegment, das zweite ist ein Geräuschsegment von Reibelautart, und das dritte Segment ist ein Geräuschsegment vokalischer Art, welches ein Formantmuster ähnlich dem folgenden Vokal oder anderen Laut zeigt. Häufig sieht man ein Überschneiden der zwei letzteren Segmente. Dies läßt sich durch das Einführen eines vierten Segmentes vermeiden. Das dritte Segment eines vokalischen Geräuschtypus könnte von einem artikulatorischen Gesichtspunkt dem folgenden Vokal zugewiesen werden (24). Dieser Ansicht schließen sich aber im allgemeinen die Untersucher nicht an. Der dem Verschluß vorhergehende und folgende Laut würde im allgemeinen in gewissem Maße zur Identität des Konsonanten beitragen. Diese beiden umrahmenden Laute gehören jedoch nicht zur zeitlichen Dauer des Konsonanten unter Betrachtung.

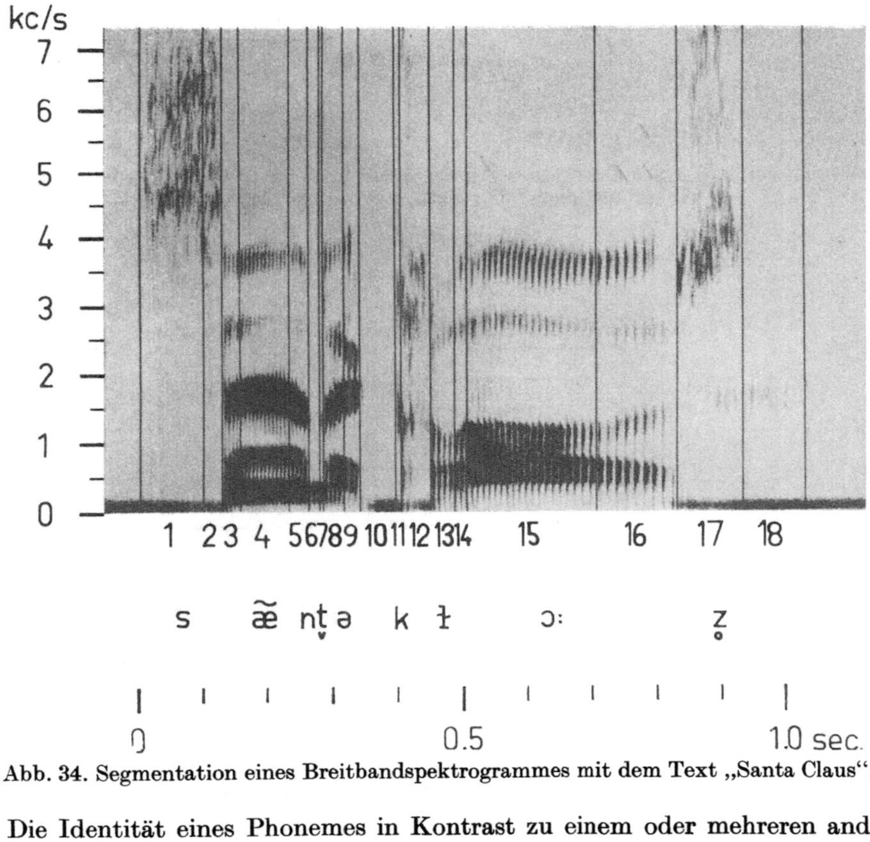

Abb. 34. Segmentation eines Breitbandspektrogrammes mit dem Text „Santa Claus".

Die Identität eines Phonemes in Kontrast zu einem oder mehreren anderen Phonemen, welche im selben Zusammenhang auftreten könnten, wird häufig von einem einzigen Typus der Musterqualität getragen, welche sich über mehrere Lautsegmente einer Äußerung erstreckt. Ein allgemeines Beispiel ist die niedere Frequenz von F_3, welche die linguale Retroflexion anzeigt wie im Phonem (*R*) der allgemeinen amerikanischen Aussprache. Dabei handelt es sich um eine Musterqualität. Die verlängerte Periodizität in mehreren benachbarten Lautsegmenten, wie sie für stimmhafte Laute typisch sind, bedeuten eine Qualität des Segmenttypus.

Im allgemeinen ist jedes Phonem in seiner Beziehung zu allen anderen Phonemen einer bestimmten Sprache in einzigartiger Weise durch eine Anzahl von mehr oder weniger gleichzeitigen Segmentqualitäten definiert, welche dem unterscheidenden Zweck dienen. Die zeitliche Ausdehnung jeder dieser Qualitäten ist im allgemeinen nicht die gleiche, indem sich einige Qualitäten über mehrere Segmente ausdehnen und andere bloß über ein einziges Segment allein.

Wir haben nun die Methoden der Segmentation auf die Äußerung des englischen Satzes „Santa Claus" angewendet. Abb. 34 zeigt die Segmentgrenzen in dem zugehörigen Spektrogramm. Die Assoziationen der Segmente mit den Typusquali-

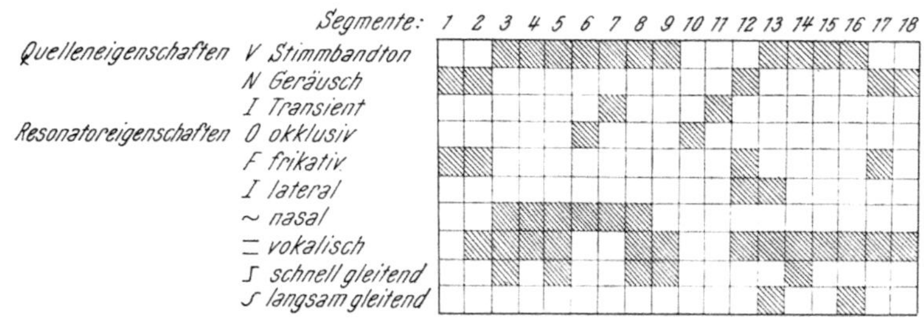

Abb. 35. Klassifikation der akustischen Segmente desselben Satzes wie in der vorhergehenden Abbildung gemäß den segmenttypischen Qualitäten.

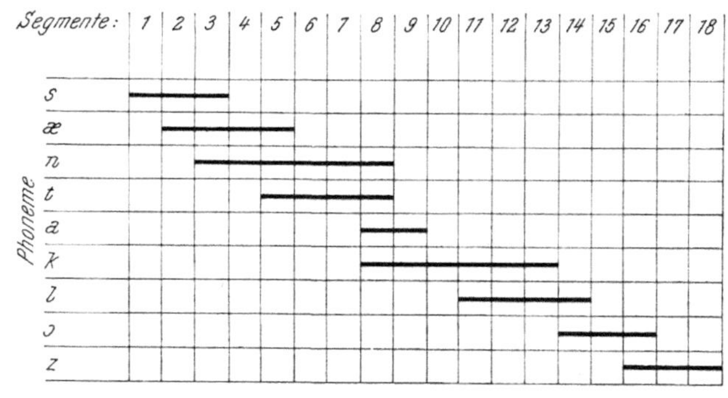

Abb. 36. Geschätzte Abhängigkeit der Phonemsegmente in dem Satz der Abb. 34.

täten sind in Abb. 35 gezeigt und jene mit den Phonemen in Abb. 36. Wir haben es aber unterlassen, die relative Wichtigkeit jedes dieser verschiedenen Segmente zu betonen.

Es wird nicht behauptet, daß das Ausarbeiten dieser Äußerung unzweideutig wäre. Die Transkription durch die Wahl der phonetischen Symbole unter dem Spektrogramm ist nach dem Gehörten ausgeführt, obwohl man immer versucht ist, diese Wahl durch eine physiologische Auslegung des Spektrogrammes zu beeinflussen. Vom Standpunkte der Sprachproduktion hätte man derart das (T) durch ein nasalisiertes (D) umschreiben können und das auslautende stimmhafte (Z) als ein stimmloses (S) wegen des überlagernden Aspirationselements des zweiten Formanten, welcher mehr hervorsticht als von einem (S)-Laut zu erwarten wäre.

Die *Koartikulationseffekte* sind augenscheinlich, zum Beispiel in der Ausdehnung der nasalen Segmentqualität in der Form eines geteilten $F1$ über die gesamte Dauer des ersten Vokales und die halbe des zweiten. Es ist nicht völlig klar, wieviel des (*K*) mit dem (*L*) koartikuliert ist. Laut Truby (71) findet man häufig das gänzliche (*K*) eines (*KL*)-Klumpen lateralisiert.

Viel Arbeit ist noch zu leisten in bezug auf die vergleichende Studie von Spracherzeugung mit den Sprachwellen der menschlichen und synthetischen Sprache bevor wir die Möglichkeiten der akustischen Sprachaufzeichnungen als eine Dokumentation der Vorgänge in der Spracherzeugung voll auswerten können (43, 49, 50).

c) Modelle des Ansatzrohres

Die theoretischen Hilfsmittel zum *Vorhersagen der Eigenschaften von Sprachwellen* aus dem Wissen über die physiologischen Tatsachen der Spracherzeugung im allgemeinen, und aus den Ausmaßen der stimmlichen Höhlen im besonderen, sind bereits derart fortgeschritten (16, 18, 27, 45, 67, 69, 72, 73), daß sie sich für alle Kategorien der Sprachlaute eignen. Die *Filterfunktion* der Stimmhöhlen ist gut verständlich. Ebenso ist die Theorie über den Mechanismus der Stimmquelle ziemlich gut festgelegt. Hingegen ist die Theorie der Geräuschquellen weniger gut festgelegt und unser Wissen auf diesem Gebiet ist hauptsächlich empirischer Natur.

Die rein korrelativen Untersuchungen von Sprachwellen-Mustern mit gleichzeitiger Artikulation können derart durch eine theoretische Berechnung des Mechanismus für die Spracherzeugung bestätigt werden. Der einfachste Weg für solche Vorhersagen bedient sich der *Geräte zur Sprachsynthese*, welche elektrische Analoga des Ansatzrohres darstellen (12, 68).

Die meisten Untersuchungen von *Ansatzrohr-Modellen* beschäftigten sich mit Veränderungen der Resonanzfrequenzen als eine Funktion der Modell-Ausmaße, namentlich von drei Parametern: 1. der Ort und 2. die Durchschnittsfläche der lingualen Verengung und 3. die Durchschnittsfläche an den Lippen (16, 67). Tiefergehende Untersuchungen über die Vorhersage von spektralen Hüllkurven der Vokale, Laterale, Nasale, Verschlußlaute und Reibelaute sind ebenso durchgeführt worden (16).

Nachzeichnungen von *Röntgenbildern der schwedischen Vokale* sind in Abb. 37 gezeigt. Obwohl sie keine direkte Verbindung mit den synthetischen Vokalspektren in der Abb. 38 aufweisen, ist es von gewissem Interesse, eine artikulatorische Tafel und eine akustische Tafel zu betrachten. Jede umfaßt eine repräsentative Anzahl von Beispielen im Raume der spezifischen Sprachbeschreibung. Die allgemeinen Regeln wie im Abschnitt 3a dargestellt lassen sich hier verfolgen. Dazu gehören die Zunahme von F_1 mit zunehmender Öffnung von Mund und Lippen, das Abnehmen von F_2 zu F_1 als Folge der zurückgezogenen Zunge und die Abnahme von F_1, F_2 und F_3 mit überlagerter Lippenrundung.

Die Beziehungen zwischen den Mustern von Formantfrequenzen und Formantlagen sowie von anderen Eigenschaften der spektralen Form (vergleiche Abschnitt 2b) gehen aus der Abb. 38 hervor. Man sieht zum Beispiel die ansteigende Lage von $F3$ und $F4$ als eine Funktion der Zunahme in den Formantfrequenzen F_1 und F_2.

Die Beziehungen zwischen den *Konfigurationen des Ansatzrohres* und den entsprechenden Frequenzen von Resonanzen oder Formanten lassen sich aus der Verteilung der stehenden Wellen von Druck oder Volumgeschwindigkeit innerhalb

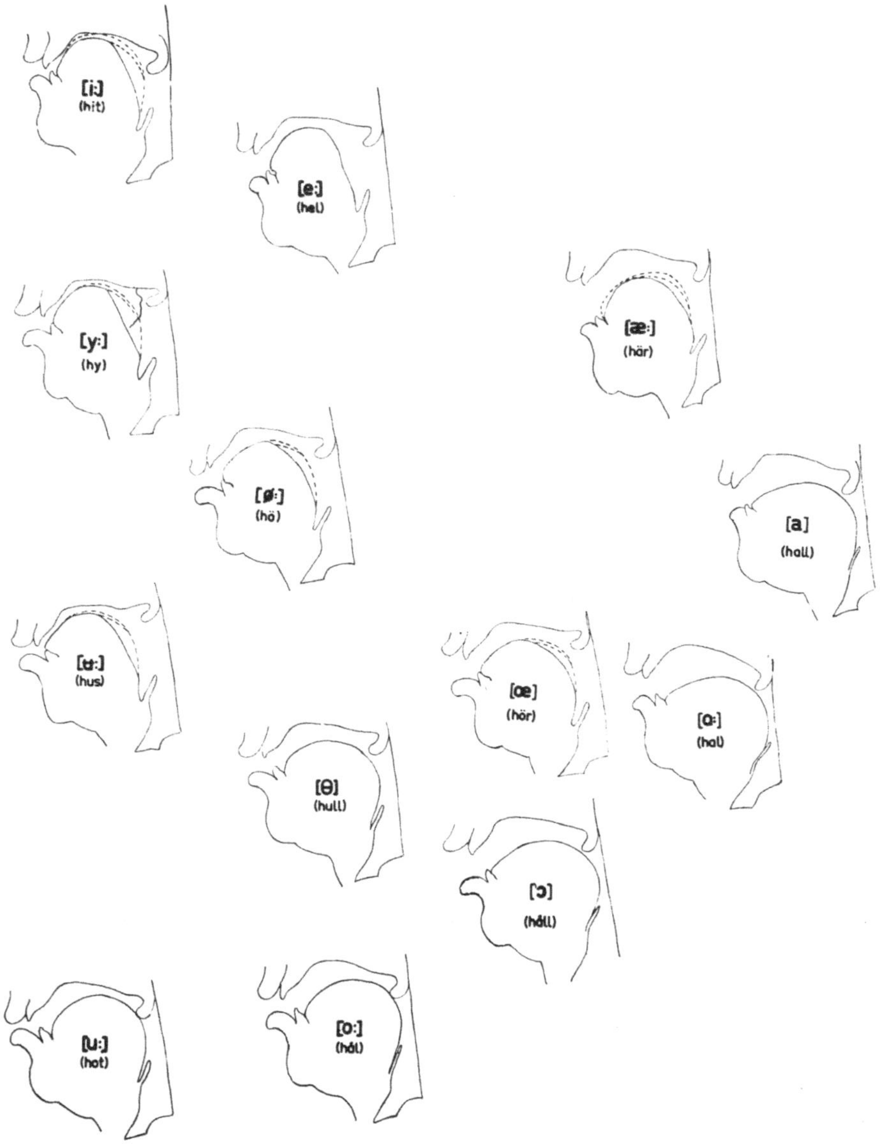

Abb. 37. Röntgen-Skizzen der schwedischen Vokale wie in Abb. 38, gemäß der ansteigenden F_1 (rechts) und ansteigenden F_2 (aufwärts).

→

Abb. 38. Spektren auf einer annähernden mel Skala von synthetischen Vokalen in der Ordnung gemäß den besonderen F_1 und F_2. Die Veränderungen in der Spektralform und in den Formantlagen folgen einer Verschiebung in einer oder mehrerer der Formantfrequenzen.

Abb. 39. Verteilungsmuster von stehenden Wellen der Volumengeschwindigkeit für jede der ersten vier Resonanzen innerhalb eines einfachen Rohres zur Darstellung des Ansatzrohres (nach CHIBA und KAJIYAMA, 1941).

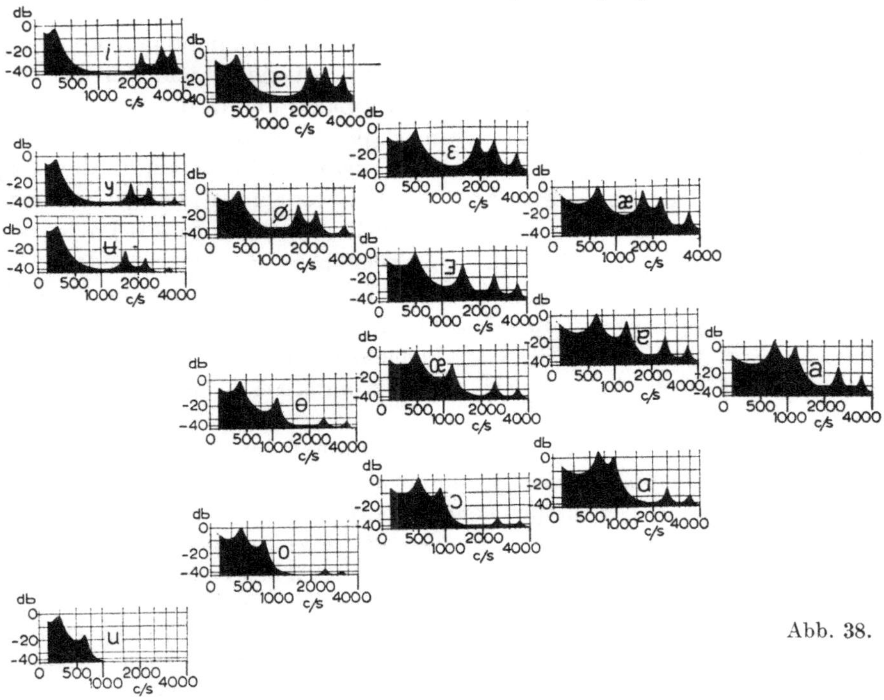
db
0
-20
-40
0
500
1000
2000
c/s
4000
i
e
ɛ
æ
y
ø
ʉ
ɜ
ɐ
a
œ
ɵ
ɑ
ɔ
o
u

Abb. 38.

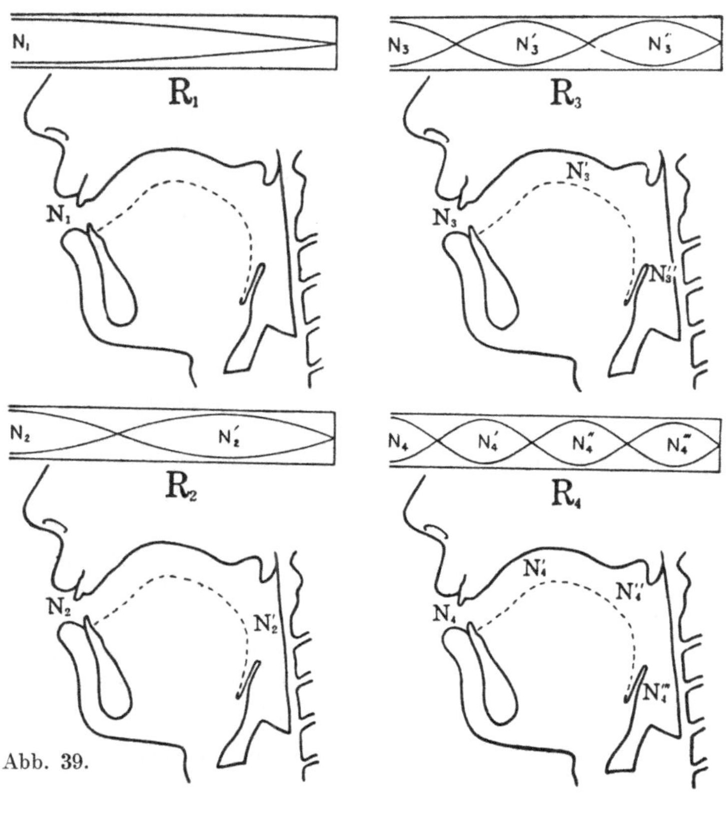
N₁
R₁
N₂
N′₂
R₂
N₃
N′₃
N″₃
R₃
N₄
N′₄
N″₄
N‴₄
R₄

Abb. 39.

eines einfachen Rohres mit den Eigenschaften von Stimmhöhlen in neutraler Artikulation qualitativ erschließen oder zumindest mit ihnen korrelieren (5). Für alle Formantfrequenzen gibt es ein Druckmaximum an der Stimmritze und ein Druckminimum an den Lippen. Dementsprechend zeigt die Verteilung von Volumgeschwindigkeit bei jeder Resonanzfrequenz ein Maximum an den Lippen und ein Minimum an der Stimmritze. Bei der Frequenz F_1 verändert sich die räumliche Verteilung der Volumgeschwindigkeit oder des Druckes im Rohr entsprechend dem Muster eines Viertels der Wellenlänge. F_2 entspricht dem Muster von Dreiviertel einer Wellenlänge, F_3 dem Muster von fünf-Vierteln der Wellenlänge usw. Vorausgesetzt daß die effektive Länge des Rohres samt Endkorrektur 17,5 cm beträgt, werden die Resonanzfrequenzen bei 500, 1500, 2500 Hz usw. auftreten. Laut Abb. 39 definiert diese Kombination einen synthetischen neutralen Vokal (ɜ) (13).

Wenn dieses *neutrale Rohr* an einem Maximum der Volumgeschwindigkeit verengt wird, daß heißt an einem Minimum von Druck, dann erfolgt ein Tiefertreten in der Frequenz der entsprechenden Resonanz. Wie zu erwarten, setzt das Druckminimum an der Verengung voraus, daß die verteilte Kapazitanz in dieser Gegend im Vergleich mit der Induktanz klein ist. Folglich bedeutet eine Veränderung des Querschnittes tatsächlich eine Veränderung der Induktanz. Daraus ergibt sich eine einfache Regel. Die Verengung des Ansatzrohres am Orte eines Maximum der Volumgeschwindigkeit verursacht ein Tiefertreten der entsprechenden Resonanzfrequenz. Ebenso bewirkt eine Verengung am Minimum der Volumgeschwindigkeit ein Höhertreten der entsprechenden Resonanzfrequenz.

d) Nasalierung

Die beschreibende Analyse der Sprache auf einer akustischen Grundlage und damit die Konstruktion eines *automatischen Systems zum Verfolgen der Formanten* wäre eine viel einfachere Aufgabe, wenn wir uns nicht mit den komplizierten Mustern der nasalierten Lautsegmente plagen müßten. Untersuchungen mit Modell-Analoga in bezug auf die Auswirkung eines nasalen Kanals zusätzlich zum hauptsächlichen oralen Weg durch das Ansatzrohr erbrachten Ergebnisse (16, 27, 30, 33), welche zum Teil mit spektrographischen Messungen übereinstimmen. Die Schwierigkeiten mit diesem Vorgehen beruhen auf dem verläßlichen Messen der Ausmaße und Oberflächen der Nasenhöhlen. Die erheblichen individuellen physiologischen Variationen sind für die wechselnden Bilder in den spektrographischen Korrelaten verantwortlich.

Auf den gewöhnlichen lateralen Röntgenprojektionen ist es oft schwierig zu unterscheiden, ob das velopharyngeale Ventil offen ist oder nicht. Tomographische Methoden liefern Bilder mit schärferem Kontrast und dienen zur Vorlage eines Querschnittsbildes der Gaumenklappe. Ein Beispiel (1) einer lateralen Projektion ist in Abbildung 40 gezeigt. Es scheint hier etwas zweifelhaft, ob das erhobene Gaumensegel kompletten Abschluß erzielt oder nicht. Untersuchungen in Schweden (1, 48) mit Hilfe der Röntgen-Kineradiographie samt synchronisierten spektrographischen Aufnahmen für die Untersuchung von *normaler Sprache und Gaumenspaltensprache* mag wie folgt zusammengefaßt werden.

1. Die Beziehung zwischen der beobachtbaren *Weite* des velopharyngealen Ganges und der *querschnittlichen Fläche* dieses Ganges ist für Weitenmessungen über 2 mm ungefähr

linear. Diese Beziehung bedeutet einen Flächenzuwachs von ungefähr 30 mm² mit je einem mm Zuwachs an velopharyngealer Weite.

2. Mit normaler Sprache beträgt die durchschnittliche *Dauer der Gaumenbewegungen* von geschlossen zu offen 0,13 sec. Der gegensätzliche Übergang des Verschlusses beansprucht im Durchschnitt 0,16 sec.

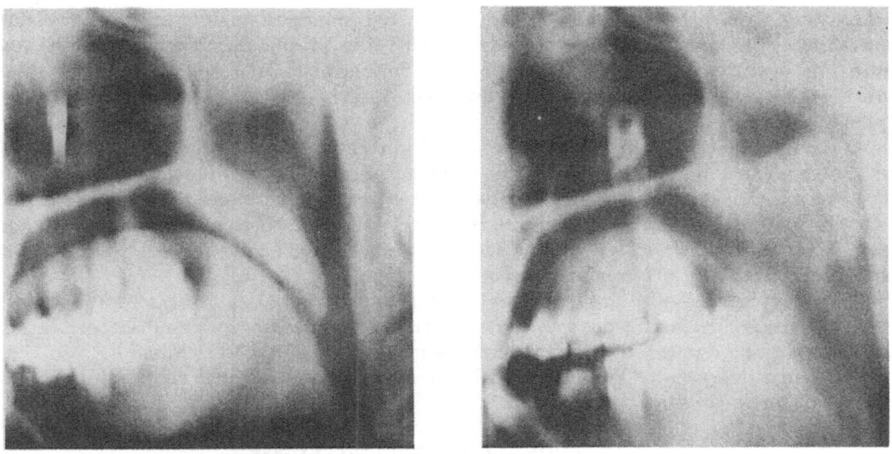

Abb. 40. Tomographische Röntgenbilder zeigen das Gaumensegel in einer gesenkten und gehobenen Stellung (nach L. Björk).

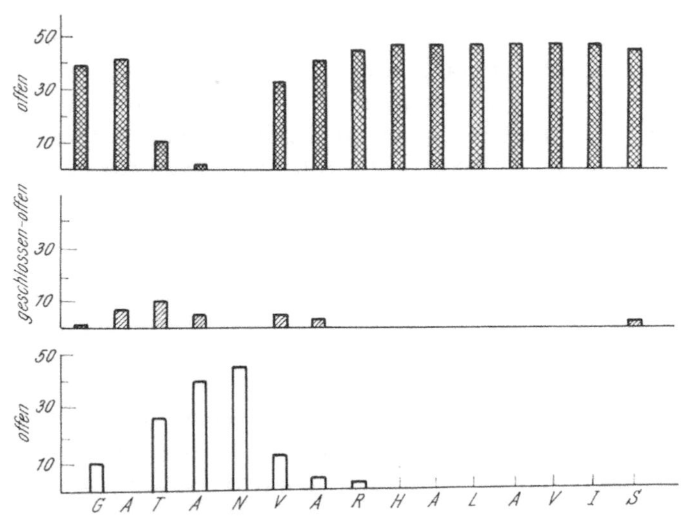

Abb. 41. Diagramm der Anzahl von Versuchspersonen mit offener oder geschlossener Gaumenklappe innerhalb jedes aufeinander folgenden Sprachlautes des schwedischen Satzes „Gatan var hal av is". Das Gaumensegel senkt sich wesentlich vor dem nasalen Konsonanten (N) und hebt sich unmittelbar nach dem Ende des (N). (Nach L. Björk.)

3. Die *Raschheit der Gaumenbewegungen* verändert sich nicht in proportionaler Weise mit der allgemeinen Redegeschwindigkeit, sondern ist gewöhnlich weniger veränderlich. Wenn man langsame, normale und rasche Redegeschwindigkeiten mit einer gesamten Lautdauer von 0,1 bzw. 0,2 und 0,3 sec. mit den Gaumenbewegungen vergleicht, wurden die entsprechenden Veränderungen in den Proportionen von 0,1, 0,13 und 0,16 sec. gefunden.

4. Die *assimilierte Nasalität* auf beiden Seiten eines nasalen Konsonanten in laufender Sprache beeinflußt einen größeren Teil des Sprechens *vor* dem nasalen Konsonanten als in seiner Nachfolge (Abb. 41). Sogar die stimmlosen Verschlußlaute und Reibelaute mögen bis zu einem gewissen Grade betroffen sein, jedoch ohne größeren Einfluß auf die Qualität der Sprache laut dem Urteil von erfahrenen Zuhörern.

5. Der Einfluß einer *leichten Nasalierung* zufolge einer velopharyngealen Koppelungsfläche in der Größe von 60 mm² ist für die normale Sprache in Segmenten nahe den nasalen Konsonanten physiologisch. Akustisch drückt sich dies primär durch die Verminderung des ersten Formantniveaus gegenüber den anderen Formanten aus. Des weiteren treten zusätzliche Formanten und spektrale Minima auf. Das Aufsplittern des ersten Formanten in zwei Gipfel ist ein typischer Effekt.

6. Extrem *hohe Grade der Nasalierung* sind mit einer Annäherung des Gaumensegels an den Zungengrund verbunden, wobei die velopharyngeale Koppelungsfläche 250 mm² groß ist. Die nasale Resonanz äußert sich durch ein Tiefertreten der Frequenz des ersten Formanten und eine relative Verminderung der Lagen des zweiten und dritten Formanten. Der *zusätzliche Verschluß der Nasenlöcher* führt wieder zu einem Ansteigen der relativen Lage des ersten Formanten durch Niederfrequenzresonanz.

7. Der typische Gesichtszug in Spektrogrammen von *Gaumenspaltenträgern* ist die Verminderung in der Intensität des zweiten und dritten Formanten in stimmhaften Lauten und die Verminderung der Intensität der stimmlosen Reibelaute und Verschlüsse.

8. Ungünstig operierte Patienten mit kaum annehmbarer Sprache zeigten unregelmäßige und ungenügende Gaumenbewegungen.

e) Methoden der Sprachsynthese

Die Bedeutung der *Sprachsynthese* liegt nicht bloß in den potentiellen Möglichkeiten der analytisch-synthetischen Telephonie und in anderen technischen Anwendungen wie die Umwandlung von Schrift in die orale Sprache. Vielmehr ist in der allgemeinen Sprachforschung die Methode der synthetischen Sprache eine unserer ergebnisreichsten Geräte zum Erforschen der Beschränkungen und allgemeinen Regeln des Sprachverständnisses. Die Sprachsynthese mit Hilfe von artikulatorisch kodifizierten elektrischen Analog-Modellen des Ansatzrohres, welche man ,,konfigurationelle Analoga" nennen könnte, ist in einer weiteren Hinsicht von beträchtlicher Hilfe: im Ableiten der allgemeinen Regeln zum Übersetzen von Messungen aus Sprachwellen auf artikulatorische Daten und umgekehrt (16, 67, 59).

Die Forschung in den Haskins Laboratorien in New York (7, 8, 9, 41, 42) mit Hilfe der *Muster-Rückspiel* Geräte bedeutet eine der wichtigsten Beiträge zu unserem Wissen des Sprachverstehens. Der dort entwickelte klassische Syntheseapparat PB II besteht in der Darstellung der zu synthesierenden Sprache in der Form von vereinfachten spektrographischen Mustern, welche auf einen plastischen Gürtel gezeichnet werden. Während des Rückspielens werden diese graphischen Muster mit Hilfe eines Umkehrungsprozesses der optischen Signale in elektrische übertragen. Dieses System liefert eine künstliche Sprache mit einer völlig monotonen Tonhöhe, welche aus harmonischen Obertönen zu einem Grundton von 120 Hz besteht.

Das bekannteste Ergebnis dieser Forschung ist die Auswertung der *Formantübergänge* (9) als Anhaltspunkte für die Unterscheidung zwischen Phonemen mit einem verschiedenen Artikulationsort. Ferner ergaben diese Studien ein komplettes Inventar von primären Regeln für die Sprachsynthese ohne ein menschliches Modell (42). Das Beispiel eines typischen synthetischen Musters der Verbindung eines Verschlußlautes mit dem Vokal (*A*) sowie von Nasallauten mit dem Vokal

(*A*) sind in Abb. 42 gezeigt. Hier ist die bestimmte Artikulationsweise, also stimmloser Verschluß, stimmhafter Verschluß, oder Nasallaut, durch die spezifische Musterform im anfänglichen Teil des Stimulus angedeutet. Dagegen wird die

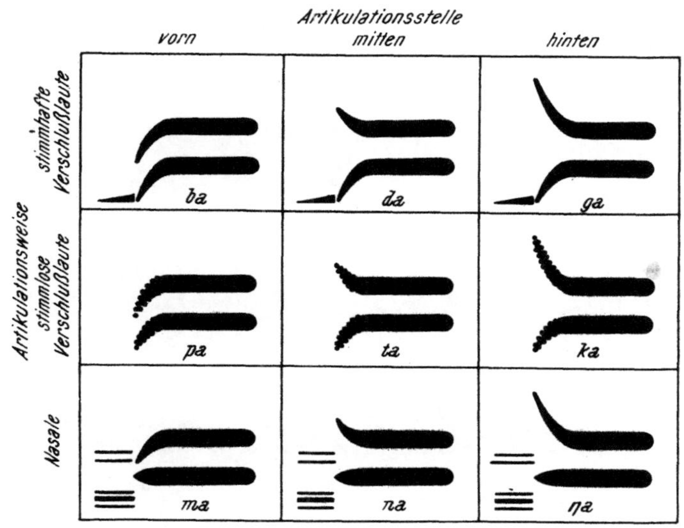

Abb. 42. Spektrographische Muster schildern die Hinweise auf Transitionen für die Verschlußlaute und nasalen Konsonanten im Anlaut mit dem Vokal (A). Die punktierten Anteile in der zweiten Reihe zeigen die Gegenwart von Geräusch (Aspiration) anstelle der Obertöne an (nach A. M. Liberman, 1957).

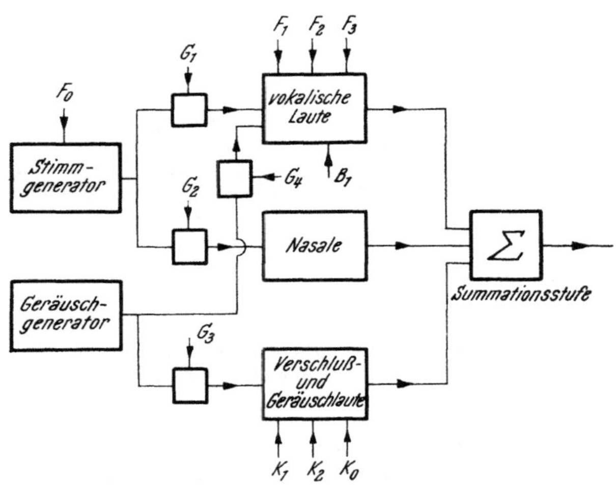

Abb. 43. Schaltplan des Apparates zur Sprachsynthese OVE II.

Artikulationsstelle durch den offensichtlichen Anfangspunkt der zweiten Formanttransition signalisiert.

Die in den Haskins Laboratorien abgeleiteten Regeln sind zunächst auf deren besondere Art von synthetischer Sprache anwendbar. Sie sind aber auch von grundsätzlichem Wert für das Verstehen der verschiedenen Anhaltspunkte während des Erkennens von menschlicher Sprache. Die Stärke aber auch die Begrenzung dieser Experimente ist die Einfachheit der verwendeten synthetischen Muster. Es wäre begrüßenswert, wenn ähnliche Arbeiten sich solcher Syntheseapparate bedienen würden, welche eine noch menschenähnlichere Sprache liefern könnten.

Das Programm für Sprachsynthese an der Technischen Hochschule in Stockholm (20, 22) beruht auf Synthesemaschinen von dem *artikulatorisch-kodifizierten*

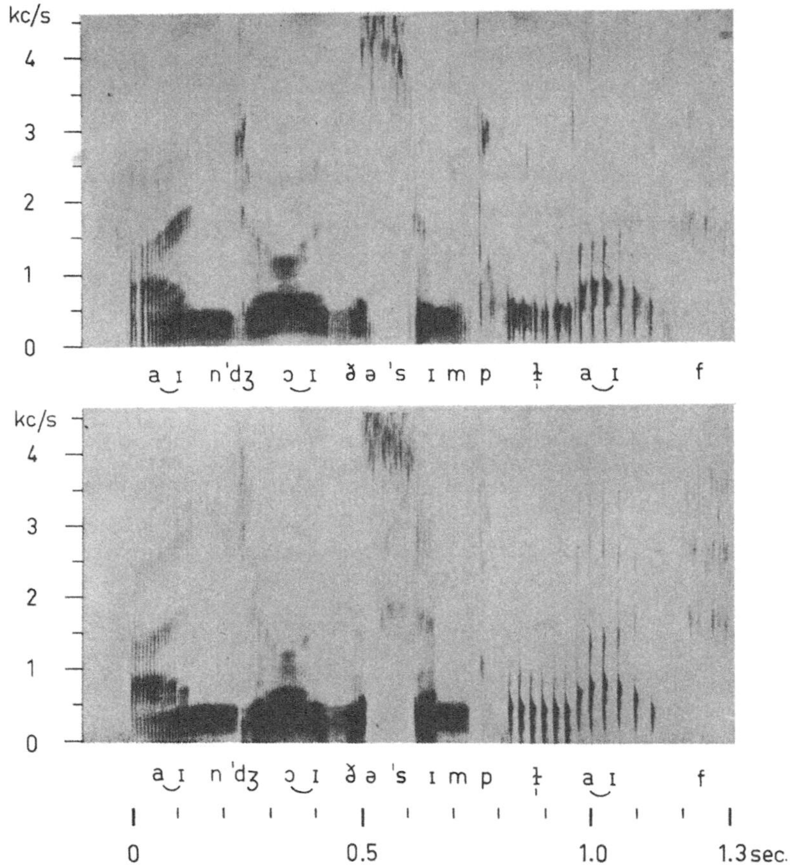

Abb. 44. Breitband-Spektrogramme von natürlichen und synthetischen Beispielen des Satzes „I enjoy the simple life" mit der OVE II Synthese.

Typus, LEA (16) und dem *formantkodifizierten* Typus OVE II (22) und OVE III. Die Arbeit mit OVE II (Abb. 43) zielte hauptsächlich auf die Verbesserung in der Natürlichkeit der synthetischen Sprache, so daß man menschliche Sprache mit einem hohen Grad der Genauigkeit simulieren könnte. Gewisse Fortschritte in dieser Richtung wurden erzielt und das Programm wird allmählich erweitert, um Forschungen der Spracherkennung einzuschließen. Spektrogramme von menschlicher Sprache und ihrer synthetischen Kopien durch den OVE II sind in Abb. 44 beispielartig wiedergegeben. Ähnliche Projekte für Sprachsynthese in USA und England (40) wurden von F. Cooper beschrieben (6).

Literatur

Phonetik und Sprachforschung

1. Björk, L.: Velopharyngeal function in connected speech. Studies using tomography and cineradiography synchronized with speech spectrography. Thesis work. Acta Radiol. Suppl. 202 (Stockholm, 1961), 94 pp. (From the Dept. of Diagnostic Radiology of the University Hospital, Uppsala, Sweden, and the Speech Transmission Laboratory of the Royal Institute of Technology (KTH), Stockholm, Sweden.). — 2. Björk, L., B. Nylén, A. Møller, and G. Fant: Velopharyngeal function in connected speech. Speech Transmission Laboratory Quarterly Progress and Status Report (STL-QPSR-1/1961), 13—14.

3. Carmody, F. J.: X-ray studies of speech articulation. University Calif. Publ. in Mod. Philology. 20: No. 4 (1937). — 4. Cherry, C., M. Halle, and R. Jakobson: Toward a logical description of languages in their phonemic aspects. Language. 29: 34—46, 1953. — 5. Chiba, T., and M. Kajiyama: The vowel — its nature and structure. (Tokyo, 1941.). — 6. Cooper, F. S.: Speech synthesizers. Proc. of the IV Int. Congr. of Phon. Sciences, Helsinki, p. 3—1 ('s-Gravenhage, 1962.). — 7. Cooper, F. S., P. C. Delattre, A. M. Liberman, J. M. Borst, and L. J. Gerstman: Some experiments on the perception of synthetic speech sounds. J. Acoust. Soc. Amer. 24: 597—606, 1952.

8. Delattre, P. C., A. M. Liberman, and F. S. Cooper: Voyelles synthétiques à deux formantes et voyelles cardinales. Maître Phonétique. 96: 30—36, 1951; 9. Acoustic loci and transitional cues for consonants. J. Acoust. Soc. Amer. 27: 769—773, 1955. — 10. Dieth, E.: Vademekum der Phonetik. (Bern, 1950.)

11. Faaborg-Andersen, K.: Electromyographic investigation of intrinsic laryngeal muscles in humans. (Copenhagen, 1957). — 12. Fano, R. M.: The information theory point of view in speech communication. J. Acoust. Soc. Amer. 22: 691—692, 1950. — 13. Fant, G.: On the predictability of formant levels and spectrum envelopes from formant frequencies. For Roman Jakobson. ('s-Gravenhage, 1956), 109—120; — 14. Modern instruments and methods for acoustic studies of speech. Acta Polytech. Scand. 246/1958, 84 pp.; also publ. in Proc. of VIII Int. Congr. of Linguists Oslo, 282—358. (Oslo, 1958); — 15. Acoustic analysis and synthesis of speech with applications to Swedish. Ericsson Technics. 15: 1—106, 1959; — 16. Acoustic theory of speech production ('s-Gravenhage, 1960); — 17. Descriptive analysis of the acoustic aspects of speech. Logos, 5: 3—17, 1962; — 18. Formants and cavities. Proc. of the V Int. Congr. of Phon. Sciences, Münster, 120—141. (Basel, 1965); — 19. Sound, features and perception. Speech Transmission Laboratory Quarterly Progress and Status Report (STL-QPSR-2-3/1967), 1—14; also to be publ. in the Proc. of the VI Int. Congr. of Phon. Sciences, Prague 1967; — 20. Analysis and synthesis of speech processes. A chapter prepared for Manual of Phonetics (ed. B. Malmberg). ('s-Gravenhage, 1968). — 21. Fant, G., and K. N. Stevens: Systems for speech compression. Fortschritte der Hochfrequenztechnik, 5: 229—262. (Frankfurt am Main, 1960). — 22. Fant, G., and J. Martony: Speech synthesis. Speech Transmission Laboratory Quarterly Progress and Status Report (STL-QPSR-2/1962), 18—24. — 23. Fant, G., J. Ondráčková, J. Lindqvist, and B. Sonesson: Electrical glottography. Speech Transmission Laboratory Quarterly Progress and Status Report (STL-QPSR-4/1966), 15—21. — 24. Fischer-Jørgensen, E.: Acoustic analysis of stop consonants. Misc. Phonetica. 2: 42—59, 1954. — 25. Flanagan, J. L.: Difference limen for vowel formant frequency. J. Acoust. Soc. Amer. 27: 613—617, 1955. — 26. Fry, D. B.: Duration and intensity as physical correlates to stress. J. Acoust. Soc. Amer. 27: 765—768, 1955. — 27. Fujimura, O.: Analysis of nasal consonants. Massachusetts Institute of Technology, Research Laboratory of Electronics Quarterly Progress Report-60 (Jan. 15, 1961), 184—188.

28. Grützmacher, M., and W. Lottermoser: Über ein Verfahren zur trägheitsfreien Aufzeichnung von Melodiekurven. Akust. Z. 242—248, 1937.

29. Halle, M.: The strategy of phonemics. Word. 10: 197—209, 1954. — 30. Hattori, S., K. Yamamoto, and O. Fujimura: Nasalization of vowels and nasals. Bull. of the Kobayasi Inst. of Phys. Res. 6: 226—235, 1956. — 31. Heinz, J. M.: Analysis of fricative consonants. Massachusetts Institute of Technology, Research Laboratory of Electronics Quarterly Progress Report-60 (Jan. 15, 1961), 181—184. — 32. Hockett, C. F.: Manual of phonology.

Indiana Univ. Publ. in Anthropology and Linguistics No. 11. (Bloomington, 1955). — 33. HOUSE, A. S., and K. N. STEVENS: Analog studies of the nasalization of vowels. J. Speech Dis. 21: 218—232, 1956.

34. I. P. A.-alphabet: The principles of the International Phonetic Association. Dept. of Phonetics, University College London, 1949.

35. JAKOBSON, R., G. FANT, and M. HALLE: Preliminaries to speech analysis. The distinctive features and their correlates. Massachusetts Institute of Technology, Acoustics Laboratory Technical Report No. 13 (1952); 4th printing publ. by The M. I. T. Press. (Cambridge, Mass. 1963). — 36. JAKOBSON, R., and M. HALLE: Fundamentals of language. ('s-Gravenhage, 1956). — 37. JOOS, M.: Acoustics phonetics. Language. 24: 1—136, 1948.

38. KOZHEVNIKOV, V. A., and L. A. CHISTOVICH: Speech: articulation and perception. (Engl. translation from Russian, U. S. Dept. of Commerce, JPRS: 30, 543. Washington, D. C., 1965).

39. LADEFOGED, P.: The regulation of sub-glottal pressure. Folia Phoniatr. 12: 169—175, 1960. — 40. LAWRENCE, W.: The synthesis of speech from signals which have a low information rate. Communication theory (ed. W. JACKSON), 460—469. (London, 1953). — 41. LIBERMAN, A. M.: Some results of research on speech perception. J. Acoust. Soc. Amer. 29: 117—123, 1957. — 42. LIBERMAN, A. M., F. INGEMANN, L. LISKER, P. DELATTRE, and F. S. COOPER: Minimal rules for synthesizing speech. J. Acoust. Soc. Amer. 31: 1490—1499, 1959. — 43. LINDBLOM, B.: Spectrographic study of vowel reduction. J. Acoust. Soc. Amer. 35: 1773 bis 1781, 1963.

44. MENZERATH, P., and A. DE LACERDA: Koartikulation, Steuerung und Lautabgrenzung. (Berlin-Bonn, 1933). — 45. MEYER-EPPLER, W., and G. UNGEHEUER: Die Vokalartikulation als Eigenwertproblem. Z. Phonetik allg. Sprachwissen. 10: Heft 3, 245—257, 1957. — 46. MILLER, R. L.: Auditory tests with synthetic vowels. J. Acoust. Soc. Amer. 25: 114—121 1953; — 47. Nature of the vocal cord wave. J. Acoust. Soc. Amer. 31: 667—677, 1959.

48. NYLÉN, B.: Cleft palate and speech. A surgical study including observations on velopharyngeal closure during connected speech, using synchronized cineradiography and sound spectrography. Thesis work. Acta Radiol. Suppl. 203 (Stockholm, 1961), 124 pp. (From the Dept. of Plastic Surgery of the University Hospital, Uppsala, Sweden, and the Speech Transmission Laboratory of the Royal Institute of Technology (KTH), Stockholm, Sweden.)

49. ÖHMAN, S. E. G.: Coarticulation in VCV utterances: spectrographic measurements. J. Acoust. Soc. Amer. 39: 151—168, 1966; — 50. Word and sentence intonation: a quantitative model. Speech Transmission Laboratory Quarterly Progress and Status Report (STL-QPSR-2—3/1967), 20—54.

51. PETERSON, G. E.: The phonetic value of vowels. Language. 27: 541—553, 1951; — 52. The information bearing elements of speech. J. Acoust. Soc. Amer. 24: 629—637, 1952; — 53. Parameters of vowel quality. J. Speech Hearing Res. 4: 10—29, 1961. — 54. PETERSON, G. E., and H. L. BARNEY: Control methods used in a study of the vowels. J. Acoust. Soc. Amer. 24: 175—184, 1952. — 55. PETERSON, G. E., and G. RAISBECK: The measurement of voice with the sound spectrograph. J. Acoust. Soc. Amer. 25: 1157—1162, 1963. — 56. POTTER, R. K., et al.: Technical aspects of visible speech. Bell Telephone System, Monograph B-1415, 1946; J. Acoust. Soc. Amer. 17: 89 pp., 1946. — 57. POTTER, R. K., A. G. KOPP and H. C. GREEN: Visible speech. (New York, 1957). — 58. POTTER, R. K., and J. C. STEINBERG: Toward the specification of speech. J. Acoust. Soc. Amer. 22: 807—820, 1950.

59. ROSEN, G.: Dynamic analog speech synthesizer. J. Acoust. Soc. Amer. 30: 201—209, 1958. — 60. ROUSSELOT, L'ABBÉ, P. J.: Principes de phonétique expérimentale. Parts I and II. (Paris, 1924). — 61. RUSSEL, G. O.: The vowel. (Columbus, 1928).

62. SIEVERS, E.: Grundzüge der Phonetik. (Leipzig, 1885). — 63. SHANNON, C. E.: Prediction and entropy of printed English. Bell System Techn. J. 30: 50—64, 1951. — 64. SOVIJÄRVI, A.: Die gehaltenen, geflüsterten und gesungenen Vokale und Nasale der finnischen Sprache. (Helsinki, 1938). — 65. STEVENS, K. N.: Toward a model for speech recognition. J. Acoust. Soc. Amer. 32: 47—55, 1960. — 66. STEVENS, K. N., H. FUJISAKI and A. S. HOUSE: Analysis of vowel spectra. Massachusetts Institute of Technology, Research Laboratory of Electronics Quarterly Progress Report-60 (Jan. 15, 1961), 177—179. — 67. STEVENS, K. N., and A. S. HOUSE: Development of a quantitative description of vowel articulation. J. Acoust. Soc. Amer. 27: 484—493, 1955. — 68. STEVENS, K. N., S. KASOWSKI and G. FANT: An electrical

analog of the vocal tract. J. Acoust. Soc. Amer. 25: 734—742, 1953. — 69. STEVENS, K. N., A. S. HOUSE and A. P. PAUL: Acoustical description of syllabic nuclei: an interpretation in terms of a dynamic model of articulation. J. Acoust. Soc. Amer. 40: 123—132, 1966. — 70. STEVENS, K. N., and A. S. HOUSE: Speech perception. A chapter prepared for Foundations of Modern Auditory Theory (eds. J. TOBIAS and E. SCHUBERT). Under preparation.

71. TRUBY, H. M.: Acoustico-cineradiographic analysis considerations with aspecial reference to certain consonantal complexes. Thesis work. Acta Radiol. Suppl. 182 (Stockholm, 1959), 227 pp.

72. UNGEHEUER, G.: Elemente einer akustischen Theorie der Vokalartikulation. (Berlin, 1962).

73. VAN DEN BERG, J.: Subglottal pressures and vibrations of the vocal folds. Folia Phoniatr. 9: 65—71, 1957.

XI. Physiologie der Sprachlaute

1. Artikulation im allgemeinen

Phonetische Grundlagen. Das Hervorbringen von hörbaren Sprachlauten durch orale Artikulation gehört zweifelslos zu den *normalen Funktionen* des menschlichen Körpers. Deshalb enthalten viele Lehrbücher der Physiologie eine einführende Beschreibung dieser Kommunikationshandlung. So wird vom Studenten der Medizin erwartet, daß er in seinen ersten präklinischen Semestern ein gewisses Verständnis des menschlichen Sprechmechanismus erwirbt. Leider setzt sich dieses Studium in den klinischen Lehrjahren nicht fort, denn die meisten medizinischen Fakultäten schließen die Sprachpathologie nicht in den Lehrplan ein. Sogar wenn im neurologischen Kurs die Einführung in die Aphasielehre geboten wird, bleibt die Vielzahl der Störungen von Stimme, Sprechen und Sprache unerwähnt.

Aus diesem Grunde schließen wir hier eine sehr elementare Übersicht der *physiologischen* Phonetik an. Der Hauptzweck dieses Kapitels ist die einführende Orientierung jener an der Kommunikation interessierten Leser, welche keine Schulung in Phonetik besitzen. Es muß klar sein, daß ein Buch über Sprachpathologie keinen Leitfaden der phonetischen Wissenschaften bieten kann. Phonetisch gebildete Leser haben ihre eigenen Quellen für bestimmte Studien, während der phonetische Anfänger die Standardwerke benötigt. Für englische Probleme fanden wir die folgenden hilfreich: JAKOBSON und HALLE (1956), LOTZ (1954), KAISER (1957), WISE (1957). Das vorangegangene Kapitel von FANT bot einen Grundriß der *akustischen* Phonetik. VAN DEN BERG (1961) beschrieb die physiologische Basis der Sprache vom Gesichtspunkt der *Informationstheorie*.

Definitionen. Wie wir gesehen haben, entstehen die Sprachlaute durch fein abgestufte Bewegungen der *peripheren Sprechorgane*: Lippen, Zunge, Gaumensegel. Daneben sind die Bewegungen des Kiefers, des Kehlkopfes und der Rachenwände wichtig. Die Genauigkeit der Artikulationsbewegungen ist durch die feine orale Stereognose gewährleistet. Diesen *oralen Fühlmechanismus* haben RINGEL und EWANOWSKI (1965) studiert. Sie fanden die folgende Sequenz von maximaler zu minimaler Unterscheidung einer Zwei-Punkt-Reizung: Zungenspitze, Fingerbeere, Lippen, weicher Gaumen, Alveolarfortsatz und Thenar der Hand. In der Mitte ist die Empfindlichkeit größer als seitlich.

Seit ARISTOTELES unterscheidet man Selbstlaute (Vokale) und Mitlaute (Konsonanten). Ihren wichtigsten Unterschied hat J. FORCHHAMMER (1940) prägnant festgelegt: „Das konsonantische Artikulationsprinzip besteht in der Bildung von Hemmstellen, das vokalische in der Gestaltung von Resonanzräumen.“ HALLE, HUGHES und RADLEY (1957) schlagen als neue Hypothese vor, daß die *fundamentale Dichotomie* der Sprachlaute in Vokale und Konsonanten auf der menschlichen Fähigkeit begründet sei, Vokale und ungedämpfte Schwingungen in viel genauerer Weise akustisch zu analysieren als dies bei den gedämpften Tonmassen, Geräuschen und Geräuschgemischen der Konsonanten der Fall ist. Formanttransitionen wären dann intermediäre Strukturen. Ihre Zuweisung zu den Vokalen oder Konsonanten ist eine Funktion der Bandbreite, welche ihrerseits von der Raschheit der Transitionen zwischen Vokalen und Konsonanten abhängt.

Sonstige Einzelheiten über Definitionen, Analyse und Nachbildung der Sprachlaute hat G. FANT im vorhergehenden Kapitel behandelt. Ein weiteres Standardwerk ist die „Die Physiologie der Stimme und Sprache“ von H. LULLIES (1953). Dazu kommen weitere Darstellungen in L. KAISERS Phonetik (1957), sowie die Beiträge von H. H. WÄNGLER (1958, 1960). Wegen der vielfachen Beziehungen der artikulatorischen Probleme zu vielen sprachlichen Disziplinen ist das Schrifttum außerordentlich umfangreich. Wir haben es deshalb nach dem Inhalt der nun folgenden Abschnitte aufzuteilen versucht. Man beachte auch die Literatur nach den ersten beiden Kapiteln.

Literatur

Artikulation im allgemeinen

ALBRIGHT, R. W.: The Motor Abilities of Speakers with Good and Poor Articulation. Speech Monographs, 15: 164, 1948.

BRÜCKE, E.: Grundzüge der Physiologie und Systematik der Sprachlaute für Linguisten und Taubstummenlehrer. Wien: Carl Gerold's Sohn, 1876.

CHRYSIKOS, J.: Artikulation bestimmter Buchstaben der griechischen Sprache im Röntgenbilde. Mschr. Ohrenheilk. 74: 407, 1940. — CROATTO, L., T. CAPPELLO, C. CROATTO-MARTINOLLI e G. PISTOLESI: Studio radiologico degli organi fonatori sopraglottici nell'articolazione normale dei fonemi della lingua italian. Boll. Soc. Ital. Fonet. Sperim. etc. 6: 75, 1956. — CROATTO, L., C. CROATTO-MARTINOLLI, G. F. PISTOLESI e P. PATRESE: Studio della funzionalità normale e patologica degli organi fonatori sopraglottidei mediante la roentgencinematografica con amplificatore di immagini. Boll. Soc. Ital. Fonet. etc. 9: 3, 1959.

ESSEN, O. VON: Das Kompensationsprinzip beim Sprechvorgang. Vox, 20: 67, 1934. — EYKMAN, L. P. H.: The Measuring of the Vertical Jaw-Distances in Speech. Archives Teyler, Ser. 2, 7: Part 2.

FLATAU, T. S.: Zum Studium der sichtbaren Sprachbewegungen. Die Stimme, 8: 257, 1913/14. — FRÖSCHELS, E.: Untersuchung über einen eigenartigen japanischen Sprachlaut. Akad. Wissensch. Wien, 122: 3, 1913. — FRY, D. B.: Speech and Language. J. Laryng. and Otology, 71: 434, 1957.

GEDDES, J.: A Universal Alphabet. Marburg: N. G. Elwert'sche Verlagsbuchhandlung, 1905. — GRAY, G. W.: A Speech Mechanism Hypothesis. Quart. J. Speech, 22: 656, 1936. — GUTZMANN, H.: Über phonetische Schrift. Gesangspädag. Blätter, 1: 115, 1907.

HALLE, M., G. W. HUGHES and J. P. A. RADLEY: Acoustic Properties of Stop Consonants. J. Acoust. Soc. Amer. 29: 107, 1957. — HARREVELD, A. VAN, et L. KAISER: Determination de la durée de la réaction dans l'émission préparée ou improvisée de sons. Arch. Néerl. Phonét. Expér. 1: 101, 1927. — HAYASHI, Y.: I. Studien über die Artikulation der japanischen Sprachlaute. J. Speech Dis. 5: 131, 1940. — HEINITZ, W.: Artikulation und Taktschlag. Vox, 11: 37, 1925. — HOFFMANN: Graphische Darstellungen des Lautbildens für den Unterricht. III. Kongr. int. Ges. Logop. Phoniat. p. 74, Wien 1928. — HÜLSE, E., G. PANCONCELLI-CALZIA and W. HEINITZ: Untersuchungen über die Beziehungen zwischen allgemeinen und Phonationsbewegungen. Vox, 22: 1, 1936.

Irwin, J. V., and O. Becklund: Norms for Maximum Repetitive Rates for Certain Sounds Established with the Sylrater. J. Speech Dis. 18: 149, 1953.

Janvrin, F.: The Atomic Structure of Speech. Archives Néerl. Phonét. Expér. 6: 101, 1931. — Jongbloed, J.: Sur les difficultés de la parole à basse pression atmosphérique. Arch. Néerl. Phon. Exp. 16: 39, 1940.

Kaiser, L.: Quelques expériences relatives aux moments où les diverses composantes de l'émission d'un son entrent en action. Archives Néerl. Phonét. Expér. 1: 118, 1927; — Biological and Statistical Research Concerning the Speech of 216 Dutch Students. Archives Néerl. Phonét. Expér. 15: 1, 1939; 16: 77, 1940; 17: 143, 1941; 18: 1, 1942; 19: 37, 1944. — Koziol, H.: Zum Einfluß des psychischen Geschehens auf die Artikulation. Archives Néerl. Phonét. Expér. 14: 58, 1938.

Meriggi, P.: Labiographische Untersuchungen an Nasalverbindungen. Vox, 12: 23, 1926; — Kymographische Messungen der Exspirationsstärke. Vox, 14: 1, 1928. — Millson, W. A. D.: Measurement of Speech Values. Quart. J. Speech, 22: 544, 1936. — Moses, E. R., jr.: Palatography and Speech Improvement. J. Speech Dis. 4: 103, 1939. — Moses, E. R.: A Brief History of Palatography. Quart. J. Speech, 26: 615, 1940.

Platt, J. H.: The Method of Alexander Graham Bell and A. Melville Bell for Studying the Mechanism of Speech J. Speech. Dis. 12: 377, 1947.

Richter, E.: Das psychische Geschehen und die Artikulation. Archives Néerl. Phonét. Expér. 13: 41, 1937. — Ringel, R. L., and S. J. Ewanowski: Oral perception: I. Two-Point discrimination. J. Speech Hearing Res. 8: 389, 1965. — Robinson, K. F., and C. C. Brong: Some Suggested Units on Voice and Articulation for Secondary Schools. Quart. J. Speech, 33: 92, 1947.

Schilling, R.: Zur Registrierung der Verschlußzeit von Gaumenlauten. Zschr. Hals- usw. Heilk. 18: 497, 1927. — Schneiderman, N.: A Study of the Relationship Between Articulatory Ability and Language Ability. J. Speech and Hearing Dis. 20: 359, 1955. — Shelton, R. L., jr., A. R. Brooks, K. A. Youngstrom, W. M. Diedrich and R. S. Brooks: Filming Speed in Cinefluorographic Speech Study. J. Speech Hearing Res. 6: 19, 1963. — Shohara, H. H., and C. Hanson: Palatography as an Aid to the Improvement of Articulation. J. Speech Dis. 6: 115, 1941. — Stetson, R. H.: Motor Phonetics. A Study of Speech Movements in Action. Archives Néerl. Phonét. Expér. 3: 1, 1928. — Stetson, R. H., C. V. Hudgins and E. R. Moses, jr.: Palatograms Change with Rates of Articulation. Archives Néerl. Phonét. Expér. 16: 52, 1940. — Subtelny, J. D., J. H. Worth and M. Sakuda: Intraoral pressure and rate of flow during speech. Speech Hearing Res. 9: 498, 1966. — Summers, R.: Perceptive vs. Productive Skills in Analyzing Speech Sounds from Words. J. Speech Hearing Dis. 18: 140, 1953.

Templin, M. C.: A Non-Diagnostic Articulation Test. J. Speech Dis. 12: 392, 1947. — Topf, A. G., and G. E. Peterson: An Improved Pseudo-Palate for Palatography. Quart. J. Speech, 29: 207, 1943.

Van den Berg, J. W.: Physiological Basis of Language. Logos, 4: 56, 1961. — Voelker, C. H.: An Investigation of Articulatory Occurrences in Formal American Pronunciation. Archives Néerl. Phonét. Expér. 14: 65, 1938.

Wethlo, F.: Sofortige Herstellung eines künstlichen Gaumens. Vox, 16: 4, 1930. — Williams, D. A.: Masseter Muscle Action Potentials in Stuttered and Non-Stuttered Speech. J. Speech Hearing Dis. 20: 242, 1955. — Wise, H. S.: Speech — "The Overlaid Function". Quart. J. Speech, 24: 11, 1938. — Witthoeft, H.: Ein glossographisch-palatographisches Untersuchungsverfahren. Archiv Sprach-Stimmheilk. 2: 146, 1938.

2. Die Vokale

Entstehung. Die Vokale kommen durch Resonanz der vom laryngealen Stimmton angeblasenen und für jeden Vokal verschieden geformten Mundhöhle zustande. Im akustischen Sinne bedeuten die Vokale *zusammengesetzte Klänge* mit einem periodischen Bau der Schwingungskurve. Jeder Vokal hat eine für ihn charakteristische und bei allen Sprechern annähernd gleiche Eigentonhöhe. Auf einfache Weise läßt sich dieser primäre Formant beim stimmlosen Flüstern der Vokale demonstrieren. Die primäre Tonhöhe ist durch die Resonanz der entsprechend eingestellten Mundhöhle bestimmt. Davon kann man sich durch Beklopfen der Wange beim stummen Formen der Vokalstellung überzeugen. Daraus geht hervor, daß die fundamentale Grundlage der Vokalentstehung von der Form der Mundhöhle abhängt.

Zur Anregung der Eigenschwingungen der Mundhöhle dient der anblasende Luftstrom des laryngealen Stimmklanges. Dementsprechend kommen die Vokale in allen Sprachen als *stimmhafte Dauerlaute* (Kontinuanten) zum Ausdruck. Für die theoretische Möglichkeit von stimmlosen Vokalen gibt es aber auch physiologische Beispiele. Entsprechende Belege lieferte P. Fejos (1943) mit der Beschreibung von stimmlosen Vokalen der Yagua Sprache in Peru.

Vokaltheorien. Zur Erklärung der Vokalentstehung sind lange Zeit zwei Vokaltheorien in Streit gestanden. Die Helmholtzsche *Obertontheorie* (1913) nahm die Erregung erzwungener Schwingungen des Ansatzrohres durch den primären obertonreichen Stimmklang an. Je nach der Formung und Dämpfung des Ansatzrohres werden bestimmte Teiltöne durch Resonanz verstärkt. Deswegen sollten im Vokalklang nur harmonische Teiltöne des erregenden Stimmklanges vorhanden sein. In seinem klassischen Buch über den „Mechanismus der Sprache" bezeichnete A. G. Bell (1914) diese Forderung als die „harmonische Hypothese" der Helmholtz Theorie.

Nach der Hermannschen *Anblasetheorie* (1889, 1890, 1893) wird das Ansatzrohr im Rhythmus der Stimmlippenschwingungen durch stoßartige Impulse der tönenden Luftsäule angeblasen und in gedämpft abklingende Eigenschwingungen versetzt. Diese Eigenschwingungen des Ansatzrohres hängen nur von dessen Einstellung ab, jedoch nicht von der Frequenz der intermittierenden Anblaseimpulse. Daher braucht kein harmonisches Verhältnis zwischen der Frequenz der anblasenden Luftstöße und der Teiltonhöhe der erregten Vokale zu bestehen. Bell interpretierte diesen Befund als die „fixierte Eigenton-Hypothese" der Vokaltheorie. Eine neue Stütze der Anblasetheorie erarbeiteten Lafon und Cornut (1960) mit moderner elektronischer Ausrüstung.

Formanten. C. Stumpf (1926) konnte durch seine pneumatischen Interferenzversuche zum ersten Male nachweisen, daß die charakteristischen Teiltonbereiche (Formantregionen) der gesungenen, gesprochenen und geflüsterten Vokale aus streng *harmonischen Teiltönen* des erregenden Grundtones bestehen. Unharmonische Teiltöne stören hingegen die Reinheit des künstlichen Vokalklanges. Ferner haben F. Trendelenburg und Mitarbeiter erkannt (1930, 1935, 1936, 1938, 1940), daß die Widersprüche zwischen den beiden wichtigsten Vokaltheorien eine Frage der Deutung der zugrunde liegenden Experimente darstellen. Die Helmholtzsche Vokaltheorie hat sich letzten Endes als prinzipiell richtig herausgestellt. Nach Lullies (1953) stellt die Anblasetheorie von Hermann lediglich einen Spezialfall der allgemeinen Vokaltheorie vor. W. Trendelenburg (1935, 1936, 1937, 1942) zeigte schließlich den annähernd sinusförmigen Aufbau der *primären* Stimmlippenschwingungen am isolierten Kehlkopfpräparat. Die komplizierten *sekundären* Stimmklangschwingungen im Ansatzrohr entstehen nach Lullies durch die anblasende Wirkung des wirbelbildenden Luftstromes.

Weitere Forschungen brachten wichtige Ergänzungen dieser prinzipiellen Erkenntnisse. So haben GEMELLI und CIGNOLINI (1946) den *Einfluß des Kehlkopfes* auf die Vokalbildung studiert. Diese Autoren machten tomographische Röntgenaufnahmen des Kehlkopfes unter gleichzeitiger oszillographischer Registrierung des primären Stimmklanges mit Hilfe eines dem Schildknorpel angelegten Kristallmikrophones. Auf diese Weise analysierten sie die Form und Einstellung der Stimmlippen, der Taschenfalten sowie der MORGAGNIschen Ventrikel während der Aussprache der Vokale (A), (I) und (U). Ihre Beobachtungen führten zur Feststellung, daß sich die Vokale im Kehlkopf zu differenzieren beginnen. Das supraglottische Ansatzrohr bereichert und vervollständigt die Unterschiede der einzelnen Vokale (BELLUSSI und VISENDAZ, 1949). Immer mehr setzen sich also die Erkenntnisse durch, daß alle Bewegungen der normalen und der gestörten Phonations- und Artikulationsvorgänge eine *gleichzeitige* und *ganzheitliche Leistung* der gesamten Stimm- und Sprechorgane darstellen.

Wie in den einleitenden Kapiteln erläutert, setzen die phonetischen Wissenschaften ihre Subspezialisierung in verschiedenen Richtungen fort. Die *physiologische* Phonetik studiert den sprachformenden Mechanismus, die *motorische* Phonetik die Bewegungen der Sprechorgane und die *akustische* Phonetik betrachtet die Schwingungsmuster der resultierenden Klänge. Die Probleme deren auditiver Erkennung werden von der *perzeptiven* Phonetik untersucht, also einem Anwendungsgebiet der Psychoakustik. Das explosive Wachstum der elektronischen Technik fördert auch den raschen Fortschritt in diesen Zweigen der experimentellen Phonetik. Zahlreiche Einzelheiten kommen derart zum Vorschein, welche die klassischen Entdeckungen der frühen Forscher erweitern, ergänzen und modifizieren.

Während die *relative Stabilität* der Vokalformanten feststeht, demonstrierten FAIRBANKS und GRUBB (1961) deren leichtgradige Variabilität mit anderen Parametern. HOLBROOK und FAIRBANKS (1962) bestimmten die drei niederen Formanten F1, F2 und F3 in amerikanischen Diphthongen. Es ist hauptsächlich die Formant-Amplitude A3, welche die Klassen der Diphthonge differenziert. Gemäß STEVENS und HOUSE (1963) verändern sich die vokalischen Formantfrequenzen und ihre Bandweite mit den benachbarten Konsonanten. Diese akustischen Parameter variieren in verschiedenen Sprechern im Verhältnis zu den physikalischen Größen der individuellen Ansatzrohre (Vokaltrakte).

In weiterer Entwicklung solcher Erkenntnisse schlugen STEVENS und HOUSE (1961) eine *akustische Theorie* der Vokalentstehung vor. Ein Vokal entsteht durch die Erregung eines linearen akustischen Systems von Seiten einer quasi-periodischen Volum-Velozitäts-Quelle. Diese Autoren empfahlen des weiteren, daß der Formantbegriff für die Beschreibung einer normalen Vibrationsweise des gesamten Stimmapparates beschränkt bleibe.

MACNEILAGE und SHOLES (1964) unternahmen elektromyographische (EMG) Ableitungen von der Zungenoberfläche während der Vokalbildung. Auf diese Weise ergaben sich Normen für die Zungenaktion während der Lautbildung. Radiologische Studien erweisen sich von wachsendem Werte. J. ONDRAČKOVÁ (1961) stellte Röntgenfilme von gesungenen Vokalen ohne Kontrastmittel her. Mit der Analyse von 1000 Einzelbildern beobachtete diese Autorin (1964) eine gewisse *Variabilität der artikulatorischen Stellungen*. Für die visuelle Identifizierung von Vokalen auf solchen Bildern sind die Volumverhältnisse der oralen und pharyngealen Höhlen relevant. SUBTELNY, WORTH und SAKUDA (1966) entwickelten das Instrumentarium für die gleichzeitige Messung von intraoralem Druck und Luftstromgeschwindigkeit. Weitere derartige Untersuchungen sind für das bessere Verständnis der physikalischen Grundlagen der Sprachformung unerläßlich.

Auf dem Gebiete der perzeptuellen Phonetik verwendete R. W. PETERS (1963) eine multidimensiale Gradierungsmethode für die strukturelle Konstruktion des psycho-akustischen Raumes. Dieser Vorgang fördert das Verständnis der akustischen Erkennung von Vokalen. Solchen Entwicklungen folgend, verwendete G. E. PETERSON (1961) eine *Muster-Erfahrungs-Theorie* der Vokalperzeption. In dieser Theorie bestimmen die Verhältnisse der Formantfrequenzen die beurteilte Vokalqualität lediglich innerhalb der normalen Grenzen der anderen Parameter Größen.

Künstliche Vokale. Die Frage nach dem Wesen der Vokale hat die Forscher aller Länder schon seit langer Zeit bewegt. Alt sind auch die Bemühungen um die künstliche Vokalerzeugung. So hat die Petersburger Akademie der Wissenschaften im Jahre 1779 ein Preisausschreiben nach dem Wesen der Vokale und einer

Maschine zu ihrer Nachbildung erlassen. Dieses führte zur Konstruktion verschiedenartiger Apparate. Während KRATZENSTEINS Vorrichtung den Preis erhielt, ist WOLFGANG VON KEMPELEN (1791) mit seiner *sprechenden Maschine* und dem beschreibenden Buch am berühmsten geworden.

Über die spätere *Entwicklung der Vokalforschung* berichtete K. W. WAGNER (1947) in seiner Arbeit über die elektro-akustische Nachbildung von Vokalen. Durch die Veränderung der Eigenschaften der verwendeten elektrischen Formantkreise ist es möglich, jeden Vokalklang einer Versuchsperson genauest nachzubilden. Der natürliche Vokal und der künstlich erzeugte Klang sind nicht mehr unterscheidbar.

Über den neuesten Stand der sprechenden Maschinen gab K. N. STEVENS (1960) Auskunft. Es gibt zwei Arten solcher Apparate: 1. *Spracherkenner*, welche akustische Sprachsignale in geschriebene Phoneme oder gedruckte Wörter umwandeln; und 2. *Sprachformer* (speech synthesizers), die linguistische Symbole (Buchstaben) in akustisch verständliche Sprachlaute (Phoneme) übersetzen. DUNN und BARNEY (1958) gaben einen Überblick der gegenwärtigen Forschung mit dem Voder und Vocoder, welche die Prototypen der elektronischen Sprachmaschinen vorstellen.

Auf der hohen Stufe des neuen Wissens machen sich aber auch neue Zweifel geltend. So meinten LAGEFOGED und BROADBENT (1957), daß die gesamte Vokallehre revidiert werden müsse. Man sollte nämlich unterscheiden, ob beim Beschreiben von Vokalen linguistische oder sozio-linguistische Kriteria gemeint sind, oder ob man diese Sprachlaute nach rein akustischen Kennzeichen definiert. Wie so häufig in der phonetischen Arbeitsweise, hängt also das Ergebnis weitgehend von der *semantischen Definition* der Fragestellung ab.

Literatur

Vokale

ABRAHAM, O.: Töne und Vokale der Mundhöhle. Z. Psychol. 74: 220, 1916. — ARNOLD, G. F., P. DENES, A. C. GIMSON, J. D. O'CONNOR and J. L. M. TRIM: The Synthesis of English Vowels. Language and Speech, 1: 114, 1958.

BARCZINSKY, L., und W. WISOTZKY: Stimmeinsätze in oszillographischer Darstellung. Arch. Néerl. Phon. Exp. 10: 110, 1934. — BELLUSSI, G., e A. VISENDAZ: Il problema dei registri vocali. Arch. Ital. Otol. ect. 60: 130, 1949. — BERGER, W.: Über Vokaltheorien. 5. Vers. Dtsch. Ges. Sprach-Stimmheilk. 1: 150, Berlin: 1936; — Über Vokaltheorien. Archiv Sprach-Stimmheilk. 1: 150, 1937. — BLACK, J. W.: Effect of the Consonant on the Vowel. J. Acoust. Soc. Amer. 10: 203, 1939; — The Stability of the Vowel. Quart. J. Speech, 25: 52, 1939; — Natural Frequency, Duration and Intensity of Vowels in Reading. J. Speech Dis. 14: 216, 1949. — BONAVIDA, A.: Teoria Fisica De Los Sonidos Vocales. Bol. Asoc. Españ. Logop. Foniat. 1: 13, 1960. — BOUMAN, H. D.: Kurze Bemerkung in bezug auf den Unterschied zwischen dem holländischen e und dem holländischen E. Arch. Néerl. Phon. Exp. 6: 61, 1931. — BRONSTEIN, A. J.: The Vowels and Diphthongs of the Nineteenth Century. Speech Monographs, 16: No. 2, 227, 1949.

CARMODY, F. J.: Radiographs of thirteen German Vowels. Arch. Néerl. Phon. Exp. 12: 27, 1936. — CORNUT, G., et J. C. LAFON: Étude acoustique des phonèmes vocaliques. Folia Phoniatr. 12: 188, 1960. — COTTON, J. C.: Tongue Movements and Vowel Quality. Speech Monographs, 4: 38, 1937. — CURRY, E. T.: An Experimental Study of the Relative Identification Thresholds of Nine American Vowels. Speech Monographs, 17: 90, No. 1, 1950.

DANTZIG, B. VAN: Der Einfluß des hetero-syllabischen Jots auf einige vorangehende Vokale in der Niederländischen Sprache. Arch. Néerl. Phon. Exp. 4: 60, 1929; — A Psychological Phenomenon in Speech. Arch. Néerl. Phon. Exp. 5: 160, 1930; — Widerstandsfähigkeit bei Vokalen und Konsonanten. Arch. Néerl. Phon. Exp. 20: 1, 1947. — Dow, C. W.: "Short 'O' Vowels" in American Speech: Massachusetts. Speech Monographs, 12: 74, 1945.

EDMONDSON, H. S., and E. HORWITZ: Cues for Vowel Discrimination. J. Speech Dis. 15: 202, 1950.

FAIRBANKS, G., and P. GRUBB: A Psychophysical Investigation of Vowel Formants. J. Speech Hearing Res. 4: 203, 1961. — FEJOS, P.: Ethnography of the Yagua. New York: Viking Fund, 1943. — FISCHER-JØRGENSEN, E.: Objektive und subjektive Lautdauer deutscher Vokale. Arch. Vergl. Phonetik, 4: 1, 1940. — FLANAGAN, J. L.: Difference Limen for Formant Amplitude. J. Speech Dis. 22: 205, 1957. — FORCHHAMMER, J.: Vokal und Konsonant. Arch. Vergl. Phonetik, 4: 51, 1940. — FOULKES, J. D.: Computer Identification of Vowel Types. J. Amer. Acoust. Soc. 33: 7, 1961.

GARTEN, S.: Beiträge zur Vokallehre. Leipzig: B. G. Teubner, 1921. — GEMELLI, A., e CIGNOLINI: Il meccanismo d'azione delle corde vocali nella fonazione. Boll. Soc. Ital. Biol. sperim. 21: 7, 1946. — GRAY, G. W.: Questions in Vocal Theory. Quart. J. Speech, 20: 185, 1934. — GUTZMANN, H.: Vorlesungsversuche zur Vokaltheorie. Mschrift ges. Sprachheilk. 22: 74, 1912.

HEGEDÜS, L.: Röntgenaufnahmen von ungarischen Vokalen. Arch. Néerl. Phon. Expl. 13: 72, 1937. — HER ANN, L.: Phonophotographische Unrersuchungen. Arch. ges. Physiol. 45: 582, 1889; 47: 44, 347, 1890; 53: 1, 1873. — HOPMANN, E.: Untersuchungen über die bei gesungenen Vokalen an Kopf und Hals auftretenden Vibrationen. Mschr. ges. Sprachheilk. 19: 193, 1909. — HOUSE, A. S.: Formant Band Widths and Vowel Preference. J. Speech Hearing Res. 3: 3, 1960. — HOUSE, A. S., and K. N. STEVENS: Analog Studies of the Nasalization of Vowels. J. Speech Dis. 21: 218, 1956; — Estimation of Formant Band Widths from Measurements of Transient Response of the Vocal Tract. J. Speech Hearing Res. 1: 309, 1958. — HUBER, K.: Vokaltheorie. I. Vers. Dtsch. Ges. Sprach-Stimmheilk. München, 1926. Zbl. Hals- usw. Heilk. 9: 893, 1927. — HUIZINGA, E.: Bildung der Selbstlaute. Arch. Néerl. Phon. Exp. 7: 104, 1932. — HUIZINGA, E., und A. MOOLENAAR-BIJL: Kompensierung im Ansatzstück bei der Bildung von Selbstlauten. Arch. Néerl. Phon. Exp. 17: 1, 1941. — HUSSON, R.: Rôle de la Fourniture Laryngée dans la Formation du Timbre des Voyelles Parlées et Chantées et Genèse des Passages et des Registres de la Voix. Rev. Franç. Phoniat. 3: 181, 1935; — Étude tomographique des modalités de l'accolement des cordes vocales et du rôle des ventricules de Morgagni dans la différenciation des voyelles chantées. Boll. Soc. Ital. Fonet. Sperim. etc. 2: 18, 1952; — Neurale Erzeugung der Register, der Registerübergänge und des Deckens beim Singen offener Vokale. Arch. Ohren- usw. Heilk. 169: 525, 1956.

KAISER, L.: Communication of Affects by Single Vowels. Synthese, 14: 300, 1962.

LADEFOGED, P., and D. E. BROADBENT: Information Conveyed by Vowels. J. Acoust. Soc. Amer. 29: 98, 1957. — LAFON, J. C., et G. CORNUT: Formation impulsionelle de la voix de la parole. Folia Phoniat. 12: 176, 1960. — LEWIS, D.: Vocal Resonance. J. Acoust. Soc. Amer. 8: 91, 1936.

MACNEILAGE, P. F., and G. N. SCHOLES: An Electromyographic Study of the Tongue During Vowel Production. J. Speech Hearing Res. 7: 209, 1964. — MILLET: De différentes manières de caractériser les sons de voyelles. Rev. Franç. Phoniatr. 2: 254, 1934. — MULLENDORE, J. M.: An Experimental Study of the Vibration of the Bones of the Head and Chest During Sustained Vowel Sounds. Speech Monographs, 16: 163, 1949.

ONDRAČKOVA, J.: The Movement of the Tongue and the Soft Palate in the Singing of Vowels. Folia Phoniatr. 13: 99, 1961.

PAGET, R.: Vowel Resonances. Intern. Phonetic Assoc. London, 1922. — PETERS, R. W.: Dimension of Quality for Vowel (ae). J. Speech Hearing Res. 6: 239, 1963. — PETERSON, G. E.: Vowel Formant Measurements. J. Speech Hearing Res. 2: 173, 1959; — Parameters of Vowel Quality. J. Speech Hearing Res. 4: 10, 1961. — POTTER, R. K., and G. E. PETERSON: Representation of Vowels and their Movements. J. Acoust. Soc. Amer. 20: 528, 1948.

SCHILLING, R.: Über Stimmeinsätze. Proc. III. Int. Congr. Phonet. Sciences, p. 178, Ghent 1938. — SCHOLE: Die Vokalität der einfachen Töne und das Singen von Vokalen in hoher Stimmlage. Int. Kongr. Singen Sprechen, p. 301, Frankfurt: 1938. — SCRIPTURE, E. W.: The Nature of the Vowels. Arch. Néerl. Phon. Exp. 7: 64, 1932; — Film Tracks of English Vowels. J. Acoust. Soc. Amer. 6: 169, 1935; — The Nature of the Vowels. Quart. J. Speech, 22: 359, 1936. — SEDLAČEK, K.: Audition des sons composés des voyelles. Acta.

Oto-Rino-Laring. Ibero-Amer. 8: 165, 1957. — SHERMAN, D., and E. LINKE: The Influence of Certain Vowel Types on Degree of Harsh Voice Quality. J. Speech Dis. 17: 401, 1952. — SIEGENTHALER, B. M.: A Study of the Intelligibility of Sustained Vowels. Quart. J. Speech, 36: 202, 1950. — SIMON, C.: Puff Versus Overtone. Quart. J. Speech, 10: 214, 1924. — SMITH, S.: Vocalization and Added Nasal Resonance. Folia Phoniatr. 3: 165, 1951. — SOVIJÄRVI: Phonationsräume und Klangfarbe. Int. Kongr. Singen Sprechen. p. 247, Frankfurt: 1938. — STETSON, R. H., and F. L. FULLER: Diphthong Formation: A. Preliminary Study. Arch. Néerl. Phon. Exp. 5: 31, 1930. — STEVENS, K. N.: Toward a model for speech recognition. J. Acoust. Soc. Amer. 32: 47, 1960. — STEVENS, K. N., and A. S. HOUSE: An Acoustical Theory of Vowel Production and Some of its Implications. J. Speech Hearing Res. 4: 303, 1961. — STEVENS, K. N., and A. S. HOUSE: Perturbation of Vowel Articulations by Consonantal Context: An Acoustical Study. J. Speech Hearing Res. 6: 111, 1963.

TARNEAUD, J.: Phonétique Physiologique. Du rôle fondamental du larynx dans la différenciation du timbre des voyelles. Acad. Sci. Paris, 212: 286, 1941. — TIFFANY, W. R.: Vowel Recognition as a Function of Duration, Frequency Modulation, and Phonetic Context. J. Speech Hearing Dis. 18: 289, 1953; — The Threshold Reliability of Recorded Sustained Vowels. J. Speech Dis. 18: 379, 1953; — Nonrandom Sources of Variation in Vowel Quality. J. Speech Hearing Res. 2: 305, 1959. — TRAVIS, L. E., W. R. G. BENDERS and A. R. BUCHANAN: Research Contribution to Vowel Theory. Speech Monographs, 1: 65, 1934. — TRENDELENBURG, F., und W. TRENDELENBURG: Über die Ermittlung der Verschlußzeit der Stimmritze aus Klangkurven von Vokalen. Preuss. Akad. Wiss. Phys.-math. Kl. Nr. 20, 265, 1937. — TRENDELENBURG, W.: Untersuchungen über die Stimmklangbildung. Preuss. Akad. Wiss. Phys.-math. Kl. Nr. 31, 525, 1935; Nr. 22, 308, 1936; Nr. 23, 338, 1936; Nr. 13, 127, 1937; — Zur Kenntnis der Kurvengestalt der Vokalperiode in ihrer Beziehung zu den Vorgängen im Kehlkopf. Preuss. Akad. Wiss. Math.-naturw. Kl. Nr. 11, 1940. — TREVINO, R. N., and C. E. PARMENTER: Vowel Position as Shown by X-Ray. Quart. J. Speech, 18: 351, 1932.

WAGNER, K. W.: Nachbildung individueller Vokalklänge. Folia Phoniatr. 1: 161, 1947. — WEBER-BELL, N.: Helmholtz und die Vokaltheorie. Die Stimme, 3: 37, 68; 1908/09. — WEISS, O.: Über die Entstehung der Vokale. Arch. Exper. Phonetik, 1: 3, 1914. — WEST, R.: The Nature of Vocal Sounds. Quart. J. Speech, 12: 244, 1926; — The Nature of the Glottal Closure for Phonation. Quart. J. Speech, 14: 508, 1928.

ZWAARDEMAKER, H.: La sonorité pour une intensité moyenne uniforme de la voix parlée. Arch. Néerl. Phon. Exp. 2: 1, 1928.

3. Konsonanten

Definitionen. Im physikalischen Sinne bestehen die Konsonanten teils aus *Geräuschen*, wie die stimmlosen Laute, und teils aus *Klanggemischen*, wie die stimmhaften Laute, welche neben dem Artikulationsgeräusch noch den laryngealen Stimmklang enthalten. Zur Klassifikation der Konsonanten bieten sich verschiedene *Einteilungsprinzipien*. Darüber geben die Werke von E. BRÜCKE (1876), L. HERMANN (1893) oder H. LULLIES (1953) Auskunft. Klinisch am wichtigsten sind die Lage und Mechanik der Lautbildung sowie der Faktor der Stimmhaftigkeit.

Seit langem bediente man sich der *Palatographie*, um Einzelheiten über die Verhältnisse von Lage und Bewegung der Artikulationsorgane zu ergründen. Derzeit scheint dafür das Vorgehen von P. LADEFOGED (1957) am zweckmäßigsten. Man sprüht ein dunkles Pulver (Kohle, Kakau) auf den Gaumen und photographiert ihn dann nach jeder Artikulation eines bestimmten Lautes.

a) Ort der Lautbildung

Artikulationszonen. Entsprechend den wichtigsten Teilen des Lautbildungsapparates unterscheidet man fünf Artikulationszonen.

1. Die *labiale* Zone liegt zwischen den beiden Lippen und die labiodentale zwischen Unterlippe und Oberzähnen, wo die Lippenlaute entstehen.

2. Die *linguo-dentale* Zone ist jene, in welcher die Zungenspitze gegen die oberen Schneidezähne oder deren Alveolarrand artikuliert und die dentalen und alveolaren Laute bildet.

3. Die *palatale* Zone erstreckt sich in der Mittellinie des harten Gaumens. Vorne bildet die retroflektierte Zunge das amerikanische (L) und (R). Weiter rückwärts artikuliert der gehobene Zungenrücken die palatalen Laute.

4. Das *dorsofaukale* Lautgebiet zwischen Zungengrund und Rachenwand ist in der deutschen Hochsprache nur für den Reibelaut des hinteren (Ch) wichtig. In einigen deutschen Dialekten (Tirol, Schweiz, Jiddisch) wird das vordere (Ch) wie in „ich" durch das hintere (Ch) ersetzt wie in „ach". Daraus entsteht ein gutturaler Eindruck. Als pathologisches Symptom sind pharyngeale Ersatzlaute in der Gaumenspaltensprache häufig und störend.

5. Die *laryngeale* Zone zwischen den Stimmlippen erzeugt den Hauchlaut (H) und den harten Stimmeinsatz. Als ein Zeichen der pathologischen artikulatorischen Regression entstehen fehlerhafte Ersatzlaute im Kehlkopf, wie in der Gaumenspaltensprache.

b) Mechanik der Lautbildung

Lautarten. Jede Artikulationszone bildet gemäß der Lautmechanik mehrere Arten der Laute.

Verschlußlaute (Explosivae): Ein Verschluß wird von der hindurch gepreßten Luft gesprengt, wie für (B) und (P).

Reibelaute (Fricativae): Der Luftaustritt durch eine artikulatorische Enge erzeugt ein Geräusch. Derart kommen alle Zischlaute zustande. In den Affrikaten ist ein plosives und frikatives Geräusch gemischt, etwa für (Z) oder (Tsch).

Nasenlaute (Resonantes): Während die Mundhöhle an einer der drei Hauptartikulationszonen durch die Zunge verschlossen ist, tritt die tönende Luft hinter dem schlaffen Gaumensegel in die Nase und löst deren Resonanz aus. Dazu gehören also (M), (N) und (Ng).

Halbvokale (Liquidae): Die Zungenspitze berührt wie für (L) die oberen Schneidezähne oder deren Alveolarrand und teilt dabei den Luftstrom in zwei seitliche Teile. Das englische (W) ist ein bilabialer Halbvokal. Weitere Halbvokale sind die verschiedenen Arten des (R). Das britische (R) ist ein frontopalataler stimmhafter Reibelaut. Im amerikanischen Englisch artikuliert die retroflektierte Zunge des (R) gegen den mittleren Gaumen. Alle slawischen und romanischen Sprachen außer Französisch gebrauchen das rollende linguoalveolare (R). In Nordfrankreich und Norddeutschland herrscht das uvulare (R) in mehreren Arten der velaren oder uvulären Oszillationen vor. Hierher gehört auch das stimmhafte (J).

Zitterlaute (Vibrantes) sind auch als remittierende Halbvokale bezeichnet: Die rasch wiederholte Herstellung und Lösung eines Verschlusses versetzt die Abschlußstelle in passive Schwingungen. Dementsprechend tritt das (R) in verschiedenen Artikulationszonen auf.

c) Stimmhaftigkeit

Konsonantklassen. In bezug auf den beigemischten laryngealen Stimmklang unterscheidet man zwei Klassen der Konsonanten: *stimmhafte und stimmlose*, oder phonische und aphonische. Dementsprechend treten die Laute jeder Zone und jeder Mechanik paarweise auf. Zwei Ausnahmen sind die nasalen Resonanten und die Halbvokale, welche in den westlichen Sprachen gewöhnlich und regelrecht keine aphonischen Partner haben. Isshiki und Ringel (1964) bestimmten die Luftstromgeschwindigkeit während der Aussprache von Konsonanten. Die charakteristischen Muster der Stromgeschwindigkeit sind von der Stimmhaftigkeit, der Artikulationsmechanik, sowie von der phonetischen Stellung in der Silbe bestimmt.

Jedes Lehrbuch der Phonetik beschreibt die Stellung der artikulatorischen Organe für jeden Laut. West, Ansberry und Carr (1957) legten instruktive Bilder der artikulatorischen Bewegungen vor, welche in einem Fall von Kieferdefekt photographiert wurden. Die gegenwärtig gültige *Beschreibung der deutschen Sprachlaute* findet sich in H. H. Wänglers repräsentativem Atlas. Hier sind photographische, palatographische und radioskopische Darstellungen kombiniert. Für unsere folgenden klinischen Zwecke genügt es, einige wichtige Einzelheiten ins Gedächtnis zu rufen. Daraus ergibt sich die folgende lautbeschreibende Einteilung, welche sich auf die bisherigen Kategorien von Artikulationsort, Lautmechanik und Stimmhaftigkeit bezieht.

d) Phonetisches Lautsystem

Lippenlaute. Zu den Lippenlauten gehören: die bilabialen, d. h. zwischen beiden Lippen gebildeten *Verschlußlaute* (B) (stimmhaft) und (P) (stimmlos); der *Nasenlaut* (M); die labiodentalen, d. h. zwischen Unterlippe und oberen Schneidezähnen erzeugten *Reibelaute* (W) (stimmhaft) und (F) oder (V) (stimmlos); sowie der *Zitterlaut* des nur interjektionell gebrauchten Lippen-(R) der Kinder und Kutscher. O. Fujimura (1961) legte stroboskopische Photographien der Lippen während der Artikulation von Plosiven und Nasalen vor. Die kennzeichnenden Resonanzfrequenzen ändern sich innerhalb von 5—10 msec.

Zungenlaute. Die Zahn- oder Zungenlaute werden von der Zungenspitze gegen mehrere Widerlager artikuliert: obere Frontzähne, oberer Alveolarfortsatz sowie verschiedene Regionen in der palatalen Mittellinie.

Plosive Zungenlaute sind das stimmhafte (D) und stimmlose (T). In romanischen und slawischen Sprachen ist die *Dentalisierung* üblich, also die Bildung gegen die oberen Schneidezähne. Englisch und Norddeutsch bevorzugen die *Aspiration* mit alveolärer Anlage.

Linguale *Reibelaute* sind zahlreich. Für Englisch, Spanisch und Griechisch sind die interdentalen Laute (Th) typisch, stimmhaft und stimmlos. Im deutschen führt eine interdentale Zungenlage zum Lispeln. Das deutsche (S) ist stimmhaft im Anlaut und nach langem Vokal, stimmlos im Auslaut und nach kurzem Vokal. Weiter rückwärts gegen den Vordergaumen entsteht das deutsche stimmlose (Sch) und der stimmhafte Partner des französischen (J).

Der Zitterlaut des stimmhaften Zungen-(R) der süddeutschen Aussprache vibriert gegen den Alveolarrand. Der stimmhafte *Halbvokal* (L) ist sehr variabel, je nach dem Punkt der palatalen Mittellinie, wo sich die Zungenspitze anlegt. Dental in romanischen Sprachen, alveolar auf Deutsch, wird das (L) in Englisch, Amerikanisch, Polnisch und Russisch zunehmend palatal. Der *Nasenlaut* (N) entsteht durch Zungenabschluß am Alveolarrand. Wegen der vielen Störungsmöglichkeiten der (S)-Laute, müssen wir die korrekte Aussprache der Sibilanten näher betrachten.

Die richtige *Bildung des (S)-Lautes* erfordert mehrere fein abgestimmte und genau festgelegte Bewegungen. Dieser Laut zeigt nämlich die geringste physiologische Breite, weil jede Abweichung von der normalen Stellung der Artikulationsmuskulatur hörbare Klangveränderungen (Lispeln) bedingen kann. Überdies ist das (S) neben dem (R) der schwierigste Laut der deutschen Sprache. Dafür gibt es viele Belege. Zunächst erscheinen die S-Laute während der kindlichen Sprachentwicklung am spätesten. Des weiteren erweisen sich die Zischlaute unter allen Sprachlauten am häufigsten gestört. Schließlich werden sie durch ungünstige artikulatorische Verhältnisse am leichtesten beeinträchtigt. Diese altbekannten Tatsachen bestätigte T. Hixon (1966): (S) und (Sch) erfordern die präzise Kontrolle von Größe und Form der Engstellen innerhalb des Vokaltraktes.

Für die physiologisch richtige Aussprache des deutschen S-Lautes sind die Lippen geöffnet und wie für den Vokal (E) breitgezogen. Der Unterkiefer wird meist etwas vorgeschoben, bis die Schneidezähne annähernd aufeinanderstehen. Die seitlichen Zungenränder sind gehoben und den Zahnhälsen der seitlichen Oberkieferzähne bis zu den Eckzähnen angelegt. Dabei liegt die Zungenspitze hinter oder an den inneren unteren Schneidezähnen. In ihrer Mitte und im Zungenrücken entsteht eine Rille, welche den Luftstrahl geformt auf die Schneiden der unteren und oberen mittleren Schneidezähne richtet. Hier entsteht also das feine und scharfe Zischgeräusch. Der Zungengrund bleibt in Ruhe. Das Gaumensegel ist kräftig gehoben und schließt den Nasenrachen mit einem manometrischen Druck bis zu 160 mm Hg besonders fest ab.

Mit dieser knappen Beschreibung (nach Gutzmann, 1928) ist die untere oder *dorsale* Form des normalen (S) gemeint, welche von der Mehrzahl der klassischen Phonetiker und Phoniater als korrekt bezeichnet und vorgezogen wurde. In der süddeutschen Aussprache überwiegt laut Lettmayers (1947) zahlreichen Untersuchungen an Wiener Schulkindern das dorsale (S) bei 87% der normalen Sprecher. Das gleiche scheint in anderen Ländern der Fall zu sein (Führing und Lettmayer, 1958).

Eine Minderheit ist an eine abweichende Artikulation des (S) gewöhnt. Dabei kommt die etwas gehobene Zungenspitze hinter die oberen Schneidezähne zu liegen. Dementsprechend bezeichnet man dieses obere (S) als alveolar oder *apikal.* West, Ansberry und Carr (1957) scheinen dem alveolären (S) den Vorrang zu geben, wenn sie zuerst schreiben, daß die Zungenspitze gegen den Alveolarrand hinter den oberen Schneidezähnen hinauf gebogen ist. Anschließend erwähnen sie die Möglichkeit des Anlehnens der Zungenspitze gegen die unteren Frontzähne. Möglicherweise ist die amerikanische Vorliebe für das alveoläre (S) durch die alveoläre (aspirierte) Eigenart der englischen Dentallaute erklärbar. Dentalisierte Zahnlaute erwecken hier den Eindruck des kontinentalen Fremdakzentes.

Zweifellos ist aber das alveoläre oder *apikale (S) wesentlich schwieriger* in seiner Aussprache als das untere oder dorsale. Jede übermäßige Annäherung der Zungenspitze an die oberen Schneidezähne verursacht das addentale Lispeln. Es kann daher sehr schwer sein, einem Lispler gut klingende (S)-Laute beizubringen, wenn er dabei die Zunge heben soll. Über alle weiteren Einzelheiten dieser unnötig verworrenen aber praktisch wichtigen Frage berichtete Krech (1960) mit lexikalischer Gründlichkeit.

Zur *Aussprache des Sch-Lautes* sind die Lippen wie für den Vokal (U) vorgestülpt und der Unterkiefer vorgeschoben. Die Zähne sind leicht geöffnet. Wieder berühren die seitlichen Zungenränder die seitlichen Oberkieferzähne. Im Gegensatz zum scharfen (S) ist die Zungenspitze von den Schneidezähnen etwas zurückgezogen. Daher leitet die mediale Zungenrille den Luftstrom unter Wirbelbildung gegen den harten Gaumen, so daß das (Sch)-Geräusch weiter rückwärts entsteht als bei (S) und die Resonanzhöhle wegen der Lippenvorstülpung größer ist. Daraus erklärt sich die sattere Klangfarbe. Das Gaumensegel schließt wiederum fest ab.

Im Gegensatz zur genau definierten Bildungsweise des normalen (S), kommt der *Halbvokal* (R) in den verschiedenen Sprachen in *zahllosen Varietäten* vor. Daraus ergeben sich hochbedeutende linguistische Beziehungen, die aber außerhalb unserer praktischen Zwecke liegen. Ohne Zweifel ist das gerollte Zungen-(R) der romanischen und slawischen Sprachen einer der schwierigsten Sprachlaute. In Frankreich, Norddeutschland, Holland, Dänemark usw. sind verschiedene Unterarten des uvulären, velaren und pharyngealen (R) weit verbreitet. Diese Unterarten sind im Kapitel über die Rhotazismen erwähnt. Eine eigentümliche Mischung eines getrillten Zischlautes ist als tschechisches (Ř) bekannt. M. Seemann (1931) gab die genaue phonetische Analyse.

Im amerikanischen und britischen Englisch ist der Halbvokal (R) leicht aussprechbar. Der Hauptunterschied dieser Unterarten besteht in verschiedenen Graden der lingualen Retroflexion entlang der Gaumenmitte. Curtis und Hardy (1959) unterscheiden *drei Formen des amerikanischen (R)*: der konsonantische Gleitlaut wie in „red“, der betonte Vokallaut wie in „bird“, sowie das unbetonte vokalische (R) wie in „board“.

Das *richtige Zungenspitzen-(R)* kommt auf folgende Weise zuwege. Die seitlichen Zungenränder legen sich dicht an die Mahlzähne und leiten die Luft zwischen Zungenspitze und oberem Alveolarrand heraus. Dadurch gerät die lose den oberen Vorderzähnen, deren Alveolarrand oder dem Vordergaumen angelegte Zungenspitze in passive Schwingungen. Diese Bewegung der Zungenspitze entsteht also nicht etwa willkürlich durch die Zungenmuskulatur, sondern infolge der Luftstauung durch den „elastischen Verschluß zwischen Zunge und Gaumenanteil“, wie schon v. Kempelen in seinem berühmten „Mechanismus der menschlichen Sprache“ (Wien 1791) ausführte. Er erkannte auch richtig, daß zwischen der Stärke des Luftstromes und dem Widerstand der Zunge eine bestimmtes Verhältnis herrschen müsse. „Der Mangel dieses Gleichgewichtes, welches viele Menschen nie treffen lernen, ist Ursache, daß das arme (R) so sehr mißhandelt und auf so verschiedene Art verstümmelt wird“. Auch Kempelens Ohr wurde also bereits von Rhotazismen belästigt.

Je nach der Stellung im Wort und der Sprache enthält das Zungen-(R) verschieden viele dieser langsamen *Flatter-Schwingungen*. Im Italienischen muß das stark rollende Doppel-(R) („terra“) mit deutlich erkennbar mehr Schwingungen gesprochen werden als das einfache (R) („rosa“). Für Spanisch und Portugiesisch gilt ähnliches. Im deutschen sind zwei bis drei Schwingungen üblich. K. Gwinner (1937) fand experimentell 1 bis 6 Oszillationen. Die Geschwindigkeit der Schwingungen beträgt 20 bis 40 pro Sekunde (F. Trendelenburg), wie man auch auf Abb. 60 (auf S. 470) deutlich sehen kann.

Gaumenlaute. *Verschlußlaute* sind das stimmhafte (G) und das stimmlose (K) durch Zungenabschluß gegen den weichen Gaumen. Der Halbvokal (J) entsteht zwischen Zungenrücken und hartem Gaumen. Hier bildet sich auch der stimmlose Partner des vorderen oder palatalen (Ch) nach den Vokalen (E) und (I) als aphonischer *Reibelaut*. Das uvulare (R) ist ein *Zitterlaut*. Der palatale *Nasenlaut* ist das (Ng) wie in „Enge“. Trennung des (Ng) in die Einzellaute (N) und (G) ist ein störender Fehler des Fremdakzentes, wenn ein Ausländer etwa „sin-gen“ sagt.

Rachenlaute. Von den *dorso-faukalen* Reibelauten zwischen Zungengrund und Rachenwand gibt es im Deutschen bloß einen einzigen physiologischen Vertreter. Das ist das hintere oder pharyngeale (Ch) der Verbindungen „ach“, „och“ und „uch“. Als Provinzialismus ist das gutturalisierte vordere (Ch) der Tiroler bekannt. Andere Dialekte lieben weitere Rachenlaute, wie das pharyngeale (R). In der Gaumenspaltensprache kommen viele pharyngeale Ersatzlaute vor, welche den normalen dorsofaukalen Frikativen der semitischen Sprachen entsprechen.

Kehlkopflaute. Der Kehlkopf produziert bloß einen normalen Sprachlaut, den stimmlosen *Spiranten* (H) aller germanischen und slawischen Sprachen. Dieser fehlt in allen romanischen Sprachen. In afrikanischen und arabischen Sprachen kommen plosive und frikative Kehlkopflaute häufig und hervorstehend vor. Der deutsche harte Stimmeinsatz als glottaler *Plosivlaut* ist die physiologische Grundlage der laryngealen *Ersatzlaute* in pathologischen Zuständen, wie Taubstummheit. In der Gaumenspaltensprache entstehen die laryngealen Ersatzlaute unter dem Einfluß der zentripetalen Artikulationsverlagerung.

e) Sprachlaute und Buchstaben

Phoneme und Grapheme. Anfänger müssen an die unvollkommene Übereinstimmung der hörbaren *Sprachlaute* (Phoneme) mit den graphischen Zeichen der *Buchstaben* (Grapheme) erinnert werden. Es gibt nämlich auf der einen Seite viel mehr Sprachlaute, als sich durch die schriftlichen Zeichen der verschiedenen Alphabete ausdrücken läßt. So enthält das Standard Englisch an die 50 Phoneme, aber nur 26 Buchstaben. In phonetischen Studien bedient man sich deshalb der eigens erfundenen Symbole des *internationalen phonetischen Alphabetes* (IPA). Man vergleiche ferner die verschiedenen Zeichen des langen, doppelten, scharfen und runden (S) in der deutschen Kurrentschrift.

Auf der anderen Seite stellt das Alphabet mehrere Buchstaben zur Verfügung, die völlig unnötig sind, weil sie die gleichen Phoneme ohne irgendwelche hörbare Unterschiede bezeichnen. Man muß also streng zwischen den phonetischen Gesetzmäßigkeiten der *Sprachlaute* und den grammatischen, linguistischen und orthographischen Ableitungen der *Schreibweise* unterscheiden.

So gibt es also im Deutschen keinen regelmäßigen Unterschied zwischen (E) und (Ä): Rede—Räder; jedoch: während—wessen—Wesen. Feine Abstufungen der Vokalhelligkeit in solchen Wörtern hängen vielmehr von anderen Umständen ab: Bildung, Abstammung, Gegend, Situation, künstlerische Sprachgestaltung, usw.

Unter den geschriebenen Konsonanten sind (C) und (Z) mit der artikulatorischen Verschmelzung von (T) und (S) identisch. Das (C) hat aber auch eine phonemische Bedeutung, indem es in (Ch) zwei deutsche Laute ausdrückt (ich, ach). Als (ck) bestimmt es die vorhergehende Vokallänge: Hacke—Haken.

Der Buchstabe (X) besteht aus (K) und (S). Der seltene deutsche Doppelbuchstabe (Qu) bedeutet die rasche Folge von (K) und (W). Demgegenüber hat das (V) zwei phonetische Bedeutungen. In deutschen Wörtern ist es mit (F) und in Fremdwörtern mit (W) identisch, solange es im Anlaut und Inlaut steht: vegetativ gegenüber Vegetativum. Assimilierende Tendenzen der Vulgärsprache machen sich bemerkbar, wenn etwa die Münchner Bürgersfrau am „Fiktualienmarkt" einkauft.

Das „griechische" (Y) wird in dreifacher Weise ausgesprochen, als (I), (Ü) und (J): Zylinder, Enzyme, York. Hier äußern sich Verstöße gegen das Sprachgefühl durch preziöse Manierismen, etwa wenn Halbgebildete „Ägüpten" sagen.

Diese *orthographischen Regeln* der Aussprache sind in anderen Sprachen noch komplizierter, etwa für Französisch oder gar Englisch. Dafür bietet die amerikanische Buchausgabe verschiedene Beispiele. Obwohl manche Sprachen eine bequem phonetische Schreibweise besitzen, wie Italienisch, sind die Bemühungen um eine Schreibreform für Deutsch oder Englisch noch im Bereiche der Zukunft.

Warum manche Orthographien so kompliziert sind, erklärt sich aus der linguistischen Entwicklung über die historischen Perioden der Lautverschiebung. Die deutsche Sprache z. B. gliedert sich in die drei Epochen von Alt-, Mittel- und Neuhochdeutsch. Englisch jedoch blieb auf einer zweiten Stufe stehen und kennt kein wirklich analoges „Neu-Englisch". Daher seine mittelalterliche Orthographie. Für die *Sprachpathologie* sind diese linguistischen und philologischen Probleme sehr bedeutungsvoll, weil sie die klinische Symptomatologie der dyslektischen Lernschwierigkeiten und der aphasischen Ausfälle mitbestimmen.

Literatur

Konsonanten

Bárány, E.: Transposition of Speech Sounds. J. Acoust. Soc. Amer. 8: 217, 1937. — Bellussi, G.: Aspetti glottologici e fisiologici dei fonemi della lingua italiana. Boll. Soc. Ital. Fonet. Sperim. etc. 8: 98, 1958. — Bergsveinsson, S.: Lautklassen und Lautklassenschrift in der Phonometrie. Arch. Vergl. Phonetik. 4: 97, 1940. — Borel-Maisonny, S.: Les divers aspects de l'r parisien. Le Français Moderne, July 1942.

Dantzig, B. van: Voiced or Voiceless? Archives Néerl. Phonét. Expér. 5: 77, 1930. — Drew, R. O., and E. W. Kellogg: Starting Characteristics of Speech Sounds. J. Acoust. Soc. Amer. 12: 95, 1940. — Dunn, H. K., and S. D. White: Statistical Measurements on Conversational Speech. J. Acoust. Soc. Amer. 11: 278, 1940.

Emsley, B.: Illustrations of Phonetic Structure: I. Single Consonant Contacts in General American English. Quart. J. Speech, 22: 18, 1936.

FLETCHER, H., and J. C. STEINBERG: Articulation Testing Methods. J. Acoust. Soc. Amer. 1: 1(S), 1930. — FORCHHAMMER, J.: Systematik der Sprachlaute als Grundlage eines Weltalphabetes. Arch. experim. klin. Phonetik, 1: 281, 1914; — Die Sprachlaute und ihre schriftliche Darstellung. III. Kongr. Int. Ges. Logop. Phoniat. p. 19, Wien 1928; — Zur Lösung des Affrikaten-Problems. Archives Néerl. Phonét. Expér. 17: 9, 1941. — FRENCH, N. R., and W. KOENIG, JR.: Frequency of Occurrence of Speech Sounds in Spoken English. J. Acoust. Soc. Amer. 1: 110, 1929. — FRÖSCHELS, E., and M. PFEFFERBAUM: Revised Physiology of Sounds. Phonetica, 1: 53, 1957. — FRY, D.: The Frequency of Occurrence of Speech Sounds in Southern English. Arch. Néerl. Phon. Exp. 20: 103, 1947. — FUJIMURA, O.: Bilabial Stop und Nasal Consonants: A Motion Picture Study and its Acoustical Implications. J. Speech Hearing Res. 4: 233, 1961.

GLEICHEN, E., and J. H. REYNOLDS: Alphabets of Foreign Languages. London: Edward Stanford, 1944. — GROOT, A. W. DE: Voyelle, consonne et syllabe. Arch. Néerl. Phon. Exp. 17: 21, 1941.

HAYDEN, R. E.: The Relative Frequency of Phonemes in General-American English. Word, 6: 217, 1950. — HEGEDUES, L.: Die Natur der ungarischen Affrikaten. Arch. Néerl. Phon. Exp. 15: 97, 1939. — HEINITZ, W.: Untersuchungen über willkürliche Mitbewegungszuordnungen zu phonetischen Artikulationskomplexen. Vox, 18: 1, 1932. — HENTRICH, K.: Über den Einfluß der Dauer auf die Stimmhaftigkeit von Verschlußlauten. Vox, 11: 21, 1925. — HIXOH, T.: Turbulent noise sources for speech. J. Folia Phoniatr. 18: 168, 1966. — HOOYKAAS, W.: Luftverbrauch bei Plosiven und Frikativen. Arch. Néerl. Phon. Exp. 12: 51, 1936. — HUDGINS, C. V., and R. H. STETSON: Voicing of Consonants by Depression of Larynx. Arch Néerl. Phon. Exp. 11: 1, 1935. — HULTZÉN, L. S.: Symbol for the Nonsyllabic Postvocalie R of General American. Quart. J. Speech, 36: 189, 1950.

KAISER, L.: Contributions á l'investigation des sons du langage hollandais. Arch. Néerl. Phon. Exp. 2: 29, 1928; — A. Few Remarks Concerning Occlusives in Russian. Arch. Néerl. Phon. Exp. 4: 77, 1929; — Contribution to the Description of Stops in Sumbanese Language. Arch. Néerl. Phon. Exp. 10: 58, 1934. — KAZEJEWA, B. C. TEN: Analyse phonétique du son "bl" de la langue russe. Arch. Néerl. Phon. Exp. 4: 47, 1929. — KERSTA, L. G.: Amplitude Cross-Section Representation with the Sound Spectrograph. J. Acoust. Soc. Amer. 20: 796, 1948.

LACERDA, A. DE: Die Abgrenzung der Labiallaute mittels Mundtrichter. Arch. Néerl. Phon. Exp. 7: 30, 1932. — LADEFOGED, P.: Use of Palatography. J. Speech Dis. 22: 764, 1957. — LOTZ, J.: The Structure of Human Speech. Trans. N. Y. Acad. Sciences, 16: 373, 1954.

MATHA, L.: L'articulation de la consonne „R“ dans le chant français. Rev. Franç. Phoniatr. 2: 268, 1934. — MILLET, A.: Les sons de consonnes. Rev Franç. Phoniatr. 3: 124, 1935. — MOROCHOWETZ, L.: Die Grundlaute der menschlichen Sprache. Berlin: Hirschwald, 1908. — MUCKEY, F. S.: Sound Production in Speech. Quart. J. Speech, 6: 57, 1920.

NADOLOVITCH, J.: Das Lautsystem. II. Int. Kongr. Logop. Phoniat. p. 42, Wien: 1926.

PERELLÓ, J.: Palatograma. Bol. Asoc. Españ. Logop. Foniat. 1: 29, 1960. — PFEFFERBAUM, M., and E. FRÖSCHELS: X-Ray study of tongue positions in *f* and *s* with regard to the *f* method. Acta. Oto-Rino-Laring. Ibero-Amer. 8: 146, 1957. — POOLE, I.: Speech Sounds and Speech Games. Quart. J. Speech, 20: 102, 1934. — POTTER, R. K.: Visible Patterns of Sound. Science, 102: 463, 1945.

RUSSELL, G. O.: Mechanism of Speech. J. Acoust. Soc. Amer. 1: 83, 1929; — First Preliminary X-Ray Consonant Study. J. Acoust. Soc. Amer. 5: 247, 1934.

SCRIPTURE, E. W.: Registration of Speech Sounds. J. Acoust. Soc. Amer. 7: 139, 1935. — SHERMAN, D.: The Influence of Vowels on Recognition of Adjacent Consonants. J. Speech Hearing Dis. 17: 198, 1952. — SHOHARA, H. H., and C. HANSON: Palatography as an Aid to the Improvement of Articulatory Movements. J. Speech Dis. 6: 115, 1941.

TARNÓCZY, T. H.: Physical Characteristics of Speech Sounds and Some Aspects of their Anthropological Relations. Acta Anthropobiol. No. 1, Budapest, 1947. — TONNDORF, W.: Die Wechselbeziehungen zwischen dem Kehlkopf und seinem Ansatzrohr bei der Bildung der Sprachlaute. Zschr. Hals- usw. Heilk. 18: 490, 1927. — TRENDELENBURG, F.: Neuere Fragen der Klangforschung. Elektrotechn. Z. 59: 475, 1938.

VOELKER, C. H.: Phonetic Distribution in Formal American Pronunciation. J. Acoust. Soc. Amer. 5: 242, 1934.

WANG, W. S-Y.: Transition and Release as Perceptual Cues for Final Plosives. J. Speech Hearing Res. 2: 66, 1959. — WHITE, E. A.: Voiced H. Quart. J. Speech, 10: 204, 1924. — WILCZEWSKI, S. VON: Stimmhaftigkeit und Hauch bei Lippenlauten. Vox, 11: 33, 1925. — WILLEMSSEN, J. H.: Some Dutch Dental Consonants, Investigated by Means of the Artificial Palate. Arch. Néerl. Phon. Exp. 12: 39, 1936. — WINCKEL, F.: Hörmäßige Bewertung von lautanalytischen Ergebnissen. Arch. Ohren- usw. Heilk. 169: 564, 1956. — WISE, C. M.: Russian and English Speech Sounds. J. Speech Dis. 14: 322, 1949.

ZWAARDEMAKER, H.: Über die den Resonanten zukommende Nasalierung. Mschr. ges. Sprachheilk. 17: 6, 1907.

4. Akustische Sprachstruktur

Klangspektrum. Nach der Aufnahme des neuen Kapitels von FANT über die akustische Phonetik, können wir uns in diesem Abschnitt auf die klinisch wichtigen Einzelheiten der akustischen Sprachtheorie beschränken. Einige historische Rückblicke dürften jedoch interessant sein.

Dem akustischen Aufbau der Sprachlaute wurde jahrhundertelange geistreiche Forschungstätigkeit gewidmet. Ein berühmtes Beispiel der klassischen Experimentierkunst war die sprechende Maschine des Wiener Hofrates WOLFGANG VON KEMPELEN (1791). Es bedurfte aber noch vieler unermüdlicher Versuche, bis die endgültige Beantwortung der Frage nach der physikalischen Struktur der Sprachlaute durch C. STUMPF (1926) möglich war. Dessen Ergebnisse sind seither durch die elektro-akustische Forschung vollkommen bestätigt worden. Über den heutigen Stand der akustischen Vokallehre berichtet WINCKEL in Bd. I.

Die charakteristische Klang- oder Geräuschfarbe jedes Sprachlautes ist durch den akustischen Aufbau seines *Klangspektrums* bedingt. Aus diesem läßt sich durch objektive oder subjektive Methoden für jeden Vokal und Konsonanten eine typische und ziemlich gleich bleibende Teiltongruppe nachweisen. Dadurch ist die Erkennung der Sprachlaute auf verschiedenen Tonhöhen der Sprech- oder Singstimme möglich. Nur in den höchsten Tonlagen der Soprane und Tenöre werden die Vokale undeutlich, wie jeder Sänger weiß. Diese empirische Erfahrung wurde von CORNUT und LAFON (1960) durch sonagraphische Analyse bestätigt.

Formanten. L. HERMANN (1889, 1890, 1893) bezeichnete den laut-spezifischen Teiltonbereich als Formant. C. STUMPF glaubte, daß sich diese Teiltöne mit der Höhe des Stimmtones geringgradig verschieben können und daher keine absolut feststehende Höhe haben. Daher zog er es vor, von Formantgebieten zu sprechen. Demgegenüber gelangte K. ORLÍK (1947) zur Schlußfolgerung, daß die Formanten im *normalen Gesang* unveränderlich bleiben und sich nicht mit dem Ansteigen des Stimmtones erhöhen. Lediglich auf den höchsten Tönen können sie ihren Platz verlieren. Auch K. W. WAGNER (1947) hält daran fest, daß sich die Formanten nicht mit der Tonhöhe ändern, solange die Klangfarbe des Vokales die gleiche bleibt.

Sobald sich aber die Mundstellung ändert, wenn ein bestimmter Vokal auf verschiedenen Tonhöhen hervorgebracht wird, dann ändert sich auch die Klangfarbe. Eben damit ist dann eine Verschiebung der Formanten verbunden. Somit bleibt die *Mundstellung* als Teilerscheinung der gesangstechnischen Leistung für Klangfarbe und Teiltonaufbau der Vokale verantwortlich. Geflüsterte Vokale entbehren des laryngealen Grundtones. Über die Beeinflussung der Formantlage durch das Flüstern von Vokalen hat MEYER-EPPLER (1957) berichtet.

Die charakteristische *Formant-Struktur der Vokale* wurde durch die graphische Methode der Koordinaten-Darstellung bestätigt. Wie J. D. FOULKES (1961) zeigte, verändern sich die ersten beiden Formanten nur in engen Grenzen. Auf Abb. 45 sehen wir z. B., daß die erste Formantfrequenz des (I) sich von 200—400 Hz erstreckt, während sein zweiter Formant zwischen 2000 und 3400 Hz liegt. Die ovale Form dieser Formantregionen ist eine Folge der graphischen Verzerrung durch die lineare Frequenzskala, welche die Oktavabstände mit steigender Frequenz vergrößert. Dagegen hält die übliche logarithmische Frequenzskala die Oktavdistanzen konstant, so daß die Formantbereiche dann als mehr gerundete Kreise aufscheinen.

Ihrem zusätzlichen Geräuschcharakter entsprechend, sind die *Konsonanten* aus mehreren übereinanderliegenden Teiltongruppen zusammengesetzt. Dabei bestimmen besonders

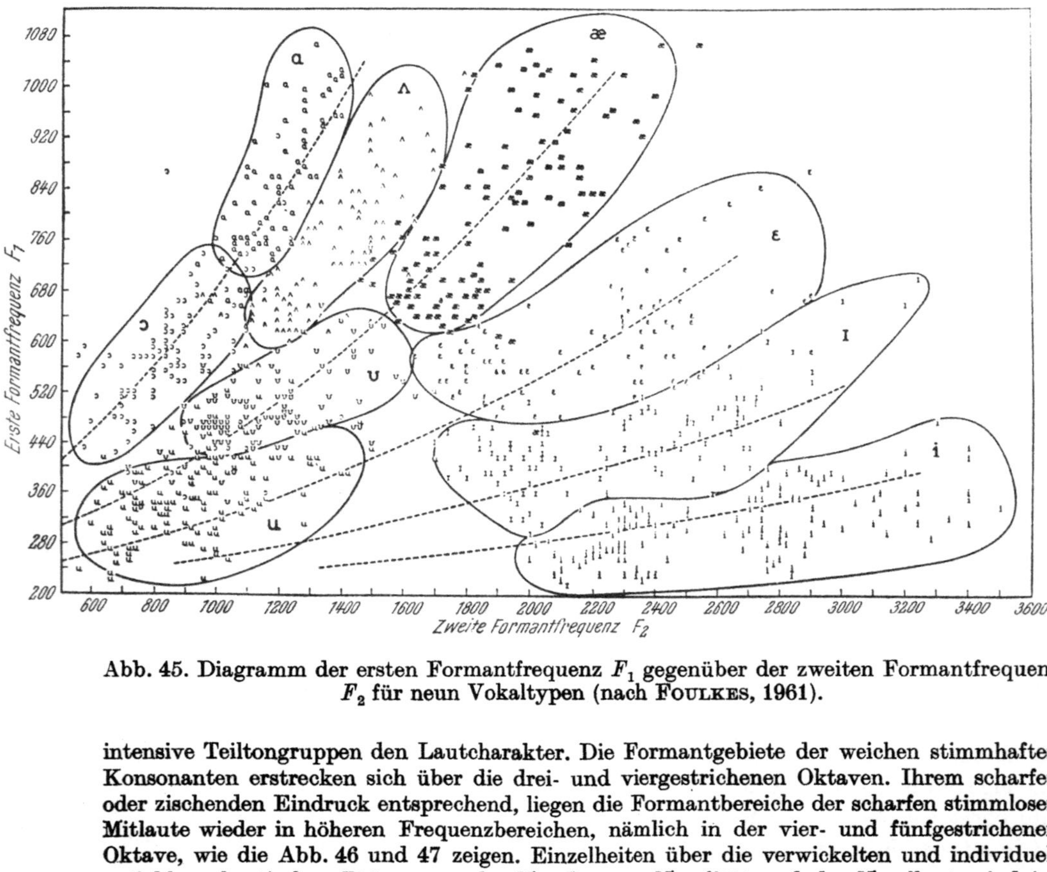

Abb. 45. Diagramm der ersten Formantfrequenz F_1 gegenüber der zweiten Formantfrequenz F_2 für neun Vokaltypen (nach FOULKES, 1961).

intensive Teiltongruppen den Lautcharakter. Die Formantgebiete der weichen stimmhaften Konsonanten erstrecken sich über die drei- und viergestrichenen Oktaven. Ihrem scharfen oder zischenden Eindruck entsprechend, liegen die Formantbereiche der scharfen stimmlosen Mitlaute wieder in höheren Frequenzbereichen, nämlich in der vier- und fünfgestrichenen Oktave, wie die Abb. 46 und 47 zeigen. Einzelheiten über die verwickelten und individuell variablen akustischen Phänomene der Nasalierung, Nasalität und der Nasallaute sind im Abschnitt über Rhinolalie zu finden.

Die *Zischlaute* (S), (Sch), (F) und (Chpal) bestehen aus besonders hohen Teiltönen. Nach STUMPF erstreckt sich der Gesamtumfang des Formantbereiches des scharfen (S) von a^1 bis d^6. Seine engere Formantstrecke liegt zwischen 2200 und 4100 Hz. Mit den modernen elektroakustischen Methoden findet man noch höhere obere Grenzen, nämlich bis zu 6000 Hz. Damit ergibt sich eine Bestätigung einiger früherer Beobachtungen von O. WEISS und anderen (BRAHM, 1950; LULLIES, 1953). Je mehr hohe Teiltöne vorhanden sind, desto schärfer klingt das Zischen.

Das (Sch) umfaßt Töne von b^1 bis c^6 mit einer charakteristischen Formantstrecke zwischen 1400 und 2500 Hz. Hier sind die tieferen Teiltöne für die deutliche Sättigung des (Sch) besonders wichtig. Das stimmlose (F) zeigt einen Gesamtumfang von a^1 bis b^5; seine haupt-

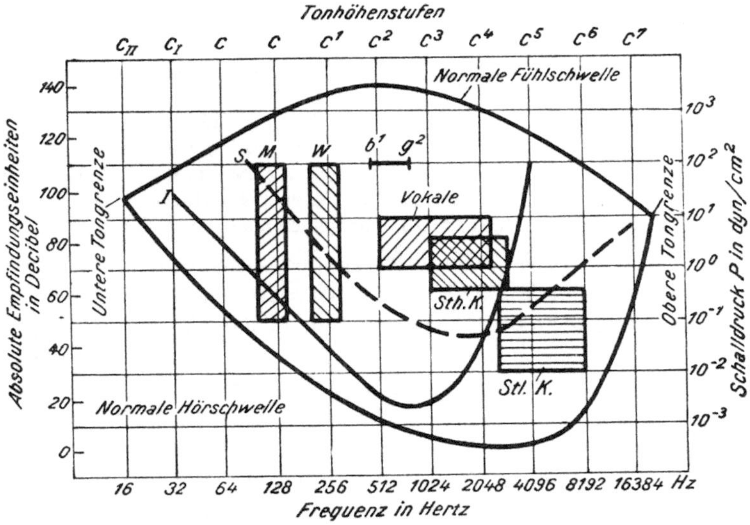

Abb. 46. *Das normale Hörfeld* (nach WEGEL). Oben die Schmerzschwelle, unten die normale Hörschwelle re 0,0002 Dyn/cm². *M* — Grundtöne der männlichen, *W* — Grundtöne der weiblichen Sprechstimme. Vokale — Frequenz und Intensität der Vokalformanten. *Sth.K.* — Frequenz und Intensität der stimmhaften, *Stl.K.* — Frequenz und Intensität der stimmlosen Konsonanten. *I* — Hörkurve eines Innenohrschwerhörigen. *S* — Hörkurve eines Schallleitungsschwerhörigen (nach STEINBERG und LANGENBECK).

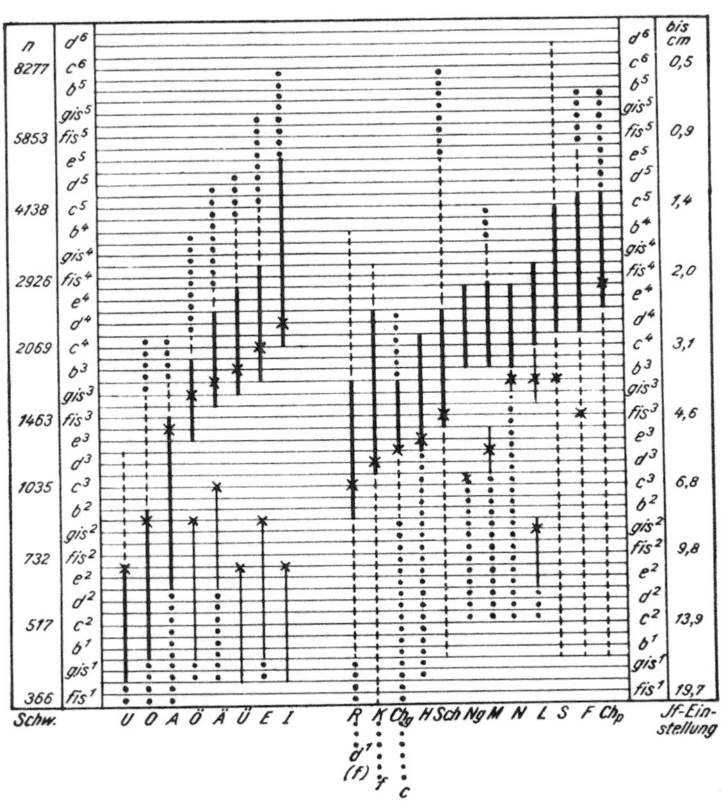

Abb. 47. Der akustische Aufbau stimmloser Vokale und Konsonanten (nach STUMPF, 1926).

sächliche Formantstrecke liegt bei cis^4 bis cis^5. (Chpal) weist bei gleichem Gesamtumfang eine charakteristische Teiltonstrecke von dis^4 bis cis^5 auf.

Es ist interessant, die Frequenzbänder der vokalischen und konsonantischen Formanten mit der akustischen Struktur der *pyrenäischen Pfeifsprache* zu vergleichen. BUSNEL, MOLES und GILBERT (1962) unternahmen die sonagraphische Analyse des Vokabulars in dieser aussterbenden Sprache, welche aus gepfiffenen Morphemen besteht. Der Grundton des labialen Pfeifens fand sich zwischen 2000 und 2600 Hz mit einer maximalen Intensität bis zu 110 db.

Perzeptive Faktoren. Die bisherigen Besprechungen befaßten sich mit der akustischen Struktur der Phoneme als elektronisch aufgenommene und daher *stationäre Klanggestalten.* Man ist sich zunehmend bewußt, daß die Sprachklänge den einzigen Zweck haben, gehört und verstanden zu werden. Die gegenwärtige Forschung in der akustischen Phonetik konzentriert sich daher auf die perzeptiven Faktoren, welche die Verständlichkeit bestimmen. Diese Anwendung der Psychoakustik für phonetische Studien wurde durch die Fortschritte in der allgemeinen Hörforschung angeregt. G. VON BÉKÉSY (1956) gab einen Überblick der gegenwärtigen *Hörtheorien,* einschließlich seiner eigenen Theorie der Wanderwellen. Eine ähnliche Darstellung stammt von M. LAWRENCE (1966). Weitere Einzelheiten über Sprachperzeption und Verständlichkeit sind im letzten Teil dieses Kapitels geschildert.

C. G. FANT (1962) schilderte den gegenwärtigen Übergang der physiologischen Phonetik zur akustischen. Er empfahl ein versuchsweises System der *Sprachsegment Klassifikation.* In jeder Äußerung gibt es mehr Segmente als Phoneme. Zufolge der Koartikulationseffekte ist jedes Phonem von mehreren aufeinander folgenden Klangsegmenten signalisiert. Umgekehrt wird jedes Klangsegment allgemein von mehreren benachbarten Phonemen der sprachlichen Mitteilung beeinflußt.

F. WINCKEL (1963) wendete die Informationstheorie für die Analyse der *zeitmessenden Eigenschaften* des Ohres an. Gemäß den Zielen der akustischen Phonetik ist die Auswertung der zeitlichen Faktoren für weitere Studien der Klänge von Stimme und Sprache unerläßlich. Für das Erkennen der Sprache haben die Absolutempfindungen für Tonhöhe, Lautstärke, Klangfarbe und Dauer wenig Bedeutung. WINCKEL (1964) vermutet, daß noch andere Faktoren beteiligt sind, die sich in spezifischen Zusammenschaltungen des Zentralnervensystems auswirken.

Die *perzeptiven Grenzen* der Phonem-Unterscheidung lassen sich nach WINCKEL bereits genau angeben. So bedarf die Vokalerkennung einer Mindestdauer von etwa 50 msek. Sogar bei schnellem Sprechen werden Vokaldauern von 100 msek. nur unwesentlich verkürzt. Es wäre interessant, die überstürzte Sprechhast der Polterer auf solche objektive Kriterien zu untersuchen. Daraus dürften sich bedeutende Hinweise auf eine verbesserte Reedukation ergeben.

Auraler Empfang. Aus den bisherigen Angaben geht eindrucksvoll hervor, wie wichtig die *normale Hörschärfe* für die hohen Töne zum sicheren Erkennen der Zischlaute ist. Im Falle von Innenohrschwerhörigkeit für die drei-, vier- und fünfgestrichenen Oktaven (1000 bis 8000 Hz) können diese Laute daher nicht mehr richtig oder gar nicht erkannt und unterschieden werden. Derart schwerhörige Kinder sprechen deshalb die Zischlaute (S), (Sch), (F) und (Chpal) so aus, wie sie diese zu hören gewöhnt sind, d. h. stumpf und verwaschen. Diese audiogen bedingte Artikulationsstörung beruht auf der Tatsache, daß solche Ohren bloß die tiefsten Anteile der Sibilantformanten um 1000 Hz empfangen können.

In diesen Fällen der *audiogenen Dyslalie* werden die Zischlaute häufig auch mit anderen Zahnlauten verwechselt oder vertauscht, weil (D) und (T) ein ähnliches visuelles Bild der Artikulation geben. Unter den ersten Entdeckern dieser Zusammenhänge zwischen Gehör und Artikulation waren E. Bloch (1907), Fröschels und Fremel (1914) sowie Stumpf (1926). Einzelheiten über die Sprachstörungen der Schwerhörigen finden sich im Kapitel über die audiogene Dyslalie, wo auch das weitere Schrifttum angeschlossen ist.

Aus der Fülle der bisher angesammelten elektroakustischen Beobachtungen sucht eine neuartige *Synthese der Formantelemente* die wesentlichen Kennzeichen der akustischen Sprachstruktur abzusondern. So haben die Mitglieder der Haskins Laboratorien in New York die sonagraphisch analysierten Formantbilder auf die einfachsten Grundformen umgezeichnet. Wenn diese Plastik- oder Papierbänder mit den spektrographischen Mustern dann durch eine elektro-optische Maschine durchlaufen, erfolgt ihre Rückformung in akustisch erkennbare Sprachlaute. Auf diese Weise suchen F. S. Cooper und Mitarbeiter (1950, 1951, 1952) die *allgemeinsten Elemente der akustischen Sprachstruktur und des Sprachverstehens* zu ergründen (Delattre, Liberman und Cooper, 1955; A. M. Liberman 1957; T. H. Tarnóczy, 1942, 1947). Einzelheiten finden sich im Kapitel von Fant.

Literatur

Akustische Sprachstruktur

Abas, A.: Recherches expérimentales sur le timbre des voyelles. Arch. Néerl. Phon. Exp. 2: 93, 1928; 4: 81, 1929.

Barczinski, L., und E. Thienhaus: Klangspektren und Lautstärke deutscher Sprachlaute. Arch. Néerl. Phon. Exp. 11: 47, 1935. — Békésy, G. von: Current status of theories of hearing. Science, 123: 779, 1956. — Bouman, H. D.: Sur une méthode d'analyse des sons à l'aide de la résonance électrique appliquée aux voyelles néerlandaises. Arch. Néerl. Phon. Exp. 2: 50, 1928. — Bouman, H. D., et P. Kucharski: Synthése de voyelles à moyen de deux tons simples. Arch. Néerl. Phon. Exp. 4: 90, 1929. — Brahm, K.: Analyse der S-Laute. Folia Phoniatr. 2: 238, 1950. — Bruyne, P. de: Ein Rechenschema der Fourieranalyse von Vokalkurven. Arch. Néerl. Phon. Exp. 17: 107, 1941. — Busnel, R. G., A. Moles and M. Gilbeet: Un Cas de Langue Sifflée Utilisée dans les Pyrénnées Françaises. Logos, 5: 77, 1962.

Cooper, F. S.: Spectrum analysis. J. Acoust. Soc. Amer. 22: 761, 1950. — Cooper, F. S., et al: Some Experiments on the Perception of Synthetic Speech Sounds. J. Amer. Acoust. Soc. 24: 597, 1952. — Cooper, F. S., A. M. Liberman and J. M. Borst: The Interconversion of Audible and Visible Patterns as a Basis for Research in the Perception of Speech. Proc. Nat. Acad. Sci. 37: 318, 1951. — Curry, R.: Speech Recording and Analysis with the Cathode Ray Oscillograph. Arch. Néerl. Phon. Exp. 11: 107, 1935.

Delattre, P.: The Physiological Interpretation of Sound Spectrograms. PMLA, 66: 864, 1951. — Delattre, P. C., F. S. Cooper and A. M. Liberman: Some Suggestions for Language Teaching Methods Arising from Research on the Acoustic Analysis and Synthesis of Speech. Inst. Languages and Linguistics, Monograph Series 2: 31 bis 47, 1952. — Delattre, P., F. S. Cooper, A. M. Liberman and L. J. Gerstman: Speech Synthesis as a Research Technique. Proc. VIIth Intern. Congr. Linguists, 545, 1952. — Delattre, P. C., A. L. Liberman and F. S. Cooper: Acoustic Loci and Transitional Cues for Consonants. J. Amer. Acoust. Soc. 27: 769, 1955. — Dudley, H. W., and O. O. Gruenz, jr.: Visible Speech Translators with External Phosphors. J. Acoust. Soc. Amer. 17: 62, 1946. — Dunn, H. K., and H. L. Barney: Artificial Speech in Phonetics and Communication. J. Speech Hearing Res. 1: 32, 1958.

Essner, Ch.: Recherches sur la structure des voyelles orales. Arch. Néerl. Phon. Exp. 20: 40, 1947.

FANT, C. G. M.: Descriptive Analysis of the Acoustic Aspects of Speech. Logos, 5: 3, 1962. — FANT, G.: Acoustic theory of speech production. The Hague: Mouton, 1960. — FOULKES, J. D.: Computer identification of vowel types. J. Acoust. Soc. Amer. 33: 7, 1961.

GEMELLI, FR. A.: Nouvelle contribution à la connaissance de la structure des voyelles. Arch. Néerl. Phon. Exp. 14: 126, 1938. — GUTZMANN, H.: Über Analyse, Synthese und Nachbildung der menschlichen Stimme. III. Int. Laryngol. Kongr. Berlin, p. 21, 1911.

HABERMANN, G.: Zur spektrometrischen Analyse des bewegten Klanges. Archiv Ohren- usw. Heilk. 165: 587, 1954. — HALLE, M., G. W. HUGHES and J.-P. A. RADLEY: Acoustic Properties of Stop Consonants. J. Acoust. Soc. Amer. 29: 107, 1957. — HOLBROOK, A., and G. FAIRBANKS: Diphthong Formants and their Movements. J. Speech Hearing Res. 5: 38, 1962. — HOOPS, R. A.: Speech Science: Acoustics in Speech. Springfield, Ill.: C. C. Thomas, 1960.

JONES, A. T.: Organ Pipes and Vowel Quality. J. Acoust. Soc. Amer. 6: 282, 1935.

KOENIG, W., H. K. DUNN and L. Y. LACY: The Sound Spectrograph. J. Acoust. Soc. Amer. 17: 19, 1946. — KOENIG, W., and A. E. RUPPEL: Quantitative Amplitude Representation in Sound Spectrograms. J. Acoust. Soc. Amer. 20: 787, 1948. — KOPP, G. A., and H. C. GREEN: Basic Phonetic Principles of Visible Speech. J. Acoust. Soc. Amer. 17: 74, 1946. — KRECH, H.: Über ein einfaches Verfahren zur Aufzeichnung des oralen und nasalen Schalldruckanteiles gesprochener Sprache. Curr. Probl. Phoniat. Logop. 1: 100, 1960.

LAMLA, E.: Über die Darstellung empirischer Funktionen durch Fouriersche Reihen bei der Klanganalyse. Arch. exper. klin. Phonetik, 1: 36, 1914. — LAWRENCE, M.: How we hear. J. Amer. Med. Ass. 196: 831, 1966. — LEWIS, D., and C. TUTHILL: Resonant Frequencies and Damping Constants of Resonators Involved in the Production of Sustained Vowels „O“ and „Ah“. J. Acoust. Soc. Amer. 11: 451, 1940. — LIBERMAN, A. M.: Some results of research on speech perception. J. Acoust. Soc. Amer. 29: 117, 1957. — LIBERMAN, A. M., P. C. DELATTRE, F. S. COOPER and L. J. GERSTMAN: The Role of Consonant-Vowel Transitions in the Perception of the Stop and Nasal Consonants. Psychol. Monogr. 68: 379, 1954. — LIBERMAN, A. M., P. C. DELATTRE, L. J. GERSTMAN and F. S. COOPER: Tempo of Frequency Change as a Cue for Distinguishing Classes of Speech Sounds, J. Exper. Psychol. 52: 127, 1956. — LIDDELL, M. H.: The Physical Characteristics of Speech Sounds. Bull. Purdue University 8: No. 1, March 1924. — LOTZ, J.: The Structure of Human Speech. Trans. N. Y. Acad. Sciences 16: 373, 1954.

MEYER-EPPLER, W.: Prosodic Features in whispered speech. J. Acoust. Soc. Amer. 29: 104, 1957. — MILLET: L'analyse des sons de voyelles. Revue Franç. Phoniat. 2: 114, 1934. — MORROW, C. T.: Analyses of Vowels. J. Acoust. Soc. Amer. 20: 787, 1948. — MOSER, H. J.: Ein neues Demonstrationsmittel für die vokalcharakterisierende Eigenschaft der Obertöne. Arch. exp. klin. Phon. 1: 117, 1914.

NADOLECZNY, M.: Historisches zur Struktur offener und geschlossener Vokale. Archiv Sprach-Stimmheilk. 2: 131, 1938.

ORLÍK, K.: Une contribution à l'étude de la nature acoustique des voyelles. Arch. Néerl. Phon. Exp. 20: 97, 1947. — OSTWALD, P. F.: The Sounds of Human Behavior: A Survey of the Literature. Logos, 3: 13, 1960.

PAPALE, R.: II Metodo interferenziale acustico per l'analisi della voce umana. Archives Ital. Otol. Suppl. 3: 7, 1922. — PELSKY, B. L.: La structure de quelques voyelles chantées. Arch. Néerl. Phon. Exp. 17: 122, 1941. — POTTER, R. K.- Introduction to Technical Discussions of Sound Portrayal. J. Acoust. Soc. Amer. 17: 1, 1946. — POTTER, R. K., G. A. KOPP and H. C. GREEN. Visible Speech, New York: Van Nostrand, 1947. — PRESTIGIACOMO, A. J.: Plastic-Tape Sound Spectrograph. J. Speech Dis. 22: 321, 1957.

REICH, W.: Zur Analyse der Stimmlaute. Ciba Z. 11: 4509, 1950. — RÉTHI, L.: Phonographische Untersuchungen der Konsonanten. Akad. Wiss. Wien, 121: 2a, 1912. — RIESZ, R. R., and L. SCHOTT: Visible Speech Cathode-Ray Translator. J. Acoust. Soc. Amer. 17: 50, 1946. — ROSEMANN, R.: Registrierung von Vokalkurven. In „Hdb. biol. Arbeitsmeth.“ Abt. 5, T. 7, p. 871; Wien: Urban & Schwarzenberg, 1937. — RUDMOSE, H. W., K. C. CLARK, F. D. CARLSON, J. C. EISENSTEIN and R. A. WALKER: Voice Measurements with an Audio-Spectrometer. J. Acoust. Soc. Amer. 20: 503, 1948.

SACERDOTE, G.: L'analisi elettroacustica. Boll. Soc. Ital. Fonet. Sperim. 8: 107, 1958. — SAUBERSCHWARZ, E.: Interferenz-Versuche mit Vokalklängen. Arch. ges. Physiologie, 61: 1895. — SCRIPTURE, E. W.: Analysis and Interpretation of Vowel Tracks. J. Acoust. Soc.

Amer. 5: 148, 1933. — STEINBERG, J. C., and N. R. FRENCH: The Portrayal of Visible Speech. J. Acoust. Soc. Amer. 17: 4, 1946. — STEVENS, K. N.: Toward a Model for Speech Recognition. J. Acoust. Soc. Amer. 32: 47, 1960. — STEVENS, S. S., J. P. EGAN and G. A. MILLER: Methods of Measuring Speech Spectra. J. Acoust. Soc. Amer. 19: 771, 1947. — STOUT, B.: Harmonic Structure of Vowels in Singing in Relation to Pitch and Intensity. J. Acoust. Soc. Amer. 10: 137, 1938. — STRUYCKEN, H. J. L.: Die Analyse von Vokalkurven mittels des Maderschen Apparates. Arch. exp. klin. Phon. 1: 355, 1914. — STUMPF, C.: Die Struktur der Vokale. Preuss. Akad. Wiss. No. 17: 333, 1918; — Die Sprachlaute. Berlin: J. Springer, 1926.

TARNÓCZY, T. VON: Über Eigenfrequenz und Dekrement der Vokalresonatoren der menschlichen Stimme. Arch. Sprach-Stimmheilk. 6: 75, 1942; — Nouvelle méthode pour la détermination du spectre de la parole. Folia Phoniatr. 8: 65, 1956. — TARNÓCZY, T. H.: Physical characteristics of speech sounds and some aspects of their anthropological relations. Acta Anthropobiol. Budapest: No. 1, 1947. — TRENDELENBURG, F.: Physik der Sprachlaute. In „Handbuch der Physik" von GEIGER-SCHEEL, 8: Berlin: Springer, 1927; — Elektrische Methoden zur Klanganalyse. In „Hdb. biol. Arbeitsmeth." Abt. 5, T. 7, p. 787. Wien: Urban & Schwarzenberg, 1930; — On the Physics of Speech Sounds. J. Acoust. Soc. Amer. 7: 142, 1935; — Neuere physikalische Erkenntnisse über Sprachklänge. Int. Kongr. Singen Sprechen. p. 95, Frankfurt: 1938; — Eigenschwingungen der Mundhöhle. Preuss. Akad. Wiss. Phys.-math. Kl. No. 22: 308, 1936; — Zur Kenntnis der Kurvengestalt der Vokalperiode in ihrer Beziehung zu den Vorgängen im Kehlkopf. Preuss. Akad. Wiss. math.-nat. Kl. No. 11: 3, 1940.

VAN DEN BERG, J.: Modern Research in Experimental Phoniatrics. Folia Phoniatr. 14: 81, 1962. — VIERLING, O., und F. SENNHEISER: Zur Klanganalyse der offenen und geschlossenen Vokale. Arch. Sprach-Stimmheilk. 2: 47, 1938.

WAGNER, K. W.: Elektroakustische Nachbildung individueller Vokalklänge als Mittel für Sprachuntersuchungen. Folia Phoniatr. 1: 161, 1947/48. — WEISS, O.: Über künstliche Erzeugung von Sprachlauten. Med. Klinik, No. 38: 1910; — Über die Entstehung der Vokale. I. Die Vorgänge in einer Pfeife mit membranöser durchschlagender Zunge. Arch. exp. klin. Phonetik, 1: 3, 350, 1914. — WETHLO, F.: Die Obertöne. Die Stimme, 5: 321, 361; 1910/11. — WINCKEL, F.: Elektrisch-synthetische Sprachlautbildung. Z. Phonetik Sprachwiss. 5: 257, 1951; — Die Grenzanalyse des Komplexlautes in der Stimm- und Sprachforschung. Curr. Probl. Phoniat. Logop. 1: 88, 1960; — Auditory Analysis of Voice and Speech Sounds. Logos, 6: 3, 1963; — Perzeptive Grenzen der Phonem Unterscheidung. Proc. Fifth Int. Congr. Phonetic Sci. Münster: p. 582, 1964.

5. Die Akzente der Sprache

a) Semantische und ektosemantische Sprachzeichen

Die Verbindung der Sprachlaute zu den unendlich vielen Kombinationsmöglichkeiten der immer neu entstehenden Wortbildungen (*Morpheme*) der menschlichen Sprachen bedeutet keine bloße Aneinanderreihung der einzelnen Lautzeichen. Es erzeugen vielmehr die koordinierten Bewegungskomplexe aller am Sprechvorgang beteiligten Muskelsysteme weitere akustisch unterscheidbare Kennzeichen der Sprechelemente. Somit sind also die kleinsten nicht mehr teilbaren Elementarbestandteile der sprachlichen Mitteilung, die sogenannten *Phoneme*, nicht nur durch die diakritische Relevanz ihrer Artikulationsmerkmale gekennzeichnet. Sie verfügen vielmehr über zusätzliche phonische Eigenschaften, die *Segmente* nach FANTS neuer Klassifikation.

Für diese zusätzlichen Lautmerkmale sind die Resonanzerscheinungen in der Mundhöhle verantwortlich, sowie die Modulationsfähigkeit des als Trägerwelle fungierenden Stimmtones. Alle diese zusätzlichen Elemente bezeichnet man als *musischen Unterbau* der Sprache (R. SCHILLING) durch ihre prosodischen Elemente. Auf diese Weise unterscheidet MEYER-EPPLER (1961) die *semantische* Bedeutung der Phoneme von den *ektosemantischen* Zeichen des stimmlichen Ausdruckes.

In den nach Sprache, Nation, Volksstamm, Gegend und Familie weitgehend differenzierten Eigenheiten des *Sprechcharakters* äußert sich der völkische, dialektische und persönliche Lautstand. Daraus ist die nationale und individuelle Eigenart des Sprechers sowie er selbst erkennbar. Wie allgemein bekannt, und wie von Henry Higgins dem Helden in SHAW's „Pygmalion" neuerlich gezeigt, verraten die Sprechgewohnheiten einer Person deren nationalen und geographischen Ursprung sowie ihren Charakter. Diese psycho-akustischen Differenzierungen geben der menschlichen Rede erst den lebendigen und je nach Begabung verschiedengradig kunstvollen seelischen Ausdruck. Solche Kennzeichen lassen sich schriftlich bloß andeutend niederlegen. Ihre genaue Festhaltung und Analyse ist nur durch die elektro-akustische Aufzeichnung möglich.

b) Orale Akzente

Im allgemeinen Sprachgebrauch bezeichnet man diese Erscheinungen als den „Akzent" des Sprechers. Bei mangelhafter Beherrschung einer bestimmten Sprache hingegen stellt man den „fremdländischen Akzent" fest. Dieser besteht

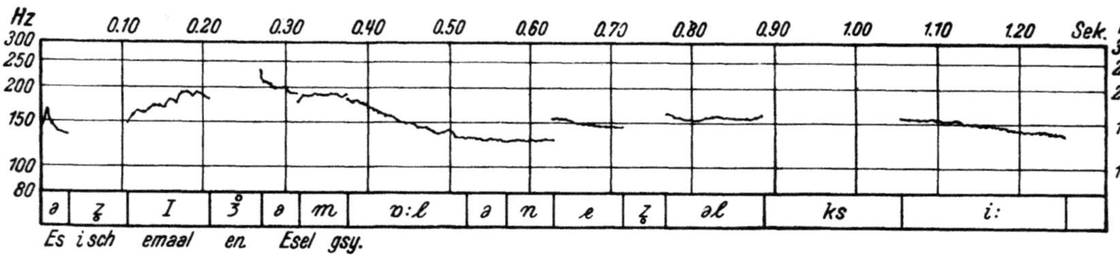

Abb. 48. Elektromyographische Aufnahme einer normalen Sprechmelodiekurve in Schweizer Mundart (LUCHSINGER, 1950).

z. B. darin, daß die charakteristische Artikulationsweise einer Sprache fälschlich in einer anderen angewandt wird: Deutsche Dentalisierung im Englischen, germanische Aspiration der Verschlußlaute in romanischen Sprachen, und umgekehrt.

Es handelt sich dabei aber nicht um einen Akzent allein, sondern um drei Hauptarten der *sprachlichen Betonung*. In Analogie zu den drei akustischen Grundfunktionen, nämlich Tonhöhe, Lautstärke und Klangdauer, unterscheidet man seit langem den melodischen, dynamischen und temporalen (rhythmischen) Akzent. I. FONAGY (1966) besprach die *Theorie der Betonung*. Er definiert Betonung als eine Funktion der vermehrten Sprechbemühung. Nach seinen Befunden dürften die traditionellen Bezeichnungen der Akzente irreführend sein. Neue Gedanken und Gesichtspunkte über Akzent, Betonung und Rhythmus hat F. TROJAN (1966) zusammengefaßt.

Melodischer Akzent. Dieser Akzent beruht im gleitenden Schwanken der Stimmhöhe innerhalb der Laute, Silben, Wörter und Sätze. Der zu betonende Sprachteil wird meist durch Erhebung der Tonhöhe betont. Daraus entsteht die *Sprechmelodie*. Ferner ermöglicht der musikalische Akzent die Unterscheidung der einzelnen Satzarten. Man vergleiche etwa die fallende Schlußkadenz des Aussagesatzes mit dem steigenden Stimmton des Fragesatzes.

Abb. 48 zeigt die *Melodiekurve* einer normalen Versuchsperson während des Sprechens des Satzes „Es isch emaal en Esel gsy" mit vokaler Inflektion über eine

Oktave. Die Aufnahme entstammt einer Untersuchung über die epileptische Sprechmelodie (R. LUCHSINGER und R. BRUNNER, 1950). Neuerdings verwendet LUCHSINGER (1958) einen Sprachspektrographen für solche Registrierungen. Beim Gebrauch einer Fremdsprache stellt das Festhalten der angestammten und tief verwurzelten Sprechmelodie der Muttersprache eine Hauptkomponente des fremdländischen Akzentes dar.

Unter einigen neueren Untersuchungen studierte O. VON ESSEN (1952) die Besonderheiten der Sprechmelodie als ein Mittel zur emotionellen *Ausdrucksgestaltung.* F. VON TROJAN (1964) glaubt, daß der melodische Akzent wahrscheinlich jüngeren Ursprunges ist als die dynamische Betonung. Diese Annahme könnte erklären, warum gewisse pathologische Vorgänge die melodische Inflektion früher und mehr stören als die dynamische Akzentuierung. SEDLÁČEK und SYCHRA (1963) bestätigten die alte Erkenntnis von der *Bedeutung der prosodischen Melodie.* Freude bedingt höhere Stimmlage mit lebhafter Melodie; Trauer und Resignation äußern sich durch tiefere Stimmlage und monotone oder gar fallende Melodie.

F. WINCKEL (1963) entwickelte eine Methode zur sprachlichen Tonhöhenbestimmung mit neuer Apparatur. Anschließend bestätigte er (1964), daß der Tonhöhenumfang in normaler Unterhaltung eine Oktave umfaßt, in der Emphase sogar bis zu zwei Oktaven. Es ist erstaunlich, daß der Umfang der Sprechmelodie von einer Oktave kaum bemerkt wird. Obwohl also das Ohr ein geringes Unterscheidungsvermögen für Tonhöhenänderungen während des normalen Sprechens hat, macht der Ausfall des Tonhöhenverlaufes sofort einen abnormen Eindruck, nämlich den der *Monotonie.*

Dynamischer Akzent. Der betonende Akzent besteht in der Zunahme der Lautstärke der hervorzuhebenden Silbe. Meist verhält er sich mit dem Ablauf des melodischen Akzentes konform. Betonte Laute und Silben werden also zugleich höher und lauter gesprochen. Beim kunstvollen Vortrag ist aber auch das Hervorheben eines Wortes durch fallende Melodie und Stärke wichtig (FRÖSCHELS, 1916). Der Stärkeakzent liegt im Deutschen auf der Hauptsilbe des Wortes, während die unbetonten Vor- und Nachsilben mit geringerer Lautstärke gesprochen werden. Für andere Sprachen gelten andersartige *Betonungsgesetze.* Verstöße gegen diese bedeuten weitere Komponenten des ausländischen Akzentes. Man sagt daher in Amerika spaßweise vom Einwanderer „that he stresses the wrong sylláble" (richtig: sýllable).

Temporaler Akzent. Der rhythmische Akzent äußert sich im Wechsel zwischen langen und kurzen Silben und Wörtern sowie in der Pausenlänge zwischen den Wörtern. Daher fällt das Hervorheben der betonten Silben und Wörter meist mit ihrer Verlängerung zusammen. Der *Sprechrhythmus* ist der hauptsächliche Träger der dichterischen Versmetrik, also der kunstvollen Verteilung von langen und kurzen Silben auf die Strophenzeile.

Lautstand. Zu diesen drei Hauptakzenten der Sprache gesellt sich noch die für jeden Sprecher typische Besonderheit der artikulatorischen Einstellung seines Ansatzrohres. Diese persönliche Einstellung läßt sich der akustischen Qualität der individuellen Klangfarbe analogisieren. Zur Umschreibung solcher Individualitäten ist der Begriff des Lautstandes gebräuchlich. Er äußert sich in der persönlich kennzeichnenden *Eigenart der gesamten Lautbildung* innerhalb der physiologischen Breite. Hier gibt es eben gewisse Freiheiten mit dehnbaren Grenzen, worüber KAINZ ausführlich berichtet hat. Ein typisches Beispiel ist die physiologische Artikulation der beiden Formen des (S), die untere und obere Varietät der linguodentalen Artikulation.

Vulgärsprachliche Abweichungen. Aus der individuellen Eigentümlichkeit des physiologischen Lautstandes ergeben sich aber auch fließende Übergänge zu *pathologischen Sprechgewohnheiten.* Diese treten umso leichter auf, je höher die jeweiligen Anforderungen an die artikulatorische Genauigkeit und je größer die Schwierigkeiten mit der Aussprache der einzelnen Laute sind.

In Zeiten der geistigen Verflachung hingegen ist das Sprachgefühl der Masse gegenüber verwerflichen Sprechgewohnheiten viel toleranter. Dann kommt es auch zu periodisch wechselnden Unsitten der sprachlichen Haltung und zum Auftreten eigentümlicher Sprechweisen. Amerikanische „Teenagers" (Jugendliche im Alter von 13 bis 19 Jahren) offenbaren eine triebhafte Sucht nach einem unaufhörlichen Wechsel von neologistischen Worterfindungen und dysgrammatischen Verschrobenheiten. Eines der daran beteiligten Motive ist der Hang zu einer den Erwachsenen weniger vertrauten Sondersprache. Somit zeigt diese *adoleszente Idiolalie* weitere Beziehungen zu mystischer Schwärmerei, moralisierendem Protest oder politischer Auflehnung. Mit den emotionellen, soziologischen und regionären Zusammenhängen solcher massen- und völkerpsychologischer Erscheinungen hat sich KAINZ ausführlich befaßt.

Literatur

Akzente der Sprache

1. Melodischer Akzent und Sprechmelodie

BELGERI, L.: L'insertion entre éléments contigus et le temps phonique autour d'un entrée de rayonnement sonore. Pubbl. Univ. Cattol. Wilano, 35: 349, 1950. — BERGSVEINSSON, S.: Über die Bedeutung und die Auswertung der Satzmelodie. 1. Prinzipielles. Arch. Vergl. Phonetik, 5: 97, 1941; 5: 153, 1941. — BLACK, J. W.: Inflection of Repeated Messages. Speech Monographs, 16: 2, 214, 1949.

DANTZIG, B. VAN: Ein psychophysisches Sprachproblem. Archives Néerl. Phonét. Expér. 12: 81, 1936. — DREHER, J. J.: Judgments of Pitch Contours in Context. Speech Monographs, 19: No. 1, 60, 1952.

ESSEN, O. VON: Das Verhalten der Stimme bei gehauchtem, weichem und hartem Einsatz. Vox, 19: 1, 1933; — Sprechmelodie als Ausdrucksgestaltung. Hamburg. Phonet. Beitr. 1952; — Psychophonetik. Archiv Ohren- usw. Heilk. 165: 595, 1954.

FAIRBANKS, G.: Recent Experimental Investigations of Vocal Pitch in Speech. J. Acoust. Soc. Amer. 11: 457, 1940. — FÜRSTENBERG, A.: Zwei einfache Tonhöhenmeßapparate. Vox, 15: 61, 1929.

GELDORP, TH. VAN: Einige Versuche über den Verlauf der Tonhöhe innerhalb der Silbe. Arch. Néerl. Phon. Exp. 4: 72, 1929. — GLASGOW, G. M.: A Semantic Index of Vocal Pitch. Speech Monographs, 19: No. 1, 64, 1952. — GRAY, G. W., and R. D. TOMLIN: The Improvement of Pitch Control in Speech. Quart. J. Speech, 17: 190, 1931. — GRÜTZMACHER, M.: Die Melodiekurven beim Sprechen. Int. Kongr. Singen, Sprechen, p. 114, Frankfurt: 1938. — GUTZMANN, H.: Über die Tonhöhe der Sprechstimme. Mschrift ges. Sprachheilk. 16: 193, 267, 326; 1906.

HEESE, G.: Akzente und Begleitgebärden. Sprachforum. 2: 274, 1957. — HOLLISTER, R. D. T.: Relation Between Hand and Voice Impulse Movements. Speech Monographs, 4: 75, 1937. — HOLMES, L. D.: Resonance. Quart. J. Speech, 21: 224, 1935.

KAISER, L.: Information Derived from Spoken Words Apart from their Linguistic Arch. Néerl. Phon. Exp. 5: 141, 1930; — Les sons du langage et leurs informations. La Voix. p. 95, Paris: Maloine, 1953; — Contribution to the Psychologic and Linguistic Value of Melody. Acta Psychol. 9: 288, 1953. — KERCKHOVE, M. V. DE: Wort und Ton. Arch. Vergl. Phonetik, 7: 65, 1943.

LUCHSINGER, R.: Über die Bedeutung der synchronen Registrierung der Sprachmelodie und des dynamischen Akzentes für die Sprachpathologie; Beschreibung eines Sprachspektrometers. Folia Phoniatr. 10: 84, 1958.

MEYER-EPPLER, W.: Realization of Prosodic Features in Whispered Speech. J. Acoust. Soc. Amer. 29: 104, 1957. — MYSAK, E. D.: Pitch and Duration Characteristics of Older Males. J. Speech Hearing Res. 2: 46, 1959.

PANCONCELLI-CALZIA, G.: Inwieweit vereinfachte Messungen mit Meyers Tonhöhen-Meßapparat zulässig sind. Vox, 11: 30, 1925; — Das Flüstern in seiner physio-pathologischen und linguistischen Bedeutung. Lingua, 4: 369, 1955. — PARMENTER, C. E., und S. N. TREVINO: A Technique for the Analysis of Pitch in Arch. Néerl. Phon. Exp. 7: 1, 1932. — PLUGGE, D. E.: "Voice Qualities ' in Oral Interpretation. Quart. J. Speech 28: 442, 1942. — POLLAK, H. W.: Phonetische Untersuchungen zur Schlußkadenz im deutschen Aussagesatz. Wien. Akad. Wiss. 164: 1911. — PRONOVOST, W.: An Experimental Study of Methods for Determining Natural and Habitual Pitch. Speech Monographs, 9: 111, 1942.

ROOT, A. R.: The Pitch Factor in Speech. Quart. J. Speech, 16: 320, 1930; — Pitch-Patterns and Tonal Movement in Speech. Psychol. Monographs, 40: 109, 1930.

SEDLÁČEK, K., und A. SYCHRA: Die Melodie als Faktor des emotionellen Ausdrucks. Folia Phoniatr. 15: 89, 1963. — SIVIAN, L. J.: Speech Power and its Measurement. J. Acoust. Soc. Amer. 1: 1 (S), 1930. — SNIDECOR, J. C.: A Comparative Study of the Pitch and Duration Characteristics of Impromptu Speaking and Oral Reading. Speech Monographs, 10: 50, 1943; — The Pitch and Duration Characteristics of Superior Female Speakers During Oral Reading. J. Speech Dis. 16: 44, 1951.

TIFFIN, J.: Applications of Pitch and Intensity Measurements of Connected Speech. J. Acoust. Soc. Amer. 5: 225, 1934.

WAIBLINGER, E.: Tonfall deutscher Mundarten. Vox, 11: 43, 1925. — WETHLO, F.: Praxis der phonetischen Tonhöhenmessung. II. Vers. Dtsch. ges. Sprach-Stimmheilk. p. 6, Leipzig: 1928; — Phonetische Tonhöhenmessung mittels Schablonen. Arch. Ohren- usw. Heilk. 165: 563, 1954. — WINCKEL, F.: Tonhöhenextraktor zur Messung und Steuerung von Stimme und Sprache. Archiv Ohren- usw. Heilk. 182: 651, 1963; — Die Tonhöhen-Unschärfe von Sprachlauten. Proc. Fifth Int. Congr. Phonetic Sciences. Münster: p. 579, 1964.

ZWIRNER, E.: Tonhöhenmessungen mit Hilfe eines neuen automatischen Frequenzschreibers. Vox, 16: 1, 1930; — A Contribution to the Theory of Pitch Curves. Archives Néerl. Phon. Exp. 7: 38, 1932; — Phonometrischer Beitrag zur Frage der nhd. Lautmelodie, Vox, 21: 45, 1935.

2. Dynamischer Akzent und Fremdakzent

ABAS, A.: Recherches de phonétique expérimentale sur l'accentuation syllabique et phraséologique. I. La part des consonnes á l'accentuation syllabique en Néerlandais. Arch. Néerl. Physiol. 10: 82, 1925; 11: 307, 1926. — ANGUS, W.: The Turk's Characteristic Difficulties in Learning English Pronunciation. Quart. J. Speech, 23: 238, 1937.

BARKER, J. L.: Correcting the Mechanism Causing Most Foreign Brogue, J. Speech Dis. 1: 3, 1936. — On the Correction of Foreign Brogue. Breath Stream Control During Transitions in French. J. Speech Dis. 2: 163, 1937. — BLACK, J. W.: The Intensity of Oral Responses to Stimulus Words. J. Speech Dis. 14: 16, 1949; — The Pressure Component in the Production of Consonants. J. Speech Dis. 15: 207, 1950.

CHAIKLIN, J. B.: Native American Listener's Adaptation in Understanding Speakers with Foreign Dialact. J. Speech Dis. 20: 165, 1955.

DUNN, H. K., and D. W. FARNSWORTH: Exploration of Pressure Field Around the Human Head During Speech. J. Acoust. Soc. Amer. 10: 184, 1939.

FAIRBANKS, G.: A Physiological Correlative of Vocal Intensity. Speech Monographs, 17: No. 4, 390, 1950. — FÓNAGY, I.: Electrophysiological and acoustic correlates of stress and stress perception. Speech Hearing Res. 9: 231, 1966. — FRÖSCHELS, E.: Über die Akzente der deutschen Sprache. Passow Schäfer Beitr. 9: 105, 1916.

GRÜNEWALD, G., und E. ZUBERBIER: Über die Pegelregistrierung als Methode sprechpsychomotorischer Forschung. Arch. Psych. Z. ges. Neurol. 200: 427, 1960. — GUTMANS, T. M.: Language Difficulties on the International Forum. Quart. J. Speech, 35: 435, 1949.

HULTZÉN, L. S.: Vowel Quality in Unstressed Syllables in American English. Quart. J. Speech, 29: 451, 1943.

KELLOGG, E. W.: Reversed Speech. J. Acoust. Soc. Amer. 10: 324, 1939.

MACLEARIE, E. C.: Foreign Accent Among Boys and Girls. Quart. J. Speech, 18: 612, 1932. — MAMMEN, E., and R. SONKIN: A Study of Italian Accent. Quart. J. Speech, 22: 1,

1936. — MUYSKENS, J. H.: An Analysis of Accent in English from Kymograph Records. Vox, 17: 55, 1931.

ORTLEB, R., and J. TIFFIN: An Objective Study of Emphasis in Oral Reading of Emotional and Unemotional Material. Speech Monographs, 4: 56, 1937.

PALMER, M. F.: The Cardiac Cycle as a Physiological Determinant of Energy Distributions in Speech. Speech Monographs, 4: 110, 1937. — POLLAK, H. W.: Phonetische Untersuchungen II. Akzent und Aktionsart. Akad. Wiss. Wien, 192: 1919.

SCRIPTURE, E. W.: Analyses of Verse from Herrick, Scott and Hood. Archives Néerl. Phonét. Expér. 5: 64, 1930; — Ein Fall von Dissoziation der Energiefaktoren der Betonung. Vox, 16: 69, 1930; — English Speech Molecules and Analogues in Greek Metrics. Arch. Néerl. Phon. Exp. 6: 46, 1931.

THOMAS, C. K.: Chinese Difficulties with English Pronunciation. J. Speech Dis. 4: 255, 1939. — TIFFIN, J., and M. D. STEER: An Experimental Analysis of Emphasis. Speech Monographs, 4: 69, 1937. — TROJAN, F.: Dynamischer und melischer Akzent. Folia Phoniat. 16: 97, 1964; — Akzent, Betonung und Rhythmus. Studium Gener. 19: 18, 1966.

WISE, C. M.: Negro Dialect. Quart. J. Speech, 19: 522, 1933. — WISE, C. M., and M. COHEN: The Language Problems of German-Speaking. Refugees and English-Speaking Invaders. Quart. J. Speech, 30: 402, 1944.

ZWAARDEMAKER, H.: Über den Accent nach graphischer Darstellung. Mschrift ges. Sprachheilk. 10: 257, 1900.

3. Temporaler Akzent und Sprechtempo

BLACK, J. W.: The Relation Between Message-Type and Vocal Rate and Intensity. Speech Monographs, 16: No. 2, 217, 1949. — BOREL-MAISONNY, S.: Les perturbations du rythme de la parole. La Voix, p. 127, Paris: Maloine, 1953. — BRIGANCE, W. N.: How Fast Do We Talk? Quart. J. Speech, 12: 337, 1926.

COTTON, J. C.: Syllable Rate: A New Concept in the Study of Speech Rate Variation. Speech Monographs, 3: 112, 1936.

EYKMAN, L. P. H.: La durée des voyelles néerlandaises. Arch. Néerl. Physiol. 7: 88, 1922.

FÜRSTENBERG, A.: Zur Methode der relativen Lautdauermessung. Vox, 15: 2, 1929.

GELDORP, TH. V.: Contributions á la connaissance de l'allure de l'accent expiratoire dans une syllabe. Arch. Néerl. Phon. Exp. 1: 86, 1927. — GIBBONS, E. W., R. A. WINCHESTER and D. F. KREBS: The Variability of Oral Reading Rate. J. Speech Dis. 23: 591, 1958. — GRAY, G. W.: Phonemic Microtomy: The Minimum Duration of Perceptible Speech Sounds. Speech Monographs, 9: 75, 1942. — GROOT, A. W. DE: La Syllabe: Essai de Synthése. Arch. Néerl. Phon. Exp. 1: 128, 1927.

HANLEY, T. D.: An Analysis of Vocal Frequency and Duration Characteristics of Selected Samples of Speech From Three American Dialect Regions. Speech Monographs, 18: No. 1, 78, 1951. — HANLEY, T. D., and M. D. STEER: Effect of Level of Distracting Noise upon Speaking Rate, Duration and Intensity. J. Speech Dis. 14: 363, 1949. — HEGEDÜS, L.: Rhythmus der ungebundenen Sprache. Arch. Néerl. Phon. Exp. 11: 39, 1935. — HUDGINS, C. V., and R. H. STETSON: Relative Speed of Articulatory Movements. Arch. Néerl. Phon. Exp. 13: 85, 1937.

JACOB, C.: Rhythm in Prose and Poetry. Quart. J. Speech, 14: 357, 1927.

KELLY, J. C., and M. D. STEER: Revised Concept of Rate. J. Speech Dis. 14: 222, 1949. — KUHLMANN, W.: Rhythmus-Metrum. Wiss. Z. Univ. Halle-Wittenb. 5: 427, 1956.

LUMLEY, F. H.: Rates of Speech in Radio Speaking. Quart. J. Speech, 19: 393, 1933.

MCKAY, F.: Time Variability in Speaking. Vox, 15: 50, 1929. — MEADER, E. G.: Sound and Rhythm in the Speech of Children. Quart. J. Speech, 20: 275, 1934. — MILLER, C. B.: Duration as a Semantic Element in the 'Bankon Language'. Arch. Néerl. Phon. Exp. 13: 129, 1937.

PIVOTTI, G., P. M. ERNETTI and G. A. MOLINARI: La ritmica della parola e della musica antica. Analisi elettroacustica. Boll. Soc. Ital. Fonet. Audiol. 10: 694, 1960.

RUTH, W.: Experimental-phonetische Untersuchung über die Dehnung kurzer Vokale im heutigen Englisch. Akad. Wiss. Wien, 10 bis 16: 29, 1939; — Experimentalphonetische Untersuchung über die Dehnung kurzer Vokale im Standard Englisch. Akad. Wiss. Wien, 222: 1, 1943.

SCRIPTURE, E. W.: Experimentalphonetische Untersuchungen über den Bau der Deutschen Verszeile. Arch. Néerl. Phon. Exp. 4: 1, 1929. — SIEVERS, E.: Rhythmisch-melodische

Studien. Heidelberg: C. Winter's Universitätsbuchhandlung, 1912. — STERN, H.: Zur Physiologie und Pathologie des Rhythmus der Sprache. Mschr. Ohrenheilk. 64: 1483, 1930.

VERZEANO, M.: Time-Patterns of Speech in Normal Subjects. J. Speech Dis. 15: 197, 1950; 16: 346, 1951. — VINÁŘ, J.: Observations sur les phénomènes rhythmiques et musicaux dans le langage humain. IV. Kongr. int. Ges. Logop. Phoniat. p. 83, Prag: 1930.

WELCH, C.: Some Experimental Work in Speech Rhythm. Quart. J. Speech, 11: 247, 1925. — WOLFF, H. CH.: Das Problem des Rhythmus in der neuesten Literatur. (ca. 1930 bis 1940). Arch. Sprach-Stimmheilk. 5: 163, 1941. — WYMA, H. A.: Contribution à l'étude de la vitesse du debit et de la lecture dans le néerlandais. Arch. Néerl. Phon. Exp. 14: 103, 1938.

ZELKO, H. P.: Franklin D. Roosevelt's Rhythm in Rhetorical Style. Quart. J. Speech, 28: 138, 1942.

6. Sprechen und Singen

a) Prosodische Sprechmelodie

Das fließende Sprechen erfolgt unter ständig gleitenden Tonhöhenschwankungen der Sprechmelodie. Diese bewirken vor allem die Akzente der Sprache. Daneben sind die verschiedenen Satzarten und Ausdrucksformen der Rede vornehmlich durch charakterisierende *Melodiekurven* gekennzeichnet. Am Ende des Fragesatzes steigt die Sprechtonhöhe gleitend stark an, während sie den Aussagesatz fallend beschließt.

Jede Sprache hat ferner ihre eigenen *Gesetze der Tonhöhenbewegung*. Im gepflegten Englisch bemüht sich der männliche Sprecher um eine ruhige, tiefe und gleichmäßige Sprechmelodie. Im Gegensatz dazu ist der temperamentvollen ungarischen Sprechweise eine lebhafte und sprunghafte Tonhöhenbewegung eigentümlich. F. SCHEMINZKY (1935) empfiehlt diesbezüglich einen einfachen Versuch. Ein verkehrt ablaufendes Tonband ist natürlich völlig unverständlich. Die umgekehrte Sprechmelodie erweckt aber dabei z. B. aus einer deutschen Sprachprobe den Eindruck eines französischen Textes, weil die deutsche Betonung der ersten Silbe nun auf die letzte fällt, wie dies eben für die französische Sprache typisch ist. Zudem gibt es aber noch andere kennzeichnende Unterschiede zwischen einigen Sonderformen des Sprachgebrauches. Hierher gehören Vortragssprache, Sprechgesang, singendes Sprechen und Wortmelodie (Tonität) gewisser Tonsprachen, wie chinesisch.

b) Gewöhnliches Sprechen

In der *mitteilenden Sprechweise* bedient man sich gleitender und nicht an feste Tonschritte gebundener Tonhöhenbewegungen. Der Tonhöhenwechsel erfolgt schnell hintereinander. Beim Singen wird hingegen in den musikalisch üblichen diskreten Intervallen sprungweise der vorher festgelegten Melodie gefolgt. Auch können dabei die rhythmisch fixierten Tonstufen längere Zeit ausgehalten werden. Singen und Sprechen enthalten keine grundlegenden oder prinzipiellen Unterschiede. Was sie trennt, sind *gradweise verschiedene Funktionen des Kehlkopfes*. Im Vordergrunde der Sprechweise steht der weitgehende und vielfältige Gebrauch von gleitenden Modulationen der Tonhöhe. Wie jede musikalische Funktion der abendländischen Kunst, bevorzugt das Singen diskrete Tonschritte. Orientalische oder afrikanische Singweisen nehmen eine Mittelstellung ein, indem sie gleitende Verzierungen oder Tonschritte über kleine Bruchteile von Tönen reichlich anwenden.

Als *Portamento* bezeichnet die Musiklehre den gleitenden Übergang zwischen zwei Tonstufen. Laut den ästhetischen Gesetzen der westlichen Gesangskunst darf dieses Tongleiten nur als gelegentliche Vortragsmodifikation sparsam angewendet werden. Nach STUMPF (1926) ist ferner die Größe der Tonhöhenschritte wichtig. Beim Sprechen sind alle Bruchteile von Ganztönen üblich, während der ästhetische Eindruck des Gesanges durch kleine Ungenauigkeiten der Intonation besonders leidet. Schließlich erscheinen beim Singen die Vokale gedehnt, weil sie sich als Melodieträger besonders eignen. Die rhythmischen, dynamischen und melodischen Eigenschaften des Sprechens und Singens sind also nur quantitativ und qualitativ verschieden. Dazu kommen noch psychologische Faktoren und ästhetische Forderungen des künstlerischen Vortrages.

c) Sprechgesang

Das *Parlando* Singen des Sprechgesanges liefert einen Beweis für die bloß relative Bedeutung der geschilderten Einzelheiten. Dafür bietet das *Rezitativ* als gesangliche Kunstform der Oper ein Beispiel. Hier folgt die Singstimme hauptsächlich dem Rhythmus des gesprochenen Wortes und hält die vorgeschriebenen festen Melodiestufen nur deshalb ein, weil sie der Komponist so gewählt hat. H. CH. WOLFF (1940) zeigte mit dem Vergleiche verschiedensprachiger Opernrezitative, daß in diesen das Melos der verwendeten Sprache sehr deutlich zum Ausdruck kommt. Im italienischen Rezitativ bewegt sich die Singstimme in kleineren und gleichmäßigeren Intervallen als in solchen aus deutschen Opern. Sprechgesang mit einer *fließenden Melodiebewegung* ist vorwiegend in der außer-europäischen Musik, besonders in der primitiven Musik zu finden. Manche Indianer hinwiederum singen oft ganze Lieder auf dem gleichen Tone.

d) Singendes Sprechen

Das Gegenteil ist beim singenden Sprechen der Fall. Dies ist wieder für manche Sprachen normal, etwa in der tschechischen oder italienischen. Man hört dabei die Bewegung der Sprechmelodie über große und gelegentlich sogar diskrete Tonstufen. Auf die deutsche Sprache angewandt, bewirken solche nationale Sprechgewohnheiten natürlich einen störenden Eindruck. Neben der fehlerhaften Anwendung der für eine andere Sprache typischen Lautbildung und Wortwahl besteht der ausländische Akzent vornehmlich in einer mangelhaften Anpassung an die Sprechmelodie der gebrauchten Fremdsprache.

e) Tonsprachen[1]

Tonität. In manchen Negerdialekten sowie in der chinesischen Sprache haben die gleichen Morpheme eine verschiedene Wortbedeutung, je nachdem sie mit steigenden, gleichbleibenden oder fallenden Intervallen der prosodischen *Wortmelodie* gesprochen werden. Ein Buch von GIET (1950) gibt über dieses linguistische Problem der Tonität Auskunft. CHIU BIEN-MING (1931) legte eine experimental-phonetische Studie der „acht Töne" der chinesischen Hagu-Sprache vor.

[1] Dieser Abschnitt ist eine Übersetzung der Seiten 473—474 aus „Voice-Speech-Language: Clinical Communicology" von RICHARD LUCHSINGER and GODFREY E. ARNOLD. © 1965 by Wadsworth Publishing Company, Inc., Belmont, California.

Abb. 49 zeigt vier „Töne" des Mandarin in europäischer Notation aus einem Lehrbuch der chinesischen Sprache (SHAU WING-CHAN: Chinese Reader for Beginners, 8. Auflage, 1945). WISE und CHONG (1957) untersuchten den Einfluß des Flüsterns auf die Verständlichkeit von Tonsprachen. Diese war um ein Drittel vermindert, sobald die differenzierenden Hinweise der Tonphoneme in der geflüsterten Aphonie fehlten.

Prosodie. Die motorischen und akustischen Muster der Artikulation sind in allen Sprachen sehr vielseitig und kompliziert. Im Gegensatz dazu sind die prosodischen Merkmale der *subverbalen Intonation* an Zahl und Funktion sehr beschränkt. Die melodische Inflektion von normalen Sätzen und Interjektionen ist eine Ganzheit. Sie läßt sich nicht in kleinere Einheiten zerlegen, welche ihre eigene Bedeutung hätten. Es besteht also kein Unterschied zwischen der Wortmelodie von

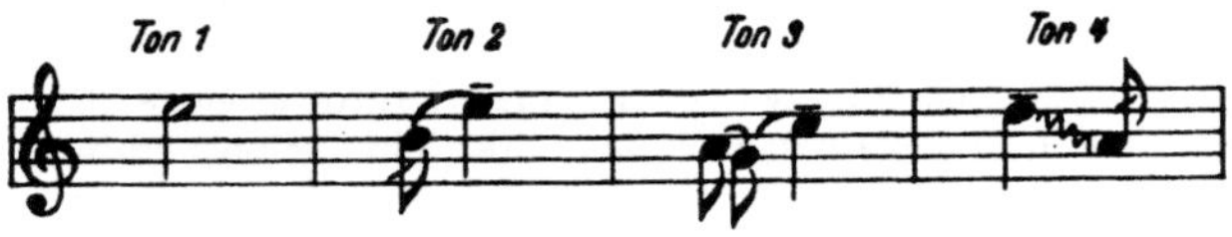

Abb. 49. Vier „Töne" des Mandarin-Chinesischen (nach SHAU WING CHAN, 1942).

Sätzen und Interjektionen. Beide vollziehen sich mit den tonalen Differenzierungen der feststellenden, befehlenden, fragenden und bedingten Intonation. *Phoneme* werden mit charakteristischen und diakritisch signifikanten absoluten Unterschieden der Formantmuster artikuliert. Demgegenüber sind die *Toneme* der Tonsprachen durch globale und relative Werte der melodischen Muster charakterisiert. Wir wollen nun kurz die grundlegenden Unterschiede zwischen den Phonemen und Tonemen in bezug auf die europäischen Sprachen untersuchen.

Phoneme. Wie wir gesehen haben, entstehen die artikulatorischen Unterschiede der Phoneme als charakteristische Klänge in der Mundhöhle. Das Gehör empfindet sie als stabile, konstante und *genau definierte Frequenz-Spektren* der Formantmuster. Je höher die enthaltenen Frequenzbänder sind, desto schärfer klingt das Zischen eines Sibilanten. Diese stationären und stabilen Frequenzwerte sind in allen Sprechern sehr ähnlich, so lange sie die korrekte Aussprache anwenden. Außerdem sind die Frequenzen der Formantbänder im weiten Maße vom Grundton der Stimme unabhängig. Deshalb können die tiefsten Bässe und höchsten Soprane oder große Männer und kleine Kinder die Phoneme mit gleicher Verständlichkeit artikulieren.

Wie man an der Flüstersprache sofort erkennen kann, entstehen die Formanten der Phoneme aus den charakteristischen *artikulatorischen Formen der supraglottischen Resonatoren*. Das normale menschliche Ohr ist höchst sensitiv für die feinsten Unterschiede in den absoluten Frequenzspektren der Formanten. Diese *auditive Diskrimination* analysiert augenblicklich die semantischen Unterschiede zwischen Phonemen wie (Th) und (S) oder (S) und (Sch) mit Hilfe des sensorineuralen Mechanismus im Innenohr. Die weitere Unterscheidung geht im auditosensorischen Teil der Hörrinde vor sich. Schließlich erfolgt die Korrelation der semantischen Unterschiede dieser Phoneme mit der symbolischen Differenz zwischen Morphemen wie „thick" und „sick" im englischen, oder „Sicht" und „Schicht" im deutschen. Dies geschieht durch die gnostische oder erkennende Funktion der auditopsychischen Hörrinde mit der benachbarten WERNICKE-Region der Spracherkennung. Diese Einzelheiten haben wir im Kapitel über musikalische Empfindung besprochen.

Toneme. Die sinngebenden Frequenzmodulationen der Toneme bestehen in den semantischen Klanggestalten auf Grund der Schwingungszahl der Stimmlippen. Die melodische Bedeutung der Toneme läßt sich niemals mit irgendwelchen absoluten Mustern dieser Freqenzänderungen in Beziehung setzen. Der Hauptgrund ist die Tatsache, daß die menschlichen

Stimmen in ihren akustischen Qualitäten von Stimmumfang, Klangfarbe, Stimmgattung und Sprechtonlage sehr verschieden sind. Alle normalen Sprecher einer bestimmten Sprache haben die Artikulation ihrer Phoneme in einer genauen Weise gelernt. Die *absolut* definierten Frequenzbänder der konventionellen Formantmuster müssen innerhalb schmaler Grenzen von erlaubten Abweichungen produziert werden. Wenn eine Schallplatte oder ein Tonband mit der falschen Geschwindigkeit abläuft, wird die Sprachwiedergabe mit der zunehmenden Abweichung der vorgeschriebenen Geschwindigkeit zunehmend unverständlich.

In grundlegendem Gegensatz müssen die absoluten Frequenzwechsel der Toneme weitgehend zwischen Männern und Frauen, Erwachsenen und Kindern, sowie unter den verschiedenen Stimmgattungen (Baß, Tenor, Alt, Sopran) weitgehend variieren. Wenn nun die Toneme symbolische Unterschiede durch verschiedene Muster der Frequenzänderungen in der stimmlichen Intonation ausdrücken, dann müssen diese Tonhöhenänderungen der Sprechmelodie völlig *relativ* sein. Ihr *Frequenzverhältnis* ist symbolisch wichtig, aber keineswegs eine absolute Zahl von Stimmschwingungen pro Sekunde. Wenn eine phonographische Aufnahme einer Tonsprache mit halber Geschwindigkeit abläuft, dann werden die Phoneme verzerrt und verdunkelt wie für jede andere Sprache. Die Toneme jedoch behalten ihre genauen Frequenzverhältnisse, obwohl sie um eine Oktave nach unten transponiert sind.

Nehmen wir an, daß ein bestimmtes Tonem durch den Anstieg des Stimmtones über sieben Halbtöne gekennzeichnet sei, etwa von c^1 bis g^1, also eine reine Quinte. Es ist dann dieses relative Frequenzverhältnis der reinen Quinte von 2:3, welches die symbolische Bedeutung dieses Tonems definiert. Die absoluten Frequenzzahlen der Töne c^1 und g^1 spielen dabei gar keine Rolle. Wann immer ein Sprecher dieser Tonsprache dieses Tonem mit dem Stimmanstieg über das Frequenzverhältnis einer reinen Quinte (2:3) ausspricht, dann werden alle Mitglieder dieser Sprachgruppe ihn verstehen, gleichgültig, ob der Sprecher ein Mann mit tiefer Baßstimme ist, eine Frau mit hoher Sopranstimme, ein kleiner Bub oder eine erwachsene Frau.

Anders ausgedrückt, lassen sich die relativen Frequenzverhältnisse der *Toneme völlig transponieren* wie die Melodien des westlichen Gesanges. Wenn dem nicht so wäre, dann würden Männer und Frauen, Erwachsene und Kinder, Bässe und Tenöre, Altistinnen und Soprane eine bestimmte Tonsprache in ganz verschiedenen tonalen Dialekten anwenden. Wenn man dieser utopischen Annahme weiter nachgeht, würden die Tonsprachen vom Besitz des *absoluten Tongehörs* unter allen Angehörigen dieser Sprachgruppe abhängen. Die meisten Menschen haben lediglich das *relative Tongehör*. Dessen Unterscheidungsvermögen für Tonhöhen ist durchaus ausreichend für das Erkennen der stationären Frequenzbänder in den Phonemformanten. Das relative Tongehör ist jedoch völlig außerstande, die absoluten Frequenzzahlen der Tonemverhältnisse zu erkennen. Es ist also nur das relative Frequenzverhältnis, welches durch das relative Tongehör genau erkannt wird.

Stufenweise Funktion. Die Phoneme entstehen durch *orale Artikulation*. Sie bestehen in genau bestimmten Resonanzen der supraglottischen Räume mit ziemlich absoluten Frequenzmustern. Die Toneme werden durch *laryngeale Phonation* differenziert. Ihr Ausdruck erfolgt durch gleitende Inflektion der stimmlichen Melodie mit relativen Frequenzverhältnissen. In biogenetischer Sicht ist die Phonation viel älter als die Artikulation, denn die meisten Säugetiere besitzen laryngeale Phonation und die Vögel haben eine einfachere Stimmbildung in ihrem Syrinx entwickelt. Die Artikulation ist spezifisch menschlich. Dieser Gegensatz geht aus der Sprachpathologie sehr deutlich hervor. Taubstumme, aphasische Erwachsene sowie alalische Kinder im Zustand der verzögerten Sprachentwicklung besitzen eine mehr oder weniger normale Stimme, aber ihre Artikulation ist schwer entstellt oder völlig abwesend.

Literatur

Sprechen und Singen

ALBERSHEIM, G.: Psychologisches zum Unterschied von Sprache und Musik. Wien. Med. Wschr. 84: No. 10, 1934.

BIEN-MING, CHIU: A Phonogramm in Chinese (aus den Sammlungen des Phonetischen Laboratoriums). Vox, 16: 33, 1930; — The Tone Behaviour in Hagu: An Experimental Study.

Archives Néerl. Phonét. Expér. 6: 6, 1931. — BOREL-MAISONNY, S.: Les mécanismes normaux et pathologiques de la phonation vus au laryngoscope. Rev. Franç. Phoniat. 3: No. 9, 1935. — BRÖRING, R.: Experimentalphonetische Untersuchungen über Laut und Ton in Südschantung. Vox, 11: 6, 1925.

DRAKE, O. J.: Toward an Improved Vocal Quality. Quart. J. Speech, 23: 620, 1937.

ESSEN, O. VON: Dauer und Tonhöhenverhältnisse in einem gesprochenen und gesungenen Satze. Vox, 19: 30, 1933. — EXNER, S.: Über den Klang einiger Sprachen. Wien. Akad. Wiss. 127/128: 1919.

FLETCHER, H.: Some Physical Characteristics of Speech and Music. J. Acoust. Soc. Amer. 3: p. I (S), 1931. — FOGERTY, E.: Die Harmonie der physiologischen und ästhetischen Norm im Sprechen. Mschr. Ohrenheilk. 69: 602, 1935. — FRÖSCHELS, E.: Zur Frage des Wesensunterschiedes zwischen Sprache und Gesang. Mitteil. Sprach-Stimmheilk. 1: No. 6 bis 7, Wien: 1935.

GIET, F.: Zur Tonität nordchinesischer Mundarten. Wien: St. Gabriel, 1950. — GRAY, G. W.: The Vibrato in Speech. Quart. J. Speech, 12: 296, 1926; — The "Voice Qualities" in the History of Elocution. Quart. J. Speech, 29: 475, 1943. — GRÜTZMACHER, M.: Die Tonhöheschwankung beim Singen, Sprechen und Musizieren. Schriften Sing-Sprechkultur, 1: 41, 1940.

HEGEDÜS, L.: Der modifizierende Einfluß der sensitiven Faktoren auf die Sprachmelodie im Ungarischen. Arch. Néerl. Phon. Exp. 10: 30, 1934. — HEINITZ, W.: Die Sprechtonbewegungen in Arnold Schönbergs „Pierrot lunaire". 11: 1, 1925; — Aus den Sammlungen des Phonetischen Laboratoriums: Gesummte Sprechtonbewegungskurve (Phonogramm 26). Vox, 12: 19, 1926; — Vergleichende Musikwissenschaft: Tonbewegungsstudie an einem malaiischen Gedicht (Phonogramm 171). Vox, 13: 32, 1927; — Vergleichende Musikwissenschaft: Analyse eines Mende-Liedes. Vox, 14: 40, 1928; — Analytische Betrachtung eines mongolischen Liedes. Vox, 17: 65, 1931; — Eine Melodieprobe von den Sara-Kaba. Vox, 17: 69, 1931; — Eine Studie über die deklamatorische Behandlung eines vertonten Textes. Vox, 17: 89, 1931; — Eine Methode der Rangordnung stilkritischer Momente in sprachlichen und musikalischen Objekten. Vox, 17: 103, 1931; — Erster Bericht der Gesellschaft zur wissenschaftlichen Erforschung musikalischer Bewegungsprobleme. Vox, 20: 54, 1934; — Zeitgemäßes über eine unsachgemäße Frage. Vox, 22: 48, 1936. — HOUWELINGEN, E. VAN: Über den Unterschied zwischen der Intonation beim freien Sprechen und beim Lesen im Niederländischen. Arch. Néerl. Phon. Exp. 14: 92, 1938.

KATAYUN, C. H.: A Study of the Native Hindustani Melody Pattern and the Acquired English Melody Pattern with Special Reference to the Teaching of English in India. Arch. Néerl. Phon. Exp. 15: 103, 1939.

LOEBELL, H.: Pneumographische Untersuchungen zum Vergleiche verschiedenartiger Sprechvorgänge (tonloses Artikulieren, Flüstern, lautes monotones, singendes Sprechen). II. Vers. Dtsch. Ges. Sprach-Stimmheilk. p. 142, Leipzig: 1928.

MALMBERG, B.: Recherches expérimentales sur l'accent musical du mot en suédois. Arch. Néerl. Phon. Exp. 16: 62, 1940. — MERIGGI, P.: Experimentelle Beiträge zur Tonlehre des Nama-Hottentottischen. Vox. 17: 39, 1931.

OBATA, J., and R. KOBAYASHI: Direct-Reading Pitch Recorder and its Applications to Music and Speech. J. Acoust. Soc. Amer. 9: 156, 1937.

PANCONCELLI-CALZIA, G.: Über den „Frageton" im Italienischen. Vox Romanica 4: 35, 1939. — PÉE, E., und W.: Studium der niederländischen Intonation. Arch. Néerl. Phon. Exp. 7: 71, 1932; 8 bis 9: 1, 1933.

STAUDER, W.: Objektive Messungen beim Singen und Sprechen. Schriften Sing-Sprechkultur, 1: 25, 1940.

WAIBLINGER, E.: Beobachtungen über das Verhältnis von Gesang und Sprache. Vox, 11: 45, 1925. — WANG, L. T.: Recherches expérimentales sur les tons du Pekinois. Arch. Néerl. Phon. Exp. 13: 1, 1937; 14: 1, 1938. — WARDE: Die Beziehungen zwischen Sprache und Gesang. Int. Kongr. Singen Sprechen, p. 308, Frankfurt: 1938. — WEISS, D.: Singen, Sprechen und die Vokalfrage. Mitteil. Sprach-Stimmheilk. 1: No. 10, 1935. — WESTERHOVEN, L. F. VAN: Über die Melodie eines gelesenen Satzes in der niederländischen Sprache. Arch. Néerl. Phon. Exp. 14: 117, 1938; — Die Tonbewegung des A in einigen niederländischen Wörtern. Arch. Néerl. Phon. Exp. 17: 42, 1941. — WICHMANN, K.: Die Behandlung der Sprache in den Liedern Franz Schuberts. Arch. Sprach-Stimmheilk. 4: 64, 1940. — WISE, C. M., and L. PAO-HU CHONG: Intelligibility of Whispering in a Tone Language. J. Speech Dis. 22: 335, 1957; — WOLFF, H. CHR.: Die Sprachmelodie im alten Opernrezitativ. Arch. Sprach-Stimmheilk. 4: 30, 1940.

7. Akustische Regulation des Sprechens

a) Auditive Rückkoppelung

Gehörkontrolle. Auf die vielfältigen Beziehungen zwischen *Gehör und Sprache* haben wir bereits mehrfach verwiesen. Dabei wurde ausführlich geschildert, wie das normale Ohr die Formanten der Sprachlaute analysierend erfaßt und damit dem Gehirn ein *kodifiziertes Substrat* der hörbaren Sprachbestandteile liefert. Des weiteren steuert das Ohr alle aktiven Sprechbewegungen. Artikulation, Phonation, die Akzente der Sprache, sowie ihr musischer Unterbau durch Intonation und Inflektion unterliegen der ständigen Kontrolle durch das Gehör. Damit ist der Sprecher jederzeit im Stande, den ihm vorschwebenden sprachlichen Ausdruck mit seiner tatsächlichen phonischen Leistung zu vergleichen. Natürlich gibt es in dieser Hinsicht alle Grade der angeborenen Begabung und der erworbenen Ausbildung. Zur Begabung auf sprachlichem Gebiete gehört aber wieder die Anlage der auditiven Leistungen, also das individuelle Ausmaß an musischen und insbesondere an musikalischen Talenten. Darüber kann kein Zweifel mehr bestehen. Zahlreichen Beweisen werden wir in den sprachpathologischen Kapiteln begegnen.

Lombard Test. Seit langem bedient man sich dieser *audioartikulatorischen Reflexe* zu diagnostischen und therapeutischen Zwecken. Ein Beispiel ist der Versuch nach LOMBARD. Dabei schaltet man vorübergehend das Gehör aus, indem man die Ohren durch laute Geräusche übertäubt, etwa mit zwei BÁRÁNY Lärmtrommeln. Wie sich jeder überzeugen kann, bringt ein solcher plötzlicher Verlust der sprachlichen Kontrolle durch das Gehör charakteristische Erscheinungen herbei. Die Stimmstärke wird lauter, weil der Sprecher wähnt, nicht mehr hörbar zu sein. Dazu gesellt sich eine Verzerrung der *sprachlichen Akzente*. Schließlich kommt es zu Störungen der *Aussprache* und der Wortwahl.

Im Gegensatz zu diesen verminderten Leistungen eines normalen Sprechers zeigt der an *funktionellen Ausfällen* Leidende eine plötzliche Besserung seiner pathologischen Symptome. Derart vermindert sich die Heiserkeit infolge von psychogener Dysphonie. Stotterer vermögen oft viel fließender zu reden, solange sie sich nicht hören. Eine hysterische Hemmung der Rede pflegt in besonders eindrucksvoller Weise während der Dauer des ausgeschalteten Gehörs zu verschwinden.

In der älteren Literatur findet man viele diesbezügliche Studien, z. B. von E. BARTH (1911), L. DÉNES (1930), R. IMHOFER, J. TARNEAUD, usw. Neuerdings bestätigten RINGEL und STEER (1963) den klinischen Wert des LOMBARD Testes. Multiple sensorische Störungen wirken sich in kumulativer Weise auf die sprachliche Expression aus. Nachdem G. YANNOULIS (1963) die *objektive Messung* des LOMBARD Effektes in dB und Hz vorgeschlagen hatte, quantifizierten ihn HANLEY und HARVEY (1965) durch kontrollierte Maskierung.

b) Verzögerte Sprachrückkoppelung

Lee-Effekt. Seit einiger Zeit erregte das gleiche Prinzip viel Interesse von anderen Gesichtspunkten. Wie aus dem akustischen und phonetischen Schrifttum hervorgeht, beschäftigen sich nämlich viele Autoren mit dem *Einfluß von Schallempfindungen* auf die Sprache. Auf dieses Thema hat V. v. URBANTSCHITSCH im Jahre 1911 zum ersten Male verwiesen. Heute bezeichnet man das als LEE-Effekt der verzögerten Sprachrückkoppelung. Es handelt sich dabei um folgende Versuchsanordnung (LEE, 1950, 1951).

Methode. Man macht eine magnetische Sprachaufnahme. Unmittelbar nachdem das Tonband den Aufnahmekopf durchlaufen hat, zieht es an einem *gesonderten Abhörkopf* vorbei. Dieser macht die eben registrierte Sprachprobe sofort wieder hörbar. Infolge des Zeitunterschiedes zwischen Aufnahme und Reproduktion ergibt sich eine gewisse Verzögerung der Wiedergabe. Die beiden magnetischen Köpfe für Aufnahme und Abhören sind gegeneinander verstellbar. Damit ist die beliebige Variation der verzögerten Wiedergabe möglich.

Gewöhnlich wählt man Bruchteile von Sekunden als Verzögerungsspanne. Wenn man nun diese nachhinkende Wiedergabe durch Kopfhörer dem Sprecher wiederbietet, hört er ein ständiges Echo aller seiner eben geäußerten Sprechleistungen. Neben dem unangenehmen Eindruck eines jeden derartigen Echos machen sich dabei eindrucksvolle Veränderungen des gesamten sprachlichen Ausdruckes bemerkbar. Nach FAIRBANKS und GUTTMAN (1958) beginnt die Wirksamkeit des LEE-Effektes bei Verzögerung von 0,1 sec und wird bei 0,2 sec maximal.

Verzögerte Sprachrückkoppelung, oder der ,,delayed side tone effect" nach englischer Bezeichnung, beraubt den Prüfling in gleicher Weise der akustischen Selbstkontrolle wie der LOMBARDsche Versuch. Dies äußert sich an allen Qualitäten der sprachlichen Äußerung. In bezug auf die *Stimme* kommt es zu vermehrter Lautheit und veränderter Klangfarbe. Die *Artikulation* erfolgt weniger genau oder verfällt sogar in stammelndes Entgleisen. An den *Sprechakzenten* machen sich melodische, dynamische und rhythmische Verzerrungen bemerkbar. In gleicher Weise leidet das optimale *Sprechtempo* und wird teils zu langsam und stokkend, teils zu rasch und hastig. Weitere Minderungen der Leistung hört man in Form von Fehlern der *Grammatik*, Behinderung der flüssigen *Wortwahl* sowie im Verflachen des persönlichen *Sprechtypus* (MEYER-EPPLER und LUCHSINGER, 1955).

Wie man sieht, ergeben sich somit vorübergehende *sprachpathologische Beispiele* für fast alle Störungen der sprachlichen Entwicklung. Ferner sind aphatische und dysarthrische Ausfälle vertreten. Daraus eröffnet sich ein Einblick in die normalen Zusammenhänge der rezeptiven und expressiven Leistungen der Sprache.

Am auffallendsten aber ist das vorübergehende *Stocken und Poltern* während der Einwirkung der Sprachrückkoppelung. Damit liegt ein physiologisches Gegenstück zu der mangelhaften Selbstkontrolle der polternden Sprache vor. Wie man seit langem weiß, entbehren die Polterer einer gebührenden Aufmerksamkeit auf ihren Sprechvorgang. Nun aber ist mit der objektiven Darstellung des Ausfalles der akustischen Sprachsteuerung ein weiterer Beweis dafür geliefert, daß es dem polternden Sprecher an der richtigen sensorischen Sprachkontrolle gebricht. Die übrigen Beziehungen zur häufig fehlenden musikalischen Begabung solcher Personen wurden im Kapitel über Musikalität besprochen.

Weitere Untersuchungen erarbeiteten verschiedene Einzelheiten der *psychologischen Einflüsse*. H. E. SPUEHLER (1962) fand, daß Frauen vom LEE-Effekt mehr beeinflußt sind als Männer. Kongenital Blinde verlassen sich hauptsächlich auf das Gehör zur Orientierung.

Schwartz und Steer (1962) stellten fest, daß Blinde für verzögerte Sprachrückkoppelung (DAF für delayed auditory feedback) mehr sensitiv sind als normale Vergleichspersonen.

R. L. Sergeant (1961) untersuchte die gleichzeitige Wiederholung eines Redeflusses wie es Berufstenographen tun. Die Fähigkeit zu diesem „Schattensprechen" hängt teilweise mit der Musikalität zusammen. Diese Anwendung des Schatten-Effektes könnte in der Behandlung der Stotterer nützlich sein.

Davis und Sheehan (1963) fanden die Lernfähigkeit durch DAF zu einem größeren Grade beeinträchtigt als durch die Rückkoppelung von belanglosem Material. Gemäß Fulton und Spuehler (1962) beeinflussen die spezifischen Bedingungen der verzögerten Rückkoppelung die Wortzahl pro Minute mehr als die Verhältnisse der Phonationszeiten.

Ein anderer Gesichtspunkt ist die Einstellung der Versuchsperson. Rouse und Tucker (1966) beobachteten weniger Störung durch DAF, wenn die Untersuchten nicht ihre Muttersprache gebrauchten, weil sie sich dann auf ihre Phonation konzentrierten, jedoch nicht auf ihr Sprachverständnis.

Die *physikalischen Einflüsse* der verzögerten Seitentoneinwirkung gingen aus den folgenden Studien hervor. DAF vermehrt das Schwitzen der Hände, erhöht jedoch nicht die Pulszahl oder den Blutdruck. H. C. Haywood (1963) schloß aus diesem Befund, daß die Verzerrung der gewohnten Sprechweise eine physische Weckreaktion auslöst.

Chase und Guilfoyle (1962) wiesen nach, daß die Effekte der DAF sich nicht durch die *gleichzeitige* Hörrückkoppelung ausgleichen lassen. Diese Kombination von verzögerter mit gleichzeitiger Rückkoppelung scheint komplexe Beziehungen zu haben (Ruhm und Cooper, 1964). In einer anderen Variation der Versuchsbedingungen wählte S. Fillenbaum (1964) ungleiche Verzögerungszeiten für jedes Ohr. Dabei ergab sich die gleiche Disruption des Sprechens wie mit dem üblichen Vorgehen der beidseitig synchron verzögerten Rückkoppelung.

Klinische Anwendung. In praktischer Beziehung bewährt sich die verzögerte Rückkoppelung für verschiedene diagnostische und therapeutische Zwecke. So ergibt die eingestellte Lautstärke der Rückkoppelung einen Anhaltspunkt zum Nachweis vorgetäuschter Schwerhörigkeit. Wenn der Lee-Effekt als *Simulationsprobe* Anwendung findet, besteht folgende Beziehung. In der Mehrzahl der Fälle beginnen die sprachlichen Ausfälle ungefähr bei jenem Verstärkungsgrad in dB, welcher der tatsächlichen Schwelle des Sprachverständnisses entspricht. Über die Beschränkungen dieser Methode berichteten zuerst Butler und Galloway (1959).

Mehrere Autoren erforschten die Möglichkeiten der verzögerten Hörrückkoppelung (DAF) als *objektive Hörprüfung*. Copeland und Halpain (1961) entwickelten die Apparatur für DAF im freien Hörfeld. Ruhm und Cooper (1962) verwendeten die DAF von Reintonimpulsen und untersuchten diese Möglichkeit für objektive Bestimmungen der Hörschwelle. In 1963 meinten sie, daß die Reinton-DAF sich zur Schwellenbestimmung eignet, wenn die absichtlichen Angaben des Prüflings unverläßlich sind. In der neuesten Anwendung wird die Audiometrie durch DAF von reinen Tönen durch den Prüfling derart gesteuert, daß er auf einem Taster einen Rhythmus klopft. Ruhm und Cooper (1964) fanden diese Methode verläßlich und genau.

Die Steuerung der DAF-Reaktionen mittels *Tastenklopfen* wurde von Karlovich und Graham (1966) untersucht. DAF verändert die Leistung des Tastenklopfens in mehrfacher Weise: die zeitliche Folge, das rhythmische Muster, sowie den Klopfdruck. Laut Shearer und Simon (1966) hat DAF einen allgemein verzerrenden Effekt auf die Schnelle des Tastenklopfens und das Gedächtnis für die geforderten Leistungen. Diese Auswirkungen sind unabhängig von der Komplexität des gelesenen Materials. In einer weiteren Studie von I. Rapin et al. (1966) ließ sich der Einfluß von DAF auf das Tastenklopfen bestätigen. Es fanden sich typische Verzögerungseffekte, aber sie waren für eine objektive Hörprüfung von Kindern nicht verläßlich.

Schließlich lassen sich die *phoniatrischen Ausgleichsproben* in prinzipiell gleicher Weise vornehmen wie mit dem alten Lombard-Versuch. Wegen der genau kontrollierbaren Apparatur und Versuchsbedingung sind die verschiedenen Methoden der DAF genauer und verläßlicher. Über viele weitere Anwendungen der auditiven Rückkoppelung auf theoretische Fragen der akustischen *Phonetik* und die akustische Forschung der *Nachrichtentechnik* gibt das rasch wachsende Schrifttum Auskunft.

c) Sprachverständlichkeit

Physikalische Gesichtspunkte. Die psychoakustische Forschung beschäftigt sich intensiv mit dem Studium der Verständlichkeit und Erkennbarkeit der Sprache unter verschiedenen Bedingungen. Die Ziele dieser Forschung sind vielfach: Diagnose und Differenzierung von Art und Lokalisation einer *Hörstörung*; Indikation einer möglichen chirurgischen *Korrektur*; Auswahl eines passenden *Hörgerätes*; Sammlung von Messungen für die Anwendung in der technischen *Sprachübermittlung*; sowie die bessere Einsicht in die perzeptuellen Faktoren des *Sprachempfanges*. Dieser letztere Gesichtspunkt ist ferner für das bessere Verstehen der vielfachen Beziehungen zwischen Hören und Sprechen wichtig. Die Literatur über die Probleme der Sprachverständlichkeit und ihrer Untersuchung ist außergewöhnlich groß. Wir müssen uns daher mit der Betrachtung einiger hervorstehender Einzelheiten an Hand von ausgesuchten Beispielen begnügen.

Obwohl jeder Konsonant sein charakteristisches Formant-Spektrum hat, ist die Identifizierung von Konsonanten weitgehend von den akustischen Parametern des folgenden Vokales beeinflußt (Wang und Fillmore, 1961). Der Einfluß der *zentralen Klangintegration* wurde in einem Experiment von Black und Hast (1962) demonstriert. Die Sprachprobe wurde derartig gefiltert, daß das eine Ohr die Frequenzen unter 1600 Hz empfing und das andere die Frequenzen über 1600 Hz. Das Horchen unter dieser Bedingung war für den Beobachter leichtgradig erschwert. Dieser Befund ist für die klinische Anwendung bestimmter Teste der zentralen Hörsynthese wichtig, wie wir im Kapitel über Musikalität und zentrale Hörstörungen geschildert haben.

Chappell, Kavanagh und Zerlin (1963) untersuchten das entgegengesetzte Problem des *binauralen Horchens* auf volle Übertragung aller Frequenzen. Die binauralen Verständlichkeitswerte waren 20% höher als die monauralen Werte, möglicherweise zufolge von akustischer Bildtrennung.

Wir haben früher erklärt, in welcher Weise das *verlangsamte Rückspiel* einer Sprachaufnahme sämtliche Frequenzen vertieft und damit die Verständlichkeit verringert. Tiffany und Bennett (1961) untersuchten die Erkennbarkeit von verlangsamt wiedergegebenen Sprachaufnahmen. Ihr Ziel war die Suche nach der Möglichkeit, auf diese Weise das Restgehör für tiefe Töne in Fällen von hochgradigem Hochtonverlust auszunützen. Ein weiterer wichtiger Gesichtspunkt der Spracherkennung ist das *Signal/Geräusch Verhältnis*, welches Hahn und de Michelis (1964) unter verschiedenen Bedingungen bestimmten.

Psychologische Gesichtspunkte. Jeder Kliniker weiß, daß die *intellektuellen Faktoren* die Fähigkeit des Sprachgehörs beeinflussen. Indem er diese Tatsache neuerdings bestätigte, forderte T. Farrimond (1962), daß der variable Faktor der Intelligenz für die Standardisierung der Ausrüstung zur Sprachprüfung zu berücksichtigen sei. Es ist ebenso anerkannt, daß die Wortlisten mit *allbekannten Ausdrücken* in signifikanter Weise leichter verständlich sind als Wortlisten mit vielen ungeläufigen oder schwierigen Wörtern (E. Owens, 1961). Spreen, Bor-

KOWSKI und GORDON (1966) drückten das noch klarer aus: *Bedeutsamkeit und Konkretheit* bestimmen die hörende Worterkennung in wirksamer Weise.

Aus diesen und ähnlichen Gründen ist der *prognostische Wert* der PB Wortlisten in Bezug auf das Verstehen der Umgangssprache durch eine bestimmte Person ziemlich begrenzt (GIOLAS und EPSTEIN, 1963). Man bemüht sich daher weiter um die Konstruktion von optimalen Wortlisten, welche unter allen praktischen Umständen gleich verläßlich sein sollten. Ein Beispiel ist die „maximale auditive Perzeptions-Wort-Liste" in fortschreitender Folge. Diese haben HASPIEL und BLOOMER (1961) für die Zwecke der *Hörübungen und des Unterrichts für Leseschwäche* zusammen gestellt.

Wie wir uns derart mit dem rasch anwachsenden Reichtum an Information über die vielfachen Aspekte der physikalischen Sprachproduktion und der psychologischen Spracherkennung abmühen, mögen einige unter uns ebenso verwundert sein wie es NIESSL VON MAYENDORF in 1914 war, als er ein Buch über Aphasie schrieb mit dem Titel „Das Geheimnis der menschlichen Sprache".

Literatur

Gehör und Sprechen

1. Sprachperzeption und Verständlichkeitsteste

AMERICAN STANDARD: Specification for Speech Audiometers. American Standards Association, 1953.

BERG, J. W. VAN DEN: Zur Identifizierung der Phoeme durch das Ohr. Arch. Ohren- usw. Heilk. 169: 253, 1956. — BLACK, J. W.: Multiple Choice Intelligibility Tests. J. Speech Hearing Dis. 22: 213, 1957; — Equally Contributing Frequency Bands in Intelligibility Testing. J. Speech Hearing Res. 2: 81, 1959; — Predicting the Intelligibility of Words. Folia Phoniatr. 12: 260, 1960. — BLACK, J. W., and M. H. HAST: Speech Reception with Altering Signal. J. Speech Hearing Res. 5: 70, 1962. — BRACKETT, I. P.: Intelligibility Related to Pitch. Speech Monographs, 13: 24, 1946.

CHAPPELL, R. G., J. F. KAVANAGH and S. ZERLIN: Monaural Versus Binaural Discrimination for Normal Listeners. J. Speech Hearing Res. 6: 263, 1963. — COEN, R.: Sul comportamento della percezione per via ossea in audiometria vocale (con dieci figure). Boll. Soc. Ital. Fonet. Sperim. etc. 5: 43, 1955. — COEN, R., e M. GHIRLANDA: Impiego della voce femminile in audiometria vocale. Boll. Soc. Ital. Fonet. Sperim. etc. 6: 157, 1956. — CURRY, E. T.: A Study of the Relationship Between Speech Thresholds and Audiometric Results in Perception Deafness. J. Speech Dis. 14: 104, 1949. — The Relation Between Hearing Loss for Specific Frequencies and the Distance at which Speech Can Be Identified. Annals Otology etc. 58: 33, 1949.

DOYNE, M. P., and M. D. STEER: Studies in Speech Reception Testing. J. Speech Dis. 16: 132, 1951. — DRAEGERT, G. L.: Intelligibility Related to Articulation. Speech Monographs, 13: No. 2, 50, 1946; — Relationships between Voice Variables and Speech Intelligibility in High Level Noise. Speech Monographs, 18: 272, 1951. — DUNN, H. K., and S. D. WHITE: Statistical Measurements on Conversational Speech. J. Acoust. Soc. Amer. 11: 278, 1940.

FAIRBANKS, G., N. GUTTMAN and M. S. MIRON: Auditory Comprehension of Repeated High-Speed Messages. J. Speech Dis. 22: 20, 1957. — FALCONER, G. A.: The Reliability and Validity of Monitored Connected Discourse as a Test of the Threshold of Intelligibility. J. Speech Dis. 13: 369, 1948. — FARRIMOND, T.: Factors Influencing Auditory Perception of Pure Tones and Speech. J. Speech Hearing Res. 5: 194, 1962. — FINZI, A.: Distribuzione dell' errore nella percezione dei fonemi in relazione ai diversi tipi di distorsione della voce. Boll. Soc. Ital. Fonet. Sperim. etc. 3: 31, 1953. — FINZI, A., e G. B. LEONARDELLI: Errore statistico nella percezione dei fonemi in soggetti affetti da ipoacusie di vario tipo. Boll. Soc. Ital. Fonet. Sperim. etc. 5: 3, 1955. — FOURNIER, J. E.: Principes et intérêt des mesures d'intelligibilité. Atti Laborat. Fonet. Univ. Padova. 2: 17, 1952. — FOWLER, E. P.: Method of Measuring the

Percentage of Capacity for Hearing Speech. J. Acoust. Soc. Amer. 13: 373, 1942. — FRENCH, N. R., and J. C. STEINBERG: Factors Governing the Intelligibility of Speech Sounds. J. Acoust. Soc. Amer. 19: 90, 1947.

GIOLAS, T. G., and A. EPSTEIN: Comparative Intelligibility of Word List and Continuous Discourse. J. Speech Hearing Res. 6: 349, 1963. — GLORIG, A.: Hearing Evaluation by Low Conversational Voice Tests. Annals Otology etc. 58: 394, 1949. — GORDON, A. M.: Effects of abstractness, meaningfulness, and phonetic structure on auditory recognition of nouns. Speech Hearing Res. 9: 619, 1966. — GRUBB, P.: A Phonemic Analysis of Half-List Speech Discrimination Tests. J. Speech Hearing Res. 6: 271, 1963. — GUTZMANN, H.: Untersuchungen über die Grenzen der sprachlichen Perzeptionen. Z. Klin. Medizin, 60.

HAHLBROCK, K. H.: Klinische Erfahrungen mit der Sprachaudiometrie. Arch. Ohren- usw. Heilk. 165: 314, 1954; — Praktische Anwendung der Sprachaudiometrie bei Anpassung von Hörgeräten. Arch. Ohren- usw. Heilk. 167: 440, 1955; — Über die Praxis der Sprachaudiometrie. HNO-Wegweiser 5: 212, 1955. — HAHN, R., and G. DEMICHELIS: L'intelligibilitá dei messaggi vocali contemporanei in condizioni normali e patologiche. Boll. Soc. Ital. Fonet. Audiol. 13: 276, 1964. — HANLEY, C. N.: Factorial Analysis of Speech Perception. J. Speech Dis. 21: 76, 1956. — HARRIS, J. D.: Some Suggestions for Speech Reception Testing. Arch. Otolaryng. 50: 388, 1949. — HARRIS, J. D., H. L. HAINES and C. K. MYERS: Loudness Perception for Pure Tones and for Speech. Arch. Otolaryng. 55: 107, 1952. — HASPIEL, G. S., and R. H. BLOOMER: Maximum Auditory Perception (MAP) Word List J. Speech Dis. 26: 156, 1961. — HIRSH, I. J.: Clinical Application of Two Harvard Auditory Tests. J. Speech Dis. 12: 151, 1947. — HIRSH, I. J., H. DAVIS, S. R. SILVERMAN, E. G. REYNOLDS, E. ELDERT and R. W. BENSON: Development of Materials for Speech Audiometry. J. Speech Dis. 17: 321, 1952.

IRWIN, J. V.: A Battery of Tests of Speech Hearing. Speech Monographs, 13: No. 2, 133, 1948.

KELLY, J. C., and M. D. STEER: Intelligibility Testing in Three Conditions Involving Masking Noise. J. Speech Dis. 14: 369, 1949. — KOBRAK, F.: Über das Wesen der Prüfung des Sprachgehörs; „Cochleovestibuläres Hörprinzip" — „Schizakusis". Z. Laryngol. usw. 30: 391, 1951.

LIBERMAN, A. M.: Some Results of Research on Speech Perception. J. Acoust. Soc. Amer. 29: 117, 1957.

MACFARLAN, D.: Testing Speech-Hearing and the Efficiency of Hearing Aids. Annals Otology etc. 57: 444, 1948.

NADOLECZNY, M.: Gehör für Flüster- und Umgangssprache. Z. Hals- usw. Heilk. 27: 471, 1930.

O'NEILL, J. J.: Recognition of Intelligibility Test Materials. J. Speech Dis. 22: 87, 1957. — OWENS, E.: Intelligibility of Words Varying in Familiarity. J. Speech Hearing Res. 4: 113, 1961. — OYER, H. J., and M. DOUDNA: Structural Analysis of Word Responses Made by Hard of Hearing Subjects on a Discrimination Test. AMA Arch. Otolaryng. 70: 357, 1959.— OYER, H. J., H. M. MOSER and S. M. WOLFE: Relationship of Phonetic Structure to the Intelligibility of Words Simultaneously Recorded at Ear and Lips. J. Speech Hearing Res. 3: 44, 1960.

PANCONCELLI-CALZIA, G.: Die Messung ausschließlich der akustischen Perzeption der Sprache — eine Utopie. Münch. Med. Wschr. 98: 685, 1956. — PETERS, R. W.: Effect of Acoustic Environment upon Speaker Intelligibility. J. Speech Dis. 21: 88, 1956. — PIRODDA, E., e D. SEGATTA: Sul significato delle variazioni individuali nella capacitá discriminativa per le variazioni dell'intensitá nei soggetti con udito normale. Boll. Soc. Ital. Fonet. Sperim. etc. 6: 135, 1956. — POSTMAN, L., and M. R. ROSENZWEIG: Perceptual Recognition of Words. J. Speech Dis. 22: 245, 1957.

SIEGENTHALER, B. M.: A Study of the Relationship Between Measured Hearing Loss and Intelligibility of Selected Words. J. Speech Dis. 14: 111, 1949. — SIEGENTHALER, B. M., J. PEARSON and R. J. LEZAK: A Speech Reception Threshold Test for Children. J. Speech Dis. 19: 360, 1954. — SILVERMAN, S. R.: Use of Speech Tests for Evaluation of Clinical Procedures. Archives Otolaryng. 51: 786, 1950. — STEINBERG, J. C.: Effects of Distortion Upon the Recognition of Speech Sounds. J. Acoust. Soc. Amer. 1: 121, 1929.

TARNÓCZY, T.: Phonetische Gesichtspunkte bei der Zusammenstellung von Texten für Verständlichkeitsmessungen. Curr. Probl. Phoniat. Logop. 1: 109, 1960. — TATO, J. M. et al.:

Lista de Disilabos graves "dificiles" para el estudio de la Discrimination. Rev. Otolaryng. 2: 100, 1950. — Teatini, G. P.: Analisi comparata dei risultati delle prove di audiometria vocale sensibilizzata nel soggetto normale. Boll. Soc. Ital. Fonet. Audiol. 11: 367, 1961/62. — Tiffany, W. R., and D. N. Bennett: Intelligibility of Slow-Played Speech. J. Speech Hearing Res. 4: 248, 1961. — Tobias, J. V.: On Phonemic Analysis of Speech Discrimination Tests. J. Speech Hearing Res. 7: 98, 1964. — Tolhurst, G. C.: Audibility of the Voiceless Consonants as a Function of Intensity. J. Speech Dis. 14: 210, 1949; — Audibility-Recognition Sound Pressure Functions of the Voiced Cognate Consonants. J. Speech Dis. 19: 28, 1954; — Effects of Duration and Articulation Changes on Intelligibility, Word Reception and Listener Preference. J. Speech Dis. 22: 328, 1957.

Utley, J.: Relation Between Speech Sound Discrimination and Percentage of Hearing Loss. J. Speech Dis. 9: 103, 1944.

Villarreal, J. J.: A Test of the Aural Comprehension of English for Native Speakers of Spanish. Speech Monographs, 15: No. 2, 121, 1948.

Wang, W. S. Y., and C. J. Fillmore: Intrinsic Cues and Consonant Perception. J. Speech Hearing Res. 4: 130, 1961. — Weichbrod, J.: Problems of High Altitude Communication. J. Acoust. Soc. Amer. 18: 161, 1946. — Weille, F. L.: Speech Audiometry in Practical Use. A. M. A. Arch. Otolaryng. 55: 456, 1952. — Winckel, F.: Die psychoakustische Bewertung des Spektrums. Folia Phoniatr. 12: 129, 1960.

Zwirner, E.: Silbenverständlichkeitsmessungen am Stahldrahttelegraphen. Vox, 17: 2, 1931.

2. Verzögerte Akustische Rückkopplung

Adamczyk, B.: Anwendung des Apparates für die Erzeugung von künstlichem Widerhall bei der Behandlung des Stotterns. Folia Phoniat. 11: 216, 1959. — Atkinson, C. J.: A Study of Vokal Responses During Controlled Aural Stimulation. J. Speech Dis. 17: 419, 1952; — Adaptation to Delayed Side-Tone. J. Speech Dis. 18: 386, 1953. — Azzi, A.: La prova della doppia voce come ausilio per la diagnosi differenziale traorditá di percezione -e- orditá di transmissione. Boll. Soc. Ital. Fonet. Sperim. etc. 2: 25, 1952.

Békésy, G. von: The Structure of the Middle Ear and the Hearing of One's Own Voice by Bone Conduction. J. Acoust. Soc. Amer. 21: 217, 1949. — Black, J. W.: Some Effects upon Voice of Hearing Tones of Varying Intensity and Frequency While Reading. Speech Monographs, 17: No. 1, 95, 1950; — The Effect of Noise-Induced Temporary Deafness Upon Vocal Intensity. Speech Monographs, 18: No. 1, 74, 1951; — The Effect of Delayed Side-Tone upon Vocal Rate and Intensity. J. Speech Dis. 16: 56, 1951; — The Persistence of Effects of Delayed Side-Tone. J. Speech Dis. 20: 56, 1955. — Black, J. W., S. N. Morrill and M. M. Malloy: The Pitch of Side-Tone. J. Speech Dis. 22: 339, 1957. — Black, J. W., and W. B. Tomlinson: Loud Voice: Immediate Effects Upon the Listener. Speech Monographs, 19: No. 4, 299, 1952. — Butler, R. A., and T. Galloway: Performances of Normal-Hearing and Hard-of-Hearing Persons on the Delayed Feedback Task. J. Speech Hearing Res. 2: 84, 1959.

Chase, R. A.: Effect of Delayed Auditory Feedback on the Repetition of Speech Sounds. J. Speech Dis. 23: 583, 1958. — Chase, R. A. et al.: Low Sensation Level Delayed Clicks and Keytapping. J. Speech Hearing Res. 4: 73, 1961. — Chase, R. A., and G. Guilfoyle: Effect of Simultaneous Delayed and Undelayed Auditory Feedback on Speech. J. Speech Hearing Res. 5: 144, 1962. — Chase, R., S. Sutton and D. First: Bibliography: Delayed Auditory Feedback. J. Speech Hearing Res. 2: 193, 1959. — Cherry, E. C., B. M. Sayers and P. M. Marland: Experiments of the Complete Suppression of Stammering. Nature 176: 874, 1955. — Clark, K. C., H. W. Rudmose, J. C. Eisenstein, F. D. Carlson and R. A. Walker: Effects of High Altitude on Speech. J. Acoust. Soc. Amer. 20: 766, 1948. — Copeland, R, H., and N. Halphain: A Device for Free-Field Monitoring of Delayed Speech Feedback. J. Speech Dis. 26: 137, 1961.

Davidson, G. D.: Sidetone Delay and Reading Rate, Articulation, and Pitch. J. Speech Hearing Res. 2: 266, 1959. — Davis, G. R. jr., and J. G. Sheehan: Speech Monitoring and Verbal Learning. J. Speech Hearing Res. 6: 249, 1963. — Dénes, L.: Diagnostik und Therapie der funktionellen Stimm- und Sprachstörungen mit Ausschaltung des Gehörs. IV. Kongr. int. Ges. Logop. und Phoniat. p. 45, Prag: 1930.

FAIRBANKS, G.: Systematic Research in Experimental Phonetics: A Theory of the Speech Mechanism as a Servosystem. J. Speech Dis. 19: 133, 1954; — Selective Vocal Effects of Delayed Auditory Feedback. J. Speech Dis. 20: 333, 1955. — FAIRBANKS, G., and N. GUTTMAN: Effects of Delayed Auditory Feedback Upon Articulation. J. Speech Hearing Res. 1: 12, 1958. — FAIRBANKS, G., and R. JÄGER: A Device for Continuously Variable Time Delay of Headset Monitoring During Magnetic Recording of Speech. J. Speech Dis. 16: 162, 1951. — FILLENBAUM, S.: Delayed auditory feedback with different delay times at each ear. J. Speech Hearing Res. 7: 369, 1964. — FULTON, R. T., and H. E. SPUEHLER: Delayed Sidetone on Vocal Responses. J. Speech Hearing Res. 5: 382, 1962.

GIBBONS, E. W., and H. M. BOYD: A Delayed Sidetone Test to Detect Unilateral Nonorganic Deafness: Its Clinical Application. Trans. Amer. Acad. Ophth. Otolar. 63: 769, 1959.

HANLEY, C. N., and D. G. HARVEY: Quantifying the Lombard effect. J. Speech Dis. 30: 274, 1965. — HANLEY, C. N., and W. R. TIFFANY: An Investigation into the Use of Electro-Mechanically Delayed Side Tone in Auditory Testing. J. Speech Dis. 19: 367, 1954. — HARFORD, E. R., and J. F. JERGER: Effect of Loudness Recruitment on Delayed Speech Feedback. J. Speech Hearing Res. 2: 361, 1959. — HAYWOOD, H. CARL: Differential Effects of Delayed Auditory Feedback on Palmar Sweating, Heart Rate, Pulse Pressure. J. Speech Hearing Res. 6: 181, 1963. — HERMANN, I., und I. FÓNAGY: Selbstregelung der Lautstärke. Folia Phoniatr. 10: 167, 1958.

KAISER, L.: Das Hören der eigenen Sprache. Arch. Néerl. Phon. Exp. 12: 78, 1936. — KARLOVICH, R. S., and J. T. GRAHAM: Effects of pure tone synchronous and delayed auditory feedback on keytapping performance to a programmed visual stimulus. J. Speech Hearing Res. 9: 596, 1966. — KERN, A.: Der Einfluß des Hörens auf das Stottern. Arch. Psychiatrie. 97: No. 3, 1931/32.

LEE, B. S.: Effects of delayed speech feedback. J. Acoust. Soc. Amer. 22: 824, 1950; — Artificial stutter. J. Speech Dis. 16: 53, 1951. — LERCHE, E., und E. NESSEL: Neue Beobachtungen bei Reihenuntersuchungen mit verzögerter Sprachrückkopplung (Effekt). Arch. Ohren- usw. Heilk. 169: 505, 1956. — LOTZMANN, G.: Zur Anwendung variierter Verzögerungszeiten bei Balbuties. Folia Phoniatr. 13: 276, 1961.

MARAIST, J. A., and C. HUTTON: Effects of Auditory Masking Upon the Speech of Stutterers. J. Speech Dis. 22: 385, 1957. — MEYER-EPPLER, W., und R. LUCHSINGER: Beobachtungen bei der verzögerten Rückkopplung der Sprache (Lee-Effekt). Folia Phoniatr. 7: 87, 1955. — MORGON, A., J. C. LAFON et J. P. PRELOT: Le contrôle audio-phonatoire. Folia Phoniatr. 16: 193, 1964.

NESSEL, E.: Die verzögerte Sprachrückkopplung (Lee-Effekt) bei Stotterern. Folia Phoniatr. 10: 199, 1958.

PETERS, R. W.: The effect of Changes in Side-Tone Delay and Level Upon Rate of Oral Reading of Normal Speakers. J. Speech Dis. 19: 483, 1954; — The Effect of Filtering of Side-Tone Upon Speaker Intelligibility. J. Speech Dis. 20: 371, 1955.

RAPIN, I., L. D. COSTA, I. J. MANDEL and A. J. FROMOWITZ: Keytapping and delayed feedback. J. Speech Hearing Res. 9: 278, 1966. — RINGEL, R. L., and M. D. STEER: Some Effects of Tactile and Auditory Alterations on Speech Output. J. Speech Hearing Res. 6: 369, 1963. — ROUSE, R. O., and G. R. TUCKER: An effect of delayed auditory feedback on speech in American and foreign students. J. Speech Hearing Res. 9: 456, 1966. — RUHM, H. B., and W. A. JR. COOPER: Low Sensation Level Effects of Pure-Tone Delayed Auditory Feedback. J. Speech Hearing Res. 5: 185, 1962; — Some Factors That Influence Pure Tone Delayed Auditory Feedback. J. Speech Hearing Res. 6: 223, 1963; — Delayed feedback audiometry, J. Speech Dis. 29: 448, 1964; — Influence on Motor Performance of Simultaneous Delayed and Synchronous Pure-Tone Auditory Feedback. J. Speech Hearing Res. 7: 175, 1964.

SCHWARTZ, R. J., and M. D. STEER: Vocal Responses to Delayed Auditory Feedback in Congenitally Blind Adults. J. Speech Hearing Res. 5: 228, 1962. — SERGEANT, R. L.: Concurrent Repetition of a Continuous Flow of Words. J. Speech Hearing Res. 4: 373, 1961. — SHANE, M.: Effect on Stuttering of Alteration in Auditory Feedback. In: Stuttering in Children and Adults. WENDELL JOHNSON (ed.). Minneapolis: Univ. of Minnesota Press, 1955. — SHEARER, W. M., and S. SIMON: Effects of delayed auditory feedback and pronounceability on immediate recall and key pressing. J. Speech Hearing Res. 9: 546, 1966. — SIEGENTHALER, B., and R. BRUBAKER: Suggested Research in Delayed Auditory Feedback. Penn. Speech

Annuals. 14: 24, 1957. — SPILKA, B. B.: Relationships between Certain Aspects of Personality and Some Vocal Effects of Delayed Speech Feedback. J. Speech Dis. 19: 491, 1954. — SPUEHLER, H. E.: Delayed Sidetone and Auditory Flutter. J. Speech Hearing Res. 5: 124, 1962. — STROMSTA, C.: Experimental Blockage of Phonation by Distorted Sidetone. J. Speech Hearing Res. 2: 286, 1959.

TIFFANY, W., and C. N. HANLEY: Adaptation to Delayed Sidetone. J. Speech Dis. 21: 164, 1956. — TIFFANY, W. R., C. N. HANLEY and L. C. SUTHERLAND: A Simple Mechanical Adapter for Variable Side-Tone Delay. J. Speech Dis. 19: 504, 1954.

URBANTSCHITSCH, V.: Über den Einfluß von Schallempfindungen auf die Schrift. Arch. ges. Physiol. 74: 43, 1899; — Über die von den sensiblen Nerven des Mittelohres ausgelösten Sprach- und Schriftstörungen sowie Paresen der oberen und unteren Extremitäten. Mschr. Ohrenheilk. 41: Nr. 7, 1907; — Über den Einfluß von Schallempfindungen auf die Sprache. Arch. ges. Physiol. 137: 422, 1911.

WEBSTER, J. C.: Generalized Speech Interference Noise Contours. J. Speech Hearing Res. 7: 133, 1964. — WINCHESTER, R. A., and E. W. GIBBONS: Relative Effectiveness of Three Modes of Delayed Sidetone Presentation. Arch. Otolaryng. 65: 275, 1957; — The Effect of Auditory Masking upon Oral Reading Rate. J. Speech Dis. 23: 250, 1958. — WINCHESTER, R. A., E. W. GIBBONS and D. F. KREBS: Adaptation to Sustained Delayed Sidetone. J. Speech Dis. 24: 25, 1959. — WOLF, A. A., and E. G. WOLF: Feedback Processes in the Theory of Certain Speech Disorders. J. Speech Path. Ther. 2: 48, 1959; — The Learning of Speech: Some Models Based on Feedback Theory. Amer. Speech Hearing Assoc. Conv. New York, 1958.

XII. Die Untersuchung von Sprachkranken

1. Vorgeschichte

Ganzheitliche Orientierung. Eine erfolgreiche und vollständige Untersuchung von Sprachkranken ist nur durch die ganzheitliche Betrachtung ihrer gesamten Persönlichkeit möglich. Unser fachärztliches Interesse wird daher von drei Gesichtspunkten geleitet: 1. *Allgemeinmedizinische* Begutachtung des ganzen Körpers, 2. *otolaryngologische* Untersuchung der oberen Luftwege, der Ohren und ihrer Funktionen und 3. *psychologische* Analyse des Verhaltens von Geist und Gemüt. Die folgenden Ausführungen beziehen sich auf die diagnostischen Bemühungen einer Spezialanstalt oder Klinik für gestörte Kommunikation. Unabhängige Sprachheillehrer oder Logopäden werden in ihrer Praxis mit einfacheren Mitteln auskommen oder schwierige Fälle zur klinischen Klärung an besondere Institute überweisen.

Krankengeschichte. Der erste Schritt in der Untersuchung von Störungen der Stimme und Sprache besteht im Erforschen der körperlichen und geistigen Entwicklung des Patienten, namentlich der Kinder. Die *medizinische Vorgeschichte* ist sehr wichtig. Man trägt sie am einfachsten in einem ausführlichen Fragebogen ein. Dieses Vorgehen lenkt die Aufmerksamkeit bereits in eine bestimmte Richtung. Daß wir uns dabei für die gesamte Familie interessieren, ist selbstverständlich. Nach *vererbbaren* Leiden, wie Taubstummheit, Schwerhörigkeit, Nerven- und Geisteskrankheiten, Schwachsinn, Lippen-, Kiefer- oder Gaumenspalten und anderen Mißbildungen muß man immer besonders fragen. Auch die sprachlichen Eigentümlichkeiten der Vorfahren und Verwandten verdienen erhöhtes Augenmerk, namentlich im Hinblick auf die Unterscheidung von Stottern und Poltern. Dann frägt man nach etwaigen familiär gehäuft auftretenden Erkrankungen, besonders des Nervensystems und der Sinnesorgane.

In bezug auf die körperliche und geistige *Entwicklung des Patienten* sind alle Einzelheiten wichtig, vor allem bei Kindern. Dazu gehören die folgenden: Verlauf der Schwangerschaft; Art der Geburt; Form der Säuglingsernährung; Durchbruch der Zähne; motorische Entwicklung des Sitzens, Kriechens, Stehens, Gehens, Laufens und der Handdominanz; Zeitpunkt des Lallens; Erwerb des Sprachverständnisses; Entwicklung des selbständigen Sprechens; sowie alle weiteren Fortschritte auf sprachlichem und geistigem Gebiete.

Sehr wichtig ist ferner die Kenntnis aller *überstandenen Krankheiten*. Die häufigen Krämpfe im Säuglingsalter lassen nämlich bei bestimmten Sprachstörungen Rückschlüsse auf gleichzeitige oder ursächliche Hirnschädigung zu. Diesbezüglich hat die kinderärztliche Forschung der letzten Jahre maßgebende Fortschritte erzielt. Denken wir zunächst an das angeborene Syndrom von mehrfachen Organmißbildungen zufolge einer *mütterlichen Infektion mit Röteln* (Rubellae) im ersten Trimester der Schwangerschaft. Für unsere Gesichtspunkte ist die rötel-bedingte kochleäre Taubheit am wichtigsten. Es scheint aber auch eine analoge zentral bedingte Schwerhörigkeit oder akustische Agnosie zu geben. *Erythroblastosis foetalis* infolge einer Rhesusinkompatibilität der Eltern oder nach falscher Bluttransfusion ist eine weitere Möglichkeit für angeborene Schädigungen nicht erblicher Natur. Dazu gehören wieder Taubheit, Schwachsinn, allgemeine Hirnschädigung sowie dysarthrische Störungen wegen Kernikterus.

Außerordentlich vielseitig sind die Möglichkeiten einer mechanischen *Geburtsschädigung*. Darüber lieferte das Lebenswerk von Ph. Schwartz (1921, 1956) vielfache Aufklärung. Allerdings darf man sich unter den geburtstraumatischen Folgen nicht nur die schweren Ausfallserscheinungen der zerebralen Kinderlähmung vorstellen. Vielmehr gibt es auch zahlreiche „subklinische“ Schäden, nach denen man eigens suchen muß. Schließlich entstehen vielerlei Schädigungen im Verlaufe von hochfiebernden Infektionen des Kindesalters. Längere Bewußtlosigkeit oder Krämpfe weisen dabei auf gleichzeitige *Enzephalitis* hin. Diese aber pflegt Persönlichkeitsstörungen oder geistige Rückstände aller Grade zurückzulassen. A. Schilling (1960) entwarf ein ausführliches Schema für die systematische Berücksichtigung der medizinischen Vorgeschichte zur Aufklärung von kindlichen Sprachstörungen.

Die Schilderung der *vorliegenden Sprachstörung*, ihrer vermeintlichen Ursache, sowie der Entstehung, Entwicklung und ihres Verlaufes ergänzt man durch die Fragen nach den Hauptsymptomen der in Betracht kommenden Krankheitsbilder. Daraus ergeben sich weitere Anhaltspunkte zu differentialdiagnostischen Überlegungen. Jeweils angezeigte besondere Untersuchungen liefern dann die Bestätigung der vermuteten Diagnose. So läßt sich etwa der Verlust der bereits vorhandenen Sprache im Einzelfalle dadurch erklären, daß man entweder erworbene Taubheit, vorher überstandene Enzephalitis, oder frühkindliche Schizophrenie nachweist.

2. Organuntersuchung und Sprachprüfung

Otolaryngologische Befunde. Die genaue Untersuchung von *Hals, Nase und Ohren* in der üblichen Weise ist bei Erwachsenen die nächste Aufgabe. Bei Kindern soll sie erst nach der Sprachprüfung an die Reihe kommen, weil sonst die erschrokkenen Kleinen manchmal überhaupt nichts sprechen. Bei Kindern muß man überhaupt sehr vorsichtig vorgehen, um nicht ihr Vertrauen auf lange Zeit zu verlieren. Dies kann bei der folgenden Sprachbehandlung sehr ungünstig sein. Daher ist auch bei sprachgestörten Kindern die Fingeruntersuchung des Nasen-Rachenraumes abzulehnen, weil sie diesen unangenehmen Eingriff dem Arzt lange nicht verzeihen. Zudem stehen heute die verfeinerten Methoden der teleskopischen Nasopharyngoskopie zur Verfügung. Auch im Röntgenbild sieht man adenoide Wucherungen sehr deutlich. Übrigens sind tatsächlich vergrößerte Rachenmandeln durch gestörte Nasenatmung, eingezogene Trommelfelle und gehäufte Erkältungen eindeutig erkennbar.

Prüfung der *Gleichgewichtsfunktion* im Vestibularapparat liefert dem Ohrenarzt wertvolle Anhaltspunkte. Man kann sie mit der alten qualitativen Methode (Drehstuhl, Kaltwassertest) oder mit der verfeinerten quantitativen Methode der modernen Elektronystagmographie (elektronische Rotation, Torsionschaukel, HALLPIKE-Test) vornehmen. Falls man Taubheit vermutet, *beweist eine verminderte vestibuläre Funktion mit großer Sicherheit einen zusätzlichen kochleären Schaden.* Hingegen darf man aus einer normalen Vestibularfunktion nicht im geringsten auf gute Hörfähigkeit schließen. Dieser Unterschied in der Verletzlichkeit der kochleären und vestibulären Funktion ist phylogenetisch bedingt. Wie früher geschildert, ist der Vestibularapparat viel älter als das Gehör und daher *gegen Krankheit viel widerstandsfähiger.*

Nun folgt die Untersuchung der peripheren *Sprechorgane.* Sie berücksichtigt die Beweglichkeit der Lippen; die Zahl, Form und Stellung der Zähne; die Breite, Länge, Höhe und Steilheit des harten Gaumens; die Länge und Beweglichkeit des weichen Gaumens; die Form und Beweglichkeit der Zunge; Bau, Stellung, Aussehen und Beweglichkeit des Kehlkopfes; sowie die Form, Beweglichkeit und Weite des Ansatzrohres. In Ergänzung der gewöhnlichen Betrachtungsweise des Otolaryngologen lenkt also der phoniatrisch interessierte Arzt seine Aufmerksamkeit auch auf physiologische und neurolaryngologische Gesichtspunkte.

Funktionsprüfung. In bezug auf die Prüfungsverfahren der *Atmung* und der *Stimme* genügt ein Hinweis auf die im ersten Bande des Werkes enthaltene ausführliche Schilderung deren Physiologie und Untersuchung durch R. LUCHSINGER.

Um so mehr interessiert uns hier die *Lautbildung* nach phonetischen Prinzipien. Zunächst achtet man auf die Vokalbildung. Dann beurteilt man die Aussprache der isolierten Konsonanten in den verschiedenen Artikulationszonen. Das automatische Hersagen des Alphabets macht indessen einen unphysiologischen oder laienhaften Eindruck. Wegen der normativen Regeln der kindlichen Entwicklung und der verschiedenen motorischen Schwierigkeit der einzelnen Laute benötigen wir vielmehr eine phonetisch und physiologische orientierte Folge der Lautprüfung. Deshalb prüfen wir zuerst die Lippenlaute, dann die Zungenlaute, schließlich die Gaumen- und Rachenlaute.

Für die gestörten Laute ist ferner ihre *Stellung im Wort* aufschlußreich, das heißt also im Anlaut, Inlaut und Auslaut. Daraus ergeben sich diagnostische Hinweise. Organische Hindernisse der Artikulation wie Gaumenspalte oder Dysarthrie entstellen bestimmte Laute in allen Stellungen. Dagegen folgt die unreife Artikulation kleiner Kinder den psychologischen Regeln der Sprachentwicklung. So hält das Stammeln mit motorisch schwierigen Lauten länger an als für die leichteren. Ebenso ist das Auslassen von Lauten im Inlaut erst später überwunden als die Elision der Anlaute. Im Gegensatz dazu konzentrieren die Stotterer ihre tonischen oder klonischen Hemmungen auf die initialen oder betonten Laute. Dabei hat jeder Stotterer seine eigene Auswahl von schwierig empfundenen Lauten. Diese Erwartungsangst stammt von früheren Erfahrungen mit gestotterten Worten und hat keine phonetischen Beziehungen.

Nun wenden wir uns der fließenden Artikulation während der Silben- und Wortbildung zu, wobei auch die Fähigkeit des Merkens und Wiederholens sinnloser mehrfacher Silbenverbindungen zu berücksichtigen ist. Schließlich wird die Satzbildung, grammatische Wortbeugung und syntaktische Wortfolge beobachtet. Neben den *spontanen* Sprechleistungen sind ferner die *reproduktiven* Aufgaben des Lesens, Nachsprechens und Nacherzählens sowie des *automatischen* Reihensprechens wichtig. Diese verschieden schwierigen Funktionen erweisen sich in den verschiedenen Störungen des Sprechens und der Sprache in charakteristischer Weise gestört. So unterscheiden sich die angeborene Sprachschwäche, Poltern, Stottern und die Aphasien auch in dieser Hinsicht durch linguistisch verschiedene Störungsbilder.

Artikulatorische Meßmethoden. Wir besitzen bereits viele Vorschläge für die systematische Untersuchung mit einem *numerischen Erfassen* der artikulatorischen Fähigkeit. Lerea (1958) verfaßte ein bildliches Sprachlaut Inventar für die Auswertung der linguistischen Reife. Zahlreiche weitere Methoden wurden von Siegel, Winitz und Conkey (1963) besprochen. Man kann einen Standard Absatz zur Sprachanalyse verwenden, wie von Avant und Hutton (1962) vorgeschlagen. In der vereinfachten numerischen Meßmethode der Artikulation von Barker und England (1962) sind die Laute in einer entwicklungsmäßigen Reihe angeordnet, womit sie das *Artikulationsalter* angeben.

Barkers (1960) früheres belastetes Artikulationsmaß diente für die Berechnung eines *artikulatorischen Maßes*. Mit dem Bilder-Artikulationstest von Irwin und Musselman (1962) fand sich ein gutes Übereinstimmen der Beurteiler. Als P. Grubb (1963) den Bild-Artikulations-Test an 438 normalen Kindern der ersten Schulklasse anwendete, ergab sich die übliche Verteilung der residuellen Dyslalien. M. W. Battacchi et al. (1964) beschrieben einen analogen Artikulationstest für italienische Kinder im Alter von 2,6 bis 6 Jahren.

Die große Zahl der Meßmethoden deutet aber auch die *Probleme des Bewertens* der Artikulation an (Stitt und Huntington, 1963). Die statistische Verläßlichkeit der Sprachmeßwerte läßt sich jedoch erzielen (Minifie, Darley und Sherman, 1963). Wie von G. M. Siegel (1962) gezeigt, können unerfahrene Prüfer in kurzer Zeit eingeschult werden. Verschiedene Prüfer werden jedoch zu verschiedenen Meßergebnissen gelangen. H. Winitz (1963) analysierte die zeitliche Verläßlichkeit der Artikulationsprüfung. Die experimentelle Methode kann erhebliche intrasubjektive Abweichungen einführen.

McWilliams und Mathews (1965) verglichen die visuelle und aurale Stimulation und fanden dabei keine signifikanten Unterschiede in den Meßergebnissen. Gemäß Miller und Tiffany (1963) ist das individuelle Bewerten von Sprachlauten durch *individuelle Varianten* beeinflußt, wozu auch die nervöse Belastung durch den Druck der Gruppe gehört. M. Marge (1964) definierte diese Verschiedenheiten durch die Faktoranalyse der oralen Kommunikation von 143 Schulkindern. Siegenthaler, Davis und Christensen (1962) untersuchten die Faktoren, welche die Entscheidung beeinflussen, ob die Behandlung zu beendigen sei. Wie man ferner seit langem aus einfacher Erfahrung weiß, ist die Ängstlichkeit der Kinder ein komplizierender Faktor während jeder Sprachanalyse (Zimbardo, Mahl und Barnard, 1963).

Weitere Untersuchungen. Zuletzt sind je nach der vorläufigen Diagnose die Untersuchung des ganzen Körpers oder besondere *ergänzende Organuntersuchungen* notwendig. Der somatische Befund des gesamten Entwicklungszustandes und der *psychomotorischen Reife* ergibt sich aus den Leistungen während der psychomotorischen Prüfung nach OSERETZKY, GESELL, R. LUCHSINGER (1948), R. M. CLARK (1959), usw. Ebenso bedeutungsvoll ist die Feststellung einzelner Organerkrankungen. Auf die diagnostische Hilfe der neurologischen und pädiatrischen Untersuchung haben wir bei den einzelnen Sprachkrankheiten einzugehen.

Konstitionelle Besonderheiten, hormonale Störungen, leichte Mißbildungen oder Behaarungsabweichungen weisen den Weg für weitere diagnostische Überlegungen bis genügend Klarheit über den Einzelfall geschaffen ist. Dementsprechend bedient sich der Phoniater aller geeigneter *Laboratoriumsmethoden*. Darunter sind die röntgenologischen, enzephalographischen, und zahlreiche biochemische Verfahren besonders zu nennen. So gibt das Röntgenbild des Handgelenkes das genaue Knochenalter an. Elektroenzephalographie weist auf Hirnschäden hin. Entwicklungshemmungen auf metabolischer Grundlage ergeben sich aus den chemischen Befunden.

Für den Ausbau der unerläßlichen *Zusammenarbeit* aller an der richtigen Erkennung und erfolgreichen Behandlung der verschiedenen Sprachstörungen interessierten Kreise ist noch viel zu tun. Früher beruhte die erforderliche Koordination der Fürsorge- und Heiltätigkeit bloß auf den eigenen Bemühungen von daran interessierten Einzelpersonen. Über das kontaktlose Nebeneinanderarbeiten der um die gleichen Probleme bemühten Fachleute ohne gegenseitige Kenntnisnahme beklagten sich früher H. ROHRACHER (Wien) und L. D. HENRY in Amerika. Namentlich in Amerika legt man viel Wert auf die Sammelforschung und den „team approach". Demgemäß sind in vielen Spitälern bereits gut funktionierende Therapiegruppen eingerichtet. Eine umfangreiche diesbezügliche Literatur schließen wir dem letzten allgemeinen Kapitel an.

Literatur

Diagnostische Sprachanalyse

ANDERSON, B. A., and V. H. KNAUF: Two Ways of Increasing the Clinical Usefulness of a Magnetic Tape Recorder. J. Speech Dis. 14: 37, 1949. — ARNOLD, G. E.: Medico-Legal Evaluation and Vocational Guidance in Cases of Voice and Speech Disorders. Clinical Medicine, 58: 119, 1951; — The Importance of Voice and Speech Pathology for Insurance Medicine. J. Insur. Medic. 6: 18, 1951; — Medico-Legal Evaluation and Vocational Guidance in Cases of Voice and Speech Disorders. Insurance Index, 14: 95, 1952. — AVANT, V., and C. HUTTON: Passage for Speech Screening in Upper Elementary Grades. J. Speech Dis. 27: 40, 1962.

BARKER, J. O.: A Numerical Measure of Articulation. J. Speech Dis. 25: 79, 1960. — BARKER, J., and G. ENGLAND: A Numerical Measure of Articulation: Further Developments. J. Speech Dis. 27: 23, 1962. — BATTACCHI, M. W., G. M. FACCHINI, M. M. MONTANINI and R. C. OLIVO: Presentazione di un reattivo per l'esame dell'articolazione fonetica nei fanciulli in età prescolare di lingua italiana. Boll. Soc. Ital. Fonet. Audiol. 13: 441, 1964. — BLATTNER, H.: An Experimental Study of the Testing of Pronunciation. Speech Monographs, 15: 181, 1948. — BOREL-MAISONNY, S.: La valeur clinique de l'enregistrement de la parole. Rev. Franç. Phoniatr. 2: 186, 1934. — BRUNCK, W.: Die systematische Untersuchung des Sprachorgans bei angeborenen Gaumendefekten in ihrer Beziehung zur Prognose und Therapie. Mschrift ges. Sprachheilk. 16: 1, 1906.

CATE, M. J. TEN: Über die Untersuchung der Atmungsbewegungen bei Sprachfehlern. Mschrift ges. Sprachheilk. 12: 247, 322, 1902. — COTTON, J. C.: A Simple Oral Examination Light. J. Speech Dis. 4: 163, 1939. — CURRY, R., L. KENNEDY, L. WAGNER, and W. WILKE: A Phonographic Scale for the Measurement of Defective Articulation. J. Speech Dis. 8: 123, 1943.

DANTZIG, B. VAN: Ein Beispiel von vergleichender experimental-phonetischer Untersuchung normaler und gestörter Sprache. IV. Kongr. int. Ges. Logop. Phoniat. p. 35, Prag: 1930.

FÜRSTENBERG, A.: Stereo-Photographie als Hilfsmittel zur Veranschaulichung von Forschungsergebnissen. Vox, 15: 67, 1929.

GUTZMANN, H.: Zur Untersuchung von Sprachstörungen. Mschr. ges. Sprachheilk. 12: 1, 65, 161, 1902.

HANSEN: Bericht über die „Übungen in der experimentalphonetischen Untersuchung von Sprachstörungen". Vox, 15: 33, 1929. — HENRIKSON, E. H.: A Semantic Study of Identification of Speech Defects. J. Speech Dis. 10: 169, 1945. — HILL, H. E.: An Experimental Study of Disorganization of Speech and Manual Responses in Normal Subjects. J. Speech Dis. 19: 295, 1954.

IRWIN, R. B., and B. W. MUSSELMAN: A Compact Picture Articulation Test. J. Speech Dis. 27: 36, 1962.

KOBRAK, F.: Ärztliche Beobachtungen bei den stammelnden und stotternden Schulkindern Breslaus aus den städtischen Schulkursen im Jahre 1905. Mschr. ges. Sprachheilk. 16: 70, 1906.

LAMBECK, A., und H. MÖHRING: Ein Versuch, Film und Momentaufnahme in den Dienst der Erforschung abnormer Bewegungserscheinungen bei Sprachkranken zu stellen. Vox, 13: 1, 1927. — LAMPERT, M. H.: Trastornos Del Lenguaje En Los Niños. ACTA Audiol. Foniat. Hispanoamer. 5: 27, 1963. — LOEBELL, H.: Die gutachtliche Beurteilung von Nase, Nebenhöhlen, Mund, Rachen und Kehlkopf einschließlich Stimme und Sprache. Z. Laryngol. etc. 30: 26, 1951.

MARGE, M.: A Factor Analysis of Oral Communication Skills in Older Children. J. Speech Hearing Res. 7: 31, 1964. — MATTHEWS, H. P.: Voice and Speech Examinations in American Educational Institutions. Quart. J. Speech, 28: 456, 1942. — MCWILLIAMS, B. J., and H. P. MATTHEWS: Visual versus aural stimulation in articulation testing. Speech Pathol. Ther. 8: 69, 1965. — MILLER, G. R., and W. R. TIFFANY: The Effects of Group Pressure on Judgments of Speech Sounds. J. Speech Hearing Res. 6: 149, 1963. — MINIFIE, F. D., F. L. DARLEY and D. SHERMAN: Temporal Reliability of Seven Language Measures. J. Speech Hearing Res. 6: 139, 1963.

NADOLECZNY, M.: Begutachtung Sprach- und Stimmkranker. III. Vers. Dtsch. Ges. Sprach-Stimmheilk., p. 496, Leipzig: 1931. — NICHOLS, R. G.: The Case Method of Speech Examination. Quart. J. Speech, 27: 385, 1941.

PASCH, E.: Untersuchungsergebnisse bei sprachgebrechlichen Kindern. Mschr. ges. Sprachheilk. 20: 332, 1910. — PERRIN, E. H.: The Rating of Defective Speech by Trained and Untrained Observers. J. Speech Dis. 19: 48, 1954. — PRONOVOST, W., and C. DUMBLETON: A Pictury-Typ Speech Sound Discrimination Test. J. Speech Dis. 18: 258, 1953.

SCHILLING, A.: Die Anamnese im Hinblick auf neue Erkenntnisse über die Bedeutung frühkindlich erworbener organischer Schädigungen bei der Entstehung von Sprachstörungen. Die Sprachheilarbeit (Hamburg), Nr. 1, 1960. — SHERMAN, D., and W. L. CULLINAN: Several Procedures for Scaling Articulation. J. Speech Hearing Res. 3: 191, 1960. — SIEGEL, G. M.: Experienced and Inexperienced Articulation Examiners. J. Speech Dis. 27: 28, 1962. — SIEGENTHALER, B. M., A. J. DAVIS and N. J. CHRISTENSEN: Speech Ratings and Dismissal from Therapy. J. Speech Dis. 27: 47, 1962. — STINCHFIELD, S. M.: The Standardization of Speech Testing Material. Quart. J. Speech, 7: 360, 1921; — Practical Speech Measurements. Quart. J. Speech, 9: 77, 1923.

TEMPLE, W. J.: A Magnetic Recorder on Wheels. J. Speech Dis. 13: 306, 1948. — THOMPSON, W. N.: Is there a Yardstick for Measuring Speaking Skill? Quart. J. Speech, 29: 87, 1943; — An Experimental Study of the Accuracy of Typical Speech Rating Techniques. Speech Monographs, 11: 67, 1944.

WEST, R.: Notes on Apparatus Usable in the Study of Voice. Quart. J. Speech, 11: 243, 1925. — WINITZ, H.: Temporal Reliability in Articulation Testing. J. Speech Dis. 28: 247, 1963.

ZIMBARDO, P. G., G. F. MAHL and J. W. BARNARD: The Measurement of Speech Disturbances in Anxious Children. J. Speech Dis. 28: 362, 1963.

3. Die Hörprüfung bei Kindern

a) Psychologische Beobachtung

Informelle Hörprüfungen. Zu den vorläufig noch ungelösten Problemen der Otologie und Audiologie gehört die Hörprüfung bei kleinen Kindern. Wie allgemein bekannt ist, läßt sich nämlich die übliche Messung der Hörschärfe mit Stimmgabeln, Audiometer und Prüfwörtern erst bei Schulkindern nach dem sechsten bis siebenten Lebensjahre in wirklich verläßlicher Weise festlegen. Jüngere Kinder sind oft zu unaufmerksam oder unruhig, um der erforderlichen Mitarbeit zur Hörprüfung gewachsen zu sein. Namentlich unter den sprachgestörten Kindern ist die intellektuelle Reife häufig ungenügend entwickelt, so daß alle konventionellen Hörversuche scheitern. Aus diesen Gründen waren die Sprachärzte seit etwa 100 Jahren bemüht, solche Kleinkinder in einer besonderen Weise zu untersuchen.

Aus diesen empirischen Versuchen entwickelte sich eine psychologisch ausgerichtete *Beobachtung des akustischen Verhaltens.* Mit dieser orientierenden und grob quantitativen Hörprüfung ergeben sich die ersten Eindrücke über die Funktion der Ohren. H. R. Myklebust (1954) bezeichnet dieses Vorgehen als „informal hearing tests.“ Deren systematische Verfeinerung wurde von den Ewings in Manchester (1944) energisch gefördert. Da alle Methoden der Hörprüfung auf den Erkenntnissen der Experimentalpsychologie und Psychoakustik beruhen, illustriert das altbewährte System der phoniatrischen Hörbeachtung die unerläßlichen Grundtatsachen jeder akumetrischen Technik. Daher wollen wir es nun genauer betrachten.

Methode. Im allgemeinen sind folgende *Vorbedingungen der Testsituation zu beachten.* 1. Das Kind darf von der Prüfung nichts merken, weil seine Aufmerksamkeit sonst durch die sichtbaren Vorgänge abgelenkt ist, so daß man seine Reaktion nicht analysieren kann. Anderseits erschrickt es leicht durch die unverstandenen Maßnahmen. Dadurch entsteht eine psychische Sperrung gegen die Prüfung. 2. Die Mutter soll das Kind nicht auf die Vorgänge aufmerksam machen, was auch unbewußt sehr leicht durch Gesten oder geringe Körperbewegungen geschieht. 3. Bodenerschütterungen durch Herumgehen, Sesselrücken oder Türenschließen sind zu vermeiden, weil sonst eine falsche Hörreaktion vorgetäuscht wird. 4. Die Aufmerksamkeit des Kindes darf weder durch Ängstlichkeit gehemmt, noch durch intensive Ablenkung durch ungewohnte Reize gestört sein.

Eine erste *Orientierung über die Hörfähigkeit* gewinnt man auf folgende altbewährte Weise. Das Kind sitzt neben der Mutter, ohne von ihr berührt zu werden, und betrachtet ein einfaches Bilderbuch oder eine schlichte Puppe. Ungewöhnlich schönes Spielzeug ist jedoch unzweckmäßig, weil das Kind sonst davon so gefesselt ist, daß es die Höreindrücke vielleicht empfindet, aber nicht bewußt wahrnimmt. Man spricht mit der Mutter, während Hilfspersonen im Zimmer verteilt sind und regellos nacheinander verschiedene Schallerscheinungen auslösen, etwa mit Trompeten, Pfeifen, Glocken, Klappern, Rasseln, Händeklatschen, Rufen, usw. *Ein hörendes Kind pflegt sich prompt in die Richtung der jeweiligen Schallquellen umzudrehen.* Damit ist unter Vermeidung anderer optischer oder taktiler

Reize durch Körperbewegungen, Umhergehen oder Türenöffnen die vorhandene Hörfähigkeit nachgewiesen.

Abnorme Reaktionen. Falls das Kind zwar eine positive Hörreaktion zeigt, aber ratlos nach der Schallquelle sucht, ergeben sich Hinweise auf *Störungen des Richtungsgehöres,* welche für zentrale Hörschäden charakteristisch sind. I. G. TAYLOR (1958) betonte die praktische Bedeutung solcher Beobachtungen. Die Fähigkeit zum Lokalisieren der Schallrichtung entwickelt sich zur selben Zeit wie das Aufsetzen. Im Alter von sechs Monaten ist die neuromuskulare Ausreifung genügend fortgeschritten, um willkürliche Bewegungen von Kopf und Hals zu gestatten. Damit beginnt das Kind seine ersten Versuche zur Orientierung im Raume, zunächst in der horizontalen Ebene. Dementsprechend wird das Erkennen der Schallrichtung in der horizontalen Ebene zuerst erlernt.

Es ist ferner sehr aufschlußreich, das Kind beim *Spielen mit tönenden Gegenständen* zu beobachten. Die Freude jedes hörenden Kindes beim Betätigen von Glocken, Klappern oder Rasseln ist den tauben Kindern natürlich fremd. Sie wissen daher auch mit der Lärmtrommel von BÁRÁNY nichts anzufangen und interessieren sich höchstens für deren tastbares Vibrieren. Ein hörendes Kind findet jedoch sehr rasch den Betätigungsmechanismus heraus und hat daran sein Vergnügen. Dabei läßt sich überdies die Intelligenz und motorische Geschicklichkeit in gewissem Grade abschätzen.

Des weiteren dienen solche Beobachtungen zum Nachweis von Seelentaubheit und von sonstigen Formen der *auditiven Agnosie.* Normale Kinder im Alter von drei bis vier Jahre sind sehr wohl im Stande, tönende Gegenstände allein nach ihrem Klang zu erkennen. Nachdem man also dem Kinde gezeigt hat, wie jede dieser Schallquellen aussieht, läßt man sie einzeln und regellos hinter seinem Rücken ertönen. Darauf muß sich das Kind umdrehen und den entsprechenden Gegenstand aus der Reihe der vor ihm liegenden Pfeifen, Rasseln, Glocken usw. auswählen. Falls indes diese unterscheidende Fähigkeit nicht vorhanden ist, obwohl die übrigen Hörreize genügende Hörschärfe nachgewiesen hatten, dann darf man auf eine Störung der zentralen Klangwahrnehmung schließen. Namentlich wenn diese Unfähigkeit mit *Störungen des Richtungsgehörs* verbunden ist, ergeben sich Hinweise auf eine mögliche Hirnschädigung.

Dann folgt die *Feststellung der ungefähren Hörschärfe.* Eine tönende Spieldose mit den hohen Klängen der drei- bis viergestrichenen Oktave (1000 bis 4000 Hz) wird hinter dem Kinde nähergebracht, bis sich das Kind umdreht. Nun versteckt man sie wieder ohne das Kind anzusehen, damit es sich nicht beobachtet fühle. Sobald es sich wieder seinem Buch oder Spielzeug zuwendet, wiederhole man den Versuch, bis die Hörweite für die angewandten Klänge als Funktion der Distanz eindeutig feststeht.

Schließlich ist die Hörweite für geflüsterten oder lauten Namensruf in gleicher Weise zu messen. Zuletzt kann man die Hörweite für die übrigen Schallquellen in bezug auf ihre Tonhöhe und Lautstärke festlegen. Hierzu ist die BÁRÁNYsche Lärmtrommel wieder gut geeignet. Ihr Rasseln interessiert die Kinder immer. Nachdem sie das Geräusch kennengelernt haben, reagieren sie regelmäßig darauf, sobald sie es hören. Die Hörweite für das Rasseln läßt sich daher ziemlich genau nachweisen. Da die Lärmtrommel einer Lautstärke von etwa 60 dB entspricht, ergeben sich damit Rückschlüsse auf die *Hörweite für die gleichlaute Umgangssprache.*

Taubheit oder Autismus. Wenn aber alle diese *Reaktionen auf akustische Reize ausbleiben,* bringt eine Bodenerschütterung durch Aufstampfen weiteren Aufschluß. Auf diese reagieren taube Kinder immer! Dabei kann man ferner mechanische

Erschütterung von hörbarer Geräuschwirkung trennen, indem man etwa auf einem weichen Teppich stampft. Diese Unterscheidung ist deshalb wichtig, weil die lautesten Umweltgeräusche, wie Straßenlärm, Flugzeuggeräusche oder auch Händeklatschen nahe dem Ohre, trotz völliger Taubheit durch *taktile Empfindung* der Luftschwingungen sowie Erschütterungen des Bodens wahrgenommen werden. Solche Reaktionen auf lautesten Lärm beweisen daher keine Hörfähigkeit und täuschen leicht die besorgten Eltern.

Erfolgt auch *auf Erschütterung keine Reaktion*, soll man das Kind von hinten leicht anblasen. Falls es sogar das Anblasen nicht mit Kopf- oder Augenbewegungen oder mit Lächeln beantwortet, liegt entweder Schwachsinn, schizophrener Autismus oder hochgradige motorische Hemmung vor. *Taubstumme hingegen reagieren immer auf Erschütterungen des Bodens und Anblasen.*

Hörreflexe. Erfahrene Beobachter ergänzen ihre Eindrücke durch Beobachten der Hörreflexe. Diese sind bei hörenden Kindern, simulierenden Erwachsenen, oder in Fällen von psychogenem Hörverlust gleich aufschlußreich. G. E. Arnold (1947) empfahl eine einfache Methode dieser Art von *Schreck-Reflex-Audiometrie.*

Eine *elektrische Anlage* läßt sich leicht und billig aus Autohupen, Türklingeln und Summern zusammenstellen. Man wählt möglichst verschiedene Schallquellen in bezug auf Tonhöhe, Lautstärke und Klangfarbe und bringt sie an mehreren Stellen des Prüfungszimmers an. Ihr Betrieb erfolgt entweder über einen Schwachstromtransformator (6 Volt) von der Lichtleitung oder durch einen Autoakkumulator. Auf dem Schreibtisch oder sonstwo unauffällig angebracht befindet sich ein Schaltkasten mit Tastern für jedes Instrument. Diesen läßt man am besten von einem Assistenten unauffällig betätigen, so daß der vor dem Kinde sitzende Arzt ohne die geringste eigene Körperbewegung auch die feinsten Bewegungen der Augen, Pupillen, Oberlider, Mimik und des ganzen Körpers des Patienten beobachten kann. Überdies lassen sich die akustischen Konstanten der verwendeten Instrumente objektiv festlegen, so daß die Hörweite für leise und laute, tiefe, mittlere und hohe Klänge in stets gleicher Weise vergleichbar ist.

Diese kochleo-palpebralen, -pupillaren, -okulären, -laryngealen und kochleo-somatischen Reflexe bedeuten rein *unbewußte Reaktionen* auf hörbaren Schall. Sie sind immer vorhanden, solange die Hörbahnen bis zur Höhe des Mittelhirnes intakt sind. Kopfbewegungen als Antwort auf richtiges Richtungshören bedeuten hingegen eine Reflexhandlung auf höherem Niveau, nämlich in den Schläfelappen. Wie alle anderen Reflexe erschöpfen sich auch die Hörreflexe, nachdem sie einige Male abgelaufen sind. Oder sie können durch anschließende Aufmerksamkeit unterdrückt werden.

V. Goodhill (1954) bestätigte den Wert der Schreckreflexaudiometrie und verbesserte sie durch eine *Zwei-Raum-Anlage* mit Lautsprecherübertragung. Ein sehr ähnliches Verfahren zur objektiven Prüfung der Hörreflexe und des Richtungshörens verfeinerten Di Carlo und Bradley (1961).

Hörprüfung des Neugeborenen. R. B. Eisenberg et al. (1964) untersuchten die Beziehungen zwischen den Signalunterschieden und dem auditorischen Verhalten neugeborener Säuglinge. Diese Studie ist für die orientierenden Methoden der neonatalen Hörprüfung wichtig. Downs und Sterritt (1967) beschrieben eine neue Methode der Hörprüfung an Neugeborenen mittels der akustischen Reflexe.

Mehrere Apparate stehen zur Verfügung. Der Vicon „Apriton" liefert ein *schmalbändiges Weißgeräusch* um 3000 Hz; der Rudmose „Warblet" bietet einen *frequenzmodulierten Ton* (30/sec) ebenfalls um 3000 Hz, beide Instrumente wählbar zwischen 80 und 100 dB. Das H. C. Electronics „Phonic Ear" produziert einen frequenzmodulierten (FM) Ton von 3000 Hz $\pm$ 150 mit einer Modulationsfrequenz von 30 Hz und einer wählbaren Dauer von 0,5, 1 und 2 Sek. auf einstellbaren Intensitätsstufen zwischen 70 und 100 dB. Die positiven Reflexbewegungen werden in einem Fragebogen eingetragen und geben ein Bild des reflektorischen Verhaltens. Unter weiteren Modellen kennt man das Zenith „Neo-meter" mit einer FM-Frequenz von 3000 ± 250 Hz, Modulation von 35 Hz, und Intensitätsstufen zwischen 70 und 100 dB.

b) Audiometrische Methoden

Audiologie. Es wird immer schwieriger, den Anfänger in der Sprachpathologie in die Grundzüge der audiologischen Wissenschaft einzuführen. Obwohl die Stimm- und Sprachheilkunde viel älter ist als die modernen Gesichtspunkte der Audiologie, hat diese jüngere Schwester-Wissenschaft ihren älteren Vorgänger bereits weit überflügelt. Unter den verschiedenen Gründen für diese Entwicklung befinden sich die Tatsachen, daß die Audiologie eine große Vielfalt an elektronischen Meßtechniken besitzt und ein konkretes sensorisches Verhalten mit objektiven Ausdrücken quantifizieren kann. Um das gleiche zu tun, müßte die Stimm- und Sprachpathologie sich der an Geld und Zeit kostspieligen Verfahren der akustischen Phonetik und akustischen Stimmforschung bedienen, was aber derzeit aus ökonomischen Gründen noch nicht praktisch ist.

Wie der Titel dieser Sektion angab, sind wir hier mit der *Pädaudiologie* befaßt, der audiologischen Auswertung von Kindern, jedoch nicht mit der Audiologie im allgemeinen. Diese große und rasch wachsende Wissenschaft muß aus den einschlägigen Lehrbüchern studiert werden, etwa jenen von A. Glorig (1965), H. A. Newby (1964), M. F. Heller (1955), Kietz und Zangemeister (1953), B. Langenbeck (1952), M. Saltzman (1949), oder Watson und Tolan (1949), um bloß einige zu nennen. Der Phoniater ist nicht mehr der Lehrer der Audiologie. Einige allgemeine Bemerkungen bezüglich gewisser neuer Entwicklungen mögen jedoch hier am Platze sein.

In 1964 wurde der neue *internationale Standard* für die Reinton-Audiometrie eingeführt und auch in Amerika angenommen. Seither ist es wichtig, die benützten Audiometer-Eichung anzugeben, also entweder ASA-1951 (der amerikanischen Standard Assoziation), oder ISO-1964 (der internationalen Standard-Organisation). Die neue Eichung ist im Durchschnitt um 10 dB strenger als der frühere Standard. Die jetzige Null-Linie ist also in das Gebiet verschoben, welches früher als —10 dB oder überdurchschnittlich gut bezeichnet war. Die neuen Audiogramm-Formulare geben den Umrechnungsschlüssel für jede Oktavfrequenz an (H. Davis, 1965). In einer weiteren Studie definierte H. Davis (1965) die neue ISO-1964-Skala für Hörprüfungen (Davis und Kranz, 1964). Im gleichen Jahre gaben E. C. Riley und Mitarbeiter (1965) eine kritische Übersicht des Begriffes der *audiometrischen Null-Linie*.

Die audiologische Prüfung ist zu einer wohl definierten Kunst geworden, welche nach genauen Regeln ausgeübt werden muß. Eagles und Doerfler (1961) gaben die Richtlinien für genaue audiometrische Prüfungen. In ihrem großen Bericht über Kinderaudiologie erklärten DiCarlo, Kendall und Goldstein (1962), daß die Schwellenaudiometrie ein Maß der auditorischen Empfindlichkeit sei. Sie fanden keine Hinweise darauf, daß zentrale Störungen allein die Schwelle für reine Töne verschlechtern könnten. L. L. Lloyd (1966) analysierte die Techniken der *verhaltungsmäßigen* (*behavioral*) *Reinton-Audiometrie* mit den Ausdrücken nach den Prinzipien des operativen Konditionierens.

Die Reinton-Audiometrie wird nunmehr mit gewissen Modifikationen für die besonderen Zwecke der *Massenprüfungen* angewendet. Darunter zählen die Arten der „screening" Audiometrie zum Auffinden der Schwerhörigen unter jungen Schulkindern, wie von Downs, Doster und Weaver (1965) besprochen; die Identifizierungs-Audiometrie für die Erfassung hörgestörter Personen (F. L. Darley, 1961); sowie die Hörprüfung mit beschränkten Frequenzen. Gemäß MAXWELL und DAVIDSON (1961) bieten die beschränkten Frequenzen von 1000 und 4000 Hz die wirksamsten Kombinationen.

In der kurzen Zeit seit der Einführung der *selbstschreibenden Audiometrie* nach G. VON BÉKÉSY (1947) hat diese elegante Methode einen bleibenden Platz in der klinischen und experimentellen Audiologie erorbert. J. JERGER (1960) beschrieb in einer nunmehr klassischen Studie die vier Haupttypen des BÉKÉSY-Audiogrammes, welche die Unterscheidung der Hörstörungen in die drei Hauptgruppen erleichtern: konduktiv, kochlear und retrokochlear. Anschließend fand sich ein fünfter Typus, die Umkehrung von JERGERS Typ IV, wonach L. STEIN (1963) bestätigte, daß diese Type V für den funktionellen Hörverlust charakteristisch ist. In diesem Falle findet es der simulierende oder emotionell verstörte Patient schwieriger, die pulsierenden Töne auf der gleichen von ihm subjektiv vorbestimmten Intensitätshöhe zu halten. Deshalb verläuft die pulsierende Kurve etwa 10—20 dB unterhalb der kontinuierlichen Tonkurve, also auf einer höheren Lautstärkelage.

Spielaudiometrie. Die Hörprüfung von Kleinkindern erfordert besondere Vorkehrungen, wenn sie verläßlich sein soll. Im wesentlichen beruht die Kinderaudiometrie auf dem Herstellen von *bedingten Reflexen*. Einer der ersten Untersucher dieses Problems war D. MACFARLAN (1934). Er zeigte, daß die subjektive Prüfung mit dem modernen Audiometer absolute Meßwerte ergibt, wenn man die kindlichen Reaktionen gebührend berücksichtigt. Wie bei allen psychologischen Beobachtungen können sich jedoch Fehler einschleichen. Deshalb ist nach wie vor bei allen Stellungnahmen über das Gehör kleiner Kinder Vorsicht am Platze.

H. BLOOMER (1942) verwendete ein ähnliches Prinzip. Unter Vorzeigen einiger Bilder von Tieren und alltäglichen Geräuschquellen (Auto, Eisenbahn usw.) erklärt man dem zu prüfenden Kinde die im Kopfhöhrer vernehmbaren verschieden hohen Töne als „Piepsen des Vogels, Knurren des Hundes, Hupen des Autos oder Pfeifen der Eisenbahn.“ Das Kind soll nun recht aufmerken, wann es den Ruf des dargestellten Tieres vernimmt oder welches Fahrzeug zu hören ist. Sobald es den interessiert erwarteten Laut erkennt, soll es ihn durch Drücken des Handtasters wieder verstummen lassen. Mit einiger Geduld und Berücksichtigung der kindlichen Ermüdbarkeit erreicht man derart nach mehrmaligen Prüfungen eine gewisse Orientierung über die vorhandene Hörschärfe für die verschiedenen Tonhöhen. Dabei entsprechen die Tastersignale des Kindes den von ihm gehörten Lautstärken. In der üblichen Weise auf einem Koordinatensystem eingetragen, ergeben diese Signale annähernde *reaktive Audiogramme*.

Es liegt in der Natur des Problems, daß sich von selbst eine schier unbeschränkte Reihe von *Variationsmöglichkeiten* für derartige, der kindlichen Reaktionsweise angepaßte Hörprüfungsverfahren ergeben. So dürfen wir uns nicht wundern, wenn jetzt immer neue Methoden auftauchen. Wegen ihrer Neuheit geht es nicht an, dieselben in einem Lehrbuch aufzuzählen, ehe sich durch praktische Erfahrungen das bleibend Wertvolle absondert.

Wie die Kinderaudiometrie im raschen Aufschwung begriffen ist, zeigt auch der wohlbekannte Beitrag von DIX und HALLPIKE (1947) zu dieser Frage. Ihre „Guckkasten-Methode“ (Peepshow) besteht darin, daß das zu prüfende Kind nur dann ein Guckkastenbild selbst beleuchten und damit betrachten kann, wenn ein gleichzeitiges Licht- und Tonsignal erscheint. Wenn man dann das Lichtsignal wegläßt und das Kind bloß auf das Tonsignal warten soll, gewinnt man ein audiometrisches Bild hinsichtlich Tonhöhe und Lautstärke der Prüftöne. Unter allen mit *bedingten Reflexen* verbundenen Methoden der konditionierenden Audiometrie, scheint diese „Peep Show-Methode“ weiteste Verbreitung gefunden zu haben. Über sonstige Einzelheiten gibt H. JAKOBI (1956) Auskunft. Gute Überblicke solcher besonderer Prüfmethoden für Kinder bieten ferner die Bücher von H. MYKLEBUST (1954) oder H. NEWBY (1958).

Maskieren. Sobald die reguläre Audiometrie mit Schulkindern und Erwachsenen durchführbar ist, geht ihre Auswertung in der gewöhnlichen Weise vor sich. Die übliche Vorsicht ist nötig, wann immer die Maskierung des ungeprüften Ohres angezeigt ist, besonders in den Fällen von einseitigem Hörverlust. Dennoch verstehen nicht alle Untersucher die audiometrische Darstellung der *totalen einseiti-*

gen Taubheit. Wie man noch immer in Lehrbüchern oder Zeitschriften sehen kann, wird manchmal ein „Restgehör" angenommen, wenn keines bestehen kann.

Abb. 50 zeigt die korrekte Deutung eines Audiogrammes von einseitiger Totaltaubheit. Kurve *I* gibt *praktisch normales Gehör* des rechten Ohres an, ausgenommen die Hörsenke für 4000 Hz als Zeichen von akustischem Trauma. Ohne Maskierung spiegelt das linke Ohr eine *Schattenkurve* (*II*) wieder, welche der Kurve des guten Ohres mit einem Abstand von etwa 60 dB recht parallel ist. Ein derartiges Gleichlaufen mit diesem Abstand ist immer auf Überhören verdächtig. Sobald man effektives Maskieren des guten Ohres mit 65—75 dB anwendet,

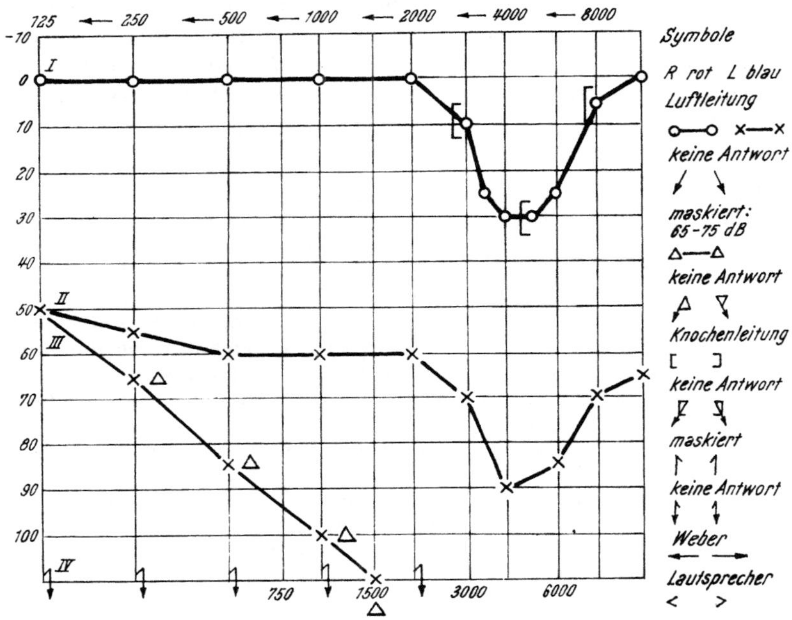

Abb. 50. *Maskierungsprobleme* bei einseitiger Taubheit. *I*: das bessere Ohr mit Anzeichen von akustischem Trauma. *II*: Schattenkurve des tauben Ohres ohne Maskierung. *III*: Fühlkurve mit effektivem Maskieren. *IV*: Unterdrückung der Fühlkurve mit Lokalanästhesie des Gehörganges.

erhält man eine andere Kurve (*III*) des betroffenen Ohres. Wenn diese bei etwa 50 dB für 100 Hz beginnt und mit der Maximalintensität von 110 dB für 1500 Hz endet, dann ist diese diagonale Kurve in der linken Ecke des Audiogrammes höchstwahrscheinlich eine *trigeminale Fühlkurve.* Sie entsteht durch reine Hautempfindung von Vibrationen im Trommelfell.

Diese Tatsache läßt sich nach unserem Vorschlag einfach durch *Lokalanästhesie* des äußeren Gehörganges nachweisen, wie etwa für Tympanotomie. Solange die anästhetische Wirkung anhält, ist die taktile Empfindung von mechanischen Luftschwingungen durch das Trommelfell zeitweise unterdrückt. Dann erhält man keine Reaktion auf laute tiefe Töne und die Kurve *IV* zeigt die *Abwesenheit von Trigeminusempfindung* von Vibration. Eine Stunde später verschwindet die Kanalanästhesie und die taktile Kurve *III* kehrt wieder.

Dieses regelmäßige Verhalten aller intelligenten Patienten mit einseitiger Totaltaubheit ist für *gerichtsmedizinische Gutachten* wichtig. Weil die Simulanten gewöhnlich von der trigeminalen Fühlkurve nichts wissen, werden sie jedwede Empfindung ableugnen, wenn man das angeblich taube Ohr mit lauten tiefen Tönen prüft. Dann ist die Abwesenheit einer Fühlkurve trotz normaler Trigeminusfunktion für Simulation oder Aggravation sehr verdächtig,

Sprachverständnis. Von großer Bedeutung ist es ferner, einen Aufschluß über das Sprachverständnis kleiner Kinder zu erhalten. Im allgemeinen (Gericht, Wehrmacht) ist es üblich, die *Hörweite* (in Metern) der korrekt nachgesprochenen Wörter anzugeben. Demnach bedeutet die akumetrische Formel ($v = 20/20$), daß geflüsterte Wörter normaler Weise durch einen 20 Fuß (7 Meter) langen Gang verstanden werden. $V = a.c.$ hingegen gibt hochgradige Taubheit an, so daß laute Sprache nur ad concham, also an der Ohrmuskel vernehmbar ist. Die Abkürzungen v und V sind vom lateinischen „vox“ (Stimme) abgeleitet und bedeuten die „kleine“ (geflüsterte) und „große“ (konversationelle) Sprechstimme.

Zunächst sind wieder die Beobachtungen verständiger Eltern oder von interessierten Erziehern aufschlußreich. Längere Beschäftigung mit schwierigen Kindern ergibt zuminest ebenso *verläßliche Anhaltspunkte* wie die äußerlich eindrucksvollen Methoden der Hörmessung mit elektrischen Apparaten. Diesbezüglich ist eine von J. Keaster (1947) vorgeschlagene quantitative Methode bemerkenswert.

Eine elektrische Einrichtung zur Übertragung von *lebender oder aufgenommener Sprache* besteht aus Mikrophon, einstellbarer Verstärkung und Lautsprecher. Das zu prüfende Kind sitzt mit dem Beobachter in einem schalldichten Nebenraum. Dort hört es aus dem Lautsprecher die mit veränderlicher Lautstärke übertragenen Testsätze. Sobald es die anfangs mit lauter Stimme gesprochenen Aufforderungen wie „Zeige auf den Hasen“, „Lege das Auto auf den Tisch“ usw. befolgt, vermindert der Prüfer die übertragene Lautstärke der Prüfsätze. Derart läßt sich die *Verständnisschwelle* der eben noch befolgten Aufträge durch Ablesen der hierzu erforderlichen Intensität in dB objektiv festlegen. Auf dem gleichen Prinzip beruhen zahlreiche weitere Modifikationen der elektro-akustischen Messung des Sprachgehörs. Einige Veröffentlichungen sind im Schrifttum genannt.

G. P. Teatini (1962) erforschte drei Methoden der *sensitisierten Sprachaudiometrie* in normalen Personen: entstellte, beschleunigte und unterbrochene Sprache. Diese drei Verfahren sind recht konkordant und unterliegen drei Faktoren der Variation. Obzwar diese modifizierten Methoden der Sprachprüfung vorläufig für die Pädaudiologie nicht wichtig sind, haben sie bereits für die Unterscheidung der zentralen Hörstörungen große Bedeutunng erlangt, namentlich bei Jugendlichen und Erwachsenen.

c) Objektive Audiometrie

Probleme. Alle bisher geschilderten Verfahren gehören zu den *subjektiven Methoden* der Hörbestimmung. Sie beruhen nämlich auf dem subjektiven Eindruck des Untersuchers und auf seiner Auslegung der beobachteten Reaktionen des Prüflings. Solche Hörprüfungen bedeuten daher ein psychologisches Experiment mit mehreren unbekannten Faktoren.

1. Die erste Frage betrifft das *zu prüfende Gehör.*

2. Darüber will der Untersucher Auskunft geben; er ist sich aber der objektiven *Verläßlichkeit seiner Beobachtung* nur insoweit bewußt, als er sich stets bemüht, sein Bestes zu leisten.

3. Als dritte Unbekannte steht das *messende Untersuchungsgerät* vor ihm und suggeriert durch seine technische Kompliziertheit einen hohen Grad von genauer Verläßlichkeit. Wie jeder Audiologe weiß, ergeben sich aus diesen unkonstanten Versuchsbedingungen zahlreiche Fehlerquellen. Deren Kontrolle ist das Endziel jeder audiologischen Forschung. Vorläufig bleibt die wirklich exakte Audiometrie sogar bei intelligenten Erwachsenen recht oft problematisch, falls man nicht peinlich genaue und konstante Meßbedingungen zur Verfügung hat.

4. Um so schwieriger ist die verläßliche Hörmessung bei abnormen kleinen Kindern. Deren Prüfung führt einen vierten unkontrollierbaren Faktor ein: die fragliche *Verläßlichkeit der infantilen Reaktion* auf akustische Reizung.

Aus diesen und ähnlichen Gründen entstand das Bedürfnis nach einer *objektiven Prüfmethode*. Es soll also die vom Untersucher ausgehende Fehlerquelle wegfallen, indem er auf seine subjektive Auslegung der Reaktionen des Patienten verzichtet. Überdies geht das Bestreben nach einer weiteren Reduktion der möglichen Irrtümer dahin, daß man auch die Hörreflexe des Geprüften möglichst weit objektiviert. Als Ideal schwebt somit eine Methode vor, welche direkt am Kranken seine körperlichen Reaktionen auf einen Schallreiz ohne sein Zutun abliest. Das wäre also der Ergänzung der subjektiven Herzuntersuchung mittels Perkussion und Auskultation durch das objektive automatische Elektrokardiogramm zu vergleichen.

Prinzipiell bieten sich zumindest *fünf Möglichkeiten* für den objektiven Nachweis der Hörwahrnehmungen. Das sind die Mittelohrreflexe, das Elektroenzephalogramm, die galvanische Hautreflexmessung, das Aufschreiben des kochlearen Mikrophoneffektes auf dem Wege der chirurgischen Tympanotomie, sowie die Aufzeichnung anderer Reflexphänomene.

Allgemeine Physiologie. Beadle and Crowell (1926) zeigten das *Ekg-Verfahren* zum Aufzeichnen von Schallreaktionen in Neugeborenen. E. Lehnhardt (1963) verwendete die *pneumographische Registrierung* der Reaktion auf Schallreize im Schlafe. Viele weitere Probleme der Pädaudiologie wurden während eines internationalen Symposium über „Das junge taube Kind" besprochen (H. Davis, 1965). Dieser Bericht ist wegweisend für die theoretischen und praktischen Grundlagen der verschiedenen objektiven Hörprüfungsmethoden.

Mittelohrreflexe. Über die Physiologie und den Nachweis der Mittelohrreflexe liegt eine umfangreiche Literatur vor. Namentlich H. G. Kobrak (1959) hatte sich viel damit befaßt. Zur Hörprüfung wurden die Hörreflexe der beiden Muskeln des Mittelohres, nämlich des Tensor tympani und des Stapedius zunächst *bei Tieren* verwertet. Neuerdings ist auch die Anwendung *am Menschen* gelungen.

A. Møller (1959, 1965) entwickelte eine klinisch einfache Methode zur exakten Messung des *akustischen Widerstandes* im menschlichen Mittelohr. Sobald ein unilateraler Hörreiz den beidseitigen Stapediusreflex auslöst, ändert sich der Widerstand in meßbarer Weise. Daraus ergeben sich objektive Anhaltspunkte für mehrere Funktionen des Ohres: Reflexschwelle, Stapediusfunktion, Steigbügelbeweglichkeit und zentrale Hörleitung bis zum Reflexzentrum im Trapezkörper samt seinem efferenten Reflexbogen über den Gesichtsnerven.

I. Klockhoff (1961) legte eine grundlegende Arbeit über die Hörreflexe und ihre Aufzeichnung vor, während Y. Onchi (1963) über die zwei Hauptmethoden zur Messung der Mittelohrreflexe Auskunft gab. Die Type II unterscheidet sich durch das zusätzliche Balanznetzwerk. Neergard und Rasmussen (1966) verwendeten eine elektro-magnetische Methode, die *extra-tympanale Phonometrie* zur Messung der Latenz des Stapediusreflexes. Alle gefundenen Werte lagen zwischen 15 und 42 msec.

Die klinische Bedeutung dieser Befunde wurde von Terkildsen und Nielsen (1960) dargelegt, sowie von J. Zwislocki (1961). Seine *akustische Brücke* (1963) dient zur Bestimmung der akustischen Impedanz am Trommelfell. Verschiedene Störungen der Schalleitung ergeben typische Kurven der Resistenz und Reaktanz in akustischen Ohm. Diese Beobachtungen wurden von A. S. Feldman (1963) bestätigt, welcher die akustische Brücke für die

Unterscheidung der funktionellen Hörverluste verwendete. Weitere Berichte über die Verwendung der Mittelohrreflexe in der audiologischen Differential-Diagnose stammen von GIACOMELLI und MOZZO (1964), GIACOMELLI und VERONESE (1964), während A. VERONESE (1964) einen verminderten oder fehlenden Stapedius-Reflex in Fällen des vestibulären nukleoretikulären Syndromes sah.

Elektroenzephalographische Methoden: (EEG, EER, EEA). Diese Methoden der objektiven Audiometrie erregen zunehmendes Interesse. R. E. MARCUS (1951) zeigte die eindeutige Änderung im Kurvenverlauf der Hirnrindenpotentiale, wenn ein schlafendes Kind durch akustische Reize geweckt wird. Neben dieser *akustischen Weckreaktion* kann man ferner das Prinzip der *akustischen Hemmungskurven* der Alpha-Wellen verwerten. Dabei handelt es sich um den graphischen Nachweis einer plötzlich veränderten Hirntätigkeit während des Hörens eines Schallreizes (DERBYSHIRE und MCDERMOTT, 1958). Beide Methoden sind rein objektiv. In ihrer Genauigkeit hängen sie lediglich von der tadellosen Funktion der Apparatur ab.

Einen besondere Vorteil bietet die Möglichkeit der gleichzeitigen Analyse zusätzlicher Anomalien der Hirnleistung auf dem *höchsten kortikalen Niveau*. Hörstörungen sind keineswegs immer auf das periphere Hörorgan beschränkt. Man erkannte vielmehr, daß nicht wenige Ausfälle der Hörleistung auf zentralen Schädigungen der Hörbahn und des kortikalen Projektionsfeldes beruhen. Das ist bei sprachgestörten Kindern im besonderen Maße wahrscheinlich. Wir dürfen also noch manche Klärung solcher Fragen erwarten.

Zahlreiche Einzelheiten der objektiven Hörprüfung mittels der EEG-Aufnahme, oder *elektroenzephalischen Response Audiometrie* (EER), sind von verschiedenen Autoren erarbeitet worden, so von WITHROW und GOLDSTEIN (1958), SOKOLOV und PARAMONOVA (1959), sowie von S. H. GIDOLL (1952), manchmal mit widersprechenden Resultaten. Als sie solche Faktoren wie Geschlecht, EEG-Muster sowie die elektrodermalen Responses (EDR) studierten, bemerkten mehrere Autoren keine Interaktion zwischen diesen Variablen.

Als hingegen CHARAN und GOLDSTEIN (1957) die EEG-Muster und die elektrodermalen Reaktionen verglichen, fanden sie ein umgekehrtes Verhältnis zwischen den starken Alpha-Mustern in Männern und der Leichtigkeit in der Erregung bedingter Reaktionen. RICCI, GHIRLANDA und DESANTIS (1964) verglichen die EEG- und EDR-Audiometrie und fanden recht gut Übereinstimmung, wobei die *EEG-Reaktionen gewöhnlich niedrigere Hörschwellen* anzeigten. Über weitere Einzelheiten gaben GOLDSTEIN, KENDALL und ARICK (1963) Auskunft.

LOWELL et al. (1961) entwickelten einen besonderen Analog Komputer (Vannus I) für die Studie der EEG-Potentiale als evozierte auditive Reizfolge vom intakten Schädel. Diese Art der *Komputer-Analyse der kortikalen Aktivität* in Verbindung mit akustischer Reizung wurde dann von WILLIAMS und GRAHAM (1963) untersucht. Auf diese Weise entstand eine neue Methode der objektiven Hörprüfung, nämlich die Analyse der EEG-Potentiale als auditive Reizfolge (EER), welche man mit der konventionellen EEG-Audiometrie nicht verwechseln darf. Seit Einführung des Komputers zur automatischen Dataverwertung ist die Hörprüfung durch Beobachtung der auditiven kortikalen Potentiale theoretisch möglich geworden. Die praktische Anwendung ist allerdings noch recht ungewiß (BORSANYI und BLANCHARD, 1964).

DERBYSHIRE und MCCANDLESS (1964) extrahierten eine Arbeits-Templatte (Ausschnittmuster) von akustisch hervorgerufenen Potentialen aus einem summierenden Komputer und digitalen Umkehrer. L. L. PRICE et al. (1966) untersuchten die Einzelheiten der *durchschnittlichen evozierten EEG-Potentiale* als Reaktion auf akustische Reizung. Drei Komponenten wurden gefunden: ein negativer Gipfel bei 85 msek, ein positiver Gipfel bei 160 msek und ein terminaler negativer Gipfel bei 260 msek. Die Amplituden der Reizantworten waren je nach Rasse, Geschlecht und Alter verschieden. ROSE und RUHM (1966) studierten die durchschnittlichen evozierten Reaktionen als eine Funktion von Zeit, Zahl der Reize und Lautstärke.

Laut BARNETT und LODGE (1966) sind die vom Komputer errechneten Durchschnittswerte der EEG-Reaktion mit der verhaltungsmäßigen (behavioral) Spielaudiometrie hoch korreliert, also sehr ähnlich. Auf diese Art ließ sich bald zeigen (PRICE und GOLDSTEIN, 1966), daß die durchschnittlichen evozierten Reaktionen der EER und EEA für die *Untersuchung von Kindern sehr wertvoll* sind, besonders von solchen mit Schwierigkeiten der sinnlichen Wahrnehmung (perzeptuellen Störungen). In einem der letzten Berichte bestätigten CODY, KLASS und BICKFORD (1967) die Verläßlichkeit der Komputer-Durchschnitts-Technik der evozierten kortikalen Reaktionen auf akustische Reizung. J. THEISSING (1966) berichtete über ähnliche Untersuchungen in Deutschland.

Elektrodermale Response Audiometrie: (EDR, EDA). Besonderes Interesse erregte die Untersuchung des *psycho-galvanischen Hautreflexphänomens*. An sich ist diese Reaktion seit den Arbeiten von FÉRÉ (1888) und VERAGUTH (Berlin: Karger 1909) bekannt. Seit 1948 führten BORDLEY und HARDY (1949) die „Psychogalvanic Skin Resistance Audiometry" in die Hörprüfung ein. Seither hat diese PGSR-Methode weite Verbreitung und intensives Studium erfahren.

Im *Prinzip* handelt es sich um folgendes. Der Untersuchte ist mit zwei Fingerelektroden an eine *galvanische* Meßbrücke angeschlossen. Diese registriert den jeweiligen Hautwiderstand. Von der Hautfeuchtigkeit abhängend, wechselt er mit dem Grade der *sympathischen* Erregung der Schweißdrüsen. Damit ist eine elektrische Verbindung zum vegetativen System hergestellt. Sobald dieses in Erregung gerät, vermehrt sich das Schwitzen. Zur zeitweisen Erregung dieses sympathischen Reflexes dienen zwei weitere Elektroden an der anderen Hand. Sie sind mit einem Faradisator verbunden, der in willkürlichen Abständen einen leichten *elektrischen* Schock vermittelt. Überdies trägt der Prüfling einen Doppelkopfhörer. Darin hört er monaural die jeweils angebotenen Prüftöne eines handelsüblichen Audiometers.

Zunächst erweckt man einen *bedingten Reflex*, indem man einen Ton einschaltet und kurz darauf den *faradischen* Schock versetzt. Dadurch lernt der Untersuchte unbewußt, daß ein akustisches Signal mit dem folgenden Unlustreiz des faradischen Schocks verbunden ist. Somit stellt sich gemäß PAWLOW's Lehre ein *bedingter Hautschweißreflex* auf das konditionierende Tonsignal ein. Sobald also ein Prüfton gehört ist, registriert das galvanische Netzwerk den psychogalvanischen Hautreflex. Darauf folgt die Prüfung aller weiteren Töne, bis die Hörschwelle festliegt.

In der *Praxis* sieht der Vorgang weniger einfach aus und manche Schwierigkeiten sind noch zu lösen. Vor allem darf man nicht vergessen, daß es sich wieder um ein *Experiment mit mehreren Unbekannten* handelt. Dazu gehören das fragliche Gehör des Prüflings, der Zustand seines vegetativen Systems, das persönliche Tempo seiner reflektorischen Nervenleitung, der physikalische Zustand der Haut, derzeit noch unübersichtliche Verhältnisse der zerebralen Reflexbahnen, und vielleicht weitere unbekannte Variationsmöglichkeiten.

Jedenfalls ist die PGSR-Methode keineswegs genauer als die verhaltungsmäßige (behavioral) Audiometrie. Vielmehr unterliegt sie manchen weiteren Fehlerquellen. *Trotz diesen Beschränkungen* leistet die EDR in der Hand des Erfahrenen gute Dienste für den Nachweis des tatsächlichen Gehörs bei kleinen Kindern oder bei Simulationsverdacht. Sie bleibt aber eine Kunst, zu der nur besonders geduldige und einfühlende Untersucher berufen sind.

Viel Forschungsarbeit wurde in den vergangenen Jahren der weiteren Verbesserung der Hautreflex-Audiometrie und der Klärung ihrer komplizierten Prinzipien gewidmet. GOLDSTEIN und DERBYSHIRE (1957) schlugen einen neuen Namen vor, die *elektrodermale Response Audiometrie* oder EDR. Man ist nunmehr der Ansicht, daß die EDR-Audiometrie ein Teil der regulären Testbatterie jeder vollständigen audiologischen Auswertung sein sollte. A. J. SORTINI (1957) hat dies empfohlen, wie es auch J. C. WEBSTER (1957) in einem Überblick der automatischen und vom Patienten kontrollierten Audiometer tat.

Andere Autoren wie J. B. CHAIKLIN (1959) sowie DOERFLER und KRAMER (1959) untersuchten mehrere der *grundlegenden Faktoren*. Dazu gehören die Korrelation von Konditionierung und Testreizung (E. H. NOBER, 1958) sowie Einzelheiten des Verhältnisses zwischen Reiz und Antwort (ARONSON, HIND und IRWIN, 1958). In weitere Auswertung der praktischen Anwendbarkeit der EDR-Audiometrie verwendeten RUHM und CARHART (1958) dieses Prinzip für die objektive Sprachaudiometrie.

MANFREDI und CERESIA (1957, 1961) schlugen ein anderes Prinzip vor, die *psychovoltaische Reflexaudiometrie*. Zwei verschiedene Metalle wie Zink und Messing dienen als

Elektroden. Schwitzen erzeugt einen Gleichstrom zwischen diesen, welcher durch einen Hörreiz charakteristisch verstärkt wird. Deshalb bedarf es keiner faradischen Konditionierung.

Unter den *besonderen Anwendungen* ist die EDR-Audiometrie für den unwilligen Kranken geeignet (G. BALDAN, 1962), sowie für die rasche Prüfung von Erwachsenen (H. B. RUHM, 1961). EDR-Audiometrie ist verläßlich, solange sie unter wohlkontrollierten Bedingungen und mit *geeigneten Prüflingen* ausgeführt wird (CHAIKLIN, VENTRY und BARRETT, 1961). Man liest jedoch mit Interesse, daß die EDR-Methode der Spielaudiometrie nicht überlegen ist (O'NEILL, OYER und HILLIS, 1961).

Als C. I. BERLIN (1963) die EDR-Audiometrie an Mäusen anwendete, fand er ein Hörfeld zwischen 1000 und 40000 Hz. Laut GIOLAS und EPSTEIN (1964) sollte das Konditionieren für *EDR nahe an der erwarteten Hörschwelle* erfolgen. Ein komplexer nicht-konditionierter Reiz erhöht die Verläßlichkeit der EDRA. Anschließend wurde es üblich, die EDR-Audiometrie weiter als EDA abzukürzen, womit die *elektrodermale Audiometrie* gemeint ist. D. C. SHEPHERD (1964) verglich die klassische EDA mit einer *modifizierten EDA* mittels der instrumentalen Konditionierung auf Vermeidung (avoidance) und fand die letztere überlegen.

Bedeutung. Theoretisch läßt sich ein weiterer Einblick in die zerebralen Verhältnisse der *zentralen Hörstörungen* erwarten. Zweifellos beruht der elektrodermale Reflex auf der reflektorischen Auslösung unbewußter Reaktionen. Die anatomischen Verbindungen der hierfür vorgebildeten Reflexbögen muß man in der Höhe der bulbaren Kerne des Hörnerven und im *primären Hörzentrum* der hinteren Vierhügelregion suchen. Solange also die Funktionen der Hörbahnen bis zu dieser Höhe ungestört ablaufen, und solange das reflektorische Nervensystem normal seine Aufgaben erfüllen kann, ist mit einem normalen Ausfall der EDR (EDA) Probe zu rechnen.

Wenn aber ein reguläres EDA-Kurvenbild mit einem pathologischen Audiogramm verbunden ist, wäre ein solcher Hörverlust als großhirnbedingt aufzufassen. Die reguläre Audiometrie benötigt die bewußte und interpretierende Mithilfe des Prüflings, sie umfaßt der *gesamte Hörfunktion* bis zu den höchsten Schichten der bewußten Klangwahrnehmung. Entsprechende Beispiele haben BORDLEY et al. (1964) bereits demonstriert. Den positiven Beweis einer solchen zerebralen Störung in der Hirnrinde vermag dann das neurologische EEG zu erbringen, welches über die spontane kortikale Aktivität Auskunft gibt. Auf S. 331 steht jedoch zu lesen, daß zerebrale Läsionen allein die audiometrische Schwelle nicht beeinträchtigen sollen. Die Frage bleibt also ungeklärt.

Organisation. D. A. HARRINGTON (1963) beschrieb die offiziellen Empfehlungen des U. S. Children's Bureau für die Organisation der Schwerhörigenfürsorge (Hearing Conservation Program). J. M. COOPER (1962) gab die entsprechende Darstellung der Hörzentren in Großbritannien. Die Ausrüstung und die regelmäßigen Prüfmethoden dieser Zentren schilderte E. R. WALL (1962).

Literatur

Hörprüfung

1. Prinzipien und Formen

BECKMANN, G.: Das hörgestörte Kind: Der gegenwärtige Stand der Pädoaudiologie aus der oto-audiologischen Sicht. Arch. Ohren- usw. Heilk. 180: 1 bis 202, 1962. — BLACKMAR, F. B.: A Chart for Repeated Functional Hearing Tests. Arch. Otolaryng. 10: 516, 1929.

CANFIELD, N.: Audiology. Springfield: C. C. Thomas, 1949. — COOPER, J. M.: The Speech Therapist in a Diagnostic Hearing Centre. Speech Pathol. Ther. 5: 63, 1962.

DAVIS, H.: Hearing and Deafness: A Guide for Laymen. New York-Toronto: Rinehart Books, 1951. — DAVIS, H., and F. W. KRANZ: The International Standard Reference Zero for Pure-Tone Audiometers And Its Relation to the Evaluation of Impairment of Hearing. J. Speech Hearing Res. 7: 7, 1964. — DAVIS, H., and J. R. USHER: What is Zero Hearing Loss? J. Speech Dis. 22: 662, 1957. — DEDERDING, D.: Die Bedeutung der bisher üblichen Methoden der akustischen Funktionsprüfung für die Diagnostik mit besonderem Hinblick auf die Bestimmung der oberen Hörgrenze. Mschr. Ohrenheilk. 71: 1045, 1937.

FISCHER, J., and L. E. WOLFSON: The Inner Ear. New York: Grune and Stratton, 1943. — FOWLER, E. P.: Discovery and Evaluation of Otic Cripples. Arch. Otolaryng. 45: 550, 1947. — FOWLER, E. P. JR.: Medicine of the Ear. New York: Nelson, 1947. — FRENZEL, H.: Tonhöhenunterschiede zwischen Zinkenton und Stielton bei belasteten „obertonfreien" Stimmgabeln, eine Fehlerquelle des Rinneschen Versuches. Z. Hals- usw. Heilk. 27: 458, 1930. — FRÖSCHELS, E.: Zur Geschichte der Hörprüfung mit der direkten Tonzufuhr. Mschr. Ohrenheilk. 70: 1509, 1936.

GEYER, M., and A. YANKAUER: Teacher Judgment of Hearing Loss in Children. J. Speech Dis. 21: 482, 1956. — GUILD, S. R.: Interpretation of Hearing Tests. Arch. Otolaryng. 49: 431, 1949. — GOLDSTEIN, M. A.: Das schwerhörige Kind. Mschr. Ohrenheilk. 65: 704, 1931. — GRIPPAUDO, M., e A. MANFREDI: Contributo allo studio del mascheramento con toni complessi. Boll. Soc. Ital. Fonet. Sperim. etc. 6: 128, 1956.

HELLER, M. F.: Functional Otology: The Practice of Audiology. New York: Springer, 1955. — HIRSH, I.: The Measurement of Hearing. New York: McGraw-Hill, 1952. — HIRSH, I. J.: Problems in Military Audiometry: A CHABA Symposium. 4. A Classification of Hearing Tests. J. Speech Dis. 22: 736, 1957.

JOHNSON, K. O.: Problems in Military Audiometry: A CHABA Symposium. 2. Veteran's Compensations for Hearing Loss. J. Speech Dis. 22: 731, 1957. — JOHNSON, K. O., and H. A. NEWBY: Experimental Study of the Efficiency of Two Group Hearing Tests. Arch. Otolaryng. 60: 702, 1954. — JOHNSTON, P. W.: An Efficient Group Screening Test. J. Speech Dis. 17: 8, 1952. — JONES, M. F.: Discussion of Present Methods for Testing Auditory Function. Annals Otology etc. 57: 311, 1948. — JONGKEES, L. B. W.: Über die Untersuchung des Gleichgewichtsorgans. Advances in Otorhinolaryng, 1: 1 bis 147, Basel: Karger 1953. — JORDAN, R. E.: Otologic Applications of Audiology. J. Speech Dis. 16: 115, 1951. — JUERS, A. L.: Hearing Tests. Amer. Acad. Ophthalm. Otolaryngol. 1953.

KNUDSEN, V. O., and I. H. JONES: Basic Principles Underlying Tests of Hearing. Laryngoscope, 45: 1, 1935.

LANGENBECK, B.: Über die Unzulänglichkeit unserer Hörschärfenbestimmungen. Z. Hals- usw. Heilk. 20: 313, 1928. — LEWY, A., S. L. SHAPIRO and N. LESHIN: Functional Examination of Hearing. Arch. Otolaryng. 50: 325, 1949; 53: 99, 1951; 54: 201, 1951; 56: 61, 1952; 58: 205, 1953. — LLOYD, L. L.: Behavioral Audiometry viewed as an operant procedure. J. Speech Dis. 31: 128, 1966.

MIODONSKI, J.: Beitrag zur Methodik der isolierten Höruntersuchung des einzelnen Ohres. Mschr. Ohrenheilk. 72: 984, 1938.

NEWBY, H. A.: Audiology: Principles and Practice. New York: Appleton Century Crofts, 1964.

OSBORN, C. D.: Medical Follow-up of Hearing Tests. J. Speech Dis. 10: 261, 1945.

SALTZMAN, M.: Clinical Audiology. New York: Grune and Stratton, 1949. — SANTAMARINA, F. G.: Practical Office Audiology. Arch. Otolaryng. 61: 437, 1955. — SCHLITTLER, E.: Klinische Methoden der Untersuchung des Gehörorgans. In „Hdb. biol. Arbeitsmeth." Abt. 5, T. 7, 653. Wien: Urban & Schwarzenberg, 1930. — SONNENSCHEIN, R.: Methods and Interpretation of the Fundamental Tests of Hearing. Annals Otology etc. June 1924; — The Functional Examination of Hearing. Arch. Otolaryng. 9: 61, 1929; 15: 107, 1932; 19: 70, 1934; 21: 76, 1935. — STEVENS, S. S. (Edit.): Handbook of Experimental Psychology. New York: John Wiley, 1951. — STEVENS, S. S., and H. DAVIS: Hearing: Its Psychology and Physiology. New York: John Wiley, 1947. — STRUYCKEN, H. J. L.: Die optische Bestimmung der Hörschärfe an der unteren Grenze. Z. Hals- usw. Heilk. 27: 368, 1930.

WALL, E. R.: Some Thoughts on Hearing and its Measurements. Speech Pathol. Ther. 5: 73, 1962. — WATSON, L. A., and T. TOLAN: Hearing Tests and Hearing Instruments. Baltimore: Williams & Wilkins, 1949. — WEST, R.: A Critique of the Rationals of Tests of

Hearing. J. Speech Dis. 5: 19, 1940. — WRIGHT, H. N.: Switching Transients and Threshold Determination. J. Speech Hearing Res. 1: 52, 1958.

ZARCOFF, M.: A Graphic Method of Determining Binaural Hearing Loss. Arch. Otolaryng. 61: 596, 1955.

2. Audiometrie und Massenprüfung

ALBRITE, J. P., et al.: Research in Normal Threshold of Hearing. AMA Arch. Otolaryng. 68: 194, 1958. — AMERICAN STANDARD Specification for Audiometers for General Diagnostic Purposes. American Standards Association, 1951; — Specification for Pure-Tone Audiometers for Screening Purposes. American Standards Association, 1952.

BUEHL, A.: Die absolute Eichung des Otoaudions. Z. Hals- usw. Heilk. 27: 443, 1930. — BUNCH, C. C.: Clinical Audiometry. St. Louis: Mosby, 1943.

CARHART, R.: Problems in Military Audiometry: A CHABA-Symposium. 5. Review of the 'Report by the Working Group on Military Audiometry'. J. Speech Dis. 22: 744, 1957; — Audiometry in Diagnosis. Laryngoscope 68: 253, 1958. — CARRELL, J., and G. GORMLEY: A Critical Review of the Literature on the Validity and Reliability of the Audiogram. Speech Monographs, 13: 66, 1946. — CHABA COUNCIL: Problems in Military Audiometry: A CHABA Symposium. 8. Audiometry in the Armed Forces. J. Speech Dis. 22: 752, 1957. — Committee on electro-Acoustics: Hearing Aids and Audiometers. Med. Res. Council Report No. 261, London: 1947. — CORLISS, E. L. R., and W. F. SNYDER: Calibration of Audiometers. J. Acoust. Soc. Amer. 22: 837, 1950. — CURRY, E. T., and G. KURTZROCK: A Preliminary Investigation of the Ear-Choice Technique in Threshold Audiometry. J. Speech Dis. 16: 340, 1951.

DARLEY, F. L.: Identification audiometry. J. Speech Hearing Dis. Monograph Suppl. No. 9, 1961. — DAVIS, H.: International standard reference zero for pure-tone audiometry. Trans. Amer. Acad. Ophthalm. Otolaryng. 69: 112, 1965; — The ISO zero-reference level for audiometers. Arch. Otolaryng. 81: 145, 1965. — DI CARLO, L. M., and E. F. GARDNER: The Efficiency of the Massachusetts Pure Tone Screening Test as Adapted for a University Testing Program. J. Speech Dis. 18: 175, 1953. — DOWNS, M. P., M. E. DOSTER, and M. WEAVER: Dilemmas in identification audiometry. J. Speech Dis. 30: 360, 1965.

EAGLES, E. L., and L. G. DOERFLER: Hearing in Children: Acoustic Environment and Audiometer Performance. J. Speech Hearing Res. 4: 149, 1961. — EAGLES, E. L., et al.: Hearing Sensitivity and Related Factors in Children. Laryngoscope, Suppl. June, 1963.

GLORIG, A.: Problems in Military Audiometry: A CHABA Symposium. 7. Practical Limitations in Military Audiometry. J. Speech Dis. 22: 750, 1957; — Audiometry. Baltimore: Williams and Wilkins, 1965. — GLORIG, A., et al.: 1954 Wisconsin State Fair Hearing Survey. Amer. Acad. Ophthalm. Otolaryng. 1957. — GROSSMAN, A. A., and R. E. MARCUS: Otolaryngological Experiences in a Hearing Survey. J. Speech Dis. 14: 240, 1949. — GROSSMANN, F., und K. SPIELMANN: Das P-Audiometer. Mschr. Ohrenheilk. 70: 195, 1936.

HARRINGTON, D. A.: Services for the child who is hard of hearing. US Government Printing Office, Washington, 1963. — HOOPLE, G.: Problems in Military Audiometry: A CHABA Symposium. 3. Diagnostic Audiometry. J. Speech Dis. 22: 734, 1947. — HULKA, J. H.: Present Status of Audiometry. Annals Otology. etc. 44: 544, 1935.

JERGER, J.: Bekesy audiometry in analysis of auditory disorders. J. Speech Hearing Res. 3: 275, 1960.

KAHLER, O., und C. RUF: Klinische Untersuchungen mit der elektrischen Tonsirene nach Dr. Schwarz. Z. Hals- usw. Heilk. 18: 439, 1927. — KATZ, F. G.: Hörschwellenbestimmungen mit dem Überlagerungssummer. Z. Hals- usw. Heilk. 27: 422, 1930. — KIETZ, H.: Vertäubung der Fühlempfindlichkeit bei Knochenschallerregung in der Audiometrie. Archiv Ohren- usw. Heilk. 165: 372, 1954. — KIETZ, H., und H. E. ZANGEMEISTER: Einführung in die Audiometrie. Wiesbaden: Verlag Angewandte Wissenschaften, 1953. — KISER, B.: A Demonstration of Group Audiometer Tests. J. Speech Dis. 5: 151, 1940.

LANGENBECK, B.: Das elektrische Hörprüfungs- und Hörverbesserungsgerät. Z. Hals- usw. Heilk. 40: 201, 1936; — Leitfaden der praktischen Audiometrie. Stuttgart: Thieme, 1952. — LIGHTFOOT, C., R. CARHART and J. H. GAETH: Masking of Impaired Ears by Noise. J. Speech Dis. 21: 56, 1956. — LOWELL, E. L., G. RUSHFORD, G. HOVERSTEN and M. STONER: Evaluation of Pure Tone Audiometry with Pre-School Age Children. J. Speech Dis. 21: 292, 1956.

MACFARLAN, D.: Testing the Hearing of the Pre-School Child. Archives Otolaryng. 19: 514, 1934. — MAXWELL, W. R., and G. D. DAVIDSON: Limited-Frequency Screening and Ear

Pathology. J. Speech Dis. 26: 122, 1961. — MEYER, E.: Die Messung von Hörschwellen mit dem Überlagerungssummer. Z. Hals- usw. Heilk. 27: 418, 1930. — MORETTO, G.: Metodi per la valutazione percentuale del danno in campo audiologico. Boll. Soc. Ital. Fonet. Sperim. etc. 3: 39, 1953. — MYERS, C. K.: Noise Bands vs. Pure Tones as Stimuli for Audiometry. J. Speech Dis. 22: 757, 1957. — MYERS, C. K., J. D. HARRIS and E. P. FOWLER: The Feasibility of Group Audiometry. Industrial Med. 17: 245. 1948.

NEWBY, H. A.: Group Pure Tone Hearing Testing in the Public Schools. J. Speech Dis. 12: 357, 1947; — Evaluating the Efficiency of Group Screening Tests of Hearing. J. Speech Dis. 13: 236, 1948. — NEWHART, H.: Audiometric Testing and Hearing Conservation in the Public Schools. J. Speech Dis. 8: 237, 1943. — NEWHART, H., and S. N. REGER: Syllabus of Audiometric Procedures in the Administration of a Program for the Conservation of Hearing of School Children. Trans. Amer. Acad. Ophthalm. Otolaryng. 1945. — NIELSEN, S. F.: Group Testing of School Children by Pure Tone Audiometry. J. Speech Dis. 17: 4, 1952.

O'NEILL, J. J.: Ohio County Fair hearing Survey. J. Speech Dis. 21: 188, 1956.

PESTALOZZI, G., e C. CALEARO: Il mascheramento dei toni puri in rapporto alla frequenza del tono mascherante. Boll. Soc. Ital. Fonet. Sperim. etc. 3: 45, 1953. — PETERSON, G. E.: Pure Tone Screen Test of Hearing. J. Speech Dis. 9: 114, 1944.

REGER, S. N., and H. A. NEWBY: A Group Pure Tone Hearing Test. J. Speech Dis. 12: 61, 1947. — RILEY, E. C., et al.: Critique on the concept of audiometer zero. Arch. Otolar. 81: 139, 1965.

SCHWARZ, W.: Physikalische Grundlagen zur elektrischen Tonsirene Otoaudion. Z. Hals- usw. Heilk. 18: 436, 1927.

USHER, J. R.: What Is Zero Hearing Loss? J. Speech Dis. 22: 662, 1957; — Problems in Military Audiometry: A CHABA Symposium. I. Introduction to the Presentations. J. Speech Dis. 22: 729, 1957.

WATSON, L. A.: A Manual of Basic Audiometry. Minneapolis: The Maico Co., 1949; — A Manual for Advanced Audiometry. Minneapolis: The Maico Co. and Colorcraft Press, 1949. — WEBSTER, J. C.: A Recorded Warble Tone Audiometer Test Suitable for Group Administration Over Loudspeakers. J. Speech Dis. 17: 213, 1952. — WEST, R.: Group-Testing of Hearing. J. Speech Dis. 8: 279, 1943. — WESTLAKE, H.: Reality of the Zero Reference Line for Pure Tone Testing. J. Speech Dis. 8: 285, 1943. — WISHIK, S. M., and E. R. KRAMM: Audiometric Testing of Hearing of School Children. J. Speech Dis. 18: 360, 1953.

ZANGEMEISTER, H. E.: Die Bedeutung des Audiogramms in Forschung und Praxis unter Berücksichtigung der zur Zeit handelsüblichen Audiometer. HNO-Wegweiser, 2: 24,1950.

3. Objektive Audiometrie und Reflexprüfung

ANTONELLI, A. R.: Influenza della attivitá elettroencefalografica sui processi di discriminazione acustica nell'animale e nell'uomo. Boll. Soc. Ital. Fonet. Foniat. Audiol. 11: 22, 1961/62. — ARNOLD, G. E.: Elektrische Anlage zur Prüfung der Hörreflexe. Wien. med. Wschr. 97: 32, 1947. — ARONSON, A. E., J. E. HIND and J. V. IRWIN: GSR Auditory Threshold Mechanisms: Effect of Tonal Intensity on Amplitude and Latency under Two Tone-Shock Intervals. J. Speech Hearing Res. 1: 211, 1958.

BALDAN, G.: L'audiometria obbiettiva quale test per svelare la simulazione nelle sorditá professionali. Boll. Soc. Ital. Fonet. Audiol. 11: 448, 1961/62. — BALEY, N.: A Study of Fear by Means of the Psycho-galvanic Technique. Psychol. Monographs, 38: 1, 1928. — BARNETT, A. B., and A. LODGE: Diagnosis of deafness in infants with the use of computer averaged EEG responses to sound. J. Pediat. 69: 753, 1966. — BEADLE, K. R., and D. H. CROWELL: Neonatal Electrocardiographic Responses to Sound: Methodology. J. Speech Hearing Res. 5: 112, 1962. — BERLIN, C. I.: Hearing in Mice via GSR Audiometry. J. Speech Hearing Res. 6: 359, 1963. — BLOOMER, H.: A Simple Method for Testing the Hearing of Small Children. J. Speech Dis. 7: 311, 1942; — A Simple Method for Testing the Hearing of Small Children. Quart. J. Speech, 28: 343, 1942. — BORDLEY, J. E., and W. G. HARDY: A Study in Objective Audiometry with the Use of a Psychogalvanometric Response. Annals Otology etc. 58: 751, 1949. — BORSANYI, S. J., and C. L. BLANCHARD: Auditory evoked brain responses in man. Arch. Otolaryngol. 80: 149, 1964. — BOSATRA, A.: Ricerche con analizzatore di frequenza e intensitá sul riflesso cocleo recurrenziale nell'uomo. Boll. Soc. Ital. Fonet. Audiol. 10: 640, 1960. — BURK, K. W.: Traditional and Psychogalvanic Skin Response Audiometry. J. Speech Hearing Res. 1: 275, 1958.

CELIS PÉREZ, A.: La audiometría psicogalvánica en el diagnóstico de las sorderas preescolares. Anales Audiol. Fonolog. 1: 3, 1955/56; — Valor real de la audiometría psico-galvánica. Anales Fonol. Audiol. 2: 29, 1956/57. — CHAIKLIN, J. B.: The Conditioned GSR Auditory Speech Threshold. J. Speech Hearing Res. 2: 229, 1959. — CHAIKLIN, J. B., I. M. VENTRY and L. S. BARRETT: Reliability of Conditioned GSR Pure Tone Audiometry with Adult Males. J. Speech Hearing Res. 4: 269, 1961. — CHARAN, K. K., and R. GOLDSTEIN: Relation between EEG Pattern and Ease of Eliciting Electrodermal Responses. J. Speech Dis. 22: 651, 1957. — CODY, D. T. R., D. W. KLASS and R. G. BICKFORD: Cortical audiometry. Trans. Amer. Acad. Ophthalm. Otolar. 71: 81, 1967. — CROATTO, L. P.: L'Audiometria con Strumenti Musicali. Rivista Audiol. Prat. No. 7 bis 9, 1951.

DAVIS, H.: The young deaf child: Identification and management. Acta Otolaryng. Suppl. 206, 1965. — DERBYSHIRE, A. J., A. A. FRASER, M. MCDERMOTT and A. BRIDGE: Audiometric Measurements by Electroencephalography. Electroencephal. Clin. Neurophysiol. J. 8: 467, 1956. — DERBYSHIRE, A. J., and G. A. MCCANDLESS: Template for the EEG Response to Sound. J. Speech Hearing Res. 7: 96, 1964. — DERBYSHIRE, A. J., and M. MCDERMOTT: Further Contributions to the EEG Method of Evaluating Auditory Function. Laryngoscope 68: 558, 1958. — DI CARLO, L. M., and W. H. BRADLEY: A simplified auditory test for children and young infants. Laryngoscope, 71: 628, 1961. — DICARLO, L. M., D. C. KENDALL and R. GOLDSTEIN: Diagnostic Procedures for Auditory Disorders in Children. Folia Phoniatr. 14: 206, 1962. — DIX, M. R., and C. S. HALLPIKE: The Peep show: A New Technique for Pure-Tone Audiometry in Young Children. Brit. Med. J. 2: 719, 1947. — DOERFLER, L. G.: Neurophysiological Clues to Auditory Acuity. J. Speech Dis. 13: 227, 1948. — DOERFLER, L. G., and J. C. KRAMER: Unconditioned stimulus strength and the galvanic skin response. J. Speech Hearing Res. 2: 184, 1959. — DOERFLER, L. G., and C. T. MCCLURE: The Measurement of Hearing Loss in Adults by Galvanic Skin Response. J. Speech Dis. 19: 184, 1954. — DOWNS, M. P., and G. M. STERRITT: A guide to Newborn and infant Hearing screening programs. Arch. Otolaryng. 85: 15, 1967

FABRICANT, N. D., and I. SOMMER: A New Test for the Diagnosis of Disease of the Inner Ear. Arch. Otolaryng. 16: 360, 1932. — FELDMAN, A. S.: Impedance Measurements at the Eardrum as an Aid to Diagnosis. J. Speech Hearing Res. 6: 315, 1963.

GALAMBOS, R., P. E. ROSENBERG and A. GLORIG: The Eyeblink Response as a Test for a Hearing. J. Speech Dis. 18: 373, 1953. — GALLOWAY, T. F., and R. A. BUTLER: Conditioned. Eyelid Response to Tone as an Objective Test of Hearing. J. Speech Dis. 21: 47, 1956. — GIACOMELLI, F., e W. MOZZO: I riflessi dei muscoli dell'orecchio medio nella patologia otoneurologica. Boll. Soc. Ital. Fonet. Audiol. 13: 311, 1964. — GIACOMELLI, F., e A. VERONESE: L'attivitá riflessa dei muscoli stapedio e tensore del timpano nell'otosclerosi e nella timpanosclerosi. Boll. Soc. Ital. Fonet. Audiol. 13: 108, 1964. — GIDOLL, S. H.: Quantitative Determination of Hearing to Audiometric Frequencies in the Electroencephalogram. Arch. Otolaryng. 55: 597, 1952. — GIOLAS, M. H., and A. EPSTEIN: Intensity Generalization in EDR Audiometry. J. Speech Hearing Res. 7: 47, 1964. — GOLDSTEIN, R.: The Role of Electrophysiologic Audiometry in the Differential Diagnosis of Deafness and Aphasia in Children. Acta Audiol. Foniat. Hispanoamer. 4: 3, 1962. — GOLDSTEIN, R., J. T. DANIELS and S. B. POLITO-CASTRO: Difficulty in Conditioning Electrodermal Responses to Tone in Normally Hearing Children. J. Speech Dis. 20: 26, 1955. — GOLDSTEIN, R., and A. J. DERBYSHIRE: Suggestions for Terms Applied to Electrophysiologic Tests of Hearing. J. Speech Dis. 22: 696, 1957. — GOLDSTEIN, R., and D. C. KENDALL: Electroencephalic Audiometry in Young Children. J. Speech Dis. 28: 331, 1963. — GOLDSTEIN, R., H. LUDWIG and R. F. NAUNTON: Difficulty in Conditioning Galvanic Skin Responses: Its Possible Significance in Clinical Audiometry. Acta Otolaryngol. 44: 67, 1954. — GOODHILL, V.: Directional Free Field Startle-Reflex Audiometry. Archives Otolaryng. 59: 176, 1954. — GREEN, D. S.: The Pup-Show: A Simple, Inexpensive Modification of the Peep-Show. J. Speech Dis. 23: 118, 1958. — GRINGS, W. S., E. L. LOWELL and R. R. HONNARD: Electrodermal Responses of Deaf Children. J. Speech Hearing Res. 3: 120, 1960. — GUILFORD, F. R., and C. O. HAUG: Diagnosis of Deafness in the Very Young Child. Arch. Otolaryng. 55: 101, 1952.

HANLEY, C. N., W. R. TIFFANY and J. M. BRUNGARD: Skin Resistance Changes Accompanying the Sidetone Test for Auditory Malingering. J. Speech Hearing Res. 1: 286, 1958. — HARDY, W. G., and J. E. BORDLEY: Special Techniques in Testing the Hearing of Children. J. Speech Dis. 16: 123, 1951. — HARDY, W. G., and M. D. PAULS: The Test Situation in PGSR Audiometry. J. Speech Dis. 17: 13, 1952; — Significance of Problems of Conditioning in GSR Audiometry. J. Speech Dis. 24: 123, 1959. — HAUG, C. O., and F. R. GUILFORD: Hearing Testing on the Very Young Child. Trans. Amer. Acad. Ophth. Otolar. p. 269, 1960. — HEESE, G., und F. TIETZEN: Zur Methode der Feststellung von Schwerhörigkeit bei Hilfsschulkindern. HNO Wegweiser, 5: 238, 1956. — HERZON, E. M.: Photo Audio Conditioning Machine for Very Young Children. Trans. Amer. Acad. Ophth. Otolar. 63: 226, 1959. — HILDING, D. A.: The Intratympanic Muscle Reflex as a Protective Mechanism Against Loud Impulsive Noise. Annals Otology, etc. 69: 51, 1960; — The Protective Value of the Stapedius Reflex: An Experimental Study. Trans. Amer. Acad. Ophth. Otolar. 65: 297, 1961. — HIND, J. E., A. E. ARONSON an J. V. IRWIN: GSR Auditory Threshold Mechanisms: Instrumentation, Spontaneous Response and Threshold Definition. J. Speech Hearing Res. 1: 220, 1958.

JAKOBI, H.: Kinderaudiometrie. Arch. Ohren- usw. Heilk. 169: 303, 1956; — Erfahrungen mit der Kinderaudiometrie. Arch. Ohren- usw. Heilk. 169: 383, 1956. — JELLINEK, A.: Über „akustische" Reflexe an labyrinthlosen Tauben. Mschr. Ohrenheilk. 62: 847, 1928; — Motorische Schallreflexe bei Schwerhörigen und Taubstummen. Mschr. Ohrenheilk. 67: 511, 1933.

KANIZSAI, D.: Hörversuche an schneckenlosen Hunden. Mschr. Ohrenheilk. 71: 1505, 1937. — KEASTER, J.: A Quantitative Method of Testing the Hearing of Young Children. J. Speech Dis. 12: 159, 1947. — KEPES, P.: Versuche an Hunden nach operativer Zerstörung des Cortischen Organs. Mschr. Ohrenheilk. 71: 1660, 1937. — KIRCHNER, J. A., and H. H. HAGGART: A Skin Resistance Audiometer. Arch. Otolaryng. 52: 952, 1950. — KLOCKHOFF, I.: Middle ear Muscle reflexes in man. Acta Otolaryng. Suppl. 164, 1961. — KOBRAK, H. G.: A New Method of Scientific Investigation of the Inner Ear. Laryngoscope, 57: 247, 1947. — KOBRAK, H. G., J. R. LINDSAY and H. B. PERLMAN: Acoustic Stimulation of Inner Ear by Application of Sound into Cavity of Middle Ear. Arch. Otolaryng. 23: 39, 1936. — KOBRAK, H. G., J. R. LINDSAY, H. B. PERLMAN and H. DUBNER: Effect of Limited Cochlear Lesions on Cochlear Potentials and Middle Ear Muscle Reflexes. Arch. Otolaryng. 27: 59, 1938.

LEHNHARDT, E.: Möglichkeiten und Grenzen der Schlafbeschallung. Arch. Ohren- usw. Heilk. 182: 623, 1963. — LORENTE DE NÓ, R.: Acoustic Reflexes on the Muscles of the Middle Ear (Preliminary Communication). Laryngoscope 42: 801, 1932. — LORENTE DE NÓ, R., and A. S. HARRIS: Experimental Studies in Hearing: I. The Threshold of the Reflexes of the Muscles of the Middle Ear; II. The Hearing-Loss after Extirpation of the Tympanic Membrane. Laryngoscope 43: 315, 1933. — LOWELL, E. L., C. T. WILLIAMS, R. M. BALLINGER and D. P. ALVIG: Measurement of Auditory Threshold with a Special Purpose Analog Computer. J. Speech Hearing Res. 4: 105, 1961.

MANFREDI, A., and G. CERESIA: The Psychovoltaic Reflex and its Applications to Objective Audiometry. Clinica Otorinolaring. 9: 295, 1957. — MARCUS, R. E.: Hearing and Speech Problems in Children. Use of Electroencephalography. Archives Otolaryng. 53: 134, 1951. — MERITSER, C. L., and L. G. DOERFLER: The Conditioned Galvanic Skin Response Under two Modes of Reinforcement. J. Speech Dis. 19: 350, 1954. — METZ, O.: Threshold of Reflex Contractions of Muscles of Middle Ear and Recruitment of Loudness. Arch. Otolaryng. 55: 536, 1952. — MOELLER, A.: Intra-Aural Muscle Contraction in Man, Examined by Measuring Acoustic Impedance of the Ear, Laryngoscope 68: 48, 1958; An Improved — Technique for Detailed Measurements of the Middle Ear Impedance. Report No. 16, Royal Institute of Technology, Stockholm, 1959. — MØLLER, A. R.: Bilateral Contraction of the Tympanic Muscles in Man. Annals Otology. etc. 70: 735, 1961; — Acoustic Reflex in Man. J. Acoustic. Soc. Amer. 34: 1524, 1962. — The Sensitivity of Contraction of the Tympanic Muscles in Man. Annals Otology, etc. 71: 86, 1962; — An experimental study of the acoustic impedance of the middle ear and its transmission properties. Acta Otolaryng. 60: 129, 1965. — MORETTO, G.: Un semplice metodo per la misura della capacitá uditiva nei bambini. Boll. Soc. Ital. Fonet. Sperim. etc. 2: 14, 1952. — MOSS, J. W., M. MOSS and J. TIZARD: Electrodermal Response Audiometry with Mentally Defective Children. J. Speech Hearing Res. 4: 41, 1961.

NEERGARD, E. B., and P. E. RASMUSSEN: Latency of the stapedius muscle reflex in man. Arch. Otolaryngol. 84: 173, 1966. — NOBER, E. H.: GSR Magnitudes for Different Intensities of Shock, Conditioned Tone and Extinction Tone. J. Speech Hearing Res. 1: 316, 1958.

ONCHI, Y.: Aural reflex indicator. Trans. Amer. Acad. Ophth. Otolar. 67: 785, 1963. — O'NEILL, J. J., H. J. OYER and J. W. HILLIS: Audiometric Procedures Used with Children. J. Speech Dis. 26: 61, 1961.

PALLESTRINI, E. A.: Ricerche audiologiche sul riflesso cocleo-palpebrale condizionato. Boll. Soc. Ital. Fonet. Audiol. 12: 213, 1963; — Ricerche audiologiche sulla reazione cocleo-palpebrale incondizionata. Boll. Soc. Ital. Fonet. Audiol. 12: 272, 1963. — PELLEGRINI, A.: L'audiometria nei bambini con lo psicogalvanometro. Boll. Soc. Ital. Fonet. Sperim. etc. 3: 42, 1953; — Condizioni alla validitá dell'esame audiometrico psicogalvanico. Boll. Soc. Ital. Fonet. Sperim. etc. 5: 12, 1955. — PERL, E. R., R. GALAMBOS, A. GLORIG and F. C. THIEDE: The Estimation of Hearing Threshold by Electroencephalography. Electroencephal. Clin. Neurophysiol. J. 5: 501, 1953. — PERLMAN, H. B.: The Place of the Middle Ear Muscle Reflex in Auditory Research. Arch. Otolaryng. 72: 201, 1960. — PESAVENTO, G.: L'audiometria con il riflesso psicogalvanico nelle sorditá dell'infanzia. Boll. Soc. Ital. Fonet. Sperim. etc. 7: 19, 1957. — PRICE, L. L., and R. GOLDSTEIN: Averaged evoked responses for measuring auditory sensitivity in Children. J. Speech Dis. 31: 248, 1966. — PRICE, L. L., B. ROSENBÜTÜ, R. GOLDSTEIN and D. C. SHEPHERD: The averaged evoked response to auditory stimulation. J. Speech Hearing Res. 9: 361, 1966.

RICCI, G., M. GHIRLANDA and M. DESANTIS: Confronto fra i risultati dell'audiometria psicogalvanica e dell'audiometria elettroencefalografica. Boll. Soc. Ital. Fonet. Audiol. 13: 268, 1964. — ROSE, D. E., and H. B. RUHM: Some characteristics of the peak latency and amplitude of the acoustically evoked response. J. Speech Hearing Res. 9: 412, 1966. — ROSENBLÜT, B., R. C. BILGER and R. GOLDSTEIN: Electrophysiologic Responses to Sound as a Function of Intensity, EEG Pattern and Sex. J. Speech Hearing Res. 2: 28, 1959. — RUHM, H. B.: Rapid Electrodermal Audiometric Procedure for Testing Adults. J. Speech Dis. 26: 130, 1961. — RUHM, H. B., and R. CARHART: Objective Speech Audiometry: A New Method Based on Electrodermal Response. J. Speech Hearing Res. 1: 169, 1958.

SCHNECK, J. M., and M. BERGMAN: Auditory Acuity for Pure Tones in the Waking and Hypnotic States. J. Speech Dis. 14: 33, 1949. — SHEPHERD, D. C.: Instrumental Avoidance Conditioning Versus Classical Conditioning in Electrodermal Audiometry. J. Speech Hearing Res. 7: 55, 1964. — SIEGENTHALER, B. M., and H. KAPLAN: A Comparison of Picture Response and Hand Raising Techniques for Pure Tone Audiometry with Young Children. Laryngosc. 68: 548, 1958. — SILVERMAN, S. R. (Chairman): Hearing in Children-Panel Discussion. Laryngoscope 68: 218, 1958. — SIMMONS, F. B.: Middle Ear Muscle Activity at Moderate Sound Levels. Annals Otology, etc. 68: 1126, 1959. — SOKOLOV, E. N., and N. P. PARAMONOVA: Objective Examination of the Residual Hearing of Deaf Children. Illinois: Beltone Institute for Hearing Research, No. 10, 1959. — SORTINI, A. J.: Skin-Resistance Audiometry for Preschool Children. J. Speech Dis. 22: 241, 1957. — STEIN, L.: Some Observations on Type V Békésy Tracings. J. Speech Hearing Res. 6: 339, 1963. — STEWART, K. C.: A New Instrument for Detecting the Galvanic Skin Response. J. Speech Dis. 19: 169, 1954. — Some Basic Considerations in Applying the GSR Technique to the Measurement of Auditory Sensitivity. J. Speech Dis. 19: 174, 1954. — SUZUKI, T., and Y. OGIBA: Conditioned Orientation Reflex Audiometry. Arch. Otolaryng. 74: 192, 1961.

TAYLOR, G. J.: An Experimental Study of Tests for the Detection of Auditory Malingering. J. Speech Dis. 14: 119, 1949. — TAYLOR, I. G.: Localization of sound stimuli. Speech Pathol. Therapy, 1: 66, 1958. — TERKILDSEN, K., and S. S. NIELSEN: An Electroacoustic Impedance Measuring Bridge for Clinical Use. Arch. Otolaryng. 72: 339, 1960. — THEISSING, J.: Klinische Möglichkeiten und Ergebnisse der objektiven Audiometrie mit Computertechnik. Arch. Ohren- usw. Heilk. 187: 612, 1966. — TORRES GASSO, J. M., et al.: La audiometria objetiva en la primers infancia. Anales Fonol. Audiol. 2: 261, 1958. — TSUKAMOTO, H., K. TSUNEMATSU, N. MATANO und Y. KURITA: Gehörstörungen bei der peripheren Fazialis- bzw. Stapediuslähmung. Mschr. Ohrenheilk. 76: 101, 1942. — TULLIO, P., und A. JELLINEK: Methodik der Untersuchung der Orientierungsschallreflexe. In „Hdb. biol. Arbeitsmeth." Abt. 5, T. 7, p. 1175. Wien: Urban & Schwarzenberg, 1937.

VERAGUTH, O.: Das psychogalvanische Reflexphänomen. Berlin: Karger, 1909. — VERONESE, A.: Il comportamento della soglia del riflesso stapediale nella sindrome vestibolare nucleare e reticolare. Boll. Soc. Ital. Fonet. Audiol. 13: 420, 1964.

WATSON, J. E.: The use of a compound unconditioned stimulus in electrodermal audiometry. J. Speech Hearing Res. 9: 611, 1966. — WEBSTER, J. C.: Problems in Military Audiometry: A CHABA Symposium. 6. Automatic Audiometry. J. Speech Dis. 22: 748, 1957. — WESTLAKE, H.: Hearing Acuity in Young children. J. Speech Dis. 7: 7, 1942. — WILLIAMS, W. G., and J. T. GRAHAM: EEG Responses to Auditory Stimuli in Waking Children. J. Speech Hearing Res. 6: 57, 1963. — WITHROW, F. B. JR., and R. GOLDSTEIN: An Electrophysiologic Procedure for Determination of Auditory Threshold in Children. Laryngoscope, 68: 1674, 1958.

YANNOULIS, G.: Der Lombardsche Versuch in dB und Hz gemessen. Folia Phoniatr. 15: 312, 1963.

ZEAMAN, D., and N. WEGNER: Cardiac Reflex to Tones of Threshold Intensity. J. Speech Dis. 21: 71, 1956. — ZWISLOCKI, J.: Acoustic Measurement of the Middle Ear Function. Annals Otology etc. 70: 599, 1961; — An Acoustic Method for Clinical Examination of the Ear. J. Speech Hearing Res. 6: 303, 1963.

4. Überschwellige Audiometrie

ALEXANDER, W.: Loudness Recruitment and Vertigo. Proc. Can. Otolaryng. Soc. p. 10 bis 20, 1957.

BÉKÉSY, G. VON: A New Audiometer. Acta Oto-Laryngol. 35: 411, 1947. — BORGHESAN, E.: Sul rapporto tra potere discriminativo d'intensitá e recruitment. Boll. Soc. Ital. Fonet. Sperim. etc. 3: 14, 1953.

CARRASCOSA, A. E., J. ZUBIZARRETA, J. P. R. CAMPOS y R. PSZENNY: Descenso del techo auditivo sin modificación del umbral. Anales Fonol. Audiol. 2: 18, 1956/57. — CORSO, J. F.: Evaluation of Operating Conditions on a Békésy-Type Audiometer. Arch. Otolaryng. 61: 649, 1955.

FARQUHAR, M. S.: Prognostic Value of Imitative and Auditory Discrimination Tests. J. Speech Dis. 26: 342, 1961.

HARRIS, J. D.: A Brief Critical Review of Loudness Recruitment. Psychol. Bull. 50: 190, 1953. — HEDGECOCK, L. D.: Recruitment in Ears with Abrupt Loss of Acuity for High Frequencies. J. Speech Dis. 22: 91, 1957.

JERGER, J. F.: Differential Intensity Sensitivity in the Ear with Loudness Recruitment. J. Speech Hearing Dis. 20: 183, 1955; — Recovery Pattern from Auditory Fatigue. J. Speech Dis. 21: 39, 1956.

PALVA, T.: Recruitment Tests at Low Sensation Levels. Laryngosc. 66: 1519, 1956. — PALVA, T., A. GOODMAN and I. J. HIRSH: Critical Evaluation of Noise Audiometry. Laryngoscope 63: 842, 1953. — PENNETTA, G., e F. PINTO: Effetto della fatica sulla lateralizzazione del Weber. Boll. Soc. Ital. Fonet. Sperim. etc. 6: 153, 1956. — PINTO, F., e G. PENNETTA: Gli effetti di adattamento e fatica uditiva e la loro interpretazione. Boll. Soc. Ital. Fonet. Sperim. etc. 5: 55, 1955; — Ricerche sull'estensione dell'effetto di fatica. Boll. Soc. Ital. Fonet. Sperim. etc. 6: 155, 1956.

ROMAGNOLI, M.: Comportamento dell'adattamiento uditivo per stimolazione acustica di lunga durata. Boll. Soc. Ital. Fonet. Sperim. etc. 5: 16, 1955.

YANTIS, P. A.: Audiologic Examination of the Inner Ear: The Aural Overload Test. J. Speech Dis. 21: 303, 1956.

ZANGEMEISTER, H. E.: Hörvermögen für Ultraschall und Möglichkeiten seiner diagnostischen Verwertung. HNO-Wegweiser, 2: 387, 1951; — Zur audiometrischen Differentialdiagnostik, insbesondere otosklerose ähnlicher Hörstörungen. Arch. Ohren- usw. Heilk. 165: 375, 1954.

4. Psychologische Untersuchung von tauben, schwerhörigen und sprachgestörten Kindern

Von Dr. phil. Edeltrud Baar †, Wien

a) Einleitung

Zweck der psychologischen Prüfung. Es gibt noch nicht in allen Ländern und allen Taubstummenerziehungsanstalten die Möglichkeit, *taube Kinder im vorschulpflichtigen Alter* aufzunehmen bzw. in Sonderkindergärten zu fördern. Aber überall wird von angestrengten Bemühungen und Fortschritten in dieser Hinsicht berichtet. Alle sind bereit, ihre Erfahrungen mit anderen zu teilen und eifrig, selbst noch mehr zu lernen, um besser helfen zu können. Wenn die Befriedigung der heilpädagogischen Bedürfnisse durch entsprechende Einrichtungen gesichert ist, beginnt man im Interesse einer möglichst erfolgreichen Arbeit zu differenzieren und sucht mit Hilfe von Tests, die *Schulreife und Bildungsfähigkeit* festzustellen. *Es geht dabei weniger darum, unfähige Kinder auszuscheiden, sondern vielmehr solche, welche irrtümlich für unfähig gehalten werden, zu rehabilitieren und ihnen entsprechende Entwicklungsmöglichkeiten zu bieten.*

In Klinik und Ambulanz sind Ärzte und Logopäden um *Früherfassung und Differentialdiagnosen* von Fällen bemüht, in welchen Kinder infolge verschiedenster Ursachen nicht, nicht rechtzeitig oder nur mangelhaft sprechen lernen. Hierher gehören *taubstumme, schwerhörige, hörstumme und aphatische Kinder* sowie Fälle von Agrammatismus, geistigen Rückständen, zerebralen Schädigungen, aber auch Lähmungen und Mißbildungen der Sprechorgane sowie Mutismus.

Das Interesse für psychologische Tests als einem objektiven Maßstab ist im allgemeinen groß. Wenn irgendwo keine Tests verwendet werden, hat dies meist seine Ursache in einem Mangel an Psychologen bzw. geschulten Mitarbeitern. Es kann manchmal aber auch in der selbstkritischen und verantwortungsbewußten Haltung eines erfahrenen Praktikers seine Erklärung finden. Auf meine Anfragen habe ich unter anderem auch folgende offene Antwort erhalten: „Wir arbeiten wenig mit Tests. Wir legen viel mehr Gewicht auf die Beobachtung.“ Dieser Standpunkt ist zum Teil verständlich und unter Umständen berechtigt; wir kommen bei der Besprechung der prinzipiellen Möglichkeiten und Grenzen verschiedener Tests darauf zurück.

Methode der Nachforschung. Meine Nachforschungen über Tests für taube, schwerhörige und sprachlich speziell gestörte Kleinkinder in verschiedenen Ländern habe ich seit dem Jahre 1946 privat durchgeführt, von der Internationalen Gesellschaft für Logopädie und Phoniatrie zum Teil finanziell unterstützt. Die Erhebungen können nicht vollständig sein. Ich konnte keine zentrale Stelle finden, welche mir einen Überblick hätte geben können. Dennoch glaube ich, auf Grund jahrelanger internationaler Korrespondenz, Studienreisen, Lektüre erreichbarer Fachliteratur, über die am *meisten verbreiteten und wichtigsten Tests* berichten zu können. Es wird vor allem die wichtige und schwierige psychologische Untersuchung von *Klein*kindern behandelt. Siehe dazu den Absatz über die Altersstufen sowie die Besprechung einzelner Tests. Die Überlegungen über die prinzipiellen Möglichkeiten und Grenzen verschiedener Arten von Tests haben auch für höhere Altersstufen Geltung.

Mit Dankbarkeit denke ich an das Verständnis und die Hilfsbereitschaft, die ich bei meinen Anfragen erfahren habe, insbesondere von einigen Testautoren, welche mir Publikationen und nähere Aufklärungen in liebenswürdiger Weise zur Verfügung stellten. Wertvoll waren für mich auch der Katalog der Psychological Corporation, New York, mit kurzen, klaren Beschreibungen der einzelnen Tests sowie der Bilderkatalog der Stoelting Company, Chicago, der vor allem einen sehr guten Einblick in die verschiedenen Performance-Tests bietet.

b) Besprechung einzelner Tests

Herderscheé-Test: *Die Tests für taubstumme Kinder* von D. HERDERSCHÉE, Amsterdam, wurden *1920* veröffentlicht und sollten zur Feststellung dienen, ob ein Kind für die Erziehung in einer Taubstummenschule geeignet sei. HERDERSCHÉE arbeitete die Tests für 3 bis 18jährige aus und erprobte sie in 82 Fällen. Auf die Altersstufen von *3 bis 8 Jahre* entfielen *27 Kinder.*

Geprüfte Fähigkeiten:
Situationsverständnis (Handgeben, Zungezeigen)
Unterscheiden von Farben und Größen
Dinge erkennen durch Betasten
Formauffassung (Einpassen und Zusammensetzen von Formen, Nachzeichnen . . .)
Bildauffassung (Zusammensetzen von zwei Teilen)
Gedächtnis für Farben und Formen
Praktische Intelligenz, Raumauffassung, Handgeschicklichkeit
Freies Zeichnen (Menschliche Figur)

Die Auswertung erfolgt qualitativ mit Alterszuordnung. Wegen der geringen Zahl der Fälle wurden 2 und 3 Jahre zu einer Entwicklungsstufe zusammengezogen. Die jeweils verschiedene Anzahl von Tests pro Stufe wird mit Eigentümlichkeiten der Entwicklung zu rechtfertigen versucht. HERDERSCHÉE war sich der Unvollkommenheit seines Versuches bewußt, den wir trotzdem heute noch in mancher Hinsicht bewundern.

Ontario-Test. Die Anleitung des *Ontario-Tests* von H. AMOSS, Canada, ist erstmalig *1936* in englischer Sprache erschienen und wurde später auch in die französische und portugiesische Sprache (in Brasilien) übersetzt. Die Aufgaben sind für die Altersstufen von 2 bis 19 Jahren bestimmt. Die Eichung stützt sich auf eine Untersuchung von 288 Schülern, darunter *17 Kindern zwischen 5 und 7 Jahren.* Die einzelnen Aufgaben wurden größtenteils von verschiedenen Autoren übernommen, den besonderen Bedürfnissen angepaßt und neu geeicht.

Geprüfte Fähigkeiten:
Farben-, Formen- und Gestaltauffassung. (Falten, Formen, Identifizieren und Zusammensetzen, Nachzeichnen)
Mengengestaltauffassung (Dominos)
Raumauffassung (Nachbauen)
Regelerfassen

Die Auswertung wird nach Punkten mit Alterszuordnung durchgeführt. Die Eichung wurde in Übereinstimmung mit den Ergebnissen der Stanford Revision des BINET-Tests bei höheren Kindern vorgenommen. Das heißt, eine Aufgabe wurde einem bestimmten Intelligenzalter zugesprochen, wenn 75% der hörenden Kinder mit einem Intelligenzalter, welches mit der Stanford Revision festgestellt wurde, sie gelöst haben. *Ein Vergleich von hörenden und tauben Kindern hat für die tauben Kinder einen um 6 Punkte tieferen Durchschnittswert, nämlich einen Intelligenzquotienten von 94 ergeben.* Laut Bericht entspricht dies den Erfahrungen der Lehrer.

Nebraska-Test. Der *Nebraska-Test für Lernfähigkeit* von H. HISKEY, USA, stammt aus dem Jahre *1941*. Es handelt sich um eine sprachfreie Testreihe für taube und schwerhörige Kinder im Alter von 4 bis 10 Jahren, geeicht an 466 Fällen. Auf die Altersstufen von *4 bis 7 Jahren* entfallen *196 Kinder*. Der Untersuchung gingen eingehende Beobachtungen voraus.

Geprüfte Fähigkeiten:
Form- und Gestaltauffassung (Falten nach Muster)
Raumauffassung (Bauen nach Vorlage, Würfel zusammensetzen)
Zahlbegriff und Regel (Perlen nach Muster auffädeln)
Anschauliches Gedächtnis (für Farben, Ziffern, Bilder, Perlenmuster)
Handgeschicklichkeit
Assoziationen und Analogien an Hand von Bildern

Die Auswertung geschieht nach Punkten und erlaubt die Berechnung des sogenannten *Lernalters* analog dem Intelligenzalter, welches der Autor vorzieht. 1955 wurden die Tests mit sprachlichen Anleitungen versehen, *auch für hörende Kinder geeicht,* deren Intelligenzquotient nach BINET der Norm entspricht. Die Übereinstimmung der IQ-Werte ist sehr gut. *Der durchschnittliche Quotient für taube Kinder liegt bei 95.*

Snijders-Oomen-Test. Die *sprachfreien Tests für Taubstumme* von A. W. M. SNIJDERS-OOMEN, Groningen, Holland, wurden erstmals *1943* veröffentlicht; Neubearbeitung im Druck. Nachstehende Mitteilungen wurden einem Vortragsmanuskript entnommen, welches Herr Prof. Dr. TH. SNIJDERS mir liebenswürdigerweise zur Verfügung stellte. Mit diesen sprachfreien Tests wurden 1100 Schüler der Taubstummenschulen in Holland im Alter von 3 bis 16 Jahren untersucht. Die Anzahl der 3- bis 7jährigen ist nicht angegeben.

Geprüfte Fähigkeiten:
Formauffassung (Mosaiklegen, Nachzeichnen geometrischer Figuren)
Erfassen anschaulicher Zusammenhänge (Zusammensetzspiele. Ergänzen. Bilderreihen legen)
Abstraktion (Reihenlegen mit farbigen Stäbchen nach einer Regel. Konkrete anschauliche Analogien, wie z. B. ganz und kaputt, voll und leer. Sortieren nach Farbe, Form u. a.)
Unmittelbares Gedächtnis (Bilder)

Die quantitative Auswertung nach Noten ergibt ein „achtstelliges Testprofil“ und ermöglicht die Berechnung von Intelligenzalter und Intelligenzquotient. Sie wird ergänzt durch eine qualitative psychologische Interpretation.

Vergleichende Untersuchungen an 1400 hörenden Kindern im gleichen Alter — je 100 pro Altersstufe — aus ganz Holland, ergaben bei den *tauben Kindern einen durchschnittlichen Intelligenzquotienten von 96* gegenüber 100 der hörenden Kinder. Es wird betont, daß dieser Unterschied sogar etwas geringer sei als der zwischen Stadt- und Landkindern (103 bzw. 98). Beim Mosaiktest sind die tauben Kinder auf allen Altersstufen besser als die hörenden; hinsichtlich des anschaulichen Gedächtnisses sind die Leistungen gleich gut; bei den übrigen Tests schneiden die hörenden Kinder etwas besser ab.

Borelli-Oléron-Test. Im Jahre *1954* erschien eine *Neue Performance-Testreihe* von M. BORELLI und P. OLÉRON, Paris. Sie wurde an 155 tauben Kindern im Alter von $4^1/_2$ bis 8 Jahren erprobt. Den Altersstufen von *$4^1/_2$ bis 7 Jahren* gehörten *114 Kinder an*. Die Testserie besteht aus 7 Aufgaben, von denen 4 von anderen Autoren übernommen, aber neu geeicht wurden.

Geprüfte Fähigkeiten

Raum- und Formauffassung (Bauen nach Modell und Vorlage. Formen einsetzen und zusammensetzen. Nachzeichnen)
Erfassen eines Sinn- und Gestaltzusammenhanges („Manikin" nach PINTNER)
Praktisches Gedächtnis (Knox-Würfel)

Die Bewertung wird nach Punkten mit Alterszuordnung vorgenommen.

Borel-Maisonny-Test. Der *Intelligenztest für Kinder mit Sprachschwierigkeiten* von Madame S. BOREL-MAISONNY, Paris, aus dem Jahre *1947*, ist *entwicklungsmäßig orientiert* und besteht aus 2 Testreihen. Die 1. Testreihe umfaßt das Alter von *15 Monaten bis zu $3^1/_2$ Jahren*, die 2. Reihe das Alter von *3 bis 6 Jahren*. Die 1. Testreihe besteht aus 12, die 2. Reihe aus 5 bzw. 7 Aufgaben, deren Lösung jeweils über mehrere Entwicklungs- und Altersstufen verfolgt wird. Die Anzahl der Tests pro Entwicklungsstufe ist sehr verschieden. So gibt es für die 3jährigen 11 Tests, für die 5jährigen 3 Tests und für die 6jährigen einen einzigen Test (nämlich 6 Holzplättchen nach ihrer Dicke ordnen).

Geprüfte Fähigkeiten:

Madame BOREL-MAISONNY spricht von „Psychomotorischer Aktivität". Wir charakterisieren sie zwecks Vergleich mit den üblichen Fachausdrücken.
Erfassen von Formen. (Zusammensetzen, Nachzeichnen)
Erfassen eines Sinn- und Gestaltzusammenhanges (Bild zusammensetzen)
Erfassen von Größenverhältnissen
Erfassen und Merken einer Regel
Materialbetätigung
Praktische Intelligenz und Handgeschicklichkeit

Die Bewertung erfolgt für die 1. Testreihe rein qualitativ, für die 2. Testreihe nach Punkten. Die auf einer Altersstufe jeweils mögliche Punktesumme ist sehr verschieden. Leider lassen die mir zur Verfügung stehenden Unterlagen einige wichtige Fragen über Aufbau und Auswertung offen.

Kern-Test. Der *Grundleistungstest* von ARTUR KERN, Heidelberg, ist ein *Schulreifetest*. Er wurde nach mehr als zehnjährigen Erfahrungen in Elementarklassen mit hörenden, normalen Schülern zusammengestellt und *1950* publiziert. Wie ich aus Mitteilungen des Direktors der staatlichen Gehörlosenschule in Heidelberg, ERWIN KERN, sowie aus den Erfahrungen im Sonderkindergarten „Schweizer Spende" in Wien weiß, kann der Grundleistungstest *auch mit tauben Kindern durchgeführt werden*. Bei der Untersuchung von mehreren Tausenden hörenden und normalen Kindern in verschiedenen Orten Deutschlands ergab sich eine deutliche Gruppierung in *3 Entwicklungsphasen der „Gliederungsfähigkeit"*, auf welche sich die 6jährigen ungefähr nach der GAUSS'schen Kurve verteilen: 33% der Kinder befanden sich in der Früh-, 42% in der Mittel- und 25% in der Spätphase.

Aufgaben (Geprüfte Fähigkeiten):

A. Zeichnen der menschlichen Gestalt (z. B. ein anwesendes Kind):
Frühstadium: Kopffüßler
Mittelstadium: Anfänge der Gliederung in Kopf, Rumpf, Arme und Beine
Spätstadium: deutlich gegliederte Gestalt mit charakteristischen Einzelheiten (Kleidung, Frisur, Brillen . . .)

B. Schriftbild nachgestalten: Nachmalen eines kurzen Satzes in Handschrift,

z. B. *Eva ist da*

Frühstadium: Kritzeln. Keine Ähnlichkeit mit dem Vorbild
Mittelstadium: beginnende Gliederung
Spätstadium: Die Struktur des Schriftbildes wird erfaßt und in allen Teilen nachgestaltet. Man kann den Satz lesen.

C. Mengenbild nachgestalten: ... / .... / ...

Frühstadium: Haufen. Vollkommen ungegliedert. Anzahl nur annähernd.
Mittelstadium: Die Mengengestalt im Umriß nachgestaltet. Binnengliederung fehlt.
Spätstadium: Richtige Wiedergabe.

D. Simultane Zahlauffassung:

1. Zahlfindeakt: *Benennen* einer Menge von Gegenständen bzw. *Zeigen* mit den Fingern
2. Zahlherstellungsakt: Über sprachliche Aufforderung bzw. durch Zeigen mit den Fingern eine bestimmte Anzahl *zusammenstellen*

Frühstadium:	Zahlbegriff durchschnittlich 2
Mittelstadium:	Zahlbegriff durchschnittlich 3
Spätstadium:	Zahlbegriff durchschnittlich 4

Die Auswertung wird qualitativ nach den drei Stufen der Gliederungsfähigkeit durchgeführt. ARTUR KERN hat die Intelligenz von normalen, hörenden Schulanfängern sowohl mit dem Grundleistungstest als auch mit dem Test von BINET-SIMON-BOBERTAG geprüft und die Ergebnisse verglichen. Dabei zeigten die Kinder des Frühstadiums einen durchschnittlichen Entwicklungsquotienten von 86,6, die des Mittelstadiums von 102,8 und die des Spätstadiums von 115,2. Über eine vergleichende Untersuchung von tauben und hörenden Kindern liegt nach einer brieflichen Mitteilung von ERWIN KERN noch kein abschließendes Ergebnis vor.

Baar-Test. Die *sprachfreien Entwicklungstestreihen für taube, schwerhörige und sprachlich speziell gestörte Kleinkinder* von E. BAAR, Wien, sind eine *parallele Serie zu den regulären sprachlichen Testreihen* von CH. BÜHLER und H. HETZER sowie L. SCHENK-DANZINGER. Die regulären sprachlichen Kleinkindertests wurden erstmals 1932 veröffentlicht. Die sinngemäß angepaßten, sprachfreien Entwicklungstestreihen sind *1957* erschienen. Sie wurden im Laufe 17jähriger Erfahrungen mit entwicklungsgestörten Kindern aller Arten in Klinik, Sonderkindergarten und Taubstummeninstitut erarbeitet und in *140 psychologischen Untersuchungen von taubstummen, schwerhörigen, hörstummen und aphatischen Kindern*[1] sowie in

[1] Solange noch nicht genaue Audiogramme von Kleinkindern zur Verfügung standen, erfolgte die Abgrenzung auch nach psychologisch-pädagogischen Gesichtspunkten, und zwar:

Taubheit bzw. hochgradige Schwerhörigkeit. Erwerb der Lautsprache *nicht* auf natürlichem Wege möglich. Verwendung natürlicher Gebärde. Eventuell Gebärdensprache.

Schwerhörigkeit. Erwerb der Lautsprache auf natürlichem Wege nur *mangelhaft* möglich. Zusätzliche Verwendung natürlicher Gebärden.

Hörstummheit. Obwohl ein Kind hört und ungefähr altersentsprechend geistig entwickelt (intelligent) ist, hat es die Lautsprache im Alter von mehr als drei Jahren noch nicht oder nur in sehr geringem Maße erworben. Sensorische und motorische Form (entsprechend Sprachverständnis und -ausdruck). Neuere Untersuchungen wie die von Prof. H. C. HUIZING, Holland, weisen auf einen speziellen Hördefekt bei hörstummen Kindern hin, nämlich eine Verzögerungsschwerhörigkeit (d. h. zeitgestörte Perzeption) gegenüber den Empfindlichkeits- und Diskrimieiner Anzahl spezieller Fälle von fehlender oder verzögerter Sprachentwicklung erprobt. Von 24% der Kinder liegen 2, 3 bzw. 4 psychologische Befunde vor.

Mit den sprachfreien Entwicklungstestreihen können wir die Altersstufen von *1 bis 7 Jahre* erfassen. Vorher, von 0 bis 1 Jahr, finden die regulären Kleinkindertests von BÜHLER und HETZER Anwendung, da die Sprachentwicklung erst mit Beginn des 2. Lebensjahres geprüft wird. (Die Testreihe für das 7. Lebensjahr von SCHENK-DANZINGER wurde im Hinblick auf die häufigen und sehr wichtigen Schulreifeuntersuchungen dazugenommen.)

Die regulären sprachlichen Entwicklungstests wurden seinerzeit an Hand eines *Inventars der natürlichen kindlichen Verhaltensweisen* gewonnen. Ihr Aufbau entspricht in den Querschnitten den *Entwicklungsphasen* von CH. BÜHLER und zeigt im Längsschnitt in jeder Dimension gesetzmäßige *Entwicklungssequenzen*. Es wird versucht, in 6 Dimensionen — mit je 10 Tests pro Altersstufe — die *Ganzheit der Persönlichkeit* in ihren Grundzügen zu erfassen.

Geprüfte Fähigkeiten:
Sinnesrezeption auf optischem und akustischem Gebiet
Körperbeherrschung[1]
Soziale Reife
Gedächtnis in anschaulich-praktischer und sprachlicher Hinsicht

Materialbetätigung (Freies sowie nachahmendes Bauen und Zeichnen. Spontane Ordnungsgesichtspunkte. Konzentration, Ausdauer).

Geistige Produktion:
Praktische Intelligenz
Sprachliche Intelligenz (Begriffliches und logisch-kausales Denken).

Prinzipien der sinngemäßen Anpassung:
A. Sprachfreie Anleitung und Lösung an sich nichtsprachlicher Aufgaben
B. Anpassung von sprachlichen Tests auf der Basis funktionaler psychologischer Gleichheit, entnommen dem täglichen Leben

1. *Intelligenztests:*
   a) Natürliche Gebärden an Stelle einfacher sprachlicher Verständigungen. Z. B.: Komm her! Geh weg! Bitte, gib! Schau! Da. Dort. Ja. Nein. Brav, schlimm. Wo? Was ist das? ... Auch spontane Mitteilungen und Fragen sind möglich
   b) Zuordnen bzw. Gruppieren von Dingen (erste Begriffsbildung)
   c) *Denken an Hand von Bildern:*
   Z. B.: Hundegeschichte bestehend aus drei Bildern. (Der Hund läuft. Der Hund zieht mit den Zähnen am Tischtuch. Alles fällt zu Boden.) Es ist *typisch andersartig*, wenn ein sechsjähriges Kind die Hundegeschichte lautsprachlich oder mit Hilfe der Gebärdesprache oder durch Dramatisieren wiedergibt, *aber wir können es als gleichwertige Testlösung nehmen, denn wesentlich gemeinsam ist, daß die kausale Folge erfaßt wird.* Oder: Bei der „Interpretation bildlich dargestellter Tätigkeiten" (4. LJ.) kann man folgende *typisch verschiedene Testlösungen als im wesentlichen gleichwertig* anerkennen:
   α) „Der Bub zieht den Strumpf an" ... normale Entwicklung

---

nationsstörungen. Der Begriff der Hörstummheit wird nur in deutschsprachigen Gebieten verwendet und von der kindlichen Aphasie unterschieden.

Aphasie. Das Kind hat bereits die (Grundlage der) Lautsprache besessen, aber durch Erkrankung wieder verloren. Sensorische und motorische Form (entsprechend Sprachverständnis und -ausdruck).

In der englischen Literatur spricht man in beiden Fällen von infantiler Aphasie.

[1] Für die Prüfung der *Feinmotorik* Drei- bis Sechsjähriger, die bei Hörstummheit, Aphasie und anderen zerebralen Schädigungen diagnostisch und therapeutisch wertvolle Hinweise zu geben vermag, stehen uns die Tests von R. LUCHSINGER zur Verfügung.

β) „Bubi — Strumpf — anziehen" ... Agrammatismus (künstlicher Sprachaufbau bei Taubheit, rückständige Sprachentwicklung bei Schwerhörigkeit, zerebraler Schädigung, Debilität)

γ) Auf die Frage des VI. im Hinblick auf mehrere vorgelegte Bilder: „Wo ist das Kind, das einen Strumpf anzieht?" zeigt das Kind auf das richtige Bild .... motorische Hörstummheit bzw. Aphasie

δ) Darstellung des Bildinhaltes durch natürliche Gebärden (Demonstrieren an sich selbst) .... Fehlen der Lautsprache oder großer Rückstand

ε) Mitteilung mit Hilfe der Gebärdensprache.

2. *Gedächtnistests:*
Der mühsame künstliche Aufbau der Lautsprache muß sich auf wesentliche Grundformen von Wörtern bzw. Begriffen sowie des Satzbaues beschränken. Ferner sind Reim und Rhythmus für taube Kinder keine Gedächtnishilfe, sondern eine Erschwerung. Wir verwenden daher statt Versen einfache Sätze mit gleicher Silbenzahl und bekannten Wörtern.

Die psychologische Untersuchung von Kindern, mit welchen eine sprachliche Verständigung nicht oder nur mangelhaft möglich ist, wird *je nach Bedarf* mit der sprachfreien oder bzw. und der regulären sprachlichen Form der parallelen Entwicklungstestreihen vorgenommen.

Für die psychologische Untersuchung von *tauben* Kindern brauchen wir sprachfreie Tests. Zur Feststellung ihrer sprachlichen Kenntnisse und Fortschritte benötigen wir auch reguläre sprachliche Tests. *Schwerhörige* Kinder kann man häufig selbst bei Agrammatismus regulär sprachlich prüfen, aber zur völligen Klarstellung der geistigen Leistungsgrenzen muß man überdies eine sprachfreie Form zur Verfügung haben.

Für *aphatische* und *hörstumme* Kinder wird man prinzipiell sowohl eine reguläre sprachliche wie auch eine sprachfreie Form von Tests bereit halten und aus differentialdiagnostischen Gründen unter Umständen beide zum Teil gleichzeitig durchführen, und zwar zwecks Beurteilung der allgemeinen geistigen Entwicklung wie auch zur Abgrenzung des sensorischen und motorischen Anteils der Störung. Bei Verdacht auf *motorische Hörstummheit* bzw. Aphasie bedienen wir uns einer speziellen Form bestimmter sprachlicher Tests. (Siehe oben S. 350.) *Auf diese Weise sind Differentialdiagnosen möglich.*

Die *Auswertung* geschieht sowohl *qualitativ als auch quantitativ* mit Bestimmung von *Entwicklungsalter* und *Entwicklungsquotient* sowie Darstellung an Hand eines *Entwicklungsprofils.* Die begrenzten Möglichkeiten dieser Charakterisierung machen die Besprechung in einem *Befund unerläßlich.*

Der Vergleich *mit der Norm* ergab bei
tauben Kindern einen durchschnittlichen Entwicklungsquotienten von . . 94[1]
bei schwerhörigen Kindern von 91
bei hörstummen und aphatischen Kindern von 84

[1] H. Amoss (Kanada) fand für die tauben Kinder ebenfalls einen durchschnittlichen Intelligenzquotienten von 94 (siehe S. 348), M. Hiskey (USA) einen Lernquotienten von 95 (siehe S. 348). Snijders (Holland) berichtet über einen durchschnittlichen Intelligenzquotienten von 96 bei tauben gegenüber 100 bei hörenden Kindern. Kendall (England), welcher den Test von R. Atkins sowie eine Modifikation von Merrill-Palmer verwendet hat, stellte

c) Prinzipielle Möglichkeiten und Grenzen verschiedener Tests

I. *Die Teststruktur.* Man erwartet vielfach von Tests, daß sie auf Grund charakteristischer Stichproben einen Analogieschluß auf die allgemeine geistige Begabung bzw. Entwicklung ermöglichen. Inwieweit ist dies gerechtfertigt?

1. *Intelligenztests.* Sie sind vorwiegend sprachlicher Natur und für die allgemeine Entwicklung charakteristisch, wenn es sich um eine harmonische Persönlichkeit handelt. Tatsache aber ist, daß es selbst innerhalb der Norm viele Varianten gibt, welche zeigen, daß die Entwicklung der einzelnen Fähigkeiten selbst bei gesunden Kindern nicht völlig gleichmäßig verläuft. In jenen Fällen, in welchen spezielle Schwierigkeiten im Sprachverständnis und bzw. oder Sprachausdruck bestehen, führt ein Analogieschluß auf die Fähigkeiten des Kindes im allgemeinen zur *Unterschätzung*. Es gibt aber auch einseitig sprachlich entwickelte bzw. trainierte Kinder, bei welchen auf diese Weise eine *Überschätzung* möglich ist.

2. *Performance-Tests.* Die praktischen Fähigkeiten sind selbst bei einem hörenden normalen Kind nur bis zu einem gewissen Grade repräsentativ für die sprachliche Intelligenz. Bei einem Analogieschluß auf die Fähigkeiten im allgemeinen kann es leicht zu *Überschätzung* kommen, wenn Debilität mit einem spezifisch sprachlich-intellektuellen Rückstand oder spezielle Sprachstörungen, wie Hörstummheit und Aphasie, aber auch Taubheit mit einer aphatischen Komponente vorliegen. Auch *Unterschätzung* ist möglich, wenn Raumauffassung und Koordinaten durch eine zerebrale Schädigung im besonderen Maße betroffen sind. An den prinzipiellen Grenzen ändert auch die Verwendung mehrerer Performance Tests nichts.

3. *Zeichentests.* Zeichentests sind naturgemäß *einseitig* und in geistiger wie seelischer Hinsicht *nur bedingt repräsentativ* für die ganze Persönlichkeit. *Eine gute originale Zeichnung* — keine Kopie — *spricht immer für eine gute Intelligenz. Eine schlechte Zeichnung aber ist noch kein Beweis für eine mangelhafte Intelligenz.* Es gibt intelligente Kinder, welche schlechte Zeichner sind. Überdies muß mit der Möglichkeit einer großen Streuung der Leistungen des einzelnen Kindes gerechnet werden.

4. *Entwicklungstests.* Entwicklungstests versuchen der *Ganzheit der Persönlichkeit* in ihren Grundzügen gerecht zu werden. Sie enthalten sowohl sprachliche als auch praktische Intelligenz- und Gedächtnistests, ferner Tests zur Prüfung

---

noch geringere Unterschiede fest, verweist aber auf eine große Streuung. — Snijders erwähnt frühere Vergleiche von tauben und hörenden Kindern durch Pintner (USA), Zeckel und van der Kolk (Holland) sowie Oléron (Frankreich), die übereinstimmend einen Unterschied von mindestens zehn Punkten gefunden haben.

Die verschiedenen IQ- bzw. EQ-Werte der einzelnen Autoren könnten ihre Ursache sowohl in der Anzahl der untersuchten Kinder, in der Art der verwendeten Tests als auch in der Methode der Taubstummenbildung haben.

Der Rückstand der tauben Kinder gegenüber den hörenden betrifft vor allem die Abstraktionsleistungen, nicht aber die praktischen, welche oft sogar besser sind und allgemein nicht als primärer Mangel an Intelligenz, sondern als sekundäre geistige Entwicklungsverzögerungen bzw. Unterentwicklung im Zusammenhang mit dem schwierigen künstlichen Sprachaufbau aufgefaßt werden.

Dies betrifft die quantitative Seite des Problems; die folgenden Ausführungen beschäftigen sich mit der qualitativen Seite, die für Differentialdiagnosen wesentlich ist.

der Materialbetätigung, der Körperbeherrschung und nicht zuletzt der sozialen Reife. Die Entwicklungshöhe der einzelnen Fähigkeit und ihr Verhalten zueinander ergibt ein Bild von der *Struktur der Persönlichkeit*. Die Auswahl der Tests und Testkriterien ist von einem *Konzept der kindlichen Entwicklung* bestimmt. Vom Standpunkt der Entwicklungspsychologie wird uns die *Bedeutung des sprachfreien Denkens* an Hand von Dingen, Situationen und Bildern insbesondere für taube und sprachlich speziell gestörte Kinder klar. Wir erkennen das *wesentlich Gemeinsame* sowie das *typisch Andersartige*. Diese Einsichten ermöglichen eine *sinngemäße Anpassung sprachlicher Intelligenz- und Gedächtnistests nach dem Prinzip der funktionalen psychologischen Gleichheit und damit Differentialdiagnosen*.

Entwicklungsmäßig orientierte Tests beachten und verfolgen wohl die Entwicklungsstufen von einzelnen Leistungen, ohne daß diese jedoch im Hinblick auf ihre Bedeutung für eine bestimmte Entwicklungsphase besonders ausgewählt wurden. *Es sind die Kriterien der Tests, aber weniger sie selbst, welche entwicklungspsychologisch determiniert sind.*

In einer Anzahl von Fällen kann sowohl ein Intelligenz- als auch ein Performance-Test, unter Umständen auch ein Zeichentest für die Fähigkeiten eines Kindes im allgemeinen repräsentativ sein. Die Erfahrung, daß dies in einer Reihe von Fällen zutrifft, verleitet oft zu der Annahme, daß dies auch in den übrigen Fällen so sein werde. Aber man sieht es den Testergebnissen nicht an, sondern des lehrt erst die nachträgliche Erfahrung. Stimmen beide nicht überein, weil keine harmonische Entwicklung bzw. Störung vorliegt, so darf es uns nicht wundern, wenn der Test gerade von erfahrenen, verantwortungsbewußten Pädagogen abgelehnt wird mit den Worten: „Was sagt schon ein Test?“ oder „Wir halten weniger von Tests, sondern verlassen uns lieber auf unsere Beobachtungen.“

Ein Entwicklungstest bietet eine Reihe von Vorzügen, auf die man nicht verzichten möchte, wenn man sie einmal kennengelernt hat.

Aber auch Entwicklungstests sind *Grenzen* gesetzt, nämlich in der *prognostischen Beurteilung eines mehr oder weniger erfolgreichen Aufbaues der Lautsprache.* Die Fähigkeit zur Lösung sinngemäß angepaßter sprachlicher Intelligenztests ist nur *eine* Voraussetzung für den künstlichen Erwerb der Lautsprache. Selbst bei durchaus altersentsprechenden Testleistungen können sich im Spezialtraining Schwierigkeiten ergeben, nämlich, wenn eine *aphatische Komponente* vorliegt. Hier gibt es meines bescheidenen Wissens wohl anamnestische Hinweise und Auffälligkeiten während der psychologischen Untersuchung, vor allem aber brauchen wir die praktische Erprobung im Sprachtraining während längerer Zeit. Der Vergleich von psychologischem Befund und pädagogischen Beobachtungen ist keineswegs so einfach, wie oft angenommen wird. Es ist sehr reizvoll und fruchtbar, den Ursachen von Abweichungen und Widersprüchen nachzugehen.

II. *Testform*

1. *Reguläre Tests.* Ursprünglich war die *Verwendung regulärer Tests unter Weglassung der sprachlichen Aufgaben naheliegend* und ein *Notbehelf*, solange keine speziellen Tests zur Verfügung standen. HERDERSCHÉE erklärte 1920 bezüglich der damals üblichen Methode von BINET-SIMON: „Diese läßt uns völlig im Stich, wo es sich um die Untersuchung von Worttauben oder völlig

Tauben handelt ... es gibt einige Tests, die ohne Sprechen benutzt werden können, aber der *Einblick in die intellektuelle Veranlagung bleibt doch mit diesen Hilfsmitteln viel zu beschränkt.*" Heute entspringt das *Festhalten an regulären Tests* vielfach dem Wunsch nach einer *Vergleichsmöglichkeit mit der Norm.* Überdies schätzt man, daß sie *ausreichend erprobt und geeicht* sind, während man bei den speziellen Tests infolge der relativen Seltenheit von tauben und insbesondere sprachlich speziell gestörten Kindern sowie der geringen Homogenität der Fälle, sich mit viel kleineren Zahlen begnügen muß. Ausschlaggebend aber ist: die regulären Tests können *nur als Fragmente* — nämlich unter Weglassung der sprachlichen Aufgaben — Verwendung finden. Damit wird auch ihre *Auswertung problematisch.* Der Intelligenzquotient einer fragmentarischen Reihe kann mit dem einer vollständigen Reihe *quantitativ, aber nicht qualitativ verglichen werden.* Selbst das Heranziehen mehrerer Testsysteme ändert daran nichts.

2. *Spezielle Tests.* Die speziellen Tests enthalten zum Teil bekannte Non-Verbal- sowie Performance-Tests, die den Umständen angepaßt und neu geeicht wurden. Die Auswertung ist befriedigend gelöst, aber diese Tests sind *von vornherein fragmentarisch. Entspricht der fragmentarische Charakter einer solchen Untersuchung der andersartigen Persönlichkeitsstruktur von tauben, schwerhörigen und sprachlich speziell gestörten Kindern?* Meist nicht ganz. Fast immer fehlt das begriffliche und logisch-kausale Denken, welches sich auch in sprachfreier Form an Dingen, Situationen und Bildern vollzieht.

3. *Parallele Testreihen.* Will man taubstummen, schwerhörigen, hörstummen und aphatischen Kindern gerecht werden, so braucht man sowohl sprachfreie, als auch reguläre sprachliche Tests (siehe S. 351) — eine Forderung, die nur durch parallele Testreihen wirklich erfüllt werden kann. Es gibt zwei Möglichkeiten.

Hiskey z. B. hat mit seinem Nebraska-Test den Weg *von den tauben zu den hörenden* Kindern, also von der sprachfreien zur regulären sprachlichen Form beschritten. Der Nebraska-Test ist sehr gut — er gehört zu den ganz wenigen Tests, welche Assoziationen und Analogien an Hand von Bildern prüfen. Prinzipiell ist aber in einem solchen Fall folgendes zu bedenken: Ein Test, der auf taubstumme und sprachlich speziell gestörte Kinder eingestellt ist, *kann sich bei einer Übertragung auf hörende für diese als fragmentarisch erweisen.*

Kern und Baar gehen den entgegengesetzten Weg, nämlich *von den hörenden zu den tauben* Kindern, also von der regulären sprachlichen zur sprachfreien Form. Baar versucht eine neue Lösung durch die *sinngemäße Anpassung von sprachlichen Intelligenz- und Gedächtnistests nach dem Prinzip der funktionalen psychologischen Gleichheit.*

Was wir brauchen, sind nicht spezielle Tests, sondern eine spezielle, nämlich sprachfreie Form primär regulärer Entwicklungstests. Nur durch parallele Testreihen sind auch die *Probleme der Auswertung und Eichung zu lösen,* und der *Vergleich mit der Norm nicht nur in quanititativer sondern auch qualitativer Hinsicht möglich.*

Begabte taube Kinder können nach mehrjährigem Sonderkindergartenbesuch im Alter von sechs bis sieben Jahren die Entwicklungstests in der regulären sprachlichen Form lösen. Die nach Bedarf sprachfreie bzw. teils sprachfreie, teils sprachliche oder reguläre sprachliche Durchführung der Entwicklungstests erlaubt die Feststellung des erreichten Niveaus der künstlichen Sprachanbildung.

Die ausschließliche Verwendung sprachfreier Tests stellt schon im Kleinkindalter eine ernste Begrenzung dar, noch mehr aber im Schul- und Jugendalter, wie E. S. Levine in einer Untersuchung mit dem Wechsler-Bellevue-Test, der für jede Altersstufe fünf sprachfreie sowie fünf sprachliche Tests vorsieht und auch eine getrennte IQ-Berechnung erlaubt, festgestellt hat. Die sprachfreien (Performance-) Tests allein ergeben nicht selten eine Diskrepanz zwischen dem praktischen Intelligenzquotienten und dem Schulerfolg: es kommt vor, daß ein Schüler mit einem überdurchschnittlichen praktischen IQ in der Schule versagen und ausgezeichnete Schüler nur einen durchschnittlichen praktischen IQ erzielen; selbst bei gleichem praktischem IQ können die Schulleistungen zweier Kinder sehr große Unterschiede aufweisen. Erst die Durchführung auch der sprachlichen Tests schafft Klarheit über den wirklichen Stand der geistigen Entwicklung.

LEVINE weist auf folgendes hin: Die sprachliche Verständigung ist für den Tauben das zentrale Problem. Wer es nicht kennt, kennt die Tauben nicht. Es gibt kein besseres, einfacheres Mittel, um Denken, Fühlen und Urteilen zu prüfen, als die direkte sprachliche Verständigung mit Vorsicht angewendet. Der Wert sprachlicher Tests für die psychologische Untersuchung Tauber hängt weitgehend davon ab, in wie weit der Prüfer mit der andersartigen Verwendung der Sprache zur Verständigung sowie beim Denken und Urteilen, vertraut ist. Intelligenztests nach der Art von BINET gehören nach den Erfahrungen von E. S. LEVINE zu den am wenigsten geeigneten; sie empfiehlt WECHSLER-BELLEVUE mit Vereinfachung gewisser sprachlicher Ausdrücke und Transponieren in jene Form der Verständigung, welche von einem bestimmten Tauben am besten verstanden wird.

Literatur

Psychologische Untersuchung von Kindern

ALEXANDER: ALEXANDER-Passalong-Test, Stoelting Co., Chicago. — AMOSS, H.: Ontario School Ability Examination. 3rd Ed. Ryerson Press, Toronto, Ontario, Canada 1950. — ARTHUR, G.: ARTHUR Point Scale of Performance-Tests, Psychol. Corp., New York. — ATKINS, R.: The measurement of the intelligence of young children by an object fitting test. University of Minnesota Press 1931.

BAAR, E.: Kinderpsychologe und Kinderarzt. Österr. Z. Kinderheilk. 1, 3, 1948; — Psychologisch-pädagogische Zusammenarbeit im Sonderkindergarten „Schweizer Spende" in Wien. Bericht d. 3. Intern. Kongr. f. Heilpädagogik Wien 1954. Jugend u. Volk, Wien 1954; — Psychologische Untersuchung von tauben, schwerhörigen und sprachlich speziell gestörten Kleinkindern. 1. Teil: Sprachfreie Teste in verschiedenen Ländern. 2. Teil: Sprachfreie Durchführung der regulären Entwicklungsteste von BÜHLER und HETZER sowie SCHENK-DANZINGER für das 1. bis 7. Lebensjahr. Basel: Karger, 1957; — Psychologische Untersuchung von tauben, schwerhörigen und sprachlich speziell gestörten Kleinkindern in verschiedenen Ländern. Folia Phoniatr. Vol. 9, No. 3 u. 4, 1957; — Sprachfreie Entwicklungsteste für taube, schwerhörige und sprachlich speziell gestörte Kinder im Alter von 1 bis 7 Jahren. Supplement. ad Folia Phoniatr., 1957; — Testmaterial: Taubstummeninstitut, Wien 12, Speisingerstraße 105, Dir. L. LEGL. — BENDER, L.: BENDER Visual Motor Gestalt Test. Psychol. Corp., New York. — BIÄSCH, H.: BIÄSCH-Test, Leipzig: Huber, Frauenfeld, 1939. Testmaterial: Landeserziehungsheim Albisbrunn, Hausen a. A. Kt. Zürich. — BOREL-MAISONNY, S.: Test de niveau mental pour enfants ayant de troubles du language. Libr. Central d'éducation nouvelle, Paris 1947. — BORELLI, M., et P. OLÉRON: Une nouvelle Echelle de Performance. Centre de Psychologie Appliquée, Paris 1954. — BÜHLER, CH.: Kindheit und Jugend. Leipzig: Hirzel, 1931; — und H. HETZER: Kleinkindertests. 1. Aufl. Leipzig: Barth, 1932. 2. gekürzte Aufl. München: Barth, 1953. — BÜHLER, K.: Die geistige Entwicklung des Kindes. Jena: Fischer, 1930.

CATTEL, P.: The Measurement of Intelligence of Infants and Young Children. New York: Psychol. Corp. 1940. — Infant Intelligence Scale. New York: Psychol. Corp.

DEARBORN-ANDERSON: DEARBORN-ANDERSON Formboards. Stoelting Co., Chicago. — DOHN, S.: DOHN Sorting Test. Näheres Dr. SIGFRID DOHN, Statens undersøgeles og vejledungsklinik for døve og svaert tunghøre børn, Kopenhagen. — DOLL, E.: Vineland Social Maturity Scale. Psychol. Corp., New York. — DREVER-COLLINS: DREVER-COLLINS Modification of KOHS Block Design Test. Stoelting Co., Chicago.

EWING, A. W. G.: Educational guidance and the deaf child. Manchester Univ. Press 1957. — EWING, I. R., and A. W. G. EWING: The Ascertainment of Deafness in Infancy and Early Childhood. J. Laryng. 59: 9, 1944.

FISCHER, B.: Tastfühlgestalten in: Das Problem der Schulreife beim taubstummen Kind. Neue Bl. Taubstummenbild. 6, p. 97, 1952.

GATES, A.: GATES Reading Readiness Test. Psychol. Corp., New York. — GESELL, A.: Preschool Child Test. Psychol. Corp., New York. The first five years of life. Harper & Bros., New York 1940. Developmental Diagnosis. Harper & Bros., New York. 2. Ed. 2. Print. 1948. — GOLDSTEIN, K., und M. SCHEERER: GOLDSTEIN-SCHEERER Tests. Psychol. Corp., New York. — GOODENOUGH, F.: Draw a Man Test. Stoelting Co., Chicago.

HEALY-FERNALD: HEALY-FERNALD Tests. Stoelting Co., Chicago. — HERDERSCHÉE, D.: Teste für taubstumme Kinder. Z. angew. Psychol. 16, 40, 1920. — HETZER, H.: Psychologische Untersuchung der Konstitution des Kindes. Leipzig: Barth, 1937. — HISKEY, M.: Nebraska test of learning aptitude. Separate standardizations for deaf children and for children with hearing. University of Nebraska, first edition 1941, revised 1955; — Nebraska test of learning aptitude (test-material), Psychol. Corp., New York; — A study of the intelligence of deaf and hearing children. American Annals of the Deaf. Vol. 101, No. 4, Sept. 1956. — H. C. HUIZING: 10 Jahre Pädo-Audiologie. Neue Blätter für Taubstummenbildung. 12. Jhg. Nr. 1/2, 1958.

KELLOGG, RH.: Fingerpainting. Golden Gate Nursery Schools, San Francisco 1951 und 1955. — KENDALL, D. C.: Mental development of young deaf children. In A. W. G. EWING: Educational guidance and the deaf child. Manchester University Press 1957. — KERN, A.: Grundleistungstest. In Sitzenbleiberelend und Schulreife. Freiburg: Herder, 1954. — KOCH, K.: Baumtest. 2. Aufl. Bern-Stuttgart: Huber, 1954. — KUHLMANN, F.: Test of mental development. Revision of BINET-Scale. Stoelting Co., Chicago.

LANE, H.: Testing problems. Volta Review. p. 410, 1948. — LEITER: LEITER international performance scale. Stoelting Co., Chicago. — LEVINE, E. S.: Youth in a soundless world. New York University Press 1956. — LINDNER, R.: LINDNERS Untersuchungsreihen. In: Das taubstumme Kind im Vergleich mit vollsinnigen Schulkindern. Leipzig, 1925. — LUCHSINGER, R.: Teste zur Prüfung der Feinmotorik. In: Über die Beziehungen der Sprache und der Sprachstörungen zur sogenannten Feinmotorik. Folia Phoniatr. 1, H. 3, 1948.

MERRILL-PALMER: MERRILL-PALMERS Preschool Performance Tests. Stoelting Co., Chicago. — MEYER, E.: Vergleichende Untersuchungen über die Schulreife taubstummer Kinder. Päd. Prüfg. Arb. Hamburg 1955. — MYKLEBUST, H. R.: Aphasia in Children. J. for Exceptional Children, Oct. 1952.

NEUHAUS, W.: Intelligenz und Zeichnen. Heilpäd. Blätter, Juni 1951.

PINTNER: PINTNER Primary Ability Test Pictorial. Stoelting Co., Chicago. Manikin Test. Stoelting Co., Chicago. — PINTNER-PATERSON: PINTNER-PATERSON Performance Tests. Stoelting Co., Chicago. — POWELSON: Multiple Handicaps in the Field of Deafness.

RANDALL ISLAND: RANDALL ISLAND Performance Test. Stoelting Co., Chicago. — RAVEN, J. C.: RAVEN Progressive Matrices. Psychol. Corp., New York. — ROSS, G.: Testing Intelligence and Maturity of Deaf Children. Journal for Exceptional Children. p. 23, Oct. 1953.

SEGUIN-GODDARD: SEGUIN-GODDARD Formboards. Stoelting Co., Chicago. — SNIJDERS, J.: Sprachfreie Tests für Taubstumme. Neue Blätter für Taubstummenbildung. 12. Jhg. Nr. 1/2, 1958. — SNIJDERS-OOMEN: SNIJDERS-OOMEN Test in Intelligentie onderzoek van doofstomme kinderen. Nijmwegen 1943. Neubearbeitung in Druck.

TERMAN-MERRILL: TERMAN-MERRILL Revised STANFORD-BINET-Scale. Stoelting Co., Chicago.

WECHSLER, D.: WECHSLER Intelligence Scale for Children (Performance Tests). Psychol. Corp., New York.

5. Psychodiagnostik kindlicher Hör- und Sprachstörungen

Methoden und differentialdiagnostische Möglichkeiten

Von Dr. phil. CHRISTA SEIDEL, Heidelberg

a) Einleitung

In immer stärkerem Maße hat sich in der letzten Zeit die Auffassung durchgesetzt, daß zu einer umfassenden Diagnostik kindlicher Hör- und Sprachstörungen eine enge Zusammenarbeit der medizinischen und psychologischen Fachrichtungen unerläßlich ist. Es ergibt sich hier für die *Klinische Psychologie* ein bisher wenig bearbeitetes Aufgabengebiet, das neben eingehenden Erfahrungen im Umgang mit hör- und sprachgestörten Kindern spezielle theoretische und testmethodische Kenntnisse voraussetzt. Mit der folgenden Darstellung psychodiagnostischer Überlegungen und Methoden soll neben praktischen Hinweisen zur Durchführung der psychologischen Untersuchung ein Beitrag zur Differentialdiagnose kindlicher (und jugendlicher) Hör- und Sprachstörungen geleistet werden.

Im Rahmen der psychodiagnostischen Untersuchung hör- und sprachgestörter Kinder kommt zunächst der *Intelligenzuntersuchung*, der Bestimmung des Intelligenzniveaus und der qualitativen Analyse des Intelligenzprofils (unter Beachtung spezieller Denkstörungen) eine besondere Bedeutung zu. Auf die Erfassung von geistigen Rückständen und von Schwachsinn als mögliche Verursachung einer Sprachstörung ist neben der Frage nach einer psychogen bedingten Intelligenzleistungsschwäche (*Pseudoschwachsinn*) besonders zu achten.

Neben der Beurteilung des Intelligenzniveaus steht die Frage nach dem Vorliegen *zerebraler Störungen* und ihrer Auswirkungen auf die Sprachentwicklung sowie auf die geistige und emotionale Entwicklung und auf das soziale Verhalten im Mittelpunkt der psychodiagnostischen Überlegungen.

Schließlich ist die Untersuchung des *emotionalen Bereichs* und der *sozialen Anpassungsfähigkeit* eine wichtige Voraussetzung zur Diagnose psychogener Sprachstörungen aber auch zur Ermittlung (sekundärer) emotionaler Störungen bei audiogenen und zentral-nervösen Sprachstörungen und ihrer Auswirkungen auf die geistige Leistungsfähigkeit und das soziale Verhalten. Diese drei genannten Aspekte sollten zur Beurteilung der Leistungs- und Persönlichkeitsstruktur hör- und sprachgestörter Kinder immer in ihrem Zusammenhang berücksichtigt und interpretiert werden.

Die psychodiagnostische Untersuchung selber ist unter optimalen räumlichen Bedingungen nur als *Einzeluntersuchung* durchzuführen mit Berücksichtigung der Verhaltenseigentümlichkeiten Hör- und Sprachgestörter (Überwindung von Anfangshemmungen z. B. durch psychomotorische Übungen, freies Malen, Bauen usw.). Neben einer ausführlichen Anamnese, Exploration der Eltern, Erzieher und wenn möglich des Kindes selber ist die *Auswahl von speziellen, an hör- und sprachgestörten Patienten standardisierten Testmethoden* eine wichtige Voraussetzung.

Da jedoch bis heute nicht genügend spezielle Tests zur Beurteilung hör- und sprachgestörter Kinder zur Verfügung stehen, muß häufig auf Tests der Normalpsychologie sowie auf ausländische Tests zurückgegriffen werden, die nicht an deutschsprachigen Kindern geeicht worden sind. Kleinere Abweichungen von der ursprünglichen Testinstruktion und der Anwendung der einzelnen Testaufgaben sind dabei oft notwendig. Unter diesen Voraussetzungen ist die Interpretation der quantitativen Testergebnisse — vor allem bei verbalen Testaufgaben — meist nur zur *überschlägigen Orientierung* möglich und erfordert eine weitmöglichste Absicherung durch Parallelprüfungen und Kontrolluntersuchungen. Damit kommt der qualitativen Beurteilung und Analyse der einzelnen Testaufgaben und der eingehenden Erfahrung im Umgang mit und in der Testprüfung von hör- und sprachgestörten Kindern ein besonderes diagnostisches Gewicht zu.

Schließlich ist eine enge *medizinisch-psychologische Zusammenarbeit* Voraussetzung zur richtigen Deutung der psychologischen Untersuchungsergebnisse sowie zur psychodiagnostischen Gesamtbeurteilung. Neben den allgemein-medizinischen Untersuchungsbefunden sind die Ergebnisse der fachärztlichen Untersuchungen (vor allem der pädiatrischen, augenärztlichen, phoniatrischen, audiologischen und neurologischen Untersuchungen) bei der Interpretation der psychologischen Testergebnisse entsprechend zu berücksichtigen.

b) Intelligenzuntersuchung

α) Psychodiagnostische Gesichtspunkte zur Beurteilung des Intelligenzniveaus

Die Bestimmung des Intelligenzniveaus hör- und sprachgestörter Kinder ist nicht immer leicht und erfordert vor allem eine Auswahl geeigneter Performance-(Handlungs-)tests, die ohne sprachliche Testinstruktion gegeben werden können und zu deren Lösung keine sprachlich formulierten Antworten notwendig sind. Da man von einer funktionalen psychologischen Gleichheit und parallelen Entwicklung der verbalen und nicht-verbalen Intelligenz ausgehen kann, erlauben die Ergebnisse von Performancetestprüfungen auch ohne verbale Testprüfung einen Rückschluß auf die Denkfähigkeit (BAAR, E.; FURTH, H.).

Dies ist vor allem zur Beurteilung der Intelligenz von tauben und hochgradig schwerhörigen, motorisch hörstummen, akustisch agnostischen und aphatischen Kindern sowie bei Sprachverweigerung auf psychogener Grundlage (elektiver Mutismus) und bei stark ausgeprägtem Stottern mit Sprachhemmungen (auch bei autistischen und psychotischen Sprachstörungen) von diagnostischer Bedeutung, da man bei diesen Patienten meist ganz auf eine sprachfreie Intelligenzuntersuchung angewiesen ist. Man sollte jedoch bei allen Hör- und Sprachgestörten mit *ausreichender sprachlicher Verständigungs- und Äußerungsmöglichkeit* zur *Orientierung* immer auch eine verbale Intelligenzprüfung durchführen. Dabei sollte man auf das Ausmaß evtl. vorliegender, *nicht-hörbedingter* expressiver und rezeptiver Sprachstörungen achten und den Entwicklungsstand der verbalen Intelligenz zusätzlich beschreiben, ohne ihn bei den genannten Patienten als Maßstab des Intelligenzniveaus zu verwenden.

Die Ergebnisse der sprachfreien und ggf. der verbalen Intelligenztests werden quantitativ im Ausdruck des Intelligenzquotienten (IQ) zusammengefaßt und im Zusammenhang mit der qualitativen Analyse des Intelligenzprofils interpretiert, unter besonderer Beachtung spezieller Intelligenzschwächen (vergl. unsere Ausführungen zur Psychodiagnostik zerebraler Störungen und zentraler Sprachstörungen) und altersentsprechender und überdurchschnittlicher Einzelleistungen.

Zur Beurteilung des Intelligenzniveaus von sprachgestörten Kindern mit *guter sprachlicher Verständigungs- und Äußerungsmöglichkeit* (leichte Formen von Stammeln, Stottern, Poltern u. a.) empfiehlt sich dagegen eine *vergleichende Interpretation der verbalen und nicht-verbalen Testergebnisse* und eine qualitative Analyse des Intelligenzprofils.

Unausgeglichene Intelligenzprofile mit stark divergierenden Einzelleistungen und — oder IQ, sowohl im verbalen wie im nicht-verbalen Bereich, machen eine Gesamtbeurteilung und Klassifizierung der Intelligenz dieser Gruppe von sprachgestörten Kindern oft schwierig. Dies gilt insbesondere von Patienten mit minimalen und klinisch schwer feststellbaren zentral-nervösen Störungen, die häufig neben durchschnittlichen Leistungen relativ isolierte Intelligenzschwächen im Bereich der niedrigen und sehr niedrigen Intelligenz bis hin zum Schwachsinn zeigen können.

S. D. Clements und J. E. Peters weisen 1962 in diesem Zusammenhang darauf hin. daß bei zerebral gestörten Kindern mit stark divergierendem Verbal-IQ und IQ der Performancetestprüfung die Ermittlung und Interpretation eines Gesamt-IQ diagnostisch irreführend ist und meist zur Unterschätzung der geistigen Fähigkeiten führt. Es ist deshalb in diesen Fällen richtiger, den Schwerpunkt auf die qualitative Beurteilung der *Einzeltestleistungen* zu legen (vgl. Besprechung von psychodiagnostischen Methoden zur Untersuchung zerebraler Störungen und zentraler Sprachstörungen).

Diese Voraussetzungen treffen nach unseren Erfahrungen auch zur Beurteilung der nicht-verbalen Intelligenz von Kindern mit motorischer Hörstummheit und akustischer Agnosie, darüber hinaus aber auch für Patienten mit anderen zentralen Sprachstörungen zu.

Obwohl man nach den üblichen Definitionen bei motorischer Hörstummheit und akustischer Agnosie „Schwachsinn" zunächst differentialdiagnostisch ausschließen soll, findet man bei der Mehrzahl der in der Literatur bisher vorgelegten Fallbeschreibungen Hinweise auf größere geistige Rückstände, die häufig im Bereiche der sehr niedrigen Intelligenz bis zum Schwachsinn liegen (Arnold, G. E. in: Luchsinger, R., u. Arnold, G. E.; Baar, E. 1957).

Eigene Untersuchungen an solchen Patienten weisen dementsprechend darauf hin, daß zur Differentialdiagnose von motorischer Hörstummheit und akustischer Agnosie *hochgradiger Schwachsinn* mit *gleichmäßig reduzierten Intelligenzfunktionen* auszuschließen ist, daß aber ein reduziertes *sprachfreies* Intelligenzniveau (etwa im Bereich IQ 60—80) durchaus nicht gegen das Vorliegen dieser genannten zentralen Sprachstörungen sprechen muß. Es kommt bei der Differentialdiagnose dieser Störungen wohl nicht so sehr auf die Beurteilung des sprachfreien (Gesamt)Intelligenzniveaus mit der Klassifizierung der Intelligenz nach dem IQ an, sondern vor allem auf eine sorgfältige Analyse und Interpretation des Intelligenzprofils. Unausgeglichene Intelligenzprofile mit relativ isolierten Intelligenzschwächen (vor allem perzeptiv-motorischen Störungen — oft im Bereich des Schwachsinns) sind bei motorisch hörstummen und akustisch agnostischen Kindern häufig festzustellen und oft als ein diagnostisch wichtiger Hinweis für eine zugrunde liegende zentral-nervöse Störung zu werten (vgl. Psychodiagnostik zerebraler Störungen und zentraler Sprachstörungen).

Die Beurteilung des Intelligenzniveaus hör- und sprachgestörter Kinder hat neben den dargestellten Überlegungen evtl. vorliegende emotionale Störungen zu berücksichtigen, welche die geistige Leistungsfähigkeit negativ beeinflussen und zur psychogenen Intelligenzleistungsschwäche führen können (vgl. Psychodiagnostik emotionaler Störungen und sozialer Anpassungsstörungen). Zur Interpretation der Ergebnisse von Intelligenztests ist deshalb immer auch die Beurteilung des emotionalen Bereichs wichtig, einschließlich der Beachtung des Verhaltens in Stress-Situationen (Prüfungssituation, Arbeiten unter Zeitdruck u. a.).

Die oft schwierige Aufgabe der Intelligenzbestimmung hör- und sprachgestörter Kinder erfordert schließlich eine Methodenkombination mehrerer Performancetests und ggf. verbaler Intelligenztests mit vergleichender Interpretation der Testergebnisse.

β) Besprechung von Intelligenztests

Es ist oft von klinischem Interesse, schon bei Säuglingen und Kleinkindern, besonders bei fraglicher Hörschädigung oder zentralnervöser Schädigung, orientierende Intelligenzuntersuchungen vorzunehmen und den geistigen Entwicklungsstand anhand von standardisierten Methoden zu ermitteln. Man kann jedoch bei sehr jungen Kindern im allgemeinen nur mit einer geringen Verläßlichkeit der Testergebnisse rechnen und sollte deshalb, besonders bei negativen Testergebnissen, mit Voraussagen über die weitere Intelligenzentwicklung zurückhaltend sein und die Ergebnisse durch Kontrolluntersuchungen weitgehend absichern. Am wenigsten konstant sind nach Untersuchungsergebnissen von P. CATTELL Testergebnisse von Säuglingen und Kleinkindern bis zu 15 Monaten.

Zur Untersuchung hör- und sprachgestörter Säuglinge und Kleinkinder eignen sich BAAR's *sprachfreie Entwicklungstests*, eine nicht-verbale Parallelserie zum BÜHLER-HETZER-*Entwicklungstest* für das Säuglingsalter bis zu 7 Jahren.

Daneben kann man bei Säuglingen und hörgestörten Kleinkindern zur *überschlägigen Orientierung* über den geistigen Entwicklungsstand auf die sprachfreien Aufgaben des CATTELL-*Tests* für Kinder zwischen 3—30 Monate und des GESELL-*Tests* für Kinder zwischen 4 Wochen bis 6 Jahre, sowie zur Überprüfung der sozialen und geistigen Entwicklung besonders der ersten Lebensjahre auf den Fragebogentest der *Vineland-Social-Maturity-Scale* (DOLL, E. A.) zurückgreifen. Eine quantitative IQ Berechnung ist jedoch unter Auslassung der verbalen Testaufgaben der letztgenannten Testverfahren nicht gerechtfertigt. Für das Alter zwischen 18 Monaten bis 6 Jahre kann zur sprachfreien Intelligenzuntersuchung der MERRILL-PALMER-*Scale of Mental Tests* (STUTSMAN, R.) angewendet werden. Die in diesem Test enthaltenen sprachlichen Aufgaben können ohne Schwierigkeiten bei der quantitativen Berechnung des Intelligenzalters und IQ ausgelassen werden.

Ab dem 4. Lebensjahr stehen dann wieder an Hör- und Sprachgestörten standardisierte und für diese Patienten speziell geeignete Performancetests zur Verfügung. Der SNIJDERS-OOMEN-*Intelligenztest* (SNIJDERS, J. TH. u. SNIJDERS-OOMEN, N.) ist ab 3 Jahre anwendbar, Wertpunktzahlen ab 3; 11 Jahre, und wird im deutschen Sprachraum besonders häufig verwendet. Es stehen zwei parallele Testserien zur Verfügung (Form P und Q), die sich auch für Kontrolluntersuchungen eignen.

Daneben werden als spezielle Tests für Hör- und Sprachgestörte der *Nebraska-Test of Learning Aptitude* (HISKEY, M.) ab 3 Jahre angewendet sowie die *Leiter International Performance Scale* und die *Arthur Adaptation of the Leiter International Performance Scale* (LEITER, R. G. and ARTHUR, G.), geeignet für 2—18 und 2—12 Jahre. (Intelligenzalter und IQ dieser Tests fallen in der Regel niedriger aus als die Ergebnisse anderer Intelligenztests, was bei der Testinterpretation zu beachten ist). Dann nennen wir die *Arthur Point Scale of Performance Tests* für Kinder zwischen 5—15 Jahre (Revised Form II).

Zur *sprachfreien* Untersuchung der *verbalen Intelligenz* wird im englischen Sprachraum der *Peabody Picture Vocabulary Test* (DUNN, L. M.) angewendet. Er eignet sich für Kinder und Jugendliche im Alter zwischen 2;6 bis 18 Jahre und wird besonders zur sprachfreien Untersuchung der verbalen und allgemeinen Intelligenz Sprachgeschädigter mit *normalem Hörvermögen* empfohlen, dann für hirngeschädigte Kinder, Kinder mit motorischer Hörstummheit, motorischer Aphasie und universellem Stammeln, daneben auch für autistische und psychotische Kinder. Zur Lösung dieses Wortschatztests sind keine sprachlich formulierten Antworten sondern nur das Deuten auf entsprechende Bilder notwendig. Die Lösungen werden in den quantitativen Ausdrücken des Intelligenzalters und IQ zusammengefaßt. An deutschsprachigen Kindern ist dieser wichtige klinische Test u. W. noch nicht standardisiert und kann deshalb — vor allem weil es sich um einen verbalen Test handelt — nur zur *überschlägigen Orientierung*, sicher aber für weitere klinische Forschung verwendet werden.

Neben diesen speziellen Tests eignen sich zur Intelligenzbeurteilung hör- und sprachgestörter Kinder vor allem die drei WECHSLER Tests. Die *Wechsler Preschool and Primary Scale of Intelligence*: *WPPSI* (WECHSLER, D., 1967) eignet sich für Kinder zwischen 4—6;6 Jahre, ist aber unseres Wissens noch nicht an deutschsprachigen Kindern standardisiert und ist deshalb in der Anwendung vor allem der verbalen Testaufgaben nur zur Orientierung möglich. Der *Hamburg Wechsler Intelligenztest für Kinder*: *HAWIK* (WECHSLER, D., 1956) ist für Kinder zwischen 6—15 Jahre anwendbar und der *Hamburg Wechsler Intelligenztest für Erwachsene*: *HAWIE* (WECHSLER, D., 1961) eignet sich ab 10 Jahren.

Die WECHSLER-Tests enthalten verbale und Performancetestaufgaben und sehen eine getrennte Berechnung und Interpretation des verbalen IQ (VIQ) und des IQ der Performancetestprüfung (Handlungs-IQ: HIQ) und des Gesamt-IQ (GIQ) vor. Die WECHSLER-Tests zählen heute zu den am häufigsten verwendeten, statistisch gut gesicherten und zuverlässigen Tests. Obwohl diese Tests nicht an Hör- und Sprachgestörten geeicht wurden, werden sie häufig auch zur Beurteilung dieser Patientengruppen verwendet (BRILL, R.; CLEMENTS, S. D. and PETERS, J. E.; GRAHAM, E. and SHAPIRO, E.; VERNON, M. and BROWN, D., 1964).

Bei *leichteren Schwerhörigkeitsgraden* bietet ein Vergleich von verbalem- und Handlungs-IQ oft gute Möglichkeiten, das Ausmaß hörbedingter Intelligenzschwächen abzuschätzen. Der Vergleich von VIQ und HIQ und die Analyse der Einzelleistungen dient darüber hinaus zur Differentialdiagnose zerebraler Störungen und zentraler Sprachstörungen vor allem bei Stammeln, Poltern, Stottern, Legasthenikern u. a. (vgl. Besprechung von psychodiagnostischen Methoden zur Untersuchung zerebraler Störungen und zentraler Sprachstörungen).

Der *Draw-a-Man Test* (GOODENOUGH, F.) kann zur nicht-verbalen Intelligenzprüfung im Alter zwischen 3—15 Jahren, zuverlässiger aber im Alter zwischen 5—10 Jahren, eingesetzt werden, da in diesem Alter sprachliche und zeichnerische Äußerung und Intelligenz gut korrelieren (MÜHLE. G.).

Es besteht bei jungen Kindern eine enge Beziehung zwischen der Begriffsentwicklung — wie sie sich in den Zeichnungen zeigt — und der allgemeinen Intelligenz. Das Zeichnen ist für das normale Kind — und ebenso oder besonders für das hör- und sprachgestörte — eine Sprache, eine Art Äußerung. „Anfangs zeichnet das Kind, was es weiß" (GOODENOUGH).

Es sind viele Einwände gegen den GOODENOUGH-Test als Intelligenztest gemacht worden, aber die grundsätzliche Bedeutung des Tests, vor allem in Kombination mit anderen Verfahren, wird bei jüngeren Kindern anerkannt. E. KOPPITZ empfiehlt 1964 gerade bei hör- und sprachgestörten Kindern die Anwendung des GOODENOUGH-Tests in Zusammenhang mit und als Ergänzung des BENDER-Gestalttests.

Eigene Untersuchungen ermittelten sowohl bei einer Gruppe von 40 hochgradig hörgeschädigten Kindern ohne eigene Sprachentwicklung wie auch bei einer Gruppe von 17 zentral sprachgestörten, normalhörenden Kindern (beide Untersuchungsgruppen im Alter zwischen 5;0—7;11 Jahren) statistisch signifikante Korrelationen zwischen den Ergebnissen des Draw-a-Man-Tests, des SNIJDERS-OOMEN-Intelligenztests und des BENDER-Gestalttests

(Seidel). (Besprechung des Bender-Gestalttests erfolgt unter Psychodiagnostik zerebraler Störungen und zentraler Sprachstörungen).

Man sollte dennoch den Mann-Zeichentest nicht als Einzeltest, sondern nur im Rahmen einer Testbatterie zur Intelligenzuntersuchung anwenden. Bei der Interpretation des Tests sind u. a. der Grad der zeichnerischen Geübtheit und die zeichnerische Originalität bzw. die Art der zeichnerischen Vorbilder zu berücksichtigen. Der Goodenough-Test dient darüber hinaus zur Orientierung über perzeptiv-motorische Störungen (Clark, R. M.; Suchenwirth, R. u. a.) und zur Diagnose emotionaler Störungen (Machover, K.).

Zur nicht-verbalen Intelligenzuntersuchung stehen schließlich auch die Raven-Tests zur Verfügung, die *Children's Colored Progressive Matrices* (Raven, J. C., 1947) für Kinder im Alter zwischen 5—11 Jahren und die *Standard Progressive Matrices* (Raven, J. C., 1938) ab 6 Jahren. Nach Untersuchungen von K. H. Seifert u. a. prüfen diese Tests eher spezielle als allgemeine Intelligenzfunktionen und fallen besonders schlecht bei zerebral gestörten Patienten mit perzeptiv-motorischen Störungen aus. Deshalb sind auch die Raven-Tests — insbesondere zur Intelligenzbeurteilung hör- und sprachgestörter Kinder — nur innerhalb einer Testbatterie anzuwenden.

Zur genaueren Orientierung über die Anwendbarkeit der genannten und anderer nicht-verbaler und verbaler Intelligenztests verweisen wir auf die folgenden zusammenfassenden Darstellungen: Buros, O. K. (Hg.); Rausch de Traubenberg, N. in: Stern, E. (Hg.) I; sowie Wewetzer, K. H. in: Heiss, R. (Hg.), Bd. 6.

c) Psychodiagnostik zerebraler Störungen und zentraler Sprachstörungen

α) Theoretische Grundlagen und differentialdiagnostische Möglichkeiten

Im Rahmen der Diagnostik kindlicher zerebraler Störungen und zentraler Sprachstörungen wird heute in der Klinik neben Anamnese, neurologischer Untersuchung mit EEG und anderen medizinischen Untersuchungsmethoden zunehmend auch auf psychodiagnostische Verfahren zurückgegriffen, die sich auf Grund von Vergleichsuntersuchungen an Hirngeschädigten und Nichthirngeschädigten zur Differenzierung zerebral bedingter, sog. „psychoorganischer Zeichen" bewährt haben.

Die Zuhilfenahme psychodiagnostischer Untersuchungsverfahren ist nach neueren Forschungsergebnissen von besonderer Bedeutung zur Diagnostik kindlicher zerebraler Störungen mit geringster klinischer Manifestation, die meist keine sichere neurologische Symptomatik bieten mit Hinweisen für Ausmaß und Lokalisation der Störung, sich aber häufig in Normabweichungen spezieller psychischer Funktionen äußern.

So weisen neuere Arbeiten darauf hin, daß Kinder mit „minimalen zerebralen Störungen" (sog. „minimal brain damage" oder „minimal brain dysfunctions") zu einem großen Prozentsatz Sprachstörungen aufweisen. Darüber hinaus sind als diagnostisch wichtige Hinweise und als sog. psychoorganische Zeichen häufig umfassende Veränderungen der geistigen Leistungsfähigkeit (vor allem perzeptiv-motorische Störungen sowie spezielle Denkstörungen) und des sozialen Verhaltens nachweisbar (Clark, R. M.; Clements, S. D. and Peters, J. E.; Clements, S. D. et al.; Eisenson, J.; Myklebust, H. R. and Boshes, B. u. a.). Der Ermittlung dieser sog. psychoorganischen Störungen mit Hilfe spezieller psychodiagnostischer Testmethoden kann damit, gerade zur Beurteilung von fraglichen zentralen Sprachstörungen und anderen schwer faßbaren zerebralen Störungen, bei Kindern ein differentialdiagnostisches Gewicht zukommen.

Der enge Zusammenhang zwischen den zerebralen Schäden im zentral-motorischen und- oder sensorischen Sprachbereich und den zentralen Wahrnehmungsstörungen sowie die diagnostische Relevanz perzeptiv-motorischer Störungen zur Diagnose zerebraler Schäden wurde zuerst bei erwachsenen Aphatikern und anderen Patienten mit umschriebenen Hirnläsionen festgestellt.

L. BENDER konnte 1938 den Rückbildungsprozeß der aphatischen Sprachstörung und die einzelnen Phasen der Krankheit an Hand der visuo-motorischen Gestaltungen des nach ihr benannten BENDER-Gestalttests verfolgen und testpsychologisch nachweisen. Beim Nachzeichnen der geometrischen Figuren des BENDER-Gestalttests und anderer visuomotorischer Tests zeigt sich bei aphatischen Patienten — entsprechend dem Stadium der Krankheit — ein sog. „Gestaltzerfall", es entstehen im Test Primitiv-Gestalten auf entwicklungspsychologisch tiefem Niveau. (vgl. die Theorie der Aktualgenese nach F. SANDER). Im Prozeß der zentralen Wahrnehmungsfähigkeit zeigt sich bei diesen Patienten eine tiefgreifende Integrationsschwäche mit dem Absinken organisatorischer und synthetischer Fähigkeiten. (Kurz- und Weitsichtigkeit müssen als Verursachung zuvor ausgeschlossen worden sein.) Die Unterscheidungsfähigkeit und das simultane Beachten, die Analyse und Integration von Figur und Hintergrund, von Teilen und Ganzen ist gegenüber nicht zerebral Geschädigten erheblich eingeschränkt. In gleicher Weise wie bei Aphatikern wurde bei anderen zentralen Sprachstörungen Erwachsener (Agnosien, Alexien, Agraphien) sowie bei Apraxien die Störung der zentralen Wahrnehmungsfähigkeit als grundlegende und auffällige psychoorganische Störung beschrieben und testpsychologisch nachgewiesen (BAY, E.; CONRAD, K. 1947, 1950; RÜSSEL, A.; u. a.).

K. CONRAD spricht 1947 von dem „protopathischen Gestaltwandel" des Erlebens der zentral Sprachgeschädigten, das u. a. vor allem gekennzeichnet ist durch die Störung der Figur-Hintergrundbildung, durch den Mangel an Gegliedertheit der optischen Wahrnehmung und durch einen Drang zur Gestalt mit auffälliger Starrheit einmal eingenommener Gerichtetheiten (Perseverationsneigung). In gleiche Richtung weist die Erforschung der Amusie nach der Darstellung von A. WELLEK (1949; 1963). Diese — die Störung oder Zerstörung der musikalischen Fähigkeiten — geht oft, aber nicht immer, mit Aphasie einher (vgl. das Kapitel über Musikalität).

Vergleichbar den Untersuchungsergebnissen der erwachsenen Aphatiker und anderer Patienten mit umschriebenen zentralen Sprachstörungen konnte auch im Rahmen der Psychopathologie kindlicher zerebraler Störungen die diagnostische Bedeutung perzeptiver und perzeptiv-motorischer Störungen nachgewiesen werden. In umfassenden testmethodischen Untersuchungen (perzeptiv-motorischen Tests) ließ sich die visuo-motorische Gestaltschwäche bei zerebral gestörten Kindern als Gesamtgruppe, einschließlich Patienten mit zentralen Sprachstörungen, als grundlegendes und differentialdiagnostisch wichtiges psychoorganisches Zeichen ermitteln, das oft mit speziellen Sprach-, Denk- und Verhaltensstörungen verbunden ist (BENDER, L., 1938; 1956; BENTON, A.; CLARK, R. M.; CLEMENTS, S. D. and PETERS, J. E.; CLEMENTS, S. D. et al.; GALLAGHER, J., 1957; KOPPITZ, E.; MYKLEBUST, H. and BOSHES, B.; STRAUSS, A. and LEHTINEN, L.; STRAUSS, A. and KEPHART, N.; WERNER, H. and STRAUSS, A.; WERNER, H.; WEWETZER, K. H., u. a.).

Neben anderen grundsätzlichen Unterschieden und Voraussetzungen gegenüber erwachsenen Aphatikern und anderen erwachsenen zerebral gestörten Patienten zeigen zerebral gestörte Kinder vor allem *umfassendere und ganzheitlichere Reak-*

tionen auf eine zerebrale Störung, so daß im Zusammenhang mit häufigen Sprachstörungen und perzeptiv-motorischen Störungen meist auch andere tiefgreifende Störungen der geistigen Leistungsfähigkeit und der Persönlichkeitsstruktur sowie des sozialen Verhaltens auftreten. Einzelne sog. psychoorganische Zeichen sind deshalb oft schwer zu isolieren und zu differenzieren.

Im Rahmen der Psychodiagnostik fraglicher zerebraler Störungen und zentraler Sprachstörungen bei Kindern ist es deshalb notwendig, neben der Sprache und den perzeptiv-motorischen Fähigkeiten, die geistige Leistungsfähigkeit, den emotionalen Bereich und das soziale Verhalten umfassend auf Auffälligkeiten und mögliche sog. psychoorganische Zeichen hin zu untersuchen.

So ist auch als Ergänzung zur phoniatrischen Untersuchung von psychologischer Seite auf Symptome für zentrale Sprachstörungen zu achten (Eisenson, J.; Myklebust, H. R. and Boshes, B.). Motorisch-expressive und (oder) sensorisch-rezeptive Sprachstörungen mit Echolalie und Perseverationsneigung, Paraphasien und Wortfindungsstörungen, Störungen der Begriffsbildung und des Abstraktionsvermögens, legasthenische Rechtschreib- und grammatikalische Störungen sind besonders zu vermerken.

Der psychodiagnostischen Untersuchung des Entwicklungsstandes der perzeptiv-motorischen Fähigkeit und der visuo-motorischen Gestaltfunktion mit Hilfe spezieller Testverfahren kommt bei Kindern mit fraglichen zerebralen Störungen und fraglichen zentralen Sprachstörungen eine besonders wichtige Bedeutung zu. Eingehende testmethodische Untersuchungen an Kindern mit *zentralen Wahrnehmungsstörungen* (perzeptiv-motorischen Störungen) ermittelten den engen Zusammenhang von zentraler Wahrnehmungsfähigkeit und der allgemeinen Intelligenzentwicklung sowie von zentralen Wahrnehmungsstörungen und speziellen Lernstörungen (einschließlich Störungen beim Erlernen der Sprachsymbole) (Bender, L.; Benton, A.; Eisenson, J.; Koppitz, E.; Wewetzer, K. H. u. a.).

Man kann im allgemeinen mit einer guten Korrelation zwischen den Ergebnissen von perzeptiv-motorischen Tests und von Intelligenztests rechnen. Kinder mit ausgeprägten zentralen Wahrnehmungsstörungen zeigen in der Regel auch niedrige IQ verbunden mit Schulversagen und häufigen Lese-Rechtschreib-Rechen- und verschiedenartigen Sprachstörungen. Man findet aber auch — vor allem unter Kindern mit geringfügigen zerebralen Störungen — Patienten mit altersentsprechendem oder besserem Niveau in den Intelligenztests oder den einzelnen Intelligenztestaufgaben trotz partiellen Schwächen in den visuo-motorischen Tests, was als ein diagnostisch wichtiger Hinweis zu beachten ist (vgl. unsere nachfolgenden methodischen Ausführungen).

Koppitz weist darauf hin, daß Kinder mit perzeptiv-motorischen Störungen und damit verbundenen speziellen Lernstörungen vermehrten Frustrationen ausgesetzt sind (zu Hause und in der Schule) und so als *sekundäre Symptome* häufig emotionale und Verhaltensstörungen in verschiedener Ausprägung zeigen.

Bei der Beurteilung perzeptiv-motorischer Störungen ist aber auch umgekehrt darauf zu achten, daß schwerwiegende aber *primär emotionale* Störungen die gesamte Leistungsfähigkeit des Kindes und damit auch die Leistungen in perzeptiv-motorischen Tests beeinträchtigen können (Auswertungsgesichtspunkte des Bender-Tests zur Ermittlung emotionaler Störungen s. E. Koppitz).

Neben den genannten Aspekten hat die psychodiagnostische Untersuchung von Kindern mit fraglichen zerebralen Störungen und fraglichen zentralen Sprachstörungen auch auf Verhaltensstörungen zu achten, die als sog. *psychoorganische Zeichen* häufig bei zerebral gestörten Kindern festgestellt worden sind (motorische Unruhe, Umtriebigkeit, Aufmerksamkeits- und Konzentrationsstörungen, leichte Ermüdbarkeit mit geringem Durchhaltevermögen, auffällige emotionale Labilität usw.). Die Interpretation von Verhaltensstörungen als Hinweis für eine zugrunde liegende zentral-nervöse Störung erfordert allerdings eine umfassende Berücksichtigung der medizinischen und psychologischen Untersuchungsergebnisse.

Die Durchsicht der sog. psychoorganischen Zeichen zeigt die Vielgestaltigkeit der Verhaltensweisen und Auffälligkeiten zerebralgeschädigter Kinder, einschließlich der Kinder mit zentralen Sprachstörungen, die in ihrer gesamten Leistungs- und Persönlichkeitsstruktur getroffen und verändert sein können, die aber auch häufig nur eine kleine Auswahl oder nur eines dieser Zeichen in unterschiedlicher Zusammensetzung bieten.

Wir sind mit H. C. Haywood sowie K. H. Wewetzer u. a. der Meinung, daß es unzulässig ist, die psychischen Auffälligkeiten zerebral gestörter Kinder als ein psychoorganisches *Syndrom* (s. Göllnitz-Syndrom; Strauss-Syndrom; das Strauss-Syndrom umfaßt z. B. Wahrnehmungsstörungen, Denk- und Begriffsstörungen, Perseverationsneigung, Verhaltensstörungen; Strauss, A. and Lehtinen, L., 1947) zusammenfassen zu wollen, obgleich sie — ohne obligat zu sein — fraglos wertvolle Hinweise für eine zentral-nervöse Störung geben können.

Spezielle klinische Erfahrungen mit zerebral und emotional gestörten Kindern sowie spezielle testmethodische Kenntnisse sind allerdings zur Beurteilung der wichtigen perzeptiv-motorischen Tests und zur Beurteilung der sog. psychoorganischen Zeichen erforderlich. Auf die oft schwierige Abgrenzung zentral-nervöser und emotionaler Grundstörungen ist bei der Interpretation der psychologischen Testergebnisse besonders zu achten (Haywood, H. C.; McConnell, O. L. u. a.).

Der Einsatz geeigneter Testverfahren mit Absicherung der Einzelergebnisse durch Kontrolluntersuchungen, eine umfassende psychologische Untersuchung auf sog. psychoorganische Zeichen hin mit Berücksichtigung der Sprache, der perzeptiv-motorischen Fähigkeiten und anderer Intelligenzfunktionen sowie des emotionalen Bereichs und der sozialen Anpassungsfähigkeit haben sich nach Hinweisen aus der Literatur und eigenen Erfahrungen insbesondere als Beitrag zur Differentialdiagnose kindlicher zentraler Sprachstörungen und zur Erfassung und Beurteilung (auch Prognose) spezieller Lernstörungen im Rahmen der Sprachanbahnung und Sprachtherapie hör- und sprachgestörter Kinder bewährt.

So können auch oft perzeptiv-motorische Störungen in Zusammenhang mit anderen sog. psychoorganischen Zeichen bei der Beurteilung von fraglichen zentralen Sprachentwicklungsstörungen (motorische Hörstummheit und akustische Agnosie) und von kindlichen Aphasien aber auch bei anderen in Frage stehenden zentralen Sprachstörungen (zentrales Stammeln, Poltern, Stottern u. a.) als wichtiger diagnostischer Hinweis für eine zentral-nervöse Komponente der Sprachstörung und für die Disposition zu speziellen Denk-, Lern- und Verhaltensstörungen gewertet werden (Eisenson, J.; Myklebust, H. and Boshes, B.; Seidel, C.).

Wir verwenden die in der deutschsprachigen Literatur gebräuchlichen Begriffe der motorischen Hörstummheit und akustischen Agnosie, um dadurch den Zeitpunkt der Schädi-

gung zu kennzeichnen (angeboren oder vor der Zeit des Spracherwerbs erworben) und um sie von den motorischen und sensorischen kindlichen Aphasien abzuheben (Verlust der bereits entwickelten Sprache). Mit den Methoden der Psychodiagnostik kann jedoch nicht zwischen den angeborenen und erworbenen zentralen Sprachstörungen unterschieden werden, da man sowohl bei motorischer Hörstummheit und akustischer Agnosie (nach amerik. Sprachgebrauch als *kongenitale Aphasien* bezeichnet), als auch bei kindlichen motorischen und sensorischen Aphasien nur gleiche sog. psychoorganische Zeichen feststellen kann. Unsere psychodiagnostischen Ausführungen treffen daher für motorische Hörstummheit, akustische Agnosie und kindliche Aphasien in gleicher Weise zu.

Diese Voraussetzungen gelten ebenfalls für eine umfassende Diagnostik hörgeschädigter Kinder, unter denen man nach vorliegenden Untersuchungen mit einem größeren Prozentsatz klinisch schwer faßbarer zerebraler Störungen und ihrer Auswirkungen auf die geistige Leistungsfähigkeit, das Erlernen der Sprache und das gesamte Verhalten rechnen kann (Cardwell, V. E.; Porter van, C.; Vernon, M., 1961, 1964).

Spezielle *Lernstörungen* während der Sprachanbahnung oder Sprachtherapie (vor allem expressive und rezeptive Sprachstörungen, die weder durch das Ausmaß der Hörschädigung allein noch durch Intelligenzrückstände voll erklärbar sind) können oft durch die Ermittlung perzeptiv-motorischer Störungen und anderer psychoorganischen Zeichen erfaßt und in Zusammenschau mit den medizinischen Befunden auf eine zentral-nervöse Grundlage zurückgeführt werden (Biesalski, P. und Seidel, C.; Seidel, C.).

Auf Grund eigener Untersuchungen an 17 normalhörenden Kindern mit erwiesenen *zentralen Sprachstörungen* (universelles Stammeln, teilweise verbunden mit Dysgrammatismus und rezeptiven Sprachstörungen) im Alter zwischen 5;0 bis 7;11 Jahren konnte mit Hilfe des Bender-Gestalttests die differentialdiagnostische Bedeutung perzeptiv-motorischer Störungen bei dieser Patientengruppe mit großer statistischer Signifikanz nachgewiesen werden (Seidel, C.).

Die zentral-nervöse Grundlage der Sprachstörungen dieser Patientengruppe war neben den phoniatrischen Untersuchungsbefunden von neurologischer Seite mit ausreichender Verläßlichkeit bestätigt worden (Positiver EEG-Befund bei jedem Patienten innerhalb dieser Gruppe). Von diesen 17 zentral sprachgestörten Kindern zeigten 16 Patienten (94%) in der quantitativen und qualitativen Beurteilung des Bender-Gestalttests auffällige perzeptiv-motorische Störungen (visuo-motorische Gestaltschwäche) mit Gesamtpunktzahlen im Bereich von —2 SD bis —3 SD unterhalb des Mittelwertes der normativen Werte (Auswertung nach Koppitz, E.); ferner einen durchschnittlichen IQ im Snijders-Oomen-Intelligenztest von 76,53 (SD 18,05) sowie einen durchschnittlichen IQ im Mann-Zeichentest nach Goodenough von 86, 76 (SD 21,35). Die Werte errechnen sich aus der Gesamtgruppe.

Die im gleichen Zusammenhang und mit den gleichen Testverfahren durchgeführte Untersuchung an 40 Kindern mit hochgradiger beidseitiger *Schallempfindungsstörung* ohne spontane Sprachentwicklung (ebenfalls im Alter zwischen 5;0 bis 7;11 Jahren) ermittelte 23 Patienten (57,5%), die — vergleichbar den Kindern mit erwiesenen zentralen Sprachstörungen — ausgeprägte perzeptiv-motorische Störungen im Bereich von —2 bis —3 SD unterhalb des Mittelwertes der normativen Werte zeigten — verbunden mit Lernstörungen während der Sprachanbahnung und Sprachtherapie. Dabei fand sich ein durchschnittlicher IQ im Snijders-Oomen-Intelligenztest von 81,25 (SD 22,11) und ein durchschnittlicher IQ im Mann-Zeichentest nach Goodenough von 92; 63 (SD 23; 81). Die Werte errechnen sich aus der Gesamtgruppe.

Ohne hier auf weitere Einzelheiten und Schlußfolgerungen dieser Ergebnisse einzugehen, ergeben sich doch aus der psychodiagnostischen Ermittlung dieser auffälligen zentral sprachgestörten und hörgestörten Patienten mit ihren ausgeprägten perzeptiv-motorischen Störungen (bei normalem Sehvermögen) gute Möglichkeiten und Ansatzpunkte für weitere psychodiagnostische und medizinisch-diagnostische Maßnahmen sowie für therapeutische Überlegungen.

Selbst wenn die Ätiologie dieser testpsychologisch ermittelten perzeptiv-motorischen Störungen noch nicht endgültig geklärt werden kann und die Frage einer evtl. zugrunde liegenden zentral-nervösen Störung (evtl. einer zentral-motorischen und (oder) einer sensorischen Sprachstörung) bei vielen Patienten offen bleibt, enthalten die Ergebnisse der psychodiagnostischen Untersuchung häufig wichtige diagnostische, therapeutische und prognostische Hinweise.

So können wir bei sprach- und hörgestörten Patienten mit auffälligen perzeptiv-motorischen Störungen — selbst bei normalem oder an die Norm reichendem IQ — auf Grund empirischer Erfahrungen mit umfassenden Lernstörungen sowie mit häufigen sozialen Anpassungs- und Verhaltensstörungen rechnen, welche die Sprachanbahnung und Sprachtherapie meist erheblich erschweren und ein spezielles Therapieprogramm für perzeptiv gestörte Kinder erfordern. (Ausführliche Hinweise zur therapeutischen Schulung der Wahrnehmungsfähigkeit findet man u. a. in der MONTESSORI-Methode (MONTESSORI, M.); s. a. Therapieprogramm nach STRAUSS, A., and L. LEHTINEN und seit neuestem vor allem nach M. FROSTIG (FROSTIG, M., and D. HORNE: The Frostig Program for the Development of Visual Perception. Chicago: Follet 1964). Zur endgültigen diagnostischen und therapeutischen Klärung dieser hier nur kurz aufgewiesenen Zusammenhänge ist jedoch eine weitere intensive Forschung an größeren Gruppen von hör- und sprachgestörten Patienten mit Kontrolluntersuchungen über einen längeren Zeitraum notwendig.

β) Besprechung von psychodiagnostischen Methoden zur Untersuchung zerebraler Störungen und zentraler Sprachstörungen

Zu den heute gebräuchlichsten speziellen Tests zur Untersuchung perzeptivmotorischer Störungen bei Kindern und Jugendlichen (sowie bei Erwachsenen) gehört der BENDER-*Gestalttest*, also das Abzeichnen geometrischer Figuren (Gestalten) nach Vorlage, dessen diagnostische Relevanz zur Ermittlung zerebraler Schäden — wie bereits ausgeführt — ursprünglich an erwachsenen Aphatikern aufgewiesen worden war.

L. BENDER legte selber kein quantitatives Auswertungssystem ihres visuomotorischen Gestalttests vor. Ihre Richtlinien zur Auswertung sind vor allem qualitativ und unter anderem besonders zur Beurteilung erwachsener Aphatiker geeignet. E. KOPPITZ entwickelte 1964 für Kinder zwischen 5; 0—10; 11 Jahren (bzw. für Kinder, deren Intelligenzalter in diese Altersgrenze fällt) ein empfehlenswertes quantitatives Auswertungssystem des BENDER-Gestalttests mit guter statistischer Sicherung der Auswertungskategorien. Neben der Gesamtpunktzahl können auch die Einzelfehler nach ihrer Signifikanz als Indikator einer evtl. zugrunde liegenden zentral-nervösen Störung analysiert werden.

Neben dem BENDER-Gestalttest gehört der BENTON-*Test* (BENTON, A.) für Kinder, Jugendliche (und Erwachsene) ab 8 Jahren und der *Memory for Designs Test* (GRAHAM, F. and KENDALL, B.), geeignet ab 8; 5 Jahre, zu den gebräuchlichsten und statistisch gesicherten Tests, die zur Prüfung perzeptiv-motorischer Fähigkeiten und des visuellen Gedächtnisses für optische Figuren — und damit zur Diagnose zerebraler Störungen und zentraler Sprachstörungen — verwendet werden.

Es stehen inzwischen auch andere Tests zur Untersuchung zerebral gestörter Kinder, Jugendlicher (und Erwachsener) zur Verfügung, deren statistische Zuverlässigkeit (Reliabilität und Validität) jedoch bis heute noch nicht genügend nachgewiesen ist, die sich jedoch für weitere Forschungsvorhaben eignen: z. B. der *Ayres Space Test* (AYRES, A. J.) besteht in einer Prüfung der Unterscheidungsfähigkeit für Formen mit Formboards für Kinder zwischen 3 bis 10 Jahren.

Der *Road-Map Test of Direction Sense* (MONEY, J.) dient zur wichtigen Überprüfung der Rechts-Links- und topographischen Orientierung für Kinder und Jugendliche zwischen

7 bis 18 Jahren und wird zur Untersuchung zerebral Geschädigter empfohlen. Daneben werden zur Untersuchung von zerebralen Störungen (vor allem von Jugendlichen und Erwachsenen) der *Hunt-Minnesota Test for Organic Brain Damage* (HUNT, H. F.) verwendet und die *Goldstein-Scheerer Tests of Abstract and Concrete Thinking* (GOLDSTEIN, K. and SCHEERER, M., 1941) u. a. (Zur genaueren Orientierung über spezielle Tests zur Untersuchung zerebraler Störungen bei Kindern, Jugendlichen (und Erwachsenen) verweisen wir auf die zusammenfassenden Darstellungen von BUROS, O. (Hg.), HEISS, R. (Hg.), Bd. 6; sowie STERN, E. (Hg.) I).

Neben den genannten speziellen Tests zur Untersuchung zerebraler Störungen erbringt auch die *Analyse von Intelligenztests* oft wichtige Hinweise zur Ermittlung sog. psychoorganischer Zeichen — vor allem bei unausgeglichenen Intelligenzprofilen mit deutlichem Versagen in den Subtests zur Prüfung der perzeptiven Fähigkeiten (Figur-Hintergrundbildung, Integration von Teilen in Ganze usw.), bzw. mit deutlichem Versagen in speziellen verbalen Intelligenzfunktionen.

Innerhalb der *Performancetestprüfungen* eignet sich die Untersuchung mit dem *Seguin Formboard*[1], wenn diese in verschiedenen Abwandlungen als Subtest des MERRILL-PALMER Intelligenztests, des GESELL-Tests, oder der ARTHUR-Point-Scale of Performancetests verwendet wird (s. u. Besprechung von Intelligenztests), besonders gut zur Überprüfung perzeptiv-motorischer Störungen bei jüngsten Kindern (ab 2,6—3 Jahre) und sollte bei der Profilanalyse der entsprechenden Tests besonders beachtet werden.

Auch das *Abzeichnen geometrischer Figuren* von einer Vorlage, als Untertest vieler Performancetests verwendet, prüft die perzeptiv-motorischen Fähigkeiten und dient zur Orientierung über vorliegende Störungen auch jüngster Kinder. Eine Zusammenstellung der gebräuchlichsten geometrischen Figuren zum Abmalen nach Vorlage findet man als Subtest ‚*Geometric Design*' des neuen Wechslertests *WPPSI* (vgl. Besprechung von Intelligenztests) mit Normwerten für das Alter zwischen 4—6,6 Jahre. D. WECHSLER betont 1967 die Anwendungsmöglichkeit gerade dieses Subtests zur Untersuchung hirngeschädigter Kinder.

Da bei jüngeren Kindern (Intelligenzalter unter 5 Jahren) die Auswertungskategorien des BENDER-Gestalttests von KOPPITZ nicht differenzieren (PLENK, A. and JONES, J.), kann man zur orientierenden Untersuchung perzeptiv-motorischer Störungen jüngerer Kinder auf den Untertest des „Geometric Design" zurückgreifen.

Die Analyse des Intelligenzprofils der verschiedenen Wechslertests, also HAWIK, HAWIE und WPPSI (vgl. Besprechung von Intelligenztests), bietet neben dem bereits erwähnten Subtest ,,Geometric Design" für jüngste Kinder, andere gute Möglichkeiten zur Ermittlung sog. psychoorganischer Zeichen, die an Hand von umfassenden Untersuchungen an zerebral geschädigten Kindern, Jugendlichen (und Erwachsenen) gewonnen wurden (WECHSLER, D., 1956, 1961). Als Zeichen einer Integrationsschwäche und gestörten visuo-motorischen Gestaltfunktion zeigen sich nach Untersuchungen von D. WECHSLER am häufigsten in den *Performancetestprüfungen* auffällig reduzierte Leistungen in den Subtests *Zahlensymboltest* (verbunden mit Störungen des Neuerlernens), des *Mosaiktests* und des *Figurenlegens* (s. a. CLARK, R. M.; CLEMENTS, S. D. and PETERS, J. E.).

E. KOPPITZ stellte 1964 in diesem Zusammenhang fest, daß der Untertest von Figurenlegen des HAWIK, verglichen mit allen anderen Untertests, auf allen Altersstufen (5;0 bis 10;11

[1] Einlegen geometrischer Figuren in entsprechende Öffnungen eines Formbrettes (s. SEGUIN-GODDARD).

Jahre) am besten mit dem BENDER-Testergebnis korreliert, was für die besondere Bedeutung des Untertests Figurenlegen zur Ermittlung perzeptiver Störungen spricht.

Im Rahmen der *verbalen Testprüfung* mit den Wechslertests gelten bei *normalhörenden* Kindern die Untertests *Gemeinsamkeitenfinden* (Störungen der Begriffsbildung und des Abstraktionsvermögens; s. a. STRAUSS, A. and WERNER, H.), ferner *Rechnerisches Denken* und *Zahlennachsprechen* (Störungen im Begreifen, Umgang und Gedächtnis von Zahlsymbolen) als auffälligste psychoorganische Zeichen. Sie fallen bei zerebral gestörten Kindern, Jugendlichen (und Erwachsenen) und bei Patienten mit zentralen Sprachstörungen besonders schlecht aus (WECHSLER, D., 1961; CLARK, R.; CLEMENTS, S. D. and PETERS, J. E. u. a.).

Neben divergierenden Einzelleistungen im Handlungs- und Verbalteil der WECHSLER-Tests gelten bei *normalhörenden Patienten große Wertpunktdifferenzen von sprachfreiem und verbalem IQ* als psychoorganisches Zeichen und Hinweis für eine mögliche zentral-nervöse Störung. S. D. CLEMENTS und J. E. PETERS weisen 1962 auf drei unterschiedliche „pattern" des HAWIK hin, die sie auf Grund von umfassenden Untersuchungen an Kindern mit minimalen zerebralen Störungen (‚minimal brain dysfunctions') gefunden haben.

Am häufigsten stellten sie als *„pattern I"* bei zerebral gestörten Kindern annähernd gleiche Werte im Verbal-IQ und Handlungs-IQ fest bei unausgeglichenen Einzelleistungen im Verbalteil, Handlungsteil oder beiden Teilen des HAWIK (reduzierte Einzelleistungen s. oben). Das diagnostisch wichtige Schwanken der Einzelleistungen (oft zwischen 5 bis 10 Wertpunkten) darf trotz annähernd gleicher IQ-Werte im Verbal- und Handlungsteil nicht übersehen werden.

Als *„pattern II"* fanden die Autoren bei zerebral gestörten Kindern eine große Differenz zwischen Verbal-IQ und Handlungs-IQ zugunsten des Verbal-IQ. Der Verbal-IQ ist oft um 15 bis 40 Punkte höher als der Handlungs-IQ, so daß bei durchschnittlichem Verbal-IQ der Handlungs-IQ im Bereich des höhergradigen Schwachsinns liegen kann, was vor allem auf ausgeprägte perzeptiv-motorische Störungen zurückzuführen ist. Die Autoren betonen, daß die Berechnung und Interpretation eines Gesamt-IQ bei so stark differierendem Verbal- und Handlungs-IQ bedeutungslos ist und meist zur Unterschätzung der geistigen Fähigkeit des betroffenen Patienten führt (vgl. unsere Ausführungen zur Bestimmung des Intelligenzniveaus).

Als *„pattern III"* und dritthäufigste Möglichkeit fanden die Autoren bei zerebral gestörten Kindern einen großen Unterschied von Verbal-IQ und Handlungs-IQ zugunsten des Handlungs-IQ's, der zwischen 10 bis 30 Punkte höher sein kann als der Verbal-IQ. Es handelt sich hier nach den Ausführungen von S. D. CLEMENTS und J. E. PETERS meist um Kinder mit *angeborener Sprachschwäche* samt Legasthenie, denen es schwerfällt, sich sprachlich auszudrücken. (Vgl. ferner S. 132.)

Die quantitative und qualitative Analyse der WECHSLER-Tests in der oben beschriebenen Form bewährt sich damit insbesondere im Rahmen der Differentialdiagnose fraglicher zentraler Sprachstörungen bei normalem Hörvermögen und ausreichender sprachlicher Äußerungs- und Verständigungsmöglichkeit (Stammeln, Poltern, Stottern, Legasthenie u. a).

Bei der Durchführung der verbalen Testprüfung mit den WECHSLER-Tests ergeben sich als Ergänzung zur phoniatrischen Untersuchung neben den bereits erwähnten diagnostischen Möglichkeiten häufig auch Hinweise für das Vorliegen oder das Ausmaß von rezeptiven und expressiven Sprachstörungen (Echolalie und Perseverationsneigung, Wortfindungsstörungen, Begriffs-, Sprachsymbol- und Zahlensymbolstörungen, grammatikalische und Artikulationsstörungen). Daneben sollte bei Patienten mit fraglicher zentraler Sprachstörung zusätzlich der

Entwicklungsstand der Lese- und Rechtschreibfähigkeit überprüft und Legasthenie sowie Rechtschreibschwäche besonders beachtet werden.

Im Rahmen der psychodiagnostischen Untersuchung zerebraler Störungen und zentraler Sprachstörungen im Kindesalter sind schließlich auch der *emotionale Bereich und das soziale Verhalten* zu berücksichtigen. Verhaltensstörungen wie motorische Unruhe und Umtriebigkeit, Aufmerksamkeits- und Konzentrationsstörungen, leichte Ermüdbarkeit, emotionale Labilität u. a. sind besonders zu vermerken, sind aber nur in Zusammenschau mit anderen psychoorganischen Zeichen und den medizinischen Untersuchungsbefunden als Hinweis zu werten. Körperliche Störungen und Krankheiten sind ebenso wie primäre emotionale Störungen als Ursache der oben genannten Verhaltensstörungen weitmöglichst auszuschließen.

d) Psychodiagnostik emotionaler Störungen und sozialer Anpassungsstörungen

α) Diagnostische Gesichtspunkte zur Untersuchung psychogener Sprach- und Verhaltensstörungen

Die mangelhafte oder fehlende sprachliche Kommunikationsmöglichkeit hör- und sprachgestörter Kinder führt häufig zu psychischen Belastungen mit nachhaltigem Einfluß auf die geistige Leistungsfähigkeit (psychogene Intelligenzleistungsschwäche), die Persönlichkeitsstruktur und das soziale Verhalten. Zusammenfassende Darstellungen über die Psychologie des Hörgeschädigten, seine typische Verhaltensweise und spezielle Problematik bieten Best, H., Berlinski, S., Essler, H., Levine, E., Myklebust, H. R., 1960; Zeckel, A., u. a.

Die bei einem großen Prozentsatz von Hör- und Sprachgestörten feststellbaren — mehr oder weniger klinisch manifesten — zerebralen Störungen führen darüber hinaus oft zu einer erhöhten Verhaltenslabilität und Neigung zu *Verhaltensstörungen*. Das geistige und soziale Verhalten hör- und sprachgestörter Kinder wird damit durch vielerlei Faktoren beeinflußt und die Differenzierung sozialpsychologischer und emotionaler Störungen von Verhaltensstörungen auf zentralnervöser Grundlage ist schwierig und erfordert, wie bereits ausgeführt, umfassende psychodiagnostische und medizinische Untersuchungen.

Die Untersuchung des emotionalen Bereichs und der sozialen Anpassungsfähigkeit mit Hilfe spezieller, vor allem sprachfreier, projektiver Testmethoden ist eine wichtige Voraussetzung zur Differentialdiagnose *psychogener Sprachstörungen* (in Abgrenzung zu Sprachstörungen auf zentral-nervöser Grundlage), aber auch zur Ermittlung und Beurteilung *sekundärer, sozialpsychologischer und emotionaler Störungen bei audiogenen und zentralen Sprachstörungen.*

Zu den *psychogenen Sprachstörungen* rechnet man in erster Linie den *elektiven Mutismus* und versteht darunter seit M. Tramer (1934) eine psychogen verursachte Sprachstörung, bei der eine normal entwickelte Sprache, mit Ausnahme eines kleinen Personenkreises (engste Angehörige und Freunde), innerhalb der sozialen Umwelt (oft über Jahre) verweigert wird. Nähere Einzelheiten folgen in einem gesonderten Abschnitt (S. 805).

Zur Differentialdiagnose des elektiven Mutismus gehört der Ausschluß von Hörstörungen, zentralen Sprachentwicklungsstörungen (motorische Hörstummheit und akustische Agnosie) und der kindlichen Aphasien sowie von kindlicher

Schizophrenie und infantilem Autismus. Zur Orientierung über den infantilen Autismus in Abgrenzung von der kindlichen Schizophrenie und der Unterscheidung von autistischen und schizophrenen Sprachstörungen bei Kindern dient das Buch von B. Rimland, sowie das letzte Kapitel dieses Bandes. Auch die Frage der *sprachlichen Vernachlässigung* sollte als mögliche Ursache einer mangelhaften sprachlichen Kommunikation in Betracht gezogen werden (S. 413).

Im Rahmen der psychodiagnostischen Untersuchung von Kindern mit fraglichem elektiven Mutismus kommt der nicht-verbalen Intelligenzuntersuchung und Analyse des Intelligenzprofils mit besonderer Beachtung evtl. feststellbarer perzeptiv-motorischer Störungen in Zusammenhang mit anderen sog. psychoorganischen Zeichen eine differentialdiagnostische Bedeutung zum Ausschluß zentraler Sprachstörungen zu (vgl. Psychodiagnostik zerebraler Störungen und zentraler Sprachstörungen).

Nach Ausschluß der differentialdiagnostisch wichtigen Störungen ist es dann Aufgabe der Psychodiagnostik, mit Hilfe von Anamnese, Exploration der Eltern und ggf. der Erzieher, Verhaltensbeobachtung und nicht-verbalen, projektiven Tests, die zugrunde liegende psychogene Problematik und individuelle Konfliktkonstellation elektiv mutistischer Kinder aufzudecken. Die Problematik von Kindern mit elektivem Mutismus ist vielgestaltig, und es gibt verschiedene Theorien über Art und Entstehung dieser psychogenen Sprachstörung, auf die im folgenden kurz verwiesen werden soll.

A. Elson et al. weisen an Hand von Untersuchungen an elektiv mutistischen Kindern auf das häufig unsichere häusliche Milieu hin mit gestörter Mutter-Kind-Beziehung und einer (oft unbewußten) negativen Einstellung der Mutter gegenüber dem Kind, meist von Anfang an, und Gleichgültigkeit des Vaters gegenüber dem Kind und der Mutter. Unter diesen ungünstigen Bedingungen können sich bei dem betroffenen Kind negativistische, übersensitive Einstellungen bilden, die D. J. Salsfield im Ausdruck der *konstitutionellen Schüchternheit* zusammenfaßt und als häufige Voraussetzung zum Entstehen des elektiven Mutismus bezeichnet.

E. Pustrom a. R. W. Speers betonen, daß im Zusammenhang mit elektivem Mutismus häufig andere Verhaltensstörungen auftreten, vor allem Schulphobie, Enuresis, Eßschwierigkeiten u. a. Der Ausbruch des elektiven Mutismus vollzieht sich meist zwischen dem 4. bis 7. Lebensjahr, insbesondere bei Schuleintritt, wenn das Kind vermehrt in furchtauslösende Situationen mit sprachlichen Anforderungen gerät (Morris, J. V.; Reed, G. F.; Spieler, J., u. a.).

Zur Klärung der Verursachung des elektiven Mutismus werden vorwiegend *psychoanalytische* Theorien verwendet (Adams, H. and Glasner, P. J.; Browne, E. et al.; Elson, A. et al.; Mora, G. et al.; Pustrom, E. and Speers, R. W.; Weber, A.). Elektiver Mutismus wird hier als Symptom einer neurotischen Störung im Sinne einer oralen Fixierung und passiv-aggressiven Persönlichkeitsstörung interpretiert, verursacht durch Fehleinstellungen der Eltern, besonders der Mutter.

Die am sozialen Verhalten orientierte, *behavioristische* Interpretation des elektiven Mutismus verzichtet dagegen auf eine tiefenpsychologische Deutung dieser Sprachstörung (Reed, G. F.; Reid, J. B. et al.). Kinder mit elektivem Mutismus haben es nach dieser Theorie aus verschiedenen Gründen (Furcht, Minderwertigkeitsgefühle u. a.) *verlernt*, sprachlich richtig zu kommunizieren. Diese verschiedenen Gründe werden tiefenpsychologisch nicht weiter gedeutet, man konzentriert sich vielmehr auf die Symptomatik und die lerntheoretisch orientierte Therapie.

So ist bei der Untersuchung des elektiven Mutismus nach *lerntheoretischen* Gesichtspunkten auch die Art der Spracherziehung zu beachten. Es kommt nicht selten vor, daß z. B. die Mütter oder Erzieher elektiv mutistischer Kinder durch gesteigertes eigenes Redebedürfnis oder durch forcierte Sprachkorrektur — meist neben anderen Fehlhaltungen und Erziehungsfehlern — das gehemmte und konstitutionell scheue, sensitive Kind auch sprachunsicher machen, so daß der Gebrauch der Sprache mehr und mehr auf bestimmte Personen eingeschränkt wird. Zur weiteren Erforschung des elektiven Mutismus ist es sicherlich notwendig und nützlich, psychoanalytische und lerntheoretische Gesichtspunkte einzubeziehen und auch für das Therapieprogramm nutzbar zu machen.

Neben der psychogenen Sprachstörung des elektiven Mutismus kommen psychogen bedingte Sprachhemmungen und emotionale Störungen bei allen anderen Formen von Sprachstörungen (Stottern, Poltern, Stammeln, Agrammatismus), aber auch häufig bei Hörstörungen vor und sind im einzelnen im Rahmen der psychodiagnostischen Untersuchung weitmöglichst in ihrer Verursachung oder Mitverursachung zu klären. Mit Ausnahme des elektiven Mutismus ist jedoch bei anderen Sprachstörungen oder Sprachhemmungen eine psychogene *Verursachung* schwer oder nicht nachzuweisen. Es handelt sich oft um *sekundäre* Störungen und zusätzliche Komplikationen bei Hör- und Sprachstörungen, die häufig als Folge der mangelhaften Kommunikationsmöglichkeit oder der falschen Erziehungshaltung der Eltern und Erzieher auftreten oder in Zusammenhang mit einer zerebralen Schädigung und der damit häufig verbundenen *emotionalen Labilität* zu beurteilen sind.

Unbeachtet dieser ätiologischen Schwierigkeiten ist es jedoch das Ziel der psychodiagnostischen Untersuchung, bei hör- und sprachgestörten Kindern den emotionalen Bereich und die soziale Anpassungsfähigkeit mit Hilfe entsprechender Methoden zu erfassen und feststellbare Störungen in ihrem Zusammenhang zu den anderen psychologischen und medizinischen Untersuchungsbefunden weitmöglichst zu interpretieren und zu klären.

Im Rahmen der Psychodiagnostik emotionaler Störungen ist zunächst das Verhalten und die *soziale Anpassung* im Elternhaus und in der Umwelt (Kindergarten, Schule, Freizeitgestaltung) besonders genau zu untersuchen. Das Mutter-Vater-Kindverhältnis wird hier ebenso angesprochen wie das Verhältnis der Geschwister untereinander (Beachtung von Geschwisterrivalität) mit besonderer Berücksichtigung von evtl. vorliegenden Fehlhaltungen der Erzieher gegenüber dem Kind und des Kindes selber. Eine übermäßig verwöhnte Einstellung der Eltern und Erzieher gegenüber dem Kind („overprotective mother") kann ebenso wie eine übermäßig versagende, frustrierende Einstellung zu emotionalen Störungen verbunden mit psychogenen Sprachhemmungen führen. Inkonstante Erziehungshaltungen mit einer abwechselnd übermäßig verwöhnenden und frustrierenden Einstellung lassen sich, ebenso wie ausgeprägte Autoritätsproblematik mit allgemeiner (psychischer, geistiger, sprachlicher) Überforderung des Kindes, besonders häufig als Verursachung von emotionalen Störungen und psychogenen Sprachhemmungen feststellen (Biesalski, P. und Kämnitz, C.).

Zur Beurteilung von zugrunde liegenden emotionalen Störungen und Fehlhaltungen beim Kind selber wird auf die Ermittlung von Erziehungsschwierigkeiten und Verhaltensstörungen besonderer Wert gelegt. So können auffälliger Trotz und Aufsässigkeit (jenseits des entwicklungspsychologisch bedingten Trotzalters), Aggressivität, übermäßige Ängstlichkeit (Pavor nocturnus), Minderwertigkeitsgefühle (u. a. wegen der Hör- und/oder Sprachstörung und z. B. wegen des Tragens eines Hörgerätes), Versagen in Stress-Situationen (oft verbunden mit psychogener Intelligenzleistungsschwäche), Enuresis, Enkopresis, Nägelkauen,

Eßschwierigkeiten, Lügen, Streunen usw. als Symptome psychischer Fehlhaltungen gewertet werden.

Aber auch motorische Unruhe und Umtriebigkeit, Aufmerksamkeits- und Konzentrationsstörungen, leichte Ermüdbarkeit, emotionale Labilität u. a. können — neben zugrunde liegenden zentral-nervösen oder organischen Störungen — Ausdruck und Hinweis für emotionale Störungen sein und sind dementsprechend genau zu beachten. Die Differenzierung psychogener Verhaltensstörungen von Verhaltensstörungen auf zentral-nervöser oder organischer Grundlage ist jedoch schwierig und erfordert ein umfassendes medizinisch-psychologisches Untersuchungsprogramm (vgl. Psychodiagnostik zerebraler Störungen und zentraler Sprachstörungen). Um das so komplexe Gebiet der kindlichen Verhaltensstörungen von psychologischer Seite voll erfassen zu können und Fehldeutungen weitmöglichst auszuschließen, ist deshalb eine vorausgehende allgemein-medizinische sowie fachmedizinische Untersuchung — insbesondere bei hör- und sprachgestörten Patienten — unerläßlich.

β) Besprechung von psychodiagnostischen Methoden zur Untersuchung emotionaler Störungen

Zur gezielten Untersuchung emotionaler Störungen dient in erster Linie eine sorgfältig durchgeführte *Anamnese* sowie die *Exploration* möglichst beider Eltern und ggf. der Erzieher und des Patienten selber.

Neben der Exploration sind wir bei hör- und sprachgestörten Kindern unter 3 Jahren meist auf eine systematisch und langzeitig durchgeführte *Verhaltensbeobachtung* angewiesen, die jedoch oft guten Einblick in die kindliche Persönlichkeit und die emotionale Problematik ermöglicht. Die Verhaltensbeobachtung kann im freien Spiel, ab etwa 3 Jahren auch an Hand des standardisierten Spielzeugs des *Scenotests* (G. von Staabs) durchgeführt werden mit projektiven Deutungsmöglichkeiten der Wahl und Gestaltung des Spieles.

Das Kind baut sich hier eine kleine Welt auf, in der es spielerisch handelt und oft ihm unbewußte Gefühle (Wünsche, Aggressionen) auf entsprechende Spielgegenstände (Puppenfiguren, Tiere, Bauklötze usw.) projiziert.

Neben der Anwendbarkeit des Scenotests zur Ermittlung emotionaler Störungen bei hör- und sprachgestörten Kindern und Jugendlichen im allgemeinen, eignet sich dieser Test nach unserer Erfahrung auch besonders gut als Beitrag zur oft schwierigen Differentialdiagnose der kindlichen Sprachentwicklungsstörungen. Dazu gehört insbesondere die Differenzierung von Sprachverweigerung auf psychogener Grundlage (Mutismus) trotz entwickelter Sprachfähigkeit sowie die der zentralen Sprachentwicklungsstörungen (motorische Hörstummheit und akustische Agnosie) oder kindliche Aphasien ohne oder mit äußerst geringem Wortschatz. Kinder sind meist so intensiv in das Spiel mit den Figuren und Gegenständen des Tests vertieft, daß man aus ihren *spontanen sprachlichen Äußerungen* während des Spieles den Entwicklungsstand der Sprache abschätzen und elektiv mutistische Kinder mit psychogenen Sprechhemmungen (bei normalentwickelter Sprachfähigkeit) von den zentral sprachgestörten Kindern (mit expressiven und/oder rezeptiven Sprachstörungen) unterscheiden kann.

Für ältere Kinder (ab 4—5 Jahre) eignen sich zur sprachfreien Untersuchung des emotionalen Bereichs alle Arten von *graphischen Gestaltungen*, die projektiv ausgedeutet werden können: *Freie Zeichnungen*; *Mann-Zeichnung* (Machover, K.); *Baumzeichnung* (Koch, K.); *House-Tree-Persontest* (Buck, J. N. and Jolles, I. S.); und der *Wartegg-Zeichentest* (Wartegg, E.).

Auch *plastische Gestaltungen* (besonders die Darstellung der menschlichen Figur) eignen sich gut für projektive Deutungen und die sprachfreie Untersuchung des emotionalen Bereiches (GANTSCHEWA, S.; WISSEL, M. U. und LANGE-COSACK, H.). Für hör- und sprachgestörte Patienten mit *ausreichender sprachlicher Äußerungs- und Verständigungsmöglichkeit* eignen sich die projektiven Erzähltests: *Children's Apperception Test* (BELLAK, L. and ADELMAN, C.) für das Alter zwischen 3—10 Jahren (Tierbildszenen); sowie der *Thematic Apperception Test* (MURRAY, H.) ab etwa 6 Jahren bis zum Erwachsenenalter.

In beiden Testserien wird auf problematische zwischenmenschliche Situationen angespielt, wobei jedoch die Bilddetails so unscharf gehalten sind, daß gute Möglichkeiten für projektiv auszudeutende Bildbeschreibungen und für das Erfinden von Geschichten zu den einzelnen Bildtafeln bleiben.

Der *Rorschachtest* (über Auswertung vgl. BOHM, E.; KLOPFER, B. and DAVIDSON, H.) ist *nur mit Vorbehalt* zur Beschreibung der Persönlichkeitsstruktur älterer hör- und sprachgestörter Kinder, Jugendlicher (und Erwachsener) anzuwenden, und nur bei *guter sprachlicher Äußerungs- und Verständigungsmöglichkeit* (z. B. bei leichtem Stottern, Stammeln, Poltern), da die Interpretation dieses Tests weitgehend von den sprachlichen Nuancierungsmöglichkeiten abhängt. Zur genaueren Orientierung über projektive Tests für Kinder, Jugendliche (und Erwachsene) verweisen wir auf die zusammenfassenden Darstellungen von BUROS, O. (Hg.); HEISS, R. (Hg.), Bd. 6; sowie STERN, E. (Hg.) I.

Klinische Erfahrungen haben derart gezeigt, daß der Psychodiagnostik unter Berücksichtigung aller genannten Voraussetzungen im Rahmen der Diagnose kindlicher Hör- und Sprachstörungen eine wichtige Bedeutung zukommt. Wir wollen jedoch nochmals darauf hinweisen, daß die *diagnostische Relevanz* der dargestellten Testmethoden weitgehend von der fachpsychologischen Durchführung und Beurteilung der angewandten Tests, sowie von einer engen *medizinisch-psychologischen Zusammenarbeit* unter Berücksichtigung und vergleichenden Interpretation der psychologischen und fachmedizinischen Untersuchungsbefunde abhängt. Es bleiben noch manche ungelöste theoretische und testmethodische Schwierigkeiten, die eine weitere Forschung auf diesem besonderen Gebiet der Klinischen Psychologie dringend erfordern.

Literatur

Psychodiagnostik

ADAMS, H. M., and P. J. GLASNER: Emotional Involvements in Some Forms of Mutism. J. Speech Dis. 19: 59, 1954. — ARTHUR, G.: A Point Scale of Performance Tests. Rev. Form II, New York: Psychol. Corp. 1947. — ASPERGER, H.: Moderne Problematik zerebraler Störungen im Kindesalter. Wien. Med. Wschr. 110: 50, 1960. — AYRES, A. J.: Ayres Space Test. Manual. Los Angeles, Cal.: Western Psychol. Services.

BAAR, E.: Sprachfreie Entwicklungstests für taube, schwerhörige und sprachlich speziell gestörte Kinder im Alter von 1 bis 7 Jahren. Basel 1957. — BAKWIN, H.: Cerebral Damage and Behavior Disorders in Children. J. Pediat. 34: 371 bis 382, 1941. — BARNES, T. C.: EEG Validation of Rorschach, Hunt and Bender Gestalt Test. Am. Psychol. 5: 322, 1950. — BAY, E.: Agnosie und Gestaltwandel. Berlin–Göttingen–Heidelberg 1950. — BELLAK, L., and C. ADELMAN: The Children's Apperception Test (CAT). Cap. 4, 62 bis 94, in: Projective Techniques with Children. (RABIN, A., HAWORTH, MARY R. Ed.) New York: Grune & Stratton, Inc. 1960. — BENDER, L.: A Visual Motor Gestalt Test and its Clinical Use. The Am. Orthopsychiat. Assoc. Res. Mon, No. 3, 1938; — Psychopathology of Children with Organic Brain Disorders. Springfield, Ill.: C. C. Thomas, 1956. — BENTON, A.: Der Bentontest. Stuttgart 1961. — BERLINSKY, S.: Measurement of Intelligence and Personality of the Deaf. A Review of the Literature. J. Speech Dis. 17: 39 bis 54, 1952. — BEST, H.: Deafness and the Deaf in the United States. New York: Macmillan Co., 1943. — BIESALSKI, P., und C. KÄMNITZ: Die Bedeutung psychologischer Gesichtspunkte für die Beurteilung und Behandlung sprachgestörter Kinder. Mschr. Kinderheilk. Bd. 113: 4, 229 bis 232, 1965. — BIESALSKI, P., und C. SEIDEL: Probleme der Frühspracherziehung hörgestörter Kleinkinder mit zentraler Sprachbehinderung. Folia phoniatr. 18: 131 bis 137, 1966. — BIJOU, S. W., and H. WERNER: Language Analysis in Brain-Injured and Non-Brain-Injured Mentally Deficient Children. J. Gen. Psychol. 66: 239 bis 254, 1945. — BOHM, E.: Lehrbuch der Rorschach-Psychodiagnostik. Bern 1951. — BOSCH, G.: Psychopathologie der kindlichen Hirnschädigung. Fortschr. Neurol. Psychiat. 22: 125, 1954. — BRILL, R.: The Relationship of Wechsler IQ's to Academic Achievement Among Deaf Students. Exept. Child 28: 1962. — BROWNE, E., V. WILSON and P. C. LAYBOURNE: Diagnosis and Treatment of Elective Mutism in Children. J. Amer. Acad. Child Psychiat. 2: 605 bis 617, 1963. — BUCK, J. N., and Js. JOLLES: House-Tree-Person Projective Technique (H. T. P.) Los Angeles: Western Psychological Services 1949. — BÜHLER, C., und H. HETZER: Kleinkindertests. 2. gekürz. Auflage München 1953. — BUROS, O. (Ed.): The Sixth Mental Measurements Yearbook. New Jersey: Gryphon Press, 1965. — BUSEMANN, A.: Psychologie der Intelligenzdefekte. 2. Aufl., München–Basel 1963.

CARDWELL, V. E.: Cerebral Palsy. New York: North River Press, 1956. — CATTELL, P.: The Measurement of Intelligence of Infants and Young Children. New York: Psychol. Corp., revised 1960. — CLARK, R. M.: Language and Behavior of Children with Unsuspected Brain Injury. Logos 5: No. 1, 22 bis 34, 1962. — CLEMENTS, S. D., and J. E. PETERS: Minimal Brain Dysfunctions in the School-Age Child. Diagnosis and Treatment. Arch. Gen. Psychiat. 6: 185 bis 197, 1962. — CLEMENTS, S. D., L. LEHTINEN and J. LUKENS: Children with Minimal Brain Injury — A Symposium. National Society for Crippled Children and Adults. Inc. Chicago 1964. — CONRAD, K.: Strukturanalysen hirnpathologischer Fälle. Dtsch. Zschr. f. Nervenheilk. 158: 1947; — Über den Begriff der Vorgestalt und seine Bedeutung für die Hirnpathologie. Der Nervenarzt 18: 1950, 1947.

DOLL, E.: The Measurement of Social Competence. Minneapolis: Ed. Test Bureau, 1953. — DOUBEK, F., und E. PAKESCH: Die zentralen kindlichen Sprachstörungen als diagnostisches und therapeutisches Problem. Wien. klin. Wschr. 69: 781, 1957. — DUNN, L. M.: Peabody Picture Vocabulary Test. Am. Guidance Serv., Inc., Minneapolis–Nashville–Philadelphia 1959.

EISENSON, J.: Examining for Aphasia. A Manual for the Examination of Aphasia and Related Disturbances. New York: Psychol. Corp., Revised 1954. — ELSON, A., C. PEARSON, C. D. JONES and E. SCHUMACHER: Follow-Up Study of Childhood Elective Mutism. Arch. Gen. Psychiat. 13: Aug. 1965. — ESSLER, H.: Psychologie des Hörgeschädigten insbesondere im Kindesalter. Würzburg V. UHA. 1961.

FURTH, H.: Thinking Without Language. New York: Free Press 1966.

GALLAGHER, J.: A Comparision of Brain-Injured and Non-Brain-Injured Children of Several Psychological Variables. Child Development 22: No. 2, 1957; — Tutoring of Brain-Injured Mentally Retarded Children. Springfield, Ill.: C. Thomas, 1960. — GANTSCHEWA, S.: Kinderplastik Drei- bis Sechsjähriger. München 1930. — GESELL, A.: Preschool Child Test. New York: Psychol. Corp.; — The Psychological Development of Normal and Deaf Children in their Preschool Years. Volta Rev. 58: 117 bis 120, 1956. — GOLDBERG, L. R.: The Effectiveness of Clinician's Judgements: The Diagnosis of Organic Brain Damage from the Bender-Gestalttest. J. Consult. Psychol. 23: 25 bis 33, 1959. — GOLDSTEIN, K., and M. SCHEERER: Abstract and Concrete Behavior: An Experimental Study with Special Tests. Psychol. Monogr. 53: No. 2, (Whole No. 239) 1941. — GOLDSTEIN, K., M. SCHEERER and L. ROSENBERG: Goldstein-Scheerer Tests of Abstract and Concrete Thinking. New York: Psychol. Corp. 1941 bis 1951. — GÖLLNITZ, G.: Das psychopathologische Achsensyndrom nach frühkindlicher Hirnschädigung. Z. Kinderpsychiat. 20: 97, 1953; — Die Bedeutung der frühkindlichen Hirnschädigung für die Kinderpsychiatrie. Leipzig 1954. — GOODENOUGH, F.: Measurement of Intelligence by Drawings. New York–Chicago 1926. — GRAHAM, E., and E. SHAPIRO: Use of the Performance Scale of the Wechsler Intelligence Scale for Children with the Deaf. J. Consult. Psychol. 17: 396 bis 398, 1953. — GRAHAM, F., and B. S. KENDALL: Memory-for-Designs Test. Revised General Manual. Percept. a. Motor. Skills 11: 147 bis 188, 1960.

HALSTEAD, W. C.: Preliminary Analysis of Grouping Behavior in Patients with Cerebral Injury by the Method of Equivalent and Non-Equivalent Stimuli. Am. J. Psychiat. 96: 1263 bis 1294, 1940. — HAYWOOD, H. C., and J. T. TRAPP: Experience and the Development of Adaptive Behavior. In: ELLIS N. R. (Ed.) International Review of Research in Mental Retardation. New York: Academic Press, 1966. — HAYWOOD, H. C.: Perceptual Handicap: Fact or Artefact? Child Study 28: 4, 2 bis 14, 1967. — HEISS, R. (Hg.): Handbuch der Psychologie. Psychodiagnostik, Bd. 6, 1964. — HISKEY, M. S.: Hiskey-Nebraska Test of Learning Aptitude. Manual., Lincoln, Nebr.: Union College Press, 1966. — HOEDEMAKER, M. D., and M. E. MURRAY: Psychologic Tests in the Diagnosis of Organic Brain Disease. Neurology 2: 144 bis 153, 1952. — HUNT, H. F.: Hunt-Minnesota Test for Organic Brain Damage. Minneapolis: University of Minnesota Press, 1943.

KAISER, E.: Über die Bedeutung des Hörens für die Entwicklung der Persönlichkeit. N. Bl. f. Tb. 6/7: 169 bis 186, 1962. — KANNER, L.: Early Infantile Autism. J. Pediat. 25: 211 bis 217, 1944. — KLOPFER, B., and H. DAVIDSON: The Rorschach Technique. An Introductory Manual. New York: Harcourt, Brace & World, Inc., 1962. — KOCH, K.: Baumtest. 2. Aufl. Bern–Stuttgart 1954. — KOPPITZ, M. E.: The Bender Gestalt Test for Young Children. New York: Grune & Stratton, Inc., 1964.

LEITER, R. G., and G. ARTHUR: Leiter International Performance Scale. Chicago: C. H. Stoelting Co. 1936 bis 1955. — LEUTENEGGER, R. R.: A Bibliography on Aphasia. J. Speech Dis. 16: 280 bis 292, 1951. — LEVINE, E. S.: The Psychology of Deafness. New York: Columbia Univ. Press, 1960.

MACHOVER, K.: Personality Projection in the Drawing of the Human Figure. Springfield, Ill., 1957. — MCCONNELL, O. L.: Koppitz's Bender-Gestalt Scores in Relation to Organic and Emotional Problems in Children. J. Clin. Psychol. 23: No. 3, 1967. — MONTESSORI, M.: The Montessori Method. Introduction by J. McV. HUNT, New York: Schocken Books, 8. Print. 1967. — MORA, G., S. DE VAULT and E. SCHOPLER: Dynamics and Psychotherapy of Identical Twins with Elective Mutism. J. Child Psychol. Psychiat. 3: 41 bis 52, 1962. — MORRIS, J. V.: Cases of Elective Mutism. Am. J. Ment. Welf. 4: 661 bis 668, 1963. — MÜHLE, G.: Entwicklungspsychologie des zeichnerischen Gestaltens. München 1955. — MURRAY, H.: Thematic Apperception Test. New York: Psychol. Corp. 1943. — MYKLEBUST, H. R.: The Psychology of Deafness. 2. ed. New York: Grune & Stratton, 1960. — MYKLEBUST, H. R., and B. BOSHES: Psychoneurological Learning Disorders in Children. Arch. of Pediat., New York, June 1960. — MYKLEBUST, H. R., and D. JOHNSON: Dyslexia in Children. Exceptional Children 29: No. 1, 1962. — MYKLEBUST, H. R.: Training Aphasic Children. Suggestions for Parents and Teachers. Washington, D. C.: The Volta Bureau.

PLENK, A., M., and J. L. JONES: An Examination of the Bender-Gestalt-Performance of Three and Four Year Olds and its Relationship to Koppitz Scoring System. J. Clin. Psychol. 23: No. 3, 1967. — PORTER, C. VAN: The Cerebral-Palsied Deaf Pupil. Amer. Ann. Deaf 102: 359, 1957. — PUSTROM, E., and R. W. SPEERS: Elective Mutism in Children. J. Amer. Acad. Child Psychiat. 3: 287 bis 297, 1964.

RAUSCH DE TRAUBENBERG, N.: Nicht-verbale (stumme) Tests. In: STERN, E. (Hg.) Die Tests in der Klinischen Psychologie. I, Zürich 1954. — RAVEN, J. C.: Raven Adult Progressive Matrices. Manual. Los Angeles: Western Psychol. Services, 1938; — Raven Children's Colored Progressive Matrices. Manual. Los Angeles: Western Psychol. Services, 1947. — REED, G. F.: Elective Mutism in Children. A Re-Appraisal. J. Child Psychol. Psychiat. 4: 99 bis 107, 1963. — REID, J. B., N. HAWKINS, C. KEUTZER et al.: A Marathon Behaviour Modification of a Selectively Mute Child. J. Child Psychol. Psychiat. 8: No. 1, 27 bis 30, 1967. — RIMLAND, B.: Infantile Autism. New York: (Century Psychology Series), Appleton-Century-Crofts 1964. — RÜSSEL, A.: Zur Psychologie der optischen Agnosien. N. Psych. Studien 13: 1, 1937.

SALSFIELD, D. J.: Observations on Elective Mutism in Children. J. Ment. Sci. 96: 1024 bis 1032, 1950. — SANDER, F.: Experimentelle Ergebnisse der Gestaltpsychologie. In: SANDER, F., und H. VOLKELT: Ganzheitspsychologie. Gesammelte Abhandlungen. München 1962. — SCHACHTER, M., und S. COTTE: Der diagnostische Wert des Zeichnens in der Klinischen

Psychologie. In: STERN, E. (Hg.): Die Tests in der Klinischen Psychologie. I, Zürich 1954. — SEGUIN-GODDARD: Seguin-Goddard Formboards. Chicago: Stoelting Co. — SEIDEL, C.: Beiträge zur klinischen Psychologie kindlicher Hör- und Sprachstörungen. Die diagnostische Relevanz des Bender-Gestalttests, des Mann-Zeichentests und des Snijders-Oomen-Intelligenztests für hochgradige Hör- und Sprachstörungen. Diss. Mainz 1966. — SEIFERT, K. H.: Erfahrungen mit dem Progressive-Matrices-Test bei taubstummen Kindern. Z. exp. angew. Psychol. 7: 255, 1960. — SNIJDERS, J. TH., und N. SNIJDERS-OOMEN: Nicht-Verbale Intelligenzuntersuchung für Hörende und Taube. J. B. WOLTERS-GRONINGEN, 3. Aufl. 1967. — SPIELER, J.: Schweigende und sprachscheue Kinder. Olten: Otto Walter, 1944. — STAABS, G. v.: Der Scenotest. Bern 1964. — STOCKWELL, E.: Visual Difficulties in Deaf Children. Arch. Ophthalmol. 48: 428, 1952. — STRAUSS, A., and H. WERNER: Disorders of Conceptual Thinking in the Brain-Injured Child. J. nerv. ment. Dis. 96: 153 bis 172, 1942. — STRAUSS, A., and L. LEHTINEN: Psychopathology and Education of the Brain—Injured Child. New York: Grune & Stratton, 1947. — STRAUSS, A.: Aphasia in Children. Am. J. Phys. Med. 33: 93, 1954. — STRAUSS, A., and N. KEPHART: The Brain-Injured Child II. New York: Grune & Stratton, 1955. — STUTSMAN, R.: Guide for Administering the Merrill-Palmer Scale of Mental Tests. New York: Harcourt, Brace & World, 1931 — SUCHENWIRTH, R.: Topische Hirndiagnostik durch Zeichenversuche. Med. Klin. 60: Nr. 9, 333 bis 337, 1965.

TRAMER, M.: Elektiver Mutismus bei Kindern. Z. Kinderpsychiat. 1: 30 bis 35, 1934.

VERNON, M.: The Brain Injured (Neurologically Impaired) Deaf Child. A Discussion of the Significance of the Problem, its Symptoms and Causes in Deaf Children. Amer. Ann. Deaf 106: 239 bis 250, 1961. — VERNON, M., and D. BROWN: A Guide to Psychological Tests and Testing Procedures in the Evaluation of Deaf and Hard-of-Hearing Children. J. Speech Dis. 29: No. 4, 414 bis 423, 1964.

WAGNER, A.: Zur Psychologie zerebral geschädigter Kinder und Jugendlicher. Orthopädie 5: 262, 1956. — WARTEGG, E.: Der Zeichentest (WZT). Göttingen 1953. — WEBER, A.: Zum elektiven Mutismus der Kinder. Z. Kinderpsychiat. 17: 1 bis 15, 1950. — WECHSLER, D.: HAWIK Handbuch. Hamburg-Wechsler-Intelligenztest für Kinder. Bern–Stuttgart 1956; — Die Messung der Intelligenz Erwachsener. Bern–Stuttgart 1961; — Manual for the Wechsler Preschool and Primary Scale of Intelligence (WPPSI). New York: Psychol. Corp. 1967. — WELLEK, A.: Amusie. In BLUME (Hg.): Die Musik in Geschichte und Gegenwart, I. Kassel 1949; erweitert in WELLEK, A.: Musikpsychologie und Musikästh. Frankfurt 1963, S. 113 bis 118, Lit. S. 351 bis 356. — WERNER, H., and A. STRAUSS: Pathology of Figure-Background Relation in the Child. J. Abnorm and Soc. Psychol. 36: 236 bis 248, 1941. — WERNER, H.: Thought Disturbance with Reference to Figure-Background Impairment in Brain-Injured Children. Confinia Neurologica 9: 255 bis 263, 1949. — WEWETZER, K. H.: Das hirngeschädigte Kind. Stuttgart 1959; — Intelligenztests für Kinder. In Heiss, R. (Hg.): Hb. der Psychologie Bd. 6, Psychodiagnostik, 1964. — WISSEL, M., U. WISSEL und H. LANGE-COSACK: Plastische Darstellung einer menschlichen Figur. Praxis Kinderpsychol. Kinderpsychiat. 16: 3, 81 bis 91, 1967.

ZECKEL, A.: Psychopathological Aspects of Deafness. J. Nerv. Ment. Dis. 12: 322 bis 346, 1950.

6. Psychologische Teste zur Diagnose und Behandlung von Sprach- und Stimmstörungen[1]

Von Dr. med. LYNWOOD HEAVER, Dipl. Psychiater, Tulsa (Oklahoma)

a) Einleitung

Anzeige für psychologische Prüfung. Die vollkommene diagnostische Auswertung eines Patienten mit einem gewissen Fehler der Stimme oder Sprache muß

[1] Dieser Abschnitt ist eine Übersetzung der Seiten 499—505 aus „Voice-Speech-Language: Clinical Communicology" von Richard Luchsinger and Godfrey E. Arnold. © 1965 by Wadsworth Publishing Company, Inc., Belmont, California.

die psychologische Prüfung einschließen. Dieser Vorgang ist nicht nur für die Bestätigung der klinischen Diagnose wichtig, sondern auch als eine Hilfe für das Planen der geeigneten Behandlung. Hingegen darf man niemals in Fällen von klinisch vermuteter *psychogener* Symptomatologie das diagnostische Vertrauen lediglich auf die Ergebnisse der psychologischen Prüfung stützen.

Die experimentellen Psychologen sind sich uneinig darüber, ob gewisse weit verbreitete Teste tatsächlich die Fähigkeiten oder Leistungen prüfen, für welche sie bestimmt sind. Zur gleichen Zeit kritisieren die gleichen Autoren die populären projektiven Teste, weil sie nicht genügend ausgewertet seien (EYSENCK, 1961). HUNT schrieb in 1949: „Viele Kliniker können verläßliche klinische Urteile abgeben, während viele andere das nicht können, das heißt es gibt gute und schlechte Kliniker. Das Gleiche gilt für psychologische Teste. Es gibt sowohl schlechte Teste als auch gute Teste." Indem er bemerkt, daß manche Kliniker mit gewissen Testen besser umgehen können als mit anderen, glaubt HUNT ferner, daß „der hauptsächliche Beitrag des psychologischen Testes die Möglichkeit zum Sortieren des Verhaltens einer Versuchsperson in einer standardisierten Situation ist".

Abweichungen. Die Bürde des Beweises in bezug auf den Wert eines psychologischen Testes für ein bestimmtes diagnostisches Problem liegt schwer auf den interpretierenden Geschicklichkeiten des klinischen Psychologen. Jedoch müssen auch andere Faktoren berücksichtigt werden. Wenn er bestimmte Teste aussucht, wird der Psychologe von vielen variablen Faktoren beeinflußt. Dazu kommen noch seine eigene Schulung, Erfahrung und seine subjektiven persönlichen Neigungen. Unter diesen variablen Abweichungen befinden sich gewisse Beschränkungen der räumlichen Verhältnisse und der vorhandenen Ausrüstung für die Prüfung, die Häufigkeit und Zeitdauer der Anwesenheit des Patienten, Wünsche von anderen Untersuchern für spezifische Daten und die Fähigkeit des Patienten, sich verbal auszudrücken.

Differentialdiagnose. Trotz diesen theoretischen und realen Beschränkungen, kann der klinische Psychologe einen wesentlichen Beitrag zur diagnostischen Bestätigung und dem therapeutischen Planen leisten. In einer medizinisch geleiteten Sprachklinik resultiert die anfängliche Diagnose hauptsächlich aus der Untersuchung durch den otolaryngologischen Phoniater. Gewöhnlich ist seine klinische Erfassung sowohl umffassend als auch endgültig, denn ihm steht die visuelle Betrachtung des gesamten peripheren Sprechmechanismus zur Verfügung. In gewissen Zuständen jedoch kann das Verständnis der Krankheitsursachen dadurch erweitert werden, daß man mit bestimmten Maßnahmen die psychologischen Verteidigungsmechanismen des Kranken durchdringt. Dazu gehört vornehmlich die Psychopathologie, welche innere emotionelle Konflikte in den Kehlkopf oder die Artikulatoren projiziert und damit somatisiert hat.

Für Kranke mit psychogenen Störungen der Kommunikation ist die beste Behandlung durch die Kenntnisnahme der Pathogenese der augenscheinlichen Symptome bestimmt, sowie der Psychopathologie, von welcher die Symptome entspringen. Von diesem Gesichtspunkt wird es klar, daß der Gebrauch von ausgesuchten psychologischen Testen vor dem Feststellen der endgültigen klinischen Diagnose von höchst legitimer und gelegentlich unerläßlicher Bedeutung ist. Das Gleiche gilt für die Wahl des besten Therapie-Programmes. Die Reaktion des Kranken auf seine Behandlung ist zum Teil durch die therapeutische Qualität und die Geschicklichkeit des Behandlers beeinflußt. Darüber hinaus beeinflußt auch die intellektuelle Fähigkeit, Charakterstruktur, emotioneller Zustand und die soziologische Motivierung des Kranken sein Verhalten gegenüber der Stimm- oder Sprachbehandlung in weitem Maße.

b) Indikationen der psychologischen Prüfung

Psychogenität. Behinderungen der verbalen Kommunikation werden von Zuständen verursacht, welche man im großen in drei Gruppen einteilen kann: 1. *organisch*, 2. nicht-organisch und somit *psychogen*, oder 3. *beides*. In jeder dieser Kategorien ist der psychologische Zustand des Patienten unentrinnbar einbegriffen und zwar in irgendeiner Weise sowie in verschiedenen Graden. Somit beeinflussen die psychologischen Eigentümlichkeiten das gesamte klinische Bild und komplizieren die therapeutische Aufgabe.

Der Wert der psychologischen Prüfung ist völlig klar, sobald man keine neurologischen Störungen wie Apraxie, Parese oder Lähmung findet. Das Gleiche gilt, wenn gestörte Artikulation, verzögerte Sprachentwicklung, Mutismus oder Dysphonie nicht das offensichtliche Resultat von traumatischen oder chirurgischen Defekten sind. Unter solchen Umständen ist es unerläßlich, die intellektuelle Begabung des Kranken, den Begriff seines Eigenbildes sowie seine Einstellung zu sich selbst und zur Welt um ihn auszuwerten. Er wird nämlich alle diese Eigenschaften auf die Untersucher projezieren, wenn sie die wahre Ursache der psychogenen Kommunikationsstörung zu erfassen und zu behandeln versuchen.

Bevor sich jedoch ein *psychogener Zustand* feststellen läßt, müssen andere ätiologische Möglichkeiten durch den Prozeß der Differentialdiagnose ausgeschlossen werden. Dazu gehören Schwachsinn, Hirnschaden, peripherer oder zentraler Hörverlust, oder verzögerte psychologische Ausreifung. Eine Batterie von sorgfältig ausgesuchten psychologischen Testen enthüllt die Zeichen der sogenannten Organizität und hilft im Auseinanderhalten der organischen und funktionellen Störungen. Das Fehlen von organistischen Zeichen in den Testresultaten unterstützt den klinischen Eindruck von psychosomatischer Symptomatologie, Neurose, Psychose oder Simulation. Dann braucht man andere Arten von psychologischen Testen zum weiteren Unterstützen der Diagnose.

Auf jeden Fall aber, und auf was immer für Zustände oder Syndrome die psychologischen Teste angewendet werden, darf man die Testresultate niemals als etwas anderes betrachten als ein *zusätzliches Hilfsmittel* zur Bestimmung einer Diagnose. Wie zweckdienlich und hilfreich diese Tests auch sein mögen, können sie keinen adäquaten Ersatz für die eingehende Krankengeschichte, sorgfältige ärztliche Untersuchung und erfahrene klinische Beurteilung abgeben. Sie können also die verflochtenen Auswertungen des Otolaryngologen, Neurologen und Psychiaters nicht ersetzen, sondern nur in gleichwertiger Weise ergänzen.

Organische Pathologie. Schließlich ist die psychologische Untersuchung von direktem Belang in der Untersuchung einer Störung von Stimme oder Sprache, wenn die Vorgeschichte und Untersuchung den möglichen Einfluß von *organischen Faktoren* anzeigen. Dazu gehören erbliche Faktoren, Geburtstrauma, postinfektiöse Krankheitssyndrome, endokrine Störungen, degenerative Krankheiten, metabolische Funktionsstörungen, neoplastische Tumoren usw. Veränderungen der Personalität und emotionelle Probleme begleiten in beinahe unerläßlicher

Weise die verschiedenen organischen Krankheitszustände. Wann immer diese sekundären psychologischen Komplikationen den Sprechvorgang oder die Stimmbildung behindern, dann können diese seelischen Belastungen die Behandlungsbemühungen hintanhalten. Durch das Messen der intellektuellen Fähigkeiten des Kranken und durch das Abschätzen der Art und Größe seiner emotionellen Probleme hilft die psychologische Prüfung in der Entscheidung, ob Sprach- oder Stimmbehandlung für einen gewissen Kranken aussichtsreich ist.

Test-Indikationen. In Zusammenfassung läßt sich die Rolle des klinischen Psychologen und seiner psychologischen Prüfungen in der Organisation der medizinischen Klinik für Kommunikationsstörungen nach den folgenden Punkten umgrenzen: 1. Zusätzliche Befunde für die *Bestätigung* der vorläufigen klinischen Diagnose und der therapeutischen Empfehlungen; 2. Beratung der Kliniker in der *Auswertung* der Fähigkeit des Patienten zum erfolgreichen Mitarbeiten an der vorgeschriebenen Behandlung; 3. Hilfsbefunde für die *Differentialdiagnose* der organischen und psychogenen Störungen sowie der gemischten Typen; 4. Unterstützung der klinischen Meinung in Bezug auf die *Notwendigkeit der Überweisung* des Patienten in andere Kliniken oder Institute; 5. das Erzielen von objektiven *Laboratoriumsdaten* zu Beginn der Therapie für den Vergleich mit analogen Daten während einer späteren Nachuntersuchung zum Aufdecken der Gründe schlechter Behandlungserfolge oder von wechselnden Symptomen während der Behandlung; 6. Vorlage von Information zum Zwecke der *Elternberatung*; 7. Lieferung von *Personalitätsprofilmaterial* und Befunden über den emotionellen Zustand, welche den Therapeuten in der gruppenweisen oder individuellen Psychotherapie unterstützen oder Modifikationen des therapeutischen Vorgehens bestimmen.

c) Wertvolle psychologische Teste

Psychometrische Teste. Recht verläßliche Schätzwerte der allgemeinen Intelligenz des Patienten lassen sich durch den Gebrauch von einem oder mehreren der standardisierten und weitgehend akzeptierten Teste erzielen, wie folgt.

1. *Wechsler-Bellevue Intelligence Scale (Form 1).* Dieser Test ist für intelligente Jugendliche von 17 oder 18 Jahren und älter anwendbar. Der hauptsächliche Wert jedoch besteht im Gebrauch mit Erwachsenen jeden Alters.

2. *Wechsler Adult Intelligence Scale (WAIS).* Weil der WISC (siehe unten) sich als zu einfach für gescheite Jugendliche erwies, wurde der WAIS-Test erfunden. Im wesentlichen handelt es sich um eine Revision der Wechsler-Bellevue Scale, Form 1.

3. *Wechsler Intelligence Scale for Children (WISC).* Dieser Test ist für die psychometrische Studie von Kindern in ihrer *Latenzperiode* vom fünften oder sechsten Jahr durch die jüngere Adoleszenz wertvoll. Wie oben erwähnt, ist dieser Test zu einfach, wenn das Kind oder der Jugendliche sehr gescheit ist. Im Gegensatz zum Stanford-Binet Test enthält der WISC-Test Aufgaben von größerer Schwierigkeit. Mit dem durchschnittlichen Kind ist die Anwendung dieses Testes vorzuziehen, wenn der Untersucher einen ziemlich endgültigen Schätzwert des IQ erzielen will. Man muß sich merken, daß die Intelligenz-Quotienten mit dem WISC-Test allgemein niedriger sind als diejenigen mit dem Stanford-Binet Test.

4. *Stanford-Binet (Formen L, M oder L–M).* Für Kleinkinder in der *Prälatenz-Periode*, das heißt im Alter von 2 bis 6 Jahren, ergibt dieser Test viele wertvolle Angaben. Die Streuung der richtigen Testantworten über die altersgruppierten Testhäufungen ist diagnostisch signifikant. Nicht nur die IQ-Zahl ist wichtig. Die Streuung gemäß der Altersstufe und die Art der richtig gelösten Testaufgaben tragen wesentliche Information für das Erfassen von intellektueller Kapazität oder Potenziell bei. Dieser Gesichtspunkt trifft auch für die Wechsler-Skalen zu.

5. *Merrill-Palmer.* Im Gegensatz zu den eben genannten Prüfmethoden ist dieser Test für sprachgestörte Kinder besonders wertvoll. Die anderen Teste bestehen aus Sektionen von verbalen und nicht-verbalen Aufgaben. Der Merrill-Palmer ist hauptsächlich ein Leistungstest, welcher die visuell-motorische Reife und neuromuskuläre Koordination abschätzt. Genau genommen jedoch enthält auch der Merrill-Palmer-Test einige verbale Elemente, etwa die gesprochenen Anweisungen des Untersuchers, wie das Kind zu zeichnen habe. Wie der Stanford-Binet-Test ist auch dieser Test zum Erfassen der allgemeinen Intelligenz in der kindlichen *Prälatenz-Periode* wertvoll.

6. *Columbia Mental Maturity Scale.* Wie nunmehr allgemein bekannt, eignen sich die üblichen psychologischen Teste nicht zur Prüfung von tauben oder aphatischen Kindern, weil sie die verbalen Testkomponenten einfach nicht verstehen und daher eine wesentlich niedrigere Intelligenzstufe vorspiegeln als potentiell möglich ist. Deshalb empfahlen KODMAN, WATERS und WHIPPLE (1962) die Columbia Mental Maturity Scale für die Intelligenzprüfung von tauben Kindern. VERNON und BROWN (1964) schrieben einen Leitfaden für die Anwendung der elementaren Intelligenz- und Personalitätsteste, welche für taube Kinder am geeignetsten sind. In dieser Anleiten sind die bevorzugten Testbatterien empfohlen.

Personalitätsteste. Die vorhergehende Aufzählung umfaßt diejenigen psychometrischen Teste, welche am häufigsten von amerikanischen klinischen Psychologen angewendet werden. Die folgenden Beschreibungen gelten den ebenso populären und sehr zweckdienlichen Personalitätstesten auf Grund der „projektiven“ Methode. Der hauptsächliche Zweck dieser Teste ist das Beschreiben eines Bildes von Struktur und Inhalt des individuellen Charakters, der Psychopathologie im Einzelfalle, sowie der emotionellen Fähigkeit zur ausreichenden Anpassung an die Realität.

1. *Rorschach-Test.* Auf zehn Karten ist je eine große monochromatische oder gefärbte Figur eines auseinander gequetschten Tintenkleckses gedruckt. Diese bizarren seitensymmetrische Figuren dienen zum Erforschen der menschlichen Personalität mit ihren bewußten und unbewußten geistigen Mechanismen von Ausdruck und Anpassung. Dieser Test mißt zu einem gewissen Grade das verinnerlichte emotionelle Leben, die veräußerlichten Gefühle und die bewußte intellektuelle Aktivität (BECK, 1951). Hier gibt es keine richtigen oder falschen Antworten. Der Prüfling bezieht seine verbalisierte Beschreibung des Eindruckes, den die Tintenkleckse jeder Karte auf ihn machen, von keiner anderen Quelle als dem Inhalt seines eigenen intellektuellen und emotionellen Lebens.

2. *Bender Visual-Motor Gestalt-Test.* Dieser ist populär als der Bender-Gestalt-Test oder BGT bekannt. Er besteht aus neun einfachen geometrischen Figuren und Mustern. Nacheinander wird jede Karte dem Prüfling gezeigt, damit er die Figur auf einem Blatt Papier nachzeichne. Daraus ergibt sich ein halb-objektiver Test der visuomotorischen Organisation und Funktion. Mit anderen Testen verglichen, ist der BGT ein einfacher Test, leicht angewendet, nicht sozial, neutral und anscheinend harmlos. Er beinhaltet gewisse dynamische Konzepte, welche mit dem fundamentalen Gestaltsgehalt einer totalen Reaktion auf eine totale Situation verbunden ist. Auf diese Weise gibt dieser Test darüber Auskunft, wie das Individuum wahrnimmt und auf welche Weise es diese Empfindungen verwendet (HALPERN, 1951). Im Verein mit anderen Testen hilft diese projektive Technik im Unterscheiden zwischen dem Reifungsrückstand der verzögerten visuo-motorischen Entwicklung und anderen Syndromen. Zu den letzteren gehören Schwachsinn, organischer Hirnschaden oder Funktionsverlust wegen allgemeiner Hemmung zufolge von psychologischen Konflikten.

3. *Thematic Apperception-Test (TAT).* Zwanzig Bilder in monochromem Grau formen einen Satz, welcher nacheinander dem Prüfling vorgelegt wird. Er wird angewiesen, jedwede Geschichte zu erzählen, welche ihm durch die Bilder zu Bewußtsein kommt. Weil diese Bilder die Vorstellung anreizen, enthüllen die Geschichten des Prüflings seine perzeptuellen Reaktionen zu diesen Bildern. Daraus ergeben sich Anhaltspunkte darüber, wie der Prüfling die Welt sieht (HOLT, 1951). Während der Rorschach-Test Information über die Personalitäts-*Struktur* hervorbringt, vermitteln die TAT-Antworten Einblicke in den *Inhalt* der Personalität.

4. *Machover Draw-A-Person-Test.* Für diesen Test erhält der Prüfling einen halbweichen Bleistift, einen Radiergummi und ein Blatt weißen Papieres von genormter Ge-

schäftsgröße. Darauf soll er eine menschliche Figur zeichnen. Die Psychologen betonen, daß das Zeichnen einer Figur das Eigenbild des Körpers in seiner Umgebung wiedergibt. Es drückt also den Begriff des Prüflings von seinem eigenen *Körperbild* aus. Darüber hinaus glauben einige Untersucher, daß die Zeichnung die komplexe Reflektion der Selbsteinschätzung des Prüflings einschließt, also sein *Selbstbild* (MACHOVER, 1951).

5. *House-Tree-Person-Test.* Eine Variante des letzten Testverfahrens besteht darin, daß der Prüfling ein *Haus*, dann einen *Baum* und dann eine *Person* zeichnen soll. Die projektiven Psychologen behaupten viele Vorteile dieses H–T–P-Test. Sie betrachten ihn als einen Indikator des abnormen Verhaltens (EYSENCK, 1961) und von zahlreichen anderen subjektiven Reaktionen auf das *Körperbild*: Annahme der sexuellen Rolle, Furchtsamkeit oder Depression in der Sphäre der interpersonellen Beziehungen, Neigung zum Zurückziehen von der Realität, usw.

d) Schlußfolgerungen

Diagnostische Gruppenarbeit. Der Otolaryngologe, der phoniatrische oder logopädische Sprach- und Stimmpathologe und der Audiologe zusammen mit einem Neurologen oder Neuropsychiater bilden das ideale Team für die richtige Diagnose und die Unterscheidung von organischen und psychogenen Syndromen der gestörten Kommunikation. In gleichwertiger Weise schaffen die Dienste eines qualifizierten und erfahrenen klinischen Psychologen eine höchst wünschenswerte Ergänzung dieser Gruppenarbeit, namentlich in den folgenden Situationen: Vorlegen von Testdaten für die Differentialdiagnose; therapeutische Empfehlungen; Beratung und Aufklärung; sowie die Überweisung des Patienten zu einer anderen Institution. Die Erfahrung hat jeden Zweifel behoben, daß die *psychologische Prüfung unersetzbar ist*, wenn man eine komplette diagnostische Auswertung und wohlgeplante Behandlungsweise einer gestörten Kommunikation erzielen will.

Es kann nicht der Zweck dieser kurzen Besprechung sein, die bekannten oder theoretischen Beschränkungen der beschriebenen Teste näher zu untersuchen. Es genügt die Feststellung, daß die psychologischen Testresultate niemals als absolut autoritär zu betrachten sind. Vielmehr liefern sie zusätzliche *bestätigende* Daten, welche in auslegender Weise mit anderen Untersuchungen durch andere Fachleute zu vergleichen sind. Vor allem ist zu bedenken, daß die Auslegung der psychologischen Testergebnisse niemals besser sein kann als die Schulung, erworbene Geschicklichkeit, Erfahrung und allgemeine Fähigkeit des Untersuchers. Der Psychologe beschränkt sich nicht lediglich auf seine Auswertung und die Bewertungspunkte. Er ergänzt seine Berechnungen durch die sorgfältige Beobachtung von Haltung, Benehmen, Herangehen an die Testsituation und deren Lösung sowie die Handhabung des Testmaterials von Seiten des Prüflings. *Die psychologische Prüfung ist wohl eine Wissenschaft, aber sie ist auch eine Kunst.*

Literatur

Psychodiagnostik

ANGELO, P.: Contributo allo studio del processo evolutivo dell'intelligenza. Pubbl. Univ. Cattol. Milano, 35: 167, 1950. — ATHERTON, S.: Projection Techniques in the Public School Curriculum. New York: S. A. Bridgman, 1953.

BASH, K. W.: Testpsychologie in Großbritannien und in den Vereinigten Staaten. Ciba Z. 11: 4623, 1951. — BECK, S. J.: The Rorschach-Test: a Multi-Dimensional-Test of Personality. Chapter 4, from „An Introduction to Projective Techniques" edited by H. H. ANDERSON and G. L. ANDERSON. New York: Prentice-Hall, 1951. Bender Visual Motor Gestalt Test. New York: American Orthopsychiatric Ass. — BERLINSKY, S.: Measurement of the

Intelligence and Personality of the Deaf: A Review of the Literature. J. Speech Dis. 17: 39, 1952. — Bernreuter, R. G.: Implications of Recent Studies on Intelligence. Trans. N. Y. Acad. Sciences 15: 301, 1953. — Borel-Maisonny, S.: Tests relatifs aux tout débuts du langage. Société Alfred Binet, Bull. 378: 82, 1947. — Braslavsky, B. de: La hoja de dibujos multiples de Prudhommeau como test de intelligencia y carácter. Anales Audiol. Fonolog. 1: 34, 1955/56. — Brinkmann, D.: Aus der Geschichte der Testpsychologie. Ciba Zschr. 11: 4606, 1951; — Zur Systematik der psychologischen Testmethoden. Ciba Z. 11: 4616, 1951. — Bristol, H.: Intelligence-Tests. Speech (London), 10: 4, 1946.

Canepa, G.: Ricerche sui fenomeni di proiezione tematica mediante il „Thematic Apperception Test" (TAT) e techniche similari. Pubbl. Univ. Cattol. Milano, 35: 245, 1950. — Croatto, L., e Croatto-Martinolli, C.: Il test mentale psicomotorio ed il test del linguaggio secondo Borel-Maisonny per l'apprezzamento dell'etá mentale, del grado di comprensione e di realizzazione del linguaggio. Atti Labor. Fonet. Univ. Padova. 2: 51, 1952.

Eisenberg, R. B.: A Practical Method for Screening Visual-Perceptual-Motor Performance. J. Speech Dis. 28: 87, 1963. — Eysenck, H. J.: Handbook of Abnormal Psychology. New York: Basic Books, 1961.

Furth, H. G.: Visual Paired-Associates Task with Deaf and Hearing Children. J. Speech Hearing Res. 4: 172, 1961.

Galichet, G.: Comment établir la fiche caractérielle d'adolescents. Soc. Alfred Binet, Bull. 378: 106, 1947. — Goodstein, L. D.: Functional Speech Disorders and Personality: A Survey of the Research. J. Speech Hearing Res. 1: 359, 1958; — Functional Speech Disorders and Personality: Methodological and Theoretical Considerations. J. Speech Hearing Res. 1: 377, 1958. — Gray, G. W.: Gestalt, Behavior, and Speech. Quart. J. Speech, 14: 334, 1928.

Halpern, F.: The Bender Visual Motor Gestalt-Test. Chapter 11, from „An Introduction to Projective Techniques" edited by H. H. Anderson and G. L. Anderson. New York: Prentice-Hall, 1951. — Hawk, S. S.: Personality Measurement in Speech Correction. J. Speech Dis. 13: 307, 1948. — Hediger, H.: Grundsätzliches zum tierpsychologischen Test. Ciba Z. 11: 4630, 1951. — Höfler, R.: Vergleichende Intelligenzuntersuchung bei Hörenden und Tauben mit stummen Tests und ihre Beziehung zum Sprachbesitz. IV. Vers. Dtsch. Ges. Sprach-Stimmheilk. p. 77, München: 1933. — Holt, R. R.: The Thematic Apperception Test. Chapter 7, from „An Introduction to Projective Techniques" edited by H. H. Anderson and G. L. Anderson. New York: Prentice-Hall, 1951. — House-Tree-Person Projective Technique. Beverly Hills: Western Psychol. Services. — Hunt, W. A.: The Future of Diagnostic Testing in Clinical Psychology. The „Readings in the Clinical Method in Psychology", edited by R. I. Watson. New York: Harper, 1949.

Kamman, G. R., and C. Kram: Value of Psychometric Examinations in Medical Diagnosis and Treatment. J. Amer. Med. Ass. 158: 555, 1955. — Kendler, H. H.: Verbal Factors in Problem Solving Behavior. Trans. N. Y. Acad. Sciences, Ser. II, 16: 348, 1954. — Kodman, F. jr., J. E. Waters and C. I. Whipple: Psychometric Appraisal of Deaf Children Using the Columbia Mental Maturity Scale. 27: 275, 1962. — Kubis, J. F.: Lie Detection: Recent Developments and Persistent Problems. Trans. N. Y. Acad. Sciences, Ser. II, 16: 34, 1953. - Kuhn, R.: Der Rorschach-Versuch. Ciba Z. 11: 4618, 1951.

Lesch, E., und E. Demmel: Intelligenzprüfungsverfahren und Sprache. IV. Vers. Dtsch. Ges. Sprach-Stimmheilk. p. 21, München: 1933. — Lowell, E. L., and N. S. Metfessel: Experimental Concept Formation Test for Preschool Deaf. J. Speech Dis. 26: 225, 1961. — Lucas, D. B.: Projective Techniques in Advertising Research. Trans. N. Y. Acad. Sciences, Ser. II, 16: 254, 1954.

Machover, K.: Drawing of the Human Figure: A Method of Personality Investigation. Chapter 12, from „An Introduction to Projective Techniques", edited by H. H. Anderson and G. L. Anderson. New York: Prentice-Hall, 1951. — Machover Draw-A-Person-Test. Springfield, Ill.: Ch. C. Thomas. — Matthews, J., and J. W. Birch: The Leiter International Performance Scale — A Suggested Instrument for Psychological Testing of Speech and Hearing Clinic Cases. J. Speech Dis. 14: 318, 1949. — Merrill-Palmer Scale of Mental-Tests. Chicago: C. H. Stoelting Co. — Merwe, A. B. van der and P. A. Theron: A New Method of Measuring Emotional Stability, J. Gen. Psychol, 37: 109, 1947. — Morrison, H. M., and J. W. Black: Prediction of Missing Words in Sentences. J. Speech Dis. 22: 236, 1957. — Myklebust,

H. R.: The Use of Clinical Psychological Screening Techniques by Audiologists and Speech Pathologists. J. Speech Dis. 15: 129, 1950.

O. DE FLORES, L.: Observaciones En La Entravista Psicométrica De Pacientes Con Trastornos En La Comunicación. Acta Audiol. Foniat. Hispanoamer. 4: 209, 1962. — OLÉRON, P.: A study of the intelligence of the deaf. Amer. Ann. Deaf. 95: 179, 1950.

Psychological Corporation: Catalog of the Test Division. New York: 1957.

Revised Stanford-Binet. Forms L, M. and L-M. Boston: Houghton Mifflin Co. — ROBBINS, S. R.: A New Objective Test for Verbal Imagery Types. Psychol. Review, 27: 38, 1920. — ROHDE, A. R.: Explorations in Personality by the Sentence Completion Method. J. Applied Psychol. 30: 169, 1946; — A Note regarding the Use of the Sentence Completion Test in Military Installations Since the Beginning of World War II. J. Consult. Psychol. 12: 190, 1948. — RORSCHACH. New York: Grune and Stratton.

SCHIELE, B. C., A. B. BAKER and S. R. HATHAWAY: The Minnesota Multiphasic Personality Inventory. Lancet, 63: 292, 1943. — STAFFORD, K.: Problem-Solving Ability of Deaf and Hearing Children. J. Speech Hearing Res. 5: 169, 1962.

TASSIN, A.: Oral Reading as an Intelligence Test. Quart. J. Speech, 11: 258, 1925. — THEMATIC APPERCEPTION-TEST. Cambridge, Mass.: Harvard Univ. Press.

VERNON, M., and D. W. BROWN: A guide to Psychological Tests and testing procedures in the evaluation of Deaf and Hard-of-Hearing Children. J. Speech Dis. 29: 414. 1964.

WECHSLER ADULT INTELLIGENCE SCALE. New York: Psychol. Corp. — WECHSLER-BELLEVUE INTELLIGENCE SCALE. New York: Psychol. Corp. — WECHSLER INTELLIGENCE SCALE FOR CHILDREN. New York: Psychol. Corp. — WILEY, J. H.: A Scale to Measure Parental Attitudes. J. Speech Dis. 20: 284, 1955.

XIII. Methoden der Sprachbehandlung

1. Berufliche Orientierung

Stand der Sprachpathologie. Im Gegensatz zur Kunst der Medizin, welche bis zum Morgengrauen der Zivilisation zurückreicht, oder den wissenschaftlichen Grundlagen der Otolaryngologie, welche mit der Erfindung des Kehlkopfspiegels in 1854 begann, entwickelte sich das Spezialgebiet der Stimm- und Sprachpathologie aus den praktischen Anwendungen der experimental-phonetischen Methoden um die Wende des 20. Jahrhunderts. Ursprünglich wurde die Stimm- und Sprachheilkunde hauptsächlich von jenen europäischen Laryngologen betrieben, welche an der neuen Beschäftigung mit der phoniatrischen Forschung besonders interessiert waren. Bald aber begann die Stimm- und Sprachheilkunde, auch viele nicht-medizinische Spezialisten heranzuziehen. Auf dem europäischen Kontinent wird die Audio-Phoniatrie weiterhin hauptsächlich von ärztlich ausgebildeten Spezialisten geleitet. In den Vereinigten Staaten jedoch bedeutet die Zahl der ärztlichen Mitglieder in der American Speech and Hearing Association eine infinitesimale Minderheit.

Diese verschiedenen Entwicklungen lassen sich aus der Geschichte der Stimm- und Sprachpathologie erklären. PETERSON und FAIRBANKS (1963) definierten den amerikanischen Standpunkt der beruflichen Orientierung auf dem Gebiete der Sprachpathologie. Laut den Mitteilungen von M. ELDRIDGE (1966) ist die Sprachpathologie in Australien derzeit als ein „para-medizinischer" Dienst anerkannt. Auf jenem Kontinent zeigt sich jedoch eine wachsende Tendenz zur völligen Unabhängigkeit dieser Berufsart.

V. IMRE (1965) in Österreich vertritt den Standpunkt, daß Stimm- und Sprachheilkunde ein wichtiges medizinisches Spezialfach darstellt. Gemäß seinem ausführlichen Bericht gehört die Ausbildung und Berufsausübung der Logopäden unter die „höheren medizinisch-technischen Dienste". Das österreichische Bundesgesetz Nr. 102 aus 1961 regelt diese Berufsordnung in allen Einzelheiten. Unter anderem schreibt dieses Gesetz vor, daß jede logopädisch-phoniatrische Behandlung unter der ständigen Kontrolle des überweisenden Arztes verlaufen muß, weil er für den Einzelfall verantwortlich bleibt.

Therapeutische Organisation. M. ARSLAN (1964) betont, daß die Phoniatrie sich nunmehr in eine „Audio-Phoniatrie" entwickelt, woraus sich eine radikale Änderung in der Orientierung und Organisation ergibt. Seit keine einzige Person nicht mehr alle Befähigungen und technischen Einzelheiten für die Rehabilitation der Kommunikationsstörungen meistern kann, hört man den Ruf zur *beruflichen Gruppenforschung* (team approach) in zunehmendem Maße (R. HENNER et al., 1956). Ebenso fordern FALCK und FALCK (1961) eine multi-disziplinäre Organisation. Diese soll den Hausarzt einschließen, welcher den Kranken hinsichtlich seiner Bedürfnisse aufklären und ihn zu den entsprechenden Instituten überweisen soll. Das wachsende Interesse an der ärztlichen Mitarbeit in der Behandlung von Sprachstörungen geht aus vielen Veröffentlichungen von psychologischen Sprachpathologen in medizinischen Organen hervor, so in jener von H. LILLYWHITE (1958).

Immer wieder hört man die Klage über die *fehlende Verständigung* zwischen den verschiedenen Berufsgruppen, welche mit den Störungen der menschlichen Verständigung beschäftigt sind. Zur selben Schlußfolgerung kam M. D. STEER (1964), als er den gegenwärtigen Stand der Sprach- und Hörprogramme in verschiedenen Ländern durch persönliche Besuche und ausgesandte Fragebogen überblickte. CUSMA und DEL CONSOLE (1964) beklagten sich in gleicher Weise über die fehlende Zusammenarbeit der verschiedenen Spezialisten auf dem Gebiete der Kommunikation.

Literatur

Theorie, Orientierung, berufliche Ausbildung

ABRAHAMS, H.: Etudes d'apprentissage phonologique. 9. Congr. Int. Ass. Logoped. Phoniat. p. 53, Zürich: 1953; — La théorie langue parol de Saussure appliquée á la pathologie du langage. 10. Int. Speech and Voice Therapy Conf. Barcelona. Acta. Oto-Rino-Laring. Ibero-Amer. p. 6, 1957. — ARNOLD, G. E.: Neue Wege der Phoniatrie. Mschr. Ohrenheilk. 82: 412, 1948. — ARSLAN, M.: Sui rapporti tra medicina e logopedia. Boll. Soc. Ital. Fonet. Audiol. 13: 249, 1964. — ASCHER, E.: Logopädische Probleme in Palästina. Mschr. Ohrenheilk. 71: 856, 1937.

BOERS, G.: Die Frage des stimm- und sprachheilpädagogischen Nachwuchses. Arch. Ohren- usw. Heilk. 165: 632, 1954. — BLOOMER, H. H.: Professional Training in Speech Correction and Clinical Audiology. J. Speech Dis. 21: 5, 1956. — BRANKEL, O.: Notwendigkeit und Problematik der Team-Arbeit bei der Therapie von Sprachstörungen. III. Kongr. Sprachheilpädagogik, Berlin, Okt. 1958. — BUTFIELD, E., J. C. E. MITCHELL and J. POLLITT: What is a Speech Therapist? Speech Pathol. Therap. 3: 84 bis 87, 1960.

CUSCHNIR, S. R.: Enseñanza de la fonoaudiología en la Universidad de Texas. Anales Fonol. Audiol. 2: 23, 1956/57.

DANTZIG, B. VAN: Die Fachausbildung des Sprachheillehrers. II. Int. Kongr. Logop. Phoniat. p. 49, Wien: 1926; — Die Ausbildung des Lehrers für Gesangs- und Sprechkünstler. III. Kongr. int. Ges. Logop. Phoniat. p. 81, Wien: 1928.

ECKERT-MOEBIUS, A., und W. PFAU: Über die Notwendigkeit der ärztlichen Mitarbeit bei der Behandlung von Stimm- und Sprachstörungen. Wiss. Z. Univ. Halle, 5: 493, 1956. — EDEN: Kurzer Bericht über den ersten Versuch der Universität Hamburg, Lehrer für Gehör- und Sprachgeschädigte gemeinsam auszubilden. Vox, 15: 41, 1929. — ELIASBERG, W.: Medizin

u. Heilpädagogik. Wien. Med. Wschr. 80: 1127, 1930; — Medizin u. Heilpädagogik. IV. Kongr. int. Ges. Logop. und Phoniat. p. 7, Prag: 1930.

FELDT, L. S.: The Latin Square Design in Speech and Hearing Research. J. Speech Hearing Res. 2: 216, 1959. — FRANKEL, L. R.: The Theory of Regression. J. Speech Dis. 1: 107, 1936. — FRÖSCHELS, E.: Medizin und Sprachheilpädagogik. Wien. Med. Wschr. 80: 1128, 1930; — Should the Speech Therapist be a Voice Therapist? J. Speech Dis. 13: 346, 1948.

GLASER, E.: Die städtischen Heilkurse für sprachgebrechliche Kinder. Mschr. ges. Sprachheilk. 19: 19, 1909. — GOLDSTEIN, M. A.: The Otologist and the Speech Pathologist. J. Speech Dis. 3: 231, 1938. — GRAY, G. W.: Behavioristic Aspects of Speech Defects. Quart. J. Speech, 10: 30, 1924. — GUTZMANN, H.: Die Sprachstörungen als Gegenstand des klinischen Unterrichts. Mschr. ges. Sprachheilk. 15: 1, 1905, Berlin: Enslin 1905.

HEESE, G.: Fünfzig Jahre Sprachheilkunde als Universitätslehrfach. Wiss. Z. Humboldt-Univ. Berlin, 4: 81, 1954/55. — HINZPETER: Die Ausbildungsfrage der Lehrer an Schulen für Gehör- und Sprachgeschädigte in Hamburg. Vox, 15: 43, 1929. — HIRSCH, K. DE: La psicologia de la estructura (Gestalt) aplicada a los trastornos del lenguaje. Anales Fonol. Audiol. 2: 63, 1956/57. — HUOT, G.: L'enseignement de l'orthophonie et de l'audiologie à l'école de réhabilitation de l'Université de Montréal. Acta Oto-Rino-Laring. Ibero-Amer. 8: 77, 1957.

IMRE, V.: Zur Ausbildung der Logopäden. Mschr. Ohrenheilk. 99: 141, 1965.

KACZMAREK, L.: Über den Gegenstand und die Aufgaben der Logopädie. Folia Phoniat. 13: 313, 1961. — KASSEL, K.: Die Bedeutung des phonetischen Unterrichtes für die Erziehung des Lehrers. Archiv. experim. klin. Phonetik, 1: 198, 1914. — KRUSEN, F. H.: Direct Medical Supervision of Rehabilitation Programs. J. Amer. Med. Ass. 161: 1568, 1956.

LOW, G., M. CRERAR and L. LASSERS: Communication Centered Speech Therapy. J. Speech Dis. 24: 361, 1959.

MAC LEARIE, E. C.: Suggestions for Supervised Teaching in Speech Correction. J. Speech Dis. 12: 369, 1947. — MOSES, P.: Reconsideración de conceptos y hechos en foniatría. Anales Fonol. Audiol. 2: 17, 1956/57. — MYKLEBUST, H. R.: The Relationship Between Clinical Psychology and Audiology. J. Speech Dis. 14: 98, 1949; — Babbling and Echolalia in Language Theory. J. Speech Dis. 22: 356, 1957.

NELSON, S. E.: Training and Certification of Speech Correctionists. J. Speech Dis. 11: 205, 1946.

PALMER, M. F.: Students and Graduates in Speech Correction in the United States. J. Speech Dis. 13: 267, 1948. — PANCONCELLI-CALZIA, G.: Über Vorträge und Diapositive. Mschr. ges. Sprachheilk. 16: 137, 1906; — Über die Bestimmungen der Sprachheillehrerprüfung im hamburgischen Staatsgebiet und ihre Beziehungen zur Experimentalphonetik. Vox, 14: 7, 1928. — PETERSON, G. E.: Speech and Hearing Research. J. Speech Hearing Res. 1: 3, 1958. — PETERSON, G. E., and G. FAIRBANKS: Speech and hearing science. ASHA, 5: 539, 1963. — PFAFF, P. L.: On Professional Preparation: Need for Revised Teacher Certifications. J. Speech Dis. 2: 199, 1937.

ROTHE, K. C.: Aufnahme der Logopädie auch in die allgemeine Ausbildung der Lehrer. III. Kongr. int. Ges. Logop. Phoniat. p. 105, Wien 1928.

SCHUMANN, P.: Eine Sondersammlung für das Gebiet der Gehör- und Sprachschädigungen. III. Vers. Dtsch. Ges. Sprach-Stimmheilk. p. 254, Leipzig: 1931; — Entwicklung, Art und Arbeit des Deutschen Museums für Taubstummenbildung in Leipzig. Archiv Sprach-Stimmheilk. 4: 169, 1940. — SEGRE, R.: La Foniatria como rama de la Medicina y de la Pedagogia. Revista Otolaring. 2: 87, 1950; — Formación del médico especializado. Anales Fonol. Audiol 2: 52, 1956/57. — SHEEHAN, J. G., R. G. HADLEY and G. R. WHITE: The Speech Pathologist: His Interests, Activities and Attitudes. J. Speech Dis. 25: 317, 1960. — STEINIGER, F.: Einiges über die Organisation des Sprachheilunterrichts in Deutschland. Dtsche Sonderschule. 9: 705, 1942. — STIVERS, C. G.: Systematic Training in the Treatment of In-Coordination especially of Speech. Quart. J. Speech, 7: 52, 1921; — Need of Standards of Training. J. Amer. Med. Ass. 79: 533, 1922. — STROTHER, C. R.: Trends in Speech Pathology. Quart. J. Speech, 29: 76, 1943. — SUYDAM, V. R.: Speech Survey Methods in Public Schools. J. Speech Dis. 13: 51, 1948.

TEMPLIN, M. C.: Possibilities of Research for Public School Speech Therapists. J. Speech Dis. 18: 355, 1953. — THAL, J. H. VAN: Socio-educational Aspects of Logopedics. Curr. Probl.

Phoniat. Logop. 1: 208, 1960. — TROJAN, F.: Logopedia y Foniatriá en base filogenética. Anales Fonol. Audiol. 2: 5, 1956/57; — Grundsätzliches über den Zusammenhang zwischen der Logopädie und der psychischen Hygiene. Current Problems Phoniat. Logop. Vol. 2, New York: Karger, 1961.

WEISS, D.: Der Begriff des Funktionellen mit besonderer Berücksichtigung der Sprach- und Stimmheilkunde. Mschr. Ohrenheilk. 69: 830, 1935. — WEISSMAN, S. M.: Courses in Speech Pathology and Correction in the American Medical Colleges. J. Speech Dis. 3: 215, 1938. — WOOD, K. S.: A Philosophy of Speech Correction. J. Speech Dis. 12: 257, 1947.

2. Therapeutische Methoden

Therapeutische Philosophien. Einen Überblick des gegenwärtigen Standes der Sprachbehandlung lieferte J. W. McDANIEL (1965). H. H. WÄNGLER (1964) fordert für den künftigen Ausbau der Sprachheilarbeit die weit gespannte Anwendung der *sprachpsychologischen Erkenntnisse*. Schon viel früher erklärte P. MOSES (1940), warum die elementaren Methoden der experimentellen Phonetik vom Hals-, Nasen-, Ohrenarzt angewendet werden sollten, namentlich in seiner Anzeigestellung für chirurgische Eingriffe, wie etwa zur Behandlung von nasalen Sprachstörungen.

Die Sprachheilarbeit in den *öffentlichen Schulen* bleibt weiterhin ein besonderes Problem, wie man zum Beispiel in M. D. STEERS (1961) Bericht über die Kommission für Schulheilkurse für Sprachstörungen sehen kann. D. K. MARGE (1966) betonte die Notwendigkeit dieser Einrichtung und zeigte, daß sprachgestörte Kinder eine niedrigere soziale Stellung unter ihren Gleichaltrigen einnehmen als normale Kinder. Die Wirksamkeit der Sprachheilkurse in der Schule wurde von R. K. SOMMERS et al. (1966) nachgewiesen, als sie die Gruppenbehandlung für Stammelfehler ebenso fördernd fanden wie die individuelle Einzelbehandlung. Laut BECKER und SUHRWEIER (1962) machen Stotterer in besonderen Sprachheilschulen sogar bessere Fortschritte als mit der Einzelbehandlung. Zur gleichen Zeit bestätigten diese Autoren die alte Erkenntnis, daß Dysgrammatismus den allgemeinen Schulfortschritt verzögert.

Neben den nationalen Unterschieden in den verschiedenen Einstellungen zur Sprachbehandlung macht sich auch eine *große Umwälzung in den philosophischen Grundlagen* der zahlreichen therapeutischen Methoden unserer Tage bemerkbar. Solche Unterschiede ergeben sich auch aus der verschiedenen Dauer der einzelnen Sprachtherapie-Programme für Störungen der Artikulation und des Lesens, wie R. K. SOMMERS et al. (1962) besprochen haben. Man unterscheidet direkte, nicht-direkte sowie indirekte Methoden der Sprachbehandlung, welche dem emotionellen Rahmen jedes einzelnen Kindes anzupassen sind (E. HAHN, 1961). Von gleicher Wichtigkeit ist die Struktur der Elternberatung, wie E. E. MATIS (1961) ausgeführt hat. B. M. FOSS (1966) gab einen Überblick der psychologischen Gesichtspunkte für die Heilbehandlung auf dem Gebiete der Kommunikationsstörungen, einschließlich operative Konditionierung (operant conditioning), Nachdrucksbetonung (reenforcement), Rückkoppelung (feed-back) sowie Auslöschung (extinction). Das operative Konditionieren hat bloß zeitweise Ergebnisse.

Die Kaumethode. Von FRÖSCHELS (1935, 1952) ersonnen, wird die Kaumethode oder das früher sogenannte Atemessen als eine nicht-spezifische Entspannungsmethode für die Behandlung aller jener Störungen von Stimme und Sprache empfohlen, in welchen die funktionelle Störungskomponente vorherrscht. Die Philosophie der Kaumethode läßt sich ungefähr wie folgt umreißen. Sie beruht auf der unleugbaren Tatsache, daß die für das Sprechen verwendeten Organe sich ursprünglich für die primären Zwecke des Atmens und Essens entwickelt hatten. Die folgenden Kapitel werden viele Beispiele dafür enthalten, daß die *primären Vitalfunktionen* zur Erhaltung des Lebens gegenüber Krankheit und funktioneller Störung viel widerstandsfähiger sind als die *überlagerten sekundären Funktionen* der Kommunikation.

Während die Zunge im Augenblick eines Stotteranfalles nicht richtig funktionieren mag, dient die gleiche Zunge störungslos zum Essen und Trinken. Als eine weitere Voraussetzung schlug FRÖSCHELS die Hypothese vor, der zufolge sich die Bewegungen des artikulierten Sprechens aus den Geräuschen entwickelt hätten, welche oft den Eßvorgang begleiten. Er erinnerte daran, daß viele ungebildete Personen sowie Mitglieder von primitiven Kulturen recht geräuschvoll essen. Man hört nicht selten, wie ungehemmte Individuen ihre Freude am Essen durch summende oder murmelnde Geräusche ausdrücken, was so klingen mag wie „am-jam-jam".

Von diesem Punkt an wird der Gedankengang der Kauübungen dem Patienten in einer *persuasiv-suggestiven Weise* vorgelegt. Man erklärt ihm, daß die Bewegungen der Lautbildung im Prinzip den Bewegungen des Kauens ähnlich sind. Solange seine Mundorgane tadellos zum Essen und Trinken funktionieren, dann sei kein Grund vorhanden, warum die gleichen Organe nicht für die Lautbildung des Sprechens genau so gut dienen sollten. In weiterer Folge beauftragt man den Patienten, lauthafte Kaubewegungen zu machen, während er bestimmte Wörter oder Sätze murmelt. Später vermindert man das Ausmaß der Kaubewegungen bis der Patient sich lediglich vorstellt, daß er während seines Sprechens kaut. Weitere Einzelheiten über die Kaumethode finden sich in einem Buch von WEISS und BEEBE (1951) sowie in dem Leitfaden von F. S. BRODNITZ (1965).

Aus *neurologischer Sicht* ergeben sich die folgenden Bemerkungen über die grundlegende Philosophie der Kauübungen als Teil der Sprachbehandlung. Diese Philosophie ist wohl auf der anerkannten *funktionellen* Dichotomie zwischen den primären Vitalfunktionen für die Erhaltung des Lebens und den überlagerten Funktionen der Kommunikation aufgebaut, aber diese Theorie kann nicht die *anatomischen* Tatsachen der motorischen Hirnorganisation überbrücken. Am Fuß der präzentralen Windung befindet sich ein phylogenetisch ererbtes und angeborenes Zentrum für die Kaubewegungen in Mund und Schlund. Dieses Zentrum allein genügt weder für das Lernen noch für den Fortbestand von Sprechen und Sprache.

Aus der aphasiologischen Forschung ist es wohl bekannt, daß die Zentren für die expressive und rezeptive Sprache genügend weit vom *Kauzentrum* entfernt sind, so daß sie durch Hirnkrankheit einzeln und isoliert zerstört werden können. Aphasie stört jedoch nie das Kauen und Essen. BROCAS Zentrum der expressiven Sprachfunktion ist am Fuße der dritten Stirnwindung lokalisiert. Diese Stelle gehört zur *psychomotorischen* Region, welche sich vorderhalb der somatomotorischen Zentren für die Körperbewegungen im präzentralen Gyrus befindet. WERNICKES Zentrum der rezeptiven Sprachfunktion ist im hinteren Drittel der oberen Schläfewindung lokalisiert. Diese Region gehört zum *auditopsychischen* Areal, welches in einer halbkreisartigen Form die primäre auditosensorische Region in der HESCHLschen Querwindung auf der Oberfläche der oberen Schläfewindung umringt.

Kauen ist ein angeborener Reflex, welches sein Zentrum in der *somatomotorischen* Gegend hat. Saugen, Kauen, Beißen, Schlucken und alle anderen Phasen des Essens sind angeboren und brauchen nicht gelernt zu werden. In endgültigem Gegensatz müssen alle Einzelheiten der expressiven und rezeptiven Sprache durch mündliches Sprechen und hörendes Verständnis, sowie durch manuelles Schreiben und visuelles Lesen von jedem Individuum *persönlich gelernt werden.*

KAINZ äußerte seine *psychologischen* Bedenken in folgender Weise (3. Band, Seite 216, 1954): „Die Bewegungen, die bei außersprachlichen Vorgängen, zum Beispiel beim Essen, dem Mund und seinen Binnenorganen abverlangt werden, sind bei den einzelnen Völkern ziemlich gleich, aber die Funktionsweise der Zunge in den Sprachen derselben ist sehr verschieden. Das von E. FRÖSCHELS als logopädische Therapiemaßnahme propagierte ‚Atemessen' ist ein zu Zwecken suggestiver Beeinflussung bewußt gemachter Fehler. Eine bloß durch Essen, Kosten und Schmecken geübte Zunge wäre für die Anforderungen der Sprache noch nicht gerüstet". In der Tat können Tiere beißen, kauen, essen, schmecken, auskosten usw., aber sie bleiben außerstande, die menschliche Sprache zu erlernen.

In Zusammenfassung müssen wir zugeben, daß das Sprechen und Essen die gleichen periphären organischen Strukturen beanspruchen. Der fundamentale Unterschied betrifft die erlernten sekundären *kortikalen Muster* für die motorische Expression und sensorische Rezeption. Diese lokalisieren sich und unterwerfen sich der Leitung von kortikalen Regionen, welche von den angeborenen *primären Zentren* für die lebenserhaltende Ernährung und Atmung sehr verschieden sind. Solange man diesen grundlegenden Unterschied im Auge behält, kann die suggestive und persuasive Methode der Kauübungen für die Behandlung mancher Patienten unterstützend mithelfen, zumindest während einer gewissen Periode ihrer sprachlichen Wiederherstellung.

Aktivierung der elementaren Kehlkopffunktion. Ein völlig verschiedenes Vorgehen wurde von FRÖSCHELS (1935) vorgeschlagen und von seinen Schülern übernommen, namentlich F. BRODNITZ (1965) und D. A. WEISS (1932). Das ist die als *Stoßübungen* bekannte Behandlungsmethode. Man erhebt die gebeugten Arme zur Brust und stößt sie dann heftig hinunter. Zugleich phoniert man möglichst laut einzelne Silben wie „pa", „pe", „pi", „po", „pu". Diese Methode wird für verschiedene hypokinetische Störungen empfohlen, also etwa Gaumenschwäche, Kehlkopflähmung, phonasthenische Stimmschwäche usw.

Der *Gedankengang* dieses Vorgehens beruht auf dem folgenden physiologischen Prinzip. Eine der wichtigsten Funktionen des Kehlkopfes ist der feste Verschluß während jeder körperlichen Anstrengung. Auf diese Weise macht die in den Luftwegen eingeschlossene Luft die Brust weniger komprimierbar, so daß die Muskeln des Oberkörpers eine festere Stütze finden. Es läßt sich jederzeit beobachten, daß jedwede heftige Bemühung zum Heben oder Stoßen von grunzenden Kehlkopfgeräuschen begleitet ist. Die kontrahierte und angestrengte Eigenschaft dieser Geräusche drückt den festen Verschluß des Kehlkopfes aus. Dazu gehören die feste Anlage der Stimmlippen und Taschenfalten sowie die allgemeine Zusammenziehung des Kehlkopfeinganges.

Es ist nunmehr allgemein anerkannt, daß die primitive Schutzfunktion des Kehlkopfes durch seinen phylogenetisch alten *Sphinktermechanismus* unterhalten wird. Es folgt daraus, daß die Stoßmethode nach FRÖSCHELS absichtlich auf die Aktivierung des primitiven und beschützenden Sphinktermechanismus des Kehlkopfes abzielt. Wie alle reflektorischen und biologisch alten Funktionen, ist auch die laryngeale Sphinkterfunktion gegenüber organischer Krankheit und psychogener Störung viel wiederstandsfähiger als die sekundär überlagerten und phylogenetisch viel jüngeren Handlungen der menschlichen Phonation und Kommunikation. Schon 1943 hatte B. GRIESMAN mit der laryngealen Tomographie nachgewiesen, daß jede körperliche Anstrengung wie zum Beispiel das Stoßen zu einer Verengung des Kehlkopfeinganges führt. Er sagte damals ausdrücklich, daß die Stoßübungen durch die Aktivierung des laryngealen Sphinktermechanismus wirksam sind.

Folglich bezwecken die Stoßübungen die *Regression auf eine primitivere Stufe* der Kehlkopffunktion. Während eine beschädigte Stimmlippe zum Ausführen der fein koordinierten Bewegungen der Phonation außerstande sein mag, kann sie durchaus für die elementare Aufgabe des protektiven Kehlkopfverschlusses fähig sein. Auf diese Weise lenkt man die Stimmlippen zum Hervorbringen von Stimme mit Hilfe des zusammenschnürenden Sphinktermechanismus. Das gleiche primitive Prinzip der Phonation sieht man oft spontan nach Chordektomie oder Hemilaryngektomie auftreten. Des weiteren entwickelt sich manchmal diese sphinkterische Art der Phonation als eine spontane Kompensation der Kehlkopflähmung, indem die paralytische Form der Taschenfaltenstimme auftritt. Derart haben die Stoßübungen klare Vorbilder in gewissen natürlichen Reaktionen des Kehlkopfes auf seinen Verlust des Stimmlippenverschlusses. Das gleiche Prinzip gilt dann auch in bezug auf den Sphinkterverschluß des Gaumenventils.

Die Anhänger der Stoßübungen berichten über günstige Behandlungsergebnisse. Natürlich hat diese Methode wie jede andere auch ihre *Beschränkungen*. Vom Gesichtspunkt der Stimmphysiologie kann das Anstreben einer vikariierenden Regression auf eine niedrigere Funktionsstufe der Phonation nicht das letzte Ziel der stimmlichen Wiederherstellung sein. Auch wenn der Kranke durch die Stoßübungen einen besseren Kehlkopfverschluß erlangt, dann hängt die wesentliche Klarheit und Stärke seiner gestörten Stimme dennoch von anderen Methoden der Stimmbehandlung ab, wie von LUCHSINGER in Band I beschrieben. Deshalb wird wohl die *Verbindung aller jener Methoden* am besten sein, wie sie im Einzelfalle am geeignetsten erscheinen.

Literatur

Behandlungsmethoden

ADAMS, H. M.: Magnetic Tape Voice Recording. Quart. J. Speech, 27: 376, 1941. — ARNOLD, G. E.: Behandlung der Sprach- und Stimmstörungen bei Kriegsverletzten. Wien. Med. Wschr. 94: 146, 1944.

BACKUS, O.: The Use of a Group Structure in Speech Therapy. J. Speech Dis. 17: 116, 1952. — BACKUS, O. L., and H. M. DUNN: Experiments in the Synthesis of Clinical Methods into a Program of Rehabilitation. J. Speech Dis. 9: 1, 1944; — Intensive Group Therapy in Speech Rehabilitation. J. Speech Dis. 12: 39, 1947; — Use of Conversation Patterns to Promote Speed and Retention of Learning. J. Speech Dis. 12: 135, 1947. — BAUMANN, S. H.: New Concepts in Group Therapy in Logopedics. IX. Congr. Int. Ass. Logoped. Phoniat. p. 82, Zürich: 1953. — BEASLEY, J.: Techniques of Therapy for Pre-School Children. J. Speech Dis. 14: 307, 1949; — Development of Social Skills as an Instrument in Speech Therapy. J. Speech Dis. 16: 241, 1951; — Children as Guides to Teaching. J. Speech Dis. 22: 691, 1957. — BELL, D., and E. L. PROSS: A'Medicine Bag' for the Speech Correctionist. J. Speech Dis. 17: 397, 1952. — BLACK, M. E., and R. A. S. LUDWIG: Analysis of the Games Technic. J. Speech Dis. 21: 183, 1956. — BLANTON, S.: Helping the Speech Handicapped School Student. J. Speech Dis. 1: 97, 1936. — BRODNITZ, F. S.: Vocal Rehabilitation. Amer. Acad. ophthalm. otolaryng. Ed. III, Rochester, Minn.: 1965.

CABANAS, R.: Generalization of the Chewing Method in Logopedics and Phoniatry. Folia Phoniat. 4: 249, 1952. — CABLE, W. A.: Dynamic Factors in the Moto-Kinesthetic Method of Speech Correction. Quart. J. Speech, 31: 350, 1945. — CURRY, E. T.: The Efficiency of Teacher Referrals in a School Hearing Testing Program. J. Speech Dis. 15: 211, 1950.

DANTZIG, B. VAN: Einzel- und Gruppenbehandlungsmethoden in der Sprachheilkunde. VII. Kongr. int. Ges. Logop. und Phoniat. Kopenhagen 1936, Mschr. Ohrenheilk. 71: 610, 1937.

ELDRIDGE, M.: A review of speech therapy in Australia. Brit. J. Dis. Commun. 1: 136, 1966. — ENQUIST, L. E., and C. F. WAGNER: Flannel Chart Technique for the Rehabilitation of Speech and Hearing Disorders. J. Speech Dis. 15: 338, 1950.

FAWCUS, R.: The Speech Therapist In The Geriatric Unit. Speech Pathol. & Ther. 7: 37, 1964. — FEIN, B. G., M. G. GOLMAN, H. J. KONE and C. R. MCCLINTOCK: Effective Utilization of Staff Time in Public School Speech Correction. J. Speech Dis. 21: 283, 1956. — FERRARA, M.: Possibilitá di applicazione del metodo differenziale in alcune logopatie. Boll. Soc. Ital. Fonet. Sperim. etc. 7: 11, 1957. — FERRIE, M. W.: The Use of a Play Group in the Treatment of the Speech-Defective Child. Speech Pathol. Therapy, 1: 25, 1958. — FOSS, B. M.: Psychological aspects of training in Communication. The Jansson Memorial Lecture, 1966. Brit. J. Dis. Commun. 1: 72, 1966. — FRÖSCHELS, E.: Über die wichtigsten Kapitel der sprachärztlichen (logopädischen) Therapie mit besonderer Berücksichtigung der Kriegssprachstörungen. Zbl. ges. Ther. 1916; — Orientaciones modernas en el dominio de la terapéutica de las alteraciones del lenguaje. Revista Medica, 2: 95, 1932; — Psychological Treatment of Speech and Voice Disorders. Amer. J. Psycholther. 11: 670, 1957; — Some Logopedic Therapeutic Suggestions. Folia Phoniat. 12: 228, 1960.

GODA, S., and K. SMITH: Speech Stimulation Practices Among Preschool Children. J. Speech Dis. 24: 150, 1959. — GOLDSTEIN, M. A.: Practical Aspects of Speech Correction. J. Speech Dis. 4: 99, 1939. — GREENE, J. S.: Correcting Speech Defects. Hygeia, June, 1940; — Treatment of the Disorders of Speech. Postgrad. Med. 1: 44, 1947. — GRIESMAN, B. L.: Mechanism of phonation demonstrated by planigraphy of larynx. Arch. Otolaryng.

38: 17, 1943. — GUTZMANN, H.: Sprechübungsbuch. 20. Aufl. Osterwieck-Berlin: E. Staude, 1942. — GUTZMANN, H. JR.: Erfahrungen über die Therapie der Sprach- und Stimmstörungen. Arch. Ohren- usw. Heilk. 165: 626, 1954.

HAHN, E. F.: A Discussion of the Moto-Kinaesthetic Method of Speech Correction. Quart. J. Speech, 25:417, 1939. — HAHN, E.: Indications for Direct, Nondirect, and Indirect Methods in Speech Correction. J. Speech Dis. 26: 230, 1961. — HAMILTON, J. L.: The Psychodrama and Its Implications in Speech Adjustment. Quart. J. Speech, 29: 61, 1943. — HAWK, S. S.: Moto-Kinaesthetic Speech Training for Children. J. Speech Dis. 2: 231, 1937; — Can a Child be Taught to Talk? J. Speech Dis. 4: 173, 1939. — HELTMANN, H. J.: Re-education Techniques in Speech Correction. J. Speech Dis. 1: 41, 1936. — HEHNER, R., F. J. POLLOCK, P. A. CAMPANELLI, D. PHILLIPS and M. JUDIESCH: The Team Approach to Hearing and Speech Disorders. J. Amer. Med. Ass. 161: 957, 1956. — HOLLAND, A. L., and J. MATTHEWS: Application of Teaching Machine Concepts to Speech Pathology and Audiology. ASHA, 5: 474, 1963.

IRWIN, R. B.: Speech and Hearing Therapy in the Public Schools of Ohio. J. Speech Dis. 14: 63, 1949. Speech Therapy and Children's Linguistic Skills. J. Speech Hearing Res. 5: 377, 1962.

JELLINEK, A.: Observations on the Terapeutic Use of Spontaneous Imagery in Speech Therapy. Folia Phoniat. 5: 166, 1953. — JEROME, E. K.: Laboratory Aids for Functional Phonation Problems. Quart. J. Speech, 28: 465, 1942.

KEMP, J. S.: Magnetic Speech Recorders. Quart. J. Speech, 34: 202, 1948. — KNIGHT, P. D.: Advantages and Disadvantages of Private Practice. J. Speech Dis. 12: 199, 1947. — KOSH, Z. H.: An Integrated Course for Stutterers and Voice Defectives. Quart. J. Speech, 27: 97, 1941.

LEBEL, C. J.: An Engineer Looks at the Problems of Speech Recording. Quart. J. Speech, 35: 210, 1949. — LEREA, L.: Progress in Speech Therapy in Relation to Personality. J. Speech Dis. 22: 254, 1957.

MATIS, E. E.: Psychotherapeutic Tools for Parents. J. Speech Dis. 26: 164, 1961. — MCALLISTER, A. H.: Speech Therapy comes of age. Brit. J. Dis. Commun. 1: 3, 1966. — MCDONALD, E. T., and J. V. FRICK: The Frequency and Duration of Treatment Sessions in Speech Correction. J. Speech Dis. 22: 724, 1957. — MCINTYRE, B. M., and B. J. MCWILLIAMS: Creative Dramatics in Speech Correction. J. Speech Dis. 24: 275, 1959. — MENDIZÁBAL, B. R. Y DE: Algunas Consideraciones Sobre El Paso Acústico Del Método De Asociación. Acta Audiol. Foniat. Hispamer. 2: 69, 1960. — MEYER, E.: Die Hörmittelberatung im Rahmen einer großen Fachklinik. Arch. Ohren- usw. Heilk. 165: 346, 1954. — MORLEY, D. E., and S. BERLINSKY: The Use of Motion Pictures in Effecting Group Adjustment Changes in Speech Handicapped Adolescents. J. Speech Dis. 18: 38, 1953. — MOSES, P. J.: Speech and Voice Therapy in Otolaryngology. Eye etc. Monthly, 32: 367, 1953. — MOTTIER, G.: Hebung der Schulfähigkeit durch logopädische Übungen. IX. Congr. Int. Ass. Logoped. and Phoniat. p. 58, Zürich: 1953. — MÜLLER, E.: Das Magnetophon als Hilfsmittel für die Behandlung und den Unterricht von Stimm- und Sprachstörungen. Arch. Ohren- usw. Heilk. 163: 490, 1953. — MYSAK, E. D.: A Servo Model for Speech Therapy. J. Speech Dis. 24: 144, 1959.

NADOLECZNY, M.: Kurpfuscherei an Sprach- und Stimmkranken und die Schuld der Ärzte. III. Vers. Dtsch. Ges. Sprach- und Stimmheilk. Leipzig 1931, Münch. med. Wschr. No. 27, 1139, 1931.

PAKESCH, E., und F. DOUBEK: Komplexe Therapie und Psychohygiene bei zentralbedingten kindlichen Sprachstörungen. Current Problems Phoniat. Logop. Vol. 2, New York: Karger, 1961. — PALMER, M. F.: Studies in Clinical Techniques. J. Speech Dis. 12: 83, 1947. — Studies in Clinical Techniques: IV. Rapid Repetitive Manipulation of the Mandible in Dysphonia. J. Speech Dis. 14: 260, 1949; — Construction of One-Way Vision Mirrors. J. Speech Dis. 17: 138, 1952. — POWERS, M. H.: What Makes An Effective Public School Speech Therapist? J. Speech Dis. 21: 461, 1956. — PRADO, R. DEL: Las técnicas foniátricas en el Servicio de O. R. L. de la Facultad de Medicin de Madrid. 10. Int. Speech and Voice Therapy Conf., Barcelona. Acta. Oto-Rino-Laring. Ibero-Amer. p. 158, 1957. — PRONOVOST, W.: The Influence of Electronics on the Field of Speech. Quart. J. Speech, 30: 265, 1944; — Visual Aids to Speech Improvement. J. Speech Dis. 12: 387, 1947.

ROUSEY, C. L.: Hypnosis in Speech Pathology and Audiology. J. Speech Dis. 26: 258, 1961.

SCHOLZ, W.: Die Bedeutung der Sprachumwelt in geistiger und körperlicher Beziehung für die Behandlung von Sprachstörungen. Arch. Sprach-Stimmheilk. 3: 171, 1939. — SCRIPTURE, M. K.: The Treatment of Speech Defects. Quart. J. Speech, 6: 1, 1920; — Pathology and Reeducation of Speech Disorders. Quart. J. Speech, 12: 167, 1926. — SEGRE, R., and ARDISSONE, M. B. DE: Nuevas técnicas de reeducación foniátrica. Anales Audiol. Fonolog. 1: 25, 1955/56. — SHAMES, G.: An Investigation of Prognosis and Evaluation in Speech Therapy. J. Speech Dis. 17: 386, 1952. — SHAMES, G. H.: An Exploration of Group Homogeneity in Group Speech Therapy. J. Speech Dis. 18: 267, 1953. — SHERROD, V., and F. KELLER: New Apparatus for the Study of Breath Control. Quart. J. Speech, 13: 135, 1927. — SOMMERS, R. K., et al.: Effects of Various Durations of Speech Improvement Upon Articulation and Reading. J. Speech Dis. 27: 54, 1962. — SOMMERS, R. K., The effectiveness of group and individual therapy. Speech Hearing Res. 9: 219, 1966. — SPIELMANN, K., und L. STEIN: Neue Apparate für die Untersuchung und Behandlung von Sprache und Stimme. Mschr. Ohrenheilk. 70: 912, 1936. — STRENG, A., et al.: Hearing Therapy for Children. New York: Grune and Stratton, 1955. — SUÁREZ, M. V.: Aspectos Neurológicos de la Rehabilitación. Acta Audiol. Foniat. Hispanoamer. 2: 243, 1960. — SUTTON, E. L.: Integrating Speech Therapy with Language Arts in the Elementary School. J. Speech Dis. 20: 376, 1955.

TIFFIN, J., and M. D. STEER: The Vibrograph: A Combination Apparatus for the Speech Laboratory. Quart. J. Speech, 25: 272, 1939. — TRAVIS, L. E.: The Pedagogical Significance of the Moto-Kinaesthetic Method in Speech Therapy. J. Speech Dis. 5: 281, 1940. — TWICHELL, D. Y.: Teaching Speech Improvement in Japan. J. Speech Dis. 14: 196, 1949.

VILLALOBOS, M. P. B., and S. TARASCO: Técnicas de Rehabilitación en Los Problemas de la Communicación Lingüistíca. Acta Audiol. Foniat. Hispanoamer. 2: 207, 1960. VOELGYESI, F.: Hypnotherapie der Sprachstörungen. Mschr. Ohrenheilk. 69: 339, 1935. — VOELKER, C. H.: The Extent of Correction by Speech Therapy. Quart. J. Speech, 29: 206, 1943.

WEISS, D. A., and H. H. BEEBE: The Chewing Approach in Speech and Voice Therapy. Basel–New York: S. Karger, 1951. — WEST, R.: Speech Training as a Preventive of Neurosis. Quart. J. Speech, 22: 614, 1936. — WETHLO, F.: Behandlung von Sprachstörungen unter Beihilfe phonetischer Geräte. Arch. Ohren- usw. Heilk. 169: 544, 1956. — WHETNALL, E.: Audiology and Speech and Voice Therapy. Folia Phoniat. 5: 193, 1953. — WILSON, H., and W. DAWSON: Office Management of Speech Problems. AMA Arch. Otolaryng. 67: 387, 1958. — WINDESHEIM, K. A.: The Evolution of Speech Recording Machines. Quart. J. Speech, 24: 257, 1938.

YOUNG, E. H.: The Moto-Kinaesthetic Method of Speech Training. J. Speech Dis. 5: 221, 1940. — YOUNG, J. A.: Speech Rehabilitation in the Rural Schools of Waukesha County, Wisconsin. J. Speech Dis. 5: 25, 1940. — YOUNG, E., and S. S. HAWK: Moto-Kinesthetic Speech Training. Stanford Univ. Press, 1955.

XIV. Sprachpathologische Nomenklatur

1. Organpathologische Einteilungen

Terminologie. Seit der ersten Auflage waren mehrere *Änderungen in der Terminologie* notwendig. Die Frage der Begriffsbestimmung macht nämlich auf unserem Fachgebiete ganz besondere Schwierigkeiten. Dafür sind wieder einige grundlegende Verschiedenheiten zwischen der dynamischen Funktionspathologie der Sprach- und Stimmheilkunde und den pathologisch-anatomisch orientierten Klassifikationen der meisten anderen Fächer der Medizin verantwortlich. Ein anderer Grund ist die Entwicklung der Sprachheilkunde, welche ursprünglich auf der experimentellen Phonetik und der Physiologie des Sprechvorganges aufgebaut war. A. H. MCALLISTER (1966) beschrieb die Geschichte der Sprachheilkunde einschließlich ihrer philosophischen Prinzipien mit besonderer Berücksichtigung der Verhältnisse in England.

Einige Rezensenten haben sich über die neuen Ausdrücke beklagt. Hier gibt es zu bedenken, daß unser Fach seit den ersten Versuchen einer philologischen Klassifikation von KUSSMAUL und den phonetisch-laryngologischen Einteilungen durch H. GUTZMANN Sr. gewaltige Fortschritte gemacht hat. Es geht darum nicht mehr an, die Gaumenspaltensprache als „mechanische Dyslalie" abzutun. Der Spaltträger ist von vielen phonetischen, linguistischen, psychologischen, emotionellen, kosmetischen, audiologischen, eugenischen oder auch intellektuellen Problemen geplagt. Es genügt daher nicht mehr, bloß die Mechanik seines Gaumenverschlusses zu betrachten. Wir müssen uns um den ganzen Menschen kümmern.

Außerdem wird dieser Band des Buches nunmehr in Amerika geschrieben. Daraus ergibt sich der Vorteil einer Verbindung der früheren *europäischen Schulung* mit den neuen *amerikanischen Erfahrungen.* Eine Beeinflussung durch die amerikanische Denkweise ist dabei unvermeidlich, aber auch günstig. Deshalb können wir mit der wirklich veralteten Umschreibung des Stotterns als „Balbuties" nichts mehr anfangen. Hier schließen wir uns gerne dem fest eingeführten amerikanischen Begriff der „Dysphemie" an. Ähnliches gilt für andere amerikanische Bezeichnungen.

Pathologie. Wenn man zunächst die *sichtbare* Pathologie der äußeren Sprechorgane einem Krankheitssystem der peripher-organischen *Dysglossien* zu Grunde legen kann, dann lassen sich die Sprachstörungen infolge von Abnormitäten von Lippen, Kiefern, Zähnen, Zunge, Gaumen und Rachen ganz zwanglos nach der formalen und kausalen Genese aufgliedern. So erhält man die genetisch verschiedenen Abgrenzungen gewisser symptomatisch typischer Störungen wie folgt: labiale Dysglossie etwa wegen Lippenlähmung; dentale Dysglossie wie nach Zahnausfall; linguale Dysglossie z. B. infolge von Zungenentfernung; oder palatale Dysglossie (Palatoglossie) auf Grund von Gaumenspalte.

Symptomatologie. Des weiteren lassen sich die *genetischen* Unterarten der organischen Störungen innerhalb jeder artikulatorischen Zone leicht auseinanderhalten. Je nach den verschiedenen ätiologischen Faktoren ist jede dieser Unterarten durch verschiedene *hörbare* Symptome gekennzeichnet. Angeborene Gaumenspalte, im erwachsenen Alter erworbene Gaumenverletzung oder Lähmung des Gaumensegels äußern sich in symptomatisch recht verschiedenen Formen der Rhinolalie. Deshalb hat sich die Differenzierung der palatalen und der anderen Dysglossien in kongenitale, traumatische, post-operative und paralytische Unterarten gut bewährt und eingebürgert.

Klassifikation. Es wäre nun verlockend, eine analoge pathologisch-anatomische und morphologische Einteilung der anderen Sprachleiden zu versuchen. Sobald es sich um die charakteristisch verwaschene Aussprache bei angeborener oder frühzeitig erworbener Taubheit oder hochgradiger Schwerhörigkeit handelt, dann ist deren Bezeichnung als *audiogene Dyslalie* völlig einleuchtend. S. D. ROBBINS (1951) wählte in seinem Wörterbuch der Sprachpathologie sogar den neuen Gattungsbegriff der „Dyseneie". In gleicher Weise besteht kein Zweifel an der Zuordnung der *Dysarthrien* zu den organischen Erkrankungen der am Sprechvorgang beteiligten zentralen Nervensysteme.

Auslegung. Aphasien oder besser *Dysphasien* sind widerspruchslos als Sprachstörungen durch Erkrankungen bestimmter hochzentraler Regionen im Schläfe- und Stirnlappen anerkannt. Sobald man aber zur Besprechung der *klinischen*

Formen der Dysphasien schreitet, gerät man in ein fast unentwirrbares Labyrinth der sich bekämpfenden Meinungen und endlos abgewandelten Definitionen und Interpretationen. So wurde aus der alten anatomischen Lokalisationslehre ein philosophisches System der verschiedenen modernen Aphasietheorien mit ihren psychologischen, linguistischen und behavioristischen Grundlagen.

2. Funktionelle Gesichtspunkte

Störungen der Organfunktion. Nach schwieriger wird das Problem in bezug auf die früher als „funktionell" abgesonderten Sprachleiden. Zunächst bedeutete der Begriff der *funktionellen Störung* eine fehlende Übereinstimmung zwischen dem augenscheinlich normalen Zustand der ausführenden Organe und deren offensichtlich gestörte Funktion.

So war es also ein funktioneller Fehler, wenn ein Kind beim Sprechen die Zunge zwischen die Zähne hervorstreckte und interdental lispelte, obwohl seine Zunge nicht zu lang war. Nun ist allgemein anerkannt, daß dieses Lispeln eine normale Erscheinung der frühkindlichen Sprachentwicklung ist. Es wird pathologisch, sobald es nicht zu Beginn der Schulzeit verschwindet. Fortbestehendes Lispeln zwischen den Zähnen bedeutet also ein infantilistisches Zeichen in einer seelisch unreifen Persönlichkeit.

Eine andere Form von emotionellem Lispeln ist das übermäßige Anstoßen der Zunge an die Zähne, wie es unter anderem im Verein mit hyperkinetisch-überanstrengter Sprechweise häufig ist. Im Gegensatz zu dieser emotionellen oder habituellen Ätiologie des addentalen Lispelns kann der Fehler in akustisch identischer Weise auch durch fehlerhafte Zahnstellung, sprachliche Unbeholfenheit, psychomotorische Dyspraxie, auditive Unaufmerksamkeit, auditive Agnosie, periphere Schwerhörigkeit, oder Zungenlähmung verursacht sein.

Es ist also einerseits möglich, daß *sichtbar* verschiedene organische Veränderungen der peripheren Sprechorgane auch mit *hörbaren* Unterschieden in der Art der Sprachstörung einhergehen. Auf der anderen Seite können die verschiedenartigsten Ursachen akustisch völlig gleiche Störungen der Aussprache hervorrufen. Aus diesem Grunde bestehen zwischen den *ätiologischen* und den *phänomenologischen* Einteilungen der Aussprachefehler, etwa des Lispelns oder der Rhotazismen, keinerlei Übereinstimmung, sondern nur mannigfache Überschneidungen.

Störungen der Sprachfunktion. So sind manche Fälle des kindlichen Stammelns (funktionelle *Dyslalie*) durch hochzentrale Hirnschädigungen bedingt und gehören dann zu den Dysphasien expressiver oder rezeptiver Natur. Andere Fälle erweisen sich als Dysarthrien etwa nach Enzephalitis oder Kinderlähmung. Weitere Möglichkeiten umfassen periphere Schwerhörigkeit oder zentrale Fehlhörigkeit, Schwachsinn, verzögerte psychomotorische Reife, Erziehungsfehler, Umweltschäden, den erbbedingten Sprachschwächetypus, psychotische Leiden usw. Trotz dieser Vielfalt an ätiologischen Faktoren klingen die kindlichen Stammelfehler recht gleichartig, und man kann allein aus dem akustischen Eindruck der Aussprachefehler meistens keine Rückschlüsse auf die zugrunde liegende Ursache ziehen.

Störungen der psychischen Funktion. Ganz unmöglich ist vorläufig die Zuordnung der *psychogenen Sprachstörungen* zu bestimmten Hirnabschnitten. Es ist zwar verlockend, den Überlegungen der französischen Schule zu folgen, und die *verschiedenen zerebralen Schichten* der sprachlichen Leistungen mit gewissen pathologischen Ausfällen zu analogisieren. So klingt es sehr einleuchtend, die normal ablaufenden Rachen- und Kehlkopfreflexe trotz dem Fehlen aller Phonations- und Artikulationsvorgänge im Falle der hysterischen Stummheit mit der psychologischen Regression zu den kardinalen Lebensvorgängen im verlängerten Mark zu erklären.

In einem anderen Beispiel wäre tremolierende Stimme, stoßweise Atmung und zaghafte oder zittrige Artikulation mit einem Zusammenbruch der thalamischen Regulationen infolge einer zerschmetternden Gefühlslage gut vereinbar. Schließlich besteht kein Zweifel, daß das Stottern eine Fehlleistung der bewußten und intellektuellen Vorgänge in der Hirnrinde ist, denn das Symptom der stotternden Sprache verschwindet gewöhnlich im Alkoholrausch, in der Hypnose, beim Sprechen im Traum oder während akuter psychotischer Erkrankungen. Nähere Einsichten müssen wir also von der künftigen Forschung erhoffen.

Prinzipien der Klassifikation. Aus den obigen Ausführungen geht hervor, daß recht uneinheitliche Einteilungsprinzipien für die systematische Beschreibung der Sprach- und Sprechstörungen im Gebrauch sind.

Für die Ordnung der Dysphasien dienen *psycholinguistische* Unterscheidungen der Sprachfunktion, also expressive, rezeptive oder gemischte Beschränkungen der oralen, auditiven, visuellen und graphomotorischen Kommunikation.

Neurophysiologische Differenzierungen der Hirnorganisation gemäß den strukturellen Schichten gebraucht man für die Gruppierung der zentralen Dysarthrien: kortikale, frontopontine, pyramidale, extrapyramidale, zerebellare und suprabulbäre Typen.

Die peripheren Dysglossien unterscheidet man rein *anatomisch* je nach dem betroffenen Ausführungsorgan: labiale, dentale, linguale, palatale oder pharyngeale Arten. Dazu kommen pathologische Unterteilungen der ursachlichen Schäden (Mißbildung, Lähmung, traumatische oder chirurgische Gewebszerstörung usw.).

Die allgemeine Klasse der Entwicklungsstörungen der kindlichen Sprache beschreibt man nach *symptomatischen* Gruppen der hauptsächlichen Unfähigkeit: verzögerte Sprachentwicklung, Hörstummheit, Worttaubheit, Stammeln, Dysgrammatismus, Leseschwäche, Schreibschwäche, Poltern. Einige dieser symptomatischen Gruppen werden überdies in bezug auf *pathogenetische* Kriterien unterteilt (dyspraktische, dysarthrische, audiogene, emotionelle, reifungsverzögerte Formen der Dyslalie). Dazu kommen noch *ätiologische* Interpretationen wie die Unterscheidung der kongenitalen und familiären Sprachschwäche gegenüber den konnatalen oder später erworbenen Formen der infantilen Aphasien.

Demgegenüber werden zwei besondere Probleme innerhalb der allgemeinen Gruppe der Stammelfehler, nämlich die Sigmatismen und Rhotazismen, durch die *phonetische* Beobachtung der gestörten Artikulationsmechanik beschrieben.

Psychodynamische Auslegungen dienen zur Aufklärung der psychogenen Kommunikationsstörungen, wie die hysterischen, elektiven und autistischen Formen des Mutismus. Ebenso ist die *psychiatrische* Klassifikation für gewisse symptomatische Sprachausfälle unerläßlich: psychoneurotische Logasthenie und schizophrene Dysphrasie.

Wenn es an sicheren Kenntnissen am meisten gebricht, wie im Falle des Stotterns, versucht eine *theoretische* Klassifikation einige Ordnung in den Zwiespalt der widersprechenden Argumente über die Ursachen der dysphemischen Störungen zu bringen: idiopathische, tachyphemische, hysterische, traumatische und nachahmende Arten.

Es ist kein Wunder, daß eine solche Vielfalt von Gesichtspunkten sogar unter den Fachleuten zu Meinungsverschiedenheiten führt. Wir benötigen eine logische Klassifikation laut den objektiven Kriterien einer *dynamischen Funktionspathologie*. Ein solcher Versuch ist in der Tab. 5 gezeigt, welche die wesentlichen Unterschiede zwischen der zentralen Dysarthrie und der peripheren Dysglossie paralytischer Art aufzählt. Eine solche grundlegende Abgrenzung ist für das bessere Verständnis der folgenden Darstellungen der zentralen und peripheren Störungen von Sprache und Sprechen wichtig (vgl. S. 714).

Tabelle 5. *Unterschiede zwischen zentralen und peripheren Lähmungsfolgen*

	Zentrale Dysarthrie	Paralytische Dysglossie
Sitz der Läsion	Zentrales Neuron	Peripheres Neuron
Art der Lähmung	Spastisch	Schlaff
Betroffene Muskeln	Hypertonisch	Atonischer Schwund
Bewegungen	Dyspraktisch, athetotisch	Grob vermindert
Reflexe	Gesteigert	Vermindert
Symptome gemäß	Gestörten Schichte der Zentralen Bahn	Betroffenen peripheren Nerven
Prototypus	Parkinsonismus	Bulbarparalyse
Betroffene Organe	Gesamtes motorisches System je nach Sitz der Läsion	Vom gelähmten Nerven versorgte Muskeln
Einfluß auf Sprache	Analoge globale Störungen von Atmung, Phonation und gesamter Artikulation	Isolierter Artikulationsverlust in den gelähmten Muskeln
Psychologische Zeichen des Hirnschadens	Vorhanden	Fehlen
Prototypus	Suprabulbarparalyse des Erwachsenen	Gaumenlähmung
Artikulationsverlust	In allen Artikulatoren gleich	Auf die Artikulationszone der gelähmten Muskeln beschränkt
Prototypus	Athetose	Hypoglossuslähmung
Unbewußte Vitalfunktionen	Weniger betroffen	Gleich betroffen
Willkürliche Sprachfunktionen	Mehr betroffen	Gleich betroffen
Prototypus	Palatopharyngealer Myoklonus ohne Dysphagie	Rachenlähmung mit Dysphagie
Behandlung	Erziehung zur optimalen Hirnfunktion	Kompensation durch andere Muskeln

3. Ganzheitliche Verbesserungsvorschläge

Probleme der Terminologie. Wir haben daher versucht, diejenigen Ausdrücke zu verwenden, welche sowohl weitgehend anerkannt, als auch am treffendsten das entsprechende Krankheitsbild ausdrücken. Mehr als in irgend einem anderen Fachgebiet ist aber die Nomenklatur der Phoniatrie recht uneinheitlich. Zunächst verleitet die Beschäftigung mit sprachlichen Problemen zum Ausdruck in der Muttersprache. Daher gibt es zahlreiche *nationale Terminologien*, die sich oft schwer in andere Sprachen übersetzen lassen. So heißt „Stottern“ auf Englisch „Stammering“, in Amerika aber „Stuttering“. Dazu kommt der abweichende und oft regellose Gebrauch sprachpathologischer Ausdrücke in der Umgangssprache, wie etwa die austauschbare Bedeutung der Begriffe von „Stottern“, „Stammeln“, „Lispeln“, „Wispern“, usw. in der deutschen Unterhaltungsliteratur.

Zentrale und periphere Funktion. Wie wir von der Psychologie, namentlich aus Kainzens Darlegungen gelernt haben, ist die *Deutung der Sprachstörungen* sehr verschiedenartig. Der deutsche Begriff „Sprache“ entspricht dem englischen Wort „Language“ oder dem französischen „Langage“. Er bezieht sich auf das allgemeine Verständigungsmittel durch akustische, graphische und gestische Zeichen. Demgegenüber bedeutet „Sprechen“, englisch „Speech“, französisch „Parole“, den Vorgang der mündlichen Verständigung im Gegensatz zu Schreiben und Lesen. Deshalb verlangte J. B. NEWMAN (1962) die Differenzierung der Störungen von Sprechen, Sprache und Kommunikation, also von „Parole, langue und langage“ im französischen Sinne.

Wenn man in gleicher Weise die verschiedenen *Störungen der Mitteilung* in solche der inneren Sprache und des mündlichen Sprechens sondert, dann gewinnt man eine weitere Hilfe zu deren Verständnis. Ungezwungen ergeben sich daraus folgende Gegensätze, welche die *zentrale* Anlage (bzw. Störung) mit der *peripheren* Ausführung (bzw. ihrem Fehlen) vergleichen: Sprachgewandheit — Sprechkultur; Sprachschwächetypus — Mundartfehler; Sprachunkenntnis — Fremdakzent; Hörstummheit — Zungenverlust; Stammeln — Gaumenspalte; Dysgrammatismus — Bildungsmängel; Leseschwäche — Sehstörungen; Schreibschwäche — Armleiden; Poltern — Stottern; Aphasie — Anarthrie; usw.

Wandel der Begriffe. Viele Pioniere der Phoniatrie versuchten, ihre Gedanken und Forschungen in *neuen Terminologien* auszudrücken, weil ihnen die vorherigen nicht genügten. Das erklärt die Vielfalt der ähnlichen Begriffsbestimmungen, welche bestimmte Sprachleiden nacheinander verschiedenen Kategorien zuwiesen. So finden wir bei KUSSMAUL (1910) das Stottern als „Syllabäre Dysarthrie“ besprochen, bei FRÖSCHELS (1931) nach HÖPFNER als „assoziative Aphasie“, und von französischen Autoren unter den Folgeerscheinungen einer verkannten oder erzwungenen Dominanz, also in einer ätiologischen Nachbarschaft mit den kongenitalen Agnosien oder Dyslexien auf Grund angeborener Sprachschwäche oder gestörter Dominanz. Demgegenüber reihten viele Amerikaner wie M. OGILVIE (1942) und S. D. ROBBINS (1951) das Stottern als „Spasmophemie“ und das Poltern als „Tachyphemie“ in eine neue gemeinsame Sondergruppe der „Dysphemien“ ein.

Mögliche Lösungen. Zusammenfassend muß man also sagen, daß wir von einer international *standardisierten Begriffsbestimmung* auf Grund der derzeitigen wissenschaftlichen Erkenntnisse noch weit entfernt sind. Es wäre eine dankenswerte Aufgabe für die nationalen Gesellschaften, zunächst für ihren Sprachbereich eine einheitliche Bezeichnungsweise zu schaffen. Dies sollte sowohl in einer allgemein verständlichen Ausdrucksweise der Landessprache als auch in der wissenschaftlich altbewährten griechisch-lateinischen Terminologie geschehen. Die letztere verbindet ein generisches griechisches Hauptwort mit einem art-spezifischen lateinischen Adjektiv.

Auf diese Weise ist die *generelle* Gruppe der Dysglossien durch strukturelle Abnormitäten der peripheren Artikulatoren verursacht. Sie läßt sich leicht in die anatomisch *speziellen* Arten der labialen, dentalen, lingualen und palatalen Typen unterteilen. Das gleiche Prinzip gilt für die Einteilung der generischen Gruppe der Dyslalien aus zentralen Ursachen. Diese lassen sich in die spezifischen klinischen Formen gemäß ihren ätiologischen Typen differenzieren: audiogen, dysarthrisch, dyspraktisch, dysgnostisch, dysphasisch, usw.

Später könnte dann die internationale Gesellschaft für Logopädie und Phoniatrie mit Hilfe von nationalen Ausschüssen eine *international genormte Nomenklatur* wählen. Bis dahin müssen wir versuchen, neue Erkenntnisse und neue Krankheitsbilder mit den alten Namen in Einklang zu bringen.

Literatur

Allgemeine Bibliographie über Sprachheilkunde

1. Übersichtsberichte

ARDISSONE, M. B. DE: Algunas observaciones sobre la fonoaudiologia en Paris. Anales Fonol. Audiol. 1: 114, 1955/56. — ARNOLD, G. E.: Über Sprachstörungen und deren Behandlung. Wien. klin. Wschr. 54: 158, 1941; — Über Sprach- und Stimmstörungen im Kindesalter. Dtsch. Schwester, 10: 113, 1942; — Über Physiologie, Pathologie und Therapie der Stimme und Sprache. Wien. Med. Wschr. 96: 137, 1946; — The Significance of Antique Peruvian Sculpture for the History of Phonology. Merck Report, 59: 18, July 1950; — Some Facts About Voice and Speech Disorders. Clinical Medicine, 61: 761, 1954; — Besonderheiten und neue Erkenntnisse der phoniatrischen Praxis in New York. Arch. Ohren- usw. Heilk. 169: 182, 1956; — Special Features and New Viewpoints of Phoniatric Practice in New York. Folia Phoniat. 10: 96, 1958; — Prologue to Logos. Logos, 1: 3, 1958.

BALDUF, E. W.: How Departments of Speech Can Cooperate with Government in the War Effort. Quart. J. Speech, 29: 271, 1943. — BECKER, K. P., und H. SUHRWEIER: Sprachstörungen im Kindesalter — ihre Verteilung und ihr Einfluß auf die Schulleistungen. Folia Phoniat. 14: 288, 1962. — BERENDES, J.: Neuere Probleme und Ergebnisse der Phoniatrie. Münch. Med. Wschr. 95: 337, 1953. — BLANTON, S.: The Medical Significance of the Disorders of Speech. J. Amer. Med. Ass. 77: 373, 1921. — BLAU, J. L.: Robert Burton on Voice and Speech. Quart. J. Speech, 28: 461, 1942. — BLOOMER, H., and H. SHOHARA: Speech Disorders Among European Military Personnel in World War I. J. Speech Dis. 16: 351, 1951; 17: 55, 1952. — BROWN, F. W.: The Mental Hygiene of Speech. Mental Hyg. Bull. 8: October 1930. — BRYNGELSON, B.: Speech and Its Hygiene. Quart. J. Speech, 28: 85, 1942; — Applying Hygienic Principles to Speech Problems. Quart. J. Speech, 29: 351, 1943. — BURDIN, L. G.: A Survey of Speech Defectives in the Indianapolis Primary Grades. J. Speech Dis. 5: 247, 1940.

CARHART, R.: A Survey of Speech Defects in Illinois High Schools. J. Speech Dis. 4: 61, 1939. — CARRIE, W.: Statistik über sprachgebrechliche Kinder in den Hamburger Volksschulen. Die Stimme, 13: 105, 1918/19. — COËN, R.: Beobachtungen und Erfahrungen auf dem Gebiete der Sprachheilkunde. Stuttgart: F. Enke, 1897; — Neueste Erfahrungen über Sprachstörungen. Wien. Klinik, 27: 201, 1901. — CREASY, H. M.: Psycho-Pathology of Speech Defects. Quart. J. Speech, 5: 266, 1919.

DANTZIG, B. VAN: Eine logopädische Rundschau in Westeuropa. III. Kongr. int. Ges. Logop. Phoniat. p. 140, Wien 1928. — DEAN-THROCKMORTON, J.: Speech, Voice and Hearing Bibliography. J. Speech Dis. 4: 181, 1939.

FALCK, F. J., and V. T. FALCK: Communicative disorders, a multidisciplinary problem. J. Amer. Med. Assoc. 178: 290, 1961. — FARMA, W. J.: Speech Disorders and the Teaching of Speech. Quart. J. Speech, 12: 156, 1926. — FLATAU, T. S.: Sprachstörungen und Schule. Z. Hals- usw. Heilk. 10: 350, 1924; — Sprach- und Stimmstörungen. Neue Dtsch. Klinik, 10: 186, 1932. — FRÖSCHELS, E.: Einige für den praktischen Arzt wichtige Kapitel der Sprachheilkunde. Mediz. Klinik, Nr. 42 u. 43, p. 1, 1913; — Logopädie. Wien. klin. Wschr. 55: 12, 1933; — Beziehungen der Oto-, Rhino-Laryngologie zu Sprachstörungen. Wien. klin. Wschr. 55: Nr. 50, 1933; — Some Important Links Between Logopedics and Otolaryngology. Folia Phoniat. 4: 1, 1952; — Speech troubles judged by the patient and by the listener. 10. Int. Speech and Voice Therapy Conf. Barcelona. Acta Oto-Rino-Laring. Ibero-Amer. p. 66, 1957. Sprachforum, 2: 253, 1958.

GILKINSON, H.: Experimental and Statistical Research in General Speech: Effects of Training and Correlates of Speech Skill. Quart. J. Speech, 30: 95, 1944. — GREENE, J. S.: Speech Defects. Refer. Handbook Med. Sciences, 7/52: 816, 1917; — Speech and Voice Disorders. Med. World, 57: 719, 1939; — Speech and Voice Defects: Various Syndromes. Maine Med. Ass. 30: 311, 1939; — Vocal and Verbal Syndromes. Arch. Otolaryng. 31: 1, 1940; — Speech and Voice Disorders: A Few of the More Important Syndromes. Connect. St. Med. J. 6: 700, 1942; — Functional Speech and Voice Disorders. J. Nerv. Mental Dis. 95: 299, 1942; — Speech and Voice Disorders. Med. Record, October 1943. — GUTZMANN, H.: Über die Störungen der Stimme und Sprache. Erg. Inn. Med. Kinderheilk. 3: 327, 1908. — GUTZMANN, H., JR.: Die verschiedenen Formen der Sprechstörungen und ihre Behandlung. Ther. Gegenwart, 1939; — Aufgaben und Grenzen der Sprach- und Stimmheilkunde. Folia Phoniat. 3: 129, 1951.

HAWK, S. S.: Speech Defects in Handicapped Children. J. Speech Dis. 1: 101, 1936. — HENNER, R., et al.: The team approach to hearing and speech disorders. J. Amer. Med. Ass. 161: 957, 1956; — HUDSON-MAKUEN, G.: Defects of Speech and Voice. Amer. Physical Educ. Review. 13: No. 1, 1908.

JOHNSON, W.: The Status of Speech Defectives in Military Service. Quart. J. Speech, 29: 131, 1943.

KAISER, L.: Functioneel en Organisch Bij Spraakafwijkingen. Nederl. Tijdschr. Geneesk. 78: 4418, 1934; — De Waarde van de Spraak voor de Diagnose. Nederl. Tijsdchr. Geneesk. 82: 4661, 1938. — KAPCS, E., and N. A. FATTU: Behavioral Rigidity in Speech-Handicapped Children. J. Speech Dis. 22: 707, 1957. — KOUKOL et TCHECHELNIZKAJA: Les résultats de nos recherches concernant les troubles de la parole chez les écoliers. Revue Franç. Phoniat. 4: 51, 1936.

LICHTENBERG, J.: Rapport sur les résultats d'un questionnaire concernant les troubles de la parole aux écoles primaires de Praha. IV. Kongr. intern. Ges. Logop. und Phoniat. p. 10, Prag 1930. — LILLYWHITE, H.: Doctor's manual of speech disorders. J. Amer. Med. Ass. 167: 850, 1958. — LÖBELL, H.: Was soll der Hals-Nasen-Ohrenarzt von der Stimm- und Sprachheilkunde wissen? Z. Laryngol. usw. 28: 58, 1948; — Untersuchungen auf Stimm- und Sprachstörungen bei Schulkindern in Münster. HNO Wegweiser, 1: 338, 1949. — LOUTTIT, C. M., and E. C. HALLS: Survey of Speech Defects Among Public School Children of Indiana. J. Speech Dis. 1: 73, 1936. — LUCHSINGER, R.: Zur Genese und Therapie von Stimm- und Sprachstörungen. Ciba Z. 11: 4522, 1950; — Zur Geschichte der Phoniatrie im 18. Jahrhundert. Folia Phoniat. 3: 178, 1951; — Altes und Neues aus dem Gebiete der Sprach- und Stimmheilkunde. Gesundheit und Wohlfahrt, p. 323 Juli, 1955.

MARGE, D. K.: The social status of speech-handicapped children. J. Speech Hearing Res. 9: 165, 1966. — MORLEY, D. E.: A ten-year Survey of Speech Disorders Among University Students. J. Speech Dis. 17: 25, 1952. — MORRIS, D. W., G. O. RUSSELL and H. J. HELTMAN: Speech, Voice and Hearing Disorders Bibliography for Years 1933 to 1936. J. Speech Dis. 1: 27, 1936.

PEACHER, W. G.: Speech Disorders in World War II. J. Speech Dis. 10: 155, 1945; — Speech Disorders in World War II: Part 2. J. Nervous Ment. Dis. 102: 165, 1945. — PERRIN, E. H.: The Social Position of the Speech Defective Child. J. Speech Dis. 19: 250, 1954.

SACCO, C.: Problemi psichici nelle logopatie. Boll. Soc. Ital. Fonet. Sperim. etc. 7: 38, 1957. — SCHLEISSNER, F.: Beiträge zur Statistik der Sprachstörungen. Mschr. ges. Sprachheilk. 14: 215, 321, 1904. — SCHMITZ, F.: Statistische Untersuchungen aus dem Wiener logopädischen Ambulatorium. Mitteil. Sprach- u. Stimmheilk. 2: H. 1 u. 2, Wien 1936. — SCHÖNHÄRL, E.: Neuere Gesichtspunkte über Wesen, Aufgabe und Fortschritte der Phoniatrie. Gesundheit und Wohlfahrt, Nr. 10, 1951. — SCHUELL, H.: Working with Speech Defectives in Public Schools. J. Speech Dis. 8: 355, 1943. — SEGRE, R.: La foniatria como rama de la medicina y de la Pedagogia. Rev. Otolaring. 2: 87, 1950. — SHALDA, E. D.: Corrective Speech and Its Place in Children's Hospitals and Clinics. Quart. J. Speech, 28: 80, 1942. — SINELL, DR.: Überblick über die wichtigsten Sprach- und Stimmstörungen und Atmungstechnik. Mitteil. Hamburg. Staatskrankenanst. 7: 197, 1907. — STERN, H.: Grundzüge der Pathologie und Therapie der Sprachstörungen. Med. Klinik, Nr. 41, 1910; — Über einige Erfahrungen auf dem Gebiete der Sprach- und Stimmheilkunde. Mschr. Ohrenheilk. 69: 813, 1935. — STULIKOVA, B. F.: Statistiques des troubles de la parole aux jardins d'enfants de Praha. IV. Kongr. intern. Ges. Logop. Phoniat. p. 12, Prag 1930.

WEISS, D.: Zusammenarbeit von Universitätslektoren für Sprechtechnik mit dem klinischen logopädischen Ambulatorium. Wien. Med. Wschr. 82: 928, 1932. — WEST, R., und

H. LARSEN: Some Statistical Investigations in the Field of Speech. Quart. J. Speech, 7: 375, 1921. — THE WHITE HOUSE CONFERENCE on Child Health and Protection. Quart. J. Speech, 17: 538, 1931.

2. Klassifikation und Terminologie

AMERICAN STANDARD Acoustical Terminology. American Standards Association, 1951. — ARNOLD, G. E.: Special Features and New Viewpoints of Phoniatric Practice in New York. Folia Phoniat. 10: 96, 1958.

BELLONI, G. B.: Sul concetto di organicitá e di funzionalitá. Boll. Soc. Ital. Fonet. Sperim. etc. 3: 6, 1953. — BLANTON, S.: A Workable Bibliography for the Beginner in Speech Correction. Quart. J. Speech, 10: 37, 1924.

COATES-LONGERICH, M., and E. B. LONGERICH: German-English Speech Terminology. J. Speech Dis. 10: 39, 1945.

EDITORIAL: Terminology for Speech Pathology. Speech Pathol. Therapy, 3: 35, 1960.

FRÖSCHELS, E.: Einige Vorschläge für die Verbesserung der Logopädischen Nomenklatur. Wien, Med. Wschr. 80: 1159, 1930; — Über den heutigen Stand der Sprach- und Stimmheilkunde. Z. Kinderforsch. 44: 119, 1935.

GUTZMANN, H.: Die Sprachstörungen als Gegenstand des klinischen Unterrichts. Mschr. ges. Sprachheilk. 15: 1, 1905. Berlin: Enslin, 1905; — Versuch einer synoptischen Gliederung der Sprachstörungen auf der Grundlage ihrer klinischen Symptome. Berl. klin. Wschr. 50: Nr. 26, 1913.

HARKNESS, P. J.: Speech Pathology, a Symposium: II. General Organization and Nomenclature. Quart. J. Speech, 15: 226, 1929. — HARRIMAN, P. L.: Greek Derivatives in the Technical Vocabulary of Speech Pathology. Quart. J. Speech, 26: 201, 1940.

JUNCA, E., et G. DEPARREL: Lexique de Phoniatrie. Quelques définitions utiles. Rev. Franç. Phoniat. 2: 61, 1934.

LILLYWHITE, H.: Doctor's Manual of Speech Disorders. Amer. Med. Ass. 167: 850, 1958. — LONGERICH, E. B., and M. C. LONGERICH: French-English Speech Terminology. J. Speech Dis. 11: 193, 1946.

NEWMAN, J. B.: The Categorization of Disorders of Speech, Language, and Communication. J. Speech Dis. 27: 287, 1962.

OGILVIE, M.: Terminology and Definitions of Speech Defects. New York: Columbia University Press, 1942.

PARREL, G. DE: Lexique de phoniatrie; quelques définitions utiles. Rev. Franç. Phoniat. 1: 49, 1933. — PARREL, G. DE, et E. JUNCA: Lexique de phoniatrie; quelques définitions utiles. Rev. Franç. Phoniat. 1: 31, 1933. — PODOLSKY, E.: Encyclopedia of Aberrations. New York: Philosophical Library, 1953.

ROBBINS, S. D.: Nomenclature Committee. J. Speech Dis. 2: 242, 1937; — Principles of Nomenclatrue and of Classification of Speech and Voice Disorders. J. Speech Dis. 12: 17, 1947; — A Dictionary of Speech Pathology and Therapy. Cambridge: Sci-Art Publishers, 1951.

SIMPSON, R. H.: The Specific Meanings of Certain Terms Indicating Differing Degrees of Frequency. Quart. J. Speech, 30: 328, 1944. — STEIN, L.: Der Stand der Logopädie und Phoniatrie unter Zugrundelegung der Wiener Kongresse 1924 bis 1928. Mschr. Ohrenheilk. 67: 1316, 1933. — STERN, H.: Die Notwendigkeit einer einheitlichen Nomenklatur für die Physiologie, Pathologie und Pädagogik der Stimme. Mschr. Ohrenheilk. 62: 928, 1083, 1166, 1324, 1389; 1928.

TAGLIAVINI, C.: Glottologia e foniatria. Atti Laborat. Fonet. Univ. Padova. 1: 3, 1949. — TARNEAUD, J.: La Classification Pathogenique de la Phoniatrie. Arch. Sprach-Stimmheilk. 5: 14, (62), 1941.

VENTRY, I. M., and J. B. CHAIKLIN: Functional Hearing Loss: A Problem in Terminology. ASHA, 4: 251, 1962.

WEISS, D.: Der Begriff des Funktionellen mit besonderer Berücksichtigung der Sprach- und Stimmheilk. Mschr. Ohrenheilk. 69: 830, 1935. — WISE, H. S.: A Revised Classification of Disorders of Speech. J. Speech Dis. 11: 327, 1946.

3. Einrichtungen, Fürsorge, Organisation

ALLSHOUSE, V.: Speech Correction in Army Aural Rehabilitation Program. J. Speech Dis. 10: 106, 1945. — AMOS, M. L.: Speech Rehabilitation for Veterans. Quart. J. Speech,

34: 72, 1948. — ANDERSON, L. L.: A Mobile Unit Speech Therapy Program. J. Speech Dis. 20: 304, 1955. — ANSBERRY, M.: The Veterans Administration Program in the Fields of Audiology and Speech Correction. J. Speech Dis. 13: 115, 1948. — ARNOLD, G. E.: Die Zusammenarbeit der Universitätslektoren für Sprechtechnik mit dem Spracharzt. Wien. klin. Wschr. 54: 706, 1941; — Über die Notwendigkeit der sprach- und stimmärztlichen Betreuung der Schuljugend. Wien. klin. Wschr. 55: 484, 1942. — ASCHER, E.: Logopädische Probleme in Palästina. VII. Kongr. int. Ges. Logop. Phoniat. Kopenhagen 1936. Mschr. Ohrenheilk. 71: 856, 1937.

BARROILHET, J.: La organización de la Escuela de Fonoaudiología en Santiago de Chile. Anales Fonol. Audiol 1: 247, 1955/56. — BENDER, J. F.: The Organization and Guiding Principles of the New York City Survey of the Speech Handicapped Child Conducted Oct. 1939 bis June 1940. J. Speech Dis. 5: 357, 1940. — BERGH-PALMRES, D.: Über den Stand der Logopädie in den nördlichen Staaten Europas. VI. Kongr. int. Ges. Logop. Phoniat. p. 121, Budapest 1934; — Über den Stand der Logopädie in den nördlichen Staaten Europas. Mschr. Ohrenheilk. 69: 336, 1935. — BETÉS POLO, L. E.: La enseñanza del canto, cieníticamente dirigida, coopera en la Foniatría y Logopedia a corregir los defectos de la voz, el oído y la palabra. 10. Int. Speech and Voice Therapy Conf. Barcelona. Acta Oto-Rino-Laring. Ibero-Amer. p. 19, 1957. — BROWN, F. M.: State Auxiliary Program in Speech Correction. J. Speech Dis. 10: 133, 1945. — BROWN, G. T.: Speech Correction. in the Rochester, N. Y. Schools. J. Speech Dis. 12: 334, 1947.

CABLE, W. A.: A Speech Pathologist's Professional Code. J. Speech Dis. 11: 225, 1946. — CAMP, P. B.: Correction of Speech Defects in a Public School System. Quart. J. Speech, 3: 304, 1917. — CARHART, R.: War Responsibilities of the Speech Correctionist. Quart. J. Speech, 29: 137, 1943; — Some Notes on Official Statistics of Speech Disorders Encountered During World War I. J. Speech Dis. 8: 97, 1943; — The Personal Need for Professional Unity. J. Speech Dis. 23: 5, 1958. — CARRELL, J. A.: State Certification of Speech Correctionists. J. Speech Dis. 11: 91, 1946. — CHAPIN, A. C.: Organization of Speech Correction Classes in Los Angeles City Schools. Quart. J. Speech, 13: 24, 1927; — Speech Correction and Speech Improvement Program in a Large City School System. J. Speech Dis. 6: 109, 1941. — CIURLO, L., S. GUALCO und A. JELLINEK: Die Logopädie im Biotypologischen Institut in Genua. Mschr. Ohrenheilk. 69: 141, 1935. — CLANCY, J. N., and D. E. MORLEY: Summer Speech and Hearing Programs. J. Speech Dis. 15: 9, 1950. — CORCORAN, M., and A. B. CHAPIN: A Program for the Speech Inhibited Child. J. Speech Dis. 12: 373, 1947. — CUSMA, M. G., and A. DEL CONSOLE: La logopedia nelle scuole — Problemi organizzative e difficoltá ai lumi di un'esperienza quindecennale. Boll. Soc. Ital. Fonet. Audiol. 13: 228, 1964.

DAHLMANN, R.: Organisation der Sprach- und Stimmbehandlung der Kinder, Jugendlichen und Erwachsenen in der DDR. Arch. Ohren- usw. Heilk. 165: 626, 1954. — DANTZIG, B. VAN: Der Stand der Organisation zur Bekämpfung und Prophylaxe der Sprachkrankheiten in den verschiedenen Ländern. V. Kongr. int. Ges. Logop. Phoniat. p. 41, Wien, 1932. — DEDOMENICO, R.: Hearing Conservation at the College Level. J. Speech Dis. 10: 275, 1945. — DIEHL, C. F., and C. D. STINNETT: Efficiency of Teacher Referrals in a School Speech Testing Program. J. Speech Dis. 24: 34, 1959. — DUNN, H. M.: A Speech and Hearing Programm for Children in a Rural Area. J. Speech Dis. 14: 166, 1949.

FACCHINI, G. M., e F. BIGNARDI: Inci denza dei disturbi del linguaggio in bambini ricoverati in Istituto medico-psico-pedagogico. Boll. Soc. Ital. Fonet. etc. 8: 165, 1958. — FESLER, F. W.: National Survey of State Legislative Provisions for the Speech Defective Child in the Public School. Quart. J. Speech, 32: 349, 1946. — FLATAU, T. S.: Sprachstörungen und Schule. Stimme, 19: 54, 1924/25; — Arzt und Lehrer im Kampfe gegen die Sprachgebrechen. Das sprachkranke Kind. Halle: 1929. — FLINT, E. S.: Speech Correction Services in State Welfare Programs. J. Speech Dis. 10: 321, 1945. — FORESTIERI, M. R.: Organización Y Planeación De Centros De Audición Y Lenguaje En América Latina. ACTA Audiol. Foniat. Hispanoamer. 4: 125, 1962. — FRENZEL, FR.: Die Organisation der Hilfsschule. Mschr. ges. Sprachheilk. 12: 129, 1902. — FÜHRING, M.: Die Ergebnisse der Wiener Fürsorge für sprachgestörte Schulkinder im Schuljahre 1934/35. Mitteil. Sprach-Stimmheilk. 1: H. 10, p. 15, 1935.

GREENE, J. S.: Speech Disorders: A National Rehabilitation Problem. Rehab. Review, 12: 3 bis 4, 1917. — The Mission of the Speech Specialist. Med. Rev. of Reviews, June 1938.

HEESE, G.: Die Beschulung von körperlich, geistig und seelisch defektiven Kindern und Jugendlichen. Dtsch. Gesundheitswesen, 5: 1427, 1950. — HENRY, L. D.: The Physician and the Speech Correctionist. J. Speech Dis. 8: 9, 1943. — HOUCHIN, T. D.: Cooperation in a Public School Speech Correction Program. J. Speech Dis. 13: 247, 1948; — Notes on Organizing a Speech Correction Program in the Public Schools. J. Speech Dis. 14: 53, 1949.

IRWIN, R. B.: Ohio Looks Ahead in Speech and Hearing Therapy. J. Speech Dis. 13: 55, 1948; — Speech Therapy in the Public Schools: State Legislation and Certification. J. Speech Dis. 24: 127, 1959.

JELLINEK, A.: La Società internationale di logopedia e foniatria. II Valsalva, 1932. — JESI, A.: I corsi ortofonici scolastici a Trieste. Boll. Soc. Ital. Fonet. Sperim. etc. 7:50, 1957. — JOHNSON, W.: The Speech Correction Foundation. J. Speech Dis. 13: 49, 106, 223, 324, 1948.

KANTNER, C. E.: The Speech Clinic as a Social Agency in National Emergencies. J. Speech. Dis. 6: 47, 1941. — KELLY, J. C.: A Summer Residential Program in Hearing Education. J. Speech Dis. 19: 17, 1954. — KENT, H. W.: The Army and Its Need in Speech. Quart. J. Speech, 30: 147, 1944. — KENYON, E. L.: The Question of Our Ethics and Our Standards. J. Speech Dis. 4: 302, 1939. — KIRKPATRICK, C. J.: Speech Correction Referral Ideas of Clergymen. J. Speech Dis. 17: 305, 1952. — KNOPF: Ein Kindergarten für sprachliche Abnorme. Mschr. ges. Sprachheilk. 16: 129, 1906. — KOBRAK, F.: Ärztliche Beobachtungen bei den stammelnden und stotternden Schulkindern Breslaus aus den städtischen Sprachstörungskursen im Jahre 1905. Mschr. ges. Sprachheilk. 16: Heft 3/4, 1906. — KRUSEN, Our Standards. J. Speech Dis. 4: 302, 1939. — KIRKPATRICK, C. J.: Speech Correction Referral Ideas of Clergymen. J. Speech Hearing Dis. 17: 305, 1952. — KNOPF: Ein Kindergarten für sprachlich Abnorme. Mschr. ges. Sprachheilk. 16: 129, 1906. — KOBRAK, F.: Ärztliche Beobachtungen bei den stammelnden und stotternden Schulkindern Breslaus aus den städtischen Sprachstörungskursen im Jahre 1905. Mschr. ges. Sprachheilk. 16: Heft 3/4, 1906. — KRUSEN, F. H.: Direct Medical Supervision of Rehabilitation Programs. J. Amer. Med. Ass. 161: 1568, 1956.

LAMBECK, A.: Die Arbeitsgemeinschaft für Sprachheilpädagogik in Deutschland. Vox, 15: 35, 1929. — LARR, A.: A County Speech and Hearing Conservation Program. J. Speech Dis. 9: 147, 1944. — LESSER, A. J.: Some Principles in the Development of Services for Children with Hearing Impairment. J. Speech Dis. 15: 101, 1950. — LETTMAYER, O.: 25 Jahre Heilkurse und Sonderklassen für sprachgestörte Kinder in Wien. Fetschrift 25jähr. Bestand Heilkurse Sonderkl. sprachgest. Kinder in Wien. p. 7, 1947. — LIERLE, D. M.: Program for Committee on Conservation of Hearing of the American Academy of Ophthalmology and Otolaryngology. J. Speech Dis. 8: 243, 1943; — The Otologist's Program for Conservation of Hearing. J. Speech Dis. 10: 111, 1945. — LINCK, L. J.: Mobilizing Our Nationwide Resources for Service to the Handicapped. J. Speech Dis. 12: 11, 1947. — LLOYD, G. W., and S. AINSWORTH: The Classroom Teacher's Activities and Attitudes Relating to Speech Correction. J. Speech Dis. 19: 244, 1954. — LÓPEZ, M.: fonoaudiología en la provincia de Buenos Aires. Anales Audiol. Fonolog. 1: 244, 1955/56.

McDANIEL, J. W.: The current status of vocational rehabilitation for disorders of hearing and speech. J. Speech Dis. 30: 17, 1965. — MALLORY, L. A.: Speech Training of Army and Naval Officers. Quart. J. Speech, 29: 140, 1943. — MARTENS, E. H.: Speech and Hearing Programs as Seen by the United States Office of Education. J. Speech Dis. 14: 162, 1949. — MATTHEWS, J., and M. D. STEER: Growth of Speech Correction Facilities in Colleges and Universities in Indiana. J. Speech Dis. 12: 169, 1947. — MEADER, C. L.: New Emphasis in Speech Rehabilitation. Quart. J. Speech, 24: 233ñ, 1938. — MENA CALVO, J. M. DE: Estado actual de la Logopedia en Espana. 10. Int. Speech and Voice Therapy Conf. Barcelona. Acta. Oto-Rino-Laring. Ibero-Amer. p. 112, 1957. — MIELECKE, A.: Aus der Praxis der öffentlichen Sprachkurse für stotternde Schulkinder. Mschr. ges. Sprachheilk. 10: 129, 1900. — MILISEN, R.: Introducing Speech Correction Into a New School System. J. Speech Dis. 4: 241, 1939. — MILLS, A. W., and H. STREIT: Report of a Speech Survey, Holyoke, Massachusetts, J. Speech Dis. 7: 161, 1942. — MÖLLER, J.: Vom rationellen Sprechunterricht und seinem gegenwärtigen Stande in Dänemark. Stimme, 2: 33, 1907/08. — MOORE, P., and D. G. KESTER: Historical Notes on Speech Correction in the Pre-Association Era. J. Speech Dis. 18: 48, 1953. — MORRIS, D. W.: The Speech Survey. J. Speech Dis. 4: 195, 1939; — Two Decades of Professional Growth. J. Speech Dis. 11: 89, 1946.

NELSON, S. E., D. P. MCKELVEY, N. HUNTER and M. WALTER: An Experimental Military Speech Correction Program. Quart. J. Speech, 30: 8, 1944.

ORTHMANN, W.: Fünfzig Jahre sprechkundliche Arbeit in Halle. Wiss. Z. Univ. Halle-Wittenberg, 5: 359, 1956. — OSBORN, C. D.: Michigan's Mobile Hearing Units. J. Speech Dis. 16: 140, 1951.

PAIKIN, M. I.: Die logopädische Bewegung in der Ukraine. Wien Med. Wschr. 82: 915, 1932. — PALMER, M. F.: Analysis of Speech Correction Work by States. J. Speech Dis. 11: 47, 1946; 13: 151, 1948. — PETERSEN, H.: 10 Jahre Schweiz. Arbeitsgemeinschaft für Sprachgebrechliche. Pro Infirmis, Februar 1953. — PORTER, F.: Speech Correction in an Orphanage. J. Speech Dis. 10: 241, 1945. — POWERS, M. H.: The Dichotomy in Our Profession. J. Speech Dis. 20: 4, 1955; — Report to Members on the Results of the "Membership Opinion and Attitude" Questionnaire. J. Speech Hearing Dis. 23: 32, 1958. — PRONOVOST, W.: A Survey of Services for the Speech and Hearing Handicapped in New England. J. Speech and Hearing Dis. 16: 148, 1951.

RAKOWETZ, P.: Statistisches aus der Fürsorge für sprachgestörte Schulkinder in Wien. Festschrift 25jähr. Bestand Heilkurse Sonderklassen in Wien. p. 34, 1947. — RAYMOND, E. M.: What the Government is Doing for Soldiers with Speech Defects. Quart. J. Speech, 7: 1, 1921. — REEVES, E. W.: Current Practices and Trends in Speech Correction Certification. J. Speech Hearing Dis. 24: 7, 1959. — RICHERI, S.: Le scuole speciali logopatici e il problema della preparazione di insegnanti specializzati. Boll. Soc. Ital. Fonet. Sperim. etc. 3: 52, 1953. — ROTHE, K. C.: Die Bedeutung der Sprachheilkunde für die Schule, insbesondere für den Elementarunterricht. Österr. Schul-Zeitung. Nr. 11, April 1913; — Sonder-Elementarklassen für sprachkranke Kinder. München: Seybold's Verlagsbuchhandlung. 1914; — Die Fürsorge der Schule für sprachkranke Kinder. Der Schularzt, 15: 521, 1917; — Die Fürsorge für sprachgestörte Kinder. Mschr. Ohrenheilk. 62: 900, 1928. — RUTHERFORD, B. R., L. READ and M. CHAPMAN: Metropolitan Speech Correction. J. Speech Dis. 11: 131, 1946.

SÁRBO, A. VON: Statistik der an Sprachstörung leidenden Schulkinder Ungarns auf Grund der im Jahre 1899 eingelangten Fragebogen. Mschr. ges. Sprachheilk. 11: 65, 1901. — SCHOOLFIELD, L. D.: The Development of Speech Correction in America in the Nineteenth Century. Quart. J. Speech, 24: 101, 1938. — SCHULMANN, A.: Das Sprachheilwesen in Ungarn. Mschr. Ohrenheilk. 68: 1458, 1934; — Das Sprachheilwesen in Ungarn. VI. Kongr. int. Ges. Logop. Phoniat. p. 123, Budapest: 1934. — SCRIVER, H.: The American Hearing Society. J. Speech Dis. 13: 260, 1948. — SEGRE, R.: Present Situation of Logopaedics and Phoniatrics in Various Countries. Folia Phoniat. 2: 173, 1950. — SEVENANS, M. M.: An Effective Speech Program. J. Speech Dis. 4: 358, 1939. — SHOVER, J.: Illinois Program for Speech and Hearing. J. Speech Dis. 10: 117, 1945. — STEER, M. D. (Edit): Public School Speech and Hearing Services. J. Speech Dis. Monogr. Suppl. 8, 1961; — The 1960 World-Wide Study of Programs in Speech and Hearing Disorders. Folia Phoniat. 16: 264, 1964. — STEIN, L.: Der Schularzt und die Fürsorge für sprach- und stimmgestörte Schulkinder. Mschr. Ohrenheilk. 62: 918, 1928. — STEINIG, K. H.: Organisation und gegenwärtiger Stand der Sprachkrankenfürsorge im Landschaftsverband Westfalen/Lippe. Arch. Ohren- usw. Heilk. 165: 623, 1954. — STEINIGER, F.: Die Sprachheileinrichtungen Deutschlands. Blätter Wohlfahrt, 8: 49, 1944. — STINCHFIELD-HAWK, S.: The Speech Clinician and Community Service. J. Speech Dis. 6: 131, 1941.

THOMS: Die pädagogische Arbeit an Sprachgeschädigten in ihren Wandlungen. Vox, 15: 36, 1929. — THÜRLEMANN, M.: Wesen und Aufgabe des Sprachheilkindergartens. Pro Infirmis, Jan. 1947, p. 10. — TRABUE, M. R.: Coordinating Professional Responsibilities in Speech Correction and Speech Education. J. Speech Dis. 6: 143, 1941. — TRUEX, E. H. JR.: The Army Aural Rehabilitation Program. J. Speech Dis. 10: 101, 1945.

VOIGT, P.: Beitrag zur geschichtlichen Entwicklung der Sprachheilschulen in Deutschland. Beitr. Sonderschulwesen, 6: Halle: Carl Marhold, 1954. — VOLZ, L.: Die Errichtung von Hörmittelberatungsstellen, eine vordringliche Aufgabe. Arch. Ohren- usw. Heilk. 163: 450, 1953.

WALLIN, J. E. W.: Report on Speech Defectives in the St. Louis Public Schools. Annual Rept. Board Education, p. 174, 1915 bis 1916. — WARD, L. C.: Organization of the Work in Speech Correction in a State Department of Public Instruction. Quart. J. Speech, 13: 140, 1927. — WELLS, C. G.: Expanding State Speech Correction Services. J. Speech Dis. 10:

123, 1945. — West, R.: Speech and the Signal Corps. Quart. J. Speech 30: 151, 1944; — Ibi Fuistis. J. Speech Dis. 23: 26, 1958. — Westlake, H.: The Pennsylvania Program for Hearing and Speech. J. Speech Dis. 10: 129, 1945. — Wilkins, J. L.: Speech Therapy in Great Britain. Quart. J. Speech, 38: 415, 1952. — Wilson, B. A.: The Development and Evaluation of a Speech Improvement Program for Kindergarten Children. J. Speech Dis. 19: 4, 1954. — Wondracek, T.: Über die Notwendigkeit der spach- und stimmheilpädagogischen Betreuung der Wiener Schuljugend. 25 Jahr-Festschr. Wien. Sonderklassen. p. 37, 1947.

Young, J. A.: A City and County Speech Re-Education Program. J. Speech Dis. 7: 51, 1942.

4. Sprach- und Hörkliniken, Jahresberichte

Alemán Caballero, J.: Comentarios sobre algunos casos interesantes recogidos en nuestro Servicio de Foniatría y Logopedia de la Cruz Roja de Sevilla. 10. Int. Speech and Voice Therapy Conf. Barcelona. Acta Oto-Rino-Laring. Ibero-Amer. p. 13, 1957. — Arnold, G. E.: Über Orientierung und Organisation in der modernen Sprachheilkunde. Soziale Berufe, 8: 197, 1956. — Arslan, M.: Rendiconto del Laboratorio di fonetica nel primo triennio di attivitá, (1945 bis 1948). Atti Laborat. Fonet. Padova. 1: 7, 1949. — Arslan, M., A. Delaini und L. Croatto: Relazione sull'attivita'del Laboratorio di Fonetica dell'Università di Padova nel suo primo triennio di attivita. Boll. Soc. Ital. Fonet. Sperim. etc. 1: 6, 1950.

Bryngelson, B.: Personnel Counseling and the Speech Clinic. J. Speech Dis. 13: 107, 1948.

Chapin, A. B.: Community Speech and Hearing Clinics. J. Speech Dis. 12: 331, 1947. — Croatto, L., and C. Croatto-Martinolli: Rendiconto clinico-statistico del laboratorio di fonetica dell'Universitá di Padova. Atti Laborat. Fonet. Padova. 2: 39, 1952; — Rendiconto clinico statistico del Laboratorio di Fonetica dell'Universitá di Padova. Atti Labor. Fonet. Univ. Padova, 3: 1, 1959.

Diehl, C. F., and K. W. Burk: Evaluation of a Special School for Speech Defective Children. J. Speech Dis. 22: 271, 1957.

Flores, L. O. de: El instituto Mexicano de la audición y el lenguaje. Acta Audiol. Foniat. Histp.-Amer. 3: special issue 2, 1961. — Fortune, G. J.: Essential Elements of Speech and Hearing Center Operation. J. Speech Dis. 23: 213, 1958.

Greene, J. S.: A Departure in Hospitals: The National Hospital for Speech Disorders. J. Amer. Ass. 77: 1726, 1921; — Some Conclusions Derived from the Last Five Years' Work at the National Hospital for Speech Disorders. Boston Med. Surg. J. 189: 57, 1923; — National Hospital for Speech Disorders. Year Book 1938; — History of National Hospital for Speech Disorders. N. Y. Physician, 28: 1, 1947. — Gutzmann, H.: Erster Jahresbericht aus dem Ambulatorium für Sprachstörungen im Poliklinischen Institut für innere Medizin der Universität Berlin. Berlin: J. S. Preuss, 1908; — Zweiter Jahresbericht aus dem Ambulatorium für Sprachstörungen der Universität. Mschr. Ges. Sprachheilk. 20: 17, 1910. — Gutzmann, H. Jr.: Kurzer Bericht über Aufbau, Entwicklung und Leistungen der Phoniatrischen Abteilung an der Hals-Nasen-Ohrenklinik. Z. Hals- usw. Heilk. 50: 47, 1944.

Hedgecock, L. D.: A University Hearing Aid Clinic. J. Speech Dis. 12: 323, 1947. — Hedrick, J.: A Unique Speech Clinic. Quart. J. Speech, 8: 161, 1922.

Johnson, A. F., and B. M. Siegenthaler: A Clinical Auditory Training Program. J. Speech Dis. 16: 35, 1951.

Kistler, A. K.: Eine schweizerische Sprachheilstätte für Kinder. Pro Juventute, 10, 1949. — Klingbeil, G. M.: The Historical Background of the Modern Speech Clinic. J. Speech Dis. 4: 115, 1939. — Kobes, H. R., and J. Frasier: A Cooperative Special Training Institute. J. Speech Dis. 11: 299, 1946.

Lambeck, A.: Das Phonetische Laboratorium der Hansischen Universität und die „Vox" im Dienste der Schularbeit an Gehör- und Sprachgeschädigten. Vox, 22: 39, 1936. — Laruelle, C., et M. Mussafia: Le travail logopédique dans le Centre neurologique à Bruxelles. VI. Kongr. int. Ges. Logop. Phoniat. p. 136, Budapest: 1934. — Lillywhite, H.: Organizing a Speech Clinic in a Small College. J. Speech Dis. 13: 264, 1948.

Marenzi, M.: I risultati della rieducazione foniatrica in un decennio di lavoro presso la scuola G. Tarra per anormali dell'udito e parola in Milano. Atti Labor. Fonet. Univ. Padova, 3: 123, 1959. — Morley, A.: The Function of the Speech Clinic in the National Emergency.

J. Speech Dis. 6: 141, 1941. — MULLENDORE, J. M.: The Role of Surveys and Diagnostic Clinics in a State Program of Speech Correction. J. Speech Dis. 14: 234, 1949. — MUSSAFIA, M.: Vingt-quatre ans de Logopédie á la Ligue Nationale Belge d'Higiéne Mentale. 10. Int. Speech and Voice Therapy Conf. Barcenola. Acta. Oto-Rino-Laring. Ibero-Amer. p. 127, 1957.

PAULS, M. D.: Role of the College and University Hearing Clinic. J. Speech Dis. 9: 357, 1944. — PEACHER, W. G.: Speech Disorders in World War II. 5. Organization of a Speech Clinic in an Army General Hospital. J. Speech Dis. 11: 233, 1946. — PEACHER, W. G.: Speech Disorders in World War II; 6. Survey of Speech Clinics. J. Nerv. Mental. Dis. 106: 52, 1947.

RYBERG, D.: Why Speech Clinics? Quart. J. Speech, 25: 269, 1939.

SENTURIA, B. H., S. R. SILVERMAN and C. E. HARRISON: A Hearing Aid Clinic. J. Speech Dis. 8: 215, 1943. — SINGER, K.: Bericht über das Jahr 1904 aus dem Berliner Ambulatorium für Sprachstörungen. Mschr. ges. Sprachheilk. 15: 86, 1905.

TETTI-SEBASTIANI, E.: Documentazione analitica del materiale fonetico dell'ambulatorio logopedico della Clinica O. R. L. dell'Universitá di Torini per il biennio 1953 bis 1954. Boll. Soc. Ital. Fonet. Sperim. etc. 5: 18, 1955.

VERGANI-MARELLI, R.: Der Stand und Betrieb der städtischen Sonderschule „Giulio Tarra" für Hör- u. Sprachgestörte in Mailand 1932. V. Kongr. int. Ges. Logop. Phoniat. Wien. 1932, p. 71. — VOIGT, P.: Beitrag zur geschichtlichen Entwicklung der Sprachheilschulen in Deutschland. Beitr. Sonderschulwesen, Nr. 6. Halle (Saale): C. Marhold, 1954.

WELSH, A. M.: A Description of the Speech Clinic at the Minneapolis Veterans Hospital. J. Speech Dis. 13: 372, 1948.

B. Besonderer Teil

I. Zentrale Entwicklungshemmungen der Sprache

1. Verzögerte Sprachentwicklung: Prolongierte Alalie

Synonyma. Alalia prolongata, Mutitas physiologica prolongata, einfache Sprachverzögerung, Idiopathic language retardation (Engl.).

Definition. Das Ausbleiben der Sprachentwicklung bis zum Ende des dritten Lebensjahres ist die Folgeerscheinung einer auf verschiedenen Ursachen beruhenden und mit einem vielfältigen Krankheitsbilde einhergehenden allgemeinen Verzögerung der körperlichen und geistigen Entwicklung. Offenbar ist das eine recht allgemeine und bloß *symptomatische* Bezeichnung. Weit davon entfernt ein ätiologisch scharf umrissenes Krankheitsbild anzugeben, umfaßt sie eine große Gruppe der verschiedensten Krankheitszustände. Dazu gehören angeborene oder früh erworbene aphatische Syndrome, Verzögerung der körperlichen Reifung, die angeborene Sprachschwäche sowie allgemeine Hirnschädigung. Zur weiteren Abgrenzung muß man Hörstörungen, Schwachsinn und die kindliche Schizophrenie ausschließen. Obzwar phänomenologisch ähnlich, gehören diese letzteren nicht zum definitionsmäßigen Bild der idiopathisch oder symptomatisch verzögerten Sprachentwicklung.

Ätiologie. Wie in allen folgenden Kapiteln müssen wir zunächst zwei Hauptgruppen der ursächlichen Faktoren auseinanderhalten: 1. Die *idiopathischen,* also genotypischen oder vererbbaren, und 2. die *paratypischen,* d. h. die phänotypischen oder umweltbedingt erworbenen.

1. Idiopathisch. Unter den genotypisch vererbbaren Ursachen ist vorerst eine bei Knaben doppelt so häufig wie bei Mädchen nachweisbare mangelhafte Ausbildung des *sprachlichen Antriebes* und des Nachahmungstriebes wichtig. Dies beruht in etwa 25% (Nadoleczny, 1929) bis 50% (Seemann, 1937) der Fälle auf einer ererbten Anlage, welche überdies zweimal so oft vom Vater stammt als von der Mutter. Man erfährt also immer wieder, daß der Vater oder dessen Verwandte ebenfalls spät und schwer sprechen gelernt hätten. Die eindrucksvollen Befunde der Zwillingsforschung liefern die letzten Beweise für die häufige erbliche Genese des Leidens, wie im Kapitel über die Erbbiologie der Sprache dargestellt ist. M. Mussafia (1961) beschrieb einen Fall von Drillingen mit gleichartig (konkordant) verzögerter Sprachentwicklung.

Gleichzeitige *gemütliche Hemmungen,* wie Schüchternheit, Sprechunlust oder Sprechscheu, sind ebenso durch die erbbiologisch bedingte charakterliche Ausbildung erklärt. A. LIEBMANN (1924, 1925) hat in seinen bekannten, aber selten gewordenen „Vorlesungen über Sprachstörungen" auf die ursächliche Bedeutung der Aufmerksamkeitsmängel verwiesen. M. NADOLECZNY (1926) deutete die ungenügende auditive oder visuelle Aufmerksamkeit als Störungen der Willensäußerung. Heute ist man versucht, solche Beschränkungen der sensorischen Auffassung mit organischen Störungen der kortikalen Wahrnehmung und Deutung zu erklären, also mit zerebralen Störungen des Sehens und Hörens. Mehr über diese zentralen Perzeptionsverluste im nächsten Kapitel.

Einen weiteren erbbiologischen Beitrag zur Frage des familiären Auftretens von verzögerter Sprachentwicklung, Lispeln, Stottern (Poltern?), motorischer Ungeschicklichkeit und Linkshändigkeit lieferte R. S. EUSTIS (1947). Unter 33 Personen eines vier Generationen umfassenden Stammbaumes zeigten 14 (42%) eine oder mehrere dieser Störungen. Als gemeinsame Ursache solcher Entwicklungshemmungen nimmt dieser amerikanische Kinderarzt eine familiäre Neigung zu *verzögerter Markreife* (Myelinisation) der motorischen und assoziativen Nervenbahnen an.

Nach FLECHSIG (1927) geht die Myelinisation bei Mädchen früher vor sich als bei Knaben, eine Feststellung, welche für die allgemein raschere Sprachfertigkeit der Mädchen von Bedeutung zu sein scheint. In bezug auf den Zusammenhang von Stottern mit den sprachlichen Entwicklungshemmungen haben wir hier der Theorie von I. W. KARLIN (1947) zu gedenken, der das Stottern ebenfalls auf eine verzögerte Markreife zurückführt. Uns will es scheinen, daß solche Autoren das *Polter-Stottern* meinen, also die tachyphemische Dysphemie, wenn sie stotternde Hemmungen mit dem vererbbaren Syndrom der reifungsverzögerten Sprachentwicklung in Verbindung setzen.

Allgemeine *motorische Entwicklungshemmungen* im Sinne der motorischen Rückständigkeit Th. HELLERS (1922) stehen in engem Zusammenhange mit der mangelhaften Ausbildung der Sprechbewegungen. Auch für diesen motorischen Infantilismus sind teils erbliche, teils erworbene Ursachen verantwortlich zu machen. Seit man darauf achtet, sieht man den Rückstand der motorischen Entwicklung sehr häufig. Mit einfachen Testen läßt sich rasch ein Überblick der koordinierten Leistungen erzielen. Daraus ergibt sich vielfach ein der expressiven Aphasie analoges Bild der motorischen Sprachschwäche mit kongenitaler Dyspraxie.

Es ist nunmehr allgemein bekannt, daß Kinder mit verzögerter Sprachentwicklung und der darauf oft folgenden *allgemeinen Sprachschwäche* überdies zahlreiche Zeichen der verzögerten psychomotorischen Entwicklung aufweisen. In deutlicher Ausprägung ist diese Unreife als kongenitale Dyspraxie bekannt. M. SEEMAN (1965) nimmt zusätzliche Schäden des Vestibularapparates und damit der Kleinhirnregulation an. Die modernen Methoden der Elektronystagmographie könnten hier weitere Klarheit schaffen.

Lateralitätsstörungen. Früher haben viele Autoren die Störungen im Erwerben der bevorzugten Händigkeit als Ursachen der sprachlichen Entwicklungsfehler aufgefaßt. Darunter wurden die Beidhändigkeit, die gemischte oder gekreuzte Lateralität und die verschiedenen Formen der Linkshändigkeit gezählt. Namentlich die letztere wurde oft als kausaler Faktor angeschuldigt. Wie im Kapitel über Lateralität eingehend geschildert ist, wissen wir jetzt, daß die Linkshändigkeit an sich in keiner Weise Störungen der Sprache hervorruft. Wir kennen viele erblich-kongenitale Linkshänder, welche nach Umschulung als Beidhänder handeln und dennoch größte Sprachgewandtheit aufweisen.

Die wahre Bedeutung der Lateralitätsstörungen für die Sprache besteht in der Tatsache, daß sie ein *begleitendes und gleichwertiges Symptom* der unvollständig differenzierten zerebralen Lateralisation, also der Zerebralität darstellen. Ambilateralität und gekreuzte Dominanz sind also nicht die Ursache von Sprachstörungen. Sie reflektieren jedoch die zu Grunde liegende angeborene oder erworbene Abweichung in der Hirnorganisation. Eben diese ist der gemeinsame Ursprung der verwandten und parallelen Störungen der manuellen und linguistischen Leistungen. In A. SUBIRANAS (1961) Worten ist der *Erwerb der Lateralität ein Reifezeichen*.

Verzögerung im Erwerb der bevorzugten Händigkeit gehört somit zu den allgemeinen Zeichen der verlangsamten psychomotorischen Ausreifung. Es ist deshalb nicht mehr verwunderlich, wenn wir in den Tab. 2 und 3 (S. 155) die höchsten Prozentsätze der Lateralitätsstörungen unter den jüngsten Kindern finden, wenn sie an verzögerter Sprachentwicklung, schwerem Stammeln, oder Schwachsinn leiden. Wie diese Kinder älter werden und allmählich ihren sprachlichen Rückstand überwinden, verringert sich die Zahl der Lateralitätsstörungen in entsprechend zunehmendem Maße. Auf diese Weise hat sich die Deutung der Lateralitätsstörungen von einem *ätiologischen Faktor zu einem diagnostischen Zeichen* verschoben.

Von angeborenen *Defekten peripherer Organe* ist nur die Gaumenspalte wichtig. Eine offene Spalte macht das Erlernen der normalen Sprache überhaupt unmöglich, wie noch gezeigt werden soll. Aber auch nach der frühzeitig erfolgreichen Operation der Spalte ist damit das organische Hindernis der Sprachentwicklung nicht immer beseitigt. Wiederholt sieht man tadellos im zweiten Lebensjahr operierte Kinder weiter an besonderen Schwierigkeiten des Spracherwerbes leiden. Sie lernen spät, schwer und langsam sprechen, stammeln lange und machen viele grammatische Fehler.

Dies alles sind aber nicht mehr die mechanischen Folgen der in solchen Fällen vollkommen ausgeglichenen Spalte, sondern Erscheinungen der verzögerten Sprachentwicklung an sich. Man muß also hier *neben* der Gaumenmißbildung noch eine *weitere* angeborene, organische und zentral wirkende Keimschädigung annehmen, welche auch nach dem erfolgreichen Verschluß der Spalte zum Vorschein kommt. Zumeist handelt es sich dabei um die erblich-familiäre *kongenitale Sprachschwäche*. Den Einfluß von Schwerhörigkeit oder Taubheit auf die verzögerte oder ausgebliebene Sprachentwicklung wollen wir gesondert betrachten.

Andere periphere Organdefekte spielen überhaupt keine Rolle. Ein zu kurzes Zungenbändchen ist nie die Ursache einer Sprachentwicklungshemmung! Nach unseren Beobachtungen kommt eine tatsächlich am Mundboden angewachsene Zungenspitze, also die wahre *Ankyloglossie*, unter 10000 Sprachgestörten etwa dreimal vor. Dieser Prozentsatz von 0,03% zeigt die außerordentliche Seltenheit einer wahren lingualen Dysglossie als mechanische Folge einer „angewachsenen Zunge."

Auch große *Gaumenmandeln oder Rachenwucherungen* bedeuten an sich keine direkte mechanische Ursache der kindlichen Sprachfehler. Wenn jedoch im Gefolge von Angina häufig schwere Infektionskrankheiten auftreten, kann dadurch ein *körperliches Zurückbleiben* bedingt und von ungünstigem Einfluß auf die gesamte Entwicklung sein. So ist wohl R. E. BECKEYS (1942) Befund der gehäuften Tonsillenrekrankungen bei verzögerter Sprachentwicklung als komplizierende Begleiterscheinung aufzufassen.

Es ist auch nicht selten, daß adenoide Wucherungen einen chronischen Mittelohrkatarrh (Otitis media serosa) mit entzündlichem Tubenverschluß unterhalten. Daraus folgt eine *Mittelohrschwerhörigkeit* mit Hörverlust bis zu 30 dB. Ein leichter aber behebbarer Hörschaden dieser Art mag das Erlernen der Sprache erschweren. Er gehört indes nicht zu den wesentlichen Ursachen der sprachlichen Entwicklungshemmungen. Störungen der nasalen Resonanz infolge von hypertrophischen Rachenmandeln, also das *hinten geschlossene Näseln*, werden später gesondert besprochen. In allen diesen Fällen von erkrankten Gaumen- und Rachenmandeln ist die chirurgische Entfernung nach *allgemein-medizinischen und laryngologischen Prinzipien* angezeigt, nie jedoch durch einen Sprachfehler an sich.

Angeborener oder durch Geburtsschädigung und spätere Hirnkrankheiten erworbener *Schwachsinn* ist bei einem erheblichen Teil der sprachlich zurückgebliebenen Kinder nachweisbar. Dies sieht man einerseits an Hand der kinderärztlichen und psychologischen Gutachten über unsere kleinen Patienten, anderseits an der mangelhaften sprachlichen Entwicklungsfähigkeit der Hilfsschüler. Jedoch darf man daraus nicht von vornherein den Schluß ziehen, daß jedes einzelne sprachlich rückständige Kind geistig weniger entwicklungsfähig wäre. Wie noch ausgeführt wird, ist zur Feststellung eines solchen Zusammenhanges eine genaue und längere Beobachtung notwendig.

Typische Befunde gehen bei der Durchsicht der Krankengeschichten des National Hospital for Speech Disorders in New York hervor. Im Jahre 1955 sahen wir dort 3530 neue Patienten. Betrachten wir zunächst die auffallendsten Befunde bei den 90 männlichen und 44 weiblichen Fällen von *verzögerter Sprachentwicklung* (zusammen 134). Das Geschlechtsverhältnis ist interessant, besonders im Vergleich mit den anderen Störungsbildern. Hochbegabt mit einem Intelligenzquotienten über 120 waren 3 Fälle; Minderbegabt mit I.Q. um 80 waren 16; Schawchsinn mit I.Q. unter 75 fand sich 69mal (52%); der Rest war durchschnittlich. Nach der Abgrenzung der peripher schwerhörigen und zentral hörstummen Kinder ergibt sich also die Feststellung, daß die Mehrzahl der im dritten Jahre noch stummen Kinder dieser Untersuchungsreihe an *verschiedengradigen geistigen Rückständen* litten. In 10% unserer Fälle war diese Stummheit durch frühkindliche Schizophrenie bedingt.

Seit Luchsingers (1940, 1944, 1957, 1959) Zwillingsuntersuchungen ist der Begriff der *allgemeinen Sprachschwäche* weitgehend anerkannt. Der Sprachschwächetypus stellt eine angeborene, konstitutionelle und zumeist erbliche Eigentümlichkeit der psychosomatischen Persönlichkeit dar. Wie im Kapitel über Erbbiologie geschildert wurde, äußert sich diese sprachliche Minderbegabung in einer typischen *Reihenfolge von Störungsbildern* der sprachlichen Äußerung: verzögerte Sprachentwicklung, schweres Stammeln, Dysgrammatismus, Lese-Schreibschwäche und schließlich Poltern. Diese Beobachtungen wurden von G. Baldan (1962) bestätigt, als er viele Fälle von typischer Sprachschwäche als Ursache der verzögerten Sprachentwicklung fand.

Im Gegensatz zu diesen sprachlichen Schwierigkeiten ist die *mathematische Begabung* gewöhnlich besonders gut ausgebildet. Auffallend häufig wird auch mangelhaftes Talent und Interesse auf dem musikalischen Gebiet zugegeben. Oft ist diese *Unmusikalität* ein familiäres Merkmal, vorwiegend auf der Vaterseite. Kongenitale Amusie ist mit der kongenitalen Melodientaubheit korreliert (C. Seashore, 1938; G. Revesz, 1954), welche eine Form der auditiven Agnosie bedeutet. Derart wird die ätiologische Verwandtschaft der Amusie mit der rezeptiven Form der infantilen aphasischen Sprachverzögerung in manchen Fällen offenbar.

Aus der chronologischen Reihenfolge der aufeinanderfolgenden Entwicklungsstörungen der Sprache geht schließlich hervor, wie man zur endgültigen Diagnose erst durch *längere Beobachtung* gelangt. Wenn man ein Kind zum ersten Male im Stadium der verzögerten Sprachentwicklung sieht, kann man niemals voraussagen, welche ätiologische Form dieses symptomatischen Krankheitsbildes vorliegt. Man kann auch über die weitere Entwicklung des Spracherwerbes nicht sicher sein.

Während dieser langen Beobachtung sammeln sich weitere Beweise zum Unterscheiden der beiden Hauptformen von Sprachschwäche: 1. die motorisch-expressive *artikulatorische Dyspraxie* und 2. die sensorisch-rezeptive *Agnosie für Sprachklänge*. Diesbezüglich zeigt auch das Schrifttum die zunehmende Tendenz, die zerebralen Entwicklungshemmungen der Sprache mit den Aphasien zu analogisieren. T. T. S. Ingram (1965) schlug die ätiologische Klassifikation der verzögerten Sprachentwicklung vor, indem er den Begriff der familiären Sprachschwäche betonte. In ähnlicher Weise differenzierte M. C. L. Greene (1963) die verzögerte Sprachentwicklung in die beiden Hauptklassen einer motorisch-dyspraktischen Form und der allgemeinen Unterlegenheit im Erlernen der Sprache.

Histidinämie. Sogar eine spezifische Ursache der verzögerten Sprachentwicklung ohne jedwede Hirnläsion wurde bereits gefunden. Das ist die Histidinämie, ein angeborener Defekt des Enzymstoffwechsels, welcher durch die übermäßige Harnausscheidung von Histidin gekennzeichnet ist (Auerbach et al. 1962). Solche Kinder zeigen schwerst verzögerte Sprachentwicklung ohne geistigen Rückstand. Die Sprachanalyse ergibt eine merkwürdig plumpe und dysarthrieartige Verzerrung der Lautbildung im Verein mit einer agnosischen Störung des Sprachvermögens. Witkop und Henry (1963) halten es für möglich, daß auch andere Störungen von Sprechen und Sprache sich schließlich als biochemische Defekte herausstellen werden. Solche Entdeckungen würden die Hoffnung auf eine rationelle und ätiologische Behandlung gewisser Störungen der Kommunikation ermöglichen.

2. Paratypisch. Die phänotypischen Ursachen der schädlichen Umwelteinflüsse sind ebenfalls sehr verschiedenartig. Sehr häufig erfahren wir von der schweren Geburt solcher Kinder, weshalb die Annahme von *Geburtsschädigungen* naheliegt. Nadoleczny (1926) nahm in einem Achtel der Fälle Geburtstraumata an. Unter 50 Fällen von verzögerter Sprachentwicklung fand R. E. Beckey (1942) 34 (68%) schwere Geburten, während von 50 normalen Vergleichskindern nur 13 (26%) durch abnorme Geburt zur Welt gekommen waren.

Nach Geburtsschädigungen bleiben *sehr verschiedenartige organische Defekte* zurück: von wenig störenden Lähmungen einzelner Hirnnerven, z. B. eines N. abducens, bis zu den schweren, später zu besprechenden pyramidalen, extrapyramidalen oder zerebellaren Ausfallserscheinungen. Daneben weist das häufige Zusammentreffen von verzögerter Sprachentwicklung oder Hörstummheit mit anderen motorischen Mängeln, wie des motorischen Infantilismus, ebenfalls auf Geburtsschädigungen des Gehirns als ihre gemeinsame Ursache. Nadoleczny betonte deshalb wiederholt die Bedeutung der autoptischen Befunde von Schwartz über makro- und mikroskopische Blutungen und dadurch entstandene Erweichungsherde für die Erklärung solcher erworbener sprachlicher und motorischer Entwicklungsrückstände. Freilich müßten derartige Schädigungen der motorischen oder sensorischen Sprachregionen der Hirnrinde im Einzelfalle klinisch nachgewiesen werden.

Den Einfluß der *Frühgeburt* untersuchten DE HIRSCH, JANSKY und LANGFORD (1964). Sie erklären die verzögerte Sprachentwicklung in vielen frühgeborenen Kindern durch die anhaltende neurophysiologische Unreife.

In Vollendung seines Lebenswerkes faßte SCHWARTZ (1956) seine Erfahrungen zusammen, woraus sich die folgende Einteilung der Geburtstraumata ergibt: 1. *Grobmechanische Schädigungen* erfolgen durch Schädelkompression, Riß des Kleinhirnsegels (Tentorium), ferner durch massive Blutungen oder durch Quetschungen von Hirnnerven. 2. *Asphyxie* läßt kleine multiple Blutungen mit entsprechenden Zellschädigungen und kortikalen Atrophien zurück, namentlich im Kleinhirn, Hippocampus und Corpus striatum. 3. *Erythroblastosis foetalis* zufolge einer Rhesusinkompatibilität kommt in Frage, wenn sich Kernikterus anschließt. 4. Dazu kommen andere Formen von *Icterus neonatorum*, welche ebenfalls extrapyramidale Schädigungen hinterlassen. 5. Mütterliche Infektion mit *Röteln* im ersten Trimester der Schwangerschaft kann multiple angeborene Mißbildungen auslösen, besonders von Herz, Augen und Ohren. 6. *Blutungen* zu Beginn der Schwangerschaft scheinen auffallend häufig in der Anamnese der hirn- oder sprachgestörten Kinder auf. Deren hormonelle Ursache kann also an Keimschädigungen mitverantwortlich sein.

L. J. HANVIK et al. (1961) glauben, daß die Häufigkeit des Hirnschadens unter *Kindern mit Verhaltungsstörungen* viel höher zu sein scheint als früher angenommen wurde. N. J. EASTMAN et al. (1959) haben eine gute Übersicht der ätiologischen, symptomatischen und therapeutischen Probleme bei kindlichem Hirnschaden zusammengestellt. H. KNOBLOCH (1959) schilderte die Zeichen des minimalen Hirnschadens. Eine Batterie von 46 besonderen neurologischen Symptomen ergibt im Alter von 40 Wochen charakteristische Befunde.

G. BÖHMES (1966) neue Monographie über *frühkindliche Hirnschädigung* wird lange Zeit als klassisch gelten. Unter absichtlichem Verzicht auf die Darstellung der Erbleiden, Chromosomschäden und Fermentstörungen stehen die eindeutig erworbenen Krankheitsbilder im alleinigen Vordergrunde. Wie bekannt handelt es sich dabei nicht um symptomatisch spezifische Störungen der Kommunikationsfähigkeit. Vielmehr hängen die Störungsbilder des Einzelfalles von der Lokalisation und Größe des Hirnschadens ab. Sprachstörungen durch Hirnschädigung können alle Kategorien betreffen, also von Stummheit über Dyslalie, Dysarthrie und Dysphasie bis zum Stottern. Dieses Werk ist daher für alle folgenden Kapitel gleich wichtig.

R. M. CLARK (1962) besprach die Zeichen des *geringen Hirnschadens* gemäß den folgenden Kategorien: körperliche Manifestationen, verändertes Benehmen, Abweichungen der geistigen Leistungen, perzeptuelle Störungen, schlechtes Gedächtnis, begriffliche Schwierigkeiten, sowie Störungen der Sprache. Die Unterscheidung von der kindlichen Schizophrenie gelingt unter anderem während des *Spielens gegen die Schwerkraft*, wobei man das Kind in verschiedenen Weisen mit dem Kopf nach unten hängen läßt. Dieses Spiel erfreut die schizophrenen Kinder, während die hirngeschädigten Kinder mit panischem Schrecken reagieren. R. G. MITCHELL (1966) empfahl einfache Methoden zum Entdecken des minimalen Hirnschadens und der daraus entstehenden Störungen.

Wiederholte *schwere Erkrankungen* in den ersten drei Lebensjahren halten die sprachliche Entwicklung ebenso auf wie das gesamte Körperwachstum. Solche matte und schwächliche, kleine und untergewichtige Kinder entbehren der für die normale Sprachentwicklung unerläßlichen Voraussetzungen. Sie bringen daher die Antriebe des Willens, Gefühlslebens und der Motorik nicht auf, welche wir als Grundlagen der normalen Sprachentwicklung kennengelernt haben. Neben chronischen Krankheiten wie Unterernährung, Tuberkulose und Mangelkrankheiten (z. B. Rachitis) ist die Häufung akuter Infektionskrankheiten von schädlichem Einfluß. In BECKEYS Befunden erscheint ein statistisch auffallender

Zusammenhang mit *Masern*, welche bei verzögerter Sprachentwicklung in 30%, unter normalen Kindern aber nur in 6% der je 50 Fälle vorkamen. Man ist versucht, an Masernenzephalitis zu denken. Eine darauf folgende verzögerte Sprachentwicklung würde dann eine erworbene Form der infantilen Aphasie vorstellen.

In Fällen von weitgehender geistigen und sprachlichen Entwicklungshemmung kommen ferner frühkindliche *Enzephalitis* und ihre Folgezustände in Betracht. Seit wir darauf achten, wundern wir uns nicht mehr, bei allen *erworbenen* Formen der zentralen Entwicklungshemmungen der Sprache, also auch in bestimmten Fällen von Hörstummheit, schwerem Stammeln, Dysgrammatismus oder Leseschwäche, immer wieder die neurologischen und kinderpsychiatrischen Befunde der Hirnschädigung zu finden. Es scheint daher gar nicht so unwahrscheinlich, daß die zukünftige Forschung eine neue ätiologische Einteilung der Sprachkrankheiten nach ihren *Ursachen* an Stelle der symptomatischen Klassifikation gemäß den phänomenologischen *Störungsbildern* lehren wird. Dafür ergaben sich bereits viele Anhaltspunkte. Ähnlich erklärte sich J. L. BANGS (1951), als er die systematische Vornahme von motorischen, visuellen und auditiven Testen zur psychologischen Erfassung der spezifischen Rückständigkeit der sprachverzögerten Kinder empfahl. Als erster Versuch der vorausgesagten pathologischen Klassifikation liegt bereits die neurologische Einteilung von WORSTER-DROUGHT (1953) vor.

Vernachlässigung des Kindes durch Mangel an Pflege und sprachlicher Anregung ist eine gar nicht seltene umweltbedingte Ursache. Dazu gehört der kindliche Negativismus als Folge von *Fehlerziehung* wie die anglo-amerikanischen Forscher betonen. Die Frage des Verhaltens des Menschen beim Fehlen jeglicher sprachlichen Anregung durch die Umwelt hat seit Jahrtausenden interessiert. Darüber berichten historische Experimente über *künstliche Verwilderung.*

Pharao Psammetichos ließ im 7. Jahrhundert v. Chr. *zwei neugeborene Kinder verwildern*, um durch ihre ersten sprachlichen Äußerungen festzustellen, welche Sprache und damit welches Volk das älteste sei. Solche Versuche wurden im Mittelalter von Kaiser Friedrich II. und anderen Herrschern wiederholt.

O. JESPERSEN (1942) berichtete von *dänischen Zwillingen*, welche wegen unehelicher Geburt von der Mutter vollständig vernachlässigt, bei einer alten, fast tauben Frau aufwuchsen und daher immer sich selbst überlassen blieben. Als sie vier Jahre alt waren, hatten die Kinder von selbst eine lebhafte und fließende, aber der Umwelt unverständliche Eigensprache ausgebildet. Ein Großteil ihres Wortschatzes ließ sich auf das Dänische zurückführen.

Ein ähnliches Beispiel eines isländischen Mädchens *Saeum Jónsdóttir* referierte F. KAINZ (1959). Dieses hatte ebenfalls eine der Umgebung unverständliche Sprache entwickelt (E. FORCHHAMMER, 1939). Über solche Erscheinungen der *spontanen Idioglossie* berichteten auch GEDDA und BRUNO (1959).

Die genaue Schilderung eines wegen gröbster Vernachlässigung und völliger *Absperrung von der Umwelt* stumm gebliebenen Kindes stammt von M. MASON (1942). Eine angeblich nach einem Unfall im zweiten Lebensjahre hirnverletzte und anscheinend taubstumme Frau hatte weder sprechen, noch lesen oder schreiben gelernt und verständigte sich zeitlebens durch eigene primitive Gebärden. Mit 22 Jahren gebar sie ein uneheliches Kind und wurde mit diesem von der Familie durch die folgenden $6^1/_2$ Jahre in einem finsteren Raume eingesperrt gehalten. Schließlich entkam sie, das durch Rachitis hochgradig verkrüppelte Kind in den Armen tragend. Während der orthopädischen Behandlung wurde das $6^1/_2$jährige völlig stumme Mädchen rasch zum Sprechen gebracht. Nach dreiwöchiger, psychologisch feinfühliger Behandlung sagte es bereits 19 Wörter nach. Drei Monate nach Spitalseintritt gebrauchte es schon acht verschiedene, grammatisch und syntaktisch vollkommen richtige Dreiwortsätze als spontane Äußerung. Nach sechs Monaten, also zu Beginn des 7. Jahres, begann der Leseunterricht. Die Stufen der Sprachentwicklung wurden also erstaunlich rasch durchlaufen. Der Erfolg der Behandlung durch 18 Monate zeigte sich in folgenden Leistungen: Der Wortschatz umfaßt 1500 bis 2000 Wörter; ständige Fragen bezeugen die geistige Entwicklung; das Kind kann Geschichten erzählen und erfindet eigene beim Puppenspiel. Mit acht Jahren machte das Mädchen den Eindruck normaler Intelligenz und hatte die Schulleistungen ihrer Altersstufe praktisch erreicht.

Dieser Fall gleicht den bisher bekannten Beschreibungen von ITARD (1842) oder WOLFERT (1901) und erinnert sehr an das KASPAR-HAUSER-Syndrom, wie man jetzt sagt (S. 77). Weitere Beobachtungen über verzögerte Sprachentwicklung infolge von Vernachlässigung hat BOREL-MAISONNY (1935) veröffentlicht. C. und W. STERN (1924) erklärten das in solchen Fällen rasch verlaufende Nachholen der äußerlich zurückgehaltenen Sprachentwicklung nach der Beseitigung der hemmenden Einflüße durch eine „Stauung sprachlicher Triebkräfte."

Schlußfolgerung. Zusammenfassend ist also festzuhalten, daß zahlreiche und sehr verschiedenartige abnorme Zustände die Sprachentwicklung hemmen können. Wie bei der normalen Entwicklung der Sprache bedingen eben die inneren angeborenen und die äußeren umweltbedingten Faktoren in gegenseitiger Beeinflussung die Art und Geschwindigkeit der individuellen sprachlichen Fortschritte. Im allgemeinen darf man annehmen, daß etwa ein Drittel aller Fälle von verzögerter Sprachentwicklung durch die *ererbte* Sprachschwäche bedingt sind. Die *konnatalen* Schäden der intrauterinen und perinatalen Traumata sind in einem zweiten Drittel verantwortlich. Für den Rest kommen alle weiteren *später erworbenen* Umweltschäden in Betracht. BECKEY betonte das häufige Zusammentreffen mehrerer schädigender Umstände. Unter den von ihr erwähnten 19 Gruppen der organischen, umweltbedingten und psychogenen Schädigungen waren drei oder mehr Faktoren gleichzeitig in 84% der sprachlich verzögerten Kinder, jedoch nur bei 20% der normalen Kinder nachweisbar.

Symptome. Während der Aufnahme der Vorgeschichte erfährt man, daß die Kinder in der Mitte des ersten Lebensjahres wenig gelallt haben. Die ersten Zähne brechen meist spät durch, oft erst am Ende des ersten Jahres oder noch später. Es ist pathognomonisch, daß diese Kinder spät sitzen, kriechen, stehen und gehen lernten und damit eine allgemein *verspätete körperlich-motorische Entwicklung* durchmachen.

Ebenso verspätet sind die *ersten Sprechversuche.* Man darf sich jedoch nicht mit der Frage nach dem ersten Auftreten der Worte „Mama" und „Papa" begnügen, weil diese rechtzeitig auftreten können. Dann aber besteht ein langer Stillstand, bis am Ende des zweiten oder im dritten Jahre einige Worte dazugelernt sind. Lange Zeit erfolgt die Verständigung mit hinweisenden und durch lallende Lautäußerungen unterstützte Gebärden. Nachahmende Geste hingegen sind nach NADOLECZNY (1926) eher für Taubstumme charakteristisch.

Das *motorische Verhalten* der sprachlich rückständigen Kinder ist oft durch motorische Ungeschicklichkeit gekennzeichnet, was sich schon beim ungeschickten Gehen und schwerfälligen Laufen zeigt. Sie machen ihnen vorgezeigte Bewegungen der Finger, Lippen und Zunge sehr unvollkommen nach. Wenn sie z. B. die Zunge nach rechts herausstrecken sollen, drehen sie den Kopf oder sogar den Oberkörper dorthin. Es liegt also *kongenitale Dyspraxie* vor. Teils besteht ferner passive Ruhe und Zurückgezogenheit, teils auch hochgradige Ausgelassenheit und störende Unruhe. *Motorische Hyperaktivität* ist ein häufiges Zeichen allgemeiner Hirnschädigung.

Meist werden *Gehör und Sprachverständnis* als gut bezeichnet. Obwohl die mütterlichen Instinkte oft Recht haben, bedürfen sie aber der Bestätigung durch das Ergebnis der audiologischen Untersuchung. In dieser Hinsicht ist nämlich größte Vorsicht am Platze. Man enthalte sich daher bei stummen Kleinkindern lieber eines endgültigen Urteiles über das Hörvermögen, ehe man dieses ganz sicher nachzuweisen vermag. Ansonsten darf man sich nicht wundern, wenn sich manche der anfangs als gut hörend bezeichneten Kinder später als schwerhörig oder gar taubstumm herausstellen. Solche Fehldiagnosen kommen aber leider immer wieder vor. Sie bringen frühere Gutachter in Verlegenheit, wenn ein derartiger Fall aus irgendwelchen akzidentellen Gründen vor Gericht kommt. Genauere Informationen über auditive Agnosien lassen sich nur durch längere Beobachtung mit besonderen audiometrischen Methoden gewinnen. Wie LUCHSINGER (1947, 1952) mehrfach beschrieb, ist der endgültige Nachweis einer zentralen Hörstörung oft erst im jugendlichen Alter möglich.

Der *sprachliche Zustand* ist je nach dem Alter verschieden. Bis zum Ende des dritten Lebensjahres darf man eine vorhandene *Stummheit* als verzögerte Sprachentwicklung auffassen. Später ist sie als Hörstummheit zu betrachten, wenn die im nächsten Kapitel geschilderten Umstände zutreffen. Vielfach äußern solche Kinder bloß die Vokale, sie reden also in *Vokalsprache.*

Einen wesentlichen Fortschritt in der Deutung des behinderten Sprechvermögens zufolge von verzögerter Sprachentwicklung erzielte M. C. L. GREENE (1960). Es ist zunächst wichtig, in solchen Fällen zwischen Störungen der Sprache und des Sprechens zu unterscheiden. Auf diese Weise sondern sich zwei Grundformen ab: 1. Die *aphasie-artigen Störungen* der Wortkenntnis, Begriffsbildung und Satzformung; und 2. die *artikulatorische Apraxie* der motorischen Rückständigkeit mit kongenitaler Dyspraxie. Im Falle der angeborenen Sprachschwäche ist die Verbindung von expressiv-dysphatischen, rezeptiv-dysgnostischen und exekutiv-dyspraktischen Störungen bereits bekannt. Erworbene Formen der kindlichen Sprachstörung, im Sinne von „language disorder", ergeben jedoch ein verschiedenartiges Vorherrschen bestimmter dieser Züge.

Im weiteren Verlaufe haben vier- bis fünfjährige, sprachlich rückständige Kinder häufig erst die sprachlichen Entwicklungsstufen der normalen Zweijährigen erreicht. Sie verfügen über wenige verstümmelte Bezeichnungen für Gegenstände, Tiere und Personen der nächsten Umgebung. Während der ersten Untersuchung können sie sich oft nicht einmal zum Aussprechen ihrer wenigen 10 bis 20 Wörter durchringen. Der genaue Sprachbefund läßt sich daher erst während der Behandlung erheben. Dann ergibt sich ungefähr folgendes Bild.

Vokale sind meist vorhanden, jedoch nicht immer klangrein. Von den Konsonanten fehlen die motorisch schwierigen (L), (R), oder klingen stark entstellt. Die Gaumenlaute (G), (K) und (Ng) werden meist nicht beherrscht. Das Zungen-(R) fehlt immer oder ist bisweilen durch das Lippen-(R) ersetzt. Ebenso sind die Zischlaute (S), (Sch), (Ch) und (Z) stets gestört oder fehlen gänzlich. Es besteht also *schweres Lautstammeln,* die zweite Stufe in der chronologischen Entwicklungsfolge der Sprachschwäche. Sobald eine bessere isolierte Lautbildung erworben ist, macht sich das *Silben- oder Wortstammeln* mit Auslassen der unbetonten Nebensilben bemerkbar. Genaue Schilderung dieser artikulatorischen Fehler erfolgt in einem eigenen Kapitel über Stammeln.

Die **Diagnose** der zugrunde liegenden Ursache stützt sich auf sorgfältige Untersuchung der wesentlichen Veränderungen. Vorerst ist die genaue und dem Alter angepaßte *Hörprüfung* notwendig. Nach längerer Beobachtung läßt sich meist ein ziemlich richtiges Bild über die Hörfähigkeit des Kindes gewinnen und damit Taubstummheit oder Schwerhörigkeit ausschließen. Dies ist nicht nur für die Prognose, sondern auch für die Wahl der Therapie wichtig. Abgrenzung der zentralen Hörstörungen ist leider weniger einfach. In dieser Hinsicht steht es jedoch fest, daß Störungen der Sprachentwicklung mit einer *verkürzten auditiven Gedächtnisspanne* korreliert sind (A. G. Epstein, 1964).

Dann ergibt die *psychologische Begutachtung* durch den Kinderpsychiater oder klinischen Psychologen wissenschaftlich verwertbare und für die weitere Behandlung wichtige Aufschlüsse über den geistigen, charakterlichen und psychomotorischen Zustand, wie an den einzelnen Krankheitsbildern noch eingehend gezeigt werden soll. Gleichzeitig ist auch die Abgrenzung von Schwachsinn möglich und nach dem dritten Lebensjahre die Feststellung der Hörstummheit als höchster Grad der verzögerten Sprachentwicklung.

Einen weiteren Beitrag zu dieser Frage lieferten Richards und Hooper (1956). Sie erklärten, wie mit dem Rorschach-Versuch die Folgen der organischen Hirnschädigung von den Zeichen der verzögerten Entwicklung zu trennen sind. Nach ihren Befunden sind die Piotrowski-*Zeichen des organischen Hirnschadens* unter den Kindern mit Geburtsschädigung wesentlich häufiger als bei normalen Vergleichskindern. T. E. Bangs (1961) gab einen Überblick der psychologischen Testbatterien, welche für die Auswertung der Kinder mit verzögerter Sprachentwicklung nützlich sind.

Von den anamnestischen Daten und den bisherigen Befunden geleitet erfolgt zuletzt die Untersuchung des *körperlichen Gesamtzustandes*, um die Kinder nicht zu verängstigen. Damit sind schließlich die organischen Veränderungen der Gesamtentwicklung, körperliche Krankheiten, Störungen der Nervenfunktion oder endokrine Veränderungen erkennbar. Für den beratenden Ohrenarzt ist hierbei die Hilfe des Kinder- und Nervenarztes unerläßlich, wenn er sich vor wenig besagenden und wirkungslosen Ratschlägen hüten will. Verläßliche Anhaltspunkte gewinnt man ferner aus dem Röntgenbild der Handwurzelknochen. Daraus geht das *Skelettalter* hervor, also der Reifungsprozeß des Körperwachstums.

Im Verein mit Körperlänge, Gewicht, Zahnformel und dem psychologischen Gutachten der intellektuellen Reife bildet sich derart ein umfassendes Bild des Grades einer etwaigen dysplastischen oder dyspraktischen Rückständigkeit der gesamten biophysischen Reife. Über das Ausmaß eines etwaigen kortikalen Hirnschadens gibt das Elektroenzephalogramm weitere Auskunft. Dann neigt sich die Diagnose auch zur Annahme von Dysphasie oder Dysarthrie, was der Neurologe zu bestätigen vermag. *Biochemische Analysen* vervollkommnen die pädiatrische Begutachtung. Daraus können sich Anhaltspunkte für *angeborene Fermentfehler* als Ursache der verzögerten körperlich-geistigen Entwicklung ergeben.

Sehr aufschlußreich ist schließlich die Kenntnisnahme jener *geringfügigen somatischen Befunde*, auf welche die Sprachärzte seit langem großen Wert legten. Es war immer üblich, alle sichtbaren Besonderheiten im Erscheinungsbild der sprachkranken Patienten festzuhalten, auch wenn sich daraus kein unmittelbarer Hinweis auf eine bestimmte diagnostische Feststellung ergab. Wir meinen damit alle Abweichungen vom durchschnittlichen Normalzustand. In Ermangelung einer besseren Bezeichnung begnügt man sich derzeit mit dem Beobachten eines *subklinischen Zustandes*. Verschiedene Beispiele sind in den Kapiteln über Konstitution und Erbbiologie besprochen.

Aus solchen Überlegungen über diese und ähnliche subklinische Abweichungen ergibt sich die wichtige Schlußfolgerung, daß der Zustand der Sprache bloß ein einzelnes Symptom der gesamten psycho-physischen Entwicklung des Kindes darstellt. So bedeutet auch die verzögerte sprachliche Reife einen ganzheitlichen Ausdruck vielfacher und sehr verschiedenartiger organischer und psychosomatischer Störungen. Von der symptomatischen Beschreibung der gestörten Sprache ausgehend, sieht man zunächst ein *synthetisch-holistisches Gesamtbild*. Wenn man dann aber die einzelnen abnormen Symptome verfolgt, gelangt man zur *analytisch-differenzierenden Organdiagnose* und damit zum Ziele jeder ärztlichen Untersuchung: der *ätiologisch-pathologischen* Aufklärung des Einzelfalles.

Gelegentlich ergeben alle diese Untersuchungen völlig normale Befunde. Dann sieht man ein fröhliches, zufriedenes und liebenswürdiges Kind in bester Gesundheit vor sich, gewöhnlich einen Knaben. Nachweisbar hochintelligent, leicht erziehbar, an sämtlichen kindlichen Beschäftigungen interessiert, erscheinen solche Kinder durchaus normal bis auf eine Fähigkeit: sie reden fast nichts. In solchen Fällen bedeutet das *verspätete Einsetzen der Sprechfähigkeit* trotz guter Allgemeinentwicklung und normalem Sprachverständnis eine völlig *harmlose Eigenheit der individuellen Persönlichkeit.*

Gescheite Kinder dieser Art scheinen es vorzuziehen, ihre Welt längere Zeit zu beobachten und zu bedenken, ehe sie es nötig finden, ihre Gedanken in Worten auszudrücken. Dann liegt eben keinerlei Störung vor, sondern lediglich der Eindruck einer geruhsamen und überlegten Wesensart. Weitere Beobachtung bestätigt diese Beurteilung. Nach einiger Zeit, etwa im zweiten oder dritten Lebensjahr, beginnen diese Kinder von selbst zu reden, lernen bald einen ausreichenden Wortschatz, überwinden leicht die anfänglichen Schwierigkeiten der Aussprache und gewinnen schließlich eine altersgemäße, oder sogar überdurchschnittliche Ausdrucksweise. Dementsprechend bedarf es auch keiner Behandlung. Es genügt, die Eltern zu beraten, damit sie das *andersartige Entwicklungstempo* eines solchen Kindes in vernünftiger Weise berücksichtigen.

Therapie. Wie aus den vorgehenden Schilderungen hervorging, stellt das klinische Zustandsbild der verzögerten Sprachentwicklung keineswegs ein bestimmtes Krankheitsbild vor. Vielmehr bedeutet es die Folge sehr verschiedener ererbter, angeborener oder später erworbener Ursachen. Somit kann es keine allgemein gültige Behandlung dieser Entwicklungshemmung geben. Deshalb muß eine erfolgreiche Therapie von der möglichst genauen Feststellung der somatischen und psychologischen *Besonderheiten des Einzelfalles* ausgehen. Für solche multidisziplinäre Gesichtspunkte haben sich auch KARLIN, KARLIN und GURREN (1965) ausgesprochen.

In Zusammenarbeit mit dem Kinderarzt sind daher zunächst alle zur Förderung der körperlichen Entwicklung geeigneten Maßnahmen zu ergreifen. Zu den allgemeinen hygienischen Verordnungen gehören geregelte Mahlzeiten, genügend Schlaf, vernünftige Diät und Spiel mit anderen Kindern. Daneben gewinnt die *Organotherapie* immer größere Bedeutung. Im Falle von endokrinen Störungen kommt also die entsprechende Schilddrüsen- oder Hypophysenmedikation in Frage. Auch wenn manifeste hormonale Insuffizienzerscheinungen fehlen, ist zur Überwindung von Teilnahmelosigkeit eine solche medikamentöse Anregung etwa durch kleine Thyreoidin-Dosen oder Vitamine förderlich.

Vor einiger Zeit interessierten sich viele Autoren für die Behandlung mit Glutaminsäure (H. GUTZMANN, 1954; ZIMMERMAN et al. 1948). Damit läßt sich bei geistig rückständigen Kindern eine gewisse allgemeine Erhöhung des Wohlbefindens und der Aufmerksamkeit erzielen. Allerdings darf man keinen spezifischen Einfluß auf die intellektuelle Entwicklung oder auf die Sprachstörung an sich erwarten. Dagegen fand eine andere Medikation einen dauernden Platz in der Behandlung der *hyperkinetischen Zustandsbilder* entwicklungsgestörter Kinder. Das ist die Behandlung mit Dexedrin. Obwohl diese Droge eine sympathomimetische Stimulation hervorruft, hat sie in Zuständen der kindlichen Hyperaktivität eine paradoxe beruhigende Wirkung.

Während der *psychologischen Beratung* ergeben sich die notwendigen Maßregeln zur *Korrektur von Erziehungsfehlern.* Es ist wichtig, die Eltern sprachlich behinderter Kinder auf die Zwecklosigkeit der ständigen Ermahnung zum Nachsprechen aufmerksam zu machen. Schon das normale Kind empfindet jeden mechanischen Drill als unangenehmen Zwang. Umso mehr wollen sprachlich zurückgebliebene Kinder im peinlichen Bewußtsein ihres Unvermögens nicht sprechen. Wenn man ihnen die beschämenden Nachsprechübungen erspart, versuchen sie umso eifriger, von selbst Fortschritte zu machen.

Hingegen ist *vernünftige Anregung zum Sprechen* durch das Vorzeigen von Bildern und das Erzählen schöner Geschichten, also durch intensive und einfühlende Beschäftigung mit den Kindern, besonders anzuraten. Darauf wollen wir im Abschnitte über Maßnahmen zur Verhütung des Stotterns zurückkommen. Man muß sich vor Augen halten, daß zur Überwindung der verzögerten Sprachentwicklung die Beachtung der normalen Sprachentwicklung unerläßlich ist. Rückständige Kinder benötigen hierzu eben längere Zeit und dürfen nicht über das Maß ihrer Fähigkeiten gepreßt werden. Aus dem gleichen Grunde sind die Kinder zur Zeit ihrer ersten Vorstellung noch zu unreif, um von der formellen Sprachbehandlung zu gewinnen. Wir bestellen sie daher wieder, sobald sie ein Entwicklungsalter von vier Jahren erreicht haben. In der Zwischenzeit ist gezielte *Spieltherapie* unter eigens geschulten Kindergärtnerinnen ratsam. R. R. BATTIN (1964) empfahl ein *Schulungsprogramm im Elternhaus.*

Operationen am lymphatischen Rachenring oder gar die zweifelhafte „Zungenlösung" sind ohne Einfluß auf die Stummheit. Solange man eine direkte Förderung der gehemmten Sprachentwicklung im Auge hat, darf man sich von derartigen nebelhaft indizierten Eingriffen keinen Erfolg erwarten. Leider verhallen die diesbezüglichen Mahnungen zahlreicher Sprachärzte im Laufe der Jahre immer wieder ungehört. Für chirurgische Eingriffe haben auch bei sprachgestörten Kindern immer nur die eindeutig feststehenden *laryngologischen Anzeigen* zu gelten. Außerdem steht heute fest, daß die Tonsillen bis zum vierten Jahre an der Herstellung von immunologischen Abwehrkörpern sehr aktiv beteiligt sind und somit eine wichtige physiologische Aufgabe erfüllen.

Prognose. Alle Hemmungen der Sprachentwicklung gleichen sich mit der Zeit aus. Hörende und nicht schwachsinnige Kinder bleiben also nie stumm, wie die Eltern zunächst befürchten. Mit ruhigem Gewissen darf man deshalb versichern, daß ein stummes Kind gewiß das Sprechen erlernen wird. Allerdings muß man sicher sein, daß diese sprachverzögerte Stummheit nicht durch Taubheit, Schwachsinn oder Schizophrenie bedingt ist. Nur die zum endgültigen Erwerb der Sprache benötigte Zeit ist verschieden. Daher wird der Schulbesuch verzögert, was aber meist nicht zu viel schadet, weil im 6. bis 7. Lebensjahre schließlich doch ein wesentlicher Fortschritt erfolgt. Gewöhnlich geht also nur ein Jahr verloren. Bis dahin bestehen verschiedengradige Schwierigkeiten der Laut-, Wort- und Satzbildung. Diese kann und soll man durch systematische *Sprachbehandlung* ausgleichen.

Das stets vorhandene schwere *Stammeln* pflegt ebenfalls bis in die ersten Schuljahre zu stören. Dann verschwindet es teils durch die Sprachbehandlung, teils unter dem Einfluß des Schulunterrichtes. Es werden eben die Aussprachefehler der normalen Sprachentwicklung, also die Verstümmelungen der Laute, Silben und Wörter später und schwerer abgelegt als vom normalen Kinde. Alle weiteren diesbezüglichen Einzelheiten finden im entsprechenden Kapitel ihre eingehende Schilderung.

Aus dem gleichen Grunde bestehen durch mehrere Jahre die Fehler der grammatischen und syntaktischen Satzbildung (*Dysgrammatismus*) fort. In diesem Stadium ist der schädliche Einfluß der sprachlichen Entwicklungshemmung auf die geistige Ausbildung unverkennbar. Dieser Rückstand läßt sich indes nach dem Erlernen des Sprechens oft erstaunlich rasch ausgleichen, es sei denn, daß eine schwere Form der angeborenen *Sprachschwäche* vorliegt. Dann bleiben zeitlebens gewisse Einschränkungen im Erlernen sprachlicher Fächer und auch im sprachlichen Ausdruck zurück. Auch damit haben wir uns in einem gesonderten Abschnitt noch näher zu beschäftigen.

Wie weit schließlich die *Ausbildung der Redeweise* fortschreiten wird, ist beim Kinde nie vorauszusagen, weil diese hauptsächlich von der sprachlichen Begabung abhängt. Eine besondere Vollendung der sprachlichen Ausdrucksfähigkeit darf man daher kaum erwarten, wenn schon die Anfänge der Sprachentwicklung schwer gehemmt erscheinen. Diese allgemeine Erfahrungstatsache vermögen gelegentliche Ausnahmen keineswegs zu entkräften.

Eine *schlechtere Vorhersage* besteht bei älteren, sprachlich noch immer rückständigen Kindern sowie im Falle von schweren organischen, zentral-nervösen oder seelischen Mängeln (H. STERN, 1927). Solche Fälle erweisen sich aber dann als geburtstraumatische oder post-enzephalistiche Aphasien, oder als allgemeine Hirnschädigung. Ferner ist immer die Möglichkeit gegeben, daß *Stottern* auf dem Boden der Entwicklungshemmung entsteht, wie man nicht selten sieht. Es ist daher jeder Nachdruck auf das Tempo der sprachlichen Entwicklung zu vermeiden. Übermäßige Anregung, namentlich die ungesunde Überreizung durch eitle Eltern, stiftet viel Schaden. Darauf wollen wir im Kapitel über das Stottern noch zurückkommen.

Verhütung. Das Vorbeugen der verzögerten Sprachentwicklung ist nur innerhalb gewisser Grenzen möglich. Viele dieser Kinder stammen aus den ärmeren Volksklassen, in welchen die Eltern oft wenig Zeit für die richtige Fürsorge haben. Unter den Kindern aus besser gestellten Kreisen findet man eher die organischen Formen des Sprachverzuges zufolge von Geburtsschädigung oder Hirnschaden, sowie die erbliche Form der angeborenen Sprachschwäche. Arbeitende Eltern brauchen daher die Hilfe eines *Kindergartens* zum besten Ersatz der unvollkommenen häuslichen Fürsorge und Anregung. NADOLECZNY (1926, 1938) empfahl den Anfang einer vernünftigen Sprecherziehung im ersten Lebensjahre. Viele amerikanische Spitäler bieten eine ambulatorische Beratung für gesunde Kleinkinder (Well-baby Clinics), wo die jungen Mütter Anweisung in allen Phasen der Kindererziehung erhalten, wozu auch die richtige Lenkung der ersten Sprechversuche gehört. Außerdem gibt es hier zahlreiche Schriften der amerikanischen Staatsdruckerei, worin anerkannte Autoritäten das Publikum verläßlich beraten.

Die Notwendigkeit einer frühen und richtigen Leitung der kindlichen Sprachentwicklung ist allgemein anerkannt. STINCHFIELD-HAWK (1939) z. B. erklärte, daß die beste Zeit für den mütterlichen Sprechunterricht die Zeit von 12—30 Monaten umfaßt. Die aktive Aufmunterung aller Leistungen auf den Gebieten der auditiven Perzeption, visuellen Assoziation und motorischen Expression unterstützt das Vermeiden von fehlerhaften Sprechweisen. Mit der richtigen Anleitung finden es die meisten Kinder leicht, den falschen Gebrauch von Fürwörtern, Wortbeugungen und Zeitformen auszugleichen, bis sie in einfachen, aber richtig gebildeten Sätzen reden können.

Es ist ferner begrüßenswert, daß die früher als „entzückend“ empfundene Ammensprache ihre Beliebtheit verloren hat. Die verbale und intellektuelle Entwicklung des Kindes wird nur aufgehalten, wenn seine erwachsene Umgebung es durch die absichtliche Verstümmelung von kindischen Wortformen und Satzkonstruktionen unterhalten will. Wohlmeinende Tanten tun dem Kind keinen Dienst, wenn sie zur Schlafenszeit „Ludi deht heidi“ plappern. Somit bedeutet die sorgfältige Leitung der Sprachentwicklung und eine vernünftige Erziehung die wichtigste Maßnahme zur Verhütung *aller Sprachstörungen des Kindesalters* und damit auch des Stotterns, das meist in der frühen Kindheit entsteht.

Literatur

Verzögerte Sprachentwicklung

BALDAN, G.: Sul "ritardo semplice di linguaggio". Boll. Soc. Ital. Fonet. Audiol. 11: 344, 1961/62. — BANGS, T. E.: Evaluating Children with Language Delay. J. Speech Dis. 26: 6, 1961. — BATTIN, R.: Speech and language delay. Springfield: Thomas, 1964. — BECKEY, R. E.: A Study of Certain Factors Relating to Retardation of Speech. J. Speech Dis. 7: 223, 1942. — BENDER, J. F.: A Case of Delayed Speech. J. Speech Dis. 5: 363, 1940. — BLACKMAN, R. S., and R. R. BATTIN: Case Study of Delayed Language. J. Speech Dis. 22: 381, 1957. — BÖHME, G.: Störungen der Sprache, der Stimme und des Gehörs durch frühkindliche Hirnschädigungen. Jena: Fischer, 1966. — BOREL-MAISONNY, S.: Le troubles phonétiques du retard simple. Rev. Franç. Phoniat. 1: 220, 1933; — Troubles de la parole d'origine éducative. Rev. Franç. Phoniat. 3: 198, 1935; — Tests to Assess the Mental Level of Young Children whose Speech is Retarded. Speech (London) 11: 4, 1947; — Les retards de la parole sans arriération. J. ONO de Strasbourg. p. 231, 1948.

DE HIRSCH, K., J. J. JANSKY and W. S. LANGFORD: The Oral Language Performance of Premature Children and Controls. J. Speech Dis. 29: 60, 1964.

EASTMAN, N. J., et al.: The brain damaged child. Dallas: Med. J., March 1959. — ELIASBERG, W.: Über autonome Kindersprache. Mschr. Ohrenheilk. 62: 779, 1928. — EUSTIS, R. S.: The Primary Etiology of the Specific Language Disabilities. J. Pediatr. 31: 448, 1947.

FORCHHAMMER, E.: Über einige Fälle von eigentümlichen Sprachbildungen bei Kindern. Arch. Ges. Psychol. 104: 395, 1939.

GOODWIN, F. B.: A Consideration of Etiologies in 454 Cases of Speech Retardation. J. Speech Dis. 20: 300, 1955. — GREENE, M. C. L.: Diagnosis and Treatment of Late Speech and Language Development in Children. Folia Phoniat. 12: 101, 1960; — Comparison of Children with Delayed Speech Due to Co-ordination Disorder or Language Learning Difficulty. Speech Pathol. Ther. 6: 69, 1963.

HAMMERSCHLAG, V.: On Disturbances of Speech in Childhood. Arch. Otology, 35: 379, 1906. — HANVIK, L. J., S. E. NELSON, et al.: Diagnosis of cerebral dysfunction in the child. J. Dis. Children. 101: 118, 1961. — HELLER, TH.: Über motorische Rückständigkeit bei intellektuell normalen Kindern. Z. Kinderheilk. 34: 287, 1922; — Über motorische Rückständigkeiten bei Kindern. Z. Kinderforsch. 30: 1925; — Über atypische Sprachentwicklungen. Z. Kinderforsch. 34: 461, 1928.

INGRAM, T. T. S.: Specific retardation of speech development. Speech Pathol. Ther. 8: 3. 1965. — IRWIN, R. B.: Speech Comes to a Five Year Old Boy. J. Speech Dis. 11: 197, 1946,

KAINZ, F.: Alalia ex separatione. Z. exper. angew. Psychol. 6: 40, 1959. — KARLIN, I. W.: A Psychosomatic Theory of Stuttering. J. Speech Dis. 12: 319, 1947. — KARLIN, I. W., D. B. KARLIN and L. GURREN: Development and disorders of speech in childhood. Springfield: Thomas, 1965. — KARLIN, I. W., and L. KENNEDY: Delay in the Development of Speech. Amer. J. Dis. Children, 51: 1138, 1936. — KNOBLOCH, H.: Syndrome of minimal cerebral damage in infancy. J. Amer. Med. Ass. 170: 1384, 1959.

LIEBMANN, A.: Vorlesungen über Sprachstörungen. No. 2. Aufl. Berlin: O. Coblentz, 1924/25.

MAAS, P.: Die Entwicklung der Sprache des Kindes und ihre Störungen. Würzburger Abhandl. 5: 217. C. Kabitzsch, 1905. — MARTHA-VIÉ, I.: Schwere Sprachstörung bei einem intelligenten, von motorischer Debilität betroffenen Kinde. VII. Kongr. int. Ges. Logop. u. Phoniat. Kopenhagen, 1936. Mschr. Ohrenheilk. 71: 1075, 1937. — MASON, M. K.: Learning to Speak After Six and One-Half Years of Silence. J. Speech Dis. 7: 295, 1942.

NANCE, L. S.: Differential Diagnosis of Aphasia in Children. J. Speech Dis. 11: 219, 1946.

PEACHER, W. G.: Neurological Factors in the Etiology of Delayed Speech. J. Speech Dis. 14: 147, 1949; — The Neurological Evaluation of Delayed Speech. J. Speech Dis. 14: 344, 1949.

RICHARDS, T. W., and S. HOOPER: Brain-Injury at Birth (Cerebral Palsy) and Perceptual Responses During Childhood and Adolescence. J. Nerv. Mental Dis. 123: 117, 1956.

SAMPSON, O. C.: Some Cases of Speechlessness in Children. Speech Pathol. Ther. 3: 77, 1960. — SCHWARTZ, P.: Die traumatische Gehirnerweichung des Neugeborenen. Z. Kinderheilk. 31: 51, 1921. — SCHWARTZ, Ph.: Birth Injuries of the Newborn. Archives Pediatr. 73: 429, 1956. — SEEMAN, M.: Statische Störungen und Sprachentwicklung. De Therapia Vocis et Loquelae. 1. XIII. Congr. Int. Ges. Logop. Phoniat. Wien, 1965. — STERN, H.: Sprachlich rückständige Kinder (Agymnasia articulatoria) II. Kongr. int. Ges. Logop. Phoniat. Wien 1926, p. 67. Leipzig–Wien: F. Deuticke, 1927. — STINCHFIELD-HAWK, S.: Can a Child be Taught to Talk? J. Speech Dis. 4: 173, 1939.

WEISS, D.: Testuntersuchungen an normalen und sprachgestörten Kindern. Wien. med. Wschr. 80: 1155, 1930. — WERNER, L. S.: Treatment of a Child with Delayed Speech. J. Speech Dis. 10: 329, 1945. — WORSTER-DROUGHT, C.: Failure in Normal Language Development of Neurological Origin. Folia Phoniat. 5: 130, 1953.

2. Hörstummheit: Audimutitas

Synonyma. Alalia idiopathica, angeborene Wortstummheit, infantile expressive Aphasie, Entwicklungsaphasie, Idiopathic language delay, Developmental aphasia.

Definition. Als echte Hörstummheit bezeichnete man bisher die nach dem dritten Lebensjahre fortbestehende Stummheit trotz guten Gehörs und durchschnittlicher Intelligenz, welche sich nicht auf eine der bekannten Gehirnkrankheiten zurückführen läßt (NADOLECZNY, 1926). Im Hinblick auf unsere nunmehr vertieften Erkenntnisse über Hirnkrankheiten bedarf diese Begriffsbestimmung einer Revision. Für diese wird die im Kapitel über Nomenklatur geschilderte neuro-pathologische Klassifikation maßgebend sein.

Die Probleme der Definition erregten neuerdings viel Interesse. In einem weiteren Beitrag zu dieser Frage brachte N. WOOD (1963) bessere Ordnung in die Probleme der Klassifikation. R. W. OLMSTED (1963) leitete ein Symposium über Störungen der Kommunikation. Aus den einzelnen Beiträgen geht hervor, daß der Begriff der Kindheitsaphasie zunehmend in den Vordergrund der Forschung tritt. M. F. PALMER (1963) verwendet die FAY Methode der Schädelperkussion und fand positive Resultate in 79% der untersuchten Fälle. Er glaubt deshalb, daß die kongenitale Aphasie tatsächlich existiert.

W. G. HARDY (1965) besprach die komplexen Probleme der zentralen Sprachstörungen (language disorders) bei Kindern und schlug die differenzierende Definition der Aphasie gegenüber dem allgemeinen Hirnschaden vor. M. C. L. GREENE (1964) schließt sich der Ansicht europäischer Autoren an, dergemäß die Sprache nicht durch Aphasie verlorengehen kann, bevor sie erlernt ist. In ihren Worten „ist kongenitale Aphasie ein schlechter Ausdruck, weil die Sprache durch Lernen erworben wird und nicht angeboren ist". Deshalb zieht sie den Begriff der *Entwicklungsaphasie* mit ihren expressiven und rezeptiven Unterarten vor.

Einteilung. Hörstummheit ist der höchste Grad der verzögerten Sprachentwicklung. Sie darf nur dann angenommen werden, wenn nachweisbar gut hörende und nicht schwachsinnige Kinder *nach dem dritten Lebensjahre* fast kein Wort reden, sondern sich hauptsächlich durch Gebärden verständigen. Bei jüngeren Kindern kann man die verschiedenen Ursachen der verzögerten Sprachentwicklung noch nicht von dem besonderen Störungsbild der Hörstummheit abgrenzen. Seit COENS (1886) und LIEBMANNS (1900) Untersuchungen unterschied man bisher zwei Hauptformen: 1. die motorische oder expressive und 2. die sensorische oder rezeptive Hörstummheit. A. SUBIRANA (1961) differenziert eine motorische Form der kongenitalen Aphasie wegen verzögerter Reifung und eine sensorische Form zufolge von zentralen Hörstörungen.

Die häufigeren *motorischen* oder expressiven Fälle sind durch gutes Sprachverständnis gekennzeichnet, zeigen jedoch deutliche affektive und motorische Hemmungen der sprachlichen Äußerung. Deshalb lag der Vergleich mit der expressiven Aphasie der Erwachsenen nahe (M. ISSERLIN, 1936). Früher glaubte man, daß die *sensorische* oder rezeptive Form selten sei. Laut J. ALZINA Y MELIS (1961) sollen diese auditiven Agnosien überwiegen. In dieser rezeptiven Form der Hörstummheit fehlt indessen das Sprachverständnis wegen der offensichtlichen auditiven und auch visuellen Unaufmerksamkeit, sowie infolge einer Störung der gesamten zentralen Hörleistung. Hingegen ist der motorische Sprechantrieb zumindest teilweise vorhanden. Heute neigt man dazu, diese beiden Formen mit dem Begriff der kongenitalen oder *infantilen Aphasie* gleichzusetzen. H. R. MYKLEBUST (1954) z. B. unterscheidet dabei expressive, rezeptive und gemischte Formen.

Da die Bezeichnung als „sensorische Hörstummheit" einen inneren Widerspruch enthält, wäre sie besser durch „akustische Unerweckbarkeit" zu ersetzen (K. HEILBRONNER, 1910; A. PICK, 1913). Am treffendsten klingt der englische Ausdruck „congenital auditory imperception" nach WORSTER-DROUGHT (1953). Aus der Aphasielehre wurde der Begriff der *Seelentaubheit* entlehnt, welche die auditive Agnosie für Sprache, Klänge und Geräusche bedeutet. NADOLECZNY riet zu Vorsicht mit diesem Ausdruck, weil die genaue Hörprüfung bei Kindern sehr schwierig ist. Die Mehrzahl der früher veröffentlichten Fälle erwies sich als fehl- oder schwerhörig. Er forderte daher die sorgfältige audiologische (damals otologische) Nachprüfung der erwachsenen ehemaligen Hörstummen und vermutete, daß dann der Begriff der sensorischen Hörstummheit aus dem Schrifttum verschwinden würde. Auf Grund solcher Nachuntersuchungen mit den überschwelligen Methoden der differenzierenden Audiometrie durch LUCHSINGER (1947, 1952) sind wir nunmehr so weit, die Prophezeiung seines Lehrers als eingetroffen zu betrachten.

In der folgenden Besprechung ist daher nur die motorische Form der „reinen Hörstummheit" berücksichtigt. Was man früher als sensorische Hörstummheit bezeichnete, wollen wir unter neuen Gesichtspunkten in einem nächsten Abschnitt gesondert betrachten. An dieser Stelle sei noch betont, daß wir eine derartige Aufgliederung in motorisch-expressive und sensorisch-rezeptive Formen bei allen Krankheitsbildern der fehlerhaften Entwicklung der Sprache wiederfinden werden. Daraus ergibt sich ein weiterer Anhalt für die künftige Einteilung der Sprachstörungen nach ätiologischen und organ-pathologischen Gesichtspunkten.

Ätiologie. Während sich NADOLECZNY in seinem Lehrbuch (1926) und Handbuchaufsatz (1929) über die Ursachen der reinen Hörstummheit noch nicht endgültig äußern konnte und daher den Widerstreit der Meinungen ausführlich schildernd abwog, sieht man heute schon klarer. Da es sich um prinzipiell gleichartige Störungen handelt, gelten für die expressive Hörstummheit als besonders schwere

Form der Sprachentwicklungshemmung im allgemein auch dieselben krankhaften Erscheinungen, die wir als Ursachen der verzögerten Sprachentwicklung kennengelernt haben.

1. Genotypische Ursachen. Unter den ererbten Faktoren läßt sich für den mangelhaften Antrieb wiederholt eine von der Vaterseite *ererbte* Anlage nachweisen. Natürlich darf man sich das nicht etwa so vorstellen, als ob eine spezifische und geschlechtsgebundene Übertragung des konkreten hörstummen Zustandes vorläge. Was vererbbar ist und auch ererbt wird ist vielmehr die familiäre und deshalb *angeborene Sprachschwäche*. Dafür spricht ferner, daß Knaben viel häufiger von Hörstummheit betroffen sind als Mädchen.

Störungen der Lateralität sind oft mit Hörstummheit assoziiert. Während der Beobachtung einer unleugbaren Korrelation zwischen gewissen Störungen der Sprachentwicklung und Linkshändigkeit verdächtigten die alten Autoren eine tatsächliche oder angenommene „linkische" Unbeholfenheit der Linkshänder. Nunmehr ist es aber klar, daß die Linkshänder nur insoferne benachteiligt sind, als ihre motorischen Handlungen mit der dextralen Orientierung des Schreibens und der mechanischen Werkzeuge unserer Zivilisation in Konflikt kommen. Von den Schraubenziehern bis zu den Fernsehknöpfen und von den Büchsenöffnern bis zu den Uhrenzeigern dreht sich alles nach rechts. Sogar unsere Weltkugel dreht sich von Westen nach Osten, also wieder nach rechts.

Darüber hinaus bedeutet die *linkshändige Dominanz keinerlei konstitutionelle Abweichung*. Unter den großen Männern der Kunst, Wissenschaft und Kultur waren und sind eine ziemliche Anzahl von Linkshändern, anscheinend in derselben Proportion wie in der allgemeinen Bevölkerung mit einem ungefähren Verhältnis von 1:10. Wie wir aus dem Kapitel über Lateralität wissen, bedeuten die Störungen im Erwerb der manuellen Preferenz keinerlei Ursache von Sprachstörungen. In Wirklichkeit projezieren sie den zugrunde liegenden Verzug in der zerebralen Ausreifung. Es ist diese Unreife der Hirnorganisation, welche die gemeinsame Ursache sowohl der sprachlichen als auch der manuellen Dominanzstörungen darstellt.

Die folgenden Arten einer abnormen Händigkeit sind in den Fällen von kindlicher Hörstummheit zu erwarten. Die *pathologische Linkshändigkeit* als Folge einer individuell erworbenen Verschiebung der Zerebralität ist ein Zeichen von perinatalem oder späteren Hirnschaden. Dieser wieder ist für die pathologische Händigkeit und auch die sprachliche Verzögerung verantwortlich. Solche Fälle bedeuten typische Beispiele des Krankheitsbildes der infantilen Aphasie.

Dahingegen ist die *undifferenzierte Beidhändigkeit* das psychomotorische Gegenstück der verzögerten Sprachentwicklung. Wieder stammen die beiden Funktionen der manuellen Handlung und des verbalen Ausdruckes von der ihnen gemeinsamen Elternschaft der verzögerten psychomotorischen Ausreifung. Sie bedeuten also gleichwertige Zeichen der zerebralen Unreife. Wie die Tab. 2 und 3 (S. 155) zeigten, drückt sich die mit dem Alter zunehmende Hirnreife durch den parallelen Fortschritt der differenzierten Lateralität und der Sprachentwicklung aus. Dementsprechend können die Störungen des Lateralitätserwerbes auf zwei Arten entstehen: 1. auf einer *ererbten* und familiären Basis, und 2. als Folge eines *erworbenen* Hirnschadens in der Einzelperson.

2. Phänotypische Ursachen. Die aus der Umwelt entstammenden erworbenen Ursachen sind ebenso wichtig. Die Vorgeschichte berichtet oft über pränatale Schwierigkeiten oder eine komplizierte Geburt. An der ursächlichen Bedeutung von *Geburtsschädigungen* in der Ätiologie der aphasoiden Formen

der Hörstummheit ist also nicht mehr zu zweifeln. Der Nachweis von Geburtsschädigungen erklärt ferner die häufige Verbindung von Hörstummheit mit weiteren Entwicklungshemmungen in der motorischen Sphäre. Dazu gehören *motorischer Infantilismus*, allgemeine *psychomotorische Unreife* und die *kongenitale Dyspraxie*. Derartige motorische Rückstände kommen häufig in der verzögerten Differenzierung der Handdominanz zum Ausdruck, in diesem Falle durch die erworbenen Schäden der *pathologischen* Linkshändigkeit.

Vernachlässigung und mangelhafte sprachliche Anregung der Kinder muß sich natürlich hemmend auf deren sprachliche und geistige Entwicklung auswirken. Man denke nur an die bereits erwähnten Beispiele aus dem schöngeistigen und wissenschaftlichen Schrifttum, das *Kaspar Hauser Syndrom*, oder an die Verwilderungsexperimente früherer Zeiten (Pharao Psammetichos, Kaiser Friedrich II. oder andere Herrscher) sowie an die vielfachen Erscheinungen „wilder Knaben" (PANCONCELLI-CALZIA, 1955) und anderer „Wolfskinder" (O. KÖHLER, 1952).

Störungen des Verhaltens. Abnormes Benehmen in den Modalitäten von motorischem Ausdruck, sensorischer Rezeption und verstehender Wahrnehmung hängt sicher mit den häufig feststellbaren Mängeln an visueller und auditiver Aufmerksamkeit zusammen. Damit sind die heute viel besprochenen *Störungen der Perzeption* gemeint. Ähnliche psychologische Faktoren erklären die Sprechscheu und allgemeine Schüchternheit solcher Kinder, oder die destruktive Hyperaktivität in anderen Fällen. J. DE MORAGAS (1961) differenziert diesbezüglich die psychomotorische Hemmung von der oligophrenischen Denkarmut.

Über die *emotionellen Anpassungsschwierigkeiten* aphasischer Kinder berichteten R. und M. E. MEYERS (1951). Nähere Aufklärung erhält man aus dem psychologischen Gutachten. Erfahrene Psychologen oder Kinderpsychiater sind heute in der Lage, die verschiedenen Erscheinungen im abnormen Benehmen der aphasischen Kinder durch die psycho-diagnostischen Zeichen der *Hirnschädigung* zu erklären (R. M. CLARK, 1959; STRAUSS und LEHTINEN, 1947; STRAUSS und KEPHART, 1955).

Symptome. Gewöhnlich werden diese Kinder von ihren Eltern als intelligent geschildert. Sie sind aber in auffallender Weise motorisch ungeschickt, linkisch und fahrig. Diese Zeichen der *kongenitalen Dyspraxie* lassen sich durch die psychomotorischen Teste nach OSERETZKY (vgl. DOLL, 1940), LUCHSINGER (1948) oder R. M. CLARK (1959) nachweisen. Die kongenitale Dyspraxie hat zwei Ursachen: entweder ist sie der Ausdruck der ererbten Verzögerung der psychomotorischen Reife, oder sie ist die Folge einer erworbenen Hirnschädigung. A. SCHILLINGS (1960) psychomotorische Befunde an sprachverzögerten Kindern finden im Kapitel über Stammeln gebührende Erwähnung.

Von Unlustaffekten beherrscht, zeigen diese aphasoiden Kinder hochgradige auditive, visuelle und taktile *Unaufmerksamkeit.* Sie sind entweder hyperaktiv und destruktiv, oder sensorisch ablenkbar und unkonzentriert. In charakteristischen Kontrast erscheinen die *periphere Hörschärfe* und das *zentrale Sprachverständnis* ungestört. Sprachliche Aufträge werden zumeist befolgt, auch ohne Ablesen vom Mund oder unterstützende Gebärden. Während der ersten Untersuchung stört allerdings die häufige Schüchternheit, was man nicht übersehen und fehldeuten darf.

Hörstumme oder aphasische Kinder verständigen sich lange durch *hinweisende Gebärden* oder verfügen über wenige Worte. NADOLECZNY (1929) unterschied daher zwei Gruppen. In der einen besteht *völlige Stummheit* bis ins dritte oder vierte Jahr. Dann beginnt die Sprache von selbst aufzutreten und entwickelt sich langsam über lange anhaltendes Stammeln weiter. Als derzeit beste Erklärung dieser Form nimmt man verspätete psycho-physische Entwicklung an, entweder auf erblicher Grundlage oder infolge von erworbener Hirnschädigung. Die zweite Gruppe der Kinder besitzt von Anfang an einen sehr *kleinen Wortschatz* von hochgradig durch Silben- und Wortstammeln entstellten Ausdrücken. Sie lernen jahrelang fast gar nichts dazu und leiden bis in die Schulzeit an den Fehlern des schweren Stammelns und der grammatischen Störungen des Satzbaues. Hierher gehören gewöhnlich die Fälle von angeborener Sprachschwäche.

Einen außergewöhnlichen Fall von *Singen statt Sprechen* bei Hörstummheit hat H. LOEBELL (1940) vorgestellt. Ein $6^1/_2$jähriger, durch Sprach-, Seh- und Riechstörungen sowie Linkshändigkeit in der Familie erblich belasteter und selbst linkshändiger Knabe, war durch schwere Geburt zur Welt gekommen und dann sehr viel krank gewesen. Besonders ein langer Keuchhusten im zweiten Lebensjahre hat seine Entwicklung stark aufgehalten. Er vermochte nicht zu sprechen, äußerte aber seine Wünsche und Gefühle durch Summen des Anfanges bestimmter Lieder. Er kannte deren eine ganze Reihe und wählte für jede Mitteilung die Melodie derart aus, daß aus dem zugehörigen Text deutlich zu erkennen war, was er ausdrücken wollte. Auch bezeichnete er Bilder richtig, indem er aus den Liedertexten die passende Beziehung herausgefunden hatte und stets in gleicher Weise richtig anwandte. Wenn er ausgehen wollte, summte er z. B. den Anfang des Liedes „Hinaus in die Ferne mit lautem Hörnerklang". Die musikalische Begabung war also bei gutem Gehör weitgehend entwickelt. Der übrige Befund zeigte die typischen Symptome der Hörstummheit. Für eine organische Störung sprach ferner das Vorliegen von Nystagmus und Blickkrämpfen nach oben.

Wenn man heute einen derartigen Fall zu begutachten hätte, würde man durch neurologische, audiologische und psychologische Studien die einzelnen Komponenten des Störungsbildes zu differenzieren versuchen. Dabei wäre zu entscheiden, inwieweit die offensichtliche Erbveranlagung ätiologisch mitwirkt, welchen Schaden die schwere Geburt verursacht hat, und welche Rückstände von der wahrscheinlichen Keuchhusten-Enzephalitis hinterlassen wurden.

Neurologische Befunde. Die allgemeine Untersuchung ergibt recht oft *Reste neurologischer Störungen*. Dazu gehören leichte Schäden des pyramidalen oder extrapyramidalen Systems, pathologische Reflexe sowie organische Veränderungen der Motorik einschließlich verzögertem Erwerb der Handdominanz. Allerdings muß man diese Veränderungen systematisch suchen und richtig deuten, wie z. B. H. ASPERGER (1944) und F. GREWEL (1960) zeigten.

Lokale *Defekte an den Sprechorganen* sind bei Hörstummheit nicht zu erwarten. Man muß daher in Veröffentlichungen und in der Sprechstunde fast bis zum Überdruß darauf hinweisen, daß die Stummheit *nicht* durch eine „angewachsene Zunge" oder durch zu große Mandeln bedingt ist. Die mechanistisch eingestellte und abergläubische Laienauffassung will alle Sprachstörungen nur auf irgendwelche strukturelle Fehler der Sprechorgane zurückführen. Im Gegensatz zu dieser naiven Überwertung der Zunge gehen aus der aufmerksamen Betrachtung der peripheren Artikulatoren bedeutsame Anhaltspunkte für eine ätiologische Diagnose hervor. Wir meinen jene *geringfügigen Abweichungen* in der Form und Beweglichkeit der Sprechmuskulatur, welche der durchschnittliche Laryngologe als belanglose Zufälle aufzufassen geneigt ist.

Wenn etwa eine Naso-Labialfalte etwas weniger deutlich ausgeprägt ist, die vorgestreckte Zunge zur gleichen Seite geringfügig abweicht, das Gaumensegel auf der Gegenseite etwas stärker gehoben wird und die Rachenwand sich auf der gleichen Seite eine Spur weniger kontrahiert, dann liegt eine an sich kaum merkbare Abweichung vor. Als Syndrom gesehen, ist dieser neurologische Befund jedoch sehr charakteristisch. Er gestattet die Diagnose einer *supranukleären Schädigung* zumindest vierer Hirnnerven, nämlich der Nn. VII, IX bis X und XII. Damit ist ferner der weiteren Untersuchung der Weg gewiesen, bis der einzelne Fall einer derartigen Hirnschädigung als *aphatische oder dysarthrische Reststörung* genau analysierbar ist.

Speicheltropfen ist bei entwicklungsgehemmten Kindern recht häufig. Diese objektive und organisch bedingte „Mundfaulheit" beruht auf einer unvollkommenen Entwicklung des Schluckmechanismus. Es besteht also leichte *Zungenschwäche* infolge supra-bulbärer Lähmung (S. 728), oder wegen lingualer Dyspraxie. Motorische *Gaumenschwäche* oder sensorisch *verminderter Rachenreflex* mögen ebenfalls vorliegen. Organische *Lippenschwäche* gleicher Art ist seltener. In bezug auf die Ursache unterscheidet man: 1. *erworbene Lähmungszustände,* etwa durch Geburtstrauma, Enzephalitis oder Poliomyelitis; 2. *verzögerte motorische Reife,* ebenfalls wieder nach Geburtsschädigung, Frühgeburt, oder auf erblicher Grundlage; sowie 3. *Schwachsinn* wegen allgemeiner Hirnschädigung.

Somit ist das Symptom des schluckfaulen Speichelflusses in diagnostischer Hinsicht wichtig. Es deutet immer auf eine *organische Abwegigkeit*: Aphasie, Dysarthrie, oligophrenische Dyslogie, oder schwere Reifungsverzögerung mit Dyspraxie. *Prognostische Hinweise* ergeben sich aus dem allmählichen Rückgang des Speicheltropfens mit fortschreitender Reife. Sobald also diese Kinder eine bessere Kontrolle der Schluckbewegungen lernen oder paralytische Ausfälle kompensieren, sind sie auch bereit, die analoge artikulatorische Dyspraxie zu überwinden. Bis dahin sind sie aber aus rein somatischen Gründen für die systematische Sprachbehandlung viel zu unreif.

Erhebliche Rückstände der somatischen Entwicklung wegen chronischer Krankheit gehören nicht zum Bilde der reinen Hörstummheit. Früher glaubte man, daß Rachitis eine spezifische Ursache sei. Diese Mangelkrankheit kann zwar die gesamte körperlich-geistige Entwicklung hemmen und damit auch den Erwerb der Sprache. Nach dem Ausheilen des Leidens gleicht sich der gesamte Entwicklungsrückstand aus, auch in der Sprache. Dann handelt es sich eben um die *symptomatische Stummheit* oder Sprachverzögerung wegen allgemeiner Wachstumsstörung, jedoch nicht um den spezifischen Hirnschaden der aphasiformen Hörstummheit.

Psychologische Befunde. Die psychologische Auswertung warf viel neues Licht auf die unklaren Fragen über die wesentlichen Ursachen und Zeichen der Kindheitsaphasie. Wie schwierig diese komplexen Probleme sind, geht aus einem kalifornischen Symposium unter dem Vorsitz von R. West (1962) hervor. Obwohl diese Diskussionen viele Tatsachen untersuchten, sind die Meinungen doch noch recht gegensätzlich. Es ist z. B. erstaunlich, daß Kinder mit Aphasie und Autismus oft ein sehr ähnliches Verhalten aufweisen.

In seiner tiefgehenden Besprechung der infantilen Aphasie unterscheidet J. Eisenson (1966) nicht zwischen den expressiven und rezeptiven Formen. Nach der Bestätigung mancher der Befunde früherer Untersucher faßt er die wesentlichen Gesichtspunkte der kindlichen Aphasie wie folgt zusammen: 1. *Perzeptuelle Störungen* bestehen in einer oder mehreren der sensorischen Modalitäten; 2. die *auditorische Unterfunktion* steht im Gegensatz zur besseren oder normalen audiometrischen Leistung; 3. die *Lokalisation des Schalles* ist sehr schlecht; 4. die *intellektuelle Minderleistung* ist außerhalb jeder meßbaren Intelligenzverminderung; 5. die *Fähigkeit des Reihenbildens* (sequencing) ist gestört; und 6. *Hyperaktivität* ist häufig.

Unter den neuen Studien von größter Bedeutung für diesen Abschnitt ist jene über die kindliche Entwicklungsaphasie von M. C. L. Greene (1964). In solchen Kindern umfassen die mit den Störungen der Sprache und des Sprechens verbundenen Ausfälle die folgenden fünf Gruppen.

1. *Psychomotorische Störungen* der Lateralität, Direktionalität und Eupraxie: Störungen der Koordination mit erheblicher Ungeschicklichkeit, also Dyspraxie; direktionelle Schwierigkeiten mit Rechts-links-Verwirrung; Störungen der topographischen Orientierung und Fingeragnosie; konstruktionelle und räumliche Schwierigkeiten; sowie Störungen des eigenen Körperbildes.
2. *Störungen der visuellen Wahrnehmung:* visuo-motorische Schwierigkeiten beim Kopieren von Figuren mit dem BENDER-Gestalt-Test; gestörte Unterscheidung der Figur vom Hintergrund während des STRAUSS-LEHTINEN-Legebrett-Test.
3. *Störungen der auditiven Wahrnehmung:* vermindertes auditives Unterscheidungsvermögen; schlechtes Behalten und Erinnern von akustischen Eindrücken; rhythmische Störungen (Dysrhythmie); stimmliche Monotonie und Dysprosodie; Unmusikalität und Dysmusie.
4. *Störungen der Sprache:* Unfähigkeit zum Gebrauche von Gesten oder zum Lernen der Zeichensprache; schwere Lese- oder Schreibschwäche (Dyslexie und Dysgraphie).
5. *Psychologische Störungen:* Fehlen eines einfallsreichen Spieles; emotionelle Störungen; Hyperaktivität und Mangel an Konzentration; Schwierigkeiten im Gebrauche einiger oder aller semiotischer Systeme wie Dyskalkulie, Dysmusie, usw.

Die verblüffende Ähnlichkeit dieser Aufzählung mit den stereotypischen Befunden in Fällen der *familiären Sprachschwäche* ist offensichtlich. Es wird die Aufgabe weiterer psychologischer Untersuchungen sein, verläßliche Anhaltspunkte für die Unterscheidung der erblichen Sprachschwäche von den erworbenen Formen der infantilen oder Entwicklungsaphasie einschließlich Hörstummheit auszuarbeiten. Man kann sich nicht des Eindruckes erwehren, daß GREENE die angeborene Sprachschwäche im Auge hat, wenn sie ihre Auffassung der Entwicklungsaphasie bespricht.

Es ist nicht unmöglich, daß die künftige Forschung den klinischen Begriff der Hörstummheit ausmerzen könnte. Dann müßte die klare Unterscheidung zwischen der *erblichen* Sprachschwäche und den *erworbenen* Störungen des Sprachvermögens (Language disorders) mit infantiler Aphasie möglich sein. Unsere Tabelle 1 auf S. 133 könnte vielleicht einen Ausgangspunkt für solche Unterscheidungen vorschlagen, wie auch in bezug auf die *expressiven*, *rezeptiven* und *gemischten* Unterarten in den beiden Kategorien.

Diagnose der Hörstummheit ist nicht so einfach und setzt genaue und umfassende Untersuchung voraus. Vorerst muß man *Taubstummheit* oder Schwerhörigkeit ausschließen, was häufig nicht sofort gelingt. Schon die Anamnese läßt im Stiche, denn auch Hörstumme haben oft im ersten Lebensjahre wenig gelallt. Nicht immer reagieren übrigens die hörstummen Kinder so eindeutig auf Schallreize und Anruf oder befolgen die lauten und geflüsterten Befehle so prompt wie normale Kinder. Im Falle beträchtlicher Hemmungen oder ständiger Unlustgefühle fehlen trotz vorhandenen Hörvermögens häufig die *willkürlichen Reaktionen* auf Schall. Ein wichtiges Unterscheidungsmerkmal gegenüber Taubstummen ist dann aber die ebenfalls ausbleibende Reaktion auf Erschütterungen oder auf Anblasen von hinten, worauf sich Taubstumme jedoch *immer* umwenden. Auch die *unwillkürlichen akustischen Reflexe* sind bei Hörstummen normal vorhanden.

Noch schwieriger ist oft das Abgrenzen gegenüber *Schwachsinn.* Der Mangel an Sprache hemmt natürlich die Ausbildung der übrigen geistigen Leistungen, so daß häufig ein leichter Rückstand der geistigen Entwicklung vorliegt. Es ist

Aufgabe des Psychologen, zwischen dem primären *intellektuellen Potential* und einer sekundären Verzögerung der *intellektuellen Ausreifung* zu unterscheiden. Das erstere ist durch die Wechselwirkung zwischen der ererbten Anlage und einem erworbenen Schaden bedingt. Die letztere ist durch die behinderte Sprachentwicklung sekundär überlagert.

Man darf allerdings nicht vergessen, daß es auch *Pseudoschwachsinn* gibt, der durch Umwelteinflüsse wie Vernachlässigung, lange Krankheit, Schüchternheit, ungünstige Familienverhältnisse usw. bedingt ist. Dann genügt also nicht der erste psychologische Eindruck, und man muß durch längere Beobachtung Klarheit schaffen. Ähnliches gilt für schwerhörige oder taube Kinder, wenn falsche Schuleinweisung den Fortgang verhindert, so daß man *Unwissen mit Begabungsmangel verwechselt*. Über das ebenfalls umweltbedingte Gegenstück der *Pseudogenialität* wird im Zusammenhang mit Stottern zu sprechen sein. Diese ist durch künstliche Überstimulierung seitens eitler Eltern bedingt.

Gelegentlich erfährt man, daß das *früher altersgemäß entwickelte Sprechvermögen* plötzlich oder allmählich verloren ging. Falls die Eltern einen Zusammenhang mit bestimmten Unfällen oder akuten Erkrankungen beobachtet haben, fällt die Bestätigung einer solchen früher gemachten Diagnose nicht schwer. Dann handelt es sich gewöhnlich um eines der folgenden Leiden: epidemische Hirnhautentzündung (Meningitis), Enzephalitis, oder auch kindliche Hemiplegie; Zerstörung der Innenohren durch Labyrinthitis, Felsenbeinbruch oder Blutung; sowie um traumatische Hirnschädigung durch Erschütterung, Quetschung oder Blutung. Diesen ätiologischen Ursachen entsprechen die sprachpathologischen Zustände der erworbenen *Taubstummheit*, *Aphasie* oder *Anarthrie*.

In differential-diagnostischer Hinsicht kommt ferner die *frühkindliche Schizophrenie* und Autismus in Frage, also das Jugendirresein oder Dementia praecocissima der älteren Ausdrucksweise. Nach den Beobachtungen des New Yorker Speech Hospital ist infantiler Autismus gar nicht so selten. Unter den 134 Fällen von verzögerter Sprachentwicklung des Jahres 1955 befanden sich nämlich 15 schizophrene Kinder, also 11,2%. Ähnliches gilt für die folgenden Jahre. Ihr Leiden war leicht zu erkennen, denn diese Kinder machen einen sehr charakteristischen Eindruck. Sie lassen sich entweder willenlos herbeiführen und untersuchen, oder toben in wilden Wutausbrüchen. Den leeren Blick in eine entrückte Ferne gewandt, sehen sie am Untersucher vorbei, oder starren auf einen Fleck an der Wand. Teils verharren sie in regloser Starre, teils wippen sie in mechanischem Rhythmus hin und her. Manche tanzen stundenlang um sich herum und summen monotone Tonfolgen. Andere bleiben völlig stumm. Während das Sprachverständnis auf die primitiven Regungen der vegetativen Lebensvorgänge beschränkt ist, fehlen spontane Äußerungen vielfach. Oft liegt Echolalie oder Perseveration automatischer Wortfolgen vor. Ältere Kinder oder Jugendliche verlieren im schizophrenen Zustand die Sprache nicht so weitgehend. Auf ihre manierierte, verschrobene, oder sinnlose Ausdrucksweise wollen wir bei der Schilderung der dysphrasischen Sprachstörungen zurückkehren.

Zusammenfassend müssen wir also feststellen, daß das symptomatische Zustandsbild der Hörstummheit auf verschiedenen pathologischen Verzögerungen der zerebralen Reifung beruhen kann. Als Haupttypen stellten sich dafür die *ererbte Sprachschwäche* und die in verschiedenen Stadien der Entwicklung *er-*

worbene Aphasie heraus. Aus diesen beiden Gruppen gehen dann in einer Reihe von Kombinationen die vielfältigen klinischen Formen hervor, deren individuelle Züge durch die Zusammenarbeit der ärztlichen und psychologischen Spezialisten zu ergründen sind.

Die Therapie umfaßt die gleichen allgemeinen, medikamentösen und habilitativen Maßnahmen wie für verzögerte Sprachentwicklung. Die systematische *Sprachbehandlung* soll im vierten bis fünften Jahre beginnen, sobald ein Intelligenzalter von 4 Jahren erreicht ist. Jeder Zwang zum Nachsprechen ist jedoch zu vermeiden. Hingegen soll man die Freude hörstummer Kinder an Musik (ITARD, 1842) und am Nachahmen von Tierlauten (NADOLECZNY, 1929) therapeutisch entsprechend ausnützen.

Wie z. B. E. K. MONSEES (1957) schilderte, erscheint die bekannte *CID-Methode* nach MCGINNIS für hörstumme Kinder besonders geeignet. Bei diesem systematischen Lehrplan des Central Institute for the Deaf in St. Louis (Missouri) handelt es sich um ein extrem analytisches System. Es lehrt die Sprachlaute zuerst in völliger Isolation, dann die Wörter als getrennte Buchstabenfolgen (de-e-er Ha-u-en-de für „der Hund"), bis es erst viel später zur globalen Erfassung und Wiedergabe des Wortbildes fortschreitet.

Obwohl Taubstummenanstalten solche Kinder gerne aufnehmen, weil sie im Vergleich mit den viel mehr geschädigten Taubstummen viel besser lernen und daher dort bald zu den Musterschülern zählen, *gehören Hörstumme nie in eine solche Anstalt*. Es fällt nicht schwer, dies zu begründen. Einerseits ist die sprachliche Umwelt der gestikulierenden und immer unvollkommen sprechenden Taubstummen für hörende Kinder unzweckmäßig. Vor allem aber bedeutet der notgedrungenerweise und weitgehend auf die konkrete Begriffsbildung beschränkte Taubstummenunterricht eine völlig unnötige Einschränkung der geistigen Entwicklung derart falsch eingeschulter Kinder.

Deren richtige Einweisung in *Sonderklassen für aphatische Kinder* ist Sache des Schularztes oder des beratenden Facharztes. In enger Zusammenarbeit mit den Klassenlehrern, Sprachpathologen und beratenden Otolaryngologen soll der Schularzt Fälle von schweren aphasiformen Sprachstörungen an entsprechend eingerichtete Sprach- und Hörabteilungen überweisen. Dort kann die vollständige Auswertung durch die pädiatrischen, neurologischen, psychologischen und audiologischen Fachleute vor sich gehen.

Diese Behandlung durch eine *Spezialistengruppe* (team approach) geht auch aus den neuesten Berichten über das Problem hervor. In einer Besprechung der expressiven und rezeptiven Formen der Entwicklungsaphasie, also der Hörstummheit, legte C. P. S. GRIFFITHS (1964) Krankengeschichten mit genauen Einzelheiten vor, woraus sich die Art der Wiedererziehung ergibt. Ein Buch über das aphasische Kind von A. C. ROBERTS (1966) schließt detaillierte Anweisungen mit Erfolgsberichten ein. Ferner ist die ausführliche Krankengeschichte eines sprachlosen (non-verbalen) Kindes von S. KASTEIN (1966) zu erwähnen.

Prognose ist bei *geistig normalen* Kinder gut. In unbeeinflußten Fällen geht die Stummheit allmählich in hochgradiges Stammeln über. Später bestehen lange Zeit die Störungen von Satzform und Grammatik und behindern die Fortschritte in der Schule. Stottern kann sich ebenfalls anschließen, wie schon die alten Autoren wußten (H. GUTZMANN, 1924; A. LIEBMANN, 1924).

Es ist sogar die spontane Entwicklung einer *hohen Intelligenz* möglich, wie das klassische Beispiel Kaiser Maximilian I. beweist. Nach der Angabe von HIERONYMUS MERCURIALIS in der ersten zusammenfassenden Darstellung von Sprachfehlern (De morbis puerorum tractatus, Frankfurt 1584) war der „letzte Ritter" bis zum neunten Lebensjahre hörstumm gewesen. Falls indes ein gewisser *Intelligenzrückstand* vorliegt, dann wird die geistige Leistungsfähigkeit und damit auch der sprachliche Ausdruck zeitlebens beschränkt bleiben.

Die günstigen Ergebnisse der *Sprachbehandlung* zeigen sich gewöhnlich schon nach einigen Monaten der Übungstherapie. Dies ist sehr wichtig, weil solche Kinder dann doch noch halbwegs rechtzeitig in die Schule kommen und nicht allzu viel Zeit verlieren. Hierfür ist natürlich die richtige Diagnose eine unerläßliche Voraussetzung. Daran aber mangelt es leider noch immer nicht selten.

Literatur

Hörstummheit

ADLER, S.: The non-verbal child. Springfield, Ill.: Ch. C Thomas, 1964. — ALZINA, J.: Audimudismo. Acta O. R. L. Iber-Amer. 12: 291, 1961.

BANGS, J. L.: Idiopathic Language Retardation (Congenital Aphasia). Folia Phoniat. 3: 158, 1951. — BARRY, H.: The Young Aphasic Child. Washington: Volta Bureau, 1961. — BERRÜCOS, M. P.: Afasia Sensorial y Ceguera en la Infancia. Acta Audiol. Foniat. Hispano-Amer. 1: 237, 1959. — BROWN, S. F. (Editor): The Concept of Congenital Aphasia from the Standpoint of Dynamic Differential Diagnosis, A Symposium. 34th Annual Conv. Amer. Speech Hearing Assoc., New York, 1958. — BRUNNER, H., und E. STENGEL: Zur Lehre von den Aphasien im Kindesalter. V. Kongr. int. Ges. Logop. Phoniat. p. 10, Wien 1932. — BUSSE, E. W., and R. M. CLARK: The Use of the Electroencephalogram in Diagnosing Speech Disorders. in Children. Folia Phoniat. 9: 182, 1957.

COHEN, P.: Rh. Child: Deaf or 'Aphasic'? 2. 'Aphasia' in Kernicterus. J. Speech Dis. 21: 411, 1956.

DÖHRING, D. G.: Visual Spatial Memory in Aphasic Children. J. Speech Hearing Res. 3: 138, 1960.

EGLAND, G. O.: An Analysis of an Exceptional Case of Retarded Speech. J. Speech Dis. 19: 239, 1954. — EISENSON, J.: Perceptual disturbances in children with Central Nervous System Disfunctions and Implications for Language Development. Brit. J. Dis. Commun. 1: 21, 1966.

FRÖSCHELS, E.: Über Taubstumme und Hörstumme. Berlin–Wien: Urban & Schwarzenberg, 1911. — FURTH, H. G.: Sequence Learning in Aphasic and Deaf Children. J. Speech Dis. 29: 171, 1964.

GENS, G. W., and M. L. BIBEY: Congenital Aphasia: A Case Report. J. Speech Dis. 17: 32, 1952. — GOLDSTEIN, R., A. C. GOODMAN and R. B. KING: Hearing and Speech in Infantile Hemiplegia. Neurology, 6: 869, 1956. — GOLDSTEIN, R., W. M. LANDAU and F. R. KLEFFNER: Neurologic Assessment of Some Deaf and Aphasic Children. Ann. Otology, etc. 67: 468, 1958. — GREENE, M. C. L.: Differential diagnosis of developmental Aphasia. Speech Pathol. Ther. 7: 84, 1964. — GREWEL, F.: Speech, Language and Hearing Disorders in Encephalopathy. Folia Phoniat. 12: 282, 1960. — GRIFFITHS, C. P. S.: Treatment of developmental Aphasia. Speech Pathol. Ther. 7: 95, 1964. — GUTTMAN, E.: Aphasia in Children. Brain, 65: 205, 1942.

HAMMERSCHLAG, V.: On Disturbances of Speech in Childhood. Arch. Otology, 35: 379, 1906. — HANNIGAN, H.: Rh. Child: Deaf or 'Aphasic'? 3. Language and Behavior Problems of the Rh 'Aphasic' Child. J. Speech Dis. 21: 413, 1956. — HARDY, W. G.: On language disorders in young children: A reorganization of thinking. J. Speech Dis. 30: 3, 1965. — HEILBRONNER, K.: Die aphasischen, apraktischen und agnostischen Störungen. Handb. Neurologie von Lewandowsky, Bd. 1. Berlin: J. Springer, 1910. — HELLER, TH.: Hörstummheit. Archiv Psychiat. Stoerring-Festschrift 1930.

IRWIN, R. B.: Speech Comes to a Five-Year-Old Boy. J. Speech Dis. 11: 197, 1946.

KAINZ, F.: Alalia ex separatione. Z. Exper. Psychol. 6: 40, 1959. — KARLIN, I. W.: Aphasias in Children. Amer. J. Dis. Children. 87: 752, 1954. — KASTEIN, S.: Alalia. In Speech and Voice Correction von E. Fröschels 1948; — The birth of language: The history of a non-verbal child. Springfield: Thomas, 1966. — KASTEIN, S., and E. P. FOWLER JR.: Differential Diagnosis of children with Communication Disorders. Folia Phoniat. 12: 298, 1960. — Differential Diagnosis in Children with Communication Disorders: A Film Demonstration. Trans. Amer. Acad. Ophthalm. Otolar. 64: 529, 1960. — KLEFFNER, F. R.: Teaching Aphasic Children. Education, 79: No. 7, 1959. — KÖHLER, O.: Wolfskinder. Folia Phoniat. 4: 29, 1952. — KÜNBURG, M. VON: Vortrag über psychologische Betrachtungsweise zentral bedingter Sprachstörungen. Münch. med. Wschr. 3: 132, 1931; — Künstlicher Sprachaufbau und Sprechmelodie. (Zur Pathologie der Sprachentwicklung). Mschr. Psychiat. 98: 168, 1938.

LANDAU, W. M., and F. R. KLEFFNER: Syndrome of Acquired Aphasia with Convulsive Disorder in Children. Neurology, 7: 523, 1957. — LIEBMANN, A.: Vorlesungen über Sprachstörungen. No. 3: Hörstummheit. — LOEBELL, H.: Singen statt Sprechen bei Hörstummheit. Schriften Sing-Sprachkultur, 1: 50, 1940. — LUCHSINGER, R.: Die Hörstummheit. Pro Infirmis, Jan. 1947, p. 31; — Audimutitas. Atti Lab. Fonet. Univ. Padova, 2: 1, 1952.

MASON, M. K.: Learning to Speak After Six and One-Half Years of Silence. J. Speech Dis. 7: 295, 1942. — MEYERS, R., and M. E. MEYERS: Adjustment Problems of the Aphasic Child. The Crippled Child: 28: 10, 1951. — MONSEES, E. K.: Aphasia in Children: Diagnosis and Education. J. Austral. Coll. Speech Ther. 7: 3, 1957. — MORAGAS, J. DE: Afasia Infantil Como Dificultad Psicomotora y Falta De Languaje Como Dificultad De Pensamiento. Acta O. R. L. Iber-Amer. 12: 261, 1961. — MORLEY, M. E.: Developmental Receptive-Expressive Aphasia. Speech Pathol. Ther. 3: 64, 1960. — MORLEY, M., D. COURT, H. MILLER and R. F. GARSIDE: Delayed Speech and Developmental Aphasia. Brit. Med. J. p. 463, 1955/11. — MYKLEBUST, H. R.: Training Aphasic Children (Suggestions for Parents and Teachers). Volta Bureau, Reprint No. 660; — Rh Child: Deaf or 'Aphasic'? 5. Some Psychological Considerations of the Rh Child. J. Speech Dis. 21: 423, 1956: Language Training: A Comparison Between Children with Aphasia and Those with Deafness. Amer. Annals Deaf, 101: 240, 1956.

NADOLECZNY, M.: Hörstummheit. Zbl. Hals- usw. Heilk. 9: 891, 1926. — NANCE, L. S.: Differential Diagnosis of Aphasia in Children. J. Speech Dis. 11: 219, 1946.

OLMSTED, R. W. (Edit.): Symposium on disorders of communication: speech. J. Pediat. 62: 1, 1963.

PALMER, M. F.: Auscultation of the Head in Congenital Aphasoid Conditions. Folia Phoniat. 15: 278, 1963.

QUIRÓS, J. B. DE: Language examination in school-age dysphasic children. Internat. Audiol. 1: No. 1, 1962.

RIDDER, D. DE: Un Cas d'audi-mutité mixte. Rev. Franç. Phoniat. 6: 231, 1938. — ROBERTS, A. C.: The aphasic child. Springfield, Ill.: Ch. C Thomas, 1966.

SCHLANGER, B. B.: Mentally Retarded and/or Aphasic. Training School Bull. 54: 62, 1958. — STERN, H.: Die verschiedenen Formen der Stummheit. Wien. Med. Wschr. 60: 1910. — SUBIRANA, A.: Vision Panoramica de los Problemas que Comporta la Afasia Infantil. An. Medicina, 46: 141, 1960; — Vision Panoramica de los Problemas que Comporta la Afasia Infantil. Acta O. R. L. Iber-Amer. 12: 204, 1961. — SUBIRANA, A., J. COROMINAS and L. OLLER-DAURELLA: Las afasia congénitas infantiles. Actas Luso-Españolas Neurol. Psiquiat. 9: 14, 1950. — SUGAR, O.: Congenital Aphasia: An Anatomical and Physiological Approach. J. Speech Dis. 17: 301, 1952.

THIESS, F.: Hörstummheit. Z. Hals- usw. Heilk. 39: 1936.

WEST, R. (Edit.): Childhood aphasia. San Francisco: Calif. Soc. Crippled Children Adults, 1962. — WOOD, N. E.: Decision Making: Childhood Aphasia. ASHA, 5: 571, 1963. — WORSTER-DROUGHT, C.: An Unusual Form of Acquired Aphasia in Children. Folia Phoniat. 16: 223, 1964.

3. Angeborene Worttaubheit: Auditive Agnosie

Synonyma und verwandte Zustände. Sensorische Hörstummheit, Seelentaubheit, Rindentaubheit, Hirntaubheit, Surdomutitas corticalis, akustische Unerweckbarkeit, infantile rezeptive Aphasie, Auditory agnosia, Congenital auditory imperception, Mind deafness, Psychic deafness, Cortical deafness, Verbal-auditory agnosia, Congenital word deafness.

Definition. Seelentaubheit oder auditive Agnosie ist die Unfähigkeit, jedwede Schallerscheinungen an ihrem Klange zu erkennen. Damit ist sie der schwerste Grad einer Reihe von zentralen Störungen der auditiven Wahrnehmung, welche im Kindesalter die Entwicklung der Sprache verhindern können. Die angeborene Worttaubheit ist ein untergeordneter Zustand; sie verhindert das Verstehen der Sprache, obwohl diese gehört wird. H. MYKLEBUST (1954) bemerkt dazu sehr richtig, daß die auditive Agnosie sowohl sprachliche als auch nicht-sprachliche Klangerscheinungen betrifft. Somit ist diese Unfähigkeit mehr ausgedehnt als die erworbene Ton- und Worttaubheit der rezeptiven Aphasie beim Erwachsenen. Auch I. G. TAYLOR (1966) akzeptiert die klinische Unterscheidung zwischen den expressiven und rezeptiven Formen der Entwicklungsaphasie, obwohl er über die Terminologie Bedenken hat.

Die angeborene Worttaubheit war seit langem als akustische Agnosie bekannt. Hier finden wir uns wieder vor einem terminologischen Dilemma. Die Optik ist die physikalische Wissenschaft von den Lichterscheinungen. Sie beschäftigt sich nicht mit der Physiologie des Auges oder den psychologischen Eigenheiten des Sehens. Diese sind Aufgaben in dem visuellen Sektor der Sinnespsychologie. Der grundlegende Unterschied zwischen den *optischen* Gesetzen der Physik und den *visuellen* Untersuchungen von Seiten der Neurologie und experimentellen Psychologie ist im deutschen Sprachgebrauch allgemein anerkannt.

Die Akustik als Teil der Physik beschäftigt sich mit den meßbaren Eigenschaften des Schalles. Als solche hat sie nichts mit der Physiologie des Ohres und der Psychologie des Hörens zu tun. Die auditiven Eigenheiten des psychologischen Hörvorganges werden wieder von der experimentellen Sinnesphysiologie, Audiologie und Psychoakustik untersucht. Wenn wir also optische Eigenschaften von visuellen Fähigkeiten unterscheiden, dann müßte die analoge Unterscheidung auch für die Welt des Schalles Geltung haben. Somit schlagen wir vor, die Bezeichnung *akustisch* auf die physikalischen Eigenschaften des objektiven Schalles zu beschränken, während der Begriff *auditiv* auf die hirnphysiologischen und sinnespsychologischen Vorgänge des Hörens hinweist. Wie man das auf die Audition bezügliche Eigenschaftswort endgültig übersetzen will, muß dem Geschmack der Mehrheit überlassen bleiben. Statt auditiv kann man auch auditorisch oder auditoriell sagen.

Pathogenese. Seit NADOLEZNYS kritischer Auseinandersetzung mit den damaligen Erkenntnissen in seinem Lehrbuch (1926) und Handbuchaufsatz (1929) ist die Frage nach der Bedeutung des Zustandsbildes von Seelentaubheit für die gleichzeitige Stummheit der betroffenen Kinder weitgehend geklärt worden. Wie er vorausgesagt hatte, ist es mit den neuen Hörprüfungsmethoden gelungen, den Einfluß der Hörstörungen abzugrenzen und das Wesen der gestörten zentralen Hör- und Auffassungsleistung näher zu erkennen. Dazu haben die voneinander unabhängigen Arbeiten mehrerer Autoren beigetragen. Es handelt sich um a) klinische Beobachtungen an Seelentauben, b) eine neuartige Serie von oto-neurologischen Studien zentraler Hörstörungen und c) die psycho-akustischen Befunde der überschwelligen Audiometrie. Daraus ergibt sich schließlich d) die phoniatrische Analyse der angeborenen Worttaubheit und Seelentaubheit.

a) Klinische Beobachtungen an Seelentauben

Zunächst sind die otologischen und phoniatrischen Beobachtungen von H. LOEBELL (1944) an neun seelentauben Kindern wichtig. Es handelt sich um zwei Knaben und sieben Mädchen im Alter von $3^1/_2$ bis 9 Jahren. Diese Geschlechtsverteilung steht im Gegensatz zu den Verhältnissen bei angeborenen Hemmungen der Sprachentwicklung. Es dürften also vorwiegend erworbene Schädigungen vorgelegen sein. Die besondere Bedeutung dieser Arbeit liegt in der ausführlichen Beschreibung des Zustandsbildes im Kindesalter.

Die *periphäre Hörschärfe* erschien bei allen Kindern normal, wenn auch trotz sorgfältiger Prüfung bei den zwei jüngsten Kindern eine gewisse Einschränkung nicht ausgeschlossen war. Als Ursache der Stummheit war Schwerhörigkeit jedoch auszuschließen. Die kinderärztliche und psychiatrische Untersuchung ergab *normale Intelligenzgrade*. Als wesentlichste Einzelheit des Erscheinungsbildes stellte sich die *Unfähigkeit des Erkennens von Klängen und Geräuschen* heraus. Weder Sprachklänge und Tierlaute, noch Musikinstrumente oder die Geräusche von bewegten Gegenständen (Schlüssel, Münzen, Streichholzschachtel) waren mit dem Gehör erkennbar, obwohl sie gehört wurden.

Während der Hörprüfung ist ferner die hochgradig *gestörte Schall-Lokalisation* aufgefallen. Die Kinder drehten sich zum Beispiel um, wenn eine Glocke vor ihnen ertönte, oder blickten ratlos nach allen Seiten. Wegen der *auditiven Unaufmerksamkeit* machten auch starke akustische Reize keinen Eindruck auf die Kinder, wenn sie etwa in die Betrachtung eines Bilderbuches vertieft schienen. Aus demselben Grunde verstanden die Kinder an sie gestellte Fragen erst nach mehrmaligem Wiederholen. Der Untersucher hatte den Eindruck, daß die gehörten Worte dem Begriffszentrum öfter angeboten werden mußten, bis ihr Sinn verstanden war.

Zwei bisher nicht bekannte positive Eigenschaften erweckten besonderes Interesse. Die Kinder zeigten ein auffallend *gutes räumliches Orientierungsvermögen*, auch in fremden Städten, Straßen und Häusern. Dies können wir bestätigen, seit wir darauf achten. Die Eltern sind selbst verwundert, wie gut die Kleinen sogar nach langer Zeit den Weg zum Arzt wieder finden, auch wenn sie nur einmal bei ihm und zum ersten Male in einer Stadt waren. Als zweites fiel die ungewöhnlich *gute visuelle Verständigung* dieser Kinder mit ihren Angehörigen oder Erziehern auf. Gesten oder Blicke der Eltern genügen fast immer zur Lenkung. Oft verstehen die Seelentauben Aufträge am besten durch *Ablesen vom Munde*.

Auf unsere Bitte hat LOEBELL diese Kinder im Jahre 1947 noch einmal untersucht, als sie vier Jahre älter waren. Seinen ausführlichen Befunden schloß er eine zusammenfassende Erklärung an. Im wesentlichen wurden die früheren Untersuchungsergebnisse bestätigt. Alle Kinder hatten sprechen gelernt. Mit entsprechender Nachhilfe machten sie auch im Lesen, Schreiben und Rechnen Fortschritte. Satzbildung, sprachlicher Ausdruck und Sprachverständnis waren aber meist noch rückständig. Ebenso blieb die *erschwerte auditive Auffassung* weiter nachweisbar. Obwohl noch immer schwer prüfbar, erwies sich die periphäre Hörschärfe als ausreichend. Bloß in den Fällen Nummer 4 und 9 lag hoch- bzw. mittelgradige labyrinthäre Schwerhörigkeit vor, deren Diagnose somit zu revidieren war. Genaue Einzelheiten waren in den beiden Buchauflagen (1949, 1959) enthalten. Sie sind für unsere jetzigen Kenntnisse nicht mehr wichtig.

b) Otoneurologische Studien zentraler Hörstörungen

Durch die Verbindung audiologischer und phonetischer Gesichtspunkte gelangen gewisse Fortschritte in der Analyse von zentralen Hörstörungen. Wegen des innigen Zusammenhanges der auditiven und phonischen Leistungen lag daher die Ausweitung der hörpathologischen Erkenntnisse auf phoniatrische Fragen nahe. In dieser Hinsicht scheinen die folgenden Beobachtungen wichtig zu sein.

Fall 1. ARNOLD (1943) fand in einem Falle von traumatischer *Leitungsaphasie* nach *links*seitiger Karotisverletzung eines *Rechts*händers eine merkwürdige zentrale Hörstörung mit neuartigem Hörbild. Trotz normaler Hörschärfe für laute und geflüsterte Sprache und normalen oberen Tongrenzen bestand eine hochgradige subjektive Hörstörung durch verzögertes und entstelltes Hören des *rechten* Ohres. Die rechtsseitige Verkürzung der Hördauer aller Stimmgabeltöne war durch *verspätete* und *unsichere* Reaktion sowie durch *seitenfalsche* Lokalisation bedingt. Dieses wichtige Symptom des gestörten Richtungshörens bezeichnete G. Herrmann als akustische oder *auditive Allästhesie* (Arnold und Herrmann, 1944).

Im Verlaufe der quantitativen Hörprüfung mit Stimmgabeln ergab sich, daß nur *laute* Töne rechts prompt, sicher und seitenrichtig wahrgenommen wurden. Im Audiogramm kamen diese Symptome in der Form von drei Zonen zum Vorschein (Abb. 51). Dabei zeigte die leicht verminderte *absolute Hörschwelle* des rechten Ohres den Beginn der allästhetisch links gerichteten Hörwahrnehmung. Die *relative Hörschwelle* des rechten Ohres entsprach dem Eintritt der

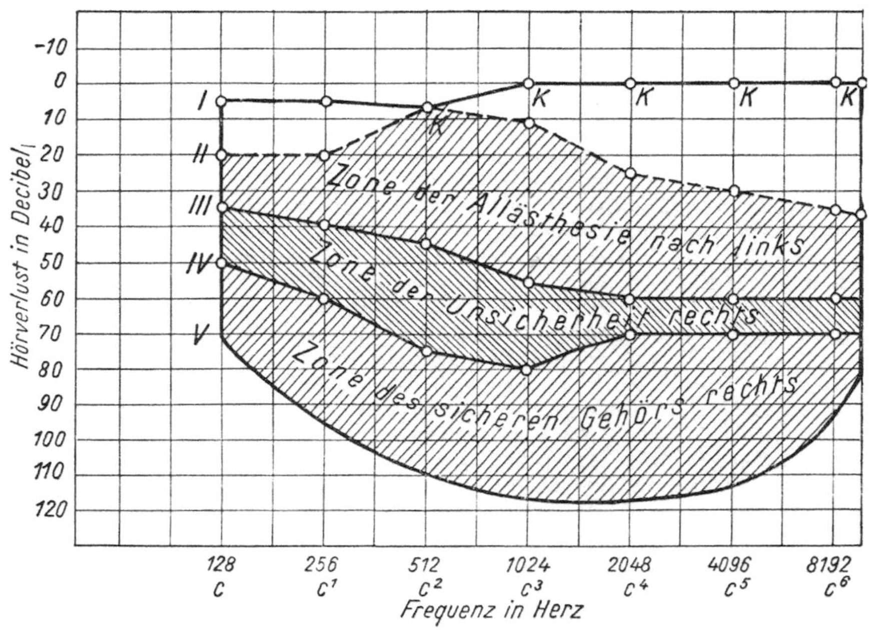

Abb. 51. Audiogramm bei kortikaler Hörstörung. *I* normale Hörschwelle des linken Ohres, *II* absolute Hörschwelle rechts mit falscher Lateralisation ins linke Ohr (auditive Allästhesie), *III* und *IV* relative Hörschwellen rechts, *K* Knochenleitung.

korrekten rechtsseitigen Hörwahrnehmung. Wegen des großen *Schwellenunterschiedes* bei zu- und abnehmender Intensität umfaßten diese beiden relativen Hörschwellen die Zone des unsicheren Gehörs. Demnach zerfiel das leicht eingeschränkte Hörfeld rechts in drei gesonderte Zonen: *Allästhesie* für geringe Intensitäten, *unsichere Lokalisation* mittlerer Tonstärken und *sichere Seitenerkennung* nur bei hohen Lautstärken.

Fall 2. Betraf eine *thalamische Hörstörung* mit Parakusie nach Fleckfieber. Ein *Rechtshänder* entwickelte ein *rechts*-hirniges Thalamus-Syndrom nach Roussy mit *links*seitig hemianoptischer Seh- und Hörstörung (Abb. 52). Der damals erstmalige Versuch, bei einer sicher zentralen Hörstörung eine binaurale Hörprüfung durchzuführen, objektivierte die vorhandene *Diplakusis* und demonstrierte eine *binaurale Dissoziation* von beidseits identischen Hörreizen. Ein beiden Ohren gleichzeitig gebotener Ton wurde nämlich wegen der Diplakusis beidseitig getrennt gehört. Zwischen den Frequenzen von 2350 bis 4700 Hz fehlte eine derart isolierte monaurale Hörschwelle eines bilateral gebotenen Tones, weil in diesem Bereiche keine Diplakusis bestand. Somit läßt sich dieser paradoxe Ausfall des Stenger Versuches im linken Ohre nur durch die Diplakusis in Folge der „Verstimmung" der gestörten *rechts*hirnigen Hörsphäre erklären.

Fall 3. Im Hinblick auf LOEBELLs Feststellung des *gestörten Richtungshörens* bei Seelentauben ist unser dritter Fall von *zentraler Hörstörung mit Parakusie* wegen Geschwulst in der Gegend des *linken* Thalamus eines *Links*händers wichtig. Durch Analyse der subjektiven und objektiven Symptome dieser Hörstörung im *rechten* Ohre ließ sich wieder der Verlust des Entfernungs- und Richtungsgehörs nachweisen. Das Sprachverständnis erschien wesentlich schlechter als der Ausfall der Reintonprüfung erklärte. Diese *Schizakusis* (F. KOBRAK, 1951) gilt für zerebrale Hörstörungen als allgemein charakteristisch.

Fall 4. Ähnliches war auch in einem vierten Fall von *zentraler Hörstörung mit Parakusie* nach Hinterhauptverletzung zu finden. Ein *Rechts*händer litt nach Granatsplitterverletzung an zentralen Seh- und Hörstörungen mit Überwiegen der *linken* Seite. Neben den parakusischen Störungen fiel hier die zentrale *Entstellung der Klangwahrnehmung* besonders auf. Während

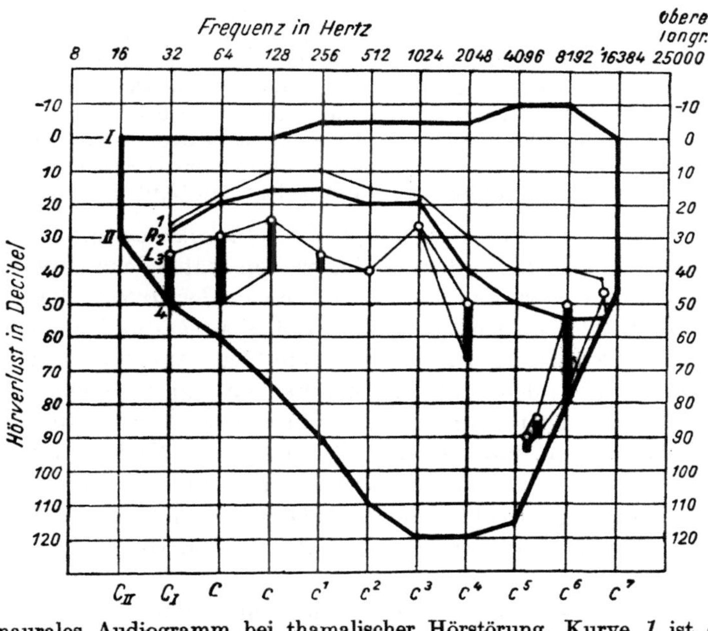

Abb. 52. Binaurales Audiogramm bei thamalischer Hörstörung. Kurve *1* ist die normale Schwelle mit Doppelkopfhörer. R_2 und L_3 zeigen die subjektive Dissoziation der Schwellen für identische binaurale Töne (paradoxer STENGER Test).

laute Töne oder Klänge als solche erkennbar blieben, bewirkten leise Klänge den subjektiven Eindruck unangenehmer Geräusche. Alle dysgnostischen Erscheinungen waren in der stärker betroffenen Hörsphäre des *linken* Ohres deutlicher ausgeprägt. Dies entspricht wieder einer stärkeren Schädigung der unterwertigen *rechten* Hirnhälfte.

Fall 5. Den fünften Fall von *zentraler Hörstörung mit rezeptiver Pseudoamusie* nach Hirnhautentzündung einer *rechts*händigen Frau haben ARNOLD und POETZL (1947) gemeinsam veröffentlicht. Neben den prinzipiell den vorherigen Fällen ähnlichen Symptomen der subjektiven Wahrnehmungsstörung des *rechten* Ohres ließ sich wieder eine *Besonderheit des Richtungshörens* feststellen. Trotz alter linksseitiger Taubheit merkte die hoch intelligente Kranke deutlich, daß sie von rechts oben besser und weniger entstellt hörte als aus anderen Richtungen. Obwohl diese Krankheitsprozeß in den Hirnstamm zu verlegen war, fiel dennoch die Ähnlichkeit mit den im Großhirn bedingten Parakusien auf. Anderseits ergaben sich symptomatische Übereinstimmungen mit den *periphären Dysakusien.* Heute sehen wir in solchen Problemen schon klarer, wie im Kapitel über musikalische Störungen geschildert wurde.

Fall 6. ARNOLD und SEITELBERGER (1949) untersuchten einen weiteren Fall von thalamischer Hörstörung einer *rechts*händigen Frau nach präeklamptischer Hirnblutung im Mark der *rechten* parieto-okzipitalen Region und des *rechten* Thalamus. Wieder zeigte das Audiogramm mit Doppelkopfhörer eine *Dissoziation des binauralen* Hörens. Die Analyse der neurologischen Symptome zeigte die kategorische Identität aller Störungen in der Sinnesfunktion zufolge dieser thalamischen Läsion. Daraus folgt, daß die thalamische Hörstörung eine Teilerscheinung der allgemeinen Symptomatologie des Thalamus Syndromes darstellt. Diese Hörstörung ist allen anderen sensorischen, kinesthetischen, agnostischen und apraktischen Funktionsverlusten durchaus analog. Alle sensorischen Einbußen in diesem Falle betrafen die *linke* Seite des Körpers. Sie waren also wieder der Lage des thalamischen Herdes kontralateral. Am hervorstechendsten waren die Befunde der optisch-geometrischen Dysgnosie, der konstruktiven Apraxie und des allgemeinen Verlustes der räumlichen Orientierung. Im wesentlichen bedeuten diese Störungen Zeichen einer Interferenz oder verminderten Integration im Zusammenspiel der beiden zerebralen Hemisphären.

Fall 7. Sogar die *autoptische Kontrolle* der auditiven Allästhesie ist bereits gelungen, nachdem SEITELBERGER (1951) einen Fall von *links*seitiger Hemiplegie mit Allästhesie nach *rechts* beschrieben hatte. Es handelt sich um eine Thrombose der *rechten* mittleren zerebralen Arterie. Deshalb wurde die fehlerhafte Zuwendung auf akustische Reize aus dem Außenraum als Folge der Ausschaltung einer Hörrinde gedeutet, welche nicht mehr am Erkennen der Schallrichtung teilnehmen konnte. In diesem Falle war das temporale Hörfeld auf der *rechten* Seite zerstört. Wie in dem ersten Falle war dann die auditive Allästhesie des betroffenen kontralateralen Ohres zu derjenigen Hirnseite gerichtet, welche den Herd enthielt.

8. Studie. In seinen *neurophysiologischen Auslegungen* dieser Krankheitsbilder hat PÖTZL (1946, 1947) darauf hingewiesen, daß solche parakusische Störungen mit lokalisierbaren Krankheitsprozessen in der *unterwertigen* Hirnhälfte zusammenhängen, also in der *rechten* des Rechtshänders und umgekehrt. Demnach scheint eine Erklärung der *Parakusien* mit der Annahme von Interferenzerscheinungen zwischen den beiden Hirnhälften im Prinzip möglich zu sein. Als wesentliches Zeichen der thalamischen Hörstörung nehmen wir derzeit eine Störung im Thalamus der unterwertigen Hirnhälfte an. Nach PÖTZL ist dies ein gesetzmäßiges Verhalten, welches auf der seitendifferenten Struktur der zugrunde liegenden Hirnvorgänge beruht. Offenbar hängt dies mit einer *vermehrten Störbereitschaft* der auditiven Wahrnehmung in der rechten Hemisphäre des Rechtshänders zusammen.

Die *thalamische Hörstörung* ist durch eine rein monotische Symptomatologie gekennzeichnet, weil sie das Ohr kontralateral zur Seite des Herdes betrifft. Sie besteht vornehmlich in einer *subjektiven Veränderung* aller gehörten Klangqualitäten im betroffenen Ohr. Ein anderes typisches Zeichen ist die große emotionelle Störung wegen dieser subjektiven Klangveränderung. Bei binauralem Hören führt das dann zu Doppelt-Hören verschiedener Art und durch Interferenz der beiden Hörsphären zur weiteren Verstärkung der für das betroffene Ohr allein schon sehr quälenden Parakusie. Solche Patienten erklären, daß alle Arten von Schall und besonders Musik unerträgliche Empfindungen auslösen, vor allem in dem betroffenen Ohr. Analoge Interferenzen der Hirnhälften mit gleichartigen *Störungen des Sehaktes* nach Läsionen des Parietal-Lappens findet man im neurologischen Schrifttum analysiert. Ebenso sind für alle von uns beschriebenen Befunde entsprechende Gegenstücke auf anderen Sinnesgebieten nachweisbar.

9. Studie. Alle bisherigen Beobachtungen zusammenfassend, gab schließlich ARNOLD (1951) einen Überblick der wesentlichen Ergebnisse. Zunächst fiel wieder die *Diskrepanz des Gehöres* für reine Töne und für Klänge auf. Die entsprechende Diskrepanz zwischen Reintongehör und Sprachverständnis, oder das Phänomen der *Schizakusis* gilt allgemein für zerebrale Hörstörungen als charakteristisch.

Parästhesien verschiedener Sinnesqualitäten verleiden jeden Musikgenuß. Als gesichert gilt der audiometrische Nachweis der *auditiven Allästhesie*, also die fehlerhafte Projektion von Hörwahrnehmungen aus dem gereizten Ohr zur anderen Seite. Die subjektiven Wahrnehmungsstörungen für isolierte Schallqualitäten machen sich als *Parakusien* verschiedener Art bemerkbar. Diese unterscheiden sich klar von den paramusischen Ausfällen bei Verlust der inneren Musikfähigkeit. In allen unseren Fällen blieb die innere Musik, namentlich die Wahrnehmung und Reproduktion von Melodie und Rhythmus intakt. Rezeptive Dysmusie kortikalen Ursprunges lag also nicht vor.

In historischer Hinsicht ist bemerkenswert, daß die für die audiologische Praxis allgemein wichtige Prüfung des *Lautheits-Ausgleiches* (Rekrutment) in jenen Fällen erstmalig zur Differenzierung zentraler Hörstörungen versucht wurde. Dazu gehört ARNOLDS binaurale Hörprüfung wie in Abbildung 52 (1943), sowie LUCHSINGERS (1947) vorgenommene binaurale loudness balance bei einer zentralen Hörstörung mit Parakusie nach Hirnprellung. Er fand damals ein *Auseinanderfallen* der überschwelligen Hörkurven trotz fast identischen Schwellenwerten. Diesem Befund entspricht das „vermehrte Abheben" der retrolabyrinthären Hörverlustkurve in LANGENBECKS Geräusch-Audiogramm. Jedenfalls lag bei diesen zentralen Hörstörungen *kein Rekrutment-Phänomen* vor. Eben das gilt seither als eines der häufigsten Kennzeichen der retrolabyrinthären Hörstörungen.

Darüber hinaus gibt es zahlreiche weitere generelle und individuelle Besonderheiten wie: *Dissoziationen der binauralen Hörwahrnehmung* nach verschiedenen Kategorien; paradoxe Ausfälle oder *ungewöhnliche Verdeckungseffekte* beim STENGER-Versuch, wie etwa das bessere oder „frühere" Hören im betroffenen Ohre trotz seinem größeren Schwellenverlust; *Umkehrphänomene* der Hörschwelle auf den höheren Intensitätslagen, so als ob ein Gegensatz zu Rekrutment vorläge; objektivierbare Nachweise von *subjektiven Tonhöhenunterschieden*; sowie weitere Phänomene von *Diplakusis*. Es ist nicht möglich, die große Vielzahl dieser eigentümlichen Abwegigkeiten in einem kurzen Umriß darzustellen. Ebenso muß ein Hinweis auf unser im gleichen Referat (1951) vorgeschlagene Untersuchungsschema für zentrale Hörstörungen genügen.

Daß es sich bei diesen psychoakustischen Studien gewisser zentraler Hörstörungen keineswegs um ausgefallene Sonderbefunde handelt, geht aus späteren Beiträgen hervor BENDER, WORTIS und CRAMER (1948) beschrieben einen weiteren Fall von allgemeiner und auditiver *Allästhesie*. Dann bestätigte M. SALTZMAN (1952) die wesentlichen Züge der *thalamischen Hörstörung*, auf welche übrigens H. HEAD schon im Jahre 1922 kurz hingewiesen hatte. R. GOLDSTEIN und Mitarbeiter (1956) studierten das Sprachgehör nach kindlicher Hemiplegie. Sie fanden normales Tongehör, jedoch eine verminderte Fähigkeit der *Diskrimination* von Sprachklängen, besonders im Ohr kontralateral zur geschädigten Hirnhälfte. Im besseren Ohr, also kontralateral zur normalen Hirnhälfte, wurde indessen klarer gehört. Diesem *unklaren* Hören wegen der parakusischen Klangentstellung sind wir in unseren eigenen Fällen wiederholt begegnet.

c) Überschwellige Audiometrie bei angeborener Worttaubheit

Diese neuen otoneurologischen Erkenntnisse über das Wesen der zerebralen Hörstörungen ermöglichten einige Rückschlüsse auf die Natur der hochzentralen Vorgänge bei der Ton- und Klangwahrnehmung sowie beim Richtungshören (PÖTZL, 1946, 1947). Bald nachher führte LUCHSINGER (1947) diese Gedankengänge mit seiner Arbeit über den Zusammenhang von Hörstummheit und kortikalen Hörstörungen in die sprachärztliche Forschung ein. Wieder war es das Symptom der *Parakusie* und des *gestörten Richtungshörens*, also die auditive *Allästhesie* G. HERRMANNS, welche er in einem Falle von überwundener Hörstummheit nachweisen konnte. Damit hatte er gezeigt, daß die Sprachentwicklungsstörung in seinem Falle nicht einer kindlichen expressiven Aphasie entstammte, sondern den von Arnold und Pötzl (1943—1951) beschriebenen dysgnostischen Syndromen der zerebralen Hörstörung mit Parakusie zugehört.

Aus diesen und ähnlichen Beobachtungen darf man ferner die Schlußfolgerung ziehen, daß solche *zentrale Hörstörungen im Kindesalter* schwere Entwicklungshemmungen der Sprache verursachen können. Hingegen schädigen die *erworbenen Läsionen der Hörwahrnehmung im Erwachsenen* nicht mehr die Sprache, sondern lösen vorwiegend parakusische und dysmusische Störungsbilder aus. Luchsinger hat somit nicht nur Nadolecznys Forderung nach genauen Hörprüfungen bei Hörstummen und Seelentauben erfüllt, sondern auch dessen Vorhersage bestätigt, daß nach derart genauen audiologischen Analysen bessere Erkenntnisse den widerspruchsvollen Begriff der „sensorischen Hörstummheit" verdrängen werden. Er war auch imstande, aus dem bisherigen Sammelbegriff der Hörstummheit besondere Krankheitsbilder abzusondern. Ein solches ist die doppelseitige *zerebrale Störung der Hörwahrnehmung* unter dem Bilde einer kindlich-seelentauben auditiven Agnosie oder Worttaubheit. Dafür bot Luchsinger (1947, 1952, 1956) mehrere Beispiele von wiederholt nachgeprüften Fällen, deren ausführliche Beschreibung in den früheren Buchauflagen enthalten war.

In der letzten Veröffentlichung (1956) gab Luchsinger zwei weitere Fälle von zentraler Hörstörung unter dem Bilde der auditiven Agnosie bekannt. Wieder ließ sich dabei die zentrale Natur der Parakusie durch das Geräuschaudiogramm nachweisen. Dafür gilt nach B. Langenbeck (1963) 1. der *weite Abstand* zwischen dem Hörschwellenoptimum und der Geräuschschwelle, sowie 2. die *Kuppenform* der tiefliegenden Geräuschkurve als Kennzeichen. Weil schließlich die zentrale Parakusie Rindenstörungen im Temporal-Lappen vermuten läßt, legte Luchsinger die Enzephalogramme dieser Patienten vor. Tatsächlich ergaben sich daraus weitere Bestätigungen für die pathologischen Vorgänge in der Hörrinde derartiger Patienten.

d) Phoniatrische Analyse der Worttaubheit

Ätiologie. Unter den Ursachen der Seelentaubheit stehen nach H. Loebells (1944) Befunden erbliche Anlagemängel und Geburtsschäden an der ersten Stelle.

Genotypische Ursachen. Der Einfluß der *vererbbaren Entwicklungshemmungen* auf dem Gebiete der motorischen und sensorischen Leistungen auf die Ausbildung der sprachlichen Fähigkeiten ist schon lange gebührend eingeschätzt worden. Heute erklärt man diese Beziehungen zwischen der genotypisch vorbestimmten Veranlagung und dem endgültigen Resultat des Spracherlernens mit dem vom Luchsinger erarbeiteten *Sprachschwächetypus*. Oft auf familiärer Grundlage beruhend, zeigt dieser angeborene Mangel an sprachlichem Talent viele Ähnlichkeiten mit der ebenfalls familiär vorbestimmten mangelhaften musikalischen Begabung. Vielfach sind diese beiden Anlagemängel auch gemeinsam vorhanden. J. B. de Quirós (1962) untersuchte das Vorkommen von auditiver Agnosie in einer großen Zahl von Schulkindern (1278 samt den Kontrollen). Unter den ätiologischen Faktoren befanden sich 29% von Vererbung, 21% Geburtsschädigungen, 17% Krampfanfälle mit hohem Fieber und 28% von motorischem Infantilismus oder kongenitaler Dyspraxie.

In symptomatischer Hinsicht kommt dieses konstitutionelle Störungsbild der Minderbegabung in der auditiven Modalität in verschiedenen aber sehr typischen

Syndromen der angeborenen Sprachschwäche zum Vorschein. Fast immer steht dabei die Anlageschwäche der *angeborenen Amusie* im Vordergrunde. Deren dysgnostische und dysperzeptive Züge haben mit den *erworbenen Parakusien* bei zentralen Hörstörungen der Erwachsenen viel gemeinsam. Gleiches betonte M. E. MORLEY (1960): auditive Agnosie im Kindesalter verhindert die Singfähigkeit und schränkt jede rhythmische Leistung ein, sowohl die rezeptive als auch die produktive. So stellt sich immer klarer heraus, was man sich unter der auditiven Minderbegabung der sprachschwachen Kinder vorstellen muß. Musikalische und sprachliche Begabung gehen gewöhnlich parallel. Verminderung der einen bringt zumeist die gleiche Einschränkung der anderen mit sich. R. S. ILLINGWORTH (1961) findet, daß die *verzögerte Reifung des Hörens* nicht selten vorkommt, sogar in sonst normalen Kindern. Aus dieser Verzögerung kann sich dann die entwicklungsmäßige Form der Worttaubheit entwickeln.

Phänotypische Ursachen. Unter den erworbenen Ursachen scheinen die *Geburtsschädigungen* in den Fällen von kindlicher Worttaubheit mit zentralen Störungen des Hörens und des Sprachverständnisses häufig zu sein. Geburtsschädigungen können durch organische Läsionen von kortikalen und tieferen Zentren innerhalb der motorischen Felder und Bahnen, sowie der sensorischen Areale, bleibende Defekte hinterlassen. Hörstörungen wegen Rh Inkompatibilität mit *postikterischer Enzephalopathie* können peripherer, zentraler, oder kombinierter Natur sein, wie auf S. 574 noch zu besprechen ist. Es ist nicht unwahrscheinlich, daß künftige Studien gewisse Fälle von auditiver Agnosie als Folgen von Rh Komplikationen nachweisen werden.

Gleiches gilt für die von LOEBELL ebenfalls angeschuldigten *schweren Krankheiten im Kindesalter*. Meningitische oder enzephalitische Komplikationen sind im Gefolge von Infektionskrankheiten nicht selten. Die im Kindesalter so häufigen Krämpfe, namentlich mit hohem Fieber, lenken immer wieder die Aufmerksamkeit auf solche organische Defekte. Auch LUCHSINGER nimmt in seinem zweiten Falle eine meningo-enzephalitische Erkrankung als Ursache an. NADOLECZNY (1926, 1929) glaubte, daß *vestibuläre Störungen* ohne direkte ursächliche Bedeutung für das Auftreten von zentralen Hörstörungen sind. Es kann jedoch vorkommen, daß diffuse Hirnschäden sowohl in der Rinde als auch im Stammhirn vorliegen. Wie SEEMAN (1959) zeigte, ergibt sich dann ein zusätzlicher diagnostischer Hinweis aus der zufälligen Kombination von auditiven und vestibulären Störungen.

Symptome. Die Zeichen der angeborenen Worttaubheit oder allgemeinen Seelentaubheit haben wir aus den bisherigen Schilderungen zum Teil kennengelernt. Als Hauptsymptom gilt die Unfähigkeit, Klänge und Geräusche mit dem Ohr zu erkennen, also die *Agnosie für Sprache, Klänge und Geräusche.*

Vor allem ist aber das gestörte *Gehör für Richtung und Entfernung* wichtig. LOEBELL (1944) beobachtete dieses Symptom erstmalig bei seelentauben Kindern. Zur gleichen Zeit demonstrierte ARNOLD (1943) das gestörte Vermögen der Schall-Lokalisation durch das objektive Zeichen der *auditiven Allästhesie* in HERRMANNS Fall (1944) einer kortikalen Hörstörung. Später vermochten wir bei einigen anderen zerebralen Hörstörungen die parakusischen Verluste in Verbindung mit dem gestörten Richtungsgehör objektiv nachzuweisen. Schließlich hat LUCHSINGER (1947, 1956) die Allästhesie in Fällen von ehemaliger Seelentaubheit wiedergefunden. Der weiteren Forschung ist damit ein bestimmter Weg gewiesen, der sich bereits als fruchtbar zeigte. SEEMANS Lehrbuch (1959) enthält einen wertvollen Beitrag zu diesem Problem, indem er die auditive Agnosie bestätigte und die von uns mitgeteilten Befunde durch ähnliche Beobachtungen ergänzte.

Die symptomatische Bedeutung der *auditiven Allästhesie* ist nunmehr ohne jeden Zweifel bestätigt. In einer Untersuchung von 23 Patienten mit verschlossener Carotis interna bestätigte E. LOEBELL (1964) die wesentlichen Gesichtszüge unserer eigenen Fälle: auditive Allästhesie, Verlust des Richtungsgehörs und Parakusie. J. MATZKER (1964) begegnete der Verminderung von genauer Rechts-Links Balanz in allen Fällen von zentralen Hörstörungen. In einem Falle von TANAKA, TAGUCHI und SAKABE (1965) war eine anfängliche Hemiplegie und Aphasie von auditiver Allästhesie mit totaler Agnosie für Klänge und Melodien gefolgt. Die Komplexität der Klanglokalisation wurde von A. VERONESE (1964) untersucht, welcher diese Funktion während der vestibulären Reizung gestört fand. In einer weiteren Studie bediente sich VERONESE (1964) der Theorie von BÉKÉSY. Der zufolge bestehe ein synchronisierender Kern, wahrscheinlich in der oberen Olive, wo die lokalisierenden Signale von den beiden Hemisphären synthetisiert werden.

Die ungewöhnlich gut entwickelte *visuelle und räumliche Orientierung* der seelentauben Kinder ist offenbar als eine vikariierende Funktion zu deuten. Die zweite von H. LOEBELL (1944) betonte positive Eigenschaft des ungewöhnlich guten *visuellen Sprachverständnisses* für Gesten und Gebärden weist anscheinend in die gleiche Richtung. Ebenso bedeuten das gute *Ablesen der Sprache vom Munde* eine vermehrte visuelle Aufmerksamkeit für Gesten und Gesichtsbewegungen. Diese und eine erhöhte *taktile Aufmerksamkeit* sind weitere Zeichen einer besonderen Empfänglichkeit dieser Sinnesgebiete. FRÖSCHELS (1911, 1931, 1944) war einer der ersten, welcher die vikariierende Überentwicklung der visuellen und taktilen Empfindung in solchen Fällen betonte. Demnach wäre die Klärung des Zusammenhanges zwischen einer erhöhten visuellen Aufmerksamkeit und dem Vorstellungstyp sowie dessen gesamte psychologische Bedeutung eine dankbare Aufgabe künftiger Arbeiten.

Gute räumliche Orientierung hat noch eine andere Bedeutung. Ein guter Sinn für *Direktionalität* ist gewöhnlich mit gut entwickelter Lateralität verbunden. Umgekehrt gehören Störungen dieser beiden Funktionen zu den psychomotorischen Zeichen der dyspraktischen Sprachschwäche. Es ist uns noch nicht klar, ob weitere Studien eine derartige Unterscheidung der 1. motorisch-dyspraktischen Sprachschwäche (und Hörstummheit) mit typischen Störungen der Lateralität von der 2. rezeptiv-dysgnostischen Worttaubheit ohne Störungen der Lateralität und Direktionalität erlauben werden. Auf jeden Fall aber öffnet sich hier der klinischen Psychologie und Psychoakustik ein reiches Arbeitsfeld.

Diagnose. Wenn man Worttaubheit oder Seelentaubheit vermutet, ist die Diagnose erst nach genauer otologischer, audiologischer, neurologischer und psychologischer Untersuchung möglich. Man kann daher bei Kindern auch nach längerer Beobachtung manchmal nur ein vorläufiges Urteil über die Art und Ursache der Störung abgeben. Wie viel die modernen Untersuchungsmethoden der *Audiologie, Enzephalographie* und der klinischen *Psychodiagnostik* zur Klärung solcher bislang unverständlichen oder unerkannten Sinnesausfälle beitrugen, kam bereits ausführlich zur Sprache.

Psychologische Prüfung. KASTEIN und FOWLER (1960) erarbeiteten eine ausführliche *Test-Batterie mit psychologischen und audiologischen* Untersuchungen, mit deren Hilfe die Differenzialdiagnose der zentral-organischen Sprachstörungen erleichtert wird. Es setzt sich also immer mehr die Ansicht durch, daß die schweren Hemmungen der kindlichen Sprachentwicklung durch dysphatische, dysgnostische, dyspraktische und dysarthrische Funktionsausfälle bedingt sind und daher eine organische Hirnschädigung darstellen.

Nachdem H. E. McHugh (1961) die diagnostischen Schwierigkeiten in der Betreuung von Kindern mit zentralen Hörstörungen beschrieben hatte, forderten Biesalski und Seidel (1966) die vollständige psychologische Prüfung für das Erfassen des Hirnschadens in Fällen von Worttaubheit. J. B. De Quirós (1962) schlug eine Liste von *linguistischen Sprachtesten* für die Differenzierung der auditiven Agnosie vor. Diese Test-Batterie hat er in 1964 modifiziert.

C. Worster-Drought (1964) beschrieb zehn Fälle von *erworbener rezeptiver Aphasie* bei Kindern, welche im Alter von ungefähr fünf Jahren epileptiforme Anfälle erlitten hatten. In charakteristischer Weise war der nicht-verbale IQ hoch geblieben. Er vermutete eine leichtgradige Enzephalitis des Schläfelappens. Die Ausheilung in diesen Fällen war langsam oder unvollständig. L. V. McReynolds (1966) beobachtete, daß aphasische Kinder zwischen isolierten Sprachlauten genau so gut diskriminierten wie normale Kinder. Hingegen waren sie viel schwächer im Diskriminieren von Lauten innerhalb einer phonetischen Nachbarschaft, also in Silben oder Wörtern. Diese Tatsache scheint mit einer Störung der Figur-Hintergrunderkennung verwandt zu sein.

Periphäre Schwerhörigkeit muß mit Sicherheit ausgeschlossen werden. Während dies in bezug auf die Leitungsstörungen wegen Mittelohrkrankheit leicht gelingt, sind die Schädigungen des Innenohres bei Kindern nicht sofort erkennbar. Die Eigenart der zentralen Hörstörung hingegen läßt sich bei Kindern vorläufig noch nicht genau festlegen. Die Analyse der komplizierten parakusischen Symptomatologie ist nur durch die Nachuntersuchung der älter gewordenen Patienten zu einer späteren Zeit möglich. Durch die wiederholte Nachuntersuchung von Fällen kindlicher Agnosie sind weitere Bereicherungen unserer Erkenntnisse über die pathologischen Vorgänge bei der zentralen Hörwahrnehmung zu erwarten. Nachdem sich diese Hoffnung in den vergangenen zehn Jahren zum Teil erfüllt hat, dürfen wir wachsendes Interesse an diesem Problem annehmen.

Erfassung zentraler Hörstörungen. Es ist noch nicht möglich, bestimmte Vorschläge für die Untersuchung zentraler Hörstörungen zu geben. Bis vor kurzem war sich nämlich niemand darüber klar, wie die so oft geforderten „genauen Hörprüfungen" eigentlich vor sich gehen sollten. Erst die oben beschriebenen Analysen von zentralen Hörstörungen bei Erwachsenen und Kindern, sowie die anschließenden systematischen Studien verschiedener Autoren öffneten neue Wege und Ausblicke. Im allgemeinen muß man sich der Formulierung J. Jergers (1960) anschließen: je höher eine Hörstörung in die kortikale Hörsphäre des audito-sensorischen Zentrums hinaufreicht und je mehr sie sich über die äußeren Zonen der audito-psychischen Zentren ausbreitet, desto komplizierter und auch subtiler wird die Symptomatologie der zentralen Hörausfälle. Ein kurzer Überblick der gegenwärtigen Auffassungen soll das erläutern.

1. *Störungen der Schall-Leitung* im Mittelohr setzen bloß die Lautstärke aller Klänge und Geräusche herab. Deshalb werden sie durch Hörapparate sofort ausgeglichen. Die peripheren Dysakusien zufolge von Mittelohrerkrankung, wie etwa die summenden Geräusche wegen seröser Otitis klingen gewöhnlich als tiefe, dumpfe und diffuse Geräusche. Die Aufzeichnung des Békésy-Audiogrammes ergibt die Kurve vom Typus 1.

2. Läsionen des *Innenohr-Transformators* vom Haarzelltyp verschlechtern die Hörschwelle, aber nicht die Empfindung höherer Lautstärken. Daraus entsteht Rekrutment

(Lautheitsausgleich), verkleinerte Differenzschwelle, Kompression des Hörfeldes, verschlechterte Diskrimination und verringerte Toleranz für Lautheit. Periphere Dysakusien dieses Ursprunges bestehen gewöhnlich aus pfeifendem, zischendem oder kreischendem Ohrenklingen mit einem hohen Frequenzband. Das Ohrenklingen kann sogar um eine spezifische Frequenzgruppe nahe dem maximalen Hörverlust konzentriert sein, so wie in manchen Fällen der umschriebenen Tonsenken bei 4000 Hz zufolge von akustischem Trauma. Für diese Gruppe ist die BÉKÉSY-Kurve vom Typ 2 charakteristisch.

3. *Nervöse Leitungsstörungen* von den kochleären Ganglienzellen bis zu den bulbären Akustikus-Kernen, also im Hörnervenstamm, fallen durch eine andere Symptomatologie auf. Streng herdseitig lokalisiert, zeigen sie fehlendes Rekrutment, dafür aber eine auffallende pathologische Regression bei kontinuierlicher Tonbelastung, also den abnorm raschen Tonschwund. Erhebliche Schizakusis mit schwerer Störung des Sprachverständnisses steht im schroffen Gegensatz zu einem bloß leichten Hörverlust für reine Töne. Laut JERGER ist dieses Phänomen durch die Konzentration der Nervenfasern innerhalb des eng gebündelten Nervenstammes bedingt. Deshalb stört eine Schädigung des Nervenquerschnittes bald die Durchleitung komplizierter Tonkomplexe, während reine Sinustöne mit schwellennaher Intensität noch übermittelt werden. Falls Dysakusien vorliegen, ähneln sie eher dem weißen Geräusch des Brausens. In diesen Fällen findet man BÉKÉSY-Kurven des Typus 3 und 4.

4. Ausfälle der *bulbären Akustikus-Kerne* äußern sich durch die assoziierten Nervenläsionen infolge der engen Nachbarschaft mit den vestibulären und anderen kranialen Nervenkernen. Alle Lähmungen äußern sich auf der herdgleichen Seite.

5. Von den *Trapez-Körpern* aufwärts macht sich die doppelte Halbseiten-Kreuzung der beiden auditiven Fasersysteme bemerkbar. Von hier ab ist das kontralaterale Ohr allein oder vorwiegend betroffen. Ferner ist mit auditiven Reflexstörungen zu rechnen, welche hier abzulaufen beginnen.

6. In den *primären Hörzentren* der Vierhügelregion kommen wieder akustische Reflexstörungen zur Geltung, namentlich in Verbindung mit den pontinen Augenmuskelkernen. Kombinationen mit Störungen benachbarter Nervenbahnen sind typisch. Schizakusis ist deutlich ausgeprägt. Außerdem machen sich Störungen des Richtungsgehörs bemerkbar.

7. Am besten ist die *thalamische Hörstörung* der unterwertigen Hirnseite bekannt. Mit starker emotioneller Betonung ist das herdkontralaterale Ohr von untragbaren Dissoziationen, diplakusischen Verstimmungen und Richtungsstörungen aller auditiven Eindrücke befallen. Infolge dieser Parakusien klingt Musik abscheulich, obwohl sie voll erkennbar bleibt. Solange das andere Ohr normal bleibt, fehlen Störungen des Sprachverständnisses auf der gesunden Seite.

8. Wie sich die Störung der *audito-sensorischen Hörsphäre* in der HESCHLschen Querwindung nähert, werden die Parakusien und Dissoziationen noch komplizierter. Im Vordergrunde steht nun die auditive Allästhesie als Ausdruck des vom Temporallappen ausgehenden Richtungsverlustes. Obwohl jeder rezeptive Musikgenuß verloren geht, bleibt die innere Musik und die expressive Musikäußerung großteils erhalten.

9. Sobald der Herd auf die *audito-psychische Region* der lateralen Temporalfläche übergreift, treten kognitive und interpretative Störungen auf. also die Zeichen der auditiven Agnosie für Töne, Klänge und Melodien. Nun handelt es sich um die wahre rezeptive Amusie mit Verlust des inneren Musikverständnisses, falls die Läsion die „musikalische" Hemisphäre befällt, oft auf der nicht-dominanten Seite.

10. Als letzte und höchste Stelle der auditiven Klangauffassung fungiert die WERNICKE-Region des *Sprachverständnisses*. Deren Ausfall auf der dominanten Seite führt zu rezeptiver Aphasie.

V o r s c h l a g e i n e r T e s t b a t t e r i e. Es ist somit klar, daß jede dieser Stationen der Hörbahn eine andere Kombination von Hörprüfungen erfordert. Wie man von den Mittelohr-Läsionen zu den Störungen der kortikalen Hörsphäre fortschreitet, wird das reguläre Reinton-Audiogramm immer weniger wichtig und kennzeichnend. Dafür gewinnen die Proben der höchsten *psychoakustischen Leistungen* zunehmende Bedeutung. Zu diesen gehören die Prüfungen von Sprachverständnis und Musikauffassung.

BRAND und ROSENBERG (1963) gaben einen Überblick der *audiologischen Testbatterien* für die Differenzierung von zentralen Hörstörungen. Die bekannte Unverläßlichkeit der agnostischen Kinder während der Hörprüfung wurde von J. REICHSTEIN (1964) besprochen, welcher besondere Methoden empfahl. Ein neuer Agnosietest zum Prüfen der auditiven Diskrimination von Kindern mit rezeptiv-dysgnostischen Sprachstörungen wurde von SCHILLING und SCHÄFER (1962) vorgeschlagen. Derzeit stehen folgende Prüfungsprinzipien zur Verfügung.

1. Prüfungen des *Reintongehörs* mit den üblichen audiometrischen Methoden in Luft- und Knochenleitung. Eine Unterscheidung der verschiedenen Leitungsstörungen ist durch den audiometrischen GELLÉ-Test möglich (ARNOLD und SCHINDLER, 1963; ARNOLD, 1965).

2. Überschwellige Methoden zur Darstellung von *Rekrutment und Adaptation* nach FOWLER (1928), KINGSBURY (1927), LANGENBECK (1963), HOOD (1950), JERGER (1960), usw.

3. Messung der *Differenzschwelle* für Intensität und Frequenz mit den Methoden von LUESCHER und ZWISLOCKI (1949), BÉKÉSY (1960), JERGERS Sisi-Test (1959) und anderen. Viele Versuche wurden bereits gemacht, um die Erforschung der *monauralen und binauralen Schwebungen* zum Erfassen von rekrutierenden Innenohrläsionen zu benutzen. A. R. ANTONELLI (1963) beschrieb zwei Methoden, absolut und relativ, zum Entdecken von binauralen Schwebungen. J. L. GARCIA-IBAÑEZ (1964) kam zu weiteren Schlußfolgerungen. Die interauralen Schwebungen sind unabhängig von dem Kombinationston, welcher aus der gleichzeitigen Reizung beider Ohren mit geringgradig verschiedenen Frequenzen entsteht. Dieser „Zwischenton" ist der Durchschnitt der beiden angebotenen Frequenzen; 500 und 510 Hz produzieren einen subjektiven Zwischenton von 505 Hz. Wenn die Intensität des einen Tones mit mehr als 20 dB verändert wird, wandert der Zwischenton zur lauteren Frequenz, bis er sich ihr bei einem Lautheitsunterschied von 50 dB vollkommen angleicht. Vermutlicherweise führt die *obere Olive* diese Frequenzwanderung aus.

4. Erfassung der *Hörreflexe* durch Impedanzausgleich nach den Methoden von MØLLER (1960), mit der akustischen Brücke von ZWISLOCKI (1961), oder mit Hilfe der EDR-Audiometrie gemäß den Vorschlägen von BORDLEY und HARDY (1949) und deren Nachfolgern.

5. Prüfung des *Richtungsgehörs* in Bezug auf Allästhesie (ARNOLD und HERRMANN, 1944), binaurale Zeitdifferenz (MATZKER, 1959), räumliche Lokalisation (SANCHEZ-LONGO und FORSTER, 1957), usw.

6. *Binaurale Prüfungen* zur Darstellung der mangelhaften binauralen Fusion, etwa mit Sinustönen zum Nachweis eines paradoxen STENGER-Versuches oder zur Demonstration von Diplakusis (ARNOLD, 1943, 1946); mit erschwerten Sprachprüfungen nach BOCCA (1958); oder mit MATZKERS Hörsynthese Test (1958, 1959).

7. Beschreibung der subjektiven *Parakusien* nach unserem Schema (ARNOLD, 1951).

8. *Musik-psychologische Analyse* der Diskrimination von Tonhöhe, Lautstärke, Klangfarbe, Rhythmus, Melodie, Harmonie usw. mit den Testen von SEASHORE (1956), RÉVÉSZ (1954), DRAKE (1957) usw.

9. Musikwissenschaftliche Suche nach etwaigen *musikalischen Ausfällen* auf rezeptivem und expressivem Gebiete zur Darstellung von wahrer Amusie nach den Vorschlägen von JELLINEK (1956), ARNOLD (1951) usw.

10. Reguläre Prüfungen des *Sprachverständnisses* mit Spondeus- und PB-Listen auf verschiedenen überschwelligen Intensitätsstufen.

11. *Erschwerte Sprachprüfungen* für die Entdeckung von subtilen Hörausfällen. In einem Falle von erworbener Worttaubheit nach rechtsseitiger Hemiplegie fand G. BALDAN (1962) ein Reinton-Audiogramm um 50 dB. R. GOLDSTEIN (1961) beobachtete normale Sprache und gutes Gehör in einem Falle von linksseitiger Hemisphärektomie, jedoch mit verminderter Diskrimination für schwierige Sprachteste im gegenseitigen rechten Ohre. VERONESE und BENEDETTI (1961) untersuchten 16 Fälle von Schläfelappentumoren. Die sensitivierte Sprachaudiometrie zeigte ein funktionelles Defizit kontralateral zur Lage des Herdes. Für das Gehör zeigten sich keine Seitendifferenzen. Jedoch verminderten Läsionen der *dominanten linken Hemisphäre das Wortgedächtnis*.

Gemäß MOSCIARO und PIGNATARO (1964) zeigten die sensitivierten Sprachteste einen audioverbalen Verlust in Fällen von bulbärem nukleo-retikulären Syndrom. Es wurde angenommen, daß eine veränderte Aktivierungsfunktion der retikulären Substanz die thalamokortikalen Umschaltstellen der zentralen Schall-Leitung stört. Aus allen solchen Gründen glauben LOWE und CAMPBELL, daß eine *Unterfunktion des zeitlichen Ordnens* ein wesentlicher Faktor im Entstehen der auditiven Agnosie sein müßte, wie es sich aus der verminderten zeitlich-temporalen Unterscheidung (von Sequenzen) im Schläfelappen erweist.

12. Sprach-pathologische *Untersuchungssysteme für Aphasie*, wie etwa nach EISENSON (1954), SCHUELL (1957), ZANGWILL (1946), usw.

13. *EEG-Methoden* für die Suche nach kortikalen Hörphänomenen gemäß den Vorschlägen von R. MARCUS (1951) und anderen. R. B. EISENBERG (1966) klärte einen Fall von totaler auditiver Agnosie mittels der EEG-Untersuchung. Unter Annahme der traditionellen subkortikalen Lokalisation der auditiven Agnosie empfiehlt N. GORDON (1966) ebenfalls die EEG-Audiometrie zu deren Abgrenzung.

Es ist klar, daß viele dieser Verfahren umständlich, zeitraubend und nicht immer eindeutig sind. Mit der Zeit wird sich aber das wirklich Brauchbare zu einer verläßlichen Untersuchungsmethode entwickeln. Daraus werden dann weitere Erkenntnisse über das Wesen der zentralen Hörstörung hervorgehen. Jedoch steht fest, daß die Anwendung von *musik-psychologischen Prinzipien* einen Grundpfeiler für alle Untersuchungen der zentralen Hörleistungen darstellt. Musikauffassung ist eben die höchste und weitest entwickelte Leistung des Gehörsinnes.

Akustische Unaufmerksamkeit. Mangelhafte Leistungen von *Gedächtnis und Auffassung für Klangerscheinungen* lassen sich während der psychologischen Analyse nachweisen. Diese Faktoren helfen in der weiteren Unterscheidung der zentralen Hörstörungen von organischen Schäden der peripheren Hörschärfe. Natürlich sind auch alle Grade der *Geistesschwäche* auszuschließen, wie schon H. GUTZMANN (1896) betont hat. Allerdings darf man sich nicht vorstellen, daß die seelentauben Kinder definitionsgemäß normale Intelligenz erreichen müssen. Da jeder Hirnschaden die gesamte Leistungsfähigkeit des Zentralorganes herabsetzt, machen sich derartige zerebrale Ausfallerscheinungen der Hörauffassung in der intellektuellen Entwicklung sehr wohl bemerkbar. Zumindest ist der Pseudoschwachsinn der verzögerten Lernfähigkeit zu erwarten.

Therapie. Die Behandlung der isolierten Worttaubheit oder der allgemeinen Seelentaubheit gleicht im Prinzip den Methoden zum Sprachaufbau wegen Aphasie. Man benötigt also dieselben Verfahren wie für reine Hörstummheit oder infantile expressive Dysphasie, jedoch mit gewissen Modifikationen. Für motorische Störungen steht die Entwicklung der *mangelhaften Motorik*, die Beseitigung der Hemmungen auf dem Gebiete des Gemüts- und Willenslebens, oder der Ausgleich von Schüchternheit im Vordergrunde der Bemühungen. Im Falle der Seelentaubheit handelt es sich vornehmlich um die Förderung der *auditiven Leistungen*.

Je nach dem vorherrschenden *Vorstellungstypus* muß man also vorerst visuelle, motorische und taktile Hilfen heranziehen. Zum Beispiel wird ein Kind mit vornehmlich *visuellem* Vorstellungstyp am besten auf das Vorzeigen von Tierbildern und die gleichzeitige Wiederholung des entsprechenden Tierlautes reagieren. J. LEA (1965) bestätigte den niedrigen verbalen IQ mit einem höheren nicht-verbalen IQ in solchen Kindern und empfahl ein betont visuelles Programm der Habilitation mit Hilfe des „Color Pattern Scheme".

Ein Kind mit *motorischem* Vorstellungstyp jedoch findet es leichter, die Artikulation durch die taktilen Methoden des *Taubstummenunterrichtes* zu erlernen. Diese Erkenntnisse führten zu einer wesentlich veränderten Behandlung der aphasischen und dysgnostischen Sprachstörungen. Man weiß jetzt, daß man in derartigen Fällen mit den früher üblichen Übungsverfahren allein nicht gut weiter kommt. Vielmehr ist eine systematische Entwicklung der psychomotorischen und psychoauditorischen Gesamtleistungen am Platze, um diesen Kindern bessere Einsicht und Kontrolle ihrer Ausdrucksleistungen zu verschaffen. Es müssen also alle Sprachübungen vom Gesichtspunkt des *Hörtrainings* geleitet sein. F. McConnell (1964) verläßt sich auf die Diagnose der Worttaubheit mit Hilfe der EDR-Audiometrie. Diese Kinder benötigen sehr intensive auditive Stimulation. Dann machen sie bessere sprachliche Fortschritte als die peripher tauben Kinder.

So hat die vorausblickende Lehre von den systematischen *Hörübungen* zur Rehabilitation der unvollständigen Taubheit nach vielen Jahrzehnten auch auf dem Gebiete der hochzentralen Auffassungsmängel für Schallerscheinungen eine glänzende Bestätigung erfahren. Die Methode der Hörübungen wurde ursprünglich von Urbantschitsch (1893, 1894) für den intensivierten auralen und oralen Unterricht von unvollständig tauben Kindern eingeführt. Wie man heute genau versteht, bleibt die periphäre Funktion der Hörschnecke und die Leitung des Hörnerven jenseits der Grenzen solcher erzieherischer Bemühungen. Was die Hörübungen jedoch erreichen, ist das Erwecken von unausgenützten Lernfähigkeiten des Schläfelappens und damit der höchsten psychoakustischen Leistungen. Ursprünglich wurde der Gedanke der Hörübungen in Wien leidenschaftlich und bitter bekämpft. Über die Technik der Hörübungen wird im Kapitel über Taubheit berichtet.

Besonders wichtig scheint uns die Anwendung von *musik-pädagogischen Prinzipien* zur Förderung der rhythmischen, melodischen und harmonischen Aufnahme und Wiedergabe. Auditorisch gehemmte Kinder sollen also auch etwas tanzen, singen und musizieren lernen, etwa mit Mundharmonika, Blockflöte oder Okarina.

Neben frühzeitigem Kindergartenbesuch ist nach dem fünften Lebensjahr die regelmäßige *Sprachbehandlung* am Platze. Für die Verhältnisse der kleineren Stadt empfahl H. Loebell (1944) die einmal jährliche Aufnahme in die Sprachabteilung einer Ohrenklinik für vier Wochen. Auch sein Hinweis auf das Vermeiden hinweisender Gebärden und lenkender Blicke ist wichtig. Man muß vielmehr die Hörleistungen der Seelentauben möglichst ausnützen und ihre Beschränkung auf visuelle Verständigung abgewöhnen. Je nach dem Grade des Entwicklungsrückstandes verschiebt sich der Schulbesuch zumindest auf ein Jahr.

Prognose. Die Vorhersage der Worttaubheit in bezug auf das Symptom der *Stummheit* ist günstig. Sogar die schwerst gehemmten oder reifungsverzögerten Kinder lernen schließlich sprechen, teils von selbst, teils nach entsprechender Anregung und Unterweisung. Dies dauert aber verschieden lange Zeit und ist offenbar vom Grade der zentralen Ausfallserscheinungen oder der Reifungsverzögerung abhängig.

Es ist fast selbstverständlich, daß seelentaube Kinder jahrelang zu *stammeln* pflegen, bis schließlich auch dieser Fehler unter entsprechender Behandlung verschwindet. Auch dabei macht sich die mangelnde Begabung auf dem gesamten Gebiete des Hörens störend bemerkbar, indem die Kinder die zu lernenden Laute mit dem Ohr schwer auffassen. Man muß daher wie bei peripherer Schwerhörigkeit die taktilen, kinästhetischen, visuellen und motorischen Hilfen intensiv anwenden. Man läßt also die richtigen Sprechbewegungen abtasten und die Zunge mit Sonden führen. Der Spiegel dient zum Vorzeigen der sichtbaren Laute.

Zuletzt bleiben lange Zeit die Fehler der *Grammatik und Satzbildung* zurück und können derart ein weiteres Hindernis für die Schulfortschritte bilden, bis auch diese Restzustände unter entsprechender Nachhilfe beseitigt sind. Daraus erhellt wieder die Notwendigkeit der *ständigen Zusammenarbeit* zwischen den pädagogischen Autoritäten, den Sondererziehern, Sprachheillehrern und Logopäden mit allen Ärzten, welche mit Kindern zu tun haben: Haus- und Schulärzte, Pädiater, Neuropsychiater und Otolaryngologen. Manche in der Schule schlecht lernende Kinder sind eben nicht aus Faulheit im Fortgang rückständig, sondern weil sie an organischen Entwicklungshemmungen verschiedener Hirnleistungen leiden.

Literatur

Kongenitale Worttaubheit

1. Auditive Agnosie, Rindentaubheit, Seelentaubheit

ARNOLD, G. E.: Über Zusammenhänge von zerebralen Hörstörungen und Hörstummheit. Folia Phoniat. 2: 12, 1949; — Zentrale Hörstörungen und Sprachheilkunde. Pötzl-Festschrift p. 68, Innsbruck: Tyrolia Verlag, 1949; — Angeborene Worttaubheit: Akustische Agnosie. Z. Laryngol. usw. 39: 52, 1960.

BALDAN, G.: Considerazioni audio-fonetiche su di un caso di agnosia uditiva. Boll. Soc. Ital. Fonet. Audiol. 11: 413, 1961/62. — BÁRCZY, G.: Surdomutitas corticalis. Mschr. Ohrenheilk. 69: 740, 1935. — BEEBE, H. H.: Psychic Deafness in Children. Chapter VI of Speech and Voice Correction, edit by E. Fröschels, New York: Philosoph. Library, 1948. — BELLUSSI, G.: Aspetti audiologici e neuropsichiatrici dei mutismi infantili. Rivista audiol. pratica, No. 7–8–9–, 1951. — BIESALSKI, P., and C. SEIDEL: Probleme der Frühspracherziehung hörgestörter Kleinkinder mit zentraler Sprachbehinderung. Folia Phoniat. 18: 131, 1966. — BOCCA, E.: Clinical Aspects of Cortical Deafness. Laryngosc. 68: 301, 1958. — BOCCA, E., C. CALEARO et V. CASSINARI: La Surdité Corticale. Rev. Laryngol. etc. 78: 777, 1957. — BRADLEY, W. H.: Some Relationships between Pitch Discrimination and Speech Development. Laryngoscope, 69: 422, 1959.

CAMPBELL, R. A., and A. D. LOWE: Temporal discrimination in aphasoid and normal children. J. Speech Hearing Res. 8: 313, 1965. — CHESTER, E. C.: Acquired Word-Deafness. Laryngosc. 47: 520, 1937. — CRANEY, H.: Aus praktischer Spracharbeit an Seelentauben, Hörstummen und Aphasischen mit Tonbandvorführungen. Arch. Ohren- usw. Heilk. 165: 611, 1954.

DOZIER, P.: Congenital Word-Deafness. Laryngosc. 47: 516, 1937.

EISENBERG, R. B.: Electroencephalography in the study of developmental disorders of communication. J. Speech Dis. 31: 183, 1966. — EPSTEIN, A. G.: Auditory Memory Span for Language. Folia Phoniat. 16: 271, 1964.

FACCHINI, G. M., and P. RIMONDINI: Aspetti delle sordita infantili da encefalopatia postitterica. Boll. Soc. Ital. Fonet. Audiol. 13: 157, 1964. — FRÖSCHELS, E.: Psychic Deafness in Children. Arch. Neurol. Psychiatry, 51: 544, 1944; — Pure Word-Deafness in a Child (Auditory Verbal Agnosia Nielsen). Quart. J. Child Behavior, 1: 228, 1949.

GORDON, N.: The Child who does not talk. Brit. J. Dis. Commun. 1: 78, 1966.

HIRSCH, K. DE: Sordera verbal infantil. Anales Fonol. Audiol. 1: 234, 1955/56.

ILLINGWORTH, R. S.: Delayed maturation in development. J. Pediat. 58: 761, 1961.

KANIZSAI, D.: Zur Frage der kortikalen Taubstummheit. Mschr. Ohrenheilk. 72: 809, 1938. — KARLIN, I. W.: Congenital verbal-auditory agnosia (word deafness). Pediatrics, 7: 60, 1951.

LEA, J.: A language scheme for children suffering from receptive Aphasia. Speech Pathol. Ther. 8: 58, 1965. — LOEBELL, H.: Seelentaubheit. Arch. Ohren- usw. Heilk. 154: 157, 1944. — LUCHSINGER, R.: Hörstummheit und kortikale Hörstörungen. Schweiz. Med. Wschr. 77: 347, 1947; Geräuschaudiometrische Nachprüfungen sensorischer Formen von Hörstummheit, Folia Phoniat. 8: 247, 1956.

MARK, H. J., and W. G. HARDY: Orienting Reflex Disturbances in Central Auditory or Language Handicapped Children. J. Speech Dis. 23: 237, 1958. — MCCONNELL, F.: Response of Two Groups of Non-language Children to Training. Folia Phoniat. 16: 172, 1964. — MCHUGH, H. E.: The brain-injured child with hearing impairment. Trans. Amer. Laryng. etc. Soc. p. 33, 1961. — MCREYNOLDS, L. V.: Operant conditioning for investigating speech sound discrimination in Aphasic children. J. Speech Hearing Res. 9: 519, 1966.

PANCONCELLI-CALZIA, G.: Tres trastornos del lenguaje de base sensorial acustico-central con perception periferico-acustica intacta. Anales Fonol. Audiol. 1: 21, 1955. — PÖTZL, O.: Zur Klinik und Anatomie der reinen Worttaubheit. Berlin: S. Karger, 1919; — Die Aphasielehre. I. Band. Leipzig und Wien: F. Deuticke, 1928.

QUIRÓS, J. B. DE: Dysphasic symptoms in school children as manifestation of central deafness. Intern. Audiol. 1: 1, 1962; — Hipoacusias y seudohipoacusias en niños de edad escolar. Acta ORL Iber. Amer. 15: 527, 1964.

REICHSTEIN, J.: Auditory Threshold Consistency in Differential Diagnosis of Aphasia in Children. J. Speech Dis. 29: 147, 1964. — ROBERTS, D.: Review of Research Relating to Central Communication Disorders, with Special Reference to Temporal Lobe Function. J. Austral. Coll. Speech Ther. 12: 26, 1962.

SHORE, I.: The Role of Behavioral Differences in Differentiating between Deafness and Aphasia. ACTA Audiol. Foniat. Hispanoamer. 3: 309, 1961.

TAYLOR, I. G.: Hearing in relation to language disorder in children. Brit. J. Dis. Commun. 1: 11, 1966.

WORSTER-DROUGHT, C., and J. M. ALLEN: Congenital auditory imperception (word deafness). J. Neurol. Psychopathol. 10: 193, 1930.

2. Zentrale Hörstörungen, Parakusie, Lokalisationsverlust

ALT, F.: Über Melodientaubheit und musikalisches Falschhören. Leipzig und Wien: F. Deuticke, 1906. — ANTONELLI, A. R., C. CALEARO and T. DE MITRI: Reperti audiometrici nelle lesioni del tronco dell'encefalo. Boll. Soc. Ital. Fonet. Foniat. Audiol. 12: 19, 1963. — ANTONELLI, A. R., and V. CASSINARI: L'integrazione uditiva dopo lobectomia temporale per epilessia. Boll. Soc. Ital. Fonet. Foniat. Audiol. 12: 56, 1963. — ARNOLD, G. E.: Cortikale Hörstörung bei Leitungsaphasie. Mschr. Ohrenheilk. 77: 409, 1943; — Thalamische Hörstörung mit Paramusie nach Fleckfieber. Mschr. Ohrenheilk. 79: 11, 1946; — Zentrale Hörstörung mit Paramusie bei einer Geschwulst in der Gegend des linken Thalamus. Mschr. Ohrenheilk. 79: 359, 1946; — Zentrale Hörstörung mit Paramusie nach Hinterhauptverletzung. Mschr. Ohrenheilk. 79: 462, 1946; — Zentrale Hörstörungen und Sprachheilkunde. In „Pötzl-Festschrift". Innsbruck: Tyrolia Verlag, 1949; — Über Zusammenhänge von zerebralen Hörstörungen und Hörstummheit. Folia Phoniat. 2: 12, 1949; — Untersuchung von zentralen Hörstörungen mit neuen Hörprüfungsmethoden. Arch. Ohren- usw. Heilk. 157: 521, 1951. — ARNOLD, G. E., und G. HERRMANN: Cortikale Hörstörung bei Leitungsaphasie. Z. ges. Neurol. Psychiat. 177: 177, 1944. — ARNOLD, G. E., und O. PÖTZL: Zentrale Hörstörung und Amusie nach Hirnhautentzündung. Mschr. Ohrenheilk. 81: 590, 1947. — ARNOLD, G. E., und F. SEITELBERGER: Über die thalamische Hörstörung. Klin. Med. 4: 552, 1949.

BARNETT, R. N., and C. F. RYDER: Deafness and Kernicterus. Arch. Otolaryng. 52: 771, 1950. — BENDER, M. S., S. B. WORTIS and J. CRAMER: Organic Mental Syndrome with Phenomena of Extinction and Allesthesia. Arch. Neurol. Psychiatry. 59: 273, 1948. — BRAND, S., and P. E. ROSENBERG: Problems in Auditory Evaluation for Neurosurgical Diagnosis. J. Speech Dis. 28: 355, 1963. — BRUNNER, H.: Zur Pathologie und Klinik der zentralen Hörleitung. Z. Hals- usw. Heilk. 27: 490, 1930; — Zur Pathologie der Mittelhirntaubheit. Mschr. Ohrenheilk. 69: 800, 1935; — Weitere Beiträge zur Pathologie der Mittelhirntaubheit. Mschr. Ohrenheilk. 69: 970, 1935; — Zur Klinik der Mittelhirntaubheit. Mschr. Ohrenheilk. 69: 1049, 1935.

CALEARO, C.: Valore e significato dell'incrociamento della via acustica centrale. Boll. Soc. Ital. Fonet. etc. 8: 138, 1958. — CULLER, E. A.: Symposium. The Neural Mechanism of Hearing. III. Animal Investigations. Laryngosc. 47: 448, 1937.

DANDY, W. E.: Partial Section of the 8th Nerve. Laryngosc. 47: 594, 1937. — DE SA, G.: Audiologic Findings in Central Nerve Deafness. Laryngosc. 68: 309, 1958. — DRURY, D. W.: Aural Acuity and Brain Lesions: 1. Audiometric Studies. Annals Otology etc. 40: 682, 1931.

FALKENBERG, K.: Über Hörstörungen bei Syringobulbie. Mschr. Ohrenheilk. 75: 242, 1941; — Beitrag zur Klinik und Pathologie der Mittelhirnschwerhörigkeit. Arch. Ohren- usw. Heilk. 149: 187, 1941. — FIORI-RATTI, L., A. MANFREDI, und T. MARULLO: Di talune premesse fisiche alla fine discriminazione direzionale. Boll. Soc. Ital. Fonet. Sperim. etc. 5: 57, 1955.

GALAMBOS, R.: Some Recent Experiments on the Neurophysiology of Hearing. Annals Otology, etc. 65: 1053, 1956. — GOLDSTEIN, R., A. C. GOODMAN and R. B. KING: Hearing and Speech in infantile hemiplegia. Neurology, 6: 869, 1956. — GOODHILL, V.: Rh Child: Deaf or 'Aphasic'? 1. Clinical Pathologic Aspects of Kernicteric Nuclear 'Deafness'. J. Speech Dis. 21: 407, 1956. — GUETTICH, A.: Weiterer Beitrag zur Symptomatologie der Hirnstammerkrankung: Doppelseitige Sprachtaubheit bei erhaltenem Tongehör. Arch. Ohren- usw. Heilk. 150: 344, 1942.

HINSEY, J. C.: Symposium. The Neural Mechanism of Hearing. 1. Anatomy and Physiology. Laryngosc. 47: 378, 1937. — HOFF, H., und M. SILBERMANN: Depersonalisation der

Sprache. V. Kongr. int. Ges. Logop. Phoniat. Wien 1932, p. 16. Leipzig–Wien: F. Deuticke, 1933. — Hohlbrugger, H.: Transitorische, einseitige Störung des Tongehörs bei Otitis media gripposa. Arch. Ohren- usw. Heilk. 167: 674, 1955.

Jatho, K.: Beitrag zur audiometrischen Diagnostik der zentralen Hörstörung. Arch. Ohren- usw. Heilk. 165: 331, 1954.

Kastein, S.: Analysis of Language Development in Children with Special Reference to Dysacusis. ASHA, 3: 71, 1962. — Keeler, J. C.: Neuro-Otologic Examination in Correlation with Brain Surgery. Laryngosc. 41: 523, 1931. — King, R. B.: Function of the Auditory Cortex. Clinical Discussion (Neurosurgery). Laryngosc. 68: 424, 1958. — König, G., und W. Sussmann: Zum Richtungshören in der Median-Sagittal-Ebene. Arch. Ohren- usw. Heilk. 167: 303, 1955. — Krassnig, M.: Funktionsstörungen des Acusticus bei Schädigung seines Kerngebietes. Z. Hals- usw. Heilk. 20: 359, 1928; — Die retrolabyrinthäre Schwerhörigkeit. Arch. Ohren- usw. Heilk. 167: 623, 1955. — Kraus, M.: Zur Frage des Richtungshörens. Arch. Ohren- usw. Heilk. 167: 301, 1955.

Langdon, E. E.: Neuro-Otologic Studies in Epilepsy. Laryngosc. 45: 70, 1935. — Langenbeck, B., und H. J. Opitz: Richtungshören zur klinischen Diagnostik und Begutachtung. Arch. Ohren- usw. Heilk. 180: 732, 1962. — Lawson, L. J.: Apparent Effects of Cerebral Tumor on Auditory Acuity. Arch. Otolaryng. 15: 583, 1932. — Loebell, E.: Untersuchungen des peripheren und zentralen Gehörs bei Verschluß der Arteria carotisx interna. Arch. Ohren- usw. Heilk. 183: 270, 1964. — Lorente De Nó, R.: Anatomy of the Eighth Nerve. Laryngosc. 43: 327, 1933. — Luchsinger, R.: Zentrale Hörstörungen mit Paramusie nach Contusio cerebri. Pract. Otolaryng. 9: 439, 1947.

Matzker, J.: Untersuchungen über die zentrale Lautstärkenübermittlung. Arch. Ohren- usw. Heilk. 167: 307, 1955; — Zentrale Sprachaudiometrie. Arch. Ohren- usw. Heilk. 169: 373, 1956; — Ein binauraler Hörsynthese-Test zum Nachweis zerebraler Hörstörungen. Stuttgart: Thieme, 1958; — Two New Methods for the Assessment of Central Auditory Functions in Cases of Brain Disease. Ann. Otology, etc. 68: 1185, 1959; — Der heutige Stand der Diagnostik cerebraler Hörstörungen. HNO Wegweiser, 8: 97, 1960; — Das Leitsymptom aller zentralen Hörstörungen: die Beeinträchtigung der exakten akustischen Rechts-Links-Balance. Arch. Ohren- usw. Heilk. 183: 261, 1964. — Mündnich, K.: Zur Großhirn-Topographie cochleovestibulärer Funktionen. Arch. Ohren- usw. Heilk. 156: 499, 1950.

Neff, W. D.: Behavioral Studies of Auditory Discrimination. Ann. Otology etc. 66: 506, 1957; — Functions of the Auditory Cortex. Laryngosc. 68: 413, 1958.

Perwitzschky, R.: Isolierte doppelseitige zentrale Schwerhörigkeit. HNO Arzt, 46: 223, 1938. — Pfeifer, R. A.: Pathologie der Hörstrahlung und der corticalen Hörsphäre. In: „Hdb. Neurol." von Bumke und Foerster. 6: 533. Berlin: J. Springer, 1936. — Pötzl, O.: Über zwei Fälle mit temporaler Aura. Jb. Psychiat. Neurol. 50: No. 1/2, p. 78; — Über Interferenzen zwischen linkshirniger und rechtshirniger Tätigkeit. Wien. Med. Wschr. 90: 1, 1940; — Bemerkungen zum Problem der kortikalen Vorgänge bei der akustischen Wahrnehmung. Wschr. Ohrenheilk. 77: 422, 1943; — Die Pathophysiologie der thalamisch bedingten Hörstörung. Mschr. Ohrenheilk. 79/80: 28, 1946; — Weiteres über die zerebralen Störungen der Tonperzeption. Mschr. Ohrenheilk. 79/80: 471, 1946. — Pribram, K. H., B. S. Rosner and W. A. Rosenblith: Electrical Responses to Acoustic Clicks in Monkey: Extent of Neocortex Activated. J. Neurophysiol. 17: 336, 1954.

Rosen, J.: Rh Child: Deaf or 'Aphasic'? 4. Variations in the Auditory Disorders of the Rh Child. J. Speech Dis. 21: 418, 1956. — Rosenblith, W. A.: Electrical Responses from the Auditory Nervous System. Ann. Otology etc. 63: 839, 1954. — Rosenzweig, M. R., and W. A. Rosenblith: Responses to Successive Auditory Stimuli at the Cochlea and at the Auditory Cortex. Psychol. Monogr. 67: No. 13, 1, 1953.

Saltzman, M.: Audiometric Studies Following Mesencephalotomy and Thalamotomy. Arch. Otolaryng. 56: 194, 1952. — Sanchez-Longo, L. P., and F. M. Forster: Clinical Significance of Impairment of Sound Localization. Neurology, 8: 119, 1958. — Sanchez-Longo, L. P., F. M. Forster and T. L. Auth: A Clinical Test for Sound Localization and its Applications. Neurology, 7: 655, 1957. — Schiefelbusch, R. L., and M. J. Lindsey: A New Test of Sound Discrimination. J. Speech Dis. 23: 153, 1958. — Schuknecht, H.: Perceptive Hearing Loss (Central). Laryngosco. 68: 429, 1958. — Schroeder, K.: Zur Psychologie überschwelliger audiometrischer Messungen. Arch. Ohren- usw. Heilk. 167: 418, 1955. — SEITELBERGER, F.: Ein anatomisch untersuchter Fall von akustischer Alläthesie. Wien Z. Nervenheilk. 4: 411, 1951. — SILBERMANN, M., und M. TAMARI: Audiometrische Untersuchungen bei Erkrankungen des Temporallappens. Jb. Psychiat. Neurol. 50: No. 1/2. 98.

TAYLOR, I. G.: Localization of Sound Stimuli. Speech Pathol. Therapy. 1: 66, 1958. — TOBEY, H. G.: Deafness due to Brain Tumors, Angle Tumors, Vessel Abnormalities, other Central and Cortical Lesions. Laryngosc. 47: 598, 1937. — TUNTURI, A. R.: Discussion of Function of Auditory Cortex. Laryngosc. 68: 419, 1958.

VERONESE, A.: Sui meccanismi nervosi che consentono l'udito direzionale: loro importanza nella semeiologia della via acustica centrale. Boll. Soc. Ital. Fonet. Audiol. 13: 217, 1964; — Osservazioni sulla influenza delle stimolazioni vestibolari suila funzione dell'udito direzionale. Boll. Soc. Ital. Fonet. Audiol. 13: 428, 1964. — VERONESE, A., and A. BENEDETTI: L'indagine psicoacustica sensibilizzata nelle lesioni corticotemporali. Boll. Soc. Ital. Fonet. Audiol. 11: 97, 1961/62.

WALZL, E. M.: Representation of the Cochlea in the Cerebral Cortex. Laryngosc. 57: 778, 1947. — WILDHAGEN, F. K.: Zur Differentialdiagnose retrolabyrinthärer Hörstörungen. Arch. Ohren- usw. Heilk. 167: 627, 1955.

3. Subjektive Distorsionen: Diplakusis, Dysakusis, Tinnitus

ANTONELLI, A. R.: Metodiche di studio dei battimenti binaurali. Boll. Soc. Ital. Fonet Audiol. 12: 93, 1963.

BACHEM, A.: A Case of Traumatic Tonal Dip, Associated with Paracusis and Diplacusis. Ann. Otology etc. 57: 1113, 1948. — BERENDES, J.: Klinische Beobachtungen und Betrachtungen zur Diplakusis. Arch. Ohren- usw. Heilk. 167: 288, 1955. — BILANCIONI, G.: Osservazioni sui rumori auricolari obiettivi. Arch. Ital. Otol. etc. 34: No. 4, 1923.

FISCHER, R.: Objektiv hörbare endotische Geräusche und Facialistic. Mschr. Ohrenheilk. 53: 513, 1919. — FREYTAG, R.: Ein Fall von labyrinthogener Diplakusis bei Lues. Z. Ohrenheilk. 53: 105.

GARCIA, I. J. L.: Nuove osservazioni sui battimenti binaurali. Boll. Soc. Ital. Fonet. Audiol 13: 298, 1964. — GATSCHER, S., and A. KREIDL: Beobachtungen über Kombinationstöne an kranken und gesunden Ohren. Zbl. Physiol. 34: No. 1/2, 1919. — GRADENIGO, G.: Sulla diplacusi (doppia audizione). Accad. Pontan. 3 Maggio 1925.

JELLINEK, A.: Ein Fall von Diplakusis und Beeinflussung des Gehörs durch Lageveränderung. Mschr. Ohrenheilk. 65: 985, 1931.

KELEMEN, G.: Diplacusis dysharmonica. Roma: Luigi Pozzi, 1930; — Weitere Beiträge zur Klinik der Diplakusis. Mschr. Ohrenheilk. 69: 722, 1935. — KREIDL, A., und S. GATSCHER: Über Diplakusis binauralis bei Normalhörigen. Mschr. Ohrenheilk. 62: 694, 1928.

LEMPP, O.: Über Diplakusis und musikalisches Falschhören. HNO-Arzt, 46: 193, 1938. — LÜSCHER, E., und J. ZWISLOCKI: Vorübergehende Diplacusis binauralis und Verhalten der Unterschiedswelle für Tonintensitätsänderungen nach der Fenestration bei Otosklerose. Mschr. Ohrenheilk. 83: 184, 1949.

PASSOW, A.: Zur Kasuistik der objektiven Ohrgeräusche. Charité-Annalen, 33:

SCHAEFER, K. L.: Die subjektiven Töne und Geräusche, physiologisch-theoretisch betrachtet. 18. Vers. Dtsch. Otol. Ges. Basel 1909. Jena: G. Fischer, 1909. — SCHUBERT, K.: Über pathologische Perzeption der Tonhöhe. Arch. Ohren- usw. Heilk. 157: 474, 1951. — SELMS, A. VAN: Zur Casuistik des Doppelthörens. Inaug.-Diss. Berlin: O. Francke 1889. — STUPKA, W.: Beitrag zur Klinik der Tonperzeptionsanomalien. Z. Ohrenheilk. 70: 1, 1914.

THIELE, R.: Binaurales Doppelthören (Diplacusis disharmonica). Psychiat. Neurol. med. Psychol. 1: 289, Heft 10; — Diplacusis heterotopica. Psychiat. Neurol. med. Psychol. 3: 33, Heft 2.

URBANTSCHITSCH, V.: Über subjektive echoartige Gehörerscheinungen (Doppelthören, Diplacusis echotica). Arch. Ohrenheilk. Bd. 73: 80, 1907.

4. Das Stammeln: Dyslalie

Synonyma. Funktionelle oder infantile Dyslalie, Entwicklungsstammeln, artikulatorische Dyspraxie, Psellismus (veraltet).

Definition. Stammeln ist die Unfähigkeit, bestimmte Laute oder Lautverbindungen auszusprechen oder richtig zu bilden, wie es die phonetischen Gesetze der verwendeten Sprache vorschreiben. Die Begriffe Stottern und Stammeln wurden früher auch in der Wissenschaft nicht auseinander gehalten. Erst der Züricher Arzt R. SCHULTHESS gab 1830 die unterscheidende Definition. Dem allgemeinen Sprachgebrauch ist aber auch heute die wissenschaftliche Unterscheidung unbekannt. So findet man häufig die Begriffe von Stottern, Stammeln, Lallen und Lispeln einerseits für stockende und andererseits für zaghafte, verlegene oder leise Sprechweise angewendet. In England und Amerika werden immer noch die Begriffe „stammer" und „stutter" in gleicher Weise zur Bezeichnung des Stotterns gebraucht, obwohl J. S. GREENE in seinem Lehrbuch (1927) vorgeschlagen hatte, den Ausdruck „Stuttering" zur Bezeichnung des Stotterns zu verwenden und den Begriff „Stammering" der Diagnose des Stammelns vorzubehalten. Er schloß sich derart der Auffassung seines Lehrers H. GUTZMANN SEN. (1924) an, welcher den Unterschied der beiden Ausdrücke in einem Satze umriß: „Stottern ist ein Fehler der Rede, Stammeln ein Fehler der Aussprache."

Für das Stammeln gibt es *physiologische Parallelerscheinungen* in fremden, meist primitiven Sprachen. Darüber hat A. KUSSMAUL (1877, 1910) interessante philologische Beobachtungen mitgeteilt. Manche Sprachen entbehren ganzer Lautklassen. Mehrere Stämme der Südseeinsulaner gebrauchten etwa keine Gaumenlaute. Deshalb konnten die Eingeborenen der Gesellschaftsinseln den Namen des Kapitän Cook nicht anders als „Tut" aussprechen. Umgekehrt bestehen in vielen primitiven Sprachen sehr verschiedenartige inspiratorische Schnalzlaute (*Klikse*), zwischenzahnige Zungenspitzlaute oder laterale Zischlaute. Rauhkehlige Reibelaute sind in den semitischen Sprachen häufig.

Es fällt daher nicht schwer, für jeden fehlerhaften Laut unserer sprachgestörten Kranken eine normale Parallelerscheinung in anderen Sprachen zu finden. So bedeutet der Fortbestand des griechischen oder gothischen (Th) in Neugriechisch, Englisch oder Spanisch einen normalen Sprachlaut, in allen anderen germanischen, romanischen und slawischen Sprachen jedoch den Sprechfehler des interdentalen Lispelns. In diesem Sinne läßt sich das biogenetische Grundgesetz zur Erklärung mancher Zustände der reifungsverzögerten Sprachentwicklung anwenden. Man kann sie als Parallelerscheinung zu sprachgenetischen Phänomenen der linguistischen Entwicklung ansehen. L. STEIN (1925) untersuchte wiederholt solche Beziehungen zwischen der ontogenetischen und phylogenetischen Sprachentwicklung.

Häufigkeit. Stammeln ist ein häufiges Zeichen der kindlichen Unreife. Seit langem ist bekannt, daß es in den ersten Schulklassen sehr häufig ist, dann aber unter dem Einfluß des Unterrichtes rasch abnimmt. Von den neueren Statistiken seien M. D. SHERIDANS (1946) Zahlen genannt, welche die Untersuchung von 3800 Schulkindern in London, Manchester und Cornwall bekannt gab. Im fünften Jahre zeigten 26% der Mädchen und 34% der Knaben Fehler der Lautbildung. Mit acht Jahren erschienen die Hundertsätze bereits auf 15, bzw. 16% gesunken. Unter den zwölfjährigen Kindern waren Artikulationsfehler praktisch nur mehr im Falle von Schwerhörigkeit und Schwachsinn vorhanden oder betrafen gelegentlich Aussprachestörungen der Laute (S) und (R).

Auch im New Yorker Speech Hospital werden die meisten Kinder wegen des Symptoms des Stammelns vorgestellt. Mit zunehmender Verlegenheit diagnostiziert man diese Störung als „funktionelle Dyslalie“. Alle erfahrenen Beobachter sind sich nämlich einig, daß die Unfähigkeit der richtigen Lautbildung auf sehr verschiedenartigen organischen Grundlagen beruht. M. E. MORLEY äußerte sich ähnlich in ihrem ausführlichen Referat über Stammeln.

Solche Hinweise ergeben sich bereits aus der Aufzählung der unter den 3530 neuen Aufnahmen des Jahres 1955 gesehenen *413 männlichen und 194 weiblichen Fällen* (17,2%). Lispelfehler bei Zahnstellungsanomalien (69) sind meist bei dem in Amerika häufigen Überbiß zu sehen. Zahnärzte machen dafür das Daumenlutschen und neuerdings den „Zungenstoß“ (S. 596) verantwortlich. Zungenanomalien in bloß drei Fällen zeigen wieder den im Kindesalter geringen Einfluß der Zunge auf die Sprache. Tatsächliche Ankyloglossie sehen wir nur einmal unter ungefähr 3000 sprachpathologischen Fällen. Da das rollende Zungen-R in der englischen Sprache nicht vorkommt, hören wir hier praktisch keine objektiven Sprachstörungen infolge dieses Zustandes. Die *psychologische Prüfung* zeigte 75 als hochbegabt, 88 minderbegabt, 76 schwachsinnig; 39 hatten eine Neurose, 13 Psychose, 14 Schizophrenie. Die übrgien Kinder waren von durchschnittlicher Intelligenz. *Beinahe ein Drittel dieser stammelnden Kinder waren also geistig zurückgeblieben oder reifungsverzögert.*

Pathogenetische Klassifikation. Wenn wir unsere kleinen Patienten auf dem mühsamen Wege ihrer Auseinandersetzung mit den sprachlichen Schwierigkeiten weiterverfolgen, dann sehen wir, wie sie nach dem anfänglichen Stadium der verzögerten Sprachentwicklung oder der länger anhaltenden Hörstummheit und Worttaubheit allmählich in die Entwicklungsphase des allgemeinen Stammelns vordringen. Auf Grund der bis dahin erhobenen individuellen Befunde sind wir dann besser in der Lage, die Schwierigkeiten des Einzelfalles in bestimmte ätiologische Gruppen einzuweisen. Daraus ergibt sich die folgende Einteilung nach neurologischen Gesichtspunkten.

1. *Physiologisches Stammeln* macht sich bei der Mehrzahl der zwei- bis vierjährigen Kinder bemerkbar. Es ist durch alle jene Besonderheiten und Umstände bedingt, welche die sprachliche Entwicklung aller Kinder beeinflussen.

2. *Entwicklungsstammeln* ist die Folge einer verlangsamten körperlichen und geistigen Entwicklung. Dafür sind teils allgemeine familiäre Eigentümlichkeiten verantwortlich, teils die spezifische kongenitale Sprachschwäche.

3. Ferner gibt es eine große Gruppe von verschiedenartigen organischen Schädigungen, welche das zentral bedingte *symptomatische Stammeln* herbeiführen. Dazu gehören die bereits besprochenen Schädigungen des Gehirns durch abnorme Schwangerschaft, schwere Geburt oder später durchgemachte Krankheit, hormonelle Ausfälle, leichte Grade von Schwachsinn, usw. Es handelt sich dann um neurologisch faßbare Zustände mit *dysarthrischen, dyspraktischen, dysphatischen* und *dysgnostischen* Rückständen der Sprachfunktionen.

4. Schließlich äußern sich die mannigfaltigen Abnormitäten der peripheren Sprechorgane in phänomenologisch gleich klingenden Symptomen der *peripheren Dysglossien.*

In weiterer Betrachtung des Stammelns in diesem Lichte sehen wir, daß es einerseits *motorisch-expressive* und *sensorisch-rezeptive* Formen gibt, welche mit den analogen Typen der erworbenen Aphasien und Dysarthrien der Erwachsenen manches gemeinsam haben. Dann kann die Schädigung an jeder Stelle der komplizierten motorischen Zentren, Leitungsbahnen und Erfolgsorgane liegen. Sonach kommen die folgenden Möglichkeiten in Betracht. Defekte in der Hirnrinde etwa nach Geburtsschädigung; leichte pyramidale oder extrapyramidale Paresen; bulbäre Störungen; periphere Nervenschwächen; sowie lokale Defekte, Lähmungen, Verletzungen oder Mißbildungen der Lippen, Zähne, Zunge oder der Gaumenpfeiler. Kurz, alle an der Lautbildung beteiligten Organe mögen der Sitz einer Störung sein, welche beim Kinde die normale Entwicklung hintan halten kann.

Oft sind die Veränderungen nur so geringfügig ausgeprägt, daß man den Zustand als rein „funktionell" auffaßt. Wenn man aber genau hinblickt, dann sieht man bei sehr vielen stammelnden Kindern *leichte Paresen* an den peripheren Sprechorganen, wie asymmetrische Bewegungen oder Abweichungen der Zunge, des Gaumensegels, der Lippen usw. Deren charakteristische Assoziation nach neuroanatomischen Regeln erlaubt dann gewisse neurologische Rückschlüsse auf den zentralen Sitz der Sprachstörung. Mit sorgfältigen neurologischen, enzephalographischen und psychomotorischen Prüfungen lassen sich diese an sich nebensächlichen Zustände gut mit weiteren, an sich ebenso geringfügigen Abweichungen in Einklang bringen.

Es ist anzunehmen, daß die künftige Forschung eine weitere Aufgliederung aller dieser klinischen Formen in ätiologisch schärfer umrissene Zustandsbilder des *dysphatischen, dysarthrischen, dyspraktischen und dysgnostischen* Stammelns anstreben wird. Ansätze dazu sind uns schon mehrfach begegnet. So nahm M. E. Morley (1959) den Begriff der artikulatorischen Dyspraxie in ihre neue Einteilung des Stammelns auf. Im Anschluß an das große Referat über die amerikanischen Ansichten über das Stammeln von R. Milisen et al. (1954), kam T. D. Prins zur Folgerung, daß die artikulatorischen Fehler heterogener Natur sind und keineswegs ein einziges Muster von kausalen Faktoren oder symptomatischen Zeichen darstellen.

Ätiologie. Bis dahin müssen wir uns mit der Aufzählung der ursächlich wichtigen Faktoren begnügen. Wir wollen sie wieder getrennt als erblich-angeborene sowie als umweltbedingte oder erworbene Ursachen gruppieren.

1. Genotypische Ursachen sind vorerst wieder in *erblichen* Faktoren zu suchen. H. Gutzmann sen. (1924) konnte sie in 40% der Fälle nachweisen. Oft hört man, daß die gleiche sprachliche Entwicklungshemmung beim Vater oder bei anderen *väterlichen* Vorfahren bestanden hat (Seeman, 1959). Von der Mutterseite wird sie nur halb so oft vererbt. Knaben sind wieder zwei- bis dreimal häufiger betroffen als Mädchen. Die Zwillingsforschung hat durch das gleiche Stammeln eineiiger Zwillinge die letzten Zweifel an der Vererbungsmöglichkeit auch dieses Fehlers genommen.

Alles bisher über den *Sprachschwächetyp* festgestellte hat auch für das Stammeln seine volle Gültigkeit. Wegen der typischen Verbindung mit Dysgrammatismus liegt hier die Annahme einer *dysphatischen* Form des Stammelns nahe. In den ebenfalls vererbbaren *Entwicklungshemmungen* der motorisch-kinästhetischen und der sensorisch-akustischen Sinnessphäre bieten sich weitere Erklärungsmöglichkeiten. Diese würden dann den *dyspraktischen* und *dysgnostischen* Formen des Stammelns entsprechen.

Verzögerung der motorischen Entwicklung vieler stammelnder Kinder ist durch die Beobachtung ihrer körperlichen Leistungen während der psychologischen Prüfung leicht nachweisbar. Motorischer Rückstand, oder *kongenitale Dyspraxie*, hemmt natürlich die gesamte körperlich-motorische Entwicklung. Sitzen, Stehen, Kriechen, Gehen und Sprechen werden daher von solchen Kindern aus dem gleichen gemeinsamen Grunde mühsam und verspätet erlernt. Es kann aber auch die Geschwindigkeit des geistigen Spracherwerbes im Vergleich zur Entwicklung der motorischen Fähigkeiten zu rasch erfolgen. Dann treten die Aussprachestörungen vorwiegend bei den schwierigen Lauten oder langen Wörtern auf. Wie weitgehend die Sprache durch sogenannte *motorische Debilität* gestört sein kann, geht aus der Beschreibung von I. MARTHA-VIÉ (1937) hervor. In solchen Fällen handelt es sich zweifellos um die *dyspraktische* Form des Stammelns, also um die artikulatorische Dyspraxie.

PALMER und OSBORN (1940) haben durch statistisch genaue Untersuchungen nachgewiesen, daß funktionell sprachgestörte Personen über eine glossodynamometrisch meßbare *geringere Zungenkraft* verfügen als normale Sprecher. Dies war vor allem bei den Patienten mit Artikulationsfehlern der Fall. Daher muß man bei solchen Kindern die Zungenkraft therapeutisch zu steigern trachten. Aus diesem Grunde bezweifeln diese Autoren die psychogenen Theorien über die Entstehung des Stammelns.

Nach E. W. BILTO (1941) sind zwei Drittel der sprachgestörten Kinder (Stammler und Stotterer) *motorisch weniger geschickt* als normale Kinder. Je nach dem Ausfall der Untersuchungsteste sind daher besondere Übungen zur Kompensation der motorischen Rückständigkeit angezeigt.

Die für die normale Sprache wichtige Ausbildung des kinästhetischen Sinnes ist bei stammelnden Kindern nach F. E. PATTONS (1942) Untersuchungen deutlich zurückgeblieben. Stammler haben nämlich ein wesentlich weniger sicheres *kinästhetisches Empfinden* als normale Kinder. E. KIEHNS Untersuchungen (1935) finden also immer wieder Bestätigung.

LUCHSINGER (1948) untersuchte die Beziehungen zwischen Sprachstörungen und *Feinmotorik* mittels des modifizierten OSERETZKY-Test. Es empfiehlt sich, drei Gruppen der Feinmotorik zu unterscheiden. 1. *Motorisch Normale* mit großer Geschicklichkeit, Wurfsicherheit und adäquat fließenden Bewegungen; 2. *Motorisch leichtgradig Behinderte* mit steifer Motorik und Mitbewegungen von unbeteiligten Gliedmaßen oder des Gesichtes; 3. *Motorisch Debile* mit auffallender Ungeschicklichkeit, schlaffen Bewegungen oder groben Mitbewegungen. Aus dem Vergleich des 4., 5. und 6. Lebensjahres ergibt sich, daß die leicht motorisch Behinderten bis zum 6. Jahre einen Ausgleich erziehen. Gleichzeitig mit der Verbesserung der Feinmotorik verschwinden auch die geringfügigen Sprachfehler. Die Kinder korrigieren sich selbst und ihre Sprache wird normal. Im Gegensatz dazu bestehen die schweren Formen des allgemeinen oder dysgrammatischen Stammelns in der dritten Gruppe der motorisch Debilen weiter fort.

Zahlreiche weitere Studien waren dem Zusammenhang zwischen *motorischer Unreife und artikulatorischer Dyspraxie* gewidmet. So untersuchten SCHILLING und KRÜGER (1960) die psycho-motorische Entwicklung stammelnder Kinder mit Hilfe der Teste von OSERETZKY-GÖLLNITZ. In den meisten Fällen lagen schwere Entwicklungshemmungen der Motorik vor. Deren Grad war dem Ausmaß der sprachlichen Unfertigkeit direkt proportional.

R. M. CLARK (1959) studierte den Einfluß von verzögerter Reifung bestimmter *sensorischer, assoziativer und motorischer* Fähigkeiten bei stammelnden Kindern. Sie fand ebenfalls signifikant minderwertige Leistungen der sprachlich verzögerten Kinder hinsichtlich der meisten der geprüften Fähigkeiten. S. DICKSON (1962) betonte, daß Kinder, welche ihre artikulatorischen Fehler nicht ausgleichen, motorisch unterbegabt sind. Laut T. D. PRINS (1962) ist die Interdentalität hauptsächlich ein Zeichen von geringer motorischer Geschicklichkeit. JENKINS und LOHR (1964) benützten den OSERETZKY-Test zum Erfassen der motorischen Funktion in schwer dyslalischen Kindern. Diese hatten signifikant schlechtere motorische Quotienten als die Kontrollen.

Viele der älteren Autoren betonten die Häufigkeit der *Linkshändigkeit oder Ambilateralität* unter den stammelnden Kindern. Wie bereits ausgedrückt, sind die Abweichungen von der Rechtshändigkeit keine Ursache von Sprachstörungen. Die wahre Beziehung zwischen zerebraler Dominanz, manueller Preferenz und Störungen der Sprache ergibt sich aus der Tatsache, daß die zerebrale Reifung, der Erwerb der bevorzugten Händigkeit und die Entwicklung der Sprache untrennbar verwoben sind. Es ist daher das Tempo und der Grad der zerebralen

Ausreifung, welches den Erwerb sowohl der Händigkeit als auch der Sprache bestimmen.

Die Tab. 2 und 3 (S. 155 und 156) zeigten den *gleichzeitigen und parallelen Fortschritt in der Entwicklung von sprachlicher Fertigkeit und Festsetzung der Händigkeit.* Aus diesen Zahlen geht hervor, wie die Entwicklung der Sprache im gleichen Maße wie die verspätete Händigkeit verzögert ist — und umgekehrt. Die Entwicklung von Sprache und Lateralität bedeuten gleichwertige Befunde, welche die zerebrale Ausreifung des Kindes in einer hör- und sehbaren Weise widerspiegeln. Motorisch verzögerte Kinder bieten somit ein neurologisches Problem, welches die Zeichen der *kongenitalen Dyspraxie* einschließt, sowohl für die Bewegungen des Körpers, als auch für die der Lautbildung.

In den sensorischen Modalitäten sind die verzögerte Entwicklung der *visuellen und auditiven Wahrnehmung* ebenso wichtig wie das motorische Verhalten. Beobachtung der stammelnden Kinder beweist wieder das innige Verhältnis zwischen Musik und Sprache. Großes musikalisches Talent setzt beste Ausbildung der höchsten auditiven Fähigkeiten voraus. Umgekehrt zeigen Kinder mit verzögerter Sprachentwicklung unterwertige Begabung auf dem Gebiet der feinen auditiven Diskrimination und Wahrnehmung. Viele Autoren haben bereits auf die *Unmusikalität* unter stammelnden Kindern hingewiesen (STINCHFIELD, 1927; PAIKINE und PORAY-KOSCHITZ, 1937; ARNOLD, 1941). Wie im Kapitel über Musikalität erklärt und im vorherigen Abschnitt über Worttaubheit weiter nachgewiesen, sind die kortikalen Minderleistungen von Wahrnehmung, Verständnis und Interpretation der akustischen Muster in signifikanter Weise mit den *dysgnostischen* Formen des Stammelns korreliert.

Sowohl das symptomatische Zeichen der *auditiven Unaufmerksamkeit*, als auch die objektiv nachweisbaren *Einschränkungen der auditiven Leistungen* sind häufig vorhanden. Diesbezügliche Untersuchungen befaßten sich vornehmlich mit dem auditiven Unterscheidungsvermögen für Sprachlaute und mit der auditiven Gedächtnisspanne. Zahlreiche Autoren, darunter B. H. HANSEN (1944) sowie SCHIEFELBUSCH und LINDSEY (1958), fanden die Unterscheidungsfähigkeit für Sprachlaute bei sprachgestörten Kindern signifikant vermindert. In normalen Kindern reift diese Leistung früher und besser. Auf die schlechte auditive Diskrimination in Fällen von artikulatorischer Unreife hat auch VAN RIPER (1963) wiederholt hingewiesen. D. PRINS (1963) betrachtet das Diskriminationsvermögen als eine Funktion des ganzen Prozesses des Spracherwerbes. Nach WINITZ und BELLEROSE (1963) beeinträchtigt unrichtiges Lernen deshalb auch die Diskrimination, wie man an einem Modell des Lernens studieren kann (WINITZ und BELLEROSE, 1962).

Neben diesen hoch-zentralen *dysgnostischen* Störungen der Klangerkennung und Wahrnehmung ist auch an alle anderen zentral gelegenen *parakusischen Störungen* der Hörfunktion zu denken, wie im letzten Abschnitt beschrieben. Die typischen Störungen der Aussprache zufolge von peripherer Schwerhörigkeit gelangen als *audiogene Dyslalie* später zur Darstellung. Bei dieser fehlen die zentralen Elemente der Agnosie, Parakusie und räumlichen Disorientierung.

Störungen auf dem Gebiete von Begriffsbildung, Abstraktionsvermögen und Symbolbewußtsein gehen aus den psychologischen Untersuchungen stammelnder Kinder hervor. Teils handelt es sich um ruhelose, unkonzentrierte und unaufmerksame Kinder, deren *intellektuelle Unreife* sich in ihrer sprachlichen Rückständigkeit ausdrückt. Teils ist eine deutliche Hemmung von Gedächtnis, Auffassung und Lerneifer vorhanden. Dann liegen die *dysphatischen und dysgnostischen* Elemente des Stammelns vor.

Über die *Merkfähigkeit* gibt die Prüfung der Gedächtnisspanne für sinnlose und sinnvolle Silbenfolgen Auskunft. Seit den Arbeiten von V. A. ANDERSON (1938), H. H. BEEBE (1944), A. S. CLARK (1923), S. MCCAULEY (1925), S. D. ROBBINS (1935) und R. W. MÉTRAUX (1942) über die *auditive Gedächtnisspanne* ist bekannt, daß stammelnde Kinder im Hinblick auf auditive Auffassung und Merkfähigkeit deutlich benachteiligt sind. Aus diesen sensorischen Besonderheiten leiten sich ferner die Beziehungen der Stammelfehler zu den verwandten Zuständen der Lese- und Schreibschwäche ab. Die letzteren sind durch analoge Leistungsminderungen auf visuellem Gebiete bedingt.

Es zeigt sich nämlich immer klarer, daß alle Formen der zentralen Hemmungen der kindlichen Sprachentwicklung auf generellen Verzögerungen der *zerebralen Reifungsprozesse* beruhen. Dieser Zusammenhang ergibt sich aus den Befunden der psychologischen Gutachten. Von umschriebenen Entwicklungshemmungen einzelner psychischer Leistungen bei ansonsten praktisch normaler Intelligenz angefangen, spiegeln sie alle Grade und Übergänge der *Begabungsschwäche* bis zum eindeutigen *Schwachsinn* wider. Obzwar man nicht von vornherein jede sprachliche Verzögerung mit Geistesschwäche gleichsetzen darf, sind die Rückstände der intellektuellen Reifung unter den stammelnden Kindern doch sehr häufig.

Mit genauen Intelligenzprüfungen nach J. KERR fand A. H. MCALLISTER (1937) bei 35 Stammlern 22 unterdurchschnittliche und 13 mittelmäßige Begabungen, aber keine einzige über dem Durchschnitt. Von 139 Stotterern waren hingegen 21 unterdurchschnittlich, 107 mittelmäßig und 11 überdurchschnittlich begabt. Aus den großen Beobachtungszahlen des New Yorker Speech Hospital gehen diese Verhältnisse noch viel deutlicher hervor, wenn wir unsere diesbezüglichen Ziffern des Jahres 1955 nochmals vergleichen. Unter *607 Stammlern* waren: hochbegabt 75, minderbegabt 88, schwachsinnig 76, schizophren 14. Dagegen *727 Stotterer*: hochbegabt 144, minderbegabt 33, schwachsinnig 17, schizophren 24. Der Rest entsprach dem Durchschnitt.

2. Phänotypische Ursachen. Zu den umweltlichen Ursachen gehören alle Schäden, welche seit der Konzeption und Fötalzeit das Kind an der normalen geistigen und körperlichen Entwicklung behindern. Wie in allen anderen Fällen sprachlicher Entwicklungshemmungen, enthält die Vorgeschichte der Stammler sehr häufig Angaben über *Geburtsschädigungen* oder abnorme Schwangerschaft. Deren Bedeutung haben wir im Kapitel über verzögerte Sprachentwicklung bereits gewürdigt. Schwere und langdauernde *Krankheiten,* wie Infektionen oder Rachitis, hemmen natürlich die gesamte körperliche und geistige Entwicklung.

Unter den organischen Ursachen der sprachlichen Entwicklungsstörungen nimmt das *organische hyperkinetische Syndrom* zunehmende Bedeutung an. P. J. DOYLE (1962) zieht diese Bezeichnung als Sammelname verschiedener klinischer Bilder vor: soziale Apraxie, minimaler Hirnschaden, zerebrale Dysfunktion usw. Störungen der Lateralität, Hyperkinese, geringe Konzentration und schlechte Koordination sowie weitere mikro-neurologische Veränderungen erinnern uns an die üblichen Krankheitsbilder vieler stammelnder Kinder. DOYLE warnt vor der oberflächlichen Behandlung mit den neuen psychotropischen Drogen, obwohl sie im Einzelfalle wertvoll sein können.

Weitere schädliche *Umwelteinflüsse* bestehen in unrichtigen sprachlichen Vorbildern, Vernachlässigung und liebloser Behandlung durch desinteressierte Eltern, mangelhafter Anregung zum Sprechen oder ungünstigen sozialen Umständen. WEAVER, FURBEE und EVERHARD (1960) bestätigten die Erfahrung, daß Stammeln unter Kindern aus niederen Berufsklassen häufiger vorkommt als in der Durchschnittsbevölkerung.

In den *sozialen und ethnischen Verhältnissen* in New York macht sich wegen des fortdauernden Stromes der Einwanderer der sprachliche Einfluß der Umwelt besonders klar bemerkbar. So sahen wir einen 12jährigen Buben aus Puerto Rico, der von seinen *spanischen* Eltern wegen des auffallenden *deutschen* Akzents seiner *englischen* Aussprache vorgestellt wurde. Er war nie in Europa gewesen, ging aber in eine deutsche Privatschule, wo alle Fächer in englischer Sprache von deutschstämmigen Lehrern vorgetragen wurden. Vor der Pubertät nehmen eben alle Kinder den Lautstand ihrer ständigen Umgebung an. Die Korrektur des Fremdakzents (*Barbarolalie*) bei Einwanderern ist überhaupt ein wichtiges Problem der Sprachbehandlung in New York. Das kann manchmal recht schwer sein, wenn etwa ein nur spanisch redendes Elternpaar aus Puerto Rico seine Kinder bringt, weil sie nicht ordentlich englisch sprechen können.

Seelische Erlebnisse haben mit dem Stammeln nur mittelbar etwas zu tun, wenn etwa nervöse Eltern durch *Erziehungsfehler* die gesamte Entwicklung des Kindes ungünstig beeinflussen, so daß gewisse Trotzhaltungen oder Manierismen ausgelöst werden. In diesem Sinne sind K. S. Woods (1946) Befunde aufzufassen, aus welchen ein allgemeiner Zusammenhang zwischen dem kindlichen Stammeln und der mütterlichen Einstellung hervorgeht. Die Mütter von Stammlern waren nämlich nach statistischem Maßstabe mehr neurotisch, mehr unterwürfig oder auch mehr selbstbewußt als die Mütter normaler Kinder.

Phonologische Einteilung. Für die klinischen Erscheinungsformen des Stammelns sind mehrere Unterscheidungen üblich. So hält man 1. *graduelle* Verschiedenheiten auseinander; 2. unterscheidet man die *phonetischen* Untergruppen; 3. erhält jeder einzelne Stammelfehler einen besonderen *Namen.*

1. *Teilweises* (partielles) Stammeln stört die Aussprache eines einzelnen oder nur weniger Laute. Falls indes ein großer Teil oder fast alle Laute betroffen sind, liegt *allgemeines* (generelles) Stammeln vor. Der schwerste Grad dieser Störung heißt *Vokalsprache,* weil die Sprache dabei auf eine unverständliche Folge von Vokalen und wenigen labialen oder laryngealen Explosivlauten eingeschränkt erscheint. Früher bezeichnete man das Gleiche als „Hottentotismus.“

2. Die Aussprachestörung betrifft ferner einzelne Laute, bestimmte Silben oder ganze Wörter, weshalb des weiteren die graduell verschiedenen Formen des Laut-, Silben- und Wortstammelns zu unterscheiden sind. *Lautstammeln* liegt vor, wenn ein Laut völlig ausgelassen, falsch ausgesprochen oder durch einen anderen richtigen vertreten erscheint. Das letztere bedeutet eine *Paralalie.* Im Falle von *Silbenstammeln* fehlen entweder die isoliert an sich richtig gebildeten Laute in bestimmten Silben oder sind durch andere ersetzt, und zwar in verschiedener Weise je nach der Stellung im Anlaut, Inlaut, Auslaut, in Silbengruppen oder bei Konsonantenhäufung. Ferner ist Substitution, Umstellung oder Angleichung möglich. Der schwerste Grad des *Wortstammelns* äußert sich ebenfalls durch Ausfall oder Ersatz, Umstellung oder assimilierende Angleichung der isoliert richtigen Laute in bestimmten Einzelwörtern oder zusammengesetzten Wörtern. Lispeln äußert sich oft als Wortstammeln, wenn die isoliert korrekte (S)-Bildung noch nicht auf die fließende Sprache übertragen ist.

3. Die einzelnen *Arten der Stammelfehler* bezeichnet man durch Anhängung der Silbe „tismus“ oder „zismus“ an den griechischen Namen des gestörten Lautes. Aussprachefehler der (S)-Laute heißen also Sigmatismus, des (G) und (K) Gamma- bzw. Kappazismus, des (R) Rhotazismus usw. Falls ein Laut durch einen anderen richtigen ersetzt ist, wird dessen Namen die Silbe „Para“ vorgesetzt: also Paralambdazismus bei Ersatz des (L) durch (N), Paradeltazismus bei Ersatz von (D) durch (B) usf.

Klinische Formen. Aussprachefehler der Vokale sind nicht häufig und wenig auffallend. Mit Ausnahme des neutralen Grundlautes (A) können jedoch alle Vokale und Umlaute von Ungeschicklichkeiten der Aussprache betroffen sein, so daß sie entstellt klingen. Fehler der Vokalbildung finden sich hauptsächlich bei Fremdakzent. Die folgende Beschreibung der verschiedenen dyslalischen Artikulationsstörungen findet zunehmendes *linguistisches Interesse*. W. HAAS (1963) forderte die phonologische Analyse der Dyslalie zur Anwendung linguistischer Kriterien für eine spezifisch strukturierte Therapie. Gemäß VANDEMARK und MANN (1965) sind die stammelnden Kinder auf dem Gebiete der grammatischen Vollständigkeit und Verfeinerung weniger leistungsfähig. C. E. RENFREW (1966) fand ein viel längeres Fortdauern des Fehlers der „offenen Silbe" durch Auslassen des Schlußkonsonanten als das Stammeln auf Anlauten, weil das erstere ein Reifezeichen ist.

Verschlußlaute fallen von den Lippenlauten über die Zahnlaute zu den Gaumenlauten zunehmend schwieriger. Daher wird (G) und (K) von 50% der stammelnden Kleinkinder nicht beherrscht. Als typische Störungsmöglichkeiten findet man: Auslassung im Anlaut; Verwechslung von Media und Tenuis; interdentale Bildung von (D) und (T) mit oder ohne gleichzeitigem Sigmatismus interdentalis als unreife Sprechgewohnheit kleiner Kinder (multiple Interdentalität nach FRÖSCHELS, 1937); Ersatz durch einen Reibelaut; Ersatz in einer anderen Lautzone, wie so häufig bei (G) und (K): „Taffee".

Reibelaute zeigen die gleiche Zunahme der motorischen Schwierigkeit von der ersten zur dritten Lautzone. Die schwierigen und als letzte erlernten (S)-Laute werden von 75% der Stammler falsch gesprochen. Wegen ihrer Häufigkeit und Vielfalt wollen wir die Sigmatismen in einem eigenen Abschnitt gesondert betrachten. Man hört folgende Störungen: Auslassung im An- oder Inlaut; Ersatz durch Verschlußlaute; Ersatz von (Sch) durch (S) oder umgekehrt; oder als seltene Störung Ersatz von (F) durch einen velaren Schnarchlaut (Dyslalia stertens labiodentalis nach SILBIGER, 1928).

Der *Zitterlaut* des Zungen-(R) ist häufig gestört, und zwar durch Auslassung im An- oder Inlaut, Ersatz durch einen Zitterlaut der ersten oder dritten Lautzone, sowie Ersatz durch andere Laute wie (W), (J), (Ch), (L) oder (D). Über die Vielfalt dieser *Rhotazismen* ist noch zu sprechen. In ähnlicher Weise können die *L-Laute* durch Auslassung, durch einseitige, interdentale, palatale oder slawisch-mouillierte Aussprache, sowie durch den Ersatz mittels (N), (J) oder (R) gestört sein. Bei den motorisch einfachen *Nasenlauten* ist die Auslassung und der Ersatz durch entsprechende Verschlußlaute oder durch (L) zu finden.

Vom *phonologisch-linguistischen* Gesichtspunkte unterliegen die Störungen der (L)- und (R)-Laute einigen bemerkenswerten Gesetzen. Die residuelle Dyslalie unter Erwachsenen. welche weiter an den Reststörungen der angeborenen Sprachschwäche leiden, umfaßt in typischer Weise Rhotazismus, Lambdazismus und Sigmatismus. Umgekehrt pflegen die Laute (L) und (R) die ersten zu sein, welche von einer einsetzenden aphasischen oder dysarthrischen Läsion befallen werden. Während der Erholung bleibt die (L–R)-Störung am längsten bestehen. Diese Neigung zur raschen Schädigung durch zentrale Leiden beschrieb FRÖSCHELS (1931) als das *R–L-Symptom.*

Die *Häufigkeit* der einzelnen Lautfehler im Deutschen und deren typische Abnahme mit zunehmendem Lebensalter hat G. SHAINERMAN (1938) berechnet. Rhotazismen, Sigmatismen und Störungen der Gaumenlaute standen weitaus an erster Stelle und verschwanden am spätesten. Vokalstammeln war am seltensten (4,8%) und mit 9 Jahren restlos ausgeglichen.

H. MÖHRING unterschied 1938 in einer Studie von 2100 stammelnden Schulkindern drei Gruppen. 1. Fehlleistungen der Laute (B), (P), (W), (F), (D), (T), (L) und (N) sind mit 1,5 bis 11% am seltensten. 2. Die Laute der dritten Artikulationszone (G), (K), (Ng), (J), (Ch_{phar}) und (R uvulare) sind in 18 bis 28% der Fälle gestört. 3. Die meisten, nämlich 33,5 bis 54,5% der Aussprachestörungen umfassen die Zischlaute (S), (C), (Z), (Sch), (Ch_{pal}) sowie (R linguale).

Aus diesen wenigen Zahlen geht ein statistisch verläßlicher Nachweis der täglichen Erfahrung hervor, daß es motorisch *einfache* und motorisch *schwierige* Sprachlaute gibt. Demgemäß stolpern die sprachlich rückständigen Kinder am meisten über die schwierigen Laute.

Damit ist übrigens auch der Einspruch eines Anthropologen abgetan, welcher eine solche Unterscheidung als „naiv" erklärte, weil er sämtliche sprachliche Absonderlichkeiten lediglich auf die finanziellen Möglichkeiten der Erziehung beziehen wollte.

Symptome. Aus der *Vorgeschichte* ergibt sich, daß stammelnde Kinder spät und schwer sprechen lernten, also an verzögerter Sprachentwicklung litten und dann langsame Fortschritte machten.

Während der *Untersuchung* sieht man teils hyperkinetisch unruhige, unkonzentrierte und unaufmerksame, teils apathische, teilnahmslose und oft auch scheue Kinder (Abb. 53). Nach unseren Erfahrungen gehört die psychologische *Intelligenzprüfung* zu den unerläßlichen Maßnahmen jeder Sprachuntersuchung im Kindesalter. Wenn auch der klinische Blick des erfahrenen Erziehers oder Arztes ein gewisses Urteil über den ungefähren Geisteszustand gewährt, so ist dieser persönliche Eindruck doch nicht ausreichend und genügend sicher. Vielmehr braucht man eine genaue Analyse der geistigen Anlagen und der intellektuellen Leistungen. Daraus ergibt sich schließlich ein Durchschnittswert des *geistigen Reifealters.*

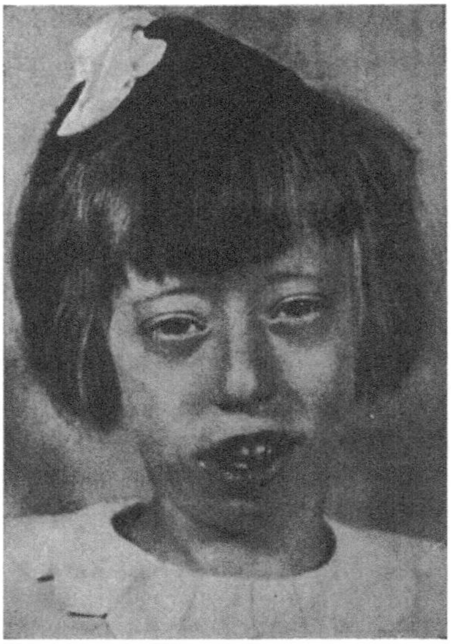

Abb. 53. Fünfjähriges Mädchen mit Gesichtsasymmetrie, behinderter Nasenatmung infolge großer adenoider Vegetationen (Aprosexia nasalis), schwerem Stammeln und Sigmatismus velaris.

Bekanntlich ist die *zerebrale Reife der sprachlich rückständigen Kinder deutlich zurückgeblieben.* Oft ist es deshalb notwendig, mit der formalen Sprachbehandlung bis zum Erreichen eines dem normalen vierten Jahre entsprechenden Reifegrades zu warten. Denn es hat gar keinen Sinn, sich und die Kinder mit nutzlosen Übungssitzungen vorzeitig abzuplagen, ehe eine minimale Fähigkeit zu Konzentration und Lernen entwickelt ist. In den Fällen von durchschnittlicher Intelligenz ist es ratsam, nach den als ätiologisch wichtig geschilderten körperlichen, seelischen oder charakterlichen Besonderheiten zu suchen. Dadurch können die einzelnen Krankheitsbilder abgegrenzt und in bezug auf ihre Ursachen geklärt werden.

Diagnose. Nach der Feststellung der *Hörschärfe*, des *Intelligenzgrades* und der *Orientierung* des Kindes zur Umwelt folgt die Untersuchung des körperlichen *Entwicklungszustandes* durch den Kinderarzt. Aus seinem Gutachten erfährt man nähere Einzelheiten über den Zustand der Zähne, der Nahtverknöcherung am Schädel, über Gewichts- und Wuchsverhältnisse, hormonelle Entwicklung und über die sonstigen Zeichen der körperlichen Reife. Wertvolle und objektiv vergleichbare Anhaltspunkte gehen schließlich aus dem Röntgenbild der Handwurzelknochen hervor. Derart läßt sich das am Handgelenk ersichtliche *Skelettalter* mit dem psychologischen *Reifealter* vergleichen.

Wie im Abschnitt über verzögerte Sprachentwicklung geschildert wurde, sind die *geringfügigen somatischen Befunde*, wie die Mongolenfalte, hypertelorischer

Augenabstand, Spaltung des Gaumenzäpfchens (Uvula bifida) oder Dysplasie der medialen Augenwinkel wieder von wegweisender Bedeutung. Aus solchen subklinischen Veränderungen gewinnt man nämlich Anhaltspunkte für das mögliche Vorliegen von organischen Mißbildungen oder Fehlentwicklungen. Diese wieder können erblicher oder perinatal erworbener Natur sein.

Dem Phoniater oder Logopäden obliegt die *Auswertung der Sprache* nach einzelnen Lauten, Worten und Sätzen. Dabei zeigt sich die Art der vorliegenden Störung. Im Falle von Silben- und Wortstammeln ist die Sprache umso unverständlicher, je mehr Laute und Silben verändert, ausgelassen, umgestellt oder vertauscht erscheinen. Auf diese Weise entwickeln manche Kinder eine ihren artikulatorischen Fähigkeiten angemessene Eigensprache (*Idiolalie*), welche nur den nächsten Familienmitgliedern ergründlich ist. Hochgradiges Wortstammeln ist eine schwere Störung und weist auf tiefgehende Veränderungen der gesamten psycho-physischen Konstitution hin, gewöhnlich auf Grund der allgemeinen familiären Sprachschwäche.

Seit einiger Zeit bemüht man sich, Art und Ausmaß der Stammelfehler im Einzelfalle in einem numerischen Verfahren zu erfassen. Es liegen bereits verschiedene Vorschläge für die *objektive Berechnung* der artikulatorischen Fähigkeit vor. Darüber haben wir im Kapitel über Sprachuntersuchung berichtet. Einen weiteren Beitrag zur Frage der graduierten Klassifikation der individuellen artikulatorischen Rückständigkeit stammt von SHERMAN und MOODIE (1957).

Die **Therapie** des Stammelns besteht in einer psychologisch und pädagogisch ausgerichteten Sprachübungsbehandlung. Man darf dabei die zu lernenden Laute nicht einfach vorsprechen, weil das Kind überzeugt ist, daß seine schlechten Laute ebenso klängen wie die richtigen der Umwelt. Es gibt keinen geläufigeren Beweis für die *auditive Paragnosie* als Grundlage vieler Fehler der kindlichen Sprache als diese wohlbekannte Tatsache. Daher hat es sich als einzig zweckmäßig erwiesen, die richtige Lautbildung mit *visuellen*, *auditiven*, *taktilen* sowie *kinästhetischen* Hilfen zu lehren. Man geht dabei so vor, daß man den Patienten seine Artikulationsbewegungen im Spiegel beobachten läßt. Spateln und Sonden lenken die Zunge in die richtige Lage. Eine weitere Unterstützung bietet das Abtasten der eigenen und der vorbildlichen Bewegungen und Resonanzen der Sprechorgane.

Über die *Ableitungsmethoden* zum Einüben der einzelnen Laute berichtete LETTMAYER (1947), sowie gemeinsam mit FÜHRING in 1958. Darauf haben wir im folgenden Abschnitt über Sigmatismen weiter einzugehen. Genaue Einzelheiten über den Vorgang der Sprechübungen finden sich ferner in dem Buche von H. WEINERT (1968). Analoge Angaben für die amerikanischen Verhältnisse sind in den vielen Lehrbüchern aus den USA enthalten.

Sobald die *isolierten* Laute richtig beherrscht sind, erfolgt deren *Einbau* in Silben, Wörter und Sätze und schließlich in die freie Rede. Neue Studien betonen den Wert der Hörübungen für den gesamten Verlauf der Wiedererziehung (J. WULFF, 1963; K. LEITES, 1963). Die Fähigkeit des Erlernens von Sprachlauten haben WINITZ und LAWRENCE (1961) untersucht. Gemäß R. B. IRWIN (1962), bedarf der gegenwärtige Stand der Sprachheilarbeit in der Schule der weiteren Auswertung.

Bei *körperlich zurückgebliebenen* Kindern ist wieder die Zusammenarbeit mit dem Kinderarzt erforderlich. Die im Kapitel über die verzögerte Sprachentwicklung bereits ausführlich gewürdigte *medikamentöse Unterstützung* der sprachärztlichen Übungsbehandlung ist meist imstande, die Therapie zu erleichtern und abzukürzen. Wir haben mit verschiedenen entwicklungsfördernden Präparaten oder im Bedarfsfalle mit Schilddrüsenmedikation in schweren Fällen von Stammeln infolge allgemeiner Entwicklungsrückstände wie andere Beobachter ermutigende Erfolge gesehen. Neuerdings verwendete man auch Glutaminsäure. Nach H. GUTZMANN JR. (1954) hebt sich damit das Gesamtbefinden und die Konzentrationsfähigkeit der Kinder, so daß sie aus der Übungsbehandlung vermehrten Gewinn ziehen. Leider bleibt die Glutaminsäure ohne Einfluß auf die Hirnleistung an sich.

Operationen an den Sprechorganen sind sinnlos, es sei denn, daß sie aus streng chirurgischen Indikationen für *zusätzliche* pathologische Zustände notwendig wären. Abgesehen von den ganz seltenen Fällen wahrer Ankyloglossie mit tatsächlich nachweisbarer Behinderung der Zungenbeweglichkeit, kann keinerlei Art von Mundchirurgie die Leistung der zerebralen Sprachzentren verbessern. Es ist merkwürdig, wie sich dennoch der Glaube an eine chirurgische Therapie der Sprachleiden hartnäckig weiter erhält. Die Zeit, in welcher die Ärzte selbst solchen Maßnahmen vertraut haben, ist über hundert Jahre vorbei. Wegen der Kuriosität sei daher die Erwähnung einer frühen Schrift des Altmeisters der Stimmheilkunde C. L. MERKEL (1846) gestattet.

Obwohl MERKEL die DIEFFENBACHsche Zungenoperation als Heilmittel des Stotterns energisch ablehnte, empfahl er diese und vierzehn weitere operative Eingriffe dennoch zur Heilung des Stammelns! Alle derartigen Mißgriffe, wie die Durchschneidung der Mm. geniohyoidei gegen Gamma-Kappazismus, die Frenulotomie wegen Rhotazismus und Lambdazismus, Durchtrennung der Styloglossi und Glossopalatini bei Fehlern des (Ch) und des Gaumen-(R), oder die „Circumcision" des weichen Gaumens bei unvollkommener Vokalbildung und gar die Unterbindung der Art. sublinguales waren eine Folge der DIEFFENBACHschen Verirrung. Dabei sagte aber MERKEL selbst, daß diese „sprachärztlichen Myotomien oder Glossotomien" die Sprachstörung nicht zu beseitigen vermögen und daß daher auf jeden Fall eine sprachärztlich geleitete Übungsbehandlung angeschlossen werden müßte.

Prognose. Unter Voraussetzung von genügender Intelligenz, gutem Gehör, entsprechendem Alter von vier bis fünf Jahren und nach ausreichender Übungszeit von mehreren Monaten bis zu einem Jahr ist *immer* völlige Heilung des *einfachen* Stammelns möglich. Rückfälle kommen nach der Überwindung dieser sprachlichen Entwicklungshemmung naturgemäß nicht vor. Wenn hingegen das Stammeln nach der Schulzeit fortbesteht, dann kann es sich nicht mehr um eine bloße Fehlentwicklung der Sprache handeln. Vielmehr weist bei Erwachsenen das Vorliegen von Stammelfehlern gewöhnlich auf eine *organische Grundlage* hin. Man findet dann leichte Schwachsinnsgrade, allgemeine Sprachschwäche, zentrale Dysarthrien, aphasieartige Restzustände nach Grburtsschäden oder Enzephalitis. oder infantilistische Züge mit emotioneller Unreife in der psychologischen Persönlichkeitsanalyse.

Bedauerlicherweise begegnet man in Laienkreisen immer noch der irrigen Meinung, daß die Fehler des kindlichen Stammelns auch ohne Behandlung leicht verschwänden. Allein, dem ist nicht so. Sich selbst überlassen, vermögen die stammelnden Kinder nämlich bei weitem nicht so rasch und leicht ihre Schwierigkeiten der Lautbildung zu überwinden wie die einer geordneten Behandlung zugeführten Patienten. Es wird nur ihre geistige Entwicklung und der Schulfortschritt aufgehalten, wenn man solche Kinder der Sprachbehandlung vorenthält. Auf die natürliche Reifung zu warten, hat sohin wenig Sinn. Zu dieser allgemein anerkannten Auffassung gesellte G. REID (1947) das beweisende Ergebnis ihrer statistischen Erhebungen.

Literatur

Stammeln

1. Ätiologie und Statistik

ARNOLD, G. E.: Über die Notwendigkeit der sprach- und stimmärztlichen Betreuung der Schuljugend. Wien. klin. Wschr. 55: 484, 1942.

BLANTON, S.: The Development of the Defects of Speech. Quart. J. Speech, 6: 50, 1920.

CARRELL, J.: The Etiology of Sound Substitution Defects. Speech Monographs, 4: 17, 1937.

DOYLE, P. J.: The organic hyperkinetic syndrome. J. School Health, 32: 299, 1962.

FRÖSCHELS, E.: Über das Wesen der multiplen Interdentalität. Acta Otolaryngol. 25: 341, 1937.

GALLI, L. A.: Dislalias. Rev. Otolaring. 2: 78, 1950. — GOLDBERGER, E.: Zur Psychologie der Dyslalia universalis. Mschr. Ohrenheilk. 67: 73, 1933. — GUMPERTZ, F.: Über Schreibstammeln. II. Int. Kongr. Logop. Phoniat. Wien, 1926, p. 46; — Zum psychologischen Verständnis des Stammelns. Med. Klinik, No. 13, 1928.

KARLIN, I. W., A. C. YOUTZ and L. KENNEDY: Distorted Speech in Young Childern. Amer. J. Dis. Children. 59: 1203, 1940.

LIEBMANN, A.: Die Ätiologie des Stotterns, Stammelns, Polterns und der Hörstummheit. Arch. Laryngol. 10: No. 2, 1900.

MÖHRING, H.: Lautbildungsschwierigkeiten im Deutschen. Z. Kinderforsch. 47: 1938; — Das stammelnde Schulkind. Deutsche Sonderschule, 7: 392, 1943. — MOLL, K. L., and F. L. DARLEY: Attitudes of Mothers of Articulatory-Imparied and Speech-Retarded Children. J. Speech Dis. 25: 377, 1960. — MORLEY, M. E.: Defects of Articulation. J. Speech Pathol. Ther. 2: 56, 1959; — Defects of Articulation. Folia Phoniat. 11: 65, 1959. — MOSCISKER, E.: Über die multiple Interdentalität. IV. Kongr. int. Ges. Logop. Phoniat. p. 27, Prag: 1930.

NEWEKLUF, T.: Über die Häufigkeit der multiplen Interdentalität (Fröschels). Mschr. Ohrenheilk. 62: 860, 1928.

PARTRIDGE, L. M.: Dyslalias of Southern Ohio. J. Speech Dis. 10: 249, 1945. — PASTEL, E.: Le défauts de la parole. Un problème infantile. Rev. Franç. Phoniat. 3: 112, 1935. — PETERSEN, H.: Das Stammeln (Dyslalie). Pro Infirmis, p. 13, Jan. 1947. — PRINS, T. D.: Analysis of Correlations among Various Articulatory Deviations. J. Speech Hearing Res. 5: 152, 1962.

REID, G.: The Etiology and Nature of Functional Articulatory Defects in Elementary School Children. J. Speech Dis. 12: 143, 1947. — ROE, V., and R. MILISEN: The Effect of Maturation Upon Defective Articulation in Elementary Grades. J. Speech Dis. 7: 37, 1942.

SARBÓ, A. V.: Statistik der an Sprachstörungen leidenden Schulkinder Ungarns. Mschr. ges. Sprachheilk. 11: 65, 1901. — SHAINERMAN, G.: Statistisches über das kindliche Stammeln. Arch. Sprach-Stimmheilk. 2: 176, 1938. — SHELTON, R. L., JR., R. C. HASKINS and J. F. BOSMA: Tongue Thrusting in One of Monozygotic Twins. J. Speech Dis. 24: 105, 1959. — SPRIESTERSBACH, D. C.: Research in Articulation Disorders and Personality. J. Speech Dis. 21: 329, 1956. — STEIN, L.: Das universelle Stammeln im Lichte der vergleichenden Sprachwissenschaft. Z. ges. Neurol. Psychiat. 95: 100, 1925. — STEIN, L., and I. J. WOLF: Speech Defects in Children. Arch. Pediatr. 49: 27, 1932. — SWIFT, W. B.: Psychological Parallelisms Between Speech Disorder and Oral English. Quart. J. Speech 3: 224, 1917.

WEAVER, C. H., C. FURBEE and R. W. EVERHART: Paternal Occupational Class and Articulatory Defects in Children. J. Speech Dis. 25: 171, 1960. — WINKLER, F.: Zur Psychologie und Psychotherapie des Stammelns. III. Kongr. int. Ges. Logop. Phoniat. p. 79, Wien, 1928. — WOOD, K. S.: Parental Maladjustment and Functional Articulatory Defects in Children. J. Speech Dis. 11: 255, 1946.

2. Pathologie und Untersuchung

Arnold, G. E.: Die Zusammenarbeit der Universitätslektoren mit dem Spracharzt. Wien. klin. Wschr. 54: 706, 1941.

Becker, R.: Untersuchungen der Motorik nach Oseretzky/Göllnitz an sprachgestörten Vorschulkindern. Arch. Ohren- usw. Heilk. 169: 550, 1956. — Bilto, E. W.: A Comparative Study of Certain Physical Abilities of Children with Speech Defects and Children with Normal Speech. J. Speech Dis. 6: 187, 1941.

Carter, E. T., and M. Buck: Prognostic Testing for Functional Articulation Disorders among Children in the First Grade. J. Speech Dis. 23: 124, 1958. — Clark, R. M.: A Study of lingual sensory characteristics accompanying „functional" disorders of speech. 10. Int. Speech and Voice Therapy Conf. Barcelona. Acta Oto-Rino-Laring. Ibero-Amer. p. 43, 1957; — Maturation and Speech development: retarded maturation of certain sensory, association and motor abilities in children with so-called functional articulatory defects. Logos, 2: 91, 1959. — Curry, R., L. Kennedy, L. Wagner and W. Wilke: A Phonographic Scale for the Measurement of Defective Articulation. J. Speech Dis. 8: 123, 1943.

Dickson, S.: Differences between Children who Spontaneously Outgrow and Children who Retain Functional Articulation Errors. J. Speech Hearing Res. 5: 263, 1962.

Greene, J. S.: Your Child's Speech. AMA Hygeia, November 1924. — Gumpertz, F.: Palatographische Untersuchungen an Stammlern vermittels feinster künstlicher Gaumen aus Celluloid. IV. Kongr. int. Ges. Logop. Phoniat. p. 77, Prag: 1930; — Sprachstörungen im Kindesalter. Erg. ges. Med. 7: 167, 1925.

Haas, W.: Phonological Analysis of a Case of Dyslalia. J. Speech Dis. 28: 239, 1963. — Hasenkamp: Eine Lautprüfung bei Schulanfängern der Sprachheilschule. Vox, 15: 28, 1929. — Henrikson, E. H.: An Analysis of Wood's Articulation Index. J. Speech Dis. 13: 233, 1948. — Hull, M. E.: Anticipatory Speech Responses in Children with Articulatory Speech Defects. J. Speech Dis. 13: 268, 1948.

Jenkins, E., and F. E. Lohr: Severe Articulation Disorders and Motor Ability. J. Speech Dis. 29: 286, 1964. — Jordan, E. P.: Articulation Test Measures and Listener Ratings of Articulation Defectiveness. J. Speech Hearing Res. 3: 303, 1960.

Kiehn, E.: Untersuchungen über die Fähigkeit zu feinabgemessenen Bewegungen (Feinmotorik) bei stammelnden, stotternden und normalen Volksschülern. Vox, 21: 32, 1935. — Kopp, H.: Rapport de la déficience de la parole avec la déficience motrice. VI. Kongr. int. Ges. Logop. Phoniat. p. 133, Budapest: 1934.

Löhr, J.: Untersuchung über das G–K-Stammeln. Mitteil. Sprach-Stimmheilk. 2: Wien 1936. — Luchsinger, R.: Über die Beziehungen der Sprache und Sprachstörungen zur sogenannten Feinmotorik. Folia Phoniat. 1: 206, 1948.

Martha-Vié, I.: Schwere Sprachstörung bei einem intelligenten, von motorischer Debilität betroffenen Kinde. Mschr. Ohrenheilk. 71: 1075, 1937. — McAllister, A. H.: Clinical Studies in Speech Therapy. Univ. of London Press, 1937. — Mehnert, M.: Über Sprachstörungen mit besonderer Berücksichtigung des Stammelns und Stotterns bei Schulkindern. Dresden: A. Urban, 1904. — Milisen, R., et al.: The Disorders of Articulation: A Systematic Clinical and Experimental Approach. J. Speech Dis. Monogr. Suppl. 4, 1954. — Mitchell, R. G.: Minimal disorders of Cerebral Function. Brit. J. Dis. Commun. 1: 109, 1966. — Morrison, S.: Measuring the Severity of Articulation Defectiveness. J. Speech Dis. 20: 347, 1955.

Palmer, M. F., und C. D. Osborn: A Study of Tongue Pressures of Speech Defective and Normal Speaking Individuals. J. Speech Dis. 5: 133, 1940. — Patton, F. E.: A Comparison of the Kinästhetic Sensibility of Speech-Defective and Normal-Speaking Children. J. Speech Dis. 7: 305, 1942. — Prather, E. M.: Scaling Defectiveness of Articulation by Direct Magnitude-Estimation. J. Speech Hearing Res. 3: 380, 1960.

Sayler, H. K.: The Effect of Maturation Upon Defective Articulation in Grades Seven Through Twelve. J. Speech Dis. 14: 202, 1949. — Schilling, A., und H. Gürlich: Neue Untersuchungen zur Interdentalität im Kindesalter. Wiss. Z. Univ. Halle. 11: 1661, 1962. — Schilling, A., und W. Krüger: Untersuchungen über die Motorik sprachgestörter Kinder. HNO-Wegw. 8: 205, 1950. — Schilling, A., und H. Schäfer: Beitrag zur Prüfung der partiellen akustischen Lautagnosie bei stammelnden Kindern mit einem Agnosieprüfverfahren. Arch. Ohren- usw. Heilk. 180: 823, 1962. — Shames, G. H.: The Relationship of

Types of Articulation Errors to Intelligibility of Speech. Speech Pathol. Therapy, 3: 30, 1960. — SHERIDAN, M. D.: Hearing and Speech of Schoolchildren. Speech (London), 10: 8, 1946. — SHERMAN, D., and C. E. MOODIE: Four Psychological Scaling Methods Applied to Articulation Defectiveness. J. Speech Dis. 22: 698, 1957. — SHERMAN, D., and S. MORRISON: Reliability of Individual Ratings of Severity of Defective Articulation. J. Speech Dis. 20: 352, 1955. — SIEGEL, G. M., H. WINITZ and H. CONKEY: Articulatory Responses of Children. J. Speech Dis. 28: 67, 1963. — STEER, M. D., and H. G. DREXLER: Predicting Later Articulation Ability from Kindergarten tests. J. Speech Dis. 25: 391, 1960. — STITT, C. L., and D. A. HUNTINGTON: Reliability of Judgments of Articulation Proficiency. J. Speech Hearing Res. 6: 49, 1963.

TEMPLIN, M. C.: Spontaneous Versus Imitated Verbalization in Testing Articulation in Preschool Children. J. Speech Dis. 12: 293, 1947. — TRAPP, E. P., and J. EVANS: Functional Articulatory Defect and Performance on a Nonverbal Task. J. Speech Dis. 25: 176, 1960.

VANDEMARK, A. A., and M. B. MANN: Oral language skills of children with defective articulation. J. Speech Hearing Res. 8: 409, 1965. — VÖLKER, C. H.: A New Sound Count for Logopedists. Ann. Otology etc. 44: 260, 1935.

WITTHÖFT, H.: Glossographische Lautbilder von Hamburger Volksschülern. Hamb. Lehrerztg. No. 11, 21, Juni 1939.

3. Akustische Diskrimination

ANDERSON, V. A.: The Auditory Memory Span for Speech Sounds. Speech Monographs, 5: 115, 1938.

BEEBE, H. H.: Auditory Memory for Meaningless Syllables. J. Speech Dis. 9: 273, 1944. — BRADLEY, W. H.: Some Relationships between Pitch Discrimination and Speech Development. Laryngosc. 69: 422, 1959.

CLARK, A. S.: Correlation of Auditory Memory Span with Intelligence. Psychiatr. Clinic, 15: 259, 1923.

EISENSON, J., S. KASTEIN and N. SCHNEIDERMAN: An Investigation into the Ability of Voice Defectives to Discriminate among Differences in Pitch and Loudness. J. Speech Dis. 23: 577, 1958.

GREENE, J. S.: Some Mouth and Jaw Conditions Responsible for Defects in Speech. Med. Practice, 1: 177, 1936.

HANSEN, B. F.: Application of Sound Discrimination Tests to Functional Articulatory Defectives with Normal Hearing. J. Speech Dis. 9: 347, 1944.

KRONVALL, E. L., and C. F. DIEHL: The Relationship of Auditory Discrimination to Articulatory Defects of Children with no Known Organic Impairment. J. Speech Dis. 19: 335, 1954.

MCCAULEY, S.: A Study of the Relative Value of the Audito-Vocal Forward Memory Span and the Reverse Span as Diagnostic Tests. Psychiatr. Clinic, 16: 277, 1925. — MÉTRAUX, R. W.: Auditory Memory Span for Speech Sounds of Speech Defective Children Compared with Normal Children. J. Speech Dis. 7: 33, 1942; — Auditory Memory Span for Speech Sounds: Norms for Children. J. Speech Dis. 9: 31, 1944.

PAIKINE, M., und B. PORAY-KOSCHITZ: L'Analyse de la perception des éléments musicaux chez les enfants logopathes. Rev. Franç. Phoniat. 5: 111, 1937. — PRINS, T. D.: Motor and Auditory Abilities in Different Groups of Children with Articulatory Deviations. J. Speech Hearing Res. 5: 161, 1962. — PRINS, D.: Relations among Specific Articulatory Deviations and Responses to a Clinical Measure of Sound Discrimination Ability. J. Speech Dis. 28: 382, 1963.

RIPER, C. VAN: Ear Training in the Treatment of Articulation Disorders. J. Speech Dis. 4: 141, 1939; — The Self-Perception of Dyslalic Errors. Curr. Probl. Phoniat. Logop. 1: 174, 1960.— ROBBINS, S. D.: The Relation between the Short Auditory Memory Span Disablity and Disorders of Speech. Laryngosc. 45: 545. 1935. — Importance of Sensory Training in Speech Therapy. J. Speech Dis. 7: 183, 1942.

SAUNDERS, M.: The Short Auditory Memory Span Disability. Childhood Educat. 8: 59, 1931. — SPRIESTERSBACH, D. C., and J. F. CURTIS: Misarticulation and Discrimination of Speech Sounds. Quart. J. Speech, 37: 483, 1951. — STINCHFIELD, S. M.: Some Relationships between Speech Defects, Musical Disability, Scholastic Attainment and Mal-Adjustment. Quart. J. Speech, 13: 268, 1927.

TEMPLIN, M.: A Study of Sound Discrimination Ability of Elementary School Pupils. J. Speech Dis. 8: 127, 1943. — TRAVIS, L. E., and B. RASMUS: The Speech Sound Discrimination Ability of Cases with Functional Disorders of Articulation. Quart. J. Speech, 17: 217, 1931.

WEBB, C. E., and B. M. SIEGENTHALER: Comparison of Aural Stimulation Methods for Teaching Speech Sounds. J. Speech Dis. 22: 264, 1957. — WEISS, D.: Testuntersuchungen an normalen und sprachgestörten Kindern. Wien. med. Wschr. 80: 1155, 1930. — WELLS, C. G.: A Test of Pitch Discrimination. Quart. J. Speech, 25: 665, 1939. — WINITZ, H., and BELLEROSE, B.: Sound Discrimination as a Function of Petraining Conditions. J. Speech Hearing Res. 5: 340, 1962; — Effects of Petraining on Sound Discrimination Learning. J. Speech Hearing Res. 6: 171, 1963.

4. Therapie und Prophylaxe

AMMAN, H.: Der Artikulationsunterricht. Pro Infirmis, p. 20, Jan. 1947.

BALDRIAN, K.: Zur Hygiene des Artikulationsunterrichts. Mschr. ges. Sprachheilk. 15: 129, 1905. — BLOCK, W.: Ein Jahr Sprachheilarbeit der zweiklassigen Schule für Sprachkranke in Hamburg–Harburg. Hamb. Lehrerzeitg. No. 11, p. 30, Juni 1939.

GUTZMANN, H., JR.: Zur Behandlung des sprachunfertigen Kleinkindes. II. Vers. Dtsch. Ges. Sprach-Stimmheilk. p. 92, Leipzig 1928; — Versuche mit Glutamin-Behandlung bei Sprachstörungen aller Art. Folia Phoniat. 6: 1, 1954.

HOLBROOK, A.: A Study of the Effectiveness of Recorded Articulation Exercises. J. Speech Dis. 19: 14, 1954.

KERN, A.: Sprachentwicklung und Ganzheitsleseverfahren bei Stotterern und Stammlern. IV. Vers. Dtsch. Ges. Sprach- und Stimmheilk. München 1933, p. 50. Leipzig: C. Kabitzsch, 1934. — KRAMER, J.: Wenn Kinder stammeln. Olten: Otto Walter AG. 1945.

LEITES, K.: Hör- Sprechkombination als Hilfe in der Behandlung Sprachkranker. Arch. Ohren- usw. Heilk. 182: 675, 1963. — LETTMAYER, O.: Die Ableitungsmethoden bei der Behandlung des Stammelns im Bereich der zweiten Artikulationszone. Festschrift 25jähr. Bestand Heilkurse Sonderkl. sprachgest. Kinder in Wien. p. 20, 1947. — LIEBMANN, A.: Sprachstörungen und ihre Behandlung. Berlin: Schwabachersche Verlagsbuchhdlg; — Vorlesungen über Sprachstörungen. No. 5, Übungstafeln für Stammler, sowie für hörstumme und geistig zurückgebliebene Kinder. Berlin: Oscar Coblentz., 1926. — LÜDERS, T.: Die Eltern und unsere Arbeit. Hamb. Lehrerztg. No. 11, p. 38, Juni 1939.

MEHNERT, M.: Über die Beseitigung des Stotterns und Stammelns durch den ersten Sprachunterricht in der Volksschule. Mschr. ges. Sprachheilk. 15: 257, 1905. — MERKEL, C. L.: Indikationen zur operativen Behandlung des Stammelns. Beitr. Gehör-Sprachheilk. von E. Schmalz, 2. Heft, p. 1. Leipzig: J. C. Hinrichs, 1846.

PRAY, S. A.: Phonetics Training for Children. A Function of the Normal School. Quart. J. Speech, 9: 163, 1923.

REID, G.: The Efficacy of Speech Re-Education of Functional Articulatory Defectives in the Elementary School. J. Speech Dis. 12: 301, 1947. — RENFREW, C. E.: Persistence of the open syllable in defective articulation. J. Speech Dis. 31: 370, 1966. — ROBBINS, S. D.: Importance of Sensory Training in Speech Therapy. J. Speech Dis. 7: 183, 1942; — Dyslalia. In „Speech and Voice Correction" von E. Fröschels, 1948. — ROE, V.: Follow-up in the Correction of Functional Articulatory Disorders. J. Speech Dis. 13: 332, 1948. — ROTHE, K. C.: Sonder-Elementarklassen für sprachkranke Kinder. München: Fr. Seybold, 1914.

SHAMES, G. H.: Use of the Nonsense-Syllable in Articulation Therapy. J. Speech Dis. 22: 261, 1957. — STINCHFIELD-HAWK, S.: Moto-Kinästhetic Training for Children with Speech Handicaps. J. Speech Dis. 7: 357, 1942.

WINKLER, F.: Zur Psychologie und Psychotherapie des Stammelns. III. Kongr. int. Ges. Logop. Phoniatr. Wien 1928, p. 79. — WOOD, K. S.: Measurement of Progress in the Correction of Articulatory Speech Defects. J. Speech Dis. 14: 171, 1949. — WULFF, J.: Die Schallplatte im Dienste der Sprachheilarbeit. Hamb. Lehrerztg. Juni 1939. No. 11, p. 62; — Die Grundlagen für eine Sprachverbesserung in der allgemeinen Schule. Hamb. Lehrerztg. No. 11, p. 42, Juni 1939; — Das Hörgerät in der Sprach- und Stimmtherapie Normalhörender. Arch. Ohren- usw. Heilk. 182: 671, 1963.

5. Das Schnarren: Rhotazismus

Definition. Unter Rhotazismus versteht man in der Sprachheilkunde die gestörte Aussprache des (R)-Lautes. Demnach handelt es sich um einen Sonderfall des Stammelns.

Ätiologie. Das (R) ist wegen seiner eigentümlichen Artikulationsmechanik der schwierigste Laut der menschlichen Sprache. Einerseits geht diese Schwierigkeit aus der Tatsache hervor, daß viele ansonsten normale Menschen das Zungenspitzen-(R) zeitlebens nicht erlernen können. Dann unterscheidet sich das (R) gemeinsam mit den Zischlauten der (S)-Reihe von allen anderen Sprachlauten dadurch, daß es von außerordentlich zahlreichen und verschiedenartigen Fehlern seiner Aussprache betroffen sein kann.

Als Grundlage für das fehlerhafte Erlernen des (R) kommen vorerst alle jene allgemeinen Einflüsse auf die Entwicklung der Sprache in Betracht, welche wir als *Ursachen des Stammelns* ausführlich kennengelernt haben. Somit kommen wieder erbliche, konstitutionelle, und umweltbedingte Umstände in Frage. Moderne Untersuchungen der artikulatorischen Fähigkeit betonen den Einfluß der *auditiven Diskrimination* auf deren Qualität. Als sie Fälle von Rhotazismus unter Schulkindern untersuchten, bemerkten AUNGST und FRICK (1964) mit ihrem neuen Untersuchungsvorgang, daß das Unterscheidungsvermögen durch das Gehör für die Lautbildung besonders dann wichtig ist, wenn es sich um die Beurteilung der eigenen Sprechleistung handelt.

Darüber hinaus sind aber bestimmte *organische Leiden* für das Auftreten von Rhotazismen von großer Bedeutung. In Fällen von Gaumenspalte, Taubstummheit oder Schwachsinn findet man besonders viele und oft sehr merkwürdige Abweichungen von der normalen Aussprache des (R). Daß auch jede Verletzung, Lähmung oder lokale *Erkrankung der Zunge* den Gebrauch des Zungenspitzen-(R) behindert, leuchtet ohne weiteres ein. Das Zungen-(R) fehlt auch stets in den seltenen Fällen von verkürztem Zungenbändchen (*Ankyloglossie*).

Historisches. Wie Demosthenes das ihm fehlende Zungen-(R) mit Hilfe von in den Mund genommenen Steinchen erlernte, ist allbekannt. Unter den kuriosen Bemerkungen alter Forscher erwähnte K. GWINNER (1937) aus dem Buche „Kurtzer Entwurf des eigentlichen Naturalalphabets der Heiligen Sprache“ von F. M. VAN HELMONT aus 1667 (Neudruck in der Vox, Bd. 26, Berlin–Hamburg, 1916) folgenden Satz: „Und wenn man ein junges Kind mit Gewalt zwingen will, das (R) auszusprechen, so wird es blaß und oft wohl krank, denn das (R) ist ein Buchstabe der auswirkenden Vermehrungskraft; daraus auch abzunehmen, daß Verschnittene an demselbigen Mangel haben“. Welch' köstliche Beschreibung der heute wohlbekannten Tatsache, daß übermäßiger Zwang zum Nachsprechen die nervöse Reaktion des Stotterns auslösen kann.

Lateinische und griechische Grammatiker bezeichneten das (R) als „littera canina“. Diese Bezeichnung findet man auch im Buche VALENTIN ICKELSAMERS „Von der rechten Weis, aufs Kürzest lesen zu lernen“, Marburg 1534: „Das R ist ein hundts buchstab, wen er zornig die zene blickt und nerret, so die zunge kraus zittert“.

J. K. AMMANN, der hochverdiente Pionier des Taubstummenunterrichtes, schrieb 1774 in seinem Werk „Redende Taube oder Abhandlung von der Sprache“, Prenzlau und Leipzig: „Das R ist eine Stimme, welche mit der größten Geschwindigkeit bebet und wird hervorgebracht, wen der bewegliche Theil der Zunge in einem Augenblicke etlichemal an den Gaumen geschlagen wird und wieder zurückspringet, da indessen der dickere Theil derselben unbeweglich bleibet“.

Häufigkeit. A. VON SARBÓ stellte 1901 in 53 Städten Ungarns unter 29 162 sprachgestörten Schulkindern 5844 Fälle (3970 Knaben und 1874 Mädchen), das sind 20% von (R)-Stammeln fest. K. GWINNER fand 1937 in München unter 531 stammelnden Kindern 183 (34,4%), welche das (R) nicht richtig aussprechen konnten.

Vergleichend-philologische Betrachtungen ergeben die interessante Feststellung, daß viele *pathologische* Rhotazismen unserer deutsch sprechenden Patienten als *physiologische* Formen des (R)-Lautes in anderen Sprachen eine normale Erscheinung darstellen (Arnold 1941). Umgekehrt bewirkt der Gebrauch der in einer fremden Sprache üblichen Artikulationsweise des (R) im Deutschen einen pathologischen Eindruck. Dies ist z. B. der Fall, wenn einer unserer Patienten das (R) nicht anders bilden kann, als mit der gegen den Gaumen erhobenen, leicht zurückgebogenen und nicht schwingenden Zungenspitze, wie dies in der englischen Sprache normal ist. In deutscher Umgebung macht eine solche Aussprache des (R) einen fehlerhaften Eindruck. In analoger Weise fühlt sich das amerikanische Sprachgefühl verletzt, wenn etwa ein Deutscher in der englischen Sprache das Rachen-(R) gebraucht. Weil das (Ch)-artige Gaumen-(R) die im deutschen ohnehin häufigen palatopharyngealen Reibelaute vermehrt, gilt die deutsche Sprache in Amerika als „guttural". Daraus ergeben sich weitere Elemente des *Fremdakzentes.*

Manche Sprachen kennen das (R) überhaupt nicht, z. B. in China. KUSSMAUL (1910) erzählte, wie die portugiesischen Entdecker Brasiliens bemerkten, daß die Eingeborenen kein (F), (L) und (R) in ihrer Sprache anwandten, und daß sie deshalb diese Ureinwohner als ein Volk ohne Fé, Lei und Rei, also ohne Glauben, Gesetz und König bezeichneten.

Einteilung. Der Satz C. L. MERKELS (1846) „Kein Atom oder Punkt des Kehlraumes und Mundkanales bleibt für die Konsonantenbildung unbenützt" ist im Hinblick auf die vielen mechanischen *Bildungsmöglichkeiten* und die mehrfachen *Artikulationsorte* der (R)-Laute von besonderer Geltung. Jede Sprache hat überdies ihre eigenen *physiologischen* Gesetze der normalen (R)-Bildung.

Ähnlich wie die endlose Reihe der Vokale, gibt es auch zahlreiche Formen des (R). Der Laut kann nämlich stimmhaft und stimmlos („geblasen") oder spirantisch klingen; er mag ferner gerollt, halbgerollt und ungerollt („geschlagen") sein; er kann mit oder ohne begleitendes Reibegeräusch entstehen, und innerhalb jeder der lingualen, palatalen und pharyngealen Artikulationszonen eine verschiedene Lage haben. Durch mundartliche, landschaftliche sowie individuelle Eigenheiten ergeben sich auch bei der normalen Aussprache mancherlei weitere Eigentümlichkeiten. In bezug auf die *Artikulationsmechanik* müssen wir auf Grund unserer klinischen Beobachtungen vorerst vier Hauptarten der (R)-Bildung unterscheiden: 1. Zitterlaute, 2. Rassellaute, 3. Reibelaute und 4. Ersatzlaute.

a) Zitterlaute

Gewöhnlich entsteht das (R) infolge einer intermittierenden Unterbrechung des tönenden Luftstromes durch das passive, von der artikulierenden Ausatmungsluft angetriebene, *Schwingen muskulöser Gebilde.* Auf diese Weise kommen einige normale sowie verschiedene pathologische Varianten zu Stande.

1. *Labiale und labio-dentale Rhotazismen.* Zwischen beiden Lippen kommt das *(R) bilabiale* zustande. Es ist nur als gefühlsbetonter Ausruf „Brrr", als Halteruf der alten Kutscher, und als spielerischer Lall-Laut der Kinder üblich. Gelegentlich kann dieser Urlaut als Stammelfehler fortbestehen. So sahen wir ein 4jähriges Mädchen in New York, welches das (L) durch ein trillerndes *bilabiales* (R) ersetzte und „blue" ungefähr wie „bwru" aussprach. Als recht seltene pathologische Formen der labialen Rhotazismen gibt es ein *unteres labio-dentales (R)* zwischen der Unterlippe und den oberen Schneidezähnen, sowie ein *oberes labio-dentales (R)* zwischen Oberlippe und den unteren Schneidezähnen.

2. *Interdentale Formen.* Die Zungenspitze wird gelegentlich interdental vorgestreckt und schwingt dabei entweder gegen die Oberlippe als ***oberes linguo-labiales (R)***, Abb. 54 (vgl. auch

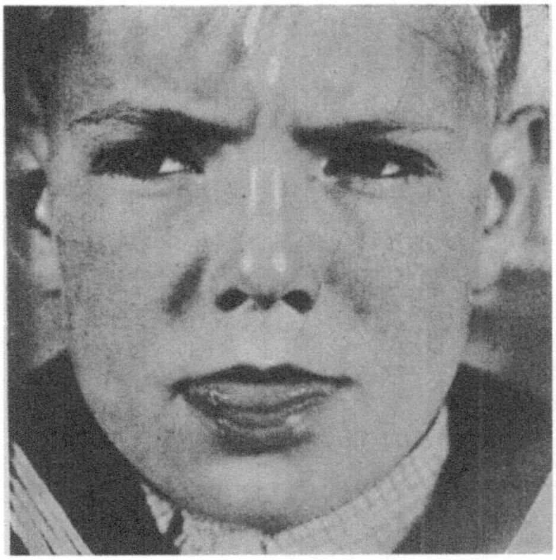

Abb. 54. In diesem Fall von **Rhotacismus** **interdentalis** ***linguo-labialis*** **superior schwingt** die vorgestreckte **Zungenspitze gegen die Oberlippe.**

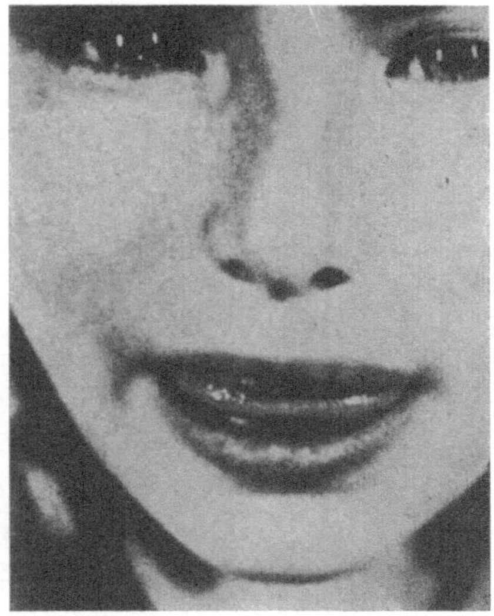

Abb. 55. Rhotacismus interdentalis *linguo-****dentalis*** **superior**. Die vorgestreckte Zungenspitze **schwingt** gegen die oberen Schneidezähne.

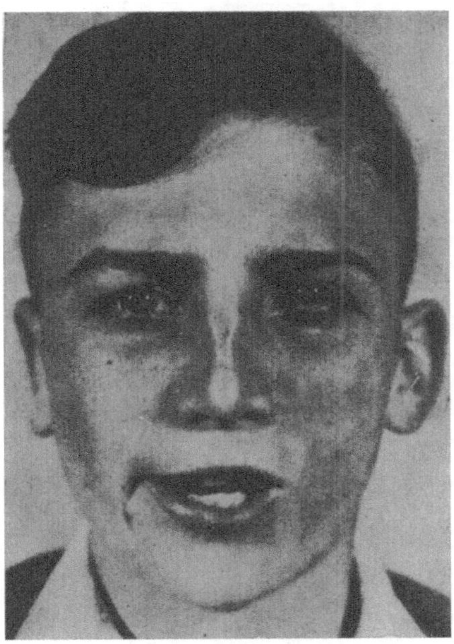

Abb. 56. Rhotacismus ***buccalis*** **sinister** eines zwölfjährigen Mittelschülers. Man beachte das Verziehen des Mundes.

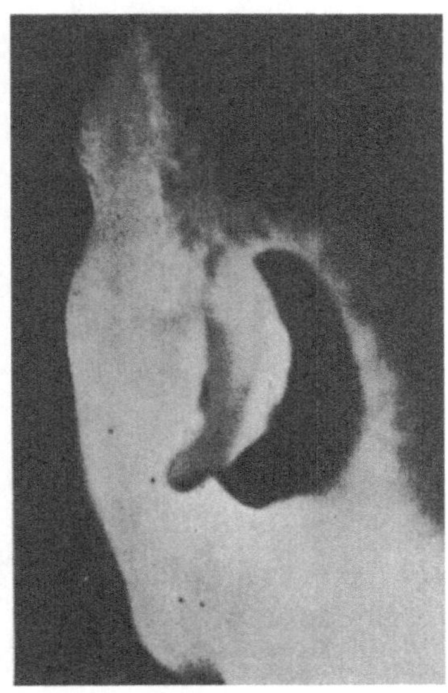

Abb. 57. Die Schwingungen der linken *Wange* sind als Unschärfe deutlich zu sehen.

Abb. 111 auf S. 599); gegen die Unterlippe als *unteres linguolabiales (R)*; oder gegen einen Mundwinkel: *laterales linguolabiales (R)*. In anderen Fällen bleibt die Zunge dabei bewegungslos und dient nur der vibrierenden Lippe als Widerlager. Manchmal flattert sie mit interdentaler Lage gegen die oberen Schneidezähne (*oberes linguo-dentales (R)*, Abb. 55) und in ganz

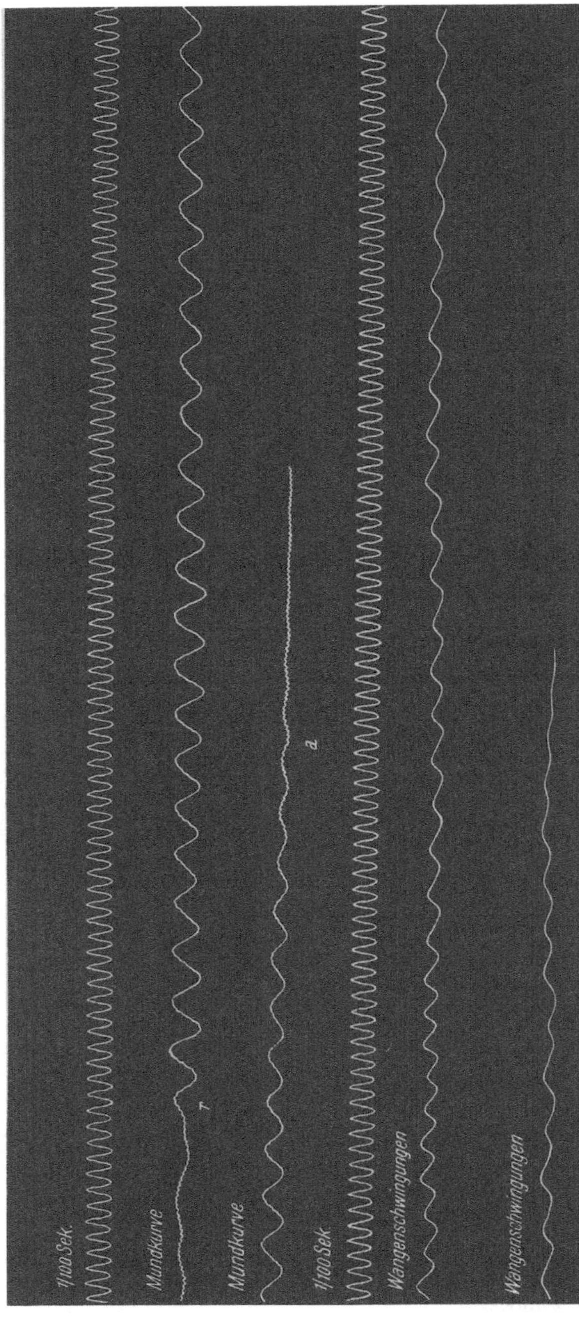

Abb. 58. Kymographische Aufnahme des stimmhaften *Wangen-(R)*. Die Stimmschwingungen des Vokales (A) gehen in die (R)-Oszillationen über. Die Mundkurve (die dritte Zeile ist die unmittelbare Fortsetzung der zweiten) wurde mit dem ROUSSELOTschen Sprachzeichner aufgenommen. Mit einer 1,5 cm tiefen und 5,5 cm breiten Gummikapsel ließen sich durch leichtes Anlegen an die linke Wange deren Schwingungen ableiten und über eine MAREYsche Kapsel aufzeichnen (die letzte Zeile ist die unmittelbare Fortsetzung der vorletzten).

seltenen Fällen, wenn der Luftstrahl an ihrer Unterseite entlang streicht, gegen die unteren Schneidezähne: *unteres linguo-dentales (R)*. Alle diese interdentalen Rhotazismen kommen ferner in stimmhaften und stimmlosen Unterarten vor.

3. *Linguo-alveoläres Trillern.* Das linguo-alveolare, schwingende und stimmhafte *Zungenspitzen-(R)* stellt in den meisten *indogermanischen Sprachen* den richtigen Sprachlaut vor, dem auch Führing und Lettmayer (1958) in Wien den Vorzug geben. In Westeuropa ist jedoch seit der französischen Revolution das uvuläre gurrende (R) verbreitet, namentlich in Nordfrankreich, Holland, Dänemark und Norddeutschland. Das englische und amerikanische (R) wurde im Kapitel über Physiologie geschildert.

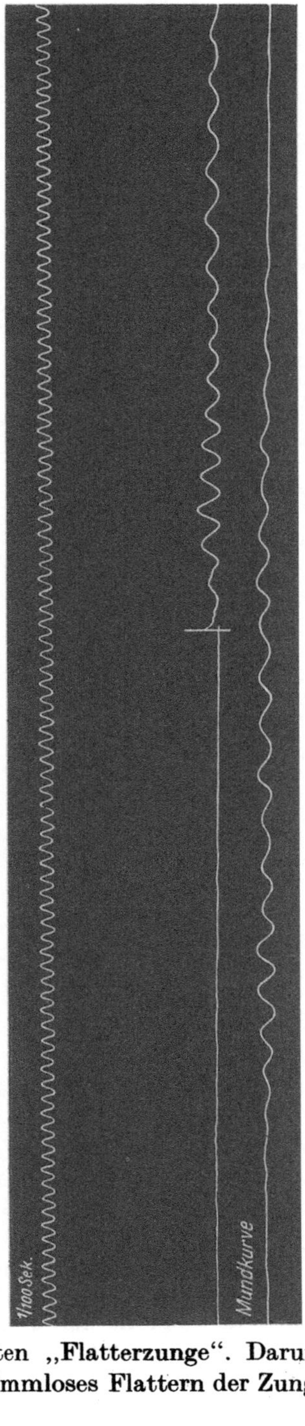

Abb. 59. Stimmlos gesprochenes *Wangen-(R)*: Die Mundkurve zeichnet Schnurroszillationen ohne Stimmschwingungen auf.

Unter allen physiologischen Formen hat das Zungen-(R) den besten Klang. Das weich rollende Zungen-(R) ist für die Verständlichkeit und Klarheit, für „Wohllaut, Fülle und Kraft der deutschen Sprache" wichtig und unersetzbar (Mielecke, 1896). Bis vor kurzem wurde deshalb vom *Schauspieler* die Beherrschung und der Gebrauch des richtigen Zungen-(R) auf der Bühne und im Film unbedingt gefordert (Siebs, 1957). Die in den letzten Jahrzehnten eingetretene Nachlässigkeit im Erlernen und Verwenden des Zungen-(R) bedeutet einen bedauerlichen Lautwandel der Sprechkultur.

Für den *Sänger* bleibt das tadellose Beherrschen eines geläufigen Zungen-(R) weiterhin unerläßlich, weil nur dieses die freie Entfaltung und Tragfähigkeit des Stimmklanges gewährleistet. Wie man deutlich hören und auch klanganalytisch nachweisen kann, zieht nämlich das Gaumen- oder Rachen-(R) die gesamte Artikulation und damit auch die Resonanzverhältnisse des Tonansatzes in die hinteren Anteile des Ansatzrohres zurück. Damit aber sind unfrei und „halsig" klingende Toneigenschaften verbunden. Jedem Ideal des Belcanto und auch der sonoren deutschen Opernschule widersprechend, schließt diese Form der halsigen Singweise das Erreichen der vollendeten Gesangskunst von vornherein aus. Es ist bedauerlich, daß das allgemeine Kunstgefühl für derartige, aus Operette und Unterhaltungsmusik eingeschlichene, Nachlässigkeiten heute weniger feinhörig erscheint als der höhere Maßstab einer früheren sprachlichen Blütezeit.

Außerdem ist das Zungen-(R) für das *Trompetenblasen* wichtig. Zu dieser Instrumentaltechnik gehört nämlich das Anwenden der sogenannten „Flatterzunge". Darunter versteht man einen Klangeffekt, welcher durch stimmloses Flattern der Zungenspitze entsteht. Namentlich in Amerika kommt es wiederholt vor, daß Berufstrompeter in Sprachkliniken zum Erlernen dieser Technik Hilfe suchen.

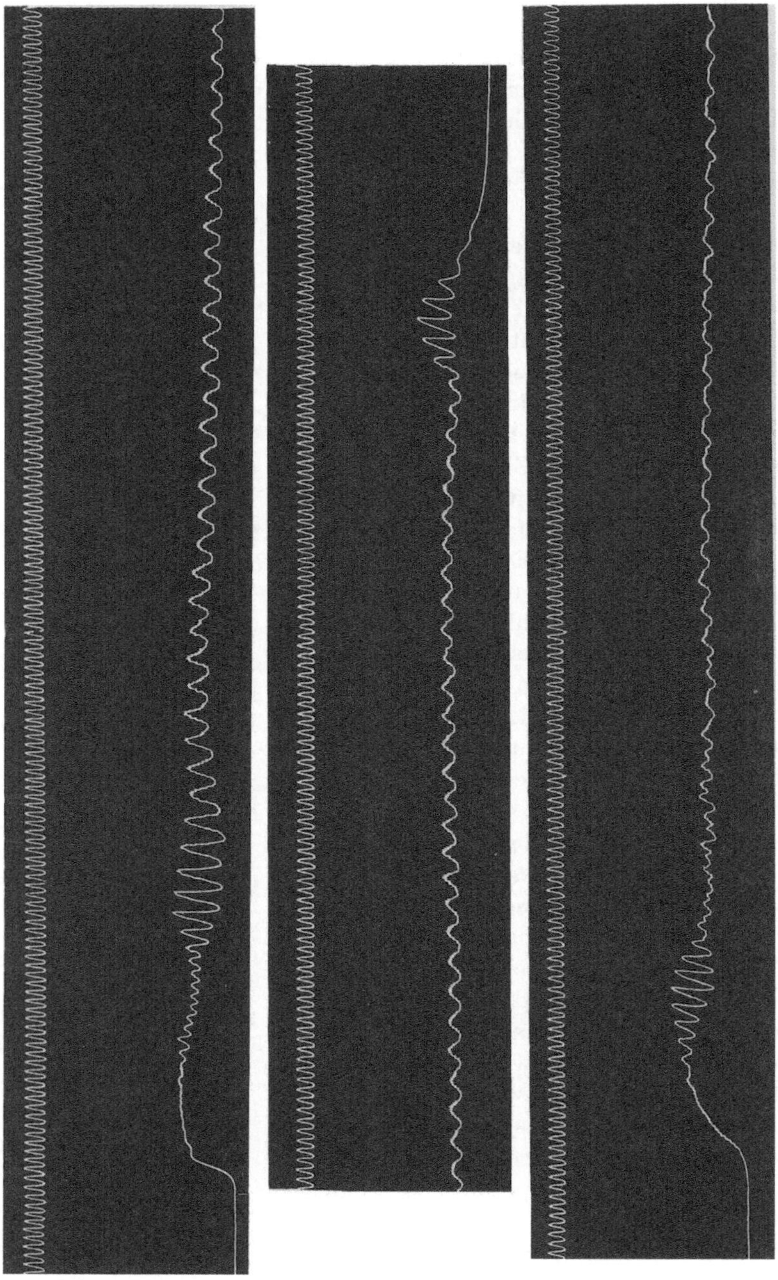

Abb. 60. Kymographische Aufnahme der Ein- und Ausschwingungsvorgänge des neu erlernten *Zungen-(R)*.

In seiner betont norddeutsch orientierten „Phonetik des Deutschen" findet H. H. WÄNGLER (1960), daß das Zungen-(R) im Verschwinden sei. Er findet es komisch, übertrieben, veraltet, „von gestern" und auch auf der Bühne überflüssig.

Von weiteren *Varianten* des Zungen-(R) sind die folgenden bekannt: stimmlose Bildung als *(R) linguale non sonans*; die heute vorwiegende Aussprache ohne Schwingungen in Form eines *(R) linguale non vibrans*; oder die Entstellung durch ein gleichzeitiges (S)-Geräusch, der sogenannte FOURNIERsche Rhotazismus. Manchmal sind die Schwingungen der Zungenspitze auf eine Seite beschränkt, wie P. MENZERATH (1936) beobachtete: *(R) linguale unilaterale*. Etwas ähnliches ist der von MOOLENAAR-BIJL (1959) beschriebene *Rhot. lateroflexus*, wenn die Zungenspitze gegen einen Eckzahn flattert, manchmal von gleichzeitigem Abweichen des Unterkiefers begleitet. Dieser Fehler ist dem Sigm. lateroflexus verwandt und analog.

4. *Retrahierte und retroflektierte Zungenlage*. Die *palatale* oder *zerebrale* Bildung mit aufgestellter oder nach rückwärts umgeschlagener *Zungenspitze*, mit oder ohne Schwingungen,

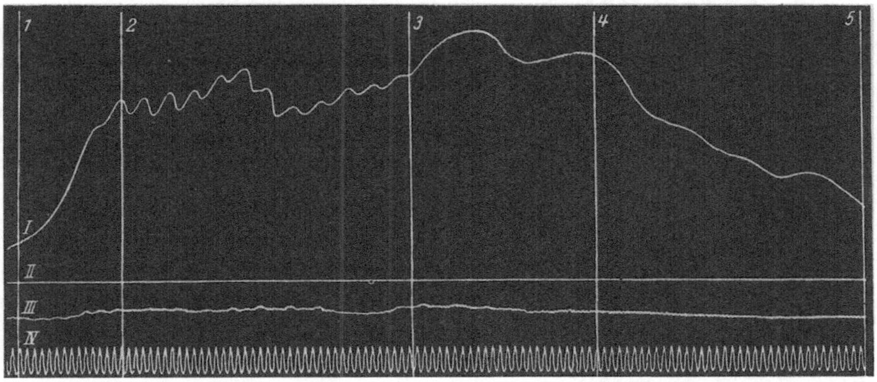

Abb. 61. Kymographische Aufnahme der einmaligen Aussprache eines intermittierenden stimmhaften *Nasen-(R)* bei Gaumenspalte: *I* Ein Nasenloch ist mit einer MAREYschen Kapsel verbunden und zeigt das Ausströmen der Luft durch die Nase. *II* Nullinie der Nasenkurve. *III* Vor den Mund wurde ein ROUSSELOTscher Sprachzeichner gehalten und damit die Stimmschwingungen aufgezeichnet. *IV* Zeitkurve mit 100 Schwingungen pro Sekunde. *1—2*: Einschwingungszeit in 0,14 Sek. mit beginnendem Nasendurchschlag. *2—3:* Nasales Intermittieren mit 12 Oszillationen in 0,39 Sek.; die Mundkurve zeigt 96 Stimmschwingungen, entsprechend einem Stimmton von 248 Hz, der mittleren Sprechtonlage der Frau. *3—4:* Ohne Oszillationen entweicht die Luft in zwei Stößen durch die Nase, wobei sich Stimmschwingungen aufzeichnen (0,25 Sek.). *4—5:* Ausschwingungszeit während 0,35 Sek.; der Nasendurchschlag endet und die Nasenkurve sinkt zur Nullinie ab; in der Mundkurve sind die größeren Oszillationen des (R) verschwunden; die 117 Stimmschwingungen zeigen das Ansteigen des Stimmtones auf 334 Hz.

sowie stimmhaft oder stimmlos, ist in Fremdsprachen physiologisch, z. B. in der englischen und amerikanischen. Deren Anwendung im Deutschen wirkt aber fehlerhaft.

5. *Andere Fehlbewegungen der Zunge*. Manchmal stellt sich der *Zungenrücken* gegen den Gaumen auf und versucht, schwingend oder nicht schwingend, stimmhaft oder stimmlos, sowie mit oder ohne Geräuschbildung, das (R) herzustellen: *(R) gutturale anterius* oder *(R) dorsale*. Auch der eine oder beide *Zungenränder* sind bisweilen, mit freier oder angelegter Zungenspitze, sowie unter ein- oder beidseitigen Schwingungen des Zungenrandes, an der Lautbildung beteiligt. Dieses *(R) marginale* kann wieder stimmhaft oder stimmlos sein, sowie rein oder von einem weiteren Geräusch begleitet. Sogar der *ganze Zungenkörper* versucht in seltenen Fällen durch plumpe Schwingungen einen Zitterlaut hervorzubringen.

6. *Buckales oder Wangen-(R)*. Das Erzeugen eines Zitterlautes durch *Wangenschwingungen* ist ein seltener, aber sehr auffallender Fehler (Abb. 56 bis 60). Dabei wird die Luft wie bei Sigmatismus lateralis zwischen Zunge und Wange einseitig abgelenkt, so daß die eine Wange gegen den gleichseitigen Zahnbogen oder Zungenrand schwingt und dadurch einen häßlich

schlürfenden, aber intermittierenden Klang erzeugt: *Rhotacismus buccalis* (F. Wurst, 1936; Arnold und Mayer, 1942). Die vorgeführten Kymogramme zeigen die mechanisch-pneumatischen Verhältnisse in auch heute nicht übertroffener Weise. Jetzt könnten wir derartige Aufnahmen bloß durch die modernen elektrischen Verfahren ergänzen: pneumotachographische Aufnahme des oralen Luftstromes, oszillographische Stimmkurve und spektrographische Analyse der Formantstruktur.

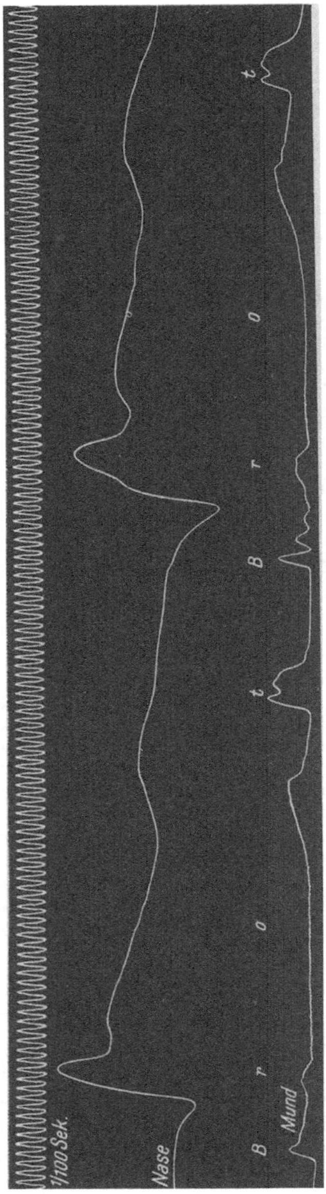

Abb. 62. *Nasen-(R)* wegen Rhotacismus nasalis functionalis: An Stelle des (R)-Lautes treten während der Aussprache des Wortes „Brot" starke Nasendurchschläge auf.

7. *Velare Rhotazismen.* Das *ganze Gaumensegel* kann den Laut durch ein schwingendes, stimmhaftes oder stimmloses Zittergeräusch hervorbringen. Das nennt man *(R) velare.* Bei mangelhaftem Gaumenabschluß tritt manchmal ein intermittierendes (Ng) auf: *(R) nasale.* Die experimental-phonetische Analyse zweier solcher Fehler zeigen die Abb. 61 und 62. Auch der Ersatz durch einen häßlich klingenden velo-pharyngealen Schnarchlaut, unter vorhandenem oder fehlendem Mundabschluß, ist möglich *(Rhotacismus velaris totalis vel partialis).* Daraus ergeben sich Analogien zu den nasalen Sigmatismen, welche ähnliche Artikulationsmechanismen umfassen. Gelegentlich ist ein Gaumen-*(R)* mit zwischenzahniger Zungenlage kombiniert: *(R) velare interdentale.*

8. *Uvuläre Rhotazismen.* Das Zäpfchen bildet den häufigsten Behelfslaut, das *(R) uvulare* oder *Zäpfchen-(R).* Neben seiner gewöhnlich stimmhaften Anwendung kommt es auch als stimmlose Variante vor: *(R) uvulare non sonans.* Manche Personen strecken dabei die Zungenspitze zwischen die Zähne: *(R) uvulare interdentale.* Bei mangelhaftem Gaumenabschluß klingt es offen genäselt: *(R) uvulare nasale.* Mitunter ist es von einem bilateralen Geräusch begleitet.

Die Anwendung des Gaumen- oder Zäpfchen-(R) auf der Bühne und besonders im Kunstgesang klingt vielen Ohren als fehlerhaft. Abgesehen von der dadurch bedingten gutturalen Entstellung der Vokale als Koartikulationseffekt, leistet der Gebrauch eines rückwärtigen (R) dem halsigen Singen Vorschub. Zum Singen hoher Töne ist außerdem die Anspannung von Gaumensegel und Zäpfchen sowie deren Entfernung von der Zunge erforderlich. Für die gurrende Aussprache des Gaumen-(R) muß hingegen das Zäpfchen lose auf den Zungenrücken herabhängen. Ein Kompromiß zwischen diesen beiden einander entgegengesetzen Erfordernissen ist ausgeschlossen. Die Verwendung eines trillernden Zäpfchen-(R) während des kunstgerechten Singens ist somit physiologisch gar nicht möglich, weil sich die beiden Vorgänge gegenseitig stören.

9. *Laryngeale Zitterlaute.* Im Kehlkopf entsteht ein tatsächlich intermittierender Zitterlaut auf zweierlei Weise: durch die Schwingungen der aneinander gelegten *Taschenfalten* mit oder ohne gleichzeitige Stimmlippenschwingungen; oder durch langsame subtonale Schwingungen

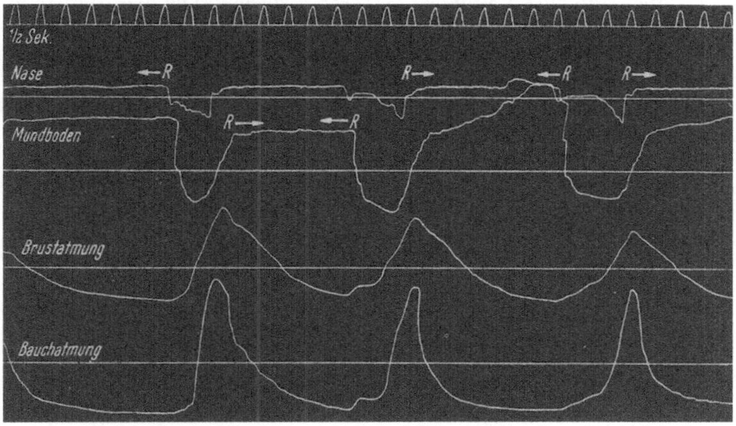

Abb. 63. *Nasales Kehlkopf-(R):* Kymographische Aufnahme eines Rhotacismus laryngealis nasilatus bei submuköser Gaumenspalte. Während der viermaligen Aussprache des stimmhaften Kehlkopf-(R) sieht man die Vorwölbung des Mundbodens und die nur während der (R)-Bildung vorhandenen Oszillationen in der Mundbodenkurve.

der *Stimmlippen* selbst. Im zweiten Falle ist der Eindruck eines Stimmtones durch ein tiefes und rauh grunzendes Knarren vertreten: *(R) laryngeale.* Wenn dieser Fehler mit mangelhaftem Gaumenabschluß verbunden ist, tritt offenes Näseln hinzu: *(R) laryngeale nasale* (Abb. 63 und 64). Eine organische Form des laryngealen Rhotazismus hört man im Falle der aglossischen Sprache ohne Zunge (S. 610).

10. *Mandibuläres oder Kiefer-(R).* Sogar der Unterkiefer kann gelegentlich die Zitterbewegung eines *(R)*-Lautes hervorbringen. Moolenaar-Bijl (1959) beobachtete mehrere Fälle eines solchen *Rhot. mandibularis,* in welchen der Unterkiefer einige Bewegungen vorwärts oder seitwärts ausführte. Dabei schlugen die Zähne hörbar aneinander.

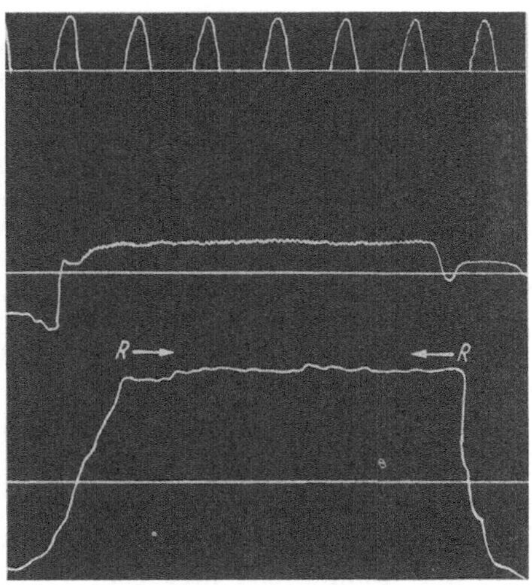

Abb. 64. Kymographische Nasen- und Mundbodenkurve eines *Rhotacismus laryngealis nasilatus* in ursprünglicher Größe (Ausschnitt aus Abb. 63). Die Nasenkurve zeichnet die Stimmschwingungen (52—56 Hz) des genäselten (R) laryngeale auf.

b) Rassellaute

Manchmal erfolgt die Unterbrechung des tönenden Luftstromes nicht durch das Schwingen von Muskelteilen, sondern durch eine merkwürdig flinke und geschickte Ansammlung von *Speichelblasen* an einer bestimmten Artikulationsstelle. Dieses unter Taubstummen nicht sehr seltene Rassel-(R) kann wieder stimmhaft oder stimmlos, sowie genäselt oder nicht genäselt sein, und überdies an mehreren Stellen entstehen.

1. *Labiales und labio-dentales Speichelrasseln* erfolgt zwischen beiden Lippen, zwischen der Oberlippe und den Unterzähnen, oder zwischen der Unterlippe und den Oberzähnen.

2. *Interdentale Formen* zeigen das Rasseln zwischen der interdental vorgestreckten Zungenspitze und einer Lippe: also zwischen Zunge und Oberlippe; zwischen Zunge und Unterlippe; oder zwischen Zunge und einem Mundwinkel. Derart spiegeln alle diese Vertreter des *Lippen-Rassel-(R)* sämtliche Möglichkeiten der artikulatorischen Verschlußbildung wieder.

3. *Palatales Rasseln* sahen wir zwischen dem Zungenrücken und dem Vordergaumen, wobei das (R)-artige Gurgeln wie ein rasch intermittierendes (I) klang: *Zungen-Rassel-(R).*

4. *Velares Rasseln* gibt es zwischen dem Zungenrücken und dem Gaumensegel als *Gaumen-Rassel-(R).*

5. *Pharyngeales Rasseln* zwischen Zungengrund und hinterer Rachenwand, also ein *Rachen-Rassel-(R),* entspricht dem physiologischen Räuspern und findet im pharyngealen Sigmatismus ein pathologisches Gegenstück.

6. *Laryngeales Rasseln* zwischen dem Kehldeckel und der hinteren Rachenwand erzeugt das *Kehlkopf-Rassel-(R).* Es erinnert an das Röcheln während schwerer Krankheit.

c) Reibelaute

Sehr häufig ist der *Ersatz durch einen Reibelaut.* Ein solcher ist ebenfalls in einer schwingenden oder nicht schwingenden Form, stimmhaft oder stimmlos, mit normaler oder interdentaler Zungenlage, nasal oder nicht nasal, und wiederum an mehreren Artikulationsstellen möglich.

1. *Linguo-dental,* das heißt zwischen Zungenspitze und den oberen Zähnen, kann sich dem schwingenden Zungen-(R) ein (Sch)-artiges Geräusch beimengen. In der tschechischen Sprache einen normalen Laut (Ř) darstellend, macht die gleiche Lautbildung in allen anderen Sprachen einen pathologischen Eindruck. Über Abweichungen von den tschechisch-phonetischen Anforderungen an diesen eigentümlichen Laut *(Rhotacismus bohemicus)* berichteten M. Seemann (1931) und B. Silbiger (1928). Eine ausführliche Darstellung der Physiologie und Pathologie des tschechischen (Ř) ist in Seemans (1959) Lehrbuch zu finden.

2. *Linguo-palatal,* oder zwischen gehobener Zungenspitze und Vordergaumen, entsteht der Reibelaut des englischen (R), welches in der deutschen Sprache angewendet ebenfalls als Sprachfehler wirkt und dann *(R) palatale vel cerebrale non vibrans* heißt. Noch weiter rückwärts, nämlich zwischen der rückgebogenen Zungenspitze und dem harten Gaumen, liegt das ebenso schwingungslose dunkle (R) der amerikanischen Aussprache. Diesem entspricht, wieder zwischen Zungenrücken und hartem Gaumen, der im Deutschen pathologische Reibelaut des seltenen *(R) dorsale non vibrans.*

3. *Linguo-velar,* also zwischen Zungenrücken und weichem Gaumen, wird das häufige stimmlose oder stimmhafte *(R) velare non vibrans* gebildet. Dieses *Gaumen-(R)* klingt mehr „kratzig" als das Zäpfchen-(R).

4. *Linguo-pharyngeal* befindet sich die Artikulationsstelle des zwischen Zungengrund und hinterer Rachenwand gebildeten, stimmhaften oder stimmlosen *(R) pharyngeale.* Dem hinterem (Ch) ähnlich, ist das *Rachen-(R)* ein häufiger Mundartfehler, z. B. in den österreichischen und schweizerischen Alpenländern. Auf der Bühne bedeutet sein Gebrauch eine weitgehende Veränderung des ästhetischen Sprachgeschmackes. In der emphatischen Rede des klassischen Dramas wird nämlich durch die erhöhte Artikulationskraft das Reibegeräusch zu einem aufdringlichen und kratzend klingenden (Ch). Dies verändert notgedrungen die anschließenden Vokale und führt zu halsiger Aussprache, so daß die Schillerschen Helden nur mehr von ihrem „Hachzen" reden, wenn sie das „Herz" meinen. Daß sich eine solche Sprechweise für den Kunstgesang überhaupt nicht eignet, versteht sich von selbst.

d) Ersatzlaute

Als *Pararhotazismus* bezeichnet man den Ersatz des (R) durch einen anderen richtigen Laut. Während des kindlichen Stammelns ist das eine häufige und physiologische Erscheinung. So sagt das sprachunfertige Kleinkind „dlei" für „drei", „Dabe" statt „Rabe", und in Amerika „pee" oder „fee" an Stelle von „three", sowie „bwown" („brown").

Nach Kussmaul (1910) gefiel sich Alkibiades (452 bis 404 v. Chr.) in diesem Fehler, indem er statt „korax" (Rabe) „kolax" (Schmeichler) sagte, was von komischer Wirkung war. Im vornehmen Englisch tritt neuerdings im Inlaut bilabiales (W) an die Stelle des (R): „Twinity" für „Trinity" (O. Jespersen, 1924).

Auch für die Pararhotazismen gibt es Analoga in fremden Sprachen. So wurde von Indianerstämmen in der Gegend von Neu-England berichtet, daß sie (R) und (L) durch (N) ersetzten und daher Englands Hauptstadt „Nondon" nannten (Wallis, Kopka). Daß in vielen Gegenden Chinas das (R) fremd ist und durch (L) vertreten wird, ist bekannt. Deshalb hat man auch diesen Fehler als *Chinoanismus* bezeichnet. Für die nicht ausschließbare erbliche Prädisposition zu dieser Anomalie kenne ich ein hübsches Beispiel. Das auf Abb. 65 dargestellte Mädchen ist das Kind eines Chinesen und einer Wienerin. Wie sein längst fortgezogener Vater konnte das achtjährige Kind das (R) nicht erlernen und ersetzte es durch interdentales (L). Der *jüngere*, von einem Wiener Vater stammende Bruder und die Mutter hingegen sprechen mit Zungen-(R). Somit konnte die Umwelt der Wiener Verhältnisse an diesem *Rhotacismus sinensis* nicht allein beteiligt gewesen sein.

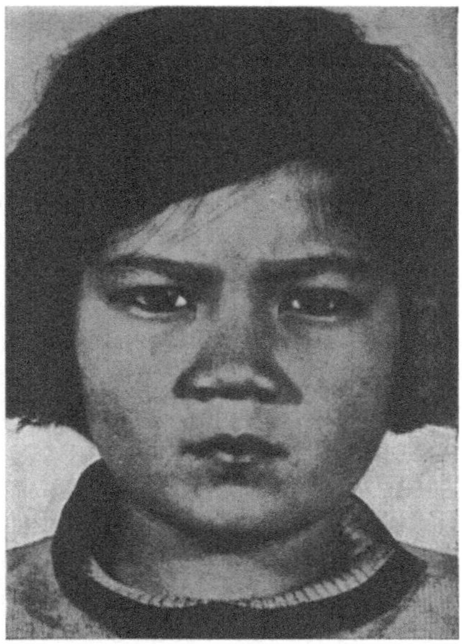

Abb. 65. Pararhotazismus (Chinoanismus) eines chinesisch-österreichischen Mischlingsmädchens.

Viel genauer als dieser Einzelfall erläutern die amerikanischen Umstände das Wechselspiel zwischen Erbe und Umwelt in ihrem Einfluß auf die Lautbildung, insbesondere auf die Aussprache des (R)-Lautes. Jedermann weiß hier, daß viele chinesische Kellner in den chinesischen Gaststätten des (R) nicht mächtig sind. Sie bieten daher „flied lice" an, wenn sie gerösteten Reis („fried rice") meinen. Das klingt komisch, weil „lice" auf Englisch „Läuse" bedeutet. Nachdem aber die Kinder der chinesischen Einwanderer hier in die Schule gegangen waren, lernen sie meist die korrekte englische Aussprache. Wie immer prägt also die sprachliche Umgebung vor der Pubertät den bleibenden Lautstand.

Die Japaner kennen weder (R) noch (L), sondern verwenden für beide einen eigentümlichen Laut zwischen (D) und (L). Die Zungenspitze gleitet bei geschlossenen Zahnreihen in einer Zwischenstellung von alveolärem und zerebralen (L) flüchtig über den vorderen oberen Alveolarrand (Fröschels, 1913). Die Südjapaner sprechen überdies kein (D) aus und gebrauchen daher für (D), (L) und (R) ihren besonderen (R)-Laut ohne Unterschied. Gemäß Arnolds (1941) Gewährsmann enthält das Wort „Rußland" in südjapanischer Aussprache diesen japanischen Sonderlaut also dreimal in gleicher Weise: „R̊ussr̊anr̊". Niemals hört man jedoch in China oder Japan das rollende Zungenspitzen-(R) an Stelle von (L), wie früher oft behauptet wurde. Auch diese eigentümliche Artikulationsweise kommt als pathologische Erscheinung vor. Wir sahen eine junge Spanierin aus Cuba, welche das (R) nur auf die japanische Weise bilden konnte. Das kann man als *Rhotacismus japonicus* bezeichnen.

In bezug auf solche terminologische Definitionen muß man aber eines im Auge behalten. Unter Rhot. bohemicus versteht man hauptsächlich die falsche Aussprache des tschechischen (Ř) im Gebrauch dieser Sprache. Ebenso ist es in Japan ein Rhotazismus, wenn dort jemand das japanische (R) nicht sagen kann. Umgekehrt bedeutet es ebenfalls einen Rhotazismus, wenn man auf Spanisch oder Englisch nur das japanische (R̊) zur Verfügung hat. Derart können alle diese nationalen Rhotazismen zweierlei bedeuten: 1. Die *Unfähigkeit* das (R) so zu sprechen, wie es in einer bestimmten Sprache üblich ist; und 2. die *fehlerhafte Anwendung* des besonderen (R) einer bestimmten Sprache in einer anderen, wo es nicht hingehört.

Symptome. Die gestörte Aussprache des (R)-Lautes äußert sich meist auf folgende Weise.

1. Das (R) erscheint *ausgelassen*, was nur am Wortanfang stört, weil im In- und Auslaut das (R) kaum mehr deutlich ausgesprochen zu werden pflegt.

2. Das vorzuziehende Zungen-(R) ist durch ein Gaumen-, Zäpfchen- oder Rachen-(R) *ersetzt*. Diese Eigenart ist in vielen Gegenden sehr verbreitet. Je nach den nationalen Sprechgewohnheiten wird dieses Verhalten in verschiedenem Maße störend empfunden.

3. Bei kleinen Kindern trifft man manchmal ein *Lippen-(R)* oder die geschilderten anderen Erzeugungsmechanismen.

4. Die *nasale Aussprache* des (R) kommt analog den nasalen Sigmatismen unter verschiedenen Bildungsmechanismen vor: Rhotacismus nasalis, Rh. velaris, Rh. pharyngealis nasilatus, oder Rh. laryngealis nasilatus (O. LETTMAYER, 1927; R. SCHÖBER, 1927; G. ARNOLD, 1941, 1943).

5. Die Fehlbildung des tschechischen Ř (*Rhotacismus bohemicus*) ist nur für die böhmische Sprache wichtig (B. SILBIGER, 1928; M. SEEMANN, 1931).

6. Das (R) ist durch andere *richtige Laute ersetzt*. In GWINNERS (1937) Übersicht war die Substitution durch (L) mit 38% aller (R)-Fehler am häufigsten. Andere Ersatzlaute sind die beiden (Ch), (D), oder (N). Im Englischen ist der Ersatz durch (W) und (J) typisch. Seltener können fast alle anderen richtigen Konsonanten und Vokale für das (R) eintreten, gelegentlich auch unphysiologische Behelfslaute. Alle diese Fehler bedeuten einen *Pararhotazismus*.

Die **Diagnose** bereitet natürlich keine Schwierigkeiten. Lediglich die Art des Ersatzmechanismus muß man mit Spatel, Kehlkopfspiegel und Hörrohr genau nachweisen, oder bei den selteneren Formen durch experimental-phonetische Hilfsmittel analysieren. Darüber haben wir in einer früheren Arbeit (1941) berichtet, weshalb einige abgebildete Beispiele genügen dürften. Vom Standpunkt der amerikanischen Verhältnisse besprachen CURTIS und HARDY (1959) die verschiedenen Arten und graduellen Unterschiede des falsch artikulierten amerikanischen (R).

Therapie. Das Erlernen des richtigen Zungenspitzen-(R) stellt hohe Anforderungen an die Geschicklichkeit und Ausdauer des Patienten und Therapeuten. Am besten hat sich das Verfahren des berühmten napoleonischen Hofschauspielers TALMA bewährt. Man übt die rasch abwechselnde Aussprache eines sehr harten (T) und recht weichen (D). Das soll wie „Tada-tada“ klingen. Noch leichter ist es, wenn man dazwischen ein (H) einschiebt. Somit klingt diese Übung wie „T—H—D“, wobei allerdings die *phonetische* Aussprache mit ganz flüchtigem (a) ungefähr wie „Ta-Ha-Da“ gemeint ist. Völlig zwecklos wäre es daher, den Übenden in buchstabierender Weise „Te—ha—de“ sagen zu lassen. Mit dieser Übung lernt die Zungenspitze die genauen Muskelempfindungen in bezug auf Ort, Lage und Flüchtigkeit der Lautbildung.

Das passive Schwingen der Zungenspitze im anblasenden Luftstrum wird anfangs durch die elektro-mechanische *Vibrationsmassage* des Mundbodens erleichtert (NADOLECZNY, 1938). Dabei entsteht das schwingende (R) zuerst nur während der Massagewirkung, während es später auch ohne diese gelingt. Seither tauchten eine große Zahl individueller Verfahren auf, die im Einzelfalle manchmal eine Erleichterung der Therapie darstellen. Man kann z. B. kräftig über die lose Zungenspitze blasen, was wie ein stimmloses ,,Hrrr" klingt. Genaue Einzelheiten sind in K. GWINNERS (1937) Arbeit zu finden. Falls ein Trompeter die Instrumentaltechnik der ,,Flatterzunge" lernen will, empfiehlt sich der gleiche Übungsvorgang.

Wenn der Patient das Zungen-(R) nicht zusammenbringt, mag man sich mit dem Ersatz des Gaumen- oder Rachen-(R) zufrieden geben. Das erstere entsteht durch *Gurgelübungen* bei zunächst rückgebeugter, dann mit normaler Kopfhaltung; das letztere stellt ganz einfach das hintere (Ch) vor. Nochmals sei aber betont, daß diese Behelfslaute für gesangskünstlerische Anforderungen nicht erwünscht sein können.

Die **Prognose** hängt nur von der Zungengeschicklichkeit, dem Willen, dem Übungsfleiß, der Ausdauer und wohl auch von der Musikalität des Patienten ab. Dementsprechend kann die Behandlungsdauer verschieden lang sein: von wenigen Tagen bei eifrig interessierten und begabten Sängern, bis zu mehreren Monaten im Falle von weniger geschickten Personen.

Literatur

Rhotazismus

AIMÄ, F.: Stimmloses gerolltes Zungen-„R". Vox, 17: 122, 1931. — ARNOLD, G. E.: Über seltene Rhotazismen. Arch. Sprach-Stimmheilk. 5: 97, 1941. — ARNOLD, G. E., und P. MAYER: Ein Fall von Rhotacismus buccalis. Arch. Ohren- usw. Heilk. 151: 57, 1942. — AUNGST, L. F., and J. V. FRICK: Auditory Discrimination Ability and Consistency of Articulation of „R". J. Speech Dis. 29: 76, 1964.

CONZE, J.: Zur Pflege des „R"-Lautes. Stimme, 28: 49, 1933/34. — CRONIA, A.: L'articolazione d „R" sonante nel serbo-croato. Atti Laborat. Fonet. Univ. Padova, 1: 13, 1949. — CURTIS, J. F., and J. C. HARDY: A Phonetic Study of Misarticulation of „R". J. Speech Hearing Res. 2: 244, 1959.

DANTZIG, B. VAN: Zur Frage des Zungenspitzen „R's". Mitteil. Sprach-Stimmheilk. 1: Nr. 8 bis 9, Wien 1935.

FRÖSCHELS, E.: Untersuchung über einen eigenartigen japanischen Sprachlaut. Akad. Wiss. Wien Math.-naturwiss. Kl. Bd. 122: Abt. 3, 1913.

GILSE, P. H. G. VAN, and L. KAISER: The Pattern of Some Voice-Like Sounds. Folia Phoniat. 11: 178, 1959. — GWINNER, K.: Über Aussprachefehler der „R"-Laute. Arch. Sprach-Stimmheilk. 1: 193, 1937.

IMHOFER, R.: Über Rhotazismus. Mschr. Ohrenheilk. 70: 427, 1936.

KUTVIRTOVÁ, K.: Sur la pathologie du „R" tchèque dans la Palatographie. IV. Kongr. int. Ges. Logop. Phoniat. p. 50, Prag: 1930.

LETTMAYER, O.: Ein Fall von Rhotacismus nasalis. Eos. Z. Heilpädag. Wien, 1927.

MATHA, L.: L'Articulation de la consonne „R" dans le chant. Rev. Franç. Phoniatr. 2: 268, 1934. — MENZERATH, P.: Eine anomale Artikulation des Zungen-„R". Arch. Néerl. Phonét. Expér. 12: 69, 1936. — MIELECKE, A.: Über den Konsonanten „R". Mschr. ges. Sprachheilk. 6: 161, 1896. — MOOLENAAR-BIJL, A. J.: A New Kind of Rhotacism: Rhotacismus Mandibularis. J. Speech Pathol. Ther. 2: 77, 1959. — MOŠCISKER, E.: Eine seltene Form von Rhotazismus. Mitteil. Sprach-Stimmheilk. 2: Nr. 6 bis 8, Wien, 1936.

Portmann, F.: Die Entwicklung des „R“-Lautes. Luzern: Inst. Heilpädagogik. 1938.

Rakowetz, P.: Das Lippen-„R“ als Ersatz für einen allgemein gebräuchlichen „R“-Laut. Eos: Z. Heilpädag. Nr. 1, Wien, 1936.

Sarbó, A. von: Statistik der an Sprachstörungen leidenden Schulkinder Ungarns. Mschr. Sprachheilk. 11: 65, 1901. — Schöber, R.: Wieder ein Fall von Rhotacismus nasalis. Eos: Z. Heilpädag. Wien, 1927. — Seemann, M.: Zur Pathologie des tschechischen „R“ („R“ bilabiale). Otolaryngologia Slavica 3: Nr. 4, 1931. — Silbiger, B.: Zur Pathologie des tschechischen „R“. Mschr. Ohrenheilk. 62: 910, 1094, 1928. — Stein, L.: Zur Behandlung des Rhotazismus. Mschr. Ohrenheilk. 64: 1391, 1930.

Wethlo, F.: Das „R“ im Kunstgesang. Stimme, 18: 26, 1924. — Wurst, F.: Ein Fall von Pararhotacismus buccalis. Eos: Z. Heilpäd. 5: Wien, 1936.

6. Das Lispeln: Sigmatismus

Definition. Unter Sigmatismus versteht man in der Sprachheilkunde die fehlerhafte Aussprache der (S)-Laute.

Ätiologie. Fehlbildungen der Sibilanten oder Zisch-Laute haben die gleichen Ursachen wie das Stammeln im allgemeinen. Man denkt also vorerst an *erbliche Einflüsse*, namentlich an den angeborenen Sprachschwächetyp; an *verzögerte Entwicklung* der Sprache; *motorische Ungeschicklichkeit* als Zeichen der kongenitalen Dyspraxie; sowie Mängel der auditiven *Aufmerksamkeit*, oder leichte Grade der sensorischen Minderbegabung unter dem Bilde der *auditiven Dysgnosie*. Damit ergeben sich weitere Beziehungen zur musikalischen Talentlosigkeit, wie man es namentlich bei den lispelnden Polterern häufig sieht.

Für das Auftreten von Lispelfehlern ist noch eine andere Ursache bedeutungsvoll und zwar wesentlich mehr als im Hinblick auf das Stammeln im allgemeinen. Dabei handelt es sich um die bewußte oder unbewußte *Nachahmung* fehlerhafter Vorbilder. Das Kind übernimmt das Gesamtprodukt der Sprache von seiner Familie sowohl durch erbliche Übertragung der Anlage, als auch durch auditiv-visuelle Nachahmung. Genau so leicht kommt es zur Weitergabe bestimmter sprachpathologischer Erscheinungen an den Nachwuchs. Lispeln wird also häufig imitiert und dann gewohnheitsmäßig beibehalten.

Für das Lispeln sind noch einige andere Ursachen spezifisch wichtig. Auf den prädisponierenden Einfluß von *Zahnstellungsanomalien* wollen wir gesondert ein-

Tabelle 6. *Lispeln und Lebensalter*

	Alter									zusammen
	2–5	6–10	11–15	16–20	21–30	31–40	41–50	51–60	61 +	
Sigm. interdentalis	29	36	15	17	17	10	4	3	4	135
— addentalis	5	11	11	25	50	46	27	15	5	195
— palatalis	3	7	5	10	7	11	6	6	8	63
— lateralis	5	4	7	6	12	7	10	2		53
— stridens	2	3	5	2	13	6	5	3	3	42
— labiodentalis				1	4	1	3	3	2	14
— nasalis	1	2	4	2	4	3		1	4	21
Parasigmatismen	6	1	3	3	3	3	3	1		23
Schneidezahnverlust						5	10	15	19	49
Funktionelle Rhinolalien	2	3	2	2	9	7	4	1		30
Weitere Stammelfehler	15	14	4	2	4	4	2			45
										670

gehen, ebenso auf die mechanisch (dysglossisch) bedingten Sigmatismen wegen *Gaumenspalte*. Sehr wichtig ist ferner die *Innenohrschwerhörigkeit*. Schwerhörige Kinder sind vor allem in der (S)-Bildung erheblich behindert. Taubstumme leiden ausnahmslos an auffälligen Sigmatismen. Auch nach einer im späteren Leben aufgetretenen Schwerhörigkeit oder Taubheit machen sich die ersten Veränderungen des motorisch schwierigen (S) in Form leichter Stumpfheit viel früher bemerkbar als die Klangveränderungen der anderen Sprachlaute.

Einteilung. Vorerst gibt es zwei prinzipiell verschiedene Hauptgruppen: a) orale Sigmatismen wegen falscher Zungenlage und b) nasale Sigmatismen infolge von falscher Gaumenfunktion. Es ist erfreulich, daß sich die Mehrzahl der Autoren dieser Einteilung anschließen, z. B. H. KRECH (1954, 1955) in seiner ausführlichen Monographie.

a) Orale Sigmatismen wegen falscher Zungenlage

1. *Sigmatismus interdentalis* entsteht durch das Vorstrecken der Zungenspitze zwischen die Schneidezähne, wodurch das stumpfe *Lispeln* wie beim englischen stimmlosen (Th) eintritt. Der Unterkiefer wird dazu meist gesenkt, so daß die Zahnreihen geöffnet bleiben. In Gegenwart von *frontal offenem Biß* kann die Zunge auch ohne Unterkiefersenkung durch die Lücke hervortreten. Dieser Fehler ist im 3. bis 5. Lebensalter sehr häufig und daher als physiologische Erscheinung der Sprachentwicklung aufzufassen. Wie FRÖSCHELS (1937) betonte, erscheinen dabei oft auch andere Zahnlaute wie (D), (T), (L), (N) und sogar (R) zwischen den

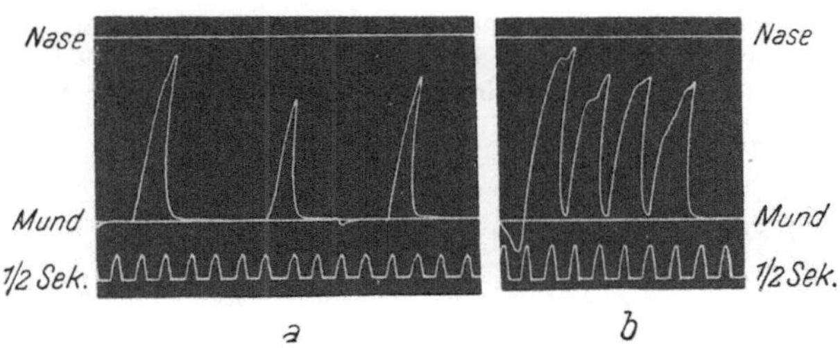

Abb. 66. Kymographische Registrierung eines *normalen* (S)-Lautes. Wenn man während der Aussprache eines gedehnten scharfen (S) mit einem Glasröhrchen der geschlossenen Zahnreihe von einem Mundwinkel zum anderen entlang fährt, ergibt der durch einen Schlauch auf eine MAREYsche Schreibkapsel geleitete konzentrierte Luftstrahl einen einzigen kurzen Ausschlag. Auf dem Bild a ist dieser Vorgang dreimal dargestellt. Bild b zeigt die Aussprache von „sasasasa", wobei das Röhrchen vor der Beißkante der inneren Schneidezähne still gehalten wurde.

Zähnen gebildet, was aber nur beim letzteren stört (Tabelle 6). E. MOŠCISKER (1930, 1932) betonte die Parallele dieser Erscheinung zu primitiven Sprachen mit vielen Interdentallauten. Jedenfalls handelt es sich um einen unreifen Infantilismus. Dieser Ansicht schlossen sich SCHILLING und GÜRLICH (1962) an. Gewöhnlich verschwindet der Fehler von selbst am Ende der Sprachentwicklung oder durch die mütterliche Unterweisung (Tabelle 7). Wenn

Tabelle 7. *Zwischenzahnige Aussprache mehrerer Zahnlaute unter 670 Stammlern*

Jahre	Fälle	männlich	weiblich
2— 5	43	24	19
6—10	13	6	7
11—15	11	8	3
16—20	8	5	3
21—30	5	4	1
zusammen:	80	47	33

er gewohnheitsmäßig fortbesteht, bedarf er der sprachärztlichen Behandlung (Abb. 66 und 67).

2. *S. interdentalis lateralis* ist eine seltene und bedeutungslose Abart des vorigen Fehlers. Sie ist durch das Hervortreten des *seitlichen* Zungenrandes zwischen den Mahlzähnen auf

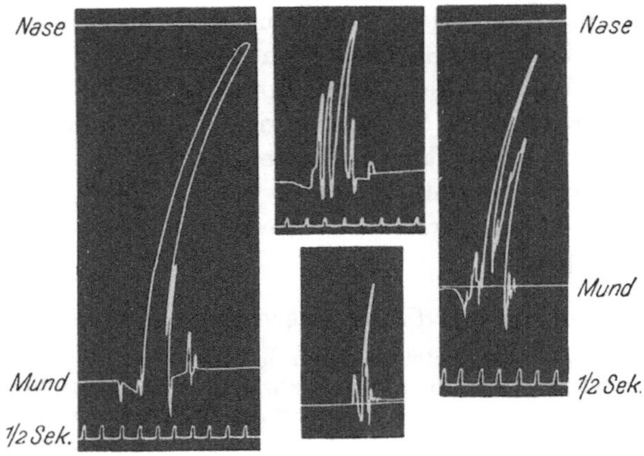

Abb. 67. Kymographische Registrierung in vier Fällen von Sigmatismus *interdentalis* zeigt das unregelmäßige und diffuse Ausströmen eines nicht konzentrierten Luftstrahles.

einer Seite bedingt. Dem Ohr fällt dabei ein leichtes Lispeln auf, weil die Zungenspitze an eine falsche Stelle zu liegen kommt. Sie lenkt deshalb den Luftstrom nicht konzentriert gegen die vorderen Schneidezähne, sondern läßt ihn seitwärts austreten. Auf Abb. 68 sieht man den

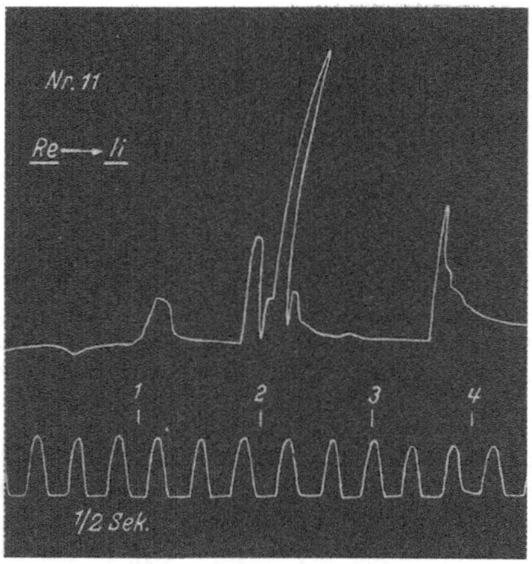

Abb 68. Kymographische Aufnahme von Sigmatismus interdentalis *lateralis*. Die Ziffern *1* bis *4* geben die Lage des Luftstrahles in bezug auf die entsprechenden linken Zähne an.

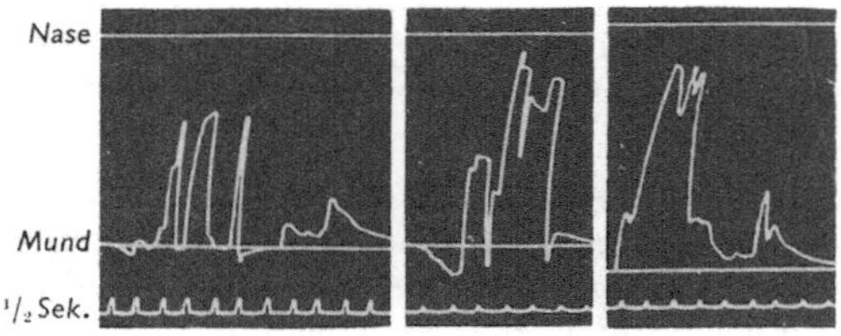

Abb. 69. Kymographische Aufnahme in drei Fällen von Sigmatismus *addentalis*.

Hauptstrahl zwischen den Zähnen 2/2 und einen Nebenstrahl zwischen den Zähnen 4/4 hervorkommen.

3. *S. addentalis* entsteht durch das Anstoßen der Zunge an die Hinterfläche der Zähne. Dadurch ist die mediale Rillenbildung in der Zungenmitte unmöglich, so daß die Luft, fächerförmig über den vorderen Zungenteil streichend, zwischen den Zähnen breit hervortritt (Abb. 69). Deshalb schlug FRÖSCHELS (1929) den Namen S. multilocularis vor. Neben den

gewohnheitsmäßigen Ursachen oder *Zahnstellungsanomalien* ist für diese Störung vor allem Innenohrschwerhörigkeit wichtig (Bloch, 1907; Fröschels und Fremel, 1914). L. Stein (1929) hat daher diesem Fehler diagnostische Bedeutung für ein Innenohrleiden beigemessen. In Verbindung mit überanstrengter Sprechweise oder *hyperkinetischen Stimmstörungen* ist addentales oder „zuzelndes" Lispeln gehäuft zu finden. In diesen Fällen ist das Anstoßen der Zunge an die Zähne eine Folge der allgemein überanstrengten und gepreßten Artikulationsbewegungen. Es bedeutet dann eine vom Kehlkopf auf die Zunge ausstrahlende Mitbewegung (Arnold, 1943).

4. *S. palatalis* tritt bei zu weit rückwärts liegender Zungenspitze auf. Dadurch entsteht das Reibegeräusch zwischen Zunge und hartem Gaumen, wo normalerweise das (Sch) gebildet wird. Der Klang des palatalen (S) entspricht daher dem vorderen (Ch) oder sagar dem (Sch).

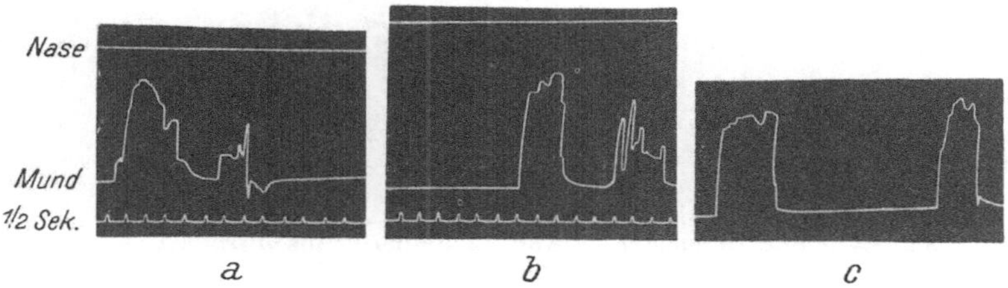

Abb. 70. Sigmatismus *lateralis* dexter (a), sinister (b) und bilateralis (c). Diese Buchstaben geben auch die Mittellinie des Mundes an.

Der Fehler ist mit *Prognathie* oder *offenem Biß* verbunden, wenn die Zungenspitze die vorderen Schneidezähne nicht bequem erreichen kann. Von weiteren Ursachen ist wieder *Schwerhörigkeit* von Bedeutung. Nadolecznys (1926) Hinweis auf die Häufigkeit dieses sogenannten „Nuschelns" auf *gewohnheitsmäßiger* Grundlage in Österreich konnten wir (1939, 1941) bestätigen.

5. *S. lateralis* stellt die häßlichste Form der (S)-Fehler vor. Die Zunge hebt sich dabei nur auf einer Seite, auf einer Seite mehr als auf der anderen, oder legt sich einseitig an die Backenzähne an, so daß die Luft auf der anderen Seite in die Backentasche gelangt und dort das schlürfende „Hölzeln" erzeugt. Übrigens bedeutet das Wort „schlürfen" durch seine Verbindung des zentralen (Sch) mit dem bilateralen (L) eine hübsche Bestätigung der onomatopoëtischen und lautmalenden Tendenzen der Sprache. Dementsprechend gibt es eine *rechtsseitige*, eine *linksseitige* und eine *beidseitige* Form (Abb. 70).

Im Gegensatz zu den meisten anderen Sigmatismen sind beim lateralen Lispeln nicht nur das (S) und seine Verbindungen (C, Z, X, Ks, Ps, Ts) sondern oft auch das (Sch) und seine Verbindungen (St, Sp, Schl) betroffen. Daher erscheinen in manchen Fällen sämtliche Zischlaute lateral gebildet. In anderen Fällen sind entweder die Laute der (S)-Reihe oder nur diejenigen der (Sch)-Reihe gestört.

Der Fehler ist meist durch motorische Ungeschicklichkeit (kongenitale Dyspraxie), mangelhafte sprachliche Begabung (angeborene Sprachschwäche), auditive Unaufmerksamkeit, oder Nachahmung in der Kindheit bedingt und stellt demnach eine *fehlerhafte Lautentwicklung* dar. *Zahnanomalien* sind uur in schwierigen Fällen, etwa im Verein mit Gaumenspalte von Bedeutung. Hingegen ist mir die Verbindung mit gleichseitiger *Innenohrschwerhörigkeit* wiederholt aufgefallen. Dies kann man sich einfach erklären, weil der einseitige Hörverlust dazu verleitet, das auf dessen Seite durch Knochenleitung schwächer gehörte (S) durch Verlagerung der (S)-Bildung näher zum schwerhörigen Ohr zu verstärken.

6. *S. stridens* heißt eine nicht seltene, aber praktisch harmlose Störung. Das häßliche, weil zu scharfe Pfeifen kann auf zweierlei Weise zustandekommen. Entweder ist die Zungenrille zu tief und der artikulierende Luftstrom zu kräftig, wie es vor allem wegen überanstrengter (hyperkinetischer) Sprechweise der Fall ist. Oder die Luftreibung erfolgt wegen einer Zahnanomalie nicht genügend konzentriert, wodurch ein stumpf pfeifender Klang entsteht. Die häufigsten Ursachen sind also leichte *Zahnanomalien*, wie das mediale Diastema und unregelmäßige Zahnstellung, sowie Innenohrschwerhörigkeit, oder *überanstrengte Sprechweise.*

7. *S. labio-dentalis* oder das (F)-ähnliche Lispeln ist selten. Das (S)-Geräusch entsteht dabei zwischen Unterlippe und oberen Schneidezähnen, der normalen Stellung für (F). Dies ist vor allem bei *Prognathie* leicht möglich. Als *funktioneller* Fehler ist der Fehler sehr selten

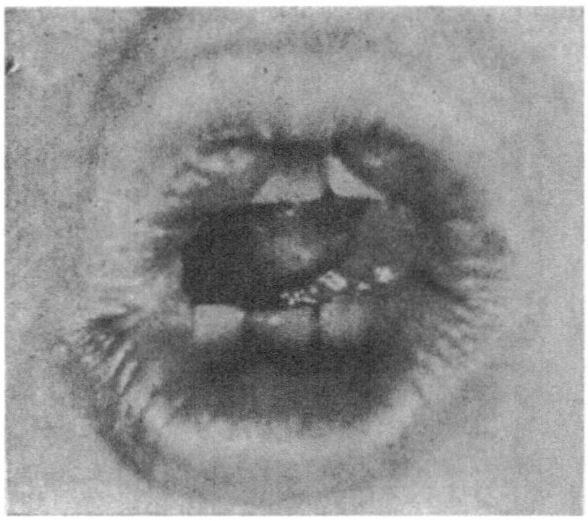

Abb. 71. Sigmatismus *lateroflexus* sinister bei (Sch). Der Mund ist verzogen, der Unterkiefer nach rechts verschoben und die Zungenspitze nach links umgeschlagen. Man sieht deren Unterseite.

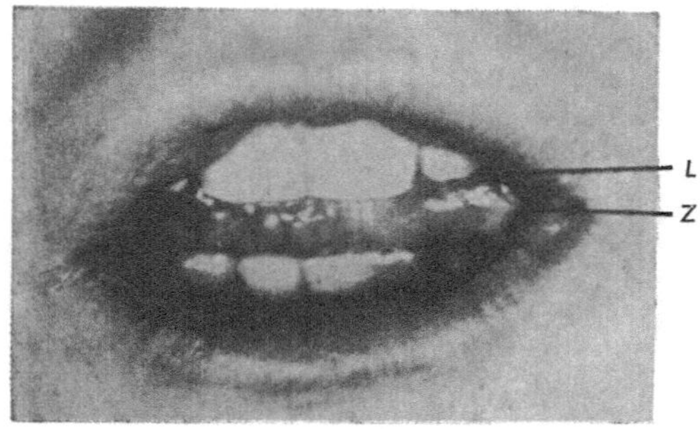

Abb. 72. Sigmatismus *lateroflexus* sinister bei (S). Die Zungenspitze ist nach links umgeschlagen und bei leicht geöffneten Zahnreihen zwischen die linken Eckzähne vorgestreckt. *L* Luftaustritt; *Z* Zungenspitze.

und zuerst von Nadoleczny (1926) erwähnt worden. Ähnliche Beobachtungen stammen von E. Forchhammer (1932). M. Ringer (1938) berichtete über einige Fälle von *S. labialis superior* (Forchhammer), *S. labialis inferior* (Fröschels), und *S. multilocularis labialis superior vel inferior* (Ringer). Deren Unterschied besteht im folgenden. Im ersten Falle entsteht das (S)-Geräusch zwischen Zungenspitze und Oberlippe; im zweiten zwischen Zunge und Unterlippe,

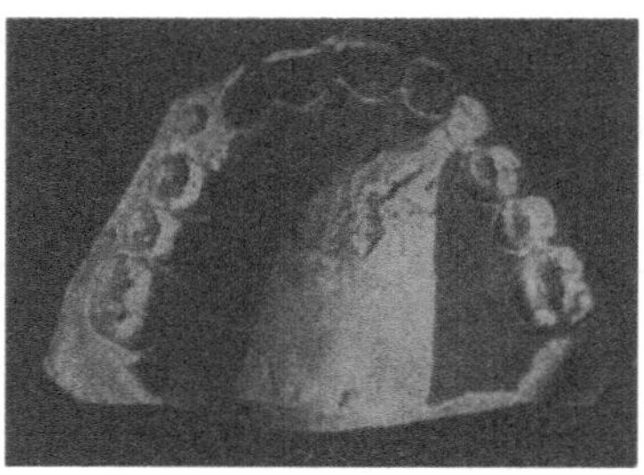

Abb. 73a.

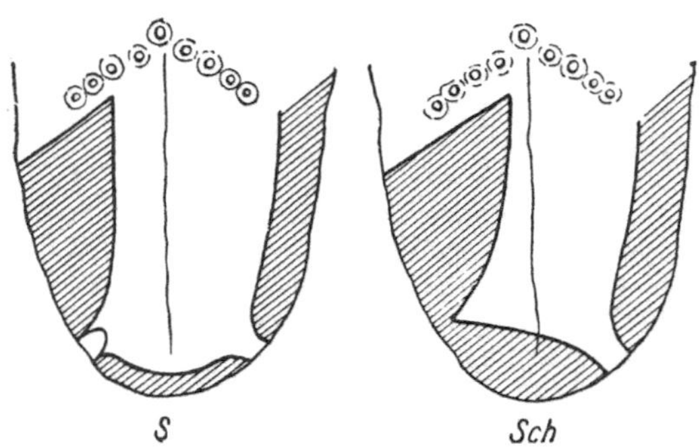

Abb. 73b.

Abb. 73. Palatogramm bei Sigmatismus *lateroflexus* sinister. Wenn man den Gaumen färbt und dann das (S) oder (Sch) sprechen läßt, wischt die Zunge die Farbe ab. Man erkennt dadurch die Berührungsstellen zwischen Zunge und Gaumen und sieht, wie die Ausströmungsöffnung nach links verlagert ist.

also ebenfalls *glosso-labial*; im letzten Falle liegt die Kombination eines primär schlecht artikulierten (S) mit einer sekundären Lippenbeteiligung vor.

8. *S. lateroflexus* (Arnold, 1944) bedeutet die Verbindung von zwischenzahnigem und seitlichem Lispeln. In diesem Falle weicht die Zungenspitze von der Mittellinie nach rechts oder links ab und lenkt den Luftstrahl meist gegen den *oberen Eckzahn* der gleichen Seite. Gleichzeitig erscheint der Unterkiefer leicht gesenkt und meist zur selben Seite verschoben wie die Zungenspitze. Der entsprechende Mundwinkel ist beiseite gezogen. Es gibt daher

eine *rechtsseitige* und eine *linksseitige* Form, jedoch keine beidseitige (Abb. 71 bis 76). Im amerikanischen Lehrbuch von WEST, KENNEDY und CARR (1957) findet sich der gleiche Fehler als „pseudo-laterales" Lispeln beschrieben.

Ähnlich dem S. lateralis, können sowohl das (S) oder (Sch) samt ihren Verbindungen allein, als auch beide Lautserien zugleich betroffen sein. Manchmal ist der eine Laut auch durch

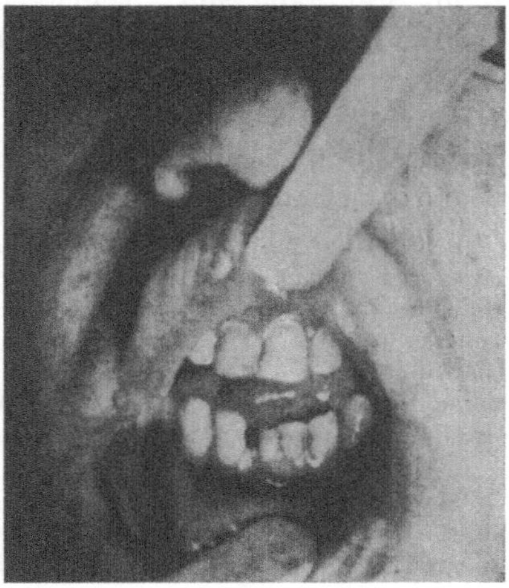

Abb. 74. Sigmatismus *lateroflexus* dexter mit Zahnanomalie und rechtsseitiger Schwerhörigkeit. Aussprache des (S).

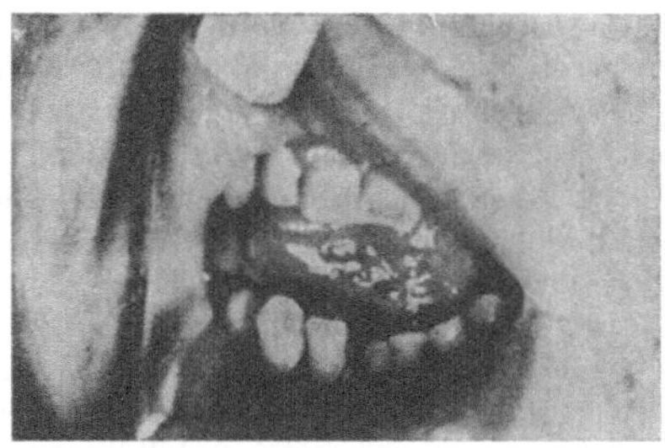

Abb. 75. Sigmatismus *lateroflexus* dexter bei (Sch) des gleichen Falles.

eine andere Sigmatismusform entstellt. In bezug auf den Klang gleicht der Fehler dem interdentalen oder addentalen Lispeln. Die Unterscheidung ist daher nur durch die genaue optische und experimentelle Untersuchung möglich. Unsere erstmalige Beschreibung in Wien (1944)

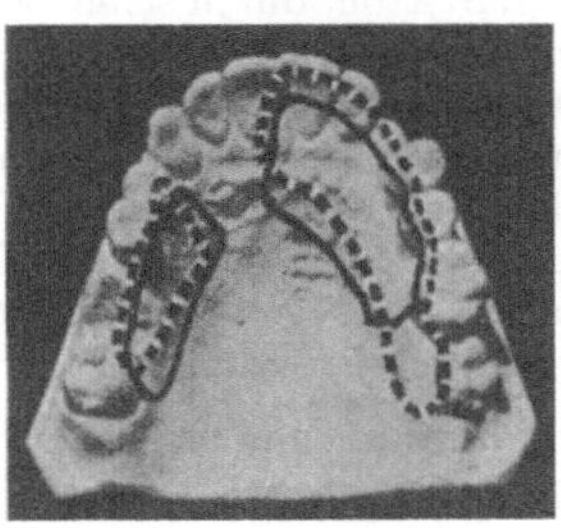

Abb. 76a.

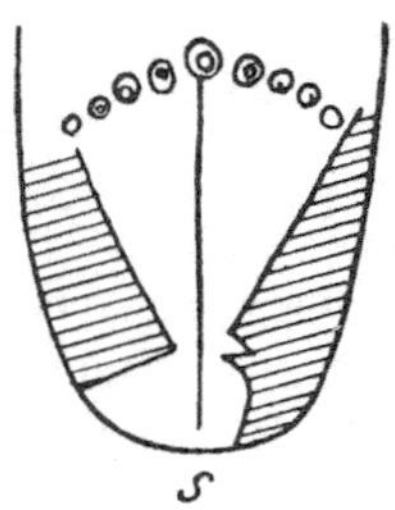

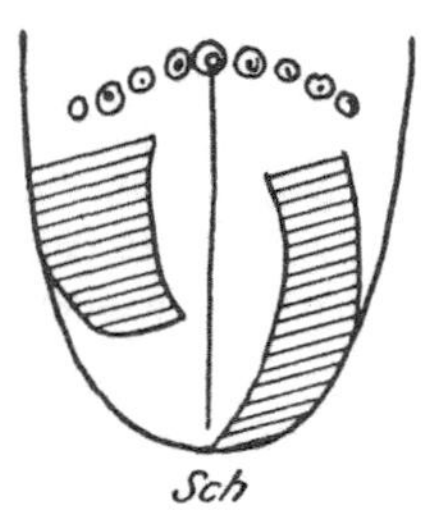

Abb. 76b.

Abb. 76. Palatogramm bei Sigmatismus *lateroflexus* dexter bei (S): volle Linie und (Sch): punktierte Linie.

zählte unter 5827 Patienten nur 17 Fälle. In New York kommt der Fehler jedoch viel öfter zur Beobachtung. Manchmal liegen leichte *Zahnanomalien* vor, wie auch in den Abb. 74 und 75. Sonst gelten die gleichen Ursachen wir für jede andere Form des Stammelns.

b) Nasale Sigmatismen infolge falscher Gaumenfunktion

Alte Klassifikation. Früher unterschied man lediglich zwischen dem nasalen Beiklang eines sonst richtig gebildeten (S) und dem schnarchenden (S) bei falscher Zungenlage: *S. nasalis* und *S. stertens*. Damit lassen sich aber die vielen sowohl funktionellen, als auch wegen Gaumenspalte auf organischer Grundlage vorkommenden Varianten der nasalen (S)-Bildung nicht einheitlich erklären. Ich habe daher unter 2536 Sprach- und Stimmkranken die nasale (S)-Bildung besonders studiert (ARNOLD, 1943). Im einzelnen wurden 166 offene oder operierte Gaumenspalten, fünf submuköse Gaumenspalten, drei Fälle von angeborener Veluminsuffizienz und sechs Fälle von funktionellem Sigmatismus nasalis untersucht.

In bezug auf die *Physiologie der nasalen Geräusche* sind neben den physiologischen Erscheinungen des Schnaufens, Schnüffelns, Schneuzens oder Niesens einige typische akustische Erscheinungen auseinander zu halten.

1. In der Nase selbst können *Pfeifgeräusche* durch Wirbelbildung an den unveränderlichen anatomischen Gebilden ihrer Wände entstehen, z. B. wegen Deviation oder Perforation des Septum. Sie begleiten dann jeden Atemzug und jede sprachliche Äußerung. H. LOEBELL (1939) beschrieb einen Fall von pathologischem *Nasenpfeifen* wegen leichter Gaumenschwäche und Schwerhörigkeit, so daß es dem Patienten nicht bewußt war.

2. Zwischen Gaumensegel und hinterer Rachenwand treten bei unvollkommenem Abschluß des Gaumensegels zweierlei Geräusche auf: leise Durchschlagsgeräusche und das laute Schnarchen wie im tiefen Schlafe.

a) Die leisen perplosiven *Durchschlagsgeräusche* klingen genau wie die stimmlose Aussprache der Verbindungen (Pm), (Tn) und (Kn). Man hört sie bei funktionell schlaffer Artikulation oder auf Grund von geringer organischer Gaumenschwäche in Form von leisen, stoßweisen und hauchartigen Beiklängen nach Konsonanten. Am deutlichsten beobachtet man diese knackenden oder hauchenden Durchschläge in Verbindung mit den Zischlauten. Weil diese einen besonders festen Gaumenabschluß erfordern, macht sich an ihnen schon die leichteste velare Insuffizienz bemerkbar.

b) *Das Schnarchen* des tiefen Schläfers entsteht ebenfalls auf zweierlei Art: entweder durch das flottierende Sprengen des losen Verschlusses zwischen dem schlaff nach hinten hängenden Gaumensegel und der Rachenwand; oder zwischen dem rückgesunkenen Zungengrund und der hinteren Rachenwand, wie auch in der Narkose. Wegen Rekurrenslähmung kann es überdies auch im Kehlkopf zustande kommen, wenn der Luftstrom durch seine Saugwirkung die gelähmte Stimmlippe in passiv flottierende Bewegungen versetzt.

3. Somit gelangen wir zur Schlußfolgerung, daß das pathologische Geräusch des Schnarchens, welches im Falle der verschiedenen nasalen Sigmatismen die Zischlaute ersetzt, *nicht in der Nase entstehen kann*. Wegen ihrer starren Wände kann dort kein beweglicher Mechanismus vorhanden sein, der nur für diese gestörten Laute allein wirksam wäre. In Gegenwart von Gaumenspalte hat das Schnarchen wieder mit dem Gaumensegel nichts zu tun, da es sowohl bei offenen als auch nach chirurgisch verschlossenen Spalten vorkommt.

Phonetische Untersuchung. Erst die Ergebnisse einer mehrjährigen und manchmal recht mühsamen Studie der Sprache bei Gaumenspalte führten zu der lange gesuchten Erklärung. Nun verstehen wir genau, wie die fehlerhafte Lautbildung der nasalen Sigmatismen in jedem Einzelfalle vor sich geht. Genaue Protokolle standen in den ersten beiden Buchauflagen.

Fall 1. Ein 25jähriges Mädchen war mit 13 Jahren wegen Gaumenspalte operiert worden, ist aber noch immer nicht imstande, gut zu sprechen.

Befund. Das *Gaumensegel* ist gut beweglich, aber zu kurz. *Sprache*: stark offen genäselt, (R) fehlt, (S) klingt trotz richtiger Zungenlage stark nasal, (Sch) ist durch einen häßlichen Fauchlaut ersetzt, wie man es so oft bei Gaumenspalte hören kann. Im Kehlkopfspiegel sah man während der versuchten Aussprache des (Sch) den Kehldeckel stark gesenkt. Nach Anästhesierung wurde er mit der Sonde gehoben. Darauf erschienen die Stimmlippen in *Paramedianstellung* adduziert, wobei aber der Ersatzlaut seine fauchende Schärfe verlor. Wieder losgelassen, nahm der Kehldeckel die frühere Lage ein und legte sich breit an die hintere Rachenwand, so daß ringsum nur ein 2 mm breiter Spalt offen blieb. Während der Auskultation mit einem Ohrkatheter hörte man, daß die Luft zwischen Epiglottis und Stellknorpeln hervortrat und dort das Fauchgeräusch erzeugte. Jede Veränderung der Kehldeckelstellung veränderte auch den Geräuschcharakter. Es war nun sehr interessant, daß diese merkwürdige Lautmechanik des Kehlkopfes ausschließlich während der Aussprache des fauchenden (Sch) zur Beobachtung kam. Sobald indes die Patientin während der Laryngokopie ein (S) zu sagen versuchte, gelang ihr das gar nicht, denn der Kehlkopf beharrte dabei in der Stellung der stummen Ausatmung mit weit *abduzierten* Stimmlippen.

Das zur Laryngoskopie nötige Zungenvorstrecken veränderte das Fauchen des (Sch) nicht im geringsten (*negativer Zungenversuch*), während es im Falle jedes oralen Sigmatismus sowie beim normalen (S) den Klangeindruck vollkommen verändert, oder das (S) überhaupt unmöglich macht (*positiver Zungenversuch*). Ebenso konnte diese Patientin ihr nasales (S) nicht aussprechen, solange sie die Zunge vorstreckte.

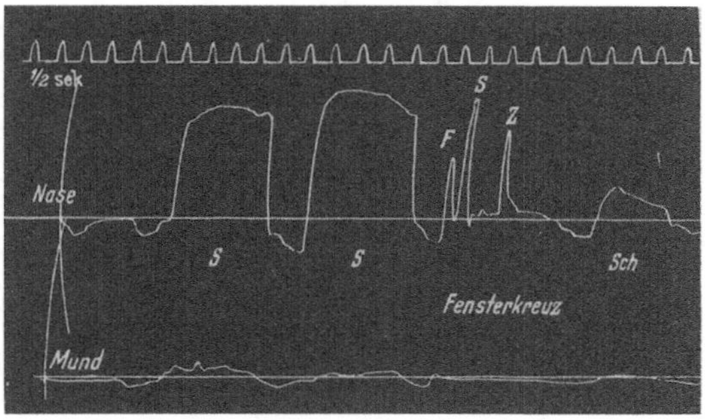

Abb. 77. Kymographische Aufnahme von Sigmatismus nasalis partialis bei (S) und Sigmatismus laryngealis nasilatus bei (Sch) wegen Gaumenspalte mit *offener Nase*. Während der Aussprache des (S) liegt die Zunge richtig. Wegen des fehlenden Gaumenverschlusses entweicht aber ein großer Teil der Luft durch die Nase. Das (Sch) entsteht hingegen im Kehlkopf, weshalb der Nasendurchschlag geringer ist *(Fall 1)*.

Mit offener Nase klang das (S) genäselt wie nach erworbener Gaumenlähmung. Wenn man aber die Nase zuhielt, entstand sofort ein tadelloses (S): *positiver Nasenversuch*. Das fauchende (Sch) hingegen klang bei offener und geschlossener Nase vollkommen gleich: *negativer Nasenversuch*. Dies ist der letzte Beweis, daß das Fauchen im Kehlkopf entstand und mit der Nase nichts zu tun hat.

Die *kymographische Untersuchung* (Abb. 77 und 78) zeigte weitere Einzelheiten. Während der *nasalen* (S)-Bildung entwich der größte Teil der Luft durch die Nase und die Mundkurve zeigte nur flache Erhebungen. Sobald man jedoch die Nase verschloß, traten sofort die typischen Ausschläge des normalen (S) auf, wie der Vergleich mit einer normalen Versuchsperson zeigte. Die Ausschläge der *laryngealen* (Sch)-Laute waren hingegen viel kleiner als für das nasale (S), weil die Reibung im Kehlkopf dem Luftstrom ein Hindernis entgegensetzt, was beim (S) nicht der Fall ist. Mit zugehaltener Nase war die Mundkurve des weiterhin fauchenden

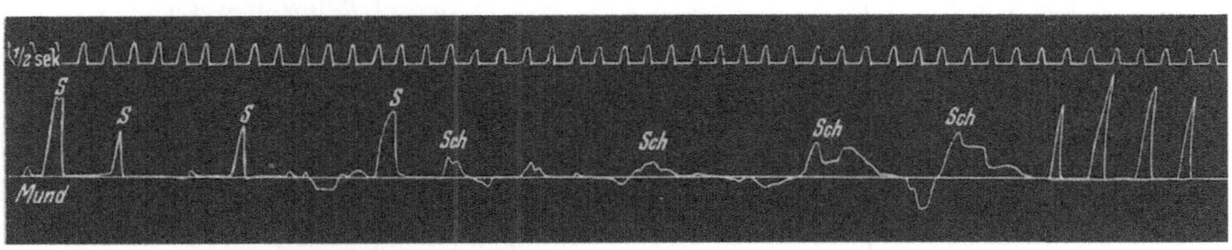

Abb. 78. Kymographische Aufnahme von Sigmatismus nasalis partialis bei (S) und Sigmatismus laryngealis nasilatus bei (Sch) wegen Gaumenspalte mit *zugehaltener Nase*. Das (S) klingt normal und bewirkt die gleichen Ausschläge wie bei einer normalen Vergleichsperson, die letzten vier Zacken ganz rechts. Der Klang des (Sch) ist jedoch unverändert *(Fall 1)*.

(Sch) wohl deutlicher, weil jetzt die gesamte Luft durch den Mund austreten mußte. Es entstand jedoch im Gegensatz zu der auffallenden Verbesserung der (S)-Bildung während des Nasenverschlusses kein konzentrisch austretender Luftstrahl einer normalen (Sch)-Bildung.

Diagnose. Sigmatismus nasalis partialis des (S) und Sigmatismus laryngealis nasilatus des (Sch) wegen palataler Insuffizienz.

Akustischer Eindruck. Man kann je nach der Einstellung des Ansatzrohres *verschiedene Klangerscheinungen* der nasalen (S)-Laute feststellen. Darüber geben die Tabellen 8 und 9 Auskunft. Die Abhängigkeit dieser akustischen Unterschiede von der besonderen Artikulationsmechanik jedes Falles ließ sich röntgenologisch einwandfrei nachweisen, wie die folgenden Beispiele zeigen.

Tabelle 8. *Ausfall des Nasenversuches bei laryngealer und offen genäselter Lautbildung in einem Fall von leichter Gaumeninsuffizienz*

	Nase offen	Nase geschlossen	Nasenversuch
S	helles Fauchgeräusch (laryngeal)		negativ
Sch	dunkles Fauchgeräusch (laryngeal)		
Ch_{pal}	leises Fauchgeräusch (laryngeal)		
R	rauhes Knarren (laryngeal)		
D, T, G, K	Hustenstoß (laryngeal)		
Vokale	genäselt	richtig	positiv
F	nasaler Schnüffellaut	richtig	
W	M	richtig	
Ch_{phar}	nasal	richtig	
B, P	nasal	richtig	
M, N, Ng	richtig	verstopft	normal

Tabelle 9. *Abhängigkeit des Klanges laryngealer Ersatzlaute von der Einstellung des Ansatzrohres in einem Falle von Gaumenspalte*

	Velum	Nasendurchschlag	Zungengrund	Hypopharynx	Epiglottis	Stimmlippen	Klang	Nasenverschluß	Typ
F . . .	stark gehoben	0	rückwärts	verengt	mäßig gesenkt	adduziert	scharfes, pharyngeales Reiben	keine Änderung	II
Ch_{pal}	mäßig gehoben	+	rückwärts	verengt	stärker gesenkt	adduziert	rauhes, kaum genäseltes, pharyngeales Reiben	dgl.	II
Ch_{phar}	stark gehoben	0	rückwärts	verengt	unsichtbar		normal	dgl.	—
Sch . . .	wenig gehoben	++	mehr vorne	weiter	stark gesenkt	unsichtbar	scharfes, dumpfes, genäseltes, laryngeales Fauchen	Näseln fehlt?	III
S . . .	nicht gehoben	+++	stark rückwärts	stark verengt	stark gesenkt und verdeckt	unsichtbar	scharfes, helles, laryngeales Fauchen, mit nasalem Schnarchen	beseitigt nasales Schnarchen	IV

Fall 2. Ein 19jähriges Mädchen mit offener Gaumenspalte kann trotz Meatobturator die funktionellen Fehler ihrer Gaumenspaltensprache nicht vermeiden. Das (K) bildet sie im Rachen; (G) und (R) fehlen ihr; (S) ist durch scharfes Fauchen gestört (Epiglottis gesenkt,

Zungengrund zurückgezogen, Typ IV, Nasenversuch negativ). Hingegen erweisen sich das (Sch) sowie alle übrigen Laute als normal. Kein Näseln auf Vokalen.

Die laterale *Röntgenaufnahme* zeigt vorerst das Bild der normalen Ruheatmung (Abb. 79). Während der *(S)-Bildung* senkt sich die Zunge an den Mundboden. Der Zungengrund tritt tiefer und nähert sich mit der ihm eng anliegenden Epiglottis so weit der hinteren Rachenwand, daß nur ein 2 mm enger Spalt offen bleibt, wo das (S)-Geräusch entsteht. Die Zungenspitze liegt am Mundbogen, die Kiefer sind etwas geöffnet (Abb. 80). Während der in diesem

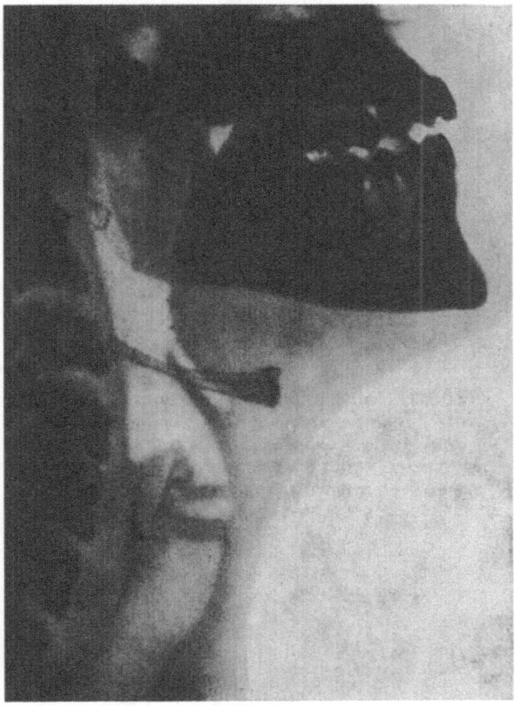

Abb. 79a.

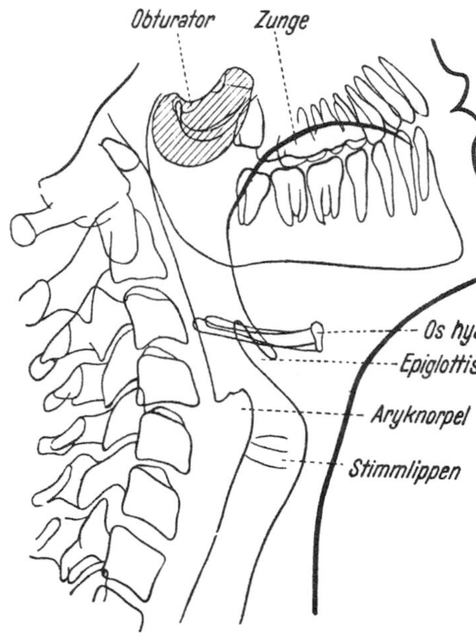

Abb. 79b.

Abb. 79. Röntgenaufnahme der normalen *Ruheatmung* bei Sigmatismus laryngealis simplex wegen Gaumenspalte. Der Kehlkopf ist weit und die Zunge liegt bei geschlossenem Munde dem Gaumen an *(Fall 2)*.

Falle normalen *Aussprache des (Sch)* bleibt der Kehlkopf normal weit. Die Epiglottis ist etwas stärker dem Zungengrund angelegt als in Ruhestellung. Dabei erscheint der Zungenrücken gerundet und deutlich gegen den Gaumen gehoben. Er läßt das (Sch) auf normale Weise entstehen (Abb. 81).

Diagnose. Sigmatismus laryngealis simplex bei (S).

Fall 3. Ein 10jähriger Knabe ist im dritten Jahr wegen Gaumenspalte operiert worden und erhielt anschließend durch zwei Jahre Sprachbehandlung.

Befund. Gaumen zu kurz, wenig beweglich, ungenügender Abschluß. Sprache stark nasal. Die Laute der *(S)-Reihe,* also (S), (C), (Z) und (Tz) kamen folgendermaßen zustande. Die Zunge ist in (K)-Stellung, wodurch Mundabschluß erfolgt. Die Epiglottis ist aufgerichtet; die Stimmlippen stehen in Hauchstellung (Typ I). Man hört das echte Schnarchen des velaren Sigmatismus. Während der Auskultation mit einem in die Nase eingeführten Ohrkatheter hörte man das Schnarchen über dem Velum an einer umschriebenen Stelle der artikulatorischen Engenbildung mit der Rachenwand. Im Kehlkopf hingegen entstand nur ein leichtes Blasen. Der Zungenversuch war positiv und der Nasenversuch normal, weil er das Schnarchen unterdrückte und ein (K) entstehen ließ. Ein völlig anderer Mechanismus war für die Arti-

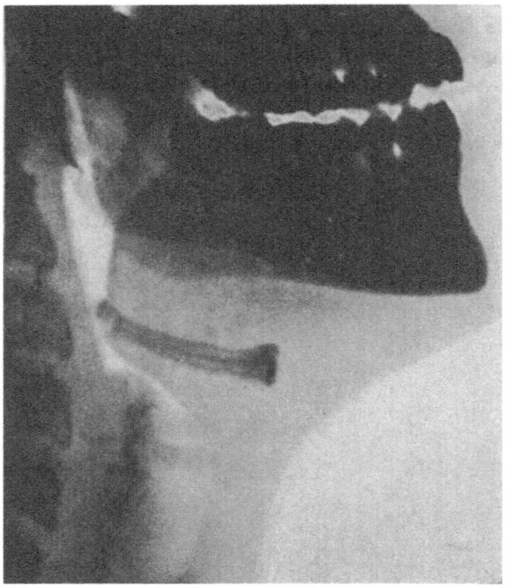

Abb. 80. Röntgenaufnahme des *laryngealen (S)* eines Sigmatismus laryngealis simplex wegen Gaumenspalte. Der Kehlkopf steigt aufwärts, der Zungengrund ist rückgezogen und der Kehldeckel dadurch über den Kopfeingang gelegt. Die Zunge liegt flach am Mundboden und ist an der Lautbildung unbeteiligt *(Fall 2)*.

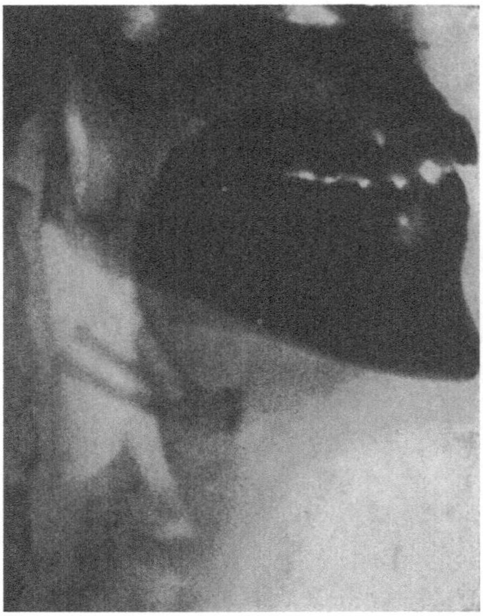

Abb. 81. Röntgenaufnahme des *normalen (Sch)* trotz Sigmatismus laryngealis simplex bei (S) wegen Gaumenspalte. Die Zunge ist richtig gegen den Gaumen gehoben, der Kehlkopfeingang erscheint weit und der Kehlkopf steht in normaler Höhe *(Fall 2)*.

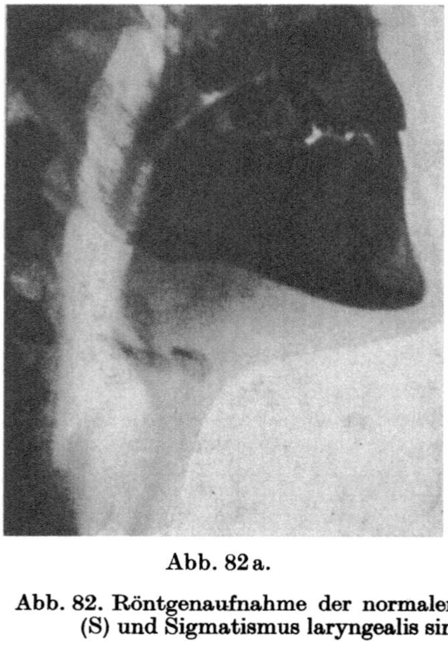

Abb. 82a.

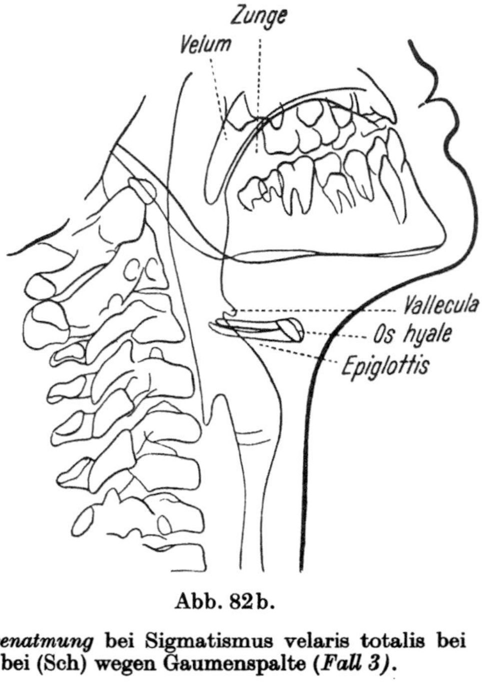

Abb. 82b.

Abb. 82. Röntgenaufnahme der normalen *Nasenatmung* bei Sigmatismus velaris totalis bei (S) und Sigmatismus laryngealis simplex bei (Sch) wegen Gaumenspalte *(Fall 3)*.

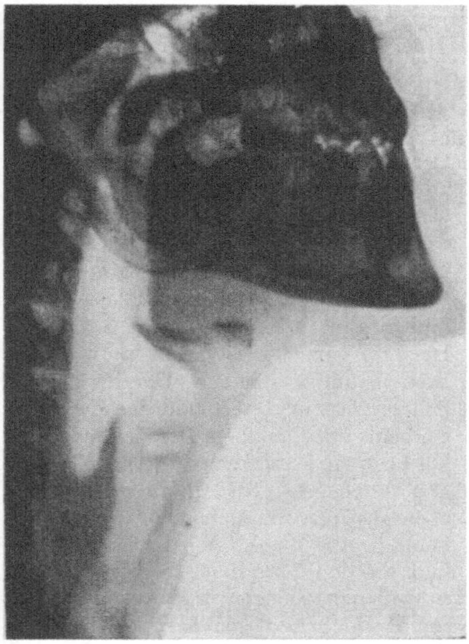

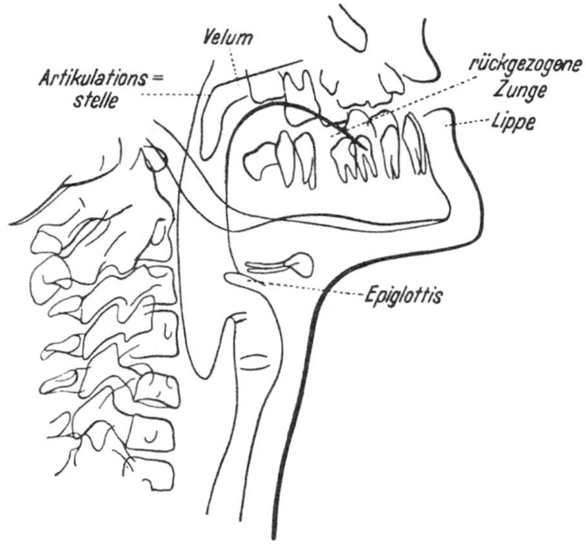

Abb. 83a. Abb. 83b.

Abb. 83. Röntgenaufnahme des *velaren (S)* eines Sigmatismus velaris totalis wegen Gaumenspalte. Das Schnarchgeräusch entsteht zwischen der Knickungsstelle des unvollständig abschließenden Gaumensegels und der Rachenwand. Die Epiglottis ist gehoben und der Kehlkopfeingang erscheint weit *(Fall 3)*.

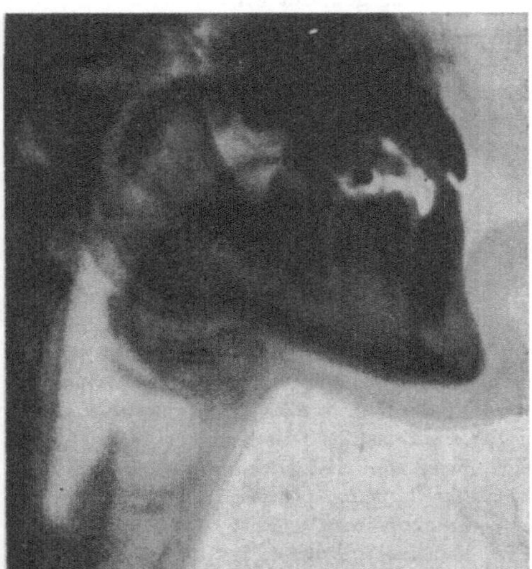

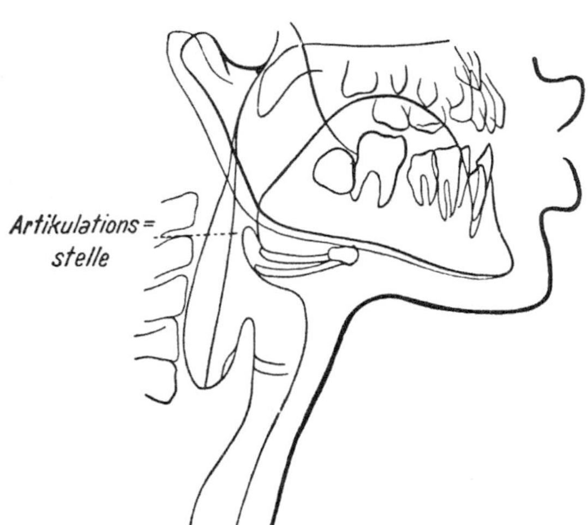

Abb. 84a. Abb. 84b.

Abb. 84. Röntgenaufnahme des *laryngealen (Sch)* eines Sigmatismus laryngealis simplex wegen Gaumenspalte. Die Epiglottis ist gesenkt und der Kehlkopfeingang erscheint verengt *(Fall 3)*.

kulation des *(Sch)-Lautes* verantwortlich. Dieses entstand nämlich durch typisches laryngeales Fauchen mit stark gesenkter Epiglottis (Typ III) bei negativem Nasenversuch und negativem Zungenversuch.

Röntgen. Während der *Ruheatmung* liegt die Zunge am Gaumen und das Gaumensegel hängt am Zungengrund herab. Das Zungenbein steht einen Finger breit unter dem Unterkiefer. Der Kehldeckel ist dem Zungengrund angelegt und der Kehlkopf ist mittelweit (Abb. 82). Bei der schnarchenden *(S)-Bildung* erscheint das Gaumensegel mäßig gegen die hintere Rachenwand gehoben und der Nasenrachenraum beinahe abgeschlossen. Der Zungenrücken ist gegen den weichen Gaumen gehoben. Der Hypopharynx ist erweitert und das Zungenbein etwas gehoben. Der Kehldekkel liegt am Zungengrund (Abb. 83). Die fauchende *(Sch)-Bildung* zeigt ebenfalls unvollkommene Gaumenhebung. Die Zunge ist jedoch maximal an den Mundboden gedrückt, so daß der Zungengrund der hinteren Rachenwand genähert ist. Das Zungenbein ist stark gehoben. Der Kehldeckel erscheint gesenkt. Der ganze Kehlkopf steigt in die Höhe (Abb. 84). Somit entsteht das schnarchende (S) zwischen Velum und hinterer Rachenwand, während das fauchende (Sch) zwischen Zungengrund und Rachenwand sowie im Kehlkopfeingang gebildet wird.

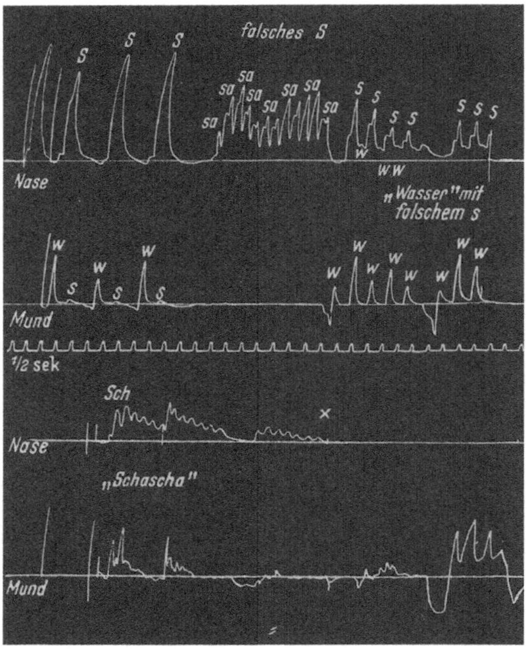

Abb. 85. Kymographische Aufnahme eines Sigmatismus *pharyngealis nasilatus* bei submuköser Gaumenspalte. Während der Aussprache des Wortes „Wasser" (oben links und rechts) prägt sich das (W) in der Mundkurve und das (S) in der Nasenkurve aus. Bei der wiederholten Aussprache von „sasasa" (oben Mitte) treten nur Nasendurchschläge auf. Als wiederholt „schaschascha" mit richtig klingendem (Sch) gesprochen wurde, zeichneten sich leichte Nasendurchschläge auf. Erst nach der Aufforderung zur kräftigen Artikulation (bei x) verschwanden auch diese *(Fall 4)*.

Diagnose. Sigmatismus velaris totalis bei (S) und Sigmatismus laryngealis simplex bei (Sch) wegen Gaumenspalte.

Fall 4. Dysostosis mandibulozygomatico-facialis. In einem Falle von ererbter mehrfacher Mißbildung von Augen, Nase, Ohren, Gaumen und Rachen (S. 120) zeigte die *Aussprache des (S)* folgende Störung. Leichter Nasendurchschlag mit positivem Nasenversuch. Der Zungengrund nähert sich der hinteren Rachenwand, daher positiver Zungenversuch mit zunehmendem Näseln. Solange die Zunge ihre gewöhnliche Lage einhält, sind drei Klangkomponenten zu unterscheiden: 1. Stark rasselndes hinteres (Ch); 2. Leichtes nasales Durchschlagsgeräusch; 3. Lautes Schnarchen wie im Schlafe. Demgegenüber erwies sich die *Artikulation des (Sch)* als ungestört (Abb. 85 und 86). Es bestand somit *Sigmatismus pharyngealis nasilatus* nur bei (S) mit allgemein offenem Näseln wegen submuköser Gaumenspalte.

Die Ursachen der nasalen Sigmatismen mögen organischer oder funktioneller Natur sein. Aus den bisher geschilderten Fällen ergaben sich Beispiele für die *organische Ursache* der nasalen Sigmatismen zufolge von Gaumenspalte. Neben der offenen, zu spät oder erfolglos operierten, sowie der submuskösen Gaumenspalte kommt als weitere organische Ursache die angeborene Insuffizienz des Gaumens, oder dessen Lähmung im frühen Kindesalter, etwa durch Geburtsschädigung, in Betracht.

Die auf *funktioneller Grundlage* beruhenden nasalen Sigmatismen sind wesentlich seltener. Hier handelt es sich also nicht um grob mechanische Störungen der Gaumenbeweglichkeit. Außer den eingangs als ätiologisch wichtig bezeichneten Zuständen und Einflüssen ist besonders die motorische Ungeschicklichkeit, die Nachahmung, und das gewohnheitsmäßige Beibehalten eines vorher organisch bedingt gewesenen offenen Näselns von Bedeutung (H. STERN, 1927). So hört man

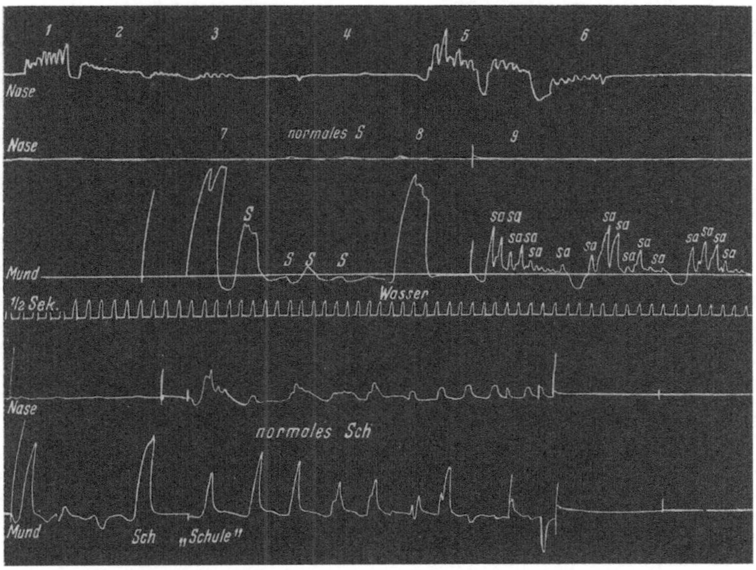

Abb. 86. Kymographische Aufnahme des *neuerlernten* (S) nach Sigmatismus pharyngealis nasilatus. Oben: Nasendurchschläge beim Sprechen der Silben „pa" (achtmal) bei *1*), „pi" (zwölfmal und sechsmal bei *2*), „pu" (fünfmal bei *3*); bei *4* wurde „lalala" mehrmals ohne Näseln gesprochen; „ha" (elfmal bei *5*) und „ka" (siebenmal bei *6*). Mitte: Richtiges (S) (isoliert bei *7*), im Wort „Wasser" (bei *8*) und in der Silbe „sa" (bei *9*) immer ohne Nasendurchschlag. Unten: Normal klingendes (Sch), isoliert und im Wort „Schule" mit geringen Nasendurchschlägen *(Fall 4)*.

gelegentlich Kinder mit nasalem oder velarem Sigmatismus sprechen, welche früher an paralytisch offenem Näseln gelitten hatten. Als Ursachen solcher heilbarer Gaumenlähmungen kennt man die Diphtherie oder Poliomyelitis. Manchmal tritt ein solcher Fehler auch nach Entfernung sehr großer Nasenrachenwucherungen auf. Es vergeht nämlich eine gewisse Zeit bis sich die Kinder daran gewöhnen, den vor der Operation abnorm leichten Gaumenabschluß durch die nunmehr nötig gewordene kräftige Gaumenhebung zu ersetzen.

Bei den funktionellen Formen der nasalen Sigmatismen nimmt die Artikulationsluft, anstatt ausschließlich durch den Mund auszutreten, ihren Weg meist durch die Nase allein, manchmal auch durch Nase und Mund zugleich. Dadurch ergibt sich das weitere unterscheidende Zeichen des *vorhandenen oder fehlenden Mundabschlusses*. Darüber gibt die einfache Probe des *Nasenversuches* Auskunft, wie wir sogleich verstehen werden.

Fall 5. Ein 8 Jahre alter Knabe hat seit jeher einen schnarchenden Sprachfehler. Die oberen Luftwege sind normal. *Sprache:* Für (S) nimmt die Zunge (T)-Stellung ein. Die Stimmlippen sind bei (S) und (Sch) adduziert. Nasenversuch normal, weil dabei ein (T) entsteht. Zungenversuch positiv, weil das Schnarchen dadurch in weiches Blasen übergeht. Im Wort ist das die Zischlaute ersetzende velare Schnarchen von einem (T) gefolgt: „Wasser" = „Wanchter". Dagegen erscheint die Aussprache des (Sch) vollkommen normal.

Röntgen. Während der Aussprache des *schnarchenden* (S) sieht man das Gaumensegel gehoben und winkelig geknickt. Zwischen der Knickungsstelle und der hinteren Rachenwand

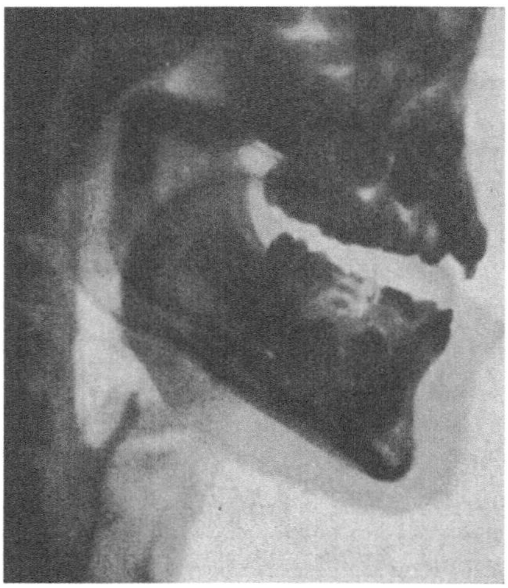

Abb. 87. Röntgenaufnahme des velar *schnarchenden (S)* bei Sigmatismus velaris totalis functionalis. Das velare Schnarchen entsteht zwischen dem unvollkommen gehobenen Velum und der Rachenwand. Die Zungenspitze liegt wie bei (T) zwischen den leicht geöffneten Schneidezähnen. Der Kehlkopfeingang ist etwas verengt *(Fall 5)*.

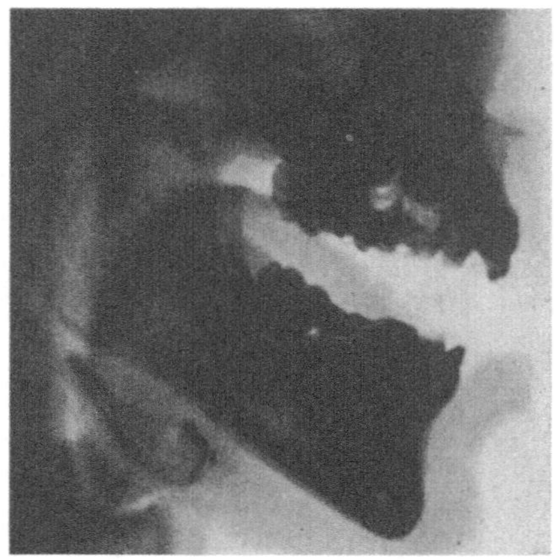

Abb. 88. Röntgenaufnahme des normalen *Vokales (A)* neben Sigmatismus velaris totalis functionalis. Das Gaumensegel schließt ab *(Fall 5)*.

bleibt aber ein 2 mm breiter Spalt offen (Abb. 87). Zur Aussprache des *normalen (A)* ist das Gaumensegel der hinteren Rachenwand gut angelegt und der Unterkiefer gesenkt (Abb. 88). Hingegen sieht man während der Aussprache des *richtigen (S)* nach erfolgter Heilung das Gaumensegel der Rachenwand *fest* angelegt. Die Zahnreihen sind nun geschlossen und der Kehlkopfeingang bleibt weit (Abb. 89).

Diagnose. Sigmatis velaris totalis functionalis nur bei (S).

Zusammenfassung. Schlußfolgerungen aus den bisherigen Schilderungen der individuellen, aber charakteristischen Fälle ergeben die folgenden Regeln. Demnach können die fehlerhaften nasalen Ersatzgeräusche für die Zischlaute an vier anatomisch wohl differenzierten Stellen der oberen Luftwege entstehen. Daher sind auch vier *akustisch verschiedene Typen* der nasalen Ersatzgeräusche zu unterscheiden. 1. *Nasales Blasen* entsteht in der Nase durch die wirbelbildende Reibung der Luft an den Nasenwänden. 2. *Velares Schnarchen* wird in der Enge zwischen dem unvollständig gehobenen Gaumensegel und der hinteren Rachenwand erzeugt. 3. *Pharyngeales Reiben* tritt zwischen Zungengrund und Rachenwand auf. 4. *Laryngeales Fauchen* kommt im artikulatorisch verengten Kehlkopf zustande.

Individuelle Kombinationen dieser klinischen Formen der nasalen Lispelfehler ergeben weitere Verschiedenheiten. In Analogie zu allen anderen Sigmatismen sind nämlich keineswegs immer alle Zischlaute zugleich und in der gleichen Weise gestört. Es kommt daher ebenso häufig vor, daß der einzelne Patient einen Teil der Zischlaute richtig ausspricht, z. B. diejenigen der (Sch)-Reihe, während andere gelispelt sind, z. B. (S), (C), und (Z). Des weiteren können die Sibilanten teils in einer Art, teils auf eine andere entstellt sein, z. B. velares (S) und laryngeales (Sch). Oder sie mögen isoliert normal klingen und nur in der fließenden Rede vom Lispeln betroffen sein. Es gibt also 1. *vollständige*, 2. *unvollständige*, 3. *kombinierte* und 4. *bedingte*-Formen.

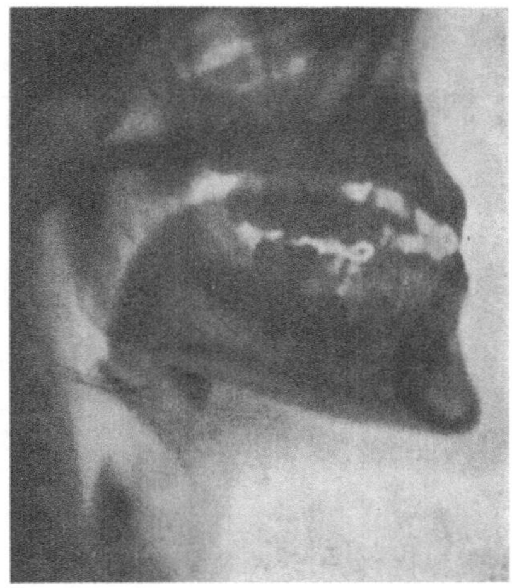

Abb. 89. Röntgenaufnahme des *richtigen (S)* nach der Heilung von Sigmatismus velaris totalis functionalis. Das Velum schließt nun fest ab, die Zunge hat bei geschlossenen Zahnreihen die richtige Lage. Der Kehlkopfeingang bleibt weit *(Fall 5)*.

Der *Einfluß der Nasalität* auf die Störung läßt sich durch Zuhalten der Nase nachweisen. 1. Eine näselnde Komponente verschwindet bekanntlich beim Verschluß der Nase: *positiver Nasenversuch*. 2. Wenn hingegen das Zuhalten der Nase keine oder nur eine unwesentliche Klangänderung hervorruft *(negativer Nasenversuch,)* ist der Fehler gar nicht, oder nur teilweise, durch eine pathologische Nasenresonanz bedingt. 3. Falls die Zunge an den Zähnen, oder am Gaumen, den Mund abschließt und dadurch die gesamte Artikulationsluft nur durch die Nase leitet wie für die *normalen* Nasenlaute, dann entsteht durch Zuhalten der Nase aus dem nasalen Geräusch ein (T) oder (K). Einen solchen Ausfall bezeichnen wir als *normalen Nasenversuch*. Da jeder der vier nasalen Sigmatismen zwei Unterarten umfaßt, benötigen wir diese Unterscheidung des vorhandenen oder fehlenden Nasendurchschlages.

Die *Bedeutung der Zungenstellung* für die Entstehung des Ersatzgeräusches macht sich bei deren Vorstrecken bemerkbar. 1. Solange die Zunge an der fehlerhaften Lautbildung unbeteiligt ist, bewirkt ihr Vorstrecken keine Klangveränderung: *negativer Zungenversuch*. Solches ist für den laryngealen Sigmatismus typisch. 2. Wenn sie hingegen wie normal mit ihrer Spitze, oder in fehlerhafter Weise mit ihren hinteren Teilen, an der Lautbildung mitwirkt, verändert ihr Vorstrecken deutlich den Geräuschcharakter: *positiver Zungenversuch*. Das ist normaler Weise der Fall, sowie bei S. pharyngealis.

Lautphysiologische Einteilung. Auf Grund dieser neuen Erkenntissen können wir somit die nasalen Sigmatismen infolge falscher Gaumenfunktion weiter unterteilen und ihre einzelnen Formen den oralen Lispelfehlern wegen falscher Zungenstellung anreihen. Die typischen Hauptsymptome der nasalen Lispelfehler sind in Tab. 10 zusammengefaßt.

1. *S. nasalis* stört die Aussprache der Sibilanten durch ein tatsächlich in der Nase entstehendes Geräusch, nämlich durch das *nasale Blasen*. Zunächst kommt das dann vor, wenn mangelhafter Gaumenabschluß dem mit richtiger Zungenstellung gebildeten (S) einen nasalen Beiklang hinzufügt. Dementsprechend fallen der Zungenversuch und der Nasenversuch

positiv aus und demonstrieren den nasalen Beiklang eines ansonsten richtigen (S)-Lautes. In typischer Weise findet man diesen *S. nasalis partialis* als Teilerscheinung eines allgemein offenen Näselns bei der erworbenen Gaumenlähmung des Erwachsenen (paralytische Rhinophonie). In anderen Fällen entweicht die gesamte Artikulationsluft ausschließlich durch die Nase, weil die Zunge in der Stellung für (T) den Mund vorne abschließt. Aus diesem Grunde ist der Zungenversuch meist positiv, während der Nasenversuch nunmehr „normal" ausfällt. Ein charakteristischer Vertreter dieses *S. nasalis totalis* ist seine funktionelle Form zufolge einer fehlerhaften Lautentwicklung im Kindesalter.

Tabelle 10. *Differentialdiagnose des nasalen Lispelns*

	Zungenversuch	Nasenversuch	Geräuschursprung
Nasales Blasen			
partial	positiv	positiv	linguodental und intranasal
total	positiv	normal	nur intranasal
Velares Schnarchen			
partial	kann positiv sein	positiv	hauptsächlich velopharyngeal
total	kann positiv sein	normal	ausschließlich velopharyngeal
Pharyngeales Reiben			
einfach	positiv	negativ	nur linguopharyngeal
nasal	positiv	positiv	linguopharyngeal und nasal
Laryngeales Fauchen			
einfach	negativ	negativ	nur intralaryngeal
nasal	negativ	positiv	intralaryngeal und nasal

2. *S. velaris* heißt die nasale Bildung der Zischlaute durch Schnarchgeräusche, welche zwischen dem ungenügend abschließenden Gaumensegel und der hinteren Rachenwand zustande kommen. Branco van Dantzig (1940) empfahl daher die Bezeichnung als S. nasopharyngealis an Stelle des früheren Namens S. stertens. Das dadurch ausgelöste *velare Schnarchen* klingt wie das Schnarchen im Schlafe. Gewöhnlich verschließt die Zunge den Mund am Gaumen oder an den Zähnen, so daß die gesamte Sprechluft nur durch die Nase entweicht. Deshalb ist der Nasenversuch wieder normal, wobei der Zungenversuch in positiver Weise den Schnarchlaut verbessern kann. Als Prototyp dieses *S. velaris totalis* erweist sich die bei Kindern häufigere funktionelle Form auf Grund einer fehlerhaften Lautentwicklung. Wenn hingegen ein Teil der Artikulationsluft auch durch den Mund austritt, muß der Nasenversuch positiv sein, während der Zungenversuch ebenfalls positiv verbessernd ausfallen kann. Somit haben wir *S. velaris partialis* vor uns. Er bedeutet zumeist die teilweise Kompensation einer lange bestehenden organischen Schwäche des Gaumensegelverschlusses.

3. *S. pharyngealis* entstellt die (S)-Laute durch das zwischen dem Zungengrund und der hinteren Rachenwand entstehende rauhe *pharyngeale Reiben.* Hier gibt der vorhandene oder fehlende Gaumenabschluß Anlaß zur Unterscheidung einer einfachen und einer genäselten Abart. Guter Gaumenabschluß kommt im negativen Nasenversuch zum Ausrduck. Dennoch wirkt sich der Zungenversuch positiv aus, weil das Vorstrecken der Zunge die pathologische Engenbildung im Rachen aufhebt. Daraus erkennt man das Vorliegen von *S. pharyngealis simplex.* Als einziges Beispiel einer funktionellen Form ist F. Neumanns Fall von „Parasigmatismus gutturalis" aus dem Jahre 1911 bekannt. Jede organische Insuffizienz des Gaumens äußert sich dagegen in offenem Näseln mit positivem Nasenversuch. Wie im ersten Falle ist auch der Zungenversuch wieder positiv. Somit haben wir *S. pharyngealis nasilatus* vor uns, wie in dem obigen Fall 4 von submuköser Gaumenspalte und Rachenmißbildung.

4. *S. laryngealis* entsteht durch das im sphinkterartig verengten Kehlkopfeingang erzeugte *laryngeale Fauchen* der Gaumenspaltensprache. Borel-Maisonny (1941) umschrieb dieses

Geräusch als „Souffle rauque de la gorge“ und benannte den Fehler als „chuintement“. Mit der laryngoskopischen Untersuchung von einigen hundert Patienten gelangten wir zur Aufstellung einer Reihe von *fünf Typen*, welche sich durch die verschiedene Stellung des Kehldeckels unterscheiden.

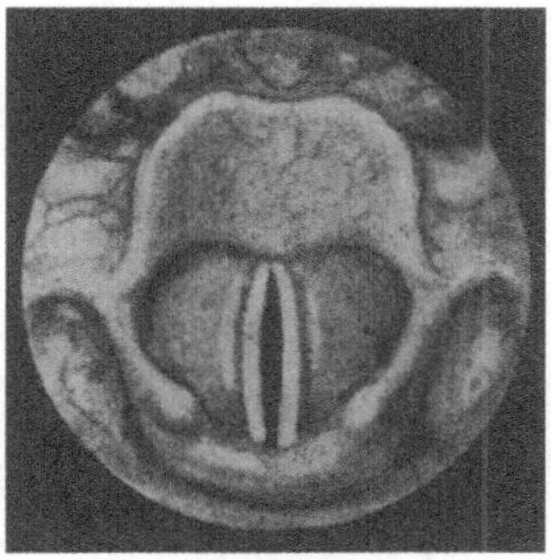

Abb. 90.

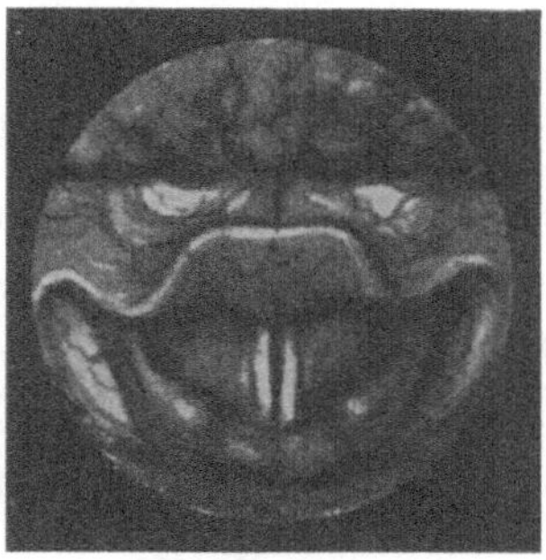

Abb. 91.

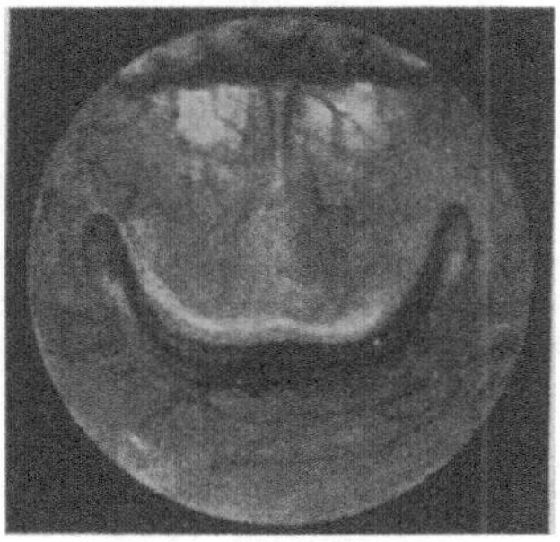

Abb. 92.

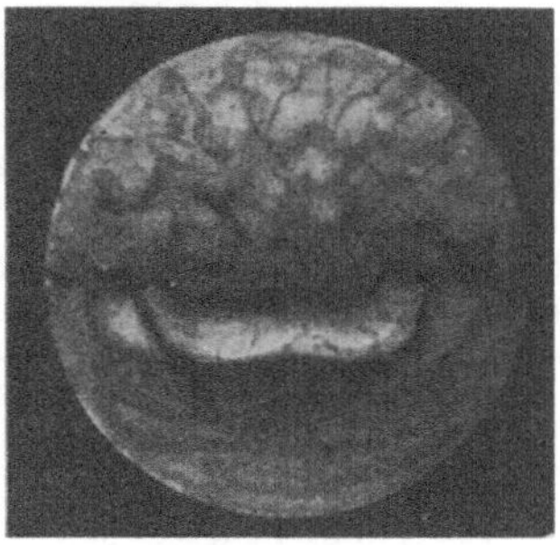

Abb. 93.

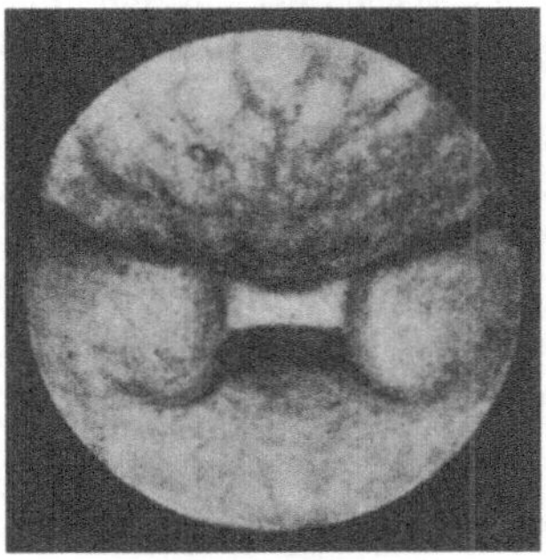

Abb. 94.

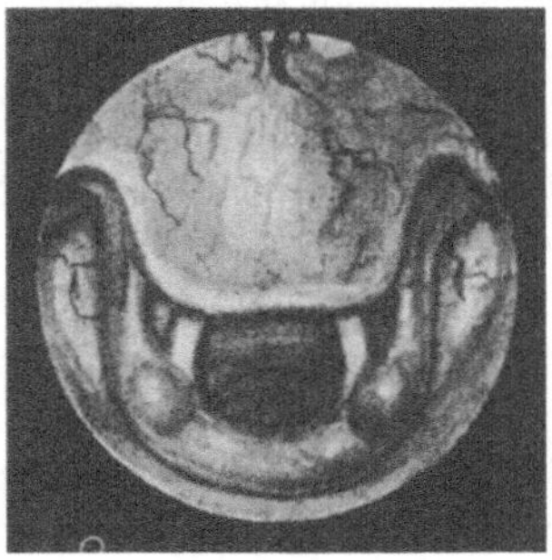

Abb. 95.

Abb. 90—95. Kehlkopfbilder bei Sigmatismus *laryngealis*. 90: Typ I, 91: Typ II, 92: Typ III, 93: Typ IV, 94: Typ V, 95: das physiologische Bild der überhängenden Epiglottis ist davon leicht zu unterscheiden, weil es von der Stellung der Stimmlippen unabhängig bleibt.

Im Falle des *ersten Typus* ist die Epiglottis stark aufgerichtet und der Kehlkopf gesenkt, wodurch der Larynxeingang wie beim singtechnischen Vorgang des sogenannten „Deckens“ erweitert erscheint (Abb. 90). Beim *zweiten Typus* ist die Epiglottis teilweise gesenkt (Abb. 91), und mit dem *dritten Typus* in stärkerem Maße (Abb. 92). Für den *vierten Typus* tritt eine Senkung des Zungengrundes hinzu (Abb. 93) und beim *fünften Typus* überdies eine Verengung des Rachens durch seitliche Vorwölbung der Gaumenbögen (Abb. 94). Die letzten drei Typen sind ferner durch starkes Aufwärtstreten des ganzen Kehlkopfes gekennzeichnet. Derart geht mit steigender Typennummer eine zunehmende *Verengung des Kehlkopfeinganges* vor sich. Allen Typen der laryngealen Artikulation der Zischlaute ist die Adduktion der Stimmlippen gemeinsam. Daraus ergibt sich übrigens, daß nicht nur (S), und (Sch), sondern auch das vordere (Ch) und sogar das (F) von einer solchen zentripetalen Lautverlagerung betroffen sein können (vgl. Tab. 9).

Ist während des Fauchens Gaumenabschluß mit negativem Nasenversuch vorhanden, dann handelt es sich um *S. laryngealis simplex*. Weil die Zunge an der laryngealen Lautmechanik völlig unbeteiligt bleibt, ergibt sich ein negativer Zungenversuch. Als funktioneller Fehler außerordentlich selten, sind dafür nur die vereinzelten Beschreibungen von R. So-

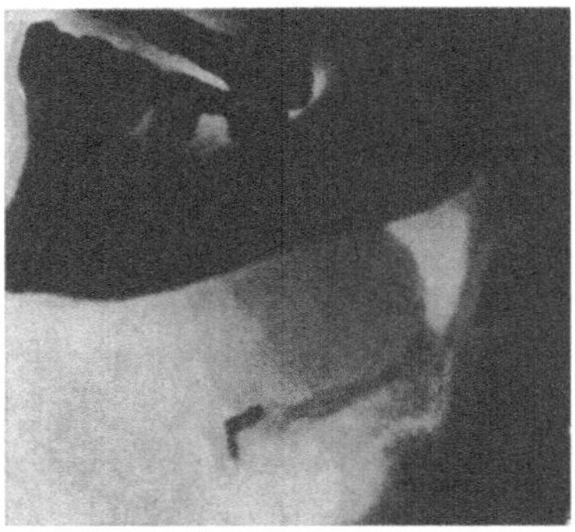

Abb. 96. Röntgenaufnahme des *laryngeal* fauchenden (S) bei Gaumenspalte. Nasenversuch wegen Obturatur negativ, Zungenversuch negativ (Luchsinger).

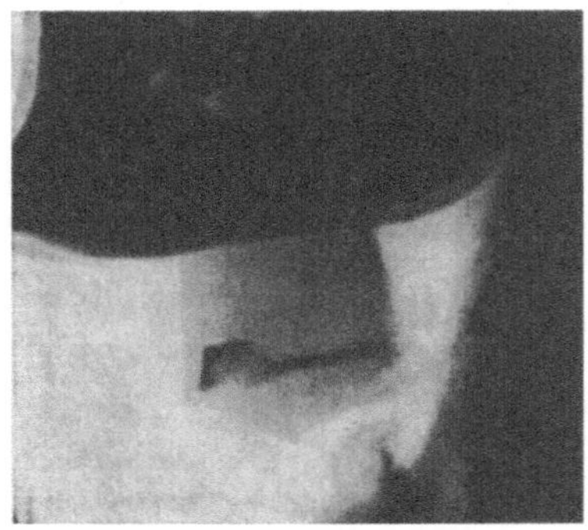

Abb. 97. Röntgenaufnahme des *laryngeal* fauchenden (Sch) bei Gaumenspalte. Nasenversuch und Zungenversuch negativ (Luchsinger).

kolowsky (1931) und neuerdings von H. Gutzmann jr. (1956) bekannt. Auf organischer Grundlage jedoch hören wir das ungenäselte Fauchen recht oft in Fällen von prothetisch gedeckten Gaumenspalten. Sobald indes offenes Näseln hinzutritt, weil das Gaumensegel nicht abschließt, ergibt sich ein positiver Nasenversuch. Wegen der indifferenten Zungenlage bleibt aber der Zungenversuch negativ. Nun handelt es sich also um *S. laryngealis nasilatus*. Im Gegensatz zu der ungenäselten funktionellen Form ist der letztere bei Gaumenspalte außerordentlich häufig. Obgleich es wohl keines weiteren Beweises für die Häufigkeit und die charakteristische Lautmechanik des laryngealen Fauchens bedarf, fügen wir einen weiteren Fall aus Luchsingers Beobachtung an (Abb. 96 und 97).

Die **Diagnose** der einzelnen oralen und nasalen Lispelfehler ist nicht schwer, sobald man die verschiedenen Formen kennt. Über diese hat uns die obige Einteilung bereits unterrichtet. Dabei sind auch die Symptome jedes Lispelfehlers ausführlich geschildert worden. Nochmals sei auf das individuelle Verhalten der einzelnen Patienten verwiesen, welche manchmal die verschiedenen Lispelfehler in ihrer Sprache kombinieren, oder ihr Lispeln auf bestimmte Laute und gewisse Umstände beschränken. Diese Erscheinungsweisen der verschiedenen *klinischen Formen* mit ihren vollständigen, unvollständigen, kombinierten und bedingten Unterarten (S. 493) mögen zunächst widersinnig anmuten. Sie entbehren aber nicht einer inneren Logik, wenn man sie nach phonetischen, psychoakustischen, linguistischen oder psychologischen Gesichtspunkten betrachtet.

Zur Differenzierung der oralen Sigmatismen muß man zunächst die *Zungenlage* genau beobachten. Der *Zungenversuch* ist für die Unterscheidung der pharyngealen und laryngealen Sigmatismen wichtig. In Zweifelsfällen gibt die *Palatographie* genaue Auskunft über die Lage von Zunge und Luftstrom.

Form und Lage des von der Zunge gebildeten *Luftstrahles* kann man mit einem kleinen, an einen Hörschlauch gesteckten Glasrohr abhorchen, indem man dieses während der Aussprache des gestörten Lautes an der Beißkante der Zähne entlangführt. Ebenso einfach läßt sich ein gewöhnliches Stethoskop modifizieren, indem man die Horchkapsel durch ein Glasrohr ersetzt. Verbindung des Hörschlauches mit einer MAREYschen Kapsel ermöglicht es schließlich, die Form des Luftstrahles auf einem Kymographion aufzuzeichnen. In den Abb. 66 bis 70 auf S. 479—481 ist das verschiedene Aussehen solcher Aufnahmen erläutert. Diese Auskulationsmethode ist auch angebracht, wenn man dem Patienten den artikulatorischen Unterschied zwischen seinem Lispeln und der richtigen Aussprache „ohrenscheinlich" vorführen will.

Über die *Seite des Lispelns* im Falle der lateralen Sigmatismen läßt sich durch leichtes Beklopfen der Wange (*Klopfversuch* nach WURST), durch wiederholtes leichtes Abziehen der Backe (unser *Wangenversuch*), mit dem *Phonendoskop* (SEEMANN, 1959), oder mit der obigen *Abhörmethode* Klarheit gewinnen.

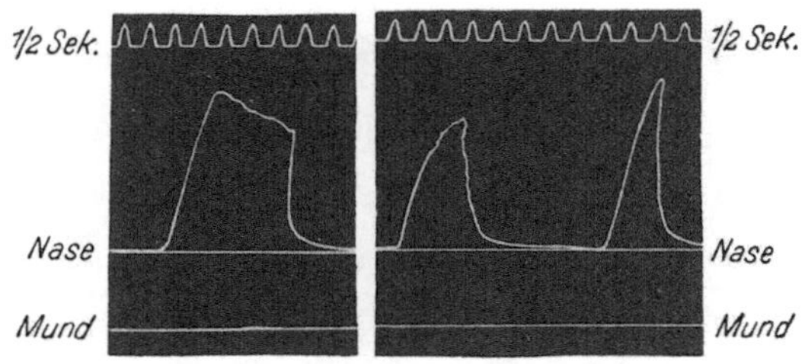

Abb. 98. Kymographische Registrierung eines Sigmatismus *velaris* (links) und *nasalis* (rechts).

Durch den *Nachweis des Nasendurchschlages* nach den im Kapitel über das Näseln geschilderten Regeln (S. 624) unterscheidet man die verschiedenen nasalen Sigmatismen. Weitere Einzelheiten über den Anteil der Nasalität an der fehlerhaften Lautbildung ergeben sich aus dem Ausfall des *Nasenversuches*. Abb. 98 zeigt das Kymogramm eines Sigmatismus velaris (links) und eines Sigmatismus nasalis (rechts). Mit dem *Kehlkopfspiegel* sind schließlich die einzelnen Formen und Typen des laryngealen Sigmatismus leicht auseinanderzuhalten ARNOLD, (1954, 1955).

Neuerdings ging auch ein alter Traum der Sprachpathologen in Erfüllung, nämlich die *elektro-akustische Analyse* einzelner Lispelfehler. Während solche Versuche früher an den technischen Unzulänglichkeiten der älteren Aufnahmesysteme scheiterten, vermochte K. BRAHM (1950) das akustische Korrelat der hörbaren Klangunterschiede von gelispelten (S)-Lauten spektrographisch darzustellen.

Therapie. Die Beseitigung eines Lispelfehlers gehört zu den dankbarsten Aufgaben der Sprachheilkunde. *Als Grundregel der Behandlung gilt das Erlernen eines völlig neuen Lautes.* Man darf also nicht etwa versuchen, den fehlerhaften Laut irgendwie zu „verbessern". Für die Behandlung der einzelnen Fehler stehen zahlreiche Methoden zur Verfügung, wie z. B. H. KRECH (1954, 1955) ausführlich darstellte. Mit FÜHRING und LETTMAYER (1958) kann man zwei Behandlungsarten unterscheiden.

1. *Passive Methoden* leiten die Artikulationsorgane des Patienten mit Hilfe von Sonden (GUTZMANN), Platten (FRÖSCHELS), Handgriffen (FRÖSCHELS, ARNOLD) usw. in die richtige Lage. Der Therapist verschließt z. B. die Nase des Kindes und formt mit der geraden Sonde eine Rille in der Zungenspitze, so daß ein nasales (S) korrekt dental wird. 2. *Aktive Methoden* bestehen in ableitenden Verfahren, welche den zu lernenden Laut aus einem bereits vorhandenen phonetisch verwandten oder lautlich benachbarten Laut entwickeln. Zum Beispiel: der Patient artikuliert ein richtiges (Sch) und schiebt dabei die Zunge soweit vor, bis ein gutes (S) entsteht.

1. *Passive Korrekturmethoden.* Prinzipiell muß man zuerst die richtige Zungenstellung mit Spiegel, Sonde und Auskultationsröhrchen *vorzeigen.* Man läßt also zum Erlernen des (S) die Zähne annähernd aufeinander stellen, die Zunge leicht an die *unteren* Schneidezähne

stützen und dann auf die Beißkante der inneren Schneidezähne *blasen*. Manchmal hilft es, wenn der Patient zuerst über ein Glasröhrchen bläst oder pfeift. Verschiedene *Sonden* (Abb. 99, 100) dienen zur anfänglichen Führung der Zunge. In schwierigen Fällen ist die Verwendung einer *Stentsplatte* nach FRÖSCHELS (1931) zu empfehlen.

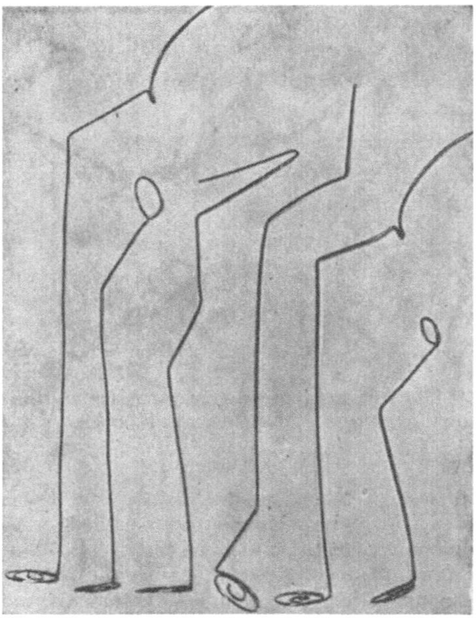

Abb. 99. Sonden zur Sigmatismusbehandlung; sie sind aus Nickeldraht leicht herstellbar.

Im Falle von lateralem Lispeln wird die Wange auf der Seite des Hölzelns an die Backenzähne angehalten, um das Fehlgehen der Luft zu verhindern. Zur Korrektur der nasalen Sigmatismen ist zunächst das Zuhalten der Nase nötig, wobei man wieder zeigt, wie die Luft gegen die Zähne zu blasen ist. Es ist wichtig, anfangs nur das „Blasen" zu erwähnen, denn sobald man das (S) nennt, fällt der Patient sofort in den alten Fehler zurück.

2. *Aktive Ableitungsmethoden*. Es kommt häufig vor, daß bloß ein einziger Laut der (S)-Reihe gestört ist, während die anderen Zischlaute richtig beherrscht sind. Dann läßt man den zu korrigierenden Laut aus dem richtigen Partner hervorgehen. So kann man ein (Sch) aus dem normalen (S) entwickeln, indem man das Vorstülpen der Lippen mit dem leichten aktiven Rückziehen der Zungenspitze verbindet, während der Patient ein gedehntes (S) bildet. Umgekehrt läßt sich aus dem guten (Sch) das zu lernende (S) mittels Vorschieben der Zunge bis an die Zähne erzeugen. Ebenso eignet sich das interdentale englische (Th), also das zwischenzahnige Lispeln als physiologische Vorstufe des richtigen (S). Wenn man die interdentale Zungenspitze während der gedehnten Aussprache eines (Th) langsam zurückzieht, tritt das korrekte (S) von selbst auf, sobald die Zungenspitze hinter den Zähnen verschwindet.

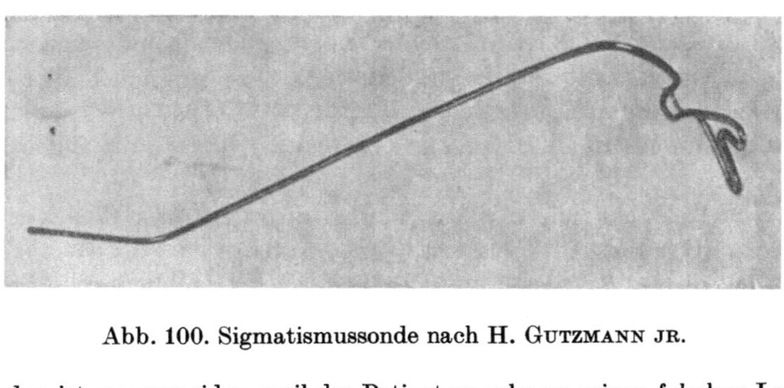

Abb. 100. Sigmatismussonde nach H. GUTZMANN JR.

Vorsprechen ist zu vermeiden, weil der Patient zu sehr an seinen falschen Laut gewöhnt ist und fest glaubt, daß dieser ohnehin genau so klänge wie der von der Umwelt gesprochene richtige. Daher lispelt er gleich wieder, wenn man ihn an das (S) erinnert, etwa wenn man ihn auffordert ein richtiges „es" zu sagen. Manche Patienten finden es sogar schwierig, den geforderten neuen Laut anzunehmen, weil er ihnen fremd klingt.

Alle diese psychoakustischen Phänomene beruhen auf der *auditiven Paragnosie* an welcher viele Lispler leiden. Ihre auditive Diskrimination ist oft verringert, so daß sie nicht zwischen ihren gewohnheitsmäßig falschen Lautmustern und den richtigen der Umgebung unterscheiden können. Dies ist ein weiteres Zeichen der gestörten auditiven Rückkoppelung. Daher braucht man zur systematischen Überwindung der vorliegenden artikulatorischen Dyspraxie in Verbindung mit der ebenso ursächlichen auditiven Dysgnosie andere Mechanismen der Rückkoppelung auf dem Wege der visuellen und taktilen Sinnesgebiete.

Sobald die isolierte Lautbildung beherrscht ist, folgt der *Einbau* des neuen Lautes in Silben, Wörtern, Sätzen und zum freien Sprechen. Zuerst läßt man den Laut getrennt anwenden, also „Da-s Wa-ss-er" usw. Nach mehrwöchiger Übungszeit in der Sprechstunde und zu Hause ist die Anwendung der richtigen Sprechweise meist genügend automatisiert, um nicht mehr vergessen zu werden. Gelegentliches Ausrutschen der Zunge mit Rückfall in die alte Sprechweise wird zusehends seltener, bis sich der Patient in seiner neuen Sprechweise genügend sicher fühlt.

Verfehlte Maßnahmen. Obzwar sich jeder wohl ausgebildete Sprachtherapeut über die eben geschilderten Grundlagen der Übungsbehandlung des Lispelns im klaren ist, begegnet man dennoch immer wieder unzweckmäßigen Bemühungen um die Beseitigung der Sigmatismen. Solche sind auch daran Schuld wenn man hört, daß gewisse Patienten jahrelang in Behandlung standen und dennoch weiterhin fröhlich lispeln, hölzeln oder zuzeln. Mißerfolge mögen aus folgenden Gründen entstehen, wenn man den Grundsatz des ,,Ne quid nimis" mißachtet.

1. In Amerika legt das psychologisch eingestellte Personal der Speech Clinics viel Wert auf die holistische Methode einer *ganzheitlichen Sprachbehandlung.* Wie jedes Extrem, kann das Übertreiben solcher Ideale gelegentlich in Unzweckmäßigkeit ausarten. Ohne sich um die korrekte Zungenlage zu kümmern, organisieren manche Therapeuten eine gruppenweise Behandlungsmethode. Nachdem die Schüler etwa gewisse Listen von Wörtern mit vielen Zischlauten chorweise aufgesagt hatten, müssen sie Gedichte rezitieren oder Shakespearesche Dramen improvisieren. Dabei erfahren sie wohl manches über einen gefühlvollen Vortrag, indes keine weitere Unterweisung in der richtigen Aussprache eines guten (S)-Lautes. Höchstens meint der Instruktor gelegentlich, daß ein lateral schlürfendes oder ein velar schnarchendes (S) etwas „schärfer" zu betonen sei. Dann klingt es halt betont lateral oder schnarchend.

2. Ähnlich müssen sich die *überlasteten Sprachheillehrer* der Schulsysteme behelfen, wenn sie einmal in der Woche eine Klasse für eine Einzelstunde aufsuchen. Aus der ganzen Schule sind dann alle sprachgestörten Kinder zusammengefaßt und lernen gemeinsam die Grundelemente des gesundheitsmäßigen Sprechens. Lispler, Stotterer, Stammler, Heisere, Leseschwache oder Zurückgebliebene sitzen im Kreis und sagen die Übungen auf. Wenn man bedenkt, daß in der Stadt New York über eine Million Kinder zur Schule gehen, kann man sich die entsprechenden Zahlenverhältnisse leicht vorstellen. Für irgendeine individuelle Unterweisung bleibt natürlich keine Zeit. Alles das kommt daher, daß jede amerikanische Organisation vorerst in die Breite ausholt, um möglichst weite Kreise zu erfassen. Am profunden Ausschöpfen der tief eindringenden Einzelanalyse wie sie etwa der deutschen, holländischen oder italienischen Phonetik eigentümlich ist, hat man hier weniger Freude.

3. Einer andersartigen Schwierigkeit begegnet der Sprachheillehrer, wenn er erfährt, wie ein Schüler lange Monate oder gar Jahre in erstklassigen Instituten für ein bestimmtes Lispeln vergeblich behandelt wurde. Dort hatte man ihm erklärt, daß er für das korrekte amerikanische (S) die Zungenspitze an die *oberen* Schneidezähne oder den oberen Alveolarrand anlegen müßte. Diese *physiologische Besonderheit* erhält sich deshalb so hartnäckig in der Meinung der sprachtherapeutischen Assistentinnen, weil ein maßgebendes amerikanisches Lehrbuch der Sprachheilkunde die richtige Aussprache des scharfen (S) derart beschrieb: "The tongue is in the (T) position" und dann erklärend unterstreicht, daß die Zungenspitze den oberen Alveolarrand zu berühren hätte. Die *dorsale* (untere) Artikulation des (S) zwischen der Zungenspitze und dem mittleren Zahnrand, also die weitaus häufigere, leichtere und vorzuziehende Lautbildung, bezeichnete dieses Lehrbuch als ausnahmsweise Variation. Wenn sich dann ein Lispler lange erfolglos damit geplagt hatte, „sein" (S) in *apikaler* Weise gegen die oberen Zähne zu pressen, dann schickt man ihn zur psychiatrischen Analyse seines „emotionellen Blockes". Nun ist aber auch dieses Mißverständ-

nis beseitigt seit das neue Lehrbuch von WEST, ANSBERYY und CARR (1957) sowie das amerikanische Handbuch von TRAVIS (1957) die Physiologie der (S)-Laute in vorbildlicher Weise beschreiben. Man muß mit FÜHRING und LETTMAYER (1958) daran festhalten, daß das untere oder *dorsale* (S) wesentlich leichter zu lernen ist. Da es auch normalerweise viel häufiger vorkommt (87% unter 2000 Wiener Schulkindern), hat es wenig Sinn, einen Lispler mit dem seltenen oberen oder *apikalen* (S) zu plagen.

Die **Prognose** der Sigmatismustherapie ist in unkomplizierten Fällen des *einfachen Lispelns* sehr gut, wenn der Patient intelligent, seelisch ausgeglichen, geschickt, aufmerksam und ausdauernd ist. Man soll die Kinder womöglich vor dem Eintritt in die Schule oder zumindest während der ersten Schuljahre behandeln. G. HEESE (1961) hat aber ganz recht, wenn er die Behandlung des zeitweisen Lispelns während des Zahnwechsels gewöhnlich überflüssig findet. Eben geheilte Lispler dürfen natürlich in lispelnder Umgebung nicht ohne Aufsicht bleiben, weil sie sonst durch Nachahmung leicht rückfällig werden.

Mißerfolge entstehen entweder durch Unkenntnis oder Nichtbeachtung der Grundregeln der Behandlung, oder wenn der Patient sowie seine Umgebung nicht die nötige Motivierung, Energie und Geschicklichkeit zum Üben aufbringen. Falls jedoch *erschwerende Umstände* vorliegen, ist der Erfolg weniger sicher. Dazu gehören Schwerhörigkeit, organische Störungen der Lautbildung, sowie geistig-seelische Leiden.

Literatur

Sigmatismus

ARNOLD, G. E.: Audiometrische Untersuchungen bei Stammelfehlern mit besonderer Berücksichtigung der Sigmatismen. Arch. Sprach-Stimmheilk. 3: 151, 1939; — Audiometrische Untersuchungen bei Stammelfehlern mit besonderer Berücksichtigung der Sigmatismen. Arch. Ohren- usw. Heilk. 150: 59, 1941; — Die nasalen Sigmatismen. Arch. Ohren- usw. Heilk. 153: 57, 1943; — Der Sigmatismus lateroflexus. Mschr. Ohrenheilk., 78: 294, 1944; — Nasal Sigmatisms. Talk Magazine, 53: No. 2, 1954; — Sigmatismos nasales. An. Audiol. Fonolog. 1: 15, 1955/56; — Sigmatism or Lisp. Talk Magazine, 38/1: 3, 1957.

BARCZINSKI, L.: Über die Bedeutung der Bissanomalien für die Bildung der Zischlaute. V. Kongr. int. Ges. Logop. Phoniat. Wien 1932, p. 98; — Kasuistischer Beitrag zur Sigmatismusfrage. Wien. Med. Wschr. 82: 895, 1932. — BAUER, H.: Beitrag zur Ätiologie des Sigmatismus nasalis anhand familiären Vorkommens. Arch. Ohren- usw. Heilk. 173: 528, 1958. — BEEBE, H. H.: Sigmatismus nasalis. J. Speech Dis. 11: 35, 1946. — BEEBE, H. H., and S. KASTEIN: Psychogenesis in Interdental Sigmatism. J. Speech Dis. 11: 191, 1946. — BERGSVEINSSON, S.: Zur Therapie des Sigmatismus. Arch Sprach-Stimmheilk. 4: 174, 1940. — BRAHM, K.: Die Analyse der „S"-Laute mit elektroakustischen Apparaten (Ton-Frequenz-Spektrometer und Wave-Analyser). Folia Phoniat. 2: 238, 1950; — Elektroakustische Untersuchungen der Zischlaute bei Kranken mit Sigmatismus und doppelseitiger Innenohrschwerhörigkeit (Tonfrequenz-Spektrometer Siemens). Folia Phoniat. 5: 1, 1953.

CORVIN-KRUPSKI, R.: Neue Behelfe zur Behandlung von Sigmatismen. Wien. Med. Wschr. 85: Nr. 10, 1935.

DAMSTÉ, P. H.: The lisp of children, its cause, its reason, its meaning. Proc. 5th Int. Congr. Phonet. Sci. Münster, p. 239, 1964. — DANTZIG, B. VAN: The Nomenclature of Certain Forms of Sigmatism. J. Speech Dis. 5: 209, 1940; — Die Sigmatismen. Folia Phoniat. 2: 22, 1950. — DUB, A.: Great Psychological Effects of a Minor Speech Defect. J. Speech Dis. 13: 251, 1948. — DYLEWSKI, B.: Über die Sprachentwicklung bei der multiplen Interdentalität. Mschr. Ohrenheilk. 63: 857, 1929.

FRÖSCHELS, E.: Zur Ätiologie einiger Sigmatismen. Hugo Pipping Festschrift. p. 114, November 1924; — Zur Frage der Erblichkeit von Sigmatismen. Wien. Med. Woschr. 82: 897, 1932; — Nuovo Contributo al Problema del "Sigmatismo". Rass. Educ. Sordomuti Fonet. Biol. 14: No. 2 bis 4, 1936. — FRÖSCHELS, E., und B. DYLEWSKI: Beiträge zur Sigmatismusfrage. Mschr. Ohrenheilk. 63: 1138, 1929.

Gumpertz, F.: Nasales Lispeln und Wolfsrachensprache im palatographischen Bilde. Wien. Med. Wschr. 82: 901, 1932. — Guns, P.: A propos de sigmatisme. Rev. Franç. Phoniat. 2: 265, 1934. — Gutzmann, H.: Über Individualbilder bei der Untersuchung normaler und fehlerhaft gebildeter „S"-Laute. Mschr. ges. Sprachheilk. 10: 45, 1900. — Gutzmann, H. jr.: Demonstration eines echten Sigmatismus laryngealis. Arch. Ohren- usw. Heilk. 169: 543, 1956.

Heese, G.: Sigmatismus-Behandlung während der zweiten Dentition. Folia Phoniat. 13: 219, 1961. — Herrmann, A.: Über Sigmatismus nasalis. III. Vers. Dtsch. Ges. Sprach-Stimmheilk. Leipzig. 522: 258, 1931. — Hoffmann, A.: Der „S"-Laut, der schwierigste Konsonant unserer Muttersprache. Die Stimme, 21: 194, 1926/27.

Kaiser, L.: La vitesse du courant d'air expiré dans le chuchotement. Arch. néerl. Physiologie, 7: 478, 1922. — Knobel, H.: Beziehungen zwischen Fehlbildung der Zischlaute und Kiefer-Zahnstellungsanomalien. Arch. Sprach-Stimmheilk. 3: 188, 1939. — Kramer, J.: Der Sigmatismus. Solothurn: St. Antoniusverlag. 1939. — Krech, H.: Sprechkundliche Beiträge zur Therapie der Sigmatismen. Wiss. Z. Univ. Halle, Ges. Sprachw. 3: 833, 1954; — Die Behandlung gestörter „S"-Laute. Halle: C. Marhold, 1955.

Liebmann, A.: Vorlesungen über Sprachstörungen. Heft 8, Lispeln. Berlin: Oscar Coblentz, 1909. — Loebell, H.: Nasenpfeifen, Gaumensegelschwäche und Schwerhörigkeit. Arch. Sprach-Stimmheilk. 3: 161, 1939.

Maas, O.: Über eine eigenartige Artikulationsstörung. Mschr. ges. Sprachheilk. 15: 333, 1905. — Moses, P.: Über eine Kombination von Sigmatismus nasalis mit Rhinolalia clausa. Mschr. Ohrenheilk. 62: 857, 1928. — Mošcisker, E.: Beitrag zur multiplen Interdentalität (Fröschels). Wien Med. Wschr. 80: 1154, 1930; — Zur multiplen Interdentalität (Fröschels). Wien med. Wschr. 82: 908, 1932.

Neumann, F.: Über einige seltene Sprachfehler und partielle Rhinolalia aperta. Wien. klin. Wschr. 24: 1216, 1911.

Pellegrini, G. B.: Le interdentali nel Veneto. Atti Laborat. Fonet. Univ. Padova. 1: 25, 1949. — Perkins, W. H.: Methods and Materials for Testing Articulation of "S" and "Z". Quart. J. Speech, 38: 57, 1952.

Richter, E.: Die italienischen „C"- und „S"-Laute. Arch. Néerl. Phonét. Expér. 16: 1, 1940. — Ringer, M.: Über „Sigmatismus labialis". Arch. Néerl. Phonét. Expér. 14: 80, 1938.

Schleissner, F.: Sigmatismus nasalis. Mschr. ges. Sprachheilk. 15: 329, 1905. — Stein, L.: Zum Wesen des Sigmatismus. II. Int. Kongr. Logop. Phoniat. Wien, 1926, p. 90; — Sigmatismus und Innenohraffektion. Mschr. Ohrenheilk. 63: 414, 1929. — Stern, H.: Zur Pathogenese des Sigmatismus nasalis. Z. Hals- usw. Heilk. 18: 585, 1927.

Thal, J. H. van: A Simple Device for the Treatment of Sigmatism. V. Kongr. int. Ges. Logop. Phoniat. Wien 1932, p. 80.

Voelker, C. H.: Prophylaxis in Parasigmatism. Ann. Otology etc. 45: 1082, 1936.

Wohlmann, R.: Ergebnisse einer Untersuchung von lateralen Sigmatismen in bezug auf die Prävalenz der Rechtsseitigkeit. Mitteil. Sprach-Stimmheilk. 2: Nr. 1 bis 2, Wien, 1936. — Wondracek, Th. H.: Ist Lispeln (Zuzeln, Hölzeln) heilbar? Leipzig: J. J. Arnd, 1942.

7. Störungen der Grammatik und Syntax: Dysgrammatismus

Definition. Grammatische und syntaktische Störungen des Sprechens und Schreibens beruhen auf der Unfähigkeit, den Gedankenfluß durch eine geregelte Wortfolge auszudrücken. Es handelt sich um die mangelhafte Entwicklung oder den krankhaften Verlust des Sprachgefühls für Form und Aufbau des Satzgefüges. Die Störungen betreffen also die Grammatik und Syntax, welche die Wortbeugung und Wortstellung im Satze regeln. Somit liegt eine echte zentrale Sprachstörung vor, welche sich am besten vom Gesichtspunkt der Aphasielehre verstehen läßt.

Neue Entwicklungen betonen die Bedeutung der *linguistischen Kriterien* für die Analyse der grammatischen Störungen. H. Winitz (1966) beschrieb die normale und gestörte Entwicklung der Grammatik vom Gesichtspunkte der Psycholinguistik. Ebenso wichtig ist M. GLANZERS (1962) psychologische Analyse der grammatikalischen Satzstruktur. L. L. LEE (1966) konstruierte entwicklungsmäßige Satztypen für den Vergleich der normalen und gestörten Entwicklung der Syntax. Bestimmte Gebiete der linguistischen Minderleistung lassen sich derart als Behandlungsziele benützen. Laut P. MENYUK (1964) bilden Kinder mit Störungen der Sprachentwicklung ihre Sätze nach den allgemeinsten linguistischen Gesetzen, während normale Kinder zunehmend differenzierende Regeln anwenden.

Ätiologie. Mehr als bei anderen Sprachstörungen gibt es im Formenkreis der grammatischen Diktionsfehler fließende Übergänge von grob pathologischen Störungen zu den physiologischen Zuständen der geringen sprachlichen Begabung. Deshalb umfassen sowohl die *grammatischen* Fehler in bezug auf Deklination und Konjugation, als auch die *syntaktischen* Verstöße gegen die Regeln der Wortfügung und Wortfolge, sowie Satzfügung und Satzfolge eine praktisch-therapeutisch wichtige und linguistisch-theoretisch interessante Gruppe von zentralen Sprachstörungen. Bei deren Betrachtung müssen wir wieder die Erkenntnisse der Sprachpsychologie in den Vordergrund unserer Überlegungen stellen. Daraus ergibt sich bereits eine bedeutsame Feststellung: Die natürliche Einheit der menschlichen Rede ist nicht der Laut (Phonem) oder das Wort (Morphem), sondern der Satz, das Grammem.

Während die im späteren Leben erworbenen grammatischen und syntaktischen *Störungen der ausgebildeten Sprache* als Teilerscheinungen aphatischer Ausfälle vom neurologischen Gesichtspunkt bereits gut erforscht sind (A. PICK, 1913; M. ISSERLIN, 1922, 1936), bedürfen die *Entwicklungshemmungen* dieser Leistungen der kindlichen Sprache noch mancher Klärung. So wie die Kinder die grammatischen und syntaktischen Formen der Rede als letzte Leistung ihrer Sprachentwicklung in der Schule erwerben und dort je nach Begabung verschieden rasch eine ungleiche Vollendung erreichen, zeigen auch die Erwachsenen sehr wechselnde Grade der *formalen Redefertigkeit.* Darunter versteht man die Fähigkeit, den Gedankeninhalt sprachlich auszudrücken. Als Endprodukt der angeborenen Anlage und erworbenen Ausbildung steht die Redefertigkeit bloß in losem Zusammenhang mit den vornehmlich typologisch verankerten Äußerungen von Rededrang und Schreiblust. Redefertigkeit ist ein Ausdruck der sprachlichen Begabung, somit eine spezifisch sprachpsychologische Leistung. Rededrang oder Schreiblust hingegen drücken eine extrovertierte Charakterneigung aus.

Im Verlaufe der kindlichen Satzentwicklung von den primitiven Einwortsätzen und den ungegliederten Mehrwortsätzen zu den einfachen, aber richtig geformten Sätzen während der ersten sechs Lebensjahre läßt sich der *physiologische Agrammatismus* beobachten. Wir halten in dieser Beziehung an der Bezeichnung Agrammatismus fest, weil man unter *Paragrammatismen* in Analogie zu den Paraphasien die einzelnen grammatischen Fehlleistungen bei aphatischen Erkrankungen versteht. Hingegen ist der Ausdruck *Dysgrammatismus* vorteilhaft, sobald man auf die krankhaft gestörte Grammatik hinweist.

Seit langem ist die angeborene und *ererbte Anlage* der formalen sprachlichen Entwicklung aufgefallen, sowohl im Sinne besonderer künstlerischer, musikalischer oder schöpferischer *Begabung,* als auch in Form von sprachgestaltenden *Anlagemängeln.* „Man könnte in Analogie zur sogenannten kongenitalen Wortblindheit oder zur Melodienblindheit (nach REICHHARDT) von sprachlichen Gestaltungsgebrechen reden, deren Verhältnis zu anderen Arten der Gestaltungsfähigkeit und des Gestalterfassens noch zu erforschen wäre" (NADOLECZNY, 1926). Daher findet man Dysgrammatismus bei spät und schwer sprechenden Kindern als weitere Äußerung der sprachlichen *Entwicklungshemmung*. Oft ist gleichzeitiges Stammeln zu hören, dessen Ursachen dann auch für das Vorliegen des Dysgrammatismus gelten. PASCH (zit. bei NADOLECZNY, 1926) errechnete 10% Dysgrammatiker unter 225 Stammlern. Wegen der ätiologisch in beiden Fällen gleich bedeutsamen Mängel der sensorischen Aufmerksamkeitsdefekte, der inneren und äußeren Ablenkbarkeit sowie der erheblichen motorischen Ungeschicklichkeit (LIEBMANN, 1900) wurde Dysgrammatismus früher überhaupt dem Stammeln zugeordnet.

Aus dieser Aufzählung der kausalen Faktoren geht wieder die diagnostische Aufgliederung aller Sprachentwicklungshemmungen in vornehmlich rezeptiv-sensorische und überwiegend expressiv-motorische Formen hervor. Deshalb müssen wir auch die *Merkfähigkeit* berücksichtigen, über welche die Prüfung der Gedächtnisspanne Auskunft gibt. Mehrere diesbezügliche Untersuchungen (FRÖSCHELS, 1930) ergaben denn auch eine *kurze Gedächtnisspanne* der dysgrammatischen Kinder. Allerdings ist das kein spezifisches Kennzeichen. Vielmehr gehört es zu den Merkmalen der sensorischen Minderbegabung bei allen jenen sprachlichen Entwicklungshemmungen, an welchen solche sensorische Auffassungsmängel ursächlich mitwirken: Dysgrammatismus ist eine Teilerscheinung der angeborenen Sprachschwäche.

Auf die erbliche Grundlage des Dysgrammatismus machte LUCHSINGER (1957, 1959) mehrmals mit Hilfe der *Zwillingsmethode* aufmerksam. Ein eineiiges neunjähriges Zwillingspaar zeigte einen genau gleichen Charakter- und Sprachbefund. In gleicher Weise normal intelligent, waren beide von stillem und zurückhaltendem Wesen. Die Lautbildung erschien ungestört. In der Schule aber hemmten die genau gleichen Schwierigkeiten der Satzkonstruktion den Fortschritt. Beide Knaben stellten z. B. den Satzgegenstand (Objekt) an das Satzende oder ließen ihn überhaupt aus. Die „schwierige Sprache", an welcher auch der Vater bis zum 10. Lebensjahr gelitten hatte, bot einen weiteren Hinweis auf die erbliche Genese im Sinne der angeborenen Sprachschwäche.

Oft ist Dysgrammatismus eine Teilerscheinung der allgemeinen Sprachstörung durch *Schwachsinn*. Die im späteren Leben *erworbene Ursache* der dysgrammatischen Fehlleistungen zufolge von *aphatischen* Sprachstörungen wurde bereits erwähnt. Ebenso äußert sich die *infantile Aphasie*, also die zentrale Hemmung des Spracherwerbes wegen erworbener Hirnschädigung, in dysgrammatischen Ausfällen. Wie früher geschildert, schließen sich den zugehörigen Krankheitsbildern der Hörstummheit und Worttaubheit lange Perioden des Dysgrammatismus an. Auch der Zustand der *Sprachnot*, welcher wegen mangelhafter Beherrschung einer Fremdsprache oder in den Not- und Mischsprachen (pidgin English) ganz normaler Menschen zum Ausdruck kommt, zeigt interessante Beziehungen zu dysgrammatischen Funktionseinschränkungen (F. KAINZ), und offenbart physiologische Parallelen.

Auf die bisher geschilderten Möglichkeiten der ursächlichen Einflüsse rückblickend, muß man daran festhalten, daß Dysgrammatismus auf zweierlei Weise auftritt: 1. *Erblich-angeboren* als spezifische Teilphase der kongenitalen Sprachschwäche; und 2. als *symptomatischer Ausdruck* einer erworbenen Sprachstörung wegen Hirnschädigung. Zur letzteren gehören die klinischen Zustandsbilder der angeborenen oder später erworbenen Aphasie und wohl auch die schizophrene Redestörung.

Gewöhnlich aber bedeutet Dysgrammatismus eine Teilphase in der *chronologischen Folge von zentralen Hemmungen* der kindlichen Sprache. Wenn Dysgrammatismus isoliert zur Beobachtung kommt, zumal bei älteren Kindern oder bei Erwachsenen, dann handelt es sich eben um den Restzustand nach einer teilweise ausgeglichenen, aber früher beträchtlich schwereren Form der kindlichen Sprachschwäche. Eine augenblickliche *Querschnittsanalyse* der Sprache am Tage der Untersuchung vermag also bei weitem nicht den gleichen Eindruck zu bieten wie eine chronologische *Entwicklungsanalyse*. Typische Beispiele wurden im Kapitel über Sprachschwäche geschildert (S. 135). Aus dem gleichen Grunde bedeutet das längere Anhalten dysgrammatischer Störungen eine tiefergreifende Störung als eine kurze Periode von stammelnden und dysgrammatischen Schwierigkeiten, welche bei vielen Kindern vorkommt.

Einteilung. Demnach ergibt sich die folgende klinische Klassifikation in ursächlicher Hinsicht.

1. *Physiologischer Agrammatismus* ist eine normale Erscheinung der regulären Sprachentwicklung des Kleinkindes.

2. Manche frühere Stammler und Hörstumme haben besonders schwere und lange anhaltende Schwierigkeiten mit der grammatischen und syntaktischen Satzbildung. Gewöhnlich handelt es sich dabei um ein Syndrom der angeborenen Sprachschwäche. Demgemäß stellt *sprachschwacher Dysgrammatismus* auf der Basis von entwicklungsbedingter Verzögerung ein anlagemäßiges und erbbedingtes Merkmal vor.

3. Im Hinblick auf die häufigen Fälle von verzögerter motorischer Reife unter den Kindern mit vorwiegend dyspraktisch-motorischen Schwierigkeiten, liegt die Abgrenzung eines *idiopathischen Dysgrammatismus* infolge individuell verlangsamter psychophysischer Reife nahe.

4. Schließlich gibt es die große Gruppe der *symptomatischen Formen*, welche also den dysgrammatischen Störungen bei der Aphasie des Erwachsenen zu analogisieren wären. Hierher gehören die Zusände nach abnormer Schwangerschaft, Geburtsschädigung, oder Enzephalitis, die allgemeine Hirnschädigung als Grundlage des Schwachsinnes, sowie sämtliche weitere Möglichkeiten einer sprachlichen Verzögerung auf zentral-organischer Grundlage erworbener Natur.

Symptome. Mit A. LIEBMANN (1900) unterscheidet man drei symptomatische Grade der dysgrammatischen Ausfälle. Eine solche Aufteilung ist vor allem für die Prognose bedeutungsvoll.

1. Auf der *tiefsten Stufe der strukturlosen Worthaufen* können derartig gestörte vier- bis achtjährige Kinder Sätze weder von selbst bilden, noch nachsprechen. Die zusammenhanglos aneinandergereihten Nennwörter und Ausrufungsformen entsprechen den frühen Stufen der normalen Sprachentwicklung. Diese strukturlosen Sätze sind daher nur durch begleitende Gebärden, den Tonfall oder aus der Situation verständlich. „Puppi müde“ bedeutet also sowohl „Die Puppe ist müde“, als auch „Die Puppe muß schlafen gehen“, oder „Die Puppe schläft“. Hier liegt meist ein Intelligenzdefekt vor. Später erworbene Aphasie zufolge von zerebraler Herdläsion reduziert manchmal den sprachlichen Ausdruck Erwachsener in ähnlich schwerem Maße.

2. Der *zweite Grad* von Dysgrammatismus zeigt bereits den Beginn der syntaktischen Satzentwicklung, indem die Kinder von selbst verbindungslose Wortreihen anwenden. Die *Wortbeugung fehlt* aber noch völlig. Das Nachsprechen gelingt gewöhnlich besser. In der Spontansprache dagegen herrscht meist der Infinitiv vor. Ebenso fehlt der Ich-Begriff, weshalb sich die Kinder mit ihrem Vornamen bezeichnen. Amerikanische Kinder gebrauchen im dysgrammatischen Stadium in höchst charakteristischer Weise das akkusative „me“ an Stelle von „I“. Interessanterweise stellt der gleiche Fehler den häufigsten Paragrammatismus der ungebildeten englischen Vulgärsprache vor. Somit steht das verbreitete, obwohl verpönte „It is me“ auf gleicher Stufe wie die volkstümliche Dialektform „he don't“ (statt „he does not“). Indessen würde es keiner normalsinnigen Person einfallen, die zugehörige positive Form in „he do“ umzuformen. Das wäre tatsächlich ein schwerer Paragrammatismus eines Hirnkranken.

3. Der dritte und *leichteste Grad* ist bei schweren Stammlern, Schwerhörigen, früheren Hörstummen und Polterern häufig. Die syntaktische Satzgliederung erfolgt nun schon halbwegs richtig. Sehr auffallend sind aber die *falschen Wortbeugungen*. Ferner besteht eine Neigung zu merkwürdig verschrobenen Wortbildungen. Hierher gehört auch der absichtliche *Satzumbau* der Stotterer, welche zur Vermeidung bestimmter gefürchteter Wörter inmitten der Rede die bereits begonnenen Sätze abändern und dabei in oft schwer verständliche oder sinnstörende Formulierungen geraten. Polterer indessen nehmen sich nicht die nötige Zeit, um den Satzbau gehörig zu überdenken und richtig anzuwenden. Deshalb sind sie sich derartiger Verstöße meist nicht bewußt und bemerken sie höchstens dann, wenn man sie eigens darauf aufmerksam macht.

Auch *schriftliche Leistungen* enthalten die gleichen Fehler. Das Erlernen von Artikel, Kasuslehre, Fürwörtern und Wortbeugungen sowie deren richtige Anwendung ist lange sehr erschwert. Sogar nach dem Verschwinden der oralen Sprachstörung sind noch längere Zeit beim Schreiben stereotype Verstöße nachweisbar und hemmen natürlich den Schulfortschritt. Es bedarf keiner eigenen Betonung, daß derartige Anzeichen der *Schreibschwäche* keineswegs auf Faulheit beruhen. Falsch angebrachte Bestrafung kann hier viel Schaden stiften, denn nichts verletzt die jugendlichen Ideale so schwer wie Ungerechtigkeit.

Diagnose. Auf Grund der otolaryngologischen und neurologischen Untersuchung, sowie der psychologischen und linguistischen Analyse ergeben sich Anhaltspunkte zum Unterscheiden der hauptsächlichen klinischen Formen: 1. der erblich angeborenen *Sprachschwäche*, und 2. der erworbenen *aphasieartigen Sprachstörung*. Abgesehen von der Vorgeschichte, sind die idiopathisch-angeborenen und die symptomatisch-erworbenen Formen des Dysgrammatismus auch im klinischen Bilde verschieden. So zeigten z. B. GOODGLASS und BERKO (1960), daß die wortbeugenden und syntaktischen Elemente der Grammatik unabhängig von einander durch die Aphasie der Erwachsenen gestört sein können.

Auch das Auseinanderhalten der dysgrammatischen Folgeerscheinungen als Symptome des Schwachsinns, Polterns und Stotterns fällt angesichts des deutlich erkennbaren Grundleidens nicht schwer, zumal wenn wir die Vorgeschichte im Auge behalten. Weniger einfach ist die Analyse der dysgrammatischen Ausfälle in den Syndromen der angeborenen Sprachschwäche. Dann obliegt es dem psychologischen Gutachten und der linguistischen Prüfung sämtlicher sprachlicher

Leistungen, über die *gemeinsame Grundlage der Störungen beim Sprechen, Lesen und Schreiben* in solchen Fällen Klarheit zu verschaffen.

Die **Therapie** hat die Aufgabe, das unentwickelte *Sprachgefühl* für Wortfügung und Satzbau zu verbessern. An Hand von Bildern und Gegenständen wird den Kindern der Aufbau der einzelnen Satzformen, sowie der Sinn der Wortformen und Wortbeugungen erläutert. LIEBMANNS (1900) Verfahren der *auffälligen Gebärden* ist zur visuell-motorischen Einprägung der nicht beherrschten Wortfolgen sehr günstig. Man zeigt also an Hand einfacher Beispiele unter dramatisch hinweisenden Gebärden den Vorgang der Satzkonstruktion: „*Die* Schachtel liegt auf *dem* Tisch", „*wir* sitzen *am* Tisch", usw. Dabei schadet es nicht, wenn man einmal fest auf den Tisch hinhaut, damit sich der Schüler den grammatikalischen Ausdruck eines solchen räumlichen Sachverhaltes augen- und ohrenscheinlich einprägt. Nach einem solchen impulsiven „Patsch" wird er sich leichter merken, daß die Schachtel „auf dem" Tisch liegt, usw. Es ist interessant, daß die BERLITZ-Methode des Fremdsprachenunterrichtes viel Wert auf derartige sinnunterstützende Gebärden legt. Wertvolles Lehrmaterial und Übungen sind im amerikanischen Leitfaden von HAYDEN, PILGRIM und HAGGARD (1956) zu finden.

Später ist das Nachsprechen kurzer Sätze, das Beantworten einfacher Fragen und schließlich das Nacherzählen zu üben. Zentrale Mängel an Auffassung und Ausdruck müssen natürlich beobachtet und mit pädagogischem Geschick berücksichtigt werden. Zu einem solchen psychologisch-fachärztlich geleiteten *Nachhilfeunterricht* braucht man allerdings viel Zeit und vor allem Geduld.

Die **Prognose** ist bei halbwegs guter Intelligenz und genügender Ausdauer aller Beteiligten recht günstig. Falls indes Schwachsinn vorliegt, ist der ganze Zustand zu beurteilen. Wegen einzelner zurückbleibender sprachlicher Mängel beim Schreiben müssen sich manche von dieser Störung geheilte Erwachsene ihre schriftlichen Arbeiten zeitlebens korrigieren lassen. Somit kann eine gewisse *Schreibschwäche* fortbestehen, nachdem die meisten anderen Zeichen der angeborenen Sprachschwäche oder der erworbenen aphasieartigen Sprachstörung überwunden sind.

Literatur

Dysgrammatismus

AIKEN, J. R.: The Backfire of Grammar. Better English, p. 28, Feb. 1938.

BEEBE, H. H.: Paragrammatism in Children. In "Speech and Voice Correction" by E. Fröschels, 1948; — Sentence-Mindedness (Physiological and Pathological). Folia Phoniatr. 9: 44, 1957.

EPSTEIN, A. G.: Agrammatisme. 10. Int. Speech and Voice Therapy Conf. Barcelona. Acta Oto-Rino-Laring. Ibero-Amer. p. 52, 1957.

FAUST: Aufbaustörungen der Sprache. Z. Kinderforsch. 48: 374, 1940. — FRÖSCHELS, E.: Test-Untersuchungen an paragrammatischen Kindern. IV. Kongr. int. Ges. Logop. Phoniat. Prag 1930, p. 54. — FRÖSCHELS, E.: Zur Frage des kindlichen Paragrammatismus. Wien. Med. Wschr. 80: 1157, 1930.

GLANZER, M.: Toward a psychology of language structure. J. Speech Hearing Res. 5: 303, 1962. — GOODGLASS, H., and J. BERKO: Agrammatism and Inflectional Morphology in English. J. Speech Hearing Res. 3: 257, 1960. — GOODLASS, H., and J. MAYER: Agrammatism in Aphasia. J. Speech Dis. 23: 99, 1958.

HAYDEN, R., D. PILGRIM and A. HAGGARD: Mastering American English. New York: Prentice-Hall, 1956.

ISSERLIN, M.: Über Agrammatismus. Z. ges. Neur. Psychiatrie, 75: 332, 1922; — Die agrammatischen Sprachstörungen. „Handbuch Neurologie" von O. Bumke und O. Förster 6: 744. Berlin: J. Springer, 1936.

Jespersen, O.: The Philosophy of Grammar. New York: H. Holt, 1924.

Kern, A.: Sprachentwicklung und Ganzheitsleseverfahren bei Stotterern und Stammlern. IV. Vers. Dtsch. Ges. Sprach-Stimmheilk. p. 50, München 1933.

Lee, L. L.: Developmental sentence types: A method for comparing normal and deviant syntactic development. J. Speech Dis. 31: 311, 1966. — Lettmayer, O.: Die Behandlung des Paragrammatismus. Int. Ass. Logop. Phoniat. 9. Congr. Zürich 1953, p. 49. — Liebmann, A.: Agrammatismus infantilis. Archiv Psychiatrie. 34: 1900. — Luchsinger, R.: Agrammatismus und syntaktische Redestörungen. Schweiz. Lehrerztg. Nr. 17, April 1945; — Agrammatismus und Dyslalie bei eineiigen Zwillingen. Acta Genet. Med. Gemellol. 6: 247, 1957.

Menyuk, P.: Comparison of Grammar of Children with Functionally Deviant and Normal Speech. J. Speech Hearing Res. 7: 109, 1964.

Panse, F., G. Kandler und A. Leischner: Klinische und sprachwissenschaftliche Untersuchungen zum Agrammatismus. Stuttgart: G. Thieme, 1952. — Pick, A.: Die agrammatischen Sprachstörungen. Teil I. Berlin: J. Springer, 1913.

Sulser-Bachmann, H.: Agrammatische Sprachstörungen. Pro Infirmis, p. 33, Jan. 1947.

Winitz, H. H.: The development of speech and language in the normal child. In: Rieber and Brubaker: Speech Pathology. Amsterdam: North Holland Publ. Co. 1966.

8. Angeborene Lese-Schreibschwäche: Kongenitale Wortblindheit

Synonyma und verwandte Zustände. Angeborene oder konstitutionelle Wortblindheit, Kongenitale Alexie oder Dyslexie, Spezifische Entwicklungs-Dyslexie, Primäre Dyslexie, Strephosymbolie, Strepholexie, Typhlolexie, Kongenitale Symbolamblyopie, optische (visuelle) Verbalamnesie, Legasthenie, Reading and Writing Disability, Specific Developmental Dyslexia. Dieses verwirrende Terminologie über die Begriffe des Lesens und seiner Störungen fand im einschlägigen Wörterbuch von D. G. Schubert (1964) manche Klärung.

Definition. Lese- und Schreibschwäche bedeutet die angeborene oder früh erworbene Unfähigkeit durchschnittlich intelligenter Kinder, auf normale Weise das Lesen und Schreiben zu erlernen. Mit dieser bewußt allgemein gehaltenen Definition stimmen wir mit H. Solms (1948) überein, welcher den übergeordneten Begriff der Leseschwäche von den klinischen Einzelformen ihres Auftretens getrennt wissen will. In nosologischer Hinsicht besteht also keine Übereinstimmung unter den verschiedenen Syndromen der kongenitalen oder erworbenen Wortblindheit. Ähnliches geht aus der Darstellung der verschiedenen Lesestörungen hervor, welche Kainz im vierten Band seiner Sprachpsychologie ausführlich schilderte.

Die jüngsten Beiträge reflektieren die wachsende Tendenz unter vielen Autoren zum Unterscheiden der *primären*, kongenitalen und ererbten Form von den *sekundären*, erworbenen und symptomatischen Arten. Die erste Form beschreibt M. Critchley (1964) als spezifische Entwicklungs-Dyslexie. Er schließt sich der wachsenden Zahl von Autoren an, welche diese ererbte Form als ein entwicklungsmäßiges Gegenstück des erworbenen Gerstmann-Syndromes im Erwachsenen ansehen. Eine der besten Übersichten des Problems wurde von Keeney und Keeney (1968) auf Grund einer Konferenz vieler hervorragender Spezialisten herausgegeben. Hier ist auch eine neue Klassifikation der verschiedenen Formen der Dyslexie enthalten. Die neurologische Orientierung der modernen Forschung über Leseschwäche geht ferner aus einem Symposium hervor, welches V. LUBKIN et al. (1968) herausgaben.

Häufigkeit. Ein Symposium (R. M. FLOWER, 1965) erwartete 300000 schlechte Leser unter den zwei Millionen der alljährlichen Schulanfänger in den U.S., oder 15%. B. MINNIGERODE (1965) bemerkte eine gleichmäßige Zunahme in Deutschland und machte dafür die neuen globalen Lehrmethoden verantwortlich. Gleiches gilt für andere Länder. Die übliche *Geschlechtsverteilung* ist unter Knaben zumindest viermal höher (H. C. FAIGEL, 1965).

Pathogenese. Zuerst wurde das Krankheitsbild von O. BERKHAN (1885) und von J. KERR (1896) beschrieben. W. P. MORGAN (1896) prägte den Namen „Congenital Wordblindness". Seither entstand darüber eine ausgedehnte Literatur, namentlich in England und Amerika. 1948 legte SOLMS eine eingehende Studie mit vielen Belegen vor. Nach diesem Autor handelt es sich bei der Störung der Leseschwäche um ein übermäßiges Haftenbleiben an der Ganzheitsgestalt des Wortbildes, also um eine analytische Schwäche. Dazu gesellt sich das Unvermögen zur Synthese des akustischen Wortbildes. Diesem wieder soll eine Erschwerung der Ordnung innersprachlicher Gegebenheiten zugrunde liegen. Wenn auch Unterschiede in der Formulierung vorliegen, so erinnert man sich an R. THIELES (1938) Hinweis, demzufolge das Lesen beim normalen Erwachsenen nicht über das Buchstabieren erfolgt. Vielmehr wird das Wort auch beim Lesen optisch in seiner Gesamtgestalt, also global erfaßt. Für die auditive Auffassung der Sprache ist übrigens der ganzheitliche Empfang der Worte als globale Morpheme immer unbestritten gewesen.

Der Wortblinde zeigt nun charakteristische Ausfallerscheinungen dieser Leistungen. 1. Es fehlt ihm die *visuelle Ganzheitserfassung* der Worte. 2. Er kann die Buchstaben nicht zum *graphischen Wortbild zusammensetzen*, auch wenn ihm die einzelnen Lautzeichen optisch und als akustische Lautwerte bekannt sind. 3. Schließlich vermag er das akustische Wortklangbild weder lautierend noch buchstabierend in seine phonemischen *Bestandteile* zu zerlegen. Dieses „umschriebene synthetisch-analytische Unvermögen ist die einzige greifbare Insuffizienz" der primären Lese-Schreibschwäche. Obwohl eine isolierte Schwäche der Orthographie vorkommt, ist die Dyslexie die primäre Störung, welche in den meisten Fällen die begleitende Dysgraphie sekundär verursacht (KIRCHHOFF und PIETROWICZ, 1963).

THIELE sieht das Problem ferner in der zwangsläufigen Einstellung auf das Buchstabieren trotz der gleichzeitigen Unfähigkeit des Buchstabierenkönnens. Nach den psychologischen Untersuchungen von F. BACHMANN (1926, 1927) handelt es sich um eine diskrete Störung der Verbindung des isolierten Buchstabenbildes zum globalen Wortbild. O. PÖTZL (1928) widmete diesem Krankheitsbild wegen seiner praktischen Wichtigkeit für Schule und Psychologie einen größeren Abschnitt seiner „Aphasielehre". Kongenitale Wortblindheit schien ihm aufschlußreich für die Erforschung der Beziehungen zwischen *verschiedengradiger Entwicklung bestimmter Hirnteile und spezifischen Anlagedefekten.*

Ätiologie. In ursächlicher Hinsicht scheinen mehrere Einflüsse von Bedeutung zu sein, nämlich Störungen der Händigkeit, linguistische Verhältnisse, musikalische Begabung, erbliche Tendenzen und Schwachsinn.

1. Das Problem der Händigkeit. Amerikanische Autoren betonen die ursächliche Bedeutung der Links- oder Beidhändigkeit. Nach S. T. ORTONS (1937)

Theorie ist die Leseschwäche durch eine Interferenz von rechts- und linkshändigen Tendenzen im gleichen Individuum bedingt. Danach ist es also nicht die Linkshändigkeit an sich, sondern eine ungleich ausgebildete, gemischte oder gestörte Dominanz, welche solche Seitigkeitsanomalien hervorruft. Dazu gehören vor allem *gemischte Dominanz*, das heißt die Kombination von verschiedener Dominanz der Hände, Füße, Augen und Ohren. Nun ist es zweifellos wahr, daß die Dominanz mit der visuellen Wahrnehmung etwas zu tun haben muß. Wegen der spiegelbildlichen Organisation der beiden Hirnhälften will es zunächst scheinen, als ob optisch-räumliche Verhältnisse in den beiden okzipitalen Regionen der visuellen Wahrnehmung (in der Gegend der Fissurae calcarinae) in spiegelbildlich umgekehrter Weise zur Projektion kämen.

Eine tatsächlich seitenverkehrte Projektion ist für die *auditive Wahrnehmung* in den beiden temporalen Querwindungen erwiesen. Für die akustisch-*spektrale* Wahrnehmung ist es aber bedeutungslos, daß die Klangqualitäten für „tief und hoch" in wirklich spiegelbildlich verkehrter Weise mit den beidseitigen kortikalen Lokalisationen von „außen und innen" verbunden sind. Hingegen sind die akustisch-*räumlichen* Korrelationen von rechts und links gelegenen Schallquellen sehr wohl mit seitenspezifischen Lokalzeichen verbunden, weil jedes Ohr getrennt mit beiden Rindenbezirken verbunden ist. Das anatomische Substrat dieser binaural-bilateralen Verbindung ist in den teilweise gekreuzten und teilweise ungekreuzten Akustikusbahnen zu sehen, welche von jedem Ohre zu den beiden zerebralen Hemisphären verlaufen. In Normalzustand unterliegen somit die anatomischen Grundlagen der visuellen und auditiven Wahrnehmung prinzipiell verschiedenen Gesetzmäßigkeiten. Zunächst gibt es kein akustisches Gegenstück zu der gesichtsfeldmäßig getrennten chiasmatischen Kreuzung der Sehnerven.

Um so aufschlußreicher erwiesen sich gewisse pathologische Beobachtungen. Wir verweisen nochmal auf PÖTZLs (1946, 1947) Analysen der gestörten auditiven Wahrnehmung in unseren Fällen von thalamischer Hörstörung bei Herden in der unterwertigen Hirnhälfte. Unter diesen abnormen Umständen kam sehr klar zum Ausdruck, wie die gestörte kommissurale Integration des beidohrigen Hörens die mannigfaltigen Parakusien, Paragnosien und Paramusien auslöste. Es war besonders bedeutsam, daß sich auch seitenverkehrte Wahrnehmungen der Schallokalisation bemerkbar machten. Zumal die auditive Allästhesie, der paradoxe STENGER-Versuch oder die überschwellige Umkehrung der Reintonschwelle beim binauralen Hören boten eindrucksvolle Beispiele. Derart sehen wir, daß die zentrale Hörstörung mit dem Symptom der *Worttaubheit* manche Analogien zu den zentralen Agnosien der reinen *Wortblindheit* aufweist. Beide Störungen liegen gewissermaßen auf gleicher „kortikaler" Ebene. Indessen sind sie nicht weiter vergleichbar, weil die *optisch*-räumliche Projektion sich geometrisch und stereoskopisch anders verhalten muß als die *akustisch*-spektrale Wahrnehmung mit ihrer vornehmlichen Berücksichtigung von mathematischen Gesetzen der Schwingungszahl*verhältnisse*.

Das geht schon daraus hervor, daß die Mehrzahl der Menschen die Tonfrequenzen nur *relativ* hört, also als „höher oder tiefer". Dieser rein relativen Frequenzbewertung ist die visuelle Analogie der Farbenblindheit analog, welche optische Wellenlängen (und Frequenzen) auf relative Unterschiede von „heller und dunkler" reduziert. Normalerweise jedoch sieht das Auge und die Sehrinde alle Farben als *absolute* Unterschiede von Wellenlängen und Frequenzen. Diese absolute visuelle Frequenzwahrnehmung ist der seltenen Ausnahme des absoluten Gehörs mit dem präzisen Erkennen von hörbaren Frequenzen und deren sofortiger Zuordnung zu spezifischen Tonhöhen analog. Diese ungewöhnliche Fähigkeit bedeutet eine weit über dem Durchschnitt liegende und besonders differenzierte Ausbildung der kortikalen Hörregion der Querwindungen. Während somit die Farbenblindheit pathologisch ist, stellt die analoge aber physiologische „Tonfrequenztaubheit" mit bloß relativem Gehör für Tonhöhenunterschiede den Normalzustand dar.

Zur *optischen Wahrnehmung* in der okzipitalen Region der beidseitigen Fissura calcarina zurücklehrend, verstehen wir jetzt besser, warum in der visuellen Sphäre die optisch-geometrischen Gesetze auch das Wahrnehmen von Gesichtseindrücken beherrschen. Es steht ziemlich fest, daß das äußere Gesichtsfeld mit der Treue optischer Linsen auf die okzipitale Sehrinde projiziert ist. Alle Eindrücke von „rechts oben" gelangen somit für beide Augen, und über beide Sehbahnen verlaufend, „links unten" auf die beiden Sehrinden. Ebenso sind die Eindrücke von „rechts unten" in der Sehrinde „links oben" dargestellt und so fort für alle vier Quadranten. Dazu kommt noch, daß das zentrale Sehen durch die Macula jeder Netzhaut wegen ihrer gekreuzten und ungekreuzten Projektion beidseitig auf die beiden Okzipitalpole gelangt. Dergestalt wird auch das optische Wortschriftbild während des Lesens in beiden Sehrinden gleichzeitig engraphiert.

Aus den eben referierten Gründen sind aber die von den beiden Netzhaut-Maculae stammenden Engramme nur insofern spiegelbildlich umgekehrt, als die Außenwelt wie auf einer photographischen Mattscheibe kopfstehend und seitenverkehrt erscheint. Es überdecken sich jedoch diese verkehrten Engramme von beiden Augen genau so wie die beiden Bilder einer stereoskopischen Kamera. Warum das so ist, läßt sich mit ein paar Worten schwer ausdrücken. Es geht aber aus jeder Abbildung der chiasmatischen Sehnervenkreuzung und ihrer anschließenden kortikalen Projektion klar hervor.

Diese doppelte Projektion auf beide Sehrinden bezeichnete ORTON als *antitropische Engraphie.* Normalerweise herrscht ein Engramm vor, nämlich dasjenige in der dominanten Hemisphäre. Infolge eines *Auslöschphänomens* bleibt indessen das zweite Engramm in der unterwertigen Hirnhälfte unterschwellig. Solange nun die Dominanz einer Hirnhälfte gleichmäßig auf alle differenzierten Leistungen von Hand, Fuß, Auge und Ohr zutrifft, geht nach ORTONS Theorie alles in geordnetem Geleise vor sich. Wenn hingegen eine gemischte Dominanz vorliegt und etwa Hand und Auge von verschiedener Seite dominiert werden, dann kann man sich leicht einen zwiespältigen Widerstreit zwischen den Leistungen des Schreibens, Lesens und Sprechens vorstellen. Obzwar SOLMS diesen theoretischen Ableitungen ORTONS zweifelnd gegenübersteht, gibt er dennoch dessen Verdienst um den Nachweis der genetischen Verwandtschaft zwischen *Leseschwäche und Dominanzanomalie* zu.

Vom sprachpathologischen Standpunkt kann man sich einer solchen *Dominanztheorie* der Leseschwäche keineswegs verschließen. Immer mehr Autoren weisen nämlich auf dergestaltige Zusammenhänge hin. Nach der Ansicht von R. S. EUSTIS (1947) besteht das Wesen der Leseschwäche in einer mangelhaften Orientierung zwischen rechts und links oder seltener zwischen oben und unten, also in einer *räumlichen Konfusion.* Leseschwache Kinder verwechseln deshalb die Buchstaben (d) und (b) oder (p) und (q), was man *Strephosymbolie* (verdrehte Buchstaben) nennt. Oder sie versuchen, in verkehrter Richtung von rechts nach links zu lesen. Durch diese *Strepholexie* entstehen die so sinnlos anmutenden Fehler der Wortumkehrungen, wie „Has" statt „Sah", oder „321" statt „123".

Wenn man sich die spiegelbildliche Inversion des linkshändigen Lebensbildes vorstellt, dann macht die natürliche Neigung zur *Inversion* der Schreibrichtung, oder gar zum *Spiegelschreiben* mit verkehrten Buchstaben, für den Linkshänder einen durchaus normalen Eindruck. Trotz ihrer rechtshändigen Erziehung zum Schreiben, Essen, oder anderen sozialen Funktionen, haben viele angeborene Linkshänder lebenslange Schwierigkeiten mit der *Direktionalität.* Sie machen oft eine Linkswendung, wenn sie mit dem Auto nach rechts biegen sollen, oder beginnen mit dem falschen Fuß, wenn sie tanzen lernen, weil ihre „richtige Seite" weiterhin die Gegenseite der Rechtshänder bleibt. Es ist bekannt, daß Leonardo da Vinci seine persönlichen Notizen mit der linken Hand in Spiegelschrift aufzeichnete.

Ähnliche Interpretationen der strephosymbolischen Konfusion kommen in vielen Beiträgen zur Leseschwäche zum Ausdruck. K. DE HIRSCH (1952) betonte die verspätete Entwicklung der zerebralen Dominanz, womit häufig eine unausgeglichene oder *kongenital dyspraktische Feinmotorik* verbunden ist. Schwierigkeiten in der Vorstellung und Organisation der räumlichen Verhältnisse äußern sich dann in den invertierenden Tendenzen der Strephosymbolie.

G. BALDAN (1961) bestätigte die häufige Beobachtung von gestörter Lateralität als Ursache der Dyslexie. D. SHANKWEILER (1964) findet Dyslexie mit Störungen der *Direktionalität und des Zeichnens* assoziiert. Die resultierende Konfusion der Buchstaben ist durch die visuelle Schwierigkeit bedingt, aber nicht durch eine phonetische Ähnlichkeit. Dies ist ein Grund, warum die Dyslexie von anderen Sprachstörungen unabhängig sein kann, obwohl sie oft mit solchen verbunden ist. Gemäß M. REINHOLD (1964) sind die Zeichen der gemischten Lateralität, Dyspraxie, gestörten Direktionalität sowie des erschwerten Lernens des *Uhrenlesens* bei Dyslexie häufig.

Wie sich eine *erzwungene Dominanz*, also das künstliche Erziehen zur Rechtshändigkeit, auf das Auftreten von Störungen des Lesens, Schreibens und Sprechens auswirkt, läßt sich noch immer nicht klar übersehen. Namentlich die amerikanischen Autoren legten viel Gewicht auf einen solchen Zusammenhang. Daraus ging seit der Jahrhundertwende eine radikale Reform des amerikanischen Erziehungswesens hervor. Bekanntlich läßt man seither in Amerika die Linkshänder mit der linken Hand schreiben. Jedermann sah bereits die vielen Linkshänder unter amerikanischen Soldaten, welche unter allen denkbaren Handverdrehungen mit der linken Hand schreiben; etwa so, daß sie die Feder von oben her über die Zeile halten und die Buchstaben nach abwärts zeichnen, um das eben Geschriebene nicht zu verwischen. Unter denjenigen, welche die permissive Duldung einer „linkshändigen Kultur" beklagen, befindet sich BLAU (1946), weil er die linke Hand zum Schreiben der rechtshändigen (und rechtsläufigen) Schrift unserer Kultur ungeeignet findet.

Prozentuelle Angaben über die *Verteilung der Linkshänder* in der allgemeinen Bevölkerung sind nicht leicht zu finden. Eine genaue Erfassung der genuinen (erblichen) Linkshändigkeit und ihre Unterscheidung von den gemischten ambilateralen Typen läßt sich nur durch genaue psychomotorische Prüfungen erzielen, etwa mit dem HARRIS-Test (1957, 1958). Nach unseren Erfahrungen (Tab. 2 und 3 auf S. 155 und 157) scheinen die durchschnittlichen Zahlen von 10% Linkshändern und 5% Beidhändern am genauesten zu sein. Nähere Angaben machten SOLMS (1948) und SUBIRANA (1961).

Jedenfalls beweist dieses amerikanische Nationalexperiment, daß die gewechselte Dominanz doch nicht jenen ätiologischen Einfluß hat wie man annahm. Falls tatsächlich durch das Umlernen der Händigkeit alle jene Störungen wie Lese- und Schreibschwäche, Spiegelschrift, dysgrammatische Wortverdrehungen oder gar das Stottern ausgelöst wären, dann müßte doch *nach dem Wegfall des Zwanges zu einem solchen Umlernen in Amerika die Häufigkeit dieser Sprachleiden wesentlich abgenommen haben*. Das war nun keineswegs der Fall. Vielmehr sind in Amerika eben jene Störungen besonders häufig und vielleicht sogar im Zunehmen begriffen. Diese anscheinende Zunahme von Sprachschwäche, Stottern und Poltern läßt sich nicht durch verbesserte Diagnose erklären. Die vorhergegangene Generation der Phoniater, unserer Lehrer, waren zumindest ebenso gute Diagnostiker wie wir es zu sein versuchen.

Neuerliche Studien dieser Probleme brachten wesentliche Klärung. BERNER und BERNER (1953) betonten den Unterschied zwischen dem monokulär dominanten Auge und dem binokulär kontrollierenden Auge.

Monokuläre Dominanz bedeutet den Vorzug eines Auges zum Zielen. Sie ist früh im Leben erworben und verändert sich nicht durch nachfolgende Erziehung. Da das Zielen auf dem Verschluß eines Auges beruht, ist es durch die Leichtigkeit des Lidverschlusses auf einer Seite beeinflußt. *Lidschluß* jedoch ist eine Handlung der willkürlichen Kontrolle des Gesichtes. Damit hängt es mit der Dominanz der Gesichtsbewegungen zusammen. D. BRAD-

FORD (persönliche Mitteilung) meint, daß der Lidschluß auf der dominanten Seite des Gesichtes leichter sei. Demgemäß kann man auch das nicht-dominante Auge zum monokulären Zielen vorziehen, einfach weil der Lidschluß auf der dominanten Gesichtsseite leichter fällt. Daraus ließe sich erklären, warum manche reine Rechtshänder es leichter finder, mit ihrem linken Auge zu zielen.

Okuläre Kontrolle bedeutet das Meistern des aus dem binokulären Sehen verschmolzenen Bildes, eine keineswegs dauernde Leistung. Das Bewältigen von binokulären Sehmustern läßt sich nämlich durch Umerziehung verändern. Es ist aber die Seite der monokulären Kontrolle von binokulären Gesichtsbildern, welche in dem Hand-Augen-Hirn-Syndrom des gestörten Lesens und Schreibens zur Geltung kommt. Wenn die Augenkontrolle in bezug auf Handdominanz gekreuzt ist, dann stellen sich gewöhnlich visuo-motorische Störungen ein. Es ist die Eigenart der Augenkontrolle, aber nicht die Augendominanz an sich, welche mit dem Syndrom der Leseschwäche zufolge von gekreuzter oder gemischter Dominanz verwandt ist. Diese Begriffe übernehmend, findet DELACATO (1959), daß man das *dominante Auge* nach den verschiedenen Gesichtspunkten des Zielens, der Kontrolle und der gesamten Funktion bewerten müsse.

In seiner neurologischen Studie der Wortblindheit findet K. HERMANN (1960), daß die Symptome der konstitutionellen Dyslexie viele Züge mit dem GERSTMANN-Syndrom gemeinsam haben. Beide bedeuten einen *Defekt der direktionalen Funktion.* Wir haben die gleiche Ähnlichkeit seit langem vermutet. Obwohl Prof. GERSTMANN während einer persönlichen Aussprache diesbezüglich vorsichtige Zurückhaltung äußerte, ist es doch recht möglich, daß ein *kongenitales* Gegenstück zu seinem erworbenen Syndrom vorkommt, eben die strephosymbolische Leseschwäche. Ihr Hauptunterschied vom *erworbenen* GERSTMANN-Syndrom wäre dann die Abwesenheit der Akalkulie, oder gar das Vorliegen einer guten mathematischen Begabung in der angeborenen Form. Mehr darüber noch später.

2. Linguistische Einflüsse. Nicht zufällig stammen die ersten, die ausführlichsten und überhaupt die meisten Analysen der Leseschwäche von englischen und amerikanischen Autoren. Des weiteren sind sich alle Kenner des Problems einig, daß derartige Syndrome in den anglo-sächsischen Ländern besonders häufig sind. Dieses *geographische Überwiegen* hängt zweifellos mit der schwierigen und völlig unphonetischen Orthographie der englischen Sprache zusammen. Aus pädagogisch-theoretischen und auch aus vielen praktischen Gründen bemühen sich daher viele amerikanische Organisationen um eine Vereinfachung der amerikanischen Rechtschreibung. Um dem europäischen Leser diese Umstände klar zu machen, müssen wir etwas weiter ausholen. Zunächst sehen wir drei Arten solcher vereinfachenden Tendenzen vor uns.

1. *Offizielle Modifikationen* der amerikanischen Schreibweise betreffen etwa die Wörter wie „glamor" (britisch „glamour"), indem sie das überflüssige (U) ausmerzen. 2. *Tolerierte Amerikanismen* machen sich in der Verkürzung umständlicher Endsilben bemerkbar: „altho" statt „although", oder „thru" an Stelle von „through". Gerichtlich anerkannt ist sogar die aus England stammende primitiv-agraphische Paraphrase von „I O U" als Schulderklärung für „I owe you". 3. *Vulgärsprachliche Freiheiten* liegen vorderhand noch außerhalb der gesellschaftlich annehmbaren Schreibweise. Um so beliebter sind sie in den dialektisch geschriebenen Volksblättern oder Groschenheften. Dort liest man also „laff" statt „laugh", „bizz" (business) oder das an „sex" erinnernde „pix" für „pictures" (Film). Alle solche Variationen sind für das Erlernen der korrekten Schreibweise nicht gerade förderlich und verwirren den Unsicheren.

Eine weitere Entwicklung scheint an der verbreiteten Schreibschwäche beteiligt zu sein, um so mehr als sie das ganze Volk unter ihren Einfluß zwingt. Das ist die *merkantile Paragraphie* des Konkurrenzkampfes. Von den materialistischen Zielen der Reklame getrieben, äußert sich hier der reale Zeitgeist und geht bewußt über alle schöngeistigen Traditionen hinweg. Daraus ergeben sich interessante Beobachtungen für die Sprachpsychologie. Zunächst fällt eine *buchstabierende* Paragraphie auf, wenn etwa der alphabetische Name gewisser Buchstaben zum schriftlichen Kennzeichen einer bestimmten Aussprache gewählt wird: „Xtract", „My-T-fine" (mighty fine) oder „Joo-C-froot" (juicy fruit). Eine *phonetische*

Paragraphie äußert sich in Wortbildungen aus der phonetischen Aussprache der Sprachlaute, also in „Higlo“ (aus „high glow“) für ein Putzmittel zum Erzielen von Hochglanz. Daraus ergeben sich Kombinationen: „E-Z-glo“ soll „easy glow“ heißen. Manchmal muß der Fabrikant seine Absicht durch Hinzufügen der erwünschten Aussprache klarmachen: „Reparzit“ wäre also laut „pronounce: repairs it“ eine erneuernde Putzflüssigkeit. *Hybride Neologismen* kommen durch die unbekümmerte Verbindung eines englischen mit einem griechischen Wort zustande. Etwa nach dem Muster des altbekannten „Thermometer“ formt man nach Belieben einen neuen Warennamen. So mag eine neue Schlankheitspille mit einer Tabelle und einem Kartonzeiger verpackt sein und heißt dann so ähnlich wie „Schlankometer“.

Schließlich gibt es Beispiele für einen *merkantilen Dysgrammatismus*. Hierher gehört zunächst die *Transitivierung* von intransitiven Zeitwörtern. So sagt kein Händler mehr, daß eine Ware einen bestimmten Preis koste. Vielmehr hört man nur noch die stereotype Formel „It sells for X $“ an Stelle des korrekten „It costs“ oder „It is sold for . . .“. Anscheinend wirkt „Die Ware verkauft für“ aggressiver und suggestiver als die althergebrachte Form. Komischer klingt es, wenn im Bettengeschäft zu lesen steht: „This bed sleeps two“, während es richtig heißen müßte: „Two can sleep in this bed“. Als *Verbalisierung* mag man die beliebte Tendenz bezeichnen, derzufolge aus allen Präpositionen oder Adjektiven sowie aus jedem Hauptwort oder Eigennamen ein neues Verbum gebildet werden kann. Wenn etwa ein Herr Meier eine neue Schuhpaste gemacht hat, dann kündet er sie mit der Frage an: „Haben Sie Ihre Schuhe heute schon meierisiert?“ An Stelle von „augment, enlarge, oder increase“ sagt man „to up“, während „decrease, diminish“ usw. einfach „to down“ heißt. Des weiteren ist die *Hyperpotenzierung* durch Verdoppelung der Superlativendungen beliebt. In dieser Hinsicht scheint der merkantile Dysgrammatismus besonders bedenklich, weil er das Sprachgefühl der Masse systematisch verschiebt.

Von stärkstem Einfluß auf das Sprachgefühl der Masse aber sind die Zeitungen. Namentlich in den populären Massenblättern mit einer täglichen Millionenauflage, den sogenannten Tabloids, hat sich ein besonderes *Zeitungsenglisch* entwickelt. Für dieses ist zunächst der Vorzug kürzester Wörter kennzeichnend, also ein gewisser *Monosyllabismus*. Die auffallendsten Beispiele sind die allgegenwärtigen amorphen Zeitwörter wie „check“, „fix“ oder „put“, welche wegen ihrer außerordentlich dehnbaren Bedeutungen auf vielerlei Handlungen passen. Aus dem gleichen Grunde schreien die Schlagzeilen „cops nab killer“, wenn die Polizei einen Mörder verhaftet. „Youth slugs dad“ soll heißen, daß ein Jugendlicher seinen Vater erschossen hat. Als *Heteroneologismus* empfindet man den Import des von amerikanischen Soldaten in Westdeutschland mißverstandenen Dialektausdruckes „nix“ (aus „nichts“). Da es kurz und scharf ist, dient dieses neue englische Verbum zur Angabe jeglicher negativer Handlungsweise von „ablehnen“ bis „zurückweisen“. Derart schreitet die *Dialektisierung* der Zeitungssprache fort. Während in gebildeter amerikanischer Gesellschaft der Gebrauch des Wortes „Hell“ ebenso unstatthaft ist wie in England die Aussprache von „bloody“, liebt die Vulgärsprache die krasse Häufung solcher Kraftausdrücke. „H S T helled him“ erweckt den folgenden präformierten Assoziationsablauf: to hell him — to give him hell — jemandem die Hölle heißmachen — also hat der temperamentvolle frühere Präsident abfällige Bemerkungen gemacht

Alle früher genannten Paragraphien und Paragrammatismen sind ebenso beliebt wie der reichliche Gebrauch vulgärsprachlicher Stereotypien oder von dialektischen Idiomen. Ebenso ist die phonetische Wiedergabe von *Vulgärausdrücken* (Slang) absolut statthaft und beliebt. Um dem Briten eine erste Orientierung in der fortschreitenden Amerikanisierung der englischen Schriftsprache zu ermöglichen, liegen gut verkaufte Wörterbücher des amerikanischen Slang vor. In gewissen Zeitabständen nehmen dann die offiziellen Wörterbücher die eingewurzelten Slang-Ausdrücke in den endgültigen Sprachbestand auf.

In Zusammenfassung dieser soziologischen Betrachtungen ergibt sich die zum Verständnis der in Amerika häufigen Lese- und Schreibschwäche wichtige Tatsache, daß die Orthographie hier aus mehreren Gründen kompliziert und verworren ist. 1. In bezug auf die offizielle *englische Rechtschreibung* ist deren umständliche und gänzlich unphonetische Eigenart wohl bekannt. 2. Deshalb bemühen sich weite Kreise um eine vereinfachte *amerikanische Orthographie*. 3. Im amerikanischen *Zeitungsenglisch* erfahren die vereinfachenden Tendenzen der Vulgärsprache eine öffentliche Billigung. 4. Die natürliche Neigung zur *phonetisch orientierten* Schreibweise kommt in den merkantilen Absichten des Geschäftsjargon zum Ausdruck, wenn auch in völlig ungeregelter, weil egoistisch eingestellter Weise.

3. **Musikalische Begabung.** Mehrmals sind wir bereits den Beziehungen zwischen mangelhafter musikalischer Begabung und gewissen Sprachstörungen begegnet. Im besonderen Maße fällt ein solcher Zusammenhang im Hinblick auf die angeborene Lese-Schreibschwäche auf, namentlich dann, wenn sie als Teilerscheinung des Syndromes der *Sprachschwäche* auftritt. In diesem Sinne ist das häufige Zusammentreffen von Ton- oder *Melodientaubheit* mit Begabungsmängeln auf dem Gebiete der Sprachgestaltung nicht weiter verwunderlich. Als Argumente dienen vorerst die in den Abschnitten über Musikalität und Worttaubheit geschilderten Zusammenhänge.

Dann müssen wir uns der Analogien zwischen der visuellen Wahrnehmung und den auditiven Apperzeptionen erinnern. So wie das absolute Gehör einen Idealzustand der höchst-differenzierten auditiven Hirnorganisation darstellt, genau so bedeutet das andere Extrem der angeborenen Tontaubheit einen *wenig differenzierten Grad des auditiven Unterscheidungsvermögens*. Wegen des innigen Zusammenwirkens zwischen den Hirnrindenfeldern für auditive, visuelle, sprachliche und schriftliche Leistungen, also für die Funktionen der Sprache im Sinne von „Langage", liegt es nahe, daß sich verschieden weitgehende kortikale Differenzierungen zeitlebens auch in verschiedenen Graden der sprachlichen Gestaltungskraft auswirken.

Im täglichen Umgang mit den leseschwachen Kindern fällt es auf, daß viele darunter hochgradig unmusikalisch sind. Darum fassen wir das Syndrom der Sprachschwäche als eine *allgemeine Minderbegabung* auf dem Gebiete der expressiv-rezeptiven Kommunikation auf. Deshalb äußert sich auch die Sprachschwäche unter den mannigfaltigen und sich oft überschneidenden Bildern der späten Sprechreife, des allgemeinen Stammelns, von Dysgrammatismus und Leseschwäche und schließlich durch Poltern. Namentlich die jugendlichen *Polterer* geben oft Interesselosigkeit oder gar Abneigung gegenüber Musik ohne weiteres zu.

Ganz ähnlich äußerte sich G. MOTTIER (1951). Sie weist die artikulatorischen, grammatischen und paraphasischen Sprachstörungen der Lese-Schreibschwäche im Verein mit der oft begleitenden geringen musikalischen Begabung in das Gebiet der dysphasischen und dysgnostischen Ausfälle. Ebenso gehört die verringerte auditive Aufmerksamkeit und Merkfähigkeit in diesen Bereich. Aus den Arbeiten von A. S. CLARK (1923), S. MCCAULEY (1925), S. D. ROBBINS (1935), R. W. MÉTRAUX (1942), H. H. BEEBE (1944), oder G. BALDAN (1961) ging hervor, wie die verringerten auditiven Leistungen der *kurzen auditiven Gedächtnisspanne* mit der visuellen Auffassung, dem Erfassen orthographischer Regeln und den daraus hervorgehenden Fehlern der Aussprache zusammenhängen. Über neue psychoakustische Untersuchungen der Sprachschwäche wurde im Kapitel über Musikalität berichtet.

M. H. CHARLTON (1964) analysierte die Probleme der Dyslexie durch deren Vergleich mit der erworbenen Aphasie. Das Lesen beruht auf der visuellen, auditiven und kinästhetischen Aufnahme und zwar in dieser Reihenfolge. Dementsprechend hängt die Dyslexie mit der Art der *am meisten gestörten Aufnahme* zusammen, sowie mit der relativen Bedeutung der verschiedenen Aufnahmepforten für die betreffende Sprache. Diese Beobachtung erklärt das weniger häufige Vorkommen der Dyslexie im betont phonetischen Italienisch und Spanisch, weil diese Sprachen hauptsächlich von der auditiven Aufnahme abhängen.

KINSBOURNE und WARRINGTON (1964) zeigten, daß der aphasische Verlust der Orthographie eine hohe Proportion von zusammenhanglosen Fehlern enthält. Dagegen produzieren Kranke mit der GERSTMANNschen Fingeragnosie zahlreiche Fehler der Buchstabenfolge.

Derart ist Aphasie eine Störung der linguistischen Formulierung der Sprache, während Agnosie eine *Störung der räumlich-zeitlichen Folge* bedeutet. Das letztere gilt auch für die kongenitale Dyslexie. Auf diese Weise sehen wir die Probleme der auditiven Rezeption, des tonalen Gedächtnisses, sowie der Musikalität häufig mit der Symptomatologie der Dyslexie assoziiert. C. H. DELACATO (1965) schließt diese akustischen Faktoren ausdrücklich in seinen neurologischen Ableitungen ein, wenngleich sein experimentelles Vorgehen viel Kritik erfahren mußte.

4. Erbliche Veranlagung. Mit seltener Einmütigkeit betonen die meisten Autoren den erblichen Charakter der primären und angeborenen Lese-Schreibschwäche (J. HINSHELWOOD, 1917; O. PÖTZL, 1928; J. LANGE, 1936; M. NADOLECZNY, 1926, 1929; R. S. EUSTIS, 1947; B. HALLGREN, 1950; K. HERMANN, 1959; M. REINHOLD, 1964). Nach dem er sich mit diesem Gesichtspunkt ausführlich auseinander gesetzt hatte, hält auch H. SOLMS (1948) an der hereditären Genese fest. K. HERMANN (1959) betrachtet die primäre kongenitale Dyslexie als eine somatische Unterentwicklung. In diesem Zusammenhange fällt ferner die durch Generationen nachweisbare *Vererbung von Linkshändigkeit oder Beidhändigkeit* auf (S. 159).

Das gleiche gilt für die familiäre Anlage zu den verschiedenen Graden der *Musikalität* (S. 178). Nochmals möchten wir daher betonen, daß wir die primäre Lese-Schreibschwäche als eine Teilerscheinung der angeborenen *Sprachschwäche* auffassen. Über deren erbliche Genese läßt sich seit LUCHSINGERS (1957) Zwillingsstudien nicht mehr zweifeln. Gemäß diesen Befunden sieht man nicht selten die gleiche Leseschwäche an eineiigen Zwillingen. Aus solchen Überlegungen neigt man jetzt dazu, die Leseschwäche als ein *zeitweises Stadium in der verzögerten Sprachentwicklung* solcher Kinder anzusehen, welche an dem klinischen Syndrom der Sprachschwäche leiden.

5. Erworbene Zustände sind für die sekundäre *reine Wortblindheit* der Erwachsenen verantwortlich, jedoch kaum für die primäre erblich-angeborene Leseschwäche der Kinder. Dennoch findet man im Schrifttum vielfache Angaben über geburtstraumatische Schädigungen bei der angeborenen Form. Mit SOLMS halten wir es aber für besser, eine prinzipielle Trennung dieser genetisch, ätiologisch und nosologisch verschiedenen Zustandsbilder anzustreben. Die erblich-angeborene primäre *Leseschwäche* ist eine Teilerscheinung der familiären Sprachschwäche.

Dagegen bedeutet die früh oder später erworbene reine *Wortblindheit* das Symptom einer visuell-agnostischen Hirnläsion. Von den meisten Forschern wurden Defekte im *Gyrus angularis* oder *supra-marginalis* der dominanten Hirnseite angenommen. Sie sollten teils angeboren gewesen, teils durch geburtstraumatische Blutungen entstanden sein. Beweisende Obduktionsbefunde fehlen aber noch. Daher forderte O. PÖTZL (1928, 1937) für die künftige Morphologie der kongenitalen Dyslexie vergleichende Untersuchungen der Furchen und Windungen an der parieto-okzipitalen Konvexität (Area 17, 18, 19).

6. Schwachsinn. Leseschwäche kommt naturgemäß auch als Teilerscheinung von Schwachsinn vor. E. SCHORRE (1941) betonte den mäßigen Schwachsinn seines erwachsenden alektischen Patienten. F. WARBURG (zit. bei PÖTZL, 1928) fand unter 2000 Volksschülern bloß 14, unter 400 Hilfsschülern jedoch 7 wortblinde Kinder, also prozentuell mehr als doppelt so viele. Daraus geht ebenfalls der Einfluß des Schwachsinns auf die verminderte Lesefähigkeit hervor.

Sobald aber eindeutige Grade des Schwachsinnes vorliegen, kann es sich definitionsgemäß nicht mehr um die umschriebene und spezifische Störung der angeborenen Lese- und Schreibschwäche handeln. Vielmehr bedeutet die Schwierigkeit des Lesens und Schreibens dann nichts anderes als einen weiteren Ausdruck der *verminderten Lernfähigkeit* hirngeschädigter Kinder. Vom psychologischen Standpunkt ist die symptomatische Analyse der sehr variablen Leseschwierigkeiten der Schwachsinnigen gewiß interessant. Für das bessere Verständnis der primären angeborenen Leseschwäche darf man aber vom Studium der sekundär symptomatischen *Alexie* wegen Schwachsinn keine besondere Aufklärung erwarten.

Einteilung. Aus den bisherigen ätiologischen Betrachtungen ergibt sich eine vorläufige Unterscheidung in folgenden Formen.

1. Wenn man zunächst die primäre *erblich-angeborene Leseschwäche* abgrenzen will, sieht man die mit familiärer Sprachschwäche verbundenen Fälle.

2. Zweifellos spielen Dominanzstörungen eine Rolle, weshalb Borel-Maisonny (1951) die *strephosymbolische Form* auf Grund einer Störung der Direktionalität mit räumlicher Konfusion unterscheidet. Wegen der häufigen Verbindung mit Ambilateralität oder Linkshändigkeit gehört sie ebenfalls zu den erblichen Varianten.

3. Dann gibt es *gemischte Fälle*, welche verschiedene genetische und symptomatische Züge vereinen. Hierher gehört der Fall von Grewel und Margadant-Mainz (1960). Eine primäre Dyslexie auf erblicher Grundlage war mit den erworbenen Zeichen von rechtsseitiger Parese der Hirnnerven VII und XII verbunden. Außerdem bestand schlechtes auditives Diskriminationsvermögen.

4. Unter dem Sammelnamen der *sekundären Dyslexie* gruppieren sich alle jene symptomatischen Leseschwierigkeiten, welche durch einen organischen Fehler der am Lesevorgang beteiligten Zentralorgane bedingt sind. Hierher gehören die folgenden: *reine Wortblindheit* der Erwachsenen infolge von später erworbener Hirnschädigung; die Lesestörung der *Schwachsinnigen*; erschwertes Lesen durch *Sehfehler* des peripheren Augenapparates; oder *psychogene Abweichungen* von der Anpassung an die Umwelt. Diese letzteren wurden von G. E. Park studiert (1952, 1953, 1959, 1966; Park et al. 1955).

Laut der Kritik von Blau (1946), Solms (1948) und anderen entstand in der Literatur manche Verwirrung, weil viele amerikanische Pädagogen oder Psychologen der Erziehung sämtliche Formen des behinderten Lesens unterschiedslos als „Reading Disability", also als eine allgemeine Leseschwäche betrachten und behandeln. Deshalb wurden auch die okulären Sehfehler in ihrer Bedeutung für die wahre kongenitale Leseschwäche überschätzt. Diese Ansicht teilt auch Solms, wenn er referierend ausruft: „Nicht die Augen, sondern das Hirn lernt lesen!" Ein höchst eindrucksvolles Beispiel des primären und kongenital ererbten Typus der Leseschwäche zeigt der folgende Fall. Er vereint alle Züge der Minderbegabung für Sprache und Musik in einer klassisch reinen Form.

Ein fünfjähriger, linkshändiger Bub wurde wegen seiner unverständlichen Sprache vorgestellt. *Vorgeschichte.* Der Vater, ein Kohlenträger, hat die gleich schwere Sprachstörung und ist Analphabet. Der Bub wurde normal geboren und hatte keine wesentlichen Krankheiten. Gehen und Sprechen verzögert, erste Wörter mit 3 Jahren.

Befund. Körperlich gut entwickelt; Hals, Nase, Ohren normal; hört gut. *Stimme* ist klar. *Sprache* ist sehr infantil, schlecht artikuliert, kaum verständlich. *Psychologisch.*

Scheu und unreif, IQ-81, jedoch besser in der nicht-verbalen Leistung. Blieb von Behandlung aus.

Verlauf. Kam mit 14 Jahren wieder wegen der fortdauernden Störung von Sprache und Lesen. Hat Bewährungsfrist wegen Raubüberfalles. Otolaryngologisch und neurologisch normal. *Stimme* hat sich noch nicht mutiert. *Sprache* ist schlecht artikuliert mit multipler Interdentalität, auch von (S); (L), (R), (Th) und viele andere Laute ausgelassen. Schwerer Dysgrammatismus. Kann weder lesen noch schreiben, kopiert aber einige Wörter rein visuell. *Psychologisch.* Scheues, zurückhaltendes, unreifes Verhalten. IQ = 96 (WISC). Völliger Analphabet. obwohl die arithmetische Leistung der ersten Hauptschulklasse entspricht (grade 4.6). Machte mit Sprachbehandlung und Leseunterricht wenig Fortschritte.

Diagnose. Erblich-kongenitale Sprachschwäche schweren Grades.

Weiterer Verlauf. Wurde mit 17 Jahren wieder geschickt. Otolaryngologisch und neurologisch weiterhin normal. *Stimme* ist klar, altersentsprechend, jedoch absolut monoton, kann überhaupt nicht singen (tonstumm). *Sprache* ist schlecht artikuliert, sehr unklar, zahlreiche Auslassungen wie (L), (R), (Th), Endungen, sowie schwer dysgrammatisch. Kann längere Wörter wie „Elektrizität" überhaupt nicht wiederholen. Die Redeweise ist kaum verständlich. *Lesen* fehlt weiter, kann lediglich seinen Namen schreiben, aber mit zwei schweren Fehlern. *Psychologisch.* Intelligenz ist durchschnittlich (praktischer IQ = 96, verbaler IQ = 90). Organischer Hirnschaden ist wegen der ziemlich guten Wahrnehmungsleistung unwahrscheinlich. *Musikalität* in allen Kategorien völlig abwesend. Kann weder pfeifen, summen, singen, noch die einfachste Melodien erkennen. *Graphologisch.* Absoluter Analphabet. Obwohl er das Alphabet kennt und einzelne Blockbuchstaben lesen kann, fehlt ihm das Integrieren von zwei Buchstaben zu einem einsilbigen Wort (to, me, my, usw.) Die perzeptuelle und motorische Leistung ist vermindert, er kann aber einzelne Buchstaben kopieren. Die Händigkeit ist kaum erworben, denn er ist *wahrhaft ambisinistral*, also mit beiden Händen gleich linkisch-ungeschickt. Betonte Umkehrtendenz mit bevorzugtem Nachzeichnen in linksläufiger Richtung. *Mathematisch* besser begabt und ziemlich gut in den vier Grundrechnungen.

Schlußdiagnose. Schwerste Form der angeborenen Sprachschwäche mit totaler (expressiv-rezeptiver) Amusie, Dyspraxie, unreifer Zerebralität, doppelter Linkischkeit und verwirrter Direktionalität, alle auf erblich-angeborener Grundlage.

Symptome. Manche leseschwache Kinder erlernen zunächst die Buchstaben nicht und verwechseln sie sogar nach mehrjährigem Schulbesuch beim Lesen und Schreiben (*Literale* Wortblindheit). Es ist also die Assoziation von Buchstabenbild und Lautklang gestört. Später sind die Kinder nicht imstande, die aus an sich bekannten Buchstaben zusammengesetzten Wörter zu lesen, was man *verbale* Wortblindheit nennt. Nachdem auch diese Schwierigkeit überwunden ist, bleiben charakteristische Störungen des Lesens und Schreibens zurück. Bestimmte Buchstaben werden ausgelassen, umgestellt oder hinzugefügt. Dadurch erscheinen die Wörter und Sätze verstümmelt, so daß der Sinn verändert ist. In schweren Fällen kommt es zum Überspringen ganzer Zeilen. Häufig sind Wortumkehrungen durch linksläufiges Lesen zufolge einer Störung der räumlichen Orientierung oder Direktionalität.

In der *Fehlertextprobe* von F. Bachmann (1926, 1927) erkennen die Leseschwachen die Druckfehler nur halb so oft wie gleichaltrige normale Kinder. *Diktatschreiben* erweist sich als schwer gestört. *Abschreiben* erfolgt hingegen als mechanisches Abmalen und ist daher weniger beeinträchtigt. Die schlechte Orthographie ist gewöhnlich von *häßlicher Handschrift* begleitet (K. G. Roman, 1959, 1963; H. C. Faigel, 1965). Daraus ergibt sich wieder, daß es sich im Falle der Leseschwäche nicht um rein optisch-visuelle Fehler handelt (O. Pötzl, 1928, 1937).

Beweise für die vorwiegend *auditive* Natur der Dyslexie lieferte Rutherford (1909), als er auf die hochgradige Unfähigkeit der zusammengesetzten *Aussprache von vorbuchstabierten Wörtern* verwies. Auch dem Normalen fällt es schwerer, ein buchstabiertes Wort zu erfassen, anstatt es als verbundenen Klangkomplex global zu hören. Je nach dem Vorstellungstypus hilft man sich, indem man sich die Buchstaben aufgeschrieben oder ausgesprochen vorstellt, oder man muß sie gar selbst aufschreiben, wie beim Telephonieren. Für den Leseschwachen aber ist diese normale Schwierigkeit zur Unlösbarkeit gesteigert. Obwohl das Schreiben der betreffenden Buchstaben isoliert nicht möglich sein mag, werden Eigennamen oder gewisse häufige Wörter oft als ein Siegel oder stereotype Figur gezeichnet, wie eine stenographische Abkürzung.

Gleichzeitig kann die auch als isolierte Störung bekannte *Notenblindheit* bestehen, vor allem in Fällen von reiner Wortblindheit.

Verbindung von Dyslexie mit *Rechenstörungen* hat J. H. FISHER (1905) beschrieben. In solchen Fällen muß man sich überlegen, ob das gestörte Rechnen durch die Leseschwäche selbst bedingt ist, weil die Kinder die Ziffern mit dem Auge nicht erkennen. Dann geht aber das Kopfrechnen anstandslos vor sich. Eine *echte Dyskalkulie* liegt indessen vor, wenn das Rechnen unabhängig vom Leseakt und in allen Formen gestört ist, wie etwa im GERSTMANN Syndrom.

In der Mehrzahl der Fälle von angeborener Leseschwäche erweist sich jedoch das Rechnen als ungestört oder sogar als besonders gut entwickelt (O. PÖTZL, J. LANGE). Das erinnert wieder an die angeborene Sprachschwäche, welche gewöhnlich mit *überdurchschnittlicher mathematischer und wissenschaftlicher Begabung* verbunden ist. M. REINHOLD (1964) bestätigte, daß viele dyslektische Kinder in der Mathematik viel besser begabt sind. In seiner wichtigen Übersicht der Literatur und der Informationsquellen beschrieb H. L. COX (1966) die häufige Störung der strephosymbolischen Dyslexie gemäß den üblichen neurologischen Gesichtspunkten. Wieder fiel die überraschende Diskrepanz zwischen den schlechten linguistischen und guten mathematischen Leistungen auf.

Versuche über das *visuelle Erkennen* von Figuren und tachistoskopische Untersuchungen zeigten ein gutes optisches Auffassungs- und Erinnerungsvermögen solcher Kinder (F. BACHMANN, 1926, 1927). Die visuelle Wahrnehmung an sich ist also nicht gestört, solange keine eindeutigen Formen der Strephosymbolie vorliegen. Dann muß man die räumliche Konfusion mit ihren Tendenzen zur Inversion und Strepholexie von den hirnpathologischen Zeichen der visuellen Agnosie abgrenzen. Auch E. SCHORRE (1941) fand in seinem Fall von Wortblindheit und mit mäßigem Schwachsinn den *Sehakt* in allen Stationen ungestört. Die Sehleistungen, wie visuelles Zählen, Auffassen optischer Figuren, visuelles Vorstellungsvermögen, Erkennung und Bezeichnung von Farben, räumliche Orientierung oder visuell gesteuerte konstruktive Verrichtungen waren normal.

Amerikanische Pädagogen berücksichtigen alle denkbaren organischen Ausfälle als Ursachen der Leseschwäche, darunter auch die peripheren Störungen des Gehörs. SOLMS reiht aber schlechte Hörschärfe ausdrücklich unter die sekundären symptomatischen Fälle, die also nicht zur primären Leseschwäche gehören. Auf Ersuchen des New Yorker Reading Institutes ließ ich 100 leseschwache Kinder und Jugendliche mit den grundlegenden Methoden der Audiometrie untersuchen (Audiogramm, Sprachprüfungen, usw.) Ihre *periphere Hörschärfe* war fast ausnahmslos überdurchschnittlich gut (ARNOLD, 1957, 1958).

Im Gegensatz dazu fand THIELE (1938) eine *zentrale auditive Schwäche* für das Erkennen und Festhalten von Klangassoziationen und Wortfolgen. Eine wachsende Zahl von Untersuchungen der feinen psychoakustischen Leistungen von dyslektischen Kindern zeigte deren verminderte Fähigkeit zur *feinen Klangunterscheidung*. Darüber haben wir in den Kapiteln über Musikalität und Worttaubheit eingehend berichtet. Solche Befunde bestätigen die klinische Annahme, daß viele Fälle der angeborenen Leseschwäche, namentlich in Verbindung mit der familiären Sprachschwäche, mit der *Minderleistung in der gesamten psychoauditiven Modalität* kausal verwandt sind, also auch mit der Unmusikalität.

Auf diese Weise können wir den Kreis der Argumente schließen, welche die drei Hauptkomponenten der menschlichen Kommunikation verbinden: 1. kongenitale Begabung mit *Musikalität* als dem Prototypus der feinen auditiven Diskrimination; 2. den ebenso heredokonstitutionellen Faktor des *Lateralitätserwerbes*, welcher den Grad der psychomotorischen Ausreifung widerspiegelt; 3. die daraus resultierende Fähigkeit zur *Sprachformulierung*, welche die Leichtigkeit des verbalen Ausdruckes bestimmt.

Recht häufig ist die Leseschwäche mit *anderen Sprachstörungen* verbunden, wie Lispeln, Artikulationsstörungen des (L) und (R), sowie Dysgrammatismus. NADOLECZNY (1929) war der gleichen Meinung. Wenn er damals Stottern fand, glauben wir heute, daß er das Polter-Stottern gemeint haben dürfte. Diese zusätzlichen Manifestationen der verzögerten oder erschwerten Sprachentwicklung sind mit der Leseschwäche nicht direkt verwandt, weder als

Ursache, noch als Folge. Sie sind daher als weitere und parallele Äußerungen der anlagemäßigen Begabungsmängel aufzufassen und beweisen, daß solche kombinierte Fälle durch das übergeordnete Syndrom der angeborenen Sprachschwäche bedingt sind.

Diagnose. Die diagnostische Klärung bedarf der engen Zusammenarbeit mehrerer Spezialisten. Der *Otolaryngologe* schließt peripheren Hörverlust aus, denn sonst gehörte eine derartige Leseschwäche zur Gruppe der audiogenen Sprachstörungen. Den *Augenarzt* brauchen wir zum Abgrenzen der peripheren Störungen der Augenfunktion oder von zentralen Läsionen des Sehaktes. Der *Neurologe* hilft mit der Differenzierung von motorischen und sensorischen Funktionseinbußen, einschließlich Lateralität, Dyspraxie, Dysgnosie und erworbene Schäden der Hirnfunktion.

Mehr als früher sollte der *Audiologe* die gesamte Hörfunktion untersuchen, auch mit den verfeinerten Prüfungen zur Erfassung der zentralen Hörwahrnehmung und Diskrimination. Der *Sprachpathologe* oder Phoniater beschreibt die gesamte sprachliche Leistung nach linguistischen Kriterien. Am wichtigsten ist die Aufgabe des *Psychologen* zur Auswertung und Beschreibung der intellektuellen Leistungen, einschließlich die perzeptuellen, konzeptionellen und interprätierenden Faktoren. Schließlich gehören die Prüfungen von Lateralität und Musikalität zu dieser Testbatterie.

E. Newson (1962) besprach die *visuelle und konzeptionelle Diskrimination* als Grundlage des Lesens und seiner Störungen. J. B. de Quirós (1964) sowie de Quirós und Della Cella (1963) gaben eine genaue Analyse der perzeptuellen Schwierigkeiten, welche sie unter dyslektischen Kindern in Argentinien fanden und schlugen eine ausführliche Testbatterie zur vollständigen Auswertung vor. Ihre Befunde waren den unsereren sehr ähnlich, wie oben geschildert wurde.

Gemäß de Hirsch und Jansky (1966) ist die *frühe Vorhersage* der Störungen des Lesens, Schreibens und der Orthographie mit Hilfe einer Batterie von 20 ausgesuchten Testen möglich. Aus diesen vorhersagenden Testen wurden 10 ausgesucht, welche einen „Prädikativen Index" zum Gebrauch im Kindergartenalter ergeben. Das Buch von H. R. Myklebust (1966) enthält den ersten standardisierten Test zum Messen der Entwicklung und der *Störungen der geschriebenen Sprache*, nämlich den „Picture Story Language Test".

Aus der Analyse der lektischen und graphischen Fehlleistungen ergibt sich das klinische Bild des Einzelfalles. Neben den immer aufschlußreichen Angaben der Vorgeschichte wollen wir uns hierbei einiger charakteristischer Unterschiede zwischen der sekundären erworbenen Wortblindheit und der primären angeborenen Leseschwäche erinnern. Die *erworbene reine Wortblindheit* des Erwachsenen bei zerebralen Herderkrankungen ist im Gegensatz zur kongenitalen Leseschwäche durch fehlerfreies Diktatschreiben, aber mühsames Kopieren gekennzeichnet. Auch gegenüber der ihr am ähnlichsten *verbalen Form der Alexie* des Erwachsenen bestehen Unterschiede, indem bei der angeborenen Leseschwäche die phonetisch *lautverwandten* Schriftzeichen (F und W) ebenso häufig verwechselt werden, wie die alphabetisch *benachbarten* oder optisch ähnlichen Buchstaben (V und W).

Daraus geht neuerlich hervor, daß die reine Wortblindheit eine *visuelle* Agnosie bedeutet, während bei der kongenitalen Leseschwäche eher die *auditiv*-dysgnostischen Elemente vorherrschen. Die beim erwachsenen kongenital Leseschwachen zurückbleibende *Störung der Orthographie* ist ein weiteres Unterscheidungszeichen von der erworbenen reinen Wortblindheit, welche die bereits entwickelte Orthographie nicht mehr stört. Über alle weiteren, für die therapeutische Praxis indes nicht so wichtigen Einzelheiten gibt das neurologische Schrifttum genaue Auskunft. Insbesondere faßt SOLMS (1948) die symptomatologischen Unterschiede zwischen der echten kongenitalen Leseschwäche und der rein erworbenen Wortblindheit in einer ausführlichen Tabelle zusammen, welcher wir uns anschließen (Tab. 11). Für die Untersuchung wurde E. ILLINGS zusammenfassendes Schema vorgeschlagen (zit. bei J. LANGE, 1936).

Tabelle 11. *Unterschiede zwischen angeborener und erworbener Dyslexie*

	Angeborene Leseschwäche	Erworbene reine Dyslexie
Wesen der Störung	rein globale Wortauffassung	gestörte Synthese
Fehlertyp	linguistisch-phonetisch sequentiell	visueller Gestaltverlust
Diktatschreiben	unmöglich	intakt
Kopieren	ziemlich gut	schwer gestört
Orthographie	schwer gestört	erhalten
Buchstabieren	sehr schlecht	wenig betroffen
Dyspraxie	kongenitale Ungeschicklichkeit	konstruktive Apraxie
Hemianopsie	fehlt immer	immer vorhanden
Farbenagnosie	fehlt zumeist	immer vorhanden
Art der Agnosie	auditiv	visuell
Mathematik	besser begabt	kann gestört sein
Musikalität	gering oder fehlend	durchschnittlich
Lateralität	typisch gestört	normal
Direktionalität	invertiert, konfus	normal

Die **Therapie** sucht die Störungen mit entsprechend angepaßten Übungen auszugleichen. Durch die psychologische Analyse des Einzelfalles und seines vorherrschenden Vorstellungstypus wird entschieden, ob bei dem lange fortzusetzenden Nachhilfeunterricht das traditionelle oder das fortschrittliche Leseverfahren von größerem Vorteil ist. Im allgemeinen ist nämlich die moderne Gestaltmethode der globalen Auffassung des Wortes als ganzheitliche Einheit für visuelle Vorstellungstypen günstiger. Nachdem diese *synthetischen Globalmethoden* genügend lange erprobt waren, hat sich herausgestellt, daß sie sich für sprachlich rückständige Kinder weniger eignen als der *buchstabierend-analytische* Lese-Schreibunterricht der alten Schule.

Deswegen ziehen die Pädagogen für *leseschwache Kinder die klassische und analytische Lautiermethode* vor. In einer neueren Stellungnahme lehnt auch G. DE BUTELMAN (1956) die global-synthetischen Lesemethoden als ungeeignet ab. Umso mehr tritt sie für die Kombination des traditionellen Leseunterrichts mit besonderen Übungen des Raumsinnes ein. Weil die Leseschwäche hauptsächlich von der gemischten oder unbestimmten Dominanz abhänge, sei auf die Überwindung der räumlichen Konfusion besonderer Nachdruck zu legen.

Indem er die neuen globalen Lesemethoden gradezu als die auslösende Ursache der Dyslexie anschuldigt, fordert B. MINNIGERODE (1965) den *analytisch-phonetischen* Unterricht für solche Fälle. A. YARDLEYS (1962) ausführliches Programm des fortschrittlichen Leseunterrichtes in der Grundschule zielt auf die Vorbeugung der Dyslexie. H. DIACK (1962) beschrieb das gegenwärtige System des Leseunterrichtes in England. Es beginnt mit phonetisch einfachen Wörtern und beläßt die „Exzentrizitäten" der englischen Orthographie für später. Das anfängliche Lehralphabet nach Sir JAMES PITMAN wurde von L. FOTHERINGHAM (1965) für die Behandlung der Leseschwäche empfohlen.

Schreibübungen mit der linken Hand wie zur Kompensation der motorischen Aphasie hat F. WARBURG vorgeschlagen. Ähnlich wie bei Dysgrammatismus handelt es sich schließlich um die *intensive Integration* aller Sinneswahrnehmungen. Deshalb ist es zweckmäßig, die praktischen Übungen mit optischen, akustischen, taktilen und motorischen Reizen zu verbinden. So empfiehlt H. WIESER (1947) das Üben des Nachschreibens in der Luft oder im Sand. Durch sinngemäße rhythmische Bewegungen unterstützte Sprüchlein, sowie Abbildungen der zu schreibenden Wörter fördern die Festigung der Buchstabenbilder und deren Assoziation mit den entsprechenden Lautklangkomplexen. Auch lautes Lesen im Chor ist günstig. A. TAMM (1929) lenkt die Aufmerksamkeit auf die visuellen Gedächtnisbilder, um sie besser einzuprägen.

Falls andere Sprachstörungen bestehen, sollen sie durch entsprechende *Sprachtherapie* beseitigt werden. C. E. RENFREW (1962) betonte das laute Lesen als Teil des Artikulationsunterrichtes. Leider läßt sich diese Tatsache nicht umkehren. Während nämlich die Sprachbehandlung die Artikulation fördert, verbessert sie das Leseverständnis nicht in merkenswerter Weise (R. K. SOMMERS et al., 1961).

Von besonderem Werte für die Fälle von gemischter Lateralität erscheinen die *Stereo-Leseapparate* der Keystone View Co. in Meadville, Pennsylvania. Die Methode des *chiroskopischen Zeichnens* demonstriert, daß nur eine Netzhautmakula das Vorbild tatsächlich sieht und dann auf beide okzipitale Sehfelder projiziert. Das nicht exponierte Auge vermeint dann, auf Grund einer *kortikalen Rückkoppelung* das gleiche Bild zu sehen, obwohl das Objekt wegen der stereoskopisch getrennten Projektion für dieses zweite Auge nicht sichtbar war.

Auf diesem Prinzip beruhen die Rehabilitätsverfahren des „Stereo-Reader Service" von C. H. DELACATO (1961), sowie des „Language Development Service" von V. W. LEAVELL (1961). Nach gebührender Feststellung der Händigkeit und Äugigkeit werden bestimmte optische Figuren in den stereoskopischen Leseapparat eingeführt. Wenn das rechte Auge zu üben ist, kommt das Vorbild auf die rechte Seite des Apparates zu liegen und umgekehrt. Mit der gleichseitigen Hand sind dann die Figuren nachzuziehen, wodurch die Koordination von Auge und Hand geübt wird.

Prognose. Der Ausgang ist in bezug auf das Lesen und Schreiben verschieden. Die *Störung des Lesenlernens* wird allmählich überwunden. Leichte Reste können aber zurückbleiben. NADOLECZNY (1926, 1929) berichtete über ehemals dyslektische Akademiker mit guten Berufserfolgen.

Dagegen läßt sich die *Schreibstörung* nicht so gut ausgleichen. PLATE (nach NADOLECZNY) beobachtete einen Naturforscher und einen Militärschriftsteller (Q-Typus?), die sich ihre Arbeiten wegen der eigentümlichen Schreibfehler ständig verbessern lassen mußten. Von einem erblich-kongenital dyslektischen Schriftsteller und Industriellen (Q-Typus?) erhielt J. LANGE folgende Buchwidmung: „Furchtlos treten sie for und spotten des großen Geleerten." Ferner erwähnte er den kongenital wortblinden schwedischen Dichter FRÖDING. Auf die schon von THIELE (1938) angeführte Selbstbeschreibung eines lese-schreibschwachen Arztes hat SCHORRE (1941) neuerlich hingewiesen. Die Mängel ließen sich soweit ausgleichen, daß wie bei drei weiteren Klassenkameraden (Priester, Arzt, Philologe) eine Behinderung des akademischen Berufes nicht vorlag. SCHORRES 25jähriger Soldat hingegen blieb Analphabet und hat es nur durch geschicktes Verhalten verstanden, sein Gebrechen während dreijähriger Militärdienstzeit so zu verbergen, daß er Gefreiter wurde und sogar einen Orden erhielt. Es ist bezeichnend, daß sich unter diesen Fällen von überwundener Leseschwäche *kein einziger Musiker* befand.

Seitdem man einsieht, daß die Lese-Schreibschwäche einen Endzustand in der Reihenfolge der Entwicklungsstörungen der Sprache darstellt, fühlen sich erfahrene Sprachpathologen und Phoniater völlig berechtigt, das Auftreten der dyslektischen Schwierigkeiten vorauszusagen. Wenn also die Kinder an großen Instituten mehrmals vorgestellt werden, so daß man sie nacheinander im Zustande der verzögerten Sprachentwicklung, des allgemeinen Stammelns und schließlich des Dysgrammatismus wiedersieht, dann fällt es nicht schwer, ihre offensichtliche Sprachschwäche für künftige Hemmungen des Lesens und Schreibens verantwortlich zu machen.

Im gleichen Sinne äußerte sich K. DE HIRSCH (1955) als sie die Möglichkeit einer solchen *Vorhersage künftiger Leseschwierigkeiten* nachwies. Mit Hilfe einer Serie von psychologischen Testen kann man also bei 5- bis 6jährigen sprachschwachen Kindern ziemlich sicher annehmen, daß während ihrer ersten Schuljahre dyslektische Ausfälle zu erwarten sein werden. Dazu gehören vornehmlich die Fälle von Hörstummheit, Worttaubheit, allgemeinem Stammeln, Dysgrammatismus und Poltern, also die Vertreter des angeborenen Sprachschwächetypus. Eine solche Vorhersage ist deshalb wichtig, weil sie die rechtzeitige Vornahme einer angemessenen Behandlung ermöglicht.

Damit aber beugt man *sekundären emotionellen Reaktionen* vor, welche sich auf der Grundlage der kongenitalen Sprachschwäche entwickeln können. Dazu gehört vor allem das Stottern in der tachyphemischen Form, also das *Polter-Stottern* zufolge einer angeborenen sprachschwachen Konstitution.

Literatur

Angeborene Lese-Schreibschwäche

ARDISSONE, M. B.: Dislexia. An. Fonol. Audiol. 2: 29, 1956/57. — ARNOLD, G. E.: Angeborene Lese- und Schreibschwäche. Sprachforum, 2: 260, 1957; — Estudios audiológicos en escolares disléxicos. An. Fonolog. Audiol. 2: 271, 1958.

BACHMANN, F.: Angeborene Leseschwäche. I. Vers. Dtsch. Ges. Sprach-Stimmheilk. München 1926. Zbl. Hals- usw. Heilk. 9: 892, 1926; — Kongenitale Wortblindheit, angeborene Leseschwäche. Abhandl. Neurol. Psychiatrie, Nr. 40, 1 bis 72, 1927 (Alte Literatur). — BALDAN, G.: Considerazioni sul comportamento al "Test della memoria verbale" di soggetti affetti da "dislessia specifica". Boll. Soc. Ital. Fonet. Audiol. 11: 69, 1961/62. — BARBER, W. B.: Binocular Vision. Brit. J. Physiol. Optics, 10: 64, 1936. — BARNES, J.: Vital Capacity and Ability in Oral Reading. Quart. J. Speech, 12: 176, 1926. — BERKHAN, O.: Wortblindheit, angeborene Leseschwäche. Arch. Psychiat. 16: 1885, 17: 1886. — BERNER, G., and D. BERNER: The Relation of Ocular Dominance, Handedness, and the Controlling Eye in Binocular Vision. Arch. Ophthalm. 50: 603, 1953. — BODER, D. P.: Fortschritte der Behandlung der Lesestörung. Mschr. Ohrenheilk. 71: 1077, 1937. — BONTRAGER, O. R.: Remedial Reading and General Semantics. In: "Speech and Voice Correction" (Edit.) E. FRÖSCHELS 1948. — BOREL-MAISONNY, S.: Les fautes d'orthographe: Tests propres à en discerner l'origine. Soc. Alfred Binet, Bull. No. 374, 1946; — Les Dyslexies: Definition, Examen, Classement, Reéducation. Folia Phoniat. 3: 86, 1951. — BRAIN, W. R.: Visual Object-Agnosia with Special Reference to the Gestalt Theory. Brain, 64: 43, 1941. — BRUNI, R.: Osservazioni sullo sviluppo dell'apprendimento della lettura. Boll. Soc. Ital. Fonet. 10: 142, 1960. — BURRI, C.: Process of Learning Simultaneous Binocular Vision. Arch. Ophthalm. 28: 235, 1942.

CENTER, S. S., and G. L. PERSONS: Some Causes of Reading Retardation. Reading Clinic Series, No. 1, 1946. — CHARLTON, M. H.: Reading Difficulty and Language Type. Folia Phoniat. 16: 297, 1964. — CLARK, B.: Eye Movement Study of Stereoscopic Vision. Amer. J. Psychol. 48: 82, 1936. — CLEMENTS, S. D., L. E. LEHTINEN and J. E. LUKENS: Children with minimal brain injury. Chicago: Natl. Soc. Crippled Children and Adults, 1964. — COX, H. L.: Strephosymbolia, a common lesion. South. Med. J. 59: 315, 1966. — CRITCHLEY, M.: Developmental dyslexia. Springfield, Ill.: Ch. C Thomas, 1964.

DANTZIG, B. VAN: Writing, Typing and Speaking. J. Speech Dis. 4: 297, 1939; — Schrijven, typen en spreken. Tijdschr. Logop. Phoniat. 11: No. 5, 1939. — DEARBORN, O. W. F.: Ocular and Manual Dominance in Dyslexia. Psychol. Bull. 28: 704, 1931. — DE HIRSCH, K.: Specific Dyslexia or Strephosymbolia. Folia Phoniat. 4: 231, 1952. — DE HIRSCH, K., and J. J. JANSKY: Early prediction of reading, writing and spelling ability. Brit. J. Dis. Commun. 1: 99, 1966. — DELACATO, C. H.: The Delacato Stereo-Reader Service. Meadville, Penna, Keystone View Company, 1961; — The diagnosis and treatment of speech and reading problems. Springfield, Ill.: Ch. C Thomas, 1963; — The treatment and prevention of reading problems. Springfield, Ill.: Ch. C Thomas, 1965. — DOEHRING, D. G., and J. ROSENSTEIN: Visual

Word Recognition by Deaf and Hearing Children. J. Speech Hearing Res. 3: 320, 1960. — Diack, H.: Teaching Reading. Speech Pathol. Therapy, 5: 20, 1962.

Eustis, R. S.: Specific Reading Disability. New Engl. J. Med. 237: 243, 1947; — Specific Reading Disability. Indep. School Bull. April, May, 1947.

Faigel, H. C.: Language disability. J. Dis. Children 110: 258, 1965. — Fink, W. H.: The Dominant Eye: Its Clinical Significance. Arch. Ophthalm. 19: 555, 1938. — Finnegan, L. M.: Relation of Certain Biomechanical Factors of Writing Activity to Visual Performance and Occlusion. M. A. Thesis, University of Texas, August, 1945. — Fisher, J. H.: Congenital word blindness. Ophthalm. Rev. No. 11: 315, 1905. — Flower, R. M. (Edit.): Reading disorders: A multidisciplinary symposium. Philadelphia: Davis, 1965. — Fotheringham, L.: In obedience to the written word. Speech Pathol. Ther. 8: 23, 1965. — Fogerty, E.: Notes on Some Cases of Word Blindness. J. Speech Dis. 3: 113, 1938. — Frazer, J., J. Ogden and F. Robinson: The Testing of Binocular and Monocular Reading Skill. J. Educat. Res., 33: 528, 1940. — Frenzel, Fr.: Der erste Lese-Unterricht auf phonetischer Grundlage. Ein Beitrag zur Hygiene der Sprache. Mschr. ges. Sprachheilk. 10: 193, 1900. — Friedländer, M.: Kongenitale Wortblindheit (angeborene Leseschwäche). Mschr. Ohrenheilk. 62: 796, 1928.

German de Butelman, I.: Dislexias. An. Fonol. Audiol. 1: 145, 1956. — Gesell, A., F. Ilg and G. Bullis: Vision: Its Development in Infant and Child. New York: Paul B. Hoeber, 1950. — Goetzinger, C. P., D. D. Dirks and C. J. Baer: Auditory Discrimination and Visual Perception in Good and Poor Readers. Ann. Otology etc. 69: 121, 1960. — Grewel, F., und E. Margadant-Mainz: Analyse eines Falles von Lese- und Rechtschreibeschwäche (Entwicklungsdylexie). Curr. Probl. Phoniat. Logop. 1: 163, 1960.

Hallgren, B.: Specific Dyslexia: A Clinical and Genetic Study. Acta Psychiat. Neurol. Scand. Suppl. 65, 1950. — Ham, R. E.: Relationship between Misspelling and Misarticulation. J. Speech Dis. 23: 294, 1958. — Hamilton, P. G.: The Visual Characteristics of Stutterers during Silent Reading. Doct. Diss. Columbia U. New York, 1940. — Harris, A. J.: Lateral Dominance, Directional Confusion, and Reading Disability. J. Psychol. 44: 283, 1957. — Hermann, K.: Reading Disability: A Medical Study of word-Blindness and Related. Handicaps. Springfield: C. C. Thomas, 1960. — Hinshelwood, J.: Visual memory for words and Figures. Brit. Med. J. No. 21: 1896; — Congenital Word-blindness. London: H. K. Lewis, 1917.

Jarbinet-Paes, D.: Dépistage des prédyslexiques. 10. Int. Speech and Voice Therapy Conf. Barcelona. Acta Oto-Rino-Laring. Ibero-Amer. p. 78, 1957. — Jenkins, R. L., A. W. Brown and L. Elmendorf: Mixed Dominance and Reading Disability. Amer. J. Orthopsychiatry, 8: 72, 1937. — Johnston, P. W.: The Relation of Certain Anomalies of Vision and Lateral Dominance to Reading Disability. Monograph, 7: 2, National Research Council, Washington, D. C., 1942. — Jones, M. V.: The Effect of Speech Training on Silent Reading Achievement. J. Speech Dis. 16: 258, 1951.

Kaiser, L.: Dyslectische Kindern. Ned. Tijdschr. Geneesk. 100: 756, 1956. — Keeney, A. H., und V. T. Keeney: Dyslexia. Saint Louis: C. V. Mosby, 1968. — Kerr, J.: Congenital Word-blindness. Brit. Royal Statist. Soc. June 1896. — Kinsbourne, M., and E. K. Warrington: Disorders of Spelling. J. Neurol. Neurosurg. Psychiat. 27: 224, 1964. — Kirchhoff, H., und B. Pietrowicz: Neues zur Lese- und Rechtschreibschwäche. Basel: Karger, 1963. — Krabbe, M. J.: Das Denken des wortblinden Typus. 9. Congr. Intern. Ass. Logoped Phoniat. Zürich 1953, p. 77.

Lange, J.: Agnosien und Apraxien. In „Handbuch Neurologie" von O. Bumke und O. Förster, 6: 807, 1936. Kongenitale Wortblindheit, p. 841. — Leavell, U. W.: Manual of Instructions, The Leavell Language-Development Service. Keystone View Company, Meadville, Penna., 1961. — Leischner, A.: Die Störungen der Schriftsprache. Stuttgart: G. Thieme, 1957. — Leland, B.: Symptoms of Directional Confusion among Children Who Cannot Read. Childhood Education, p. 406, 1938. — Liebmann, A.: Vorlesungen über Sprachstörungen. Nr. 6, Kinder, die schwer lesen, schreiben und rechnen lernen. Berlin: Oscar Coblentz, 1906. — Loring, M. W.: An Investigation of the Law of Eye Movement. Psychol. Review, 22: 354, 1915. — Lubkin, V.: Reading disability, a symposium. Bull. N. Y. Acad. Med. 44: 459, 1968.

McCoard, W. B., and S. N. LeCount: An Oral Reading Evaluation of Good and Poor Silent Readers. Speech Monograph, 18: 288, 1951. — Malisch, K.: Die phonetische Grundlage im synthetischen Leseunterricht. Arch. exper. klin. Phonetik, 1: 157, 1914. — MAXWELL, S. T.: Muscle Balance Determination at the Reading Distance. Arch. Ophthalm. 52: 198, 1941. — MIELECKE, A.: Über Störungen der Schriftsprache bei Schulkindern. Mschr. ges. Sprachheilk. Nr. 3 bis 4, p. 103, 1893. — MONEY, J. (Edit.): Reading Disability, Progress and Research needs in Dyslexia. Baltimore: John Hopkins Press 1962. — MORGAN, W. P.: A case of congenital Word-blindness. Brit. Med. J. p. 1378, 1896. — MOTTIER, G., und A. JELLINEK: Über das Auftreten von sensorischen Störungen bei kongenitaler Lesestörung. 8. Congr. Intern. Ass. Logop. Phoniat. Amsterdam 1950, p. 99. — MURROUGHS, T.: Optometric Care of Retarded Readers — The Dominancy Evaluation. Optometric Extension Program Postgraduate Papers. Duncan, Okla. 33: Series I, No. 9, 1961. — MYKLEBUST, H.: Development and disorders of written language. New York: Grune and Stratton, 1966.

NEWBURGER, H. M.: A Case of Reading Disability. Nat. Prob. Parole Ass. J. 1: 15, 1955. — NEWSON, E.: Visual and Conceptual Discrimination: The Background to Reading. Speech Pathol. Therapy, 5: 3, 1962.

OGLE, K. N.: Basis of Stereoscopic Vision. Arch. Ophthalm. 52: 197, 1954. — ORTON, S. T.: Word Blindness in School Children. Arch. Neurol. Psychiat. 14: 581, 1925. — Specific Reading Disability: Strephosymbolia. J. Amer. Med. Ass. 90: 1095, 1928; — Reading, Writing, and Speech Problems in Children. New York: Norton, 1937.

PARK, G. E.: Nurture and/or Nature Cause Reading Difficulties? Arch. Pediatrics, 69: 432, 1952; — Electro-Encephalogram and Ocular Function. Amer. J. Ophthalm. 36: 1705, 1953; — Growing up in Reading. Nat. Council Teachers English, May, 1955; — Medical Aspects of Reading Failures. Arch. Pediatrics, 76: 401, 1959; — Functional dyslexia (reading failures) vs. normal reading. EENT Monthly, 45: 74, 1966. — PARK, G. E., et al.: Biological Changes Associated with Dyslexia. Arch. Pediatrics, 72: 71, 1955. — PAUL, V. A.: The Relation of Oral Reading to Remedial Reading in Elementary and Secondary Schools. Quart. J. Speech, 29: 217, 1943. — PÖTZL, O.: Die Aphasielehre. Bd. I. Leipzig und Wien: F. Deuticke, 1928; — Zur Pathologie der optischen Agnosien mit verhältnismäßig geringer Lesestörung. Z. ges. Neurol. Psychiat. 160: 255, 1937. — PRESTON, M. I.: Reading Failure and the Child's Security. Amer. J. Orthopsychiatry, 10: 239, 1940.

QUIRÓS, J. B. DE, and CELLA, M. DELLA: Exploración de los trastornos perceptuales en el niño dislexico. Fonoaudiologia, 9: 23, 1963. — QUIRÓS, J. B. DE: Dysphasia and Dyslexia in School Children. Folia Phoniat. 16: 201, 1964.

REINHOLD, M.: Congenital dyslexia. Speech Pathol. Ther. 7: 100, 1964. — RENFREW, C. E.: The Use of Oral Reading in Speech Therapy. Speech Pathol. Therapy, 5: 16, 1962. — RILEY, H. A.: The Central Nervous System Control of Ocular Movements and the Disturbances of the Mechanism. Arch. Ophthalm. 4: 640, 1930. — ROBBINS, S. D.: The Cause of Reading Disabilities and Their Remedy. J. Speech Dis. 2: 77, 1937. — ROBERTS, R. W., and J. C. COLEMAN: An Investigation of the Role of Visual and Kinesthetic Factors in Reading Failure. J. Educat. Research, 51: 445, 1958. — ROBINSON, H. M.: Why Pupils Fail in Reading. Chicago: Univ. of Chicago Press, 1946. — ROMAN, K. G.: Handwriting and Speech. Logos, 2: 29, 1959. — RUTHERFORD, W. J.: Congenital Wordblindness. Brit. J. Dis. Children, No. 11: 484, 1909.

SÁRBO, A. V.: Die phonomimische Methode des Lautlesenlernens vom ärztlichen Standpunkte. Mschr. ges. Sprachheilk. 17: 59, 1907. — SCHEIDMANN, E. W.: A Simple Test for Ocular Dominance. Amer. J. Psychol. 43: 1931. — SCHORRE, E.: Beitrag zur Kenntnis des Syndroms der angeborenen Lese-Schreibschwäche. Dtsch. Militärarzt, 6: 603, 1941. — SCHUBERT, D.: The Doctor Eyes the Poor Reader. Springfield, Ill.: Ch. C Thomas, 1958. — SCHUBERT, D. G.: A Dictionary of terms and concepts in reading. Springfield: Thomas, 1964. — SELZER, C. A.: Lateral Dominance and Visual Fusion: Their Application to Difficulties in Reading, Writing, Spelling and Speech. Harvard Monographs in Education, No. 12, Cambridge, Mass. 1933. — SHANKWEILER, D.: A study of developmental dyslexia. Neuropsycholog. 1: 264, 1964. — SMITH, L. C.: A Study of Laterality Characteristics of Retarded Readers. J. Exper. Educat. 18: 324, 1950. — SOLMS, H.: Beitrag zur Lehre von der sog. kongenitalen Wortblindheit. Mschr. Psychiat. Neurol. 115: Nr. 1/2. 1948. — SOMMERS, R. K., et al.: Effects of Speech Therapy and Speech Improvement upon Articulation and Reading. J. Speech Dis. 26: 27, 1961. — SPACHE, G. D.: Eye Preference, Visual Acuity, and Reading Ability. Element. School J. 43: 539, 1943. — STROMBERG, E. L.: Binocular Movements of the Eyes in Reading. J. Gen. Psychol. 18: 349, 1938. — SWAN, K. C.: Esotropia Following Occlusion. Arch. Ophthalm. 37: 444, 1947.

THIELE, R.: Kongenitale Wortblindheit. Mschr. Psychiat. 99: 371, 1938.

VERDUYN LUNEL, H. F. E.: De Spraak van Normale en Dyslectische Kinderen. Logop. Phoniat. 28: Nr. 5, 1956. — VILLALOBOSI, E., and G. G. ALCOCER: Los Juegos de Atención y de Preparación para la Escritura y la Lectura, en el Programma de Rehabilitación del Niño con Problemas en la Communicacion. Acta Audiol. Foniat. Hispanoamer. 4: 15, 1962.

WAGNER, R. E.: Fixation-Accommodation Rates as Factors in Reading. J. Educat. Psychol. 15: 579, 1924. — WALKER, R. Y.: A Bibliography on Reading. J. Speech Dis. 3: 273, 1938. — WALLS, G. L.: Theory of Ocular Dominance. Arch. Ophthalm. 45: 387, 1951. — WARRINGTON, E., and O. L. ZANGWILL: A Study of Dyslexia. J. Neurol. Neurosurg. Psychiatry, London, 20: 208, 1957. — WEAVER, C. H., C. FURBEE and R. W. EVERHART: Articulatory Competency and Reading Readiness. J. Speech Hearing Res. 3: 174, 1960. — WEISGERBER, L.: Die Aussichten einer Rechtschreibreform. Sprachforum, 2: 286, 1958. — WIESER, H.: Leseschwäche. Pro Infirmis, p. 37, Jan. 1947, Zürich.

YARDLEY, A.: How Children Learn to Read. Speech Pathol. Therapy, 5: 9, 1962.

ZEDLER, E. Y.: Effect of Phonic Training on Speech Sound Discrimination and Spelling Performance. J. Speech Dis. 21: 245, 1956.

9. Das Poltern: Tachyphemie

Synonyma. Barylalie, Battarismus, Leipophemie, Paraphrasia praeceps, Tachyphrasie, Tumultis sermonis, Bredouiller und Bafouiller (französisch), tartagliare (italienisch), tartajeo oder farfulleo (spanisch), taquifemia (portugiesisch).

Definition. Das Poltern ist eine Schwäche im Formulieren der Sprache, welche sich in einer verwirrten, gehetzten und verschliffenen Redeweise äußert. Diese Schwäche entsteht auf der Grundlage einer angeborenen, ererbten und konstitutionellen Beschränkung in der gesamten psychosomatischen Persönlichkeitsstruktur. Nach den Ansichten von D. WEISS (1936, 1950) handelt es sich um eine aphasieforme „central language imbalance", also ein Unausgewogensein der zentralen Sprachvorgänge auf der höchsten Stufe der zerebralen Integration, welche alle Funktionen der gesprochenen, gedruckten und geschriebenen Sprache leitet. LUCHSINGER und LANDOLT (1951, 1955) führen die ursprünglich von H. FREUND (1934, 1952) vorgeschlagene Auslegung noch weiter, indem sie eine konstitutionell bedingte und erbliche Dysphasie annehmen. Dieser Begriff eines organischen, familiären und Dysphasie-ähnlichen Syndromes der gestörten Sprachfunktion wird von allen neuen Autoren anerkannt. Wie wir in den früheren Kapiteln ausgedrückt haben, stellt das Poltern das Endstadium der kongenitalen Sprachschwäche vor. In seiner profunden Monographie schlägt LUCHSINGER (1963) einen neuen Begriff vor, den der angeborenen Schwäche des Sprachgestaltungsvermögens.

Einteilung. In einem Versuch zur ätiologischen Klassifikation folgten die frühen Autoren den Ansichten von A. LIEBMANN (1924—1925, 1930) im Unterscheiden von zwei Hauptformen des Polterns. Die erste oder *motorische* Form (französisch: bredouiller) wurde durch verminderte Aufmerksamkeit für die kinästhetische und somatomotorische Leistung erklärt. Man dachte an das Vorliegen eines mangelhaften Gleichgewichtes zwischen dem normalen Verlauf der Gedankenprozesse des Polterers und seiner verminderten artikulatorischen Geschicklichkeit, woraus seine artikulatorischen Entgleisungen hervorgehen. Daraus erklären sich auch die häufigen Verbindungen des Polterns mit anderen dyslalischen Zeichen, wie Lispeln oder Rhotazismus.

In einer zweiten oder *rezeptiven* Form des Polterns (französisch: bafouiller) herrschen die Störungen der auditiven Aufmerksamkeit vor. Mit einer zugrunde liegenden Schwäche in der Organisation der Gedanken kombiniert, stört diese auditive Unaufmerksamkeit den logischen Gedankenausdruck und produziert die charakteristischen Irrtümer in der Grammatik und Syntax. Als eine sekundäre Folge auf diese ungenügende auditorische Selbstkontrolle wird die Sprache überstürzt und wiederholend. Fröschels (1931, 1939, 1946; Fröschels und Jellinek, 1928; Fröschels und Kallen, 1930) versuchte, dieses Fehlen der gut organisierten Gedankengänge mit der Abwesenheit von wohl definierten Vorstellungstypen zu korrelieren.

J. A. Florensky (1933) bemühte sich, in die verschiedenen Bilder des polternden Syndromes gewisse Ordnung zu bringen und schlug die Einteilung in zwei Haupttypen dieser gestörten Ausdrucksweise vor: Tachylalie und Paraphrasie. *Tachylalie*, also das rasche Sprechen stammt von einer primären und vorherrschenden Störung, welche sich in der beschleunigten Sprechweise äußert. Wenn diese mit dem polternden Syndrom verbunden ist, schließt sie einen Mangel an rhythmischem Sinn ein, welcher viele somatomotorische Funktionen beeinflußt: dysrhythmische Polypnöe mit gerauschvoller Unterbrechung der mündlichen Sprechmuster durch übermäßig häufige und schlecht eingeteilte Einatmungen; verzerrte Sprechakzente; linkisch-ungeschickte Gesten und Körperhaltung während des Sprechens; sowie einen Mangel an gesellschaftlichem Schliff in allen Umständen der Kommunikation. Das zweite Element der *Paraphrasie* besteht in einer Störung der Sprachgestaltung und umschließt Wiederholungen von Silben oder Wörtern, Wortumkehrungen im Satze, dysgrammatische Entstellungen der Syntax, sowie benennende Schwierigkeiten im Finden des passenden Ausdruckes.

Auf der Basis dieser Unterscheidungen empfahlen Koukol und Poray-Kochitz (1935) die folgende Trias von konstituierenden Elementen, welche im individuellen Einzelfalle in verschiedenen Proportionen vorherrschen: artikulo-motorische, rezeptiv-dysgnostische und rhythmisch-kinetische Störungen. 1. Die *artikulo-motorische* Form des Polterns entsteht aus der entwicklungsmäßigen oder angeborenen Dyspraxie und reflektiert die grundlegende Verminderung der psychomotorischen Aufmerksamkeit durch die vorherrschenden artikulatorischen Schwierigkeiten der pararthrischen *Dyslalie*. 2. Die *rezeptiv-dysgnostische* Form ist der schlecht organisierten inneren Sprache mit einer kurzen Gedächtnisspanne verwandt. Sie umschließt Fehler der Sprachgestaltung, wozu Dysgrammatismus, semantische und benennende Störungen, dyslektische und dysgraphische Schwierigkeiten sowie andere Zeichen der *Paraphrasie* gehören. 3. Die *rhythmisch-kinetische* Form betrifft vorerst die Raschheit des Sprechens, indem sie seine temporalen Gesichtszüge stört. Die tatsächliche Beschleunigung des Sprechtempos ist jedoch der am meisten variable Faktor des Polterns, so daß das Zeichen der *Tachylalie* für die Fälle mit wahrer Überstürzung in der Schnelle des Sprechens vor behalten sein soll.

Frühe Auslegungen. In der Vergangenheit wurde das Poltern als eine relativ seltene und unwichtige Störung der Sprache aufgefaßt. Seine Symptome sind außerordentlich verschiedenartig in ihrer Schwere und erstrecken sich von den „physiologischen" Zungenentgleisungen bis zur völligen Unverständlichkeit aller Äußerungen (R. und H. Bakwin, 1952). Obwohl das Poltern einen der häufigsten und typischesten Sprachfehler darstellt, ist die Zahl der in den Sprachabteilungen gesehenen Polterer sehr klein. Alle früheren Untersucher dieses Problems waren sich in dieser Hinsicht völlig einig. Diese Tatsache ist durch die *charakteristische Einstellung* dieser Patienten ihrer Schwäche gegenüber erklärt: die meisten sind sich ihres Fehlers nicht bewußt, oder betrachten ihn als unwesentlich. Poltern ist eine objektive Störung des Sprechens, welche sehr wenig subjektive Unannehmlichkeit oder Besorgnis erregt. Eine andere Eigentümlichkeit ist ebenso kennzeichnend. Wenn ungeduldige Eltern oder unzufriedene Arbeitsgeber die Polterer auffordern sich endlich Abhilfe zu suchen, dann willigen diese schließlich erst mit Widerwillen ein, indem sie oft protestieren: „Mit mir ist alles in Ordnung; man soll mich doch in Ruhe lassen". So ist es kein Wunder, daß das wenig studierte Syndrom des Polterns in Amerika noch nicht völlig anerkannt ist, wo es häufig mit Stottern verwechselt wird (R. und H. BAKWIN).

Die scheinbar beziehungslosen Bemühungen verschiedener Untersucher zeigen jedoch vermehrtes Interesse an diesem Syndrom. Zwillingsforschung, Elektroenzephalographie, Informationstheorie, Graphologie, phonetische Analyse, sowie neurologische Befunde haben neues Licht auf das komplexe Problem dieses eigentümlichen Syndromes der minderen Sprechfähigkeit geworfen. Was aus diesen Studien hervorkam, bietet ein zusammengesetztes Bild der *Persönlichkeit des Polterers*. Es ist sogar noch wichtiger, daß dieses vermehrte Wissen eine klarere Deutung der stotternden Sprache in der wohlbekannten Störung der wahren Dysphemie hervorgebracht hat. In seinem bekannten Wörterbuch der sprachpathologischen Ausdrücke faßt S. D. ROBBINS (1951) sowohl die polternde Tachyphemie als auch die stotternde Spasmophemie unter dem Sammelnamen der Dysphemien zusammen. WEST und Mitarbeiter (1957) beschreiben das Poltern als eine funktionelle Variante des Stotterns. Es ist tatsächlich wahr, daß wichtige Beziehungen zwischen diesen beiden konstitutionellen Sprachstörungen bestehen.

Die ersten Hinweise auf das Poltern in der Literatur reichen mehr als zwei Jahrhunderte zurück. In seinem Bericht über die erblichen Störungen der Sprache zitiert LUCHSINGER (1959) eine medizinische Dissertation von DAVID BAZIN, welche in Basel im Jahre 1717 erschien und eine klare Beschreibung des Polterns enthält. Als einige der frühen Autoren über Stottern, etwa COLOMBAT DE L'ISÈRE (1830), eine Klassifikation seiner Formen versuchten, dann drückten sie ähnliche Beobachtungen aus. Ebenfalls im Jahre 1830 unterschied der Züricher Arzt R. SCHULTHESS klar zwischen dem Stottern und dem Stammeln in seiner ersten diesbezüglichen Monographie. Ferner zitierte er einen Aphorismus des Hippokrates: „Die unklare Sprache entsteht entweder aus einer Krankheit, oder durch (fehlerhaftes) Gehör; sie tritt auch auf, wenn man etwas hinzufügt, ehe die vorhergehenden Wörter ausgesprochen sind, oder wenn man an etwas anderes denkt, bevor der vorhergehende Gedanke ausgedrückt ist". Diese angenommene Diskrepanz zwischen der *Geschwindigkeit des Denkens* und der motorischen *Fähigkeit zum Sprechen* als eine Ursache der polternden Sprache hat die psychologischen Auslegungen vieler nachfolgender Autoren beeinflußt.

Der berühmte deutsche Internist A. KUSSMAUL besprach das Poltern als eine *spezifische Krankheitseinheit*, für welche er den Ausdruck „Tumultus sermonis" (verwirrte Sprechweise) prägte, als er das erste systematische Lehrbuch über Sprachstörungen im Jahre 1877 herausgab (4. Aufl. 1910). Er war auch einer der ersten, welcher den Begriff der „Wortblindheit" für die erworbene Form der Leseschwäche anwendete. In Wien folgte R. COEN, einer der ersten ärztlichen Sprachspezialisten, diesen Gesichtspunkten in seinem Lehrbuch aus dem Jahre 1886.

Eine der frühesten Beschreibungen des Polterns in der englischen medizinischen Literatur erschien in JOHN WYLLIES Lehrbuch (1894): „Wenn die Wörter sich derart aufeinander drängen, daß sie mit ihrer klaren Aussprache in Konflikt kommen, wurde der Zustand manchmal als Poltern bezeichnet." Des weiteren sagt er, daß die Lautbildung des Polterers zwar normal ist, wenn sie langsam vor sich geht. Sobald aber des Polterers gewöhnliche Sprechweise beginnt, geht die geistige Koordination verloren und halb artikulierte Wörter strömen wie ein Wildbach hervor und folgen sich so rasch wie die „Erbsen, wenn sie aus einem Schnabelkrug herauskollern". Sehr klug schloß damals WYLLIE, daß die Fehler dieser *entwicklungsmäßigen Logorrhöe* für geistige Eigentümlichkeiten kennzeichnend sind, jedoch nicht für irgendeinen Defekt in der Funktion des Sprechmechanismus.

Die erste Monographie mit einer systematischen Studie der Probleme der polternden Sprache wurde von A. LIEBMANN im Jahre 1900 veröffentlicht (Neuauflage 1924 bis 1925). Er verwies ausdrücklich auf die *verminderte auditive Aufmerksamkeit* des Polterers und beschrieb die Symptomatologie so genau, wie wir sie heute sehen.

Alle nachfolgenden Lehrbücher über Sprachstörungen von medizinischen Fachärzten in Neuropsychiatrie, Otolaryngologie, Kinderheilkunde usw. berichteten über die folgenden Entwicklungen in der Auslegung des polternden Syndromes. In der Tat würde kein medizinischer Autor eines allgemeinen Lehrbuches über Sprachpathologie die Darstellung seiner Ansichten über das Poltern auslassen. Dieses *medizinische Interesse* an dem eigentümlichen Syndrom der polternden Sprache steht in schroffem Kontrast zu der allgemeinen Orientierung der Forschung über das Stottern. Namentlich in den angelsächsischen Ländern werden die überwältigende Mehrzahl der Aufsätze über das Stottern von den psychologisch geschulten Sprachpathologen geschrieben. Dazu im Gegensatz stammen die meisten Besprechungen des Polterns von Ärzten, welche in Neurologie oder otolaryngologischer Phoniatrie spezialisiert sind.

Ätiologie. Obwohl unser gegenwärtiges Verständnis der ätiologischen Faktoren ziemlich beschränkt erscheint, ist es dennoch anerkannt, daß eine Gruppe von gewissen Zuständen oder Einflüssen regelmäßig mit dem klinischen Syndrom der Poltersprache assoziiert sind. Weitere Fortschritte zu einem besseren Verständnis lassen sich von der systematischen Auswertung dieser Hinweise erwarten. Deshalb müssen wir die folgenden Faktoren untersuchen: 1. erbliche Einflüsse, 2. kongenitale oder familiäre Sprachschwäche, 3. kongenitale Dyspraxie mit schlechter motorischer Koordination, 4. Störungen der lateralen Dominanz, 5. unterwertige musikalische Begabung im Verein mit Störungen der auditiven Diskrimination, sowie 6. Einflüsse der Umwelt.

1. Erbliche Einflüsse. Die Vererbung spielt in den meisten Fällen der polternden Sprache eine wichtige Rolle. Die früheren Autoren und gegenwärtigen Untersucher sind sich über die erbliche Basis dieser konstitutionellen Schwäche völlig einig. Ähnlich wie andere Formen der gestörten Sprachfunktion findet sich das Poltern ungefähr viermals häufiger im männlichen Geschlecht aller Altersstufen als im weiblichen. Auch diese Tatsache weist auf die konstitutionellen Faktoren hin. Eine der größten Sammlungen von Krankengeschichten der Welt im New Yorker Speech Rehabilitation Institut enthüllt ähnliche Tendenzen unter den Fällen der Entwicklungsstörungen der Sprache. Auf Grund der großen Zahl dieser statistisch signifikanten Beobachtungen lassen sich zwei Formen der erblichen Einflüsse unterscheiden: spezifische und nicht-spezifische Vererbung (ARNOLD, 1958, 1960).

Spezifische Vererbung führt zur Übertragung des *Poltersyndromes* in Familien mit vielen Polterern oder Stotterern. In einer Studie der vererbbaren Sprachstörungen demonstrierte U. PFÄNDLER (1960) die unregelmäßig dominante Vererbung des Polterns. Ein eindrucksvolles Beispiel von spezifischer Vererbung ist in unserer Abb. 101 gezeigt.

Die *nicht-spezifische* Vererbung äußert sich in der Übertragung der *allgemeinen Sprachschwäche*. In diesem Falle zeigt die Aszendenz die häufige Erscheinung von Sprachstörungen in verschiedenen Kombinationen: verzögerte Sprachentwicklung, Dyslalie, Dysgrammatismus, Dyslexie oder Dysgraphie, wobei alle diese Störungsbilder häufig mit kongenitaler Dyspraxie, gestörter Dominanz und anderen Zeichen der verspäteten neuralen Reifung verbunden sind. Wenn das Stottern in solchen Familien aufscheint, dann bedeutet es anscheinend seine erbliche oder tachyphemische Form auf der Grundlage der kongenitalen Sprachschwäche. Weitere Beweismittel für die genetisch-erbliche Natur dieser familiären Syndrome der verspäteten psychomotorischen Ausreifung wurden in den früheren Kapiteln besprochen. Die folgenden Beispiele zeigen den Einfluß der familiären Sprachschwäche auf das manifeste Auftreten des Polterns.

Fall 1. Herr I., 39 Jahre, Ingenieur, rechtshändig. *Familie.* Zwei seiner drei Brüder, ein Vetter und ein Onkel der Vaterseite stottern oder poltern. Alle seien rechtshändig. *Entwick-*

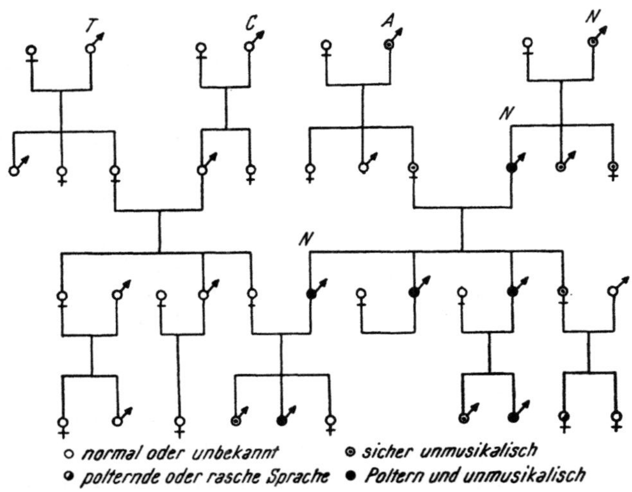

Abb. 101. Stammbaum eines Polterers mit geschlechtsgebundener Vererbung von Poltern und Amusie.

lung. Er lernte spät sprechen, hatte eine zeitlang Schwierigkeit mit dem Lesen und Schreiben und stottert seit Kindheit.

Befund. Allgemein und laryngologisch normal, hohe Intelligenz, erfolgreich im Ingenieurberuf, absolut unmusikalisch. *Stimme* klar, jedoch völlig monoton. *Sprache.* Isolierte Lautbildung ist gut, er spricht aber zu rasch, unklar, läßt Endungen aus; unbeholfene Satzbildung; gelegentlich klonisches Sottern.

Diagnose. Poltern-Stottern (tachyphemische Dysphemie) mit spezifischer erblicher Grundlage, außerdem angeborene Sprachschwäche und Tontaubheit.

Fall 2. W., 9 Jahre, Sohn des vorigen, rechtshändig. *Familie* wie beschrieben. *Entwicklung.* Normale Geburt, keine wesentlichen Krankheiten. Gehen im 12. Monat, Sprechen nach dem ersten Jahr, bettrein im 2. Jahr. Sprach immer undeutlich und viel zu rasch.

Befund. Otolaryngologisch und neurologisch normal. *Gehör* ist normal, aber völlig unmusikalisch. *Stimme* klar, kann aber nicht einmal die einfachste Melodie nachsingen und versucht nie zu singen (kongenitale Melodiestummheit). *Sprache* rasch, hastig, undeutlich, offen genäselt, läßt Endungen aus, stolpert über lange Wörter: sagt „elekesisty“ statt „electricity“, stottert klonisch, kann aber auch viel besser sprechen, wenn er sich zusammennimmt oder langsam wiederholt. *Lesen* langsam, zögernd, Lesefehler, hat erst die Lesefähigkeit des Siebenjährigen in der zweiten Schulklasse erreicht. *Schreiben* sehr unsicher in der englischen Orthographie und Grammatik, kann viele Wörter überhaupt nicht aufschreiben, erfüllt kaum die Anforderungen der zweiten Klasse. *Rechnen* sehr gut, vor allem im Kopfrechnen, zumindest ein Jahr seiner Klasse voraus. *Psychologisch.* Hohe normale Intelligenz mit IQ — 110. Betonter Introvert, beschäftigt sich am liebsten allein mit mechanischen Problemen, ist manuell sehr geschickt.

Diagnose. Tachyphemische Dysphemie auf Grundlage der angeborenen und ererbten Sprachschwäche mit Wortstammeln, funktionell offenem Näseln, Dysgrammatismus, angeborener Lese-Schreibschwäche und angeborener Amusie.

Fall 3. P., 5 Jahre, Bruder des vorigen, rechtshändig. *Familie* wie beschrieben. *Entwicklung.* Geburt normal, keine wesentlichen Krankheiten. Gehen mit 15 Monaten, bettrein erst mit 3 Jahren, erste Sprechversuche erst im 4. Jahr. Machte aber seither gute Fortschritte.

Befund. Allgemein und otolaryngologisch normal. Pädiatrische Untersuchung zeigt Kryptorchismus ohne Hormonstörung. *Gehör* normal mit sehr guter musikalischer Begabung. *Stimme* klar, singt sehr hübsch und altersgemäß. *Sprache.* (L) und (R) fehlen noch, spricht viele Wörter undeutlich oder unvollkommen aus, sagt (me) anstatt (I), bildet unbeholfene Sätze, spricht aber im Ganzen besser und klarer als der ältere Bruder, vor allem zeigt er weder Stottern noch Poltern. *Psychologisch.* Hohe normale Intelligenz mit IQ — 110. Betonter Extrovert, spielt gerne mit anderen Kindern im Freien.

Diagnose. Wortstammeln und leichter Dysgrammatismus nach verzögerter Sprachentwicklung auf Grund verzögerter psychosomatischer Reifung im Zusammenhang mit familiärer Sprachschwäche bei guter allgemeiner und musikalischer Begabung.

Epikrise. Wir sehen Vater und zwei Söhne aus einer rechtshändigen aber sprachschwachen Familie vor uns. Während der Vater und sein älterer Sohn tontaub sind, ist der jüngere Bruder musikalisch begabt. Ebenso liegen bei den ersteren die Symptome der Sprachschwäche und des Polter-Stotterns vor. Dagegen zeigt der jüngere Bruder lediglich die Erscheinungen der verzögerten Sprachentwicklung. Zweifellos ist auch sein Sprachleiden ohne sonstige bekannte Ursachen auf die familäre Sprachschwäche zurück zu führen. Er unterscheidet sich aber als extrovertierte und musikalisch begabte Persönlichkeit von seinem polternden Bruder und Vater. Offensichtlich hängt hier die musikalische Fähigkeit ursächlich mit der verschiedenen Manifestation des Poltern zusammen.

2. Angeborene Sprachschwäche. Die erblichen Gesichtszüge der verminderten sprachlichen Begabung wurden in den früheren Kapiteln besprochen. Dort ergab sich, daß die angeborene Sprachschwäche als Syndrom aus einer typischen Reihenfolge der Störungen in der verbalen Kommunikation aufgebaut ist. Mit dem Fortschreiten der geistigen Entwicklung werden die meisten Manifestationen dieses entwicklungsmäßigen Sprachverzuges allmählich überwunden. In vielen Fällen jedoch bleibt der konstitutionell vorbestimmte Zug des Polterns in einer charakteristischen Weise zurück. Diese Tatsache ging wieder aus den eben erwähnten drei Beispielen hervor. Die angeborene Sprachschwäche bedeutet immer ein familiäres Merkmal.

In den meisten Fällen ist die Sprachschwäche auf der männlichen Seite des Stammbaumes mehr ausgeprägt oder penetrant. Für diesen *Geschlechtseinfluß* haben wir schon viele Erklärungen gehört. Unter diesen scheint die geschlechtsgebundene größere Sprachbegagung des weiblichen Geschlechtes am wichtigsten zu sein. Ob eine spezifisch geschlechts-gebundene Tendenz des männlichen Geschlechtes zur Manifestation, oder größeren Wahrscheinlichkeit des Auftretens des polternden Syndromes im Spiele ist, müßte durch die biogenetische Forschung geklärt werden. Es ist nicht unmöglich, daß solche Untersuchungen zwei Arten der erblichen Einflüsse demonstrieren könnten: eine *größere Widerstandsfähigkeit* des weiblichen Geschlechtes gegenüber der Manifestation, oder Penetranz, der Syndrome der Sprachschwäche und des Polterns; sowie das umgekehrte Phänomen einer *größeren Anfälligkeit* des männlichen Geschlechtes zum Ererben dieser kongenitalen und familiären Merkmale.

3. Kongenitale Dyspraxie. Hinweise auf die ungeschlachte Hast des Polterers während aller motorischen Funktionen findet man regelmäßig in den meisten Beiträgen zum Problem der polternden Sprache. Die kongenitale oder entwicklungsmäßige Dyspraxie bedeutet eine *erbliche* Rückständigkeit der verzögerten psychomotorischen Reifung. In charakteristischer Weise mit dem späten Erwerb

der lateralen Bevorzugung assoziiert, ist die Dyspraxie für die lang anhaltenden Symptome der schlechten Koordination verantwortlich. Solche Zeichen des *motorischen Infantilismus* reflektieren den Verzug in der zerebralen Ausreifung mit den begleitenden neurologischen Zeichen der unvollständig erworbenen Zerebralität.

Im Abschnitt über die infantile Dyslalie wurde auch gezeigt, daß die neuromuskuläre Unreife den Prototypus der *dyspraktischen Form* der artikulatorischen Störungen darstellt. Kinderärzte wie R. und H. Bakwin (1952) verwiesen auf die Ähnlichkeit zwischen der kongenitalen Dyspraxie und den Zeichen des erworbenen subklinischen Hirnschadens. Dyspraktische Individuen dieser Art wurden als *ambisinistral* oder doppelt linkshändig bezeichnet, womit gemeint ist, daß sie mit beiden Händen gleichförmig linkisch sind. Dem gegenüber hat die ambidextrale Person zwei gleichmäßig geschickte rechte Hände. Beide Zustände sind besondere Formen der neutralen oder undifferenzierten Beidhändigkeit. Diese Kennzüge weisen wieder auf das Problem der gestörten lateralen Dominanz, welche man so oft mit der angeborenen Sprachschwäche assoziiert fand.

4. Lateralität. Linkshändigkeit und gemischte Lateralität sind zweifellos mit dem Poltern verbunden. Es herrscht ziemliche Übereinstimmung, daß die familiäre oder ererbte Linkshändigkeit häufig in Fällen von *angeborener Leseschwäche* zu finden ist, namentlich in ihrer strephosymbolischen Form. Da nun die angeborene Dyslexie und das Poltern gemeinsam zum Syndrom der angeborenen Sprachschwäche gehören, und da die Polterer häufig die Zeichen der schlechten Lese- und Schreibfähigkeit aufweisen, kann man eine ätiologische Korrelation zwischen Störungen der lateralen Dominanz und dem Poltern nicht beiseite schieben.

Wir müssen nochmals betonen, daß es nicht die Linkshändigkeit an sich ist, welche die Symptome der verzögerten oder unvollständigen Sprachentwicklung verursacht. Vielmehr ist es das Phänomen der gemischten oder *gekreuzten Dominanz* und der Reifungsverzug einer klaren Lateralitätsentwicklung mit *fortbestehender Ambilateralität*, welche die Orientierung in Raum, Richtung und Zeit stören. Nochmals auf die Tabelle 3 (S. 155) weisend, sehen wir die folgenden Prozentsätze von abnormaler Lateralität unter Polterern: 75,0% Dextralität, 19,8% Sinistralität, und 5,2% Ambilateralität unter männlichen Polterern; und 73,7% Dextralität, 20,5% Sinistralität und 5,8% Ambilateralität unter weiblichen Polterern. Diese Werte sind höchst aufschlußreich, wenn man sie mit den entsprechenden Befunden unter anderen Störungen der Sprachentwicklung auf der einen Seite, sowie mit den Beobachtungen unter Stotterern auf der anderen vergleicht.

5. Musikalische Begabung. Wir sind immer mehr überzeugt, daß der Schlüssel zum Problem des Polterns durch den Entwicklungsgrad der gnostischen, diskriminatorischen und interprätativen Fähigkeit in der auditiven Modalität zu finden ist. Das Kapitel über Musikalität lieferte viele Beweismittel zur Stütze dieser Annahme. Es wurde gezeigt, daß die angeborene Sprachschwäche und die große musikalische Begabung gegensätzliche Pole der graduellen Stufenleiter der verschiedengradig entwickelten linguistischen Ausdrucksfähigkeit darstellen. Weitere Einzelheiten bezüglich der typischen Unmusikalität des Polterers sollen unten mit der Besprechung der Symptomatologie gezeigt werden.

6. Einflüsse der Umwelt. Verglichen mit den organischen Ausfällen in der psychomotorischen und psychoakustischen Funktion wie oben besprochen, scheinen die Einflüsse der Umwelt von geringer Bedeutung für die Entwicklung des tachyphemischen Syndromes zu sein. Daß man die Geburtsschädigungen als einen ursächlichen Faktor ausschließen kann, läßt sich aus der Vorgeschichte der Polterer hören. Nach unseren Beobachtungen bedeutet der Nachweis einer geburts-traumatischen Komponente im Einzelfalle einen *zusätzlichen Schaden*. Solche zufällige Verbindungen sieht man gelegentlich. In solchen Fällen müssen die *genotypisch-kongenitalen* Einflüsse der konstitutionellen Sprachschwäche von den *phänotypisch-konnatalen* Schäden jedes Traumas unterschieden werden, welches vor, während, oder einige Zeit nach der Geburt (perinatal) erworben sein mag. Ein einschlägiger Fall ist von dem nächsten Beispiel gezeigt.

Fall 4. Einen typischen Polterer konnten wir durch viele Jahre beobachten. Der Vater ist ein unmusikalischer, aber mathematisch begabter Buchführer, welcher poltert. Die Geburt war normal. Im Alter von 8 Monaten erlitt der Knabe eine Lungenentzündung mit hohem Fieber und mehreren Krampfanfällen. Er begann erst mit 16 Monaten zu gehen und die Sprache begann sich nach dem 2. Jahre zu entwickeln. Fortschritte der Sprachentwicklung waren langsam, nasaler Rückfluß beim Trinken wurde oft beobachtet und alle seine mündlichen Außerungen klangen stark nasal. Der Hausarzt schloß fälschlicherweise, daß die Madeln und Wucherungen zu entfernen wären, aber nach dieser Operation wurde die Sprache noch mehr nasal und unklar.

Befund mit 8 Jahren. Linkshändig, völlig unmusikalisch, kann nicht singen, kein Interesse an Musik. Große Ungeschicklichkeit und sehr schlechte Koordination aller Körperbewegungen. *Otolaryngologisch.* Betonte epikanthische Lidfalten, bilaterale präaurikuläre Fistelgänge, Mikrodontie der beiden lateralen oberen Schneidezähne. Fehlen der nasolabialen Falten mit flachem Aussehen des Gesichtes wegen der erheblich eingeschränkten Beweglichkeit der Gesichtsmuskulatur. Kann die Lippen nicht zum Lächeln breit ziehen, noch zum Pfeifen vorstülpen. Zungenbewegungen sind in Ausmaß, Geschwindigkeit und Koordination eingeschränkt. Mandeln und Wucherungen fehlen. Der Gaumen ist gut entwickelt, aber das Gaumensegel erscheint sehr schwach und bewegt sich kaum, herabgesetzter Würgreflex. Trommelfelle und Gehör sind normal. Die Stimme ist klar. *Sprache* ist außerordentlich nasal, unklar sowie durch Auslassen mehrerer Laute verzerrt, einschließlich (S), (L), (R) und vielen Konsonantverbindungen.

Diagnose. 1. *Konstitutionelle Dysplasie* mit persistierenden epikanthischen Falten, bilateralen präaurikulären Fisteln und teilweiser Mikrodontie. 2. *Erworbene suprabulbäre Paralyse* wahrscheinlich nach Pneumonie-Enzephalitis mit bilateraler zentraler Lähmung der siebten, zehnten und zwölften Hirnnerven, wie durch die labiale und linguale Dyspraxie sowie Gaumenlähmung mit offenem Näseln bewiesen. 3. Mögliche *familäre Sprachschwäche* mit kongenitaler allgemeiner Dyspraxie und fortbestehendem infantilen Stammeln. 4. *Kongenitale Amusie.*

Behandlung. Soll systematische Gaumenübungen machen (passive Massage, ferner Blasen, Pfeifen, Saugen usw.) und Sprachbehandlung beginnen.

Verlauf. Ein Jahr später mit 9 Jahren waren die Lippenbewegungen weiterhin steif und dyspraktisch, besonders auf der linken Seite. Die Gaumenbewegungen waren jedoch sehr verbessert. Folglich bestand kein Nasendurchschlag auf isolierten Vokalen und die zusammenhängende Sprache klang weniger nasal als früher, war aber weiter rasch und unklar.

Wieder ein Jahr später mit 10 Jahren sah man den Gaumen sehr gut beweglich und das Sprechen konnte ohne Nasalität erfolgen. Der Knabe sprach jedoch weiter äußerst rasch, hastig, schlampig, indem er die Laute (L) und (R) ausließ und wiederholt in starkes Näseln zurückfiel. Während er ausreichend lesen konnte, waren seine *Orthographie und Grammatik* unterhalb seiner Klassenstufe. Zu dieser Zeit zeigte er auch ein ausgeprägtes Poltersyndrom. Der Widerspruch zwischen seiner korrekten nicht nasalen Artikulation von isolierten Lauten und seiner fortbestehenden Rhinolalie während des spontanen Sprechens war ein Teil seiner angeborenen Sprachschwäche.

Als wir ihn mit 13 Jahren wieder sahen, waren die Gesichtsbewegungen weiterhin schwach, steif und dyspraktisch, aber nur auf der linken Seite. Eine Gaumenschwäche war nicht mehr bemerkbar, weil das Gaumensegel sich gut erhob und kontrahierte. Während die epikanthischen Lidfalten verschwunden waren, bestanden die präaurikulären Fisteln und die teilweise Mikrodontie fort. Aussprache von isolierten Lauten oder Wörtern klang völlig normal. Jedoch sprach der Bursche weiterhin höchst unklar, mit starker Nasalität und unaufhörlichem Poltern trotz der langen Sprachbehandlung.

Schlußdiagnose. 1. *Konstitutionelle Dysplasie.* 2. Erworbene *Suprabulbär-Paralyse* nach Pneumonie-Enzephalitis, durch entsprechende Sprachbehandlung gut kompensiert. 3. Fortbestehendes *funktionell offenes Näseln* trotz ausreichendem Gaumenverschluß während der isolierten Artikulation. 4. *Angeborene Sprachschwäche* mit residueller Dyslalie, Dysgraphie, kongenitaler Dyspraxie und Tachyphemie. 5. *Kongenitale Amusie.*

Wie später zu beschreiben sein wird, sind die Zeichen der unreifen oder unorganisierten Hirnfunktion des Polterers von einer diffusen und mikro-organischen oder subklinischen Art. Im Gegensatz dazu lassen Geburtsschädigungen oder enzephalitische Läsionen zerebrale Ausfälle zurück, welche mehr umschrieben und neurologisch besser faßbar sind. Dieser Umstand ist im Falle 4 gut dokumentiert. Ob es eine *symptomatische* Form des Polterns gibt, welche von einem erworbenen Hirnschaden abstammte, müßte durch weitere Forschung geklärt werden. Dann stünden wir vor der Notwendigkeit des Differenzierens einer solchen sekundären Form von erworbenem Poltern von der wahren oder *idiopathischen* Form. Es wäre zum Beispiel nicht sehr schwierig, das Vorliegen von Poltern unter den linguistischen Störungssymptomen des diffusen Hirnschadens nachzuweisen, wie er von V. Alsen (1956) beschrieben wurde. Ein Fall von symptomatischem Poltern wird im Falle 2 von zerebellarer Dysarthrie (S. 720) zu finden sein.

Ähnliche Betrachtungen gelten für die verschiedenen Hindernisse der normalen Sprachentwicklung, welche von *ungünstigen Familienumständen* herstammen. Solche Faktoren wie neurotische Familienmitglieder, fehlerhafte Erziehung, oder mehrsprachige Umgebung können natürlich die Schwierigkeiten des Polterers in seiner sozialen Anpassung vermehren und damit seine linguistische Entwicklung hintanhalten. Tatsächlich können solche zusätzliche Schädigungen sehr wohl die angeborene Tendenz zum Poltern vermehren. Sie können jedoch niemals als die primäre Ursache der Tachyphemie betrachtet werden.

Da sich alle Beobachter einig sind, daß das Poltern angeboren ist, kann die Umwelt lediglich den *weiteren Verlauf* des Leidens beeinflussen. Dieser Punkt ist jedoch die Hauptsache. Die Umwelt kann von entscheidendem Einfluß sein, indem sie entweder zur optimalen Kompensation der polternden Eigentümlichkeit beiträgt, oder indem sie diese Entwicklungsstörung der Sprache in die ungünstige Richtung lenkt, das heißt zum *Stottern*. Mehrere Autoren, namentlich H. Freund (1952) und D. Weiss (1936, 1950, 1964) haben wiederholt gezeigt, daß das Poltern häufig die organische Grundlage abgibt, auf welcher das psychoreaktive Phänomen der stotternden Sprache entsteht. Diese Anschauung bildet die lange gesuchte Brücke zum Übereinstimmen der bisher widerstreitenden Theorien über die organische gegenüber der Umwelt-bedingten Ursache des Stotterns. Wenn daher eine emotionelle Überbelastung durch die Familie eine neurotische Reaktion den angeborenen Eigentümlichkeiten der polternden Persönlichkeit überlagert, dann mag der Polterer sich sehr wohl in einen wahren Stotterer entwickeln. Damit würde er einen Weg des Verhaltens nehmen, wie von W. Johnson (1955, 1956, 1959) in seiner semantogenen oder diagnosogenen Theorie umrissen.

Laut dieser Auslegung kann sich das Stottern von zwei völlig verschiedenen Ursachen entwickeln: 1. auf der Grundlage einer angeborenen Sprachschwäche durch Komplikation eines Poltersyndromes, was wir *tachyphemische Dysphemie* nennen; und 2. auf der Grundlage eines neurotischen Verhaltens, wenn etwa ein aufgewecktes Kind mit guter Sprachbegabung auf Überstimulierung oder umweltlichen Druck damit reagiert, daß es seine physiologische Unflüssigkeit in semantogenes Stottern umwandelt, also in die *idiopathische Dysphemie.* In diesem Sinne sind die immer aktiven Zwischenbeziehungen von Erbe und Umwelt hauptsächlich für den weiteren Verlauf des Polterns verantwortlich (LUCHSINGER, 1954).

Symptome. Es ist nicht leicht, einen kurzen, jedoch allgemein gültigen Bericht über das polternde Syndrom zu geben. Dennoch betonen alle Untersucher dieses Problems, daß *gewisse Charakterzüge* für das Auftreten der polternden Sprache verantwortlich sind und damit das Syndrom kennzeichnen. Diese Eigentümlichkeiten kann man nach den folgenden Gesichtspunkten ordnen: a) psychologische Beobachtungen über Besonderheiten von Charakter und Verhalten sowie Abweichungen in Begabung und Leistung; b) mindere Befähigung in den sensorischen Modalitäten; c) kennzeichnende Muster der Redeweise; und d) verwandte Störungen der Sprache.

a) Psychologische Beobachtungen

Poltern entsteht aus einer angeborenen Eigentümlichkeit der gesamten Charakterstruktur. Deshalb muß die *Wahl eines geeigneten therapeutischen Programmes auf der Sudie der persönlichen Charakterzüge aufgebaut sein.* Unsere vorbereitenden Studien haben soweit die folgenden allgemeinen Schlußfolgerungen erlaubt, welche die intuitiven Deduktionen der früheren Autoren völlig bestätigen.

1. Besonderheiten von Charakter und Verhalten. Zusätzlich zu den klassischen Hinweisen auf das *hastige, unordentliche, heftige und unberechenbare* Temperament des Polterers (LIEBMANN, 1924—1925, 1930; H. GUTZMANN, SR., 1924; FRÖSCHELS, 1931, 1939), hat man die Polterer oft auch als *zerstreut* beschrieben. Diese Zerstreutheit jedoch könnte eine einseitige Konzentration auf ein bestimmtes Gebiet bedeuten. So sagt man von NEWTON, daß er einmal ein Ei in der Hand haltend seine Uhr gekocht haben sollte, während er über die Gesetze der Gravitation nachdachte. In diesem Sinne könnte die Neigung zur Zerstreutheit eine verzeihliche Schwäche eines großen Geistes bedeuten. Verwandte Symptome des Polterers umschließen solche Züge wie: motorische Hyperaktivität, Ruhelosigkeit, häufigen Verlust der Selbstkontrolle, Impulsivität, Vergeßlichkeit, Unordentlichkeit sowie emotionelle Unausgeglichenheit.

Nach den Beobachtungen von R. und H. BAKWIN (1952) ähneln die hyperkinetischen Muster des motorischen Verhaltens unter den Polterern in mancher Hinsicht den Abweichungen, welche man unter Kindern mit Hirnschaden sieht. Trotz dieser Ähnlichkeit soll man aber nicht schließen, daß die Polterer an irgendeinem greifbaren Hirnschaden leiden. Alle diese *Abweichungen auf der höchsten Stufe der integrierten Hirnfunktion* reflektieren lediglich eine mikroneurologische oder subklinische Unterfunktion. In analoger Weise befinden sich die abnormen Wellenbilder in den Elektroenzephalogrammen der Polterer innerhalb der weiten Grenzen der noch physiologischen Variationen.

Die gemeinsamen Züge in der *gesamten Orientierung des psychomotorischen Verhaltens der Polterer* weisen alle in die Richtung von beschleunigten, hastigen und heftigen Bewegungen. Das Gehen erfolgt rasch, die Körperhaltungen sind nervös-zappelnd und der Schlaf ist oft ruhelos. Explosive und überlaute Redeweise führt oft zum Eindruck von Feindseligkeit, Angriffslust oder Streitlust. Eine solche Neigung zu einem ruhelosen und herausfordernden Benehmen wird dann leicht als Mangel an gesellschaftlichem Schliff und Benehmen mißdeutet. Die daraus resultierende reaktive und defensive Unfreundlichkeit von Seiten der Zuhörer kann dann als weitere Komplikation einen psychologischen Konflikt mit ängstlicher Unsicherheit im Polterer auslösen, weil er sich von der Gesellschaft zurückgewiesen fühlt.

2. Begabung und Leistung. Die geistigen Anlagen der Polterer als Gruppe sind recht typisch. Gewöhnlich repräsentieren die Polterer den Q-Typus der Intelligenz. Sie bevorzugen die konkreten, präzisen und wissenschaftlichen Beschäftigungen von Ingenieur, Wissenschaftler, Mechaniker, Techniker, Buchhalter usw. Sie neigen zu Mathematik und Wissenschaften und ragen oft darin hervor. Dagegen sind alle Wissensgebiete, welche eine gute sprachliche Ausdrucksfähigkeit voraussetzen, für die Polterer recht schwierig. Kurz, ihre zu Grunde liegende Sprachschwäche zwingt sie zum Entwickeln ihrer individuellen Geschicklichkeiten in der anderen Richtung, also auf den Gebieten des konkreten Denkens. Diese Tatsachen erklären, warum die Polterer zu einer einseitigen Konzentration ihrer Talente in den exakten Disziplinen des Wissens neigen; sie werden oft gute Wissenschaftler, aber bleiben gewöhnlich recht schlechte Sprecher.

Künstlerische Interessen und Neigungen sind gewöhnlich mit dem L-Typus der intellektuellen Begabung assoziiert. Da die Kunst, Musik und das Schauspiel in den Bereich des flüssigen Selbstausdruckes durch Sprache gehören, sehen wir gewöhnlich, daß die guten darstellenden Künstler auch gute Sprecher sind. Komiker, Zeremonienmeister, Conférenciers und öffentliche Unterhalter machen aus ihrer hohen Sprachbegabung einen Beruf. Das Gleiche gilt auch für Musiker und Sänger.

Umgekehrt weichen die sprachschwachen Personen den Sprechberufen aus und suchen Erfolg in technischen oder wissenschaftlichen Beschäftigungen, welche keine besondere Sprachbegabung für die standardisierte Formulierung der präzisen mathematischen Begriffe erfordern. Es ist erstaunlich zu sehen, daß die Polterer als Gruppe *höchst unmusikalisch* sind. Sie sind weit unter dem Durchschnitt in bezug auf musikalische Interessen, kümmern sich nicht um Musik und können kaum je ein einfaches Lied summen. Unsere Untersuchungen haben diese Tatsache ohne jeden Zweifel nachgewiesen. Deshalb braucht man auch eine musikalische Talentprüfung zur Untersuchung jedes Polterers.

Eine der wesentlichen Gesichtszüge des Polterns ist der *Widerspruch zwischen Impuls und Fähigkeit*. Es wurde schon oft gesagt, daß der Polterer in einem konstanten Konflikt zwischen zwei Anteilen seiner Sprachgestaltung ist: 1. entweder zwischen seinem *beschleunigten Denktempo* und seiner verminderten motorischen Artikulationsfähigkeit; oder 2. einem *beschleunigten Sprechtempo* und einer verlangsamten Sprachgestaltung. So laufen seine Gedanken immer voraus, bevor seine artikulatorische Fähigkeit deren Ausdruck ausführen kann; andere Polterer geben einen überstürzten Drang zum Reden zu, so daß ihr Gedankenfluß nicht folgen kann. Aus einem solchen Grunde wiederholt der Polterer seine letzten Silben einige Male, genau so wie das unreife Kind im Stadium der physiologischen Unflüssigkeit bestimmte Wörter wiederholen mag, um die Kluft zwischen seinem Rededrang und Gedankenfluß auszufüllen.

3. Intelligenz. Diese negativen Züge haben mit der allgemeinen Intelligenz der Polterer nichts zu tun. Viele sind durchschnittlich, viele zeigen hohe geistige Begabungen und manche sind ausgesprochen geistreich. *Hervorragende Begabung auf dem Gebiete des exakten Denkens*, also die hohe mathematisch-quantitative Intelligenz des Q-Typus findet man recht häufig. Aus diesem Grunde ist auch die *mathematische Begabung* häufig sehr hoch entwickelt. Manche Beobachter betonten das *ausgezeichnete allgemeine Gedächtnis* des Polterers und seine überraschende Fähigkeit zum Auswendiglernen von Poesie, Prosa oder wissenschaftlichen Definitionen. Diese Fähigkeit zum Merken von langen Absätzen hilft jedoch seiner

mündlichen Ausdrucksfähigkeit in keiner Weise. Wenn er aus dem Gedächtnis rezitiert, geht der mündliche Vortrag des Polterers oft mit einer derartigen Geschwindigkeit vor sich, daß der Text völlig unverständlich werden kann.

Ein niederer IQ gehört nicht zum tachyphemischen Syndrom. Falls er einmal vorkommt, bedeutet er entweder die *zufällige Kombination* von leichtem Schwachsinn mit einer zusätzlichen angeborenen Sprachschwäche, oder eine *symptomatische* Form des Polterns auf Grund einer zentral-dysarthrisch gestörten Sprache. Die letztere Art stellt eine wahre Dysarthrie vor, gewöhnlich mesenzephalischen oder extrapyramidalen Ursprunges.

b) Sensorisches Unterscheidungsvermögen

Die wichtigsten Eingangspforten für die *rezeptive* Kommunikation sind die Augen und die Ohren. Es fehlen uns systematische Studien der visuellen und auditiven Wahrnehmung unter polternden Patienten für ein besseres Verständnis ihres Syndromes.

1. Visuelle Wahrnehmung. Weil die primäre spezifische Leseschwäche häufig mit dem Syndrom der allgemeinen angeborenen Sprachschwäche verbunden ist und weil ferner das Poltern häufig das Endresultat dieser kongenitalen Sprachschwäche darstellt, werden systematische Untersuchungen der gnostischen und interpretativen Leistungen in der visuellen Modalität neues Licht auf diese eng verflochtenen Probleme werfen. Solche Untersuchungen sollten sowohl die *periphere* Leistung der Augen und die *zentralen* Funktionen der visuellen Gnosis und Diskrimination analysieren (H. Solms, 1948).

2. Auditive Wahrnehmung. Liebmann (1930) betonte die auditive Unaufmerksamkeit der Polterer, welche durch die Korrelation einer *kurzen auditiven Gedächtnisspanne* mit Poltern und dyslektischen Schwierigkeiten bewiesen wurde, wie zum Beispiel von Weiss (1930). Einzelheiten über neue Studien der auditiven Fähigkeiten innerhalb von verschiedenen sprachgestörten Gruppen wurden im Kapitel über Musik referiert. Alle dort gemachten Ausführungen sind in bezug auf den Polterer von besonderer Gültigkeit. Seine unterwertige Leistung in der auditiven Modalität ist auch für seinen *Mangel an musikalischem Interesse* verantwortlich.

In einer Untersuchung von 30 Polterern und 30 Kontrollen fand L. Pearson (1962) die Zeichen der *expressiven Dysrhythmie* in der Mehrzahl der untersuchten Personen. E. Kurka (1966) fand, daß die meisten Polterer unmusikalisch sind. Diese niedrige musikalische Leistung der Polterer wurde von Dumke, Heese und Kroker (1963) bestätigt, obwohl die Unmusikalität kein obligatorisches Symptom des Polterns ist. Eine weitere Bestätigung wurde von Seeman (1965) ausgesprochen. Pearson und Douglas faßten ihre Befunde über die *tachyphemische Dysrhythmie* in der Monographie von Arnold und Snyder (1966) zusammen.

Meyer-Eppler und Luchsinger (1955) machten einen bedeutsamen Anfang im Studium dieser fundamentalen Korrelationen zwischen der auditiven Fähigkeit und der Sprachfunktion mit ihrer Analyse des Lee-Effektes der verzögerten Sprachrückkoppelung (S. 315). Diese Autoren entdeckten die folgenden charakteristischen Einzelheiten als ein unmittelbares Resultat der verzögerten Sprachrückkoppelung. 1. *Logisches Denken* wird durch den Lee-Test gehemmt. 2. *Parasitäre Laute* dringen in den Sprechvorgang ein. 3. Die prosodische *Sprechmelodie* ist verändert, indem sie gewöhnlich ansteigt. 4. Die *Singstimme* verflacht in ihren melodischen und resonierenden Elementen. 5. *Paragrammatische Fehlleistungen* vervollständigen dieses Bild eines exogen bedingten Polterns in normalen Personen.

Weitere Untersuchungen zeigten, daß der LEE-Effekt in drei verschiedenen Formen zur Beobachtung kommt. 1. Unter *normalen* Sprechern verursacht der LEE-Effekt die Zeichen des künstlichen Polterns wie eben gezeigt. 2. *Stotterer* jedoch sprechen bei optimaler Verzögerungszeit symptomfrei. Bei hochgradiger Verzögerungszeit treten aber die gleichen Störungen auf wie bei normalen, nämlich das künstliche Poltern (HOMMERICH und LOTZMANN, 1962). 3. *Polterer* hingegen werden während dem DAF in ihrer Sprache viel schlechter, welches sie von den Stotterern unterscheidet, die durch den LEE-Effekt verbessert werden (LANGOVÁ und MORÁVEK, 1964, 1966). Diese Beobachtungen sind durch weitere Befunde bestätigt worden, wie im Kapitel über Stottern beschrieben (S. 771).

c) Polternde Sprechweise

Am besten bekannt unter den Einzelheiten über das tachyphemische Syndrom ist die Besonderheit der polternden Sprechweise. G. SHEPHERD (1960) zeigte die typische polternde Sprache in phonetischer Transkription. FREUND (1952) erklärt das Poltern als eine primäre, dysphasieartige Schwäche in der oralen und graphischen Kommunikation. Diese quasi-dysphasische Schwäche weist auf eine mangelhafte Integration auf der höchsten Stufe der Hirnfunktion hin (LUCHSINGER und LANDOLT, 1951, 1955). Auf diesen *primären* Störungen einer konstitutionellen Schwäche in der Sprachgestaltung mögen dann die *sekundären* Symptome des wiederholenden oder klinischen Stotterns als eine psychogene Reaktion überlagert sein (WEISS, 1950). Diese psychoreaktive Komplikation verursacht dann den häufigen klinischen Befund eines gemischten Polter-Stotterns, der tachyphemischen Dysphemie.

1. Sprechatmung. Wenn man das mündliche Sprechen analysiert, beginnt man gewöhnlich mit einer Beschreibung der phonischen Atmung. Alle Untersucher betonten das dysrhythmische Atmungsmuster der Polterer während des Sprechens und Vorlesens. Der Taubstummen-Sprache gewissermaßen ähnlich, finden wir eine *Polypnöe* mit vermehrter Frequenz der Einatmung, welche die Atmungspausen zum Ausdruck der logischen Satzkonstruktion mißachtet. Anstatt bei den Satzzeichen zu warten, springt der Polterer in unregelmäßigen Ausbrüchen von einer Wortgruppe zur anderen. WEISS (1936) hat das als falsche Blockbildung bezeichnet. Wenn er um einen spezifischen Ausdruck ringt, füllt der Polterer die entstehende Pause mit embolophrasischen Wiederholungen oder sinnlosen Lauten. Das bezeichnet man in Amerika als interstitielle Vokalisation. Diese *respiratorische Dysrhythmie* ist die erste Ursache für die explosive und unebene Sprechweise des Polterers.

2. Phonationsfehler. Da die Stimmgebung eng von der Atmung abhängt, sind die fehlerhaften Atmungsgewohnheiten von großem Einfluß auf die stimmlichen Charakteristiken des Polterers. Diese Patienten zeigen einen durchaus normalen Zustand ihrer peripheren Sprechorgane, weshalb wir keine laryngeale Erkrankung erwarten dürfen. Obwohl der durchschnittliche Polterer eine klare Stimme besitzt, mag er sie in einer kehligen, wenig resonanten, schlecht proji-

zierten oder falsch angesetzten Weise gebrauchen. Aus diesem Grunde findet man nicht selten verschiedene Arten der *habituellen Dysphonie* in geringen Graden. Es mag sich um die unvollständige Mutation handeln, das Vorherrschen eines zu hohen Mittelregisters, oder um Phonasthenie. Wegen dieser fehlerhaften Gewohnheiten der Stimmgebung hört man häufig Stimmbrüche auf den betonten Vokalen.

Viel charakteristischer jedoch ist eine monotone oder fehlerhaft inflektierte Sprechmelodie. Diese *prosodische Monotonie* wurde von vielen Autoren beobachtet (Freund, 1952; H. Gutzmann, Sr., 1924; Liebmann, 1930; Weiss, 1936, 1950, 1964). Elektrokymographische Messungen von Luchsinger (1957) bestätigten die typisch monotonische Starrheit sowohl der epileptischen als auch der polternden Sprache. Diese polternde Monotonie ist dann durch einen Abfall der prosodischen Inflektion am Ende des Fragesatzes vergröbert (Luchsinger, 1962, 1963). Es kann kein Zweifel am *zentralen* Ursprung dieser stimmlichen Eigentümlichkeiten bestehen, welche einen Mangel an feiner extrapyramidaler Koordination ausdrücken könnten. Daneben ist die mindere Qualität des stimmlichen Ausdruckes ein weiteres Zeichen der großen Unmusikalität, die so oft mit dem Poltern verbunden ist.

3. Sprechtempo. Alle Untersucher betonen die gehetzte, holprige und häufig beschleunigte Geschwindigkeit des polternden Sprechens. Nach der Ausdrucksweise von R. und H. Bakwin (1952) purzeln die Wörter tatsächlich übereinander und machen das Sprechen verwirrt und schlecht verständlich. Seeman (1959) betonte die *intraverbale Akzeleration* der Artikulationsgeschwindigkeit *innerhalb* langer Wörter. Er fand die Zunahme dieser Beschleunigung mit der Silbenanzahl proportional. Deshalb wird das Poltern mit langen Wörtern und längeren Sätzen noch auffälliger.

Es ist auch typisch, daß die Polterer lange Phrasen oder Erörterungen vermeiden und es vorziehen, mit abgeschnittenen Antworten oder kurzen Aussagen zu antworten. In diesem Falle können wir ihre *interverbale Akzeleration zwischen* den Wörtern beobachten (Luchsinger, 1962). Das Symptom der objektiv tatsächlich beschleunigten Redeweise ist nicht ein obligatorisches Zeichen (Fröschels, 1931). Die Hauptsache bleibt die Diskrepanz zwischen dem Sprechtempo und der Leichtigkeit der Artikulation. Pötzl (1939) untersuchte diese Beziehungen mit der Betrachtung des individuell charakteristischen „persönlichen Tempos“.

Natürlich muß es auch Unterschiede im Sprechtempo verschiedener Sprecher geben und was einem Beobachter als rasch vorkommen mag, kann einen anderen als durchaus normal beeindrucken. Zunächst beeinflussen die *kulturellen und nationalen Neigungen* solche Urteile in einem großen Maße. Vergleichen wir zum Beispiel eine Gruppe lustig plappernder Mädchen aus Puerto Rico mit einer anderen Gruppe phlegmatischer Norweger. Die lebhaften Spanierinnen können vielleicht zehnmal rascher reden als die mehr zurückhaltenden und langsam gehenden Skandinavier.

Obwohl der Informationsdienst einer Neuigkeitsagentur oder das Büro eines Herausgebers gelegentlich solche Fragen stellen mag, hat das *objektive Tempo des Sprechens* relativ wenig Interesse in akademischen Kreisen erregt. Neben den grundlegenden Besprechungen der temporalen Faktoren des Sprechens (vgl. S. 305) haben sich zumindest zwei Dissertationen mit der Geschwindigkeit normaler amerikanischer Sprecher befaßt. In der ersten stellt P. E. Franke (1939) fest, daß kritische Zuhörer das Redetempo zu langsam fanden, wenn es weniger als 140 kurze Wörter pro Minute lieferte. Es wurde als zu rasch empfunden, wenn es 185 Wörter pro Minute überstieg. In der zweiten Studie bestimmte F. L. Darley (1940) das

Null Perzentil für einen Standardabsatz als 129 Wörter pro Minute, das 50. Perzentil als 166 Wörter pro Minute und das 100. Perzentil als 222 Wörter pro Minute.

Kelly und Steer (1949) fanden, daß freies Sprechen *in seinem Tempo außerordentlich variabel* ist, indem es von 125 bis 328 Wörter pro Minute wechselt. Diese Werte bedeuten Durchschnitte der Satzgeschwindigkeit. Der allgemeine Durchschnitt war ungefähr 160 Wörter pro Minute. Die verschiedenen Parameter, die man in einer Studie der Zeitmuster des Redens bestimmen muß, wurden von M. Verzeano (1950, 1951) mathematisch analysiert. Er beschrieb einen automatischen Analysator, welcher die Mittel zum Messen der veränderlichen Zeitmuster des Sprechens liefert. Diese Daten zeigen alle, daß ein Sprechtempo von *ungefähr 150 Wörter pro Minute* als normal gelten darf. E. Boccas (1955) Definition des normalen Sprechtempo als 140 Wörter pro Minute fällt somit innerhalb der unteren Grenze des Normalen.

In einer vergleichenden Studie des *Tempos der inneren Sprache* (stilles Denken in Sätzen) und des *lauten Sprechens* verwendeten Chesni und Kocher (1958) die folgenden Prüfungen: lautes und stummes Sprechen von Testsätzen, Zählen nach vorwärts und rückwärts, sowie das Wiederholen des ersten Testsatzes aus dem Gedächtnis. Sie beobachteten eine Korrelation des lauten und stummen Sprechens in normalen Kontrollpersonen. In pathologischen Fällen jedoch variierten die Geschwindigkeiten des lauten und inneren Sprechens sowohl von der Norm, als auch innerhalb der einzelnen Gruppen der abnormalen Sprecher (Taubstumme, Stotterer, Polterer usw.).

Da wir nun das optimale Sprechtempo in einer einfachen Weise objektiv bestimmen können, ist es gar nicht schwierig, die *überstürzte Schnelligkeit des Polterers zu* messen. Man kann ihn z. B. einen Standardabsatz etwa dreimal lesen lassen, worauf man sein *Lesetempo* als das Verhältnis seines Durchschnittes zum Standarddurchschnitt bestimmt. Wenn der Polterer z. B. bloß 45 Sekunden zum Lesen eines Standardabsatzes mit 150 Worten und einer Standardlesezeit von 60 Sekunden benötigt, dann kann man sein beschleunigtes Tempo als 45/60, 3/4 (oder 0,75) ausdrücken. Obwohl man das laute Vorlesen aus verschiedenen Gründen nicht direkt mit dem spontanen Sprechen vergleichen kann, wird jede erhebliche Beschleunigung des Lesetempos eine verwandte Tendenz zum raschen Sprechen verraten. Sobald dann die Behandlung ein besseres Tempo des Lesens und Sprechens erzielt hat, kann man diese verbesserte Leistung als einen annähernd normalen Wert des Lesetempos ausdrücken. Falls man die Bestimmung des *Sprechtempos* an sich nötig fände, wären die Vorgänge der zitierten Autoren anzuwenden.

4. Sprechrhythmus. Es ist bemerkenswert wie häufig Phonetiker die polternde Sprechweise als holprig, stolpernd, explosiv oder mit ähnlichen Hinweisen auf temporale Abweichungen beschrieben haben. Derart ist der *fehlerhafte Rhythmus* des polternden Sprechens ein weiteres Kennzeichen der komplexen Schwäche. Anstelle des eurhythmischen Flusses gemäß den allgemeinen Erwartungen einer gegebenen Sprachgemeinschaft, und wie in den metrischen Rhythmen der Poesie idealisiert, spuckt und purzelt die Redeweise des Polterers in einem zerrissenen Hervorquellen von halbverschluckten Wörtern dahin. Diese Veränderungen in den temporalen Elementen des Sprechrhythmus sind eng an die zugrunde liegende Beschleunigung des Sprechtempos gebunden. Sowohl das Tempo als auch der Rhythmus gehören zu den *musikalischen Faktoren* des Sprechens. Sie bilden das emotionelle Fundament, auf welchem die symbolischen Funktionen der Sprache die diakritische Differenzierung der Signale für die Kommunikation entwickeln.

Der Sprechrhythmus ist durch die *drei hauptsächlichen Akzente* der gesprochenen Sprache bestimmt, den melodischen, den dynamischen und temporalen Akzent. Wenn ein Wort oder eine Silbe *melodisch* akzentuiert ist, erhebt sich die Tonhöhe des stimmlichen Grundtones. Für den *dynamischen* Akzent werden Wort oder Silbe mit vermehrter Stimmstärke gesprochen. Der *temporale* Akzent verlängert gewöhnlich die betonte Silbe. Am häufigsten werden die drei Akzente zur entsprechenden Betonung kombiniert, so daß das wichtige Wort eines Satzes mit erhöhter Tonhöhe, vermehrter Intensität und längerer Dauer ausgesprochen wird. Die negative Betonung durch fallende Melodie, verringerte Intensität und kürzere Dauer ist weniger häufig. Andere Arten der prosodischen Akzentuierung dienen zum Unterscheiden von Ausruf, Frage, Bestätigung usw. Derart sind die *musikalischen Faktoren* des Sprechens die ursprünglichen Elemente, auf welchen die Lautbildung das Formen der Sprachlaute überlagert.

Diese Elemente der melodischen, dynamischen und temporalen Betonung werden durch das Poltern in charakteristischer Weise entstellt. Die Untersuchungen von BOREL-MAISONNY (1953) über den abnormen Sprechrhythmus boten objektive Beweise dieser weitbekannten Tatsache. Dieser angeborene Mangel muß offenbar mit einer grundlegenden Abnormalität in der psychodynamischen Charakterstruktur des Polterers verbunden sein. Viele Beobachter, darunter R. und H. BAKWIN (1952) betonten die häufige Assoziation von motorischer Ungeschicklichkeit, ungewöhnlicher Ungeschlachtheit und anderen Zeichen der *Entwicklungsdyspraxie* mit dem Poltern. SEEMAN (1959) verwies diese Beschränkung der motorischen Koordination zu einer gestörten Funktion des *striopallidären* Systemes. Er stützt seine Ansichten auf die vielen Ähnlichkeiten zwischen Poltern und extrapyramidaler Dysarthrie. Beide sind durch Veränderungen des Sprechtempos (Propulsion), gestörte Sprechakzente sowie durch fehlende Selbsteinsicht charakterisiert.

Ein verwandtes Problem äußert sich in dem Zusammentreffen von dysrhythmischen Sprechmustern mit dem offensichtlichen *Mangel an feiner Körperkoordination* des Polterers. Er verhält sich beim Tanzen, Marschieren oder Turnübungen und ähnlichen Formen der ausdrucksvollen Körperbewegungen in einer linkischen, ungeschickten und dysrhythmischen Weise. Es ist sehr auffallend, daß Polterer nicht mit musikalischen Rhythmen Takt halten können, etwa mit Trommelschlägen. Diese Tatsache ist um so erstaunlicher, als die meisten Polterer gewöhnlich die groben rhythmischen Formen der Musik vorziehen, etwa die populären „Rock-and Roll" und „Twist"-Stile. Wenn sie die Trommel schlagen sollen, dann produzieren sie eigentümlich entstellte Rhythmusfolgen, welche einen an die Exzentrizitäten etwa während einer „Beatnik"-Zusammenkunft erinnern. Trotz seiner Faszinierung mit rhythmischen Vorgängen, äußert der Polterer eine fundamentale rhythmische Unsicherheit in allen motorischen Leistungen. Wiederum scheint die Unmusikalität für diese *dysmusischen und dysrhythmischen* Störungen verantwortlich zu sein. Da Rhythmus und Melos die grundlegenden Elemente der Musik darstellen, ist es nicht verwunderlich, daß der Grad deren Entwicklung im Individuum die Qualität seines musikalischen Talentes ausdrückt.

Auf den ersten Blick erscheint es merkwürdig, daß alle früheren Autoren das teilweise *Verschwinden des Polterns während des Singens* betont haben. Dieses Phänomen ist die einzige Ähnlichkeit mit Stottern, dessen Schwere ebenfalls oft mit dem Singen vermindert wird. Vorausgesetzt, daß ein Polterer singen kann, welches die meisten überhaupt nicht zusammenbringen, dann ist seine bessere artikulatorische Leistung während des Singens offenbar durch den *Wechsel der rhythmischen Muster* bedingt. In Liedern ist der Rhythmus durch die komponierte Melodie voraus bestimmt, was gelernt werden muß, wenn es ordentlich reproduziert werden soll. Derart reproduziert der singende Polterer lediglich ein präformiertes rhythmisches Muster. Damit kann es durch eine erlernte Funktion momentan seine Schwäche überkommen, weil die überlagerte motorische Reizung durch den Rhythmus dann seinen mangelhaften auditiven Rückkoppelungsmechanismus fördert.

5. Lautbildung. Das polternde Sprechen macht einen hastigen, verwischten, ungenauen Eindruck wegen der häufigen Auslassungen, Umstellungen, Vertauschungen, oder Einschaltung von parasitären Lauten. Im Zusatz zu dieser *literalen Prolepsis* (H. GUTZMANN, SR., 1924), produzieren analoge Fehler die *syllabischen und verbalen Transpositionen*. Im Vordergrunde steht das Überspringen von unbetonten Silben und der Ersatz von wesentlichen Wortbestandteilen durch das neutrale „schwa". Andere Silben mögen wiederholt werden bis sich das nächste Wort dem umhertappenden artikulatorischen Bemühen anbietet. Unerfahrene Beobachter mißdeuten oft diese *Iterationen* als Stottern. Doppellaute und Konsonantklumpen werden meist ausgelassen oder sind durch vereinfachte Phoneme ersetzt. SEEMAN (1959) beschreibt diese Verzerrungen als *Pararthrie*. Er glaubt nicht, daß diese Pararthrien eine artikulatorische Dyspraxie vorstellen, son-

dern daß sie aus der Propulsion des Sprechdranges stammen (SEEMAN und NOVÁK, 1963).

Es ist typisch, daß alle diese Fehler keineswegs an bestimmte stereotype und spezifische Laute oder Doppellaute gebunden sind wie beim kindlichen Stammeln. *Jeder Laut und seine Verbindungen* können im Verlaufe einer bestimmten Äußerung betroffen sein. Der Polterer stolpert über motorisch schwierige Lautverbindungen in einer unentwegt wechselnden Weise, indem er einmal Endungen ausläßt, dann die Silben eines anderen Wortes umdreht, einige Silben im nächsten Satze wiederholt, oder einen Doppellaut in der folgenden Wortgruppe verzerrt. Trotz diesem fundamentalen Unterschied gegenüber dem kindlichen Stammeln kann das Poltern sehr wohl mit wahren dyslalischen Störungen verbunden und damit kompliziert sein.

Da das Poltern den Endzustand des Sprachschwächesyndromes darstellt, ist es oft mit anderen Äußerungen dieser kongenitalen Verzögerung der sprachlichen Reifung vergesellschaftet. Die Art dieser Verbindungen hängt vom Alter ab. Bei jungen Kindern stehen die Symptome des Stammelns, Dysgrammatismus und Dyslexie im Vordergrund, während ihre ruhelose Tachylalie lediglich das unreife Muster ihrer mündlichen Ausdrucksfähigkeit kompliziert. Später, wenn sie die meisten der *entwicklungsmäßigen Verzögerungen* der sprachlichen Reife überwunden haben, wird das *Poltern* zum hervorstechenden Zug ihrer unklaren Sprechweise.

6. Verbindung von Poltern mit Stammeln. Eine solche Verbindung stammt von der den beiden gemeinsamen Ursache, der angeborenen Sprachschwäche. Obwohl alle Arten, Formen und Grade des Stammelns vorliegen mögen, besonders bei jungen Kindern, gibt es ein typisches artikulatorisches Syndrom, welches am häufigsten mit dem Poltern verbunden ist. Das ist ein relativ milder Grad von *residueller Dyslalie*, welche gewöhnlich die motorisch schwierigen Zischlaute sowie die Halbvokale (L) und (R) betrifft.

Deshalb sieht man oft Polterer, die auch lispeln, am häufigsten mit der interdentalen, addentalen, palatalen oder lateroflexen Varietät. Im Zusatz zu diesen *Sigmatismen*, sind Verzerrungen des (R) recht häufig. Diese *Rhotazismen* variieren weitgehend von der konstanten Auslassung oder Ersetzung durch (L), (W), (J) oder (CH) zu geringfügigen Abweichungen in der Lage und Bewegung der Zunge. *Lambdazismus*, also die fehlerhafte Aussprache des (L)-Lautes, zeigt ähnliche Arten und Grade der Störung.

In seiner Besprechung der Beziehung von Sprachschwäche zu Dyslexie und Dysgraphie machte B. KÅGEN (1953) die typische Beobachtung, daß artikulatorische Schwierigkeiten mit den Lauten (L), (R) und anlautendem (J) am längsten fortbestehen. Er erinnerte an die *phonologische Theorie* nach TRUBETZKOY und JAKOBSON, welche dieses artikulatorische Syndrom durch die Tatsache erklärt, daß die indogermanischen Halbvokale (L) und (R) in vielen Sprachen das gleiche einzelne Phonem darstellen, wie etwa im japanischen (vgl. S. 475). Das erinnert uns ferner an das *R–L-Symptom* nach FRÖSCHELS (S. 457).

d) Verwandte Sprachstörungen

R. und H. BAKWIN (1952) betonen die einzigartige Stellung des Polterns innerhalb von allen Sprachstörungen, indem es eine *pathologische Übertreibung der physiologischen Zungenentgleisungen* normaler Personen darstellt. Folglich findet man alle graduellen Abstufungen der Schwäche von lediglich rascher, wiederholender und unklar ausgesprochener Rede bis zur beinahe völligen Unverständlichkeit.

1. Populäre Synonyma für Poltern. Beide BAKWIN erinnerten an das Poltern von berühmten Persönlichkeiten. Der seinerzeitige Senator Wherry von Nebraska pflegte so rasch zu reden, daß er häufig die Kontrolle über seine Worte verlor. Seine Zungenentgleisungen sind auch als *Wherryismus* bekannt und enthielten die folgenden: „Chief Joints of Staff“ oder „Bell-door ringer“, was genau so komisch klingt wie in wörtlicher deutscher Übersetzung. KUSSMAUL (1910),

H. Gutzmann, sr. (1924) und andere Autoren gaben ähnliche Beispiele. Das Poltern des Hochwürdigen W. A. Spooner am New College, Oxford, England, führte sogar zu einem neuen Wort. Das Oxford English Dictionary definiert den *Spoonerismus* als eine zufällige Transposition eines Anlautes oder anderen Teiles von zwei oder mehreren Wörtern. Shepherd (1960) erwähnte eine andere populäre Bezeichnung von polterndem Sprechen als „slurvian". Eine systematische Untersuchung von Kainz (1956) enthielt die theoretische Erklärung dieser paraphrasischen *Zungenentgleisungen* vom Gesichtspunkt der vergleichenden Sprachpsychologie.

2. Dysgrammatismus. Sowohl für das orale Sprechen als auch die geschriebene Sprache stellt Dysgrammatismus ein bestimmtes Stadium der angeborenen Sprachschwäche vor. Auf Grund der Zwillingsstudien von Luchsinger (1957) bedeutet Dysgrammatismus eine idiotypische und erbliche Manifestation der angeborenen Sprachschwäche. Indem sie die Grammatik und Syntax durch ein schlecht entwickeltes „Sprachgefühl" (Kainz) stört, entstellt die *grammatische Schwäche* den gehörigen Gebrauch der verbalen Konjugation, die korrekte Reihenfolge der Präpositionen und die passende Beziehung durch Fürwörter. Was also für das frühe Stadium der kindlichen Sprachentwicklung physiologisch ist, oder was als der regionale Substandard der dialektischen Sprache hingenommen wird, bleibt das Optimum an Ausdrucksfähigkeit, wenn die Sprachgewandtheit infolge eines Reifungsverzuges oder Anlagemangels schlecht entwickelt ist. Derart versteht es der dysgrammatische Patient einfach nicht besser, als auf dem infantilen oder dialektischen Fehler zu beharren, indem er etwa in Amerika „me" für „I" sagt, oder „he don't" für „he doesn't".

Zu dieser basischen und stereotypischen grammatischen Schwäche im mündlichen und schriftlichen Ausdruck gesellt sich dann die unaufhörlich wechselnde unsorgfältige Hast der polternden Rede. Daher müssen wir zwischen der *primären* und angeborenen grammatischen Schwäche und der *sekundären* und symptomatischen Satzkonfusion zufolge des schlecht überwachten und mangelhaft vorbereiteten Ausdruckes der Gedanken unterscheiden.

3. Angeborene Lese- und Schreibschwäche. Diese spezifischen Ursachen der Lese- und Schreibschwäche sind häufig mit dem Poltern verbunden. Wieder reflektieren sie die zugrunde liegende angeborene Sprachschwäche. Deshalb begegnet der so betroffene Polterer den bekannten Schwierigkeiten mit dem Lesen und Schreiben. Wenn er durch räumliche Konfusion verwirrt ist, dann verkehrt er die Buchstaben in allen Richtungen (d — b, q — p, n — u), liest und schreibt die Wörter in der verkehrten Richtung, läßt Laute, Doppellaute und Silben aus, usw.

Diese stereotypischen Fehler auf der Grundlage der *primären* strephosymbolischen Konfusion werden dann durch die *sekundären* wechselnden *Versprechungen* und *Verschreibungen* während der unsorgfältigen Leistung des Polterers kompliziert. Ähnlich wie die weite Reihe von den physiologischen Zungenentgleisungen zu deren pathologischer Häufung in der polternden Sprache, so umfassen auch die graphischen *Federentgleisungen* die weite Varietät von den physiologischen Irrtümern bis zu deren aggravierter Anhäufung im schriftlichen Poltern. Kainz (1956) bot eine Tabelle von Kategorien für die systematische Beschreibung der verschiedenen Arten der graphischen Fehler.

Wenn er eine Geschichte *vorliest*, dann überspringt der Polterer ganze Wörter, Sätze und sogar ganze Linien, wiederholt andere Abschnitte, oder konfabuliert nicht existierende Absätze aus seiner eigenen Erfindung (FRÖSCHELS, 1931). Wenn er dann die Geschichte wieder erzählt, produziert er unverständliche Wiederholungen, elaboriert unwichtige Einzelheiten, aber vergißt die springenden Punkte, so daß das Wesen der Geschichte verlorengeht. WEISS (1960) bemerkte, daß der Polterer der schlechteste Witzerzähler ist. Derart werden die *primären* Störungen der kongenitalen Dyslexie und Agraphie, falls vorhanden, durch die *sekundäre* Konfusion durch die ungenaue Lese- und Schreibweise des Polterers verschlimmert.

4. Polternde Handschrift. Die Handschrift des Polterers kann in drei Arten gestört sein: 1. durch konstante und stereotypische *Schreibfehler* auf Grund der primären graphischen Sprachschwäche, welche zu spezifischer Dysgraphie führt; 2. durch unbeständige *orthographische Fehler* aus bloßer Unsorgfältigkeit; und 3. durch *disintegrierte Handschrift* als ein Zeichen der schlechten psychomotorischen Koordination des Polterers. J. S. GREENE (1916) kannte diese graphische Ataxie sehr gut, als er sie als „Agitographie" beschrieb.

Die *Kalligraphie* des Polterers spiegelt die Absonderlichkeit seiner feinen graphomotorischen Koordination wider. K. ROMAN (1959) drückt sich derart aus: „disintegrierte Schrift ist das Kennzeichen des Polterers, welcher das geschriebene Wort in kopfloser Hast ausschüttet, wobei er Buchstaben beschneidet, Silben ausläßt, Ersatzzeichen hineinschmiert, Wörter umstellt, und damit in seiner beinahe unlesbaren Handschrift das genaue Gegenbild seiner unartikulierten Sprechweise produziert". Diese Dysgraphie und tachyphemische Dysrhythmie des Polterers sind ureigene Manifestationen einer fundamentalen und primären psychomotorischen Unzulänglichkeit, nämlich der *kongenitalen Dyspraxie* (K. ROMAN, 1963).

Da die *Unterscheidung* zwischen dem stammelnden und dem polternden Kind durch Sprachanalyse allein schwierig sein kann, findet ROMAN, daß die graphologische Analyse die Differentialdiagnose unterstützt. Der *Stammler* strebt nach Struktur und Zusammenhang und produziert eine ziemlich infantile Handschrift, welche die neuromuskuläre Anstrengung zum Überwinden des verringerten Muskeltonus und der unterwertigen manuellen Beweglichkeit andeutet. Der *Polterer* hingegen hat für Struktur und Konfiguration keinen Sinn. Aus seinen Sprüngen über Wörter, Verstümmelungen von schriftlichen Schlingen und Verkürzungen von Stammlinien geht sein eklatant verschiedenes Herangehen an die Sprache unmittelbar hervor.

Holländische Autoren haben die *polternde Maschinenschrift* untersucht. Wenn das digitale Motorium der Fingerbeweglichkeit nicht mit dem Tempo der Gedankengestaltung Schritt halten kann, dann schleichen sich eigentümliche aber stereotypische Symptome des Maschin-Polterns in die maschin-geschriebenen Seiten ein (MOOLENAAR-BIJL, 1948; B. VAN DANTZIG, 1939). Diese Befunde zeigen nochmals, daß die grundlegende Unsicherheit des Polterers in allen Phasen der Sprachgestaltung auch *in allen Produkten seiner expressiven Kommunikation* entdeckt werden kann. Seine Schwäche ist wahrhaft von globaler Natur und sollte daher auch in einer holistischen Weise studiert werden.

5. Stottern und Poltern. Vom praktischen Standpunkt ist das Unterscheiden von echtem oder idiopathischen Stottern (Dysphemie) höchst wichtig. Für den naiven Beobachter bedeutet die polternde Sprechweise ungefähr dasselbe wie Stottern. Wiederholungen, Hemmungen, Unflüssigkeiten und stolpernde Blöcke bewirken in den beiden Zuständen einen ähnlichen symptomatischen Eindruck. Die Bedeutung dieser Symptome ist jedoch völlig verschieden. Während der echte Stotterer höchst unglücklich über seine gehemmte Ausdrucksfähigkeit ist, bleibt sich der Polterer seiner Unvollkommenheit größten Teils unbewußt und kümmert sich kaum um seine Nachlässigkeit. Wenn er sich aber auf seine Sprechweise konzentriert, gleicht er momentan alle Defekte aus. Der Stotterer hingegen empfindet zunehmende Schwierigkeit, je mehr man seine Aufmerksamkeit auf seine mündliche Leistung konzentriert. Im weiteren Gegensatz zum Stotterer,

spricht der Polterer besser mit Vorgesetzten, in neuen Situationen, wenn er wiederholt, wenn man ihn streng zum „Klarsprechen" auffordert, oder wann immer man ihn zur verbesserten Mitteilung drängt. Mit anderen Worten kann der Polterer sehr wohl tadellos sprechen, wenn er sich nur wirklich bemüht, zumindest für eine kurze Weile.

Wenn Stottern mit dem Poltern im Zustande der *tachyphemischen Dysphemie* verbunden ist, kann man es von der wahren oder *idiopathischen Dysphemie* durch das Elektroenzephalogramm abgrenzen. Nach den Befunden von LUCHSINGER und LANDOLT (1951) zeigen die genuinen Stotterer beinahe ausnahmslos ein *normales* EEG. Polterer hingegen sind durch *leicht pathologische* EEG-Befunde in 90% der Fälle charakterisiert. Das Gleiche gilt für die tachyphemischen Stotterer. Auf Grund dieser Befunde nehmen LANDOLT und LUCHSINGER (1954) eine Analogie zwischen dem Poltern und dem organischen Psychosyndrom nach E. und M. BLEULER an.

Während sie den hohen Prozentsatz von abnormalen EEG-Befunden in den beiden Gruppen der Stotterer und der Polterer bestätigten, konnten STREIFLER und GUMPERTZ (1955) keine signifikanten Unterschiede zwischen den beiden Gruppen nachweisen. Es erhebt sich die Frage, ob die Stotterer in dieser Gruppe mit Polter-Stotterern kontaminiert gewesen sein könnten. Im Gegensatz dazu fanden MORÁVEK und LANGOVÁ (1962) abnormale EEG-Befunde in 50% der Polterer, während die Stotterer fast immer normale EEG-Zeichen aufwiesen (LANGOVÁ und MORÁVEK, 1966). Als er seine Erfahrungen und die seiner Mitarbeiter über die Unterscheidung des Polterns und Stotterns zusammenfaßte, bestätigte SEEMAN (1965) die differenzierende Bedeutung des EEG. Weitere Befunde finden sich im Kapitel über Stottern (S. 769).

Diagnose. Es ist sehr leicht, die Sprechweise eines typischen Polterers zu erkennen. Dennoch ist die sorgfältige Analyse aller symptomatischen Befunde höchst wichtig, wenn eine rationelle Behandlung geplant werden soll.

1. Otolaryngologisch. Die Untersuchung von Ohren, Nase und Hals braucht man zum Abgrenzen von möglichen zusätzlichen Ursachen einer peripher gestörten Aussprache. Wegen seiner konstitutionellen Sprachschwäche ist der Polterer weniger fähig, *zufällig vorhandene mechanische Störungen* auszugleichen, wie etwa geschlossenes Näselns wegen verstopfter Nase, offenes Näseln wegen Gaumenschwäche, oder dentogenes Lispeln als mechanische Folge einer schlechten Zahnstellung. Unser Fall 4 demonstriert diese Erschwerung einer zusätzlich erworbenen Dysglossie durch das kongenitale Tachyphemiesyndrom.

2. Neurologisch. Die Beratung durch den Neurologen ist nötig, wenn residuelle Zeichen von leichten paralytischen Zuständen hinzukommen. Sobald aber die typischen Syndrome einer organisch gestörten Nervenfunktion entdeckt sind, ergibt sich die Diagnose einer *Dysarthrie*, welche dann die konstitutionelle Schwäche der Tachyphemie ausschließt, oder sie von einer zusätzlich erworbenen paralytischen Störung differenziert wie im Fall 4. Wenn sich das Poltern bei älteren Leuten einstellt, müssen seine Symptome von dysarthrischen Zuständen unterschieden werden, etwa solche wegen multipler Sklerose, progressiver Paralyse, oder Parkinsonismus.

3. Psychologisch. Am wichtigsten sind die psychologischen Befunde. Aus dem psychodiagnostischen Bericht lernt man die Einzelheiten über die Charakterstruktur des Polterers. In kennzeichnender Weise begegnet man den typischen Testresultaten, welche durch die Diskrepanz zwischen einem hohen Leistungs-IQ im Gegensatz zu einem niederen verbalen IQ die angeborene Sprachschwäche erkennen lassen. K. DE HIRSCH (1961) demonstrierte die psychologische Analyse

der angeborenen Sprachschwäche. Zeichen der „Organizität" oder der milden aber diffusen zerebralen Dysfunktion sind in diesen Befunden viel häufiger als in jenen über Stotterer. Falls sich Zeichen von wesentlichen Abwegigkeiten in der *psychomotorischen oder psychoauditiven* Funktion ergeben, ist zu ihrer erklärenden Bestätigung die Elektroenzephalographie angebracht. Wie eben betont, zeigte die Mehrzahl der derart untersuchten Polterer leicht abnormale Hirnwellenmuster.

Differential-Diagnose. Tab. 12 wurde durch die weitere Ausarbeit der hauptsächlichen Unterscheidungsmerkmale vorbereitet, wie sie früher von FREUND (1952) betont wurden. Die Tabelle soll die Differential-Diagnose zwischen Stottern und Poltern fördern. Man muß sich klar sein, daß solche Versuche zum Unterscheiden von prinzipiellen Zeichen und Symptomen die am meisten typischen und häufigsten Beobachtungen wiedergeben. Individuelle Abweichungen von der Norm werden immer vorkommen und der individuelle Fall von Poltern mag nicht immer die ganze Symptomatologie aufweisen wie von der Tabelle angedeutet. Die Mehrzahl der Zeichen sind jedoch in den typischen Fällen gewöhnlich vorhanden. D. WEISS (1964) als auch LANGOVÁ und MORÁVEK (1966) bestätigten diese Tabelle und dehnten sie weiter aus.

Sehr wichtig ist ferner eine klare Diagnose in den zahlreichen *Schadenersatzprozessen* wegen tatsächlicher oder vermeintlicher Beschädigungen der peripheren Sprechorgane. Erfahrungsgemäß neigen nämlich die Familien der Polterer zu einer Verwechslung dieser konstitutionellen Sprachanomalie mit den vermuteten Folgen irgendwelcher Unfälle im Gesichtsbereiche. Daher begegnet man in den Gerichtsgutachten immer wieder der *juridischen Konstruktion eines dysglossischen Zustandsbildes*, während es sich in der Tat um einen typischen Fall von angeborener Sprachschwäche handelt. Dann obliegt es der sorgfältigen Analyse und Differentialdiagnose, um zwischen *Dysglossie, Dyslalie und dysphatischer Tachyphemie* zu unterscheiden.

In den von uns gesehenen Fällen derartiger Litigationen handelt es sich meist um völlig harmlose und wohl verheilte Folgen kleiner Unfälle beim Zahnarzt, am Kinderspielplatz oder im Klassenzimmer. Weil nun aber Ärzte oder Stadtverwaltungen als zahlungsfähig gelten, folgen darauf hohe Ersatzansprüche. Wenn sich dann wenig Sicheres an kosmetischer Entstellung oder an organischen Ausfällen nachweisen läßt, dann muß eine dramatisch entstellte Sprache zur Klage herhalten. Zumeist weist die phoniatrische Untersuchung nichts anderes als Restzustände des kindlichen Stammelns nach, wie etwa Fehler des (L), (R) oder der (S) Laute. Recht typisch ist das Vorliegen der *angeborenen Sprachschwäche* oder des Polterns.

Falls tatsächlicher Zahnverlust eintrat, liegt darin ein ausreichender Grund für angemessene Ersatzansprüche. Nach dem prothetischen Ersatz oder orthodontischer Korrektur pflegt die anfängliche dentale Dysglossie rasch zu verschwinden. Wenn trotzdem auffallende Klagen über subjektive Sprechhemmungen vorliegen, stehen gewöhnlich *psychoneurotische* Vorstellungen im Spiele. Darin aber liegt die besondere Gefahr für derart betroffene Kinder.

Man leistet daher einen wichtigen ärztlichen Dienst, wenn man den Klägern die wirklichen Verhältnisse aufrichtig erklärt und sie vor dem seelischen Schaden warnt, dem sie die verletzten Kinder aussetzen. Es bleibt oft fraglich, ob die begehrte Summe wirklich so erstrebenswert ist, wenn sie mit einer wesentlichen Verschlechterung des Polterns infolge dessen exhibitionistischer und emotionell überlagerter Schaustellung erkauft wird. Sobald man schließlich das neurologische und psychologische Gutachten vorlegt, offenbaren sich die wahren Zusammenhänge zwischen der zugrunde liegenden Hirnanomalie, den positiven EEG-Befunden, der veränderten Persönlichkeit und den resultierenden sprachlichen Absonderlichkeiten: das Hirn poltert, aber nicht das kurze Zungenbändchen oder die Zähne! Das folgende Beispiel ist in jeder Hinsicht höchst typisch.

Tabelle 12. *Unterschiede zwischen echtem (idiopathischen) Stottern und Poltern (oder tachyphemischem Polter-Stottern)*

Kennzeichen	Stottern	Poltern
Deutung	Erworbene soziale Neurose	Ererbte Sprachdefekte
Erblichkeit	Neurotische Prädisposition	Familiäre Sprachschwäche
Beginn	Gewöhnlich plötzlich, in der Kindheit oder nach Schreckerlebnissen	Immer graduell, im Anschluß an Entwicklungsstörungen der Sprache
Sprachentwicklung	Normal oder früh	Schwer verzögert
Intelligenz	Normal bis überragend, verbal sozial	Normal bis überragend, praktisch
Begabung	Gut bis hochbegabt in allen Gebieten	Hochbegabt für Wissenschaften und Mathematik aber schlecht für Sprachen
Psychomotorische Fähigkeit	Emotionell gehemmt	Allgemeine Dysrhythmie
Musikalisches Talent	Durchschnittlich bis hoch	Gewöhnlich sehr schlecht und tontaub
Singen	Durchschnittlich, nicht betroffen	Gewöhnlich melodiestumm und monoton
Zugrunde liegende Prädisposition	Neurovegetative Dyskrasie	Angeborene Sprachschwäche
Verlauf	Spontane Remissionen oder Rückfälle, schließliche Kompensation	Fortbestehend, wenn unbehandelt, schlechter in der Pubertät
Körperliche Befunde	Normal, oder vegetative Dystonie, allergische Neigungen	Kongenitale Dyspraxie
EEG	Hauptsächlich normal	Diffuse Dysrhythmie
Lee-Probe	Verbessert	Verschlechtert
Freies Sprechen	Klonische oder tonische Blöcke, Grimassen, Mitbewegungen	Rasch, holprig, verstümmelt, wiederholend, stolpernd
Stummes Lesen	Nicht betroffen	Häufig dyslektisch oder langsam
Lautes Lesen	Häufig weniger betroffen	Rasch, holprig, polternd, ungenau
Graphologisch	Schwierigkeiten mit dem Einsetzen, Durchführen und Aufrechterhalten der Bewegungsfolgen	Disintegriert und inkoordinierte Handschrift
Händigkeit	Normale Verteilung	Familiäre Lateralitätsstörungen
Verbindung mit anderen Sprachstörungen	Nicht typisch	Residuelle Dyslalie, Dysgrammatismus, Dyslexie, Dysgraphie
Bewußtsein des Fehlers	Schwer besorgt	Unbekümmert und uninteressiert
Sprechen mit Vorgesetzten	Schlechter	Besser
Sprechen mit Bekannten	Besser	Schlechter
Kurze Antworten	Schwierig	Leicht

Kennzeichen	Stottern	Poltern
Hinweis auf das Sprechen	Erschwert	Verbessert
Wiederholen müssen	Erschwert	Verbessert
Sprechfurcht betrifft	Stereotype Laute oder Wörter	Alle schwierigen Doppellaute und lange Wörter
Behandlung	Psychotherapie und spezifische Methoden	Unterweisung in allen Sprachfunktionen
Prognose hängt ab von	Emotioneller Anpassung	Fleißigem Lernen

Fall 5. Männlich, 11 Jahre, rechtshändig. *Familie.* Der *Vater* ist 45jährig, ein aus Galizien eingewanderter Lederarbeiter, spricht mit entsprechendem Fremdakzent. Die *Mutter* war in New York geboren, 40 Jahre alt, Hausfrau. Sie machte auf alle Untersucher und Beamte einen schwer neurotischen Eindruck; ereiferte sich über Spitalsgebühren; machte mehrmals widersprechende Angaben; berichtete unsere Befunde in übertriebener Weise an andere Stellen; informierte uns irreführend über deren Ansichten; machte auf zwei Psychologen einen paranoiden und megalomanischen Eindruck; ist dabei submissiv freundlich und überschwenglich dankbar für unsere Hilfe; versucht eine hochtrabende Ausdrucksweise, stolpert aber ständig über falsch gewählte Fremdwörter und Fachausdrücke; verirrt sich in ihrer umständlichen Satzkonstruktion; ist orthographisch unsicher: schreibt „Articuation" (articulation) oder „Vegtable" statt „vegetable" (Gemüse). Eine 13jährige *Schwester* spricht normal.

Vorgeschichte. Geburt normal. Gehbeginn mit 1 Jahr. *Sprachentwicklung sehr verzögert* nach dem 4. Jahr, machte langsame Fortschritte. Schuleintritt rechtzeitig, lernt gut, jedoch sehr *schwach* im Schreiben. Nie ernstlich krank gewesen. Ist weiterhin schwer *sprachgestört.* Wurde vor fünf Wochen durch einen Autounfall verletzt. Die Nase blutete heftig und blieb wochenlang geschwollen. Im Gegensatz zur mütterlichen Behauptung einer seither schweren Sprachstörung, teilte ein Jugendberater schriftlich mit, daß er den Buben seit einem Jahr kenne und *keine* sprachliche Veränderung bemerkt hätte. Gleiches bezeugte die Schullehrerin.

Befund. Körperlich und geistig gut entwickelt. *Nase* äußerlich normal, ohne Bruchzeichen, innen geschwollen, hochgradige Septumdeviation nach links, Nasenatmung erheblich behindert. *Mandeln* fehlen, sonstige Luftwege völlig normal. *Ohren* und Gehör normal, auch audiometrisch. *Stimme* klar, aber sehr monoton angewandt. *Lautbildung*: (L) und (R) fehlen; isolierte Zischlaute sehr verwaschen, im Wort ausgelassen; (Th) durch (F), (Ng) durch (M) und alle Tenues durch die Mediae ersetzt; alle Verbindungen schwer entstellt. *Nasalitätsproben* erweisen mäßiges vorderes geschlossenes Näseln, nach abschwellendem Nasenspray vorübergehend behoben. *Redeweise.* Neben dem schweren Wortstammeln und geschlossenen Näseln fiel die rasche, überstürzte und unbeherrschte Sprechweise auf. Viele Wortendungen ausgelassen, infantile Grammatik, sagt „me" statt „I", irrt sich in den Präpositionen und Wortbeugungen. Stolpert über lange Wörter, wiederholt manche, jedoch keinerlei Stottern. *Lesen* ist besser entwickelt, dennoch ein Jahr rückständig. *Schreiben* und Orthographie sind schwer gestört. *Zeichnen* ist ebenfalls sehr primitiv und entspricht dem Kritzelalter eines Schulanfängers.

Psychologisches Gutachten. IQ = 94. Obwohl die Testergebnisse derzeit einen durchschnittlichen Intelligenzgrad andeuten, scheinen höhere Leistungsgrade möglich. Der Bub ist in chaotischer Weise verwirrt und versucht, seine aggressiven Gefühle teils durch Ängstlichkeit, teils mit Vernunft zu bewältigen. Neben geringer Toleranz von Entmutigung fällt seine Aggressivität auf, welche er wohl ausführen wird, falls zu weit getrieben. Seine Schreibschwäche dürfte mit der *Unfähigkeit zur Synthese* von Sinneseindrücken zusammenhängen.

Diagnose. 1. *Tachyphemiesyndrom* mit Poltern, schwerem und fortdauernden Wortstammeln, Dysgrammatismus, beträchtlicher Schreibschwäche und geringer Leseschwäche nach lange verzögerter Sprachentwicklung auf Grund angeborener Sprachschwäche mit spezifischer Vererbung von der Mutter. 2. *Nasale Dysglossie* mit organisch geschlossenem vorderen Näseln nach wahrscheinlichem Nasenbruch. 3. *Psychischer Infantilismus* mit scheinbarem Rückstand einer potentiell höheren Intelligenz auf derzeit durchschnittlicher Höhe infolge emotioneller Störungen unter dem verwirrenden Einfluß einer selbst psychisch gestörten Mutter.

Verlauf. Am nächsten Tage erschienen zwei Advokaten und verlangten unter Angebot eines guten Honorars unser Gutachten. Dieses sollte „recht klar ausdrücken, daß der vorher altersgemäß sprechende Knabe durch den Unfall und wegen der erlittenen Nasenverletzung samt dem begleitenden seelischen Schock nunmehr an einer schweren, dauernden und unheilbaren Sprachstörung mit bleibender Erwerbsbeschränkung leide". Es war nicht leicht, ihnen den Unterschied zwischen den linguistischen Symptomen der vorbestehenden familiären Sprachschwäche und dem jüngst erworbenen Verlust der Nasenresonanz als einziger mit dem Unfall verbundenen Komponente dieser komplexen konstitutionellen Sprachstörung zu erklären. Wir einigten uns, daß der Knabe intensive Sprachbehandlung besuchen sollte. Er benahm sich recht eifrig, machte aber praktisch keine Fortschritte.

Kontrolle im Alter von 14 Jahren. Die *Mutter* benimmt sich weiter in submissiv anhängender Weise und zeigt dieselbe polternde Redestörung wie früher. Die *Schwester* hat sich normal entwickelt. Trotz ihren 16 Jahren teilt sie weiter das Schlafzimmer mit dem Bruder. Er selbst hat in Schulsprachkursen besser sprechen gelernt, ist aber weiter im Sprechen, Lesen und Schreiben recht behindert.

Befund. Die *Nase* ist durch Septumdeviation sowie durch Muschelschwellung dauernd verlegt, daher behinderte Nasenatmung und verstopftes Näseln. Geringer *Überbiß*, sonst normale Luftwege und Ohren. *Stimme* klar, aber monoton. *Lautbildung.* (L) und (R) fehlen, (Th) ist undeutlich, alle Zischlaute stumpf gelispelt. *Redeweise* rasch, überstürzt, verwaschen, polternd; Wortendungen sind verstümmelt; stolpert über komplizierte Wörter; kann sie aber auch gut sagen, wenn er sich zusammen nimmt; verstrickt sich in der Grammatik. *Lesen* langsam und unklar, zwei Jahre rückständig. *Schreiben* hastig und unsauber, viele orthographische Fehler. *Allgemeines Benehmen.* Ein normal entwickelter Bursche in den Flegeljahren. Schreit die Mutter grob an, was verstehe denn schon eine Frau von der Redeweise eines Buben, man solle ihn doch endlich mit der „Sprecherei" in Ruhe lassen. Mit dem Untersucher ist er indes betont höflich. *Schulfortschritte.* Überdurchschnittlich begabt und interessiert für Mathematik und Wissenschaften, gibt Nachhilfeunterricht für schlechtere Mitschüler, ist aber besonders schlecht in allen sprachlichen Fächern (Lesen, Schreiben, Sprachlehre, Englisch und Hebräisch). Körperlich und turnerisch ungeschickt, kann schlecht Ball spielen, zeichnen, basteln (Kongenitale Dyspraxie).

Psychologisches Gutachten. Überragende Intelligenz mit IQ = 122 und noch besserem Potential. Ist jedoch erratisch, oft oberflächlich oder kindisch, manchmal wieder zwanghaft genau und perfektionistisch. Offenbart Schwierigkeiten in der feinen *graphomotorischen Koordination,* welche er unter beträchtlicher Verkrampfung zu kompensieren versucht. Projektive Tests enthüllen das Bestreben nach Erfolg und erwachsen zu sein, während infantilistische Züge von Unsicherheit, Schutzsuche bei der Mutter-Figur und schizoide Tendenzen nervöse Überreizung bedingen.

Graphologisches Gutachten. Typische Handschrift eines Polterers mit allgemeiner Sprachschwäche und groben Schwierigkeiten der grapho-motorischen Koordination. Nach der Schrift handelt es sich um einen feindselig- aggressiven und unreifen Burschen mit Minderwertigkeitsgefühlen. Gewisse schizoide Züge weisen auf die Möglichkeit von künftigen Anpassungsschwierigkeiten hin.

Musikalische Analyse: Ist an musikalischen und künstlerischen Dingen völlig uninteressiert: „Diese Gefühlsduselei ist doch langweilig", stößt er in unwillig grobem Tone hervor. Weiß nichts von Musik, hört nie darauf, kümmert sich auch nicht um die Jazzschlager der Jugendlichen. Erkennt fast keine Melodien, kann keine spontan singen, trifft das Nachsingen überhaupt nicht, kann nicht einmal pfeifen. Erscheint völlig unmusikalisch.

Endgültige Diagnose. 1. Familiäres *Tachyphemiesyndrom* mit Poltern, residuellem Stammeln, Dysgrammatismus, anhaltender Lese- und Schreibschwäche wegen allgemeiner und spezifisch vererbter Sprachschwäche auf Grund von einseitig beschränkter Begabung für abstrakt-mathematische Wissensgebiete. 2. Erworbene *nasale Dysglossie* mit organisch geschlossenem vorderen Näseln nach wahrscheinlichem Nasenbruch. 3. Sekundärer *psychischer Infantilismus* trotz überdurchschnittlicher Intelligenz mit noch höherem Potential für abstrakte Leistungen. 4. *Kongenitale Dyspraxie* auf den Gebieten der feinen grapho-motorischen Leistungen und der rhythmisch-motorischen Körperhandlungen. 5. Komplette expressiv-rezeptive *kongenitale Amusie.*

Behandlungsvorschläge. 1. Vorerst zur individuellen Übungsbehandlung der Stammelfehler eingeteilt. Wird später die Lese- und Schreibkurse besuchen, um zuletzt an der Gruppenbehandlung der polternden Redestörung teilzunehmen. Dazu gehören auch rhythmisch-gymnastische Übungen und die Grundzüge der öffentlichen Redefertigkeit. 2. Die gründliche Septumresektion soll im 16. Lebensjahre erfolgen.

Therapie. Ein ausgezeichneter Grundriß der modernen Behandlungsmethoden des Polterns wurde von WEISS (1960) erarbeitet, welcher die folgenden Gesichtszüge unterscheidet: 1. Verminderung des überraschen Sprechtempos (*Tachylalie*); 2. Korrektur allfälliger *Fehler der Artikulation*; 3. Verbesserung des Wissens über *Wortschatz und Rechtschreibung*, sowie deren Anwendung; 4. Ausgleich der *grammatikalischen Unsicherheit* und des nachlässigen Wortgebrauches; 5. Konzentration der Aufmerksamkeit auf alle Einzelheiten der *linguistischen Sprachgestaltung* und ihres Ausdruckes.

Es ist offensichtlich, daß die angeborene Beschränkung des Polterers in allen Zügen des verbalen, graphischen, ästhetischen, musikalischen und emotionellen Selbstausdruckes von einem *synthetischen und globalen Gesichtspunkt* zu behandeln ist. Im wesentlichen zielt die Wiedererziehung auf das Verbessern der polternden Persönlichkeit. Damit zeigt man ihm einen Weg zur besseren Einordnung in die Erwartungen der Gesellschaft. Da das soziale Leben auf der Kommunikation aufgebaut ist, rückt sich der Polterer selbst beiseite, wenn er die Konventionen des Selbstausdruckes nicht kennt oder mißachtet. Man muß ihm daher über die genaue Natur seiner komplexen Sprachschwäche aufklären. Wie man das am besten in der Praxis tut, ergibt sich aus den individuellen Zügen des Einzelfalles. Der von uns vorgeschlagene vielseitige Vorgang umfaßt die folgenden *Methoden der Erziehung*. Einzelheiten darüber hat D. BRADFORD (1963) beschrieben.

1. Analyse und Korrektur der Lautbildung. Wenn Artikulationsfehler vorhanden sind, behandelt sie der Sprachtherapeut in der altbewährten Weise, indem er diejenigen technischen Maßnahmen besonders betont, welche im Einzelfall als am geeignetsten scheinen. Weil die Polterer gewöhnlich weniger musikalisch sind als normale Personen, sind sie durch *schlechte auditive Diskrimination* benachteiligt. Deshalb muß der Therapeut dem Polterer die Natur seiner artikulatorischen Störung klar machen und ihm während der individuellen Behandlungssitzungen zeigen, wie sie auszugleichen sind. Wie unter Behandlung des Stammeln erklärt, sind Zungensonden, Palatographie, Auskultationsröhrchen, der reichliche Gebrauch des Spiegels und ähnliche optische, taktile, kinästhetische und akustische Methoden zum Vorzeigen der wünschenswerten Artikulationsbewegungen besonders förderlich.

Hörübungen, Übung der Gedächtnisspanne und ähnliche Übungen des auditiven Unterscheidungsvermögens sind ebenfalls sehr wichtig. Man verwendet reichlich Bandaufnahmen zur Demonstration und Selbstkontrolle. In anderen Worten soll man den Polterer behandeln wie einen Fall von *zentraler auditiver Dysgnosie* oder von peripherem Hörverlust. Obwohl seine Hörschärfe für Schwellenintensitäten normal ist, sind seine höheren akustischen Leistungen in der auditiven Diskrimination auf höherem Intensitätsniveau sehr schlecht entwickelt.

Im Hinblick auf die *gute mathematische Begabung* vieler Polterer ist es ratsam, an ihre logische Denkschärfe zu apellieren. Wenn man ihm die geometrische Regelmäßigkeit der Poesie mit mathematischer Quantifikation erklärt, kam man ihm die Schönheit der Literatur in einer ihm zugänglichen Modalität offenbaren.

2. Verbesserung der Sprechatmung und Stimmqualitäten. Dieses Vorgehen bedarf der Anwendung der Stimmphysiologie und der elementaren Gesangsmethode. Der phoniatrisch erfahrene Stimmtherapeut analysiert zuerst die fehlerhaften Muster von Atmung, Stimmgebung, Resonanz und Stimmansatz. Das nimmt man am besten am Klavier oder Harmonium vor sowie vor einem großen Spiegel, wobei wieder reichliche Bandaufnahmen zu machen sind. Dann korrigiert die systematische Stimmbehandlung alle fehlerhaften Gewohnheiten. Es ist wieder wichtig, die schlechte auditive Diskrimination gebührend zu berück-

sichtigen und mit einfachen Übungen der musikalischen Wahrnehmung und Wiedergabe zu verbessern. Diese Art der Übungsbehandlung braucht viel Geduld, weil der Polterer gewöhnlich kein musikalisches Ohr hat.

3. Reorganisation des Sprechstiles und verbalen Ausdruckes. Viele Polterer geben eine zugrundeliegende Unausgeglichenheit zwischen ihren zentralen Funktionen der Sprachgestaltung und ihrer peripheren artikulatorischen Leistungsfähigkeit zu. Deshalb benötigt der Polterer die Wiedererziehung sowohl seiner mündlichen Sprechweise, als auch seiner zerebralen Sprachbegriffe. Für diese Zwecke eignen sich die wohl organisierten Lehrgänge der *pädagogischen Sprecherziehung*. Die zahlreichen allgemein gehaltenen Leitfäden zur Erziehung zum besseren Sprechen dienen vorzüglich für diese Phase der Polterbehandlung.

Die mündlichen Lesegewohnheiten lassen sich durch die Methode des *Fenster-Lesens* nach Fröschels (1931) verbessern. Man schneidet ein rechteckiges Fenster in ein Blatt Papier. Zuerst soll das Fenster klein genug sein, um bloß einen Buchstaben oder ein kurzes Wort zu zeigen, wenn das Blatt über einen gedruckten Text gelegt ist. Später zeigt man mehrere Wörter durch ein entsprechend längeres Fenster. Wenn man dieses Fensterblatt über die Zeile schiebt, wird das Auge zum genügend langen Betrachten jedes Wortes gezwungen. Wenn man das Blatt allmählich rascher über die Zeile bewegt, läßt man den Polterer mit einem zunehmenden Tempo lesen wie es seine wachsenden Leistungen erlauben. Nach dem Lesen eines geeigneten Abschnittes soll der Polterer den gelesenen Inhalt in sorgfältig aufgebauten Sätzen selbst nacherzählen. In diesem Stadium ist die *Gruppenbehandlung* wertvoll, weil sie gegenseitige Aufmunterung und Kritik bietet, welche die Einsicht und Selbstbeherrschung fördern.

4. Erziehung des grammatikalischen, syntaktischen und stilistischen Ausdruckes. Weil das Poltern das Endresultat der angeborenen Sprachschwäche darstellt, leiden viele Polterer an zusätzlichen sprachlichen Schwierigkeiten wie Dysgrammatismus, syntaktische Schwierigkeiten, schlechte stilistische Ausdrucksfähigkeit, oder große Schwierigkeit mit der Komposition von Aufsätzen. Diese Behinderungen müssen durch die entsprechenden Lehrmethoden der allgemeinen Schule ausgeglichen werden. Hierfür eignen sich die allgemeinen Lehrbücher der Grammatik, Syntax, Stilistik und Aufsatzlehre. Die pädagogische Orientierung des Sprachheillehrers ist für die Behandlung solcher Fälle von besonderem Wert.

In schweren Fällen von Dysgrammatismus braucht man ferner die Prinzipien der *Aphasie-Therapie*. Seitdem die fortschrittliche Aphasie-Therapie die psychologische Orientierung des modernen Fremdsprachenunterrichtes berücksichtigt, soll man dem Polterer eine gute phonetisch richtige Aussprache lehren, so als ob er ein Ausländer wäre, der sein Deutsch verbessern will. Der andauernde Erfolg der Berlitz-Methode beruht auf dem Prinzip der physiologischen und psychologischen Unterweisung in neuen sprachlichen Situationen. Daher dient das gleiche Prinzip auch für den Polterer, dem das kultivierte Deutsch ebenso fremd sein mag wie einem vor kurzem angekommenen Ausländer. Gemäß der klassischen Behandlungsmethode des Dysgrammatismus nach Liebmann (1900) ist es von praktischem Wert, die Methode der *emphatischen Gesten* anzuwenden. Wenn zum Beispiel ein Patient Schwierigkeiten mit der Wahl der Fürwörter, Präpositionen, oder Wortbeugungen hat, kann ihm der Sprachheillehrer in einer dramatischen Weise zeigen, wie man richtige Sätze konstruiert.

5. Überwindung der Lese- und Schreibschwäche. Falls sie vorhanden sind, sind solche Minderleistungen durch die allgemein gültigen Methoden des therapeutischen Leseunterrichtes zu korregieren. Manche Polterer müssen sich daher in besonderen *Leseinstituten* anmelden.

6. Verbesserung der Handschrift. Da die Polterer gewöhnlich in der Kalligraphie unterbegabt sind, verbessert man logischerweise ihre polternde Sprechweise in enger Verbindung mit dem Überwinden der polternden Handschrift. Des weiteren ist die polternde Handschrift mit den spezifischen Fehlern der allgemeinen Sprachschwäche verwandt. Schließlich reflektiert die *graphomotorische Koordination* ein sichtbares Korrelat der fundamentalen psychomotorischen Organisation des Individuums. Weil die Polterer gewöhnlich schlecht koordiniert sind, müssen sie alle ihre motorischen Geschicklichkeiten verbessern.

Deshalb soll der Polterer die folgenden Geschicklichkeiten üben: a) *elementare graphomotorische Muster* wie Linien, Kreise, Wellen, Girlanden und Arkaden; b) *einfache Zeichnungen* von Dingen, Tieren und Personen; c) *besondere Techniken* des künstlerischen, kaufmännischen und technischen Zeichnens in einer elementaren Weise, welche man dann auf höhere Stufen bringen kann, je nach den Geschicklichkeiten und Interessen des Patienten; d) die *schulmäßige Handschrift* mit durchschnittlichen Anforderungen, sowohl mit geschriebenen als auch gedruckten Buchstaben. Die Polterer werden mit solchen sorgfältigen Aufgaben oft ungeduldig. Diese Einstellung ist aber die tiefste und ursprünglichste Ursache aller ihrer Schwierigkeiten, und sie müssen Sorgfalt und Ausdauer eben erlernen.

7. Elementare Empfindung und Ausdruck von Musik, Rhythmus und Tanz. Weil der typische Polterer seine Interessen auf die wissenschaftlichen und technischen Gebiete des Lernens beschränkt, vernachlässigt er gewöhnlich die künstlerischen Werte der Kultur. Er behauptet oft, von Musik gelangweilt zu sein und schließt seine Ohren gegenüber der Welt des Schalles. Aus diesen Gründen benötigt der Polterer eine gewisse grundlegende *Orientierung in künstlerischen Dingen*. Obwohl wir keineswegs glauben, daß musikalisches Talent in allen Menschen entwickelt werden kann, meinen wir dennoch, daß gewisse vernachlässigte oder vielleicht ruhende Fähigkeiten bis zu einem gewissen Ausmaß stimuliert werden können.

Auf dem musikalischen Sektor der Poltertherapie sollten die folgenden Leistungen kultiviert werden: a) *Diskrimination* von Tonhöhe und Lautstärke; b) *elementares Singen*; c) Erkennung und Wiedergabe von *rhythmischen* Mustern; d) Demonstration der grundlegenden *musikalischen Formen*: Tänze, Märsche, Tanzmusik, Volkslieder, Operettenmelodien und vielleicht sogar tiefer gehende Besprechungen von ernsten musikalischen Formen für diejenigen mit größerem Interesse. Volkstanzen, Salontanz sowie rhythmische Übungen bieten immer eine ausgezeichnete Stimulation.

8. Unterweisung im sozialen Benehmen. Zur gleichen Zeit erzielt man eine gewisse Erziehung im öffentlichen Auftreten. Zusätzlich zu den oben beschriebenen sprecherzieherischen Methoden bezwecken alle Übungen der musikalischen Schätzung und Produktion, die rhythmischen Übungen und die laufende Betonung von Koordination, Ausgewogenheit und guter Haltung innerhalb von *allen kommunikativen Funktionen* (Stimme, Sprache, Sprechweise, Gebärden, Körperhaltung usw.) den Ausgleich der zugrundeliegenden Unsicherheit und Nachlässigkeit im kongenital dyspraktischen Selbstausdruck des Polterers.

9. Psychotherapeutische Beratung. Diese Form der Psychotherapie ist in jenen weniger häufigen Fällen nötig, welche durch primäre oder sekundäre *psychoneurotische Tendenzen* kompliziert sind. Da die Regeln der Psychotherapie durch wohl definierte Prinzipien ihrer wissenschaftlichen Einstellung geleitet sind, muß der Sprachpathologe entweder seine eigenen professionellen Qualifikationen anwenden, oder den Patienten dem geeigneten Fachmann überweisen, wenn er selbst als Psychotherapeut nicht zuständig ist. Psychotherapie kann keineswegs improvisiert werden und sollte nie auf der Grundlage irgendeiner wohlgemeinten aber unsachgemäßen spirituellen Beratung versucht werden.

10. Medikamentöse Behandlung. Eine pharmakologische Therapie hat noch keinen Platz in der Polterbehandlung gefunden. Versuche in dieser Richtung waren aber in einer anderen Weise fruchtbar. SEEMAN (1965) zeigte, daß bestimmte Medikamente wie Chlorpromazin die Stotterer und Polterer in einer diametral gegensätzlichen Weise beeinflussen: Stotterer werden vorübergehend besser und Polterer zeigen sich verschlechtert. LANGOVÁ und MORÁVEK (1966) verwendeten psycho-mimetische Drogen und kamen zur gleichen Schlußfolgerung. Medizinische Behandlungsversuche sind deshalb ein wertvolles Hilfsmittel für die *Differentialdiagnose* zwischen dem tachyphemischen Poltern (und Polter-Stottern) gegenüber dem genuinen oder idiopathischen Stottern (Dysphemie).

Prognose. Viele erfahrene Beobachter meinten früher, daß die organische Grundlage des Polterns nicht in signifikanter Weise kompensiert werden kann. Mit WEISS (1964) übereinstimmend glauben wir aber, daß fortschrittliche Behandlungsmethoden mit gebührender Aufmerksamkeit für alle Eigenheiten der polternden Persönlichkeit diese pessimistische Einstellung ändern können. Nach der genügend langen Rehabilitation durch viele Monate und vielleicht Jahre kann die Prognose des Polterns recht günstig sein — *vorausgesetzt*, daß der Patient ausreichende Motivierung aufbringt und seine Familie verständnisvolle Unterstützung bietet. Gelegentliche Rückfälle wie während der Pubertät oder zu Zeiten von emotioneller Belastung lassen sich durch zusätzliche Behandlungsperioden ausgleichen.

Lediglich die *Verbindung mit Stottern*, oder der Ausbruch der tachyphemischen Dysphemie vermindert diese potentiell gute Prognose. Deshalb muß man polternde Kinder frühzeitig und richtig behandeln, *bevor* sie die sekundäre psychogene Reaktion des komplizierenden Stotterns entwickeln.

Leider erfüllen die meisten Polterer nicht diese *Voraussetzungen* einer erfolgreichen Rehabilitation. Gewöhnlich sind sie an ihrer Sprechweise wenig interessiert, können ihre Fehler des Ausdruckes nicht wahrnehmen und bringen oft nicht die nötige Energie zur Annahme der geeigneten Hilfe auf. Sehr oft beenden die Polterer ihre Behandlung, bevor bleibende Erfolge erzielt sind. Das ist der Grund, warum die Behandlung weiterhin oft erfolglos bleibt.

Literatur

Poltern

1. Ätiologie und Theorie

ARNOLD, G. E.: Tachyphemia: The Neglected Language Disability. Talk Mag. 38/2: 10, 1957. — Studies in Tachyphemia: I. Present Concepts of Etiologic Factors. Logos, 3: 25, 1960; — Studies in Tachyphemia: III. Signs and Symptoms. Logos, 3: 82, 1960. — ARNOLD, G. E., and M. A. SNYDER (Edit): Studies in tachyphemia: An investigation of cluttering and general language disability. New York: Speech Rehabilitation Institute, 1966.

BAKWIN, R. M., and H. BAKWIN: Cluttering. J. Pediat. 40: 393, 1952. — BRADFORD, D.: Studies in Tachyphemia: VII. A Framework of Therapeusis for Articulation Therapy with Tachyphemia and/or General Language Disability. Logos, 6: 59, 1963.

CABANAS, R.: Some Findings in Speech and Voice Therapy among Mentally Deficient Children. Folia Phoniat. 6: 34, 1954. — CLARK, R. M.: General language disability: Use of psychological tests in diagnosis. Studies in tachyphemia VIII. Arnold, G. E. and M. A. Snyder, Edit. 1966.

DAVIS, D. M.: Relation of Repetitions in Speech of Young Children to Certain Measures of Language Maturity and Situational Factors. J. Speech Dis. 4: 303, 1939. — DUMKE, H. D., G. HEESE, W. KROKER und L. SIEMS: Zur Symptomatologie des Polterns. Folia Phoniat. 15: 155, 1963.

FLORENSKY, J. A.: Zur Frage der funktionellen Sprachstörungen Paraphrasie und Tachylalie. Z. ges. Neurol. Psych. 148: 159, 1933. — FREUND, H.: Zur Frage der Beziehungen zwischen Stottern und Poltern. Mschr. Ohrenheilk. 68: 1446, 1934; — Studies in the Interrelationship between Stuttering and Cluttering. Folia Phoniat. 4: 146, 1952. — FRÖSCHELS, E.: Zur Psychologie der Sprachstörungen, die auf mangelhafter Übereinstimmung von Wortfindung und Sprechtemperament beruhen. Logop. Phoniat. 11: No. 5, 1939; — Cluttering. J. Speech Dis. 11: 31, 1946.

GREENE, J. S.: Agitophasia Associated with Agitographia. Med. Record. 90: 754, 1916.

HIRSCH, K. DE, and W. S. LANGFORD: Clinical Note on Stuttering and Cluttering in Young Children. Pediatrics, 5: 934, 1950. — HIRSCH, K. DE: Studies in Tachyphemia: IV. Diagnosis of Developmental Language Disorders. Logos, 4: 3, 1961.

KAINZ, F.: Linguistisches und Sprachpathologisches zum Problem der sprachlichen Fehlleistungen. Öst. Akad. Wiss. Phil. hist. Kl. 230: 5. Abh. 1956. — KOUKOL, B., et B. PORAY-KOCHITZ: Sur le battarisme. Rev. Franç. Phoniat. 3: 171, 1935. — KURKA, E.: Zur Symptomatik und Übungsbehandlung des Polterns. Folia Phoniat. 18: 144, 1966.

LANGOVÁ, J., and M. MORÁVEK: Some Results of Experimental Examinations among Stutterers and Clutterers. Folia Phoniat. 16: 290, 1964; — An experimental study of stuttering and cluttering. Prag: Academia Publishing House of the Academy of Sciences, 1966.

LIEBMANN, A.: Vorlesungen über Sprachstörungen. No. 4: Poltern (Paraphrasia praeceps). Berlin: Oscar Coblentz, 1900; — Poltern, Paraphrasia praeceps. Z. ges. Neuròl. Psychiat. 127: 274, 1930. — LUCHSINGER, R.: Gibt es organisch bedingte Stottererfälle? Arch. Ohren- usw. Heilk. 165: 612, 1954; — Inter- und intraverbale Acceleration beim Poltern. Arch. Ohrenusw. Heilk. 180: 804, 1962; — Poltern: Erkennung, Ursachen und Behandlung. Berlin: Carl Marhold, 1963. — LUCHSINGER, R., und H. LANDOLT: Über das Poltern, das sogenannte „Stottern mit Polterkomponente" und deren Beziehung zu den Aphasien. Folia Phoniat. 7: 12, 1955.

MOOLENAAR-BIJL, A.: Cluttering (Paraphrasia praeceps). Chapter 16 in: Twentieth Century Speech and Voice Correction. Edited by E. FRÖSCHELS, New York: Philosophical Library, 1948.

NADOLECZNY, M.: Das Poltern (Tumultus sermonis). Handbuch Hals- usw. Heilk. von DENKER und KAHLER. 5: 1148, Berlin: Springer, 1929.

PEARSON, L.: Studies in Tachyphemia: V. Rhythm and Dysrhythmia in Cluttering Associated with Congenital Language Disability. Logos, 5: 51, 1962; — Studies in Tachyphemia: IX. Auditory discrimination in cluttering associated with general language disability. ARNOLD, G. E., and M. A. SNYDER, Edit. 1966. — PEARSON, L., and D. B. DOUGLAS: Studies in tachyphemia: X. Dysrhythmia in cluttering associated with congenital language disability. ARNOLD, G. E., and M. A. SNYDER, Edit. 1966. — PÖTZL, O.: Psysiologisches und Pathologisches über das persönliche Tempo. Wien. Klin. Wschr. 52: 569, 1939.

ROMAN, K. G.: Studies in Tachyphemia: VI. The Interrelationship of Graphologic and Oral Aspects of Language Behavior. Logos, 6: 41, 1963.

SEEMAN, M.: L'étiopathogenese du begaiement et du bredouillement. Rev. Laryngol. etc. (Portmann) 86: 1009, 1965. — SHEPHERD, G.: Studies in Tachyphemia: II. Phonetic Transcription of Cluttered Speech. Logos, 3: 73, 1960. — SNYDER, M. A.: vgl. ARNOLD und SNYDER.

WEISS, D. A.: Beiträge zur Frage des Polterns und seiner Kombination mit Stottern. Mitteil. Sprach-Stimmheilk. No. 6, 1934 und 1: No. 4—5, 1935; — Der Zusammenhang zwischen Poltern und Stottern. (Ein Grundlegungsversuch des Stotterproblems.) Folia Phoniat. 2: 252, 1950; — Las relaciones entre la tartamudez y el tartaleo. Acta. Oto-Rino-Laring. Ibero-Amer. 8: 193, 1957; — Cluttering. Englewood Cliffs: Prentice Hall, 1964.

2. Pathologie und Therapie

BEEBE, H. H.: Voluntary Tachylalia. Folia Phoniat. 12: 223, 1960.

CHESNI, Y., et F. KOCHER: Vitesse comparé de la formulation à voix haute et de la pensée verbale chex des sujets normaux et dans quelques cas pathologiques. Rev. Laryngol. 79: 1410, 1958. — CLARK, R. M.: The electroencephalograms of children with speech disorders. Acta Oto-Rino-Laring. Ibero Amer. 8: 44, 1957.

FRÖSCHELS, E., and A. JELLINEK: Die Bedeutung der Vorstellungstypen für den Sprach- und Gesangsunterricht. Wien med. Wschr. 78: 956, 1928. — FRÖSCHELS, E., und L. KALLEN: Vorstellungstypen von Polterern. Wien. Med. Wschr. 80: 1162, 1930.

LANDOLT, H.: Die Bedeutung der Elektroenzephalographie für das Problem des Polterns und Stotterns. 9. Congr. Intern. Ass. Logop. Phoniat. Zürich, p. 68, 1953. — LANDOLT, H., und R. LUCHSINGER: Poltersprache, Stottern und chronische organische Psychosyndrome. Dtsch. Med. Wschr. 79: 1012, 1954. — LUCHSINGER, R.: L'importance du registre de la monotonie pour la pathologie du langage. Acta Oto-Rino-Laring. Ibero-Amer. 8: 105, 1957. — LUCHSINGER, R., und H. LANDOLT: Elektroenzephalographische Untersuchungen bei Stotterern mit und ohne Poltererkomponente. Folia Phoniat. 3: 135, 1951; — Examens électro-encéphalographiques chez des Bégues avec ou sans bredouillement et chez des bredouilleurs pures. Atti Labor. Fonet. Univ. Padova, 3: 73, 1959.

MEYER-EPPLER, W., und R. LUCHSINGER: Beobachtungen bei der verzögerten Rückkopplung der Sprache (Lee-Effekt). Folia Phoniat. 7: 87, 1955. — MOOLENAAR-BIJL, A.: Bydrage tot de therapie van het broddelen. Logop. Phon. 19: 1947; 20: 1948. — MORÁVEK, M., and J. LANGOVÁ: Some Electrophysiological Findings among Stutterers and Clutterers. Folia Phoniat. 14: 305, 1962.

SEDLÁČKOVÁ, E.: Exploration de l'équilibre végétatif dans le bégaiement et le bredouillement. Folia Phoniat. 15: 68, 1963. — SEEMAN, M., und A. NOVÁK: Über die Motorik bei Polterern. Folia Phoniat. 15: 170, 1963. — STREIFLER, M., and F. GUMPERTZ: Cerebral Potentials in Stuttering and Cluttering. Confin. neurol. 15: 344, 1955.

TROJAN, F.: Psychologischer Typus und reproduktives Sprechen. V. Kongr. Int. Ges. Logop. Phoniat. Wien 1932: p. 100.

WEISS, D. A.: Test-Untersuchungen an normalen und sprachgestörten Kindern. Wien. med. Wschr. 80: 1155, 1930; — Das Poltern und seine Behandlung. Mschr. Ohrenheilk. 70: 341, 1936; — Therapy of Cluttering. Folia Phoniat. 12: 216, 1960. — WIDMANN, N.: Heilpädagogische Behandlung eines Polterers mit Gedächtnisstörung. Z. Kinderforsch. 16: 143, 1911.

10. Sprachschwäche als Beispiel der ungenügenden Selbstregulierung[1]

a) Räumliche Organisation des Gehirnes

Wir haben die vielfachen psychosomatischen und psychoakustischen Schwächen überblickt, welche das Poltersyndrom als den Endzustand in der Entwicklungsfolge der angeborenen Sprachschwäche hervorrufen. Derart gelangen wir zu einer dynamischen Analyse der zugrunde liegenden organischen Abweichungen der Hirnfunktion. Die Anatomie des Gehirnes legt eine Kondensierung der verzweigten Probleme aller Kommunikationsstörungen nahe, und zwar in *zwei Hauptkategorien*: 1. expressiv-motorische Störungen der Sprachgestaltung und 2. impressiv-gnostische Beschränkungen der rezeptiven Kommunikation. Es besteht kein Zweifel über die topographische Trennung dieser funktionellen Kategorien durch das Gebilde der ROLANDIschen zentralen Fissur, welche die Grenzen zwischen den Stirnlappen und Scheitellappen der beiden Hemisphären definiert.

In der Kategorie der aktiven *motorischen Expression* mit einer präzentralen Lokalisation finden wir die paraphrasischen Elemente des Polterns mit den verwandten Problemen der dysphasischen, dysgrammatischen, dyslalischen. expressiv-dysmusischen, dysrhythmischen, dyspraktischen und dysgraphischen Störungen der psychomotorischen Koordination.

Die andere Ordnung der passiven *sensorischen Rezeption* in den postzentralen Windungen hängt mit der Gruppe der dysgnostischen, dysmnestischen, rezeptiv-dysmusischen und dyslektischen Beschränkungen der psychomotorischen Integration in der Umwelt zusammen.

So als ob sie ein Bindeglied zwischen diesen beiden polaren Kategorien der Funktionstörung darstellten, enthalten die *Entwicklungsstörungen der lateralen Dominanz* die beiden Elemente der disorientierten und dyspraktischen motorischen Koordination und die Probleme der verwirrten und dysgnostischen sensorischen Wahrnehmung. Daraus leitet sich das andauernde Interesse der klinischen Psychologen an den Problemen der Lateralität, Direktionalität und Stereognose ab, welche so offenbar mit den spezifischen Störungen des expressiv-motorischen Schreibens und des rezeptiv-sensorischen Lesens verbunden sind.

Die *Zerebralität* oder zerebrale Dominanz ist in einer weiteren Hinsicht wichtig. Wir glauben, daß ein gewisser Grad von Assoziation zwischen bestimmten Hirngebieten, als integrierende Zentren für spezifische Funktionen der Kommunikation, und mit entsprechenden pathologischen Ausfällen nicht geleugnet werden kann. Diese Ansicht steht keineswegs mit den modernen Methoden der aphasiologischen Sprachforschung in Konflikt, welche berechtigterweise den holistischen

---

[1] Dieser Abschnitt ist eine Übersetzung der Seiten 618—622 aus „Voice-Speech-Language: Clinical Communicology" von RICHARD LUCHSINGER and GODFREY E. ARNOLD. © 1965 by Wadsworth Publishing Company, Inc., Belmont, California.

Begriff der Hirnfunktion als eine integrierte Einheit betonen. Die zwei Hirnhälften konkurrieren nicht miteinander für irgendeine ehrgeizige Vorherrschaft. Vielmehr ergänzen sie ihre eigenen Funktionen durch die unaufhörliche gegenseitige Ausrichtung auf dem Wege der kommissuralen Assoziationsbahnen durch das Corpus callosum.

Derart begegnen wir zwei Paaren der verbalen und nicht-verbalen Funktionen. Die *zwei verbalen* Funktionen der symbolischen 1. Rezeption und 2. Formulierung der Sprache in der dominanten frontotemporalen Region; und die *zwei nicht-verbalen* Prozesse der musikalischen 1. Rezeption und 2. Expression, welche beide in der korrespondierenden Region der unterwertigen Seite vorzuherrschen scheinen (S. 207). Es sieht so aus, als ob diese beiden Paare von Funktionen wie ein gut geschultes Paar von Pferden für das gleiche gemeinsame Ziel gezügelt wären: *die semantische und emotionelle Kommunikation mit der uns umgebenden Welt.*

Wenn wir diese synthetische Auslegung des Sprachschwächesyndromes weiter verfolgen, benötigen wir ein schließliches Bindeglied zum Vereinbaren seiner funktionellen Anomalien innerhalb der zwei fundamentalen linguistischen Kategorien der 1. präzentralen *motorischen* und 2. postzentralen *perzeptiven* Formen, als auch innerhalb des bitemporalen Parallelismus der 3. dominanten *verbalen* und 4. nicht dominanten *nicht-verbalen* Kommunikation. Während dieser Exploration stehen wir vor dem „Kreuz" der beiden hauptsächlichen Hirnspalten, nämlich die longitudinale interzerebrale Fissur und die transversale zentrale Fissur von ROLANDO mit der anschließenden SYLVIschen Fissur. Man sieht sofort, daß diese beiden Fissuren das Gehirn in vier Quadranten aufteilen.

Als nächstes benötigen wir einen einigenden Faktor zum Erklären der eng verwandten Abweichungen in diesen *vier Grundtypen der Kommunikationsstörungen* und deren räumlicher Zuweisung in die *vier Quadranten des Gehirnes.* Diese Korrelation von Struktur und Funktion kann man sich in der folgenden Weise denken: 1. präzentrale expressive Dysphasie und 2. postzentrale rezeptive Dysphasie, beide in Beziehung zur dominanten Seite; sowie 3. präzentrale expressive Dysmusie und 4. postzentrale rezeptive Dysgnosie, beide in vorherrschender Beziehung zu der unterwertigen Seite.

b) Empfindung überwacht den Ausdruck

Wo könnte man nun dieses einigende Prinzip finden? Höchstwahrscheinlich wird es von dem *homeostatischen Rückkoppelungsmechanismus* mit seinem unaufhörlichen Gegenspiel von aktivierenden und hemmenden Impulsen dargestellt. Dann kann man sich fragen, wo dieser steuernde Mechanismus zu finden sei. Es ist wieder sehr wahrscheinlich, daß er sich in enger anatomischer und physiologischer Beziehung zu dem *aktivierenden System in der Formatio reticularis* des sympathetischen Netzwerkes befindet, welches durch das Zwischenhirn emporsteigt. Denken wir an das früher Gesagte. Der Polterer ist sich seiner Schwäche nicht bewußt. Wenn man ihn aber zu einer besseren Ausführung aktiviert und seine ungenügende auditive Rückkoppelung aufrüttelt, dann spricht er sofort ebenso gut wie jedermann, zumindest für eine kurze Zeit bis seine Aktivierung und seine Rückkoppelung wieder versanden. In umgekehrter Weise kann man in normalen Personen das künstliche Poltern hervorbringen, wenn man sie dem Experiment der verzögerten Sprachrückkoppelung unterwirft.

Wenn er eine neue Hypothese prüfen will, unternimmt der Kliniker gewöhnlich Tierexperimente. Leider wäre diese Methode für unsere Zwecke ohne Wert, denn Tiere haben keine Sprache im menschlichen Sinne. Was für musikalische Fähigkeiten gewisse höhere Säugetiere auch besitzen mögen, hätte auf den spezifisch menschlichen Erwerb der musikalischen Aufführung und Erfahrung als eine strukturierte Kunst keinen Bezug. Möglicherweise hätte die *vergleichende Musikologie* etwas über die Parallelen in der Entwicklung von Sprache und Musik zu sagen. Wenn es für die Sprache nötig war, von den stereotypen Mustern der Tierschreie zu den hochdifferenzierten Symbolen der menschlichen Morpheme fortzuschreiten, so mußte sich auch die Musik von den gattungsmäßig fixierten Trillern des Vogelgesanges zu der freien Erfindung von Form und Inhalt durch das komponierende Genie entwickeln. Um es nochmal zu sagen, Erfindung, Ausdruck und Empfang der musikalischen Schöpfung hängen von den hochdifferenzierten Hirnleistungen für *auditive Vorstellung und Unterscheidung* ab.

Wolf und Wolf (1959) schlugen eine Theorie vor, der zufolge bestimmte Störungen des Sprechens und der Sprache wie Stottern und Aphasie durch einen abnormen Rückkoppelungsmechanismus bedingt seien. Sie schlossen aus früheren Experimenten mit der verzögerten Sprachrückkoppelung, daß ein *Verzug in dem auditiven Rückkoppelungsweg eine besondere Form des Stotterns* (Poltern?) verursache und daß das gewöhnliche Stottern nicht durch eine auditive Leerzeit-Verzögerung verursacht sei. Deshalb müßte der für das pathologische Stottern verantwortliche Zeitverzug in einem anderen Teil des Sprachsystemes liegen. Solche zu Verzögerung führende Faktoren können bei jedem Sprecher auftreten. Deshalb empfinden auch normale Personen gelegentliche Unflüssigkeiten oder stotterartige Blöcke, wenn sie unter irgendeiner emotionellen Überspannung sind. Ein solches Stolpern über lange oder komplizierte Wörter stellt eine physiologische Form des Polterns dar, denn die sorgfältige Aussprache oder einfache Wiederholung des mißartikulierten Wortes wird sofort eine solche Zungenentgleisung korrigieren.

Von einem solchen Standpunkt erscheint die rätselhafte Komplexität der tachyphemischen Sprachschwäche auf einmal sehr vereinfacht. Sie scheint aus einer dreifachen Funktionsstörung zu entstehen: Paraphrasie, Dyspraxie und Dysgnosie. Der Polterer ist primär durch seine begriffliche und *paraphrasische* Schwäche gestört, welche seine unvollständig entwickelte Sprachgestaltung verursacht. Seine ebenso fundamentale psychomotorische *Dyspraxie* kompliziert diese Beschränkung. Die aus seiner sensorischen *Dysgnosie* hervorgehende unzulängliche Rückkoppelung verwirrt ihn dann um so mehr. Vom entwicklungsmäßigen Standpunkt müssen wir uns erinnern, daß das Gehör phylogenetisch viel älter ist als die Sprache. Damit schließen wir den Kreis, indem wir sagen: *die primäre dysgnostische Beschränkung der perzeptuellen Funktion verzögert die normale Entwicklung der Sprache und die resultierenden paraphrasischen Störungen bleiben wegen der fortbestehenden Dysgnosie unkorrigiert.*

Dieses ist also unsere neue Theorie, welche eigentlich auf den Beobachtungen und Deutungen aller früherer Beiträge zum Rätsel des Polterns beruht, namentlich jene von H. Freund (1934, 1952), Luchsinger (1951, 1955, 1963), sowie D. Weiss (1936, 1950, 1964). Wir laden die Informationstheorie ein, daß sie ein Analogmodell der ungenügenden Selbststeuerung konstruiere und die *mathemati-*

sche Theorie des unzureichenden Rückkoppelungsmechanismus formuliere. R. WEST (1957) hat einen solchen Vorschlag bereits für die Sprachpathologie im allgemeinen gemacht. Die große Zahl der unerkannten Polterer, der mit der Leseschwäche kämpfenden Kinder und der sekundären tachyphemischen Stotterer erreicht in den Vereinigten Staaten leicht 10 Millionen. Für diese sollte sich die neue Theorie über die *globale Behandlung aller Formen der Sprachschwäche* von größerem und universelleren Wert erweisen als die zwar gut gemeinten, aber unvollständig verstandenen Bemühungen in der Richtung einer sinistralen Kultur und Erziehung.

c) Drei-dimensionales System von Kommunikation, Selbststeuerung und Raum

Obwohl das Poltern eine sehr häufige Sprachstörung ist, fand es nur wenig Aufmerksamkeit in der modernen Sprachforschung. Dennoch haben die wenigen dem Poltern gewidmeten Studien gezeigt, daß es sich um den Prototypus einer angeborenen und *familiären Sprachschwäche* handelt. Darüber hinaus umfaßt das Poltern alle Grade der fehlerhaften Sprachfunktion, von gelegentlichen physiologischen Zungenentgleisungen des zerstreuten normalen Sprechers bis zur andauernd unverständlichen Redeweise eines schwer sprachschwachen Polterers. Auf diese Weise bedeutet das Poltern ein symptomatisch vergröbertes und pathologisch modifiziertes *Modell für das Studium aller normalen Sprachfunktionen*, besonders von den neuen Gesichtspunkten der Informationstheorie und Kommunikationsforschung.

Wenn man sich um geeignete Ansätze für eine systematische Analyse der Sprachschwäche bemüht, dann begegnet man zuerst einem drei-dimensionalen System, welches eine gewisse Ordnung in die verblüffende Vielzahl von Ursachen, Auswirkungen und deren Assoziationen zu bringen scheint. 1. Eine vertikale Dimension öffnet die Sicht auf eine untereinander verwandte Gruppe von *ätiologischen Faktoren*, welche die Entwicklung der psychomotorischen Praxis, sensorischen Gnosis und symbolischen Abstraktion beeinflussen. 2. Auf einer horizontalen Skala finden sich die voneinander abhängenden klinischen *Typen der Sprachstörungen* mit ihren parallelen Begrenzungen der expressiven und rezeptiven Komponenten der Verständigung in allen Modalitäten der motorischen, phonischen, graphischen, rhythmischen, auditiven und visuellen Ausführung. 3. Die dritte Ausdehnung der Tiefe demonstriert die vielen *kausalen Verwandtschaften* zwischen den ätiologischen Faktoren und deren pathologischen Folgen.

Diese räumliche Orientierung in der versuchten Analyse der gestörten Sprachfunktion hat ein sichtbares Gegenstück in der räumlichen *Organisation des Gehirnes* in vier Quadranten. Von der queren Richtung der zentralen Fissur abgegrenzt, ist 1. die präzentrale Portion für alle motorisch-expressiven Handlungen verantwortlich, während 2. die postzentrale Portion der Sitz aller sensorisch-rezeptiven Funktionen ist. Die beiden Hälften sind in der Medianebene durch die interzerebrale Fissur weiter unterteilt, und zwar 3. in eine dominante und 4. eine unterwertige Hemisphäre mit deren Korrelaten der verbalen und nicht-verbalen Formen der Kommunikation. Daraus ergibt sich die fundamentale Bedeutung der zerebralen Lateralität für jedwede Sprachforschung.

Wenn man diese räumliche Anschauung weiter verfolgt, dienen die drei Dimensionen von *Raum, Zeit und Kausalität* für die integrierte Auslegung sowohl der normalen, als auch der gestörten Sprachfunktion samt ihrem pathologischen Urtypus der polternden Sprache. Jedes Phonem enthält zumindest die drei Dimensionen des gleichzeitigen Formantspektrums, der konsekutiven Sprechmelodie und der zeitlichen Muster des Rhythmus. In genau gleicher Weise gehen die Abweichungen des Polterns in zumindest drei Kategorien vor sich, der verminderten mündlichen Artikulation, der monotonen Sprechmelodie und dem verzerrten respiratorischen Rhythmus. Das gleiche gilt für alle anderen Veränderungen in der somatomotorischen und psychosensorischen Leistung des Polterers, wie wir gesehen haben.

d) Schlußfolgerungen

Die drei neuen Begriffe 1. der Sprache als Servo-System, 2. der homöostatischen Selbststeuerung durch verschiedene zerebrale Rückkoppelungsmechanismen und vor allem 3. des künstlichen Polterns während der verzögerten Sprachrückkoppelung erscheinen genügend gefestigt. Deshalb dürfte auch die neue Theorie über die *Störungen der Sprache auf Grund einer unzulänglichen Homöostatis* für die mathematische Formulierung durch die Kommunikationsforschung bereit sein. Die ätiologischen Ursachen und die pathologischen Formen der Sprachstörungen lassen sich gemäß bestimmten und wohl definierten Kategorien analysieren, welche sich für die Konstruktion von Modellen eignen sollten. Durch die Anwendung von genau definierten Veränderungen auf die Leistung dieser Modelle müßten sich die genauen Vorgangsweisen der wahrscheinlichsten Rückkoppelungsmechanismen ergeben. Die gegenwärtig vorhandenen klinischen Befunde empfehlen bereits einen Umriß für solche Programme mit Analog-Experimenten.

Die eigentümliche Sprachstörung des Polterns nimmt unter den anderen Störungen der Kommunikation eine besondere Stellung ein. Sie ist das *Endstadium* der angeborenen Sprachschwäche, indem sie in einer sozial halbwegs annehmbaren Form alle Schwierigkeiten zusammenfaßt, welche die normale Entwicklung der Sprache verzögert hatten. Zur gleichen Zeit kann das Poltern der *Anfang* des wichtigsten Hindernisses einer flüssigen Verständigung sein, denn es kann die Grundlage für den Ausbruch des Stotterns in der Form der tachyphemischen Dysphemie abgeben. Auf diese Weise schließt sich ein gewaltiger Kreis zwischen den frühesten Anfängen des Sprechens durch das kleine Menschenwesen und dem lebenslangen Kampf gewisser Stotterer, welche ihre kommunikative Unterwertigkeit auf der Grundlage einer angeborenen Schwäche im linguistischen Ausdruck entwickelt hatten.

Wenn wir das Problem von diesem Gesichtspunkt betrachten, können wir die *früher unüberwindbaren Gegensätze zwischen den bisher unvereinbaren Auslegungen des Stotterns überbrücken*: A. KUSSMAUL (1910) und H. GUTZMANN, SR. (1898, 1924) — konstitutionelle Koordinationsschwäche; T. HÖPFNER (1923) und E. FRÖSCHELS (1931, 1948, 1955) — psychogene assoziative Aphasie; WENDELL JOHNSONS (1955, 1956, 1959) Iowa Schule — semantogene Fixierung der physiologischen Unflüssigkeiten; und die verschiedenen biopathologischen Theorien über physikalische Abweichungen (neurovegetative Dyskrasie, extrapyramidale Dystonie, neuroendokrine Fehlregulation, usw.).

Wir müssen zuerst erkennen, daß es verschiedene Arten des Stotterns mit psychogenen, neurogenen und biochemischen Ursachen gibt. Daraus ergibt sich die diagnostische Unterscheidung der hauptsächlichen Formen in die 1. *tachyphe-*

mische Dysphemie auf der Grundlage einer angeborenen Sprachschwäche, 2. *idiopathische Dysphemie* auf der Grundlage von möglichen konstitutionellen und psychoneurotischen Neigungen (allergische Reaktionslage, emotionelle Unausgeglichenheit, neurovegetative Dyskrasie usw.), und 3. *symptomatische Dysphemie* zufolge eines Hirnschadens verschiedenen Ursprunges während des embryonalen, kindlichen oder erwachsenen Lebens.

Derart bedeutet das Poltern den Endzustand der Sprachschwäche und möglicherweise den Beginn des Stotterns. Es ist der Urtypus der angeborenen Sprachschwäche, indem es entweder unvollständige Begabung mit kommunikativem Talent oder unzureichende Reifung der psychomotorischen und psychosensorischen Entwicklung widerspiegelt. Es umfaßt die Elemente der *Lateralität, Direktionalität und Musikalität*, welche die fundamentalen Säulen der menschlichen Kommunikation bedeuten. Wie die Beiträge von zahlreichen Autoren, namentlich LIEBMANN, FREUND, LUCHSINGER und WEISS demonstrieren und wie auch wir zu zeigen versuchten, wird das weitere Studium der polternden Sprachschwäche (Tachyphemie) das Verständnis für alle Störungen der Sprache fördern und damit auch das schließliche Ziel ihrer Milderung oder Vorbeugung. Ein gutes Verständnis des Polterns bedeutet so viel wie ein Verständnis für die Sprache im allgemeinen und was mit ihr fehl gegangen sein mag.

Literatur

Homöostase

FRÖSCHELS, E.: Lehrbuch der Sprachheilkunde, 3. Aufl. Leipzig–Wien: Deuticke, 1931; — Twentieth century speech and voice correction. New York: Philosophical Library, 1948. — The care of stuttering. Acta oto-laryngol. 45: 115, 1955.

GUTZMANN, H. SR.: Das Stottern. Frankfurt: Rosenheim, 1898; — Lehrbuch der Sprachheilkunde, 3. Aufl., Berlin: Kornfeld, 1924.

HOEPFNER, T.: Stottern als assoziative Aphasie. Leipzig: 1923.

JOHNSON, W.: Stuttering in children and adults. Minneapolis: Univ. of Minnesota Press, 1955; — Speech handicapped school children. New York: Harper, 1956; — The onset of stuttering. Minneapolis: Univ. of Minnesota Press, 1959.

KUSSMAUL, A.: Die Störungen der Sprache, 4. Aufl., Leipzig: Vogel, 1910.

WEST, R.: The neurophysiology of speech. In Handbook of Speech Pathology by L. E. Travis (Ed.). New York: Appleton-Century-Crofts, 1957. — WOLF, A. A., and E. G. WOLF: Feedback processes in the theory of certain speech disorders. Speech Pathol. Ther. 2: 48, 1959.

Vgl. auch Literatur zu Poltern.

II. Sprachstörungen infolge von Gehörleiden: Audiogene Dyslalie

Synonyma. Dyseneie, Taubstummheit, Sprache der Tauben, Schwerhörigensprache, peripher-impressive Störungen der Sprachentwicklung.

Allgemeine Ätiologie. Wie im Kapitel über die normale Entwicklung der Sprache eingehend geschildert ist, stellt das Gehör die wichtigste Eingangspforte für die Anregung zum Sprechen dar. Deshalb muß jede wesentliche Einbuße des Gehörs im Kindesalter die Entwicklung und Ausbildung der Sprache aufhalten. Je nach Art und Grad des Hörausfalles äußert sich dies in gradweise unterschiedlichen Fehlern der Sprechweise. Seit C. STUMPFs (1926) Untersuchungen über den akustischen Aufbau der Sprachlaute ist der Zusammenhang zwischen Hörstörungen und Entwicklungsstörungen der Lautbildung völlig geklärt.

Wie schon auf S. 298 ausgeführt, ist der dunkle Vokal (U) durch die tiefste Lage seiner Formanten um 200 Hz gekennzeichnet. Bei den übrigen Vokalen (O), (A), (E), (I) steigt mit der Zunahme der Helligkeit des Lautes in dieser Reihenfolge auch die Lage seines Formantgebietes bis in die viergestrichene Oktave (2000 bis 4000 Hz). Von den Konsonanten sind ebenfalls die dunklen Explosivlaute durch tiefere Teiltöne gekennzeichnet, während die auch dem Ohr besonders scharf klingenden Reibelaute (F), (S), (Sch) und (Ch) ihre Teiltongebiete bis in die fünf- und sechsgestrichene Oktave ausdehnen (2000 bis 10000 Hz). Es ist daher nicht verwunderlich, daß beim Vorliegen eines Gehörleidens in der frühen Kindheit die normale Entwicklung der Sprache hochgradig gestört sein muß, weil der Klang der Sprachlaute mit dem Ohr gar nicht oder nur entstellt erkannt werden kann.

1. Taubstummensprache: Surdomutitas

Definition. Taubstummheit ist die Sprachlosigkeit infolge von angeborener oder in der frühen Kindheit erworbenen Taubheit. Wegen der fortdauernden semantischen Diskussion über die Auslegung der Begriffe von Taubheit, Hörverlust und Hypoakusis müssen wir unsere Meinung klarmachen. Die Bezeichnung als *Taubheit* bedeutet den Verlust jeglichen brauchbaren Hörens, so daß Kommunikation durch das Ohr unmöglich ist. Taubheit kann *absolut* sein, wenn der aurale Rezeptor (Cochlea) völlig zerstört ist; Taubheit ist *unvollständig*, wenn gewisse Hörreste vorliegen. H. DAVIS (1965) verfaßte eine klare Übersicht der modernen Regeln zur Beurteilung von Hörverlusten nach dem neuen *ISO 1964* Standard. Seine Literatur gibt die offiziellen amerikanischen Quellennachweise an. Weitere Einzelheiten sind im Buche von A. GLORIG (1965) enthalten. Die folgenden audiologischen Definitionen über Hörverlust dienen der semantischen Klärung.

1. Ein Hörverlust für den hauptsächlichen Formantbereich mit den wichtigsten *Sprachfrequenzen* (500 bis 2000 Hz) zwischen 10 und 40 dB ist sozial bedeutungslos und stört nicht das Hören für gewöhnliche Umgangsprache (um 70 dB). Dies nennt man einen *leichten Hörverlust.*

2. Eine audiometrische Schwellenlage für die Sprachfrequenzen zwischen 40 und 70 dB bedeutet eine deutliche soziale Beeinträchtigung und wird als *mäßiger Hörverlust* bezeichnet. Er benötigt otologische Behandlung oder das Tragen eines Hörgerätes.

3. Schwellenlagen für die Sprachfrequenzen zwischen 70 und 100 dB sind für das Verständnis gewöhnlicher Sprache unzureichend. *Schwere Hörverluste* dieses Ausmaßes bedeuten praktische Taubheit. Solche Ohren können Konversation nicht hören, ehe sie nicht durch Chirurgie (Fenestration, Stapesersatz, Tympanoplastik usw.) oder lautstarke Hörgeräte verbessert sind. Neue Empfehlungen der American Academy of Ophthalmology and Otolaryngology legen die 100%-Marke der *totalen Behinderung* (impairment) im mediko-legalen Sinne bei 93 dB.

4. Hörschwellen jenseits von 100 dB in der Sprachregion sind für die Verständigung von geringem Wert. *Hörreste* auf diesen hohen Intensitätslagen sind immer durch reine oder gemischte kochleäre sowie neurale Läsionen bedingt. Deshalb lassen sie sich nicht wesentlich verstärken ohne Verzerrung, Unannehmlichkeit durch Rekrutment oder beschränkte Diskrimination hervorzurufen. Instrumentell verstärkte Hörreste jenseits 90 bis 100 dB helfen der Unterscheidung von Vokalen und dunklen Konsonanten. Dann fördern sie die Verständigung in gewissem Maße durch das Liefern gewisser hörbarer Hinweise auf die stimmlichen, prosodischen und rhythmischen Elemente der Mitteilung. Sie unterstützen das Richtungsgehör,

indem sie den Tauben auf Umweltgeräusche (Türöffnen, nahende Fahrzeuge, Gegenwart eines Sprechers usw.) aufmerksam machen. Diese Unterscheidung der *unvollständigen Taubheit* mit Hörresten für die Sprachfrequenzen mit 70 oder mehr dB von der *absoluten* oder völligen Taubheit ohne Hörreste ist in folgender Weise wichtig: für die Diagnose; zur Wahl der otologischen Behandlung oder audiologischen Rehabilitation; sowie für gerichtsmedizinische Zwecke.

Schließlich sind alle diese Definitionen von *relativer Bedeutung*. Der Einfluß eines bestimmten Hörverlustes auf Erwerb, Erhaltung oder Verschlechterung der Sprache nimmt mit wachsendem Alter ab. In ähnlicher Weise sind alle anderen psychosozialen Auswirkungen eines Hörverlustes, also auf die Lernfähigkeit, emotionelle Anpassung und Entwicklung der Persönlichkeit am größten, wenn der Hörverlust ein kleines Kind befällt. Diese relative Bedeutung der definierten Werte ist im Alter wieder anders. Mit fortschreitendem Abbau der Hirnfunktion wegen Arteriosklerose, Senilität usw. wird die audiologische Rehabilitation zunehmend schwieriger.

Aus diesen Tatsachen ergibt sich eine wichtige Schlußfolgerung. Während die genaue Diagnose eines Hörverlustes im frühen Kindesalter am schwierigsten ist, *benötigen die jüngsten Altersgruppen die rasche audiologische Rehabilitation am meisten* und erziehen den größten Gewinn davon. Dagegen ist es ziemlich einfach, die diagnostischen Einzelheiten über einen Hörverlust im hohen Alter zu gewinnen, aber die Greise sind schwer zu rehabilitieren und gewinnen wenig Nutzen davon.

Ätiologie. Eine große und wachsende Literatur befaßt sich mit den Problemen der Ursachen, Pathologie und *Klassifikation* der Taubheit. Darüber geben die führenden Lehr- und Handbücher der Otologie Auskunft. Unter den älteren Werken sind die von DENKER und KAHLER (1925—1929) sowie H. MARX (1938) weiter wertvoll.

Über die *Pathologie* der angeborenen Taubheit berichtete F. C. ORMEROD (1960). Zahlreiche Beiträge von G. KELEMEN demonstrierten die Pathologie der verschiedenen pränatal erworbenen Formen der Taubheit. Darauf haben wir im nächsten Abschnitt gesondert einzugehen. Besonders gründlich und umfassend ist das Referat von G. BECKMANN (1962), welches alle Fragen der kindlichen Hörstörungen behandelt. Es wird lange als Grundlage der kompletten Behandlung des hörgestörten Kindes dienen, einschließlich audiologische Diagnose, Hörapparate, Hörübungen und pädagogische Erziehung.

Ein interessanter Überblick der *Geschichte* des Taubstummenwesens stammt von H. WERNER (1947) in der Ciba Zeitschrift. Genaue Angaben finden sich in P. SCHUMANNS (1940) geschichtlichem Standardwerk. Von großem historischen Interesse ist der französische bibliographische Katalog von GUYOT und GUYOT, welche in 1842 nicht weniger als 6000 Hinweise auf Hören, Stimme und Sprache und deren Störungen gesammelt hatten. T. E. JORDAN (1961) erinnerte an frühe Studien der Taubheit im 17. Jahrhundert.

Symptome. Wenn praktische Taubheit angeboren oder in den ersten Lebensjahren erworben ist, bleibt die spontane Sprachentwicklung völlig aus. Das *triebmäßige Lallen* im ersten Lebensjahre ist wohl vorhanden, macht aber dann keine Fortschritte. Die Kinder lernen also außer „Mama“ und „Papa“ nichts dazu und bleiben stumm, solange man ihnen nicht das Erlernen der Lautsprache auf einem anderen Wege ermöglicht. Dafür steht nur der visuelle, taktile und kinästhetische Weg offen, wie er in der Taubstummenanstalt mit der oralen Methode gelehrt wird. Infolge der fehlenden Gehörkontrolle erreicht der Sprachgebrauch und die Sprechfähigkeit der Tauben aber nie die Vollkommenheit der Normalhörigen, sondern zeigt charakteristische Fehler.

Die phonische Atmung ist bei taub geborenen oder frühzeitig ertaubten Kindern nicht mit den Sprechbewegungen koordiniert. Sie erfolgt zu häufig (*Tachypnöe*), wird nicht ausgenützt und bedingt daher großen Luftverbrauch. Die pneumographischen Atemkurven sind sehr unregelmäßig und weichen vom normalen Verhalten der physiologischen Sprechatmung erheblich ab. Auch im späteren Leben bleibt die Atmung geräuschvoll, weil die Taubstummen sich nicht hören und die konventionellen Gepflogenheiten der Selbstbeherrschung nicht kennen.

Nach A. Mitrinovitsch (1937) sind die Veränderungen der Atmung im Falle der *angeborenen* Taubheit stärker ausgeprägt als bei der später *erworbenen*. Bei dieser hängen sie überdies von der Entstehungszeit, der Dauer und dem Grade der Hörstörung ab. Durch pneumographische, röntgenoskopische und neurochronaxische Untersuchung der Atembewegungen fand sie unkoordinierte, asymmetrische, unregelmäßige und arrhythmische Bewegungen der Zwerchfellhälften mit individuell verschiedener und von der Norm abweichender Chronaxie der beiden Nn. phrenici.

O. Brankel und Mitarbeiter (1965) haben die respiratorischen Abweichungen in der Taubstummensprache quantitativ ausgewertet. Oszillographische Untersuchungen der Sprechatmung ergaben eine Vermehrung der Atemzüge (*Polypnöe*) um 30% bei männlichen Gehörlosen und um 75% bei den weiblichen. Weitere Unterschiede ließen sich mit radiologischen, pneumotachographischen und volummetrischen Methoden erkennen.

Phonation. Auch die Stimme erscheint deutlich verändert. Schon die Melodiebewegung beim Lallen und Weinen des tauben Kleinkindes zeigt eine charakteristisch entstellte Modulation. Diese melodische Verzerrung ist ein wichtiges *Kennzeichen der Taubheit* im Kindesalter. Später liegt die Sprechlage häufig viel zu hoch, weil die Stimme durch das Bestreben des Sprechunterrichtes nach deutlicher Artikulation in die Höhe getrieben wird. Im Kehlkopf sieht man nicht selten leichte Bewegungsstörungen der Stimmlippen, also die Zeichen der sogenannten *Taubstummen-Phonasthenie*, wie zahlreiche Autoren nachgewiesen haben (Brunner und Frühwald, 1921; Sokolowsky und Blohmke, 1914). Die stimmlichen Mutationserscheinungen sind bei beiden Geschlechtern akustisch sehr auffallend. A. Zaliouk (1960) berichtete über fortbestehende Falsettstimme tauber Kinder.

H. J. Bagger (1937) untersuchte neun völlig Taube und neun Taubstumme mit Hörresten mit Hilfe des Frankschen Apparates, wobei er den Vokal (A) möglichst lange aushalten ließ. Völlig Taube *detonieren* in der ersten halben bis zur fünften Sekunde erheblich, und zwar um eine kleine Terz bis zu einer Sext. Dies ist sogar dann der Fall, wenn infolge einer vorübergehenden Vermehrung der Lautstärke eine kurze Tonerhöhung auftritt. Unter den Taubstummen mit Hörresten hingegen sind die Schwankungen der Tonhöhe vielfach nicht stärker ausgeprägt als bei normalen unmusikalischen Kindern und betragen bloß einen halben bis zu zwei Tönen. Bei völlig Tauben *sinkt die Tonhöhe* mit dem Nachlassen des Atemdruckes erheblich. Den Taubstummen mit Hörresten fehlt die Neigung zum Absinken. Die Genauigkeit des Aushaltens längerer Töne nimmt also proportional mit der Größe der Hörreste ab.

M. Engelberg (1962) bestätigte die *hohe, piepsende Stimme* vieler Taubstummer. Seine Behauptung, daß eine taubstumme Frau mit hohem „Falsettregister" gesprochen hätte, zeigt die noch verbreitete Unsicherheit in der Stimmphysiologie und ihrer Terminologie. „Falsetto" heißt „falscher Sopran" und ist somit eine abnorm hohe Stimme des Mannes.

Artikulation. Die Lautbildung geht gewöhnlich mit zu großem Kraftaufwand vor sich. Dabei erfolgen die Bewegungen von Lippen, Kiefer und Zunge übertrieben und mit zuviel Anstrengung. Am besten gelingen die Explosivlaute. Dagegen sind die motorisch schwierigen und in ihrem Klange von den feinsten

Einzelheiten der Artikulationsgenauigkeit abhängigen Reibelaute stets viel schlechter entwickelt. Insbesondere die (S)-Laute erscheinen ausnahmslos stark gestört. (S) und (Sch) werden meist addental stumpf gebildet und klingen fast wie (Tz). Auch die palatale oder laterale (S)-Bildung ist sehr häufig. Von den Vokalen klingen die Umlaute und Zwielaute am schlechtesten.

Neuere Untersuchungen der *Vokale* durch ANGELOCCI, KOPP und HOLBROOK (1964) ergaben folgendes. 1. Die Tauben zeigen höhere Grundtöne für alle Vokale. 2. Die durchschnittlichen Bereiche der Grundtöne und ihrer Amplituden waren bei Tauben vergrößert. 3. Die Frequenzen und Amplituden der drei ersten Formanten erschienen erniedrigt. 4. Bloß 32% der gesprochenen Vokale konnten von Abhörern identifiziert werden. 5. Frequenzeintragungen auf Koordinatensystemen zeigten ein völliges Überlappen der Vokalzonen. 6. Daraus erklärt sich, warum die Tauben nur selten *die Vokale klar aussprechen* können.

Sprechakzente. Veränderungen der Sprechakzente lassen sich regelmäßig nachweisen. Sie bedeuten die Hauptursache der plumpen und unmelodischen oder kreischenden Taubstummensprache. Man findet sonach den melodischen, temporalen und dynamischen Akzent weitgehend entstellt. Dies bedingt die schlechte Verständlichkeit. TATO und ARCELLA (1963) untersuchten die Verständlichkeit von redenden Gehörlosen. Während normale Kinder an die 5 Silben pro sec artikulieren, bringen taube bloß 2 Silben pro sec zusammen. Als R. MADEBRINK (1955) die Dauer von Verschlußlauten in der Sprache der Taubstummen untersuchte, fand er sie in charakteristischer Weise verändert. Deshalb trägt die systematische Schulung der Verschlußbildung zur Deutlichkeit der Taubstummensprache bei.

Wann immer der Taubstumme eine klare Aussprache versucht, übertreibt er den *dynamischen Akzent* konform mit der gesteigerten Anstrengung. Der *temporale* Akzent der Silbendauer erscheint vor allem in Verbindung mit erlernten Lauten verlängert. G. LINDNER (1962) sieht im mangelhaften temporalen Akzent ein Mißverhältnis zwischen der Dauer von Vokalen und Konsonanten. Dazu kommt ein langsames Sprechtempo. Ebenso hängt der *melodische* Akzent der Tonhöhenschwankungen von der Artikulation ab. Je deutlicher der Taubstumme sprechen will, desto mehr erhebt sich seine *Sprechmelodie*. Daher ist ihm auch die Differenzierung zwischen den einzelnen Akzenten nicht möglich. Nach O. VON ESSEN (1954) fehlt in der Sprache der Taubstummen der Phrasierungsbogen. Die Sprechweise bleibt starr und leblos, die Sprechakzente sind widersinnig angewandt und die prosodische Inflektion scheint verzerrt.

Allgemeine Sprechqualitäten. Aus allen diesen Gründen klingt die Taubstummensprache also nicht monoton, sondern artikulatorisch, rhythmisch, dynamisch und melodisch *verzerrt*. Außerdem macht sich die fehlende Gehörskontrolle durch zusätzliche und *bedeutungslose Geräusche* bemerkbar. Dazu gehören schnaufende Atmung, zwecklose Stimmlaute, primitive Urlaute wie Grunzen, Schnalzen oder Räuspern, sowie nicht-sprachliche Geräuschvorgänge in den oberen Speisewegen. Da den Taubstummen das Anstößige einer unerlaubten Geräuschentwicklung viel schwerer zu Bewußtsein kommt als den Vollsinnigen, neigen sie schließlich zu rülpsenden und ähnlichen Unsitten.

Linguistische Unterschiede. S. A. GONZALES (1962) untersuchte die grammatische Sprachfunktion unter taubstummen Kindern. Im Vordergrunde stehen Auslassung der Zeitwörter, Verwechslung der Wortordnung, sowie das

Eindringen von überflüssigen Wörtern. Während W. H. MAC GINITIE (1964) keine großen Unterschiede im Gebrauche der verschiedenen Wortklassen zwischen tauben und hörenden Kindern fand, erkannten BRANNON und MURRY (1966) die tauben Kinder in der linguistischen Satzkonstruktion als unterwertig. Schwerhörige Kinder sind ähnlich betroffen, aber zu einem geringeren Grade. M. L. RUSH (1966) besprach die *dysgrammatischen Fehler* der tauben Kinder und empfahl programmierte Methoden des visuellen Gedächtnisses zum Lehren der geschriebenen Sprache.

Schlußfolgerung. Im allgemeinen hängt die Qualität der Sprache der Tauben von drei Grundfaktoren ab: 1. von der individuellen psycho-linguistischen *Begabung*; 2. vom Ausmaße der oft vorhandenen *Hörreste*; und 3. vom *Zeitpunkt* des Gehörverlustes. Je später die Ertaubung eintritt, desto geringer sind die Abweichungen von Atmung, Stimme, Lautbildung, Akzentgebrauch und Grammatik. Durchschnittlich gilt das siebente Lebensjahr als Grenze. Früher ertaubende Kinder verlieren deshalb die vorhandene Sprache wieder. Daher ist für taub gewordene Kinder die sofortige Sprachbehandlung notwendig, um ihnen das bis dahin erworbene Sprechvermögen möglichst zu erhalten.

Zur **Diagnose** der Taubstummheit im Kindesalter ist eine genaue *Vorgeschichte*, die sorgfältige *Untersuchung* der Ohren und oberen Luftwege sowie die *Hörprüfung* in der eingangs (S. 328) geschilderten Weise erforderlich.

Fehlende oder verminderte *vestibuläre* Erregbarkeit spricht sehr für Taubheit. Falls die Gleichgewichtsfunktion erhalten ist, darf man hingegen keineswegs auf eine vorhandene Hörfähigkeit schließen. Die phylogenetisch jüngere Hörfunktion ist nämlich gegenüber sämtlichen Schädigungen wesentlich empfindlicher als der Gleichgewichtsapparat. Sie ist daher nicht selten isoliert zerstört, namentlich bei den erblichen Formen der Taubheit. Umgekehrt sind die vestibulären Störungen häufiger mit den erworbenen Formen der Taubheit verbunden. Dies wurde von CAPELLA et al. (1963) bestätigt, welche auch einen Überblick der unter tauben Kindern gefundenen vestibulären Störungen gaben. R. COMORETTI (1962) betonte den Wert der kompletten oto-audio-vestibulären Untersuchungen von tauben Kindern. Leider bedienen sich viele Schulen noch nicht dieser Vorteile.

Sehr wichtig ist die *psychologische Untersuchung* der intellektuellen und emotionellen Entwicklung in der von BAAR (S. 346) dargestellten Weise. Als erster Versuch in dieser Richtung ist die von D. HERDERSCHÉE (1919) angegebene sprachfreie Prüfung zu erwähnen. Später schlug R. HÖFLER (1934) seine sprachlosen Testreihen vor, um die geistige Begabung tauber Kinder zu erfassen. In einem neuen Beitrag zur entwicklungs-analytischen Erfassung der Taubstummen wies W. SCHLORHAUFER (1957, 1958) nach, daß solche Kinder durch verzögerte psychomotorische Reife gekennzeichnet sind. Vgl. auch SEIDEL (S. 358).

In der neuen Forschung stehen *psycholinguistische Fragen* im Vordergrunde. MCCONNELL und MCCLAMROCH (1961) analysierten die soziale Anteilnahme sprachloser Kinder in gruppenweisen Aktivitäten. Es ergab sich, daß die zentrale Dysgnosie ein größeres Hindernis bedingte als der periphere Hörverlust. LOWELL und METFESSEL (1961) entwickelten den Experimental Concept Formation Test zum Erfassen der Grenzen, innerhalb welcher taube Kinder Begriffe verstehen, welche sie noch nicht verbalisieren können.

Gemäß K. STAFFORD (1962) sind taube Kinder im *Lösen abstrakter Probleme* unterlegen, während sie in gewissen anderen Problemen besser abschneiden. H. G.

FURTH (1961) fand die elementare Fähigkeit des visuellen Gedächtnisses in tauben und hörenden Kindern gleich gut ausgeprägt. Deshalb läßt sich die visuelle Sequenz-Aufgabe nicht zum Unterscheiden der tauben von den aphasischen Kindern verwenden (FURTH und PUFALL, 1966). Ebenso unterscheiden sich die tauben und aphasischen Kinder nicht im Lernen von Sequenzen (H. G. FURTH, 1964). Nach der Ansicht von CONRAD und RUSH (1965) verwenden die Tauben einen konsistenten Vorgang der Gedächtniseinprägung, welcher vorläufig unverstanden bleibt.

Therapie. Die Behandlung der Taubstummheit umfaßt eine Vielzahl von Maßnahmen.

Vorschulische Erziehung. Die Beseitigung der Stummheit infolge von Taubheit im Kindesalter ist ein Teil des *Taubstummenunterrichtes* in besonderen Anstalten. Naturgemäß kommt der Spracharzt jedoch oft in die Lage, die Eltern vorschulpflichtiger tauber Kinder zu beraten und hört dabei den verständlichen Wunsch, daß die Stummheit möglichst bald überwunden werden soll. Weil dies durchaus möglich ist, besteht kein Grund, die Sprachentwicklung bis zum Schulalter aufzuschieben.

Deshalb haben viele amerikanische Taubstummenanstalten besondere *Kindergärten* eingerichtet. Hier lernen die tauben und sprachlosen Kleinkinder vom dritten Jahr an die Vorbegriffe der Sprechfähigkeit. Ähnliche Absichten bezwecken die verschiedenen *Korrespondenzkurse*, z. B. die lehrgangartige Unterweisung der Eltern tauber Kinder durch die berühmte John Tracy Clinic in Los Angeles (LOWELL et al. 1957). Es steht nunmehr fest, daß die vorschulpflichtige Erziehung der tauben Kinder in Verbindung mit dem Tragen eines Hörgerätes den folgenden Schulfortschritt wesentlich fördert (STONE, FIEDLER und FINE, 1961). Nach guter Rehabilitation kann ein praktisch taubes Kind sogar die Normalschule besuchen (M. H. KOWALSKY, 1962).

Lippenlesen. Wenn die Kinder genügend intelligent, ruhig und aufmerksam sind und ihre psychomotorische Reife ihrem Intelligenzalter entspricht, vermögen sie unter sprachärztlicher Anleitung schon im dritten bis vierten Lebensjahre die Laut- und Begriffsbildung zu erlernen. Sie machen dann zu Hause weitere Fortschritte durch intensive Anregung und Übung des Lippenlesens, so daß sie beim Eintritt in die Taubstummenanstalt mit sechs Jahren bereits einen Vorsprung haben.

Obwohl über die phonetische Praxis und psychologische Theorie des Lippenlesens seit langem eine ausführliche Literatur vorliegt, bemühen sich gegenwärtige Autoren um die weitere Verfeinerung dieser Methode. So legte G. HEESE (1954, 1960) einen modern orientierten *Absehkurs* für Schwerhörige und Ertaubte vor. A. A. SIMMONS (1959) studierte die Faktoren, welche eine gute Absehfähigkeit ermöglichen.

L. L. LLOYD (1964) findet, daß die Satzeinheit für das Lippenlesen wichtiger ist als die Worteinheit. Deshalb erleichtert eine gute Satzkenntnis das Ablesen. TATOUL und DAVIDSON (1961) bemerkten keine Beziehung zwischen Ablesefertigkeit und synthetischer Begabung, welche mit der Buchstabenvorhersage gemessen wurde. Um die Ablesefertigkeit zu prüfen, verglich J. B. BRANNON (1961) ausgewählte Listen zur sprachlichen Diskrimination. Ein anderer *Test des Lippenlesens* wurde von M. J. POSTOVE (1962) konstruiert. TIFFANY und KATES (1962) schließen, daß gute Lippenleser die fragmentierten visuellen und auditiven Anhaltspunkte in passende Kategorien einordnen und derart die schließliche Bedeutung ableiten. Hier ist ferner das Lehrprogramm mit gefilmtem Lippenlesen zum Selbstgebrauch nach BLACK et al. (1963) zu erwähnen.

Sprachlicher Ausdruck. Gleichzeitig mit dem *visuell-phonetischen Unterricht* im Lippenlesen erfolgt die Korrektur des sprachlichen Ausdruckes. Dabei soll die Sprechmelodie und Atmung der tauben Kinder systematisch geschult werden. Sogar bei erwachsenen Taubstummen kann die phonetische Übungsbehandlung verschiedene Fehler der Sprechweise verbessern, falls von Seiten der Umgebung dazu der Wunsch besteht.

Dazu bieten die neuen *elektro-optischen Analysierapparate* eine wertvolle Unterstützung. Einen Überblick der audio-visuellen Spektrometer für den Taubstummenunterricht gab G. M. Facchini (1962) mit besonderer Berücksichtigung des „Chromovox" Modelles von H. Goldberg. Es ist begrüßenswert, daß man das zunehmende Verlangen nach einer intensivierten Zusammenarbeit zwischen den Taubstummenlehrern und Sprachpathologen hört. Nur derart kann eine optimale phonetisch-linguistische Erziehung der Tauben erfolgen (M. C. L. Greene, 1962; L. Glass, 1965).

Hörapparate. Besonderen Wert legt man heute auf das weitgehende Ausnützen der häufig vorhandenen *Hörreste*. Durch geeignete Hörgeräte verstärkt, ermöglichen die Hörreste die intensive Anwendung des Hörunterrichtes nach den Gedanken von J. M. Itard (Paris, 1821), V. von Urbantschitsch (Wien, 1893, 1898, 1900, 1902, 1906) und F. Bezold (München, 1897).

Die Theorie und Praxis der Hörgerätverordnung wurde in zahlreichen Schriften ausführlich besprochen. Aus der weitgehenden Anwendung der verschiedenen *Übertragungsanlagen* in der Taubstummenschule geht hervor, wie man sich heute um das volle Ausschöpfen jeglicher Hörreste bemüht. Es sind zahlreiche Fälle bekannt, in welchen das Tragen einer Hörhilfe seit dem frühesten Kindesalter die Sprechentwicklung wesentlich beschleunigt hatte. Die gleiche Forderung für das frühe Tragen einer Hörhilfe wurde von Rimondini und Facchini (1964) wiederholt.

Während dieses Lehrbuch sich nicht mit der audiologischen Subspezialität der Hörgerätanpassung beschäftigen kann, sind wir an einige wesentliche Faktoren erinnert. Jerger, Carhart und Dirks (1961) fanden, daß *binaurale Hörapparate* zwar die Lokalisierung des Schalles erleichtern, aber nicht die Sprachverständlichkeit. Gemäß Lynn und Carhart (1963) gibt es zwei Arten von Kompressionsverstärkern mit *automatischer Gewinnkontrolle:* Kompressoren und Begrenzer. Ein Wechsel der Eingangsstärke verändert die Verstärkung des Systems. Viele technische Probleme sind noch zu lösen. Jerger, Speaks und Malmquist (1966) fanden die Auswahl und *Leistung der Hörgeräte* ihrer harmonischen Verzerrung in Prozent umgekehrt proportional.

Hörübungen. Derart haben letzten Endes die von Urbantschitsch seit 1890 so begeistert inaugurierten Hörübungen über die anfänglichen Anfeindungen triumphiert. Wenn auch verspätet, haben sie dem Wiener Altmeister ein unvergängliches Denkmal gesetzt, auf dessen Stufen heute jedes schwerhöriges Kind mit Hilfe des „auditory training" einen besseren Anschluß an die hörende Umwelt findet.

A. Schilling (1956) berichtete über den neuesten Stand der Lehre von den Hörübungen. Mit Hilfe der objektiven Prüfungen von Sprachverständnis, Diskriminationsvermögen und elektrovisueller Analyse der Sprechmuster konnte er die tatsächliche Verbesserung der expressiven und rezeptiven Kommunikation durch das Hörtraining nachweisen. Gemäß den Befunden von Postman und Rosenzweig (1957) kann das Worterkennen durch Einprägung und Differenzierung der sprachlichen Gewohnheiten verbessert werden. Daraus ergibt sich eine gegenseitige Förderung sowohl der auditiven Aufnahme als auch der artikulatorischen Geschicklichkeit. MILLER und BLACKMAN (1966) empfahlen das Hörtraining mit einem *Gruppenverstärker*. Ein solcher Master Hearing Aid ist z. B. das Beltone „Selectometer".

Sprachetasten. Viele Versuche hat man schon dem Problem der elektrischen Fühlgeräte für die Totaltauben gewidmet. Nach den ersten Bemerkungen von W. S. BRYANT (1910) über das Empfinden von Tonschwingungen durch den Tastsinn, waren R. H. GAULT (1927) und V. O. KNUDSEN (1928) unter den ersten Versuchern mit diesem Prinzip. R. LINDNER (1937) berichtete über weitere Versuche mit dem mechanischen und elektrischen Sprachetasten der völlig Tauben. Besonders das *elektrische Tasten* von Elektroden unter Umgehung des elektromagnetischen Tasters bietet viele Vorzüge. Es benötigt nur 2% der für das mechanische Tasten erforderlichen Verstärkerenergie. Die elektrisch tastbaren Frequenzen reichen ferner über den hörbaren Frequenzbereich weit hinaus. Auch die Intensitätsschwelle ist überraschend fein. Ein Zuwachs von 5% wird deutlich erkannt, von einem Taubstummen sogar schon eine Intensitätssteigerung von bloß 2 bis 3%. Allerdings ist bei vierfacher Stärkenzunahme bereits die Schmerzwelle erreicht.

Methode. Der verstärkte Mikrophonstrom fließt getrennt über zwei getrennte Übertragungssysteme. Die tiefen Frequenzen sind von einer dynamischen Tauchspule *mechanisch* abzutasten, während die hohen etwa ab 2000 Hz von einer *Elektrode* empfangen werden. Dadurch lassen sich die Vokale leicht durch Tasten allein unterscheiden. Für (U) treten nur Vibrationsempfindungen in dem auf dem mechanischen Taster liegenden Finger auf, bei (I) hingegen nur Kribbeln im Elektrodenfinger. Wenn der Vokal (A) übertragen wird, sind diese beiden Empfindungen gleichzeitig vorhanden. Sogar (S) und (Sch) sind derart durch elektrisches Tasten unterscheidbar.

G. VON BÉKÉSY (1959) untersuchte die Beziehungen zwischen den *Empfindungen von Tonhöhe und Lautstärke* durch die Haut. Trotz gleichbleibender Stimulusfrequenz kann die Tonhöhenempfindung um zwei Oktaven vertieft werden, wenn die Schwingungsamplitude um 40 dB ansteigt. Derart kann eine mechanische Vibration gleicher Frequenz aber verschiedener Intensität an der Fingerspitze Tonhöhenunterschiede von beinahe drei Oktaven hervorrufen, also eine gewaltige Diplakusis.

Von den Erfahrungen mit der Visible Speech Analysis angeregt, führten GUELKE und HUYSSEN (1959) die Experimente mit *tastbarer Sprache* weiter. Sie konstruierten einen Apparat, welcher mittels Stahlfedern die elektrisch übertragene Frequenzanalyse durchführt und die Frequenzbilder den Fingern einer Hand zuführt. Die verschiedenen Frequenzbereiche sind durch *bestimmte Positionen an den Fingern* gekennzeichnet, jedoch ist der Tastsinn selbst nicht mit einer mechanischen Frequenzanalyse beansprucht wie es in den früheren Versuchen der Fall war (R. H. GAULT 1927; V. O. KNUDSEN 1928).

Neue Entwicklungen betreffen die Übertragung von Sprachlauten durch einen *taktilen Vocoder* mit zehn Kanälen, welcher das Lippenlesen erleichtert (J. M. PICKETT, 1963). In einer weiteren Studie fanden PICKETT und PICKETT (1963) den Vorgang zwar beschränkt, aber als zusätzliches Angebot von taktilen Signalen nützlich.

Eine praktische Lösung der *elektrischen Tastsprache* hat die Precision Acoustics Corporation in New York erzielt. Deren Tactual Artificial Ear Type SR 2 beruht auf dem folgenden Prinzip. Von einem Mikrophon wird die Sprache aufgenommen und in einem Vorverstärker ausgeglichen. Ein AVC-Verstärker komprimiert die dynamische Weite der empfangenen Klänge. Sieben Bandpaßfilter sind an einen Gleichrichter angeschlossen, welcher eine DC-Voltspannung proportional dem Frequenzumfang jedes Filters liefert. Die sieben Filterausgänge speisen sieben Modulatoren, denen sieben Vibratoren angeschlossen sind. Diese sieben Summer aktivieren Tastplatten für die vier Finger einer Hand, vier in einer oberen Reihe für die höheren Formantfrequenzen an den Fingerspitzen und drei für die tieferen Formanten an den Gliedern des dritten Fingers. Die Lernzeit beträgt 5 bis 10 Wörter pro Stunde, oder 100 bis 400 Stunden für eine bestimmte Sprache.

Sichtbare Sprache. Schließlich sei noch ein für die theoretische Sprachforschung und die praktischen Heilbestrebungen gleich umwälzendes neues Verfahren erwähnt: die sichtbare Sprache. Dieser alte Traum der Phonetiker ging durch die Bemühungen der, vom Erfinder des Telephons A. G. BELL gegründeten Bell Telephone Laboratories in Erfüllung. Es handelt sich dabei um die sichtbare Wiedergabe der akustischen Eigenschaften von Sprechvorgängen mit Hilfe der elektrischen Analyse. Nach dem Passieren von abgestimmten elektrischen Filtern gelangen die entsprechend gesiebten, ausgerichteten und verstärkten Wellenelemente auf den Fluoreszenzschirm der BRAUNschen Kathodenstrahlröhre. Neben diesem *Siebkettenverfahren* stehen auch andere Möglichkeiten im Gebrauch, wie etwa das *Suchtonverfahren* nach M. GRÜTZMACHER. Nunmehr kommerziell vertrieben, steht das Prinzip in zwei Modellen zur Verfügung: dem ursprünglichen „Visible Speech Analyzer" und einem automatisch photographierenden Analysiergerät „Sonagraph" (früher Sonalator). Über deren technische Grundlagen gab LULLIES ausführliche Auskunft.

Außer der technischen Fortentwicklung widmet man in Amerika auch den phonetischen und psychologischen Grundlagen eines derartigen *elektrooptischen Sprachlesens* größte Aufmerksamkeit. So gelang es einer Gruppe von geschulten Beobachtern, Umgangssprache mit der Geschwindigkeit von 90 bis 120 Wörtern je Minute vom Kathodenstrahlanzeiger abzulesen (RIESS und SCHOTT, 1946). Taubstumme dürfen von solchen Methoden eine wesentliche Förderung erwarten. Indem sie die Sprechmuster ihrer unvollkommenen Sprechweise mit denen von normalen Sprechern vergleichen, haben sie eine eindrucksvolle Möglichkeit der visuellen Selbstkontrolle vor Augen.

Weitere Vorteile sind noch gar nicht abzusehen, wenn auch als letztes Ziel das „Sehtelephon" und die sichtbare Sprachübertragung durch das Fernsehen für Taube bereits erreicht sind. Sogar eine lehrbuchartige Anleitung zum Erlernen dieser elektro-optischen Sprachlesekunst liegt vor (POTTER, KOPP und GREEN, 1947). Ein reichhaltiges diesbezügliches Schrifttum haben wir im Abschnitt über Vokallehre und Klanganalyse angeführt. Daraus ging hervor, daß die Visible Speech Methode nunmehr zu den grundlegenden Verfahren der modernen *akustisch-phonetischen Forschungsweise* gehört.

Prognose. Über derart umfassende Behandlungsmethoden der Taubstummheit hat auch B. V. MORKOVIN (1961) aus der Sowjetunion berichtet. Dennoch gibt es weitere Schwierigkeiten. Ein besonderes Problem der Taubstummheit ist die *Gebärdensprache*. Wie von der Sprachpsychologie und der Taubstummenpädagogik richtig gewürdigt wurde, bedeutet die Gebärdensprache ein natürliches Verständigungsmittel der Gehörlosen. Dementsprechend standen seit langem zwei verschiedene Methoden der Taubstummenerziehung im Widerstreit: 1. die *Manualmethode* der Handsprache und 2. die *Oralmethode* der mündlichen Verständigung.

Wenn man auch heute der Ausbildung in der Lautiermethode den Vorzug gibt, z. B. im Jenenser Verfahren, so lassen sich die Tauben im Verkehr untereinander die Gebärdensprache doch nicht nehmen. Deshalb haben sich verschiedene nationale und regionale *Handalphabete* entwickelt, über deren Geschichte z. B. H. M. MOSER et al. (1960) berichteten. Der große Nachteil des Buchstabierens mit den Fingern ist dessen beschränkter Gebrauch innerhalb begrenzter Strecken. Die Verständlichkeit nimmt mit zunehmender Entfernung rasch ab (H. MOSER, 1961).

Literatur

Taubstummheit

1. Taubstummensprache

ANGELOCCI, A. A., G. A. KOPP and A. HOLBROOK: The Vowel Formants of Deaf and Normal-Hearing Eleven-to Fourteen-Year-Old Boys. J. Speech Dis. 29: 156, 1964. — ARDISSONE, M. B.: Valor de distintos métodos de expresión del niño sordo. An. Fonol. Audiol. 2: 40, 1956/57.

BAGGER, H. J.: Stimmuntersuchungen an Taubstummen. Arch. Sprach-Stimmheilk. 1: 99, 1937. — BECKMANN, G.: Das hörgestörte Kind. Arch. Ohren- usw. Heilk. 180: 1, 1962. — BRANKEL, O., et al.: Vergleichende phoniatrische, röntgenkymographische und ventilatorische Untersuchungen an hörenden und gehörlosen Versuchspersonen während der Ruhe und während des Sprechens. Phonetica, 13: 162, 1965. — BRANNON, J. B., jr, and T. MURRY: The spoken syntax of normal, hard-of-hearing, and deaf children. J. Speech Hearing Res. 9: 604, 1966. — BRUNNER, H., und V. FRÜHWALD: Untersuchungen des Kehlkopfes bei Taubstummen. Ges. Dtsch. HNO Ärzte. 1. Vers. Nürnberg. p. 38, 1921.

CARR, J.: An Investigation of the Spontaneous Speech Sounds of Five-Year-Old Deaf-Born Children. J. Speech Dis. 18: 22, 1953. — CASARIN, M.: Studio della motricità, della intelligenza e della percezione attraverso il disegno, nei bambini sordomuti. Boll. Soc. Ital. Fonet. Audiol. 10: 97, 1960. — CIOPPA, A. DELLA: Come respirano i sordomuti. Atti Clin. Otorinolaring. Univ. Napoli. 3: 101, 1922. — CONRAD, R., and M. L. RUSH: On the nature of short-term memory encoding by the deaf. J. Speech Dis. 30: 336, 1965.

ENGELBERG, M.: Correction of Falsetto Voice in a Deaf Adult. J. Speech Dis. 27: 162, 1962. — ESSEN, O. VON: Sprechmelodie bei Normalhörigen und Gehörlosen. Wiss. Z. Univ. Berlin. 4: 135, 1954/55.

FLÉGL, J.: Les causes de la prononciation altérée chez les enfants sourds muets dans les classes moyennes et supérieures. IV. Kongr. int. Ges. Logop. Phoniat. Prag 1930, p. 18.

GODA, S.: Language Skills of Profoundly Deaf Adolescent Children. J. Speech Hearing Res. 2: 369, 1959. — GONZALES, S. A.: Evaluacion de los errores de construccion gramatical en el nino sordo. Ans. Soc. Mexic. Otorrinolar. 5: 177, 1962.

HANDZEL, L.: Acoustic Analysis of Vowels in Deaf Children by Means of the "Visible Speech" Apparatus. Folia Phoniat. 8: 237, 1956. — HAUDERING: Umschrift für eine gesetzmäßige und natürliche Modulation im Sprechen taubstummer Personen. Mschr. ges. Sprachheilk. 14: 221, 1904. — HEESE, G.: Über Sprachverfall und Spracherhaltung bei durch Streptomycinbehandlung ertaubten Kindern. Wiss. Z. Univ. Berlin. 2: 21, 1952/53. — HEIDSIEK, J.: Der Taubstumme und seine Sprache. Breslau: M. Woywod, 1889. — HOFFER, H., et G. PARREL DE: La voix des enfants sourds muets. Rev. Franç. Phoniat. 2: 102, 1934.

KLINGHAMMER, H. D.: Ausdrucksgehalt, Beschaffenheit und Struktur in den Sprechweisen von blinden und taubstummen Schülern. Diss. Münster, 1961. — KOPKA, P.: La Palabra de Muchos Sordomudos. Sordomudo Argent. 2: 295, 1902. — KUNKLER, J. G.: La dactylologie, langue naturelle des sourds-muets. Pro Infirmis, 6: 354, 1948.

LAMBERT, K.: Untersuchungen an taubstummen Kindern über das Verhalten des Atemvolumens bei verschiedener Tonstärke. Vox, 12: 5, 1926. — LINDNER, G.: Tonhöhenbewegungen in der Sprechweise gehörloser Schulkinder. Arch. Ohren- usw. Heilk. 169: 557, 1956; — Über den zeitlichen Verlauf der Sprechweise bei Gehörlosen. Folia Phoniat. 14: 67, 1962. — LÜDECK, C.: Zur Problematik der Wortschatzuntersuchungen an gehörlosen Schulkindern. Wiss. Z. Univ. Berlin, 3: 193, 1953/54; — Ergebnisse von Untersuchungen über das Sprechtempo bei im Sprachbesitz ertaubten Kindern. Wiss. Z. Univ. Berlin, 5: 255, 1955/56.

MADEBRINK, R.: The Duration of the Stops in the Speech of Deaf-Mutes. Folia Phoniat. 7: 44, 1955. — MARAGE: Audition et phonation chez les sourds-muets. Acad. Méd. Paris, Octobre 1907. — MITRINOVITCH, A.: Modification de la respiration chez les sourds-muets atteints de troubles de la parole. Rev. Franç. Phoniat. 5: 209, 1937.

OSTERN, B., and J. ROSENSTEIN: Introducción Al Estudio Psicolingueistico de los Problemas del Lenguaje en Niños Sordos. Acta Audiol. Foniat. Hispanoamer. 5: 3, 1963.

PARREL, G. DE, and H. HOFFER: La voix des enfants sourds-muets. Rev. Franç. Phoniat.

2: 102, 1934. — POILLUCCI, E.: Le variazioni della meccanica respiratoria nei sordomuti in rapporto alle diverse posizioni del corpo. Fisol medic. 9: H. 6, 1938.

RUTLEDGE, L.: Aspiration Levels of Deaf Children as Compared with those of Hearing Children. J. Speech Dis. 19: 375, 1954.

SCHAER, A.: Untersuchung über die Tonhöhebewegung in der Sprache der Taubstummen. Vox, H. 3, 1921. — SCHLORHAUFER, W.: Die Motorik der Taubstummen. Mschr. Ohrenheilk. 91: 321, 1957; — Sprache, Gehör und Motorik (Untersuchungen an Taubstummen). Arch. Ohren- usw. Heilk. 173: 546, 1958. — SEGRE, R.: Laringoscopia y voz en el sordomudo congénito. An. Fonol. Audiol 2: No. 3, 15, 1956/57. — SEGRE, R., and M. DEL C. B. DE ARDISSONE: Estudio de la Funcion Laringea en los Sordomudos. Oto-Rino-Laringol. 2. Congr. Panamer. p. 393, 1950; — Restos Auditivos y Fonacion de los sordomudos. Oto-Rino-Laringol. 2. Congr. Panamer. p. 407, 1950. — SOKOLOWSKY, R.: Stimme und Sprache der Schwerhörigen, Ertaubten und Taubstummen. In Hdb. Hals- usw. Heilk. von DENKER und KAHLER, 8: 477, Berlin: J. Springer, 1927. — SOKOLOWSKY, R., und A. BLOHMKE: Über Stimmstörungen bei Taubstummen. Arch. exper. klin. Phonetik, 1: 334, 1914.

TATO, J. M., and A. I. ARCELLA: La Inteligibilidad en Funcion de la Velocidad de la Palabra Hablada en los Sordos Desmutizados. Bol. Asoc. Españ. Logop. Foniat. 2: 30, 1963.

VOELKER, C. H.: An Investigation of Vibrato in Voices of the Deaf. Speech Monographs, 2: 150, 1935.

ZALIOUK, A.: Falsetto Voice in Deaf Children. Curr. Probl. Phoniat. Logop. 1: 217, 1960.

2. Orale Sprachentwicklung

BALDRIAN, K.: Zur Psychologie der Lautspracheeroberung durch den Taubstummen. Mschr. Ohrenheilk. 71: 16, 1937; — Die Grundlagen der künstlichen Lautspracheeroberung durch den Taubstummen. Berlin und Wien: Urban Schwarzenberg, 1937; — Sprachpsychologische Beobachtungen an Nichtdeutschen zur Sprachanbildung Gehörloser. Mschr. Ohrenheilk. 74: 118, 1940; — Ein neues Hilfsmittel zur Förderung der künstlich erworbenen Lautsprache schulentlassener Taubstummer Deutschlands. Mschr. Ohrenheilk. 75: 475, 1941. — BÁRCZY, G.: Surdomutitas corticalis. Mschr. Ohrenheilk. 69: 153, 1935. — BOREL-MAISONNY, S.: Note sur une écriture phonétique et symbolique spécialement adaptée aux enfants sourds. Atti Labor. Fonet. Univ. Padua. 2: 9, 1952.

CONTI, I.: L'istruzione del sordomuto nell'età prescolare. Boll. Soc. Ital. Fonet. Sperim. etc. 3: 21, 1953. — CROATTO, L.: Il problema della rieducazione nei sordastri. Atti Labor. Fonet. Univ. Padova. 2: 151, 1952.

DICARLO, L. M.: Some Basic Considerations in Teaching Language to the Deaf. J. Speech Dis. 14: 247, 1949.

FACCHINI, G. M.: Chromovox: un nuovo mezzo audiovisivo per la rieducazione dei minorati dell'udito e della parola. Boll. Soc. Ital. Fonet. Audiol. 11: 427, 1961/62. — FARIA DORIA, A. R. DE: O Panorama De Educacão Dos Deficientes Da Audição No Brasil. Acta Audiol. Foniat. Hispanoamer. 4: 97, 1962.

GARCIA PICO, O. D.: La enseñanza de la articulacion en el niño sordo. An. Fonol. Audiol. 1: 43, 1955/56.

HÄNLEIN, O.: Die Stellung der Phonetik in der Taubstummenbildung. Arch. exper. klin. Phonetik, 1: 53, 1913. — HERDERSCHÉE, D.: Teste für taubstumme Kinder. Z. angew. Psychol. Bd. 16: 1919. — HIERDEIS, K.: Die Grundlagen der künstlichen Lautspracheroberung durch den Taubstummen. Arch. Sprach-Stimmheilk. 2: 205, 1938. — HÖFLER, R.: Vergleichende Intelligenzuntersuchung bei Hörenden und Tauben mit stummen Tests und ihre Beziehung zum Sprachbesitz. IV. Vers. dtsch. Ges. Sprach-Stimmheilk. München 1933, p. 77, Leipzig: C. Kabitzsch, 1934.

IRWIN, R. B.: Teaching a Deaf Child to Talk. J. Speech Dis. 9: 131, 1944.

KERN, E.: Die Anbahnung der Sprachentwicklung beim taubstummen Kinde. IV. Vers. Dtsch. Ges. Sprach-Stimmheilk., München 1933, p. 43. — KRAFFT, O.: Die Beziehungen der medizinischen Wissenschaft zur Taubstummenbildung mit besonderer Berücksichtigung der phonetischen Entwicklung. Arch. experim. klin. Phonetik, 1: 65, 1914.

LAMBECK, A.: Das phonetische Laboratorium im Dienste der Schularbeit an Gehör- und Sprachgeschädigten. Vox, 22: 39, 1936; — Gehörgeschädigte und sprachgeschädigte Schulkinder. Hamburger Lehrerzeitung, No. 11, Juni 1939. — LANE, H. S.: The Education of the

Deaf Child. In: "Speech and Voice Correction" by E. Fröschels, 1948. — Lassman, G.: Parent Participation in Teaching Speech to the Deaf Child. J. Speech Dis. 13: 366, 1948; — Language for the Pre-School Deaf Child. New York: Grune and Stratton, 1950.

Mac Ginitie, W. H.: Ability of Deaf Children to Use Different Word Classes. J. Speech Hearing Res. 7: 141, 1964. — Manzini, R., and M. L. Marenzi: La rieducazione del grave minorato dell'udito in rapporto al reperto elettroencefalografico. Boll. Soc. Ital. Fonet. Audiol. 10: 634, 1960. — Morkovin, B. V.: Prevención Del Retardo Socio Educativo De Niños Débiles Auditivos. Acta Audiol. Foniat. Hispanoamer. 4: 191, 1962.

Parrel, G. de: La precocité, facteur de succès, dans l'éducation de la parole chez l'enfant sourd-muet, retardé ou dyslalique. Rev. franç. Phoniat. 6: 33, 1938. — Platt, J. H.: The Bell Reduced Visible Symbol Method for Teaching Speech to the Deaf. J. Speech Dis. 12: 381, 1947. — Potter, R. K., G. A. Kopp and H. C. Green: Visible Speech. New York: Van Nostrand, 1947. — Prest, R. A. de: Examen du traitement des sourds-muets. Rev. Franç. Phoniat. 1: 99, 1933.

Riess, R. R., and L. Schott: Visible Speech Cathode-Ray Translator. J. Acoust. Soc. Amer. 18: 50, 1946. — Rush, M. L.: Use of visual memory in teaching written language skills to deaf children. J. Speech Dis. 31: 219, 1966.

Sokolowsky, R.: Ablesen des Gesprochenen vom Munde, sprachliche Ausbildung der Taubstummen. In „Hdb. Hals- usw. Heilk." von Denker und Kahler, 8: 510. Berlin: J. Springer, 1927. — Souček, V.: Die Sprachbildung an der unteren Stufe der Taubstummenschulen vom Standpunkt der modernen Unterrichtsmethoden. IV. Kongr. Int. Ges. Logop. Phoniat. Prag 1930, p. 23; — Die Sprachbildung in der Taubstummenschule. V. Kongr. int. Ges. Logop. Phoniat. Wien, 1932, p. 74.

Venturini, G.: Brevi cenni sul metodo seguito per l'educazione della voce con i bambini sordomuti. Boll. Soc. Ital. Fonet. Sperim. etc. 7: 42, 1957.

Winnewisser, A.: Über die Ungleichartigkeit der Lernweisen im Lautspracherwerb hörender und tauber Kinder. IV. Vers. Dtsch. Ges. Sprach-Stimmheilk. München 1933, p. 34. — Wright, J. D.: Speech Teaching to the Deaf. New York: Wright Oral School, 1928; — The Little Deaf Child. New York: Wright Oral School, 1928.

3. Taubstummenbildung

Ardissone, M. B.: Vida social y educacional de los sordos en Europa. An. Fonol. Audiol. 2: 49, 1956/57.

Baldrian, K.: Die Gesundheitspflege der taubstummen Kinder. Mschr. ges. Sprachheilk., 14: 151, 207; 1904. — Bennett, D. M. N.: Home Teaching of Young Deaf Children: A Pointer in Parent Education. J. Speech Dis. 22: 68, 1957. — Bever, G.: Geschichte der Taubstummheit und des Taubstummenwesens, Taubstummenfürsorge. In Hdb. Hals- usw. Heilk. von Denker und Kahler, Bd. 8, p. 354, Berlin: J. Springer, 1927. — Bosshard, P.: Die soziale Eingliederung der Taubstummen. Current Problems Phoniat. Logop. 2: New York: Karger, 1961. — Bruni, R.: Primi risultati di una ricerca psicologica in un istituto per sordomute. Boll. Soc. Ital. Fonet. Sperim. etc. 3: 16, 1953.

Czech, F. H.: Versinnlichte Denk- und Sprachlehre (für Taubstumme). Wien: P. P. Mechitaristen, 1836; — Notwendigkeit der allgemein einzuführenden Elementar-Bildung der Taubstummen. Wien: P. P. Mechitaristen, 1837.

Doctor, P. V.: Workshop on Identification of Researchable Vocational Rehabilitation Problems of the Deaf. Amer. Annals Deaf, 105: 335, 1960.

Facchini, G. M.: Alcuni concetti per l'ammissione o la dimissione da classi speciali per sordastri. Boll. Soc. Ital. Fonet. etc. 8: 217, 1958.

Garcia Pico, O. D.: Instituto modelo Norteamericano para sordos, "Clarke School". An. Fonol. Audiol. 1: 150, 1955/56. — Gesell, A.: Normal and Deaf Child in the Preschool Years. Volta Bureau, Reprint No. 577, 1946. — Gifico, R. di: L'oeuvre de Madame Rose Vergani pour l'assistance aux otologopathiques à l'école Giulio Tarra de Milan. 9. Congr. Int. Ass. Logoped. Phoniat. Zürich 1953, p. 89. — Goldstein, M. A.: Rehabilitation of the Deaf Child. Laryngosc. 47: 221, 1937. — Greene, M. C. L.: Possible Areas of Co-operation Between Speech Therapists and Teachers of the Deaf. Speech Pathol. Ther. 5: 57, 1962. — Guyot, E., et R. T. Guyot: Catalogue d'étude sur les sourds-muets. Groningue: J. Oomkens, 1842.

HEESE, G.: Die Rehabilitation der Gehörlosen. München–Basel: E. Reinhardt, 1961. — HERDAL, B.: La Educación del Sordo en Noruega. Acta Audiol. Foniat. Hispanoamer. 4: 65, 1962. — HUIZING, H. C.: Deaf-mutism: Modern Trends in Treatment and Prevention. Advances in Otorhinolaryng. 5: 74 bis 106, Basel: Karger, 1959.

INTRONA, F.: L'assistenza al sordastro dal punto di vista medico legale e medico sociale. Boll. Soc. Ital. Fonet. etc. 8: 230, 1958.

JORDAN, T. E.: Historical Notes on Early Study of the Deaf. J. Speech Dis. 26: 118, 1961.

KLUGE, G.: Das Rh-geschädigte Kind als heilpädagogisches Problem. Z. Heilpädag. Beiheft 5. Hannover: 1962.

LEGL, L.: Arbeit und Aufgabe der Taubstummenanstalt. Mschr. Ohrenheilk. 79/80: 137, 1946. — LOWELL, E. L., G. RUSHFORD and H. MONTAGUE: Survey of Families Enrolled in the John Tracy Clinic Correspondence Course. J. Speech Dis. 22: 75, 1957.

MONTAGUE, H. A.: What the Otologist Should Know about the Educational Problems of Deafness. Laryngosc. 56: 305, 1946; — Home Training for Preschool Deaf Children Through Correspondence. J. Speech Dis. 14: 131, 1949. — MOSER, H. M., et al.: Historical Aspects of Manual Communication. J. Speech Dis. 25: 145, 1960. — MUEHL, K.: Fürsorge für Taubstumme und Gehörlose. Mschr. Ohrenheilk. 79/80: 133, 1946. — MUSSAFIA, M.: Rééducation visoauditive d'enfants hospitalisés. 9. Congr. int. Ass. Logoped. Phoniat. Zürich 1953, p. 92.

PICO, O. G.: Instituto Modelo Norteamericano Para Sordos. An. Fonol. Audiol. 1: 150, 1956. — POLITO CASTRO, J. E.: El niño sordo en edad preescolar. Orientación y educación de los padres en los Estados Unidos. An. Fonol. Audiol 1: 77, 84; 1955/56. — PRADO, R.: Personalidad y adaptación del sordomudo. An. Fonol. Audiol. 2: 46, 1956/57.

QUIROGA, M. C. B. DE: Observaciones acerca de las ventajas educacionales y de ambiente social que ofrece la escuela común al niño sordo. An. Fonol. Audiol. 2: 32, 1956/57.

RABINOVICH, L. y R. CHEJA: La psicologiá del niño sordo y del hipoacúsico grave. An. Fonol. Audiol. 2: 25, 1956/57. — RAINER, J. D., and F. J. KALLMANN: Observations, Facts and Recommendations Derived from a Mental Health Project for the Deaf. Trans. Amer. Acad. Ophth. Otolar. 63: 179, 1959. — RICHARDSON, M.: The Handicap of Deafness. Speech Pathol. Ther. 5: 68, 1962.

SCHLITTLER, E.: Ohr und Schule. In Hdb. Hals- usw. Heilk. von DENKER und KAHLER, Bd. 8, S. 540, Berlin: J. Springer, 1927. — SCHMALZ, E.: Über die Taubstummen und ihre Bildung. Dresden und Leipzig: Arnold, 1938. — SCHUMANN, P.: Geschichte des Taubstummenwesens. Frankfurt: Diesterweg, 1940. — SEGRE, R.: Diagnóstico del niño sordo y escuelas especiales para su educación. An. Fonol. Audiol. 2: 35, 1956/57. — SEGRE, R., y M. B. ARDISSONE: La orientación del niño sordomudo. An. Fonol. Audiol. 2: 21, 1956/57. — STERN, H.: Fortschritte in der Ausbildung und Fortbildung der Taubstummen. Mschr. ges. Sprachheilk. 20: 293, 325; 1910. — STONE, L. J., M. F. FIEDLER and C. G. FINE: Preschool Education of Deaf Children. J. Speech Dis. 26: 45, 1961. — *Symposium*: If you Have a Deaf Child. Urbana: Univ. of Illinois Press, 1953.

THUME, S.: Über die Organisation der vorschulischen Erziehung bei gehörlosen Kindern. Wiss. Z. Univ. Berlin. 3: 201, 1953/54. — TRACY, S.: The Education of A Young Deaf Child Begins with his Parents in His Home. Arch. Otolaryng. 68: 752, 1958.

URBANTSCHITSCH, E.: Die Betreuung Taubstummer. Mschr. Ohrenheilk. 79/80: 129, 1946.

WANNER, F.: Therapie der Taubstummheit und Taubstummenunterricht vom Ohr aus. In Hdb. Hals- usw. Heilk. von DENKER und KAHLER, Bd. 8, S. 498; Berlin: J. Springer, 1927. — WERNER, H.: Das pädagogische Problem der Stummheit. Ciba Zschr. 10: 4006, 1947; — Moderne Taubstummenpädagogik. Ciba Zschr. 10: 4020, 1947. — WHETNALL, E., and D. B. FRY: The deaf child. Springfield: Thomas, 1964. — WHITHAM, J. D.: Service in the New York City School for the Deaf. Laryngosc. 47: 229, 1937.

YOUNG, I. B.: Parent and Teacher Training. Laryngosc. 47: 239, 1937.

2. Die Sprache der Spätertaubten: Kopholalie

Definition. Nach dem vollständigen Erwerb der Sprache, also nach dem Beginn der Schulzeit führt der Gehörverlust nicht mehr zu Stummheit, sondern schädigt nur die Aussprache.

Pathologie der Taubheit. Der vorhergehende Abschnitt beschäftigte sich mit der phonetischen und kommunikativen Pathologie der Taubstummheit. Als nächstes gilt unsere Aufmerksamkeit der auralen Pathologie der Taubheit im kindlichen und erwachsenen Alter. Dank den Bemühungen verschiedener amerikanischer Organisationen, einschließlich der American Otological Society, Deafness Research Foundation und andere, ist in der neuesten Zeit ein großer Fortschritt in der Erkenntnis der labyrinthären Histopathologie möglich geworden. Dieses neue Wissen ergibt sich zum Beispiel aus dem umfassenden Bericht über Taubheit von WHETNALL und FRY (1964). Gemäß M. RICHARDSON (1962) überwog im 19. Jahrhundert die erworbene Taubheit gegenüber den kongenitalen Formen in einem Verhältnis von 1,5:1, während derzeit das Umgekehrte mit einem Verhältnis von 1:2 der Fall ist. F. C. ORMEROD (1960) gab eine Übersicht der gegenwärtigen Einteilung und Pathologie der verschiedenen Formen der angeborenen Taubheit.

Idiopathisch-ererbte Formen. Es sind nunmehr an die 50 Formen der *Erbtaubheit* bekannt. Nach neuesten Schätzungen leiden 25—50% taubstummer Kinder an den erblichen Formen. PROCTOR und PROCTOR (1967) schlugen eine kombinierte *genetisch-klinische Einteilung* vor, welche alle bekannten Arten der Erbtaubheit ätiologisch beschreibt. Ein neues Erbsyndrom nach ALPORT (1927) ist die Verbindung von progressiver Innenohrschwerhörigkeit mit chronischer Nephritis (JOHNSON und HAGAN, 1963). D. WOLFF (1964) beschrieb fünf Schläfebeine mit kongenitalen Mißbildungen in einer für die heutige Ohrforschung typischen Weise.

BEAL, DAVEY und LINDSEY (1967) berichteten über die *Mißbildungen* des inneren Ohres, welche in vier Hauptgruppen unterteilt sind: 1. MICHEL-*Typus*, das völlige Fehlen einer Entwicklung des inneren Ohres; 2. MONDINI-ALEXANDER-*Typus*, knöcherne Anomalien mit einer mißgebildeten Schnecke und vergrößertem Sacculus; 3. SIEBENMANN-BING-*Typus*, ein normales knöchernes Labyrinth mit unentwickelten membranösen Strukturen sowohl der Pars inferior, als auch superior; und 4. SCHEIBE-*Typus*, die kochleosakkuläre Form eines mißgebildeten Endorganes in einem normalen knöchernen Labyrinth. Trotz dieser Einteilung ist es häufig schwierig, aus den histologischen Befunden zu entscheiden, ob ein gegebener Fall wahrhaft ererbt oder erworben ist.

DEUTSCH und DE VILLAR (1963) beschäftigten sich mit jenen *angeborenen Fehlern des Stoffwechsels*, welche erbliche Hörschäden verursachen können.

Phänotypisch-erworbene Formen. Die Thalidomid-Katastrophe in Deutschland in den vergangenen 50er Jahren betraf viele offenbare Fälle von rein erworbenem Hörverlust auf angeborener Grundlage (KLEINSASSER und SCHLOTHANE, 1963; A. MIEHLKE, 1963; PARTSCH und MAURER, 1963). *Thalidomid-Mißbildungen* erschienen vornehmlich als Dysmelie, die Verkrüppelung der Extremitäten. D'AVIGNON und BARR (1964) fanden 14 solche Kinder mit einem neuen Syndrom: Ohrmißbildung, Hörverlust und multiple Lähmungen von Hirnnerven. Dysmelie lag in der Hälfte dieser Fälle vor.

Ein anderes gut bekanntes Beispiel der pränatal erworbenen Taubheit ist die *Rötel-Taubheit*. Eine allgemeine Übersicht des Rubella-Syndromes stammt von NAEYE und BLANC (1965). Taubheit infolge von mütterlicher Rötelkrankheit im ersten Trimester der Schwangerschaft führt hauptsächlich zur sakkulo-kochleären Mißbildung vom Typus SCHEIBE. Wie S. C. RICHARDS (1964) gezeigt hat, kann jedoch auch das Mittelohr mißbildet sein. G. KELEMEN (1966) lieferte die histologische Erklärung der Rubella-Taubheit und vieler anderer pränatal erworbenen Formen der Taubheit.

Konnatale Syphilis infolge von transplazentaler Infektion von der Mutter ist seit langem als eine Ursache der angeborenen Innenohrschwerhörigkeit bekannt. Dieses Syndrom bezeichnet man als HUTCHINSON-Trias mit den folgenden Zeichen: parenchymatöse Keratitis; konisch mißbildete Schneidezähne vom HUTCHINSON-Typus sowie die häufig progressive jugendliche Innenohrläsion.

KARMODY und SCHUKNECHT (1966) untersuchten 123 Fälle von konnataler Lues und fanden 38% von Hörschäden, davon ein Drittel unter Kindern. Die konnatale Syphilis des

Ohres tritt in zwei Formen auf: 1. eine *frühe Form* seit der Geburt und 2. eine *späte Form*, welche gewöhnlich um die Pubertät beginnt und für eine unbestimmte Zeit fortschreitet (ARNOLD und OHSAKI, 1963). Die Symptome der späten konnatalen Ohrlues gleichen dem MENIÈRE-Syndrom. Pathologisch handelt es sich um eine primäre Osteitis der Labyrinthkapsel mit sekundärem endolymphatischen Hydrops, daher der progressive Hörverlust und die episodischen Schwindelanfälle.

Rh-Inkompatibilität ist eine andere Ursache der intrauterin erworbenen Taubheit, gewöhnlich in Verbindung mit zusätzlichem Hirnschaden. Hörstörung infolge von Rh-Komplikationen ist nicht leicht zu erklären. MATKIN und CARHART (1966) deuten solche Fälle als hauptsächlich kochleärer Natur. Daneben kommen aber auch zentral bedingte Schäden vor, sowohl im Verein mit der peripheren Affektion, als auch unabhängig von ihr.

FACCHINI und RIMONDINI (1964) gaben einen genauen Bericht über die *postikterische Enzephalopathie* wegen Rh-Inkompatibilität. Pathologische Studien zeigten Degeneration der bulbären Kochlearkerne. Daneben fanden sich auch sekundäre Veränderungen im Spiralganglion. Diese Autoren unterschieden drei klinische Gruppen: 1. *sensorineuraler Hörverlust* der peripherischen Form; 2. *aphasoide zentrale Störungen* trotz einem normalen Reinton-Audiogramm, also die Worttaubheit oder auditive Agnosie in der europäischen Terminologie; 3. Verbindungen der beiden mit dem Resultat der *tauben Aphasoiden*. Falls Reintonverluste vorhanden waren, zeigten sie das Vorwiegen der U-förmigen Schalenkurve mit einem Maximum um 1000 Hz. Retrokochleäre Läsionen waren in vielen Fällen wahrscheinlich.

Geburtsschädigungen sind als Ursache des erworbenen Hörverlustes sehr häufig. BUCH und JORGENSEN (1964) beschrieben venöse Blutstauung und Hemorrhagie im Mittelohr von Neugeborenen als Zeichen einer perinatalen Schädigung. Wenn die Resorption der Extravasate ungenügend ausfällt, kann gestörte Pneumatisation der Schläfebeine die Folge sein. Wie man allgemein weiß, deutet die abnorme Pneumatisation eine geschädigte und deshalb weniger aggressive Konstitution der Mittelohrschleimhaut an. Daraus kann sich eine weitere Neigung zu chronischer Mittelohrkrankheit ergeben.

Die *chronisch-progressive Innenohrschwerhörigkeit* entzieht sich weiterhin der Erklärung. SCHUKNECHT und IGARASHI (1964) fanden keine wesentlichen Veränderungen im Innenohr solcher Fälle. *Presbykusis* oder Altersschwerhörigkeit hingegen entsteht durch voneinander unabhängige degenerative Schäden in den zentralen Hörbahnen sowie in der Schnecke. Die ersteren bedingen das Diskriminationsdefizit und die letzteren die Hörschwellenverschlechterung.

In der Vergangenheit war *Mittelohrkrankheit* eine der wichtigsten Ursachen der fortschreitenden Taubheit. Dieser Zustand hat sich wesentlich verändert, indem Erkrankungen des Mittelohres nunmehr leicht diagnostiziert und besser zu behandeln sind. Über die großen Fortschritte in der Behandlung von Mittelohrschwerhörigkeit gaben HOUSE, LINTHICUM und JOHNSON (1964) übersichtliche Auskunft.

Ätiologie der Taubheit. Nach der Pubertät entsteht Taubheit gewöhnlich aus einer der folgenden Ursachen: spätes Einsetzen eines erblichen Syndromes; späte Form der konnatalen Syphilis; Virusinfektionen wie Mumps oder Masern; bakterielle Infektionen einschließlich der epidemischen Meningitis; zerstörende Mittelohrinfektion, zum Beispiel durch die streptokokkische Scharlach-Otitis; ototoxische Erscheinungen nach der Gabe gewisser Drogen (Chinin, Salizylate, Streptomycin, Neomycin, Kanamycin usw.); Brüche des Schläfebeines, namentlich mit Querfrakturen; intensives Explosionstrauma oder lang dauerndes akustisches Trauma; sowie zahlreiche andere Ursachen.

Symptome. Die phonische *Atmung* ist teils normal, teil als Ursache der gleichzeitigen Fehler der Stimme gepreßt, zu häufig oder unruhig.

Ähnliches gilt für die *Stimme*. Sie klingt entweder auffallend hoch und viel zu laut, weil die eigene Gehörkontrolle fehlt, oder monoton, wenn der melodische Akzent verschwindet.

In bezug auf die *Lautbildung* macht sich eine allgemeine Undeutlichkeit und Verwaschenheit bemerkbar. Von den *Vokalen* können (U) in das bequemere (O) sowie (I) in das leichtere (E) übergehen. Auch eine Kombination der dunklen und hellen Vokale aus der Lippenstellung der ersteren mit der Zungenstellung der letzteren ist möglich, so daß aus (O) und (E) der Umlaut (Ö) hervorgeht, oder aus (U) und (I) das (Ü) resultiert (GUTZMANN).

Von den *Konsonanten* sind vor allem die motorisch schwierigen und überdies eine genaue Gehörkontrolle erfordernden Reibelaute besonders gefährdet. Die (S)-Laute klingen daher immer verschliffen, stumpf, addental oder palatal. Oft sind sie durch (T) ersetzt oder ausgelassen. Das vordere (Ch) kann durch das hintere (Ch) ersetzt sein, oder (F) wird durch (W) vertreten. Meist geht der Unterschied von Media und Tenuis verloren.

Alle *Sprechakzente* erscheinen hochgradig entstellt. Der dynamische Akzent ist entweder übermäßig gesteigert, an falscher Stelle angewandt oder aber zu gering. Ebenso klingt der rhythmische meist einförmig verschliffen. Den melodischen Akzent findet man wie schon gesagt durch eine gleichförmige Sprechmelodie ersetzt.

Therapie. Wie heute jedermann weiß, läßt sich das fehlende Gehör nur durch visuelle und kinästhetische Sinnesempfindungen ersetzen. Darauf soll schon wäh-

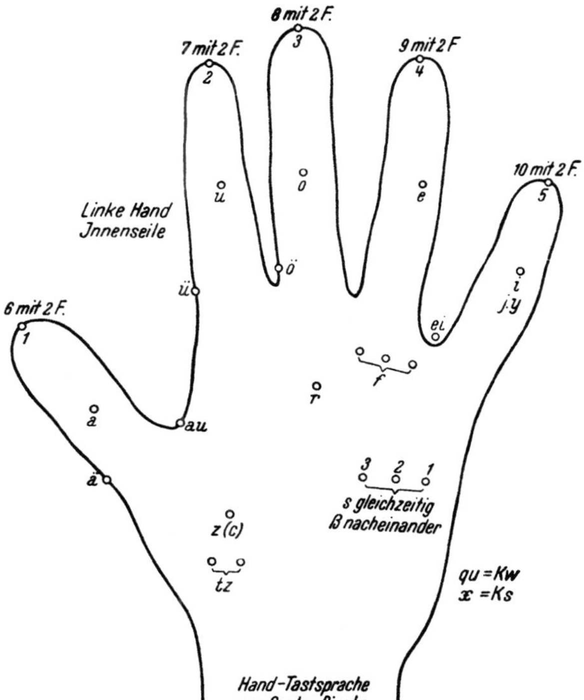

Abb. 102. Handtastsprache von GUSTAV PIPETZ: Punkte (Klopfer).

rend des prinzipiell notwendigen Absehunterrichtes im *Lippenlesen* hingewiesen werden. Ferner muß man durch den *Artikulationsunterricht* auf die physiologischen Einzelheiten der Lautbildung aufmerksam machen und dem Patienten zeigen, wie er auf motorischem Wege seine Artikulation beobachten und überwachen kann. Je nach dem Vorstellungstyp und der angewandten Mühe ist das allmählich eintretende Verschleifen der Sprache verschiedengradig beeinflußbar. Vorwiegend motorische oder visuelle Vorstellungstypen sind dabei natürlich im Vorteil.

Im Falle gleichzeitiger *Taubheit und Blindheit* ist an Stelle des umständlichen Fingerschreibens auf der Handfläche das Erlernen eines flinkeren Verständigungs-

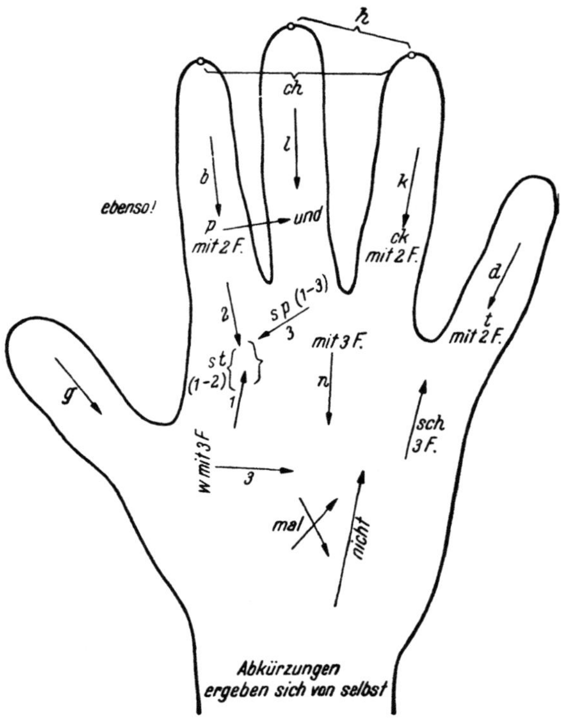

Abb. 103. Handtastsprache von GUSTAV PIPETZ: Striche und Kürzungen.

mittels zu empfehlen. Die Abb. 102 und 103 zeigen eine solche *Handtastsprache* des Wiener Taubstummenlehrers GUSTAV PIPETZ aus dem Jahre 1909.

Heute sind die Kommunikationssysteme der Taubblinden auf einer beachtlichen Höhe. Darüber gibt eine von P. J. SALMON (1959) herausgegebene Buchserie Auskunft. Am eindrucksvollsten ist eine einfache *Schreibmaschine* nach dem Tellatouch-System. Sie dient für den Verkehr zwischen einem entsprechend geschulten Taubblinden und einer vollsinnigen Person, welche die üblichen Schreibmaschinentasten kennt. Durch Niederdrücken der Tasten erhebt sich das entsprechende Punktmuster in Braille-Blindenschrift in der Tastspalte der Maschine, wo es der Taubblinde mit den Fingerspitzen beider Hände wahrnehmen kann. Auf dem gleichen Prinzip beruht ein *elektrisches Modell* der Tellatouch-Schreibmaschine. In diesem Falle werden die Braille-Muster elektrisch in den Tastzellen unter den tastenden Fingern ausgelöst, so daß man zu beliebig großen Gruppen sprechen kann. Ähnliche Maschinen sind in mehreren europäischen Ländern verbreitet. Umfassende audiologische, psychologische und soziologische Untersuchungen der Taub-Blindheit hat G. E. KEANE (1965) vorgelegt.

Literatur

Ererbte und erworbene Taubheit

1. Pathologie und Differentialdiagnose

ALBRECHT, W.: Die geburtstraumatischen Schädigungen des Ohres. Z. Hals- usw. Heilk. 27: 495, 1930. — ALPORT, A. C.: Hereditary familial congenital hemorrhagic nephritis with deafness. Brit. Med. J. 1: 504, 1927. — ALT, F.: Taubheit infolge von Meningitis Cerebrospinalis Epidemica. Wien: Deuticke, 1908. — ALTMANN, F.: Histologic Picture of Inherited Nerve Deafness in Man and Animals. Arch. Otolaryng. 51: 852, 1950. — ARNOLD, G. E., und K. OHSAKI: Two cases of sudden deafness. Ann. Otol. etc. 72: 605, 1963.

BEAL, D. D., P. R. DAVEY and J. R. LINDSAY: Inner ear pathology of congenital deafness. Arch. Otolaryng. 85: 134, 1967. — BECKMANN, G.: Das hörgestörte Kind: Der gegenwärtige Stand der Pädoaudiologie aus der oto-audiologischen Sicht. Arch. Ohren- usw. Heilk. 180: 1 bis 202, 1962. — BEVER, G.: Statistik und Ätiologie der Taubstummheit. In Hdb. Hals- usw. Heilk. von DENKER und KAHLER, Bd. 8, 363. Berlin: J. Springer, 1927. — BIERMAN, TH. A.: Sudden Perceptive Deafness. Diss. Univ. Leyden 1957. — BRÜHL, G.: Aufgaben des Schularztes in der Taubstummenschule. Mschr. ges. Sprachheilk. 17: 51, 1907. — BUCH, N. H., and M. B. JORGENSEN: Congestion and hemorrhage in middle ear of newborn. Arch. Otolaryng. 80: 60, 1964.

CAMPANELLI, P. A., F. J. POLLOCK and R. HENNER: An Oto-audiological Evaluation of Forty-four Premature Children. Arch. Otolaryng. 67: 609, 1958. — CAPELLÁ, G., M. P. MORANCHO, F. TORTOSA y J. PERELLÓ: El Aparato Vestibular en la Sordomudez. Bol. Asoc. Españ. Logop. Foniat. 2: 59, 1963. — CARHART, R., and G. PETERSON: Selected Bibliography on Hearing and Deafness. J. Speech Dis. 8: 254, 1943. — CAVASIN, A., G. ZAMARCHI e A. STEFANI: Rilievi statistici dei sordomuti presenti nell' Istituto provinciale di Venezia al 19-12-1955. Boll. Soc. Ital. Fonet. Sperim. etc. 7: 52, 1957. — CAWTHORNE, T. E., and R. HINCHCLIFFE: Familial Perceptive Deafnesses. Pract. oto-rhino-laryng. 19: 69, 1957. — CIOPPA, A. D.: Studi sui Sordo-Muti. Pubbl. Clin. Oto-rino-laring. Univ. Napoli, 1: 1, 1922. — CIURLO, L.: Note e Rilievi sui Sordomuti. Archiv Ital. Otol. 45: 48, 1933.

D'AVIGNON, M., and B. BARR: Ear abnormalities and cranial nerve palsies in Thalidomide children. Arch. Otolaryng. 80: 136, 1964. — DENKER, A.: Die pathologische Anatomie der Taubstummheit. In Hdb. Hals- usw. Heilk. von DENKER und KAHLER, 8: 386. Berlin: J. Springer, 1927. — DEUTSCH, L., und R. VILLAR DE: Errores metabolicos congenitos en relacion con el oido. An. Soc. Mexic. Otorinolar. 6: 1, 1963.

EMMERIG, E.: Statistisch-ätiologische Untersuchungsergebnisse an der Landesgehörlosenschule in München. Mschr. Ohrenheilk. 74: 425, 1940. — ENGELHARDT, G.: Zur Kenntnis der Osteomyelitistaubheit. Mschr. Ohrenheilk. 77: 336, 1943.

FISCHER, J.: Eine bisher nicht beobachtete Mißbildung im häutigen Labyrinth. Z. Hals- usw. Heilk. 27: 582, 1930.

GAUGER, K.: Das Cochleariskerngebiet und seine Veränderungen bei Taubstummheit. Arch. Ohren- usw. Heilk. 151: 107, 1942. — GLORIG, A.: The Relation of Streptomycin and Dihydrostreptomycin to Hearing and the Vestibular Apparatus. J. Speech Dis. 15: 124, 1950. — GROVE, W. E.: The Effect of Head Injury on Hearing. J. Speech Dis. 8: 363, 1943.

HAHN, R.: Dati statistici sulla funzione uditiva nei soggetti addetti alle centrali telefoniche. Boll. Soc. Ital. Fonet. Sperim. etc. 6: 141, 1956. — HEESE, G.: Untersuchungen über die Anamnese der Taubheit des Jugendalters. Halle (Saale): Marhold, 1951. — HOLMER, V.: Den laryngoskopiske Undersogelse og dens Betydning for Strubesygdommens Diagnose. Kjobenhavn: F. Hegel, 1866.

JOHNSON, W. J., and P. J. HAGAN: Hereditary nephropathy and loss of hearing. Arch. Otolaryngol. 82: 166, 1965.

KARMODY, C. S., and H. SCHUKNECHT: Deafness in congenital syphilis. Arch. Otolaryng. 83: 18, 1966. — KELEMEN, G.: Rubella and deafness. Arch. Otolaryng. 83: 520, 1966. — KINNEY, C. E.: The Pathology of Hereditary Deafness. Ann. Otology etc. 59: 1117, 1950. — KLEINSASSER, O., und R. SCHLOTHANE: Thalidomid-Dysotie. Arch. Ohren- usw. Heilk. 182: 593, 1963; Z. Laryngol. usw. 43: 344, 1964. — KLINGHAMMER, H. D.: Schwerhörige und taube Kinder mit zusätzlichen Schädigungen. Arch. Ohren- usw. Heilk.

180: 258, 1962. — KOMPANEJETZ, S.: Zum Erbgang der konstitutionell-sporadischen Taubstummheit. Mschr. Ohrenheilk. 69: 471, 1935. — KOPETZKY, S. J.: Deafness, Tinnitus and Vertigo. New York: Nelson, 1948. — KRAUS, L.: Hydrozephalus und Innenohr. Hals- usw. Arzt, 27: 64, 1936.

MARX, H.: Kurzes Handbuch der Ohrenheilkunde. Jena: G. Fischer, 1938. — MIEHLKE, A.: Neuartige Mißbildungstrias der Thalidomidschädigung von Ohr und Hirnstamm. Arch. Ohren- usw. Heilk. 182: 594, 1963.

NASSUPHIS, P.: Die Schädigung des Innenohres und seiner Nerven nach Schädeltrauma. Mschr. Ohrenheilk. 79/80: 68, 106, 158, 222; 1946. — NEUBERGER, F.: Über die biologische Bedeutung der Innenohrschwerhörigkeit bei Retinitis pigmentosa. Arch. Ohren- usw. Heilk. 167: 655, 1955.

ORMEROD, F. C.: Pathology of congenital deafness. J. Laryngol. Otol. 74: 919, 1960.

PARTSCH, C. J., und H. MAURER: Zur formalen Genese von Ohrmißbildungen bei der Thalidomid Embryopathie. Arch. Ohren- usw. Heilk. 182: 594, 1963. — PERLMAN, H. B.: Effects of Noise and Concussion on Hearing. J. Speech Dis. 8: 289, 1943. — PROCTOR, C. A., and B. PROCTOR: Understanding hereditary deafness. Arch. Otolaryng. 85: 23, 1967.

REMORINO, A.: Relación entre la audición y lesiones del oído medio en las otomastoiditis crónicas. An. Fonol. Audiol. 1: 227, 1955/56. — REYNIER, J. P. DE: La surdi-mutité en Suisse in1953. Advances in Otorhinolaryng. 5: 1, 73; Basel: Karger, 1959. — RICHARDS, C. S.: Middle ear changes in rubella deafness. Arch. Otolaryng. 80: 48, 1964.

SCHMAEHL, O.: Bezeichnung der Taubstummheit. Mschr. Ohrenheilk. 78: 315, 1944. — SCHMALZ, E.: Über die Erhaltung des Gehöres. Dresden und Leipzig: Arnold, 1847. — SCHUKNECHT, H. F., and M. IGARASHI: Pathology of slowly progressive sensorineural deafness. Trans. Amer. Acad. Ophthalm. Otolaryng. 68: 222, 1964. — SCHWARZ, M.: Die erbliche Taubheit. In „Hdb. Erbkrankh.“ von A. Gütt, 6: Leipzig: Thieme, 1940. — SERRA, M.: Prematuri e sordomuti. Boll. Soc. Ital. Fonet. Audiol. 11: 308, 1961/62. — SHAMBAUGH, G. E.: Prevention and Treatment of Acoustic Trauma. J. Speech Dis. 8: 369, 1943. — SKINNER, C. W.: The rubella problem. J. Dis. Children. 101: 104, 1961. — SONNENSCHEIN, R.: Some Points in the Observation of Children who are Deaf or Hard of Hearing. St. Louis: Oralism and Auralism, 1924. — STEFANI, G. B. DE: Considerazioni semeiologiche sulla labirintosi e sulle nevriti acustiche giovanili monolaterali. Boll. Soc. Ital. Fonet. Sperim. etc. 3: 26, 1953. — STEURER, O.: Andere körperliche und geistige Eigentümlichkeiten der Taubstummen. In „Hdb. Hals- usw. Heilk.“ von DENKER und KAHLER, 8: 488. Berlin: J. Springer, 1927.

TAMARI, M., and R. SPEAS: Ear Nose and Throat Survey of Children in the School for the Deaf at Jacksonville, III. Ann. Otology etc. 56: 425, 1947.

UFFENORDE, W.: Geschlossene Mittelohrentzündung und Taubheit. Z. Hals- usw. Heilk. 46: 278, 1939; — Induzierte Labyrinthentzündung und Taubstummheit. Hals- usw. Arzt, 31: 335, 1941. — URBANTSCHITSCH, E. VON: Taubstumm-gehörlos. Mschr. Ohrenheilk. 75: 36, 1941.

VERNON, M.: The Brain Injured (Neurologically Impaired) Deaf Child: A Discussion of the Significance of the Problem, its Symptoms and Causes in Deaf Children. Amer. Annals Deaf, 106: 239, 1961. — VIDO, G. DE, and DE'STEFANI, G. B.: Considerazioni Sulla Sordità Congenita Ereditaria Apparentemente Legata Al Sesso. Acta Genet. Med. Gemell. 1: 3, 1952; — Contributo allo studio dell'ipoacusia ereditaria. Boll. Soc. Ital. Fonet. Sperim. etc. 4: 46, 1954.

WEHRS, R. E., and G. O. PROUD: Conductive Deafness in Children. Arch. Otolaryng. 67: 16, 1958. — WELSH, A. M.: Linguistic Problems of Deafened Veterans Returning to the Universities. Quart. J. Speech, 32: 340, 1946. — WERNER, H.: Das Doppelproblem der Taubstummheit. Ciba Z. 10: 3990, 1947; — Das medizinische Problem der Taubheit. Ciba Z. 10: 3991, 1947; — Neuere medizinische Forschungen über die Taubstummheit. Ciba Z. 10: 4000, 1947. — WILDERVANCK, L. S.: Audiometric Examination of Parents of Children Deaf from Birth. Arch. Otolaryng. 65: 280, 1957. — WOLFF, D.: Malformations of the ear. Arch. Otolaryng. 79: 288, 1964.

2. Taubblindheit

BRÜHL, G.: Über Taubblinde. Passow-Schäfer Beitr. 1: 351, 1908. — BURNS, D. J., and G. M. STENQUIST: The Deaf-blind in the United States: Their Care, Education and Guidance. Rehab. Lit. 21: 334, 1960.

KEANE, G. E.: Auditory rehabilitation for hearing impaired blind persons. J. Speech Dis. Monogr. Suppl. No. 12, 1965. — KELLER, H.: The Story of my Life. New York: Intern. Collectors Library, 1954.

MYKLEBUST, H. R.: The Deaf-Blind Child. Perkins Publication No. 19, Watertown, Mass., 1956; — The Deaf Child with Other Handicaps. Amer. Annals Deaf, 103: 496, 1958. — MYKLEBUST, H. R., and M. BRUTTEN: A Study of the Visual Perception of Deaf Children. Acta Otolaryng. Suppl. 105, 1953.

PIPETZ, G.: Taub, stumm und blind zugleich. Wien: H. Hierhammer und H. Geitner, 1909.

ROOT, F. K., and B. G. RILEY: Study of Deaf-blind Children: A Developmental Plan. New Outlook Blind, 54: 206, 1960. — RUSALEM, H.: Deaf-blind Persons: An Epic Study. Rehab. Rec. 6: 26, 1960.

SALMON, P. J. (Edit.): Rehabilitation of Deaf-Blind Persons. Seven vols. New York: Industr. Home for the Blind, 1959.

3. Hörprüfung und Hörreste

BEZOLD, F.: Das Hörvermögen der Taubstummen. Z. Ohrenheilk. 32: 1897. — BROCK, W,. Funktionelle Untersuchung und ihre Ergebnisse. In Hdb. Hals- usw. Heilk. von DENKER und KAHLER, 8: 439. Berlin: J. Springer, 1927. — BERRUECOS, T. P.: Clasificación Cuantitativa de las Pérdidas Auditivas Periféricas. Acta Audiol. Foniat. Hispanoamer. 5: 61, 1963.

CASTILLO, J. M.: Contribución al estudio de las sorderas unilaterales. An. Fonol. Audiol. 2: 11, 1956/57. — COMORETTO, R.: L'esame otofunzionale sistematico nel sordomuto e nel sordastro e suo valore nell'indirizzo rieducativo — (Un biennio di indagini presso l'Istituto Interprovinciale di Gorizia). Boll. Soc. Ital. Fonet. Audiol. 11: 291, 1961/62.

GRAHE, K.: Über Sprach- und Lautverständnis und seine Beziehung zum Tongehör bei Taubstummen. Z. Hals- usw. Heilk. 27: 478, 1930; — Untersuchung an Taubstummen mit dem Otoaudion. Arch. Ohren- usw. Heilk. 130: 302, 1932. — GUILDER, R. P., and L. A. HOPKINS: Auditory Function Studies in an Unselected Group of Pupils at the Clarke School for the Deaf. Laryngosc. 46: 46, 1936.

KANTZER, L.: L'audiométrie vocale dans l'examen des enfants sourds. Atti Laborat. Fonet. Univ. Padova. 2: 23, 1952.

LEGLER, U., und H. FELDMANN: Rhythmusempfinden und Rhythmusreproduktion bei Gehörlosen. Arch. Ohren- usw. Heilk. 165: 395, 1954. — LANGENBECK, B.: Das Symmetriegesetz der erblichen Taubheit. Z. Hals- usw. Heilk. 39: 223, 1936; — Symmetrische Hörreste und Erblichkeit. Z. Hals- usw. Heilk. 39: 486, 1936; — Symmetriesymptom, Symmetrieregel und Symmetriegesetz. Z. Hals- usw. Heilk. 43: 370, 1938.

MARTINI, G.: Le alterazioni della funzione vestibolare in 100 bambini sordomuti. Atti Laborat. Fonet. Univ. Padova. 1: 81, 1949. — MATKIN, N. D., and R. CARHART: Auditory profiles associated with RH incompatibility. Arch. Otolaryngol. 84: 502, 1966.

NÉMAI, J.: Gehörprüfungen an Taubstummen. Mschr. Ohrenheilk. 69: 294, 1935.

PREST, A. DE: Examen et traitement des sourds-muets. Rev. Franç. Phoniat. 1: 99, 1933.

SCHWENDT, A.: Untersuchungen von Taubstummen. Wien. Med. Presse, Nr. 43, 1889. — SEGRE, R.: Valor diagnóstico de la Willismetría. An. Fonol. Audiol. 2: 14, 1956/57. — SUSMAN, S. H.: Importancia del diagnóstico diferencial del niño hipoacusíco. An. Fonol. Audiol 2: 38, 1956/57.

URBANTSCHITSCH, E.: Über die Tonlokalisation der Taubstummen. Z. Ohrenheilk 60:. 160, 1910. — URBANTSCHITSCH, V.: Hördefekte bei Taubstummen. Z. Ohrenheilk. 33: 224, 1898.

WODAK, E.: Die Ergebnisse der Untersuchung an den Zöglingen der Prag-Smíchower Taubstummenanstalt. Arch. Ohren- usw. Heilk. 106: 20, Nr. 1.

4. Lippenlesen

BLACK, J. W., P. P. O'REILLY and L. PECK: Self-Administered Training in Lipreading. J. Speech Dis. 28: 183, 1963. — BRANNON, J. B., and F. KODMAN: The Perceptual Process in Speechreading. AMA Arch. Otolaryng. 70: 114, 1959. — BRANNON, J. B. JR.: Speechreading of Various Speech Materials. J. Speech Dis. 26: 348, 1961. — BYERS, V. W., and LIEBERMAN: Lipreading Performance and the Rate of the Speaker. J. Speech Hearing Res. 2: 271, 1959.

DICARLO, L. M., and R. KATAJA: An Analysis of the Utley Lipreading Test. J. Speech Dis. 16: 226, 1951.

GUTZMANN, H.: Das Ablesen des Gesprochenen vom Gesicht. Mschr. ges. Sprachheilk. No. 3, 1892; — Facial Speech-Reading. Volta Bureau Reprint No. 21, 1892; — Altes und Neues über das Ablesen der Schwerhörigen und Ertaubten. Mschr. ges. Sprachheilk. 15: 193, 336, 1905; — Lippenlesen. Real-Encyclopädie ges. Heilkunde. 4. Aufl. p. 368, 1911/12.

HARTMANN, A.: Lehr- und Lernbuch für Schwerhörige zur Erlernung des Absehens vom Munde. Wiesbaden: J. F. Bergmann, 1909; — HEESE, G.: Ergebnisse neuerer experimenteller Untersuchungen über die visuelle Sprachauffassung mittels Mundabsehen bei tauben Kindern. Wiss. Z. Univ. Berlin, 3: 283, 1953/54; — Ergebnisse neuerer experimenteller Untersuchungen über die visuelle Sprachauffassung bei tauben Kindern. Arch. Ohren- usw. Heilk. 165: 605, 1954; — Absehkurs für Schwerhörige und Ertaubte. Berlin: C. Marhold, 1960.

KOBRAK, F.: Theoretische Grundlagen und deren praktische Verwertung für die Erlernung des Ablesens der Sprache vom Gesichte des Sprechenden. Med. Klinik, No. 10, 1908; — Die mimische Schrift, eine Schrift für Schwerhörige und Ertaubte. Mschr. ges. Sprachheilkr. 16: 65, 1906. — KROISS: Absehkurse für ertaubte und schwerhörig gewordene Krieger. Blätter Taubstummenbildg. 30: No. 2—7, 6, 1916.

LINDNER, R.: Visuelle und taktile Sprachauffassung. III. Vers. Dtsch. Ges. Sprach-Stimmheilk. Leipzig 1931, p. 248. — LLOYD, L. L.: Sentence Familiarity as a factor in Visual speech Reception. J. Speech Dis. 29: 409, 1964.

MASCHKE, E.: Die Sehleistungen der Schüler der Berliner städtischen Taubstummenschule. Mschr. ges. Sprachheilk. 17: 159, 1907. — MASON, M. K.: A Cinematographic Technique for Testing Visual Speech Comprehension. J. Speech Dis. 8: 271, 1943. — MONTAGUE, H.: Lipreading — a Continuing Necessity. J. Speech Dis. 8: 257, 1943. — MORGENSTERN, L. I.: Problems of the Lip-Reader. Volta Review p. 550 Dec. 1912. — MORKOVIN, B. V.: Rehabilitation of the Aurally Handicapped Through the Study of Speech Reading in Life Situations. J. Speech Dis. 12: 363, 1947. — MOSER, H. M., et al.: Distance and Fingerspelling. J. Speech Hearing Res. 4: 61, 1961.

NADOLECZNY-MILLIOUD, M.: Bemerkungen zum Absehproblem. Bund schweiz. Schwerhörigen-Vereine. Schweiz. Moblatt Schwerhörige, Mai 1940. — NEUERT, G.: Über Hörfähigkeit und Absehfertigkeit. Untersuchungen und Bemerkungen Mschr. ges. Sprachheilk. 10: 1, 1900; 12: 11, 33, 76; 1902; 14: 257, 1904. — NITCHIE, E.: New Lessons in Lip Reading. Lippincott, 1950.

O'NEILL, J.: Exploratory Investigation of Lipreading Ability Among Normal Hearing Students. Speech Monographs, 18: 309, 1951; — The Contribution of the Visual Components of Oral Symbols to the Speech Comprehension of Listeners. J. Speech Dis. 19: 429, 1954. — O'NEILL, J. J., and J. L. DAVIDSON: Relationship between Lipreading Ability and Five Psychological Factors. J. Speech Dis. 21: 478, 1956. — O'NEILL, J. J., and M. S. STEPHENS: Relationships Among Three Filmed Lip-Reading Tests. J. Speech Hearing Res. 2: 61, 1959.

REID, G.: A Preliminary Investigation in the Testing of Lip Reading Achievement. J. Speech Dis. 12: 77, 1947. — RÖTZER, F. X.: Übungsbuch für Schwerhörige und Ertaubte. Das Ablesen vom Munde. München und Berlin: R. Oldenbourg, 1908.

SAMUELSON, E. E.: Fundamentals of Lip-Reading. Laryngosc. 47: 237, 1937. — SILVERMAN, S. R.: Educational Therapy for the Hard of Hearing: Speech Reading. In: Speech and Voice Correction by E. FRÖSCHELS, 1948. — SIMMONS, A. A.: Factors Related to Lipreading. J. Speech Hearing Res. 2: 340, 1959. — SOKOLOWSKY, R.: Ablesen des Gesprochenen vom Munde, sprachliche Ausbildung überhaupt. In Hdb. Hals- usw. Heilk. von DENKER und KAHLER, 8: 510. Berlin: J. Springer, 1927.

TATOUL, C. M., and G. D. DAVIDSON: Lipreading and Letter Prediction. J. Speech Hearing Res. 4: 178, 1961. — TIFFANY, R., and S. L. KATES: Concept Attainment and Lipreading Ability Among Deaf Adolescents. J. Speech Dis. 27: 265, 1962. — TORRES GASSÓ, J. M., y GASSÓ: Reeducación por lectura labial y entreno auditivo de las sorderas postdihidroestreptomicina. Sus caracteristicas especiales. Acta Oto-Rino-Laring. Ibero-Amer. 8: 181, 1957. — TRANSUE, H. W.: A Lip Reader's Views of Lip Reading. Volta Review, 44: 161, 1942.

UTLEY, J.: A Test of Lip Reading Ability. J. Speech Dis. 11: 109, 1946.

VOLZ, L.: Der Unterricht im Absehen der Sprache. Arch. Ohren- usw. Heilk. 165: 362, 1954.

WHITAKER, B. L.: Speech-Reading: A Selected Bibliography. J. Speech Dis. 8: 269, 1943. — WOODWARD, M. F., and C. G. BARBER: Phoneme Perception in Lipreading. J. Speech Hearing Res. 3: 212, 1960.

3. Schwerhörigensprache: Audiogene Dyslalie

Definition. Schwerhörigensprache ist die Folge einer seit Kindheit bestehenden Schwerhörigkeit, wodurch die Sprachentwicklung verzögert und die Lautbildung in charakteristischer Weise entstellt wird.

Ätiologisch ist vor allem die sensorineurale *Innenschwerhörigkeit* von Bedeutung. Über deren Ursachen und moderne Einteilung liegt ein derart umfangreiches otologisches und audiologisches Schrifttum vor, daß wir uns hier nicht damit befassen können. Außerdem obliegt es der Untersuchung jedes Einzelfalles, darüber womöglich Klarheit zu schaffen. Aus dem unerläßlichen Gutachten des Ohrenarztes gehen überdies die etwaigen Möglichkeiten einer Behandlung hervor. Leider ist diese vorläufig nur in der Minderzahl der Fälle möglich (Lues, Menièresche Krankheit, frische vaskuläre oder toxische Schäden).

Schalleitungsschwerhörigkeiten sind gewöhnlich im Kindesalter nicht hochgradig ausgeprägt und überdies oft behebbar. Außerdem ist das Gehör für die sprachlich wichtigen hohen Töne hauptsächlich bei chronisch-entzündlichen Mittelohreiterungen in stärkerem Maße herabgesetzt. Obgleich diese bislang etwas zu schematisch gehandhabte Regel den Tatsachen im allgemeinen gerecht wird, bedarf sie dennoch einer gewissen Einschränkung. Wie in erster Linie amerikanische Ohrenärzte nachgewiesen haben, findet man nämlich auch bei chronischen Tubenkatarrhen im Kindesalter, etwa infolge von lymphatischen Hyperplasien um die Tubenöffnungen, manchmal ziemlich hochgradige Einschränkungen des Gehörs für die hohen Töne. In solchen Fällen dürfen wir uns also nicht wundern, neben dem Hörbefund der Schalleitungsstörung eine Schwerhörigkeit für hohe Töne zu finden. Zur Annahme einer gemischten Hörstörung besteht dann allerdings kein Anhaltspunkt, insofern die Knochenleitung gut ist. Solange nun aber solche Schalleitungsstörungen nicht endgültig behoben sind, wozu vor allem die antiallergische Behandlung nach gründlicher Adenotomie notwendig ist, können sie zu dauernden Adhäsivprozessen führen und dann die Ursache der Schwerhörigensprache abgeben.

Zentrale Hörstörungen haben mit der Schwerhörigensprache nichts zu tun. Eine in der Kindheit vorhandene Störung der zentralen Hörleistung bedingt nämlich völlige Stummheit oder die schwersten Formen der Sprachentwicklungsstörungen, wie Luchsinger durch die nachträgliche Untersuchung von ehemals hörstummen Erwachsenen nachweisen konnte. Was man derzeit über die Beziehungen zwischen zentralen Hörstörungen und bestimmten Störungen der Sprachentwicklung weiß, wurde im Kapitel über Worttaubheit beschrieben (S. 432).

Symptome. Die Sprechatmung kann in ähnlicher Weise wie bei den Taubstummen verändert sein, aber das ist nicht häufig.

Phonation. Die Stimme klingt wegen des verminderten Lautstärkeeindruckes der sprachlichen Umwelt oft leise. Manchmal wieder versuchen die schwerhörigen Kinder, durch vermehrte Stimmstärke sich selbst besser zu hören. Auch durch die stete Aufforderung der Umgebung zur deutlicheren Aussprache wird die Stimmstärke erhöht. Dadurch können sogar Stimmlippenknoten entstehen. Neben diesen allgemeinen Veränderungen des Stimmklanges gestattet eine sorgfältige Analyse gewisse Rückschlüsse auf die Art der zu Grunde liegenden Schwerhörigkeit.

Es ist für *Schalleitungsstörungen* im Mittelohr charakteristisch, daß die Stimme tief und leise klingt. Neben monotoner Sprechmelodie fällt eine „rückgezogene“ Resonanz mit gutturaler Klangfarbe auf. Wegen der unterdrückten Nasenlaute besteht Neigung zu funktionell *geschlossenem Näseln.* Endkonsonanten verlieren die Stimmhaftigkeit. Alle diese Erscheinungen sind durch die gute Knochenleitung bedingt, welche dem schwerhörigen Ohr genügende

Information über die Sprechvorgänge zu bieten scheint. Bei den Nasenlauten ist die Resonanz durch Knochenleitung sogar so stark, daß der Kranke sie zu unterdrücken versucht. Davon kann man sich durch Zuhalten der Ohren sofort überzeugen. Daher die Neigung zum verstopften Näseln.

Ganz anders verhalten sich die typischen Stimmveränderungen bei *Innenohrschwerhörigkeit.* Hier klingt die Stimme gewöhnlich zu hoch und zu laut, während ihre Inflektion wieder monoton verläuft. Oft ist die Resonanz durch schrille oder kreischende Klangfarbe entstellt. Funktionell *offenes* Näseln ist häufig. In typischer Weise sind die hellen Vokale verdunkelt. Alle Zischlaute klingen verwaschen oder fehlen zur gänze. Darauf haben wir gesondert einzugehen. Erwähnenswert ist noch, daß in der englischen Sprache die flüchtig artikulierten Laute (L) und (R) leiden, weil ihre geringe kinästhetische Kontrolle den verlorenen Höreindruck nicht ersetzen kann. Wegen ihrer schlechten Knochenleitung versuchen somit die perzeptiv Schwerhörigen die Resonanz ihrer Stimme zu vermehren. Damit die sich selbst besser hören, erhöhen sie also die Höhe, Stärke, Schärfe und die nasale Resonanz ihrer Stimme.

Artikulation. Bei schwerhörigen Kindern erweist sich die Aussprache teils durch die sprachlichen *Entwicklungsfehler* des Stammelns oder des Dysgrammatismus gestört, teils durch die charakteristischen Fehler der *Schwerhörigensprache.* Diese bestehen darin, daß in genauer Übereinstimmung mit der audiometrischen Hörkurve diejenigen Laute fehlen oder verwaschen gesprochen werden, deren Formantlage nur unvollkommen oder überhaupt nicht vernehmbar ist. Je größer also der Hörverlust qualitativ in bezug auf die Ausdehnung der betroffenen Frequenzen und quantitativ in bezug auf die Verschlechterung der Hörschwelle ist, desto schwerer und zahlreicher sind auch die Fehler der Aussprache.

Falls ein Hörverlust auf die vier- und fünfgestrichenen Oktaven (2000 bis 8000 Hz) beschränkt ist, leiden also zuerst die scharfen Zischlaute (S), (F), (Sch) und (Ch_{pal}) mit der höchsten Formantlage, weil deren Unterschied nur durch die richtige Wahrnehmung dieser Tonhöhen erkennbar ist. Bei einem weiter herabreichendem Hörverlust ist überdies die Aussprache der Laute mit tieferer Formantlage betroffen, also zuerst der stimmlosen und dann auch der stimmhaften Explosivlaute sowie des (R). Von den Vokalen leiden zufolge von Hörausfällen der fünfgestrichenen Oktave nur die mit den hochliegenden Oberformanten, nämlich (I) und (E). Tiefer herabreichende Hörverluste schädigen auch die dunkleren Vokale (A), (O) und (U).

Dabei kann man immer gut beobachten, daß das schwerhörige Kind die Laute *ebenso verändert spricht, wie es sie verändert hört.* Daher ist das scharf pfeifende (S) entweder durch das dunklere (Sch), oder das addentale (Z), und bei hochgradigen Hörfehlern sogar durch (T) ersetzt. Ebenso verschleift sich das helle (I) in das dunklere (Ü), das (E) in (Ö) und (A) in (O). Ähnlich wie im Falle der Taubstummensprache begnügen sich nämlich Zunge und Lippen mit weniger differenzierten Stellungen und bevorzugen die Aussprache der Laute mit tiefer liegenden Formanten, weil diese bei reiner Innenohrschwerhörigkeit oberhalb 1000 Hz naturgemäß besser hörbar bleiben.

Diesen altbekannten Erfahrungen fügte L. HANDZEL (1956) das beweisende Ergebnis seiner Formantanalysen hinzu. Er fand nämlich eine *Verschiebung der Formanten* auf die tieferen Frequenzen. K. BRAHM (1950, 1953) untersuchte die akustischen Grundlagen des Lispelns wegen Schwerhörigkeit. Mit dem Tonfrequenzspektrometer fand er eine Reduktion der formierenden Teiltöne derart gelispelter Zischlaute auf die tieferen Frequenzen unter 750 Hz. Damit lieferte er die experimentelle Bestätigung der empirischen Erfahrung, daß schwerhörige Kinder die Sprachlaute so aussprechen wie sie sie hören, also *verdunkelt, verdumpft und unscharf verwaschen.*

Sprechakzente. Einen gleichartig verwaschenen Eindruck machen die drei Sprechakzente. Deshalb hört man den rhythmischen Akzent skandierend übertrieben. Der dynamische ist auf die Betonung der Stammsilben und der stark betonten Wörter beschränkt. Der melodische Akzent klingt stets verschliffen und monoton. Genau so wie die überhörten hochtonigen Laute werden auch die unbetonten Silben und Wörter, weil unter der Reizschwelle liegend, nicht bemerkt.

So kommt im Verlaufe des freien Sprechens ein *dysgrammatischer Telegrammstil* zustande. Auch das fast immer gute Absehvermögen fördert die Bevorzugung der visuell leicht perzipierbaren Sprachteile. Nun sehen wir uns ein typisches Beispiel an.

Fall 1. Ein 13jähriges Mädchen, wird zur Verbesserung seiner undeutlichen Sprache gebracht. *Vorgeschichte.* Familie angeblich normal. Schwere Geburt mit Asphyxie. Seit früher Kindheit ist Schwerhörigkeit aufgefallen. *Sprechbeginn* mit drei Jahren, dann langsame Fortschritte. Besucht die Schwerhörigenschule.

Befund. Obere Luftwege normal. *Trommelfelle* etwas eingezogen. *Gehör:* Typische Innenohrschwerhörigkeit mit starker Hördauerverkürzung für hohe Stimmgabeln. Flüster-

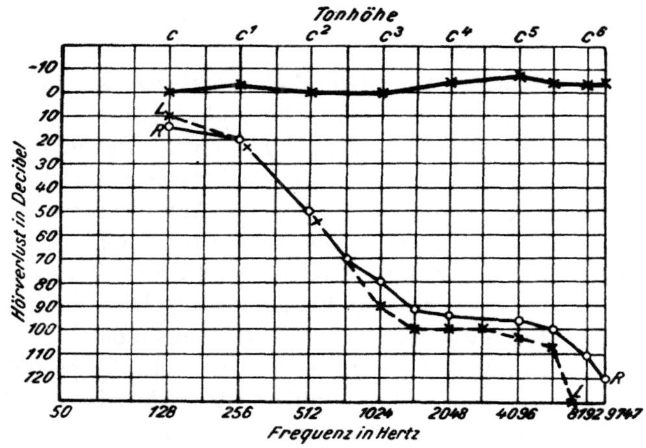

Abb. 104. Audiogramm bei Schwerhörigensprache wegen Innenohrschädigung. Oben die Normalkurve.

sprache beidseits nicht verstanden. Umgangssprache beidseits 1/2 m weit gehört. Hohe Frauenstimmen werden schlechter verstanden als tiefe Männerstimmen. Die isolierten Reibelaute (S), (Sch), (Ch_{pal}) und (F) sind nicht erkennbar, (O) wird als (Ö), (U) als (Ü) nachgesprochen. *Sprache:* monotone Sprechmelodie um d^1 (260 Hz), undeutliche Lautbildung. Das (S) klingt stumpf und ist oft durch (T) ersetzt; (Sch) und (F) hat einen leise blasenden Klang; das vordere (Ch) ist durch das hintere vertreten (Abb. 104).

Diagnose. Schwerhörigensprache wegen angeborener (geburtstraumatischer) Innenohrschwerhörigkeit.

Diagnose. Die Hörprüfung sprachloser Kleinkinder ist in der früher geschilderten Weise sorgfältig und geduldig durchzuführen. Schulkinder sind der *audiometrischen* Prüfung meist zugänglich. Dabei sieht man die Übereinstimmung zwischen Hörverlust und Sprachstörung in gesetzmäßiger Weise. Dies ist für die Therapie wichtig, um einerseits die Anpassung des geeigneten Hörapparates zu empfehlen, wie dies in vielen Ländern schon gut ausgearbeitet ist (R. Carhart, 1946; L. D. Hedgecock, 1947). Andererseits muß man die als unhörbar festgestellten Laute über andere Sinnesorgane zugänglich machen. Dazu stehen die visuellen und kinästhetischen Sinnesqualitäten zur Verfügung.

Die *psychologische* Untersuchung ergänzt die Hörprüfung in aufschlußreicher Weise. Sowohl die allgemeine potentielle Begabung, als auch die Rückwirkung der Hörstörung auf die geistige und sprachliche Entwicklung kommt dadurch genauer zum Ausdruck. Auf diese Weise offenbart sich die Zwischenbeziehung der angeborenen Begabung und der umweltbedingten Verzögerung durch den Hörverlust. H. von Bracken (1963) beschrieb die psychologische Reaktion schwerhöriger Kinder auf ihre Beeinträchtigung.

Therapie. Je früher man die schwerhörigen Kinder zu Gesicht bekommt, desto besser lassen sich die Fehler der Lautbildung ausgleichen. Außer dem Vorstellungstypus und der angeborenen Sprechgeschicklichkeit spielt die *Absehfertigkeit* und das aufmerksame visuelle (im Spiegel) und kinästhetische Beobachten der eigenen *Artikulationsbewegungen* eine große Rolle. Man kann diese Leistungen durch eine genügend lang dauernde und sorgfältige Sprachbehandlung weitgehend fördern und in etwa einem halben Jahre den gesamten Klang der Sprache wesentlich verbessern. Diese Bemühungen sollen im Alter von 4 bis 5 Jahren einsetzen.

Während der systematischen *Artikulationsübungen* ist die Benützung von Hörapparaten zur Verbesserung des Sprachverständnisses, sowie von Spiegel und Sonden zur Erleichterung der Lautbildung wichtig. Neben den Übungen des *Lippenlesens* sind die Hörübungen nach den Gedanken von V. v. Urbanschitsch (1893 usw.) insoferne von Bedeutung, als sie die Aufmerksamkeit auf die Klangerlebnisse lenken und die Unterscheidung sowie Ergänzung von schlecht verstandenen Redeteilen fördern. Es werden also die zentralen Leistungen der auditosensorischen und audito-psychischen Region geübt. Die Technik der erstmalig von J. M. G. Itard (1821) vorgeschlagenen Hörübungen hat L. Stein (1937, 1942) in seinen Lehrbüchern ausführlich geschildert. Obwohl die periphere Hörschärfe auf diese Weise in keiner Weise beeinflußbar ist, gehört das akustische Training mit den Hörübungen heute zu den wichtigsten Maßnahmen der Schwerhörigenfürsorge. M. C. L. Greene (1961) besprach die *schulische Betreuung* der schwerhörigen Kinder.

Im Gegensatz zu der früheren therapeutischen Machtlosigkeit ist die moderne Ohrenheilkunde sehr wohl im Stande, in vielen Fällen von chronischer Schwerhörigkeit die Hörfähigkeit tatsächlich zu verbessern. Abgesehen von den Erfolgen der Operationen für Otosklerose (*Audiochirurgie*) oder der neuartigen *Tympanoplastik* zur Sanierung chronischer Mittelohreiterung sind es die kombinierten *chirurgisch-antiallergischen* Maßnahmen gegen entzündlich bedingte Schalleitungsstörungen, welche zu gewissen Hoffnungen in bezug auf das Schicksal mancher Schwerhöriger ermutigen.

Eine weitere Hilfe bieten die dauernd verbesserten neuen *Hörapparate*. Man versucht daher, die Hörschärfe so früh wie möglich festzulegen, damit der am besten wirkende Hörapparat möglichst bald angepaßt wird. Verständige Kinder lernen mit 3 bis 4 Jahren, mit einer Hörhilfe vernünftig umzugehen. Schließlich ist der besonders in Amerika schon gut organisierten *Vorbeugungsmaßnahmen* zu gedenken, um die sich namentlich E. P. Fowler sen. bleibende Verdienste erwarb.

Die **Prognose** aller Sprachstörungen infolge von Gehörleiden ergibt sich aus den geschilderten Vorbedingungen der Therapie. Unter Voraussetzung von ausreichender Ausdauer, Intelligenz und Aufmerksamkeit der Patienten sind zumeist schöne Erfolge erzielbar. Man muß die Kinder aber regelmäßig überwachen, weil sie das Erlernte sonst wieder vergessen, ehe es durch langjährige Gewöhnung und Übung gefestigt ist. Daß auch der Spracharzt alle ohrenärztlichen Behandlungsverfahren selbst anwendet oder durch geeignete Fachleute veranlaßt, um die Vorhersage dieser Leiden zu verbessern, bedarf kaum der Erwähnung.

Literatur

Schwerhörigkeit

1. Audiogene Dyslalie und Sprachverbesserung

ANSBERRY, M.: The Effect Upon the Ability to Discriminate between Speech Sounds by the Elimination of Frequencies Above 4,000 Cycles. Quart. J. Speech, 24: 381, 1938. — ARNOLD, G. E.: Audiometrische Untersuchungen bei Stammelfehlern mit besonderer Berücksichtigung der Sigmatismen. Arch. Sprach-Stimmheilk. 3: 151, 1939; — Audiometrische Untersuchungen bei Stammelfehlern mit besonderer Berücksichtigung der Sigmatismen. Arch. Ohren- usw. Heilk. 150: 59, 1941; — Hearing Defects and Speech — in Five Parts. Talk, 32: No. 5, 6, 7. 9, 11, 1951.

BLOCH, E.: Gehör und Sprache. Mschr. ges. Sprachheilk. 17: 72, 1907. — BOCCA, E., and L. CROATTO: Dislalie Audiogene. Soc. Ital. Fonet. Sperim. etc. III. Congr. Nazion.: Torino, 1954. — BOCCA, E., and L. CROATTO: Dislalias audiógenas. Anales Fonol. Audiol. 1: 160, 1955/56. — BOIES, L., et al.: Hearing Loss in Preschool Children: A Guide for Diagnosis and Treatment. Trans. Amer. Acad. Ophthalm. Otolar. 56: 853, 1952. — BRUNI, R.: Contributo allo studio del linguaggio verbale in età evolutiva dell'udente e nell' ipoacusico. Boll. Soc. Ital. Fonet. Audiol. 10: 713, 1960.

CARHART, R.: Hearing Deficiencies and Speech Problems. J. Speech Dis. 8: 247, 1943; — Speech Reception in Relation to Pattern of Pure Tone Loss. J. Speech Dis. 11: 97, 1946.

EDITORIAL: How to Improve your Speech. New York: Sonotone Corp. 1949.

FRÖSCHELS, E.: Über einen sichtbaren Einfluß des faradischen Stromes auf das Gehör schwerhöriger Kinder. Mschr. Ohrenheilk. 69: 735, 1935. — FRÖSCHELS, E., und F. FREMEL: Gehör und Sprache. Beitrag zur Ätiologie des Sigmatismus. Arch. exper. klin. Phonetik, 1: 205, 1914. — FRÜHWALD, E.: The Hard of Hearing Child in the State School for the Deaf. J. Speech Dis. 4: 359, 1939.

GARDNER, W. H.: History and Present Status of the Education of the Hard of Hearing. J. Speech Dis. 8: 227, 1943. — GLASS, L.: Role of Speech therapist in recognizing child with hearing loss and function in working with teacher of deaf. Speech Pathol. Ther. 8: 72, 1965. — GOLDSTEIN, M. A.: Das schwerhörige Kind. Mschr. Ohrenheilk. 65: 704, 1931; — Defective Speech in Relation to Defective Hearing. Arch. Otolaryng. 31: 38, 1940. — GREENE, M. C. L.: Problems Involved in the Speech and Language Training of the Partially Deaf Child. Speech Pathol. Therapy, 4: 22, 1961. — GUTZMANN, H.: Über die Sprache der Schwerhörigen und Ertaubten. Dtsch. Med. Wschr. No. 18, 19, 1902.

HARDY, W. G., und M. D. PAULS: Fundamentals in the Treatment of Communicative Disorders Caused by Hearing Disability: Part I. J. Speech Dis. 13: 35, 96; 1948. — HEESE, G.: Vom angeblichen „Nicht-verstehen-Wollen" der Schwerhörigen. Die Heilberufe, 8: 267, Heft 9; — Kurzer Abriß der geschichtlichen Entwicklung der Schwerhörigenbildung in Deutschland. Halle (Saale): C. Marhold, 1953. — Schwerhörigkeit bei Grundschulkindern. Beitr. Sonderschulwesen, No. 8. Halle (Saale): C. Marhold, 1955; — Die sprachliche Verkehrsfähigkeit bei der Bewährung Schwerhöriger im Studium und in Berufen mit Hochschulausbildung. Wiss. Z. Univ. Berlin, 5: 251, 1955/56; — Die sprachliche Verkehrsfähigkeit bei der Bewährung Schwerhöriger im Studium und in Berufen mit Hochschulausbildung. Arch. Ohren- usw. Heilk. 169: 555, 1956; — Die Bedeutung leichterer Gehörschädigungen für die Entstehung von s-Stammeln. Z. Heilpädagogik, No. 9: 360, 1957; — Die Schwerhörigenschule. Z. Heilpädagogik, No. 3: 145, 1958. — HEGARTY, I. E., and V. R. MILLER: Audiometric Tests of Speech Defective College Students. J. Speech Dis. 13: 361, 1948. — HOVERSTEN, G., and J. KEASTER: Suggestions to the Parents of a Hard of Hearing Child. Amer. Acad. Ophthalm. Otolaryng, 1958.

IMHOFER, R.: Die Erziehung schwerhöriger Kinder in den ersten Lebensjahren. Die Stimme, 5: 235, 1910/11. — IRWIN, J. A., and A. R. SHREVE: Hearing and Language Evaluation with Hard of Hearing Children. Arch. Otolaryng. 59: 186, 1954.

JANKOWSKY, R.: Sprachstörungen als Folge von Gehörschädigungen. Vox 15: 44, 1929.

LAFON, J. C.: Etude de la phonation dans les hypoacusies de l'enfance. 10. Int. Speech and Voice Therapy Conf. Barcelona. Acta Oto-Rino-Laring. Ibero-Amer. p. 82, 1957. — LAMBECK, A.: Das phonetische Laboratorium der Hansischen Universität und die „Vox" im Dienste der

Schularbeit an Gehör- und Sprachgeschädigten. Vox 22: 39, 1936; — Gehörgeschädigte und sprachgestörte Schulkinder. Hamburger Lehrerzeitg. No. 11, Juni 1939. — LASAGNA, F.: Udito e linguaggio. Arch. Ital. Otol. etc. 54: No. 2, 1942. — LIEBMANN, A.: Die Sprache schwerhöriger Kinder. Abh. Nasen-, usw. Krankh. 5: 1, 1901. Halle: C. Marhold; — Vorlesungen über Sprachstörungen. Heft 7, Sprachstörungen bei Schwerhörigkeit, mit Übungstafeln zur Erlernung des Absehens der Sprache vom Munde. Berlin: Oscar Coblentz, 1908. — LOEBELL, H.: Gehör und Sprachstörungen. Dtsch. Med. Wschr. No. 16: 619, 1935; — Nasenpfeifen, Gaumensegelschwäche und Schwerhörigkeit. Arch. Sprach-Stimmheilk. 3: 161, 1939.

MATHA, L.: Notes sur les dysphonies et les dyslalies d'origine auditive. Rev. franç. Phoniat. 7: 105, 1939. — MEYER ZUM GOTTESBERGE, A.: Zur funktionellen Pathologie der Innenohrschwerhörigkeit. Arch. Ohren- usw. Heilk. 161: 546, 1952. — MILLER, E.: A Public School Program for Hard of Hearing Children. J. Speech Dis. 13: 256, 1948. — MOREAUX, R.: De quelques troubles vocaux secondaires à des troubles auditifs. Rev. Franç. Phoniat. 1: 914, 1933. — MORLEY, D. E.: An Experimental Program for Hard of Hearing Children. J. Speech Dis. 13: 337, 1948.

NADOLECZNY, M.: Observations Relatives à l'importance de la perception des sons aigus dans le langage et la musique. Rev. Franç. Phoniat. 2: 13, 1934. — NEWBY, H. A., and D. M. MOLYNEAUX: An Analysis of 500 cases of Hearing Disability. J. Speech Dis. 16: 213, 1951. — NEWHART, H.: Hearing Deficiencies in Relation to Speech Defects. J. Speech Dis. 3: 247, 1938.

PLUMMER, R. N.: High Frequency Deafness and Discrimination of High Frequency Consonants. J. Speech Dis. 8: 373, 1943.

REYNOLDS, L. G.: The School Adjustment of Children with Minimal Hearing Loss. J. Speech Dis. 20: 380, 1955. — RÖNAU, E.: Zur Psychologie des Hörens, Mschr. Ohrenheilk. 71: 728, 1937.

SCHÄR, A.: Radiountersuchungen an Gehörbeschädigten. Vox 11: 11, 1925. — SEEMANN, M.: Gehör und Sprache. Wien. Med. Wschr. 80: 1131, 1930. — SOKOLOWSKY, R.: Stimme und Sprache der Schwerhörigen, Ertaubten und Taubstummen. In „Handbuch der Hals- usw. Heilk." von DENKER und KAHLER, 8: 447. Berlin: J. Springer, 1927. — SPRUNT, J. W., and F. W. FINGER: Auditory Deficiency and Academic Achievement. J. Speech Dis. 14: 26, 1949. — STEIN, L.: Sigmatismus und Innenohraffektion. Mschr. Ohrenheilk. 63: 414, 1929. — SULLIVAN, E. M.: Auditory Acuity and its Relation to Defective Speech. J. Speech Dis. 9: 127, 1944.

VOORHEES, I. W.: Defects in Speech in Relation to Defects in Hearing. Arch. Otolaryng. 31: 7, 1940.

WÄNGLER, H. H.: Zur Bildungsaufgabe der Schwerhörigen- und Sprachheilschulen dargestellt am Thema Mensch und Sprache. Z. Heilpädagogik, Heft 10: 466, 1964. — WEST, R.: Speech and Hearing. Quart. J. Speech, 21: 177, 1935.

ZONDERMAN, B.: The Preschool Nerve-deaf Child. Laryngosc. 59: 54, 1959.

2. Hörapparate und Audiochirurgie

American Standard Method for Measurement of Characteristics of Hearing Aids. American Standards Association, 1953. — ANDERSON, J. R., W. MANION and A. C. COTA: Dental. Considerations in Fitting Hearing Aid Ear Inserts. Arch. Otolaryng. 50: 659, 1949.

BANGS, J. L., and T. E. BANGS: Hearing Aids for Young Children. Arch. Otolaryng 55: 528, 1952. — BARRET, K.: The Value of Individual Hearing Aids. Volta Review, December 1944. — BERRY, G.: Hearing Aids. Ann. Otology etc. 57: 500, 1948. — BLACKSTONE, S.: Deafness Past the Age of Sixty-Five. Volta Review, October 1944. — BRACKEN, H. VON: Untersuchungen über die psychischen Auswirkungen der Schwerhörigkeit auf Kinder. Arch. Ohren- usw. Heilk. 182: 668, 1963. — BRADFORD, C. A.: Hearing Aids in Schools for the Deaf. Volta Bureau Reprint No. 578. — BRÜNINGS, W.: Über die „Breslauer Hörkapsel" und das allgemeine Prinzip der Hörverbesserung durch Änderungen der Luftkopplung. Z. Hals usw. Heilk. 20: 301, 1928.

CARHART, R.: Tests for Selection of Hearing Aids. Laryngoscope, 56: 780, 1946; — Hearing Aid Selection by University Clinics. J. Speech Dis. 15: 106, 1950; — The Usefulness of the Binaural Hearing Aid. J. Speech Dis. 23: 42, 1958. — CARSON, E. T.: Practical Aspects of Unilateral and Moderate Hearing Losses. Arch. Otolaryng. 55: 525, 1952. — CARTER, H. A.: Physics of a Vacuum Tube Hearing Aid. Bull. Amer. Acad.

Ophthalm. Otolar. 9: 163, 1940. — Caussé, R.: Evolution technique des appareils de prothèse acoustique. La Presse Médic. No. 2, 15, 1947. — Caussé, R., et I. Gondet: Notions théoriques et pratiques sur les appareils amplificateurs pour sourds. Ann. d'Otolaryng. 65: 117, 1948. — Conti, I.: La patologia del linguaggio in rapporto all'ausilio degli apparecchi elettrici e degli strumenti meccanici. Boll. Soc. Ital. Fonet. Sperim. etc. 1: 22, 1950. — Courtney, G. T.: Prótesis Auditiva. Su Valor enla Rehabilitación. Acta Audiol. Foniat. Hispanoamer. 1: 60, 1959.

Davis, H., et al.: The Selection of Hearing Aids. Laryngosc. 56: 85, 135; 1946. — Davis, H.: Guide for the classification and evaluation of hearing handicap. Trans. Amer. Acad. Ophthalm. Otolar. 69: 740, 1965. — Deventer, A. J. van, and J. A. Scanlon: A Survey of Attitudes of Local Industry Toward the Employability of the Hearing Aid Wearer. J. Speech Dis. 16: 222, 1951. — Dietrich, F.: Erfahrungen mit der drahtlosen Vielhöranlage „Transponent" beim Unterricht schwerhöriger Kinder. Arch. Ohren- usw. Heilk. 165: 602, 1954; — Moderne Vielhöranlagen. Fortschr. Med. 73: 61, 1955. — Downs, M. P., and E. T. Carson: Hearing Rehabilitation Centers in the Unites States. AMA Arch. Otolar. 67: 678, 1958.

Editorial: Otro aparato acustico. Sordomudo Argentino, 2: 337, 1902; — Will a Hearing Aid Make Her Practically Normal? Volta Review, November 1943. — Eicken, C. von: Versuche mit schallverstärkenden Apparaturen. Z. Hals- usw. Heilk. 18: 354, 1927.

Fest, T. B.: Hearing Aids: Recent Developments. J. Speech Dis. 9: 135, 1944.

Giovacchini, O.: Protesi acustiche e ricezione selettiva. Boll. Soc. Ital. Fonet. Sperim. etc. 2: 30, 1952. — Güttner, W.: Das Hörgerät als Hilfe für den Schwerhörigen. 1. Mittlg. Z. Laryng. usw. 30: No. 9, 1951; — Zur Akustik von Hörgeräten. 1. Dtsch. Audiol. Kurs Freiburg, 1953. Stuttgart: G. Thieme, 1954; — Zur Terminologie bei Hörprüfungen und Hörverbesserungsmethoden. Z. Laryngol. etc. 34: 353, 1955. — Güttner, W., und Cl. Starke: Das Hörgerät als Hilfe für den Schwerhörigen. 2. Mittlg. Z. Laryngol. etc. 31: No. 5, 1952; — Über die obere Grenzfrequenz von Hörgeräten. Acustica, 4: 155, 1954; — Neuere Entwicklungen auf dem Gebiet der Höranlagen und Hörgeräte. Z. Laryngol. etc. 33: 693, 1954. — Guilford, F. R., and C. O. Haug: The Otologist and the Hearing Aid. Arch. Otolaryng. 61: 9, 1955. — Guizado, N. E.: Programa para la Conservación de la Audición en las Escuelas Primarias. Acta Audiol. Foniat. Hispanoamer. 4: 69, 1962.

Hahlbrock, K. H.: Praktische Anwendung der Sprachaudiometrie bei Anpassung von Hörgeräten. Arch. Ohren- usw. Heilk. 167: 440, 1955. — Hedgecock, L. D.: A University Hearing Aid Clinic. J. Speech Dis. 12: 323, 1947. — Heese, G.: Die Rehabilitation der Schwerhörigen. München–Basel: Ernst Reinhardt Verlag, 1962. — Hirsh, I. J.: Binaural Hearing Aids: A Review of Some Experiments. J. Speech Dis. 15: 114, 1950. — Holmgren, L.: Hörmittelberatung. Arch. Ohren- usw. Heilk. 165: 176, 1954. — Hoople, G. D., S. R. Guild, C. E. Kinney and S. N. Reger: Helpful Hints for Handling the Hearing Handicapped. Amer. Acad. Ophthalm. Otolaryng. 57: 9, 1953. — House, H. P., F. H. Linthicum and E. W. Johnson: Current management of hearing loss in children. Amer. J. Dis. Children, 108: Dec. 1964. — Hutton, C., E. T. Curry and M. B. Armstrong: Semi-diagnostic Test Materials for Aural Rehabilitation. J. Speech Dis. 24: 319, 1958.

Jellinek, A.: L'Emploi des appareils électro-acoustiques dans les exercices de reéducation auditive. Rev. Franç. Phoniat. 6: 169, 1938. — Jerger, J., R. Carhart, and D. Dirks: Binaural Hearing Aids and Speech Intelligibility. J. Speech Hearing Res. 4: 137, 1961. — Jerger, J., C. Speaks and C. Malmquist: Hearing-Aid performance and hearing-aid selection. J. Speech Hearing Res. 9: 136, 1966.

Kahler, O.: Versuch einer Hörverbesserung unter Benützung der Knochenleitung. Z. Hals- usw. Heilk. 27: 437, 1930. — Kahler, O., und C. Ruf: Untersuchungen über das Hören durch Schwingungsanregung auf elektrostatischem Wege. Z. Hals- usw. Heilk. 29: 218, 1931. — Knudsen, V. O., and I. H. Jones: Artificial Aids to Hearing. Laryngosc. 45: 48, 1935. — König, G., und H. Eichler: Ein neues Verfahren zur Hörverbesserung bei hochgradiger Perzeptionsschwerhörigkeit durch Hörapparate. Arch. Ohren- usw. Heilk. 165: 326, 1954. — Kowalsky, M. H.: Integration of a Severely Hard of Hearing Child in a Normal First-Grade Program: A Case Study. J. Speech Dis. 27: 349, 1962. — Kranz, F. W.: Hearing Aids. New York: Sonotone Corp. 1946. — Krejci, F.: Die praktische Bedeutung der Hörhilfe für das Richtungshören bei einseitiger Schwerhörigkeit. Arch. Ohren- usw. Heilk. 165: 344, 1954.

Langenbeck, B.: Hörkorrekturversuche. Z. Hals- usw. Heilk. 18: 356, 1927; — Möglichkeiten und Grenzen der apparativen Hörverbesserung. Arch. Ohren- usw. Heilk. 149: 199,

1941; — Grundsätzliches zur Hörapparatenverordnung. Z. Laryngol. etc. 31: 50, 1952. — LEBO, C. P., and A. L. PALERMO: Tantalum-Acrylic Middle Ear Prosthesis. Ann. Otology etc. 57: 1027, 1948. — LEHMAN, C. H.: The Hearing Aid Industry in England. The Volta Review, 49: 503, November 1947. — LÖWY, K.: Beobachtungen mit Knochenleitungshörapparaten. Mschr. Ohrenheilk. 71: 531, 1937. — LYNN, G., and R. CARHART: Influence of Attack and Release in Compression Amplification on Understanding of Speech by Hypoacusics. J. Speech Dis. 28: 124, 1963.

McDONALD, C. F., and E. C. BACH: Auriculostomy. Arch. Otolaryng. 61: 597, 1955. — MEISTER, F. J.: Normungsfragen der Hörhilfenprüfung und akustische Vergleichsversuche. Arch. Ohren- usw. Heilk. 161: 527, 1952. — MENDIZÁBAL, B. R. DE, M. C. M. MAIASC DE, and C. MONTENEGRO: Consideraciones Sobre la Rehabilitación del Sordo Adulto. Acta Audiol. Foniat. Hispanoamer. 1: 72, 1959. — MORKOVIN, B. V.: Mechanisms of Compensation for Hearing Loss: Theories and Research in the Soviet Union. J. Speech Dis. 26: 359, 1961. — MORRIS, J.: Characteristics and Properties of Electrical Deaf Aids. J. Laryngol. Otol. 50: 809, 1935. — MRASS, H.: Characteristica von Hörgeräten. Arch. Ohren- usw. Heilk. 165: 640, 1954.

NEUBERGER, F.: Zur Wirtschaftlichkeit der apparativen Hörkorrektur. Arch. Ohren- usw. Heilk. 165: 351, 1954. — NEWHART, H., and S. N. REGER: Manual for a School Hearing Conservation Program. Amer. Acad. Ophthalm. Otolar. 1956. — NICHOLS, R. H.: Physical Characteristics of Hearing Aids. Laryngoscope, 57: 31, 1947; — The Modern Hearing Aid. Hearing News, 15: No. 7, 1947.

PANCONCELLI-CALZIA, G.: Das Hören durch die Zähne. Vox 20: 1, 1934. — PELLNITZ, D.: Zur Hörmittelverordnung an schwerhörige Kinder. Arch. Ohren- usw. Heilk. 165: 357, 1954.

RIMONDINI, P., and G. M. FACCHINI: Il bambino sordastro e la sua protesi. Boll. Soc. Ital. Fonet. Audiol. 13: 373, 1964. — RUDBERG, R.: A Remarkable Case of Hearing Improvement by Means of an Auditory Apparatus. Acta Otolaryng. 34: 603, 1946.

SALTZMAN, M., and M. S. ERSNER: The Hearing Aid in Mixed Deafness. Arch. Otolaryng. 50: 249, 1949. — SCHACHTEL, I. I.: Know Your Hearing Aid. Hearing News. 16: 1948. — SCHWARZ, W.: Gesichtspunkte für den Bau von Knochentelefonen. Z. Hals- usw. Heilk. 27: 434, 1930. — SHEETS, B. V., and L. D. HEDGECOCK: Hearing Aid Amplification for Optimum Speech Reproduction. J. Speech Dis. 14: 373, 1949. — SIEGENTHALER, B. M., and G. H. GUNN: Factors Associated with Help Obtained from Individual Hearing Aids. J. Speech Dis. 17: 338, 1952. — SONNTAG, R.: Die prinzipiellen Grundlagen einer neuen Hörverbesserung unter Ausnutzung der Knochenleitung. Z. Hals- usw. Heilk. 27: 430, 1930. — STEFANI, G. B. DE: Risultati della terapia ultrasonora diretta in vari tipi di sordità. Boll. Soc. Ital. Fonet. Sperim. etc. 6: 90, 1956. — STEINBAUER, H.: Der schulpraktische Einsatz der technischen Hilfsmittel in der Hörerziehung. Neue Blätter Tst. Bildung, 8: 1954. — STEINBERG, J. C.: Hearing Aids for „Nerve Deafness". Laryngosc. 47: 603, 1937. — SYMPOSIUM: Reconstructive Middle Ear Surgery. Arch. Otolaryng. 71: February and March 1960.

TEROL, J.: Las Protesis Auditivas de Estimulacion Mono y Binaural En Los Niños Sordos Parciales. Acta ORL Iber-Amer. 12: 268, 1961.

UTLEY, J., and M. GÖBEL: A Comparative Analysis of the Results of Testing Individual Hearing-Aids in a School for the Deaf. Speech Monographs, 10: 40, 1943.

WALLACE, H. M.: Urban School Services for Children with Hearing Loss. J. Speech Dis. 25: 281, 1960. — WATSON, L. A.: Certain Fundamental Principles in Prescribing and Fitting Hearing Aids. Laryngosc. 54: No. 10, 1944; — How to get the Most from your Remaining Hearing. Minneapolis, Minn.: Maico Foundation, 1956. — WEAVER, C. H.: An Evaluation of Hearing Aids Worn by School Children. J. Speech Dis. 16: 218, 1951. — WINCKEL, F.: Über die Ausbildung der Frequenzkurven von Hörgeräten. Arch. Ohren- usw. Heilk. 167: 436, 1955.

ZÖLLNER, F.: Die Indikation zur Verordnung von Hörapparaten und die Möglichkeit der individuellen Anpassung. Arch. Ohren- usw. Heilk. 165: 120, 1954.

3. Elektrisches und vibratorisches Sprachtasten

BAUER, H. J.: Discrimination of Tactual Stimuli. J. Exper. Psychol. 44: 455, 1953. — BÉKÉSY, G. VON: Pitch Perception on the Skin and in Hearing. J. Acoust. Soc. Amer. 31: 338,

1959. — Bryant, W. S.: Das Empfinden von Tonschwingungen durch den Tastsinn, Pallästhesie. Arch. Ohrenheilk. 82: 1910.

Gault, R. H.: Analysis of Sound by the Sense of Touch. J. Franklin Inst. 204: 329, 1927. — Geldard, F. A.: Hearing through the Skin. In „Rehabilitation of Deaf-Blind Persons" edited by P. J. Salmon, 2: 63, 1959. — Guelke, R. W., and R. M. Huyssen: Development of Apparatus for the Analysis of Sound by the Sense of Touch. J. Acoust. Soc. Amer. 31: 799, 1959. — Gutzmann, H.: Über die Bedeutung des Vibrationsgefühls für die Stimmbildung Taubstummer und Schwerhöriger. 15. Vers. Dtsch. Otol. Ges. Wien, Juni 1906, p. 216; — Über die Unterschiedsempfindlichkeit des sogenannten Vibrationsgefühls. Mschrift ges. Sprachheilk. 19: 225, 1909.

Knudsen, V. O.: Analysis of Sound by the Sense of Touch. J. Gen. Psychol. 1: 320, 1928.

Lambert, K.: Experimentelle Untersuchungen an Taubstummen zur Frage der Vermittlung akustischer Eindrücke durch das Getast. Vox 18: 21, 1932. — Lehmann, G.: Neue Versuche zur Ausnutzung des Tastsinnes im Sprechunterricht der Taubstummen. II. Vers. Dtsch. Ges. Sprach-Stimmheilk. Leipzig 1928, p. 93. — Lindner, R.: Visuelle und taktile Sprachauffassung. III. Vers. dtsch. Ges. Sprach-Stimmheilk. II. Teil, p. 248, Leipzig: C. Kabitzsch, 1931; — Zum Sprachetasten und seiner methodischen Verwendung im Taubstummenunterricht. Arch. Sprach-Stimmheilk. 1: 49, 1937.

Nelson, M.: Electrocutaneous Perception of Speech Sounds. Arch. Otolaryng. 69: 445, 1959.

Pickett, J. M.: Tactual Communication of Speech Sounds to the Deaf: Comparison with Lipreading. J. Speech Dis. 28: 315, 1963. — Pickett, J. M., and B. H. Pickett: Communication of Speech Sounds by a Tactual Vocoder. J. Speech Hearing Res. 6: 207, 1963.

Schilling, A., und W. Biener: Messung der Vibrationsempfindung mittels Audiometer und Ergebnisse dieser Untersuchungen bei Stotterern. Nervenarzt, 30: 279, 1959.

Wethlo, F.: Elektro-akustisches Tastgerät. Vorfragen zu seiner Anwendung für Taubstumme. IV. Vers. Dtsch. Ges. Sprach-Stimmheilk. München 1933, p. 55.

4. Hörübungen und auditive Schulung

Ardissone, M. B., y E. Ardissone: Ventajas del sistema del "Aro Magnético" para la educación de los hipoacúsicos. An. Fonol. Audiol. 2: 43, 1956/57.

Baldrian, K.: Gibt es eine Besserung des Hörens Taubstummer mit Hörresten? Mschr. Ohrenheilk. 74: 242, 1940; — Zur Entwicklungsgeschichte der „Methodischen Hörübungen" an Taubstummen. Mschr. Ohrenheilk. 76: 236, 1942. — Bangs, T. E., and J. L. Shapley: A Group Auditory Training Unit for Preschool Children. J. Speech Dis. 18: 366, 1953. — Bieri, E.: Hörerziehung mit Hörschlauch und elektrischer Höranlage. Pro Infirmis 6: 338, 1948. — Browd, V. L.: Hearing Reeducation without the Use of Hearing Aids. Arch. Otolaryng. 49: 511, 1949. — Brunner, M.: Beitrag zur Diskussion über die methodischen Hörübungen in der Taubstummenschule. Wien. klin. Wschr. 12: 12, 1899. — Buerklen, K.: Der Stoff der Hörübungen, nach seinem akustischen Werte und seiner sonstigen Verwendbarkeit. 15. Jahrber. Taubst. Schule, Wien, 1896.

Facchini, G. M.: Il "Chromovox": un nuovo mezzo audiovisivo per la rieducazione dei minorati dell'udito e della parola. Boll. Soc. Ital. Fonet. Audiol. 11: 427, 1961/62. — Furth, H. G., and P. B. Pufall: Visual and auditory sequence learning in hearing-impaired Children. J. Speech Hearing Res. 9: 441, 1966. — Fröschels, E.: Über eine wenig beachtete Komponente des mangelhaften Sprachgehörs bei Schwerhörigen und ihre Bedeutung für die Hörübungen. Mschr. Ohrenheilk. 66: 454, 1932.

Gifico, R. di: La rieducazione acustica nella scuola speciale "Giulio Tarra". Boll. Soc. Ital. Fonet. Sperim. etc. 6: 158, 1956. — Gutzmann, A.: Zum Taubstummenunterricht durchs Ohr. Mschr. ges. Sprachheilk. 13: 129, 1903. — Gutzmann, H.: Über die Übung der Sinne. Mschr. ges. Sprachheilk. 14: 328, 1904.

Heese, G., und G. Lindner: Ergebnisse eines Hörübungsversuches von relativ kurzer Dauer. Z. Laryngol. usw. 36: 661, 1957. — Hudgins, C. V.: The Response of Profoundly Deaf Children to Acoustic Training. J. Speech Dis. 18: 272, 1953.

Itard, J. M. G.: Traité des maladies de l'oreille et de l'audition. Paris: 1821.

Jellinek, A.: Über den Verlauf von Hörübungen. Mschr. Ohrenheilk. 65: 982, 1931; — Über Hörübungen und ihre Anwendung. Wien. Med. Wschr. 44: No. 48, 49; 1931; — Die funktionelle Einordnung der Organismen in der Schallwelt. Arb. Wien. Neurol. Inst. 34: 65, 1932; — L'emploi des appareils electro-acoustiques dans les exercices de reéducation auditive. Rev. franç. Phoniat. 6: 169, 1938; — Acoustic Education in Children. Acoustic Training for Adults. In: Speech and Voice Correction von E. Fröschels, 1948.

Kanizsai, D.: Über mein heiltechnisches Verfahren bei der Gehörentwicklung bei Taubstummen und Personen mit Hörresten. Mschr. Ohrenheilk. 72 :277, 1938. — Karth, J.: Heilung der Taubheit – Gehörverbesserung – Sprachunterricht durchs Ohr in Taubstummenanstalten. Mschr. ges. Sprachheilk. 13: 257, 321; 1903. 14: 70, 157, 1904.

Lehfeld, A.: Hörübungen bei Taubstummen. 13. Jahres-Ber. Taubst.-Schule. Wien 1894. — Lehmann, G.: Die Praxis des Hörunterrichts in der Taubstummenanstalt. 5. Vers. Dtsch. Ges. Sprach-Stimmheilk. 1936 in Berlin. 11, p. 124.

Marage: Audition et phonation chez les sourds-muets. Acad. Med. Paris, Octobre 1907. — Maurice, A.: Behandlung der Taubheit durch Wiedererziehung des Gehörs. Mschr. Ohrenheilk. 47: No. 6, 1913. — Miller, A. L., and S. Blackman: Using a type of master hearing aid as an auditory trainer. J. Speech Dis. 31: 259, 1966. — Montuschi, M.: Impianto per rieducazione acustica con ricevitori ad induzione magnetica. Boll. Soc. Ital. Fonet. etc. 9: 39, 1959.

Naffin, P.: Zur Methodik des Hörunterrichts. Ärztliche Praxis, 6: 14, 1954.

Perdoncini, G.: Les conditions psycho-physiologiques de la reéducation auditive. Boll. Soc. Ital. Fonet. etc. 8: 237, 1958. — Postman, L., and M. R. Rosenzweig. Perceptive recognition of words. J. Speech Dis. 22: 245, 1957.

Schilling, A.: Über Hörtraining; Zur Methodik der Hörübungstherapie und neue Möglichkeiten zur Erfassung ihrer Ergebnisse. Diss. Univ. Freiburg i. Br. 1956; — Sur la reéducation autive (auditive). Rev. Laryngol. No. 3—4, 1956. — Schwendt, A.: Des Exercices Acoustiques pour l'Education des Sourds-Muets. Ann. Malad. Oreille etc. p. 490, 1900. — Semenzato, B.: Metodo in uso per la scuola di rieducazione acustica. Boll. Soc. Ital. Fonet. Sperim. etc. 7: 45, 1957.

Tillot, E.: Le Réveil de l'Ouie par des Excitations Fonctionnelles. Rev. méd. Normandie, Juni 1912.

Urbantschitsch, V.: Über die Möglichkeit, durch akustische Übungen auffällige Hörerfolge auch an solchen Taubstummen zu erreichen, die bisher für hoffnungslos taub gehalten wurden. Wien. Klin. Wschr. 6: No. 29, 1893; — Über den Wert akustischer Übungen an Taubstummen, auch in Fällen von anscheinend vollständiger Taubheit. Wien Klin. Wschr. 7: No. 1, 1894; — Über den Wert methodischer Hörübungen für Taubstumme und für Fälle von nervöser Taubheit im allgemeinen. Wien Klin. Wschr. 7: No. 19 und 20, 1894; — Zur Frage des Nutzens methodischer Hörübungen für Taubstumme. Wien. Klin. Wschr. 11: No. 50, 1898; — Über die praktische Durchführung der methodischen Hörübungen in Taubstummenschulen. Z. Ohrenheilk. 33: 238, 1898; — Zur Frage des Nutzens methodischer Hörübungen für Taubstumme. Wien. Klin. Wschr. 12: No. 5, 1899; — Über methodische Hörübungen und deren Bedeutung für Schwerhörige. Wien. Klin. Wschr. 12: No. 10, 1899; — On the Value of Systematic Hearing Exercises in the Treatment of Deafmutes. J. Eye, Ear, Throat Dis. 5: No. 4, 1900; — Methodische Hörübungen. Dtsche Klin. 8: 273, Wien–Berlin: Urban und Schwarzenberg, 1901; — Exercices Acoustiques Méthodiques dans la surdimutité. La Parole. 12: 1, 1902; — Über methodische Hörübungen Mschr. Ohrenheilk. 40: No. 3, 1906.

Whitehurst, M. W.: Auditory Training for Children. New York: Hearing Rehabilitation Center, 1949.

III. Pathologie der Sprechorgane: Dysglossie

Synonyma. Peripher-expressive Sprechstörungen, mechanisch bedingte oder symptomatische Dyslalien, traumatische Störungen des Sprechens, Paraglossie, Aglossie (Zungenlosigkeit, Sprachlosigkeit nach Zungenverlust).

Definition. Nach S. D. Robbins (1951) bedeuten Dysglossien die artikulatorischen Störungen der Aussprache infolge von organischen Veränderungen an den *peripheren* Organen des äußeren Sprechvorganges. Demnach sind die Dysglossien streng von den dysarthrischen Störungen des *zentralen* Sprechvermögens zu sondern. Auf deren grundsätzliche Unterschiede wollen wir im Kapitel über Dysarthrien zurückkehren.

Als ihre unmittelbaren *Ursachen* sind alle sichtbaren Abweichungen anzusprechen, welche die Funktion der Sprechorgane beeinträchtigen. Dazu gehören somit angeborene Mißbildungen, Störungen des Wachstums, periphere Lähmungen, Verletzungen oder deren Folgen, sowie Narben nach geschwürigen Erkrankungen. Wie aus dem Schrifttum hervorgeht, sind die dysglossischen Sprachstörungen in *Kriegszeiten besonders häufig*. Darüber berichteten die Referate von E. Fröschels (1919), J. van Thal (1950) oder die Monographie von Arnold (1948).

Im Frieden dagegen sind *Dysglossien nach Unfällen* typisch. Namentlich die zunehmende Motorisierung führt viele Verletzungen von Kopf und Hals herbei. Solche sieht man etwa an verunglückten Autofahrern, welche gegen die Windschutzscheibe aufschlugen. Daraus ergeben sich finanziell bedeutsame Beziehungen zu Gerichtsfällen, Ersatzansprüchen und Versicherungsleistungen. Daß sich Ärzte seit jeher mit derartigen Verletzungsfolgen befaßten, geht unter anderem aus H. Boerhaaves (1668—1738) Schriften hervor: „Werden die Teile verletzt oder an ihren Verrichtungen gehindert, so leidet die Sprache immer“ (Aufl. 1794).

Der **Einteilung** der peripheren Sprechorgane in ihre anatomisch unterscheidbaren Einzelteile folgend, kann man die peripheren Dysglossien in labiale, dentale, linguale, palatale, nasale, pharyngeale und laryngeale trennen. Die letzteren beiden betreffen nicht die Sprache, sondern die Stimme. Wir haben sie daher als Stimmstörungen (Dysphonien) nach Verletzungen und Lähmungen des Kehlkopfes kennengelernt.

Eine historisch interessante Studie über die verschiedenen tatsächlichen oder damals vermuteten Ursachen der mechanisch bedingten Fehler der Lautbildung hat C. L. Merkel (1846) in den sehr selten gewordenen „Beiträgen zur Gehör- und Sprachheilkunde“ veröffentlicht. Neben der strengen Unterscheidung von Stottern und „Brudeln“ (Poltern) unternahm dieser Autor bereits die Einteilung der peripheren Dysglossien in Paralalia lingualis, gutturalis, tonsillaris, dentalis et labialis.

Wie sehr die Menschheit seit frühesten Zeiten von den Defekten des Mundes und den daraus resultierenden dysglossischen Sprachstörungen beeindruckt war, geht ferner aus zahlreichen *keramischen Kunstwerken* in den Museen Perus hervor. Es handelt sich dabei meistens um Tonkrüge aus der vor-kolumbianischen Zeit, welche Köpfe oder ganze Personengruppen darstellen. Viele davon bieten naturalistische Abbildungen von verstümmelten Nasen, Lippen oder Kiefern. Nähere Einzelheiten wurden von A. Fuchs (1932) und Arnold (1950) mitgeteilt.

1. Veränderungen der Lippen: Dysglossia labialis

Ätiologie. Periphere oder zentrale *Fazialislähmung* sowie *Verletzungen* der Lippen führen zu Aussprachestörungen der Lippenlaute. Nach ungünstigen Operationserfolgen wegen angeborener *Hasenscharte* bleiben wegen der Verkürzung der Oberlippe ebenfalls labiale Artikulationsfehler zurück.

Symptome. Im Falle der *einseitigen Lippenlähmung* genügt meist die Kompensation durch die gesunde Seite, weshalb keine stärkeren sprachlichen Ausfälle auftreten (H. Loebell, 1931; G. Panconcelli-Calzia, 1926; H. Stern, 1927). Subjektive Behinderung des Sprechvorganges äußert sich individuell in sehr verschiedener Weise. Manche Personen klagen über Störungen der (S)-Laute oder über das subjektive Gefühl des vollen Mundes.

Hingegen bewirkt die erworbene *beidseitige Fazialislähmung* zufolge der Unbeweglichkeit der Lippen erhebliche Aussprachestörungen der Lippenlaute. Dementsprechend klingt der Explosivlaut (B) wie ein bilabiales (W), die zugehörige Tenuis (P) geht in (F) über, während (M) durch (N) ersetzt ist. Ebenso sind die Vokale unrein, weil die Backen keine Spannung und die Lippen keine

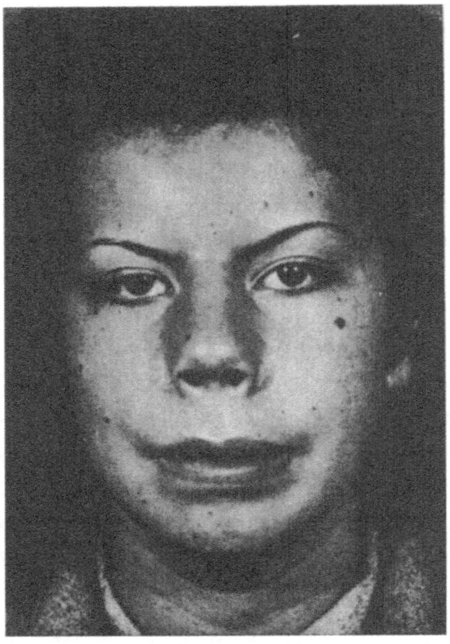

Abb. 105. Angeborene beidseitige Fazialislähmung mit geringer labialer Dysglossie (vgl. Abb. 113).

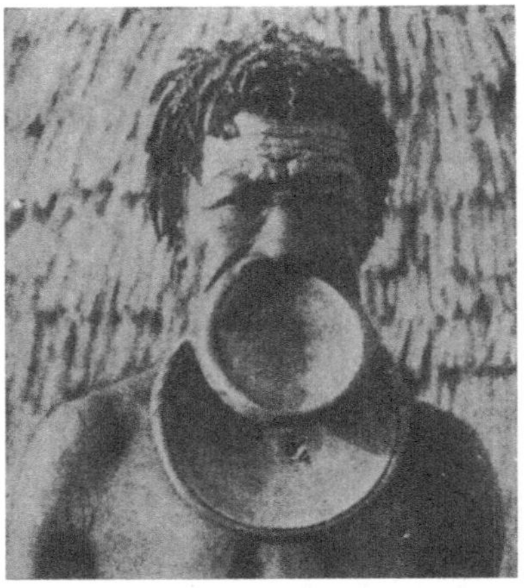

Abb. 106. Dysglossia labialis infolge einer barbarischen Unsitte bei Tschadsee-Negerinnen (nach HAARDT).

Beweglichkeit aufweisen und daher nicht für (O) und (U) vorgestülpt oder für (E) und (I) breitgezogen werden können. Dadurch leidet der gesamte Klang der Sprache. Bei *angeborener* beidseitiger Fazialislähmung sind die Veränderungen der Aussprache viel geringer ausgeprägt. Wenn man nicht experimentalphonetische Untersuchungsmethoden zu Hilfe nimmt, merkt man außer einer leichten Undeutlichkeit der gesamten Sprechweise nicht viel (Abb. 105).

Nach *Verletzungen* der Lippen erhält die gesamte Artikulation einen verwaschenen Klang. Die normalerweise labio-dental, also zwischen Unterlippe und oberen Schneidezähnen gebildeten Laute (W) und (F) werden oft unscharf bilabial gesprochen. Infolge von Verlust der Unterlippe durch Schußverletzung klingt (B) wie (W) und das (P) wieder wie ein unscharfes (F). Der Resonant (M) ist durch einen indifferenten Nasallaut ersetzt. (F) und (W) können fehlen oder werden durch die oberen Zähne und die Unterlippenreste gebildet. Um den Verlust der Oberlippe auszugleichen, legt sich die Unterlippe bei (B), (P) und (M), wie es normal nur bei (W) und (F) geschieht, an oder hinter die oberen Schneidezähne.

OFFERMAN, CLEALL und SUBTELNY (1964) legten eine Filmanalyse der Lippenbewegungen von Personen mit *verschlossenen Lippenspalten* vor, welche das Ausmaß und die Art der ungleichseitigen Bewegungen vorführten.

Als ethnologische Kuriosität sei die schwere labiale Dysglossie infolge einer barbarischen Sitte bei einigen südlich des Tsadsees heimischen Negerstämmen erwähnt. Oberst G. M. HAARDT erzählte 1926, daß den Mädchen dieser Stämme im Alter von 8 bis 10 Jahren ein Schnitt in die Außenseite der beiden Lippen gemacht wird. Dahinein kommen dann leichte Metallscheiben und später solche aus Holz von zunehmender Größe, bis die Lippen in kaum glaublicher Weise ausgedehnt sind. Manche Frauen tragen Scheiben so groß wie Eßteller (Abb. 106). Gewöhnlich müssen alle Frontzähne gezogen werden. Die Opfer dieser bizarren Sitte sind praktisch sprachlos, denn das Sprechen fällt ihnen derart schwer, daß sie nicht einmal ihren eigenen Leuten verständlich sind. Diese Frauen benützen aber ihre Lippenteller als Schallverstärker, womit sie erschreckend schrille und grausige Schreie auszustoßen vermögen (Abb. 107). Über das Problem der absichtlichen rituellen Verstümmelung bei Naturvölkern berichteten auch die experimentalphonetischen Studien der Lautbildung nach künstlicher Deformierung des Gebisses von W. HOHN (1925).

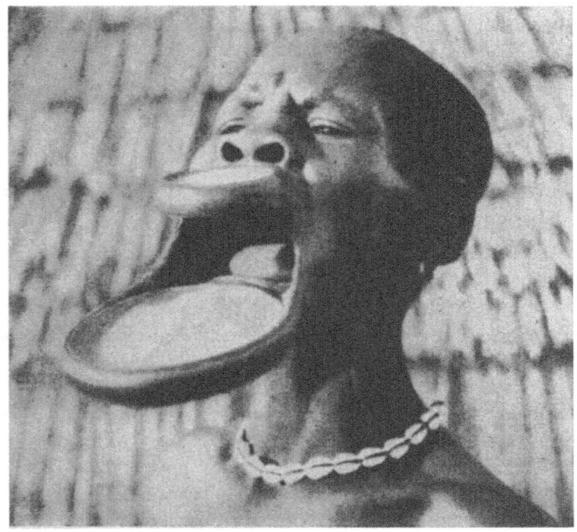

Abb. 107. Die Lippen werden durch Holzteller ausgedehnt und die Schneidezähne gezogen, so daß diese Frauen nicht sprechen können; sie benützen aber die Lippenteller zur Schallverstärkung und brüllen in grausiger Weise (nach HAARDT).

Diagnose. Sobald man wesentliche organische Defekte oder Lähmungen der Lippen vor sich sieht, fällt die Erklärung der hörbaren Störungen der Aussprache durch diese sichtbaren Veränderungen nicht schwer.

Wichtig ist es aber, auch auf geringfügige Abweichungen zu achten. Dazu gehören die angeborenen *Grübchen und Höcker*, namentlich der Unterlippe. Auf deren erbliche Genese machte R. TRAUNER (1941) aufmerksam. Obwohl diese Anomalien an sich die Aussprache der Lippenlaute nicht stören, sind sie insofern von diagnostischer Bedeutung, als sie die Aufmerksamkeit auf die Möglichkeit anderer und ebenfalls angeborener Abnormitäten lenken. Sie gehören also zum syndromatischen Zustandsbild der Gaumenmißbildungen. Wenn nun in einem Falle von offenem Näseln am Gaumen während oberflächlicher Betrachtung nicht viel zu sehen ist, dann weist das Vorliegen von Grübchen oder Höckern der Unterlippe auf eine erbliche und organische Störung der Gaumenfunktion. Nach genauer Untersuchung bemerkt man eine solche dann etwa in Form von angeborener Verkürzung des Gaumensegels oder von leichter submuköser Spalte des harten Gaumens. Solche Überlegungen sind vornehmlich in den Fällen von *Dysostosis mandibulo-facialis* wichtig. Über dieses angeborene und erbliche Syndrom berichteten mehrere Autoren nachdem wir (1942) die schwere nasale Sprachstörung eines solchen Geschwisterpaares analysiert hatten (vgl. Abb. 11—13 auf S. 122).

Hinsichtlich der *geringfügigen Parese* einer Lippenhälfte sei nochmals ihres symptomatischen Wertes im Gesamtbild von leichten dysarthrischen Zuständen gedacht. So weist also eine wenig auffallende Asymmetrie der Mundspalte oder

der Naso-labialfalten im Verein mit ähnlich belanglosen Schwächezuständen der übrigen Sprechmuskulatur auf das Vorliegen einer *dysarthrischen Sprachstörung* nach geburtstraumatischer oder frühkindlicher Erkrankung.

Therapie. Isolierte Verletzungen der Lippen machen nur geringe Beschwerden, die von selbst zu verschwinden pflegen. Gröbere Verletzungen schädigen gewöhnlich auch die Zähne oder die Zunge, so daß dann kombinierte und *komplexe Dysglossien* vorliegen. Gegen Lähmungszustände ist die Elektrotherapie, Massage und Übungsgymnastik der Lippen anzuraten, weil sie die Kompensation beschleunigt.

Die **Prognose** ist somit bezüglich der Sprache durchaus gut.

Literatur

Labiale Dysglossie

ARNOLD, G. E.: Die nasalen Sigmatismen. Arch. Ohren- usw. Heilk. 153: 57, 1943; — The Significance of Antique Peruvian Sculpture for the History of Phonology. The Merck Report, 59/3: 18, 1950.

FRANCESCHETTI, A.: Un syndrome nouveau: la dysostose mandibulo-faciale. Acad. Suisse Sciences Méd. 1: 60, 1944. — FUCHS, A.: Über plastische Krankendarstellungen in Alt-Peru. Klin. Moblätter Augenheilk. 89: 93, 1932.

GERKE, J.: Spaltbildungshäufung im Gesichtskieferbereiche und Kombinationen mit anderen körperlichen Mißbildungen. Münch. Med. Wschr. 50/51: 712, 1943.

HAARDT, G. M.: Through the Deserts and Jungles of Africa by Motor. Nat. Geograph. Magaz. p. 651, 1926.

LOEBELL, H.: Sprechstörung bei doppelseitiger Gesichtsnervenlähmung. Z. Laryngol. 21: 525, 1931. — LUHMANN, K.: Über Gesichtsspalten. Blätter Wohlfahrt Gehör-Sprachgesch. 9: 1, 1945.

MANIG, H.: Ergographie der Lippen bei Hasenscharten und Normalen. Vox 14: 15, 23; 1928. — MCENERY, E. T., and J. BRENNEMANN: Multiple Facial Anomalies. J. Pediatrics, 11: 468, 1937.

OFFERMAN, R. E., J. F. CLEALL and J. D. SUBTELNY: Symmetry of Lip Activity in Repaired Unilateral Clefts of the Lip. 1: 347, 1964.

PANCONCELLI-CALZIA, G.: Experimentalphonetische Untersuchungen über Artikulationsstörungen bei doppelseitiger Facialislähmung. Archiv Psychiat. 76: 552, 1926. — PÖLLMANN, L.: Fazialisparesen. Mschr. Ohrenheilk. 71: 1068, 1937.

REISNER, A., und H. REISNER: Über einen Fall von angeborener und vererbter beiderseitiger Facialislähmung. Mschr. Ohrenheilk. 78: 329, 1944. — RÉTHI, A.: Plastic Operation for Harelip Profile. J. Int. Coll. Surgeons. 10: 381, 1947.

STEINIGER, F.: Über die experimentelle Beeinflussung der Ausbildung erblicher Hasenscharten bei der Maus. Z. Menschl. Vererb. Konstit. Lehre, 24: 1, 1939; — Die Entstehung und Vererbung der Hasenscharte. Fortschr. Erbpathol. Rassenhyg. etc. 4: 98, 1940; — Polare Genmanifestierung am Zwischenkiefer bei der erblichen Hasenscharte. Dtsch. Zahn- usw. Heilk. 7: 137, 1940; — Fragen der Vererbung und der Umweltwirkung bei der Entstehung der Hasenscharte. Die Dtsch. Sonderschule, 7: 245, 1940; — Über Hasenschartencysten. Z. Menschl. Vererb. Konstit. Lehre, 25: 1, 1941; — Die erbliche Hasenscharte des Hundes. Ztg. Fachsch. Deutsche Schäferhunde, Heft 5/6: 399, 1941. — STERN, H.: Seltener Fall von Dysarthrie. Msch. Ohrenheilk. 61: 1144, 1927.

TRAUNER, R.: Die Vererbung der angeborenen Unterlippengrübchen (gemeinsam mit Oberkieferspalten). Wien. Klin. Wschr. 54: 427, 1941.

2. Veränderungen der Zähne: Dysglossia dentalis

Ätiologie. Schon den alten Ärzten war der Zusammenhang von Zahnverlust mit bestimmten Sprachstörungen aufgefallen. So schrieb HERMANN BOERHAAVE (1794) im 52. Kapitel seiner „Lehrsätze der theoretischen Medizin“ auf deren

Seite 374: „Der Verlust der Einschneidezähne verändert offenbar die Sprache". Die Bedeutung des normalen Gebisses für die Sprache erkennt man an drei pathologischen Veränderungen der Zähne: 1. An den konstitutionellen *Zahnstellungsanomalien*; 2. am physiologischen *Zahnverlust* während des Zahnwechsels und im Alter; sowie 3. an den *Verletzungen* der Kiefer und Zähne.

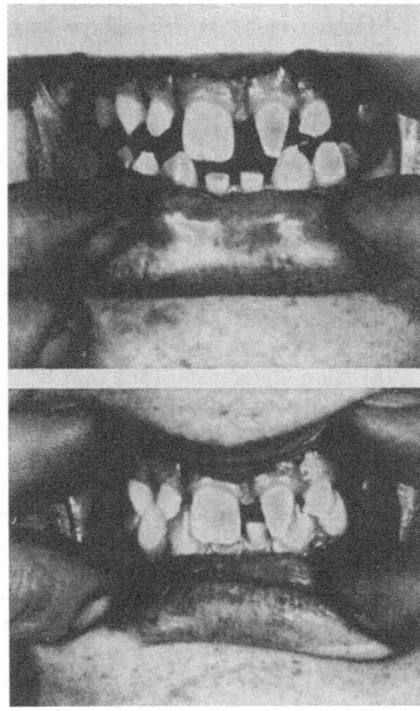

Abb. 108. Schwere Zahnanomalie mit mehrfacher Mikrodontie und Zapfenzahnbildung *ohne* Sprachstörung.

Weil alle (S)-Laute zwischen der Zungenspitze und den inneren Schneidezähnen gebildet werden, ist die Stellung der Zähne für die Reinheit der (S)-Bildung von großer Bedeutung. Zahlreiche Untersuchungen über diese lange strittige Frage haben auf Grund vieler Statistiken ergeben, daß die Kiefer- und Zahnstellungsanomalien sehr wohl zur falschen Aussprache der (S)-Laute *verleiten* können. Sie müssen aber nicht unbedingt zu Sprachfehlern führen, wie der in Abb. 108 dargestellte Fall zeigt. Obwohl eine schwere Zahnanomalie vorlag, sprach dieser Patient mit tadelloser Lautbildung, weil seine gute Sprachbegabung die Kompensation seiner anatomischen Defizienz ermöglichte.

Zahnanomalien. Patienten mit Anomalien der Zahnstellung, also mit Zahndefekten oder Zahnlücken, ferner mit Anomalien von Zahnstellung, Bißform und Kieferstellung, sowie die Kinder während des Zahnwechsels, leiden wesentlich häufiger an Sigmatismen als Personen mit normaler Zahnstellung. Umgekehrt findet man unter den *Lispelfehlern* 60 bis 70% Abweichungen der Zahnstellung und Kieferbildung, während bei Normalsprechenden nur 25% Zahnstellungsanomalien vorkommen (L. Barczinski, 1932; M. Nadoleczny, 1932; E. Reichenbach, 1927; H. J. Wagener, 1933; Wendelstadt, 1923 usw.). Neuere Untersuchungen von M. D. Sheridan (1946) oder Seth und Guthrie stellten noch höhere Hundertsätze von 83% und mehr fest. Meinhold und Reichenbach (1962) faßten ihre bekannten Ansichten über das *dentogene Lispeln* unter modernen Gesichtspunkten zusammen.

Normale Sprecher mit ausgeprägten Zahnstellungs- oder Kieferanomalien zeigen häufig *Zwischenstufen* von normaler und gestörter (S)-Bildung. Übrigens sind unter den mechanischen Artikulationsstörungen die durch Stellungsanomalien der Zähne bedingten Fehler der (S)-Laute am häufigsten vertreten.

H. Knobel (1939) beobachtete unter 830 Lisplern 438 (52,6%) Kiefer- und Zahnstellungsanomalien. Hingegen zeigten 200 Normalsprechende nur 52 (26%) pathologische Bisse. Von 200 Personen mit normalen Gebissen hatten nur 8 (4%) Sigmatismen. Nach der Proportionsrechnung kamen auf 100 Sigmatismen mit Kieferanomalien 89 (S)-Fehler ohne Kieferver bildungen. Der Korrelationskoeffizient für das gemeinsame Auftreten von Zahnstellungs- oder Kieferanomalien und Aussprachestörungen der (S)-Laute betrug $+0{,}214 \pm 0{,}051$.

Ein solches Verhältnis entspricht dem gemeinsamen Auftreten von Kropf und Kretinismus. KNOBEL zog daher den neuerlichen Schluß, daß Kiefer- und Zahnstellungsanomalien zu Sigmatismen *prädisponieren*, aber nicht deren einzige Ursache sind. H. BLOOMER (1957) drückte diesen Zusammenhang sehr klar aus, als er sagte: abnorme Strukturen plus unangemessene Bewegungen erzeugen gestörte Sprache; abnorme Strukturen plus anpassende Bewegungen erzeugen kompensierte normale Sprache.

Diese *weiteren Ursachen* konnten wir (ARNOLD, 1941) während einer audiometrischen Untersuchungsreihe über den Zusammenhang von Hörschärfe und Aussprache nachweisen. Es fiel auf, daß der störende Einfluß von Zahnstellungsanomalien auf die Sprache durch *zusätzliche ungünstige Umstände* vergrößert wird. Das gleiche betonte SHERIDAN (1946). Unsere Ergebnisse ließen sich nun folgendermaßen zergliedern.

1. Von insgesamt 1117 untersuchten Patienten litten 546 (48,9%) an Sigmatismus.
2. Von diesen 546 Sigmatikern hatten 269 (49,3%) Zahnstellungsanomalien.
3. Von den übrigen 571 Nicht-Sigmatikern zeigten nur 84 (14,7%) Zahnstellungsanomalien.
4. Unter den 353 Patienten mit Zahnstellungsanomalien ließen sich des weiteren zwei Untergruppen erkennen.

a) Eine kleinere Gruppe von 84 (23,8%) bildete die *(S)-Laute normal*; bei der Mehrzahl dieser Personen (73) waren *keine sonstigen* pathologischen Befunde zu erheben.

b) Die zweite größere Gruppe von 269 (76,2%) Patienten ließ jedoch *Sigmatismen* erkennen. Bei einem kleinen Teil von diesen Lisplern (40) waren außer Zahnanomalien und Sigmatismen keine sonstigen pathologischen Organbefunde vorhanden. Unter dem viel größeren Rest von 229 lispelnden Patienten jedoch waren neben der Zahnanomalie noch *weitere pathologische Zustände* nachweisbar. Nach der Häufigkeit geordnet lagen folgende Komplikationen vor: Hörstörungen (133), Stammeln und Sprachschwäche (31), Intelligenzrückstände (16), Stimmstörungen (15), Nervenleiden (14), erbliche Einflüsse (10), Imitation (5) und motorische Ungeschicklichkeit oder kongenitale Dyspraxie (5)

Die Verbindung von *Schwerhörigkeit und Zahnanomalie* führt also in 60 bis 90% der Fälle zu Lispeln (G. HEIDBREDE, 1924; KNOBEL, 1939; ARNOLD, 1941). Ebenso vermehrt die mangelhafte musikalische Begabung, also die *kongenitale Amusie*, den störenden Einfluß einer Zahnanomalie auf die Ansprache der Zischlaute und behindert deren spontane Kompensation. Mit unseren heutigen Kenntnissen können wir den störenden Einfluß einer Zahnanomalie auf die Lautbildung folgender Weise ausdrücken. *Gute sprachliche Begabung* fördert die Kompensation einer Zahnanomalie in weitem Maße. Umgekehrt behindert die *angeborene Sprachschwäche* die Anpassung an die anatomische Benachteiligung.

Der Zungenstoß. Nachdem man geglaubt hatte, daß der mechanische Einfluß der Zähne auf die Artikulation recht gut geklärt war, erschien plötzlich ein neues und verblüffendes Problem mit der Einführung des Begriffes eines Zungenstoßens (*tongue thrust*) mit interdentaler Artikulation. Andere Bezeichnungen sind die des verkehrten, perversen, viszeralen oder infantilen Schluckens. Dieser Zustand soll an die 10% aller Kinder im Alter von 6 Jahren betreffen.

LEWIS und COUNIHAN (1965) glauben, daß das Zungenstoßen in 97% aller Neugeborenen normal ist. Was das Fortbestehen dieser entwicklungsmäßigen Erscheinung bedingt, ist nicht bekannt. Laut M. M. WARD et al. (1961) ist das viszerale Schlucken im Alter von 6 bis 9 Jahren typisch und kaum mit Interdentalität verbunden sein. FLETCHER, CASTEEL und BRADLEY (1961) untersuchten 1615 Kinder im Alter von 6 bis 18 Jahren und fanden das kombinierte Vorkommen von Zungenstoß und Lispeln in bloß 181 Fällen. Eine Zeitkurve zeigte klar das *Abnehmen dieser infantilen Schluckweise* mit zunehmendem Alter. Seit der ersten Studie von RAY und SANTOS (1954) enthält die Literatur viele Diskussionen dieses Problemes. Man kann noch keine endgültigen Schlußfolgerungen ziehen, weil die vorliegenden Meinungen recht verschieden sind.

Auf der einen Seite *verwerfen* solche britischen Autoren wie C. F. BALLARD (1959) oder BALLARD, ORTH und BOND (1960) den Gedanken, daß Daumenlutschen oder abweichende

Gewohnheiten der Zunge mit der Entwicklung von Bißanomalien etwas zu tun hätten. In ihrer Meinung sind erbliche Faktoren für das Auftreten von strukturellen Veränderungen der Schädelform und Zahnstellung vorwiegend verantwortlich. Mit dem *Daumenlutschen* ist das aber nicht so einfach. MIMS, KOLAS und WILLIAMS (1966) finden Daumenlutschen und offenen Biß signifikant korreliert, während aber zwischen Daumenlutschen, offenem Biß und zusätzlichem Lispeln keine Beziehung besteht.

Ähnlich *abweisende Ansichten* werden von SUBTELNY et al. (1964) ausgesprochen, welche keine Beziehung zwischen Zungenstoß, Zahnanomalie und Lispeln fanden. J. M. PALMER (1962) neigt zwar zur Annahme dieses Syndromes, betont jedoch den unbewiesenen Zustand der Hypothese. T. R. FRANCIS (1960) und I. RONSON (1965) halten die bisherigen Studien über das Zungenstoßen für zweideutig, ungenau und ungleichförmig. In ihrem gut dokumentierten Überblick meinen HOFMAN und HOFMAN (1965), daß das Schlucken eine komplexe Reflexhandlung darstellt, die sich kaum umlernen läßt. „Das Zungenstoßen mag ein sprachliches Problem oder ein orthodontisches bedeuten, oder beide oder keines; es könnte auch ein psychologisches oder ein kosmetisches Problem sein".

Dagegen *behaupten* mehrere amerikanische Orthodontiker, daß der offene Biß durch den konstanten Druck der vorgeschobenen Zunge entstehen könne. Unter diesen gab H. W. JANN (1960) einen Überblick des Problemes und empfahl mehrere orthodontische Apparate sowie spezifische phonetische Übungen zur Korrektur der fehlerhaften Zungengewohnheiten. A. L. LARR (1962) schrieb einen Leitfaden mit eigenen Übungen für die Korrektur der falschen Gewohnheit des Zungenstoßens. In einer longitudinalen Studie der Schluckgewohnheiten wiederholten JANN, WARD und JANN (1964) die Existenz des Zungenstoßsyndromes. P. H. DAMSTÉ (1964) bekennt sich zur Zungenstoßtheorie und findet, daß das interdentale Lispeln eine archäische Zungenfunktion darstellte. Es bedeute eine orale Gratifikation. Nach M. MARGE (1965) kann das Zungenstoßen den Erwerb der Ösophagusstimme behindern.

Eine dritte Gruppe bewahrt eine neutrale oder *abwartende Einstellung*. T. R. FRANCI (1958) prüfte die verschiedenen Ansichten über das ungelöste Problem der kindlichen Schluckgewohnheiten samt zungenstoßender Sprache und empfahl die Untersuchung mittels Palatographie. Einer der wertvollsten Beiträge ist der von SHELTON, HASKINS und BOSMA (1959). Sie beschrieben eine mäßige *motorische Infantilität* der Mundorgane in einem monozygotischen Zwilling, welche zu Zungenstoßen und offenem Biß führte. Unter den von diesen Autoren empfohlenen Methoden für weitere Untersuchungen sind die folgenden: phonetische Analyse, neurolaryngologische Untersuchung, Radioskopie oder Kinefluorographie, Palatographie, Elektromyographie und orthodontische Diagnose. Ähnlich eingehende Studien werden notwendig sein, ehe mehr Licht auf die alte Frage fällt: was kommt zuerst, Struktur oder Funktion?

Symptome. Der Einfluß der Zähne auf die korrekte (S)-Bildung ist deshalb so groß, weil die (S)-Laute 1. zu den *schwierigsten* Sprachlauten gehören, 2. am *spätesten* in der Sprachentwicklung auftreten, und 3. am *leichtesten* durch pathologische Einflüsse gestört werden. Zur richtigen Bildung des scharfen (S) bedeutet die feine Einstellung der Zunge eine recht schwierige Leistung. Sie ist in kompliziertem Weise koordiniert und hängt von neuromuskulären und psychoauditiven Besonderheiten ab. Für die anderen Laute sind sogar ziemlich weitgehende Veränderungen von Größe, Form und Geschwindigkeit der Zungenbewegungen und ihrer Stellung weniger bedeutungsvoll.

Demgegenüber wird der Klang der (S)-Laute bereits durch die feinsten Veränderungen der Zungenspitzenstellung deutlich beeinflußt. Sie haben also die geringste physiologische Breite der Toleranz für artikulatorische Abweichungen. Ferner gibt es eine ganze Reihe prinzipiell *verschiedener Sigmatismen*. Das gleiche gilt für das ebenfalls schwierige Zungenspitzen-(R). Alle anderen Laute können hingegen nur in einer Weise gestört sein, indem sie eben fehlen oder durch andere Laute ersetzt werden. Davon war im Kapitel über das Stammeln schon die Rede.

Einteilung. Wenn wir nun die tatsächlich *dental bedingten* Lispelfehler näher betrachten wollen, müssen wir drei wichtige Gesetzmäßigkeiten im Auge behalten.

1. Zunächst ging aus der Beschreibung der kindlichen Sprachfehler hervor, daß das häufige *gewohnheitsmäßige Lispeln* der kleinen Kinder, also das zwischenzahnige oder das seitliche Lispeln, durch alle jene Besonderheiten der fehlerhaften Sprachentwicklung bedingt ist, welche auch an allen anderen Fehlbildungen der Sprachlaute Schuld tragen.

2. Somit stellen die *dental bedingten* Lispelfehler als Teil der dysglossischen Aussprachestörung einen Sonderfall der vornehmlich durch abnorme Bißverhältnisse verursachten Sigmatismen vor. Sie unterscheiden sich in mehrfacher Hinsicht von den rein habituellen Lispelfehlern.

3. Des weiteren ergab die endgültige Lösung der alten Streitfrage um den Einfluß der Zahnanomalien auf das Lispeln durch unseren vermittelnden Standpunkt, daß das Ausmaß der dental bedingten Lispelfehler durch das Vorliegen *zusätzlicher abnormer Zustände* erklärt ist. Von größtem Einfluß stellten sich in dieser Hinsicht die Verhältnisse der motorischen Eupraxie, der peripheren Hörschärfe und der zentralen gnostisch-differenzierenden Hörwahrnehmung heraus. Besonders deutlich sieht man diese Zusammenhänge, wenn man die Zahnanomalie, den Zahnverlust und die Kieferverletzung getrennt untersucht.

a) Bißanomalien

Zufolge von Entwicklungsfehlern der dentalen Okklusion kommen die folgenden Dysglossien der tatsächlich durch die Zähne bedingten Lispelfehler in Betracht. Obwohl Fehler der Bißverhältnisse am besten durch die Einteilung nach ANGLE beschrieben werden, genügt die traditionelle Terminologie für die klinischen Belange der Sprachpathologie.

Durch frontal *offenen Biß* oder während des Zahnwechsels kann die Zunge verleitet werden, sich in die Öffnung zu legen, womit die organische Form des *Sigmatismus interdentalis* vorliegt. In anderen Fällen kommt das zwischenzahnige Lispeln bei frontal offenem Biß durch die gleichzeitige Unterkiefersenkung zustande und ähnelt dann der funktionellen Form dieses Fehlers (FRÖSCHELS, 1931). Es ist aber auch möglich, daß trotz frontaler Lücke die (S)-Laute recht gut klingen und nur der erhöhten Aufmerksamkeit einen geringen Unterschied gegenüber dem normalen Laut offenbaren. K. SNOW (1961) wies nach, daß abnorm gestellte obere innere Schneidezähne signifikant häufiger mit Lispeln assoziiert sind als normal gestellte Zähne.

Wenn die Schneidezähne eines Kiefers zu stark *mundwärts* (linguad) stehen, wie dies wegen Progenie, Prognathie oder Retrusion sowie bei enger und unregelmäßiger Zahnstellung vorkommt, dann stehen die oberen und unteren Schneidezähne zur (S)-Bildung nicht übereinander. Die Zunge stößt deshalb an die einen an (die oberen bei Progenie, oder die unteren bei Prognathie), während sie die anderen nicht erreicht. Auf diese Weise stellt sich die organische Form des *Sigmatismus addentalis* ein.

Bei *Prognathie* stärkeren Grades und wann immer die Zunge die oberen Schneidezähne nicht erreicht, ensteht die Luftreibung bereits am harten Gaumen oder am Alveolarrand. Dies führt zu dem stumpfen (Sch)-ähnlichen Rauschen des *Sigmatismus palatalis*. Auch der seltene (F)-ähnliche *Sigmatismus labiodentalis* kann mit stärkerer Prognathie verbunden sein. Dabei kommt das (S) zwischen der Unterlippe und den vorstehenden Oberzähnen zustande.

Im Falle des echten *Diastema* (Trema), also dem Auseinanderstehen der oberen inneren Schneidezähne, gelingt es der Zungenspitze öfters nicht, den in der medialen Rille ihrer Oberfläche gebildeten konzentrierten Luftstrahl an die Beißkante dieser Schneidezähne zu lenken. Die Luft wird deshalb verleitet, durch die Lücke zu entweichen, ohne ein scharfes Reibegeräusch zu bilden. Bisweilen ist diese Lücke auch die Ursache eines zu scharfen Pfeifens.

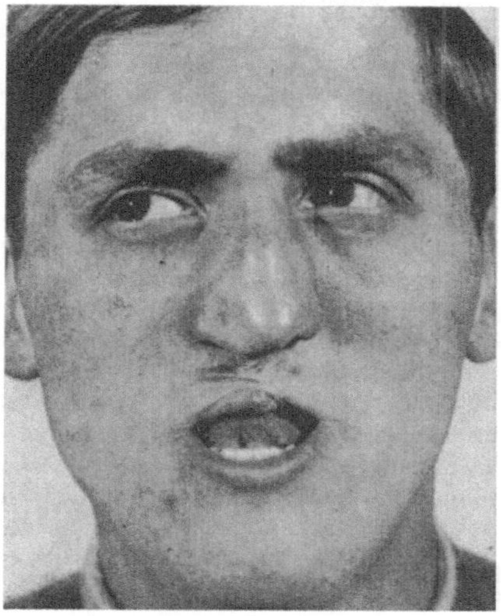

Abb. 109. *Linguo-labiale* Artikulation von (D) und (T) bei schlecht operierter Lippen-Kiefer-Gaumenspalte; die Zungenspitze berührt die Hinterseite der Oberlippe.

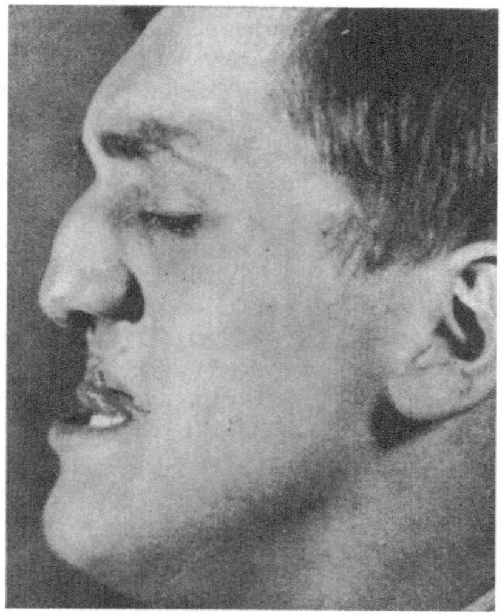

Abb. 110. *Linguo-labiale* Artikulation von (L) nach BARDELEBEN-Operation; die Zungenspitze berührt die Unterseite der Oberlippe.

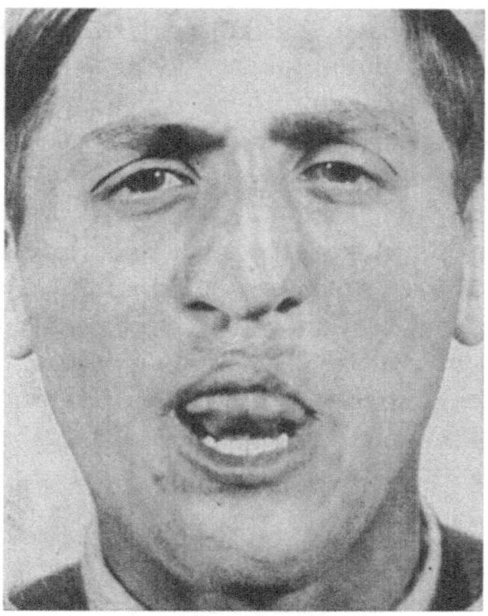

Abb. 111. Rhotacismus *linguo-libialis* superior nach BARDELEBEN-Operation; von vorne sieht das lebhafte Flattern der Zungenspitze gegen die Oberlippe besonders häßlich aus.

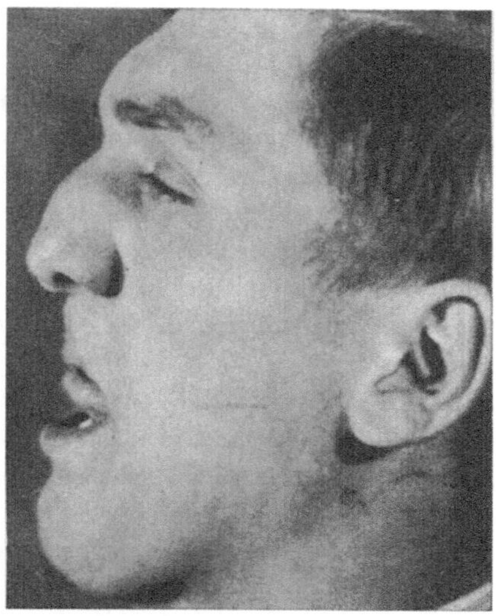

Abb. 112. Rhotacismus *linguo-labialis* superior; man sieht die Zunge gegen den unteren Rand der Oberlippe schwingen.

welches in ihr entsteht, wie man sich durch Abhorchen mittels eines an einen Hörschlauch gesteckten Glasröhrchens überzeugen kann. Sowohl der zu stumpfe, als auch der zu pfeifende Klang dieser Fehler heißt *Sigmatismus stridens*. Auch interdentales oder addentales Lispeln ist zuweilen mit dieser Zahnanomalie verbunden.

Kreuzbiß, seitlich offener Biß und ähnliche *seitliche Bißanomalien* wurden im deutschen sprachärztlichen Schrifttum als Ursache des Seitwärtslispelns (*Sigmatismus lateralis*) angeführt (H. GUTZMANN, 1910; H. KNOBEL, 1939). Davon konnten wir uns nicht überzeugen, weil nach unseren Erfahrungen, sowohl in Wien als auch in New York, ein solcher Zusammenhang nur ausnahmsweise zu bestehen scheint.

Unregelmäßige Zahnstellung, besonders wenn einer der *oberen Schneidezähne* fehlt, verleitet die Zunge manchmal, ihre Spitze seitwärts zu drehen und an einen der oberen Eckzähne zu legen. Die Luft tritt dann zwischen den beiden Eckzähnen dieser Seite oder in der Zahnlücke aus und erzeugt hier ein häßliches Lispeln. Diesen Fehler haben wir bereits als *Sigmatismus lateroflexus* kennengelernt.

Außerdem gibt es im Verein mit Zahnanomalien auch alle rein funktionellen Formen der Sigmatismen als *zufällige Komplikationen* einer unverwandten habituellen Dyslalie.

Alle anderen Zahnlaute, nämlich (D), (T), (L), (N) und (R) sind von Zahnanomalien weniger abhängig. Ob ein (D) oder (T) mehr dental oder mehr alveolar gebildet wird, ist für deren Klang und Verständlichkeit ziemlich bedeutungslos und drückt bloß mundartliche Unterschiede aus. Solche kleine Lageunterschiede der Zunge sind für das (S) jedoch sehr wesentlich. So sieht man nach ungünstig operierten Lippen-, Kiefer- und Gaumenspalten bisweilen eine *linguo-labiale* Bildung von (D), (T), (L), (N) und sogar des (R). Falls der Oberkiefer etwa durch die veraltete BARDELEBEN-Operation verstümmelt wurde, artikuliert die Zunge gegen die Oberlippe, indem sie sich unter den Oberzähnen vorschiebt. Eine solche „züngelnde" Lautbildung stört optisch sehr stark, fällt aber akustisch kaum auf (Abb. 109 bis 112).

b) Zahnverlust

Der *Verlust der Schneidezähne* bedingt charakteristische Aussprachestörungen. Sogar die Lippenlaute sind dadurch entstellt, weil die Lippen ihre Stütze verloren haben. (F) und (Pf) klingen daher unrein, unkonzentriert oder schmatzend. Die Zischlaute (S), (Z) und (Sch) verlieren ihre Schärfe und können ganz gleichartig klingen. Das (S) läßt dabei verschiedene Bildungsweisen unterscheiden: 1. *linguo-palatal* zwischen Zungenspitze und Vordergaumen; 2. *linguo-alveolar* zwischen Zungenspitze und oberem Alveolarrand; 3. *linguo-labial* zwischen Zunge und Oberlippe; oder 4. *interlabial* zwischen beiden Lippen.

Schon das Fehlen eines einzelnen inneren Schneidezahnes kann die (S)-Laute in ihrer Klangreinheit beeinträchtigen. Von der motorischen Geschicklichkeit, auditiven Aufmerksamkeit und peripheren Hörschärfe hängen dann zahlreiche *individuelle Unterschiede* ab. Schwerhörige Patienten vermögen die Sprechstörung nach Zahnverlust oder Zahnersatz viel schlechter auszugleichen als gut hörende (ARNOLD, 1941; H. E. KESSLER, 1954). Diese alten Beogachtungen wurden von BANKSON und BYRNE (1962) bestätigt, als sie fanden, daß fehlende Frontalzähne die Sibilanten beeinträchtigen können, jedoch keinesfalls regelmäßig.

c) Kieferverletzung

Nach Zahnverlust infolge von Kieferverletzung ist die Sprachstörung zumeist schwerer ausgeprägt, weil Beschädigungen der Kiefer gewöhnlich größere Defekte hinterlassen. Häufig ist nämlich auch die Zunge oder eine Lippe verletzt oder gelähmt. Die lispelnde Sprachstörung ist dann durch die zusätzliche Beeinträchtigung der Lippen- und Zungenlaute kompliziert, womit Kombinationen von labialer, dentaler und lingualer Dysglossie vorliegen. Solche *multiple Dysglossien* bedürfen der eingehenden phonetischen Analyse, namentlich wenn in Gerichtsfällen eine klare wissenschaftliche Stellungnahme finanzielle Bedeutung annimmt.

Therapie. Beträchtliche *Zahnanomalien* liefern aus kosmetischen, zahnärztlichen und atmungsphysiologischen Gründen die Indikation zur orthodontischen *Zahnregulierung*. Damit fällt die mechanische Ursache der etwa vorhandenen Sigmatismen fort. Die Sprache wird im Laufe der Regulierung entweder von selbst normal oder läßt sich durch die gleichzeitige *Sprachübungsbehandlung* verbessern. Im Falle von gringfügigen Anomalien, oder wenn die Patienten eine Regulierung ablehnen, kann man aber auch durch Sprachübungsbehandlung allein zumeist eine wesentliche Verbesserung der Aussprache erzielen. Wie diese vor sich geht, steht im Kapitel über die Sigmatismen beschrieben.

Nach *Zahnverlust* entweder durch Verletzungen oder im Alter ist der *Zahnersatz* aus allgemeinen medizinischen Gründen notwendig. Dadurch wird auch die Sprachstörung sofort beseitigt. Enge Zusammenarbeit des Prothetikers mit dem Spracharzt ist wichtig, damit artikulatorische Störungen vermieden und auch hohe Ansprüche an die Sprache befriedigt werden. Plattenprothesen müssen den physiologischen Bedürfnissen angepaßt und richtig geformt sein.

Konstruktionsfehler stören nämlich die Artikulation an folgenden Stellen. 1. Zu dicke *Alveolarteile* bewirken ein Anstoßen mit der Zunge. 2. Falls sie *zu dünn* sind, geben sie dieser nicht die gewohnte Anlagefläche. 3. Für die Orientierung der Zunge sind Nachbildungen der *Gaumenrunzeln* (Rugae palatinae) notwendig. 4. *Seitliche Klammern* und Brückenteile können die Bewegungen der seitlichen Zungenränder beeinträchtigen. 5. Zu dicke *Gaumenteile* vermögen den Zungenrücken zu stören. 6. Unrichtig geformte *erste Prämolaren* werden wie ein Fremdkörper empfunden und behindern die Zunge. 7. *Eigene Zähne* dürfen nicht verdeckt sein, weil sie sonst der Zunge nicht als taktile Orientierungspunkte zugänglich sind. 8. Die *oberen Frontzähne* sollen den Rand der Oberlippe weder überragen, noch zu weit von ihr entfernt sein. Weitere Angaben machten E. Reichenbach (1927, 1956), M. M. Rózsa (1940), G. J. Roth (1940) und H. E. Kessler (1954).

Die **Prognose** der Sprachstörung wegen *Zahnstellungsanomalien* ist nach völliger Herstellung der normalen Gebißform an sich gut. Wie in der gesamten Sprachpathologie hängt aber die Verbesserung der Aussprache überdies von mehreren Umständen ab. Dazu gehören sprachliche Begabung, motorische Geschicklichkeit, Hörschärfe, auditive Aufmerksamkeit, Musikalität, Ausdauer und Intelligenz des Patienten.

Nach der Konstruktion von *Zahnprothesen* ist die Aussicht auf normale Sprache eine durchaus gute, solange man die phonetischen Voraussetzungen gebührend berücksichtigt. Diese Umsicht ist besonders wichtig, wenn man Sänger oder Schauspieler vor sich hat (Treumann-Mette, 1938).

Literatur

Dentale Dysglossie

Arnold, G. E.: Orthodontie und Sprachheilkunde. Z. Stomatol. 41: 346, 1943.

Ballard, C. F.: Ugly Teeth. Speech Pathol. Therapy, 2: 27, 1959. — Ballard, C. F., D. Orth, and E. K. Bond: Clinical Observations on the Correlation between Variations of Jaw Form and Variations of Oro-Facial Behaviour, Including Those for Articulation. Speech Pathol. Therapy, 3: 55, 1960. — Bankson, N. W., and M. C. Byrne: The Relationship between Missing Teeth and Selected Consonant Sounds. J. Speech Dis. 27: 341, 1962. — Barczinski, L.: Über die Bedeutung der Bißanomalien für die Bildung der Zischlaute. Z. Stomatol. 30: Nr. 21, 1932. — Bloch, E.: Der hohe Gaumen. Z. Ohrenheilk. 44: 1903.

CARABELLI: Anatomie des Mundes. Wien 1842. — CARTER, W. W.: Clinical Observations on the Influence of the Nasal Septum on the Development of the Nose and the Palatal Arch. Laryngosc. 45: 355, 1935.

ESCHLER, J.: Stellungs- und Gebißanomalien als Ursache parodontaler Erkrankungen. Fortschr. Kieferorthopädie, 19: 288, 1958; — Die muskuläre Beeinflussung der sich bildenden Kiefergelenke und Parodontien unter Berücksichtigung der kieferorthopädischen Therapie. Fortschr. Kieferorthopädie, 20: 317, 1959; — Neue Erkenntnisse über die Funktion der Kaumuskulatur. 56. Vers. Anat. Ges. Zürich 1959, Jena: Magnus Poser, p. 410, 1960; — The Temporo-mandibular Joint. Odontol. Tidskr. 68: 310, 1960; — Mandibulo-motorische Koordinationsstörungen als Ursache funktioneller Kiefergelenkserkrankungen und deren Therapie. Fortschr. Kiefer-Gesichtschir. von K. SCHUCHARDT, 6: 1960; — Die horizontalen Wirkungskomponenten der Masseterabschnitte und die maximale Schließungsstellung des Unterkiefers. Zahnärzt. Rundschau, 70: 37, 1961.

FELDMAN, E. W.: Speech Articulation Problems Associated with Placement of Orthodontic Appliances. J. Speech Dis. 21: 34, 1956. — FLETCHER, S. G., R. L. CASTEEL and D. P. BRADLEY: Tongue-Thrust Swallow, Speech Articulation, and Age. J. Speech Dis. 26: 201, 1961. — FRANCIS, T. R.: A Preliminary Note on Tongue Thrusting and Associated Speech Defects. Speech Pathol. Therapy, 1: 70, 1958; — The Articulation of English Speech Sounds in Anterior Open Bite Accompanied by Tongue Thrusting. Speech Pathol. Therapy, 3: 18, 1960. — FREUD, E.: Contribution à l'étude de la reéducation de la parole dans un cas d'ablation du maxillaire inférieur. Rev. franç. Phoniat. 7: 119, 1939. — FRÖSCHELS, E.: Die Beziehungen der Stomatologie zur Logopädie. In Scheffs „Hdb. Zahnheilkunde", herausgegeben von H. PICHLER. 6: 85, Wien: Urban & Schwarzenberg, 1931.

GOLDMAN, H. M.: Dental Abnormalities of Importance to the Medical Practioner. Ciba Clin. Symp. 7: 3, 1955. — GREENE, J. S.: Anomalies of the Speech Mechanism and Associated Voice and Speech Disorders. N. Y. State J. Med. 45: 605, 1945. — GUTZMANN, H.: Zähne und Sprache. Zahnärztl. Rundschau, 19: Nr. 35, 1910.

HEIDBREDE, G.: Zahn- und Kieferanomalien und falsche S-Bildung. Zahnärztl. Rundschau, Nr. 3: 1934. — HINDS, E. C.: Deformities of the Chin Associated with Malocclusion. Trans. Amer. Otorhin. Soc. Plast. Surg. 2: 31, 1959. — HOFFER, O.: Gnato-ortopedia e fonetica. Boll. Soc. Ital. Fonet. Sperim etc. 8: 25, 1958. — HOFFMAN, J. A., and R. L. HOFFMAN: Tongue-Thrust and deglutition: Some anatomical, physiological and neurological considerations. J. Speech Dis. 30: 105, 1965. — HOHN, W.: Experimentelle Untersuchungen zur Klärung der Lautbildung bei künstlicher Deformation des Gebisses der Naturvölker. Vox, 11: 27, 1925.

JAFFE, P. E.: A Speech Problem and its Effect on the Developing Dentition. N. Y. State Dental J. 28: 198, 1962. — JANN, G. R., M. M. WARD and H. W. JANN: A Longitudinal study of Articulation, Deglutition, and Malocclusion. J. Speech Dis. 29: 424, 1964. — JANN, H. W.: Tongue-thrusting as a Frequent Unrecognized Cause of Malocclusion and Speech Defects. N. Y. State Dental J. 26: 72, 1960.

KESSLER, H. E.: Speech Considerations in Denture Construction. Dental Survey, December 1954; — The Relationship of Dentistry to Speech. J. Amer. Dent. Assoc. 48: 44, 1954. — KIMBALL, H. D., and J. H. MUYSKENS: Speech Reconstruction After Prosthesis. Report of a Case. J. Speech Dis. 2: 217, 1937. — KNOBEL, H.: Beziehungen zwischen Fehlbildung der Zischlaute und Kieferzahnstellungsanomalien. Arch. Sprach-Stimmheilk. 3: 108, 1939.

LARR, A. L.: Tongue thrust and speech correction. San Francisco: Fearon Publ. 1962. — LEWIS, J. A., and R. F. COUNIHAN: Tongue-Thrust in infancy. J. Speech Dis. 30: 280, 1965.

MARGE, M.: Tongue-thrust swallow and alaryngeal voice training: A Case report. J. Speech Dis. 30: 376, 1965. — MEINHOLD, G., und E. REICHENBACH: Organische Sigmatismen und Kieferorthopädie. Wiss. Z. Univ. Halle. 11/12: 1623, 1962. — MIMS, H. A., C. KOLAS and R. WILLIAMS: Lisping and persistent thumb-sucking among children with open-bite Malocclusions. J. Speech Dis. 31: 176, 1966.

PALMER, J. M.: Tongue Thrusting: A Clinical Hypothesis. J. Speech Dis. 27: 323, 1962. — PARTRIDGE, L. M.: Oral Deformities and Dyslalias. J. Speech Dis. 12: 168, 1947. — PEACHER, W. G.: Speech Defects Resulting from Maxillo-Facial Injuries. Plastic Reconstr. Surg. 2: 267, 1947. — PINI, C. E., e L. GOLA: La ginnastica muscolare con attivatori in rapporto alla loquela. Boll. Soc. Ital. Fonet. etc. 8: 190, 1958.

RAY, H. G., and H. A. SANTOS: A consideration of tongue thrusting. J. Periodontol. 25: 250, 1954. — REICHENBACH, E.: Störungen der Lautbildung nach Verlust und Ersatz der Zähne. I. Vers. Dtsch. Ges. Sprach-Stimmheilk. München, 1926. Zbl. Hals- usw. Heilk. 9: 899, 1927; — Stomatologie und Sprachheilkunde. Wiss. Z. Univ. Halle. 5: 499, 1956. — ROBINSON, M.: Micrognathism Corrected by Vertical Osteotomy of Ascending Ramus and Bone Chips. Arch. Otolaryng. 69: 185, 1959. — RONSON, I.: Incidence of visceral swallow amongs lispers. J. Speech Dis. 30: 318, 1965. — ROTH, G. J.: An Analysis of Articulate Sounds and its Use and Application in the Art and Science of Dentistry. Amer. J. Orthodont. Oral Surg. 26: 1 bis 23, 1940.

SARTORIO, C.: Dislalie ed anomalie degli organi d'articolazione della parola con speciale riguardo ai denti e ai mascellari. Boll. Soc. Ital. Fonet. Sperim. etc. 8: 46, 1958. — SCHEFF, J., JR.: Beeinflussung der Verdauung und der Aussprache durch Lücken in der Zahnreihe oder durch unregelmäßige Stellung der Zähne. Pester Med.-Chirurg. Presse, 12: Budapest 1876; — Die menschlichen Kau- und Sprachwerkzeuge. Pester Mediz.-Chirurg. Presse, 13: 1877. — SCHRAEPLER, G.: Die Aufgaben des Zahnarztes im Dienste der Sprachheilkunde. Diss. Leipzig, 1936. — SETH, G. und D. GUTHRIE: Speech in childhood. London: Milford, 1936. — SHELTON, R. L., R. C. HASKINS and J. F. BOSMA: Tongue Thrusting in one of Monozygotic Twins. J. Speech Hearing Dis. 24: 105, 1959. — SHERIDAN, M. D.: Hearing and Speech of School-Children. Speech, 10: 8, 1946. — SNOW, K.: Articulation Proficiency in Relation to Certain Dental Abnormalities. J. Speech Dis. 26: 209, 1961. — SOKOLOWSKY, R.: Beziehungen der Sprach-Stimmheilkunde zur operativen Laryngo-Rhinologie. III. Vers. dtsch. Ges. Sprach-Stimmheilk. Leipzig 1931, I. Teil, p. 1, Leipzig: C. Kabitzsch, 1931. — SPRIESTERSBACH, D. C.: Criteria for Establishing the Need for a Speech Appliance. J. Speech Dis. 21: 365, 1956. — STERN, L.: Pathology of the Mouth and Jaws. Ciba Clin. Symp. 5: 67, 1953. — SUBTELNY, J. D., J. C. MESTRE and J. D. SUBTELNY: Comparative Study of Normal and Defective Articulation of /s/ as Related to Malocclusion and Deglutition. J. Speech Dis. 29: 269, 1964. — SETH, G., und D. GUTHRIE: Speech in childhood. London: Milford, 1936.

TARNEAUD, J.: Rapports de la Stomatologie et de la Phoniatrie. Rev. Odontolog. Nr. 1, Jan. 1942. — TREUMANN-METTE: Die anatomisch-physiologischen Leitsätze für Zahnprothetik bei Sprechern und Sängern. Int. Kongr. Singen Sprechen. p. 47, Frankfurt, 1938.

WAGENER, H. J.: Zahnstellungsanomalie und Sprachstörungen. Diss. Univ. Marburg, 1933. — WARD, M. M., MALONE et al.: Articulation Variations Associated with Visceral Swallowing and Malocclusion. J. Speech Dis. 26: 334, 1961. — WENDELSTADT, N.: Das Lispeln der Kinder infolge kariöser Zustände an den Zähnen. Diss. Univ. Breslau, 1923. — WESKI, O.: Die moderne zahnärztliche Diagnostik im Dienste der Rhino- und Otologie. Z. Laryngol. usw. 3: 375, 1910.

3. Veränderungen der Zunge: Dysglossia lingualis

Ätiologie. Unter den *angeborenen Veränderungen* findet man sehr selten eine wirklich zu große (*Makroglossie*) oder eine zu kleine Zunge (*Mikroglossie*), welche aber nur *leichte* mechanische Störungen der Aussprache der Zungenlaute bewirken (Abb. 113). Lediglich bei Kretinen oder Mongoloiden ist Makroglossie häufiger zu sehen (H. BIRCHER, 1883). Hierdurch ist eine mechanische dysglossische Behinderung der Lautbildung als Teilerscheinung der komplexen zentralen Sprachstörung bedingt (LUCHSINGER, 1942, 1948).

Eine *erworbene Form* der Makroglossie gehört zum Bilde der Akromegalie sowie der allgemeinen Amyloidose (RIGDON und NOBLIN, 1949). Im Verein mit der allgemeinen plumpen Vergrößerung der Sprechorgane führt die verdickte und schwerfällige Zunge hier *linguale Dysglossie* als Teilerscheinung der komplexen akromegalen Stimm- und Sprachstörung herbei.

Neben der echten Makroglossie wegen wahrer Vermehrung der Zungensubstanz ist die praktisch wichtigste Form der vergrößerten Zunge durch einen gutartigen Tumor bedingt, das *Lymphangiom*. Wie H. M. MORFIT (1960) gezeigt hat, führt der konstante Druck der vergrößerten Zunge zu schwerer Entstellung des Gebisses mit offener Prognathie. Daraus entsteht dann die *dentale* Dysglossie der gestörten linguo-dentalen Artikulation.

Neue Untersuchungen haben jedoch ergeben, daß in vielen Fällen von Entwicklungshemmungen der Sprache, insbesondere im Verein mit kindlichem Stammeln häufig eine gewisse *artikulatorische Schwäche* und Schlaffheit der Zunge experimentell nachweisbar ist (PALMER und OSBORN, 1940). Das sind aber komplizierte und von zentralnervösen Vorgängen abhängige, also konstitutionelle, psycho-physische und neuro-muskuläre Veränderungen. Man darf ihre Ursache daher keineswegs in der Zunge selbst suchen.

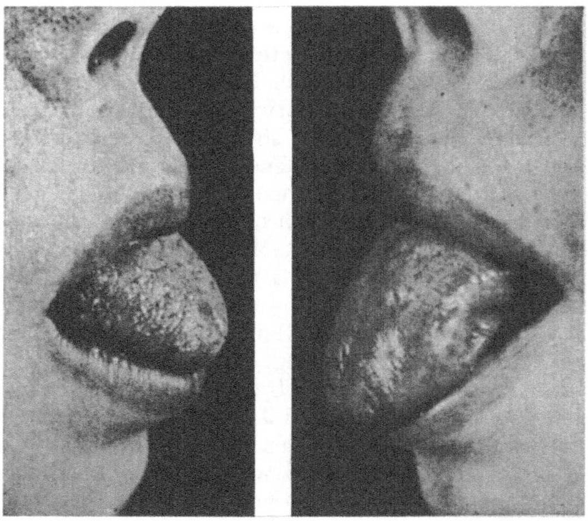

Abb. 113. Angeborene Makroglossie und beidseitige Fazialislähmung mit geringer labialer und lingualer Dysglossie (die gleiche Patientin wie auf Abb. 105)

Angewachsene Zunge. Ein verkürztes Zungenbändchen (Frenulum linguae) heftet in seltenen Fällen die Zungenspitze an den Mundboden, so daß sie nicht vorgestreckt, sondern nur vorgewölbt werden kann. Gewöhnlich korrigiert der Kinderarzt diesen Fehler kurz nach der Geburt. *Ankyloglossie* bekommt man unter 10000 Sprach- und Stimmkranken bloß einige wenige Male als *Zufallsbefund* zu Gesicht, das heißt ohne Zusammenhang mit dem vorliegenden Sprachfehler.

Das verkürzte Zungenbändchen hat nämlich mit Sprachstörungen deutscher Patienten nichts zu tun. Lediglich die Aussprache des rollenden Zungenspitzen-(R) ist dadurch unmöglich, dessen aber auch viele Menschen mit völlig frei beweglicher Zungenspitze nicht mächtig sind. Dies wußte schon der Wiener Altmeister HERMANN BÖRHAAVE (1668 bis 1738), als er schrieb: „Welchen das Zungenbändchen zu stark angewachsen ist, die können das (R) entweder nicht, oder nicht gut aussprechen." Seit man den uvularen Rhotazismus nicht mehr als Sprachfehler auffassen will, kann man auch die organische Form des fehlenden Zungen-(R) nicht zu den Sprachstörungen zählen. In der englischen Sprache ist das anders, weil Ankyloglossie das interdentale (Th) stört. Alle anderen Zungenspitzenlaute werden in sehr geschickter Weise vom *vorderen Teile* des Zungenrückens gebildet, so daß man keinen pathologischen Sprachklang hört (Abb. 114, 115).

Die noch immer nicht ausgestorbene Ansicht, daß die gewöhnlichen Fehler des Stammelns oder gar das zentral-nervös bedingte Stottern durch ein angewachsenes Zungenbändchen bedingt sei, entbehrt daher jeglicher Grundlage. Dennoch fragen besorgte Mütter, ob die vom Nachbarn oder gar Hausarzt angeratene „Zungenlösung" auch wirklich die hartnäckige Stummheit oder das jahrelang bestehende Stottern beseitigen werde. „Oder soll man besser auch noch die Mandeln herausnehmen?? . . ." Eigentlich ist es verwunderlich, daß die allgemeine Ärzteschaft heute weniger über die wahre Bedeutung der Ankyloglossie weiß als der noch nicht „aufgeklärte" BOERHAAVE an der 17. Jahrhundertwende.

Der auch heute noch in Laienkreisen hartnäckig erhaltene mystische Glaube an die „Heilwirkung" der sogenannten Zungenlösung erscheint um so unerklärlicher, wenn man bedenkt, wie der zur Zeit Christi lebende römische Enzyklopädist A. CORNELIUS CELSUS

(Aufl. 1786) ohne selbst Arzt zu sein, in seinen „Acht Büchern der Medizin" vor fast *zwei Jahrtausenden* über den Wert der Zungenlösung urteilte: „Die Zunge ist gelegentlich seit Geburt mit den unter ihr liegenden Gebilden verbunden, so daß manche der Betroffenen nicht sprechen können. Man muß daher die Zungenspitze fassen und die Membran unter ihr durchschneiden. Es ist dabei größte Sorgfalt nötig, damit die darunterliegenden Venen nicht verletzt werden und durch starken Blutverlust schaden. Die übrige Behandlung ist früher dargelegt worden. Und mehrere haben tatsächlich gesprochen, falls oder sobald sie wieder genasen.

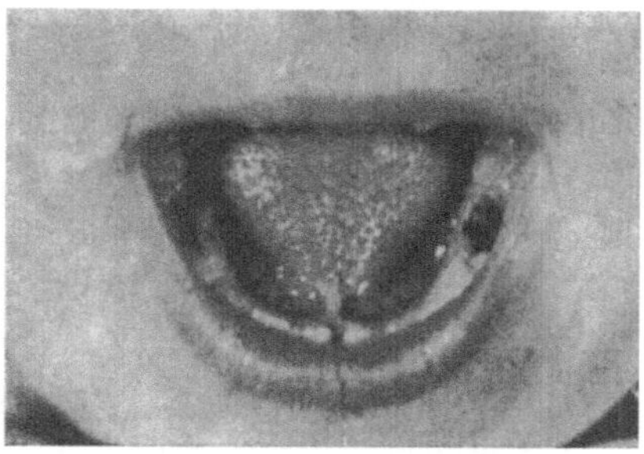

Abb. 114. Ankyloglossie *ohne* Sprachstörung: Die Zungenspitze ist am Mundboden vollkommen angewachsen.

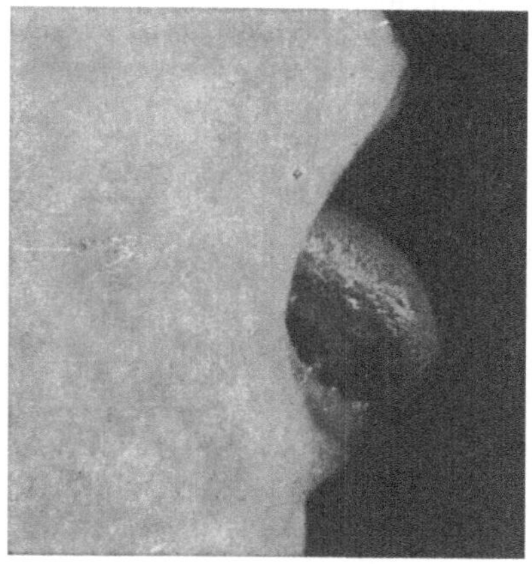

Abb. 115. Ankyloglossie: Die Zunge kann nicht vorgestreckt, sondern nur *vorgewölbt* werden. Das fünfjährige Mädchen sprach dennoch mit außergewöhnlicher Vollkommenheit.

Ich aber habe einen gekannt, der nach der Durchschneidung die Zunge ausgiebigst über die Zähne vorstrecken konnte und dennoch ist die Fähigkeit des Sprechens nicht gefolgt". (Liber VII, Caput XII, 4. De lingua).

Als Gegenstück der übermäßig angewachsenen Zunge gibt es als seltenen Zufallsbefund den Zustand der *überbeweglichen Zunge*. Nach dem ersten Weltkriege sah man in europäischen Städten gelegentlich Bettler, welche die Vorübergehenden mit weit aufgesperrtem Maul und kläglichem Lallen um Geld anflehten. Sie gaben vor, keine Zunge zu haben, weil sie diese hinter dem Gaumensegel versteckten. M. Schiff (1958) beschrieb einen weiteren Fall. Nach seinen Angaben war es Petit, welcher diese ungewöhnliche Zungengeschicklichkeit 1742 erstmals mitteilte. Seither wurden mehrere Fälle bekannt, in welchen Kinder durch Aspiration ihrer überbeweglichen Zunge erstickten. Mit Sprachstörungen hat die überbewegliche Zunge nichts zu tun.

Wir sehen also, daß die angeborenen Veränderungen der Zunge für die Sprachpathologie von recht untergeordneter Bedeutung sind. Sogar schwere *Mißbildungen* der Zunge sind einerseits sehr selten, andererseits wegen der frühzeitig notwendigen und meist erfolgreichen chirurgischen Behandlung für die weitere Ausbildung der Sprache ziemlich unwichtig. Gelegentlich sieht man eine harmlose Mißbildung der einen Zungenseite in Form einer typischen Geschwulst zwischen ihrem hinteren Drittel und dem gleichseitigen Gaumenbogen. P. Falk (1944) erkannte derartige Neubildungen als Neurinome. Ansonsten handelt es sich um Fibrome oder Lipome. Abb. 116 gibt einen derartigen Befund wieder. J. S. Greene (1921, 1937) sah einen sehr ähnlichen Eall, ebenfalls ohne Beeinträchtigung der Zungenlaute.

Dann gibt es noch die in der Mitte der Zungenbasis aufsitzende *Zungenstruma* als angeborene Fehlentwicklung der Schilddrüse. Wenn sie beträchtliche Größe erreicht, mag sie den Klang der Stimmresonanz verdumpfen. Die Aussprache verändert sie jedoch nicht. Als mechanische Ursachen der Aussprachestörungen kommen daher praktisch nur die *erworbenen Veränderungen* der Zunge in Betracht.

Hierzu eine typische Beobachtung. Eine junge, rein rechtshändige Frau griechischer Abstammung hatte mit 6 Jahren schwere Pockenkrankheit. Gesicht, Mund, Rachen und Kehlkopf waren von den typischen Pockennarben schwer entstellt. Die Zunge war erheblich vernarbt, geschrumpft und kaum beweglich. Trotz dieser *groben Veränderung der Zunge war die Sprache tadellos artikuliert,* lediglich mit einem leichten griechischen Fremdakzent. Ebenso waren die Stimmlippen erheblich vernarbt und unregelmäßig, welches die beklagte Dysphonie erklärte. Diese Patientin war *hochmusikalisch* mit gutem Tongehör und Musikliebe (besuchte philharmonische Konzerte). Ebenso war ihre *Sprachgewandheit* wohl entwickelt, einschließlich gutes Lesen, Schreiben und Sprechen in mehreren Sprachen. Eben diese *gute Begabung mit Musik und Sprache* ermöglichte es der Kranken, ihren schweren Zungendefekt zu einem derart erstaunlichen Grade zu kompensieren.

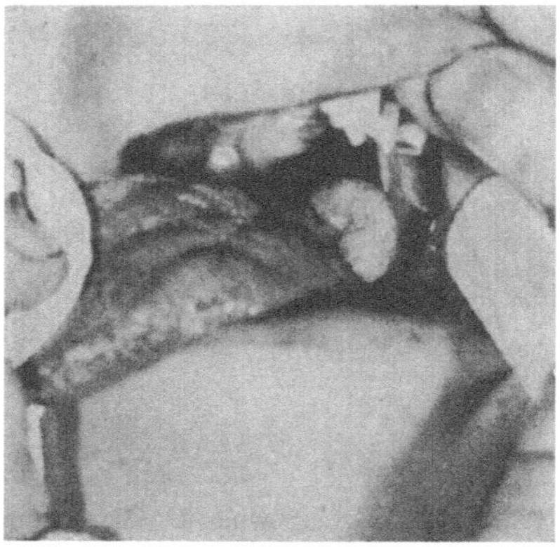

Abb. 116. Harmlose Zungenmißbildung durch eine haselnußgroße, weiche, fibröse Geschwulst zwischen Zungengrund und linker Tonsille bei Gaumenspalte. Die Sprache ist nur durch die letztere gestört (vgl. Abb. 131).

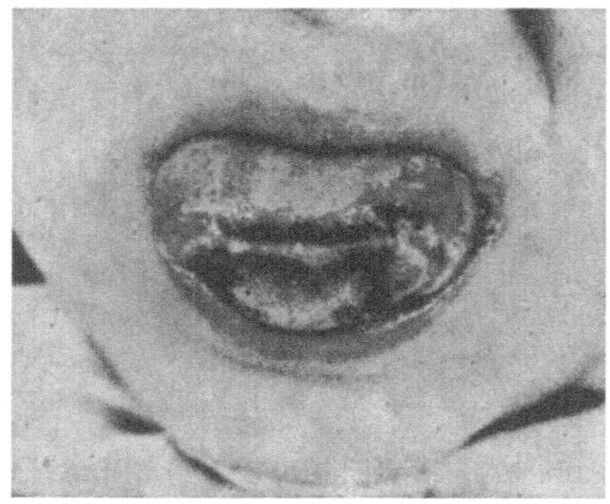

Abb. 117. Elektrische Zungenverbrennung bei einem vierjährigen Mädchen durch Lecken an einem Verlängerungsdraht; Zustand am zweiten Tage nach dem Unfall.

Zentrale Störungen der Innervation durch kortikale, subkortikale und bulbäre Läsionen sind vielfach von Zungenlähmung begleitet. Daraus entwickelt sich eine Schädigung der Sprache als symptomatische Störung. Für diese *Dysarthrien* ist das Vorliegen weiterer nervöser Ausfallserscheinungen kennzeichnend. Im Falle von *supranukleären Lähmungen* des zentralen Neurons ist oft eine spastische Komponente, aber keine Atrophie der Zunge zu sehen. Wir verweisen wieder auf die geringfügigen Befunde der wenig auffallenden Zungenschwäche als Teilsymptom einer „subklinischen" Hirnschädigung. Namentlich bei sprachverzögerten Kindern ergeben sich daraus Anhaltspunkte für dysarthrische Zustandsbilder.

Im allgemeinen fügen sich die eigenartigen sichtbaren Kennzeichen der Zungenlähmung gut in das Gesamtbild der multiplen Hirnnervenschwäche. Im Munde liegend, weicht die Zungenspitze zur gesunden Seite ab, wenn deren Tonus gegenüber der atrophischen und gelähmten Hälfte überwiegt. Während des Vorsteckens jedoch weicht die Spitze immer zur gelähmten Seite ab, weil der M. genioglossus der intakten Seite allein tätig ist und die Spitze derart von der Mittellinie verzieht. Nach allgemeiner Gesetzmäßigkeit verfällt eine im peripheren Neuron, das heißt *infranukleär gelähmte Zunge* rasch der fibrillierenden Atrophie mit Atonie.

Auch die *periphere Lähmung* durch Hypoglossusschädigung ist oft mit anderen Lähmungen assoziiert. Im Kriege sah man nach sagittalen Schüssen durch Gesicht oder Schädelbasis Lähmungen der V. bis XII. Hirnnerven sowie des Sympathikus in den verschiedensten Variationen kombiniert. Recht häufig sieht man heute die einseitige Zungenlähmung nach der radikalen Halsausräumung wegen fortgeschrittenen Kehlkopfkrebses. Im Verlaufe dieses Eingriffes ist die absichtliche Opferung des Hypoglossus oft unvermeidlich. Typisch ist ferner die gleichseitige Schwäche der Unterlippe infolge der chirurgischen Verletzung der beiden unteren Fazialzweige, namentlich des R. cervicalis und mandibularis. Demnach sieht man in solchen Fällen die alaryngeale *Aphonie* durch eine leichte linguale und fallweise labiale *Dysglossie kompliziert.* Im Falle des einseitigen Vorkommens wenig ins Gewicht fallend, bedeutet jedoch die beidseitige Zungenlähmung eine schwere dysglossische Komplikation des alaryngealen Stimmverlustes. Mehr darüber unter den prognostischen Hinweisen.

Direkte Zungenverletzungen waren im Kriege recht häufig. Im Frieden sind entsprechende Sprachstörungen nach Unfällen möglich, oder als Folge von Zungenoperationen etwa wegen bösartiger Neubildungen.

Symptome. Laut Lehrbuchangaben verursacht die *einseitige Hypoglossuslähmung* gar keine oder nur geringe Sprachstörungen. Das ist oft richtig. Manche Patienten klagen aber über erhebliche Sprechbeschwerden und Schmerzen in der Zunge. Durch die verminderte Beweglichkeit der Zungenspitze leiden alle Zungenspitzenlaute. (D), (T), (L), (S), (Z), (Sch) und manchmal auch das vordere (Ch) klingen schwerfällig, verwaschen oder unscharf. Der sonst funktionelle Sigmatismus lateralis bei (S) und (Sch) kann dadurch auftreten. Fast immer geht das Zungen-(R) verloren. Es kann auch durch eine laterale (L)-Form ersetzt sein. Sogar die hinteren Zungenlaute (G), (K) sowie ihre Verbindungen mit (R) und (L) sind bisweilen erschwert. Von den Vokalen sind zumeist (E), (I) und (O) betroffen. Der Gesamtklang der Sprache erscheint dadurch undeutlich, schlechter verständlich und etwas verwaschen.

Beidseitige Hypoglossuslähmung löst eine sehr schwere Kau- und Sprechstörung aus, weil die Zunge unbeweglich im Munde liegt. Von den Mitlauten sind (D), (T), (L), (N), (R), (Sch), (Ch), (G) und (K) gestört. Die Vokale, besonders die mit gehobener Zunge gebildeten wie (E) und (I), klingen sehr verwaschen. Deshalb macht die zusammenhängende Sprache einen höchst undeutlichen und klossigen Eindruck. Dazu kommt noch eine gelegentliche interdentale oder bilaterale Aussprache des (S) und (Sch). Meist sind diese Zischlaute durch stark laterales Rasseln entstellt.

Verletzungen der Zungenspitze bewirken ähnliche Störungen wie die einseitige Hypoglossuslähmung. Die Zungenlaute, namentlich die Zischlaute, sind dadurch stark gestört. Eine typische Friedensverletzung war früher die *elektrische Zungenverbrennung* bei Kindern, welche an ungesicherten elektrischen Verlängerungskabeln leckten. Sie ist merkwürdigerweise für die Sprache völlig harmlos. Nach dem Abfall der nekrotischen Zungenspitze bleiben keinerlei Störungen zurück (M. NADOLECZNY, 1923; K. SCHNEIDER, 1944; ARNOLD, 1943). Eine derartige Beobachtung zeigen die Abb. 117 bis 120.

Verletzungen des Zungenkörpers bedingen schwerere Störungen. Neben den Zungenspitzenlauten leiden infolge der mangelhaften Beweglichkeit auch die Zungenrückenlaute, also (I), (J), (K), (G), (Ch) und das Gaumen-(R). Infolge der

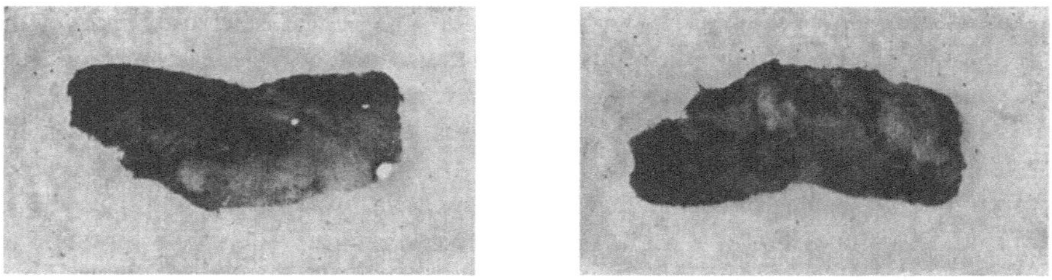

Abb. 118. Elektrische Zungenverbrennung: Die nekrotische Zungenspitze (links Oberseite, rechts Unterseite) fiel am sechsten Tage nach dem Unfall ab.

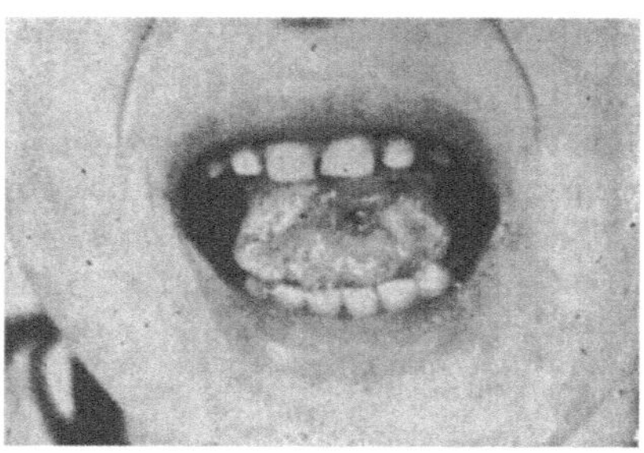

Abb. 119. Elektrische Zungenverbrennung: Der granulierende Zungenrest am elften Tage nach dem Unfall.

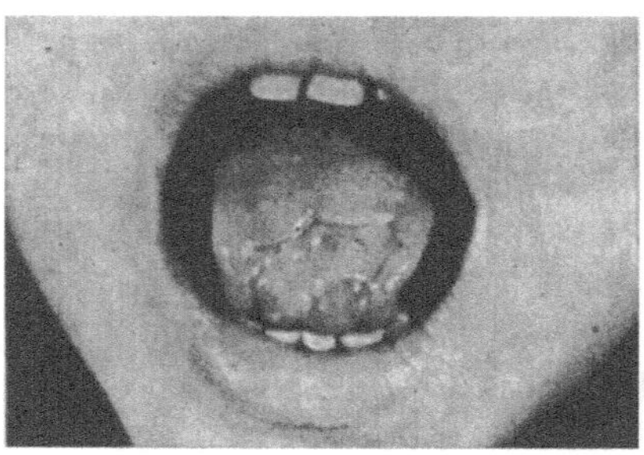

Abb. 120. Elektrische Zungenverbrennung: Nach der Heilung war die Sprache durch den entstandenen Defekt in keiner Weise gestört

beim Sprechen auftretenden Schmerzen kann ferner funktionell offenes Näseln oder Stimmschwäche auftreten.

Der *Verlust eines größeren Zungenteiles* verursacht vorerst eine sehr beträchtliche Entstellung der Sprache. (D) klingt dann wie (G), das (T) wie (K), und das (S) wie vorderes (Ch) oder (Sch). Immer fehlt das Zungen-(R), das (L) ist sehr kehlig, hat einen (J)-artigen Beiklang oder fehlt überhaupt. Die Vokale, besonders (E) und (I), sowie (G), (K), vorderes (Ch) und hinteres (R) erscheinen erschwert. Aber auch alle anderen Laute mögen Schmerzen verursachen (Abb. 121).

Im Gegensatz zu der folgenlos ertragenen chirurgischen Entfernung des Zungenbeines, etwa wegen thyreoglossaler Zyste, lösen *Verletzungen des Zungenbeines* durch Bruch oder Schuß zunächst besonders starke subjektive Sprechstörungen aus. Alle Zungenlaute und sogar die Lippenlaute erweisen sich dabei als schwer beeinträchtigt. Oft bereitet das Sprechen erheblichen Schmerz in der verletzten Gegend.

In Fällen von wahrer *Aglossie durch Verlust der gesamten Zunge* sollte das Sprechen nach der allgemeinen Laienauffassung, zudem auch in der Meinung vieler Ärzte, völlig unmöglich sein. Dem ist aber nicht so. Es führt nämlich nicht einmal die restlose Entfernung der Zunge wegen bösartiger Geschwülste zu dauernder

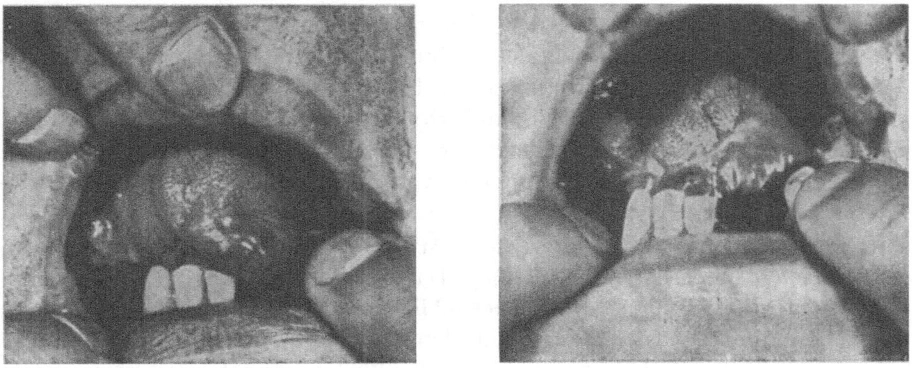

Abb. 121. Schwere *linguale Dysglossie* nach Schußverletzung der Zähne und der Zunge; links Zunge vorgestreckt; rechts Zunge rückgezogen.

Stummheit, wie man früher glaubte. Übrigens wurde die mittelalterliche Überwertung der Zunge als angebliches Hauptorgan der Sprechfähigkeit bereits vor mehr als drei Jahrhunderten widerlegt.

In seiner Schrift „Aglossostomographie ou déscription d'une bouche sans langue laquelle parle et fait naturellement toutes ses autres fonctions" (Saumur 1630) gab De Bélébat die Beschreibung eines Knaben, welcher infolge von Gangrän die Zunge bis auf zwei kleine Muskelstümpfe am Mundboden fast völlig verloren hatte. Trotzdem sei seine Sprache vollkommen verständlich gewesen. Im Jahre 1718 stellte Jussieu in der Pariser Akademie der Wissenschaften ein neunjähriges Mädchen mit angeborenem Mangel der Zunge aber dennoch sehr guter Sprache vor. Weitere historische Beobachtungen sind genügend oft in den Büchern Kussmauls, Gutzmanns oder Nadolecznys referiert worden, wie etwa der Hinweis auf die „afrikanischen Bekenner", denen der ketzerische Vandale Hunerich im Jahre 484 n. Chr. zu Tipasa die Zungen herausschneiden ließ, und die dann doch wieder sprechen konnten. Sprache ohne Zunge stellt somit einen durchaus natürlichen Vorgang des Ersatzes einer verlorenen Funktion durch vikariierende Bewegungen vor. Sie ist also keineswegs ein Wunder, wie in früheren Jahrhunderten so hartnäckig behauptet wurde und wie ein anfragender Zeitungskorrespondent neuerdings glaubte.

Therapie. Durch sprachärztliche *Übungsbehandlung* während einiger Monate läßt sich die spontane Bemühung um die Kompensation der sprachlichen Ausfallserscheinungen wesentlich beschleunigen. Zusätzliche Hilfe bietet die *physikalische Therapie* mit Elektrizität, passiver Dehnungsmassage der gelähmten oder vernarbten Zunge und aktiver Widerstandsgymnastik, weil diese Maßnahmen zur Kräftigung der erhaltenen Muskulatur führen. Zu diesem Zwecke läßt man die behandelte Zunge vorgehaltene Spateln in den verschiedenen Richtungen wegdrücken. Dadurch verbessert sich ihre Kraft und Geschicklichkeit.

Operative Eingriffe an der Zunge sind nur selten und dann mit anderen als sprachlichen Indikationen, etwa zur Zahnregulierung erforderlich. Die Beseitigung einer Makroglossie aus orthodontischen Beweggründen kann allerdings eine Verbesserung der Aussprache der vorher gestörten Zungenlaute herbeiführen, wie ich schon gesehen habe.

Wenn das Zungenbändchen die Zungenspitze tatsächlich am Mundboden anheftet wie in Abb. 114 bis 115, dann kann man diesem Zustand durch *Frenulektomie* abhelfen. Als Indikation gelten mastikatorische, kosmetische und psychologische Gründe. Einen direkten Einfluß auf die Sprache darf man davon nicht erwarten. Es muß also auf jeden Fall systematische Sprachbehandlung anschließen, falls eine Behinderung der Artikulation bestand. Obwohl wir seit 1938 beinahe 100000 sprach- und stimmgestörte Patienten gesehen haben, war es bisher bloß einige Male notwendig, die Frenulektomie vorzunehmen oder anzuraten. In einem Falle wünschten italienische Eltern, daß ein Knabe mit Ankyloglossie das rollende Zungen-(R) erlerne. Ein anderer Patient war schwer neurotisch und ein weiterer schizophren.

Sprache ohne Zunge. Aglossische Artikulation entsteht entweder spontan oder durch systematische Unterweisung. Dabei werden die fehlenden Laute durch vikariierende Bewegungen von zurückgebliebenen Muskelwülsten oder von der übrigen Mundmuskulatur erzeugt. Von den Vokalen erleidet das (I) die stärkste bleibende Einbuße. (A) klingt wie (Ä), (O) wie (Ö), (U) wie (Ü), (E) liegt zwischen (E) und (Ö). Für die fehlende Zungenspitze tritt die Unterlippe ein, indem sie sich hinter die Oberzähne schiebt. Auf diese Weise kommen (D), (T) und (N) recht deutlich zustande. Ein unscharfes (S) erzielen geschickte Patienten mittels Blasens durch die Zähne. (Sch) entsteht auf dieselbe Weise unter Lippenvorstülpung. (L) klingt nach einiger Übungszeit gar nicht schlecht, obwohl die normale Teilung des Luftstromes nicht stattfindet. (G), (K), (Ng) und beide (Ch) werden als Rachenlaute zwischen dem Zungenrest (oder Kehldeckel) und der Rachenwand gebildet. Oder sie entstehen wie bei Gaumenspalte im Kehlkopf. Auch das (R) ertönt als laryngeales Knarren (Vocal Fry) durch langsame subtonale Schwingungen der Stimmlippen oder Taschenfalten. Somit liegt ein organisch bedingter Rhotacismus laryngealis vor. Manche Patienten gelangen auf solche Weise spontan oder nach längerer Übungszeit wieder zu einer recht guten Sprache, wie auch F. Brodnitz (1960) neuerlich wieder schilderte.

Auf die *prothetische Therapie* der alten Chirurgen hat C. L. Merkel (1846) hingewiesen. Der berühmte französische Chirurg Ambroise Paré (1510/17 bis 1590) gab dem Zungenlosen eine hölzerne runde Platte zum Sprechen in den Mund. Panconcelli-Calzia (1943) hatte einen anderen Plan. Der Zahnarzt kann der verstümmelten Zunge das Erreichen der Zähne und des Gaumens durch dessen Verbreiterung mittels entsprechender prothetischer Auflagen erleichtern.

Die **Prognose** der Sprechstörungen durch *Verletzungen und Lähmungen* der Zunge ist somit im allgemeinen sehr gut. Durch die Förderung der Zungenbeweglichkeit mittels Sprachübungen lassen sich übrigens auch die Störungen des Kauens und Schluckens bis zu einem gewissen Grade mildern.

Einschränkungen. Seit der zunehmende Heroismus der modernen Chirurgie sich aber auf die radikalsten Ausräumungen von Mund und Hals vorwagt, sieht man eine wachsende Zahl von Kranken, welche einen erheblichen Teil ihrer Kau-, Schluck-, Stimm- und Sprechorgane verloren haben. Dementsprechend bleiben sehr schwere Störungen dieser Funktionen zurück. Sie lassen sich in folgende Komponenten zergliedern.

Laryngektomie bedingt den Verlust der Stimme (*alaryngeale Aphonie*). Zusätzliche Glossektomie macht die Artikulation der meisten Sprachlaute unmöglich (*Anarthrie* wegen *Aglossie*). Falls Kieferteile geopfert wurden, können neben der entsprechenden *dentalen und mandibulären Dysglossie* sogar Mundöffnung und Lippenbewegung beschränkt sein, was die restlichen Lippenlaute stört (*labiale Dysglossie*). In solchen Fällen ist oft auch der Gaumen in die Resektion oder Narbenschrumpfung einbezogen, so daß Fehlschlucken in die Nase auftritt (*palatale Dysphagie*) und offenes Näseln (*palatale Rhinolalie*) bestünde, wenn Sprache vorhanden wäre. Im Alter sind viele Leute schwerhörig. Deshalb kann sich die weitere Schwierigkeit der *audiogenen Dyslalie* hinzugesellen. Es ist klar, daß derart vielseitige und andauernde Beschwerden leicht seelische *Depressionen* auslösen. Darunter leidet wieder der Fortschritt der therapeutischen Bemühungen.

Diesen vielfältigen funktionellen Ausfällen solcher *multipler Dysglossien* entsprechend, muß die sprachliche Rehabilitation mehrere Ersatzfunktionen herstellen. Zunächst ist die alaryngeale Aphonie durch die Entwicklung der Ösophagusstimme oder durch einen künstlichen Kehlkopf zu beseitigen (s. Bd. I). Damit ist aber nicht viel gewonnen, denn Stimme ohne Artikulation taugt nicht zur Verständigung. Daher muß man überdies die vikariierende Sprache ohne Zunge ausbilden (s. o.). Wenn aber noch weitere Mund- und Rachenteile fehlen, bleiben wenige Organe zur vikariierenden Funktion übrig.

Dann steht man solchen hilflosen Kranken selbst ziemlich hilflos gegenüber. D. Miller (1961) hatte ähnliches im Sinne, als er die *psychologischen Gesichtspunkte* der radikalen Kopf- und Halschirurgie besprach. Zusammenfassend sagte er: „Wir müssen nicht bloß jene winzigen aber wild wachsenden Zellen im Auge haben, sondern auch Leib und Seele des Patienten, seine Familie, seine Nachbarn und seine Kollegen; wir müssen uns dann fragen, ob es wirklich das ist, was ich für mich und die Meinen getan haben wollte?"

Mit anderen als den beschriebenen Sprechstörungen hat die Zunge nichts zu tun. Es gibt also keine allgemeinen Sprachstörungen infolge einer „angewachsenen Zunge". Im Kindesalter bleiben selbst nach schweren Verletzungen der Zunge meist überhaupt keine Störungen zurück, wie man wiederholt nach elektrischen Zungenverbrennungen sehen konnte. Wie man nunmehr genau versteht, können sogar grobe Veränderungen der peripheren Artikulatoren durch die *zentralen regulierenden Mechanismen kompensiert* werden. Dazu gehören die auditive Rückkoppelung und die neuromuskuläre Koordination. Wenn wir an die einführenden Kapitel erinnern, finden wir die hauptsächlichen Bestimmer des sprachlichen Ausdruckes in den verwandten Fähigkeiten der auditiven Wahrnehmung, motorischen Eupraxie und sprachlichen Begabung repräsentiert.

Falls gelegentlich einmal angeborene Ankyloglossie die Artikulation tatsächlich stört, dann kann man die *peripher-organische* Komponente einer solchen lingualen Dysglossie durch Frenulotomie beseitigen. Es wird aber von der sprachlichen Begabung und motorischen Geschicklichkeit abhängen, wie rasch die ursprüngliche Behinderung überwunden ist. Sobald sich *angeborene Sprachschwäche* herausstellt, muß ein solcher Fall so behandelt werden wie gewöhnliches Stammeln. Celsus traf den Nagel auf den Kopf: Die Fähigkeit des Zungenvorstreckens garantiert keineswegs die normale Entwicklung der Sprache. Zunge und Sprache sind nur deshalb so nahe verwandt, weil ihre motorischen Zentren in der präzentralen Hirnrinde eng bei einander liegen. Man kann es nicht oft genug sagen: Das Hirn spricht, aber nicht die Zunge.

Literatur

Linguale Dysglossie

Arnold, G. E.: Elektrische Zungenverbrennung. Mschr. Ohrenheilk. 77: 380, 1943; — Die Sprach- und Stimmstörungen bei Kriegsverletzten. In: Wehrmedizin, von A. Zimmer, 1: 567. Wien: F. Deuticke, 1944; — Verlust der Singstimme und schwere Sprachstörung infolge beidseitiger Hypoglossuslähmung. Mschr. Ohrenheilk. 81: 196, 1947; — Die traumatischen und konstitutionellen Störungen der Stimme und Sprache. Wien: Urban und Schwarzenberg, 1948.

BERRY, M. F.: Lingual Anomalies Associated with Palatal Clefts. J. Speech Dis. 14: 359, 1949. — BOERHAAVE, H.: Lehrsätze der theoretischen Medizin. III. Teil, p. 374, Helmstädt: C. G. Fleckeisen, 1794. — BRODNITZ, F. S.: Speech after Glossectomy. Curr. Probl. Phoniat. Logop. 1: 68, 1960.

CALMANN, A.: Zur Casuistik der Mißbildungen an Zunge und Kehlkopf. Diss. Univ. Berlin, 1893. — CELSUS, A. CORN.: De medicina libri octo. p. 447, Biponti: 1786. — CZERMAK, J. N.: Gesammelte Schriften, 1: Wien, 1879.

FALK, P.: Über das Neurinom der Zunge. Mschr. Ohrenheilk. 78: 246, 1944.

GOLDSTEIN, M. A.: Speech Without a Tongue. J. Speech Dis. 5: 65, 1940. — GREENE, J. S.: Some Mouth and Jaw Conditions Responsible for Defects in Speech. Med. Record. July 2, 1921; — Speech Defects and Related Oral Anomalies. J. Amer. Dent. Ass. 24: 1969, 1937. — GUTZMANN, H.: Der Zusammenhang von Zunge und Sprache in der Geschichte der Medizin. Mschr. ges. Sprachheilk. 12: 289, 1902.

HAWK, S. S., E. FRÖSCHELS, M. HALL and P, PFAFF: Selected Bibliography from Current Books and Periodicals on Speech Disorders in Time of War. J. Speech Dis. 8: 189, 1943. — HERBERMAN, M. A.: Rehabilitation of Patients Following Glossectomy. Arch. Otolaryng. 67: 182, 1958. — HOFFER, G.: Über ein Krankheitsbild von chronischem Trauma der Zunge. Hals- usw. Arzt, 32: 112, 1941.

IMRE, V.: Unfallverletzungen als Ursache für Stimm- und Sprachstörungen. Arch. Ohren- usw. Heilk. 165: 444, 1954.

JUERGENSSEN, O. J.: Seltener Fall einer Zungenverwachsung. Österr. Z. Kinderheilk. 1: 118, 1947.

LIEBMANN, A.: Sprachstörungen bei Kriegsteilnehmern, Berlin, Coblentz: 1916.

MERKEL, C. L.: Indikationen zur operativen Behandlung des Stammelns. Beitr. Gehör- und Sprachheilk. von E. Schmalz, 2. Heft, p. 1, Leipzig: J. C. Hinrichs, 1846. — MILLER, D.: Psychological considerations in the management of cancer of the ear, nose and throat. Trans. Amer. Acad. Ophthalm. Otolaryng. 65: 841, 1961. — MORFIT, H. M.: Lymphangioma of the tongue. Arch. Surg. 81: 761, 1960.

NADOLECZNY, M.: Über Verbrennungen in der Mundhöhle. Arch. Ohren- usw. Heilk. 133: 283, 1932.

PANCONCELLI-CALZIA, G.: Die phonetische Behandlung von Stimm- und Sprachbeschädigten Kriegsverwundeten und Erkrankten. Vox, Nr. 2 bis 3, 1917; — Das Zungenbändchen, ein Belang auch des Zahnarztes. Zahnärztl. Rundschau, 46: Nr. 30 u. 32, 1937; — Über die Tätigkeit der Sprachstation des Wehrkreises X. Medizin. Welt, 14: 1220, 1940; — Über die Wiedererlangung der Sprechfähigkeit nach Zungenverletzungen. Dtsch. Militärarzt, 8: 270, 1943. — PEACHER, W. G.: Disorders of Articulation Due to Gunshot Wounds of the Head and Neck in World War II. In Speech and Voice Correction by E. FRÖSCHELS, 1948. — POIROT, J.: Die Phonetik, 3: 1911.

RICKETTS, R. M.: Sumario De la Mesa Rodonda Sobre Malos Hábitos Orofaciales. Acta Audiol. Foniat. Hispanoamer. 4: 185, 1962. — RIGDON, R. H., and F. E. NOBLIN: Macroglossia Accompanying Primary Systemic Amyloidosis. Ann. Otology etc. 58: 470, 1949.

SACHS, E.: Über den sogenannten Hemispasmus glossolabialis der Hysterischen. Arch. Psychiatrie, 42: Nr. 3, 1906. — SALINGER, S.: The Nasal Septum: Some Observations on its Relationship to Palatal Deformities. Brit. J. Plastic Surg. 5: 129, 1952. — SCHIFF, M.: Hypermobility of the Tongue. AMA Arch. Otolaryng. 67: 81, 1958. — SCHNEIDER, K.: Elektrische Unfälle im Bereich des Mundes. Mschr. Ohrenheilk. 78: 243, 1944. — SCHOPPMANN, J.: Angeborene Spaltbildung der vorderen Zunge. Diss. Univ. Münster, 1939.

THAL, J. VAN: The Relationship between War Conditions and Defects of Voice and Speech. Folia Phoniat. 2: 159, 1950. — TSCHIASSNY, K.: Site of Lesion in Paralysis of Twelfth and/or Seventh Cranial Nerve. Arch. Otolaryng. 51: 739, 1950.

4. Veränderungen des Gaumens (Dysglossia palatalis) und offenes Näseln: Rhinolalia aperta

Einteilung. Wie in den physiologischen Abschnitten zum Ausdruck kam, gehört die normale Gaumenfunktion zu den wichtigsten Voraussetzungen des ungestörten Sprechvorganges. Dem Gaumen obliegt nämlich die funktionelle Trennung der Mundhöhle von den Nasenräumen während der Aussprache aller Mundlaute. Dementsprechend führt jede Schädigung der artikulatorischen Gaumenfunktion eine abnorm *vermehrte* Resonanz der Nasenhöhle herbei. Dies äußert sich im *näselnden* Klang der Sprache.

Weil sich die Laienwelt seit jeher eigene Ansichten über die sprachlichen Phänomene gebildet hat und sich den besseren Erkenntnissen der Fachwelt nicht beugen will, ist aber noch eine andere Bedeutung des Begriffes ,,Näseln'' verbreitet. So sagt man allgemein, daß jemand ,,*durch* die Nase spräche, weil er sie ständig *verstopft* hätte''. Erfahrungsgemäß ist es zwecklos, mit den Patienten über die Sinnlosigkeit dieser sich widersprechenden Schlußfolgerung zu argumentieren. Man weiß ohnehin, was solche Kranke meinen: Sie können die *Nasenlaute nicht* durch die Nase sprechen, weil diese *nicht* genügend offen ist. Somit handelt es sich um das genaue Gegenteil der näselnden Sprechweise, nämlich um den ,,entnäselten'' Klang der *verminderten* nasalen Resonanz. Den Amerikanern fällt es viel leichter, diesen Umstand auszudrücken, wenn sie die verminderte Nasenresonanz als ,,denasal speech'' bezeichnen.

Infolge der engen Nachbarschaft zwischen Gaumen und Nase sind nicht selten beide zugleich erkrankt. Dann kombinieren sich die hörbaren Erscheinungen des übermäßigen Näselns und der verstopften Nasenresonanz in einer dritten Form der *gemischten* nasalen Klangstörung. Derart treten die Störungen der Nasenresonanz in drei prinzipiell verschiedenen Formen auf, und zwar als offenes, geschlossenes und als gemischtes Näseln.

1. Im Falle des *offenen* Näselns fehlt der Abschluß zwischen Rachen und Nase während der Aussprache der Mundlaute. Daher ist die Nasenresonanz vermehrt. Weil die fehlerhafte Funktion das Gaumensegel betrifft, handelt es sich um eine *palatale Dysglossie.* Diese wollen wir sogleich genau betrachten.

2. *Geschlossenes* Näseln indessen beruht auf einem Hindernis, welches den tönenden Luftstrom während der Aussprache der Nasenlaute (M), (N) und (Ng) nicht in die Nase gelangen läßt. Sonach fällt die natürliche Resonanz der Nasenlaute (Resonanten) in den suprapalatalen Räumen aus. Meist liegt das Hindernis in den hinteren oder vorderen Teilen der Nase. Deshalb stellt das geschlossene oder verstopfte Näseln gewöhnlich eine *nasale Dysglossie* vor.

3. Sobald es aber zur Kombination der beiden einander entgegengesetzten Formen kommt, dann tritt *gemischtes* Näseln auf. Dieses bedeutet immer eine kombinierte *palato-nasale Dysglossie.* Es ist von größter praktischer Bedeutung, diese drei Arten des Näselns streng zu unterscheiden, wenn falsch indizierte chirurgische Eingriffe in der Nase in der Zukunft vermieden werden sollen.

Synonyma und verwandte Begriffe. Rhinolalia aperta, Hyperrhinolalie, Hypernasalität, näselnde Sprache (oder Sprechweise), Rhinophonie, Rhinoglossie, Nasilität, Nasalierung.

Definition. Offenes Näseln ist eine Klangstörung während des Sprechvorganges infolge der Entstellung aller Mundlaute durch in der Nase entstehende Geräusche oder durch vermehrtes Mitklingen der suprapalatalen Räume. Da Nase und Gaumen an der Funktion des Kehlkopfes nicht direkt beteiligt sind, hat das Näseln mit der Stimme wenig zu tun. Näseln bedeutet eine Störung des Sprechens, jedoch nicht der Stimme oder Phonation.

Akustische Phonetik. Zunächst muß man streng zwischen mehreren Arten von akustischen Phänomenen unterscheiden, welche mit der nasalen Resonanz verwandt sind. Diese sind 1. die Nasenlaute, 2. die Nasalierung, 3. die Nasalität und 4. das nasale Blasen oder Murmeln. Neue akustische und phonetische Untersuchungen brachten weitere Klärung dieser komplizierten Probleme. In Übereinstimmung mit G. Fant (1960) verwenden wir die folgenden Definitionen, wie sie in der akustischen Phonetik üblich sind.

1. Die *Nasenlaute* (M), (N), (Ng) entstehen in der Nase während des völligen Verschlusses der Mundhöhle an einer der drei typischen Artikulationszonen, wobei das Gaumensegel erschlafft bleibt. Ihre akustischen Unterschiede sind von der Grösse der oralen Resonanzhöhle hinter dem Punkt des Zungenabschlusses bedingt.

2. *Nasalierung* ist die gegenseitige Beeinflussung der nasalen und oralen Höhlen während der Artikulation von Sprachlauten ohne Gaumenabschluß. Typische Beispiele sind die französischen *nasalierten Vokale*. Außerdem klingen alle oralen Vokale leicht nasalisiert, wenn sie in Nachbarschaft oder zwischen zwei nasalen Konsonanten auftreten. Nasalierung bedeutet also das Hinzutreten einer leichten nasalen Resonanz zu ansonsten normal artikulierten Vokalen, weil das palatopharyngeale Ventil leicht offen bleibt.

3. *Nasalität* entsteht durch das Zufügen von nasaler Resonanz sowohl zu *Vokalen als auch oralen Konsonanten*, oder den völligen Ersatz der oralen Aussprache durch einen konstanten nasalen Luftdurchtritt.

4. Das *nasale Blasen* (Murmeln) entsteht in der Nase durch Reibung eines stimmlosen Luftstromes entlang den Nasenwänden, wodurch wieder nasale Resonanz erregt wird. Beispiele sind das nasale Blasen des nasalen Sigmatismus, sowie die perplosiven Geräusche, welche innerhalb der Gaumenklappe während der Artikulation von (Pm) oder (Tn) entstehen. Es ist wichtig, diese Definitionen sorgfältig anzuwenden, wenn eine weitere Verwirrung der akustischen Daten vermieden werden soll.

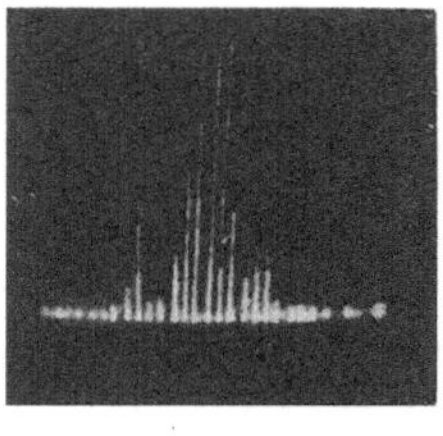

Abb. 122. Spektrogramm des *normalen* Vokales (A) auf Tonhöhe 256 Hz (Luchsinger).

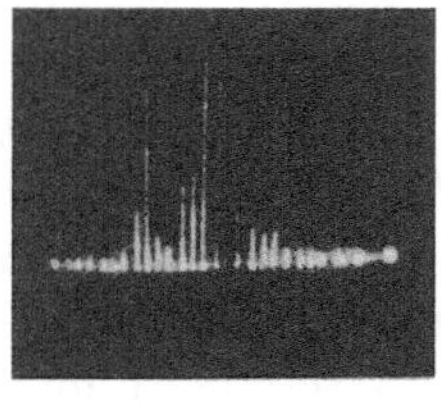

Abb. 123. Spektrogramm des *nasalisierten* Vokales (A) auf Tonhöhe 256 Hz (Luchsinger).

Spektrographie. Seit langer Zeit hat man sich um die Klanganalyse der nasalen Sprachphänomene bemüht (J. Katzenstein, 1910; H. Gutzmann, Sr., 1913; R. Sokolowsky, 1931). Luchsinger (1947) analysierte die Unterschiede zwischen einem normalen Vokal und seiner nasalisierten Aussprache (Abb. 122 bis 125). Er glaubte, daß die nasalen Vokale durch einen hervorstehenden Grundton charakterisiert sind. Andere Autoren wie C. STUMPF (1926), M. JOOS (1948) und F. WINCKEL (1952) beobachteten das Erscheinen von *höheren Obertönen* zwischen 1000 und 2000 Hz, wenn Vokale eine nasale Färbung annahmen. Dieser Befund paßt zur Beobachtung der Sänger, welche die höheren Töne durch leicht nasale Intonation der Vokale besser erreichen. Umgekehrt werden die höchsten Töne des Tenors (um $c^2 = 523$ Hz) und des Sopranes (um $c^3 = 1046$ Hz) durch die Gewohnheit zum Nasalieren nicht gestört. Neuere Ergebnisse lassen sich in der folgenden Weise zusammenfassen.

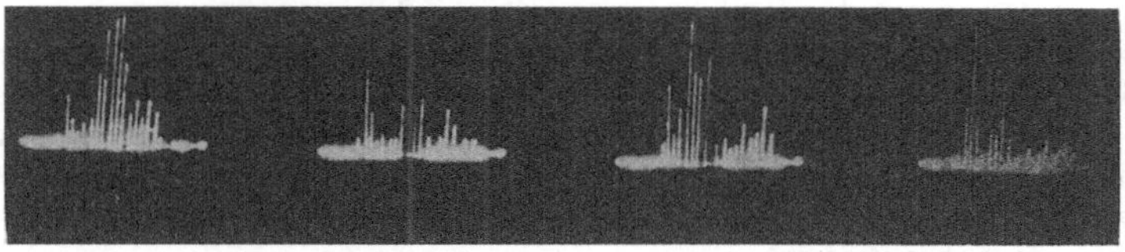

Abb. 124. Spektrometrische Klanganalysen bei normaler und offen genäselter Vokalbildung: 1. Vokal (A) normal, 2. Vokal (A) offen genäselt, 3. Vokal (O) normal, 4. Vokal (O) offen genäselt. Normale weibliche Versuchsperson (LUCHSINGER).

1. Die *nasalen Konsonanten* enthalten ziemlich fixierte Formanten, welche von der Resonanz des Nasenganges und Nasenrachens abhängen. FANT (1960) beobachtete das Hervortreten eines niedrigsten Maximum bei ungefähr 250 Hz, während die höheren Formanten bei 1000, 2000, 3000 und 4000 Hz schwächer sind. A. S. HOUSE (1957) fand Zeichen einer vorherrschenden nieder-frequenten Energie und einen allgemein niederen Energiepegel im Vergleich mit Vokalen. Eine charakteristische spektrale Prominenz erscheint bei 1000 Hz. Die akustische Struktur der nasalen Laute von slawischen Sprachen wurde von M. ROMPORTL (1962) studiert.

2. *Nasalisierung* von Vokalen wurde mit Sonagram-Aufnahmen und einem elektrischen Analog des Stimmkanales studiert. O. FUJIMURA (1958) definierte die wichtigsten Kenn-

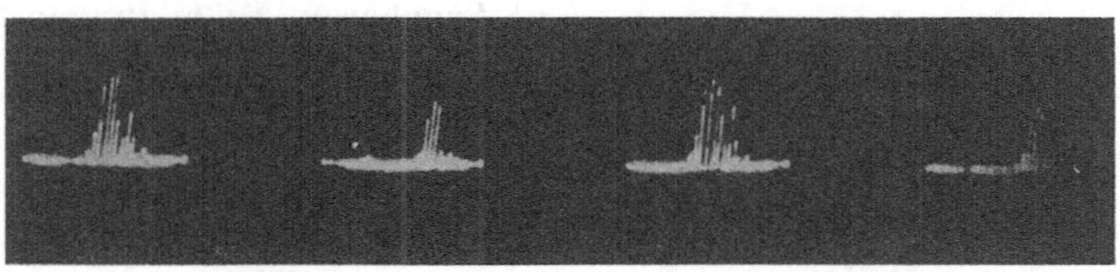

Abb. 125. Spektrometrische Klanganalysen der normalen Vokalbildung bei offener und zugehaltener Nase (I–A-Probe): 1. Vokal (A) Nase offen, 2. Vokal (I) Nase offen, 3. Vokal (A) Nase geschlossen, 4. Vokal (I) Nase geschlossen. Normale männliche Versuchsperson (LUCHSINGER).

zeichen der Nasalisierung wie folgt: betonte spektrale Intensität um 250 Hz; selektive Anti-Resonanz um 500 Hz; sowie allgemein schwache und diffuse spektrale Komponenten.

3. *Offenes Näseln* der Nasalität ist nicht leicht zu studieren. FANT betonte, daß die akustischen Kennzeichen des Näselns in gleicher Weise wie die der Nasalierung mit dem Sprecher, den bestimmten Sprachlauten und dem Grade der nasalen Koppelung variieren. LINTZ und SHERMAN (1961) erklären, daß der Grad der empfundenen Nasalität von der Art des Vokales und Konsonanten abhängt. H. BAUER (1963) deutet die widersprechenden akustisch-spektralen Befunde über Nasalität durch die Annahme, daß der Hörer das psychoakustische Phänomen einer Mischung von Kombinationstönen wahrnimmt. S. SMITH (1951) beobachtete die folgenden Kennzeichen. 1. Der Grundton ist nicht wesentlich verändert. 2. Der erste Formant F1 ist gewöhnlich als primärer Hinweis abgeschwächt. 3. Ein nasaler Formant erscheint bei 1000 Hz, oder bei 250 Hz, wie von P. DELATTRE (1948, 1951) gefunden. 4. Gelegentlich erscheint ein Formant bei 2000 Hz. 5. F2 und F3 sind abgeschwächt, während F4 verstärkt ist.

H. Bauer (1964) fand bei offenem Näseln folgende Komponenten: 1. Reduktion der ersten beiden Formanten; 2. zeitliche Überlappung sonst getrennter Elemente der Phoneme; 3. Nivellierung der Intensitätsverläufe; 4. Verringerung der Frequenz-Differenz bei den transienten Lautübergängen. D. R. Dickson (1962) summierte die grundlegenden Faktoren der Nasalität als *Verlust an Energie, vermehrte Dämpfung, sowie Hinzutreten von Resonanzen und Anti-Resonanzen.*

4. *Nasales Blasen* äußert sich laut Fant durch einen verminderten Vokalformanten F2. Es scheint, daß die am meisten hervorstechenden Hinweise für die auditive Unterscheidung der verschiedenen nasalen Phoneme durch die *Formant-Transitionen* in den oralen Lautintervallen nächst dem nasalen Blasen repräsentiert sind.

5. *Offenes und geschlossenes Näseln.* Pfau und Jakobi (1962) machten spektrographische Analysen des Vokalklanges bei verschiedener Nasenweite. Sie bestätigten, daß hochgradige Verengung der Nase den Stimmklang im Sinne des geschlossenen Näselns unangenehm verändert. Hingegen fanden sie keine akustischen Unterschiede des Stimmklanges bei verschieden großer Weite der Nase. Chirurgische Erweiterung einer klinisch normalen Nase kann also den Stimmklang nicht verbessern.

Ätiologie. Eine pathologische Verbindung zwischen Mund und Nasenhöhle entsteht auf verschiedene Weise. Zunächst muß man zwischen den a) *angeborenen organischen* und b) *erworbenen organischen* Ursachen unterscheiden. Eine solche Trennung ist deshalb wichtig, weil sich die angeborenen und die erworbenen Zustände der nasalen Sprachstörungen in einem grundsätzlich verschiedenen Störungsbild der Sprachentwicklung und Sprechfähigkeit äußern. c) Schließlich hält man die immer erworbenen *funktionellen* Ursachen auseinander, welche eine weiter abgrenzbare Beeinträchtigung der Aussprache auslösen.

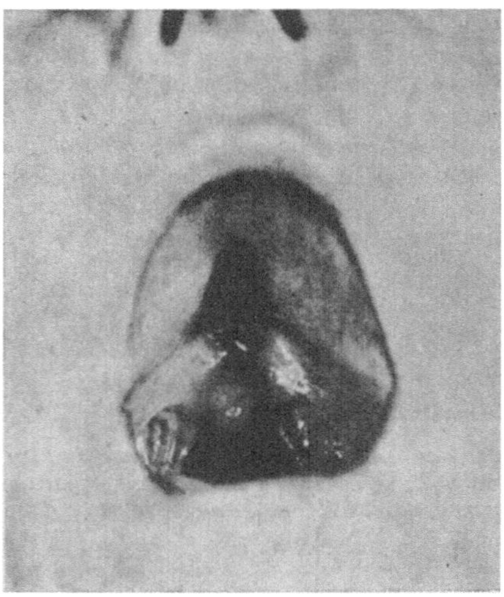

Abb. 126. Angeborene *submuköse* Gaumenspalte. Während der Phonation tritt der dreieckige Defekt des harten Gaumens durch die Anspannung des darüber erhaltenen Schleimhautüberzugs deutlich hervor.

a) Angeborene Mißbildungen des Gaumens

Gaumenspalte. Zu den angeborenen organischen Gaumenmißbildungen gehört vorerst die offene und die submuköse Gaumenspalte. Die verschiedenen Formen der *offenen Kiefer- und Gaumenspalten* sind ohne weiteres erkennbar und allgemein bekannt, da sie verhältnismäßig häufig vorkommen. Nach den Übersichten von H. Krebs (1940), G. Krüsi (1949), M. E. Morley (1945) u. a. ist im Durchschnitt mit einer Kiefer-Gaumenspalte auf je 1000 Geburten zu rechnen. Die Probleme der Gaumenspaltensprache werden im folgenden Abschnitt besprochen.

Submuköse Gaumenspalte. Diese Erscheinungsform der Spaltbildung (Abb. 126) ist weniger bekannt, weil sie viel seltener als die offene Spalte vorkommt. Daß diese Probleme immer wieder besprochen werden, wie von Mc Williams und Musgrave (1965), deutet die allgemeine Unsicherheit im Wissen über die nasalen Sprechstörungen an. Das Zäpfchen ist in solchen Fällen teils gespalten, teils normal.

In charakteristischer Weise zeigt der *harte Gaumen* am hinteren Rande einen dreieckigen Defekt. Darüber dehnt sich die Schleimhaut aus. Sie ist aber sehr dünn, weil die oralen und nasalen Schichten ohne Muskulatur direkt aufeinanderliegen. Während der Phonation wird sie angespannt. Dann sieht man den verschieden langen Knochendefekt durchschimmern. In Zweifelsfällen macht man den Befund mittels Durchleuchtung des Gaumens deutlicher,

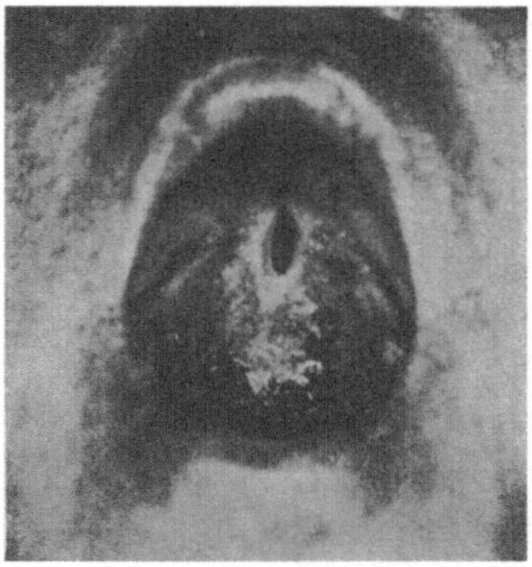

Abb. 127. **Angeborene *submuköse* Gaumenspalte mit schmalem Loch in der bedeckenden Schleimhaut;** starke Sprachstörung durch offenes Näseln.

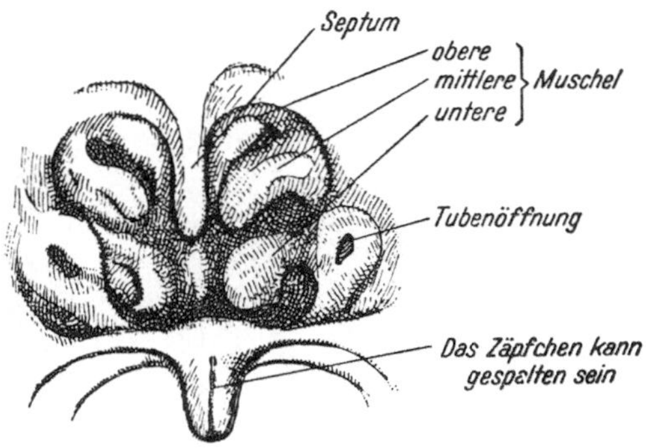

Abb. 128. Postrhinoskopisches Bild bei angeborener *submuköser Gaumenspalte*. Das Septum trennt die Choanen nur unvollkommen und erreicht nicht den Nasenboden.

indem man das Nasopharyngoskop in die Nase einführt. Manchmal befindet sich in der Schleimhaut ein schmales Loch (Abb. 127).

Das *Gaumensegel* ist immer zu kurz und zu schwach. Es kann daher bei seiner Hebung keinen palatalen Abschluß herstellen. Mit der submukösen Gaumenspalte verbindet sich

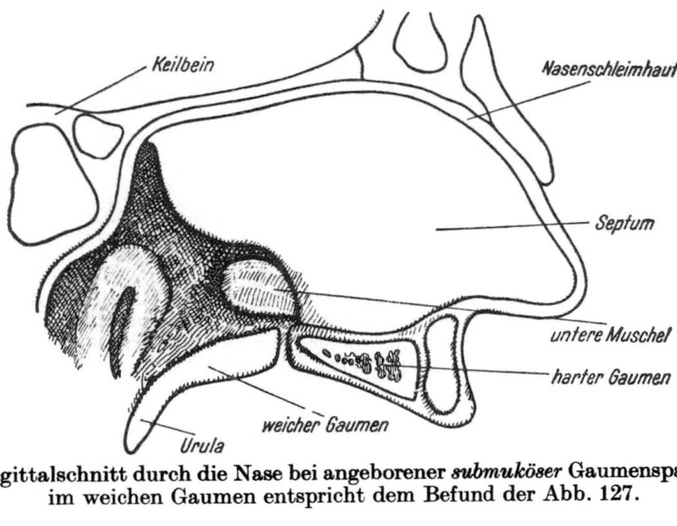

Abb. 129. Sagittalschnitt durch die Nase bei angeborener *submuköser* Gaumenspalte. Das Loch im weichen Gaumen entspricht dem Befund der Abb. 127.

stets eine Mißbildung des rückwärtigen Nasenseptums, weil dieses im Bereiche der Spaltbildung ebenfalls fehlt (Abb. 128, 129).

Kongenitale Veluminsuffizienz bedeutet eine andersartige und früher recht seltene Mißbildung. P. H. Damsté (1962) sieht die angeborene Gaumeninsuffizienz häufiger als man früher annahm. H. Bauer (1966) teilt diese Ansicht und erklärte die palatale Insuffizienz ohne Gaumenspalte als eine wahrscheinliche Folge der suprabulbären Paralyse.

Bei dieser Mißbildung erscheint der *harte Gaumen* normal ausgebildet. Das *Velum* ist jedoch zu kurz, zu schwach und zu wenig beweglich. Das normale Verhältnis der Länge von hartem und weichem Gaumen von 2:1 ist in solchen Fällen auf 3:1 oder 4:1 verschoben. Zufolge der Schwäche der Muskulatur unterbleibt der Gaumenabschluß, weil das Gaumensegel zu weit von der hinteren Rachenwand absteht. Außerdem kann das *Zäpfchen* gespalten sein und gibt dann einen weiteren Hinweis auf die angeborene Natur der Gaumeninsuffizienz.

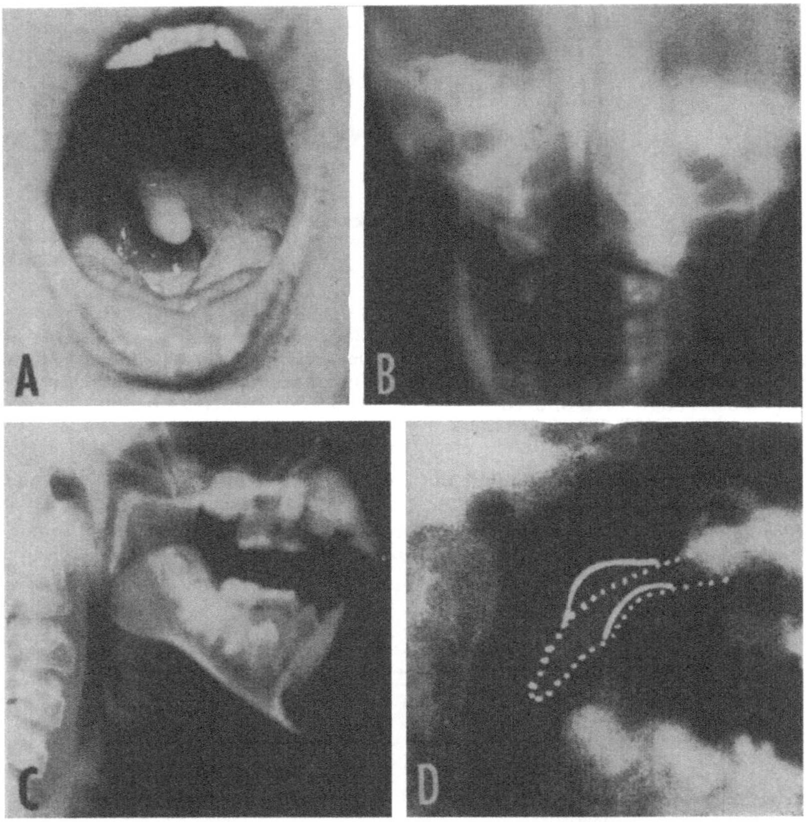

Abb. 130. Beispiele von *palatalen Entwicklungsanomalien* in Fällen von offenem Näseln. A Photographie einer kaudalen Verlagerung der linken Gaumenhälfte. B Tomographie einer gespaltenen Spitze des Zahnfortsatzes des zweiten Halswirbels. C. Laterale Radiographie einer hypoplastischen Veluminsuffizienz. D Ausschnitt einer kinefluorographischen Folge während der Aussprache von (O) zeigt die erhebliche Schwäche der Gaumenhebung. Die punktierte Linie zeigt die Ruhestellung und die volle Linie die maximale Hebung (FLETCHER, 1960).

In einer röntgenologisch genau dokumentierten Arbeit erläutert S. G. FLETCHER (1959, 1960) das Auftreten von entwicklungsbehinderten *Wachstumsanomalien* des palatopharyngealen Isthmus. Es handelt sich also um ein Mißverhältnis zwischen Gaumenmaß und Schädeldimension (Abb. 130).

Andere Gaumenmißbildungen. Ganz selten sieht man noch verschiedene weitere Gaumenmißbildungen, etwa in Form von ungleichseitiger Ausbildung, mehrfachen kleinen Spalten verschiedener Lage und Form, Verlagerung der Gaumenmandeln, oder geschwulstartigen Verwachsungen von Gaumen und Zunge (Abb. 131 sowie Abb. 116 auf S. 606).

Daß es sich bei diesen *fibromatösen Verwachsungen* um zwar seltene, jedoch typische Mißbildungen handelt, beweist die Veröffentlichung von OLDFIELD und MACNAUGHTON (1946). Deren Beobachtung gleicht meinen beiden eigenen Fällen von angeborener Verwachsung zwischen Gaumenbogen und Zunge in auffallender Weise. Eine sehr ähnlich aussehende Geschwulst der Zunge bildete J. S. GREENE (1945) ab. Auch er betonte die große Seltenheit derartiger Befunde.

Schließlich gibt es noch *Kombinationen* von submuköser Spalte, Veluminsuffizienz und weiteren Spaltbildungen (Abb. 132). Weitere Beobachtungen sind im Schrifttum vermerkt.

Isolierte Zäpfchenspaltung bedeutet das geringste Zeichen einer mangelhaften embryonalen Vereinigungstendenz des Gaumens. Sie stört die Sprache nicht, weil das Zäpfchen

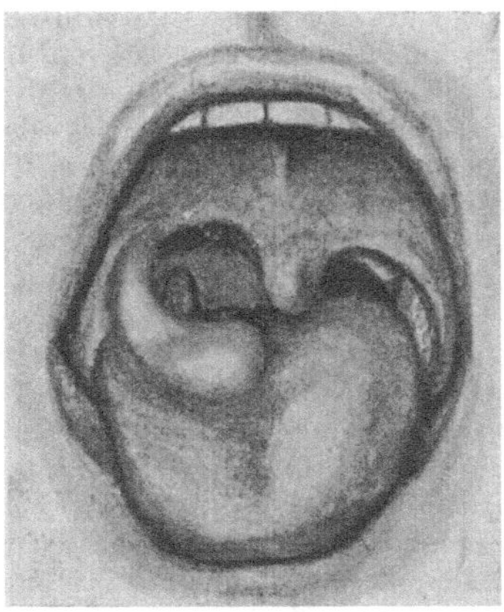

Abb. 131. Angeborene *Mißbildung* von Gaumen und Zunge mit organisch offenem Näseln bei einem dreijährigen Mädchen: der Gaumen ist asymmetrisch und schließt nicht ab; der rechte hintere Gaumenbogen fehlt; die rechte Mandel sitzt daher an der hinteren Rachenwand; zwischen rechtem vorderem Gaumenbogen und rechtem Zungengrund ist eine weiche, fibröse, gelbliche Geschwulst ausgespannt (vgl. Abb. 116).

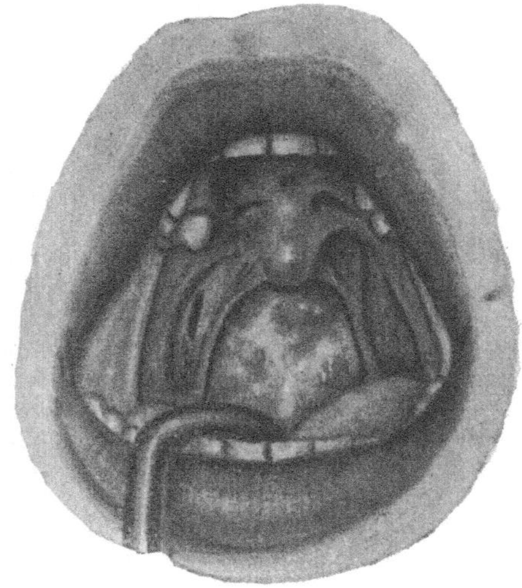

Abb. 132. Mehrfache angeborene *Mißbildung* des Gaumens mit submuköser Spalte im harten Gaumen, Asymmetrie der Gaumenbögen und mehreren schmalen Spalten im Gaumensegel.

unterhalb der velo-pharyngealen Abschlußstelle liegt. Diese harmlose Mißbildung sieht man als gelegentlichen Zufallsbefund: *Uvula bifida*. Interessant ist, daß ein gespaltenes Zäpfchen unter Sprachkranken (Stammler, Stotterer) deutlich häufiger vorkommt als in der normalen Bevölkerung. Wenn jedoch gleichzeitig offenes Näselns besteht, muß man dessen Ursache suchen und wird sie dann auch in einer submukösen Spalte, angeborenen Gaumenverkürzung, oder erworbenen Gaumenlähmung finden.

Weitere genetische Studien warfen neues Licht auf die ätiologische und diagnostische Bedeutung der gespaltenen Uvula. Dieser Zustand wurde in 1,44% einer normalen Bevölkerung gefunden, wobei Männer etwas mehr betroffen waren (MESKIN, GORLIN und ISAACSON, 1964). Die gleichen Autoren (1965) untersuchten 54 Fälle von gespaltenem Zäpfchen und fanden 18,9% der Eltern und 18,6% der Geschwister in gleicher Weise betroffen. Diese Häufigkeit reflektiert eine *autosomal dominante Vererbung* mit beschränkter Penetranz ähnlich derjenigen für isolierte Gaumenspalte. Ein weiterer Befund in diesen Fällen war die vermehrte Häufigkeit von isolierter Gaumenspalte und Hypoplasie oder Fehlen der oberen lateralen Schneidezähne. Diese Autoren betonen die Bedeutung der Zäpfchenspaltung als einen *Indikator des möglichen Vorhandenseins eines erblichen Syndromes.* Diese Befunde bestätigen völlig, was wir über die diagnostische Bedeutung der geringfügigen Anomalien im Kapitel über Konstitution gesagt haben (S. 91). Sie unterstützen uns in der Unterscheidung von ererbten und erworbenen Störungen der Kommunikation.

Torus Palatinus. Der mediane Gaumenwulst ist eine harmlose Mißbildung in der Form eines knöchernen Gewächses entlang der Mittellinie des harten Gaumens (Abb. 133). Zuerst von dem Anatomen CARABELLI (1842) und von dem Stimmphysiologen C. L. MERKEL (1857) erwähnt, hat diese angeborene Anomalie mit der Gaumenfunktion überhaupt nichts zu tun. Sie verursacht daher keinerlei Störung der Sprache. Nur dem Zahnarzt bereitet dieser Zustand Schwierigkeiten, wenn ein neues Gebiß nötig wird. Wie wenig diese harmlose Mißbildung bekannt ist, beweist ihre gelegentliche Verwechslung mit bösartigen Neubildungen. Ein typischer Torus gibt keinen Anlaß zu Probeexzisionen. H. W. SMITH (1963) beschrieb zwei Fälle von Torus mit sequestrierender Osteitis als eine seltene Komplikation. Ähnlich den anderen erblichen Syndromen ist auch der Torus palatinus in Mississippi viel häufiger zu sehen als etwa in New York oder Wien. MOORE und ARNOLD (1967) erklärten diese Tatsache durch die Seßhaftigkeit der hiesigen Landbevölkerung, welche zur Inzucht verleitet.

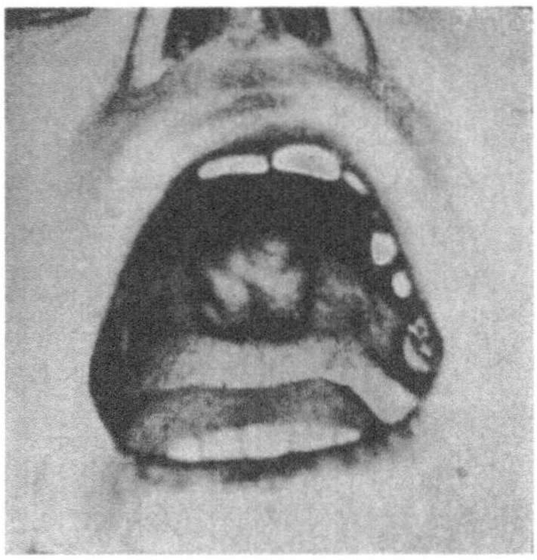

Abb. 133. Angeborener *Torus palatinus* als Zufallsbefund bei Schwerhörigensprache. Mit palatalen Dysglossien hat er nichts zu tun.

Die formale Genese des Gaumenwulstes beruht in abnormen postembryonalen Wachstumsvorgängen (O. KÖRNER, 1910). Im Gegensatz zur offenen oder submukösen Gaumenspalte handelt es sich jedoch um eine *übermäßige* Vereinigungstendenz der beiden Gaumenplatten. Daher krümmen sich die freien Ränder der nach innen wachsenden Gaumenbeine mundwärts und werfen eine sagittale, also längst verlaufende Leiste am Gaumenfirst auf. Darin ähnelt der Torus in seiner kausalen Genese der meist verbogenen Nasenscheidewand des Menschen. Im Gegensatz zur erheblichen Verkrümmung der Nasenscheidewand ist jedoch die chirurgische Abmeißelung des Torus kaum je nötig. Wir erinnern uns einer schwer neurotischen alten Frau, welche von einem Arzt zum andern lief in der Hoffnung, daß einer ihren Torus zur „Kur" ihrer vielfachen Halsbeschwerden herausmeißeln würde.

b) Erworbene Lähmungen und Defekte des Gaumens

Wenn wir uns nun den erworbenen Störungen der Gaumenfunktion zuwenden, sind vorerst die pathologisch verschiedenen Zustände der Lähmungen und Substanzverluste zu unterscheiden.

Gaumenlähmung. Lähmungen des Gaumens mögen seit Geburt bestehen, oder im späteren Leben eintreten. Zum Bilde der *angeborenen* Lähmungen gehört die kongenitale Gaumenlähmung wegen Geburtsschädigung, welche meistens der früh-kindlichen Suprabulbärparalyse entspricht. Einen entsprechenden Fall schilderte J. PERELLÓ (1958). Im *späteren Leben* kommen die folgenden Ursachen von Gaumenlähmung in Betracht: Poliomyelitis, Diphtherie, Grippe, bulbäre Prozesse, Myasthenia gravis pseudoparalytica, oder traumatische Läsionen des Vagusnerven zufolge von Verletzungen oder chirurgischen Eingriffen.

In allen diesen Fällen ist es üblich, das Näseln als Rhinolalia aperta organica *paralytica* zu bezeichnen. Die Beschreibung eines eigenartigen Falles von organisch offenem Näseln infolge von Gaumenschwäche wegen Trigeminusparese nach Poliomyelitis stammt von LUCHSINGER.

Fall 1. Walter G., 24 Jahre, erkrankte im Sommer 1944 während des Militärdienstes an Poliomyelitis.

Neurologisch-orthopädischer Befund. Deutliche Atrophie der linken *Masseterpartie* und des linken *M. temporalis*. Beim Öffnen des Mundes starkes Abweichen des Unterkiefers nach links wegen Schwäche des linken *M. pterygoideus ext.* Auch die Spannung des *M. mylohyoideus* ist links deutlich schwächer als rechts. Abweichung der vorgestreckten *Zunge* nach links. Die linke *Zungenhälfte* ist deutlich schwächer als die rechte. Alle tiefen *Sehnenreflexe* sind im rechten Bein vermindert, aber links normal. Beim Gehen deutlichen Fallenlassen des rechten Fußes in der Schwungphase, so daß der Vorfuß etwas früher als die Ferse aufgesetzt wird. In der Standphase starke Rekurvierung des Knies als weiteres Zeichen einer leichten rechtsseitigen Parese.

Laryngologischer Befund. Das Gaumensegel verzieht sich bei der Phonation nach rechts als Zeichen einer linksseitigen Gaumenschwäche. Sprachlich bekommt der Patient eine „schwere Zunge", wenn er müde wird. Es besteht leichtgradiges offenes *Näseln*, I-A-Probe positiv.

Diagnose. Residuen nach Poliomyelitis mit rechtsseitiger Beinschwäche. Rhinolalia aperta organica paralytica infolge linksseitiger Schwäche des M. tensor veli palatini; Dysphagie und mandibuläre Dysglossie wegen Schwäche des linksseitigen M. pterygoideus lateralis (2. Trigeminusast); linguale paretische Dysglossie wegen Hypoglossusparese links.

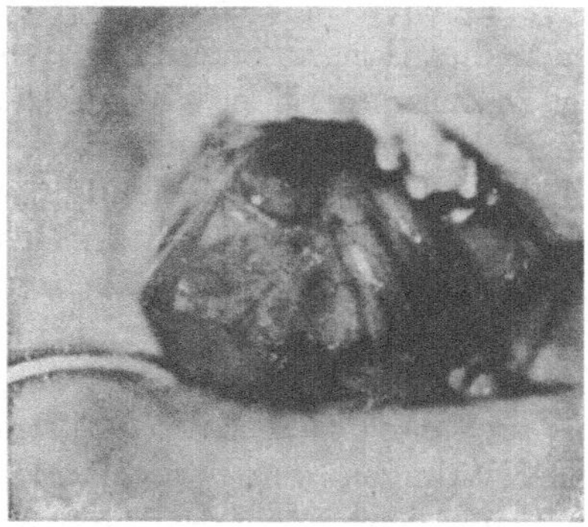

Abb. 134. *Lues palati:* Durchlöcherung des weichen Gaumens und strahlige Verwachsung des Rachens.

D e f e k t e d e s G a u m e n s. Solche Läsionen kommen auf verschiedene Weise zustande. Im Kindesalter gibt es Unfälle, wenn spitzige Gegenstände in den Mund stoßen, z. B. beim Fallen auf einen Bleistift. Dadurch kann eine bleibende Gaumenverletzung auftreten. Eine typische und recht oft tödliche Komplikation

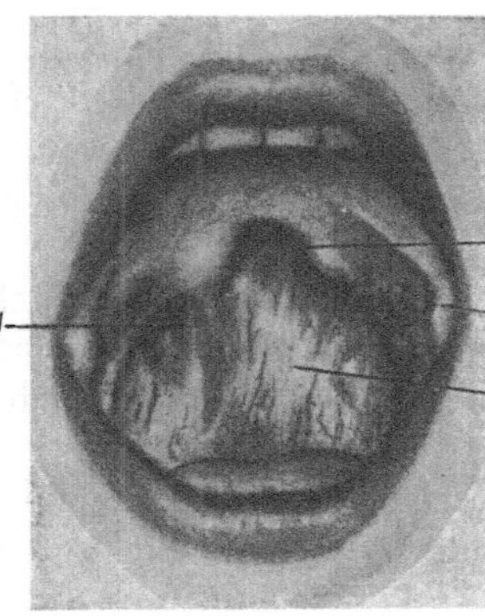

Abb. 135. Schwere *Gaumenverstümmelung* infolge mißglückter Tonsillektomie.

solcher geringfügiger Verletzungen kann durch Thrombose der Karotis entstehen, worauf sich Enzephalomalazie und Aphasie anschließen (MARTIN und WARREN, 1969, vgl. S. 699). Schußverletzungen wie in Kriegszeiten lassen oft ähnliche Gaumendefekte zurück. Früher waren typische Gaumengeschwüre durch tertiäre Lues häufig, welche mit großen Lücken und charakteristisch strahligen Narben ausheilten (Abb. 134). Auch nach mißglückten Tonsillektomien kamen schwere Verstümmelungen vor (Abb. 135). Alle derartigen *organischen Defekte* im harten und weichen Gaumen führen zu Rhinolalia aperta organica *palatina*.

Die Rückwirkung von Lähmungen oder Defekten des Gaumens auf die Sprache hängt vornehmlich vom Zeitpunkt des Auftretens ab. Wenn die Gaumenfunktion *vor der Sprachentwicklung* gestört wird, treten die artikulatorischen Fehler der Gaumenspaltensprache ein und *Rhinoglossie* ist die Folge. Hat sich aber bereits die Sprache entwickelt, dann bewirkt eine *später erworbene* Gaumeninsuffizienz nunmehr die Klangveränderung der näselnden *Rhinophonie.*

In Zusammenhang aller Ursachen des *organisch offenen Näselns* gelangen wir zu den folgenden allgemeinen Regeln. Als Folgeerscheinung sämtlicher organischer Störungen der Gaumenfunktion entfällt sowohl der phonatorische als auch der deglutitorische Abschluß zwischen den Mund- und Nasenräumen. Neben einer dysphagischen *Schluckstörung* durch Eindringen der Speisen in die Nase besteht daher die schwere, organisch bedingte *Sprachstörung* des organisch offenen Näselns. Dieses äußert sich sowohl in einer pathologischen nasalen Resonanz der Vokale, als auch in nasalen oder schnüffelnden Beiklängen der oralen Konsonanten infolge des Mitklingens der suprapalatalen Räume. Nach sprachpathologischer Einteilung bedeutet diese Form des Näselns eine organische *palatale Dysglossie.*

c) Funktionelle Störungen der Gaumenbewegung

Das *funktionell offene Näseln* läßt hingegen einen pathologischen Organbefund am harten und weichen Gaumen vermissen. Dennoch unterbleibt die phonatorische Hebung des Gaumensegels. Der *vorhandene Würgreflex* mit kräftiger und symmetrischer Kontraktion der Gaumenmuskulatur erlaubt jedoch sofort den Ausschluß von organischen Lähmungserscheinungen. Aus diesem funktionellen Widerspruch geht wieder jene Dichotomie der vital wichtigen und der phonisch differenzierten Bewegungen in den sogenannten Sprechorganen hervor, welche während der Analyse der normalen Sprechvorgänge so häufig aufgefallen war. Für das funktionell offene Näseln ist ferner charakteristisch, daß es nur den Klang der Vokale entstellt, aber nicht den der Konsonanten. Somit handelt es sich um eine funktionelle *palatale Dyslalie* oder Rhinophonie.

Die *Ursachen* der funktionellen Rhinophonie bestehen in schlaffer und nachlässiger Artikulation, falscher Sprechgewohnheit, bewußter Affektation eines mißverstandenen Sprechstiles oder in unbewußter Nachahmung fehlerhafter Vorbilder. Hierzu gehörte somit die von NADOLECZNY (1929) erwähnte näselnde Sprache des kaiserlichen Gardeleutnants und das einstmal bekannte Näseln der Geistlichen im 18. Jahrhundert: „humilitatis gratia nasalitatem affectant". Ferner kommt die Störung bei Schwachsinn, Hysterie oder wegen seit Jugend bestehender Innenohrschwerhörigkeit vor. Auch nach dem Verschwinden einer vorher organischen Gaumenlähmung kann das offene Näseln gewohnheitsmäßig beibehalten werden. Solche Fälle bereiten mitunter erhebliche diagnostische Schwierigkeiten, wie das nächste Beispiel zeigt.

Fall 2. Eine 36jährige Postangestellte hat immer etwas undeutlich, zu rasch und überstürzt gesprochen. Besonders wenn sie erregt ist, sei ihre Sprache schwer verständlich. Seit vier Jahren leidet sie an mäßiger Kropfbildung. Vor zwei Jahren war sie an schwerer Halsentzündung erkrankt. Anschließend bemerkte sie das Auftreten einer schweren Schluck- und Sprachstörung. Feste Speisen gelangten oft in den Kehlkopf, während Flüssigkeiten in die Nase drangen. Dies ist bis auf Reste wieder verschwunden. Die Sprache klingt indes weiter stark nasal. Es dürfte sich demnach um *Diphtherie* mit Gaumen-, Rachen- und Kehlkopflähmung gehandelt haben. Jeder der befragten Ärzte hatte eine besondere Ansicht. Der eine hielt die Sprachstörung für eine Folge des Kropfes und empfahl deswegen die Strumektomie. Andere dachten an Hysterie oder Bulbärparalyse. Zuletzt meinte man, daß überhaupt keine Krankheit vorliege. Nur der Chefarzt der Linzer Krankenkasse Dr. NEUNER erkannte die diphtherische Genese und sandte die Patientin freundlicherweise zu mir.

Befund vom 20. VII. 1948. Intelligente, freundliche, aber sehr unsichere und nervöse Frau von asthenischem Habitus. Ohren und Gehör normal. Völlig unmusikalisch. Nase, Rachen, Zunge und harter Gaumen normal. Weicher Gaumen: Uvula bifida; beim *Würgen* recht gute und symmetrische Gaumenhebung unter normaler Vorwölbung der seitlichen Rachenwände mit fast völligem Abschluß in der Höhe des kräftigen PASSAVANTschen Wulstes; beim *Phonieren* hingegen hängt der Gaumen lose herab. Die Rachenschleimhaut bewegt sich während des Würgens und der Phonation in normaler Weise. Kehlkopf: Bewegungen, Sensibilität und Stimme normal. Sprache: Hochgradig offenes Näseln; Sprechweise überstürzt, hastig und undeutlich.

Diagnose. 1. Geringgradige organische *Gaumenschwäche* als Restzustand einer postdiphtherischen Gaumenlähmung. 2. *Gewohnheitsmäßiges* Beibehalten des früher organisch bedingten offenen Näselns (Rhinolalia aperta functionalis passiva nach Rhinolalia aperta organica paralytica). 3. Die *Uvula bifida* hat hier mit dem Näseln nichts zu tun, weil diese Spaltbildung unterhalb des insuffizienten Gaumenverschlusses liegt. Sie darf höchstens als angeborene *Disposition* zum Auftreten der Funktionsschwäche angesehen werden. 4. *Poltern*, eine angeborene Störung der Rede (Tachyphemie) auf Grund von kongenitaler Sprachschwäche mit Amusie.

Behandlungsvorschläge. Nach Erklärung und leichter Massage des Gaumens spricht die Kranke sofort viel besser und läßt nur mit genauem Hinhören geringes Näseln erkennen. Sie soll weiterhin auf kräftige Gaumenhebung beim Sprechen achten und langsam reden.

Symptome. In jedem Falle von nasaler Aussprache ist zuerst nach organischen Veränderungen des Gaumens zu suchen. Wenn die erwähnten Defekte im harten oder weichen Gaumen bestehen, oder falls Lähmung des Gaumensegels vorliegt, handelt es sich um die mit Schluckbeschwerden verbundene Sprachstörung der *Rhinolalia aperta organica*. Beidseitige Lähmung ist dabei durch das Fehlen jeder Bewegung leicht erkennbar.

Einseitige Gaumenlähmung äußert sich durch das typische phonische Verziehen des Gaumensegels zur gesunden Seite, auf welcher die erhaltene Muskulatur überwiegt. Nach NADOLECZNY (1941) ergibt das *Kopfdrehsymptom* bei einseitiger Lähmung einen charakteristischen Wechsel der Nasalität, je nachdem man den Kopf zur gesunden oder zur gelähmten Seite dreht. Im ersten Falle wird das Näseln verstärkt, im zweiten verrringert, weil die Drehung des Kopfes um die Wirbelsäule eine passive Verlagerung der Rachenmuskulatur in bezug auf die Weite des retropalatalen Raumes herbeiführt.

Latente Schwäche des Gaumensegels läßt sich mit der *Probe nach* G. BOENNINGHAUS (1924) nachweisen. Dabei drückt man mit dem Spatel den Zungengrund abwärts. Infolge der muskulösen Verbindung von Zunge und Gaumen durch die Mm. palatoglossi wirkt dieser abwärts gerichtete Druck der Gaumenhebung entgegen. Falls der Gaumen geschwächt ist, kann er diesen Gegendruck nicht überwinden. Daher fällt seine Erhebung nun schwächer aus, wobei offenes Näseln auftritt. Aus dem gleichen Grunde verstärkt sich ein etwa vorhandenes geringes Näseln der Vokale. Des weiteren soll man nie vergessen, die Dichte des phonatorischen Gaumenverschlusses von unten mit einem Nasenrachenspiegel oder mit FLATAUs Endoskop zu beobachten. Von oben läßt sich die Gaumenhebung durch das Nasopharyngoskop beurteilen.

Im Falle einer progressiven oder *intermittierenden Gaumenschwäche* muß man ferner an Myasthenia gravis pseudoparalytica denken. Ihr Vorliegen beweist man durch Injektion von Prostigmin. Wenn es sich um echte Myasthenie handelt, verschwindet das Näseln nach etwa 10 Minuten. Deshalb sind auch diese Kranken ständig auf diese Droge angewiesen. Im Hinblick auf gelegentliche „Nachentdeckungen" dieser altbekannten Tatsache sei noch erwähnt, daß J. S. GREENE die *Prostigminprobe* seit der Darstellung des Präparates regelmäßig angewandt und im Jahre 1948 ausdrücklich darauf hingewiesen hatte. OSSERMAN und Mitarbeiter (1952, 1953, 1956) verwiesen neuerdings auf den „Tensilon"-Test mit Edrophoniumchlorid, welcher gleiche diagnostische Bedeutung hat.

Besonderes Augenmerk verdienen bei nasalen Störungen die *geringfügigen Befunde* an den peripheren Sprechorganen. Wenn man darauf achtet, sieht man sehr häufig ganz leichte Asymmetrien der Gaumenhälften. Dieser Befund ist nach Mandeloperation belanglos und weist dann einfach auf eine ungleichmäßige Narbenbildung hin. Dagegen bedeutet eine leichte Gaumenschwäche auf einer Seite mit phonatorischem Abweichen der Mittellinie zur Gegenseite bei erhaltenen Mandeln den Restzustand einer paralytischen Störung des Vagussystems. Ob es sich dabei um Geburtsschädigung, Poliomyelitis, Enzephalitis, Scharlach oder Pneumonie handelt, kann die Vorgeschichte entscheiden.

Wichtig ist, daß das Vorliegen solcher früh erworbener Gaumenschäden oder einer angeborenen Gaumeninsuffizienz *eine Warnung darstellt, mit der Mandeloperation besonders vorsichtig zu sein.* Sie ist dann nur aus absolut unaufschiebbaren Gründen durchzuführen, wenn Leben und Gesundheit in Gefahr sind. Jedes Jahr sehen wir eine Reihe von Kindern, welche angeblich bis zur Mandeloperation normal gesprochen hätten, nachher aber eine hochgradig nasale Sprachstörung entwickelt haben. Immer handelt es sich dann um leichte Lähmung oder Insuffizienz des Gaumens, dessen Schwäche oder Kürze nach der Entfernung der vorher verstopfenden adenoiden Wucherungen manifest wurde (vgl. S. 628 und 669).

Wenn solche Innervationsanomalien der Lippen, der Zunge und des Gaumens im Verein mit allgemeinem Stammeln vorliegen, ist man zur Annahme einer dysarthrieartigen Störung berechtigt. Dann handelt es sich eben um kortikale, suprabulbäre oder bulbäre Störungsbilder, also um kindliche *Aphasien* oder *Dysarthrien*, etwa nach Geburtsschädigung, Enzephalitis oder Kinderlähmung. Die *infantile Suprabulbärparalyse* nach GUTZMANN, SR. (1910) und WORSTER-DROUGHT (1956) bietet ein typisches Beispiel.

Falls wir uns indessen durch die bisherige Untersuchung eines normalen Organbefundes vergewissert haben, liegt *Rhinolalia aperta functionalis* vor. In diesem Falle sieht man keine oder nur eine geringe phonatorische Gaumenhebung, obwohl diese beim Berühren der Rachenwand reflektorisch prompt auftritt. Eine Schluckstörung ist dann jedoch nicht vorhanden.

Nasalitätsproben. Diese sind für die nun folgende Funktionsprüfung wichtig. Damit wird nachgewiesen, daß die gehörte Sprachstörung des offenen Näselns tatsächlich mit dem sichtbaren Befund von Defekt, Lähmung oder Funktionsstörung zusammenhängt. Im Falle des offenen Näselns kommt es auf den Nachweis des Durchstreichens der Phonationsluft durch die Nase an, wie dies bei den drei Nasenlauten normal ist.

Spiegelprobe. Man hält einen kalten Spiegel vor die Nase und beobachtet, ob er sich nur bei den Nasenlauten, oder auch während der Aussprache von Vokalen beschlägt. Gemäß J. N. CZERMAKS (1879) Vorschlag kann man sich diesbezüglich eines besonderen, in konzentrischen Kreisen graduierten Spiegels bedienen (GLATZEL, 1904), welcher das Ausmaß des Nasendurchschlages mit einem numerischen Maßstabe festlegen läßt (Abb. 136).

Auskultationsprobe. Mit einem in die Nase gesteckten Nasenhörrohr, oder Phonendoskop, läßt sich die normale oder pathologische Nasenresonanz abhorchen. Während der *Palpation* des Nasenrückens empfindet man dessen Vibrieren zufolge nasaler Aussprache. Ferner gelingt es leicht, die durch das Nasenhörrohr entweichende Luft mittels MAREYscher Schreibkapseln auf einem *Kymographion* aufzuzeichnen. VEALEY, BAILEY und BELKNAP (1966) konstruierten einen einfachen Apparat, das *Rheadeik*. In die Nase gesteckt, pfeift es mit jedem Nasendurchschlag. Es läßt sich also das Entweichen der Luft durch die Nase bei einem Nasenlaut oder genäselten Mundlaut optisch, akustisch, taktil und graphisch beweisen.

I-A-Probe. In der sehr empfindlichen I-A-Probe nach GUTZMANN (1922) haben wir stets ein bequemes Hilfsmittel zur Hand. Wenn man während der wiederholten Aussprache der Vokale (I) und (A) abwechselnd die Nase zuhält und offen läßt, hört man im Falle des offenen Näselns einen deutlichen Unterschied zwischen der Aussprache mit offener und geschlossener Nase. Im Falle der normalen oder nicht genäselten Aussprache jedoch fehlt jede Klangveränderung während dieser Probe, weil dann eben keine tönende Luft durch die Nase entweicht. Offenbar kann der vordere Verschluß der Nase keine vermehrte Resonanz von oralen also nicht nasalen Lauten hervorrufen. Einen Beweis dafür lieferten LUCHSINGERS (1948, 1954) klanganalytische Aufnahmen. BRADFORD, BROOKS und SHELTON (1964) kamen zum Schluß, daß die I-A-Probe verläßlichere Beurteilungen einer nasalen Aussprache erlaubt als das bloße Anhören einer solchen Sprechweise.

Objektive Methoden. Wesentliche Fortschritte in der Analyse der nasalen Sprechstörungen erzielte F. A. DOUBEK (1953, 1955, 1956, 1957) seit er den subjektiven Eindruck der Sprechstörung mit ihrem objektiven Sprachprofil vergleicht. Dazu bedient er sich zweier Apparate: Rhinoaerometer und Phonosator. Das *Rhinoaerometer* mißt nach dem Prinzip des HARTMANN-

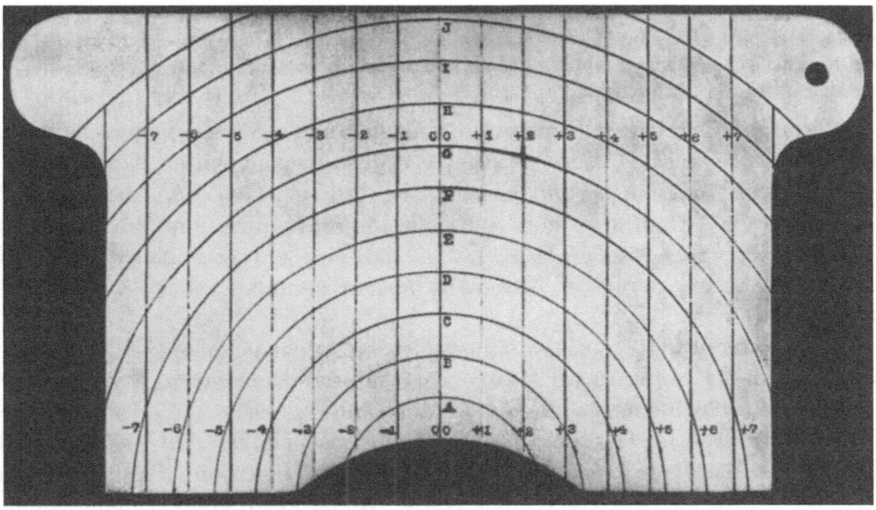

Abb. 136. GLATZELS Metallspiegel zum *Abschätzen des nasalen Luftdurchschlages*. Wenn man ihn während der anhaltenden Phonation von Vokalen unter die Nase hält, zeigt sich offenes Näseln durch Beschlagen einer verschieden großen Fläche.

schen Verfahrens den Grad der nasalen Perflation in numerischer Weise. Der *Phonosator* ermöglicht das Einhalten des gleichen und meßbaren Schalldruckes während der Phonation. Damit erhält der Chirurg eine objektive und graphisch festgehaltene Vergleichsmöglichkeit seiner Operationserfolge am Gaumen.

In weiterer Fortentwicklung der apparativen Darstellung des pathologischen Nasendurchschlages empfahl S. SMITH (1960) seinen Apparat für die *Bestimmung des nasalen Luftdurchtrittes*. H. KRECH (1954) erarbeitete die spektrographische Analyse des nasalen und oralen Schalldruckes zur Darstellung der Nasalität. O. VON ESSEN (1961) verwendete oszillographische Aufnahmen von nasalen und oralen Lauten für die Unterscheidung von Nasalierung und Rhinolalie (Nasalität). Die Beziehung zwischen dem Grade des Gaumenabschlusses und der artikulatorischen Qualität ist jedoch nicht linear, wie SHELTON, BROOKS und YOUNGSTROM (1964) gezeigt haben.

Einen neuen Weg wählten WEATHERLEY-WHITE et al. (1964, 1966). Ihr „Voice Systems Nasality Meter" beruht auf einem Gerät zur Spracherkennung, welches von der IBM Corporation konstruiert wurde. Es gestattet das Aufzeichnen der Wellenform der integrierten und phasenverschobenen Umhüllungskurve einer Sprachprobe. Auf diese Weise liefert der Apparat eine klare und konsistente Aufzeichnung der nasalen Resonanz, sowohl der normalen als auch der vermehrten. *Nasendurchschlag zeichnet sich als eine negative Ablenkung der Sprechwelle auf*. Diese Messungen wurden mit kineradiographischen Aufnahmen der Gaumenbewegungen und oszillographischer Aufzeichnung der Stimmkurven verbunden.

Blasprobe. *Geringe Grade* einer organischen palatalen Insuffizienz zeigen sich manchmal nur unter besonderen Umständen. Dies mag der Fall sein, wenn das Erzeugen eines *großen oralen Luftdruckes* für gewisse Beschäftigungen wesentlich ist, wie etwa für Glasblasen oder das Spielen von Blasinstrumenten. Namentlich die metallischen Instrumente wie Trompete und Hörner erfordern einen großen Luftdruck. Ein beruflicher Hornbläser fand sich in seiner Aufführung schwer behindert, als er einen geräuschvollen Nasendurchschlag während des Spielens von lauten hohen Tönen auftreten hörte. Er versuchte sich die Nasenlöcher zuzuhalten, aber dies trieb die entweichende Luft in seine Mittelohren und verursachte erheblichen Schmerz. Diese eigentümliche Beschwerde sowie eine leicht näselnde Qualität seiner Sprache schienen durch eine geringe einseitige Gaumenlähmung bedingt zu sein. Ein ähnlicher Fall bei einem Trompetenspieler wurde an der Mayo-Klinik im Jahre 1965 beobachtet.

HARDY und ARKEBAUER (1966) gaben einen Überblick der Literatur über die alte Frage wie die *Gaumenfunktion für Blasen und Sprechen* verschieden sei. Sie empfahlen die kymographische Aufnahme der spirometrischen Volumenmessungen des oralen und nasalen Luftstromes. Der spirometrische Quotient des oralen und nasalen Luftstromes hilft in der Unterscheidung zwischen gewissen sprachlichen Leistungen mit bloß minimalen Unterschieden im Grade des Gaumenverschlusses.

Unterarten. Zwei Unterarten des funktionell offenen Näselns unterscheidet man durch die *Probe nach* H. SCHLESINGER (1906) in waagerechter Körperlage. Die falsche Gaumenfunktion besteht meist darin, daß sich das Velum beim Sprechen *nicht hebt*. Selten kommt es vor, daß es krampfhaft durch die Mm. palatoglossi und palatopharyngei *herabgezogen wird*, so daß eine perverse aktive Innervation vorliegt. Über eine derartige Rhinolalia aperta compressa berichtete J. NÖRDLINGER (1915).

Bei waagerechter Körperlage nähert sich ein nicht gehobenes oder gelähmtes Velum durch die Schwerkraft passiv der hinteren Rachenwand. Dadurch verschwindet das Näseln: *Rhinolalia aperta functionalis passiva*. Wenn es sich dagegen um das krampfhafte Herabziehen des Gaumensegels handelt, kann die Veränderung der Kopflage keine Änderung des Näselns bewirken. Dann liegt *Rhinolalia aperta functionalis activa* vor wie von D. WEISS (1937) beschrieben. Nach den Beobachtungen von SEEMAN (1959) ist dieser Befund für extrapyramidale Dysarthrien typisch.

Komplexe palatogene Dysglossien. Nach Gaumenverletzung war im Kriege manchmal eine Kombination der näselnden Sprachstörung mit labialen oder lingualen Dysglossien zu sehen. Meist waren solche sekundäre dysglossische Fehler durch die beim Sprechen auftretenden Schmerzen bedingt. Ein gaumenverletzter Soldat empfand subjektive Schwierigkeiten in Wörtern mit (Tz), ein anderer bei allen Zungenlauten. Objektiv war in diesen Fällen außer einer gewissen Schwerfälligkeit der Lautbildung keine auffallende Klangveränderung zu hören. Als Ursache solcher Artikulationsstörungen der Zunge nach Gaumenverletzungen ist eine *Schädigung der Mm. palatoglossi* anzunehmen. Eine eigentümlich komplexe Sprachschädigung durch Gaumenverletzung zeigt das folgende Beispiel.

Fall 3. Ein 35jähriger Obergefreiter war durch Granatsplitter unter dem linken Warzenfortsatz verwundet worden. Dadurch entstand eine Kiefer- und Gaumenverletzung, Schwerhörigkeit, sowie eine Sprech- und Schluckstörung. Längeres Sprechen verursachte Schmerzen im Rachen und Gaumen.

Befund. Einschuß unter dem linken Warzenfortsatz. *Lippen* und *Zunge* sind in jeder Richtung nur schwerfällig und mühsam beweglich. *Rachen.* Am Übergang vom harten zum weichen Gaumen besteht eine frontale, lineare, derbe Narbe. Der weiche Gaumen ist völlig unbeweglich. Beim Würgreflex erfolgt keine seitliche Verengung des Rachens. Es steigen bloß beide Mandeln senkrecht empor. Die hinteren Gaumenbögen sind normal beweglich. Mit dem FLATAUschen Endoskop sieht man eine hochgradige Vernarbung im Nasenrachen, welche die mechanische Bewegungsstörung des Gaumensegels erklärt. Es besteht Fehlschlucken in die Nase. *Kehlkopf* und Stimme sind normal. *Ohren.* Trommelfelle etwas eingezogen. Traumatische Innenohrschädigung links mehr als rechts. *Sprache.* Hochgradig offen genäselt, Lippen- und Zungenlaute sehr verwaschen, fast anarthrisch. Beginnende Ataxie des rhythmischen, melodischen und dynamischen Sprachakzentes infolge der Hörstörung.

Diagnose. Dysglossia linguo-labialis und Rhinolalia aperta organica palatina wegen Gaumenverletzung und traumatischer Innenohrschädigung.

Therapie. Faradisation, Widerstandsgymnastik und aktive Bewegungsübungen der Lippen und Zunge; Dehnung, Massage und Faradisation des Gaumens; Artikulationsübungen, Ableseunterricht.

Verlauf. Anfangs weitere Zunahme der sprachlichen Verwaschenheit infolge der Taubheit, dann Besserung der Sprache auf Grund der neu erlernten kinästhetischen Selbstkontrolle.

Epikrise. Durch eine schwere Gaumenverletzung entstand das zu erwartende offene Näseln. Außerdem trat eine merkwürdige, traumatische, labiale und linguale Dysglossie auf, welche infolge der Taubheit immer stärker wurde, weil der Patient seine verwaschene Sprache nicht hörte und daher zunächst nicht kompensieren konnte.

Nasale Sprechweisen. Wenden wir nun unsere Aufmerksamkeit der Auswirkung des offenen Näselns auf den gesamten Sprechvorgang zu, so drängt sich ein prinzipieller Unterschied zwischen den phonetischen Folgezuständen der erworbenen und der angeborenen Defekte auf. Während nämlich die ersteren bloß eine nasale Färbung der ansonsten ungestörten Sprache herbeiführen, bilden die letzteren die Ursache einer sehr schweren und häßlichen Sprachstörung. Derart gelangen wir zur Unterscheidung der *nasalen Sprache*, oder Rhinophonie, bei erworbenen Defekten und der *Gaumenspaltensprache*, oder Rhinoglossie, infolge von angeborenen Mißbildungen. Auf diese letztere wollen wir in einem gesonderten Abschnitt später eingehen.

Rhinophonie, oder die nasale Sprechweise zufolge von *erworbenen* Defekten oder Lähmungen des Gaumens, ist durch die Klangstörung des offenen Näselns gekennzeichnet. Deshalb nehmen die *Vokale* eine nasale Färbung an, wie es normalerweise nur bei den französischen Vokalen (en), (in) und (on) der Fall ist. Dabei klingen diejenigen Vokale am meisten genäselt, für welche das Artikulationsrohr am engsten ist und der Gaumenverschluß am stärksten sein muß, also (U) und (I). Für die weiter offenen Vokale (O) und (E) ist der Nasenbeiklang gewöhnlich geringer. Das (A) mit der breiten oralen Abflußöffnung klingt meist gut oder nur ganz wenig genäselt.

Unter den *Konsonanten* sind die Reibelaute (F), (W), (S), (Sch) und (Ch_{pal}) durch ein begleitendes nasales Blasgeräusch entstellt. Die Verschlußlaute (B), (P), (D), (T), (G) und (K) gelingen nicht so konzentriert und kräftig wie normal. Ebenso entbehrt das Zungen-(R) bei größeren Defekten des Rollens. Daher klingt also die rhinophone Sprache genau wie bei den funktionellen Formen des offenen Näselns, etwa dem affektierten, verschieden stark näselnd, aber nicht weiter entstellt.

Diagnose. Mit den Nasalitätsproben beweisen wir zunächst das Vorliegen des *offenen* Näselns. Dann ermöglicht die Inspektion und Palpation des Gaumens die Unterscheidung zwischen den *organischen und funktionellen* Formen des offenen Näselns. Besonders zu achten ist dabei auf submuköse Spalten oder Veluminsuffizienz, um keine organische Genese des Näselns zu übersehen.

Die systematische Lautprüfung klärt schließlich über *teilweises* oder *allgemeines* Näseln auf, je nachdem ob nur einzelne oder alle Laute von der Störung betroffen sind. Partielle Rhinolalie ist z. B. im Falle gewisser nasaler Sigmatismen häufig. Es kann also sein, daß etwa das (S) nasal entstellt klingt, während das (Sch) ungestört bleibt. Weil es keine organische Störung gibt, die nur bei einem einzigen Sprachlaut in Erscheinung träte, müssen derartige auf bestimmte Laute oder Lautverbindungen beschränkte pathologische Mechanismen funktioneller Natur sein.

Ebenso ist es gewiß, daß offenes *Näseln bloß auf den Vokalen* in Gegenwart von normalen Zischlauten nur einen funktionell bedingten Fehler bedeuten kann. Wegen ihres besonders festen retropalatalen Verschlusses stellen nämlich die (S)-Laute geradezu den Prüfstein für die Gaumenfunktion dar. Deshalb beweist das Vorliegen eines normalen (S) die Möglichkeit eines tadellosen Gaumenverschlusses.

Näseln und Mandeloperation. Von größter Bedeutung für die tägliche laryngologische Praxis ist die Beziehung von Näseln und Mandeloperation. Allgemein gültige Zusammenhänge lassen sich folgendermaßen umreißen, um so mehr als sich neuerdings mehrere Autoren dieser Interpretation angeschlossen haben, z. B. L. CROATTO (1952) oder M. C. L. GREENE (1957).

1. Solange die frische Wunde beim Schlucken Schmerzen bereitet, halten die Patienten den Gaumen in einer entspannten Schonungslage. Derart entspricht das *funktionell offene Näseln* während der ersten post-operativen Tage der eingeschränkten Funktion wie nach jedem chirurgischen Trauma.

2. Während der Heilung verschwindet der nasale Klang im gleichen Maße wie das anfängliche Verschlucken in die Nase, weil die post-operative entzündliche *Funktionsstörung* meist rasch abnimmt.

3. Gelegentlich aber kommt es vor, daß sich der Patient diese Schonungshaltung angewöhnt. Dann bedeutet deren *gewohnheitsmäßiger Weiterbestand* eine funktionelle Störung, meist auf Grund einer psychogenen Bereitschaft zu solchen regressiven Reaktionen.

4. Manche Kinder sprechen nach dem Entfernen *sehr großer Wucherungen* eine Zeit lang mit offenem Näseln. Weil ihr Gaumen vorher gegen das adenoide Polster besonders leicht abschloß, müssen sie es erst lernen, den Gaumen in normaler Weise zu gebrauchen. Hier lag also eine präoperative *habituelle Gaumenschlaffheit* vor.

5. Echtes *organisch offenes Näseln* ist selten durch Zerrung oder *Verstümmelung* des Gaumens bedingt, wie in unserer Abb. 135. Ohne Verschulden des Chirurgen kommt es gelegentlich durch wahre *Keloidbildung* in der Narbe vor.

6. Praktisch viel wichtiger ist das ebenfalls andauernde offene Näseln in Fällen von übersehener angeborener *Mißbildung* oder früh erworbener *Lähmung* des Gaumens. Etwa zehnmal im Jahre sahen wir in New York Kinder, die angeblich vor der Mandeloperation normal gesprochen hätten. Nachher aber machte sich starkes Näseln und auch Fehlschlucken in die Nase bemerkbar (vgl. unseren Fall auf S. 532). Mit genauer Untersuchung stellt sich dann aber heraus, daß eine angeborene Gaumeninsuffizienz, submuköse Spalte oder frühzeitig erworbene Lähmung des Gaumens vorlag, welche nach dem Entfernen der vorher verstopfenden Wucherungen das offene Näseln herbeiführte. Tatsächlich hatte es sich dann um Fälle von *gemischtem Näseln* gehandelt, für welche jede Operation in Nase und Rachen gefährlich sein kann (vgl. S. 624 und 669).

7. Vom Näseln abgesehen, gibt es aber noch andere harmlose *Behinderungen der Aussprache*, namentlich solche des Gaumen- oder Zäpfchen-(R). Wie FROESCHELS (1935, 1949, 1961) betonte, pflegt die Uvula nach Mandeloperation zu schrumpfen. Dadurch verändert sich ihre Länge und Elastizität, weshalb das uvuläre Gurren des velaren (R) verändert klingen kann. Wie aus der Aufzählung der verschiedenen Formen des (R)-Lautes (auf S. 466) hervorgegangen war, hat die Natur eine geradezu verblüffende Vielfalt von remittierenden oder frikativen Varianten vorgezeigt. Unserer schadenersatzfreudigen Zeit eingedenk, scheint deshalb die Bemerkung am Platze, daß der Mensch nicht unbedingt auf einem bestimmten (R)-Laut bestehen muß, solange er in physiologischer Weise sprechen kann.

Drei Hauptregeln erleichtern den Nachweis des offenen Näselns: 1. Nasenatmung, Geruch und Geschmack sind immer unbehindert. 2. Die Nasenlaute (M), (N) und (Ng) klingen stets normal. 3. Schluckstörungen kommen nur bei organisch offenem Näseln vor (vgl. S. 665).

Therapie. Zur Behandlung des offenen Näselns stehen verschiedene Methoden zur Verfügung. Da es sich um die Verbesserung der Gaumenfunktion handelt, muß man eine ätiologisch orientierte Therapie wählen, um die zu Grunde liegende Störung möglichst auszugleichen. Dementsprechend zergliedern sich die Behandlungsmethoden wieder in solche für 1. angeborene organische Mißbildungen, 2. erworbene organische Defekte, 3. später erworbene Lähmungen und 4. funktionelle Störungen der Gaumenbewegung.

1. Unter den *angeborenen Mißbildungen* ist die Gaumenspalte am wichtigsten. Ihre Behandlung ist daher in einem folgenden Kapitel gesondert dargestellt.

2. Für die Behandlung *erworbener Defekte* ist ebenfalls der Chirurg zuständig, wie noch zu schildern ist.

3. Indessen müssen wir uns hier mit der Kompensation von *Lähmungen* befassen. Genauso wie für die Lähmungen aller anderen Organe gelten auch zur Behandlung der palatalen Paralysen die Erfahrungen und Methoden der *physikalischen Therapie.* In entsprechender Weise den laryngologischen Erfordernissen angepaßt, dient die Technik der physikalischen Medizin zur Unterstützung der übungstherapeutischen Maßnahmen. Namentlich während der Behandlung von Restzuständen nach epidemischer Kinderlähmung (Poliomyelitis) haben wir der *Wiederherstellungsmedizin* zu folgen.

Postdiphtherische Lähmungen verschwinden oft von selbst. Hohe Dosen von Vitamin B-Komplex beschleunigen dabei die Heilung. Unheilbare Lähmungen, z. B. nach Vagus-

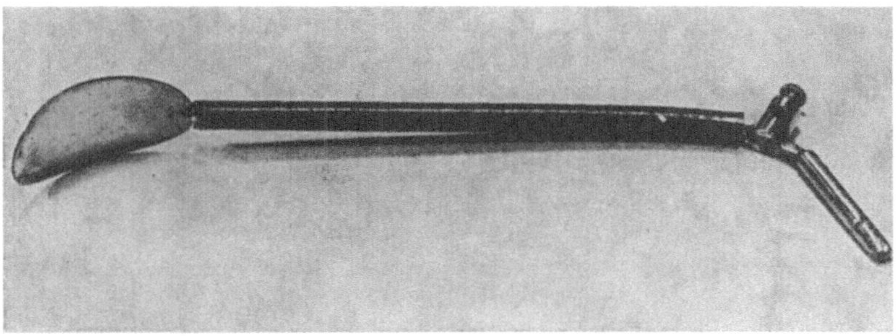

Abb. 137. *Therapeutischer Handobturator* für gleichzeitige Faradisierung, Vibrationsmassage und Widerstandsgymnastik des Gaumensegels.

verletzung, werden durch Faradisation und Massage des Gaumens mit einem *Handobturator* günstig beeinflußt. Ein einfaches Instrument (Abb. 137) für die gleichzeitige Widerstandsgymnastik, Vibrationsmassage und Faradisation läßt sich auf die Vibrationswelle des Pantostaten aufsetzen. Die metallene Gaumenplatte ist vor jeder Benützung mit steriler feuchter Watte zu umwickeln. Kobes und Kittel (1966) empfahlen eine ähnliche *Trainingsplatte* zur passiven Führung des Gaumens.

Zur Verbesserung der aktiven Gaumenbeweglichkeit verordnet man kräftigende *Artikulationsübungen.* Sie klingen etwa wie „apí, etó, ohá, ikú" usw., wobei die zweite Silbe mit deutlich akzentuiertem höherem Stimmton zu sprechen ist. Ein gleiches Ziel verfolgen die Stoßübungen von Froeschels (S. 390). Auch *Blasübungen* sind wertvoll und kommen überdies dem kindlichen Spieltrieb entgegen. Passende Spielzeuge für Blasübungen sind in Abb. 138, 139 gezeigt.

Falls alle diese konservativen Maßnahmen zur Verbesserung der Gaumenfunktion nicht ausreichen, tritt die *chirurgische Pharyngoplastik* in ihre Rechte. In unseren Händen hat

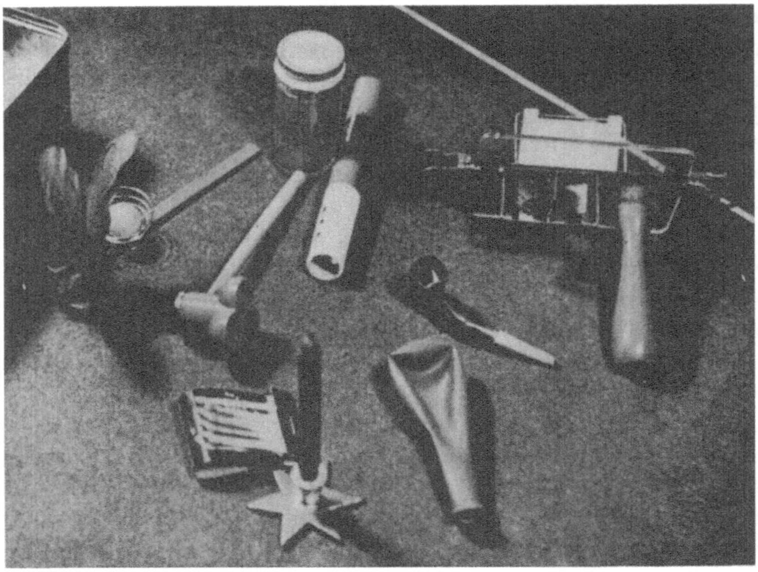

Abb. 138. Verschiedene Spielzeuge für *Blasübungen* zur Behandlung der Gaumeninsuffizienz. GREENES Luftstromanzeiger liegt rechts oben.

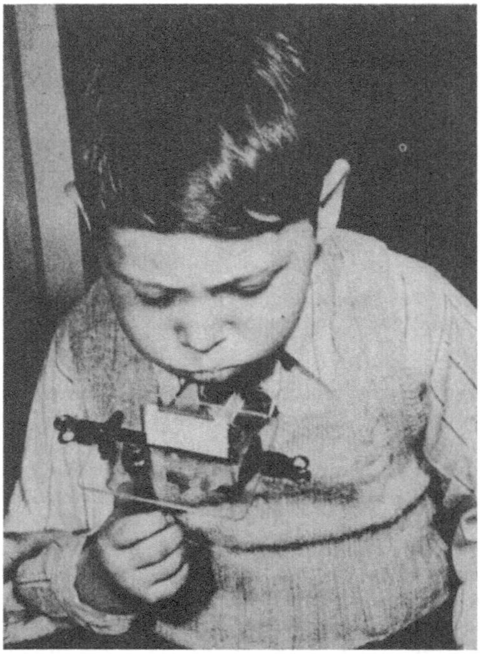

Abb. 139. Der *Luftstromanzeiger* nach GREENE (1948) lehrt das Kind, wie es das Rädchen anblasen soll ohne das Papier flattern zu lassen. Dies gelingt nur durch orales Blasen ohne Nasendurchschlag.

sich die Vernähung des gelähmten Gaumens mit der hinteren Rachenwand ausnahmslos als erfolgreich erwiesen. In Fällen von *beidseitiger* Lähmung bildet man einen zentralen Lappen mit lateralen Atmungslöchern wie für Gaumenspalte. *Hemiparalyse* behebt man durch völlige Gaumennaht auf der gelähmten Seite, wonach die Nasenatmung über die gesunde Seite erfolgt. S. GODA (1966) ist von der Sprachbehandlung der Gaumenlähmung enttäuscht und zieht die Pharyngoplastik vor.

4. *Funktionelle Störungen* der Gaumenbewegungen gehören in die Kompetenz der sprachärztlichen *Übungstherapie*. Man erklärt zunächst die Prinzipien der richtigen Lautbildung und bringt dem Patienten das Wesen seines Fehlers zu Bewußtsein. Dann beseitigt man die einzelnen Störungen der nasalen Aussprache mit den jeweils am besten geeigneten Methoden der Artikulationskorrektur. Es handelt sich also um die gleichen Richtlinien wie für die angewandte Lautphysiologie zur Behandlung des Stammelns im allgemeinen.

In den seltenen Fällen von *psychogener Gaumenlähmung*, etwa als Ausdruck der Konversionshysterie, gleicht die Behandlung der Beseitigung des psychogenen Stimmverlustes. Von der suggestiven Faradisation des Gaumens unterstützt, bringt eine dramatisch inszenierte Form von *Psychotherapie* gewöhnlich schlagartigen Erfolg. In hartnäckigen oder rezidivierenden Fällen zieht man jedoch besser den Psychiater zu Rate.

Prognose. Obwohl man im allgemeinen recht viel für den Ausgleich des offenen Näselns tun kann, hängt die Vorhersage von den individuellen Umständen des Einzelfalles ab. Über die Prognose der *angeborenen* Mißbildungen wollen wir uns nach der Schilderung der Gaumenspaltensprache äußern. Ebenso sind für die *erworbenen* Gaumendefekte die individuellen Aussichten der chirurgischen oder prothetischen Therapie maßgebend. Sie sind im allgemeinen als gut zu bezeichnen.

Gleiches gilt für die Wiederherstellung nach *Lähmungen*. Solange paralytische Zustände auf eine Seite beschränkt sind, ist mit einem völligen Ausgleich des Näselns und der Schluckstörung zu rechnen. Im Falle der beidseitigen Lähmung hängt die Kompensation von den anatomischen und nervösen Verhältnissen im übrigen Rachenbereiche ab. Auf den bleibenden Erfolg der Pharyngoplastik kann man sich jedoch immer verlassen.

Hingegen ist bei den *funktionellen* Formen des offenen Näselns die Vorhersage in weitgehendem Maße von der Intelligenz, Geschicklichkeit, Ausdauer und dem Willen des Patienten bestimmt. Noch eine *Warnung* ist hier am Platze: Man hüte sich in allen Fällen von offenem Näseln vor zwecklosen und verschlechternden Operationen in Nase und Epipharynx, da zufällige Verengungen im Naseninnern logischer Weise nichts mit dem offenen Näseln zu tun haben können. Solche Operationen werden aber in Unkenntnis des Wesens dieser nasalen Sprechstörung leider immer wieder unternommen. Ihr sprachliches Resultat kann nur ein schlechtes sein.

Literatur

Palatale Dysglossie

1. Nasenlaute und Nasenresonanz

BAUER, H.: Das Wesen der Nasalität als artikulatorisches und psycho-akustisches Problem. Arch. Ohren- usw. Heilk. 182: 655, 1963; — Sprachärztliche Probleme nach Oberkieferresektionen. Arch. Ohren- usw. Heilk. 183: 444, 1964.

DÉMÉTRIADES, TH. D.: Der Einfluß der Methoden der Labyrinthreizung auf die Gefäßfülle des Kopfes und auf die Schädelresonanz. Mschr. Ohrenheilk. 59: Nr. 9, 1925; — Untersuchungen über die Schädelresonanz. Mschr. Ohrenheilk. 60: Nr. 9, 1926. — DICKSON, D. R.: An Acoustic Study of Nasality. J. Speech Hearing Res. 5: 103, 1962.

ESSEN, O. VON: Die phonetische Dokumentation der Nasalität und des offenen Näselns. Folia Phoniat. 13: 269, 1961.

FUJIMURA, O.: Nasalization of Vowels in Relation to Nasals. J. Acoust. Soc. Amer. 30: 267, 1958.

GIESSWEIN, M.: Über die „Resonanz" der Mundhöhle und der Nasenräume. Passow Schaefer Beitr. 4: 1911; — Die Nasalität beim Sprechen und Singen. Z. Hals- usw. Heilk. 10: 336, 1924.

HEGEDÜS, L.: Einfluß der Nasallaute auf die Vokale im Ungarischen. Arch. Néerl. Phonét. Expér. 12: 34, 1936. — HIRANO, M., Y. TAKEUCHI and I. HIROTO: Intranasal sound pressure during utterance of speech sounds. Folia Phoniat. 18: 369, 1966. — HOUSE, A. S.: Analog Studies of Nasal Consonants. J. Speech Dis. 22: 190, 1957. — HUNTER, R. J.: Study of Physics of the Antrum. Laryngosc. 42: 163, 1932.

LUCHSINGER, R.: Über die Klangfarbe der menschlichen Stimme. Arch. Sprach-Stimmheilk. 6: 1, 1942; — Zur objektiven Klanganalyse des Näselns. Folia Phoniat. 1: 15, 1947.

MASUDA, T., und C. SATTA: Experimentelle Untersuchungen über die Aussprache von dem japanischen Nasallaut „N". Dainihon Jibi Kh. 41: 2102, 1935. — MOSES, E. R., JR.: Some Resultant Changes After Filling (High) Palatal Vault. Speech Monographs, 8: 102, 1941.

PANCONCELLI-CALZIA, G.: Über anormale Erscheinungen in der Kieferhöhle des Menschen bei der Phonation. Passow Schäfer Beitr. 25: 314, 1927; — Der Sinus maxillaris — ein Resonanzraum für die Stimme nur in pathologischen Fällen. Zahnärztl. Rundschau, 44: 51, 1935; — PFAU, W., und H. JAKOBI: Beeinflussen operative Änderungen der Nasenräume den Stimmklang? Wiss. Z. Univ. Halle, 11/12: 1633, 1962.

RABOTNOW, L. D.: Über die Funktion des weichen Gaumens beim Singen. Z. Hals- usw. Heilk. 11: 546, 1925. — RÉTHI, L.: Singstimme und Nasenresonanz. Die Stimme, 7: 33, 1912/13; — Studien über die Nasenresonanz und über die Schalleitung im Kehlkopf und Schädel. Akad. Wissensch. Wien. Abt. 3, 124, Nr. 1 bis 5, 1915; — Untersuchungen über die Nasenresonanz und die Schalleitung im Kopfe und im Halse. Die Stimme, 11: 309, 1916/17; — Die Beziehungen zwischen der Weite der Nasenhöhlen und der Resonanz. Die Stimme, 12: 193, 1917/18. — ROMPORTL, M.: Zur akustischen Analyse und Klassifizierung der Nasale. Wiss. Z. Univ. Hall. 11/12: 1653, 1962.

SCHILLING, A.: Echte Autophonie, Demonstration eines Tonbandes. Arch. Ohren- usw. Heilk. 171: 213, 1957/58. — SMITH, S.: Vocalization and Added Nasal Resonance. Folia Phoniat. 3: 165, 1951; — Ein Mittel zur Bestimmung der Luftströmung durch die Nase. Curr. Probl. Phoniat. Logop. 1: 81, 1960. — SOKOLOWSKY, R.: Versuch einer Analyse fehlerhaft gebildeter Gesangstöne. Arch. exper. klin. Phonetik, 1: 328, 1914; — Untersuchung über das Wesen der Nasalität. Arch. Laryngol. 27: Nr. 2, 1913; — Pathologische Physiologie des Stimmapparates des Menschen. In „Handbuch norm. und pathol. Physiologie", 15: Part 2, Berlin: J. Springer, 1931.

VENNARD, W.: An Experiment to Evaluate the Importance of Nasal Resonance in Singing. Folia Phoniat. 16: 146, 1964.

2. Offenes Näseln: Rhinolalia aperta, Rhinophonie

ARNOLD, G. E.: Ungewöhnliche Ätiologie des offenen Näselns. Mschr. Ohrenheilk. 74: 567, 1940.

BEIGHLEY, K. C.: What the Experts Say About Nasality. Quart. J. Speech, 29: 199, 1943. — BRESGEN, M.: Sprachgebrechen und Nasenluftweg. Mschr. ges. Sprachheilk. 17: 14, 1907. — BROWN, F. M.: A Velopharyngeal Exercise. J. Speech Dis. 12: 279, 1947. — BULLEN, A.: Nasality: Cause and Remedy of Our American Blight. Quart. J. Speech, 28: 83, 1942.

DOOB, D.: Rhinolalia. In "Speech and Voice Correction" by E. FRÖSCHELS, 1948.

FLATAU, TH. S.: Sprachgebrechen des jugendlichen Alters in ihren Beziehungen zu Krankheiten der oberen Luftwege. Halle: C. Marhold. 1896. — FLETCHER, S. G., R. L. SHELTON JR., C. C. SMITH and J. F. BOSMA: Radiography in Speech Pathology. J. Speech Dis. 25: 135, 1960. — FREUD, E. D.: The Otolaryngologist and the Symptom of Hyper-Rhinolalia. AMA Arch. Otolaryng. 70: 32, 1959. — FRÖSCHELS, E.: „Postoperative" Hyperrhinolalia (Rhinolalia Aperta). Arch. Otolaryng. 54: 140, 1951; — Nose and Nasality. A. M. A. Arch. Otolaryngol. 66: 629 bis 633, 1957.

GLASGOW, G. M.: The Effects of Nasality on Oral Communication. Quart. J. Speech, 30: 337, 1944. — GLATZEL, X.: Zur Prüfung der Luftdurchgängigkeit der Nase. Mschr. Ohrenheilk. 38: 8, 1904. — GREENE, J. S.: Speech and Voice Disorders Due to Oral and Laryngeal Defects. Trans. Amer. Acad. Ophthalm. Otolar. 49: 208, 1945; — Vocal Sequelae to Oral and Nasal Conditions. Trans. Amer. Laryng. Rhin. Otol. Soc. 52: 1948. — GUTZMANN, H.: Von den verschiedenen Formen des Näselns. Halle: C. Marhold, 1901; — Untersuchungen über das Wesen der Nasalität. Arch. Laryngol. 27: Nr. 1, 1913; — Ein Maß für die Nasalität. Arch. Néerl. Physiol. 7: 321, 1922.

HARDY, J. C., and H. J. ARKEBAUER: Development of a test for Velopharyngeal Competence during speech. Cleft Palate J. 3: 6, 1966. — HULTZEN, L. S.: Apparatus for Demonstrating Nasality. J. Speech Dis. 7: 5, 1942.

JELLINEK, A.: Beziehungen zwischen Hyperrhinolalie und Tonhöhe. IV. Kongr. int. Ges. Logop. Phoniat. Prag 1930, p. 100.

KANTNER, C. E.: Four Devices in the Treatment of Rhinolalia Aperta. J. Speech Dis. 2: 73, 1937. — KATZENSTEIN, J.: Passow Schäfers Beiträge, 3: 1910. — KOBES, L., und G. KITTEL: Eine Möglichkeit der medico-mechanischen, aktiven Behandlung der Rhinolalia aperta funationalis. Folia Phoniat. 18: 19, 1966.

LIEBMANN, A.: Näselns (Rhinolalia). Mschr. Ohrenheilk. 65: 829, 1931. — LINITZ, L. B., and D. SHERMAN: Phonetic Elements and Perception of Nasality. J. Speech Hearing Res. 4: 381, 1961. — LUCHSINGER, R.: Zur objektiven Klanganalyse des Näselns. Folia Phoniat. 1: 15, 1947/48; — Klanganalytische Untersuchungen des offenen Näselns im Vergleich zu den manometrisch-phonetischen Registrierungen. Folia Phoniat. 6: 233, 1954.

MILLET, A.: Précisions sur la nasalité. Rev. Franç. Phoniat. 3: 146, 1935. — MORRIS, H. L.: The oral manometer as a diagnostic tool in clinical speech pathology. J. Speech Dis. 31: 362, 1966. — MOSER, H. M.: Diagnostic and Clinical Procedures in Rhinolalia. J. Speech Dis. 7: 1, 1942.

NÖRDLINGER, J.: Über Rhinolalia aperta compressa und über perverse Aktion der Stimmlippen. Diss. Würzburg, 1915.

PAIKIN, M.: Über die Genese der Rhinolalia aperta functionalis. Wien. Med. Wschr. 90: 967, 1940. — PAIKINE, M. J.: Sur l'origine de la nasalité fonctionnelle. Rev. Franç. Phoniat. 2: 260, 1934. — PREST, A. DE: Hyperrhinolalie après adénoidectomie. Rev. Franç. Phoniat. 1: 209, 1933.

RÉTHI, A.: Beseitigung der Rhinolalia aperta durch künstliche Rachenverengung. Der Chirurg, 26: 394, 1955.

SHELTON, R. L., JR., A. R. BROOKS and K. A. YOUNGSTROM: Articulation and patterns of Palatopharyngeal Closure. J. Speech Dis. 29: 390, 1964. — SHERMAN, D., and F. GOODWIN: Pitch Level and Nasality. J. Speech Dis. 19: 423, 1954. — SLATTENGREN, H. J. E.: Nasal Speech. Quart. J. Speech, 20: 542, 1934. — SOKOLOWSKY, R.: Beziehungen der Sprach- und Stimmheilkunde zur operativen Laryngo-Rhinologie. III. Vers. Dtsch. Ges. Sprach-Stimmheilk. Leipzig 1931, p. 1. — STERN, H.: Die Beziehungen der Laryngo-Rhinologie zu den Sprachstörungen. 16, Kongr. Int. Med. Section 15, p. 628.

VEALEY, J., C. BAILEY and L. BELKNAP: Rheadeik: To detect the escape of nasal air during speech. J. Speech Dis. 31: 82, 1966. — VOELKER, C. H.: Therapeutic Technic for Staphylolalia. Arch. Otolaryng. 21: 94, 1935.

WEISS, D.: Eine noch nicht beschriebene Sprachstörung: Hyperrhinolalia activa. Logop. en Phoniat. 9: Nr. 9 bis 10, 1937. — WILLIAMSON, A. B.: Diagnosis and Treatment of Eighty-Four Cases of Nasality. Quart. J. Speech, 30: 471, 1944. — WINCKLER, E.: Einige Stimm-Sprachstörungen bei chronischer Tonsillitis. Mschr. ges. Sprachheilk. 17: 36, 1907.

3. Gaumeninsuffizienz: Mißbildung, Verletzung, Lähmung

ARNOLD, G. E.: Seltene Beobachtung einer submukösen Gaumenspalte in Verbindung mit Mißbildung des weichen Gaumens bei offenem Näseln. Arch. Ohren- usw. Heilk. 147: 173, 1940; — Schwere Gaumenverstümmelung durch Tonsillektomie. Mschr. Ohrenheilk. 76: 377, 1942; — Minor Palatal Defects Causing Major Speech Disorders. Talk Magazine, 35: No. 4, 1954.

BAKER, E. E., and M. SOKOLOFF: Therapy for Speech Deficiencies Resulting from Acute Bulbar Poliomyelitis Infection. J. Speech Dis. 16: 337, 1951. — BALDAN, G.: Ricerche con l'elettromanometria in alcuni quadri morbosi della motricità palatina: A) insufficienza velare; B) paralisi velare unilaterale e bilaterale; C) vari tipi di schisi palatina. Boll. Soc. Ital. Fonet. 10: 182, 1960. — Bauer, H.: Die angeborene Gaumensegelinsuffizienz aus der Sicht des Hals-, Nasen-, Ohrenarztes. Arch. Ohren- usw. Heilk. 187: 707, 1966. — Bernfeld, K.: Übe. Schrumpfungszustände der Uvula nach Tonsillektomie. Mschr. Ohrenheilk. 69: 932, 1935. — Bönninghaus, G.: Latente Schwäche des Gaumensegels nach „Grippeencephalitis" und ihr Nachweis durch Herunterdrücken des Zungengrundes. Dtsch. Med. Wschr. 50: Nr. 43, 1924.

Croatto, L.: Considerazioni sulla rinolalia. La rinolalia dovuta ad errore di tecnica operatoria. La rinolalia devuta ad errore di indicazione operatoria. Atti Laborat. Fonet. Padova. 2: 93, 1952. — Croatto, L., und C. Croatto-Martinolli, C.: Physiopathologie du voile du palais. Folia Phoniat. 2: 124, 1959.

Damsté, P. H.: Congenital short palate without cleft. Proc. 12th Int. Congr. Logop. Phoniat. Padua: p. 496, 1962.

Ephraim, A.: Die nervösen Erkrankungen des Rachens. Sammlung Klin. Vorträge, Nr. 162, p. 735, September 1896.

Fletcher, S. G.: Growth and Development of the Mouth and Pharynx Region: A Review of Normal Growth Patterns and a Method of Cephalometric Evaluation Applied to Individuals Having Hypernasal Voice. Logos. 2: 71, 1959. — Hypernasal Voice as an Indication of Regional Growth and Developmental Disturbances. Logos, 3: 3, 1960. — Fröschels, E.: Über das Schicksal des Zäpfchens nach Entfernung der Gaumenmandeln. Mschr. Ohrenheilk. 69: 155, 1935. — Uvula and Tonsils. Arch. Otolaryngol. 50: 216 bis 219, 1949; — „Postoperative" Hyperrhinolalia (Rhinolalia Aperta). A.M.A. Arch. Otolaryngol. 54: 140 bis 142, 1951.

Gerhartz, J.: Das schief gezogene Zäpfchen. Die Stimme, 5: 324, 1910/11. — Goda, S.: Speech therapy with selected patients with congenital Velopharyngeal Inadequacy. Cleft Palate J. 3: 268, 1966.

Halász, G.: Der Zustand nach Tonsillektomie. Mschr. Ohrenheilk. 76: 269, 1942. — Hardy, J. C., et al.: Surgical Management of Palatal Paresis and Speech Problems in Cerebral Palsy. J. Speech Dis. 26: 320, 1961.

Imhofer, R., und Kohn: Phoniatrische Untersuchungen an Tonsillektomierten. III. Vers. Dtsch. Ges. Sprach-Stimmheilk. Leipzig, p. 555, 1931. — Imre, V.: Zur Genese und Therapie der Gaumensegelinsuffizienz. Arch. Ohren- usw. Heilk. 173: 536, 1958.

Koerner, O.: Torus palatinus. Z. Ohrenheilk. 61: 24, 1910.

Lewis, G. K., W. K. Gottstein, and V. A. Costanzo: Congenital Neurogenic Malformation of the Faucial Tonsil. Arch. Otolaryng. 54: 172, 1951. — Loebell, H.: Nasenpfeifen, Gaumensegelschwäche und Schwerhörigkeit. Arch. Sprach-Stimmheilk. 3: 161, 1939.

Martin, N. and G. C. Warren: Internal carotid thrombosis due to intraoral trauma. South. Med. J. 62: 103, 1969.

McWilliams, B. J., and R. H. Musgrave: Differential diagnosis and management of hypernasal voices in children. Trans. Amer. Acad. Ophth. Otolaryng. 69: 322, 1965. — Meskin, L. H., R. J. Gorlin and R. J. Isaacson: Abnormal Morphology Of The Soft Palate: I. The Prevalence Of Cleft Uvula. Cleft Palate J. 1: 342, 1964. — Meskin, L. H., R. J. Gorlin and R. J. Isaacson: Abnormal morphology of the soft palate. Cleft Palate J. 2: 40, 1965. — Minervini, F., and R. M. Rankow: Cavernous Hemangioma of the Soft Palate. N. Y. State J. Med. 57: 3686, 1957. — Montreuil, F.: Mixed Tumors of the Palate. AMA Arch. Otolaryng. 67: 313, 1958. — Moore, W. T., und G. E. Arnold: Rare tumors of the ear, nose and throat. Laryngoscope, 77: 599, 1967.

Nadoleczny, M.: Experimentell-Phonetisches zur einseitigen Gaumensegellähmung. Arch. Sprach-Stimmheilk. 1: 10, 1937. — Nadoleczny-Millioud, M.: Das Kopfdrehsymptom. Arch. Ohren- usw. Heilk. 149: 489, 1941.

Oldfield, M. C., and I. P. J. MacNaughtan: Congenital Abnormalities of the Pillars of the Fauces and the Action of the Posterior Pillars and Nasopharyngeal Valve during Speech. J. Laryngol. Otol. 61: 594, 1946. — Osserman, K. E., and P. Teng: Studies in myasthenia gravis: A rapid diagnostic Test. J. Amer. Med. Ass. 160: 153, 1956.

Perelló, J.: Dysglossia due to Congenital Unilateral Paralysis of the Soft Palate. Logos, 1: 52, 1958. — Contribution casuistique à la pathologie du voile du palais. Folia Phoniat.

12: 113, 1960. — PLEWA, W.: Zur sprachärztlichen Diagnose der Myastenia gravis pseudoparalytica. Arch. Ohren- usw. Heilk. 169: 546, 1956. — PODIWINSKY, F.: Angeborene Mißbildung des Rachens, des Gaumens, der Mandel und der Zunge. Diss. Univ. Wien, 1945.

RÉTHI, L.: Bemerkungen zu Dr. Manns Publikation. Z. Ohrenheilk. 50: Nr. 3, 286.

SCHLESINGER, H.: Probe zum Nachweis des passiven offenen Näselns infolge von Gaumenschwäche. Wien. neurol. Zbl. 1906. — SEGRÉ, R.: Die submukösen Gaumenspalten. Mschr. Ohrenheilk. 67: 649, 1933. — SMITH, H. W.: Osteitis of the torus palatinus with sequestration. Arch. Otolaryng. 78: 811, 1963. — STIEDA, A.: Die Mißbildungen des Mundes und Rachens. In „Hdb. Hals- usw. Heilk." von DENKER und KAHLER, 2: 378. Berlin: J. Springer, 1926; — Verletzungen des Mundes und Rachens. In „Hdb. Hals- usw. Heilk." von DENKER und KAHLER, 3: 528. Berlin: J. Springer, 1928. — SUBTELNY, J. D., and KOEPP-BAKER, H.: The Significance of Adenoid Tissue in Velopharyngeal Function. Plast. Reconstruct. Surg. 17: 235, 1956.

UNTERRICHTER, L. V.: Die Uvula bifida. Erbarzt. 10: 25, 1942.

VOELKER, C. H.: Rhinophonia Macrostaphyla. Ann. Otology etc. 47: 659, 1938.

Vgl. ferner Literatur zu Dysarthrie, besondere Formen.

5. Gaumenspaltensprache: Rhinoglossie

a) Forschung über Gaumenspalte

Definition. Spalten von Lippe, Kiefer und Gaumen sind angeborene Mißbildungen verschiedenen Ursprunges. Sie können wahrhaft vererbt oder durch irgendeinen pränatalen Schaden erworben sein. In vielen Fällen sind solche Spaltbildungen ein Teilbild von multiplen somatischen Mißbildungen. Diese wiederum können von chromosomalen Veränderungen abstammen.

Nach dem Überblick der komplexen Probleme der Gaumenspalte von KOEPP-BAKER (1957), gab J. V. IRWIN (1965) ein Symposium über Gaumenspalte heraus. Dieses grundlegende Nachschlagewerk für weitere Forschung behandelt alle praktisch wichtigen Gesichtspunkte von der Embryologie über die Chirurgie zu den psychosozialen Auswirkungen. Gleich wichtig ist das Sammelwerk von SPRIESTERSBACH und SHERMAN (1968).

Klassifikation. Die klinischen Syndrome der labialen, maxillären und palatalen Spalten sind nach verschiedenen Gesichtspunkten eingeteilt worden: embryologisch, teratologisch, genetisch, morphologisch, chirurgisch und phonetisch. Das neueste und offiziell anerkannte System der Klassifikation wurde von einem Ausschuß unter dem Vorsitz von C. S. HARKINS (1962) ausgearbeitet.

SPRIESTERSBACH et al. (1964) besprachen die verschiedenen Parameter, welche den Problemen der Lippen- und Gaumenspalten zugehören. Sie forderten genügende *Definition von Untergruppen*, um sich vor widersprechenden Forschungsergebnissen zu hüten. In der Beschreibung der verschiedenen Formen der angeborenen Mittelliniendefekte des Gesichts von BAIBAK und BROMBERG (1966) steht die embryologische Erklärung ihrer formalen Genese im Vordergrund. Der kodifizierende Vorgang zur Klassifizierung der Spalten von Lippe und Gaumen von P. A. MCCABE (1966) ergänzt die standardisierte morphologische Klassifikationsordnung laut Vorschlag der American Cleft Palate Association. Solche einigende Vorschläge sind für zukünftige statistische Analysen wichtig.

Häufigkeit. Während man im allgemeinen annimmt, daß Spalten von Lippe und Gaumen ungefähr einmal unter 1000 Geburten vorkommen, variiert die tatsächliche Häufigkeit weitgehend mit den Unterschieden von Bevölkerung und Gegend. R. F. DONAHUE (1965) analysierte beinahe 6 Millionen Geburtsberichte aus 17 nordamerikanischen Staaten in bezug auf Spalten von Lippe oder Gaumen und fand 6070 solche Fälle. Daraus ergibt sich eine Häufigkeit von 1:929 mit

20% mehr männlichen Fällen. Es zeigte sich wieder, daß die Häufigkeit unter den Indianern in Montana größer ist, während sie unter Negern geringer ist. J. C. GREENE et al. (1965) kamen zu ähnlichen Schlußfolgerungen. In England fand sich ein Verhältnis von 1 : 704 (KNOX und BRAITHWAITE (1963).

Eine statistische Analyse von GILMORE und HOFMAN (1966) in Wisconsin zeigte eine Häufigkeit von 1:812, wieder mit 20% mehr männlichen Fällen. Spalten von Lippe oder Gaumen sind in späten multiplen Schwangerschaften häufiger, sowie von ländlichen Müttern. Die geringe Häufigkeit unter Negern wurde wieder bestätigt. Isolierte Spaltung des weichen Gaumens ist häufig mit anderen Anomalien vergesellschaftet. In dieser Studie ergab sich die *Vererbung* als ein wichtiger ätiologischer Faktor.

V. E. TRETSON (1965) untersuchte die Häufigkeit von labio-palatalen Spalten in Montana und fand sie unter der *indianischen Bevölkerung* viel häufiger (1:276) als unter den nicht-Indianern (1:578). Die *geringe Häufigkeit unter Negern* wurde von MILLARD und MCNEILL (1965) bestätigt. Unter der überwiegenden Negerbevölkerung (90%) der Insel Jamaica war die Häufigkeit 1:1887. Die Autoren erklären dieses geringe Verhältnis durch selektive Faktoren, wie die seinerzeitige Auswahl der Sklaven, Überleben des Geeignetsten usw. In den Vereinigten Staaten variiert die Häufigkeit von gespaltenen Lippen oder Gaumen unter Negern weitgehend in verschiedenen Gegenden. L. A. ALTEMUS (1966) fand ein Verhältnis von 1:4400 in Pennsylvania und 1:1400 in Kalifornien. Das männliche Geschlecht war zweimal häufiger betroffen als das weibliche.

Vererbung. Die Unterschiede in der Häufigkeit betonen den Einfluß der *erblichen Faktoren* auf die Manifestation der Spalten von Lippe und Gaumen. Die Einführung in die Erblehre von JACKSON (S. 106) enthält viele Beispiele von erblichen Spaltformen. Es steht nunmehr fest, daß die Gesichtsspalten vielen Syndromen von multiplen Mißbildungen zugehören. Einige von diesen stammen aus der Mendelischen Vererbung und andere von chromosomalen Abnormitäten. Es ist ebenso sicher, daß andere Formen von Gaumenspalte auf einen pränatalen embryonalen Schaden zurückzuführen sind und damit *erworbene Formen* des Leidens darstellen. Neue Studien förderten das Verständnis der erblichen Einflüsse.

CONWAY und WAGNER (1966) erinnern daran, daß der *primäre* Gaumen (Lippe, vorderes Septum und Prämaxilla) sich von der 4. bis zur 7. Schwangerschaftswoche entwickelt. Der *sekundäre* Gaumen (harter und weicher Gaumen) entwickelt sich von der 7. bis zur 12. Woche. Diese beiden Teile unterscheiden sich daher in ihrer Entwicklung und möglichen Mißbildung. In weiterer Folgerung sind die Lippenspalten in ihrem Ursprung von der Gaumenspalte verschieden und beide Mißbildungen stellen zwei verschiedene genetische Varianten dar. Trotz der geringen Verläßlichkeit der Geburtsregistrierungen sind männliche Kinder mit Gaumenspalte häufig von multiplen Mißbildungen betroffen.

ROSS und LINDSAY (1965) wählen die gleiche Unterscheidung zwischen den zwei verschiedenartigen Einheiten von 1. Lippenspalte mit oder ohne Gaumenspalte und 2. isolierter Gaumenspalte. *Labio-palatale Spalten* haben eine starke erbliche Grundlage, wobei wahrscheinlich zwei rezessive Gene im Spiele stehen. *Isolierte Gaumenspalte* hingeben scheint vornehmlich durch umweltliche Faktoren bedingt zu sein. Die isolierte Gaumenspalte ist häufig mit schwerer kongenitaler Synostose der Halswirbel verbunden. Fehlerhafte Entwicklung der Halswirbelsäule kann daher mit der normalen Ausbildung des Gaumens in Konflikt kommen. Das *Klippel-Feil-Syndrom* ist ein Beispiel. Hier ist nicht klar, warum die *isolierte Zäpfchenspaltung* eine betonte erbliche Grundlage haben sollte (S. 619), während dies bei der isolierten Gaumenspalte nicht der Fall ist.

JORDAN, KRAUS und NEPTUNE (1966) besprechen die Streitfrage über die Vererbung von Lippen- und Gaumenspalten. In Fällen von Gaumenspalte fanden sie 15 Typen von *Zahnanomalien*, 13 morphologischer und zwei numerischer Natur, also wesentlich häufiger als unter Kontrollen. Es bestand keine Korrelation zwischen der Art der Spalte und der Gegenwart solcher Zahnanomalien. Diese dentalen Mißbildungen scheinen von derselben Ursache zu stammen, welche auch für die Spaltung von Lippen oder Gaumen verantwortlich ist.

Gaumenspalte wurde an einem *inzüchtigen Hund* von N. Bleicher et al. (1965) gefunden, welche das Züchten von reinrassigen Hunden mit Gaumenspalten für genetische und chirurgische Untersuchungen vorschlugen. Ruess, Pruzansky und Lis (1965) gaben einen Überblick des *Oro-fazialen-digitalen Syndromes* (OFD). Mit seiner dominanten Vererbung kann es nur im weiblichen Geschlecht vorkommen, weil es im männlichen tödlich ist. Häufig besteht überdies Gaumenspalte. Zwischen einem Drittel und einer Hälfte der OFD-Fälle sind schwachsinnig.

Theorien. H. Kitamura (1966) ordnete die verschiedenen Theorien, welche zum Erklären der Ätiologie der Gaumenspalte vorgeschlagen worden waren. Er untersuchte 80 menschliche abortierte Föten mit Spalten von Lippen oder Gaumen. Er glaubt, daß die meisten Gaumenspalten des Menschen von einer *Post-Fusionsruptur* des Gaumens herstammen und meint, daß diese Ruptur das Resultat einer Embryopathie viralen, hormonalen, oder metabolischen Ursprunges sei.

In abortierten menschlichen Föten, 30 mit Spalten und 60 ohne solche, wurden die Eingeweide von Kitamura und Kraus (1964) anatomisch studiert. Die hohe Frequenz von äußerlichen und viszeralen Mißbildungen in Verbindung mit Spalten von Lippe und Gaumen in abortierten Föten legt einen selektiven Prozeß nahe, welcher nur die spalttragenden Föten mit abgeschwächten pleiotropischen Störungen überleben läßt. Wie schon früher von Mitrinowicz-Modrezejewska (S. 652) vermutet, ist die *Gaumenspalte eine Teilerscheinung von einem oder mehreren Syndromen,* welche die viszeralen und äußerlichen Gesichtszüge in gleicher Weise betreffen.

I. Šubrt et al. (1966) erinnern an die Tatsache, daß Spalten von Lippe oder Gaumen in Fällen von *chromosomalen Abnormitäten* als Teilerscheinung von schweren Defekten mehrerer Organsysteme nachgewiesen wurden. Sie untersuchten 10 Fälle von solchen Spalten ohne weitere Mißbildungen und fanden normale Verhältnisse der Chromosome. Ein Fall von Mongolismus mit Lippen-Gaumenspalte zeigte die erwartete Trisomie 21. Es sei daher nicht anzunehmen, daß die relativ milden Defekte von Spalten der Lippe oder Gaumen mit erkennbaren Chromosomveränderungen verbunden sein könnten.

Dermatoglyphen als Muster der Fingerabdrücke sind für jedes Individuum höchst charakteristisch. Gewisse angeborene Defekte wie etwa Mongolismus sind mit abweichenden dermatoglyphischen Mustern verbunden. In Fällen von Spaltbildungen wurden keine solchen Abnormalitäten gefunden (W. E. Silver, 1966).

Kephalometrie. Es wurde vermutet, daß entwicklungsmäßige Anomalien im Wachstum des Schädelskelettes Beziehungen zu Mißbildungen des Gaumens hätten. Tatsächlich wurde ein verspätetes Knochenalter in Röntgenaufnahmen des Handgelenkes von Menius, Largent und Vincent (1966) in Fällen von Gaumenspalte gefunden.

S. G. Fletcher (1966) unternahm eine *anthropometrische Studie* des Gesichtsskelettes. Da der Gaumen in einer kompliziert strukturierten Nachbarschaft eingebaut ist, glaubt dieser Autor, daß Entwicklungsstörungen einer Struktur ebenso gut andere Gebilde betreffen mögen. Laut den Befunden der radiographischen *Kephalometrie* in identischen Zwillingen mit Spalten von Lippe und Gaumen durch Palmer und Machida (1964) waren die Messungen in diesen Fällen einander sehr ähnlich. Pinkerton, Olin und Meredith (1966) analysierten die Literatur über die Größe und Stellung des Unterkiefers in Fällen von Lippen- und Gaumenspalte und schlossen, daß weitere Erforschung dieser Frage nötig sei.

Mit Hilfe der kephalometrischen Radiographie in lateraler Projektion fand R. B. Ross (1965) keine Abnormalitäten der Schädelbasis in Fällen von Gaumenspalten. Engman et al. (1965) schlossen, daß die *Winkelbildung der Schädelbasis* und die Tiefe des Nasenrachens nicht in Beziehung stehen. Eine übermäßige pharyngeale Tiefe an sich ist kein Grund für Insuffizienz des Gaumenabschlusses. Eine andere kephalometrische Röntgenstudie von Gaumenspaltenträgern durch J. W. Schweiger (1966) zeigte keine Beziehung zwischen den linearen und angulären Maßen der Schädelbasis. Die einzigen Einflüsse auf die velopharyngeale Insuffizienz sind die Gaumenlänge, Gaumenbewegung sowie die pharyngeale Tiefe.

Untersuchung. Im Hinblick auf die Komplexität der velopharyngealen Funktion haben viele Untersucher die Physiologie des Gaumenmechanismus seit vielen Jahren untersucht. Ein Überblick dieser Versuchsmethoden wurde im Abschnitt über die Morphologie des Gaumens geboten (S. 232). Als nächstes müssen wir uns mit einer Gruppe von neuartigen Studien befassen, welche der Erforschung der gestörten Gaumenfunktion in Fällen von Gaumenspalte gewidmet waren.

Photographie. Um die verschiedenen substituierenden und *kompensierenden Bewegungen* der Gaumenspaltensprache zu erfassen, verwendete O. VON ESSEN (1937) die Methode der stereophotographischen Raumbildmessung. Zu demselben Zweck verglichen HAGERTY und HILL (1960) die Gaumenbewegungen in normalen Sprechern mit denjenigen nach dem chirurgischen Verschluß von Gaumenspalten. GROSSMAN et al. (1965) erarbeiteten eine einfache photographische Methode zum Erzielen von standardisierten Bildern. Das System der standardisierten intraoralen Photographie von QUIGLEY, COBB und WEBSTER (1965) verwendet die Polaroid Kamera.

Die *direkte Betrachtung* des Nasenrachens und seine Photographie waren mit Hilfe von FLATAUS Endoskop seit langem vorhanden. S. TAUB (1966) modernisierte diesen Vorgang mit seinem Panendoskop für Laryngoskopie und Epipharyngoskopie bei geschlossenem Munde. Zusätze für Photographie und Kinematographie sind ebenfalls vorhanden. HARING und MCCORMACK (1964) verwendeten die *physiometrische Kinematographie* für die Studie von Lippenbewegungen. In Patienten mit gut verschlossenen Lippenspalten waren keine wesentlichen Anomalien auf diese Weise nachweisbar.

Radiographie. Nachdem SHELTON et al. (1961) die neuen Methoden der palatalen Radiographie geschildert hatten, verwendete G. R. POWERS (1962) die Kinefluorographie für die Untersuchung der Lautbildung in Gegenwart von Gaumenspalte und fand kompensierende Bewegungen der Zunge. MAZAHERI et al. (1964) unternahmen den kineradiographischen Vergleich von normalen Sprechern mit Fällen von velopharyngealer Insuffizienz. In solchen Fällen ist der Gaumen kürzer, dünner und erreicht nicht die hintere Rachenwand.

Die Methode der Punktbewertung von MCWILLIAMS-NEALY und BRADLEY (1964) dient für die Analyse von *Video-tape* Daten über die Form, Bewegung und gegenseitige Beziehung der Sprechorgane. Die Qualität von Röntgenbildern auf Video-tape ist der Übertragung auf 16 mm Film überlegen.

Pneumatische Messungen. Die Methode der oralen Manometermessungen der Gaumenfunktion wurde von H. L. MORRIS (1966) besprochen. Die velopharyngeale Funktion während des freien Sprechens läßt sich durch die gleichzeitige nasale Messung des differentiellen Druckes innerhalb der palatalen Öffnung sowie des Luftstromes durch diese Öffnung erfassen (WARREN and DU BOIS, 1964). Diese beiden Werte von *Druck und Flußgeschwindigkeit* kennzeichnen den Querschnitt der velopharyngealen Öffnung. Aus diesen Untersuchungen ging des weiteren hervor, daß der Gaumensphinkter vornehmlich mit der Artikulation von Konsonanten beschäftigt ist.

LUBKER und MOLL (1965) verwendeten *pneumotachographische* Messungen des nasalen und oralen Luftstromes, getrennt aber gleichzeitig, sowie mit der Kinefluorographie des Gaumens kombiniert. Hierzu benötigt man Filmgeschwindigkeiten von 60 bis 80 Bildern pro Sekunde. Die Autoren betrachten diese Methode als die derzeit beste zum Erforschen der Beziehungen zwischen den artikulatorischen Vorgängen und dem oro-nasalen Luftstrom. H. J. BUNCKE et al. (1966) erfassen die palatale Insuffizienz durch intraorale Inspektion, Sprachanalyse, manometrische Studie sowie laterale Radiographie, woraus sich Indikationen für die Behandlung ergeben.

Spektrographie. In Ergänzung der akustischen Eigenheiten der nasalen Sprachlaute wie in dem vorhergehenden Abschnitt über Nasalität besprochen, sind noch die folgenden Beobachtungen von Interesse. M. L. HANSON (1964) verwies auf die Schwierigkeit im Korrelieren der physiologischen Varietäten der velopharyngealen Kompetenz in Fällen von operierten Gaumenspalten. *Hörbare Nasalität* war in signifikanter Weise mit der Frequenz F_3 des dritten Formanten von (Ä) und (A) korreliert. Die spektrographischen Bilder von nasalen und nichtnasalen Vokalen zeigten jedoch bloß feine Unterschiede.

Es ist seit langem bekannt, daß der Vokal (U) die geringsten Grade des offenen Näselns enthüllt, während das offene (A) in den Fällen von hypernasaler Sprache am besten klingt. In erfolgreich geschlossenen Gaumenspalten ohne bemerkbare Nasalität fanden BENNETT, LARGENT und EDWARDS (1966), daß nur das (U) den einzigen spektrographischen Unterschied aufwies, möglicherweise wegen falscher Zungenerhebung. Es ist aber auch denkbar, daß in einem solchen Falle das (U) eben doch leicht nasal klang.

WARREN und DEVEREUX (1966) entwickelten ein mechanisches *Analog-Modell* des Stimmkanales und verwendeten es zusammen mit der elektrischen Aufzeichnung von differentiellem Druck und Luftstrom. Ein leichtes Öffnen des oralen Kanales vermindert die Druckdifferenz zwischen dem Oropharynx und Epipharynx. Diese Beobachtungen ergaben die mathematische Erklärung der spezifischen artikulatorischen Schwierigkeiten, welche man in Fällen der velopharyngealen Inkompetenz findet.

Sprachanalyse. Die engen Beziehungen zwischen dem velopharyngealen Verschluß und der Qualität der Lautbildung sowie umgekehrt zwischen offenem Näseln, verminderter Verständlichkeit und palataler Insuffizienz, sind wiederholt bestätigt worden (SUBTELNY et al., 1959; SUBTELNY et al., 1961). Die neuen Methoden der velopharyngealen Erforschung haben gewiß viele Einzelheiten erarbeitet und die feststehenden Erfahrungen bestätigt; wesentlich neue Entdeckungen sind aber noch nicht herausgekommen. So ist es nicht verwunderlich, daß BRAITHWAITE und MORLEY (1963) die *traditionelle gehörsmäßige Auswertung* der Gaumenspaltensprache durch den Fachmann ebenso verläßlich finden wie die komplizierten Methoden der Kineradiographie und manometrischen Instrumentation.

b) Klinische Gesichtspunkte

Symptome. Gaumenspaltensprache entsteht durch fehlerhafte Entwicklung der Sprachlaute, welches einen langsamen, aber fortschreitenden Vorgang bedeutet. Folglich müssen wir vorerst zwei Arten der Gaumenspaltensprache unterscheiden: die infantile Rhinoglossie des Kindes und die Rhinoglossie des Erwachsenen.

1. Infantile Rhinoglossie. Unter dem hemmenden Einfluß einer angeborenen Gaumenspalte entwickelt sich die Sprache ganz anders als beim normalen Kinde. Wenn seit Geburt ein Defekt vorliegt, oder wenn Gaumenlähmung seit frühester Kindheit besteht, dann fehlt dem Kinde ständig die Möglichkeit, während der Lautbildung den normalen Gaumenabschluß herzustellen. Solche Kinder sind daher zur Zeit ihrer Sprachentwicklung vor besondere mechanische

Schwierigkeiten gestellt. Weil sie die meisten Laute überhaupt nicht erlernen können, entwickeln sie die folgenden Fehler der *kindlichen Gaumenspaltensprache.*

Die *Vokale* klingen wie in allen Fällen des fehlenden Gaumenabschlusses offen genäselt. Wieder gilt die Regel, daß die engen Vokale (I) und (U) am meisten betroffen sind, während das weit offene (A) am besten klingt.

Verschlußlaute gelingen überhaupt nicht, weil die Artikulationsluft vorzeitig durch die Nase entweicht, ehe sie an den drei Artikulationszonen einen genügenden Druck herstellt und damit ein Explosionsgeräusch erzeugen kann. Die drei wichtigsten Artikulationszonen, nämlich die labiale, linguo-dentale und die palatale, befinden sich distal vom, d. h. vor dem Gaumenverschluß. Dementsprechend werden die Lippenlaute (B) und (P) durch eine (M)-ähnliche nasale Explosion, und die Zungenlaute (D) und (T) durch eine (N)-ähnliche ersetzt. Palatales (G) und (K) fehlen infolge des gespaltenen Gaumens entweder völlig, oder sind durch laryngeale Explosionen vertreten.

In analoger Weise sind die *Reibelaute* gestört. Die artikulatorische Enge an den drei Lautzonen bietet dem Luftstrom nämlich ein größeres Hindernis als die weite Verbindung mit der Nase. Deshalb entsteht statt (W), (F), (S), (Sch) und (Ch_{pal}) nur ein wenig hörbares nasales Blasen. Die Kinder versuchen daher, die Intensität dieser Laute durch Verengung der Nasenöffnungen, Kontraktion der Gesichtsmuskulatur und durch Verstärkung des Luftstromes zu erhöhen. Dadurch aber gewöhnen sie sich ebenso häßliche Schnüffelgeräusche an. Im weiteren Verlaufe einer derartigen Fehlentwicklung verlagern sich dann die behinderten Laute noch tiefer schlundwärts bis in die pharyngeale und laryngeale Lautzone.

Noch schwieriger ist die Artikulation des *Zitterlautes (R)*. Damit die Zungenspitze für das richtige Zungen-(R) ihre passiven Schwingungen zur periodischen Unterbrechung des tönenden Luftstromes ausführen kann, ist ein kräftiger Anblasedruck erforderlich. Dies ist aber ganz unmöglich, weil der notwendige Druck nie erreicht wird. Auch das Gaumen- oder Zäpfchen-(R) kommt aus dem gleichen Grunde nicht zuwege. Außerdem hängen die Uvulahälften oft ganz seitlich, wodurch jede Verschlußbildung wegfällt. Der *Halbvokal* (L) ist manchmal durch (N) ersetzt. Umgekehrt kann auch (N) durch ein genäseltes (L) vertreten sein.

In der *Mechanik der vikariierenden Lautbildung* zeigt sich eine allgemeine Gesetzmäßigkeit. Wegen der Unmöglichkeit, an den distal vom Gaumendefekt liegenden Artikulationsstellen deutliche Verschluß- und Reibelaute zu bilden, tritt eine bei allen Gaumenspaltenträgern feststellbare Neigung auf, die Lautbildung zentral oder unterhalb vom undichten Gaumenverschluß zu verlagern. Daraus ergibt sich ein überall gültiges *Gesetz der palatogenen zentripetalen Artikulationsverlagerung*. Hierfür stehen nur die vierte und fünfte Artikulationszone zur Verfügung, und zwar die pharyngeale zwischen Zungengrund und Rachenwand und die laryngeale zwischen den Stimmlippen oder im Kehlkopfeingang (ARNOLD 1943).

Neuerliche Untersuchungen haben diese empirischen Erfahrungen völlig bestätigt. BROOK, SHELTON und YOUNGSTROM (1965, 1966) demonstrierten den kompensatorischen Kontakt des Zungengrundes mit der hinteren Rachenwand als eine der Ursachen der minderwertigen Lautbildung in der Gaumenspaltensprache. K. R. BZOCH (1965) schätzte die artikulatorische Leistungsfähigkeit von 5jährigen Kindern mit Gaumenspalte als wesentlich schlechter als die Artikulation normaler Kinder mit drei Jahren. Er betonte des weiteren die häufige *Substitution durch pharyngeale Reibelaute.*

2. Erwachsene Rhinoglossie. Schließlich bietet die Gaumenspaltensprache des Erwachsenen folgendes Bild. Diese Beschreibung haben ARNOLD (1943) und SEEMAN (1943) gleichzeitig, aber völlig unabhängig entworfen. Verschiedene Autoren haben sich den wesentlichen Gesichtszügen dieser Beschreibung angeschlossen, darunter F. A. DOUBEK (1953, 1955, 1956, 1957), W. TRENSCHEL (1959, 1960), sowie GREENE und CANNING (1959).

So sieht und hört man also die *Verschlußlaute* (B), (P), (D), (T), besonders aber (G) und (K), durch äußerst harte Stimmeinsätze oder *glosso-pharyngeale Explosionen* ersetzt. Mit oberflächlicher Betrachtung werden die manchmal täuschend gut klingenden Kehlkopflaute für richtig gehalten. Beobachtet man aber Lippen und Zunge genauer, so erkennt man die wahre Art der Lautbildung. In Zweifelsfällen schafft die Auskultation des Kehlkopfes mit dem Phonendoskop sofortige Klarheit.

Immer fehlt das *Zungen- oder Gaumen-(R)* bei allen angeborenen Gaumendefekten. Seine verschiedenen Ersatzlaute unterliegen der gleichen lautverlagernden Gesetzmäßigkeit. Deshalb ist teils das rauhe und dem hinteren (Ch) ähnliche *pharyngeale Reiben*, teils ein *Rassel-(R)* zwischen Zungengrund und Rachenwand, teils das echte *(R) laryngeale* zwischen den Stimmlippen oder den Taschenfalten zu hören. Über andere Formen der möglichen pathologischen Zitterlaute haben wir im Abschnitt über die Rhotazismen berichtet.

Auch die *Reibelaute* (S), (Sch), (F) und (Ch_{pal}) werden häufig unterhalb des Gaumensegelverschlusses verlagert und daher im Rachen oder Kehlkopf gesprochen. Bis vor kurzem galt die allgemeine Ansicht, daß die nasalen Sigmatismen nur durch schnarchende und in der Nase entstehende Geräusche bedingt seien. Durch das Studium einer großen Anzahl von Gaumenspaltenträgern sowie von Patienten mit funktionell nasaler (S)-Bildung konnten wir (1943) jedoch nachweisen, daß die verschiedenen Ersatzlaute der (S)-Bildung bei Gaumendefekten meist dem Kehlkopf entstammen. Es ist nämlich gar nicht möglich, daß in der Nase ein Geräusch entsteht, welches nur bei der Bildung der (S)-Laute hörbar wäre. An den relativ unveränderlichen und starren Nasenwänden mögen wohl Pfeifgeräusche (nasal murmur) zustande kommen, welche jeden Atemzug und jeden mit nasaler Resonanz einhergehenden Sprachlaut begleiten. Eine lediglich auf die Sibilanten beschränkte Geräuschbildung kann daher nur außerhalb der Nase durch einen bei der Artikulation dieser Laute allein wirksamen Mechanismus auftreten.

Es lassen sich ferner vier Hauptarten des nasalen Sigmatismus unterscheiden und zwar *Sigmatismus nasalis, velaris, pharyngealis und laryngealis*. Jede dieser vier Arten kommt überdies in einer genäselten und einer ungenäselten Form vor. Damit haben wir uns im Abschnitt über die Sigmatismen genügend befaßt. Kieferspalten sind außerdem sehr oft durch schlechte Zahnstellung kompliziert. Dadurch ergeben sich die verschiedensten Kombinationen von Lispelfehlern mit den folgenden Komponenten: 1. organisch bedingte *nasale Sigmatismen* als Teilerscheinung der palatalen Dysglossie; 2. *habituelles Lispeln* als Folge des kindlichen Stammelns im allgemeinen; und 3. durch Gebißanomalien verursachte *dentogene Sigmatismen* wegen der begleitenden dentalen Dysglossie. In jedem Einzelfalle bedürfen daher diese und weitere Komponenten einer genauen Analyse.

3. Komplizierende Faktoren. Genau so wie bei anderen Kindern mit äußerlich normalen Sprechorganen können zusätzlich zur Gaumenspalte ohne weiteres auch die *Hemmungen der Sprachentwicklung* vorliegen. Dann ist die *peripher-mechanisch* bedingte Gaumenspaltensprache durch die *zentralen* Entwicklungshemmungen des Stammelns oder des Dysgrammatismus kompliziert.

Diese Kombination von zwei völlig verschiedenen Störungen von Sprechen und Sprache fallen besonders auf, wenn nach *erfolgreicher Frühoperation der Gaumenspalte* die peripher-dysglossische Behinderung der Lautbildung und damit das Näseln beseitigt ist. Dann bedeutet das Fortbestehen der verzögerten Sprachentwicklung mit ihren dysphatischen, dysgnostischen und dyspraktischen Zeichen ein selbständiges und von der Gaumenspalte gänzlich unabhängiges Leiden. Man darf dann höchstens das Symptom der Gaumenspalte und das der zentralen Sprachentwicklungsstörung auf eine gemeinsame, erbliche oder erworbene, *keimschädigende Ursache* zurückführen. Praktisch wichtiger ist die zufällige Verbindung von Gaumenspalte mit dem Syndrom der *angeborenen Sprachschwäche*. Durch die psychologische Untersuchung ist jedoch die Abgrenzung der einzelnen Komponenten möglich, wie das folgende Beispiel zeigt.

Edith V., 5 Jahre, aus angeblich gesunder Familie. *Vorgeschichte.* Geburt normal, Zahndurchbruch mit einem Jahr, Gehen mit einem Jahr. Die Gaumenspalte wurde im 18. und 24. Monat erfolgreich operiert. Dann begann sich die Sprache langsam zu entwickeln.

Befund vom 23. X. 1946. Zartes Kind mit dysplastischen Zügen, *mongoloiden Lidfalten* und stumpfem Gesichtsausdruck. Der Gaumen ist gut beweglich, lang und schließt vollkommen ab. Das *Gehör* ist normal. *Sprache.* Vokale *nicht* nasal. Die Lippenlaute (M), (B) und (P) klingen gut, aber (F) und (W) sind ungeschickt. Von den Zahnlauten fehlt (D); (T) ist durch (K) und (L) durch interdentales (N) ersetzt, während (R), (S) und (Sch) fehlen. Unter den Gaumenlauten ist (G) und (K) gut, wogegen das vordere (Ch) durch das hintere ersetzt ist. Schweres Wortstammeln mit mangelhaften Zwei- und Dreiwortsätzen.

Psychologisches Gutachten (Dr. Baar, 12. XI. 1946). Ständige Unruhe und gesteigerte Erregbarkeit. Erhöhte Ablenkbarkeit und geringe Ausdauer. Das körperlich und geistig-seelisch sehr gut gepflegte, fünfjährige Kind hat einen beträchtlichen allgemeinen *Entwicklungsrückstand* (EQ 62). Die Intelligenzleistungen sind verhältnismäßig am besten und reifungsmäßig dem dritten und vierten Jahr vergleichbar. Bei eigenen produktiven Leistungen weitgehendes Versagen. Dies zeigt sich besonders an der Materialbetätigung (Bauen und Zeichnen), die nur dem zweiten Jahr vergleichbar ist. Die Gedächtnisleistungen entsprechen kaum dem dritten Jahr. Ähnliches gilt von der sozialen Reife. Auch die Körperbeherrschung ist nicht altersentsprechend. Lautbildung noch sehr mangelhaft. Bildauffassung verhältnismäßig gut (Interpretieren von Tätigkeiten). Drückt sich darüber jedoch oft nicht mit Worten, sondern mit Gebärden aus. Spricht von sich noch nicht in der ersten Person. Gesamtverhalten entspricht dem eines wesentlich jüngeren Kindes. Laut Bericht der Mutter keine Erziehungsschwierigkeiten.

Diagnose. Schweres Laut- und Wortstammeln mit Dysgrammatismus nach erfolgreich beseitigter Gaumenspalte infolge allgemeiner Entwicklungshemmung mit Intelligenzrückstand.

Verlauf. Nach mehrmonatiger intensiver Sprachbehandlung wurde die isolierte Lautbildung bis auf das (R) normal und die richtige Anwendung kurzer Sätze erlernt. Die weitere Sprachentwicklung machte dann gute Fortschritte. Weil die Gaumenspalte *vor* dem Beginn der Sprachentwicklung mit bestem Erfolg verschlossen wurde, kam es in diesem Falle *nicht* zum Auftreten der Gaumenspaltensprache. Vielmehr lag eine typische und von der früheren Spalte völlig unabhängige Verzögerung der kindlichen Sprachentwicklung vor.

Nachricht an Dr. Baar vom 13. V. 1957. Das nunmehr sechzehnjährige Mädchen verließ voriges Jahr die Hauptschule. Ihre Sprache war bis auf fehlendes (R) klar, nicht nasal und deutlich artikuliert. Jedoch hatte sie während der ganzen Schulzeit Schwierigkeiten mit Rechtschreiben, Lesen, Grammatik und sprachlichem Ausdruck. Im Rechnen war sie jedoch sehr gut. Turnerisch höchst ungeschickt, linkshändig und allgemein schwerfällig, galt sie ferner als völlig unmusikalisch und war vom Schulgesang befreit. Besucht jetzt einen Lehrgang für Buchhalter und interessiert sich für kommerzielle Kalkulation.

Abschließender Eindruck. 1. Angeborene Gaumenspalte, durch frühzeitige und erfolgreiche Operation restlos beseitigt. 2. Davon völlig unabhängig, angeborene Sprachschwäche mit kongenitaler Dyspraxie, Amusie und Dyslexie trotz guter mathematischer Begabung. 3. Vorübergehender intellektueller Rückstand, welcher sich mit zunehmender Reife ausglich.

Diagnose. Aus den bisherigen Betrachtungen ergibt sich, daß das komplexe Syndrom der Gaumenspaltensprache aus mehreren Komponenten zusammengesetzt ist. Das Wesen der äußerst häßlichen und oft unverständlichen Gaumenspaltensprache beruht nämlich im häufigen *Zusammentreffen verschiedener organischer Störungen der peripheren Lautbildung und der zentralen Sprachentwicklung.*

Wer genau untersucht, pflegt dabei folgende, nach der Häufigkeit ihres Vorkommens geordnete Komponente zu finden. 1. *Organisch offenes Näseln* infolge des mangelhaften Gaumenabschlusses: Rhinolalie. 2. Gesetzmäßige *Verlagerung der gesamten Artikulation* unterhalb, also zentral von der undichten palatalen Verschlußstelle: Rhinoglossie. 3. Mechanische *Behinderung der Zahn-Zungen-Laute* durch die pathologische Kieferform und Zahnstellung: Dentale Dysglossie.

4. *Zentrale Entwicklungshemmungen* der Sprache in Form von verzögerter Sprachentwicklung, Stammeln oder Dysgrammatismus: Dyslalie, Sprachschwäche, infantile Aphasie. 5. Komplikation durch *Intelligenzrückstand*, *Schwerhörigkeit*, gelegentliche *Taubstummheit* oder (selten) *Stottern*: Dyslogie, Dyseneie und Dysphemie.

Phonetische Analyse. Dieser endgültig feststehende klinische Eindruck wurde durch weitere Studien nochmals bestätigt. Der fehlende Gaumenabschluß bedeutet die *direkte mechanische Ursache* der fehlerhaften Lautbildung lediglich im Falle der Explosivlaute und des Näselns auf Vokalen, namentlich mit (U). Wie bekannt, erfordern die Zischlaute den kräftigsten Gaumenabschluß (BRANDT und MORRIS, 1965). Die Klassifikation der *artikulatorischen Fehler* der Gaumenspaltensprache wurde von SPRIESTERSBACH et al. (1961) vorgeschlagen. Sie betonen die Notwendigkeit der genauen Unterteilung der Gaumenspaltenträger gemäß den individuellen Unterschieden, wie etwa das Lispeln wegen falscher Zahnstellung.

Gemäß den Befunden von D. R. VAN DEMARK (1964, 1966) steht das Ausmaß der artikulatorischen Behinderung unter Kindern mit Gaumenspalte mit sechs Faktoren in Verbindung: 1. *Velo-pharyngeale Insuffizienz* verursacht niedrige manometrische Werte und hörbares Näseln; 2. *Verspätete Ausreifung* verzögert die Kompensation der velaren Insuffizienz; 3. *Allgemeines Zurückbleiben* der lautbildenden Geschicklichkeit führt zu dyslalischen Lautentstellungen; die weiteren drei Faktoren der 4. *laryngealen Ersatzlaute*, 5. Grad der *Nasalität* und 6. der *anderen Ersatzlaute* sind weniger wichtig. Diese und weitere Faktoren kommen in verschiedenen Kombinationen vor.

TAKAGI, MCGLONE und MILLARD (1965) analysierten die Komponenten der Gaumenspaltensprache. Artikulatorische Stammelfehler in Kombination mit Nasalität kamen mit 27,6% am häufigsten vor. Offenes Näseln allein (21,5%) war nächst häufig, während die dyslalischen Fehler der Lautbildung allein in 16,5% vorkamen. *Andere Sprachfehler* (Stottern, Poltern, Dysarthrie, usw.) wurden mit der gleichen Häufigkeit gefunden wie in der allgemeinen Bevölkerung. Sie bedeuten also zufällige Komplikationen. Lediglich die verzögerte Sprachentwicklung lag etwas häufiger vor als gewöhnlich.

Hörverlust. Namentlich die Schwerhörigkeit vermehrt häufig die Probleme der sprachlichen Wiederherstellung. Laut allgemeiner Erfahrung ist in rund 30% der Gaumenspalten mit einem zusätzlichen Ohrenleiden zu rechnen. Unter diesen Infektionen des Mittelohres sind die folgenden typisch: chronische Mittelohreiterung mit dauernd perforiertem Trommelfell; hochgradige Trommelfellnarben als Rückstände früherer Infektionen sowie die sehr häufigen rezidivierenden katarrhalischen Mittelohrentzündungen mit Einziehung des Trommelfelles oder serösem Mittelohrerguß. Dementsprechend handelt es sich vorwiegend um mittelohrbedingte *Störungen der Schalleitung*. Diese Leiden werden nach den anerkannten Methoden der chirurgischen Otologie behandelt, wozu auch die plastischen Mittelohrröhrchen für die andauernde Belüftung gehören (J. A. DONALDSON, 1966). Das schwierige Problem der Adeno-Tonsillektomie in Fällen von Gaumenspalte wird in der folgenden Sektion über gemischtes Näseln behandelt (S. 669).

CERONI und DI FEDE (1964) unterscheiden zwei Arten von Hörverlust in Verbindung mit Gaumenspalte. Die erste ist eine *Störung der Schalleitung* zufolge von vier Möglichkeiten: 1. Mißbildung der Ohrtrompeten; 2. veränderte Funktion der Tubenmuskulatur, primärer Art oder sekundär nach Gaumenchirurgie; 3. chronische Infektion des Nasenrachens wegen seiner abnormalen Weite und Offenheit; und 4. kompensatorische oder reaktive Hypertrophie des lymphatischen Rachenringes. Die zweite Type ist der *sensorineurale* Hörverlust zufolge von zusätzlichen angeborenen Läsionen oder Mißbildungen des Innenohres. Die letztere Form ist in Fällen von multiplen Mißbildungen zu erwarten, welche erblicher oder pränatal erworbener Natur sein können.

Psychologische Befunde. Es steht nunmehr fest, daß die psychologische Prüfung zur Behandlung des gesamten Problemes der Gaumenspalte durch eine koordinierte Gruppe von Fachleuten gehört. Zumindest zwei Arten von psychologischen Problemen sind unter Spalt-Patienten zu erwarten: Störungen der Personalität und intellektuelle Mängel.

C. G. Watson (1964) fand keine Stütze für die Behauptung, daß die Gegenwart von Spalten von Lippe oder Gaumen, Entstellung des Gesichtes oder fehlerhafte Aussprache mit *Störungen der Personalität* bei Knaben von 8 bis 14 Jahren in Beziehung stünde. Dennoch können solche Reaktionen im einzelnen Falle auftreten. Wylie und McWilliams (1965) befürworten gedrucktes Aufklärungsmaterial zur Verteilung unter den Eltern von Kindern mit Gaumenspalten.

Kinder mit Gaumenspalten sind in signifikanter Weise in ihrer *intellektuellen Entwicklung* behindert, hauptsächlich auf dem Gebiete der verbalen Leistungen (L. D. Goodstein, 1961). Eine ähnliche Verspätung im Erwerb der sprachlichen Errungenschaften auf entwicklungsmäßiger Basis wurde von H. L. Morris (1962) beobachtet. Laut den Befunden von Smith und McWilliams (1966) sind Kinder mit Gaumenspalten in verbaler und auch nicht-verbaler Hinsicht weniger erfinderisch als normale Kinder. Dieser Mangel wird den elterlichen Befürchtungen und Besorgnissen zugeschrieben.

c) Rehabilitation

Die Behandlung der *angeborenen Gaumenspalte* gilt als eine Aufgabe besonders erfahrener Kieferchirurgen. Um beste Erfolge zu erreichen, ist außerdem die stete Zusammenarbeit des Chirurgen mit allen am Gaumenspaltenproblem interessierten Spezialisten wichtig. Dazu gehören die Vertreter der Orthodontie, oralen Prothetik, Otologie, Audiologie, Sprachpathologie und Psychologie. Am besten ist es natürlich, wenn der Kieferchirurg gleichzeitig die übrigen zahnärztlichen Probleme beherrscht. Innerhalb des umfassenden Programmes zur sprachlichen Wiederherstellung der Gaumenspaltenträger sind mehrere voneinander unabhängige Maßnahmen zu unterscheiden. Am wichtigsten sind darunter die chirurgischen, prothetischen, physikalischen und phoniatrischen Behandlungsweisen.

Chirurgische Behandlung. In früheren Jahren war es für den Sprachpathologen oder ärztlichen Phoniater unerläßlich, über die Einzelheiten der Gaumenchirurgie informiert zu sein. Recht oft pflegte sich der Kieferchirurg für die Auswahl seiner Operationen auf den phonetischen Rat zu verlassen. Diese Orientierung ging zum Beispiel aus dem Buch von M. E. Morley (1945) hervor, welches eine ausführliche Besprechung von Geschichte und Entwicklung der Gaumenchirurgie und der sich anschließenden sprachtherapeutischen Methoden enthielt. Die Bücher von Pichler und Trauner (1948), von V. Veau (1931, 1943) sowie R. Trauners Monographien (1943, 1956) waren weitere Beispiele.

Ein dramatischer Wechsel in der Gaumenchirurgie entwickelte sich seit diesen Jahren. R. C. Webster (1964) beklagte den primitiven Zustand der Rehabilitation für Gaumenspalte in Amerika in den vierziger Jahren dieses Jahrhunderts und betonte den großen Fortschritt, welcher in den darauf folgenden 20 Jahren zustande kam. In einer anderen historischen Reminiszenz erinnern Letterman et al. (1964) an die frühen Schriften über Gaumenspalte von V. P. Blair (1871 bis 1955), wobei sie die jüngeren Chirurgen vor der Wiederaufnahme von veralteten Methoden warnen. Die modernen Gesichtszüge der Gaumenchirurgie wurden von SCHUCHARDT und WASSMUND (1955) sowie von K. SCHUCHARDT (1962) überblickt. Eine andere ausgezeichnete Übersicht der Gaumenchirurgie lieferte J. M. CONVERSE in dem von J. V. IRWIN (1965) herausgegebenen Konferenzbericht. Im Hinblick auf die raschen Entwicklungen muß es hier genügen, einen kurzen Abriß der modernen Richtlinien für die labiale und palatale Chirurgie zu geben.

Lippenverschluß. Die Probleme der Lippenplastik gehen aus den Beiträgen von D. R MILLARD (1964) über die Prinzipien der Lippennaht hervor, aus dem Vorschlag von CONVERSE et al. (1964) über eine komplexe Methode für beidseitige Lippenspalten, oder von T. D. CRONIN (1966) über verfeinerte Lippennaht. COSMAN und CRIKELAIR (1966) besprachen den sekundären Lippenverschluß, während V. SPINA (1966) eine Lippenplastik in zwei Vorgängen befürwortete, in den ersten Lebensmonaten und dann zwischen 5 bis 6 Jahren.

Prächirurgische Orthopädik. Ein lebhafter Streit wogte um den Vorschlag der prächirurgischen *Rücklagerung der Prämaxilla* durch eine orthodontische Prozedur (L. D. GARNER, 1964). Andere Veröffentlichungen über die rasche Ausdehnung des kollabierten Oberkieferbogens innerhalb weniger Wochen mit Hilfe der Orthopädik und Knochenverpflanzung sind diejenigen von MATTHEWS und GROSSMAN (1964), R. C. SCHULTZ (1964), JACOBSON und ROSENSTEIN (1965) und D. O. MAISELS (1966).

S. PRUZANSKY (1964) analysierte die ungeklärten Gesichtspunkte der prächirurgischen maxillären Orthopädik mit primärer Knochenverpflanzung, wobei er einen zurückhaltenden Standpunkt einnimmt. PRUZANSKY und ADUSS (1964) verglichen die Ergebnisse von Behandlungen ohne diese neuen Methoden, um Kontrollbefunde vorzulegen.

Gaumenplastik. Während einer langen Zeit herrschte das Prinzip der Gaumenplastik nach V. VEAU (1931) für einen optimalen physiologischen Wiederaufbau des Gaumens. PICHLER und TRAUNER (1948) haben die Einzelheiten dieses klassischen Vorgehens eingehend besprochen (Abb. 140 bis 142). CRONIN et al. (1964) betrachten die VEAU-Methode nunmehr als veraltet und empfehlen allgemein die *Gaumenrücklagerung* nach DORRANCE mit einem nasalen Lappen. C. L. KIEHN et al. (1965) führten ein kinetisches Vorgehen ein, wobei sie eine *Faszien-Einpflanzung* zwischen Gaumen und den benachbarten Muskeln zur besseren aktiven Erhebung des Gaumens vornehmen. Eine andere Varietät ist die *Tonsillensphinkter-Plastik* nach E. und G. LOEBELL (1962).

In Amerika waren seit langem die verschiedenen Methoden der *Gaumenrücklagerung* beliebt. Mit Hilfe dieser „pushback"-Operation nach G. M. DORRANCE (1925, 1933) läßt sich tatsächlich eine beträchtliche Verlängerung des weichen Gaumens erzielen. Zu diesem Zwecke löst man die Gaumenmuskulatur vom harten Gaumen ab und schiebt sie samt der vorderen Gaumenschleimhaut so weit nach rückwärts wie möglich. Das Ausmaß der Rücklagerung ist durch das Maß an Mobilisierbarkeit der beiden Gaumenarterien beschränkt, weil diese nicht gestört werden sollen.

Pharynxplastik. Neuerdings gewinnt die Pharynxplastik nach W. ROSENTHAL (1924) zunehmend an Bedeutung. Seit Einführung der antibiotischen Behandlung sind nämlich Infektionsgefahr und damit die Mortalität wesentlich zurückgegangen. NYLÉN und WÅHLIN (1966) besprachen die *postoperativen Komplikationen* der Pharyngoplastik. Sie fanden 14% von Nachblutungen mit 1% Mortalität. Über den gegenwärtigen Stand dieser Operation und ihrer Modifikationen berichteten SCHOENBERGER und TRENSCHEL (1963) sowie L. BERNSTEIN (1967).

Namentlich für Erwachsene mit ansonsten inoperablen breiten Spalten, nach erfolglosen Eingriffen, sowie zur Korrektur der erworbenen Gaumenlähmung erwies sich die Pharyngoplastik als sehr leistungsfähig. Ihr Prinzip besteht darin, daß man aus der hinteren Rachenwand einen *unten oder oben breit gestielten Muskellappen* ausschneidet. Dieser wird dann in die angefrischten und unterminierten Ränder des offenen Gaumensegels fest eingenäht.

Eine Spalte im harten Gaumen muß man allerdings nach einer der anderen Methoden decken. Diesbezüglich empfahlen STARK und DE HAAN (1960) die *primäre Palatoplastik mit gleichzeitiger pharyngealer Lappenbildung*. Wenn der Lappen dabei gut einheilt und die beiden seitlichen Löcher zur Nase genügend klein ausfallen, ist das sprachliche Resultat sehr gut

(Abb. 143). Davon konnte sich G. OBREGON (1959) neuerdings wieder überzeugen. Die verschiedenen *Modifikationen* von A. ŠERCER (1943), SANVENERO-ROSSELLI (1958) oder SEEMANN-

Abb. 140 bis 142. Gaumenspaltenoperationen nach VEAU mit Modifikationen von TRAUNER (aus PICHLER-TRAUNER, Bd. II.).

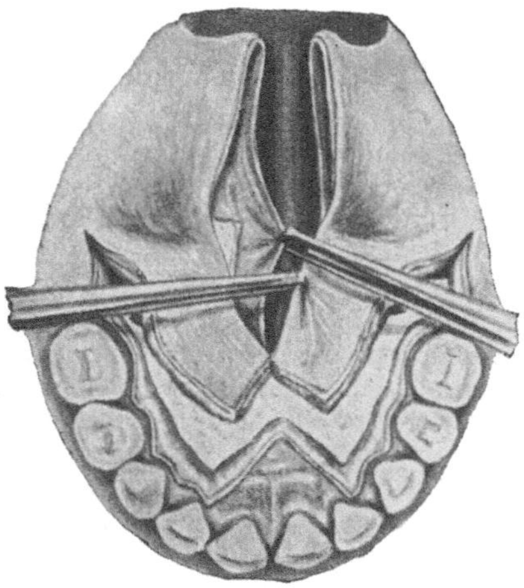

Abb. 140. Nach Mobilisation der beiden Lappen und Anfrischen der Spaltränder unter Schonung der Gaumenarterien löst man die Nasenschleimhaut vollständig von der oberen Seite des harten Gaumens.

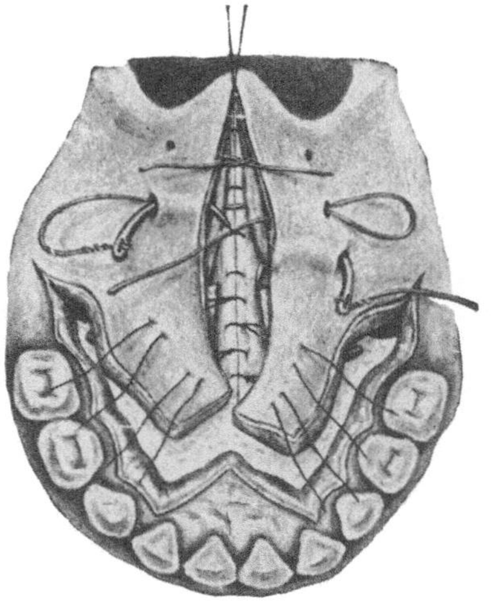

Abb. 141. Spannungslose Naht der Nasenschleimhaut. Mehrere Nasenschleimhautnähte sind durch die Gaumenlappen gezogen, um später geknüpft zu werden. Von den drei Drahtmuskelnähten ist die hintere zum Knüpfen bereit, die mittlere ist eben gelegt, während die vordere erst begonnen wird. Man beachte die Lage der Naht innerhalb der beiden Schleimhautblätter.

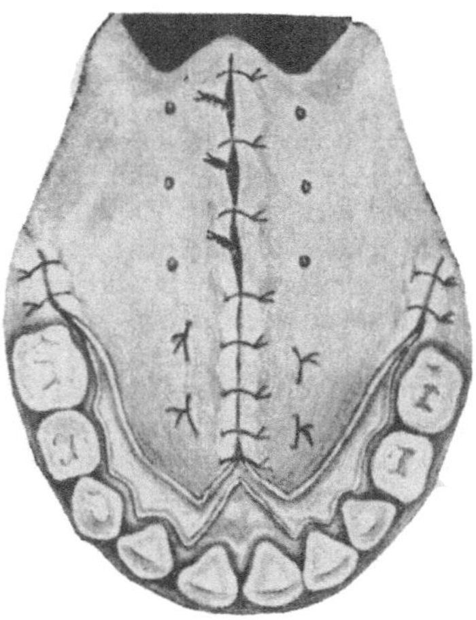

Abb. 142. Mediane Vereinigung der Mundschleimhaut, wobei die zugedrehten Drahtnähte zwischen den Wundrändern hervorragen.

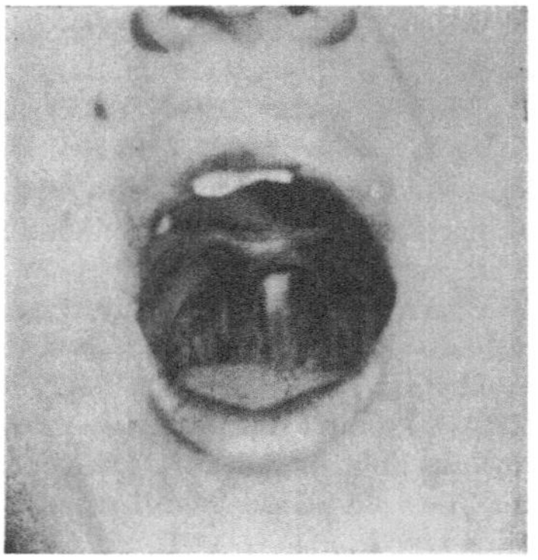

Abb. 143. Durch *Pharynxplastik* geschlossene Gaumenspalte. Die beiden seitlichen Löcher gestatten die Nasenatmung.

PREČECHTEL (1959) ergeben keine phonetisch merkbaren Unterschiede. Neuerdings empfahl L. CROATTO (1960) die Verdoppelung der hinteren Rachenwand durch einen umgeschlagenen eingenähten Lappen, wie dies schon G. PASSAVANT (1865) vorgeschlagen hatte.

Mehrere Autoren (R. W. BLAKELEY, 1964; CURTIS und CHIERICI, 1964) empfahlen das Tragen eines *temporären Obturators* zum Entwickeln der pharyngealen Zuschnürung für bessere Resultate einer nachfolgenden Pharynxplastik. Die objektive Verbesserung der Sprache nach Pharynxplastik und ihre allgemein *guten phonetischen Resultate* wurden von HILL und HAGERTY (1962) sowie durch K. R. BZOCH (1964) bestätigt.

Pharyngeale Implantate. Die Verbesserung der velo-pharyngealen Verschlußdichte durch das Herstellen eines *künstlichen* PASSAVANT-*Wulstes* wurde seit langem versucht. Verschiedene Fremdkörper wurden in die hintere Rachenwand in der Höhe der velaren Abknickung eingepflanzt oder injiziert. Dieses Vorgehen verengt den velo-pharyngealen Abstand und ermöglicht besseren Gaumenabschluß. Während die unmittelbaren phonetischen Resultate

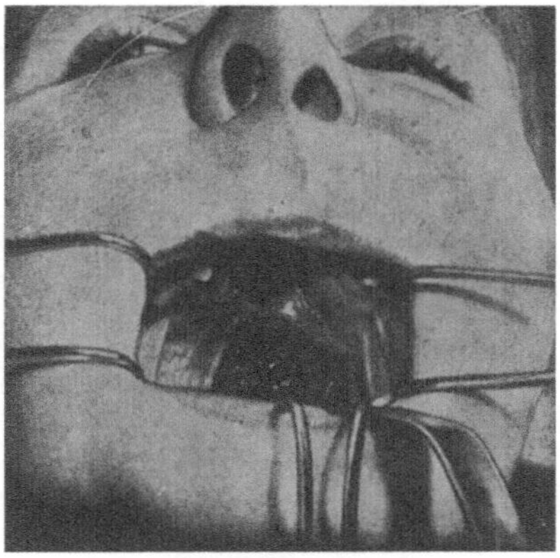

Abb. 144. Muskelschleimhautbrücke im weichen Gaumen für einen PICKERILL-Obturator (aus PICHLER-TRAUNER, Bd. II.).

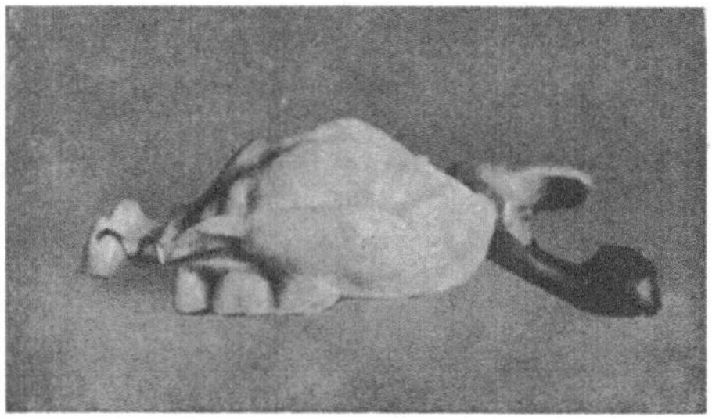

Abb. 145. Obturator nach PICKERILL. Von der Gaumenplatte reicht der mit ihr beweglich verbundene Obturator bis an die hintere Rachenwand. Sein oberer Fortsatz umfaßt die muskuläre Gaumenbrücke und folgt deshalb ihren phonischen Bewegungen (aus PICHLER-TRAUNER, Bd. II).

gewöhnlich sehr gut waren, verursachten die eingepflanzten Fremdkörper verschiedene Komplikationen, wie Fremdkörperreaktion, Abwanderung, oder eiternde Austreibung. Injiziertes Hartparaffin z. B. senkte sich gewöhnlich in den mediastinalen Brustraum.

R. BLOCKSMA (1964) überblickte die Geschichte der Fremdkörpereinpflanzungen in die hintere Rachenwand. Er verwendete Silastic als Einpflanzungsmaterial mit guten Erfolgen. WARD und WEPMAN (1964) übernahmen die Methode nach ARNOLD (1962), indem sie die von ihm entwickelte Teflon-Glyzerin-Paste für die pharyngeale Injektion anwendeten. Die dauernden Ergebnisse mit wesentlich verbesserter Sprache werden durchaus als gut beschrieben (WARD, GOLDMAN und STOUDT, 1966).

Veraltete Methoden. Als Notbehelf nahm man früher auch den Aufbau einer schleimhautbedeckten *Muskelbrücke* nach PICKERILL vor (Abb. 144). Sie diente zur Auflage des gleichnamigen Obturators und bewegte seine Verschlußplatte während der phonischen Kontraktion (Abb. 145). In einem gelegentlichen Sonderfall mag man ein solches Vorgehen erwägen, wenn etwa die Spalte zu breit ist, um einen völligen Verschluß zu ermöglichen, die Velumhälften aber genügend Muskelmasse enthalten. Die damit erzielte kräftige Brücke nimmt durch das Tragen des Obturators im Laufe der Jahre infolge der Arbeitsleistung an Masse und Kraft zu. Mit der Verbesserung der erfolgreichen Primäroperation im Kindesalter werden sich solche Behelfsoperationen aber bald erübrigen.

Von der *Brückenlappenplastik* nach VON LANGENBECK macht man in Wien nicht mehr Gebrauch (Abb. 146, 147). Als Haupteinwand gilt die Notwendigkeit zum Abbinden der beiden Gaumenarterien. Heute versucht man hingegen, die vaskuläre und nervöse Versorgung der Gaumenweichteile möglichst zu schonen.

Die den Oberkiefer verstümmelnde *Rücklagerung* der Maxilla gemäß der BARDELEBEN-Operation oder gar die *Exstirpation* des nach der Geburt vorstehenden *Zwischenkiefers* im Falle der beidseitig durchgehenden Spalte, muß man aus phonetischen Gründen ablehnen. Solche Methoden bewirkten ein Verkümmern des Oberkiefers und seiner Zähne und damit eine relative Vergrößerung des Unterkiefers mit scheinbarer Progenie.

Wenn derart operierte Kinder aufwuchsen, zeigten sie die folgenden Fehler. Die Zahnlaute (D), (T), (L), (N), (S) und (R) wurden oft *linguo-labial*, also gegen die Oberlippe, statt linguodental gebildet. Diese Art des „Zungenstoßens" macht sich vor allem optisch sehr störend be-

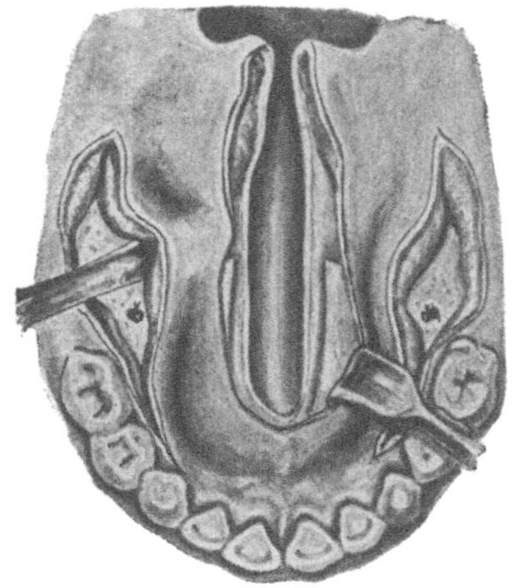

Abb. 146. Gaumenspaltenoperation nach LANGENBECK mit Modifikationen von ERNST und AXHAUSEN (aus PICHLER-TRAUNER, Bd. II). Schnittführung der seitlichen Entlastungsschnitte; Anfrischen der Spaltränder; Unterbindung der Gaumenarterien; Mobilisierung des Brückenlappens.

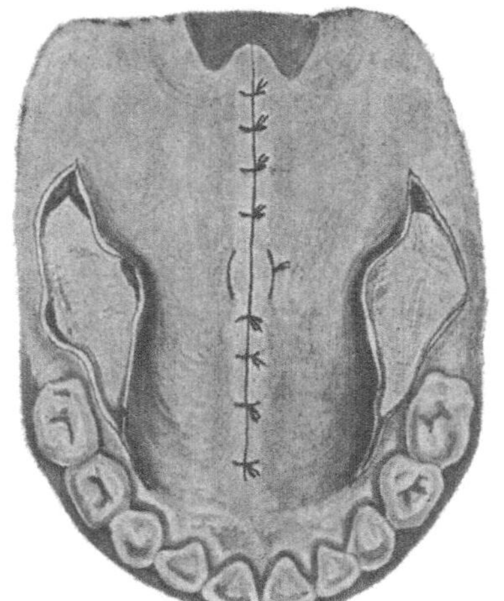

Abb. 147. Nach der nasalen und muskulären Naht mit Katgut ist die orale Naht gelegt; seitliche Tamponade durch mehrere Wochen.

merkbar. Auch das kosmetische Resultat ist schlecht. Das Fehlen oder die schlechte Stellung der Oberkieferzähne führt überdies zu einer mechanischen Behinderung der Zischlautbildung mit dentaler Dysglossie. Die Abb. 109 bis 112 auf S. 599 zeigten ein solches Beispiel.

Gleiches gilt für die früher geübte *Kompression des Oberkiefers* mittels quer durchgezogener Drahtklammern nach BROPHY. Derart im Kindesalter operierte Patienten litten zeitlebens an den Folgen dieser künstlichen Wachstumsbehinderung des Oberkiefers und fanden sich schwer entstellt.

Erworbene Defekte. Im Falle von erworbenen Defekten durch Verletzung oder Lues ist der Verschluß meist leichter. Sein Erfolg hängt von der Lage des Defektes ab. Löcher im harten Gaumen können mittels *Lappendrehung* nach R. TRAUNER (1943) leicht gedeckt werden. Defekte im Velum lassen sich mit Pharynxlappen verschließen. Ein Loch im harten Gaumen ist für die Sprache um so bedeutungsloser, je kleiner es ist und *je weiter vorne* es liegt. Offenes Näseln pflegt erst bei einem Durchmesser von mehr als 2 bis 3 mm aufzutreten. Sein Einfluß auf die Sprache ist durch Verstopfen mit Watte leicht feststellbar. Falls dabei das Näseln verschwindet, ist die Anzeige zum Verschluß gegeben. Kleine Löcher im senkrechten Teil des Gaumensegels stören die Sprache überhaupt nicht, wenn sie sich *unterhalb der Abschlußstelle* befinden.

Phonetische Anforderungen. Während der operativen Wiederherstellung des Gaumens muß man die phonetischen Gesichtspunkte gebührend berücksichtigen. Diese lassen sich folgendermaßen zusammenfassen.

1. Das Gaumensegel muß eine *genügende Länge* haben und bei der Phonation die hintere Rachenwand völlig erreichen.

2. Es muß *genügend beweglich* sein, denn ohne phonische Hebung ist seine Länge bedeutungslos. Während der Hebung sollte womöglich die physiologisch richtige und röntgenologisch kontrollierbare rechtwinklige Knickung oberhalb der Uvula zustande kommen, weil diese Winkelung den eigentlichen Verschluß bewirkt.

3. Auch die *Muskulatur der hinteren Rachenwand* soll gut beweglich sein, damit der PASSAVANTsche Wulst dem Velum entgegenkommt. Je stärker er ausgeprägt ist, desto besser erscheint der Verschluß. Dieser Teil des M. constrictor pharyngis superior kann durch Übung gekräftigt werden. Im Falle dessen konstitutioneller Unterentwicklung muß man sich hingegen an die beiden ersten Anforderungen um so strenger halten.

Prothetische Therapie. Diese ist für die *nicht operierbaren* Gaumenspalten wichtig, wenn die Gaumenhälften zu weit auseinander liegen oder zu schwach sind, um sich völlig verschließen zu lassen. Solange der Gaumen gespalten ist, bleibt er nämlich nach dem zweiten Lebensjahr im Wachstum zurück, so daß sich mit zunehmenden Alter die Aussicht auf gute Operationserfolge immer schlechter gestaltet. In solchen Fällen greift man zum *Obturator.* Von den im Laufe der Zeit entwickelten zahlreichen Typen stehen nur noch wenige in Gebrauch. Historische Angaben sind in den Arbeiten von R. SEGRE (1936), PANCONCELLI-CALZIA (1940) und J. H. PLATT (1947) enthalten. H. KOEPP-BAKER (1957) schilderte den modernen Standpunkt. Als Kuriosität sei der aus Leder selbst angefertigte Obturator eines 1889 im Wiener pathologischen Institut obduzierten Taglöhners gezeigt, welcher sich damit seinen luischen Defekt des ganzen Gaumens und der Nase deckte. Die Abb. 148 und 149 verdanke ich der Liebenswürdigkeit meines Lehrers Prof. Dr. H. CHIARI.

Prinzip der Konstruktion. Das Prinzip jedes guten Obturators beruht in drei Forderungen. 1. Er muß *genügend groß* sein, so daß er bei der Phonation der sich kontrahierenden Gaumen- und Rachenmuskulatur eine ausreichende Berührungsfläche liefert und damit den Abschluß ermöglicht. Ansonsten bliebe er wirkungslos. 2. Während der stummen Nasenatmung muß er zwischen seinen Rändern und der erschlafften umgebenden Muskulatur der *Atemluft genügend Raum* zum Durchtreten lassen. Andernfalls käme es zu verstopfter Nase mit geschlossenem Näseln. 3. Ein Obturator darf nirgends auf die umgebenden *Weichteile drücken,* sonst treten Schmerzen und Druckgeschwüre auf. Diese Ansprüche lassen sich derart zusammenfassen: ein guter Obturator ist neben größter Wirksamkeit möglichst klein.

Der moderne Vorgang zum Konstruieren und Anpassen eines Obturators wurde von SHELTON und LLOYD (1963) besprochen. Einen anderen Überblick der *technischen Voraussetzungen* gab N. R. A. ALLEY (1965). Die anerkannten Anforderungen wurden von MAZAHERI und MILLARD (1965) in der folgenden Weise betont. Das Unterdrücken des Näselns gelingt optimal, wenn der Obturator die *zuschnürende Aktivität* der hinteren und lateralen Rachenwände eben erreicht. Irgendwelche obere oder untere Ausdehnungen des obturierenden Blockes sind überflüssig und unerwünscht, weil man sein Gewicht möglichst leicht halten soll.

Phonetische Beurteilung. Die Verbesserung der Lautbildung durch das Tragen eines Obturators hat G. SCHNETTER (1939) mit palatographischen Unter-

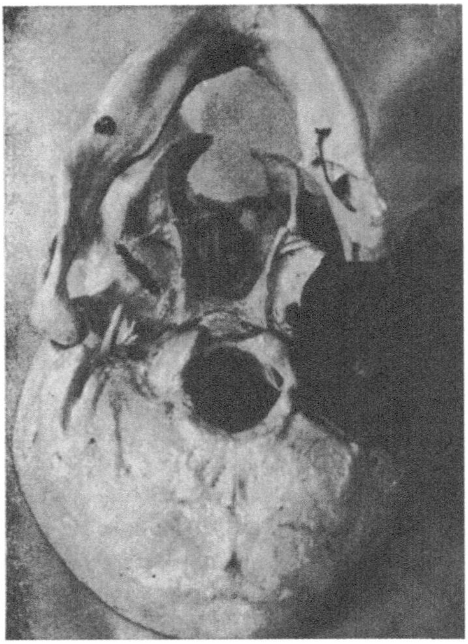

Abb. 148. Luischer Defekt des Gaumens und Nasenseptum, sämtlicher Nasenmuscheln, der Nasenbeine und der seitlichen Nasenwände (Pathol. anatom. Institut Wien).

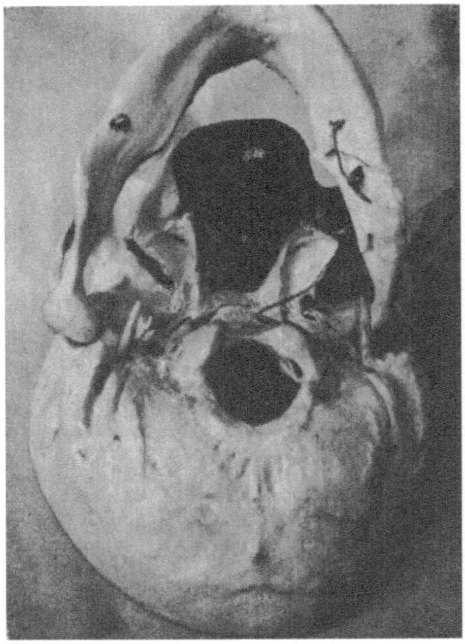

Abb. 149. Aus Leder selbst hergestellter Obturator zum Verschluß des luischen Gaumendefektes (Georg W. 55 J. Taglöhner, gest. 21. V. 1889 an kruppöser Pneumonie).

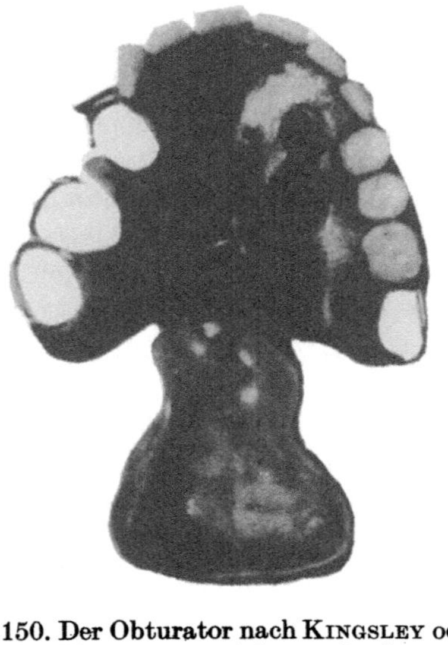

Abb. 150. Der Obturator nach KINGSLEY oder SUERSEN-WARNEKROS reicht von der Gaumenplatte bis an die hintere Rachenwand (aus PICHLER-TRAUNER, Bd. II).

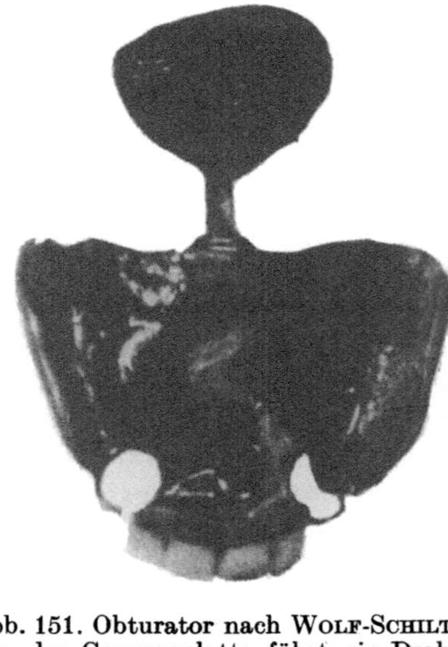

Abb. 151. Obturator nach WOLF-SCHILTSKY; von der Gaumenplatte führt ein Drahtsteg über ein geschlossenes aber zu kurzes Gaumensegel zu dem bis an die hintere Rachenwand reichenden Obturator (aus PICHLER-TRAUNER, Bd. II).

suchungen der Artikulation mit und ohne Obturator objektiv nachgewiesen. P. PREVEDELLO (1952, 1958) legte die weitere Bestätigung solcher Beobachtungen vor, wie auch ARNDT, SHELTON und BRADFORD (1965) durch Vergleich der Lautbildung und nasalen Resonanz mit und ohne Obturator. BYRNE et al. (1961) beobachteten, daß die chirurgische und prothetische Behandlung gleich gute Lautbildung ermöglicht, wie auch K. R. BZOCH (1964) die *Pharynxplastik und Obturatorbehandlung gleich geeignet* zum Decken großer Defekte fand.

FALTER und SHELTON (1964) verwendeten die Kinefluorographie zum Anpassen der Obturatorkolben und bestätigten die früher erarbeiteten Regeln. J. SUBTELNY et al. (1966) analysierten die *Leistungsfähigkeit* eines Obturators mittels phonetischen, kephalometrischen und spektrographischen Messungen sowie mit Prüfungen der Nasalität und Verständlichkeit. Wieder zeigte sich, daß die Obturation die größte Sprachverbesserung für Patienten mit sehr kurzem Gaumen erzielte.

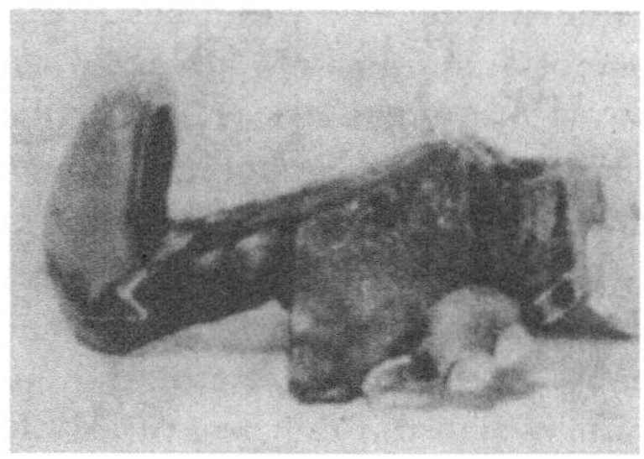

Abb. 152. Der Obturator nach FRÖSCHELS-SCHALIT reicht von der Gaumenplatte zuerst nach hinten und biegt dann senkrecht nach oben, um die Choanen von rückwärts abzuschließen (aus PICHLER-TRAUNER, Bd. II).

Traditionelle Typen. Der Prototypus des klassischen Obturators ist der von SUERSEN und WARNEKROS erfundene (Abb. 150). Seine starre Platte verschließt so viel des Raumes von der Spalte bis zur Rachenwand, daß die Pharynxmuskulatur sie nur während ihrer phonischen Kontraktion berührt und damit den Abschluß herstellt. Sobald die Rachenmuskulatur sich wieder entspannt, gestattet sie den freien Luftdurchtritt für die Atmung. Diese funktionelle Trennung von Mund- und Nasenhöhle ist durch systematische Sprachübungsbehandlung zu erlernen. Ein solcher Obturator ist daher weniger geeignet, wenn sprachärztliche Nachbehandlung nicht möglich ist (E. REICHENBACH, 1956).

Im Falle eines operativ geschlossenen, aber zu kurzen oder wegen submuköser Spalte oder angeborener Verkürzung insuffizienten Velum läßt sich durch einen vertikal in den Epipharynx geschobenen Obturator nach SCHILTSKY ein funktioneller Ausgleich schaffen (Abb. 151).

Zur Deckung breiter Spalten kommt manchmal der *Meat-Obturator* von FRÖSCHELS (1928) und SCHALIT (1928) in Betracht (Abb. 152). Durch eine senkrechte, durchbohrte, und in den Nasenrachen reichende Kulisse verschließt er die Nasengänge von rückwärts und vermindert dadurch die pathologische Resonanz der supra-palatalen Räume. Diesen erwünschten Einfluß hat A. YLPPÖ (1941) durch die Klanganalyse bestätigt. Unter den Nachteilen dieses Modelles wird besonders die Sekretstauung lästig empfunden. Er hat sich daher nicht allgemein durchgesetzt.

Wenn traumatische Defekte des weichen Gaumens nicht operierbar sind, läßt sich die Sprache durch ein *künstliches Velum* verbessern. Dabei darf man aber nicht den Fehler machen, das künstliche Gaumensegel *vor* dem Defekt anzubringen, wie ich wiederholt gesehen habe. Vielmehr muß die bewegliche Platte *hinter und auf* dem Velum liegen, damit sie bei dessen Kontraktion gegen die Rachenwand gehoben werde und den Verschluß herstellen helfe. Die Gaumenplatte trägt auch die nötigen Ersatzzähne. Um die zahntechnischen Konstruktionsmethoden der künstlichen Vela bemühten sich besonders die amerikanischen Militärärzte im zweiten Weltkrieg. Neue Versuche in dieser Hinsicht unternahmen FLETCHER, HASKINS und BOSMA (1960).

Übungstherapie. In ständiger Zusammenarbeit mit den chirurgischen, orthodontischen und prothetischen Bemühungen schreitet man schließlich an die sprachärztliche Übungsbehandlung. Ihr obliegt es, die *zahlreichen artikulatorischen Fehler* der Gaumenspaltensprache durch die systematische Erziehung einer richtigen Sprechweise auszugleichen. Über die technischen Einzelheiten des Artikulationsunterrichtes berichteten viele Autoren. Darüber gaben M. E. Morley (1945), J. van Thal (1937), W. Trenschel (1959, 1960), M. C. L. Greene (1960), sowie B. J. McWilliams (1959, 1960) Auskunft.

Daß die Übungstherapie auf wohldurchdachten Prinzipien der *Entwicklung von Koordination und Muskelkraft* beruht, geht ferner aus einer Studie von A. Mitrinowicz (1951) hervor. Sie fand eine erhöhte Chronaxie der Rachenmuskulatur und eine verlangsamte Kontraktion der Muskeln im gespaltenen Gaumen. Somit haben die Probleme der Gaumenspaltensprache auch mit *degenerativen Vorgängen* in den betroffenen Muskeln etwas zu tun. In weiteren Beiträgen stellte sich A. Mitrinowicz-Modrzejewska (1960) überhaupt auf den Standpunkt, daß die Gaumenspalte eine Teilerscheinung einer systematischen Mißbildung ist. Diese Ansicht ist durch die neueste Erbforschung vollkommen bestätigt worden.

Experten-Gruppe. Es besteht keinerlei Zweifel, daß die Rehabilitation der Gaumenspalte den Urtypus des Team-Approach darstellt. Es bedarf auch keiner besonderen Betonung, das kein einziger unter den vielen Spezialisten, welche sich um das gesamte Behandlungsprogramm bemühen, die besten Erfolge bloß durch seine eigenen Leistungen erzielen kann. Dennoch ist der Team-Approach weiterhin in vielen Gegenden noch unvollständig, wie von O. Herfert (1960) beklagt. J. Suttner (1962) äußerte die gleiche Besorgnis, als er die in Ostdeutschland gebräuchlichen Methoden der Spaltbehandlung schilderte. Die *Philosophie der Teamarbeit* wurde von F. A. Whitehouse (1965) betrachtet, wobei er die Analogie mit kybernetischer Kontrolle und Betrieb von Komputersystemen heranzog.

Sprachbehandlung und Alter. Im allgemeinen ist die systematische Sprachbehandlung umso wichtiger, *je später die Operation des Gaumens erfolgte.* Durch eine verspätete Operation wird nämlich die bereits angewöhnte Gaumenspaltensprache nicht mehr unmittelbar beseitigt. Die vorher organisch bedingten Fehler sind nun durch die fehlerhafte Sprechgewohnheit so fest verankert, daß sie auch nach der operativen Herstellung des Gaumensegelverschlusses fortbestehen. Derart verändert sich bloß eine ursprünglich organische Genese in eine habituelle Funktionsstörung.

Es ist deswegen von größter Bedeutung, die Gaumenspalte *möglichst früh zu operieren,* damit das Kind zur Zeit seiner Sprachentwicklung bereits einen normal funktionierenden Gaumen habe und damit die richtige Sprache erlernen könne. Auch ist die Herstellung eines völlig abschließenden Gaumens um so leichter möglich, je früher operiert wird. Als bester Zeitraum für die Gaumenplastik hat sich die *Mitte des zweiten Lebensjahres* herausgestellt. Man kann daher vier Formen der Sprachbehandlung unterscheiden, die durch den Zeitpunkt der Operation bestimmt sind.

1. Frühe Kindheit. Das beste Ergebnis finden wir im Falle der *erfolgreichen Frühoperation* im zweiten Lebensjahre, also um den 18. Lebensmonat. Nach der Herstellung des Gaumenabschlusses holt das Kind rasch die Verzögerung seiner Sprachentwicklung auf und lernt durch die *mütterliche Unterweisung* ebenso leicht sprechen wie andere Kinder. Im dritten oder vierten Jahre hat sich dann gewöhnlich eine diesem Alter angemessene Sprechfähigkeit eingestellt.

Die etwa noch bestehenden Fehler des *kindlichen Stammelns* verschwinden später teils von selbst, teils durch kurze Übungsbehandlung. Wenn sie länger fortbestehen, handelt es sich um die von der Spalte gänzlich unabhängige *Sprachschwäche als zusätzliche Störung*.

2. Späte Kindheit. Falls die Operation nach der wichtigsten Zeit der normalen Sprachentwicklung, also *nach dem dritten Lebensjahr* erfolgt war, ist schon ein größerer Zeitverlust entstanden. Die dysglossischen Lautstörungen der Gaumenspaltensprache haben sich nun eingestellt. Viele Kinder sind nach der erfolgreichen Operation geschickt genug, um allein oder durch Anleitung diese Fehler auszugleichen.

Wenn Sprachbegabung, Intelligenz und Geschicklichkeit aber nicht ausreichen, oder bei ungünstigen äußeren Umständen, wie sie besonders auf dem Lande herrschen, bleiben viele dysglossische und dyslalische Fehler bestehen. In diesen Fällen ist der *sprachtherapeutische Artikulationsunterricht* durch Anregung und spielerische Sprachübungen im vierten oder fünften Jahre notwendig. PITZNER und MORRIS (1966) bestätigten diese alte Erfahrung mit der Betonung, daß frühzeitige Gaumenoperation zu besserer Lautbildung führt als die verspäteten Prozeduren.

3. Schulalter. Nach der *Operation im Schulalter* sind die Resultate wegen der verschlechterten anatomischen Verhältnisse des im Wachstum zurückgebliebenen Gaumens und des relativ zu großen Nasenrachenraumes oft nicht mehr so gut. Auch die habituelle Fixation der rhinoglossischen Fehler der Gaumenspaltensprache ist in diesem Stadium bereits viel stärker verankert. Zur erfolgreichen Rehabilitation benötigt man nunmehr die *physikalische Behandlung des Gaumens* durch Dehnung, Massage und Gaumenübungen. ZERNERI und ZERBA (1964) wiederholten die Notwendigkeit dieser Physikotherapie für diese Altersgruppe. Auch die orthodontische *Zahnregulierung* ist oft unerläßlich.

Am wichtigsten ist jetzt der pädagogische Ausgleich der funktionellen *Störungen der Lautbildung*. Dazu gehören die häßlichen laryngealen Sigmatismen oder die gewohnheitsmäßigen Fehler der lateralen, palatalen oder nasalen (S)-Bildung, welche nach den Methoden der Sigmatismus-Therapie zu beseitigen sind. Diese habituellen Fehler verschwinden jetzt nicht mehr von selbst. Auch die Mutter kann allein das richtige Erlernen der Sprache nicht erzielen. Immer ist in solchen Fällen das in der Sprachpathologie wichtige Phänomen der hartnäckigen zentralen Assoziation des richtigen sensorischen Klangeindruckes mit der falschen motorischen Lautbildung gebührend zu berücksichtigen. Der spät operierte Gaumenspaltenpatient ist nämlich fest überzeugt, daß seine falschen Laute ebenso klängen wie die ihm vorgesprochenen richtigen. Er macht also die gleichen Fehler wie die paragnosischen Stammler. Jetzt *muß* er sich der Übungstherapie unterziehen, weil er von selbst nur in Ausnahmefällen zur richtigen Lautbildung gelangt, nämlich, wenn er besonders sprachbegabt ist.

4. Erwachsene. Nach der *Operation des Erwachsenen* braucht man oft noch den *Obturator* oder die nachträgliche *Pharyngoplastik*, wenn das Velum zu kurz ausfiel. Mit deren Hilfe läßt sich der *nasale Beiklang* der Vokale sofort unterdrücken. Indessen sind die funktionellen *Fehler der Lautbildung* mit zunehmendem Lebensalter immer schwerer ausgleichbar, da ältere Leute die zum Üben nötige Motivation, Energie und Ausdauer nicht mehr aufbringen.

Nachweis des Fortschrittes. Mehrere objektive Methoden wurden zur Auswertung der therapeutischen Ergebnisse empfohlen. LUSE, HEISSE und FOLEY (1964) verwendeten die *radiologische* Kontrolle der Gaumenfunktion als ein Zeichen der therapeutisch verbesserten Lautbildung. G. MEINHOLD (1964) analysierte *aufgenommene Sprachproben* objektiv zur Bewertung der verbesserten Sprechfähigkeit. Laut PRINS und BLOOMER (1965) ist das *Abschätzen der Verständlichkeit* für den Vergleich der Behandlungsfortschritte wertvoll.

Prognose. Während der Behandlung angeborener Mißbildungen des Gaumens hängt die Vorhersage von mehreren Umständen ab. Zunächst bedeutet die richtige Funktion des Gaumenabschlusses eine unbedingte anatomische Voraussetzung zum Erlernen der normalen Sprache. Dafür ist also der *Chirurg* verantwortlich. Als Endresultat seiner Bemühungen ist die Gaumenfunktion von den folgenden Einzelheiten bestimmt: 1. von der *Länge* und 2. von der *Beweglichkeit* des neugeschaffenen Gaumens, sowie 3. von der Beweglichkeit der *Rachenmuskulatur*;

4. ein etwa benötigter *Obturator* muß möglichst klein, leicht, richtig konstruiert und dabei voll wirksam sein.

Zum Erlernen der richtigen Sprache muß aber auch *der Patient* unerläßliche Voraussetzungen erfüllen. Dazu gehören die folgenden: 1. genügende *Intelligenz*, Aufmerksamkeit, motorische Geschicklichkeit und Ausdauer. 2. Dann muß die *Familie* mithelfen, damit die neu erlernte richtige Sprechweise auch zu Hause angewendet werde. 3. Schließlich ist ausreichende *Übungszeit* notwendig, die unter täglicher Behandlung durchschnittlich zwei bis drei Monate beansprucht. Eine kürzere Behandlungszeit kann nur Teilergebnisse erzielen. 4. Wenn *Mißerfolge* trotz ausreichendem Bemühen von Seiten des Patienten und Therapeuten vorkommen, trägt gewöhnlich ein komplizierender Faktor die Schuld, etwa die kongenitale Sprachschwäche oder geistige Minderbegabung.

Literatur

Gaumenspalte

1. Ätiologie und Pathologie

ALTEMUS, L. A.: The incidence of cleft lip and palate among North American negroes. Cleft Palate J. 3: 357, 1966.

BAIBAK, G., and B. E. BROMBERG: Congenital midline defects of the midface. Cleft Palate J. 3: 392, 1966. — BEATTY, H. G.: Etiology of Cleft Palate and Harelip. J. Speech Dis. 1: 13, 1936. — BROOKS, A. R., R. L. SHELTON, JR. and K. A. YOUNGSTROM: Compensatory tongue palateposterior pharyngeal wall relationships in cleft palate. J. Speech Dis. 30: 166, 1965. — BROWN, J.: Hypothyroidism as an Etiology of Cleft Palate. J. Speech Dis. 4: 247, 1939.

CERONI, T., and S. DI FEDE: Rilievi audiometrici nelle palatoschisi. Boll. Soc. Ital. Fonet. Audiol. 13: 280, 1964. — CONWAY, H., and K. J. WAGNER: Incidence of clefts in New York City. Cleft Palate J. 3: 284, 1966. — CROATTO, L., und G. B. DE STEFANI: Considerazioni sulla funzione uditiva nei soggetti affetti da palatoschisi. Boll. Soc. Ital. Fonet. Sperim. etc. 4: 59, 1954.

DAVIES, J.: Embryology of the Head and Neck in Relation to the Practice of Otolaryngology. Amer. Acad. Ophthalm. Otolar. 1957. — DONAHUE, R. F.: Birth variables and the incidence of cleft palate. Cleft Palate J. 2: 282, 1965.

ENGMAN, L. T., D. C. SPRIESTERSBACH and K. L. MOLL: Cranial base angle and nasopharyngeal depth. Cleft Palate J. 2: 32, 1965. — ESSEN, O. V.: Untersuchungen über die Muskelbewegungen im Rachen- und Mundraume bei Gaumenspalten mit Hilfe der Lichtbildmessung. Arch. Sprach-Stimmheilk. 1: 165, 1937.

FLETCHER, S. G.: Cleft Palate: A broader view. J. Speech Dis. 31: 3, 1966. — FOGH-ANDERSON, P.: Inheritance of Harelip and Cleft Palate. Copenhagen: Arnold Busck, 1942. — FRASER, F. C.: Some Experimental and Clinical Studies on the Causes of Congenital Clefts of the Palate and of the Lip. Arch. Pediat. 77: 151, 1960. — FRASER, F. C., H. KALTER, B. E. WALKER and T. C. FAINSTAT: Experimental Production of Cleft Palate with Cortisone and Other Hormones. J. Cell & Comp. Physiol. 43 (Supp. 1): 237, 1954.

GAINES, F. P.: Frequency and Effect of Hearing Losses in Cleft Palate Cases. J. Speech Dis. 5: 141, 1940. — GILMORE, S. I., and S. M. HOFMAN: Clefts in Wisconsin: Incidence and related factors Cleft Palate J. 3: 186, 1966. — GOODSTEIN, L. D.: MMPI Differences between Parents of Children with Cleft Palates and Parents of Physically Normal Children. J. Speech Hearing Res. 3: 31, 1960; — Personality Test Differences in Parents of Children with Cleft Palates. J. Speech Hearing Res. 3: 39, 1960. — GRABER, T. M.: The Congenital Cleft Palate Deformity. J. Amer. Dental. Assoc. 48: 375, 1954. — GREENE, J. C., J. R. VERMILLION, and S. HAY: Utilization of birth certificates in Epidemiologic studies of cleft lip and palate. Cleft Palate J. 2: 141, 1965. — GROSSMAN, A. R., J. G. KOSTRUBALA, and D. J. BONOMO: A technique for Photographing Cleft Palate patients. Cleft Palate J. 2: 13, 1965. — GROTHKOPP, H.: Erblichkeit bei Lippen- und Gaumenspalten. Vox, 20: 43, 1934.

HARKINS, C. S. (Edit): A classification of cleft lip and cleft palate. Plast. Reconstr. Surg. 29: 31, 1962. — HENDERSON, F. M.: The Incidence of Cleft Palate in Hawaii. J. Speech Dis.

5: 285, 1940. — HENDERSON, F. M., and H. C. KRANTZ: Hypothyroidism, Basal Metabolic Rates and Cleft Palate in Hawaii. J. Speech Dis. 12: 263, 1947. — HOLDSWORTH, W. G.: Cleft Palate and Cleft Lip. Modern Med. p. 102, May 1, 1954.

INGALLS, T. H., and F. J. CURLEY: The Relation of Hydrocortisone Injections to Cleft Palate in Mice. New Engl. J. Med. 256: 1035, 1957. — IRWIN, J. V.: Proceedings of the conference: Communicative problems in cleft palate. ASHA Reports No. 1, April 1965.

KITAMURA, H.: Epithelial remnants and pearls in the secondary palate in the human abortus: A contribution to the study of the mechanism of cleft palate formation. Cleft Palate J. 3: 240, 1966. — KITAMURA, H., and B. S. KRAUS: Visceral Variations and Defects Associated with Cleft Lips and Palate in Human Fetuses: A Macroscopic Description. Cleft Palate J. 1: 99, 1964. — KNOX, G., and F. BRAITHWAITE: Incidence of cleft lips and palate. Arch. Dis. Children. 38: 66, 1963. — KRANTZ, H. C., and F. M. HENDERSON: Relationship Between Maternal Ancestry and Incidence of Cleft Palate. J. Speech Dis. 12: 267, 1947. — KREBS, H.: Untersuchungen zur Vererbung der Lippe-Kiefer-Gaumenspalte. Berlin: A. Metzner, 1940.

LAKERMANCE, J.: Interférences Stomato-Phoniatriques. Paris: Foulon, 1948. — LEHMANN, W., und R. Ritter: Erbpathologie der Lippen-Kiefer-Gaumenspalten. In „Handb. Erbbiol." von JUST, 4: 561, 1940. — LETTERMAN, G. M. SCHURTER and B. TEIMOURIAN: Vilray Papin Blair's Early Concept Of The Cleft Palate Problem. Cleft Palate J. 1: 125, 1964. — LUTZ, K. R., and F. B. MOOR: A Study of Factors in the Occurrence of Cleft Palate. J. Speech Dis. 20: 271, 1955.

MCCABE, P. A.: A coding procedure for classification of cleft Lip and cleft palate. Cleft Palate J. 3: 383, 1966. — MCEVITT, W. G.: Cleft Lip and Palate and Parental Age. Plast. & Reconstruct. Surg. 10: 17, 1952. — MENIUS, J. A., M. D. LARGENT and C. J. VINCENT: Skeletal development of cleft palate children as determined by hand-wrist Röntgenographs. Cleft Palate J. 3: 67, 1966. — MILLARD, D. R., and K. A. MCNEILL: The incidence of cleft lip and palate in Jamaica. Cleft Palate J. 2: 384, 1965. — MITRINOWICZ-MODRZEJEWSKA, A.: Gaumenspalten als Systemleiden. Curr. Probl. Phoniat. Logop. 1: 48, 1960.

PALMER, M. F., and J. MACHIDA: A Röntgenographic Cephalometric Study of Identica, Twin Females with Cleft Lips and Palates. Cleft Palate J. 1: 336, 1964. — PINKERTON: C. J., and W. H. OLIN: Cephalometric studies of the mandible in individuals with cleft. Part I. A review. Cleft Palate J. 3: 258, 1966. — POLITZER, G.: Neue Untersuchungen über die Entstehung der Gesichtsspalten. Mschr. Ohrenheilk. 71: 63, 1937. — PONS-TORTELLA, E.: Zur Frage der Bildungsweise des sekundären Gaumens beim Menschen. Mschr. Ohrenheilk. 69: 1088, 1935.

QUIGLEY, L. F., C. M. COBB and R. C. WEBSTER: A technique for obtaining intra- and extraoral photographs. Cleft Palate J. 2: 247, 1965.

ROSS, R. B.: Cranial base in children with lip and palate clefts. Cleft Palate J. 2: 157, 1965. — ROSS, R. B., and W. K. LINDSAY: The cervical vertebrae as a factor in the etiology of cleft palate. Cleft Palate J. 2: 273, 1965.

SANDERS, J.: Inheritance of Harelip and Cleft Palate. Genetics, 15: 433, 1934. — SCHROEDER, C. H., und H. J. HILLENBRAND: Die Bedeutung der Spina bifida occulta für die Erbanlage der Lippen-Kiefer-Gaumenspalte. Arch. klin. Chirurgie, 203: 328, 1942. — SCHWARTZ, R.: Familial Incidence of Cleft Palate. J. Speech Dis. 19: 228, 1954. — SCHWEIGER, J. W.: Cranial base angle, amount of palatal tissue, and nasopharyngeal depth in individuals with clefts. Cleft Palate J. 3: 115, 1966. — SEGRÉ, R.: La fonction de la trompe d'Eustache dans les divisions palatines. Rev, Franç. Phoniat. 1: 311, 1933. — ŠERCER (Scherzer), A.: Einige Gedanken zur Ätiologie der Lippen-Kiefer-Gaumen-Spalten. Mschr. Ohrenheilk. 77: 161, 1943. — SILVER, W. E.: Dermatoglyphics and cleft lip and palate. Cleft Palate J. 3: 368, 1966. — SKOLNIK, E. M.: Otologic Evaluation in Cleft Palate Patients. Laryngoscope, 68: 1908, 1958. — SLOAN, R. F., I. G. GAULT, and F. L. ASHLEY: Cleft palate in a dog. Cleft Palate J. 2: 56, 1965. — SOTOLOFF, J., and M. FRASER: Hearing Loss in Children with Cleft Palate. A. M. A. Arch. Otolaryng. 55: 61, 1952. — SPRIESTERSBACH, D. C., K. L. MOLL and H. L. MORRIS: Heterogeneity of the 'Cleft Palate Population' and Research Designs. Cleft Palate J. 1: 210, 1964. — ŠUBRT, I., J. CERVENKA and M. KREČEK: Cytogenetic study of cleft lip and palate. Cleft Palate J. 3: 362, 1966. — SPRIESTERSBACH, D. C., und D. SHERMAN: Cleft palate and communication. New York: Academic Press, 1968.

TRETSVEN, V. E.: Incidence of Cleft Lip and Palate in Montana Indians. J. Speech Dis. 28: 52, 1963; — Impressions concerning clefts in Montana Indians of the past. Cleft Palate J. 2: 229, 1965.

VOSS, H. DE: A Study of the Factors Relative to the Incidence of Cleft Palate Births From 1945 Through 1949 in San Bernardino County. Speech Monographs, 19: 303, 1952.

WARDILL, W. E. M.: Gaumenspalte und Gaumenspaltensprache. Mschr. Ohrenheilk. 71: 424, 1937. — WARKANY, J., and R. C. NELSON: Appearance of Skeletal Abnormalities in Offspring of Rats Reared on Deficient Diets. Science 92: 383, 1940.

2. Phonetik und Psychologie

ARNOLD, G. E.: Über seltene Rhotazismen. Arch. Sprach-Stimmheilk. 5: 97, 1941; — Audiometrische Untersuchungen bei Stammelfehlern mit besonderer Berücksichtigung der Sigmatismen. Arch. Ohren- usw. Heilk. 150: 59, 1941; — Die nasalen Sigmatismen. Arch. Ohren- usw. Heilk. 153: 57, 1943; — Gaumenchirurgie und Sprachheilkunde. Z. Stomatol. 42: 201, 1944; — Die Gaumenspaltensprache. In „Mund- und Kieferchirurgie" von H. PICHLER und R. TRAUNER. II. Bd. 2. Hälfte, S. 840. Wien: Urban und Schwarzenberg, 1948. — ARNOLD, G. E., und R. TRAUNER: Sprachergebnisse nach Gaumenspaltenoperation. Wien. klin. Wschr. 60: 868, 1948. — AXHAUSEN, G.: Über das sprachliche Ergebnis bei 300 Gaumenplastiken. Zbl. Chirurgie, 69: 770, 1942.

BELLUSSI, G.: Nuovi aspetti dei problemi fonetici della schisi palatina. Archivio Ital. Otologia etc. 64: 405, 1953. — BENNETT, C. G., M. D. LARGENT, and L. E. EDWARDS: Study of the oral conditions with an oscillographic analysis of isolated vowel sounds of repaired cleft palate children. Folia Phoniat. 18: 261, 1966. — BOREL-MAISONNY, S.: Insuffisance vélo-palatine et végétations adénoides. Rev. Franç. Phoniat. 2: 30, 1934; — Resultats Phonétiques obtenus dans les fissures Palatines. Rev. de Stomatol. 39: 733, 1937; — Phonétique des insuffisances Vélo-Palatines. Rev. de Stomato-Odontol. Nr. 10 bis 11, 1948. — BOREL-MAISONNY, S., und V. VEAU: Gaumennaht und Phonation. Mschr. Ohrenheilk. 70: 858, 1936. — BRADFORD, L. J., A. R. BROOKS and R. SHELTON JR.: Clinical Judgment of Hypernasality in Cleft Palate Children. Cleft Palate J. 1: 329, 1964. — BRANDT, S. D., and H. L. MORRIS: The linearity of the relationship between articulation errors and velopharyngeal incompetence. Cleft Palate J. 2: 176, 1965. — BROOKS, A. R., R. L. SHELTON JR. and K. A. YOUNGSTROM: Tongue-Palate contact in persons with Palate defects. J. Speech Dis. 31: 14, 1966. — BROWN, S. F., and D. OLIVER: A Qualitative Study of the Organic Speech Mechanism Abnormalities Associated with Cleft Palate. Speech Monographs, 6: 127, 1939; — A Qualitative Study of the Organic Speech Mechanism Abnormalities Associated with Cleft Palate. J. Speech Dis. 5: 265, 1940. — BRUNI, R.: Ricerche psicometriche e caratterologiche su soggetti nati con labio o palatoschisi. Boll. Soc. Ital. Fonet. etc. 9: 11, 1959. — BUCK, M.: Facial Skeletal Measurements and Tongue Carriage in Subjects with Repaired Cleft Palate. J. Speech Dis. 18: 121, 1953; — Post-Operative Velo-Pharyngeal Movements in Cleft Palate Cases. J. Speech Dis. 19: 288, 1954. — BYRNE, M. C., R. L. SHELTON JR, and W. M. DIEDRICH: Articulatory Skill, Physical Management, and Classification of Children with Cleft Palates. J. Speech Dis. 26: 326, 1961. — BZOCH, K. R.: Articulation proficiency and error patterns of preschool cleft palate and normal children. Cleft Palate J. 2: 340, 1965.

CHASE, R. A.: An Objective Evaluation of Palato-pharyngeal Competence. Plast. Reconstr. Surg. 26: 23, 1960. — COOPER, H. K.: Cleft Lip and Palate. Dental Radiogr. Photogr. 23: 41, 1950. — COUNIHAN, D. T.: Articulation Skills of Adolescents and Adults with Cleft Palates. J. Speech Dis. 25: 181, 1960.

ESSEN, O. V.: Untersuchungen über die Muskelbewegungen im Rachen- und Mundraume bei Gaumenspaltenträgern mit Hilfe der Lichtbildmessung. 5. Vers. Dtsch. Ges. Sprach- und Stimmheilk. 1936 in Berlin: 1, p. 165.

FRÖSCHELS, E., und A. SCHALIT: Logopädische und stomatologische Bemerkungen zur Frage des offenen Näselns bei Wolfsrachen. II. Kongr. int. Ges. Logop. Phoniat. Wien 1928, p. 134.

GALKOWSKI, T., und J. GROSSMAN: Développement de la parole chez les enfants avec la division du palais. Folia Phoniat. 18: 382, 1966. — GOODSTEIN, L. D.: Intellectual Impairment in Children with Cleft Palates. J. Speech Hearing Res. 4: 287, 1961. — GREENE, M. C. L.: Speech Analysis of 263 Cleft Palata Cases. J. Speech Dis. 25: 43, 1960. — GREENE, M. C. L., and A. CANNING: The Incidence of Nasal and Lateral Defects of Articulation in Cleft Palate. Folia Phoniat. 11: 208, 1959. — GUMPERTZ, F.: Nasales Lispeln und Wolfsrachensprache im palatographischen Bilde. Wien Med. Wschr. 82: Nr. 28, 1932. — GUNS, P.: Division palatine et Phoniation. Folia Phoniat. 9: 240, 1957.

HAGERTY, R. F., and M. J. HILL: Pharyngeal Wall and Palatal Movement in Postoperative Cleft Palates and Normal Palates. J. Speech Hearing Res. 3: 59, 1960. — HALLE, N.: Chirurgische und phonetische Erfolge der Spätoperationen von Gaumendefekten. Med. Klinik. Nr. 51, 1928. — HANSON, M. L.: A Study of Velopharyngeal Competence in Children with Repaired Cleft Palates. Cleft Palate J. 1: 217, 1964. — HARING, F. N., and R. M. MCCORMACK: A Physiometric Analysis Of Lip Function in Cleft And Noncleft Subjects. 1: 320, 1964. — HATTUM, R. J. VAN: Articulation and Nasality In Cleft Palate Speakers. J. Speech Hearing Res. 1: 383, 1958. — HESS, D.: Pitch, Intensity and Cleft Palate Voice Quality. J. Speech Hearing Res. 2: 113, 1959. — HESS, D. A., and MCDONALD, E. T.: Consonantal Nasal Pressure in Cleft Palate Speakers. J. Speech Hearing Res. 3: 201, 1960.

IMRE, V.: Zur graphischen Darstellung der Sprache nach Gaumenspaltenoperation. Arch. Ohren- usw. Heilk. 167: 478, 1955.

KANTNER, C. E.: Diagnosis and Prognosis in Cleft Palate Speech. J. Speech Dis. 13: 211, 1948.

LIS, E. F., S. PRUZANSKY, H. KOEPP-BAKER and H. R. KOBES: Cleft Lip and Palate. Pediat. Clin. N. America, 3: 995, 1956. — LOEB, W. J.: Speech, hearing, and the cleft palate. Arch. Otolaryng. 79: 4, 1964. — LOEBELL, H.: Operative und sprachärztliche Ergebnisse bei der Gaumenspalten-Operation. Folia Phoniat. 3: 81, 1951. — LUBKER, J. F., and K. L. MOLL: Simultaneous oral-nasal air flow measurements and cinefluorographic observations during speech production. Cleft Palate J. 2: 257, 1965.

MARENZI, M. L.: Dislalie meccaniche ed anomalie del palato con particolare riguardo alla sindrome fonico-palatina. Boll. Soc. Ital. Fonet. Sperim. etc. 8: 86, 1958. — MATTHEWS, J., and M. C. BYRNE: An Experimental Study of Tongue Flexibility in Children with Cleft Palate. J. Speech Dis. 18: 43, 1953. — MAZAHERI, M., R. T. MILLARD, and D. M. ERICKSON: Cineradiographic Comparison of Normal to Noncleft Subjects with Velopharyngeal Inadequacy. Cleft Palate J. 1: 199, 1964. — MCDONALD, E. T., and H. K. BAKER: Cleft Palate Speech: An Integration of Research and Clinical Observation. J. Speech Dis. 16: 9, 1951. — MCWILLIAMS, B. J.: Some Factors in the Intelligibility of Cleft-Palate Speech. J. Speech Dis. 19: 524, 1954; — Articulation Problems of a Group of Cleft Palate Adults. J. Speech Hearing Res. 1: 68, 1958. — MCWILLIAMS-NEELY, B. J., and D. P. BRADLEY: A Rating Scale For Evaluating of Video Tape Recorded X-Ray Studies. Cleft Palate J. 1: 95, 1964. — MENHOLD, G.: Zur Objektivierung der postoperativen Sprachfunktion bei Patienten mit Gaumenspalten. Folia Phoniat. 16: 81, 1964. — MILLARD, R. T.: The role of cineradiography with image amplification for evaluation of post operative cleft palate cases. Acta Oto-Rino-Laring. Ibero-Amer. 8: 117, 1957. — MITRINOWICZ, A.: Chronaxie dans la division palatine. Folia Phoniat. 3: 243, 1951. — MORLEY, M. E.: Cleft Palate and Speech. Edinburgh: E. & S. LIVINGSTONE, 1945. — MORRIS, H. L.: Communication Skills of Children with Cleft Lips and Palates. J. Speech Hearing Res. 5: 79, 1962.

NADOLECZNY, M.: Die Sprach- und Stimmstörungen im Kindesalter. Leipzig: F. C. W. Vogel, 1926; — Sprachstörungen in „Handbuch Hals-, Nasen-, Ohrenheilk." von A. DENKER und O. KAHLER, Bd. 5: Berlin: J. Springer, 1929. 5: 1076, 1929.

OLDFIELD, M. C.: Cleft Palate and the Mechanism of Speech. Brit. J. Surg. 35: 173, 1947.

PITZNER, J. C., and H. L. MORRIS: Articulation skills and adequacy of breath pressure ratios of children with Cleft Palate. J. Speech Dis. 31: 26, 1966. — POWERS, G. R.: Cinefluorographic Investigation of Articulatory Movements of Slected Individuals with Cleft Palates. J. Speech Hearing Res. 5: 59, 1962. — PRINS, D., and H. H. BLOOMER: A word intelligibility approach to the study of Speech Change in Oral Cleft Patients. Cleft Palate J. 2: 357, 1965.

RUESS, A. L.: The Clinical Psychologist in the Habilitation of the Cleft Palate Patient. J. Speech Hearing Dis. 23: 561, 1958. — RUESS, A. L., S. PRUZANSKY and, E. F. LIS: Intellectual development and the OFD-Syndrome: A review. Cleft Palate J. 2: 350, 1965.

SHELTON, R. L., W. M. DIEDRICH, and K. YOUNGSTROM: The Evaluation of Speech Mechanisms. J. Kansas Med. Soc. 62: 396, 1961. — SHERMAN, D., D. C. SPRIESTERSBACH, and J. D.

Noll: Geottal Stops in the Speech of Children with Cleft Palates. J. Speech Dis. 24: 37, 1959. — Smith, R. M., and B. J. McWilliams: Creative thinking abilities of cleft palate children. Cleft Palate J. 3: 275, 1966. — Smith, S.: Cleft Palate Timbre. 8. Congr. Int. Ass. Logop. Phoniat. Amsterdam 1950, p. 31. — Spriestersbach, D. C.: Assessing Nasal Quality in Cleft Palate Speech of Children. J. Speech Dis. 20: 266, 1955. — Spriestersbach, D. C., F. L. Darley, and H. L. Morris: Language Skills in Children with Cleft Palates. J. Speech Hearing Res. 1: 279, 1958. — Spriestersbach, D. C., F. L. Darley, and V. Rouse: Articulation of a Group of Children with Cleft Lips and Palates. J. Speech Dis. 21: 436, 1956. — Spriestersbach, D. C., K. L. Moll, and H. L. Morris: Subject Classification and Articulation of Speakers with Cleft Palates. J. Speech Hearing Res. 4: 362, 1961. — Spriestersbach, D. C., and G. R. Powers: Nasality in Isolated Vowels and Connected Speech of Cleft Palate Speakers. J. Speech Hearing Res. 2: 40, 1959; — Articulation Skills, Velopharyngeal Closure, and Oral Breath Pressure of Children with Cleft Palates. J. Speech Hearing Res. 2: 318, 1959. — Subtelny, J. D., H. Koepp-Baker, and J. D. Subtelny: Palatal Function and Cleft Palate Speech. J. Speech Dis. 26: 213, 1961. — Subtelny, J. D., and J. D. Subtelny: Intelligibility and Associated Physiological Factors of Cleft Palate Speakers. J. Speech Hearing Res. 2: 353, 1959.

Takagi, Y., R. E. McGlone, and R. T. Millard: A survey of the speech disorders of individuals with clefts. Cleft Palate J. 2: 28, 1965. — Taub, S.: The Taub oral panendoscope: A new technique. Cleft Palate J. 3: 328, 1966. — Thal, J. van: Psychologische Faktoren in der Behandlung der Gaumenspaltensprache. Mschr. Ohrenheilk. 71: 430, 1937; — Algunas Observaciones Relativas a los Pacientes con Fisuras Palatinas. An. Fonol. Audiol. 1: 166, 1956. — Trauner, R., und G. E. Arnold: Sprachergebnisse nach Gaumenspaltenoperation. Dtsch. Zahn- usw. Heilk. 17: 214, 1952. — Trenschel, W.: Phonetisch-logopädische Hinweise für die Zahn-Mund- und Kieferheilkunde. Dtsch. Zahnärztl. Z. 16: 569, 1961.

van Demark, D. R.: Misarticulations and Listener Judgements of the Speech of Individuals with Cleft Palates. Cleft Palate J. 1: 232, 1964; — A factor analysis of the speech of children with cleft palate. Cleft Palate J. 3: 159, 1966. — Veau, V., und S. Borel: Les Résultats Phonétiques de 100 Staphylorraphies. Mém. Soc. Nat. Chirurg. 55: No. 22, 1929. — Veau, V., und S. Borel-Maisonny: Phonation et Staphylorraphie. Rev. Franç. Phoniat. 4: 133, 1936.

Wardill, W. E.: Gaumenspalte und Gaumenspaltensprache. VII. Kongr. Int. Ges. Logop. Phoniat. Kopenhagen 1936. Mschr. Ohrenheilk. 71: 424, 1937. — Warren, D. W., and J. L. Devereux: An analog study of cleft palate speech. Cleft Palate J. 3: 103, 1966. — Warren, D. W., and A. B. DuBois: A Pressure Flow Technique for Measuring Velopharyngeal Orifice Area During Continuous Speech. Cleft Palate J. 1: 52, 1964. — Weatherley-White, R. C. A., W. C. Dersch, and R. M. Anderson: Objective Measurement of Nasality in Cleft Palate Patients: A Preliminary Report. Cleft Palate J. 1: 120, 1964. — Weatherley-White, R. C. A., R. B. Stark, and C. R. DeHaan: Acoustic analysis of speech: Validation studies. Cleft Palate J. 3: 291, 1966.

3. Chirurgische Technik

Beatty, H. G.: Relation Between Tonsil and Adenoid Operations and Cleft Palate. J. Amer. Med. Ass. 145: 379, 1951. — Berner, R. E.: Hazards of Adenotonsillectomy in the Child with Cleft Palate. J. Amer. Med. Ass. 181: 558, 1962. — Bernstein, L.: Treatment of velopharyngeal incompetence. Arch. Otolaryng. 85: 67, 1967. — Blair, V. P.: Cleft Palate — Its Surgery. J. Speech Dis. 2: 195, 1937. — Blakeley, R. W.: The Complementary Use of Speech Prostheses and Pharyngeal Flaps in Palatal Insufficiency. Cleft Palate J. 1: 194, 1964. — Blocksma, R.: Silicone Implants for Velopharyngeal Incompetence: A Progress Report. Cleft Palate J. 1: 72, 1964. — Broadbent, T. R., and C. A. Swinyard: The Dynamic Pharyngeal Flap. Plast. & Reconstruct. Surg. 23: 301, 1959. — Brown, J. B.: Elongation of the Cleft Palate to Gain Better Nasopharyngeal Closure. J. Speech Dis. 4: 157, 1939. — Bzoch, K. R.: The Effects of a Specific Pharyngeal Flap Operation Upon the Speech of Forty Cleft-Palate Persons. J. Speech Dis. 29: 111, 1964.

Converse, J. M., S. L. Horowitz, C. L. Guy, and D. Wood-Smith: Surgical Orthodontic Correction in the Bilateral Cleft Lip. Cleft Palate J. 1: 153, 1964. — Conway, H. T.: One Stage Push-back Operation for Congenital Insufficiency of Palate. Surgery, 22: 341, 1947. — Conway, H. T., and R. B. Stark: Pharyngeal Flap Procedure in the Management of Complicated Cases of Cleft Palate. Ann. Surg. 142: 662, 1955. — Cosman, B., and G. F. Crikelair:

Release of the prolabium in the bilateral cleft lip. Cleft Palate J. 3: 122, 1966. — CROATTO, L.: L'insufficienza velare: sua cura chirurgica. Boll. Soc. Ital. Fonet. Sperim. etc. 4: 37, 1954; — L'intervention de doublement de la paroi postérieure du pharynx comme complément à la chirurgie réparatrice du palais et dans les insuffisances vélaires. Curr. Probl. Phoniat. Logop. 1: 55, 1960. — CROATTO, L., and C. C. MARTINOLLI: La Radioscopia come mezzo di valutazione della Funzionalita'del velo dopo Staffilorafia. Boll. Soc. Ital. Fonet. Sperim. etc. 1: 30, 1950. — CROATTO, L., und C. CROATTO-MARTINOLLI: L'insuffisance vélopalatine et sa thérapie chirurgicale. Acta Oto-Rino-Laring. Ibero-Amer. 8: 45, 1957; — L'intervento di sinechia velofaringea nella correzione chirurgica delle gravi insufficienze velari. Boll. Soc. Ital. Fonet. Audiol. 10: 27, 1960. — CROATTO-MARTINOLLI, C., and G. F. PISTOLESI: Semeiotica radiologica nella diagnosi e nell'indicazione terapeutica delle affezioni velo-faringee di interesse foniatrico. Boll. Soc. Ital. Fonet. etc. 9: 19, 1959. — CRONIN, T. D.: Method of Preventing Raw Area on Nasal Surface of Soft Palate in Push-back Surgery. Plast. & Reconstruct. Surg. 20: 474, 1957; — A modification of the Tennison-type lip repair. Cleft Palate J. 3: 376, 1966. CRONIN, T. D., R. O. BRAUER, J. T. ALEXANDER, and W. G. TAYLOR: Push-Back Repair Using Nasal Mucosal Flaps: Results. Cleft Palate J. 1: 269, 1964.

DAVIS, W. B.: Harelip and Cleft Palate Study of 425 Consecutive Cases. Ann. Surg. 87: 536, 1928. — DONALDSON, J. A.: The role of artificial Eustachian tube in cleft palate patients. Cleft Palate J. 3: 61, 1966. — DORRANCE, G. M.: Lengthening of the Soft Palate in Cleft Palate Operation. Ann. Surg. 82: 208, 1925; — The operative story of cleft palate. Philadelphia: Saunders, 1933.

FLANDERS, M. N.: Multiple Fractures of the Face and Primary Shock, Complicated by Congenital Cleft Palate. Annals Otology. etc. 51: 509, 1948. — FRITZELL, B.: Speech Improvement following Palatoplasty with Elongated Pharyngeal Flap. Folia Phoniat. 12: 118, 1960.

GUNS, P.: Traitement de la division palatine. Pract. Oto-Laryngol. 15: 49, 1953.

HALLE, N.: Gaumennaht und Gaumenplastik. Z. Hals- usw. Heilk. 12: 377, 1925. — HERFERT, O.: Eine noch immer notwendige Kritik und Betrachtung über die Therapie der Lippen-Kiefern-Gaumenspalten. Dtsch. Gesundheitswesen, 15: 497, 1960. — HILL, M. J., and R. F. HAGERTY: Speech following Pharyngoplasty in Postoperative Cleft Palate Subjects. J. Speech Hearing Res. 5: 179, 1962. — HOFER, O.: Die Entwicklung der Kieferchirurgie. Wien. klin. Wschr. 57: 469, 1944.

KIEHN, C. L., D. DES PREZ, A. TUCKER, and M. MALONE: Activation of the incompetent soft palate by means of muscle. Cleft Palate J. 2: 133, 1965. — KRUESI, G.: Anatomische und funktionelle Resultate von 100 Gaumenspaltenoperationen. Inaug.-Diss. Zürich: Juris-Verlag, 1949.

LANGENBECK, B.: Die Uranoplastik mittels Ablösung des mucoperiostalen Gaumenüberzuges. Archiv klin. Chir. 2: 205, 1862. — LEWIN, M. L., and A. G. SHIP: Management of Patients with Cleft Lip and Palate. N. Y. State J. Med. 62: 2523, 1962. — LOEBELL, E., und G. LOEBELL: Die funktionellen Ergebnisse der Pharyngoplastik nach der Münchner Methode. Arch. Ohren- usw. Heilk. 180: 546, 1962. — LOEBELL, H.: Sprachliche Ergebnisse nach Gaumenspaltenoperation. 8. Congr. Int. Ass. Logop. and Phoniat. Amsterdam 1950, S. 36; — Operative und sprachärztliche Ergebnisse bei der Gaumenspalten-Operation. Folia Phoniat. 3: 81, 1951; — Zur kombinierten Gaumenspaltenplastik. Folia Phoniat. 5: 209, 1953.

MACKENTY, J. E.: The Operative Treatment of Cleft Palate. Archives Otolaryng. 10: 491, 1929. — MATTHEWS, D., and W. GROSSMANN: Restoration of the collapsed maxillary arch by rapid expansion and bone grafting. Cleft Palate J. 1: 430, 1964. — MILLARD, D. R. JR.: Rotation-Advancement Principle in Cleft Lip Closure. Cleft Palate J. 1: 246, 1964.

NEUMANN, C. G.: A Program for the Management of Harelip and Cleft Palate. N. Y. State J. Med. 50: 2952, 1950. — NYLÉN, B., and A. WÅHLEN: Post-Operative complications in pharyngeal flap surgery. Cleft Palate J. 3: 347, 1966.

OBREGON, G.: The Posterior Pharyngeal Flap Palatoplasty. Arch. Otolaryng. 67: 592, 1958. — OBREGON, G., and J. SMITH: The Posterior Pharyngeal Flap Palatoplasty. Arch. Otolaryng. 69: 174, 1959. — OLIN, W. H.: Cleft Lip and Palate Rehabilitation, Springfield, Illinois, Charles C. Thomas, 1960. — OWENS, N.: Some Observations on the Repair of Cleft Lip. Southern Med. J.: 31: 959, 1938.

PADGETT, E. C.: The Repair of Cleft Palates Primarily Unsuccessfully Operated Upon. Surg. Gynec. & Obst. 63: 483, 1936. — PASSAVANT, G.: Über die Beseitigung der näselnden

Sprache bei angeborenen Spalten des harten und weichen Gaumens. Arch. klin. Chir. 6: 333, 1865. — PEER, L. A., R. HAGERTY, F. S. HOFFMEISTER, and M. B. COLLITO: Repair of Cleft Palate by the Bone Flap Method. J. Int. Coll. Surgeons, 22: 463, 1954. — PEER, L. A., and J. C. WALKER: Plastic Surgery during the Year 1951. Arch. Otolaryng. 57: 525, 1953. — PICHLER, H., und R. TRAUNER: Mund- und Kieferchirurgie. 2. Bd. 2. Hälfte. Wien: Urban und Schwarzenberg, 1948. — PRUZANSKY, S.: Pre-Surgical Orthopedics and Bone Grafting for Infants with Cleft Lip and Palate: A Dissent. Cleft Palate J. 1: 164, 1964.

RÉTHI, A.: Operative Rachenverengung bei zu kurzem Gaumensegel. V. Kongr. int. Ges. Logop. Phoniat. Wien. 1932, S. 89; — Operative Rachenverengerung zur Behebung der Rhinolalia aperta. Mschr. Ohrenheilk. 66: 842, 1932. — ROSENTHAL, W.: Zur Frage der Gaumenplastik. Zbl. Chir. 51: 1621, 1924.

SANVENERO-ROSSELLI, G. I.: Les palatoplasties, les pharyngoplasties et la voix. La Voix. p. 365, Paris: Maloine, 1953; — Concetti generali sulle dislalie meccaniche. Dislalie palatali e loro chirurgia riparatrice. Boll. Soc. Ital. Fonet. Sperim. etc. 8: 5, 1958. — SCHILLING, R.: Die Schönborn-Rosenthalsche Gaumenspaltenoperation vom Standpunkte des Spracharztes. Z. Hals- usw. Heilk. 27: 642, 1930. — SCHÖNBERGER, A., und W. TRENSCHEL: Indikationen und Ergebnisse sprachverbessernder Operationen bei Gaumenspaltenpatienten. Wiss. Z. Univ. Rostock, 12: 651, 1963. — SCHORR, E.: Cleft Palate Surgery. In „Speech and Voice Correction" by E. FRÖSCHELS, 1948. — SCHUCHARDT, K.: Der derzeitige Stand der Lippen- und Gaumenplastik. Arch. Ohren- usw. Heilk. 180: 517, 1962. — SCHUCHARDT, K., und M. WASSMUND: Fortschritte der Kiefer- und Gesichtschirurgie. Stuttgart: Thieme, 1955. — SCHULTZ, R. C.: A Survey of European and Scandinavian Bone Grafting Procedures for Cleft Palate Deformities. Cleft Palate J. 1: 188, 1964. — SEEMANN, M.: Über die Behandlung des kongenital oder postoperativ zu kurzen Gaumensegels. V. Kongr. int. Ges. Logop. und Phoniat. Wien 1932, p. 87. — ŠERCER, A.: Beiträge zur Technik der Lippen-Kiefer-Gaumenspaltenoperationen. Arch. Ohren- usw. Heilk. 153: 319, 1943; — Beiträge zur Technik der Lippen-Kiefer-Gaumenspaltenoperationen. Mschr. Ohrenheilk. 77: 161, 1943. — SLAUGHTER, W. B., and S. PRUZANSKY: The Rationale for Velar Closure as a Primary Procedure in the Repair of Cleft Palate Defects. Plast. & Reconstruct. Surg. 13: 341, 1954. — SPINA, V.: The advantages of two stages in repair of bilateral cleft lip. Cleft Palate J. 3: 56, 1966. — STARK, R. B., and C. R. DEHAAN: Primary Palatoplasty with Pharyngeal Flap. Plast. Reconstr. Surg. 26: 378, 1960

TRAUNER, R.: Zur Technik der Gaumenspaltenoperation. Bruns Beitr. klin. Chir. 174: 599 1943; — A new procedure in velopharyngeal surgery for secondary operations on too short soft palates. Brit. J. Plast. Surg. 8: 291, 1956.

VEAU, V.: La fissure palatine. Paris: Masson 1931. — VEAU, V., und S. BOREL-MAISONNY: Radioscopie et staphylorraphie. Acad. de Chirurg. 69: No. 3—4, 1943.

WARD, P. H., R. GOLDMAN, and R. J. STOUDT JR.: Teflon injection to improve Velopharyngeal Insufficiency. J. Speech Hearing Dis. 31: 267, 1966. — WARD, P. H., and W. M. WEPMAN: Pharyngeal implants for reduction of airspace in velopharyngeal insufficiency. Annals Otology etc. 73: 443, 1964. — WARDILL, W. E. M.: The Technique of Operation for Cleft Palate. Brit. J. Surg. 25: 117, 1937. — WOLFF, J.: Weitere Mitteilungen über die Operation der angeborenen Gaumenspalte. Arch. klin. Chirurgie, 48: No. 4, 1894/1895.

4. Obturatoren und Orthodontie

ALLEY, N. R. A.: The use of speech aid prosthesis as a Diagnostic Tool. Cleft Palate J. 2: 29, 1965. — ARNDT, W. B., R. L. SHELTON JR. and L. J. BRADFORD: Articulation, voice, and obturation in persons with Acquired and Congenital Palate Defects. Cleft Palate J. 2: 377, 1965.

BROADBENT, B. H.: A New X-Ray Technique and its Application to Orthodontia. Angle Orthodontist, 1: 45, 1931. — BZOCH, K. R.: Clinical Studies of the Efficacy of Speech Appliances Compared to Pharyngeal Flap Surgery. 1: 275, 1964.

CROATTO, L.: Considerazioni sull'applicazione della protesi funzionale ortofonica di Schiltsky-Lemerle-Regazzi negli operati di palatosintesi. Boll. Soc. Ital. Fonet. Sperim. etc. 2: 3, 1952. — CURTIS, T. A., and G. CHIERICI: Prothetics as a Diagnostic Aid in Pharyngeal Flap Surgery. Cleft Palate J. 1: 95. 1964.

FALTER, J. W., and R. L. SHELTON JR.: Bulb fitting and placement in prosthetic treatment of cleft palate. Cleft Palate J. 1: 441, 1964. — FITZ-GIBBON, J. J.: Prosthodontist to

Orthodontist. Int. J. Orthodontia Oral Surg. 23: 337, 1937; — The Cooperation Necessary in the Treatment of Cleft Palate. Ann. Dentistry, 5: 143, 1938. — FLETCHER, S. G., R. C. HASKINS, and J. F. BOSMA: A Movable Bulb Appliance to Assist in Palatopharyngeal Closure. J. Speech Dis. 25: 249, 1960. — FRÖSCHELS, E.: Sprachärztliche Gedanken, die Herstellung eines neuartigen Obturators zur Bekämpfung des offenen Näselns bei Wolfsrachen betreffend (Meat-Obturator). Z. Stomatol. 26: 882, 1928; — Prosthetic Therapy of Cleft Palate. In „Speech and Voice Correction", 1948.

GARNER, L. D.: An Orthodontic Approach To The Veau Type IV Cleft Lip And Palate Problem In The Preschool Child. Cleft Palate J. 1: 82, 1964.

HARKINS, C. S., and H. K. BAKER: Twenty-Five Years of Cleft Palate Prosthesis. J. Speech Dis. 13: 23, 1948.

JACOBSON, B. N., and S. W. ROSENSTEIN: Early Maxillary Orthopedics: A combination appliance. Cleft Palate J. 2: 369, 1965. — JORDAN, R. E., B. S. KRAUS, and C. M. NEPTUNE: Dental abnormalities associated with cleft lip and/or palate. Cleft Palate J. 3: 22, 1966.

LIFTON, J. C.: Orthodontics in the Treatment of Cleft Palate. Amer. J. Orthodontics Oral Surg. 27: 423, 1941.

MAISELS, D. O.: Early Orthopädic treatment of clefts of the primary and secondary palates. A surgeon's view. Cleft Palate J. 3: 76, 1966. — MAZAHERI, M., and R. T. MILLARD: Changes in nasal resonance related to differences in location and dimension of speech bulbs. Cleft Palate J. 2: 167, 1965.

PANCONCELLI-CALZIA, G.: Vom Alter des künstlichen Velums. Zahnärztl. Rundschau, 49: No. 19, 1940. — PLATT, J. H.: Bibliography Obturators and Artificial Vela. J. Speech Dis. 11: 189, 1946; — The History and Principles of Obturator Design. J. Speech Dis. 12: 111, 1947. — PREVEDELLO, P.: La protesi funzionale ortofonica nei soggetti affetti da palatoschisi. Atti Laborat. Fonet. Univ. Padova. 2: 117, 1952. — PRUZANSKY, S.: Factors Determining Arch Form in Clefts of the Lip and Palate Am. J. Orthodontics, 41: 827, 1955. — PRUZANSKY, S., and H. ADUSS: Arch form and the deciduous occlusion in complete unilateral clefts. Cleft Palate J. 1: 411, 1964.

REICHENBACH, E.: Anzeigestellung der verschiedenen Obturatoren für Gaumenspalten nach sprachärztlichen Gesichtspunkten. 5. Vers. Dtsch. Ges. Sprach-Stimmheilk. 1936 in Berlin. 11, p. 29; — Stomatologie und Sprachheilkunde. Wiss. Z. Univ. Halle, 5: 499, 1956.

SCHALIT, A.: Über einen neuen Obturator (Meat-Obturator) zur Bekämpfung des offenen Näselns bei Wolfsrachen. Z. Stomatol. 26: 888, 1928. — SCHNETTER, G.: Palatographische Untersuchungen bei Gaumenspalten mit und ohne Obturator. Arch. Sprach-Stimmheilk. 3: 193, 1939. — SCHOLE, M. L., and T. KATZ: Cleft Palate Prosthesis. The Bull. U. S. Army Med. Dep. No. 84, p. 90, 1945. — SEGRÉ, R.: Die prothetische Behandlung der Gaumenspalten. Mschr. Ohrenheilk. 70: 865, 1936. — SHELTON, R. L. JR., and R. S. LLOYD: Prosthetic Facilitation of Palatopharyngeal Closure. J. Speech Dis. 28: 58, 1963. — SUBTELNY, J. D.: The Significance of Early Orthodontia in Cleft Palate Habilitative Planning. J. Speech Dis. 20: 135, 1955. — SUBTELNY, J. D., M. SAKUDA and J. D. SUBTELNY; Prosthetic treatment for Palatopharyngeal incompetence. Cleft Palate J. 3: 130, 1966.

TOVAR, E. V.: Las Prótesis Velo-Palatinas Como Auxiliares En La Rehabilitación Foniátrica. Acta Audiol Foniat. Hispamer. 2: 3, 1960.

YLPPÖ, A.: Klinische und oszillografisch-analytische Untersuchungen über die Meat- oder Nasengangsobturatorbehandlung der angeborenen Gaumenspalten. Acta Odontol. Scand. 3: 71, 1941; — Die prothetische Behandlung der erworbenen Oberkiefer-Gaumendefekte im Lichte oszillographischer analytischer Untersuchungen. Ylip. Suomen Hammaslääk. Toimit. 77: 1944.

5. Sprachbehandlung und Rehabilitation

American Public Health Assoc.: Services for Children with Cleft Lip and Cleft Palate. New York: 1955.

BEATTY, H. G.: The Care of Cleft Palate Patients. Laryngoscope, 46: 203, 1936. — BERRY, M. F.: Correction of Cleft Palate Speech by Phonetic Instruction Quart. J. Speech, 14: 523, 1928. — BOREL-MAISONNY, S.: La reéducation phonétique après opération pour fissure palatine. V. Kongr. int. Ges. Logop. Phoniat. Wien 1932, p. 91. — BRAITHWAITE, F., and M. E. MORLEY: Cleft Lip and Palate. Speech Pathol. Ther. 6: 3, 1963. — BUCK, MCKENZIE, and R. HARRINGTON: Organized Speech Therapy for Cleft Palate Rehabilitation. J.

Speech Dis. 14: 43, 1949. — BUNCKE, H. J., P. PAGE, B. PRICE, C. BLAZINE, and F. FRASER: The evaluation and management of Velopharyngeal insufficiency. Cleft Palate J. 3: 171, 1966. — Bureau for Handicapped Children, Bureau of Dentistry, New York City Department of Health: Standards of Care for Cleft Palate Rehabilitation Centers in Hospital, 1953.

DOUBEK, F. A.: Langenbecks Arch. Chir. 274: 293, 1953; — Die Prüfung der Sprechfunktion bei Gaumenspaltenoperationen. In: „Fortschritte Kiefer-Gesichtschirurgie" von SCHUCHARDT und WASSMUND, 1: 104, Stuttgart: Thieme, 1955. — Brit. J. Plast Surg. 8: 294, 1956; — Die peripher-expressiven Sprachstörungen (mechanische Dyslalien) und ihre Therapie. In „Zahn-, Mund-, Kieferchirurgie" 3: 953, München: Urban und Schwarzenberg, 1957.

ECKELMANN, D., and P. BALDRIDGE: Speech Training for the Child with a Cleft Palate. J. Speech Dis. 10: 137, 1945.

FREUD, E. D.: Speech Rehabilitation of Patients with Cleft Palate. Arch. Otolaryng. 51: 685, 1950.

GUTZMANN, A., und H. GUTZMANN: Zur Prognose und Behandlung der angeborenen Gaumendefekte. Mschr. Ges. Sprachheilk. 3: 65, 1893.

HAHN, E.: Speech Therapy for the Pre-School Cleft Palate Child. J. Speech Dis. 23: 505, 1958.

IMRE, V.: Die Behandlung der Hyperrhinolalie nach Gaumenspaltenoperation. Arch. Ohren- usw. Heilk. 161: 401, 1952.

KANTNER, C. E.: The Rationale of Blowing Exercises for Patients with Repaired Cleft Palates. J. Speech Dis. 12: 281, 1947.

LACZKOWSKA, M.: Die postoperative Behandlung der Lippen-Kiefer-Gaumenspalten. Arch. Ohren- usw. Heilk. 173: 539, 1958. — LENDING, M., et al.: A follow-up Study of Children Born with a Cleft Lip and/or Cleft Palate, N. Y. State J. Med. 61: 562, 1961. — LILLYWHITE, H.: Teamwork in the Oregon Cleft Palate Program. J. Speech Dis. 21: 18, 1956. — LUSE, E., J. HEISSE, and J. FOLEY: The Vocal Approach in the Correction of Cleft Palate Speech. Folia Phoniat. 16: 123, 1964.

MASLAND, M. W.: Testing and Correcting Cleft Palate Speech. J. Speech Dis. 11: 309, 1946. — MCDONALD, E. T.: About Children with Cleft Lips and Cleft Palates. Harrisburg, Pa.: Pennsylv. Soc. Crippled Children, 1956. — MCWILLIAMS, B. J.: Speech Therapy for Cleft Palate Patients. Speech Pathol. Therapy, 2: 3, 1959. — Cleft Palate Management in England. Speech Pathol. Therapy, 3: 3, 1960.

PALMER, J. M.: The Pharyngeal Flap Operation: Role of the Speech Therapist. J. Speech Dis. 23: 601, 1958. — PHAIR, G. M.: The Wisconsin Cleft Palate Program. J. Speech Dis. 12: 410, 1947.

Services for Children with Cleft Lip and Palate. Am. Pub. Health A., New York, 1955. — SHOHARA, H. H.: Speech Rehabilitation in a Case of Post-Operated Cleft Palate and Malocclusion. J. Speech Dis. 7: 381, 1942. — SLAUGHTER, W. B., and G. M. PHAIR: Research and Service Combined for Complete Cleft Palate Care. J. Speech Dis. 17: 123, 1952. — SUTTNER, J.: Postoperative Sprecherziehung bei Kindern mit Gaumenspalte. Wiss. Z. Univ. Halle, 11: 1703, 1962.

THAL, J. H. VAN: Einige psychologische Faktoren in der Behandlung der Gaumenspalten-Sprache. Mschr. Ohrenheilk. 71: 430, 1937. — TRENSCHEL, W.: Sprechkundliche Beobachtungen und Erfahrungen bei der post-operativen Sprecherziehung von Gaumenspaltträgern, Folia Phoniat. 11: 184, 1959; — Sprache- und Sprecherziehung bei Patienten mit Lippen-Kiefer-Gaumenspalten. Langenbecks Arch., 295: 933, 1960; — Wege und Schwierigkeiten bei der sprachlichen Rehabilitation von Gaumenspalten. Dtsch. Gesundheitswesen, 15: 673, 1960. — TURNER, M. P.: Corrective Training for Cleft Palate Speech with Detailed Outline of Procedure followed in one Case. Dental Items Interest. June 1939.

WATSON, C. G.: Personality Adjustment in Boys With Cleft Lips And Palates. Cleft Palate J. 1: 130, 1964. — WEBSTER, R. C.: Advances in Therapy in Cleft Palate — Our First Twenty Years. Cleft Palate J. 1: 5, 1964. — WELLS, C. G.: A Speech Training Center for Cleft Palate Children. Quart. J. Speech, 31: 68, 1945; — Improving the Speech of the Cleft Palate Child. J. Speech Dis. 10: 162, 1945; — Practical Techniques in Speech for Cleft Palate Cases. J. Speech Dis. 13: 71, 1948. — WHITEHOUSE, F. A.: Teamwork as a dynamic system. Cleft Palate J. 2: 16, 1965. — WYLIE, H. L., and B. J. MCWILLIAMS: Guidance materials for parents of children with Clefts. Cleft Palate J. 2: 123, 1965.

ZERNERI, L., and L. ZERBA: Contributo al trattamento foniatrico delle labio-palatoschisi. Boll. Soc. Ital. Fonet. Audiol. 13: 498, 1964.

6. Veränderungen der Nase (Dysglossia nasalis) und geschlossenes Näseln: Rhinolalia clausa

Definition. Geschlossenes Näseln ist eine Klangstörung des Sprechens infolge der Resonanzverminderung der drei Nasenlaute (M), (N) und (Ng) oder wegen ihres völligen Ersatzes durch den PURKINJEschen Blählaut. Diesen hört man sofort, wenn man die Nasenlaute mit zugehaltener Nase zu sprechen versucht. Während also der Nasenweg beim offenen Näseln offen ist, wenn er geschlossen sein sollte, ist er beim geschlossenen Näseln geschlossen, wann er offen sein sollte (KUSSMAUL, 1910).

Synonyma. Rhinolalia clausa, Hyporhinolalia, Hyponasalität, entnäselte Sprache (oder Sprechweise), Stockschnupfensprache.

Ätiologie. Wegen der verschiedenen Ursachen des geschlossenen Näselns unterscheidet man drei Formen: vorderes organisches, hinteres organisches und funktionell geschlossenes Näseln. Einen Überblick bietet Tab. 13 auf S. 667.

a) Rhinolalia clausa organica anterior

Am häufigsten findet man die konstitutionellen oder entzündlichen *Verengungen* der Nasenlichtung durch Septumdeviation, beidseitige Muschelhypertrophie, Nasenpolypen sowie allergische oder entzündliche Schwellungszustände, zumal wenn sie kombiniert vorliegen. Jeder heftige akute Schnupfen ist ein Beispiel. Im Kriege wurden traumatische *Verwachsungen* innerhalb der Nase nach Gesichtsschüssen häufig beobachtet. Sie bestehen in breiten Synechien und stenosierenden Narbenbildungen im Naseninnern. Ähnliches kommt nach Unfällen vor.

Alle Hindernisse des Nasenluftweges beeinträchtigen in erster Linie die Nasenatmung und den Geruchssinn. In bezug auf die Sprache betreffen solche Veränderungen den *vorderen* Teil der Nase, weshalb diese Form des Näselns eben Rhinolalia clausa organica anterior oder *vorderes organisch-geschlossenes Näseln* heißt. Entnäselte Sprache dieser Art stellt eine organische *nasale Dysglossie* vor.

b) Rhinolalia clausa organica posterior

Im *hinteren* Nasenteil führen die angeborene Choanalatresie oder die Hypertrophie der hinteren Muschelenden zur *nasalen Dysglossie* des hinten geschlossenen Näselns.

Im Epipharynx tragen adenoide Vegetationen oder Nasenrachengeschwülste als *epipharyngeale Dysglossie* daran Schuld. Diese Ursachen sind für Rhinolalia clausa organica posterior, also *hinten organisch-geschlossenes Näseln* verantwortlich.

Schließlich gibt es traumatische Verletzungen sowie die Folgen spezifischer Geschwüre des weichen Gaumens durch Lues. Beide heilen mit *Verwachsungen zwischen Gaumen und Rachenwand* und bilden derart verschieden hochgradige Hindernisse für die Nasenatmung und das artikulatorisch wichtige freie Spiel des ventilartigen Velumverschlusses. Schluckstörungen kommen nach solchen Verwachsungen nicht vor. Vom Gesichtspunkt der anatomischen Klassifikation bedeuten diese Gaumenveränderungen eine organische *palatale Dysglossie*.

c) Rhinolalia clausa functionalis

Auch beim geschlossenen Näseln gibt es eine funktionelle Unterart, die **Rhinolalia** clausa functionalis, oder *funktionell geschlossenes Näseln.* Wenn nämlich das Velum während der Aussprache der drei Nasenlaute aus Ungeschicklichkeit oder aus anderen gewohnheitsmäßigen Gründen sich ebenso kontrahiert wie für die Mundlaute, tritt infolge des Ausfalles der Nasenlaute ebenfalls der verdumpfte oder „tote" Klang der entnäselten Sprache auf. An Stelle des wechselnden Spieles der artikulatorischen Gaumenhebung liegt somit während des Sprechens eine gewohnheitsmäßige Dauerkontraktion des Velum vor. Zufolge ihrer habituellen Genese handelt es sich bei dieser Störung nicht um eine Dysglossie, sondern um eine funktionelle *palatale Dyslalie.*

Die Funktionsstörung der fehlerhaften Gaumenhebung kann aber auch eine zentrale Ursache haben. In Fällen von extrapyramidaler Dysarthrie, wie etwa bei Parkinsonismus, kann das Velum zufolge seiner krampfhaften Überkontraktion während jeder Sprechhandlung andauernd erhoben bleiben. Dann ist die geschlossen entnäselte Sprache durch einen übermäßig *verschließenden* Gaumenspasmus bedingt. Diese Art des aktiv funktionell *geschlossenen* Näselns (Rhinolalia clausa functionalis activa) ist das Gegenstück des aktiv funktionell *offenen* Näselns, wenn ein Krampf der Gaumensenker das Velum von der Rachenwand herabzieht (S. 626). Diese beiden gegensätzlichen Formen der palatalen Inkoordination bedeuten weder eine periphere Dysglossie, noch eine habituelle Dyslalie, sondern vielmehr eine *palatale Dysarthrie* zentralen Ursprunges.

Symptome. Die Resonanzstörung der drei Nasenlaute (M), (N) und (Ng) führt zum toten Klang der sogenannten Stockschnupfensprache. „Meine Mama nennt man Mimi" klingt dann etwa wie „mbeide mbaba ndet mbad mbibi." Wie durch die Buchstaben (Mb) und (Nd) angedeutet, hört man den Purkinjeschen Blählaut in Form von schwachen Nasenresonanzen. Im Falle des *hinteren* geschlossenen Näselns ist der verstopfte Klang der Nasenlaute noch stärker ausgeprägt, weil die Luft überhaupt nicht in die Nase gelangen kann. Wörter wie „Mutter" und „Butter", „Ein" und „Eid", „Enge" und „Egge" klingen dann genau gleich. Es fehlen also auch jene geringen Nasenresonanzen, welche trotz *vorne* geschlossenem Näseln infolge der leichten Resonanz der in der Nase eingeschlossenen Luft immer noch vorhanden sind. Sogar der Blählaut ist dann unterdrückt.

Das Gesagte gilt für das *total* geschlossene Näseln. Im Falle des *teilweise* geschlossenen Näselns, etwa wenn der Schnupfen verschwindet, entstehen Übergänge zwischen Media und Resonant, das heißt also Zwischenstufen zwischen (B) und (M), (D) und (N) sowie (G) und (Ng).

Die *Nasalitätsproben* fallen bei den Nasenlauten ebenso negativ aus wie für die Mundlaute. Es handelt sich also um den Verlust der Nasenlaute allein. Die Mundlaute sind natürlich stets ungestört. Nur die *Vokale* klingen vor und nach Nasenlauten etwas verändert, weil die nasalen Übergangsresonanzen (Transienten) ausbleiben.

Ein wichtiger diagnostischer Behelf besteht im *Abschwellen* der Nasenschleimhaut mit vasopressorischen Drogen. Danach verschwindet das durch chronische Muschelschwellung bedingte geschlossene Näseln vorübergehend. Gleichzeitig gibt diese Probe die Indikation zur chirurgischen Verkleinerung der hypertrophischen Gebilde.

Diagnose. Sobald die rhinologische Organuntersuchung raumbeengende Zustände in der *Nase* aufdeckt, liegt Rhinolalia clausa organica anterior vor. Durch Choanalatresie oder hypertrophische Prozesse im *Nasenrachen* tritt hingegen Rhinolalia clausa organica posterior auf. Die dritte Möglichkeit der Rhinolalia clausa functionalis erkennt man durch die Beobachtung der palatalen *Levatorwülste* mit Hilfe der vorderen Rhinoskopie, namentlich nach abschwellendem Neo-Synephrine Spray. Während der Aussprache der Nasenlaute sind diese Muskelleisten normalerweise unsichtbar, solange das Velum erschlafft bleibt. Im Falle des funktionell geschlossenen Näselns erscheinen sie aber dauernd kontrahiert, also auch während der Artikulation der Nasenlaute, weil der Gaumen dann falscherweise gehoben ist.

Wieder gibt es drei diagnostische *Hauptregeln*: 1. Nasenatmung, Geruch und Geschmack sind nur bei den organischen Formen des geschlossenen Näselns behindert. 2. Die Nasenlaute (M), (N) und (Ng) klingen stets verstopft. 3. Schluckstörungen kommen nicht vor (vgl. S. 628).

Die **Therapie** richtet sich stets nach dem Grundleiden. Sie verspricht nur dann Erfolg, wenn sie von der sorgfältigen Analyse jedes Einzelfalles geleitet ist. Dies gilt in besonderem Maße für *chirurgische* Eingriffe. Wenn es auch nicht Aufgabe des Hausarztes sein kann, die schwierigen chirurgischen Indikationen zur Beseitigung bestimmter näselnder Sprachstörungen zu entscheiden, so sollte er doch immer darauf bedacht sein, daß der verbreitete Fehlschluß „Näseln — also Nasenoperation" durch die gewissenhafte Mahnung ersetzt werde: „Rhinolalia — primum non nocere!" Es kommt nämlich immer wieder vor, daß Störungen der Nasenresonanz wegen Verkennung ihrer wahren Ursachen durch falsch indizierte Nasenoperationen oder Tonsillektomie erhebliche Verschlechterung erfahren.

Deshalb muß man streng daran festhalten, daß eine chirurgische Behandlung von de-nasalen Sprachstörungen nur in den beiden Fällen des *organisch geschlossenen Näselns* angezeigt ist, also wegen Rhinolalia clausa anterior und posterior. Sämtliche mit geschlossenem Näseln einhergehenden Nasenkrankheiten sind natürlich nach den feststehenden rhinologischen Richtlinien zu behandeln. Hierbei ergibt die *behinderte Nasenatmung* immer die wichtigste Anzeige zur Nasenoperation. Sobald jedoch die Nasenatmung frei ist, muß auch die Aussprache normaler Nasenlaute möglich sein. Bei guter Nasenatmung darf man daher wegen eines vermutlich in der Nase lokalisierten Sprachfehlers nie in der Nase operieren. Ebenso sind Verkleinerungen der Nasenmuscheln nur nach dem positiven Ausfall der *Abschwellprobe* erlaubt, d. h. wenn die vorübergehende Verkleinerung der Muscheln tatsächlich ein Verschwinden des geschlossenen Näselns mit sich bringt.

Die *traumatischen Formen* des hinten organisch geschlossenen Näselns bereiten große therapeutische Schwierigkeiten. An eine plastische Wiederherstellung des Gaumenmechanismus soll man sich daher nur bei begründeter Aussicht auf Erfolg heranwegen. Manchmal gelingt der Versuch, eine Verlötung des Gaumensegels mit der Rachenwand durch Einpflanzung THIERSCHscher Lappen unter vorübergehender Gaumenspaltung zu beheben. Nähere Angaben sind in den Arbeiten A. RÉTHIS (1916, 1922) enthalten.

Funktionell geschlossenes Näseln ist nur durch *Sprachbehandlung* beeinflußbar. In solchen Fällen ist demnach jede Operation zwecklos. Man übt das Summen von (M) mit geschlossenem Munde und geht dann zu (N) und (Ng) über. Darauf sind die erlernten isolierten Laute in Silben, Wörtern und während des freien Sprechens einzuüben, genau so wie bei allen anderen gewohnheitsmäßigen Fehlern der Lautbildung.

Die **Prognose** des geschlossenen Näselns ist in bezug auf die *konstitutionellen* und entzündlichen Hindernisse der freien Nasenatmung dank den bewährten nasenärztlichen Behandlungsmethoden sehr gut. Wenn eine Nasenkrankheit tatsächlich die Ursache der Sprachstörung bildete, verschwindet diese automatisch nach der erfolgreichen Operation.

Nach *traumatischen* Veränderungen erscheint die Vorhersage individuell sehr verschieden. Sie ist im allgemeinen schlechter als im Falle der gewöhnlichen Nasenkrankheiten.

Die Aussicht der Sprachbehandlung des *funktionell* geschlossenen Näselns hängt wie bei allen funktionellen Störungen lediglich von der Intelligenz, Geschicklichkeit, Willenskraft und Ausdauer des Kranken ab, also von seiner Motivation zum Anstreben einer besseren Sprache.

Literatur

Nasale Dysglossie

Arnold, G. E.: Schwere Gaumenverstümmelung durch Tonsillektomie. Mschr. Ohrenheilk. 76: 377, 1942. — Arslan, M., und G. Pesavento: Le stenosi cicatriziali della faringe: cura chirurgica e risultati foniatrici. Boll. Soc. Ital. Fonet. etc. 8: 119, 1958.

Black, J. W.: Vowel Quality Before and After an Operation for an Occluded Nasal Passage. Speech Monographs, 5: 62, 1938. — Bresgen, M.: Sprachgebrechen und Nasenluftweg. Mschr. ges. Sprachheilk. 17: 14, 1907.

Flatau, Th. S.: Sprachgebrechen des jugendlichen Alters in ihren Beziehungen zu Krankheiten der oberen Luftwege. Halle: C. Marhold, 1896.

Greene, M. C. L.: Speech of Children Before and After Removal of Tonsils and Adenoids. J. Speech Dis. 22: 361, 1957. — Gutzmann, H.: Von den verschiedenen Formen des Näselns. Halle: C. Marhold, 1901.

Hanley, C. N., and C. C. Manning: Voice Quality after Adenotonsillectomy. J. Speech Dis. 23: 257, 1958.

Laing, J. M.: Therapy Techniques for Better Nasal Resonance. J. Speech Hearing Dis. 23: 254, 1958. — Liebmann, A.: Näseln (Rhinolalia). Mschr. Ohrenheilk. 65: 829, 1931. — Lightfoot, C.: Some Effects of the Common Cold on Speech. Arch. Otolaryng. 51: 500, 1950.

Moser, H. M.: Diagnostic and Clinical Procedures in Rhinolalia. J. Speech Dis. 7: 1, 1942.

Pesavento, G., and P. Patrese: Rilievi röntgen-cinematografici per la valutazione dei risultati anatomici e funzionali negli interventi per le stenosi cicatriziali della faringe. Boll. Soc. Ital. Fonet. Foniat. Audiol. 9: 61, 1959. — Pesti, L.: Über palatopharyngeale Synechien an der Hand zweier operativ geheilter Fälle. Mschr. Ohrenheilk. 69: 330, 1935.

Réthi, A.: Die pernasale Dilatation bei den Verwachsungen des weichen Gaumens mit der hinteren Rachenwand. Z. Hals- usw. Heilk. 2: 260, 1922; — Zur Therapie der Verwachsungen des weichen Gaumens mit der hinteren Rachenwand. Arch. Ohren- usw. Heilk. 100: 47, 1916.

Segré, R.: Die phonetischen Indikationen bei den velopharyngealen Synechien. Wien. Med. Wschr. 82: 919, 1932. — Sokolowsky, R.: Beziehungen der Sprach-Stimmheilkunde zur operativen Laryngo-Rhinologie. III. Vers. Dtsch. Ges. Sprach-Stimmheilk. Leipzig 1931, p. 1. — Stern, H.: Die Beziehungen der Laryngo-Rhinologie zu den Sprachstörungen. 16. Kongr. Int. Med. Section 15: p. 628. — Stupka, W.: Die Verwachsungen des Rachens und

Mundes. In „Hdb. Hals- usw. Heilk.“ von DENKER und KAHLER, 3: 1000. Berlin: J. Springer, 1928.

WILLIAMSON, A. B.: Diagnosis and Treatment of Eighty-Four Cases of Nasality. Quart. J. Speech 30: 471, 1944. — WINCKLER, E.: Einige Stimm- und Sprachstörungen bei chronischer Tonsillitis. Mschr. ges. Sprachheilk. 17: 36, 1907.

7. Kombinierte naso-palatale Dysglossien und gemischtes Näseln: Rhinolalia mixta

Definition. Gemischtes Näseln entsteht durch das Zusammentreffen der Ursachen des geschlossenen und des offenen Näselns. Somit beruht es in einer Kombination der Resonanzverminderung der drei Nasenlaute mit der Entstellung aller Mundlaute durch nasale Beiklänge.

Ätiologie. Die zunächst verwirrende Fülle der verschiedenen Kombinationsmöglichkeiten ist nach einem Blick auf die zusammenfassende Tab. 13 ganz einfach zu verstehen. Demnach sind die vier deutlich abgrenzbaren Krankheits-

Tabelle 13. *Formen des Näselns*

Rhinolalia	organica		functionalis	
aperta	palatina	paralytica	activa	passiva
	angeborene oder erworbene Defekte des Gaumens	Gaumenlähmung	falsche Sprechgewohnheit, Krampf der Gaumensenker	falsche Sprechgewohnheit, Hysterie
clausa	anterior	posterior	activa	(passiva)
	akute, allergische oder hypertrophische Rhinitis	Choanalatresie, Adenoide, Tumoren	falsche Sprechgewohnheit, Krampf der Gaumenheber	wenn man am Kopf steht
mixta	anterior	posterior	anterior	posterior
	Verstopfung der Nase	Verstopfung des Epipharynx	Verstopfung der Nase	Verstopfung des Epipharynx
	und organische Störung des Gaumenabschlusses		und funktionelles Fehlen des Gaumenabschlusses	

bilder des gemischten Näselns folgendermaßen zu bezeichnen. Deren Kenntnis ist für die Wahl der richtigen Behandlung unerläßlich.

1. Eine Verbindung raumbeengender Zustände in der *vorderen* Nase mit einer organischen Insuffizienz des Gaumensegels führt zu *Rhinolalia mixta anterior organica* (vorderes *organisch* gemischtes Näseln).

2. Das gleichzeitige Vorkommen einer Verlegung des *vorderen* Nasenweges und des funktionellen Ausbleibens der Gaumenhebung bedingt *Rhinolalia mixta anterior functionalis* (vorderes *funktionell* gemischtes Näseln).

3. Falls sich einem Hindernis im *Nasenrachenraum* eine organische Insuffizienz des Gaumensegels zugesellt, liegt *Rhinolalia mixta posterior organica* (hinteres *organisch* gemischtes Näseln) vor.

4. Die Kombination von Hindernissen im *Nasenrachenraum* mit funktioneller Unterlassung des Gaumenverschlusses heißt schließlich *Rhinolalia mixta posterior functionalis* (hinteres *funktionell* gemischtes Näseln).

Symptome. Der Sprechvorgang klingt vor allem *geschlossen* genäselt, weil das Fehlen der normalen Nasenresonanz an den drei Nasenlauten (M), (N) und (Ng) besonders auffällt. Daneben hört man aber mit erhöhter Aufmerksamkeit das zusätzliche *offene* Näseln in bezug auf die Vokale und Mundlaute. Diese beiden einander entgegengesetzten, aber nicht gegenseitig ausschließenden, akustischen Erscheinungen sind fallweise verschieden ausgeprägt.

Diagnose. Die beiden Komponenten des geschlossenen und offenen Näselns müssen mit den oben geschilderten Methoden der rhinologischen und phonetischen Untersuchung analysiert und einzeln nachgewiesen werden. Man sieht dabei einerseits die organischen *Hindernisse der Atmung* und damit der verstopften Aussprache der Nasenlaute. Andererseits fallen die organischen oder funkionellen *Ursachen des mangelhaften Gaumenabschlusses* auf, welche den genäselten Klang der Mundlaute erklären.

Dann beweisen die *Nasalitätsproben* das Vorliegen des offenen Näselns auf Vokalen. Den verstopften Klang der Nasenlaute hingegen erkennen wir mit dem Gehör sowie am negativen Ausfall der Spiegelprobe während der isolierten Aussprache der drei Nasenlaute. Eine weitere Hilfe zum Abschätzen der geschlossenen Komponente bietet wieder die *Abschwellprobe* mit vasokonstriktiven Drogen. Dieses Vorgehen verändert die gemischte Nasalität zum offenen Näseln und gibt damit an, was man von einer intranasalen Operation erwarten darf.

Therapie. Die Behandlung hängt von der vorliegenden Form des gemischten Näselns ab. Sie kann nur dann erfolgreich sein, wenn man alle Faktoren des Einzelfalles genau untersucht und sorgfältig überdenkt. Im Vordergrund aller Überlegungen sollen folgende Leitsätze stehen. Gemischtes Näseln ist vorerst durch *Verbesserung der Gaumenfunktion* zu behandeln. Je nach deren Erfolg ist dann die offen genäselte Komponente unterdrückt. Anschließend ist es viel leichter und gefahrloser, die *Atmungshindernisse* des Nasenluftweges chirurgisch zu beseitigen. Damit ist auch die geschlossen genäselte Komponente korrigiert. Nur auf diese Weise läßt sich eine weitgehende oder völlige Wiederherstellung des Patienten erzielen, ohne seiner Sprache zu schaden.

1. Bei Rhinolalia mixta *anterior organica* führen alle Erweiterungen der Nase oder des Rachens durch Entfernung der vorhandenen Hindernisse zu einer *Verstärkung* der offen genäselten Komponente aller Mundlaute. Dann bedeutet die Beseitigung des verstopften Klanges bloß der drei Nasenlaute einen geringen Gewinn gegenüber der hochgradig verschlechterten Sprachstörung des offenen Näselns auf allen anderen Sprachlauten. In solchen Fällen kommen also rhinologische Eingriffe nur aus *vitalen* Indikationen in Frage. Über die dann zu erwartende Sprachverschlechterung muß man den Patienten entsprechend aufklären. Man sollte daher versuchen, zuerst die organisch geschädigte Gaumenfunktion zu verbessern. Dafür kommt zumeist die *Pharyngoplastik* in Betracht. Sobald durch diesen Vorgang das offene Näseln beseitigt ist, kann man sich eher zu nasen-erweiternden Operationen zur Verbesserung der Nasenatmung und der nasalen Resonanz entschließen.

2. Im Falle der Rhinolalia mixta *anterior functionalis* ist vorerst die *funktionelle* Komponente des offenen Näselns durch Sprachtherapie zu beseitigen. Erst nachher darf in der Nase operiert werden. Wenn man umgekehrt vorgeht, kann ebenfalls eine bleibende Sprachverschlechterung eintreten, falls es dem Patienten doch nicht gelingt, die funktionelle Störung seiner Gaumenschlaffheit zu überwinden.

3. Wenn Rhinolalia mixta *posterior organica* vorliegt, ist ebenfalls jede Operation in Nase und Nasenrachen kontraindiziert, solange es sich nicht um lebenswichtige oder *otologisch* unaufschiebbare Eingriffe zur Rettung des Gehöres handelt. In der Praxis kommt eben dieses Problem recht häufig vor, namentlich in der Trias von offener Gaumenspalte, lymphatischer Hypertrophie und chronischer Mittelohrschwerhörigkeit.

4. Sobald es sich um Rhinolalia mixta *posterior functionalis* handelt, hat die Behandlung der *funktionellen* Komponente des offenen Näselns wieder zuerst zu erfolgen. Nachdem die habituelle Gaumenschlaffheit mit offenem Näseln erfolgreich überwunden ist, mag man an die Verbesserung von Nasenatmung und Nasenresonanz durch rhinologische Operationen schreiten.

Mandeloperation bei Gaumenspalte. Sehr deutlich ergibt sich dieses Dilemma aus der Betreuung der Kinder mit Gaumenspalten. Wie allgemein bekannt ist, leiden etwa 30% der Gaumenspaltenträger an chronischen Mittelohraffektionen. Dazu gehören Adhäsivprozeß, rezidivierender Tubenverschluß oder chronischer Ohrfluß. Als deren Ursache gilt die ständige Reizung der Tubenöffnungen durch die pathologischen Raumverhältnisse im Nasenrachen. Gleichzeitig erkranken oft die Mandeln samt den stets vergrößerten Wucherungen und halten die Infektionsprozesse von Rachen und Ohren aufrecht. Um das Gehör zu erhalten, muß man sich dann häufig zur Operation am lymphatischen Rachenring entschließen.

Danach aber geht aus dem gemischten Näseln verstärktes *offenes Näseln* hervor, und zwar aus folgenden Gründen. 1. Die artikulatorische *Hilfe der adenoiden Vegetationen* am Gaumenabschluß fällt fort. 2. Wegen der unausbleiblichen *Schrumpfung des Gaumens* nach Tonsillektomie wird dieser noch kürzer. 3. Falls vergrößerte *hintere Muschelenden* zu entfernen waren, fällt auch deren Unterstützung des hinteren Nasenabschlusses weg. 4. Schließlich bedeutet jede strukturelle Veränderung der Rachenorgane eine zeitweise Störung der mühsam erworbenen *Kompensation der insuffizienten palatalen Abschlußvorgänge*.

Aus allen diesen Gründen muß man die üblichen otologischen Behandlungsweisen mit den phonetischen Anforderungen der Gaumenspaltenfrage zu koordinieren suchen. Immer steht natürlich das *körperliche Wohlbefinden* des Kranken und damit auch sein *Gehör im Vordergrunde*. Wegen der bedeutsamen psychologischen Rückwirkungen der Sprechvorgänge ist aber auch den *seelischen Momenten* gebührend Rechnung zu tragen. Aus dem vorsichtigen Abwägen dieser Faktoren ergeben sich die individuellen Entschlüsse im Einzelfalle. Da diese oft sehr schwerwiegend sind, verdient die Frage sorgfältiges Studium, ob es nicht allgemein ratsam wäre, die *Tonsillektomie während der Gaumenplastik* auszuführen. Dazu neigen nämlich die amerikanischen Kieferchirurgen und der Erfolg scheint ihnen recht zu geben.

Den Warnungen gegen übereilte Mandeloperation an Gaumenspaltenträgern hat sich R. E. BERNER (1962) angeschlossen. Er bevorzugt die konservative Behandlung etwaiger Mittelohrkomplikationen und empfiehlt die lediglich *laterale Adenotomie* nur in dringenden Fällen. Mit der Mandelausschälung soll man möglichst lange warten. W. J. LÖB (1964) nimmt einen ungewöhnlichen Standpunkt ein. Er fand 50% Hörstörungen unter seinen Gaumenspaltenkindern mit schlechter Gaumenfunktion und meint, daß Mittelohrleiden im Verein mit Gaumenspalte in der gleichen Weise zu behandeln seien wie ohne diese. Seine Folgerung, daß Adenotonsillektomie das offene Näseln nicht nur nicht verschlechtere, sondern sogar verbessere, bringt weitere Verwirrung dieses für viele unklaren Problemes (vgl. S. 624 und 628).

Die **Prognose** erscheint in bezug auf die beiden *funktionellen Kombinationen* der Rhinolalia mixta anterior bzw. posterior functionalis gut.

Dagegen ist im Falle der beiden *organischen Verbindungen* von Rhinolalia mixta anterior bzw. posterior organica die Verbesserung der Sprache nur durch Wiederherstellung des Gaumenabschlusses möglich. Sollte das nicht gelingen, bleibt nichts übrig, als den Wunsch nach Erleichterung der Nasenatmung in jedem einzelnen Falle von gemischtem Näseln mit der Gefahr einer bleibenden Sprachverschlechterung durch vermehrt offenes Näseln sorgfältig abzuwägen.

Literatur über gemischtes Näseln ergibt sich aus den Nachweisen zu offenem und geschlossenem Näseln.

IV. Störungen der Sprache bei Hirnkrankheiten

1. Sprachstörungen der Schwachsinnigen: Dyslogie

Definition. Dyslogie bedeutet die unvollständige Entwicklung aller Sprachfunktionen zufolge von Schwachsinn. Das Störungsbild besteht aus mehreren Komponenten: 1. *Dyslogie* im strengen Sinne als Ausdruck eines schwachen Geistes, der wenig zu sagen hat; 2. *aphasieforme Störungen der Sprache* mit schwerer Verzögerung der Sprachentwicklung wegen des Hirnschadens einschließlich der Sprachregionen; 3. *dysarthrische Störungen des Redens* als Zeichen des supranukleären Schadens der Nervenbahnen für die Sprechbewegungen; 4. *dysglossische Störungen der Lautbildung* als direkte mechanische Folge der mißbildeten peripheren Artikulatoren (Makroglossie, falsche Zahnstellung, Gaumeninsuffizienz, usw.); 5. *dysphonische Störungen* der Stimme, wenn der Kehlkopf von Lähmung, dysplastischer Mißbildung, Hormonstörung oder chronischer Entzündung betroffen ist.

Auslegung. Man glaubte früher, daß das Ausmaß der Sprachverzögerung vom Grade des Schwachsinnes abhängt. Neuerliche Untersuchungen zeigten jedoch, daß der Fortschritt des Sprachverständnisses hauptsächlich von der intellektuellen Reife bestimmt ist. J. L. Bangs (1942) fand eine bloß geringe positive Korrelation zwischen IQ und Sprechfähigkeit. Die Sprache ist vielmehr mit dem *Entwicklungsalter* korreliert. Dieses ist für die Sprechfähigkeit viel charakteristischer als das chronologische Alter. In Bangs' Befunden zeigten die kongenital Schwachsinnigen eine Artikulationsfähigkeit, welche derjenigen von normalen Kindern eines gleichen Entwicklungsalters entsprach.

Bevor wir auf die Besprechung der typischen Sprachstörungen bei Schwachsinn eingehen, müssen wir betonen, daß diese Beschränkungen der Kommunikation rein *symptomatische Zustände* vorstellen. In dieser Hinsicht ähnelt die Dyslogie den dysarthrischen Sprechstörungen, welche von umschriebenen Hirnläsionen herrühren. Die dyslogischen Sprachstörungen als Ausdruck der Geistesschwäche sind dementsprechend durch Ausmaß und Lokalisation gewisser Hirnläsionen bestimmt, aber viel weniger durch die zugrunde liegende Krankheit selbst. Es ist deshalb unmöglich, von der phänomenologischen Qualität der Sprache allein irgendwelche Rückschlüsse auf die ätiologischen Faktoren des Hirnschadens zu ziehen. Viel wichtiger sind die rasch fortschreitenden Bemühungen zur medizinischen Analyse der *kausalen Faktoren* sowie zu deren früher Erkennung und Vorbeugung.

Weitere Einzelheiten über den neuen Stand der Schwachsinnforschung sind in einer reich dokumentierten Monographie von R. L. MASLAND (1958) enthalten. Genaue Information über Nomenklatur und *ätiologische Klassifikation* der American Association on Mental Deficiency wurden von mehreren Autoren besprochen, wie R. HEBER (1958), G. H. WALKER (1957), sowie WRIGHT und Mitarbeiter (1959). Unter Benützung der neuen offiziellen Terminologie veröffentlichte C. H. CARTER (1964) eine Monographie über die medizinischen Probleme des Schwachsinnes. Neben den seltenen metabolischen Syndromen sind alle wichtigen Ursachen des geistigen Rückstandes enthalten. Eine weitere wertvolle Übersicht der zahlreichen Probleme des Schwachsinnes liegt in dem Konferenzbericht von GARDNER, TARJAN und RICHMOND (1965) vor.

Häufigkeit. Das Vorkommen von Sprachstörungen der Geistesschwachen wurde mit recht verschiedenen Prozentsätzen beschrieben. Es will scheinen, daß manche der früheren Beobachter geringere Grade von Sprachdefekten übersehen haben. Nach den Beobachtungen von NADOLECZNY in 1926 hatten mehr als 60% der Insassen von Anstalten für Schwachsinnige eine defektive Sprache. R. CASSEL (1949) erwähnte, daß 65% der schwachsinnigen Kinder erst nach dem dritten Lebensjahr zu sprechen beginnen. SCHLANGER und GOTTSLEBEN (1957) fanden verschiedene Grade von Sprachstörung in 80% der 516 geistesschwachen Insassen einer Anstalt. Ein mehr konservativer Befund von Sprachstörungen in 55% von 100 schwachsinnigen Kindern wurde von M. D. SHERIDAN (1946) berichtet.

In einer Auswertung der Neuaufnahmen am National Hospital for Speech Disorders in 1956 wurde ein ähnliches, obwohl umgekehrtes Verhältnis angetroffen. Geistiger Rückstand verschiedenen Grades fand sich in 30% der sprachverzögerten und schwer stammelnden Kinder. Diese große Häufigkeit unter unseren eigenen Fällen ist umso auffallender, wenn wir sie mit einigen neuen Statistiken über Schwachsinn vergleichen. MASLAND schätzte in 1958, daß 3% der jährlich in den Vereinigten Staaten geborenen 4,25 Millionen Kinder das Intelligenzalter von 12 Jahren nicht erreichen, während 0,3% unter dem Intelligenzalter von 7 Jahren bleiben. Im gleichen Jahre 1958 wurde angenommen, daß die Vereinigten Staaten 3 Millionen geistig rückständige Einwohner hatten (TARJAN et al.). Laut einem Rundschreiben des früheren Präsidenten John F. Kennedy hatte sich diese Zahl im Jahre 1962 auf 5 Millionen vermehrt. Dies entspricht einem Verhältnis von 30 Schwachsinnigen je 1000 Geburten, oder wieder 3%. Zum Vergleich kommt Gaumenspalte ungefähr einmal in 1000 Geburten vor, während alle Geburtsdefekte zusammen ungefähr 7% ausmachen.

Obwohl unsere eigenen Hundertsätze im Hinblick auf die große Zahl der Beobachtungen verläßlich erscheinen, können wir sie dennoch nicht zum Ableiten von allgemein gültigen Schlüssen verwenden. Sie wurden am National Hospital for Speech Disorders in New York gesammelt. In dieser großen Anstalt kommt eine *gewisse Auslese* zur Geltung. Zunächst konzentrieren sich dort die schweren und komplizierten Fälle, weil das Publikum besondere Dienste erwartet. Soziologische Einflüsse sind für das Vorherrschen von bestimmten Berufsklassen und ethnischen Gruppen unter den Patienten verantwortlich. Wegen einer besonders guten Untergrundbahnverbindung mit dem Stadtteil von Brooklyn und seinen 4 Millionen Einwohnern ist dieser Teil von New York stark repräsentiert. Aus diesen und ähnlichen äußerlichen Gründen sind in jenem Spital mehr Fälle von Hirnschädigungen zu finden, als der allgemeinen amerikanischen Bevölkerung entsprechen würde. Zufolge einer weiteren negativen Selektivität kommen dort wesentlich weniger Fälle von einfachen Stammelfehlern, etwa Lispeln, zur Beobachtung, als normalerweise zu erwarten wäre. Diese geringfügigen, aber sehr häufigen Störungen werden nämlich in zahlreichen Schulklassen oder Sprachabteilungen der Spitäler in allen Teilen der Stadt New York erfolgreich beseitigt.

Einteilung. Solange man wenig über die Ursachen der geistigen Rückstände wußte, waren die Untersucher mit der Unterscheidung verschiedener Arten und *Grade ihrer Manifestation* zufrieden. Man betonte die Unterscheidung der Zustände von abhängiger Idiotie, trainierbarer Imbezillität, erziehbarer moronischer Geistesschwäche und die daraus abgeleitete Einteilung der verschiedenen Erziehbarkeit. Dieses Vorgehen glich die fortbestehenden Tendenz mancher Sprachpathologen, wenn sie die Störungen der Stimme mit der rein subjektiven und *phänomenologischen Klassifikation* in willkürliche Typen einteilen, wie etwa „raspelnde, überspannte, erschlaffte, vertiefte, erhöhte, feuchte, trockene" und ähnliche Formen einer symptomatischen Heiserkeit. Ohne Berücksichtigung der zugrunde liegenden laryngealen, zerebralen oder psychodynamischen Pathologie kann man mit solchen intuitiven Bezeichnungen nichts anfangen. Während der vergangenen Jahre gelang ein großer Fortschritt in der klinischen Unterscheidung und frühen Erkennung vieler Formen des Schwachsinnes. Es ist bereits möglich, die häufigen und wichtigen Krankheitseinheiten mit wohl bekannter *Ätiologie* aufzuzählen.

Die *biochemische und genetische Forschung* ermöglichte das Erkennen der wahren Ursachen in vielen Formen des Schwachsinnes. Amster und Maenza (1960) unterschieden drei Hauptgruppen der Geistesschwäche: 1. wahrhaft *erblich* auf der Grundlage von spezifisch genetischer Übertragung; 2. durch *Geburtsschaden* erworben; und 3. zufolge von angeborenen *Fehlern des Metabolismus* wegen eines Enzymdefektes, welcher selbst entweder ererbt oder individuell erworben sein mag. Die Bezeichnung als angeborener metabolischer Fehler wurde von dem berühmten Biochemiker und Internisten Sir Archibald Garrod in 1910 geprägt.

Eine andere Gruppe von geistigen Schwächezuständen ist durch die *Speicherkrankheiten* verursacht. Zu diesen gehören die folgenden: Gierkes Krankheit der Glykogenspeicherung; das Hunter-Hurler-Syndrom des Gargoylismus wegen Störung der Kollagenspeicherung (Mukopolysaccharide); und die Lipoid-Proteinosen (oder Lipidosen), welche das Syndrom der familiären amaurotischen Idiotie nach Tay-Sachs, die Gauchersche Krankheit und die Krankheit von Niemann-Pick einschließen. Neben der offiziellen amerikanischen Einteilung hat M. H. Lampert (1966) eine allgemeine neurologische Klassifikation des Schwachsinnes vorgeschlagen wie folgt:

I. *Endogene enzephalopathische Störungen*

1. Heredo-familiäre Enzephalopathien
   a) Neuro-ektodermale Störungen, z. B. Neurofibromatose, tuberöse Sklerose
   b) Neuro-angiomatöse Störungen, z. B. Sturge-Webers Krankheit, von Hippel-Lindaus Krankheit
   c) Neuro-knöcherne (oder neuro-dysostotische) Störungen, z. B. kraniofaziale Dysostose, Crouzon-Syndrom, Marfan-Syndrom
2. Neuro-metabolische Enzephalopathien
   a) Gestörter Kohlehydratstoffwechsel
   b) Gestörter Fett-Stoffwechsel

c) Gestörter Eiweiß-Stoffwechsel
d) Gestörte endokrine Funktion: gestörte Funktion der Schilddrüse, Nebenschilddrüse und Hypophyse
e) Hyperbilirubinämie und Kernikterus
f) Progerie
g) LOWES Krankheit

3. Strukturelle Enzephalopathien (neuro-anatomische Defekte oder Mißbildungen des Gehirnes): Zerebrale Dysgenese
a) Einfache primäre amente Geistesschwäche
b) Mikrozephalie
c) Makrozephalie
d) Kortikale (zelluläre) Dysgenese oder Dysplasie, Agyrie, Mikrogyrie, Pachygyrie

4. Chromosomale Enzephalopathien wegen chromosomaler Abnormalitäten
a) Autosomale Syndrome: Mongolismus
b) Geschlechtsgebundene Syndrome: KLINEFELTER-Syndrom, TURNER-Syndrom, XXX-Syndrom

5. Neuropsychophysiologische Störungen der Intelligenzentwicklung: Heredofamiliäre sowie „subkulturelle" Geistesschwäche

II. *Exogene enzephalopathische Störungen* in den pränatalen, perinatalen, postnatalen und neonatalen Perioden

1. Anoxische Enzephalopathie
2. Traumatische Enzephalopathie
3. Vaskuläre Enzephalopathie
4. Hämatologische Enzephalopathie
5. Metabolische Enzephalopathie
6. Infektiöse Enzephalopathie
7. Toxisch-infektiöse Enzephalopathie
8. Toxisch-metabolische Enzephalopathie
9. Radiogene Enzephalopathie
10. Enzephalopathie wegen Hydrozephalus nach postinfektiösen arachnoidalen Verklebungen.

Wichtige Syndrome. Nun können wir einige der häufigen Ursachen von Schwachsinn betrachten, welche für die Sprachpathologie von praktischer Bedeutung sind.

Kretinismus. Diese Form des Zwergwuchses ist seit vielen Jahrhunderten bekannt. LUCHSINGER (1942) erwähnte in seiner Untersuchung der kretinischen Sprache, daß FODÉRÉ (1796) einer der ersten war, welcher die verzögerte Sprachentwicklung der Kretinen erörterte. In 1857 faßte FABRE deren schwere Sprachstörungen richtigerweise als die Folge von Hörverlust und Intelligenzmangel auf. Kretinismus als chrakteristisches Syndrom umschließt Zwergwuchs, geistigen Rückstand und häufig einen angeborenen gemischten Hörverlust. Alle diese Störungen sind durch einen angeborenen Schilddrüsendefekt auf Grund des Jodmangels im Trinkwasser bedingt. Deshalb kommt der *endemische Kretinismus* in abgeschlossenen Berggegenden am häufigsten vor, wie etwa in der Schweiz oder Österreich. Seit WAGNER VON JAUREGG (1915) den allgemeinen Gebrauch des jodierten Tafelsalzes eingeführt hatte, nahm die Häufigkeit des endemischen Kretinismus in dramatischer Weise ab.

Es gibt aber auch einige ererbte oder *sporadische Formen des Kretinismus* wegen eines defekten Genes, welches zum Enzymmangel führt. Wenn ein Mangel an Schilddrüse im späteren Leben erworben wird, etwa nach totaler Schilddrüsenentfernung, besteht das erwachsene Gegenstück des Kretinismus im *Myxödem.*

In diesem Falle stören die pathologischen Veränderungen nicht mehr das Körperwachstum, sondern äußern sich in Veränderungen der Haut und des Stoffwechsels, Gewichtszunahme, Ödem, verstumpfter Mentalität und allgemeiner Schwäche. Es ist sehr wichtig, den Kretinismus möglichst frühzeitig zu erkennen, um den Schilddrüsenmangel durch lange anhaltende Schilddrüsenbehandlung auszugleichen (Schilddrüsen-Extrakt oder thyreotropisches Hormon).

Störungen von *Sprechen und Sprache* sind unter den Kretinen in verschiedenen Graden vorhanden. Die Lautbildung kann durch jede Art, Form oder Grad des Stammelns gestört sein, mit allen Übergängen von geringer Dyslalie bis zum völlig unverständlichen „Hottentotismus" mit lediglichem Lallen und Grunzen (H. EGGENBERGER, 1928). Schweres Wortstammeln ist häufig. Zu diesem gesellen sich die dyslogischen Störungen der Sprache, einschließlich Dysgrammatismus, Störungen der Sprechakzente sowie dysarthrische Formen des Stotterns. Nachdem er 17 Fälle von Kretinismus studiert hatte, beschrieb LUCHSINGER (1942) ihre otolaryngologischen Befunde in großer Ausführlichkeit. Es ging klar hervor, daß die vorherrschenden Störungen von Sprache, Sprechen und Stimme von den zugrunde liegenden pathologischen Veränderungen in Ohren, Kehle und Gehirn abhängen.

Psychologische Beobachtungen klärten die dyslogischen Komponenten der kretinischen Sprachstörungen. Viele Kretine erscheinen in ihrer Entwicklung auf der Stufe von 4 bis 5 Jahren aufgehalten. Sie sind schlaff, phlegmatisch, faul, sorglos, liebenswürdig und leicht lenkbar. Wegen ihrer großen Ermüdbarkeit, Schlaffheit und Schwäche können sie nicht viel arbeiten.

Histologische Befunde der Hirnrinde zeigen deformierte Pyramidenzellen und atypische Riesenpyramidenzellen in der dritten Rindenschichte. Diese Befunde entsprechen den Symptomen des erheblichen motorischen Infantilismus, welcher von einem Entwicklungsstillstand im fünften oder sechsten Schwangerschaftsmonat herrührt. Zusammen mit Taubheit, Geistesschwäche und körperlicher Unterentwicklung ist die psychomotorische Unreife eine der hauptsächlichen Komponenten dieser organischen Sprachstörung (H. BIRCHER, 1883).

Mongolismus. Eine andere gut bekannte Ursache der Geistesschwäche ist Mongolismus oder DOWNs Syndrom. Die eigentümlich mongoloide Erscheinung derart betroffener Kinder hat die Untersucher dieses angeborenen Syndromes seit langem verblüfft. In einer ausführlichen Untersuchung definierte C. E. BENDA (1956) die mongoloide Mißbildung als eine Verzögerung der embryonalen Entwicklung auf der Grundlage eines damals unbekannten fötalen Mangels. Daraus resultieren zahlreiche Störungen der Entwicklung und Funktion der endokrinen und neuralen Strukturen. Zuzügliche körperliche Mißbildungen und geistiger Rückstand bestimmen die klinischen Erscheinungsformen. Weiterhin haben wir keine Erklärung dafür, warum diese Kinder so typisch mongoloid aussehen. Viele Autoren glauben, daß das Fortbestehen der embryonalen Augenform, der „plica foetalis", auf der gleichen Ursache beruht wie die vielfachen anderen Mißbildungen des Schädels. Diese epikanthischen Lidfalten deuten das *Fehlen der körperlichen Ausreife* an.

Eine Tatsache war aber immer sicher: die Wahrscheinlichkeit einer mongoloiden Geburt *wächst mit dem zunehmenden Alter der Mutter*. Man glaubt nunmehr, daß die Wahrscheinlichkeit einer exogenen chromosomalen Aberration mit fortschreitendem Alter zunimmt. J. WARKANY (1960) zählte 39 Theorien auf, welche zur Erklärung der Ätiologie des Mongolismus vorgeschlagen worden waren. Eine von diesen verdächtigte den ätiologischen Einfluß einer vermehrten Einnahme von Fluor (I. RAPAPORT, 1959).

Seit den Forschungen von LEJEUNE et al. (1959) und JACOBS et al. (1959) steht es nunmehr fest, daß die mongoloiden Kinder 47 Chromosome haben, anstatt der normalen 46 menschlichen Chromosome (22 Paare von Autosomen und 2 Geschlechtschromosome, nämlich das männliche XY und das weibliche XX). Das *Extra-Chromosom* des Mongolismus ist als kleines Autosom dem Chromosom Nr. 21 angeheftet, was man als *Trisomie 21* bezeichnet. Diese Form der Trisomie ist für die *sporadische* Form des Mongolismus verantwortlich (H. ZELLWEGER, 1963). Bloß 2 bis 5% der mongoloiden Fälle sind familiärer und *erblicher* Natur. Diese Form entsteht durch die *Translokation* des überzähligen 21-Chromosomes in eine andere Chromosomgruppe. Die Penetranz der verschiedenen mongoloiden Zeichen hängt von zusätzlichen Faktoren ab, einschließlich *Mosaizismus*, wie von NICHOLS, CORIELL et al. (1962) besprochen. Für weitere Einzelheiten sei auf den Abschnitt von J. JACKSON auf S. 106 verwiesen.

Die *klinische Symptomatologie* des Mongolismus ist recht typisch. Abgesehen von der stereotypischen körperlichen Erscheinung samt mongoloidem Gesicht und Mißbildung von Schädel und Extremitäten, hängt das sprachliche Verhalten dieser Kinder von dem Grade der Geistesschwäche ab. *Lallen* ist gewöhnlich vorhanden und verläuft mit einer rauhen, grob-heiseren und lauten *Stimme*. Diese Störungen der Stimme beruhen auf der begleitenden chronischen Laryngitis wegen der hormonellen Störung, welche chronisches Ödem der Schleimhäute herbeiführt. MICHEL und CARNEY (1964) haben gezeigt, daß die typisch rauhe Stimme nicht durch Vertiefung der Sprechstimmlage verursacht ist. HOLLIEN und COPELAND (1965) schließen sich dieser Meinung an und erklären den Eindruck einer relativ tiefen Stimme in der folgenden Weise. In ihrem äußerlichen Aussehen erscheinen die Mongoloiden 2 bis 3 Jahre jünger als ihre Altersgenossen; ihre Stimme jedoch ist ebenso tief wie die der Gleichaltrigen. In anderen Worten sehen die Mongoloiden jünger aus, klingen aber älter.

Das *Gehör* ist gewöhnlich gut, wie man durch die prompten Reaktionen auf Schall nachweisen kann. Als Ausdruck der verzögerten körperlichen Entwicklung erscheinen die ersten *Sprechversuche* ebenfalls verspätet. Der weitere Fortschritt ist sehr langsam, so daß schwere Grade des *Wortstammelns* die Sprache für eine lange Zeit entstellen. Eine weitere Ursache für den langsamen Fortschritt der Sprachentwicklung ist in der häufig vorhandenen großen *motorischen Hyperaktivität* zu sehen. Im Gegensatz zu den schlaffen Kretinen äußern die Mongoloiden häufig eine ungehemmte Ruhelosigkeit und zerstreute Unaufmerksamkeit. Diese Kinder bleiben nie still sitzen, um etwas zu versuchen oder zu lernen. Ein anderes Zeichen der vermehrten Beweglichkeit ist die schreiende, überanstrengte und gepreßte Stimme. Das Anhalten eines solchen Stimm-Mißbrauches kann sogar zu Stimmlippenknötchen führen. Trotz langen Erziehungsversuchen schreitet die Sprachentwicklung gewöhnlich nicht über ein Endstadium von schwerem *Dysgrammatismus und Dyslogie* fort.

Wenn die Erziehbarkeit für den Unterricht in einer Hilfsschule ausreicht, mag sich eine *bescheidene kommunikative Fähigkeit* schließlich zwischen dem Alter von 10 bis 15 Jahren entwickeln. Gewöhnlich erreicht diese extrem verzögerte Sprachentwicklung nicht ihren endgültigen Abschluß. Wegen ihrer großen Anfälligkeit für Infektionen sterben viele Mongoloide zwischen 15 bis 20 Jahren. Deshalb wird in solchen Fällen das Endresultat der Sprachentwicklung kaum je erreicht. Auch in dieser Hinsicht unterscheiden sich die Mongoloiden von den Kretinen. Weil die Letzteren recht alt werden, schreitet ihre Sprachentwicklung bis zu einem gewissen Endstadium vor, je nachdem es die individuelle Erziehbarkeit erlaubt.

Nach dem Studium der Sprachstörungen unter 50 Mongoloiden schloß R. CABANAS (1954), daß die Wiederholungen und Entstellungen von Wörtern in ihrer Sprechweise eine symptomatische Form des *Polterns* darstellen. Wegen des offensichtlichen Hirnschadens bei Mongolismus stellt diese Form des Polterns ein weiteres Beispiel für die betont organische Ursache dieser Sprachstörung dar. *Psychologische Prüfung* ist in allen Fällen unerläßlich. Die Testresultate weisen auf die am besten geeigneten Methoden der Erziehung.

Phenylketonurie. Unter den Formen des Schwachsinnes wegen *angeborenen* Fehlern des Metabolismus ist die Phenylketonurie am besten bekannt, obwohl sie lediglich für 1% der internierten Geistesschwachen verantwortlich ist. Es handelt sich um eine erbliche Harnausscheidung von Aminosäure zufolge des *Fehlens des Enzymes*, welches für die Umwandlung von Phenylalanin in Tyrosin notwendig ist. Die klinischen Erscheinungen umfassen neuromuskuläre Störungen, Fehlen der motorischen Entwicklung, geistigen Rückstand sowie körperliche Veränderungen. Zu den letzteren zählen Pigmentmangel, blondes Haar, blasse Haut, blaue Augen, sowie eine Haut, welche für Licht überempfindlich und gegenüber Infektionen widerstandsarm ist. Die Zähne stehen weit auseinander. Der Schädel kann durch Mikrozephalie deformiert sein.

Die Diagnose muß kurz nach der Geburt durch den Nachweis der phenylpyruvischen Säure im Harn mittels einer chemischen Probe erfolgen. In unbehandelten Fällen kommt es zu schwerem Schwachsinn mit IQ gewöhnlich unterhalb 20. DIEDRICH und POSER (1960) beschrieben *angeborene Aphasie* in solchen Fällen. Behandlung besteht in einer Diät, welche wenig Phenylalanin, aber viel Tyrosin enthält, sowie mit Vitamin B_6.

Galaktosämie. Diese Störung ist durch einen genetischen Defekt verursacht, welcher durch ein rezessives Autosom übertragen wird. Sie ist durch die Unfähigkeit charakterisiert, die Galaktose (Milchzucker) in Glukose umzuwandeln. Derart betroffene Kinder kommen normal zur Welt. Bald nachdem sie Milch zu nehmen beginnen, leiden sie aber an Erbrechen, Durchfall, Gelbsucht, Auftreibung des Bauches, Rastlosigkeit, Krämpfen sowie Rückgang der geistigen Fähigkeiten. Anschließend kommt es zur Ansammlung der Galaktose in den Geweben, wodurch Leberzirrhose, Veränderungen der Nieren, Augenstar, Zwergwuchs und allgemeine Aminosäureausscheidung im Harn entstehen.

Dieser ererbte Zustand ist durch einen *Mangel an Galaktose-Transferase* bedingt, ein Enzymfehler der Leber. Deshalb ist der Blutzucker durch die Galaktose herabgedrückt. Daraus entwickeln sich die Krämpfe und der Schwachsinn. Nach der richtigen Diagnose wird das Kind auf eine völlig milchfreie Diät gesetzt und erhält als Ersatz dafür ein Eiweiß-Hydrolysat. DONNELL, COLLADO und KOCH (1961) berichteten ein Körperwachstum innerhalb normaler Grenzen, also ohne Zwergwuchs. Ein großer Prozentsatz solcher Kinder ist jedoch geistesschwach. Demgegenüber fanden HSIA und WALKER (1961) viele galaktosemische Kinder mit normaler Intelligenz. Solche Unterschiede mögen durch die frühe Diagnose und Behandlung bedingt sein.

WILSONS Krankheit. Auch als hepatolentikuläre Degeneration bekannt, ist diese Krankheit durch die vermehrte Absorption von Kupfer in den Eingeweiden bedingt. Derart ist der Kupfergehalt von Gehirn, Leber und anderen Geweben vermehrt. Von diagnostischem Wert sind die KAYSER-FLEISCHER-Ringe um den Rand der Augenhornhaut. Zufolge eines rezessiven autosomalen Genes kommt es zu einem *Mangel* eines kupferenthaltenden Plasma-Eiweißes mit dem Namen *Zeruloplasmin*. Deshalb ist der normaler Weise geringe Gehalt von nicht-Zeruloplasmin-Kupfer im Plasma vermehrt. Dieses freie Kupfer kann dann in die Gewebe diffundieren und wird so für die neurologischen Zeichen der Krankheit verantwortlich. Unter diesen befinden sich unwillkürliche athetoide Bewegungen, welche zu *Dysphagie*, *Dysphonie*, *Dysarthrie*, *emotionellen Ausbrüchen* und gelegentlich zu Schwachsinn führen. In unbehandelten Fällen kommt es zu Leberzirrhose und Degeneration des lentikulären Kernes in den Basalganglien wegen der übermäßigen Kupferansammlung. Die Behandlung besteht in der Freimachung des Kupfers durch Verabreichung des britischen Antilevisit (BAL), welches mit dem ionischen Metall eine komplexe Verbindung bildet.

Turrizephalus. Der Turmschädel ist eine Mißbildung des Schädels wegen *verfrühter Verschließung* der Schädelnähte. Wie der Name Turmschädel andeutet, steigen die frontalen, parietalen und okzipitalen Knochen steil aufwärts. Die daraus resultierende Vermehrung des intrakraniellen Druckes führt zu Entstellung und Kompression des Hirngewebes. In Verbindung mit dieser Mißbildung finden sich Hypertelorismus, Exophthalmus sowie andere Skelettverbildungen einschließlich *Spalten von Lippe und Gaumen* oder Schwimmhäute der Finger und Zehen. Das Fehlen der kranialen Nahtlinien sieht man auf Radiographien in der Form von schwer verkalkten Linien und vermehrten digitalen Impressionen. Während der Autopsie sieht man atrophische Hirnwindungen, starke Vermehrung des Gliagewebes und Verdickungen der Hirnhäute. Obwohl die Ätiologie dieser Mißbildung noch unbekannt ist, muß die Behandlung frühzeitig erfolgen, damit der intrakraniale Druck herabgesetzt werde. Dies erzielt man durch chirurgische Dekompression oder Einbrechung der betroffenen Knochen. In unbehandelten Fällen schreitet die Krankheit zu extremem Schwachsinn fort.

Gargoylismus. Andere Namen für diesen Zustand sind HUNTER-HURLER- oder HURLER-PFAUNDLER-Krankheit, Dysostosis multiplex sowie Lipochondrodystrophie. Sie heißt Gargoylismus, weil diese Kinder so aussehen wie die Regenspeier auf gotischen Kathedralen. Die klinischen Symptome umfassen Dystrophie des Skelettes, Zwergwuchs, vergrößerte Leber und Milz, Augentrübung, degenerative Veränderungen des Nervensystems, Hörverlust, Geistesschwäche sowie ein charakteristisch grotesk verzerrtes Gesicht. Dieses umfaßt grobe Gesichtszüge, hohe Stirne, vorspringende Augenwülste, dicke Augenbrauen, breite und eingesunkene Nasenwurzel sowie dicke Lippen und Zunge mit Makroglossie.

Es handelt sich um eine erbliche und familiäre *Störung der Bildung von Bindegewebe* auf Grund eines genetisch hervorgerufenen *Defektes im Polysaccharid-Stoffwechsel*. Seine Übertragung erfolgt in zwei Weisen: 1. eine geschlechtsgebundene Type nur in männlichen Kindern zusammen mit häufiger Taubheit aber ohne Augentrübung; und 2. eine rezessive Type ohne Geschlechtsbindung, für welche die Infiltration der Cornea, aber seltenes Vorkommen von Taubheit typisch ist. Laboratoriumsbefunde wurden von GILBERT und GUIN (1958) besprochen.

Andere metabolische Krankheiten. Zahlreiche weitere Krankheiten wegen angeborener Fehler des Stoffwechsels sind bekannt. In 1959 veröffentlichten WRIGHT und Mitarbeiter einen ausführlichen Überblick mit langer Bibliographie. GONZALES und SHRAGER (1966) befaßten sich in einer ausführlichen Übersicht mit den angeborenen metabolischen Krankheiten, welche *Gehör und Sprache* betreffen. Von gleicher Bedeutung ist der Aufsatz von WITKOP und HENRY (1963), welcher die erblichen biochemischen Krankheiten mit Defekten der Sprachfunktion darstellt. Eines davon ist das SJÖGREN-LARSSON-Syndrom mit den folgenden Einzelheiten: Oligophrenie, Spastizität wie bei der LITTLEschen Krankheit, Ichthyosis (fischartige Haut) sowie Veränderungen der Netzhaut. Es ist ein autosomal rezessiver Zug mit hoher Penetranz. L. und L. HOFSTATTER (1964) meinen, daß der Hausarzt eine wichtige Funktion in der Betreuung der geistesschwachen Kinder spielt. Vorbeugung ist in gewissen Fällen möglich, manche metabolische Fehler können korrigiert werden, und die allgemeine Erziehung in der häuslichen Umgebung bedarf der dauernden Überwachung.

Subklinische Formen. Viele Autoren, welche sich mit den ätiologischen Faktoren der Geistesschwäche befaßten, betonen einmütig das häufige Vorkommen von *monosymptomatischen* oder subklinischen „formes frustes" solcher Syndrome. Daraus ergibt sich, warum die Sprachpathologen mit der medizinischen Einteilung und Diagnose des Schwachsinnes vertraut sein müssen. In früheren Kapiteln haben wir häufig auf die monosymptomatischen Erscheinungen gewisser klinischer Zeichen verwiesen, welche ein Teilbild der Syndrome verschiedener genetischer, konstitutioneller oder metabolischer Störungen darstellen. Wenn er nun eines dieser subklinischen Zeichen in seiner täglichen Praxis entdeckt, wird der Praktiker an die Totalität solcher Syndrome erinnert.

Derart läßt eine trockene und schuppige Haut an Schilddrüsenmangel denken. Epikanthische Lidfalten erinnern an die verzögerte psychophysische Entwicklung in Verbindung mit Mongolismus. Anomalien der Pigmentation erinnern uns an das erbliche Wardenburg-Syndrom oder die metabolische Störung der Phenylketonurie. Eine Vorgeschichte von Krämpfen, Hyperaktivität und Verdauungsstörungen gemahnt an Galaktosurie. In Kindern mögen Störungen der extrapyramidalen Koordination für einen postenzephalitischen Zustand oder die Wilsonsche Krankheit verdächtig sein. Wenn man einen abnorm weiten Abstand zwischen den Augen sieht, denkt man an eine Mißbildung des Gesichtes wie in Verbindung mit Gaumenspalte oder mit Turmschädel. Ebenso erinnert eine flache Nasenwurzel zusammen mit dicken Lippen an das Syndrom des Gargoylismus.

Eine wichtige Schlußfolgerung ergibt sich aus dieser Berücksichtigung der geringfügigen oder monosymptomatischen Abnormalitäten der konstitutionellen Erscheinung. Wenn er die verschiedenen Syndrome der schweren physiomentalen Pathologie im Auge behält, wird der scharfe Beobachter zu einer der folgenden Ableitungen gelangen. Zunächst ist nicht jede einzelne Störung der Kommunikation „rein emotioneller" Natur. Eine organische Grundlage für viele Störungen der Sprache mag durch die eingehende Untersuchung hervorgehen. Noch wichtiger ist es, daß das Vorliegen einiger dieser subklinischer Zeichen verschiedene Möglichkeiten bedeuten kann.

1. Es mag sich um eine *monosymptomatische* Forme fruste eines der erblichen Syndrome handeln. 2. Der Fall vor uns kann ein *beginnendes Stadium* eines fortschreitenden metabolischen Leidens vorstellen, wie etwa eine frühe Form des Gargoylismus, oder eine der Lipidosen. 3. Die Gegenwart eines erblichen konstitutionellen Zeichens kann die *erbliche Natur* der vorliegenden Sprachstörung andeuten. 4. Die Entdeckung *einer Komponente* eines genetischen Syndromes veranlaßt zur Suche nach den anderen Symptomen; so kann das Vorliegen eines gargoylistischen Gesichtes oder einer Pigmentanomalie auf die Möglichkeit von angeborener Taubheit hinweisen. 5. Schließlich fördert das Entdecken einer dieser konstitutionellen Anomalien die *Differentialdiagnose* zwischen den drei Hauptarten der kommunikativen Störungen: erbliche Sprachschwäche, konnatal erworbene Störung des Sprachvermögens sowie sprachliche Unterentwicklung zufolge von ungünstigen Umwelteinflüssen.

Klinische Formen. Der große Fortschritt während der vergangenen Jahrzehnte im Verständnis der organischen Grundlagen des Schwachsinnes geht aus dem Gegensatz zwischen Nadolecznys (1926) alter Einteilung des sprachlichen Verhaltens der Schwachsinnigen und der heute verwendeten ätiologischen Klassifikation hervor. Es bedarf keiner Betonung, daß die alten symptomatischen Überblicke jener Art in keiner Weise mit den neuen Methoden zur Einteilung des

Schwachsinnes gemäß den zugrunde liegenden biochemischen oder grob traumatischen Ursachen übereinstimmen. Wenn wir uns mit den alten Beobachtungen hier auseinandersetzen, gebührt unsere Bewunderung der intuitiven psychologischen Einsicht unserer Lehrer. NADOLECZNY unterschied die folgenden Formen der Dyslogie gemäß dem *allgemeinen Verhalten* der schwachsinnigen Kinder: 1. Apathie, 2. psychische Taubheit bei Schwachsinn, 3. Hyperaktivität und 4. infantile Demenz.

a) Geistige Apathie

Apathische oder stumpf-schlaffe Kinder mit Schwachsinn befinden sich in einem andauernden Zustand der Gleichgültigkeit. Ihr Verständnis für Sprache und Gebärden ist schlecht, und sie haben wenig Grund zum Selbstausdruck. NADOLECZNY zitierte HOVORKAS Beobachtung eines zwölfjährigen Schwachsinnigen, welcher nie sprach, aber einige wenige unverständliche Wörter hervorbrachte, wenn er sich aufregte oder eine ihm bekannte Melodie zu singen versuchte. Er konnte jedoch halbwegs gut schreiben und gewisse geschriebene Wörter lesen. Diese Gegensätze zwischen den *Fähigkeiten des Sprechens, Singens und Schreibens* erscheinen wichtig im Hinblick auf die Unterschiede zwischen Sprache und Musik, wie im Kapitel über Musikologie besprochen. Außerdem wird man an bestimmte Fälle von infantilem Autismus erinnert, in welchen der Gegensatz zwischen der hartnäckigen Stummheit und einer verfrüht entwickelten Fähigkeit des Schreibens und Lesens in einem frühen Alter das klinische Bild beherrschen.

b) Psychische Taubheit

Schlechte auditive Diskrimination. Wenn psychische Taubheit die Geistesschwäche kompliziert, kann Sprache nicht verstanden werden. In solchen Fällen vermutete T. HELLER (1929) einen Mangel an Sprachverständnis ähnlich wie bei rezeptiver Dysphasie. H. GUTZMANN, SR. (1924) war ähnlicher Meinung und erklärte diese Form der *verbalen Agnosie* als eine Schwäche von Aufmerksamkeit und Gedächtnis für Worteindrücke. Man nimmt nunmehr allgemein an, daß eine umschriebene Störung des Sprachverständnisses einen aphasieartigen Zustand bedeutet. Wiederholt wurde schon betont, daß die psychische Taubheit der Schwachsinnigen sich von der Seelentaubheit oder allgemeinen Worttaubheit (auditive Agnosie) unterscheidet, welche die rezeptive Form der kindlichen Aphasie darstellt.

Unterwertige auditive Diskrimination ist ein typischer Befund bei vielen schwachsinnigen Kindern. SCHLANGER und GALANOWSKY (1966) verglichen Schwachsinnige mit normalen Kindern eines gleichen Intelligenzalters und fanden die ersteren in der auditiven Diskrimination deutlich unterlegen. Mit schwachsinnigen Kindern kann jedoch die Hörprüfung sehr schwierig sein. MOSS, MOSS und TIZARD (1961) kamen zu dem Schluß, daß die meisten geistig defekten Kinder, welche sich mit den regelrechten Reinton-Methoden nicht prüfen lassen, wahrscheinlich auch mit den EDR-Methoden nicht prüfbar sind.

Überdurchschnittliche Musikalität. Im Hinblick auf diese Befunde der schlechten Leistungen in der auditiven Modalität ist es überraschend, daß gewisse Schwachsinnige eine gute oder besondere Musikalität aufweisen. T. HELLER (1929) und R. IMHOFER (1907—1908) fanden, daß psychotaube Schwachsinnige häufig für musikalische Klänge recht empfänglich sind oder sie zumindest beachten. Wie FRÖSCHELS (1931) in seinem Lehrbuch betonte, äußern viele Schwachsinnige eine gute oder sogar außerordentliche *musikalische Begabung*. Manche können singen oder summen verschiedene Melodien mit genauer Intonation und hübscher Stimme. Nicht selten merken sie sich Kompositionen für eine lange Zeit, nachdem sie sie bloß einmal gehört haben. Ob sie die Worte des zugehörigen Textes aussprechen können, hängt von dem individuellen Zustand der Sprachentwicklung ab.

Man schließt aus solchen Beobachtungen, daß *auditive Diskrimination und Gedächtnis* für Tonfolgen, Intervalle und Rhythmen auf dem rezeptiven Sektor gut entwickelt sind, während die gute motorische Singfähigkeit eine ähnlich gut entwickelte *expressive Musikalität* reflektiert. In ihrem Überblick der Erforschung der geistigen Minderbegabung besprachen SARASON und GLADWIN (1958) die hohe Musikalität, manchmal sogar mit absolutem Gehör, der „idiots savants“, welche talentierte Amente mit einem amenten Talent sind. LOEBELLS (1940) Fall von Singen statt Sprechen in einem Fall von Hörstummheit mit Grenzdebilität stellte ein weiteres Beispiel von großer Musikalität trotz ansonsten unterwertiger Begabung vor. Einer unserer eigenen Fälle von schwerem Dysgrammatismus bei Schwachsinn war ebenfalls durch große Musikliebe gekennzeichnet.

Es zeigt sich also wieder, daß die wahrhaft kongenitale und erbliche Krankheitseinheit der angeborenen Sprachschwäche auf der einen Seite und die symptomatischen Zustandsbilder der Geistesschwäche wegen eines zugrunde liegenden angeborenen metabolischen Fehlers, Geburtsschädigung oder später erworbener Hirnschädigung auf der anderen sich auch im Hinblick auf die Musikalität unterscheiden. Wie in den früheren Kapiteln ausführlich besprochen wurde, ist die *angeborene Sprachschwäche* durch eine diffuse und bilaterale Unterentwicklung der Hirnfunktionen in allen vier Sektoren der Kommunikation bedingt. Diese Unterentwicklung betrifft die expressiven und rezeptiven Modalitäten sowohl in der verbalen, als auch in der nicht-verbalen (musikalischen) Leistung. Beinahe ausnahmslos sind die Personen mit wahrer Sprachschwäche in ihrer Sprachfunktion und musikalischen Leistung gleich schlecht, während sie gewöhnlich in der mathematischen Leistung viel besser sind. Daraus ergibt sich der betonte Gegensatz zwischen ihrem niederen verbalen und hohen praktischen IQ. Im deutlichen Gegensatz schließt das allgemeine Bild in vielen Fällen des *Schwachsinnes* eine durchschnittliche oder überragende Leistungsfähigkeit für Musik ein. Soweit die kommunikativen Funktionen der verbalen Sprache und der nicht-verbalen Musik betroffen sind, will es scheinen, als ob Schwachsinn mit einem umschriebenen Defekt in der Sprachregion in Beziehung stünde, welcher die musikalische Fähigkeit unbeschädigt läßt.

Die Diskrepanz zwischen dem *schlechten verbalen und guten musikalischen Verhalten* bei Schwachsinn kontrastiert mit der parallelen und *gleichartigen Verminderung* dieser beiden Funktionen im Zustande der Sprachschwäche. Sie kann durch die Arbeitshypothese der LL- und MM-Theorie erklärt werden, wie im Kapitel über Musik vorgeschlagen. Laut dieser Theorie scheint die Sprache hauptsächlich der dominanten Hemisphäre anzugehören, während die Musik mehr in der unterwertigen Hirnhälfte konzentriert ist. Demgemäß könnte man vermuten, daß der für den Schwachsinn verantwortliche Hirnschaden auf der dominanten Seite schwerere Folgen hätte. Seitdem es jedoch fest steht, daß Geistesschwäche häufig von schlecht differenzierter Händigkeit begleitet ist, kann man in diesen Fällen den Begriff der Zerebralität mit einer hemisphärischen Spezialisierung für Sprache und Musik nicht leicht in Einklang bringen.

Deshalb drängt sich uns eine psychologische Erklärung der guten musikalischen Begabung trotz schlechter Sprachfunktion bei Schwachsinn auf. Im Kapitel über Musikalität wurde erklärt, daß die Leistungen von musikalischer Aufführung und Musikgenuß *vielen Schichten der Hirnfunktion* angehören. Rhythmische Aktivität innerhalb des Hirnstammes, emotionelle Reaktionen unter Steuerung der Basalganglien, auditive Wahrnehmung in der temporalen Hirnrinde sowie das bewußte Verstehen mit Hilfe der frontal konzentrierten Intelligenz repräsentieren weitgehend verschiedene Schichten der zerebralen und damit geistigen Tätigkeit. Man kann leicht einsehen, wie die geringe Intelligenz die kortikale Sprachfunktion schwer beeinträchtigt, während die subkortikalen emotionellen Reaktionen auf die urzeitliche Magie der Musik intakt bleiben können.

Wie dem auch sei, die Beziehung zwischen Sprache und Musik bei Schwachsinn bietet ein weites Feld für weitere Forschung, deren Ergebnisse für die Rehabilitation der Schwachsinnigen wertvoll werden können. Solche Untersuchungen der *Hörfunktionen* der Schwachsinnigen werden ferner das Verständnis für die infantile expressive Aphasie, auditive Agnosie (oder Seelentaubheit) und ihre Unterscheidung von dem rätselhaften Zustand der psychischen Taubheit fördern.

c) Hyperaktivität

Erethische oder ungehemmt aufgeregte Schwachsinnige befinden sich in einem andauernden Zustand der Hyperaktivität ohne unmittelbaren Grund für ihre Fröhlichkeit. Da sie nie zum Sammeln von Eindrücken still halten, reagieren sie wenig auf äußerliche Reize. Sobald sie einige Sätze gelernt haben, wiederholen sie diese oft in kompulsiver Weise. Da das Verständnis für diese Satzbedeutungen fehlt, mögen solche stereotype Sätze entweder zum spontanen Ausdruck oder zum Beantworten von Fragen dienen. Wenn dieses allgemeine Symptom der Perseveration vorliegt, unterscheidet es sich von der Echolalie, welche bei Kindheits-Autismus häufig ist.

Perseveration ist stereotypisch, wobei die gleichen Sätze mit den gleichen stammelnden und dysgrammatischen Fehlern wiederholt werden. Im Gegensatz dazu spiegelt die *Echolalie* die an das Kind gestellte Frage wider, welches diese Frage durch deren wörtliches Wiederholen beantwortet, oft sogar mit der gleichen stimmlichen Inflektion. Wenn ein Verständnis für häufig gebrauchte Wörter vorhanden zu sein scheint, ist es als bloßer *Dressureffekt* wie bei Tieren anzusehen, weil die innere Bedeutung der Worte unverstanden bleibt. In solchen Fällen mag die Sprachfunktion bis zum Signalwert der Wörter fortgeschritten sein. Sie wird sich jedoch nicht bis zur normalen menschlichen Fähigkeit der symbolischen Abstraktion fort entwickeln, noch weniger zu der höchsten intellektuellen Leistung der Gestaltung von kategorischen Begriffen.

Die *Intellektualisierung der Sprache* bleibt sogar bei leichten Graden des geistigen Rückstandes unvollständig. Obwohl das Sprachverständnis solcher Kinder teilweise entwickelt sein mag, stehen ihnen oft nur wenige unvollständige Wörter zur Verfügung. So können sie für mehrere Jahre auf den assoziativ-reproduktiven oder emotionell-volitionalen Stufen der Sprachentwicklung stehen bleiben. A. Liebmann (1924—1925) erklärte diese Erscheinung durch den zusätzlichen Zustand der erheblichen kongenitalen Dyspraxie.

d) Infantile Demenz

Die infantile Demenz ist seit den erstmaligen Beschreibungen durch W. Weygandt (1907, 1915) sowie T. Heller (1909) bekannt. Andere Bezeichnungen sind Dementia praecocissima, Kindheits-Schizophrenie und infantiler Autismus. Ohne bekannte körperliche Ursache kann diese psychogene Störung im dritten oder vierten Lebensjahr oder sogar früher auftreten. Ohne Behandlung hat das Leiden gewöhnlich einen progressiven Verlauf, indem es zur völligen Selbstisolierung mit Verblödung oder Demenz führt. Viele Fälle wurden schon beschrieben, in welchen solche Kinder sich zunächst normal entwickelten und ausreichend oder sogar sehr gut sprachen, bis sie plötzlich eine *Veränderung der Persönlichkeit* in einem frühen Alter durchmachten. Hernach wird die vorher gut entwickelte Sprache fortschreitend sinnloser und zerbröselt, bis sie schließlich vollkommen verschwinden kann.

Man muß sich merken, daß diese Psychose mit *Stottern* anfangen kann. In anderen Fällen mögen sonderbare Formen des *Stammelns* auftreten, welche vorher nicht vorhanden waren. Andere Zeichen beinhalten verschrobene Verzerrungen der Sprechakzente, merkwürdige Gewohnheiten eines rituellen Sing-Sanges oder sinnlose Wiederholungen von stereotypischen Lautkomplexen, was man als *Verbigeration* bezeichnet.

Es ist wieder typisch, daß autistische Kinder gute oder sogar *überragende Musikalität* vorweisen sowie eine große Empfänglichkeit für Musik. Weitere Einzelheiten über die autistische *Dysphrasie* wollen wir im Kapitel VIII betrachten. Wie im Kapitel über die Entwicklungsstörungen der Sprache berichtet, fanden wir den Zustand der kindlichen Schizophrenie unter den kleinen Patienten des National Hospital for Speech Disorders mit alarmierend zunehmender Häufigkeit. Es gibt kein stärkeres Argument für die Notwendigkeit der engsten Zusammenarbeit zwischen dem Phoniater, Psychologen und Kinderarzt.

Symptome. Fast alle Entwicklungsstörungen der Sprache im allgemeinen sind in den verbalen Symptomen der Schwachsinnigen enthalten. Im Prinzip ist ein geistig rückständiges Individuum auf der geistigen Stufe eines viel jüngeren Kindes stehen geblieben. Demgemäß entspricht der Sprachgebrauch der Schwachsinnigen einer frühen mitteilenden Stufe des normalen Kindes. Die sprachlichen Symptome sind in den verschiedenen Formen des Schwachsinnes sehr abwechslungsreich. Mehrere Beispiele haben wir bereits im Abschnitt über Einteilung besprochen. So ist die dyslogische Sprache bei Mongolismus durch das häufige Vorkommen von schwerer *Dysphonie* wegen chronischer hyperplastischer Laryngitis kompliziert. In Fällen von endemischem Kretinismus erschwert die *audiogene Dyslalie* wegen des Hörverlustes die dyslogische Störung der Sprache. Falls die peripheren Artikulatoren von organischen Störungen betroffen sind, wie Mikro- oder Makroglossie, falsche Zahnstellung oder Gaumeninsuffizienz, dann ist die dyslogische oder dysphasische Störung der Sprachentwicklung durch die *dysglossischen Ausssprachefehler* zufolge der peripher gestörten Artikulation aggraviert.

Nun wollen wir einige der Sprachstörungen betrachten, welche für Schwachsinn typisch sind. Einzelheiten sind in den folgenden Studien enthalten. E. Ehrsam (1953) untersuchte die *Häufigkeit* von Sprachstörungen unter den schwachsinnigen Schülern von Hilfsschulen, während Schiefelbusch und Bair (1963) die *Arten* der defektiven Sprache solcher Kinder überblickten. M. Peins (1962) sammelte eine umfassende *Bibliographie* über die linguistischen Probleme in Zusammenhang mit Schwachsinn.

1. Völlige Sprachlosigkeit. Auch als idiotische Alalie oder Mutismus bekannt, stammt die schwachsinnige Stummheit vom *Fehlen der Vorbedingungen* der Sprachentwicklung. Sogar die angeborenen Triebe zum Lallen und Lautnachahmen fehlen oft. Mängel an Aufmerksamkeit und Gedächtnis für sinnliche Eindrücke und Bewegungsvorgänge ergeben sich aus der Beschränkung des Fühlens

und Wollens. Affektive Störungen drücken sich hauptsächlich in einer vorherrschenden Unluststimmung aus. Deshalb und wegen der allgemeinen Stumpfheit können Empfindungen oder Begehrungen nicht bis zum verbalen Ausdruck ausgearbeitet werden. Wenn das Bedürfnis für jedweden Ausdruck fehlt, sind sogar noch primitivere Stufen der Hirnfunktion betroffen.

In gewissen *torpiden* Formen der Idiotie können sogar die Ausdrucksbewegungen des *Weinens und Lachens* fehlen. In einem solchen Falle würde die Berechnung des IQ theoretisch einen negativen Wert ergeben, weil ein solches Geschöpf unterhalb der Grenzlinie zwischen Mensch und Tier zu liegen scheint. Weil solche apathische Idioten keinen Kontakt mit der Umgebung besitzen, benötigen sie auch kein Mittel für Ausdruck und Mitteilung (KAINZ, Band 2, 1943). Unter den anderen Vorbedingungen der Sprachentwicklung erweist sich die *motorische* Leistung als höchst mangelhaft. Große Beschränkung der *sensorischen* Wahrnehmung fällt in anderen Fällen auf.

2. Störungen der Sprachentwicklung. Unter den Schwachsinnigen bedeuten die Störungen der Sprachentwicklung eine grobe Übertreibung der erheblichen Verschiedenheiten im Spracherwerb von körperlich normalen Kindern. Namentlich unter den Mongoloiden ist ein auffallender Wechsel zwischen Fortschritt und Stillstand bemerkbar. In vielen Fällen des geistigen Rückstandes hält die Sprachentwicklung nicht mit dem körperlichen und geistigen Wachstum Schritt, welches an sich verzögert zu sein pflegt. NADOLECZNY (1926) betonte die allgemeine Beobachtung, daß die *torpiden* und stumpfen Schwachsinnigen einen zwar langsamen, aber halbwegs regelmäßigen Fortschritt im Sprechen machen, sobald ihre Sprachentwicklung eingesetzt hat. Die hyperaktiven oder *erethischen* Typen jedoch haben große Schwierigkeiten mit dem Sprechenlernen und reflektieren eine mangelhafte Übereinstimmung zwischen Sprachverständnis und Sprechfähigkeit. B. B. SCHLANGER (1959) verfolgte die Sprachentwicklung solcher Kinder und beschrieb die schließlich erzielten beschränkten Leistungen.

3. Störungen der Lautbildung. Die dyslogische Dyslalie reflektiert den charakteristischen Rückstand der Sprachentwicklung zufolge des Schwachsinnes. Im Prinzip sind die Ursachen die gleichen wie für die Stammelfehler der geistig normalen Kinder. Diese ursächlichen Faktoren sind jedoch unter den Schwachsinnigen viel stärker ausgeprägt und offensichtlich. Am wichtigsten sind die Zeichen der *mangelhaften neuromuskulären und psychomotorischen Ausreifung*, wozu grobe Abnormalitäten der Zerebralität und lateralen Händigkeit gehören. Man begegnet somit in stark übertriebener Form allen jenen Faktoren, welche wir im Abschnitt über die sogenannte funktionelle oder einfache infantile Dyslalie besprochen haben.

Dyslalische Störungen der Lautbildung sind unter den Schwachsinnigen sehr häufig. Zum interessanten Vergleich zitieren wir NADOLECZNYS (1926) Hinweise. Während der Untersuchung von 250 Schwachsinnigen entdeckte WESTERGAARD das Stammeln in 43%. Unter den Insassen der Hilfsschule zu Idstein fand KNOPF 65% stammelnde Mädchen und 29% unter den Knaben. Dieses ungewöhnliche Verhältnis von 2:1 der weiblichen und männlichen Geschlechtsverteilung offenbart, daß der erworbene Hirnschaden sich über die bessere Sprachgewandtheit des weiblichen Geschlechtes hinweg setzt. Unsere eigenen Beobachtungen ergaben ein leichtes Vorherrschen des männlichen Geschlechtes, wie in Tabelle 3 (S. 157) gezeigt. Der Nachweis von 53,4% Stammelfehlern unter Schwachsinnigen durch F. B. WILSON (1966) bestätigt die früheren Eindrücke.

Strukturelle Anomalien der Sprechorgane, also von Zunge, Zähnen oder Gaumen sind zweifellos viel häufiger als unter normalen Kindern (HERFORT, NADOLECZNY). Wegen des Hirnschadens können diese peripheren Hindernisse der Artikulation weniger gut kompensiert werden als von normalen Personen, so daß die *dysglossischen Störungen* der Lautbildung sehr häufig sind. Schwachsinn ist also einer jener zusätzlich ungünstigen Umstände, welche die spontane Kompensation einer dentalen oder anderen oralen Anomalie hintanhält. Aus demselben Grunde ist *offenes Näseln* recht häufig. Es kann durch organische Ursachen bedingt sein, wie zentrale oder periphere Gaumenlähmung, kongenitale Gaumeninsuffizienz oder submuköse Gaumenspalte. Spalten von Lippe oder Gaumen in Verbindung mit Schwachsinn gehören oft zu den Syndromen der multiplen Mißbildungen zufolge von Mendelischer Vererbung oder chromosomaler Aberration. Wenn funktionell offenes Näseln vorliegt, ist es durch die allgemeine Schlaffheit der Bewegungen der Lautbildung erklärt.

Die Formen des *Lautstammelns* sowie die Häufigkeit, Art und Verteilung der artikulatorischen Fehler in bezug auf die einzelnen Laute entsprechen durchaus den analogen Stammelfehlern der körperlich normalen Kinder. Lautauslassungen bedeuten die häufigsten Fehler (21%). BANGS (1942) betrachtet die Lautauslassungen als einen typischen Stammelfehler der Schwachsinnigen. Während der Untersuchung von schwachsinnigen Kindern in England bemerkte SHERIDAN (1946), daß das stimmlose (Th) am häufigsten durch (F), (S), (T) oder (D) ersetzt ist. Dieser Befund stimmt mit den allgemein gültigen Regeln überein, wie man sie für die infantile Dyslalie der ansonsten normalen Kinder findet.

Es ist nicht verwunderlich, daß die schweren Lautfehler des *Silben- und Wortstammelns* in den Fällen von Schwachsinn sehr häufig sind. Nicht selten hört man äußerst schwere Formen der *Vokalsprache*. Man darf sich nicht etwa vorstellen, daß diese Entwicklungsstörungen der mündlichen Sprache lediglich ein Nebensymptom des geistigen Rückstándes darstellen. Vielmehr spiegeln sie die schwere Verzögerung der gesamten Sprachentwicklung wider, welche von offenbar zentralen Ursachen bedingt ist, hauptsächlich durch die motorischen, sensorischen und assoziativen Mängel.

Eine ähnliche Auslegung ist für die regelmäßig beobachtete graphische Dyslalie des Schreibstammelns unter den mäßig Schwachsinnigen am Platze. In solchen Fällen ist das Erlernen der orthographischen Schrift für lange Zeit durch die gleichen Auslassungen, Vertauschungen, Umkehrungen und Verstümmelungen von Buchstaben gestört, wie sie auch beim Sprechen vorkommen. Dann handelt es sich um eine organische, zerebrale Form einer *symptomatischen Schreibschwäche*, welche man von der idiopathischen oder strephosymbolischen Form der Dysgraphie als Teilerscheinung der angeborenen Sprachschwäche unterscheiden muß.

4. Störungen von Grammatik und Syntax. Der dyslogische Dysgrammatismus steht im Vordergrunde des mündlichen Ausdruckes von Personen mit unzulänglicher Intelligenz. Diese Unfähigkeit der Gestaltung richtiger Sätze bedeutet eine andauernde und charakteristische Komponente der *dyslogischen Redestörung* vieler Schwachsinniger. In seiner Untersuchung der schwachsinnigen Sprache begegnete KNOPF (zitiert von NADOLECZNY, 1926) dem Dysgrammatismus in 16% der Mädchen und 26% der Knaben. Eine *verbale* Form des Dysgrammatismus infolge der Assoziationsstörung zwischen Objekt und Begriff führt zu *Dysnomie*, also falschen Benennungen mit ungeschickten Umschreibungen. KAINZ (Band 2, 1943) erzählte von einem schwachsinnigen Dienstmädchen in seiner Familie, welches mehrere Vögel kannte, jedoch nicht imstande war, eine Gans diesem Gattungsbegriff beizuordnen. Unter solchen Umständen äußern sich die stets vordringlichen Begehrungsvorstellungen der Schwachsinnigen etwa in der Bezeichnung des Bildes eines Apfels durch die verallgemeinernde paraphrasische *Umschreibung* „zum essen".

Als allgemeine Zeichen der geistesschwachen Sprache lassen sich die *Paralogien und Paragrammatismen* der Dyslogie in die folgenden linguistischen Komponenten zerlegen: monoverbale Sätze, Telegrammstil mit Infinitivform der Tätigkeitswörter, stereotypische Perseverationen, erheblich beschränkter Wortschatz, Auslassung von bedeutungsvollen Satzteilen, primitive Umschreibungen von schwierigen Begriffen oder Wörtern, sowie Fehlen oder fehlerhafter Gebrauch der abstrakten Begriffe.

Laut den Befunden von J. R. Brook (1966) benützen die Schwachsinnigen ein *Stammvokabular* von häufig gebrauchten, aber wenig informationstragenden Wörtern, welche ihre grammatische Matrix bilden. Wörter mit großem Informationsinhalt, wie die Zeitwörter, Adjektive und Hauptwörter, werden viel seltener verwendet. Die Behandlung sollte deshalb die Anwendung der „grammatischen" Wörter betonen. G. M. Siegel (1962) machte ähnliche Beobachtungen, indem schwachsinnige Kinder wesentlich *kürzere Antworten* auf Reizung geben als normale Kinder im Alter von acht Jahren.

Über *Lesestörungen* der Schwachsinnigen war im Abschnitt über Leseschwäche bereits die Rede. Dabei hatte es sich gezeigt, daß die verschiedengradige Beschränkung der Lesefähigkeit weitgehend vom geistigen Entwicklungsgrad abhängt. Sobald also aus dem psychologischen Gutachten ein Intelligenzrückstand hervorgeht, ist auch mit dem entsprechenden Grade der symptomatischen, also *dyslogischen Dyslexie* zu rechnen.

5. Poltern. Die dyslogische Form der Tachyphemie kommt unter Geistesschwachen wesentlich häufiger vor als unter normalen Menschen. Knopf fand inmitten der untersuchten Geistesschwachen 12% weibliche und 8% männliche Polterer. Die Beobachtung von Poltern unter den Mongoloiden durch R. Cabanas (1954) wurde bereits erwähnt. Im Gegensatze zum gewöhnlichen Poltern geistig normaler Menschen ist diese Redestörung der Schwachsinnigen meist mit schwerem Stammeln oder hochgradigem Agrammatismus verbunden. Auf unsere frühere Definition der Tachyphemie verweisend, müssen wir nochmals betonen, daß das Poltern im Verein mit Schwachsinn eine *symptomatische* Form der tachyphemischen Sprachschwäche darstellt.

6. Stottern. Mehr als man früher annahm, scheint das Stottern der dyslogischen Dysphemie unter den Schwachsinnigen und Idioten die Folge *organisch bedingter Koordinationsstörungen* zu sein. Dafür spricht zunächst der hohe Prozentsatz der Stotterer unter den Schwachsinnigen, nach Piper 7%; nach Knopf 9% bei Mädchen und 18% bei Knaben, wie von Nadoleczny zitiert. H. Asperger (1944) führte die häufigen motorischen, apraktischen und charakterlichen Veränderungen bei Stotterern auf Restzustände nach organischen Hirnerkrankungen zurück. Ebenso kann man mit Nadoleczny Störungen der gesamten Motorik infolge Erkrankung bestimmter Hirnabschnitte als die gemeinsame Ursache des Schwachsinnes und des Stotterns auffassen.

Für das Stottern müssen wir auf Grund der neuen Erkenntnisse dabei in erster Linie an das *extrapyramidale System* denken, besonders an das Striopallidum. Zu einem ähnlichen Standpunkt gelangte Luchsinger (1942) nach seinen Untersuchungen über die kretinische Sprachstörung. Deren charakteristische „organisch-dysarthrische Komponente" besteht in der häufigen Wiederholung von Silben und Wörtern in allen Formen des Sprechens und Singens. Bekanntlich kann die Sprachbehandlung kaum je diese iterative Sprachstörung ausgleichen. Außerdem sind sich die kretinischen Patienten ihrer Störung nicht bewußt oder kümmern sich nicht darum. Aus diesen Gründen beschrieb Luchsinger die Störung als „Striatum-Stottern", welches eine organische Dysarthrie darstellt.

Es gibt sohin ein *organisch ausgelöstes Polter-Stottern,* welches sich vom primären Entwicklungsstottern der unflüssigen Kleinkinder abgrenzen läßt. Damit wollen wir uns noch befassen. Auf jeden Fall kann man sich bei Imbezillen und Idioten die ursächliche Bedeutung jener Umwelteinflüsse und neurotischen Veränderungen schwer vorstellen, die nach den Auffassungen der psychologischen

Richtungen die wichtigste Ursache des Stotterns darstellen sollen. Auch die schlechte Prognose des Stotterns der Schwachsinnigen weist auf die hier besonders wahrscheinliche organische Grundlage hin. Es wird deshalb immer klarer, daß wir die verschiedenen klinischen Formen des Stotterns klar unterscheiden müssen, wenn wir ein besseres Verständnis für die rätselhaften Erscheinungen der stotternden Sprache gewinnen wollen.

7. Störungen der Sprechakzente. Dyslogische Dysrhythmien in der Rede der Schwachsinnigen sind ein Ausdruck ihres gestörten Gefühls- und Willenslebens. So bezeugt der mangelhafte *dynamische Akzent* der leisen und undeutlichen Sprache eine gewisse Willensschwäche und Tatlosigkeit. Der *melodische Akzent* mag eintönig flach oder durch eine singende Art der prosodischen Inflektion verzerrt sein. Am auffallendsten sind die *temporalen* Akzentstörungen, welche zum Teil von der allgemeinen Schlaffheit der Lautbildung herrühren.

Abgesehen von ihrem Erscheinen als Komponente der dyslogischen Sprachstörung im allgemeinen, können die Störungen der Sprechakzente auch durch zusätzliche organische Leiden bedingt sein. Falls Hörverlust mit dem Schwachsinn verbunden ist, wie bei Kretinismus, Gargoylismus usw., dann werden die stimmlichen Qualitäten des Sprechens die entsprechenden Zeichen der *audiogenen Dyslalie* widerspiegeln.

Da die Sprachstörungen des Schwachsinnes häufig eine dysarthrische Komponente einschließen, gehören die dysrhythmischen Fehler außerdem zum Bilde der dysarthrischen Sprechstörungen. Die verlangsamte und zögernde Sprache der *Bradylalie* kommt im Verein mit anderen motorischen Antriebsstörungen vor. Die *verspätete psychomotorische Entwicklung* als Begleiterscheinung des Schwachsinnes ist unter zahlreichen Namen bekannt. Dazu gehören soziale Unzulänglichkeit, motorische Rückständigkeit, neuromuskulärer Infantilismus oder extrapyramidale Störungen der allgemeinen motorischen Aktivität. Durch Überdehnung des Zeitakzentes werden manchmal die Silben durch Pausen getrennt, wodurch das *Skandieren* auftritt. Im Gegensatz zur skandierenden Sprache der multiplen Sklerose findet das Absetzen aber nicht regelmäßig nach jeder Silbe statt, sondern führt zu ganz unregelmäßigen Unterbrechungen der Rede.

Umgekehrt kann der zeitliche Akzent aber auch verkürzt erscheinen und damit das Sprechtempo beschleunigen, so daß es zu *Tachylalie* kommt. Eine solche Verbindung von wiederholendem raschen Hervorstoßen der Wörter mit einer skandierenden Rhythmusstörung hat MAUPATÉ (von NADOLECZNY 1926 zitiert) als „parole explosive" beschrieben. Der Ursprung einer solchen hastig-explosiven Redeweise kann mit intermittierenden Zuständen eines ungehemmten Rededranges erklärt werden. Obwohl die tachylalisch explosiven und wiederholenden Muster einer schlecht koordinierten Redeweise unter gewissen Schwachsinnigen dem *Poltern* ähneln können, stellen sie dann eine symptomatische oder dyslogische Form des Polterns vor. Auf Grund der allgemeinen Symptomatologie des Schwachsinnes kann dieses symptomatische Poltern sofort von der wahren oder idiopathischen Tachyphemie unterschieden werden, welche zum Syndrom der angeborenen Sprachschwäche gehört.

Diagnose. Schwere Fälle von Schwachsinn sind sofort erkennbar, besonders wenn sie mit den typischen körperlichen Befunden verbunden sind wie bei Mongolismus, Kretinismus oder Gargoylismus. Hohe Grade des geistigen Rückstandes können aber auch in Kindern vorkommen, die auf den ersten Blick ganz normal erscheinen. Obwohl der klinische Blick des erfahrenen Arztes oder Pädagogen die annähernde Unterscheidung zwischen Normalsinnigkeit und eindeutigem Schwachsinn gestattet, ist beim Beurteilen der geistigen Fähigkeiten eines bestimmten Kindes immer große Vorsicht am Platze. Genau so wie die Bewertung des Hörvermögens bei kleinen Kindern von den audiologischen Richtlinien geführt sein muß, darf die Beurteilung der geistigen Entwicklung eines Kindes erst nach der geeigneten *psychologischen Prüfung* erfolgen.

Es ist schon oft vorgekommen, daß wohl gepflegte und anscheinend gut erzogene Kinder sich später als erheblich geistesschwach herausstellten, obwohl man sie anfänglich für normal intelligent hielt. Die Eltern sind in verständlicher Weise über die zurückgebliebene Entwicklung ihres Kindes auf einem bestimmten Gebiete, wie etwa der Sprache, besorgt und neigen zum Irreführen des Untersuchers durch ihre Beteuerungen über die Gescheitheit ihres Kindes. Umgekehrt kann man auch andere Kinder in ihrer geistigen Leistungsfähigkeit unterschätzen, wenn man Scheuheit, emotionelle Hemmung, Einschüchterung durch ältere Geschwister oder Unreife der Entwicklung als geistigen Rückstand mißdeutet. Eine der Ursachen eines solchen *Pseudoschwachsinnes* kann in emotionellen Anpassungsschwierigkeiten liegen, wie F. A. Sharp (1966) hervorhob. Eine andere Möglichkeit ist Hörverlust, weil er die Lernfähigkeit verzögert.

Otolaryngologen und Sprachpathologen sind oft die ersten, welche ein Kind mit fehlerhafter Sprachentwicklung zu sehen bekommen. Beiden muß es klar sein, daß der geringste Verdacht für das Vorliegen von Schwachsinn die sorgfältige und zuständige Erforschung erfordert. Das ist ein anderer Grund, warum das Team der verschiedenen Sprachspezialisten auch einen Kinderarzt und Psychologen einschließen soll. Die *kinderärztliche Untersuchung* aller Kinder mit möglicher geistiger Unterentwicklung ist unerläßlich geworden, seit die neuen Fortschritte in der ärztlichen Untersuchung und Behandlung gewisser biochemischer Störungen die genaue Diagnose bestimmter Formen des Schwachsinnes ermöglicht hat. Unter diesen sind die verschiedenen Arten der angeborenen Fehler des Stoffwechsels, welche die sofortige Erkennung und geeignete Behandlung zum Ausgleich der Krankheit und Verhinderung des weiteren Fortschreitens erfordern. Gerichtshöfe haben bereits geurteilt, daß das Verkennen einer bekannten Form der Geistesschwäche einen haftbaren Kunstfehler darstellt. Auch aus diesem Grunde muß man jeden Fall von vermuteter Geistesschwäche zur pädiatrischen Auswertung der zugrunde liegenden körperlichen Ursachen überweisen.

Therapie. Im Hinblick auf die große Zahl der verschiedenen Ursachen des Schwachsinnes muß eine rationelle Behandlung zwei Ziele haben: 1. *Ausgleich* der zugrunde liegenden Krankheit soweit möglich und 2. *Rehabilitation* der symptomatischen Ausfälle, wann immer die Ursache nicht mehr beseitigt werden kann. Je nach den individuellen Befunden liegen die anwendbaren Behandlungsmethoden im Bereiche der folgenden *Fachärzte*: Kinderarzt, Biochemiker, Orthopäde, Neurologe, Otolaryngologe und Facharzt für physikalische Medizin. Die *pädagogische Wiederherstellung* umschließt die Bemühungen des Audiologen, Sprachtherapeuten, Psychologen und Sonderlehrers.

In der Praxis hängt die Behandlung von den besonderen Umständen des Einzelfalles ab. In dauernder Zusammenarbeit mit dem Kinderarzt und Psychologen wird der bestgeeignete Behandlungsplan ausgearbeitet. Dieser besteht teilweise in einer *pharmakologischen Behandlung*, worum sich Pakesch und Doubek (1954) bemüht hatten. In einem ähnlichen Bericht analysierte I. N. Kugelmass (1958) die Wirksamkeit von psychotherapeutischen Drogen in der Behandlung von 240 geistesschwachen Kindern. Im wesentlichen zielt die psychopharmakologische Behandlung zum Teil auf die Beruhigung einer ungehemmten Hyperaktivität und anderseits auf die Stimulierung einer besseren psychomotorischen Leistung im Falle der zurückgezogenen oder schlaff-apathischen Kinder.

Im Zusammenhang mit allen diesen Bemühungen um die Verbesserung des körperlichen Zustandes versucht die *Sprachbehandlung* die Entwicklung der Sprache zu fördern, die Fehler des Stammelns zu korrigieren und schließlich die Fähigkeiten des Lesens und Schreibens zu verbessern. In den meisten Fällen ist ein vielseitiges Vorgehen angezeigt, wie von B. B. SCHLANGER (1958) beschrieben. So muß sich die Sprachbehandlung aller Methoden bedienen wie für die folgenden Zustände: Aphasie, Dysarthrie, allgemeine und audiogene Dyslalie, Poltern sowie Stottern. Diese systematische Sprachtherapie soll so früh wie möglich beginnen, im allgemeinen wenn ein Entwicklungsalter von ungefähr vier Jahren erreicht ist.

Die Meinungen über die Einzelheiten der *therapeutischen Methoden* sind nicht gleichförmig. RIGRODSKY und STEER (1961) verglichen die traditionellen Verfahren der Sprachbehandlung mit einem Therapieprogramm gemäß MOWRERS „Autistischer Theorie der Sprachentwicklung" und fanden damit gewisse Vorzüge. C. M. SPRAGGE (1962) meint, daß man auch den schwer schwachsinnigen Kindern eine verbesserte Sprache in viel weiterem Maße lehren könne, als früher für möglich gehalten. Dieser Optimismus wird von F. B. WILSON (1966) nicht geteilt, welcher die übliche Art der Sprachbehandlung für das schwachsinnige Kind von geringem Wert findet.

In jedem Falle muß man der *Elternberatung* viele Mühe widmen. Da jedes geistesschwache Kind ein besonderes Problem darstellt, ist ein individuelles Vorgehen notwendig, wobei viel von der Haltung der Eltern abhängt.

Prognose. Die Vorhersage hängt vornehmlich von der Stufe ab, bis zu welcher die körperliche und geistige Entwicklung fortschreitet. Nach jahrelangen Bemühungen erreichen die halbwegs bildungsfähigen Kinder eine gewisse Sprechfähigkeit. Gesunde Kinder machen die gleichen Fortschritte in wenigen Monaten. NADOLECZNY (1926) hielt die Vorhersage für die *erregt hyperaktiven* Formen des Schwachsinnes besonders schlecht, weil es schwierig war, Hemmungen zu schaffen und die Aufmerksamkeitsmängel einigermaßen auszugleichen. In dieser Hinsicht ist von der modernen *psychopharmakologischen Behandlung* eine Verbesserung der Prognose zu erhoffen. Ebenso erwarten alle Beobachter mit Optimismus, daß eine intensivierte chemische Forschung die *Verhütung* vieler Formen des Schwachsinnes ermöglichen wird, bevor eine Störung des Stoffwechsels in der frühen Kindheit dauernden Hirnschaden verursachen kann.

Literatur

Dyslogie

1. Ätiologie und Klassifikation

ALLEN, G.: Patterns of Discovery in the Genetics of Mental Deficiency. Amer. J. Mental Defic. 62: 840, 1958. — ASPERGER, H.: Postenzephalitische Persönlichkeitsstörungen. Münch. med. Wschr. 91: 114, 1944.

BRADLEY, J. E. (Chairman): Consciousness and the Chemical Environment of the Brain. 25th Ross Pediat. Research Conf. Baltimore, March 1957. Ross Labs. Columbus, Ohio, 1958. — BRÜHL, G., und E. NAWRATZKI: Rachenmandel und Gehörorgan der Idioten. Z. Ohrenheilk. 45: 105, 1903. — BULLOCK, D. H., and N. S. WOHL: Diagnosing Child Behavior: An Experimental Approach. Train. School Bull. 54: 9, 1957.

CARTER, C. H.: Medical aspects of mental retardation. Springfield: C. C. Thomas, 1964. — CASSEL, R.: Notes on Pseudofeeblemindedness. Train. School Bull. 46: 119, 1949. — CHOTZE, F.: Einführung in die Kenntnis der geistigen Schwächezustände der Hilfsschüler. Halle: C. Marhold, 1921. — CLAUSEN, J., and H. ALLONARDO: Bibliography of Publications from the Training School at Vineland 1928—1958. Train. School Bull. 56: 15, 1959.

DOLL, E. A.: Birth lesions as a category of mental deficiency. Amer. J. Orthopsychiat. 3: 1, 1933; — Criteria of Mental Deficiency. Psychol. Excerpts, 3: 207, 1935; — Mental Development and Heredity. J. Consult. Psychol. 4: 243, 1940; — Definition of Mental Deficiency. Train. School Bull. 37: 163, 1941; — Etiology of Mental Deficiency. Train. School Bull. 41: 129, 1944; — Practical Implications of the Endogenous-Exogenous Classification of Mental Defectives. Amer. J. Ment. Defic. 50: 503, 1946. — DOLL, E. A., W. M. PHELPS and R. MELCHER: Mental Deficiency Due to Birth Injuries. Macmillan Co., 1932, pp. 289. — DRAYER, C., and I. MAUSS: Some Common Medical Problems Encountered in Mentally Retarded Children. N. Y. State J. Med. 58: 670, 1958.

FRENCH, E. L., et al.: A System for Classifying the Mentally Deficient on the Basis of Anamnesis. Train. School Bull. 47/2: 1950.

GARDNER, G. E., G. TARJAN, and J. B. RICHMOND (Edit.): Mental retardation. A handbook for the primary physician. J. Amer. Med. Ass. 191: 183, 1965. — GARRISON, M.: Classification and Research in Mental Deficiency. Train. School Bull. 54: 2, 1957.

HEBER, R.: Terminology and the Classification of Mental Retardation. Amer. J. Ment. Def. 63: 214, 1958. — HOFSTATTER, L., and L. HOFSTATTER: Management of the mentally retarded by the family physician. South. Med. J. 57: 297, 1964.

JERVIS, G. A. (Edit.): Symposium on Research into the Causes of Feeblemindedness. 43. Annual Report Letchworth Village. Utica: State Hospitals Press 1952.

LAMPERT, M. H.: Neurologic aspects of mental deficiency. South. Med. J. 59: 1058, 1966.

MASLAND, R. L.: The Prevention of Mental Retardation. J. Dis. Children, 95: No. 1, Part II, Jan. 1958.

RAPAPORT, J.: The psychopathology of Learning Difficulties. N. Y. State J. Med. 57: 3471, 1957. — RIGGS, M., and M. CASSELL: A Classification System for the Mentally Retarded. Part II. Reliability. Train. School Bull. 49: 151, 1952. — RIGGS, M., and M. RAIN: A Classification System for the Mentally Retarded. Part I. Description. Train. School Bull. 49: 75, 1952.

TARJAN, G., et al.: The Natural History of Mental Deficiency in a State Hospital. J. Dis. Children, 96: 64, 1958. — TARJAN, G.: Research and Clinical Advances in Mental Retardation. J. Amer. Med. Ass. 182: 617, 1962.

WALKER, G. H.: Statistical Manual of the American Association on Mental Deficiency. Part I. Etiologic Classification by the Committee on Nomenclature. Willimantic, Com.: Amer. Assoc. Ment. Defic. 1957. — WRIGHT, S. W., et al.: Etiologic Factors in Mental Deficiency. J. Dis. Children. 95: 541, 1958. — WRIGHT, S. E., G. TARJAN and L. EYER: Investigation of Families with two or More Mentally Defective Siblings. J. Dis. Children, 97: 445, 1959.

2. Spezifische Krankheitsbilder

AMSTER, H. C., and R. M. MAENZA: Biochemical Influences in the Etiology of the Unusual Child. Arch. Pediatrics, 77: 295, 1960. — ARONSON, S. M., B. E. ARONSON and B. W. VOLK: A Genetic Profile of Infantile Amaurotic Family Idiocy. AMA J. Dis. Children, 98: 50, 1959. — AUERBACH, V. H., A. M. DIGEORGE, et al.: Histidinemia. J. Pediat. 60: 487, 1962.

BENDA, C. E.: Mongolism. Arch. Pediatr. 73: 391, 1956. — BIRCHER, H.: Der endemische Kropf und seine Beziehungen zur Taubstummheit und zum Kretinismus. Basel: Benno Schwabe, 1883. — BRINN, L., and S. GLABMAN: Gaucher's Disease without Splenomegaly: oldest Patient on Record, with Review. N. Y. State J. Med. 62: 2346, 1962. — BRUNO, M. S., and W. B. OBER: Infantile form of Gaucher's Disease. N. Y. State J. Med. 62: 3599, 1962.

CABANAS, R.: Some Findings in Speech and Voice Therapy Among Mentally Deficient Children. Folia Phoniat. 6: 34, 1954. — CHAPTAL, N., et al.: Brain Damage in Children with Myxedema. Presse Med. 64: 2257, 1956.

DANCIS, J.: Phenylketonuria and Maple Sugar Urine Disease. Bull. N. Y. Acad. Med. 35: 427, 1959. — DIEDRICH, W. M., and C. M. POSER: Language and Mentation of two Phenylketonuric Children. J. Speech Dis. 25: 124, 1960. — DONNELL, G. N., M. COLLADO, and R. KOCH: Growth and development of children with galactosemia. J. Pediat. 58: 836, 1961. — DUNN, C. W.: Endocrine Therapy in Mongolian Idiocy. Delaware State Med. J. May 1940.

EDITORIAL: Diseases of Enzymatic Defect. Parke-Davis Therapeutic Notes. 67: 36, 1960.

GILBERT, E. F., and G. H. GUIN: Gargoylism: A Review Including Two Occurrences in the American Negro. AMA J. Dis. Children, 95: 69, 1958. — GONZALES, J. N., and O. L.

SCHRAGER: Sintomatologia fonoaudiologica en los errores geneticos del metabolismo. Fonoaudiologia, 12: 6, 1966.

HELLER, TH.: Über Dementia infantilis. Z. Erforsch. Behandl. Schwachsinn, 2: 17, 1909. — HOLLIEN, H., and R. H. COPELAND: Speaking fundamental frequency (SFF) Characteristics of mongoloid girls. J. Speech Dis. 30: 344, 1965. — HSIA, D. Y., and F. A. WALKER. Variability in the clinical manifestations of galactosemia. J. Pediat. 59: 872, 1961.

JACOBS, P. A., et al.: Somatic Chromosomes in Mongolism. Lancet, 1: 710, 1959.

KUENZEL, M. W.: A Survey of Mongolian Traits. Proc. Amer. Assn. Study Feebleminded 34: 149, 1929. — KUGEL, R. B., and D. REQUE: A Comparison of Mongoloid Children. J. Amer. Med. Ass. 175: 859, 1961.

LEE, C. H., W. SCHMID, and P. M. SMITH: Definitive Diagnosis of Mongolism in Newborn Infants by Chromosome Studies. J. Amer. Med. Ass. 178: 1030, 1961. — LEJEUNE, J., et al.: Etudes des chromosomes somatiques de neuf enfants mongoliens. Acad. Sci. Paris 248: 1721, 1959. — LUCHSINGER, R.: Über die Stimme und Sprache der Kretinen. Schweiz. med. Wschr. 72: 811, 1942. Hier weitere Angaben.

MACGILLIVRAY, R. C.: Oligophrenia in Pseudohypoparathyroidism: The Seabright-Bantam Syndrome. Amer. J. Mental Defic. 62: 861, 1958. — MICHEL, J. F., and R. L. CARNEY: Pitch Characteristics of Mongoloid Boys. J. Speech Hearing Dis. 29: 121, 1964.

NICHOLS, W. W., L. L. CORIELL, et al.: Mongolism with mosaic chromosome pattern. J. Pediat. 60: 69, 1962.

RAPAPORT, I.: Recent Research on Mongolism; the Pathogenic Role of Fluorine. Bull. Acad. Nation. Médic. 143: 367, 1959.

SACHS, B.: Amaurotic Family Idiocy and General Lipoid Degeneration. Archives Neurol. Psychiat. 21: 247, 1929. — SHARP, F. A.: The child impostor: Pseudomental Retardation. Brit. J. Dis. Commun. 1: 91, 1966. — SYMPOSIUM: Mongolism. Assoc. Help Retarded Children. Quart. Review Pediatrics, May, Aug. Nov. 1953.

VOLK, B. W., and W. D. SPERRY (Chairmen): Symposium on Amaurotic Family Idiocy (Tay-Sachs Disease). J. Dis. Children, 97: Part II, 655—760, May 1959.

WAGNER VON JAUREGG, J.: Myxoedem und Kretinismus. In „Hdb. Psychiatrie" von Aschaffenburg. b/II/I. Wien: Deuticke, 1915. — WARKANY, J.: Etiology of Mongolism. J. Pediatrics, 56: 412, 1960. — WEINBERG, S., M. J. COSTELLO, and J. P. ROTCHFORD: Inborn Errors of Amino Acid Metabolism Associated with Dermatologic Manifestations. N. Y. State J. Med. 62: 43, 1962. — WITKOP, C. J. JR., and F. V. HENRY: Sjoegren-Larsson Syndrome and Histidinemia: Hereditary Biochemical Diseases with Defects of Speech and Oral Functions. J. Speech Hearing Dis. 28: 109, 1963.

ZELLWEGER, H.: Autosomal chromosomal aneuploidy. J. Iowa Med. Soc. 53: 735, 1963. — ZIMMERMAN, F. T., B. B. BURGEMEISTER and T. J. PUTNAM: Effect of Glutamic Acid on the Intelligence of Patients with Mongolism. Archives Neurol. Psychiatry, 61: 275, 1949; — The Effect of Glutamic Acid Upon the Mental and Physical Growth of Mongols. Amer. J. Psychiatry, 105: 661, 1949.

3. Phonetik und Psychologie

BANGS, J. L.: A Clinical Analysis of the Articulatory Defects of the Feeble-Minded. J. Speech Dis. 7: 343, 1942. — BROOK, J. R.: The spontaneous spoken vocabulary of a group of severely mentally subnormal children. Brit. J. Dis. Commun. 1: 131, 1966.

CASSEL, R. H.: The Oseretsky Tests: Vineland adaptation. Amer. J. Ment. Defic., 55: 251, 1950. — CLARK, R. M.: Dyslogia. Talk Magazine, 33: 6. April 1952.

EHRSAM, E.: Beitrag zur Frage der Häufigkeit behandlungsbedürftiger Sprachstörungen unter den grundschulpflichtigen Kindern in Hilfsschulen. Wiss. Z. Univ. Berlin 3: 187, 1953/54.

GEISSLER, G.: Die Sprachentwicklung Schwachsinniger. IV. Vers. Dtsch. Ges. Sprach-Stimmheilk. München 1933, p. 28.

HARRISON, S.: A Review of Research in Speech and Language Development of the Mentally Retarded Child. Amer. J. Mental Defic. 63: 236, 1958. — HELLER, TH.: Über aphasische Störungen bei schwachsinnigen Kindern. Ranschburg-Festschrift, Budapest 1929.

JELLINEK, A.: Phenomena Resembling Aphasis, Agnosia, and Apraxia in Mentally Defective Children and Adolescents. J. Speech Dis. 6: 51, 1941.

KAINZ, F.: Psychologie der Sprache. II. Bd. Stuttgart: F. Enke, 1943. — KARLIN, I. W., and M. STRAZZULLA: Speech and Language Problems of Mentally Deficient Children. J. Speech,

Hearing Dis. 17: 286, 1952. — KREEZER, G.: Motor Studies of the Mentally Deficient: Quantitative Methods at Various Levels of Integration. Proc. Amer. Assn. Ment. Defic. 40: 527, 1935.

LUCHSINGER, R.: Sprachstörungen geistig zurückgebliebener Kinder und ihre Behandlung in Anstalten. Schweiz. Erziehungs-Rundschau, p. 5, 1951.

MACKUEN, H.: The Speech of the Feeble Minded. Mschr. ges. Sprachheilk. 17: 33, 1907. — MÖHRING, H.: Spirometrische Untersuchungen an sprachkranken, geistig zurückgebliebenen Kindern. Vox, 11: 15, 1925.

PEINS, M.: Mental Retardation: A Selected Bibliography on Speech, Hearing, and Language Problems. ASHA, 4: 38, 1962.

RENFREW, C. E.: Speech Problems of Backward Children. Speech Pathol. Therapy. 2: 34, 1959.

SARASON, S. B., and T. GLADWIN: Psychological and Cultural Problems in Mental Subnormality: A Review of Research. Genet. Psychol. Monogr. 57: 3—289, 1958. — SCHIEFELBUSCH, R. L., and H. V. BAIR (Edit.): Language Studies of Mentally Retarded Children. J. Speech Dis. Monograph Suppl. 10: 1963. — SCHLANGER, B. B.: Speech Examination of A Group of Institutionalized Mentally Handicapped Children. J. Speech Dis. 18: 339, 1953; — Environmental Influences on the Verbal Output of Mentally Retarded Children. J. Speech Dis. 19: 339, 1954; — A Longitudinal Study of Speech and Language Development of Brain Damaged Retarded Children. J. Speech Dis. 24: 354, 1959. — SCHLANGER, B. B., and G. I. GALANOWSKY: Auditory discrimination tasks performed by mentally retarded and normal children. J. Speech Res. 9: 434, 1966. — SCHLANGER, B. B., and R. H. GOTTSLEBEN: Testing the Hearing of the Mentally Retarded. J. Speech Dis. 21: 487, 1956; — Analysis of Speech Defects Among txe Institutionalized Mentally Retarded. J. Speech Dis. 22: 98, 1957; — Analysis of Speech Defects Among the Institutionalized Mentally Retarded. Train. School Bull. 54: 5, 1957. — SCHLESINGER, E.: Ästhesiometrische Untersuchungen und Ermüdungsmessungen an schwachbegabten Schulkindern. Arch. Kinderheilk. 41: No. 3/4. Ref. Mschr. Ges. Sprachheilk. 15: 229, 1905. — SHERIDAN, M. D.: Hearing and Speech of Schoolchildren. Speech, 10: 8, 1946. — SIEGEL, G. M.: Interexaminer Reliability for Mean Length of Response. J. Speech Hearing Res. 5: 91, 1962.

WILDERMUTH, N.: Einige Wahrnehmungen über Sprachstörungen bei Idioten. Allg. Z. Psychiat. 41: No. 4—5, 668.

4. Sprachtherapie und Rehabilitation

ACKERMAN, N. W., and C. F. MENNINGER: Treatment Techniques for Mental Retardation in a School for Personality Disorders in Children. Amer. J. Orthopsychiatry, 6: 294, 1936.

BETÉS, L. E.: Importancia De La Reeducacion Del Lenguaje En Los Niños Abnormales. Bol. Asoc. Españ. Logop. Foniat. 1: 34, 1960. — BOREL-MAISONNY, S.: Education de l'oreille chez les arriérés. Auxerre: Imprimerie «L'Universelle». 1938.

CABANAS, R.: Some Findings in Speech and Voice Therapy Among Mentally Deficient Children. Folia Phoniat. 6: 34, 1954.

FRENZEL, FR.: Die Hilfsschulen für Schwachbegabte. Mschr. ges. Sprachheilk. 14: 145, 193; 1904; — Der Sach- und Sprachunterricht bei Geistesschwachen. Mschr. ges. Sprachheilk. 14: 301, 1904; — Veröffentlichungen über Sprache, Sprachstörungen und Sprachunterricht bei geistig schwachen Kindern. Mschr. ges. Sprachheilk. 17: 171, 1907; — Die Sprachpflege in der Hilfsschule. Halle: C. Marhold, 1922.

GIANNINI, M. J., E. SNYDER, H. MICHAL-SMITH, and L. B. SLOBODY: A Home Training Program for Retarded Children. Pediatrics, 13: 278, 1954. — GNAM, K.: Die Sprachheilpädagogik in der Hilfsschule. V. Kongr. int. Ges. Logop. Poniat. Wien 1932, p. 41; — Die Sprachheilpädagogik in der Hilfsschule. Eos, No. 3, 1932. — GONDOR, E. I., and M. LEVBARG: Techniques and Expressive Therapy Integrated into the Treatment of Mentally Retarded Children. Amer. J. Mental Defic. 63: 60, 1958.

KUGELMASS, I. N.: Comparative Effectiveness of Psychotherapeutic Drugs in Mental Deficiency of Children. Logos, 1: 15, 1958.

MELTZER: Die staatliche Schwachsinnigen-Fürsorge im Königreich Sachsen. Allg. Z. Psychiatrie. 1904. Ref. Mschr. Sprachheilk. 15: 206, 1905. — MICHAL-SMITH, H., M. J. GIANNINI, and L. B. SLOBODY: The Relationship of the Flower and Fifth Avenue Hospital Clinic for Mentally Retarded Children to a Community-Wide Program in an Urban Setting. Amer. J. Orthopsychiatry, 27: 502, 1957.

Nielka: Traitement de la parole dans les déficiences mentales. Revue Franç. Phoniat. 5: 41, 1937.

Pakesch, E., und F. Doubek: Die gezielte komplexe Therapie zentralbedingter Sprachstörungen bei Kindern. Schweiz. med. Wschr. 84: 950, 1954. — Parrel, G. de: La Précocité, facteur de succès, dans l'éducation de la parole chez l'enfant sourd-muet, retarde ou dyslalique. Rev. Franç. Phoniat. 6: 33, 1938.

Rigrodsky, S., and M. D. Steer: Mowrer's Theory Applied to Speech Habilitation of the Mentally Retarded. J. Speech Dis. 26: 237, 1961.

Schlanger, B. B.: Speech Therapy with Mentally Retarded Children. J. Speech Dis. 23: 298, 1958. — Slobody, L. B., et al.: The Management of Mental Retardation. Pediat. Clin. No. Amer. p. 667, Aug. 1958. — Spragge, C. M.: Speech Therapy for the Mentally Handicapped Child. Speech Pathol. Ther. 5: 79, 1962.

Wilkins, J. L.: Problems Involved in Attempting to Teach an Imbecile to Speak. Speech Pathol. Therapy, 3: 13, 1960. — Wilson, F. B.: Efficacy of speech therapy with educable mentally retarded children. J. Speech Hearing Res. 9: 423, 1966. — Winckler, E.: Die Behandlung der Sprachgebrechen in der Hilfsschule. Mschr. ges. Sprachheilk. 15: 65, 1905.

Zimmerman, F. T., B. B. Burgemeister, and T. J. Putnam: Effect of Glutamic Acid on Mental Functioning in Children and In Adolescents. Archives Neurol. Psychiat. 56: 489, 1946; — A Group Study of the Effect of Glutamic Acid Upon Mental Functioning in Children and Adolescents. Psychosom. Med. 9: 175, 1947; — The Ceiling Effect of Glutamic Acid Upon Intelligence in Children and in Adolescents. Amer. J. Psychiatry, 104: 593, 1948.

2. Zentrale Störungen der Sprachfunktionen: Dysphasie

Definition. Dysphasien sind Störungen der bereits ausgebildeten menschlichen Sprachfähigkeit. Sie betreffen also die Gesamtfunktion der Sprache im Sinne von „langage“: Sprache ist eine menschliche Eigenschaft. Anders ausgedrückt handelt es sich bei Dysphasien um eine Störung der symbolischen Formulierung, also um eine „Asymbolie“. In fast wortspielerischer Umkehrung kann man das als einen Verlust der linguistischen Symbolisation bezeichnen. Jenseits aller Zweifel steht die Tatsache, daß es sich um erworbene Defekte des Großhirns handelt. Fast ebenso unbestritten ist die vorwiegende Lokalisation der Defekte in der dominanten Hirnseite, nämlich in der linken des reinen Rechthänders: Postulat von Marc Dax (1836). Gelegentliche Ausnahmen von dieser Regel lassen sich durch die konstitutionelle Lateralität und Händigkeit des Kranken erklären. Während Dysphasie sich auf die Störung der erworbenen Sprache bezieht, bedeutet Aphasie deren völligen Verlust.

Die Schwierigkeiten der Definition gehen aus der andauernden Diskussion ihrer Probleme hervor. H. Schuell (1966) z. B. drückte sich folgenderweise aus. Aphasie ist ein Sprachdefizit, welches nicht für eine bestimmte Modalität spezifisch ist. Eine solche Reduktion der Sprache kann durch weitere Unterbrechungen verschiedener sensorischer Vorgänge kompliziert oder durch Dysarthrie vergröbert sein. Dieser begriffsbestimmende Rahmen ließe sich für ein systematisches Vorgehen zur Erforschung der Sprachstörungen im Kindesalter verwenden.

Die Aphasiologie ist eine der am meisten spezialisierten und umstrittenen Unterabteilungen der Sprachpathologie. Es ist deshalb recht schwierig, eine kurze Darstellung zu geben, welche für den Anfänger als auch für den Fachmann gleich befriedigend wäre. Das Auslassen eines solchen Kapitels ist undenkbar, weil die Aphasie den Urtypus vieler Sprachstörungen des Kindesalters darstellt. Auf der anderen Seite würde eine umfassende Behandlung des Stoffes den Rahmen eines allgemeinen Lehrbuches sprengen. Wir mußten uns daher auf eine Einführung in die Aphasiologie beschränken, indem wir einige der vorherrschenden Ansichten wiedergeben. Genau so wie man etwa Chirurgie oder Audiologie nicht aus einem Buch lernen kann, so erfordert auch das Studium der Aphasiologie eine weitgehend spezialisierte Erfahrung. Wenn jemand dieses Kapitel zu kurz findet, sei er an die Besprechung vieler fundamentaler Probleme der Aphasiologie in den früheren Kapiteln über Lateralität und Musikalität erinnert. Das gesamte *Problem der Amusie* ist ein gleichwertiges Gegenstück der Aphasie, wiewohl die rein amusischen Störungen weniger häufig vorkommen.

Theoretische Grundlagen. Neben dem Stottern hat die Lehre von den Aphasien das umfangreichste Schrifttum über sprachpathologische Probleme gezeitigt Offenbar ist das dadurch bedingt, daß an der Aphasieforschung drei große und von einander ziemlich unabhängige Berufsgruppen beteiligt sind: Neurologen, Psychologen und Pädagogen.

Ursprünglich beschäftigten sich vor allem die pathologisch orientierten *Nervenärzte* mit den anatomischen Grundlagen, den klinischen Formen und der systematischen Einteilung der dysphatischen Syndrome. Obgleich hier kein Raum für historische Erinnerungen ist, sind in dieser Hinsicht die klassischen Namen von BROCA (1861, 1888), WERNICKE (1874), BASTIAN (1902) und KUSSMAUL (1910) unvergeßlich. Nach deren ersten Beschreibungen charakteristischer Zustände von Aphasie fügten andere Forscher Stein auf Stein, bis im Aphasieschema nach WERNICKE (1881) und LICHTHEIM (1885) ein lang anerkanntes Lehrgebäude aufgerichtet schien. Für diese klassische *Zentrenlehre* war ihre strenge Tendenz zur anatomischen Lokalisation kennzeichnend. Von der heute naiv erscheinenden phrenologischen Schädellehre (Kraniologie oder Organologie) nach F. J. GALL und SPURZHEIM (1810) angeregt, suchte die Lokalisationslehre die verschiedenen aphatischen Ausfälle in bestimmte Bezirke der Hirnrinde einzuordnen.

Wer an der *Geschichte der Aphasiologie* interessiert ist, sei auf die folgenden Arbeiten verwiesen: S. E. HENSCHEN (1928); WEISENBURG und MC BRIDE (1935): W. C. GIBSON (1962); M. CRITCHLEY (1962); B. STOOKEY (1963) erinnerte an die frühen Pioniere J. B. BOUILLARD und E. AUBERTIN; M. FLEMING (1964); sowie N. GESCHWIND (1964), welcher K. GOLDSTEIN für einen viel stärkeren Vertreter der klassischen Ansichten hält als allgemein angenommen. Lord R. BRAIN (1965) schilderte die gegenwärtigen Ansichten über Aphasie.

Nach dem Zurücktreten der Assoziationspsychologie waren die modernen *Psychologen* mit den frühen anatomischen Überlegungen nicht mehr einverstanden. Schon der Neurologe H. JACKSON (1932) hatte ausdrücklich vor dem Fehlschluß gewarnt, daß normale Funktionen dort ihren Sitz hätten, wo eine Läsion den Verlust eben dieser Funktionen herbeiführt. Man darf also die Schlußfolgerung nicht umkehren und behaupten, daß diejenigen Hirnregionen, deren Zerstörung bestimmte Formen der Aphasie auslösen, auch der Sitz der entsprechenden normalen Sprachfunktionen wären. Von S. FREUD (1891) erstmalig angefochten, machte die alte Zentrenlehre allmählich der psychologisch orientierten Aphasieforschung Platz. Als ihre ersten Vorkämpfer ragen neben vielen anderen Vertretern A. GELB (1937) und K. GOLDSTEIN (1948) hervor. Unter Betonung der ganzheitlich betrachtenden Arbeitsweise der Gestaltpsychologie ist für die *moderne Aphasieforschung* ein funktionell-dynamischer und globaler Gesichtspunkt charakteristisch (E. BAY, 1952).

Obwohl die ebenfalls psychologisch eingestellten *Pädagogen*, also der zahlenmäßig größte Kreis der Sprachheillehrer, Sprachpathologen und Rehabilitations-Assistenten, an den anatomisch-pathologischen Untersuchungen naturgemäß weniger Interesse haben, sind ihre therapeutischen Beobachtungen von nachhaltigem Einfluß auf die weitere Entwicklung der Aphasieforschung. Vor allem stellen sie die praktischen Erfordernisse der *sprachlichen Wiedererziehung* in den Vordergrund ihrer Betrachtungen. Dadurch aber fällt neues Licht auf die normalen und gestörten Vorgänge der sprachlichen Mitteilung, wie WEPMAN und VAN PELT (1955) zeigten.

In Zusammenfassung dieser wechselnden Tendenzen der theoretischen Orientierung in bezug auf das Aphasieproblem können wir nach A. SUBIRANAS großem Referat (1956) folgende Stadien unterscheiden. 1. Die klassischen Beiträge zur pathologischen Anatomie legten die Grundsteine der *Lokalisationslehre* (S. E. HENSCHEN, 1920—1922). 2. Dann folgten die *psychodynamischen Gesichtspunkte* aus dem Kreise der reformierenden Neurologen (P. MARIE, 1926; H. JACKSON, 1932; VON MONAKOW, 1914; usw.). 3. Von K. BÜHLER (1934) waren die *strukturell-*

linguistischen Betrachtungsweisen beeinflußt. 4. In ähnlicher Weise entwickelte K. GOLDSTEIN (1948) seine Lehre von der *psycho-pathologischen Interpretation* der aphatischen Sprachausfälle. Mit starker Betonung der abstrakten Verhaltungsweisen im Geistesleben des normalen Menschen weist er auf den Rückschritt zu ausschließlich konkreten Reaktionen unter dem Zwang der katastrophalen Hirnfunktion nach dem aphatischen Sprachverlust. 5. Als Vertreter einer neuen *dynamisch-funktionellen Orientierung* wäre E. BAY (1952) zu nennen, dessen globalganzheitlicher Einstellung wir bereits begegnet waren. 6. Zuletzt führte A. SUBIRANA (1956) eine *neo-dynamische Denkweise* an, welche nach K. CONRAD (1949) die Entwicklung und Auflösung der psychologischen „Gestalten" verfolgt. 7. Noch ausführlicher sind die zahlreichen Auffassungen der Aphasielehre in der Sprachpsychologie von F. KAINZ dargestellt, wo auch sein *vermittelnder Standpunkt* klar zum Ausdruck kommt.

Derzeitige Ansichten. In seiner Übersicht der verwirrenden Komplexität der Theorien über Aphasie findet Lord R. BRAIN (1961) die rein psychologische Einteilung der Aphasien unzulänglich. Vorläufig muß die Klassifikation der Aphasie weitgehend empirisch sein. Ein weiterer wichtiger Überblick der modernen Aphasieforschung ist derjenige von R. S. TIKOFSKY im Buche von RIEBER und BRUBAKER (1966). Auch für die psychologische Einstellung bleibt die Berücksichtigung der Morphologie des Gehirnes wichtig. Diesbezüglich erklärten BAILEY und BONIN (1957) die phylogenetische Entwicklung der Hirnrinde.

Die Theorie der *semiotischen Systeme* wurde von F. GREWEL (1962) besprochen. Er betrachtet deren strukturelle Komplexität und vergleicht aphasische Verluste nach Hirnschaden mit den Lernschwierigkeiten aus entwicklungsmäßigen Gründen. In 1963 definierte GREWEL ein semiotisches System als solches, in welchem Symbole nach syntaktischen Regeln gehandhabt werden. Die Arithmetik ist das klarste Beispiel. Im Falle des semiotischen Systemes der Sprache können die phonemischen, morphemischen, syntaktischen und prosodischen Störungen von einander unabhängig betroffen sein. Es ist deshalb wichtig, die formal-linguistischen, psycho-linguistischen und semiotischen Verschiedenheiten in jedem Falle von Aphasie einzeln zu analysieren.

Es liegt auf der Hand, daß nur der interessierte Fachmann Zeit und Gelegenheit findet, um ein derart vielseitiges Schrifttum auch nur annähernd zu überblicken. Deshalb müssen wir uns nun auf die praktischen Belange der sprachlichen Wiedererziehung beschränken. Auf einige *sprachtherapeutische* Besonderheiten müssen wir hingegen genauer eingehen, weil die Möglichkeiten und Beschränkungen des sprachlichen Wiederaufbaues bei Aphasie noch nicht in allen Kreisen gut verstanden werden, welche mit solchen Kranken in Kontakt kommen. Eine ziemlich vollständige, aber vereinfachte Einführung in die Aphasie von PETERSON und OLSEN (1964) ist zur Aufklärung der Familienangehörigen aphasischer Patienten bestimmt.

Sprache und Lokalisation. Die Probleme der zerebralen Lokalisation sind besonders kompliziert, wenn man die Zuweisung *spezifischer Funktionen* der Kommunikation in bestimmte Rindenareale des Gehirnes versucht. Es wird zwar allgemein angenommen, daß die expressive Sprachfunktion vornehmlich mit der Region BROCAS in Beziehung steht und daß die impressive Sprachwahrnehmung im WERNICKE Areal verankert ist, beide auf der dominanten Seite. Die weiteren

Kategorien der symbolischen, semantischen und syntaktischen Kommunikation können jedoch nicht so streng in beschränkte Zentren verwiesen werden. Das aus dem Streit zwischen der lokalisierenden und holistischen Aphasiologie hervorgehende Dilemma ist besonders verwirrend in bezug auf die höchsten Schichten der menschlichen Kommunikation, nämlich *schriftliche Sprache und Musik.* Ein vermittelnder Vorgang läßt sich durch Betrachtung von zwei Begriffen erzielen: primäre Struktur im Vergleich zur sekundären Funktion sowie die absolute und relative Lokalisation.

Primäre Struktur und sekundäre Funktion. Ein besseres Verständnis ergab sich aus der systematischen Betrachtung der fundamentalen Dichotomie zwischen der primären neuromuskulären Organisation und der sekundären (akzessorischen) Spezialisierung der Funktion. Diese Dichotomie zwischen der *lebenserhaltenden und der überlagerten Tätigkeit* steuert alle Funktionen für die Verständigung. Derart erwarben im Verlaufe der menschlichen Evolution die Atmungsorgane die sekundäre Funktion der Stimmbildung; in der Mundöffnung des Ernährungskanales wurde die akzessorische Funktion der Lautbildung überlagert; zu der Handhabung von Nahrung, Werkzeugen und Waffen durch die Hände gesellte sich die besondere Geschicklichkeit des Schreibens; die auditive Wahrnehmung von für die Erhaltung und Fortpflanzung des Lebens wichtigen Signalen (Nahrung, Gefahr, Paarung) differenzierte sich in das analytische Verstehen von abstrakten Sprachsymbolen; und als letzter phylogenetischer Erwerb entwickelte sich die visuelle Wahrnehmung von anziehenden und bedrohlichen Situationen (Nahrung, Paarung — stärkere Tiere, Feuer) in das abstrakte Verständnis für graphische Symbole durch Zeichnen, Schreiben und Lesen. Nach einer ersten Einführung durch Pillsbury und Meader befaßte sich F. Trojan (1962) viel mit dem Problem der primären und sekundären Funktionen.

Die anatomischen Züge der *neuronalen Struktur* repräsentieren die gattungsmäßige und erblich vorbestimmte Hirnorganisation jeder biologischen Art. Alle normalen Menschen besitzen die gleiche grundlegende Organisation des Gehirnes mit der gleichen Art und Zahl von Windungen. Was sich individuell unterscheidet, ist die *relative Größe und Entwicklung* bestimmter funktioneller Areale. Derart besitzt der musikalisch Begabte eine relativ größere kortikale Repräsentation der Hörfunktion, während der talentierte Sportler sich durch außerordentliche zerebellare und extrapyramidale Koordination auszeichnet und so weiter. Katzen und Affen ragen durch ihre außerordentliche motorische Beweglichkeit hervor, weil ihre Leistungen für Gleichgewicht und Koordination sehr hoch entwickelt sind. Somit ist die Organisation des Gehirnes ein Ergebnis der Phylogenese.

Die *akzessorische Spezialisierung der Funktion* bedient sich bereits bestehender Strukturen für die Entwicklung von überlagerten Fähigkeiten. Sie spiegelt die artgemäß-ererbten und ontogenetisch-erworbenen Vorgänge des Lernens wider. Sie ermöglicht dem Individuum das Entwickeln seiner strukturellen Potentiale auf verschiedene Stufen der Leistungsfähigkeit. Alle Menschen haben strukturell identische Hände, aber bloß eine beschränkte Anzahl besitzen genügende *zerebrale Differenzierung von Talent* zum Erlernen des Malens oder des Klavierspieles. Alle Menschen verfügen über die gleiche Anatomie des Gehirnes, aber sie lernen das Sprechen, Schreiben und Lesen nur, wenn ihre Umgebung diese Fähigkeiten anbietet und wenn sie genügend gut hören und sehen, um diese Verständigungsmittel wahrzunehmen. Derart reflektiert die spezialisierte Funktion das Zwischenspiel der artgemäßen Evolution und des individuellen Lernens.

Absolute und relative Lokalisation. A. Leischners (1957) Monographie über Agraphie und Alexie erarbeitete die gleiche Hypothese. In seiner Besprechung von Ursprung und Entwicklung der schriftlichen Fähigkeiten schlägt er eine vermittelnde Auslegung der relativen Lokalisation vor. Er unterscheidet zwischen primären und sekundären Hirnfunktionen in der folgenden Weise.

Primäre Hirnfunktionen gehören zur ursprünglichen angeborenen Organisation des Gehirnes und werden von spezifischen Ausführungsorganen durchgeführt. So kontrolliert die präzentrale Region für die manuelle Aktivität alle Bewegungen der Hand. Diese primären Hirnfunktionen sind in klar umschriebenen Hirnarealen *absolut lokalisiert*.

Die *sekundären* Hirnfunktionen entwickelten sich auf einer evolutionären Stufe, als die Organisation des menschlichen Gehirnes im wesentlichen abgeschlossen war. Sie werden nicht durch irgendwelche spezifische Hirnregionen ausgeführt, welche ausschließlich für deren Durchführung reserviert wären. Auch besitzen sie keine eigenen Ausführungsorgane. Diese sekundären Funktionen borgen sich kortikale Gebiete und periphere Ausführungsorgane aus, wie sie am besten für die bestimmten Zwecke dienen. Deshalb zeigt ihre zentrale Korrelation mit bestimmten Rindengebieten bloß eine lose Zuordnung. Es handelt sich um eine *relative Lokalisation*, welche individuell in bezug auf Ort, Intensität und Vorstellungstyp sehr veränderlich ist. Die motorischen, auditiven und visuellen Vorstellungstypen beeinflussen die Entwicklung der sekundären Funktionen viel mehr als die Entwicklung der primären Hirnfunktionen. Als weiteren Unterschied zwischen den primären und sekundären Hirnfunktionen bedeuten die letzteren lediglich Glieder in einer Kette von integrierten Mustern der Funktion.

Obwohl es feststeht, daß Agraphie und Alexie mit Defekten in der parietookzipitalen Gegend der dominanten Hemisphäre assoziiert sind, verweist LEISCHNER in diese Region bloß die *Fähigkeit zum Handhaben von Symbolen*. Das einzig Feststehende ist die Tatsache, daß diese Fähigkeit sehr leicht durch Läsionen des angulären und supramarginalen Gyrus dieser Gegend gestört wird. Umgekehrt hängt die Entwicklung der sekundären Hirnfunktionen von günstigen umweltlichen und erzieherischen Faktoren ab.

Typische sekundäre Funktionen sind das *Lesen und Schreiben*, welche die Beziehung zwischen den primären und sekundären Funktionen des Gehirnes illustrieren. Je näher eine gewisse Hirnfunktion zu der primären Aktivität des Gehirnes liegt, desto leichter ist das Lokalisieren dieser Funktion in diskreten Bezirken der Rinde. Dieser Satz läßt sich auch völlig umkehren. Je höher sich eine sekundäre Funktion von den primären entwickelt hat, desto mehr Hirnareale beansprucht sie und um so diffuser sind ihre topographischen Beziehungen. In diesem Sinne bedeuten alle Gesichtspunkte der expressiven und rezeptiven Verständigung sekundäre und akzessorische Hirnfunktionen, welche man immer im Lichte ihrer wahren Beziehung zur grundlegenden Organisation des Gehirnes interpretieren muß.

Einteilung. Im Anschluß an die Epoche der symptomatischen Aufgliederung in viele Klassen und Untergruppen der einzelnen Aphasieformen macht sich heute das allgemeine Bestreben zu einer möglichst vereinfachten Klassifikation geltend. G. SOLLBERG (1966) beruft sich auf die Scheu der modernen Aphasiologie vor jedweder theoretischen Klassifikation und betont die *monistische Betrachtung* der Aphasie. Die hauptsächlichen Klassen der Aphasie bedeuten einander ähnliche Störungen mit lediglich verschobener Betonung gewisser linguistischer Mängel.

WEPMAN und VAN PELT (1955) nehmen zwei Hauptkategorien an: 1. die *Aphasien* als symbolische Defekte der Sprache und 2. die *Agnosien und Apraxien* als nicht-symbolische Sprachausfälle. WEPMAN und JONES (1966) empfehlen die Klassifikation der Aphasie entlang dem psycho-linguistischen Parameter von Frequenz in bezug auf Sprachteil. In einer anderen Vergleichsweise wurde das

Verhältnis von Hauptwort zu Vorwort zum Unterscheiden aphatischer Patienten verwendet. Derart ließen sich zumindest zwei Arten der Aphasie identifizieren. In Gruppe 1 der *syntaktischen Aphasie* wurden die Hauptwörter weniger häufig als die Vorwörter verwendet. In Gruppe 2 der *semantischen Aphasie* waren die Hauptwörter häufiger als die Vorwörter.

In ähnlicher Weise teilt J. M. NIELSEN (1942) in Agnosie, Aphasie und Apraxie ein. Er unterscheidet aber auch die anerkannten Unterarten in einem physiologisch-anatomischen System. Allgemein üblich ist ferner die Aufgliederung aller Aphasien in vornehmlich *expressive* und überwiegend *rezeptive* Störungsformen. Daraus geht bereits hervor, daß die individuellen Fälle zumeist *gemischte* Bilder darstellen. Schließlich paßt ein solches Arbeitsschema zwanglos in die Klassifikation von H. HEAD (1926), welcher die Befunde WERNICKES mit neuen Namen bestätigte. Somit ergibt sich für die praktischen übungstherapeutischen Gesichtspunkte die folgende Aufgliederung. Ihr Hauptzweck ist die Zusammenfassung der Patienten mit ähnlichen Störungen der Sprechfähigkeit für die verschiedenen Formen der individuellen oder gruppenweisen Behandlung.

1. Expressiv-dysphatische Störungen mit den typischen Symptomen der motorischen Aphasie, Alexie und Agraphie trotz relativ gutem Sprachverständnis sind am häufigsten zu finden. Ihr typischer Vertreter ist die *verbale* Aphasie nach HEAD auf Grund eines Herdes in der BROCAschen Region am Fusse der dritten Stirnwindung in der dominanten Hirnseite: BROCAS Aphemie motorischer Natur.

2. Rezeptiv-dysphatische Störungen führen zu sensorischer Aphasie mit hochgradig gestörtem Sprachverständnis. Ferner bestehen Logorrhöe sowie literale, verbale, syntaktische und grammatische Fehlleistungen des Sprechens, Lesens und Schreibens. Diese Fehler der *Jargon-Aphasie* kommen teils isoliert, teils mit expressiven Störungen kombiniert vor. Als klassischer Prototyp gilt HEADS *syntaktische* Aphasie nach Läsionen der WERNICKE-Stelle von der Mitte bis zum hinteren Drittel der oberen Schläfewindung auf der dominanten Seite. Der Fall von A. SOLOMON (1957) beweist neuerlich, daß die WERNICKE-Region für das auditive Wortverständnis unerläßlich ist. Nach K. KLEIST (1959) stehen Verständnis und Formulierung von Grammatik mit der Area superior der Regio paratransversa entlang dem hinteren Drittel der ersten Schläfewindung in Beziehung.

Eine weitere Aufgliederung der rezeptiven Dysphasie hat KLEIST vorgeschlagen. Er weist auf die Struktur der Sprache hin, welche in folgenden Schichten aufgebaut ist. *Phoneme* sind elementare Klangkomplexe. *Morpheme* stellen Phonemsequenzen dar. *Sätze* bedeuten Morphemfolgen. *Namen* entsprechen bestimmten Wörtern mit besonderer bezeichnender Bedeutung. In pathologischer Umkehrung äußert sich die Struktur der sensorischen Aphasie in Taubheit für Klänge, Wörter, Sätze und Namen. 1. *Klang-* (oder Ton-)*taubheit* entsteht durch Herde in der temporalen Querwindung von HESCHL. 2. *Worttaubheit* ist mit Läsionen der Regio paratransversa der ersten Schläfewindung verbunden. 3. *Satztaubheit* findet sich bei Zerstörung des Planum temporale ebenfalls der ersten Schläfewindung. 4. *Namentaubheit* tritt nach Beschädigung der Subregio caudo-dorsalis am hinteren Ende der zweiten Temporalwindung auf.

3. Amnestisch-dysphatische Störungen sind für die *nominelle* Aphasie oder HEADS Anomie kennzeichnend. Dafür wurden Prozesse im Gyrus angularis hinter der zweiten Schläfewindung verantwortlich gemacht. Der anguläre Gyrus steht ferner zu GERSTMANNS „*Angularis Syndrom*" in Beziehung, welches Agraphie,

Akalkulie, Fingeragnosie und räumliche Disorientierung von rechts und links umfaßt. Vom otologischen Standpunkt ist aber auch die untere Schläfewindung wichtig. Beginnende Komplikationen einer Ohreiterung, wie Extraduralabszeß in der Schläfegrube usw., machen sich gelegentlich durch plötzlich einsetzende amnestische Dysphasie bemerkbar.

Dann sind Namen und Benennungen vergessen, obgleich Sinn und Wesen aller Dinge weiter bekannt bleiben. Charakteristisch ist das „Einschnapp-Phänomen". Wenn man den Patienten fragt, ob eine vorgezeigte Uhr ein Apfel sei, schüttelt er verärgert den Kopf, als ob man ihn für verrückt hielte. „Aber nein, das ist doch eine . . ., na, eine . . ., damit man die Zeit weiß." Fragt man ihn dann, ob es eine Uhr sei, schnappt er mit dem Finger und sagt sofort „aber natürlich eine Uhr."

Ein physiologisches Gegenstück bietet die momentane *Anomie* in der Sprache vieler normaler Personen. Unter dem Einfluß von Ermüdung, Unaufmerksamkeit oder aus bloßer Nachlässigkeit sagen viele Leute so etwas wie „Dingsda", wenn ihnen der Name einer Person oder Sache augenblicklich nicht einfallen will.

4. Semantisch-dysphatische Störungen gehören nach Head zu Krankheitsvorgängen in der dominanten Parietalregion, vornehmlich im Gyrus supramarginalis hinter der ersten Schläfewindung. Als einzige Störung der Sprache besteht die Unfähigkeit, Sinn und Bedeutung von Bildern oder gesprochenen Mitteilungen zu erfassen. Es handelt sich also um *Asymbolie* der höchsten Stufe. Solche Kranke bezeichnen etwa das Bild eines Koches als „Doktor", einfach weil beide weiße Anzüge tragen. Typisch ist ferner, daß gesprochene und abgebildete Witze nicht mehr verständlich sind. W. Riese (1956) versuchte, einen derartigen Fall autopisch zu klären. Es gelang nicht, weil sich die anfängliche semantische Dysphasie später in totale Aphasie verbreitet hatte. Wegen der terminalen schweren Hirnschädigung war keine Lokalisation möglich.

5. Andere Arten der Aphasie kann man in bezug auf die therapeutischen Maßnahmen und Erfordernisse einer der beiden motorischen bzw. sensorischen Hauptgruppen zuordnen. Das besonders schlechte Nachsprechen wegen *Leitungsaphasie* z. B. wird also wie bei rezeptiver (sensorischer) Aphasie zu behandeln sein: Hörübungen, Lippenlesen und Üben der Gedächtnisspanne durch Nachsprechen sinnloser Silben.

Nach Kleist (1959) stellt diese *Nachsprechaphasie* eine abortive Form der Klangtaubheit vor. Sie sei durch Herde in der dominanten temporalen Querwindung bedingt (E. H. Strasburger, 1938). Unser Fall von Leitungsaphasie mit auditiver Allästhesie (S. 433) bestätigte diese Annahme. Somit ähnelt die erworbene Nachsprechaphasie der Erwachsenen in vielen Hinsichten der auditiven Agnosie des Kindesalters. Dubois, Hécaen, et al. (1964) betrachten die Leitungsaphasie als Störung der primären Artikulation, in welcher der Prozeß von Enkodierung und Ausführung von einer Verzögerung der auditiven Rückkoppelung disorganisiert ist (oder durch auditive Allästhesie wie in unserem Fall). Was seit Wernicke als Leitungsaphasie bekannt war, hat K. Goldstein (1948) als *zentrale Aphasie* durch Herde in der Insula erklärt. Demnach bedeute diese einen verinnerlichten Sonderfall der expressiven Aphasie. So ist die Fähigkeit verloren gegangen, die innere Sprache zur Verständigung mit sich selbst zu verwenden.

Ätiologie. Als Ursachen der Aphasien kommen sehr verschiedenartige Hirnschäden in Betracht, wovon die praktisch wichtigsten genannt seien.

1. Nach *Geburtsschädigungen* der Sprachregion können im Kindesalter aphatische Symptomenkomplexe unter dem Bilde der motorischen Hörstummheit oder auditiven Agnosie zurückbleiben, welche „durchaus den motorischen oder sensorischen Aphasien Erwachsener zu analogisieren sind“ (M. Isserlin, 1929, 1931, 1932, 1936). Wiewohl Aphasie definitionsgemäß den Verlust der bereits ausgebildeten Sprache bedeutet, neigt man heute zunehmend dazu, die schweren und lange andauernden Hemmungen der kindlichen Sprachentwicklung als aphatische Zustände aufzufassen. Diese prae-, intra-, oder postnatal erworbenen aphasieartigen Störungen der Sprache (*language disorder*) unterscheiden sich in mehrfacher Hinsicht von der ererbten und angeborenen *Sprachschwäche* (language disability). Davon war schon vielfach die Rede.

2. Bei Erwachsenen sind die Aphasien meist durch vaskuläre, tumoröse, entzündliche oder infektiöse *Hirnkrankheiten* bedingt. Infektionskrankheiten zählen auch zu den häufigsten Ursachen der kindlichen oder jugendlichen Aphasien. Allgemein bekannt sind die aphatischen Ausfälle im Verein mit Hemiplegie nach Schlaganfall. In pathologischer Hinsicht unterscheidet man hierbei zwischen Embolie, Thrombose und Gefäßriß. Rechtzeitige Diagnose der kausalen Hirnkrankheit ist zur Einleitung der jeweils angezeigten medizinischen oder neurochirurgischen Behandlung wichtig.

3. Durch Verletzung oder *Verschluß der inneren Karotisarterie* auf der Seite der Hirndominanz kann Aphasie wegen ischämischer Hirnerweichung auftreten. In *jungen* Leuten geschieht das eher durch Unfall oder Verletzung. Ein typischer Unfall der Kinder ist die anscheinend harmlose *Verletzung des weichen Gaumens*, wenn spitzige Gegenstände in den Mund stoßen, wie durch Fall auf einen im Munde gehaltenen Bleistift u. dgl. Neben dem belanglosen Einriß des Gaumens kann aber der plötzliche Stoß ein Platzen der Karotis-Intima bewirken. Darauf folgt deren aufsteigende Thrombose mit schließlicher Enzephalomalazie. Wenn das auf der dominanten Hirnseite vorkommt, ist die resultierende Hemiplegie durch Aphasie kompliziert. Ohne sofortige Behandlung ist der Hirnschaden in solchen Fällen oft tödlich (Martin und Warren, 1969).

Mit *zunehmendem Alter* kommen vornehmlich chirurgische Eingriffe am Halse in Betracht, etwa wegen fortgeschrittener Tumoren. Verletzung der Carotis interna kann Aphasie auf zweierlei Weisen verursachen: 1. durch ischämische *Enzephalomazie* zufolge der plötzlich verminderten zentralen Blutversorgung; und 2. durch Losriß eines Blutgerinnsels (Thrombus) von der Verletzungsstelle mit nachfolgender *Embolie* einer der terminalen Hirnarterien, meistens der Arterie der Sylvischen Grube. Embolie kann auch während der Operation eines Karotisaneurysma vorkommen, wenn sich ein wandständiger (muraler) Thrombus plötzlich losreißt.

Eine Besonderheit dieser Ätiologie einer Aphasie durch Karotisverletzung ist ihre häufige Verbindung mit Heiserkeit oder Stimmlosigkeit wegen gleichzeitiger Vagus- oder Rekurrensschädigung auf derselben Seite. Diese zusätzliche *paralytische Dysphonie* ist immer peripherer Natur. Sie entsteht entweder sogleich während der Halsverletzung oder als chirurgische Nebenschädigung im Verlaufe der reparierenden Halsoperation.

4. Direkte *Verletzungen der Sprachregion* waren im Kriege die häufigsten Ursachen von Dysphasien. In Friedenszeiten sind Unfälle für Schädelverlet-

zungen verantwortlich. Ferner gehören gewisse unvermeidbare Nebenschädigungen nach Hirnoperationen hierher. Über die besonderen Probleme der Aphasie unter *neurochirurgischen* Patienten berichtete J. JONES (1964).

5. Aphasie kann auch nach jeder anderen Art von *Schädelverletzung* auftreten, wenn die Sprachregionen durch Entzündung, Blutung, Abszedierung oder durch Kompression verletzt wurden.

Symptome. Die Analyse der Symptome erfolgt nach den üblichen neurologischen und spezifisch aphasiologischen Richtlinien.

Phonische Zeichen. Die zusätzliche phoniatrische Untersuchung gibt Aufklärung über das recht häufige Symptom der stimmlichen Ermüdbarkeit. Symptomatische *Stimmschwäche* kommt aus drei Gründen vor: 1. durch *Überanstrengung der Stimme* infolge ihres falschen Gebrauches; 2. durch periphere einseitige *Lähmung der Kehlkopfnerven*; und 3. als Teilsymptom einer zusätzlichen *dysarthrischen Störung* des pyramidalen oder extrapyramidalen Systems.

Audiologische Zeichen. Ferner sind audiologische Studien des Gehörs wichtig. B. S. STREET (1957) fand einen hohen Prozentsatz von Schwerhörigkeit unter aphasischen Kranken. In bezug auf die Beziehung von Aphasie zu Schwerhörigkeit ist folgendes zu bedenken. 1. Erwachsene Aphatiker sind gewöhnlich von höherem Alter, so daß die zufällige Verbindung mit *Altersschwerhörigkeit* möglich ist. 2. Es ist denkbar, daß der ursächliche Hirnschaden nicht nur den aphatischen Sprachverlust, sondern auch eine Schädigung der *zentralen Hörbahn* auslöst, etwa in der inneren Kapsel. 3. Zuletzt kann sich Schwerhörigkeit als eine kortikal-dysgnostische Störung der zentralen Hörwahrnehmung auswirken, indem sie eine *auditiv-dysgnostische Komponente* der rezeptiven Aphasie darstellt.

Einen neuen Beitrag zur alten Frage über die Beziehung von *Aphasie und Lateralität* lieferten R. GOLDSTEIN und Mitarbeiter (1956, 1958). Nach jeder Schädigung der ursprünglich dominanten Hirnhälfte im frühen Kindesalter entwickeln sich die Zentren für Sprache und Sprechen in der anderen Hirnhälfte. Gemäß A. SUBIRANA (1956, 1961) kommt eine angeborene Tendenz zur Linkshändigkeit oder Beidhändigkeit solchen Kompensationen entgegen. In den gleichen Studien berichtete GOLDSTEIN über das normale Tongehör der hemiplegischen Kinder. Jedoch fiel die *verminderte Diskrimination von Sprachklängen* im Ohr kontralateral zur geschädigten Hirnhälfte auf. Im besseren Ohr kontralateral zur normalen Hirnhälfte, also mit der ungeschädigten Hörrinde, wurde indessen „klarer" gehört. Diese Befunde bestätigten unsere analogen Beobachtungen bei zentraler Schwerhörigkeit als Ursache von kindlicher Worttaubheit und auditiver Agnosie (S. 433).

Linguistische Zeichen. Dysphatische Sprachstörungen zeigen alle Grade von *kompletter Aphasie* mit völligem Sprechunvermögen bis zu geringen *residualen* Ausfallserscheinungen. Im letzteren Falle wird die linguistisch-phonetische Analyse amnestische, grammatikalische, syntaktische, orthographische oder rhythmische Störungen des Sprechvorganges aufdecken. *Totale* oder globale Aphasie entsteht durch die Verbindung von komplettem expressivem Sprachverlust mit der völligen Einbuße des rezeptiven Sprachverständnisses.

Die *Selbstbeschreibung* eines Aphasiefalles durch SIES und BUTLER (1963) offenbart interessante Einzelheiten der emotionellen Selbsteinsicht. M. SKLAR (1963) verglich die psychologischen Testwerte, Art der Sprachausfälle und die *autoptischen Befunde* aphasischer Kranker. Dabei fand sich ein lineares Verhältnis zwischen diesen drei Variablen. BRICKER, SCHUELL und JENKINS (1964) besprachen die veränderlichen Einflüsse, welche zu den *orthographischen* Schwierigkeiten der Aphatiker führen. SEFER und HENRIKSON (1966) erkannten, daß die Antworten der *Wortassoziation* der Aphatiker den normalen Antworten durchaus ähnlich sind.

Diese Beobachtung unterstützt die Theorie, der zufolge die aphatische Sprachreduktion in einer voraussagbaren Weise den gleichen Prinzipien folgt wie das Verhalten der normalen Sprache.

Polyglotte Aphasie. Im allgemeinen gilt häufig die RIBOTsche *Regel*, der zufolge eine zuletzt erlernte Sprache am stärksten beeinträchtigt ist, während sich die Muttersprache am längsten erhält. Im Verlaufe der Genesung kehren die Schichten der gelernten Sprachen in analoger Reihenfolge wieder, wie sie erworben wurden. Zuerst erholt sich also die Muttersprache und andere in der Kindheit gelernte Sprachen, wohingegen die zuletzt studierten am längsten geschädigt bleiben.

Über zahlreiche *Ausnahmen* dieses gewöhnlichen Verhaltens der polyglotten Aphasie berichtete GOLDSTEIN (1948). Auf weitere Fälle machte VAN THAL (1960) aufmerksam. Wenn eine psychische Blockierung gegen die Muttersprache oder eine andere früh erworbene Sprache auftritt, wie unter manchen Auswanderern oder politischen Flüchtlingen, kann sich die im späteren Leben ausschließlich verwendete Sprache als besonders widerstandsfähig erweisen. M. H. CHARLTON (1964) ist ähnlicher Meinung und glaubt, daß das bevorzugte Behalten einer bestimmten Sprache bei polyglotter Aphasie nicht die Regel, sondern eine Ausnahme sei, welche wahrscheinlich eine psychologische Reaktion andeutet.

Aphasie und Stottern. *Iterative und spastische Dysarthrie* als Komplikation der Aphasie nimmt vom sprachärztlichen Standpunkt insofern eine Sonderstellung ein, als diese Sprachstörungen äußerlich dem Stottern gleichen. Schon die Deutung des Krankheitsbildes bereitet einige Schwierigkeiten, weil es offenbar zwei Hauptarten gibt: aphatisches Stottern und Stottern bei Aphasie.

1. *Aphatisches Stottern* wurde früher als Herdsymptom angesehen (A. PICK, 1899). So konnte H. GUTZMANN, SR. (1921) das Stottern eines kopfverletzten Soldaten des ersten Weltkrieges erst nach der Splitterentfernung aus dem linken Scheitelbein erfolgreich behandeln. FRÖSCHELS (1915, 1919) berichtete über einen Fall von amnestischer Aphasie mit Silbenwiederholungen eines 62jährigen Luetikers und einen anderen Fall von expressiver Aphasie mit klonotonischem Stottern eines schläfenverletzten 19jährigen Soldaten.

2. Stottern als sekundäre *psychogene Funktionsstörung* kann auch durch die seelische Belastung infolge des niederdrückenden Gefühles des aphatischen Sprechunvermögens bedingt sein. FRÖSCHELS (1931) betonte die Möglichkeit des Auftretens von Stottern als neurotische Erscheinung *neben* der Aphasie. Das bedeutet dann die bewußte Kenntnisnahme eines Herdes im Zentralnervensystem und eine dadurch bedingte psychogene Störung des assoziativen Sprachgefüges.

Neben solchen Einzelbeobachtungen haben die Erfahrungen des zweiten Weltkrieges neuerlich gelehrt, daß in der Rückbildungsphase fast jeder Aphasie ein gewisses *dysarthrisches Stottern* auftritt (W. BIRKMAYER). Ein solches Silbenstolpern während der Rückbildung motorischer Aphasien hat übrigens schon WERNICKE gekannt, woran uns K. H. STAUDER (1941) erinnerte. Dysarthrisches Stottern zeigt neben dem einfachen Wiederholen von Lauten, Silben und Wörtern zusätzliche spastische Störungen, verschiedene Mitbewegungen sowie das Auftreten von Flickwörtern. (Vgl. S. 759).

Diese iterierende Störung kann teils langsam und gleichförmig klingen wie bei organisch bedingter *Bradylalie*; teils kann sie eine zwanghafte Raschheit aufweisen ähnlich dem idiopathischen *Stottern*. Ein der Sprachstörung durch progressive Paralyse analoges *Silbenstolpern* kommt ebenfalls vor. Dann gibt es noch pararthrische Artikulationsstörungen, welche an das tachyphemische *Poltern* erinnern.

Aphasieprüfung. Nach der neurologischen Beurteilung ist die ausführliche Analyse der linguistischen Verluste notwendig. Dazu dienen mehrere strukturierte Prüfungsverfahren: der HALSTEAD- und WEPMAN-Screening-Test (1949); der WEPMAN- und JONES-Language-Modality-Test (LMTA, 1961); die Prüfung nach EISENSON (1954); der SCHUELL-Minnesota-Test (1955); die kurze Prüfung nach SCHUELL (1957, 1966); sowie mehrere diesbezügliche Modifikationen.

ROCHFORD und WILLIAMS (1964) konstruierten die Measurements Scale of Language Function zum Erfassen der Sprachausfälle auf den Gebieten von Ausdruck, Verständnis, Lesen und Schreiben. Die erwarteten Leistungen sind denjenigen von normalen Kindern im Alter zwischen 4 bis 11 Jahren angepaßt. Während der Besprechung dieser Prüfung unterschied A. WALLACE (1964) zwischen zwei Formen von Aphasietesten. 1. Ein *quantitativer Leistungstest* ergibt die Lage der erzielten Leistung auf einer graduierten Skala so wie in dem obigen Test. Wenn man sie wiederholt, zeigt diese Prüfung den Fortschritt an und erlaubt die Prognose. 2. Ein *qualitativer diagnostischer Test* demonstriert die Art der Fehlleistungen des Kranken.

Weitere Einzelheiten gingen aus zusätzlichen Untersuchungen hervor. SCHUELL, JENKINS und LANDIS (1961) stellten fest, daß die relative *Häufigkeit des Wortgebrauches* einen wichtigen Faktor in der Fähigkeit der Aphatiker bedeutet, gesprochene Wörter zu verstehen. Während ihrer *Faktorenanalyse* des Minnesota-Test unterschieden SCHUELL, JENKINS und CARROLL (1962) die folgenden Faktoren: linguistisches Verhalten, visuelle Diskrimination, visuo-räumliches Verhalten, allgemeine Bewegungen der Sprechmuskulatur sowie das Erkennen der Gleichwertigkeit von Sinnesreizen. Weitere veränderliche Faktoren, welche mit dem Hirnschaden vereinbar sind, beeinflussen das aphasische Benehmen in zusätzlicher Weise.

Die *veränderlichen Faktoren* während der Prüfung auf Aphasie wurden auch von JONES und WEPMAN (1961) dargelegt, weshalb nach deren Meinung solche Prüfverfahren sich nicht in unveränderlicher Weise standardisieren lassen. Nach der Meinung von SPIEGEL, JONES und WEPMAN (1965) verteilen sich die Aphatiker entlang einer kontinuierlichen Reihe des allgemeinen Sprachverlustes. Von einem strukturierten Test lassen sich jedoch gewisse allgemeine Kennzeichen der freien Sprache des Patienten vorhersagen. R. B. EISENBERG (1963) prüft die visuelle, perzeptuelle und motorische Leistung mit einer *Einsteckhölzchen-Methode* (pegboard). Daß die Aphatiker sich hauptsächlich in ihrer Latenz in bezug auf verschiedene Prüfungen der Diskrimination unterscheiden, wurde von FILBY et al. (1963) nachgewiesen. Des weiteren ist die Kompliziertheit der Form längerer Wörter die Grundlage für das schlechte Unterscheidungsvermögen der Aphatiker (COHEN und EDWARDS, 1964).

Diagnose. Mit den geschilderten Prüfungsverfahren für Aphasie werden auch die nicht seltenen funktionellen Überlagerungen abgegrenzt. H. G. BIRCH (1956) findet, daß den *negativen Symptomen* des expressiven Sprachverlustes zu viel Aufmerksamkeit geschenkt werde. Ein Fortschritt der Aphasieforschung sei eher vom Studium der *positiven Symptome* der erhaltenen Ausdrucksfähigkeit zu erwarten. BIRCH steht im Gegensatz zur lokalisierenden Theorie des Sprachverlustes als Folge einer umschriebenen Rindenzerstörung in den motorischen Ursprungsgebieten. Vielmehr nimmt er *hemmende Einflüsse* von den sensorischen Regionen an. Daher studierte er das Verhalten der Sprache während des LOMBARD-Versuches und fand eine wesentliche Verbesserung der Sprechfähigkeit, welche manchmal stundenlang anhielt.

Während der vergangenen Jahrzehnte wurde es immer klarer, daß die strenge Korrelation von Aphasie mit Schäden in der dominanten Hirnhälfte gegenseitig zur bevorzugten Hand nicht mehr in allen Fällen haltbar ist. Dennoch folgen die *Ausnahmen von dieser Regel* ebenso regelmäßigen Gesetzmäßigkeiten. In seinen Studien dieses Problemes versuchte A. SUBIRANA (1956, 1961), in die große Zahl der widerspruchsvollen Beobachtungen neue Ordnung zu bringen. Seine Ansichten wurden im Kapitel über Lateralität besprochen. Im wesentlichen betont er mehrere Tatsachen. 1. *Dextralität* und Sinistralität bedeuten gegensätzliche Pole, zwischen welchen sich eine *graduierte Serie von gemischten Typen* ausdehnt. 2. Der Erwerb der Lateralität ist ein Zeichen von *neuromuskulärer Reife*. 3. Die bevorzugte Händigkeit erscheint in *ererbten* (oder natürlichen) sowie *erworbenen* (oder pathologischen) Formen. 4. Sinistralität kann mit *Bizerebralität* verbunden sein, das heißt mit einer mehr diffusen und weniger differenzierten Lokalisation der Sprachregionen in den beiden Hirnhälften. Auf Grund seiner persönlichen Erfahrungen zog SUBIRANA den Schluß, daß die Rückbildung eines aphasischen Verlustes umso unwahrscheinlicher ist, je stärker die ursprüngliche Rechtshändigkeit des Kranken ausgeprägt war.

Zur Unterstützung seiner Theorie zitierte SUBIRANA (1961) die Schlußfolgerungen von O. L. ZANGWILL (1960). 1. In betont *linkshändigen* Patienten ist die in der üblichen Weise festgestellte dominante Hirnhälfte häufiger die linke als die rechte. Des weiteren kann die linkshirnige Dominanz sogar in Linkshändern vorkommen, welche immer mit der linken Hand geschrieben haben. 2. Der Rückgang einer Aphasie ist irgendwie mit der Händigkeit verwandt, indem er in linkshändigen Kranken oder solchen mit linkshändigen Verwandten *vollkommener* erfolgt als in reinen Rechtshändern. 3. Die einseitige Lokalisation der Sprachfunktionen scheint individuell zu variieren; gewöhnlich ist sie in Rechtshändern *viel stärker* ausgeprägt als in Linkshändern. Die Regel der Beziehung von Aphasie zu Läsionen in der Hemisphäre gegenseitig zur bevorzugten Hand gilt nur für vollkommene *Rechtshänder* mit dextralen Vorfahren.

Therapie. Zu den ältesten Bemühungen um sprachliche Störungen gehört der übungstherapeutische Neuaufbau der verlorenen Sprache, also die Re-edukation der Aphatiker. Ihre Grundprinzipien hat H. GUTZMANN, SR., im Jahre 1896 ersonnen. Dann brachten die Erfahrungen des ersten Weltkrieges (FRÖSCHELS, 1915, 1919) und besonders des Zweiten große Fortschritte in der Aphasiebehandlung (E. BUTFIELD, 1958, 1960; O. L. ZANGWILL, 1946; sowie BUTFIELD und ZANGWILL, 1946). In den Sonderlazaretten für Hirnverletzte vieler kriegführender Nationen entstanden durch die psychologisch ausgerichtete Arbeitsweise neue Methoden zur Behandlung aller von der Hirnkrankheit gestörten Funktionen der Aphatiker. Aus Amerika liegen zahlreiche diesbezügliche Berichte von J. O. ANDERSON (1945), O. BACKUS (1945), M. HUBER (1942) sowie von V. M. SHEEHAN (1946) vor.

Daß man sich hier weiterhin für die Organisation der Aphasietherapie eingehend interessiert, zeigen weitere Studien von J. EISENSON (1947, 1957), H. RUSK (1952), H. SCHUELL (1950, 1953, 1955, 1957), J. M. WEPMAN (1947, 1951, 1958), H. H. BEEBE (1964) und vielen anderen. J. S. TOBIS (1959) beschäftigte sich mit der empirischen Philosophie der *Rehabilitationsmedizin*. Die mündliche Sprache ist eine muskuläre Handlung, welche denselben Prinzipien unterliegt wie alle anderen motorischen Leistungen. A. C. ROBERTS (1966) besprach die *neurologische*

Grundlage der Re-Edukation. Nicht zu vergessen ist ferner die genaue Anleitung für die sprachliche Wiederherstellung aphasischer Kinder und Erwachsener von AGRANOWITZ und McKEOWN (1959).

Vielseitige Methoden. Man bemüht sich in den neuen Kliniken für Rehabilitation, alle Leistungen des Sprechens, Lesens, Schreibens, Rechnens und Singens durch ein umfangreiches ganztägiges Übungsprogramm systematisch zu fördern. Daneben bestrebt die Beschäftigungstherapie die Wiederherstellung von Körperkraft und beruflicher Leistung. Ebenso darf man die Zivilpatienten im Frieden nicht nur im Hinblick auf die Sprache behandeln, sondern muß ihre gesamte geistige und körperliche Leistungsfähigkeit berücksichtigen. J. MITCHELL (1963) besprach den Team Approach durch eine *Gruppe von Spezialisten* in einem poliklinischen Tagspital, wo ein Programm von geplanter therapeutisch-sozialer Tätigkeit den Kranken zum Formen neuer Bekanntschaften anregt.

Für die meist jungen Kriegsverletzten bewährte sich die *gruppenweise Behandlung* am besten, weil die gegenseitige Anregung und der Vergleich der eigenen Schwierigkeiten mit den Fortschritten der andern von aufmunternder Wirkung ist. L. M. BLOOM (1962) betont die praktisch funktionierenden Lebenssituationen, welche sich aus der Gruppenbehandlung ergeben und deren gute Erfolge erklären. Neben den ökonomischen und praktischen Gründen bietet die Gruppenbehandlung viele psychologische und therapeutische Vorteile. M. FAWCUS (1964) empfahl ein genaues Programm für solche Beschäftigungen.

Für die größtenteils älteren Patienten der Friedenspraxis pflegt *Einzelbehandlung* hingegen besser zu sein. F. M. HATFIELD (1964) gab Beispiele der für den Kranken individuell orientierten Einzelbehandlung, wobei man die restlichen linguistischen Potentiale des Patienten voll ausschöpft.

Der Wert einer zusätzlichen *pharmakologischen Behandlung* steht noch nicht fest. In einer kontrollierten Studie von WEST und STOCKEL (1965) war Meprobamat ohne Einfluß auf die Lernfähigkeit der so behandelten Aphatiker.

Behandlungstechnik. In bezug auf die Behandlungstechnik ist die Ausrüstung mit *Bildern und Modellen* von Gebrauchsgegenständen, Tieren, Pflanzen oder ähnlichen Dingen der Umgebung wichtig. Große *Blockbuchstaben* in verschiedenen Farben (E. FRÖSCHELS, 1915, 1919) oder aus Metall (V. M. SHEEHAN, 1946, 1948) dienen dem ersten Unterricht im Lesen und Lautieren. Die ersteren fördern die Assoziation von Farbe und Buchstabenbild, indem etwa blaue Buchstaben zum Wort „Blau" oder rote zum Begriff „Rot" zusammengesetzt werden usw. Die letzteren wiederum sind den Sinnen für Gesicht, Tasten, Temperatur und Gewicht gleichzeitig zugänglich. Derart fördern vikariierende Empfindungen das Wiedererlernen von Assoziationen. Die Anleitung samt Bildmaterial für die Reedukation von M. L. TAYLOR und M. M. MARKS (1959) sind für den Hausgebrauch sehr empfehlenswert.

Automatisierte Programme. Mit dem Interesse an technischen Hilfsmitteln und wohl auch unter dem Zwange der heutigen Arbeitsüberlastung begrüßt man das Auftauchen von Behandlungsmaschinen. Als *Language Master* (Modell Bell und Howell, Chicago) steht in Amerika ein durchaus erschwingliches elektro-akustisches Gerät zur Verfügung. Es besteht aus einem magnetischen Tonwiedergabegerät, welches standardisierte Karten abspielt. Diese enthalten die Bilder von Gegenständen und Handlungen, ihre schriftliche Bezeichnung und außerdem ein Tonband mit dem zugehörigen Wortklang. Der Aphatiker steckt mit der guten Hand eine Karte nach der anderen in den Apparat und horcht auf das Wort, während er dessen Bild und Text betrachtet. Derart kann er nach seinem Belieben üben, was er vom Therapeuten gelernt hat. Einzelheiten gaben H. SCHUELL (1957) sowie J. S. KEENAN (1966).

LANE und MOORE (1962) verwendeten die *synthetische Sprache* zum Konditionieren des Aphatikers für auditive Diskrimination. B. ROSENBERG (1965) betrachtet die Unterscheidung von Formen als den grundlegenden Faktor im visuo-verbalen Sektor der Sprache. Deshalb sind *automatisierte Schulungsverfahren* für solche Kranke wertvoll, die man früher für unerziehbar hielt. A. E. EDWARD (1965) meint, daß man den Aphatikern jedwedes automatisierte Programm lehren kann, solange es das visuelle Unterscheidungsvermögen beansprucht. Die Kranken schauen auf regellose Umrißfiguren auf einem Projektionsschirm und wählen entsprechende Drucktasten zum Paaren der gesehenen Reize. Wenn sprachloses Material in langsamen Schritten programmiert ist, bietet es einen momentanen Ausschnitt mit dem Bilde der perzeptuellen Geschicklichkeiten und Denkfunktionen. Dazu gehören Abstraktion und Gedächtnis, welche dann nicht durch eine „Bedeutung" verwirrt sind, wie im Falle der verbalen Reizung (ROSENBERG und EDWARDS, 1965).

Musiktherapie. Die Beseitigung der *primären Hemmung* auf psychischem und motorischem Gebiet ist besonders wichtig. Daher hat die systematische Förderung der affektgeladenen Ausdrucksbewegungen, Gesten und Pantomimen unter Betonung der *extrapyramidalen Bewegungsrhythmik*, also die Anwendung der Lehre von der *Eurhythmie*, zu besseren Erfolgen geführt als die früher allein verwendeten, vorwiegend analytischen Artikulationsverfahren. Wie beim modernen Taubstummenunterricht steht der *angeborene Sprechantrieb* des Lallens im Vordergrund jeder therapeutischen Maßnahme. Die Vokale dienen zuerst dem Ausdruck von Gemütsbewegungen oder zur Nachahmung der Tierlaute. Immer wird die entsprechende mimische oder gestische Ausdrucksbewegung mit den optischen Reizen vorgelegter Bilder sowie mit akustischen, taktilen und kinästhetischen Empfindungen verbunden.

Besonderer Wert sollte auf die *Anwendung von Musik* gelegt werden. O. PÖTZL riet 1947, das Hauptaugenmerk von den sprachlichen Ausfällen auf die erhaltene musikalische Empfänglichkeit zu lenken. In seinen Studien über Amusie kam H. J. USTVEDT (1937, 1939) zur Erkenntnis, daß bei aphatischen Ausfällen das Singen oft besser erhalten ist als die Sprache. Dementsprechend sollte das Bemühen um Verbalisierung durch melodische Betonung unterstützt werden. In der Tat erweisen sich Übungen des Summens und Singens oft als sehr hilfreich.

Sprachtherapie. Wann immer es sich um die häufigen *expressiven Störungen* handelt, geht das neuerliche Erlernen der vergessenen Artikulationsbewegungen analog der Behandlung des kindlichen Stammelns vor sich. Hierzu sind wieder möglichst viele optische, taktile und bewegungs-rhythmische Hilfen nötig. Vor einem Spiegel zeigt der Behandlungsleiter die Artikulationsbewegungen der einzelnen Laute. Zunge und Lippen werden dabei mit Sonden geleitet. Immer läßt man die spontan auftretenden Laute in möglichst lustiger Weise weiter üben. Sobald eine Schwierigkeit auftritt, muß man zu einer anderen Aufgabe schreiten, um Entmutigung zu vermeiden.

Der *Psyche des Erwachsenen* kommen ferner die Erfahrungen des modernen Fremdsprachenunterrichtes entgegen. Eine zu enge Anlehnung an die übungstherapeutischen Methoden der Behandlung sprachgestörter Kinder wäre daher bei der Reedukation erwachsener Aphatiker ein Fehler. Dementsprechend empfahl G. KANDLER (1960) die *linguistische Beurteilung* von zentralen Störungen der Sprache zur möglichst engen Zusammenarbeit des Linguisten mit dem Sprachpathologen in der Behandlung dysphatischer Störungen. Im gleichen Sinne äußerten sich STRAUSS und MC CARUS (1958), indem sie die Anwendung linguistischer Prinzipien zur Reedukation aphatischer Kinder empfahlen. Es ist bemerkenswert, daß das *sprachlose Lerntempo* der Aphatiker langsamer ist als bei normalen Personen (TIKOFSKY und REYNOLDS, 1962). Die gleichen Autoren (1963) untersuchten das nicht-verbale Lernen der Aphatiker mit einem Kartensortier-Test.

Agraphie. Zur Behandlung von *Störungen der Schrift* läßt man in analoger Weise anfangs Striche, Kreise und andere *rhythmisch betonte Figuren* zeichnen. Solche affektbetonte Ausdrucksbewegungen formen die Figuren allmählich zu den verschiedenen Buchstaben. In typischer Weise liegt beim rechtshändigen Aphatiker die rechtsseitige Hemiplegie vor. Deshalb erfolgt die systematische *Ausbildung der ungelähmten linken Hand* zum Schreiben und zu den täglichen Verrichtungen. Neben dem Erwerb einer erneuerten Schreibfähigkeit wird dadurch die beim Rechtshänder sprachlich weniger aktive rechte Hirnhälfte in ihrer während der Aphasietherapie wichtigen vikariierenden Tätigkeit gefördert. Im Falle von linksseitig gelähmten aphatischen Linkshändern muß man dementsprechend die rechte Hand zur Ausbildung der nicht-dominanten linken Hirnhälfte besonders heranziehen. Solches gilt namentlich für die linkshändig Schreibenden in Amerika.

Andere Formen. *Rezeptive Dysphasien* sind nach H. GUTZMANN SR. (1896, 1921) über den optischen Perzeptionsweg durch das Lehren des *Ablesens* vom Munde zu behandeln.

E. Fröschels (1919, 1931) tritt für die Förderung des akustischen Weges durch systematische *Hörübungen* ein, die sich nach den Gedanken von V. von Urbantschitsch (1893, 1906) für die bessere Ausnützung des Restgehörs der Taubstummen bewährt haben. Es wird aus solchen Beobachtungen immer klarer, daß die kindlichen Agnosien und die später erworbenen Aphasien in mancher Hinsicht übereinstimmen und ähnlich zu behandeln sind.

Im Falle der *amnestischen Störungen* muß vor allem das Benennen neu gelernt werden. Dies geschieht mit Bildern, die der Kranke einmal durch Lesen der Beschreibung und dann von selbst erkennen soll. Zu Hause kann er das wieder mit dem elektrischen Sprachmeister üben.

Wenn *iterative Störungen* mit dysarthrischen Silbenwiederholungen vorliegen, kommen neben allgemeiner Beruhigung durch Medikamente und Psychotherapie die Behandlungsmethoden des Stotterns in Betracht. Die aphatischen Sprachverluste an sich scheinen durch medikamentöse Behandlung nicht beeinflußbar zu sein, wie vorher erwähnt.

Die **Prognose** ist nach genügend langer Behandlungsdauer von drei bis sechs Monaten oder länger für die *jungen Kriegsverletzten* immer sehr gut gewesen. Dysphasien nach Infektionskrankheiten oder Unfällen *im Kindesalter* zeigen eine besonders rasche spontane Tendenz zur Wiederherstellung. E. A. R. Wallace (1962) beschrieb den völligen Rückgang einer expressiven Aphasie eines 14jährigen Burschen, womit die bessere Prognose im jugendlichen Alter neuerlich bewiesen ist.

Mit *zunehmendem Alter* verschlechtert sich die Vorhersage natürlich immer mehr. Sie hängt ferner vom Grundleiden und seiner *Heilungsmöglichkeit* ab. Nach Beendigung der individuell verschieden lange dauernden spontanen Rückbildungstendenz der Aphasie ist aber durch Sprachübungsbehandlung meist eine wesentliche Besserung der sprachlichen Leistungsfähigkeit erzielbar. Wieweit diese fortschreitet, hängt vom Grade der zentralen Ausfälle und deren Kompensation durch andere Hirnteile ab.

Voraussetzung ist natürlich, daß die Kranken am eigenen Fortschritt interessiert sind und genügend Eifer und Ausdauer zum neuen Lernen aufbringen. Diese Sonderaufgaben und deren Beschränkungen in *geriatrischen Instituten* hat R. Fawcus (1964) untersucht. Unter den besonderen Umständen der Greisenpraxis beobachtete J. C. E. Mitchell (1961), daß bloß 31% der gealterten Aphatiker eine befriedigende Anpassung erzielten. J. Eisenson (1963) ist anderer Meinung. Wenn gewisse Patienten ihre Aphasie behalten, neigen sie zu betonter Einstellung auf sich selbst (ego-orientation) und entziehen sich den verbalen Gewohnheiten ihrer linguistischen Gemeinschaft.

Von einem theoretischen Standpunkt stimmen wir mit K. Conrad (1949) und A. Subirana (1961) überein, welche ihre Ansichten in folgender Weise ausdrückten. 1. Die *Wahrscheinlichkeit* des Auftretens aphatischer Störungen wegen eines Hirnschadens ist bei Linkshändern größer als bei Rechtshändern. 2. Umgekehrt sind die *Aussichten auf Rückgang* der Aphasie unter den Linkshändern ebenfalls besser.

Literatur

Dysphasie

1. Theorie und Orientierung

Ajuriaguerra, J. de: Langage, geste, attitude motrice. La Voix, p. 79, Paris: Maloine, 1953. — Albright, R. W.: Differences Between the Child and the Aphasic. Language and Speech, 1: 177, 1958. — Anderson, J. O.: Aphasia from the Viewpoint of a Speech Pathologist. J. Speech Dis. 9: 209, 1944; — Is is not the Verb for Aphasia. J. Speech Dis. 11: 135, 1946; — Is there a Word for Aphasics? Quart. J. Speech, 32: 485, 1946; — But is it Aphasia? Quart. J. Speech, 33: 496, 1947.

BAILEY, P., and G. BONIN VON: Evolution of the cerebral cortex: organ of the mind. Abbott What's New, Nr. 198, 1957. — BASTIAN, H. D.: Über Aphasie und andere Sprachstörungen. Leipzig: Engelmann, 1902. — BAUER, R. W., and J. M. WEPMAN: Lateralization of Cerebral Functions. J. Speech Dis. 20: 171, 1955. — BAY, E.: Der gegenwärtige Stand der Aphasieforschung. Folia Phoniat. 4: 9, 1952. — BIORN-HANSEN, V.: Social and Emotional Aspects of Aphasia. J. Speech Dis. 22: 53, 1957. — BOREL-MAISONNY, S.: Rôle des concepts phonologique et phonétique dans la structuration de la parole. Curr. Probl. Phoniat. Logop. 1: 169, 1960. — BRAIN, R.: Neurology of Language. Speech Pathol. Therapy, 4: 47, 1961. — BRAIN, LORD, R.: Speech disorders: Aphasia, apraxia, agnosia. London: Butterworth, 1965. — BROWN, I.: Abstract and Concrete Behavior of Dysphasic Patients and Normal Subjects. J. Speech Dis. 20: 35, 1955.

CRITCHLEY, M.: Aphasia at the 7th International Congress in Neurology. Speech Pathol. Ther. 5: 51, 1962.

EISENSON, J.: Aphasic Language Modifications Considered as a Disruption of Cultural Verbal Habits. Folia Phoniat. 15: 299, 1963.

FREUD, E. D.: The sociology of aphasic research. An investigation into the sociology of knowledge. Acta Oto-Rino-Laring. Ibero-Amer. 8: 58, 1957; — Un siglo de investigación de la afasia. Part I. An. Fonol. Audiol. 2: 248, 1958. — FREUD, S.: On Aphasia. New York: Columbia University Press, 1953. — FRÖSCHELS, E.: Über den zentralen Mechanismus der Sprache. Dtsch. Z. Nervenheilk. 54: 19, 1915. — Kindersprache und Aphasie. Berlin: S. Karger, 1918; — Aphasie: I. Kongr. int. Ges. Logop. Phoniat. Wien 1924, p. 2. Leipzig–Wien: F. Deuticke, 1925; — Erkenntnistheoretische Zuordnung und Begründung der alten und der neuen Aphasietheorien. Z. ges. Neurol. Psych. 143: 589, 1933; — Über innere Identifizierung von Worten. Z. ges. Neurol. Psychiat. 149: 638, 1934.

GELB, A.: Zur medizinischen Psychologie und Philosophischen Anthropologie. Acta Psychol. 3: 193, 1937. — GESCHWIND, N.: Carl Wernicke, the Breslau School, and the History of Aphasia. Brain Function, 3: No. 4, 1963—1964; — The paradoxical position of Kurt Goldstein in the history of aphasia. Cortex, 1: 214, 1964. — GIBSON, W. C.: Pioneers in localization of function in the brain. J. Amer. Med. Ass. 180: 944, 1962. — GOLDSTEIN, K.: Über Aphasie. Schweiz. Arch. Neurol. Psych. 19: No. 1—2, 1926; — Language and Language Disturbances. New York: Grune & Stratton, 1948. — GREWEL, F.: Aphasia and Modern Linguistics. 8. Congr. Int. Ass. Logop. Phoniat. Amsterdam 1950, p. 93; — Aphasia and Linguistics. Folia Phoniat. 3: 100, 1951; — L'aphasie et les désordres asémiotiques. Acta Oto-Rino-Laring. Ibero-Amer. 8: 70, 1957; — Disorders in the Use of Semiotic Systems. Logos, 5: 43, 1962; — Linguistic Approach to Aphasia. Speech Pathol. Ther. 6: 24, 1963. — GROSS, O.: Zur Biologie des Sprachapparates. Allg. Z. Psychiatrie, 1904; Ref. Mschr. Ges. Sprachheilk. 15: 216, 1905.

HEAD, H.: Aphasia and Kindred Disorders of Speech. 2 vols. Cambridge: University Press, 1926. — HENSCHEN, S. E.: Pathologie des Gehirns. Leipzig: 1920 bis 1922; — Zur Entwicklung der Aphasielehre. Mschr. Ohrenheilk. 62: 823, 1928.

ISSERLIN, M.: Probleme einer pathologischen Physiologie der Sprache (Aphasien). I. Tagg. Intern. Ges. exper. Phonetik, Bonn, 1930. — Pathologische Physiologie der Sprache. Ergebn. Physiol. 29: 129, 1929; 33: 1, 1931; 34: 1, 1932; — Aphasie. In „Handbuch der Neurologie" von O. BUMKE und O. FÖRSTER, 6: 626. Berlin: J. Springer, 1936.

JELLINEK, A.: Über die Bedeutung physiognomischer Erlebnisse für den Aphatiker. VI. Kongr. int. Ges. Logop. Phoniat. Budapest 1934, p. 142; — Über die Bedeutung physiognomischer Erlebnisse für die Aphatiker. Mschr. Ohrenheilk. 69: 219, 1935 — JOYNT, R. J., and A. L. BENTON: The memoir of Marc Dax on aphasia. J. Neurol. 14: 851, 1964.

KANDLER, G.: Linguistische Deutung zentraler Sprachstörungen. Curr. Probl. Logop. Phoniat. 1: 201, 1960. — KARLIN, I. W., S. HIRSCHENFANG, M. H. MILLER, and H. RICH: A Comparative Evaluation of Right and Left Hemiplegic Patients, with and without Aphasia. Logos, 6: 24, 1963.

LAGET, P.: Sobre algunos controles neurofisiológicos del lenguaje. Anales Fonol. Audiol. 2: 13, 1956/57. — LEIMSNER, K.: Klinischer Beitrag zur Frage der Sprachzentren. Arch. Ohren- usw. Heilk. 165: 544, 1954. — LEUTENEGGER, R. R.: A Bibliography on Aphasia, J. Speech Dis. 16: 280, 1951. — LURIA, A. R.: Brain Disorders and Language Analysis. Language and Speech, 1: 14, 1958.

MONAKOW, C. VON: Betrachtungen über enger begrenzte „Sprachzentren" im Cortex. Sonderdruck: Med. Fakultät, Zürich, p. 199; — Die Lokalisation im Großhirn und der Abbau der Funktion durch kortikale Herde, Wiesbaden: Bergmann, 1914.

NIESSL VON MAYENDORF: Das Geheimnis der menschlichen Sprache. Wiesbaden: J. F. Bergmann, 1914.

PICHON, E., und S. BOREL-MAISONNY: Psychophysiologie du langage. Ses troubles psychogènes. L'aphasie (Deuxième partie). Folia Phoniat. 1: 124, 1947/48. — PICK, A.: Sprachpsychologische und andere Studien zur Aphasielehre. Schweiz. Arch. Neurol. Psych. 12: 105, 179, 1923. — PÖTZL, O.: Aphasielehre. Bd. 1. Leipzig und Wien: F. Deuticke, 1928; — Zum gegenwärtigen Stand der Aphasielehre. Wien. Med. Wschr. 82: No. 24, 1932; — Zum Apraxieproblem. Jb. Psychiatr. Neurol. 54: 133, 1938.

ROUMA, G.: De l'étroite connexion des diverses formes de langage. Mschr. ges. Sprachheilk. 17: 99, 1907.

SACHS, H.: Gehirn und Sprache. Wiesbaden: Bergmann, 1905. — SCARGILL, M. H.: Modern Linguistics and Recovery from Aphasia. J. Speech Dis. 19: 507, 1954. — SOLLBERG, G.: Neuere Untersuchungen zum Aphasieproblem. Folia Phoniat. 18: 45, 1966. — STOOKEY, B.: Jean-Batiste Bouillaud and Ernest Auburtin; early studies on cerebral localization and the speech senter. J. Amer. Med. Ass. 184: 1024, 1963. — STRASBURGER, E. H.: Die Anatomie der kortikalen Sprachzentren. Arch. Sprach-Stimmheilk. 2: 12, 1938. — STRAUSS, A. A., and E. N. MCCARUS: A Linguist Looks at Aphasia in Children. J. Speech Dis. 23: 54, 1958. — SUBIRANA, A.: I. Vision neurologique des troubles du langage d'intérêt phoniatrique: Le pronostic des aphasies de l'adulte. Folia Phoniat. 8: 149, 1956; — Vision neurologique des troubles du langage d'intérêt phoniatrique: le pronostic des aphasies de l'adulte. Acta Oto-Rino-Laring. Ibero-Amer. 8: 174, 1957; — Relationship between Handedness and Language Function. Logos, 4: 67, 1961. — SYMONDS, C.: Aphasia. J. Neurol. Neurosurg. Psychiat. 16: 1, 1953.

TIKOFSKY, R. S.: Language problems in adults. In: Rieber and Brubaker: Speech Pathology. Amsterdam: North Holland Publ. Co. 1966.

WEISENBURG, T., and K. MCBRIDE: Aphasia: A Clinical and Psychological Study. New York: Commonwealth Fund, 1935. — WEPMAN, J. M.: A Conceptual Model for the Processes Involved in Recovery from Aphasia. J. Speech Dis. 18: 4, 1953; — A Theory of Cerebral Language Disorders based on Therapy. Folia Phoniat. 7: 23, 1955; — Psycholinguistic study of aphasia: a revision of concept of Anomia. J. Speech Dis. 21: 468, 1956. — WEPMAN, J. M., et al. Studies in Aphasia: Background and Theoretical Formulations. J. Speech Dis. 25: 323, 1960. — WEPMAN, J., R. D. BOCK, L. V. JONES, and D. VAN PELT: Psycholinguistic Study of Aphasia: A Revision of the Concept of Anomia. J. Speech Dis. 21: 468, 1956. — WEPMAN, J. M., and D. VAN PELT: A Theory of Cerebral Language Disorders Based on Therapy. Folia Phoniat. 7: 223, 1955.

YACORZYNSKI, G. K.: Modern Approach in the Study of Aphasia. J. Speech Dis. 8: 349, 1943.

ZANGWILL, O. L.: Cerebral Dominance and its Relation, to Psychological Function. Edinburgh: Oliver and Boyd, 1960. — ZANINI, J. C.: Los problemas de la communicación y su relación con la patologia neurólogica. Acta Audiol. Foniat. Hispamer. 2: 161, 1960.

2. Klassifikation und Sonderformen

ALFORD, L. B.: Defects of Intelligence from Focal Lesions within the Central Part of the Left Hemisphere. Amer. J. Psychiat. 94: 615, 1937. — AREND, R., L. HANDZEL and B. WEISS: Dysphatic Stuttering. Folia Phoniat. 14: 55, 1962.

BADAL, J.: Contribution a l'étude des cécités psychiques: alexie, agraphie, hémianopsie inférieure, trouble du sens de l'espace. Arch. d'ophthalm. 8: 97, 1888. — BECK, O.: Aphasie bei otogenen Schläfelappen-Abszessen. II. Int. Kongr. Logop. Phoniat. Wien, 1926, p. 58. — BENTON, A. L., and R. MEYERS: An early description of the Gerstmann syndrome. Neurology, 6: 838, 1956. — BEYN, E. S.: Peculiarities of Thought in Patients with Sensory Aphasia. Language and Speech. 1: 233, 1958. — BING, R.: Aphasie und Apraxie. Würzburger Abhandl. 10: 239, 1910. — BIRCH, H. G.: Experimental Investigations in Expressive Aphasia. N. Y. State J. Med. 56: 3849, 1956. — BUTFIELD, E.: Acquired Receptive Dysphasia. Speech Pathol. Therapy, 3: 8, 1960.

COHN, R., and M. A. NEUMANN: Jargon Aphasia. J. Nervous Mental Dis. 127: 381, 1958. — CRITCHLEY, M.: „Aphasia" in a Partial Deaf-Mute. Brain, 61: 163, 1938; — The Parietal Lobes. London: Edward Arnold, 1953.

DELAY, J.: Les suites d'un électro-choc ou la revendication injustifiée. Presse méd. 54: 553, 1946. — DENNY-BROWN, D.: The Nature of Apraxia. J. Nervous Mental Dis. 126: 9, 1958. — DOHAN, E.: Beitrag zur Charakterologie der Aphatiker. Mschr. Ohrenheilk. 62: 778, 1928. — DUBOIS, J., H. HECAEN, et al.: A neurological study of conduction aphasia. Neuropsycholog. 2: 9, 1964.

EISENSON, J.: Aphasics: Observations and Tentative Conclusions. J. Speech Dis. 12: 290, 1947; — Aphasia in Adults. Chap. 12, 13, 14. In „Handbook of Speech Pathology" by TRAVIS. New York: Appleton Century, Crofts, 1957. — ETTLINGER, G. WARRINGTON, E., and O. L. ZANGWILL: A Further Study of Visual-Spatial Agnosia. Brain, 80: 335, 361, 1957.

FÖRSTER, O.: Motorische Felder und Bahnen. In „Hdb. Neurologie" von BUMKE und FÖRSTER. 6: 1, Berlin: J. Springer, 1936; — Sensible Corticale Felder. In „Hdb. Neurologie" von BUMKE und FÖRSTER. 6: 358. Berlin: J. Springer, 1936. — FRÖSCHELS, E.: Über Kriegssprachstörungen. Der Militärarzt. No. 5, 1915.

GERSTMANN, J.: Fingeragnosie: Eine umschriebene Störung der Orientierung am eigenen Körper. Wien klin. Wschr. 37: 1010, 1924; — Fingeragnosie und isolierte Agraphie, ein neues Syndrom. Z. Neurol. Psychiat. 108: 195, 1927; — Zur Symptomatologie der Hirnläsionen im Übergangsgebiet der unteren Parietal- und mittleren Occipitalwindung. (Das Syndrom: Fingeragnosie, Rechts-Links-Störung, Agraphie, Acalculie). Nervenarzt 3: 691, 1930; — Zur lokaldiagnostischen Verwertbarkeit des Syndroms: Fingeragnosie, Rechts-Links-Störung, Agraphie, Acalculie. Jb. Psychiat. Neurol. 48: 135, 1937; — Syndrome of finger agnosia, disorientation for right and left, agraphia, and acalculia. Arch. Neurol. Psychiat. 44: 398, 1940; — Some Notes on the Gerstmann Syndrome. Neurology. 7: 866, 1957. — GUTZMANN, H.: Aphasie nach Malaria. Mschr. ges. Sprachheilk. 14: 1, 1904.

HASENJÄGER, TH., und O. PÖTZL: Zur Klinik und Anatomie der Hämangiome des Großhirns. Arch. Psychiat. 114: 110, 1941. — HEAVER, L., G. ARNOLD, and R. M. CLARK: Aphasia. Talk, 36: No. 3, 1955. — HOEXTER, M.: Contribución al estudio de la afasia motriz pura. An. Fonol. Audiol 1: 28, 1955/56. — HUBER, M.: A Phonetic Approach to the Problem of Perception in a Case of Wernicke's Aphasia. J. Speech Dis. 9: 227, 1944; — Paragnosia and Paraphasia. J. Speech Dis. 11: 321, 1946.

ISSERLIN, M.: Aphasie und Intelligenz. I. Vers. Dtsch. Ges. Sprach-Stimmheilk. München 1926. Zbl. Hals- usw. Heilk. 9: 891; — Aphasie. In „Hdb. Neurologie" von BUMKE und FÖRSTER. Bd. 6, p. 626. Berlin: J. Springer, 1936.

KANN, J.: A Translation of Broca's Original Article on the Location of the Speech Center. J. Speech Dis. 15: 16, 1950. — KLEIST, K.: Sensorische Aphasien und Amusien auf myeloarchitektonischer Grundlage. Stuttgart: Thieme 1959. — KÜNBURG, GRÄFIN M. VON: Sprachverständnisstörung bei motorischer Aphasie. V. Kongr. Heilpädag. S. 114, München: Müller und Steinecke, 1931.

LANGE, J.: Agnosien und Apraxien. In „Hdb. Neurologie" von BUMKE und FÖRSTER. 6: 807, Berlin: J. Springer, 1936. — LEISCHNER, A.: Die „Aphasie" der Taubstummen. Archiv Psychiat. 115: 469, 1943; — Die Störungen der Schriftsprache. Stuttgart: Thieme 1957. — LHERMITTE, J.: Les aphasies. La Voix, p. 217, Paris: Maloine, 1953. — LIEPMANN und O. MAAS: Fall von linksseitiger Agraphie und Apraxie bei rechtsseitiger Lähmung. J. Psychol. Neurol. 10: 214, 1907. — LÖWENFELD, L.: Über zwei Fälle von amnestischer Aphasie nebst Bemerkungen über die zentralen Vorgänge beim Lesen und Schreiben. Dtsch. Z. Nervenheilk. 2: No. 1.

MAAS, O.: Ein Fall von linksseitiger Apraxie und Agraphie. Neurol. Centralbl. No. 17, 1907. — MARÍ-BATLLÓ, J.: Contribución a la semiología de la afasia. Acta Oto-Rino-Laring. Ibero-Amer. 8: 106, 1957. — MINKOWSKI, M.: Neuer Beitrag zur Kenntnis der Aphasie bei Polyglotten. 9. Congr. Int. Ass. Logop. Phoniat. Zürich: 1953, S. 6.

NIELSEN, J. M.: Gerstmann Syndrome: Finger Agnosia, Agraphia, Confusion of Right and Left, and Acalculia. Arch. Neurol. Psych. 39: 536, 1938; — Epitome of Agnosia, Apraxia, and Aphasia with Proposed Physiologic-Anatomic Nomenclature. J. Speech Dis. 7: 105, 1942; — Agnosia, Apraxia, Aphasia. New York: Höber, 1946.

PICK, A.: Über das sogenannte aphatische Stottern als Symptom verschiedener lokalisierter zerebraler Herdaffektionen. Arch. Psychiat. Nervenkrank. 32: 447, 1899. — PÖTZL, O.:

Einiges zur Symptomatologie der temporalen Aphasien. Mschr. Ohrenheilk. 62: 868, 1928; — Aphasie und Mehrsprachigkeit. Z. Neurol. Psychiat. 124: 145, 1930; — Aphasie bei Mehrsprachigen. V. Kongr. int. Ges. Logop. Phoniat. Wien 1932, S. 3; — Zur Pathologie der optischen Agnosien mit verhältnismäßig geringer Lesestörung. Z. Neurol. Psychiat. 160: 255, 1937. — PÖTZL, O., und E STENGEL: Über das Syndrom Leitungsaphasie-Schmerzasymbolie. Jb. Psychiat. Neurol. 53: Nr. 3, 174.

RIESE, W.: Semantic Aphasia. J. Nerv. Ment Dis. 123: 18, 1956. — ROTHMANN, M.: Das Krankheitsbild der Lichtheimschen motorischen Aphasie (transkortikale motorische Aphasie). Z. klin. Med. 60: Nr. 1, 2; — Über acute transitorische Aphasie. Berl. klin. Wschr. 20: Nr. 16, 17; 1903.

SCHACHERL, M.: Nervenkrankheiten. In „Therapie und Praxis" von J. KRETZ. 3: S. 1, Wien: Urban & Schwarzenberg, 1953. — SCHILDER, P.: Fingeragnosie, Fingerapraxie, Fingeraphasie. Nervenarzt 4: 625, 1931. — SCHUELL, H.: Paraphasia and Paralexia. J. Speech Dis. 15: 291, 1950. — SOLOMON, A.: An Unusual Receptive Aphasia as a Manifestation of Temporal Lobe Epilepsy. New Engl. J. Med. 257: 313, 1957. — SOMMER, R.: Ein seltener Fall von Sprachstörungen. Habil.-Schrift Univ. Würzburg: Stahel, 1891. — SYMONDS, C.: Aphasia. J. Neurol. Neurosurg. Psychiat. 16: 1, 1953.

THAL, J. H. VAN: Polyglot Aphasics. Folia Phoniat. 12: 123, 1960.

VALLADARES, C. M. DE: Estudio Sobre la Classificación y Nomenclatura de los Trastornos Afásicos. Acta Audiol. Foniat. Hispanoamer. 1: 31, 143; 1959.

WALLACE, E. A. R.: Acquired Motor Aphasia in an Adolescent. Speech Pathol. Ther. 5: 87, 1962. — WEISENBURG, T. H.: A study of Aphasia. Arch. Neurol. Psychiat. 31: 1, 1934. — WEPMAN, J. M., and L. V. JONES: Studies in Aphasia: Classification of Aphasic Speech by the Noun-Pronoun Ratio. Brit. J. Dis. Commun. 1: 46, 1966.

ZANINI, J. C.: Agnosia, Eufasia Y Eupraxia, Comentario Crítico. Acta Audiol. Foniat. Hispamer. 2: 189, 1960.

3. Pathologie, Symptomatologie, Untersuchung

ALFORD, L. B.: Defects of Intelligence from Focal Lesions within the Central Part of the Left Cerebral Hemisphere. Amer. J. Psychiat. 94: 615, 1937. — ANDERSON, J. O.: The Speech Examination of Aphasic Patients. J. Speech Dis. 7: 361, 1942; — Eighteen Cases of Aphasia Studied from the Viewpoint of a Speech Pathologist. J. Speech Dis. 10: 9, 1945. — ARNOLD, G. E.: Aphasia: Clinical Viewpoints. Talk Magazine, 36: No. 3, 1955.

BIORN-HANSEN, V.: Social and Emotional Aspects of Aphasia. J. Speech Dis. 22/1: 53, 1957. — BOONE, D.: Communication Skills and Intelligence in Right and Left Hemiplegics. J. Speech Dis. 24: 241, 1959. — BRICKER, A. L., H. SCHUELL and J. J. JENKINS: Effect of Word Frequency and Word Length on Aphasic Spelling Errors. J. Speech Hearing Res. 7: 183, 1964. — BROWN, I.: Abstract and Concrete Behavior. J. Speech Dis. 20: 35, 1955. — BROWN, J. R.: A Clinical Study of 100 Aphasic Patients. I. Observations on Lateralization and Localization of Lesions. Neurology, 7: 777, 1957. — BROWN, J. R., and H. SCHUELL: A Preliminary Report of a Diagnostic Test for Aphasia. J. Speech Dis. 15: 21, 1950. — BROWN, J. R., and J. SIMONSON: A Clinical Study of 100 Aphasic Patients. Neurology, 7: 777, 1957.

CHARLTON, M. H.: Aphasia in Bilingual and Polyglot Patients — A Neurological and Psychological Study. J. Speech Dis. 29: 307, 1964. — COHEN, J. G., and A. E. EDWARDS: Word length and discrimination behavior of Aphasics. J. Speech Hearing Res. 7: 343, 1964. — CONRAD, K.: Über aphasische Sprachstörungen bei hirnverletzten Linkshändern. Nervenarzt, 20: 148, 1949.

DARLEY, F., D. SHERMAN, and G. SIEGEL: Scaling of Abstraction Level of Single Words. J. Speech Hearing Res. 2: 161, 1959.

EISENSON, J.: Examining for Aphasia and Related Disturbances. New York: Psychological Corp. 1946, 1954; — Aphasics: Observations and Tentative Conclusions. J. Speech Dis. 12: 290, 1947.

FASANO, V. A., P. E. MASPES, und G. BROGGI: Modifications du langage dans les lésions de la face médiale du lobe frontal de l'hémisphère dominant et de l'hémisphère mineur. Folia Phoniat. 9: 72, 1957. — FILBY, Y., A. E. EDWARDS and G. F. SEACAT: Word Length, Frequency and Similarity in the Discrimination Behavior of Aphasics. J. Speech Hearing Res. 6: 255, 1963.

GARVEY, J. L.: Right Hemiplegia, Aphasia and Aphonia Following Gunshot Wound of the Neck: Report of a Case. Arch. Otolaryng. 9: 57, 1929. — GOLDSTEIN, R.: Hearing and Speech in Follow-up of Left Hemispherectomy. J. Speech Dis. 26: 126, 1961.

HALSTEAD, W. C., and J. M. WEPMAN: The Halstead-Wepman Aphasia Screening Test. J. Speech Dis. 14: 9, 1949. — HUBER, M.: Linguistic Problems of Brain-Injured Servicemen. J. Speech Dis. 11: 143, 1946.

JELLINEK, A.: Über die Bedeutung physiognomischer Erlebnisse für die Aphatiker. Mschr. Ohrenheilk. 69: 219, 1935. — JONES, J.: The dysphasic patient in a neurosurgical department. Speech Pathol. Ther. 7: 78, 1964. — JONES, L. V., and J. M. WEPMAN: Dimensions of Language Performance in Aphasia. J. Speech Hearing Res. 4: 220, 1961.

KARLIN, I. W., J. EISENSON, S. HIRSCHENFANG, and M. H. MILLER: A Multi-evaluational Study of Aphasie and Nonaphasic Right Hemiplegic Patients. J. Speech Dis. 24: 369, 1959. — KARLIN, I. W., and S. HIRSCHENFANG: Evaluation of Language and Intellectual Disturbances in Patients with Space Occupying Brain Lesions. Logos, 6: 33, 1963. — KENNEDY, F., and A. WOLF: The Relationship of Intellect to Speech Defect in Aphasic Patients. J. Nerv. Ment. Dis. 84: 125, 1936. — KLEIN, R.: The Speech in Aphasia. Z. Neurol. 141: 156, 1932. — KLINGBEIL, G. M.: The Historical Background of the Modern Speech Clinic. Part 2 — Aphasia. J. Speech Dis. 4: 267, 1939.

MEYERS, R., and M. E. MEYERS: Adjustment problems of the aphasic child. The Crippled Child Mag. 28: 10, 1951. — MILLER, M. H.: Audiologic Evaluation of Aphasic Patients. J. Speech Dis. 25: 333, 1960. — MILLIKAN, C. H. (Chairman): A Classification and Outline of Cerebrovascular Diseases. Neurology, 8: No. 5, 1958.

PICK, A.: Über das Verständnis des eigenen Defektes bei Aphasischen. Mschr. Psychiatr. Neurol. 43: No. 1, p. 1.

REITAN, R. M.: Intellectual Functions in Aphasic and Non-Aphasic Brain Injured Subf jects. Neurology, 3: 202, 1953. — ROCHFORD, G., and M. WILLIAMS: The Measurement os Language Disorders. Speech Pathol. Ther. 7: 3, 1964. — ROGERS, E. J.: Hemiplegia — It. Incidence and Association with Aphasia and Fractures in a Chronic Disease Hospital. N. Y. State J. Med. 57: 2 220, 1957. — ROSE, R. H.: A Physician's Account of His Own Aphasia. J- Speech Dis. 13: 294, 1948.

SALL, M., and J. M. WEPMAN: A Screening Survey of Organic Impairment. J. Speech Dis. 10: 283, 1945. — SCHUELL, H.: Aphasic Difficulties Understanding Spoken Language. Neurology, 3: 176, 1953; — Auditory Impairment in Aphasia. J. Speech Dis. 18: 14, 1953; — The Minnesota Test for Differential Diagnosis of Aphasia. Minneapolis: Univ. Minnesota, 1955; — A Short Examination for Aphasia. Neurology, 7: 625, 1957; — Some dimensions of Aphasic Impairment in Adults Considered in Relationship to Investigation of Language Disturbance in children. Brit. J. Dis. Commun. 1: 33, 1966; — A Re-Evaluation of the short examination for Aphasia. J. Speech Dis. 31: 137, 1966. — SCHUELL, H., J. J. JENKINS and J. B. CARROLL: A Factor Analysis of the Minnesota Test for Differential Diagnosis of Aphasia. J. Speech Hearing Res. 5: 349, 1962. — SCHUELL, H., J. JENKINS and L. LANDIS: Relationship between Auditory Comprehension and Word Frequency in Aphasia. J. Speech Hearing Res. 4: 30, 1961. — SEEGER, TH.: Der kataplektische Insult in seiner Beziehung zu parapnoischen Bewegungen und zu Toneinwirkungen. Mschr. Ohrenheilk. 69: 947, 1935. — SEFER, J. W., and E. H. HENRIKSON: The relationship between word association and grammatical classes in Aphasia. J. Speech Hearing Res. 9: 529, 1966. — SIEGEL, G.: Dysphasic Speech Responses to Visual Word Stimuli. J. Speech Hearing Res. 2: 152, 1959. — SIES, L. F., and R. BUTLER: A Personal Account of Dysphasia. J. Speech Dis. 28: 261, 1963. — SIMON, C. T.: Comments on Testing Aphasics in the Speech Clinic. J. Speech Dis. 11: 139, 1946. — SKLAR, M.: Relation of Psychological and Language Test Scores and Autopsy Findings in Aphasia. J. Speech Hearing Res. 6: 84, 1963. — SPIEGEL, D. K., L. V. JONES, and J. M. WEPMAN: Test responses as predictors of free-speech characteristics in aphasia patients. J. Speech Hearing Res. 8: 349, 1965. — STREET, B. S.: Hearing Loss in Aphasia. J. Speech Dis. 22: 60, 1957.

TERR, M., C. GOETZINGER, and C. ROUSEY: A Study of Hearing Acuity in Adult Aphasic and Cerebral Palsied Subjects. AMA Arch. Otolaryng. 67: 447, 1958. — THURSTON, J. R.:

An Empirical Investigation of the Loss of Spelling Ability in Dysphasics. J. Speech Dis. 19: 344, 1954. — TORRES, J. M.: Guía Para Un Diagnóstico Differencial De Afasias En Adultos. Acta Audiol. Foniat. Hispamer. 2: 21, 1960.

WALLACE, A.: Comments on the Scale for the Measurement of Language Function. Speech Pathol. Ther. 7: 22, 1964. — WEPMAN, J. M., and L. V. JONES: The Language Modalities Test for Aphasia. Univ. Chicago, 1961. — WINCHESTER, R. A., and B. T. HARTMAN: Auditory Dedifferentiation in the Dysphasic. J. Speech Dis. 10: 178, 1955.

ZANGWILL, O. L.: Some Qualitative Observations on Verbal Memory in Cases of Cerebral Lesion. Brit. J. Psychol. 37: 8, 1946.

4. Therapie und Prognose

AGRANOWITZ, A., and M. R. MCKEOWN: Aphasia Handbook for Adults and Children. Ann Arbor, Mich.: Edwards Brothers, 1959. — ANDERSON, J. O.: Aphasia and its Treatment. In „Speech and Voice Correction“ by E. FRÖSCHELS, 1948. — ANONYMOUS: Rehabilitation of the Hemiplegic. Sharp and Dohme Seminar, 14: No. 1, p. 5, 1952. — ARONSON, M., L. SHATIN and J. C. COOK: Socio-Psychotherapeutic Approach to the Treatment of Aphasic Patients. J. Speech Dis. 21: 352, 1956.

BACKUS, O.: Rehabilitation of Aphasic Veterans. J. Speech Dis. 10: 149, 1945. — BEEBE, H.: Contribution of an Aphasic Case to Therapy. Folia Phoniat. 16: 154, 1964. — BERRUECOS, V. P.: Afasia y Otros Problemas del Lenguaje. Tratamiento y Resultados en el Instituto Mexicano de la Audicíon y el Lenguaje. Acta Audiol. Foniat. Hispanoamer. 5: 17, 1963. — BLOOM, L. M.: A Rationale for Group Treatment of Aphasic Patients. J. Speech Dis. 27: 11, 1962. — BOREL-MAISONNY, S.: Education et Reeducation du Langage. J. Speech Dis. 3: 13, 1938. — BURSTEIN, C. L.: Management of Hemiplegia. N. Y. State J. Med. 58: 1325, 1958. — BUTFIELD, E.: Rehabilitation of the Dysphasic Patient. Speech Pathol Therapy. 1: 4, 60; 1958. — BUTFIELD, E., and O. L. ZANGWILL: Re-Education in Aphasia. J. Neurology etc. 9: 75, 1946.

CORBIN, M. L.: Group Speech Therapy for Motor Aphasia and Dysarthria. J. Speech Dis. 16: 21, 1951.

EDWARDS, A. E.: Automated training for a "matching-to-sample" task in aphasia. J. Speech Hearing Res. 8: 39, 1965. — EISENSON, J.: Prognostic Factors Related to Language Rehabilitation in Aphasic Patients. J. Speech Dis. 14: 262, 1949.

FAWCUS, M.: Group Therapy For The Aphasic Patient. Speech Pathol. & Ther. 7: 30, 1964. — FLEMING, M.: Development and practice of clinical techniques in the treatment of Aphasia. Speech Pathol. Ther. 7: 59, 1964. — FRÖSCHELS, E.: Kriegssprachstörung. Wien. klin. Wschr. 28: Nr. 26, 1915; — Übungsschulen für Gehirnkrüppel (Sprachkranke und andere Gehirnverletzte). Münch. med. Wschr. 62: Nr. 27, p. 913, 1915; — Die sprachärztliche Therapie im Kriege. Wien–Berlin: Urban und Schwarzenberg, 1919.

GRANICH, L.: Aphasia: A Guide to Retraining. New York: Grune und Stratton, 1947. — GUTZMANN, H. SEN.: Heilungsversuche bei centro-motorischer und centrosensorischer Aphasie. Arch. Psychiat. 28: 327, 1896; — Stimm-Sprachstörungen bei Kriegsverletzten. In „Handbuch ärztlicher Erfahrungen im Weltkriege 1914 bis 1918.“ 6: 304. Leipzig: J. A. Barth, 1921.

HATFIELD, F. M.: Rehabilitation of Language. Speech Pathol. Ther. 7: 68, 1964. — HUBER, M.: Re-education of Aphasics. J. Speech Dis. 7: 289, 1942.

KEENAN, J. S.: A method for eliciting naming behavior from Aphasic patients. J. Speech Dis. 31: 261, 1966. — KLINGBEIL, J. M.: The Historical Background of the Modern Speech Clinic. Part II-Aphasia. J. Speech Dis. 4: 267, 1939.

LANE, H. L., and D. J. MOORE: Reconditioning a Consonant Discrimination in an Aphasic: An Experimental Case History. J. Speech Dis. 27: 232, 1962. — LASHLEY, K. S.: Factors Limiting Recovery After Central Nervous Lesions. J. Nerv. Ment. Dis. 88: 733–755, 1938. — LIEBMANN, A.: Vorlesungen über Sprachstörungen. H. 10. — LONGERICH, M. C., and J. BORDEAUX: Aphasia Therapeutics. New York: Macmillan, 1954.

MARKS, M., M. TAYLOR, and H. A. RUSK: Rehabilitation of the Aphasic Patient. Neurology, 7: 837, 1957. — MEYERS, R.: Aphasia: A Problem in Differential Diagnosis and Reeducation. Quart. J. Speech, 23: 357, 1937. — MITCHELL, J. C. E.: Some Findings on Patients Referred to a Speech Therapist in a Geriatric Unit. Speech Pathol. Therapy, 4: 26, 1961. —

Mitchell, J.: Communication Disorders Following Cerebral Lesions. The Team Approach in Rehabilitation. Speech Pathol. Ther. 6: 54, 1963.

Penwill, M.: An Experiment with a Heterogeneous Group in a Geriatric Unit. Speech Pathol. Ther. 1: 73, 1958. — Peterson, J. C., and A. P. Olsen: Language problems after a stroke. Minneapolis: Kenny Foundation, 1964. — Pfaff, P. L.: The Moto-Kinästhetic Method Applied to Aphasics. J. Speech Dis. 5: 271, 1940.

Robbins, S. D.: Examination and Re-education of Aphasics. J. Speech Dis. 4: 15, 1939. — Rosenberg, B.: The performance of aphasics on automated visuo-perceptual discrimination, training, and transfer tasks. J. Speech Hearing Res. 8: 165, 1965. — Rosenberg, B., and A. E. Edwards: An automated multiple response alternative training program for use with aphasics. J. Speech Hearing Res. 8: 415, 1965. — Rusk, H. A.: Hemiplegia and rehabilitation. Seminar Sharp and Dohme. 14: No. 1, 1952.

Scargill, M. H.: Modern Lnguistics and Recovery from Aphasia. J. Speech Dis. 19: 507, 1954. — Schuell, H.: Auditory Impairment in Aphasia: Significance and Retraining Techniques. J. Speech Dis. 18: 14, 1953; — How the Language Master Helps us to Treat Aphasic Patients. Text Film News, 5: No. 2, March 1957, distrib. by McGraw-Hill Book Co. New York. — Schuell, H., V. Carroll, and B. S. Street: Clinical Treatment of Aphasia. J. Speech Dis. 20: 43, 1955. — Sheehan, V. M.: Rehabilitation of Aphasics in an Army Hospital. J. Speech Dis. 11: 149, 1946. — Techniques in the Management of Aphasics. J. Speech Dis. 13: 241, 1948. — Silbiger, B.: Beobachtungen bei der Sprachbehandlung von Aphatikern. IV. Kongr. int. Ges. Logop. Phoniat. Prag, S. 58. — Soriani, S., C. Fieschi, and E. Gidoni: Il problema dei disturbi del linguaggio nel programma di riabilitazione del „Centro per lo studio e la cura dell'apoplessia cerebrale" di Genova. Boll. Soc. Ital. Fonet. Audiol. 10: 64, 1960. — Stoicheff, M. L.: Motivating Instructions and Language Performance of Dysphasic Subjects. J. Speech Hearing Res. 3: 75, 1960.

Taylor, M. L., and M. M. Marks: Aphasia Rehabilitation and Therapy Kit. New York: Saxon Press, 1959. — Tikofsky, R. S., and G. L. Reynolds: Preliminary Study: Nonverbal Learning and Aphasia. J. Speech Hearing Res. 5: 133, 1962. — Tikofsky, R. S., and G. L. Reynolds: Further Studies of Nonverbal Learning and Aphasia. J. Speech Hearing Res. 6: 329, 1963. — Tobis, J. S.: Physical medicine and rehabilitation management in aphasia. J. Amer. Med. Ass. 171: 393, 1959. — Turnblom, M., and J. S. Myers: A Group Discussion Program with the Families of Aphasic Patients. J. Speech Dis. 17: 393, 1952.

Wepman, J. M.: The Organization of Therapy for Aphasia: I. The In-Patient Treatment. J. Speech Dis. 12: 405, 1947; — Recovery from Aphasia. New York: Ronald Press, 1951; — The Relationship between Self-Correction and Recovery from Aphasia. J. Speech Dis. 23: 302, 1958. — West, R., and S. Stockel: The effect of meprobamate on recovery from aphasia. J. Speech Hearing Res. 8: 57, 1965.

Zürneck, E.: Grundsätzliches im Sprachbehandlungsfilm bei seiner Verwendung in der modernen Aphasiebehandlung. 9. Congr. Int. Ass. Logop. Phoniat. Zürich 1953, S. 74. — Fachpädagogische Gesichtspunkte in der Aphasiebehandlung auf Grund neuzeitlicher Erfahrungen. Arch. Ohren- usw. Heilk. 169: 478, 1956.

3. Zentral-nervöse Störungen der Aussprache: Dysarthrie

Definition. Dysarthrien sind Störungen der Aussprache infolge von Erkrankungen der zerebralen Zentren, Bahnen und Kerne der am Sprechvorgang beteiligten Nerven. Daraus ergibt sich bereits ein grundsätzlicher Unterschied der Dysarthrien als Störungen des *äußeren Sprechvorganges* von den Dysphasien, welche den Verlust von Wort- und Satzbildung sowie von Wort- und Satzverständnis bedeuten und somit die höchste Stufe der *zentralen Sprachfunktion* an sich betreffen.

Auf der anderen Seite sind die zentral-nervösen Dysarthrien von den peripher-nervösen oder paralytischen Dysglossien zufolge von peripheren Hirnnervenlähmungen prinzipiell verschieden: *Die zentralen Dysarthrien stören den gesamten Sprechvorgang.* Periphere Dysglossien hingegen beeinträchtigen lediglich die Aussprache jener Laute, deren Artikulation durch die Lähmung des zugehörigen Nerven behindert ist. Deshalb lassen sich die peripheren Dysglossien zwanglos nach anatomischen und lautphysiologischen Prinzipien einteilen. Es ist nämlich so eingerichtet, daß die einzelnen Teile der Sprechorgane durch verschiedene Hirnnerven innerviert sind, also die Lippen durch den Fazialis, die Zunge durch den Hypoglossus, der Gaumen hauptsächlich durch den Vagus oder die Kieferbewegungen durch den Trigeminus. Deshalb äußern sich die isolierten peripheren Lähmungen der Hirnnerven in wohlumschriebenen Dysglossien. Deren einzelne labiale, dentale, mandibuläre, linguale, palatale und pharyngeale Formen haben wir bereits ausführlich kennengelernt. *Die peripheren Dysglossien verändern die Aussprache in bezug auf die zugehörenden Artikulationszonen.*

Zentrale Dysarthrien verhalten sich ganz anders. Hier liegt eben nicht die isolierte Lähmung eines bestimmten Hirnnerven vor, sondern vielmehr eine zentrale Läsion eines bestimmten Hirnabschnittes. Je nach der Lage und Ausdehnung dieser Läsionen sind dann sämtliche am Sprechvorgang beteiligten phonischen Funktionen betroffen. Neben der Artikulation der einzelnen Sprachlaute, isoliert und während des fließenden Sprechens, erweisen sich ferner die musischen Elemente des Sprechens verändert. Das äußert sich im abnormen Klang der Sprachakzente. Somit stört die Dysarthrie die *gesamte Sprechmotorik,* also die Artikulation, Akzentuierung und die Phonation samt der sie antreibenden Atmung.

Vom pathologisch-anatomischen Gesichtspunkt läßt sich der Unterschied zwischen den Dysarthrien und Dysglossien klar abgrenzen. Zentrale Dysarthrien sind die Folge von Läsionen des *zentralen Neurons* vom kortikalen Ursprung des pyramidalen Traktes bis zu den bulbären Hirnnervenkernen; paralytische Dysglossien entstehen durch Lähmungen des *peripheren Neurons,* welches in den bulbären Kernen entspringt und dann hauptsächlich außerhalb der Schädelhöhle liegt (vgl. Tab. 5 auf S. 397).

Wie es in der Medizin zu sein pflegt, bieten die verschiedenen Krankheitsbilder in der Praxis nicht immer jene reinen und klassischen Bilder, wie man sie im Lehrbuch aus didaktischen Zwecken zu zeichnen versucht. Insbesondere bei den Dysarthrien liegt es in der Natur des Krankheitsvorganges, daß häufig *Kombinationen verschiedenartiger Störungen* gemeinsam vorkommen. So findet man die dysarthrischen Zustandsbilder nicht selten mit dysphatischen Ausfällen kombiniert, oder sieht die eine Affektion nach einer Zeit in die andere übergehen. Zudem ist es möglich, daß ein dysarthrisches Syndrom mit anderen Störungen der Sprache oder des Sprechens vergesellschaftet ist. Es kann also sein, daß Dysphasie, Dysarthrie und Dysglossie aus verschiedenen Gründen gleichzeitig vorhanden sind.

Daran ist namentlich nach Unfällen zu denken, etwa wenn eine multiple Verletzung verschiedene *mechanische und periphere,* aber auch *symptomatische und zentrale* Ausfälle hervorruft. Solche Kombinationen umfassen etwa: dentale Dysglossie wegen Kieferbruch; linguale Dysglossie nach Verletzung oder peripherer Lähmung der Zunge; zentrale Dysarthrie wegen supranukleärer Läsion mehrer Hirnnerven; und dysphasische Ausfälle infolge einer Schädigung des Großhirns auf der dominanten Seite. Die Klärung eines derart komplizierten Sprachverlustes ist nur durch eingehende neurologische, psychologische und phoniatrische

Analyse möglich. Warum derart ausführliche Gutachten notwendig sind, leuchtet im Hinblick auf Versicherungsfälle oder Gerichtsangelegenheiten ein.

Ätiologie. Als unmittelbare Ursache der Dysarthrien findet man kortikale, subkortikale, zerebellare oder bulbäre Innervationsstörungen infolge von Geburtsschädigung, Entzündung, Durchblutungsstörung, Tumoren oder Hirnverletzung. Man unterscheidet dabei in *anatomischer* Hinsicht folgende Schädigungen: 1. Läsionen der motorischen Rinde in der vorderen Zentralwindung; 2. der Pyramidenbahn; 3. des extrapyramidalen Systems; 4. des Tractus fronto-cerebellaris mit seinen Assoziationsbahnen; 5. der zerebellaren Koordinationszentren; und 6. der bulbären Hirnnervenkerne. Eine noch weitergehende Einteilung haben Euzière, Terracol und Lafon (1939) vorgenommen. Die enzyklopädische Monographie von Cerciello und Fasano (1960) umfaßt die neurologischen Grundlagen der Sprache sowie zahlreiche Definitionen.

a) Allgemeine Symptomatologie

Sichtbare Kennzeichen. In bezug auf die sichtbaren Veränderungen sind fünf symptomatische Gruppen zu unterscheiden. Es können nämlich Lähmungen, Schwächezustände, Spasmen oder Reflexstörungen der Artikulationsmuskulatur in verschiedenem Grade sowohl vorhanden sein als auch fehlen. Bei peripheren Lähmungen hingegen kommen spastische Reflexe nicht vor. Eine solche Unterscheidung ist vor allem für die Therapie wichtig, wie wir noch sehen werden. Immer sind die Symptome durch *Sitz und Ausmaß* der zentralen Schädigung bedingt, aber nicht durch die Ursache der Erkrankung an sich. Daher kommen im Gefolge der gleichen Krankheit wechselnde sicht- und hörbare Symptome vor, oder die gleichen Symptome begleiten verschiedene Leiden. Mehr darüber in Arnolds Monographie über traumatische Sprachstörungen (1948).

1. Bei *Lähmungen* von Lippen, Zunge, Kiefer, Gaumen, Rachen oder Kehlkopf durch Innervationsstörungen des V., VII., X. oder XII. Hirnnerven findet man die Dysarthrien vom Typus der *paralytischen Dysglossien.* Von diesen unterscheiden sich die zentralen Dysarthrien sowohl durch deutliche spastische Komponenten und durch das Fehlen der muskulären Entartungsreaktion als auch durch weitere nervöse Ausfallserscheinungen, falls die Läsion supranukleär liegt. Ein entsprechendes Beispiel bietet die *pyramidale Dysarthrie* der Suprabulbärparalyse.

In der anderen Richtung unterscheiden sich die atonischen Lähmungsbilder der *nukleären Bulbärparalysen* verschiedener Genese von den peripheren Nervenlähmungen durch die typische Kombination der bulbären Affektionen. Ein anderes Beispiel dieser Gruppe zeigt die von J. Perelló (1958) beschriebene Paralyse von Lippen, Zunge, Gaumen und Rachen wegen amyotrophischer Myotonie.

2. *Leichte Motilitätsstörungen* von Lippen, Zunge oder Gaumen führen zu *dyspraktischen Störungen* während der Vornahme komplexer Handlungen. So sieht man bei athetotischen oder choreatischen extrapyramidalen Bewegungsstörungen, daß die Lippen nicht vorgewölbt oder breitgezogen werden können. Die Zunge zeigt träge Bewegungen in den verschiedenen Richtungen. Der Gaumen hebt sich trotz gutem Würgreflex bei der Phonation nur langsam oder unvollständig. Gelegentlich lassen die Stimmlippen ataktische Koordinationsstörungen erkennen, wie man es z. B. bei *multipler Sklerose* sieht.

3. *Koordinierte Bewegungsstörungen* während der *zusammenhängenden Rede* äußern sich in dyspraktischen oder paretischen Störungen der Sprechmuskulatur, obwohl deren *isolierte* Bewegungen normal erscheinen. Dies erinnert an die koordinierten Bewegungsstörungen der Armmuskulatur bei *zervikaler Ataxie,* welche trotz normaler isolierter Bewegungsmöglichkeit den Finger-Nasenversuch mißlingen läßt.

4. Die *höheren Leistungen des Sprechens*, nämlich die richtige Ausführung des musikalischen, dynamischen und rhythmischen Akzentes, des normalen Sprechtempos, der deutlichen Aussprache und der richtigen Sprechmelodie, gehen verloren, wenn es sich um solche hochzentrale Dysarthrien handelt wie etwa vom Typus der *epileptischen Sprachstörung*. Sowohl die isolierte Motilität der Sprechorgane, als auch die isolierte Lautbildung erweist sich somit als normal. Nur das Ohr gewinnt einen Eindruck der klanglichen Veränderungen während des fließenden Sprechens. Wenn man diese objektiv festhalten will, muß man sich der modernen akustisch-phonetischen Verfahren bedienen, wie etwa der sonagraphischen Klanganalyse oder Tonhöhenaufzeichnung. Dann allerdings gewinnt man Kurven, welche die Steifheit der Sprechmelodie wiederspiegeln und andere Einzelheiten aufzeigen, wie unten besprochen.

5. *Geringgradige Dysarthrien* beschränken sich auf die Störung der Lautwahl, der fließenden Lautbildung, Wortfindung und der richtigen Satzbildung. Hier ist also die isolierte Aussprache von Lauten, Worten oder kurzen Silbenfolgen ungestört. Auch an sichtbaren Veränderungen ist nichts zu bemerken. Dennoch machen sich gewisse dysarthrische Entgleisungen während des *fließenden Sprechens* bemerkbar. Weil der reproduktive Vorgang des Lesens geringere Anforderungen an die aktiven Leistungen der Sprachgestaltung stellt als das freie Sprechen, bleibt ein größeres Ausmaß an Aufmerksamkeit auf den äußeren Sprechvorgang gerichtet. Deshalb kann das Lesen weniger betroffen erscheinen als die Spontansprache, wie dies in physiologischer Weise auch beim unvollkommenen Beherrschen einer *Fremdsprache* der Fall ist. In diesem Stadium beginnt auch der Übergang zu den dysphasischen Verlusten der Sprachgestaltung.

Hörbare Veränderungen. Auch die akustischen Symptome entsprechen dem Grade der optisch wahrnehmbaren Bewegungsstörungen der Muskulatur für Atmung, Phonation und Artikulation. Alle Teile dieses komplizierten Apparates funktionieren stets gleichzeitig, gemeinsam und gekoppelt. Sie sind daher meist gleichzeitig und gleichartig gestört. Im Falle einer hyperkinetischen Störung kommt es also zu gepreßter Atmung und gleich gepreßter Stimme. Beide äußern sich in Resonanz- und Kopplungsstörungen wegen der verengten Einstellung des Ansatzrohres. Überdies liegen dann übertriebene Bewegungen der Artikulation vor.

Wegen der großen Vielfalt der dysarthrischen Störungen ist eine allgemeine Beschreibung der dysarthrischen Sprache nicht möglich (Tikofsky et al., 1966). Eine Analyse der artikulatorischen Störungen wegen Dysarthrie wurde von Mullendore und Stoudt (1961) versucht, welche die Ausfälle durch Art und Grad der muskulären Läsionen erklärt fanden. Tikofsky und Tikowsky (1964) erzielten die *objektive Beurteilung* einer dysarthrischen Sprechweise mit Messungen der Verständlichkeit.

I. Lehiste (1965) untersuchte zehn dysarthrische Patienten durch spektrographische Analyse von 160 Testwörtern. G. Böhme (1966) bestätigte, daß die spektrographische Analyse der dysarthrischen Sprechweise verschiedene Einzelheiten der akustischen Entstellung nachweist. Eine *sonagraphische Differenzierung der verschiedenen Dysarthrien ist jedoch nicht möglich*. Im Hinblick auf diese beschränkte qualitative Unterscheidbarkeit der dysarthrischen Sprechmuster müssen wir uns vorläufig mit den klinischen Maßnahmen der *quantitativen Beurteilung* begnügen.

1. *Lähmungszustände* der Sprechorgane äußern sich in den gleichen Ausspracheströungen der Lippen-, Zungen- oder Gaumenlaute wie bei den peripheren *paralytischen Dysglossien*. Man kann demnach wieder labiale, linguale und palatale Dysarthrien unterscheiden. Gaumenschwäche äußert sich in *passiv* offenem Näseln. Spasmen des Gaumens vermögen aber auch *aktiv* geschlossenes Näseln auszulösen. Laryngeale Dysarthrie macht sich in einer Störung der Stimme in bezug auf Höhe, Lautheit, Modulation, Register und Klarheit bemerkbar oder äußert sich in Atmungsstörungen.

2. Falls *leichte Motilitätsstörungen* der Sprechmuskulatur vorliegen, machen die einzelnen Lautgruppen je nach der Bewegungseinschränkung einen *undeutlichen oder ungleichmäßigen* Eindruck. Mit der kymographischen Aufzeichnung der gleichförmig wiederholenden Aussprache der gestörten Laute ist die besondere Ermüdbarkeit, Ataxie oder Adiadochokinese der angewandten Kräfte objektiv nachweisbar.

3. Bei den *koordinierten Bewegungsstörungen* kann das Ohr allein nur über den ungenauen, verwaschenen oder *leicht ermüdbaren Klang* der Lautbildung Auskunft geben, oder das gestörte Verhältnis von Media und Tenuis feststellen. Auch Silbenstolpern, Poltern oder *iterative Dysarthrie* mit Silben- und Wortwiederholungen kommt vor. Um so wichtiger ist wieder die moderne elektro-phonetische Analyse der beeinträchtigten Lautkomplexe.

4. Die Störungen der *höheren Leistungen des Sprechens* lassen sich subjektiv-akustisch schwer festlegen. Nur die experimental-phonetische Registrierung zeigt die einzelnen Störungskomponenten des Artikulationsapparates. Dabei ergibt sich, daß die *Brust- und Bauchatmung* zu seicht, zu tief, auffallend synchron oder asynchron verläuft. Die *Stimme* zeigt mannigfaltige Störungen ihrer einzelnen Qualitäten. Auch feine Veränderungen wie Registerbrüche, Klangfarbenstörungen oder Verlust der Singstimme können auftreten. Ebenso klingen die *Sprechakzente* verwaschen oder verzerrt. Das *Sprechtempo* ist zu rasch (*Tachylalie*), oder zu langsam (*Bradylalie*). In ähnlicher Weise leidet die Deutlichkeit der Aussprache je nach der verminderten Genauigkeit der zusammenhängenden Lautbildung.

5. Als letzte Gruppe der *dysarthrischen Redestörung* lassen sich deren amnestische, syntaktische, grammatische und orthophonische Ausfälle nur durch genaue phonetische, sonagraphische und graphologische Analyse von Sprachproben erforschen. Dann aber ergeben die Störungen des Sprechens, Lesens, Rechnens und Schreibens für jeden Fall *individuell charakteristische* Fehlerarten, die mit dem gesamten Nerven- und Intelligenzbefund übereinstimmen, wie Fröschels (1919) im ersten Weltkriege gezeigt hat. Es liegen somit fließende Übergänge zu geringgradigen *dysphatischen Restzuständen* vor. Umgekehrt kann eine derart leichtgradige Dysarthrie auch den Beginn einer langsam einsetzenden Aphasie bedeuten.

Symptome. Es bedarf keiner weiteren Betonung, daß das Wesen einer jeden dysarthrischen Sprachstörung nur durch die sorgfältige *neurologische* Beurteilung aufklärbar ist. Darüber hinaus liefert die einfühlende *laryngologische* Untersuchung und *phonetische Analyse* der gesamten Artikulationsmuskulatur wichtige Anhaltspunkte zur Lokalisation und Differenzierung der ursächlichen Krankheitszustände. Wie bereits bemerkt ist nämlich der klangliche Eindruck der einzelnen Störungsformen weniger durch deren Ursache, als vielmehr durch die Lokalisation ihrer Läsionen bedingt. In Hinsicht auf eine solche *pathologisch-anatomische* Lokalisation diene die folgende Zusammenstellung zur Orientierung.

1. Kortikale Dysarthrien sind für die Praxis von geringer Bedeutung. Zunächst müssen wir uns vor Augen halten, daß alle Bewegungen der paarig angelegten Sprechorgane von beiden Hirnhälften gleichzeitig und gemeinsam geleitet sind. Wegen der bloß *teilweisen Kreuzung der Pyramidenbahn* erhält zudem jede Körperseite Impulse von beiden Hirnrinden. Mit großen individuellen Varietäten kommt die unvollständige Pyramidenkreuzung nur im Menschen und bei den Menschenaffen vor. Möglicherweise hängt das mit der menschlichen Zerebralität oder Dominanz zusammen. Drei Viertel oder noch mehr der Fasern kreuzen in der *Decussatio pyramidum* zur Gegenseite und ziehen als *lateraler oder gekreuzter Pyramidentrakt* durch das Rückenmark. Der Rest verläuft als *ventraler oder direkter Pyramidentrakt*. Auf diese Weise ist z. B. die rechte Stimmlippe von beiden Hemisphären innerviert und ebenso die linke.

Somit wäre eine reine kortikal-dysarthrische Lähmung nur dann denkbar, wenn die beiden zugehörigen Hirnrindenfelder *symmetrisch und in gleichem Ausmaße* geschädigt sind, ein recht selten zu erwartendes Ereignis. Des weiteren erfuhren wir von der Aphasieforschung, daß einseitige kortikale Herde auf der dominanten Seite zumeist dysphatische Ausfälle zur Folge haben. Daraus ergibt sich, daß die kortikalen Dysarthrien am ehesten im Verein mit *dysphasischen Syndromen* zu erwarten sind. Dysphasien allerdings sind häufig von dysarthrischen Komponenten eingeleitet, begleitet, oder im Stadium der Rückbildung von ihnen gefolgt.

Als typischer Vertreter der kortikalen Dysarthrie gilt das *Silbenstolpern*, welches etwa für progressive Paralyse charakteristisch ist. CERCIELLO und FASANO (1960) erklären die kortikale Dysarthrie einfach als *Sprechunvermögen* (speech arrest). Solange die Phoneme aussprechbar bleiben, sind sie nicht verzerrt. Falls die Erholung möglich ist, erfolgt sie sofort und vollständig. Der post-kommotionelle Mutismus und die typische *iterative Dysarthrie* nach Hirnerschütterung sind weitere Beispiele der kortikalen Dysarthrie.

2. Pyramidale Dysarthrien führen zu plumpen, hypertonischen, spastischen und schwerfälligen Bewegungen der gesamten Gesichts- und Artikulationsmuskulatur. Außerdem besteht oft offenes Näseln. Im Falle von Läsionen der Pyramidenbahn ist deshalb der Gesamtklang des Sprechvorganges verwaschen oder macht einen explosiven Eindruck. Ebenso klingt die Stimme teils hyperkinetisch gepreßt, teils in hypokinetischer Weise hauchig oder aphonisch.

3. Extrapyramidale Dysarthrien zeigen nach E. FRÖSCHELS (1943) und P. SCHILDER (1927) erheblich gestörte Brustatmung oder auffallend gleichförmige Atemkurven (R. SCHILLING, 1925). Daneben kommt schreiende Stimme (*Megaphonie*) oder große Stimmschwäche (*Mikrophonie*) vor, sowie Monotonie oder Monorhythmie. E. LEYSER (1923, 1924) unterschied die extrapyramidalen Sprachstörungen in akinetische, hyperkinetische, rigide und iterative Formen. Allen extrapyramidalen Läsionen ist das Symptom der *Monodynamik* und *Monotonie* gemeinsam. Diese phonischen Störungen entstehen durch Läsionen des Globus pallidus, welcher ein Teil des Linsenkernes ist.

Außerdem ist die iterierende *Palilalie* für Läsionen der Corpus striatum kennzeichnend, worunter man die funktionelle Einheit von Schweifkern und Linsenkern versteht. Durch das vielmalige Wiederholen von Wörtern und Satzteilen, besonders am Satzende, hat diese Störung eine gewisse Ähnlichkeit mit dem Stottern. Deshalb gilt die Palilalie als Vertreter des *striären Stotterns*.

Die Propulsionstendenz äußert sich durch immer schneller werdendes Sprechen (*Tachylalie*), bis es in einem leisen Gemurmel endet (*Tachyphrasie*). Auf Grund von Athetose kommt die gestörte pneumo-phonische Koordination in zwangsweisen Verzerrungen der Atembewegungen, Sprechmelodie und Lautbildung zum Vorschein, wobei das Wiederholen wieder auffällt.

4. Fronto-pontine-Dysarthrien bedingen gehemmte und vorzeitig endende Bewegungen. Durch diese *Antriebsstörung* versandet der Sprechakt ehe das Gedachte mitgeteilt ist. Dabei wird die Artikulation immer rascher und undeutlicher, die Stimme monoton und immer leiser, bis der Kranke seinen Sprechversuch aufgibt.

5. Zerebellare Dysarthrien äußern sich in rauher, gepreßter oder eigenartig gequetschter Stimme. Neben skandierender, gedehnter oder abgehackter Sprache kommt ferner zu langsames oder zu rasches Sprechtempo vor. Letzteres ist eine Folge der für alle Kleinhirnerkrankungen typischen Bremsstörungen wie

Bradyteleokinese und *Hypermetrie*. Eine überstürzte Tachylalie zerebellaren Ursprunges kann der angeborenen Sprachschwäche des Polterns ähneln.

6. Bulbäre Dysarthrie und Anarthrie. Im verlängerten Mark befinden sich die Kerne der Hirnnerven V bis XII in enger Nachbarschaft. Deshalb pflegen bulbäre Läsionen mehrere Kerngebiete gemeinsam zu schädigen. Daraus ergeben sich die typischen Syndrome der *bulbären Paralysen* verschiedener Genese. Am häufigsten findet man die Hirnnerven Nr. V, VII, IX, X und XII in verschiedenen Kombinationen betroffen. Wie wir aus den physiologischen Kapiteln wissen, müssen sich derartige nervöse Ausfälle in phonischen Symptomen äußern. Je nach der Ausdehnung der Krankheitsherde sieht man daher *paralytische Störungen* in bezug auf die Bewegungen der zugehörigen Sprechorgane, also von Kiefer, Lippen, Gaumen, Rachen und Kehlkopf sowie der Zunge.

In gesetzmäßiger Weise handelt es sich dabei um *atonisch-schlaffe* Lähmungen, weil das periphere Neuron vom Kern abwärts zu den Ausführungsorganen betroffen ist. Aus dem gleichen Grunde pflegt man Fibrillation und Faszikulation der gelähmten und atrophischen Zungenhälfte zu sehen. In sprachlicher Hinsicht äußern sich diese bulbären Lähmungserscheinungen in akustisch gleicher Weise wie bei den *paralytischen Dysglossien* wegen peripherer Nervenverletzung.

Man hört also die folgenden *phonischen Symptome*: Heiserkeit oder Aphonie ist eine Folge von Kehlkopflähmung; Gaumenschwäche bedingt offenes Näseln; Zungenlähmung stört die Zungenlaute; Lippenschwäche beeinträchtigt die Lippenlaute. Derart entsteht der verwaschene, mühsame und unartikulierte Klang der bulbären Syndrome. Wenn die Amerikaner dies als „hot potato speech" bezeichnen, so vergleichen sie diese Dysarthrie mit der sprachlichen Behinderung während des Würgens an einem heißen Kartoffelstück. Je nach Ausmaß und Fortschritt der bulbären Läsionen liegt ferner ein verschiedener Grad des dysarthrischen Ausfalles vor. In vorgeschrittenen Fällen kann schließlich jegliche Artikulationsbewegung unterbleiben. Dann bleibt vom Sprechvorgang nichts als ein unartikuliertes Grunzen und Stöhnen zurück: *bulbäre Anarthrie*.

7. Kombinierte Dysarthrien. Da die hörbaren Kennzeichen der dysarthrischen Störungen von der Art, Lage und Ausdehnung der kausalen Hirnläsion abhängen, erscheinen die topographisch definierten Formen der Dysarthrie oft in verschiedenen Kombinationen. Ein typischer Vertreter einer kombinierten Dysarthrie ist durch Verschluß *beider Vertebralarterien* verursacht. Wendler und Schädlich (1966) beobachteten in solchen Fällen die Verbindung von striopallidären (also extrapyramidalen), zerebellaren und bulbären Dysarthriezeichen.

Diagnose. Wie verschieden die sprachlichen Krankheitsbilder auch innerhalb der einzelnen Dysarthriegruppen ausgeprägt sind, erläutern die folgenden drei Beispiele von *zerebellaren Dysarthrien*.

Fall 1. Eine Beobachtung von *Myoklonus* mit Gaumensegel-, Schlund- und Kehlkopfnystagmus unter feinschlägigem Tremor des Kopfes und der Unterlippe wegen Kleinhirnerkrankung nach Sturz auf den Hinterkopf hat H. Loebell (1937) bei einem 51 jährigen Mann beschrieben. Das Sprechen war höchstgradig gestört, indem unter größter Mühe nur einzelne unartikulierte Laute stoßweise hervorgebracht wurden. Sie waren kaum verständlich, klangen monoton und hatten einen guttural-schnarrenden Beiklang. Auf Grund des übrigen Befundes der Gang-, Gleichgewichts-, Schluck-, Atem- und Schreibstörungen trotz unveränderter Intelligenz war im Hinblick auf ähnliche Beobachtungen des Schrifttums und

KLIENS histologisch untersuchte drei Fälle eine Blutung im Gebiete des *Nucleus dentatus cerebelli* anzunehmen. Hierher gehört ferner ein ähnlicher Fall von J. BERENDES (1937).

Über *palatalen Myoklonus* berichteten neuerdings HERRMANN, CRANDALL und FANG (1957). Sie erklären diese Erscheinung als extrapyramidale Störung der unteren Neuraxis am Ausgang vom Hirnstamm und im Kleinhirn. Als Sitz des Krankheitsherdes bezeichnen sie den gleichzeitigen Nucleus dentatus und die untere Olive der Gegenseite. Eine merkwürdige *iterative* Form der zerebellaren Dysarthrie nach Kriegsverletzung zeigt das nächste Beispiel.

Fall 2. Ein 27jähriger Theologe wurde durch Infanteriekugeldurchschuß vom linken Jochbein zum rechten Ohr mit Kleinhirnverletzung verwundet. Anschließend bestand eine hochgradige Verzögerung des Sprechtempos, „weil die Worte nicht schneller auftraten". Jetzt sei das gleiche im Anschluß an die noch vorhandenen epileptischen Anfälle zu merken. Infolge von Gedächtnislücken werden bekannte Personen auf der Straße in peinlicher Weise übersehen. Die Stimme ermüdet sehr leicht.

Befund. Allgemeine Nervosität und Unsicherheit. Lippen, Zunge, Gaumen und Kehlkopf sind normal. Sehr enges Ansatzrohr. *Sprache.* Isolierte Laute normal. Die Spontansprache erfolgt sehr rasch, überstürzt, unter Wiederholung der Wortanfänge und mit Wortverstümmelungen durch proleptisch-metaleptische Assimilation mit vorauseilender und haftender Lautvertauschung: „Die schleine Schlüssel" statt „Die kleine Schüssel". Mitunter tritt Steckenbleiben oder starkes Versprechen mit Wort- und Satzteilvertauschungen auf, weil er vergessen hat, was er sagen wollte. Manche Wörter werden zwei- bis dreimal wiederholt. Erschwerte Wortfindung infolge von Konzentrationsschwäche und rascher Ermüdung. Die *Stimme* klingt belegt, ist beim Sprechen zu hoch, sehr hart eingesetzt und durch hyperkinetisches Pressen überanstrengt.

Diagnose. Zerebellare, iterative Tachyphrasie mit Paraphasie, postepileptischer Bradylalie und hyperkinetischer Dysphonie. Diese Befunde entsprechen dem symptomatischen Poltern wegen umschriebener Hirnschädigung.

Fall 3. Im folgenden war die längere Beobachtung des Krankheitsverlaufes von *zerebellarer Dysarthrie* nach Enzephalitis möglich. Die Überweisung der 31jährigen Hausfrau verdanke ich Herrn Prim. Prof. Dr. K. NOWOTNY (Wien). *Vorgeschichte.* Familie o. B., früher immer gesund gewesen. Im Juli 1945 litt sie an „Hirnhautreizung" mit Kopfschmerzen, hohem Fieber und Gelbsucht. Im September 1945 kam „Ruhr" mit Bewußtlosigkeit und Herzschwäche hinzu. Am 17. September 1945 trat plötzlich Heiserkeit auf und die Sprache wurde immer schlechter. Beim Gehen, Sitzen, Essen und Bewegen der linken Hand bestanden Lähmungserscheinungen. Diese verschwanden von selbst bis auf eine Schwäche der linken Hand.

Befund vom 17. Dezember 1945. Nase, Ohren o. B. *Pharyngoskopie* zeigt fibrilläre Zuckungen der Zunge, linker Zungenrand leicht atrophisch, Gaumen- und Rachenreflex fehlt. *Kehlkopf.* Stimmlippen rot, aufgelockert, gereizt, normal beweglich. Beim Phonieren werden sie aber heftig aneinandergepreßt. Die *Stimme* klingt sehr tief (E, F), also im männlichen Brustregister, rauh, gepreßt, hart eingesetzt. Die *Sprechatmung* erfolgt höchst gepreßt, angestrengt, der Bauch schmerzt beim Sprechen. *Artikulation.* Das (R) rollt nicht, sonst isolierte Laute normal. *Sprechen* klingt rauh, überanstrengt, gepreßt und wie bei Taubstummen verzerrt. *Akzente* sind melodisch, dynamisch und temporal verzerrt, ataktisch und gedehnt. *Sprachverständnis* und *Wortfindung* sind ungestört.

Neurologischer Befund vom 21. Januar 1946. *Schädel* überall klopfempfindlich, Nervenaustrittspunkte druckempfindlich. *Obere Extremitäten.* Reflexe links gesteigert, Endstückataxie beim FNV, Hypodiadochokinese und Ataxie der linken Hand, leichte Dyspraxie links mehr als rechts. *Abdomen.* Sämtliche Bauchdeckenreflexe fehlen. *Untere Extremitäten.* Reflexe links leicht gesteigert, Gang bis auf Fehlen der Armbewegungen unauffällig, Ataxie links beim KHV, Strümpell links.

Diagnose. Zerebellare Dysarthrie nach Enzephalitis cerebelli et pontis.

Entlassungsbefund vom 22. Juli 1946. Die *Pupillen* reagieren mäßig auf Licht, besser auf Konvergenz. *Rachen.* Fibrilläre Zuckungen der Zunge, ihr linker Rand atrophisch, leichtes Abweichen nach rechts; der Rachen- und Gaumenreflex fehlt. *Obere Extremitäten.* Ataxie und Hypodiadochokinese der linken Hand mit Intentionstremor beim FNV. *Untere Extremitäten.* Gang bis auf geringere Mitbewegung des linken Armes normal, Ataxie beim KHV links, Reflexe seitengleich. *Subjektives Befinden* wesentlich gebessert. *Sprache* weniger rauh, geringeres Pressen, deutlichere Artikulation, Stimme höher, Atmung weniger gestört, Akzente weniger verzerrt; Sprechvermögen also deutlich gebessert, aber noch in gleicher Weise verändert.

Therapie. Zunächst versucht man, mit einer *ätiologisch ausgerichteten* Behandlung das Grundleiden zu verbessern. Dafür sind der Neurologe und Internist zuständig. Darüber hinaus kann aber der Phoniater oder Sprachpathologe manches zur *symptomatischen* Besserung der Dysarthrien beitragen. E. Butfield (1961) legte ein Behandlungsprogramm mit vielen Einzelheiten vor.

Wenn *Lähmungszustände* der Artikulationsmuskulatur vorherrschen, ist vorerst die physikalische und übungsgymnastische Therapie am Platze. Sie dient zur Kräftigung der geschwächten Muskeln und zur vikariierenden Heranziehung minder gestörter Muskelgruppen. Dazu eignen sich die Elektrotherapie und Widerstandsgymnastik sowie mastikatorische und artikulatorische Übungen. Nach einem Vorschlage von M. R. Adams (1966) können die *fortschreitenden Lähmungen* wegen amyotrophischer Lateralsklerose in zweierlei Weise gelindert werden. Ein elektrischer Kehlkopf hilft über die zunehmende Stimmschwäche hinweg. In den späten Stadien trägt der Kranke ein Kopflicht, um damit an die Wand geschriebene Worte anzuleuchten. Damit kann er praktisch wichtige Wünsche ausdrücken.

Gegen *spastische Erscheinungen* ist eine allgemein beruhigende Behandlung erforderlich. Über die neuen Wege der Reflextherapie nach Bobath wird im nächsten Abschnitt berichtet. Dann läßt man die isolierten Muskelbewegungen der Artikulationsorgane einzeln üben, um ihre willkürliche Beherrschung zu verbessern. Man beginne also mit vorsichtigen Teilbewegungen, wie Öffnen und Schließen des Mundes, Aufblasen der Backen und mit Bewegungen der Zunge in allen Richtungen. Später geht man zur Verbindung der koordinierten Leistungen von Atmung, Stimme und Lautbildung über. Affektbetontes Seufzen, Summen, Schwelltöne und Tonhalten unterstützen den Aufbau einer richtigen Koordination. Sobald solche Einzelbewegungen gelingen, folgen die Übungen von Laut-, Silben- und Wortverbindungen. Schließlich sind die höheren Leistungen des Sprechens, wie dessen Akzente, Melodie und Tempo, sowie Satzbildung und freie Wortfindung einer weiteren Korrektur zugänglich. In angemessener Weise sind ferner etwaige dysphasische Restzustände auszugleichen.

Prognose. In Analogie zu den peripheren Nervenlähmungen zeigen auch die *stationären* zentralen Dysarthrien eine häufige Tendenz zur spontanen Kompensation. Wenn das Grundleiden nicht fortschreitet, erzielt die sprachärztliche Therapie oft weitgehende Besserungen. Die Dauer der Behandlung hängt wie bei allen Hirnerkrankungen von den individuellen Verhältnissen ab. Aber auch die seit Kindheit bestehenden schweren Dysarthrien durch Geburtsschädigung oder nach Infektionskrankheit lassen sich mit genügender Ausdauer meist weitgehend beeinflussen.

Literatur

Dysarthrie

1. Klassifikation und allgemeine Symptomatologie

Boehme, G.: Stimm-, Sprach- und Hörstörungen als Folge frühkindlicher Hirnschädigungen. Folia Phoniat. 15: 189, 1963. — Bruni, R.: Problemi psicopedagogici in soggetti cerebropatici normoudenti ed ipoacusici. Boll. Soc. Ital. Fonet. etc. 9: 91, 1959. — Butfield, E.: Dysarthria. Speech Pathol. Therapy, 4: 74, 1961.

CERCIELLO, P., and V. A. FASANO: I disturbi della voce e della parola nelle malattie del sistema nervoso. Boll. Soc. Ital. Fonet. Audiol. 10: 409, 1960. — CHESS, S.: Diagnosis and Treatment of the Hyperactive Child. N. Y. State J. Med. 60: 2379, 1960. — CLARK, R. M.: Language and Behavior of Children with Unsuspected Brain Injury. Logos, 5: 22, 1962. — CORBIN, M. L.: Group Speech Therapy for Motor Aphasia and Dysarthria. J. Speech Dis. 16: 21, 1951.

EUZIÈRE, TERRACOL et LAFON: Les troubles de la parole dans les affections du système nerveux central (les aphasies exceptées). Rev. Franç. Phoniat. 7: 21, 1939.

FAUST, F.: Sprachstörung und Persönlichkeitsbildung. Allg. Z. Psychiatrie, 115: 1940. — FEUCHTWANGER, E., und K. ROMAN-GOLDZIEHER: Untersuchungen an der Schrift und am Schreiben von Hirnverletzten. V. Kongr. int. Ges. Logop. Phoniat. Wien 1932, p. 36. — FRÖSCHELS, E.: Die sprachärztliche Therapie im Kriege. Urban & Schwarzenberg, Wien: 1919; — A Contribution to the Pathology and Therapy of Dysarthria Due to Certain Cerebral Lesions. J. Speech Dis. 8: 4, 301; 1943; — Dysarthric Speech. Magnolia, Mass.: Expression Co. 1953.

GREWEL, F.: Classification of Dysarthria. Acta Psychiat. Neurol. Scand. 32: 3, 1957. — GUTZMANN, H.: Die dysarthrischen Sprachstörungen. Wien und Leipzig: Hölder, 1911.

HEFFERLINE, R. F.: The Role of Proprioception in the Control of Behavior. N. Y. Acad. Sci. Ser. 11, 20: 739, 1958. — HOFFMANN: Prof. Engels Stimmbildungslehre als Grundlage der sprachlichen Behandlung sprach- und stimmkranker Kinder. I. Kongr. int. Ges. Logop. Phoniat. Wien 1924, p. 35. Leipzig–Wien: F. Deuticke, 1925. — HUDSON, A.: Communications Problems of the Geriatric Patient. J. Speech Dis. 25: 238, 1960.

INGRAM, T. T. S.: A Characteristic Form of Overactive Behaviour in Brain Damaged Children. J. Ment. Science, 102: 550, 1956. — ISSERLIN, M.: Psychologisch-phonetische Untersuchungen. Allg. Z. Psychiatrie, 75: 1, 1919.

KNOBLOCH, H., and B. PASAMANICK: Syndrome of Minimal Cerebral Damage in Infancy. J. Amer. Med. Ass. 170: 1384, 1959.

LEHISTE, I.: Some acoustic characteristics of dysarthric speech. Bibliotheca phonet. Fasc. 2. New York: Karger, 1965. — LEYSER, E.: Die zentralen Dysarthrien und ihre Pathogenese. Klin. Wschr. Nr. 47, 1932; — Über einige Formen von dysarthrischen Sprachstörungen bei organischen Erkrankungen des Zentralnervensystems. Z. ges. Neurol. Psychiat. 88: 383, 1924. — LIEBMANN, A.: Vorlesungen über Sprachstörungen. Nr. 10, 1916. — LUCHSINGER, R., und C. DUBOIS: Ein Vergleich der Sprachmelodie- und Lautstärkekurve bei Normalen, Gehirnkranken und Stotterern. Folia Phoniat. 15: 21, 1963.

MORLEY, D. E.: The Rehabilitation of Adults with Dysarthric Speech. J. Speech Dis. 20: 58, 1955. — MYSAK, E. D.: Dysarthria and Oropharyngeal Reflexology: A Review. J. Speech Dis. 28: 252, 1963.

PALMER, M. F.: Dysarthria. In "Speech and Voice Correction" by E. FRÖSCHELS, 1948. — PEACHER, W. G.: Speech Disorders in World War II. I. J. Speech Dis. 10: 155, 1945; — Speech Disorders in World War II: II. Further Studies. J. Nerv. Ment. Dis. 102: 165, 1945; — Speech Disorders in World War II: III. Dysarthria. J. Speech Dis. 10: 287, 1945; — VII. Treatment of Dysarthria. J. Nerv. Ment. Dis. 106: 66, 1947; — The Etiology and Differential Diagnosis of Dysarthria. J. Speech Dis. 15: 252, 1950. — PEACHER, W. G., and G. M. PEACHER: IV. Dysarthria and Dyslalia, Methods of Examination. J. Nerv. Ment. Dis. 103: 484, 1946.

ROBBINS, S. D.: Dysarthria and its Treatment. J. Speech Dis. 5: 113, 1940.

SALL, M., and J. WEPMAN: A Screening Survey of Organic Impairment. J. Speech Dis. 10: 4, 283; 1945. — SARBÓ, A. V.: Die Beziehungen der Sprech- und Gesangsstimme zum Zentralnervensystem auf Grund der neueren Forschungen. Mschr. Ohrenheilk. 68: 839, 1934. — SATUREN, P., and J. S. TOBIS: Evalutation and Management of Motor Disturbance in Brain-Damaged Children. J. Amer. Med. Ass. 175: 588, 1961. — SCHILDER, P.: Zentrale Bewegungsstörungen mit besonderer Berücksichtigung der Sprache. Wien. Med. Wschr. 77: Nr. 20, 1927. — SEEMAN, M.: Neurologie und Sprachheilkunde. Curr. Probl. Phoniat. Logop. 1: 127, 1960. — SILVER, A. A.: Diagnosis and Prognosis of Behavior Disorder Associated with Organic Brain Disease in Children. J. Insurance Med. 6: 38, 1951. — STERN, H.: Die Sprachstörungen bei den Nervenkrankheiten. Mschr. ges. Sprachheilk. 17: 108, 1907; — Die symptomatischen Sprachstörungen. In: „Vorlesungen über Sprachheilkunde" by H. GUTZMANN. p. 580, Berlin 1912. — STIVERS, C. G.: Speech Development in Crippled Children.

Boston Med. Surg. J. 186: 669, 1922. — Strauss, A. A., and L. E. Lehtinen: Psychopathology and Education of the Brain-Injured Child. Vol. I. New York: Grune and Stratton, 1947. — Strauss, A. A., and N. C. Kephart: Psychopathology and Education of the Brain-injured Child. Vol. II. New York: Grune and Stratton, 1955.

Tikofsky, R. S., T. J. Glattke, and R. P. Tikofsky: Listener confusion in response to dysarthric speech. Folia Phoniat. 18: 280, 1966. — Tikofsky, R. S., and R. P. Tikofsky: Intelligibility measures of Dysarthric Speech. J. Speech Hearing Res. 7: 325, 1964.

Zentay, P. J.: Motor Disorders of the Central Nervous System and Their Significance for Speech. Part I. Cerebral and Cerebellar Dysarthrias. J. Speech Dis. 2: 131, 137.

2. Besondere Krankheitsbilder

a) Suprabulbärparalyse

Grady, P.: The Treatment of Dysarthria in Cases of Congenital Suprabulbar Paresis. Speech Pathol. Therapy, 1: 51, 1958. — Gräffner: Beobachtungen an Gaumen, Rachen und Kehlkopf bei zerebralen Hemiplegien. Z. Laryngol. 2: 439, 1909. — Gutzmann, H.: Zur infantilen Pseudobulbärparalyse. 82. Vers. Ges. Dtsch. Naturf. Ärzte. p. 238, Wiesbaden: Bergmann 1910.

Hudson-Smith, S., F. Moore, and M. Manning: Illustrative case of suprabulbar paresis from the surgical and speech therapeutic aspects. Acta Oto-Rino-Laring. Ibero-Amer. 8: 77, 1957.

Moore, F., S. Hudson-Smith, and M. Manning: An Illustrative Case of Suprabulbar Paresis from the Surgical and Speech Therapeutic Aspects. Folia Phoniat. 9: 246, 1957.

Seeman, M.: Zur Diagnostik der suprabulbären Dysarthrie. Mschr. Ohrenheilk. 99: 78, 1965.

Worster-Drought, C.: Congenital Suprabulbar Paresis. J. Laryngol. Otol. 70: 453, 1956. — Wynn-Williams, D.: Congenital Suprabulbar Paresis. Speech Pathol. Therapy, 1: 18, 1958.

b) Zerebellare Dysarthrie

Alfaro, V. R.: Palatal Myoclonus. Archives Otolaryng. 51: 65, 1950.

Bender, L.: The Psychology of Children Suffering from Organic Disturbances of the Cerebellum. Amer. J. Orthopsychiatry, 10: 287, 1940. — Berendes, J.: Organisch bedingte sakkardierte Atmung. Arch. Sprach-Stimmheilk. 1: 103, 1937.

Farmakides, M. N., and D. R. Boone: Speech Problems of Patients with Multiple Sclerosis. J. Speech Dis. 25: 385, 1960.

Herrmann, C., P. H. Crandall, and H. C. H. Fang: Palatal Myoclonus. Neurology, 7: 37, 1957.

Imre, V.: Myoklonus des Gaumens und der Stimmlippen. Arch. Ohren- usw. Heilk. 171: 263, 1958.

Loebell, H.: Gaumensegel-, Schlund- und Kehlkopfnystagmus. Archiv Sprach-Stimmheilk. 1: 36, 1937.

Matthews, J., R. Everson and E. J. Burgi: Effect of Isoniazid on the Speech of Multiple Sclerosis Patients. J. Speech Dis. 25: 38, 1960.

Pötzl, O.: Zur Frage der Eigenleistung der Kleinhirnrinde. Dtsch. Z. Nervenheilk. 156: 171, 1944.

Schiff, P., und L. Labarraque: Mécanisme des altérations vocales dans les affections disseminées du cerveau. Rev. Franç. Phoniat. 6: 79, 1938.

Wendler, J., und M. Schädlich: Sprachstörungen bei traumatisch bedingtem Verschluß beider Vertebralarterien. Folia Phoniat. 18: 417, 1966.

Zentay, P. J.: Cerebral and Cerebellar Dysarthrias. Laryngosc. 47: 147, 1937.

c) Myopathien

Myopathien entstehen durch Störungen der Nervenleitung zwischen dem peripheren Neuron und Muskel. Als periphere Schäden bedingen sie keine Dysarthrien im strengen Sinne, sondern gehören zu den Dysglossien, wenn sie den Sprechvorgang stören.

Adams, M. R.: Communication aids for patients with Amyotrophic Lateral Sclerosis. J. Speech Dis. 31: 274, 1966.

GENKINS, G., et al.: Studies in Myasthenia Gravis: Technical Care of the Thymectomy Patient. Bull. N. Y. Acad. Med. 36: 826, 1960. — GREENE, J. L.: Emotional Factors in Children with Muscular Dystrophy. Proc. 1.–2. Med. Conf. Musc. Dystr. Ass. Amer.

HOEFER, P. F. A.: Therapy of Myasthenia Gravis. Bull. N. Y. Acad. Med. 35: 231, 1959. — HOEFER, P. E. A., H. ARANOW, JR. and L. P. ROWLAND: Therapy of Myasthenia Gravis. Neurology, 3: 691, 1953.

MILHORAT, A. T., and H. G. WOLFF: Studies in Diseases of Muscle. Arch. Neurol. Psychiatry, 38: 992, 1937; 39: 37, 1938; 39: 354, 1938. — MULLENDORE, J. M., and R. J. STOUDT, JR.: Speech Patterns of Muscular Dystrophic Individuals. J. Speech Dis. 26: 252, 1961.

OSSERMAN, K. E.: Studies in Myasthenia Gravis. I. Physiology, Pathology, Diagnosis, and Treatment. N. Y. State J. Med. 56: 2512, 1956; — Studies in Myasthenia Gravis. II. Relationship of Thymus to Myasthenia Gravis. N. Y. State J. Med. 56: 2672, 1956; — Myasthenia Gravis: Specific Drug Treatment. N. Y. State J. Med. 59: 1797, 1959. — OSSERMAN, K. E., and L. I. KAPLAN: Studies in Myasthenia Gravis: Preliminary Report on Therapy with Mestinon Bromide. J. Amer. Med. Ass. 155: 961, 1954. — OSSERMAN, K. E., L. I. KAPLAN, and G. BESSON: Studies in Myasthenia Gravis: Edrophonium Chloride (Tensilon) Test as a New Approach to Management. J. Mount Sinai Hospital, 20: 165, 1953. — OSSERMAN, K. E., and P. TENG: Studies in Myasthenia Gravis — A Rapid Diagnostic Test. J. Amer. Med. Ass. 160: 153, 1956. — OSSERMAN, K. E., et al.: Studies in Myasthenia Gravis: Review of Two Hundred Eighty-Two Cases at the Mount Sinai Hospital, New York City. Archives Internal Med. 102: 72, 1958.

PERELLÓ, J.: Dysarthria Resulting from Amyotrophic Myotonia. Folia Phoniat. 10: 239, 1958.

ROTHMANN, M.: Über die anatomische Grundlage der Myatonia congenita. Mschr. Psychiat. Neurol. 25: 161, 1917.

TENG, P., and K. E. OSSERMAN: Studies in Myasthenia Gravis: Neonatal and Juvenile Types. J. Mount Sinai Hosp. 23: 711, 1956. — TRUITT, C. J.: Personal and Social Adjustments of Children with Muscular Dystrophy. Proc. 3. Med. Conf. Musc. Dystr. Ass. Amer. Oct. 1954.

WESSELY, Z.: Malignant Thymus Tumor with Liver Metastasis in Patient with Myasthenia Gravis. N. Y. State J. Med. 58: 2422, 1958.

d) Poliomyelitis

Die bulbäre Form der epidemischen Kinderlähmung stört den Sprechvorgang durch Lähmung des peripheren Neurons der betreffenden Hirn- und Spinalnerven. Dementsprechend entstehen peripher-mechanische Dysglossien, aber keine wahren Dysarthrien.

BOFENKAMP, B.: The Surgical Correction of Aphagia Following Bulbar Poliomyelitis. Archives Otolaryng. 68: 165, 1959. — BOSMA, J.: Residual Disability of Pharyngeal Area Resulting from Poliomyelitis. J. Amer. Med. Ass. 165: 216, 1957. — BOSMA, J., W. A. GOATES, and M. A. NIELSON: Mechanisms of Disability of Speech Resulting from Poliomyelitis. Ann. Otology etc. 66: 67, 1957. — BROWN, W. H., R. H. HALES, and J. F. BOSMA: Psychologic Aspects of Prolonged Dysphagia Following Poliomyelitis. Amer. Acad. Gen. Pract. 18: 103, 1958.

GOATES, W. A., and J. F. BOSMA: Disability of Speech Resulting from Malpositioned Cervical Spine Following Poliomyelitis. J. Speech Dis. 23: 283, 1958.

MORLEY, D. E.: Speech Disorders Resulting from Bulbar Poliomyelitis. J. Speech Dis. 20: 156, 1955.

SEGRE, R.: Observationes fonológicas en la poliomielitis. Acta Oto-Rino-Laring. Ibero-Amer. 8: 169, 1957.

e) Sonstige Formen

ABRAHAM, K.: Über einige seltene Zustandsbilder bei progressiver Paralyse. Mschr. ges. Sprachheilk. 15: 212, 1905.

CONNOR, C. E.: Neurological Aspects of Frontal Lobe Abscess. Laryngosc. 46: 340, 1936. — CROATTO, L., und A. DELAINI: Considerazioni sulle difficoltà di un'efficace terapia fonetica in un caso di anartria con note di afasia di Wernicke. Atti Laborat. Fonet. Univ. Padova. 1: 109, 1949.

KNOPF, H., und G. PANCONCELLI-CALZIA: Die Sprachstörung bei einem Fall von chronischer Bulbärparalyse. Mschr. ges. Sprachheilk. 17: 126, 1907.

LUIJPEN, J. VAN: Over de Invloed van het Verlengde Merg op de Spraak. Logop. en Phoniat. 23: 3, 1951.

ONGE, K. R. ST., and J. J. CALVERT: The Brain Stem Damage Syndrome: Speech and Psychological Factors. J. Speech Dis. 24: 43, 1959.

SEEGER, TH.: Der kataplektische Insult in seiner Beziehung zu parapnoischen Bewegungen und zu Toneinwirkungen. VI. Kongr. int. Ges. Logop. Phoniat. Budapest 1934, p. 147.

b) Spastische Dysarthrie nach zerebraler Kinderlähmung

Synonyma. LITTLEsche Krankheit, Quadruplegie, Cerebral Palsy.

Definition. In neurophysiologischer Ausdrucksweise stammt die spastische Kinderlähmung von einer Hirnschädigung, welche die primitiven spinalen Reflexmechanismen für Haltung und Bewegung von der Hemmung durch höhere Hirnzentren ausschaltet. J. J. SHEPPARD (1964) erklärt, daß die infantilen kranio-oralen Eßreflexe und Fluchtbewegungen in der Kinderlähmung fortbestehen und die normale Ausreifung aufhalten.

Ätiologie. Die Ursachen des Symptomenkomplexes der spastischen Dysarthrien umfassen sehr verschiedene Erkrankungen und Schädigungen, wie M. E. PUSITZ (1939) eingehend geschildert hatte. Schätzungsweise sind ungefähr 7% aller Neugeborenen von einem Geburtsfehler betroffen, wovon 3% schwachsinnig sind. Man unterscheidet zunächst ererbte, angeborene und später erworbene Formen der zerebralen Kinderlähmung.

Nach den umfangreichen Befunden von WORSTER-DROUGHT (1956) kommt gelegentlich eine *erbliche Hypoplasie* der kortiko-bulbären Neurone vor. SKATVEDT und MORLEY (1957) beschrieben den Fall eineiiger Zwillinge mit spiegelbildlicher Dominanz, also Spiegelzwillinge. Beide Zwillinge litten an zerebraler Kinderlähmung, welche als Entwicklungshemmung aufgefaßt wurde.

Dann sind *angeborene Defekte* der Hirnsubstanz zu unterscheiden. Konnatale Aplasie der Pyramidenbahn führt zu Atrophie oder Sklerose der Seitensäulen des Rückenmarkes. Porenzephalie, pränatale Hirnblutung, etwa auf Grund eines mütterlichen Mangels an Vitamin K, intrauterine Hirnerweichung oder konnatale Lues bewirken ähnliche Ausfallerscheinungen.

Unter den eindeutig erworbenen Ursachen sind die verschiedenen *Geburtsschädigungen* wichtig. Dazu gehören also wieder das mechanische Hirntrauma von Quetschung, Blutung oder Durariß im Bereiche des Kleinhirnsegels sowie die ischämische Hirnerweichung. Von Bedeutung sind ferner die Zwischenfälle der Frühgeburt, Erythroblastosis foetalis, des Mangels an Vitamin K sowie Anoxie während einer verzögerten Geburt.

In den *ersten Lebensjahren* kommen als weitere Ursachen Enzephalitis, Embolie, Hirnblutung oder chronische Meningitis in Betracht. Neben der organisch bedingten dysarthrischen Sprachstörung infolge solcher Hirnerkrankungen besteht außerdem oft *Schwachsinn*. Die Intelligenz kann aber auch vollkommen normal oder überdurchschnittlich sein, wie die Selbstbeschreibungen einiger Kranker mit akademischer Bildung zeigen (S. MCKIBBEN, 1945; C. C. BERGER, 1945).

In ihrer ätiologischen und diagnostischen Studie unterschieden MALAMUD, ITABASHI et al. (1964) die folgenden Gruppen: 1. *Mißbildung* nach mütterlicher Schädigung, Mangelkrankheit, Infektion, ungewöhnlichen Drogen oder Frühgeburt; 2. *Geburtsschädigung* wegen verlängerter Wehen (2. Stadium), Anästhesiegefahren' sowie durch mütterliche oder kindliche Gefährdung; 3. *Kernikterus* mit neugeborener Gelbsucht; und 4. die *postnatale Gruppe* nach Infektionen, Epilepsie oder Trauma.

Perlstein und Hood (1964) untersuchten an die 5000 Fälle von Kinderlähmung. In 14% war der Schaden offenbar nach der Geburt erworben und in 92% vor dem 8. Jahr. Die postnatal erworbene Kinderlähmung ist somit ein Bindeglied zwischen den kongenitalen Formen (erblich oder pränatal) und den in der späteren Kindheit erworbenen Formen.

Phonetische Interpretation. Zerebrale Kinderlähmung äußert sich nicht in einer spezifischen oder allgemein charakteristischen Sprachstörung. Je nach Art, Lage und Grad der zerebralen Ausfälle herrschen verschiedene Schädigungen der Sprache vor (B. R. Rutherford, 1939, 1944). Die eigentliche Dysarthrie der spastischen Sprache enthält zahlreiche *organisch* bedingte Störungen der Lautbildung. J. C. Hardy (1961) verwies auf die Fehlfunktion von zumindest drei Muskelsystemen: Gaumen, Artikulatoren und Atmungsapparat. Der resultierende Abfall an intraoralem Luftdruck verursacht viele der artikulatorischen Schwierigkeiten. Außerdem machen die spastischen Kinder mehr *funktionelle Fehler* als normale Vergleichspersonen (Heltman und Peacher, 1943).

Nach Angaben von D. Leather (1954) leidet die überwiegende Mehrzahl der spastisch gelähmten Kinder an sprachlichen Ausfällen. Es lassen sich *zwölf Hauptgruppen der sprachlichen Störungsbilder* unterscheiden. Darunter befinden sich praktisch alle Syndrome der verzögerten Sprachentwicklung und der neurogenen Dysarthrien. Laut M. C. Byrnes (1959) Ansicht entsprechen die Zeichen der *verzögerten Sprachentwicklung* unter athetotischen und spastischen Kindern den analogen Störungen bei körperlich normalen Kindern auf jüngeren Altersstufen.

Hörverlust. Zuletzt ist der zusätzlichen Schädigung durch Schwerhörigkeit zu gedenken. Im Hinblick auf die offenbare Hirnschädigung kommt vorerst der *zentrale* Sitz der Hörstörung in Betracht. Dann haben wir die kortikalen Formen der auditiven Agnosie zu bedenken, ferner mesenzephalische Läsionen der akustischen Bahnen und schließlich Störungen in den bulbären Kernen. Außerdem ist aber eine geburtstraumatische *periphere* Form durch Zerrung oder Quetschung der Hörnerven oder durch Blutung in die Innenohren möglich. Einen solchen Fall beschrieb P. Goldschmidt (1956). Ebenso schilderte R. W. Blakely (1959), daß Athetose wegen Erythroblastose durch kochlearen Hörverlust kompliziert sein kann.

L. Fisch (1959) beobachtete Hörverlust in 25% der Fälle und forderte die audiologische Beurteilung aller spastischen Kinder. Markle und Miller (1963) fanden Hörverlust zentraler Natur in vielen Fällen von Athetosis, welcher offensichtlich zum klinischen Gesamtbild gehört. Sichere Fälle von peripherer Hörstörung werden aber auch gesehen, möglicher Weise durch frühes akustisches Trauma. Laut Flower, Viehweg und Ruzicka (1966) zeigt der Hörschaden wegen kernikterischer Athetose keine besonderen Kennzeichen, welche ihn von anderen Formen der Hypakusie unterscheiden könnten.

Die **Einteilung** der zerebralen Kinderlähmung wurde nach verschiedenen Gesichtspunkten versucht. M. A. Perlstein (1952) betonte die folgenden Einzelheiten: 1. Anatomische Lage der Hirnläsion; 2. klinische Symptome; 3. topographische Beteiligung der Extremitäten; 4. Ausmaß des Muskeltonus; 5. Schweregrad der neurologischen Ausfälle und 6. die Ätiologie. N. Gordon (1961) schlug eine neurologische und ätiologische Klassifikation vor und gab einen Überblick der möglichen dysarthrischen Störungen.

In Analogie zu allen anderen Arten der Dysarthrie kann man nach P. J. ZENTAY (1937) und M. E. PUSITZ (1939) die folgenden Formen der zerebralen Kinderlähmung unterscheiden. 1. *Pyramidale Läsionen* verursachen die spastische Paralyse mit Monoplegie, Hemiplegie, Diplegie oder Tetraplegie, also die Bilder der LITTLEschen Krankheit mit der entsprechenden Verteilung der spastischen Lähmung über eine Extremität, beide Extremitäten einer Seite, beide Arme oder Beine, oder alle vier Glieder (Quadruplegie). 2. *Extrapyramidale Läsionen* sind durch Hypermotilität wie im Falle von Chorea, Hemiathetose oder bilateraler Athetose gekennzeichnet. 3. *Zerebellare Läsionen* zeigen hauptsächlich ataktische Störungen von Gleichgewicht, Koordination und Tonusregulierung.

Symptome. Gemäß den klassischen Darstellungen von H. GUTZMANN, SR. (1894, 1911, 1924), H. STERN (1907, 1912) und M. NADOLECZNY (1926, 1929) lassen sich mehrere sprachliche Syndrome abgrenzen, nämlich hemiplegische, zerebral-diplegische, suprabulbäre und extrapyramidale. Diese phonetischen Unterscheidungen passen gut in die obigen neurologischen Einteilungen.

Pyramidale Hemiplegie. In der Gruppe der hemiplegischen Formen mit rechtsseitiger Hemiparese und Hemiathetose (der Rechtshänder) bestehen oft *aphasische* Störungen oder deren Reste. Ferner findet man Stammeln, offenes Näseln, dysphasisches Stottern, Dysgrammatismus sowie Störungen der Sprachakzente mit Veränderungen der Sprechmelodie, der Stimmstärke und des Redetempos.

Zerebrale Diplegie. Eine weitere Erkrankungsform der kortiko-bulbären Pyramidenbahn ist mit schweren Sprachstörungen verbunden. Das heftige Stottern als Teilerscheinung der LITTLEschen Krankheit mit allgemeiner Starrheit hat F. KOBRAK (1908) als Folge der organischen Hirnschädigung gedeutet. Diese Form des organischen oder *symptomatischen Stotterns* unterscheidet sich vom gewöhnlichen Stottern durch das Fehlen der subjektiven Sprechangst und durch die gleichmäßige Ausprägung der Störung während aller Sprechleistungen, also beim Spontansprechen, Nachsprechen, Lesen, Aufsagen oder Flüstern. Sogar das Singen ist durch die gleichen Akzentstörungen betroffen. Silben- und Wortstammeln sowie die Zeichen der Suprabulbärparalyse in Form von Schlundkrämpfen, Dysarthrie und Bradylalie vervollständigen das Bild. Störungen von Sprachverständnis und Sprachgestaltung oraler Symbole fehlen gewöhnlich in dieser Gruppe. R. J. LOVE (1964) beschrieb deshalb dieses Leiden als Dysarthrie ohne aphasische Störungen der Sprache.

Infantile Suprabulbärparalyse. Damit bezeichnet WORSTER-DROUGHT (1956) die bekannte angeborene Form der früher sogenannten Pseudobulbärparalyse. Man muß diesem Autor beistimmen, wenn er betont, daß nichts scheinbares oder pseudomäßiges an dieser schweren Hirnschädigung beteiligt ist. Weitere Beiträge zu dieser Frage lieferten P. GRADY (1958) sowie D. WYNN-WILLIAMS (1958). Zumeist hängt das Leiden mit einer beidseitigen Schädigung der *inneren Kapsel* zusammen. Vom jeweiligen Sitz der Hauptläsion wird bestimmt, ob paralytische oder spastische Erscheinungen vorherrschen. Betrachten wir zunächst die ersteren.

1. Ihre *paralytische* Form zeigt je nach der Lokalisation der supranukleären Muskellähmungen verschiedene Sprachstörungen. Im Verlaufe der *willkürlichen* Sprechleistungen versagt die Stimme leicht und wird rasch müde. Die *unwillkürliche* affektbetonte Phonation

beim Weinen und Schreien ist jedoch nach der klassischen Beschreibung H. GUTZMANNS (1894, 1910, 1911) normal.

Infolge der *zentralen Lähmung* von Lippen, Zunge oder Gaumen bestehen zunächst entsprechende Kau- und Schluckstörungen mit typischem *Speichelfluß*. Daneben umfaßt die Sprachstörung labiale, linguale oder palatale Dysarthrien mit hochgradig gestörter Aussprache fast aller Laute und mit passiv offenem Näseln. Diese supranuklearen Dysarthrien mögen ähnlich *klingen* wie die analogen paralytischen Dysglossien peripheren Ursprunges. Dennoch kann man sie prompt durch die typischen Unterschiede zwischen den *assoziierten* Störungen des zentralen Neurons und den *anatomisch verteilten* Dysglossien des unteren Neuronschadens differenzieren. Tab. 5 auf S. 397 faßte diese Unterschiede zusammen.

In typischer Weise sind die *Willkürbewegungen* des Sprechens wieder stärker betroffen als die reflektorischen oder automatischen Handlungen. Die Sprechweise ist entweder hastig, überlaut und stoßweise, oder mühevoll, schleppend und undeutlich. Das schwerfällige, nasale und leicht ermüdende Sprechen läßt sich auch nach dem allmählichen Ausgleich der Dysarthrie nachweisen. Parese der Stimmlippen als Zeichen beidseitiger Schädigung der Pyramidenbahn macht sich dauernd in leiser und ermüdender Stimme bemerkbar. Daneben konnte FRÖSCHELS (1943) Atemstörungen als weitere Ursachen solcher Stimmstörungen nachweisen.

2. Eine überwiegend *spastische* Form äußert sich nach H. GUTZMANN (1911, 1924) in ataktischen Artikulationsbewegungen. Offenes *Näseln* ist teils durch Gaumenschwäche (Rhinolalia aperta organica *passiva*), teils durch spastisches Herabziehen des Gaumens bedingt (Rhinolalia aperta organica *activa*), wie FRÖSCHELS (1943) betonte. Unkoordinierte oder athetoide Krampfbewegungen der Kiefer-, Zungen- und Gesichtsmuskulatur unterbrechen das mühsame, hastige und stoßweise Sprechen. Dies hat ABADIE (1902) als *dysarthrisches Stottern* bezeichnet. Auch verlangsamtes Sprechtempo (*Bradyarthrie*) und Skandieren kommt vor. Derartige Erscheinungen sind für die *angeborene* oder früh erworbene Suprabulbärparalyse der Kinder charakteristisch.

Die Hauptsymptome der infantilen Suprabulbärparalyse faßte M. SEEMAN (1965) dergestalt zusammen: 1. *linguale Dysarthrie* mit Bradyarthrie (langsames Sprechen); 2. stimmliche *Monotonie* manchmal mit Makro- oder Mikrophonie; 3. *aktive Hypernasalität* zufolge der zentral-dissoziierten Koordinationsparese des Gaumens mit dessen spastisch-perverser Innervation, so daß er vom Pharynx abgezogen wird.

3. Die Suprabulbärparalyse des *Erwachsenen* nach mehrmaligen vaskulären Schlaganfällen in beiden Hirnhälften zeigt noch ein weiteres Symptom: das zwanghafte *Lachen und Weinen* ohne Anlaß. Es ist wichtig, dieses führende Kennzeichen gebührend zu bewerten, weil sich damit manche Zweifel in bezug auf lokalisatorische Fragen erübrigen. Wenn etwa ein Rechtshänder nach rechtsseitiger Hirnblutung eine linksseitige Hemiplegie ohne Aphasie erleidet und später nach einer zweiten linksseitigen Hirnblutung an dysarthrischen Störungen mit Zwangsweinen erkrankt, dann liegt eben keine Aphasie, sondern eine suprabulbäre Dysarthrie vor.

Extrapyramidale Dysarthrien sind viel mannigfaltiger als die eben beschriebenen Schädigungen der kortiko-bulbären Pyramidenbahn. Die dadurch ausgelösten Sprachstörungen gleichen den extrapyramidalen Dysarthrien nach Enzephalitis und sollen wegen ihrer Vielfalt gesondert besprochen werden. Obwohl das *Singen* in allen Formen der zerebralen Kinderlähmung gestört ist, erscheint es in den extrapyramidalen Typen besonders beeinträchtigt oder ganz unmöglich. G. BÖHME (1963) findet, daß die sprachlichen Störungen wegen zerebraler Kinderlähmung vornehmlich durch Dysarthrien des extrapyramidalen Typus gekennzeichnet seien. Wieder ist die Dysarthrie nach kernikterischer Athetose durch die Art des Hirnschadens bedingt und zeigt keine allgemein gültigen Zeichen (FLOWER, VIEHWEG und RUZICKA, 1966).

Diagnose. Die Beurteilung der Krankheit ist Aufgabe der Neurologie und Kinderheilkunde. Obwohl die *psychologische Prüfung* in allen Fällen unerläßlich ist, kann ihre Vornahme schwierig sein, wie von E. E. DOLL (1952) betont.

P. MYERS (1965) fand den Illinois Test of Psycho-linguistic Abilities zur Erfassung der gelähmten Kinder wertvoll, weil er sie von den normalen Kontrollkindern klar abgrenzt. Des weiteren unterscheidet sich die spastische Gruppe von der athetoiden Gruppe: die erstere ist besser auf der automatisch-reihenbildenden (sequential) Stufe der Sprache, aber schlechter auf der repräsentativen Stufe.

Therapie. Die *Sprachbehandlung* der spastischen Paralyse wird namentlich in Amerika mit großer Energie betrieben, wie die vielen diesbezüglichen Aufsätze beweisen. Es läßt sich in der Tat durch eine sorgfältige und geduldige Sprachübungstherapie mit solchen Kindern sehr viel erreichen. Besonders die Suprabulbärparalyse ist therapeutisch gut beeinflußbar, wie H. GUTZMANN (1910, 1911) gezeigt hat. Die allgemeinen Regeln der Rehabilitation lassen sich derart umreißen.

Neben den üblichen medizinischen und orthopädischen Maßnahmen ist im Falle der *spastischen* Zustände vorerst die allgemeine Beruhigung, Entspannung und Verlangsamung der gesamten Motorik wichtig. Anschließend muß man die Sprechbewegungen zunächst isoliert und dann koordiniert einüben lassen.

Im Hinblick auf die *paralytischen* Zustände steht die übungstherapeutische Kräftigung der geschädigten Muskelgruppen durch Physiotherapie und Widerstandsgymnastik im Vordergrunde der Bemühungen. H. WESTLAKE (1951) empfahl eingehende Anweisungen für die *instrumentelle Widerstandsgymnastik* zur Behandlung der paretischen Formen. Ein neuer Vorgang zur *elektrischen Reizung* der Atmungsbewegungen wurde von JONES, HARDY und SHIPTON (1963) mit den folgenden Ergebnissen empfohlen: die Atmungsfrequenz nimmt ab; die Atemtiefe wächst; die inspiratorische und vitale Kapazität nehmen zu; und die exspiratorische Reserve vermindert sich. Falls offenes Näseln vorliegt, erzielt die *Pharyngoplastik* einen besseren Gaumenabschluß. Darauf machten auch D. WYNN-WILLIAMS (1958) sowie J. C. HARDY et al. (1961) aufmerksam.

Reflextherapie. Die Rehabilitation der verbalen Kommunikation in spastischen Zustandsbildern hat sich zu einer Spezialität innerhalb des Sondergebietes der Sprachpathologie entwickelt. Die modernen Gesichtspunkte über die Sprachverbesserung für Opfer der zerebralen Kinderlähmung hängen nämlich von der Anwendung des neurologischen Wissens ab. Auch als *neuromuskuläre Reflextherapie* bekannt, beruht die wirkungsvolle Sprachbehandlung der spastischen Zustände auf der Methode der Reflexhemmung. T. FAY (1967) sowie S. und M. HOBERMAN (1960) verfaßten Übersichten der neurophysiologischen Methoden der Rehabilitation. E. D. MYSAK (1963) besprach die oro-pharyngeale *Reflexologie* in bezug auf ihre diagnostischen und therapeutischen Anwendungen.

Unter der Bezeichnung als BOBATH-*Methode* beruht die Anwendung der neurophysiologischen Theorie zur Rehabilitation der Kinderlähmung auf den folgenden Richtlinien, wie von E. MYSAK (1959) gesehen: 1. primitive Reflexe sind zu unterdrücken; 2. der Muskeltonus soll reguliert werden; und 3. das Anregen eines Potentiales für höhere Formen der oro-neuromotorischen Tätigkeit. M. C. CRICKMAY (1955, 1966) definierte die Ziele der neuromuskulären Reflextherapie nach K. und B. BOBATH (1950) in der folgenden Weise. 1. Sie befreit den Patienten von seinen wenigen *stereotypischen Verhaltungsweisen für Haltung und Bewegung*, bis er imstande ist, isolierte Bewegungen willkürlich auszuführen. 2. Sie zielt auf die *Korrektur des gestörten Muskeltonus* durch Verminderung des abnorm erhöhten Muskeltonus der Spastizität, durch Vermehrung des geringen Muskeltonus im Zustande der Hypotonie und Schlaffheit sowie durch Ausgleich des fluktuierenden Tonus in Fällen von Athetose und Ataxie. K. BOBATH (1959) erklärt, daß die Kinderlähmung durch einen Mangel an hemmender Rindenkontrolle bedingt ist. Daraus folgen Störungen der Reflexmechanismen für die Körperhaltung durch Auslösung der tonischen Reflexe von MAGNUS und DE KLEIN. Die Behandlung muß daher nach neurologischen Richtlinien vor sich gehen und folgendes Ziel haben: *Abnormale Reflexaktivität ist zu hemmen, während die normalen automatischen Reaktionen zu erleichtern sind.*

Über die Grundlage der neurophysiologischen Reflexmethode wird man sich klar, wenn man die *Evolution der Wirbeltiere* von den Fischen über die Amphibien und Reptilien bis zum Menschen verfolgt. Es brauchte Millionen von Jahren, bis das Hirn sich als vordere Vergrößerung des Rückenmarkes entwickelte. Im Laufe dieser Aufwärtsentwicklung wurden gewisse spinale Reflexe, welche ursprünglich zum Überleben der primitiven aquatischen Formen notwendig waren, der Kontrolle durch das Gehirn unterworfen. Im Menschen wurden diese primitiven Reflexe zu schlummernden *klinischen* Reflexen unterdrückt, welche man normalerweise nur im Verlaufe einer neurologischen Untersuchung zu sehen bekommt. Wenn aber eine Schädigung der Hirnrinde diese Reflexe aus der Kontrolle durch das Gehirn entläßt, dann treten sie als *pathologische* Reflexe zutage, welche für solche Krankheiten der Hirnrinde typisch sind wie Meningitis oder Kinderlähmung.

Der *physiologische* BABINSKI-Reflex ist ein gutes Beispiel. Für den Frosch ist er ein lebenslänglich normaler Reflex zum Auseinanderspreizen der Zehen, damit ihre interdigitalen Schwimmhäute die breiteste Oberfläche zum Vortreiben im Wasser bilden. Das Rückenmark kontrolliert diese kompliziert integrierte Reflexantwort. Im Menschen ist dieser Reflex während der ersten Lebenstage normal, nachdem das neugeborene Menschenkind aus der flüssigen Umgebung der Gebärmutter hervorkam. Sobald das Kind zu gehen beginnt, wird der BABINSKI-Reflex der Kontrolle durch die Hirnrinde unterworfen. Er macht sich aber wieder bemerkbar, wenn diese höchsten Hirnschichten geschädigt sind wie durch Hirnhautentzündung oder Kinderlähmung.

Ein *pathologischer* BABINSKI-Reflex kann durch systematische Übung zum *Verschwinden trainiert* werden. Zu diesem Zwecke streicht man leicht über die Sohle des spastischen Fußes und zwar etwa hundert Mal zwei- bis dreimal täglich durch mehrere Wochen. Die erzielte Reflexbeantwortung ist dann nicht mehr auf die Zehen beschränkt. Andere Muskeln und Gelenke beginnen an einem zweckmäßigeren Bewegungsakt teilzunehmen, bis schließlich Bewegungen erscheinen, welche für das Gehen oder Stiegensteigen geeignet sind. Wie dieses Beispiel zeigt, beruht das Problem der Wiedererziehung nach spastischer Kinderlähmung in einer besseren Kontrolle der *rohen Rückenmarkskraft* und Auswertung von *integrierten spinalen Reflexen*, welche noch vorhanden sind.

Obwohl das Sprechen wesentlich komplexer ist als die fundamentalen Bewegungen des Gehens, gelten die gleichen neurologischen Prinzipien für seine Rehabilitation. MYSAK (1959) beschrieb eingehend die diesbezüglichen Behandlungsmethoden. HIXON und HARDY (1964) warnen jedoch, daß die neurophysiologischen Mechanismen für die Sprechbewegungen sich von den anderen lebenswichtigen Bewegungen der Artikulatoren sehr wohl unterscheiden. Deshalb sollten die therapeutischen Prozeduren sich auf die *Sprechbewegungen* konzentrieren.

In bezug auf die *übermäßigen Bewegungen der spastischen Phonation* wird die über das Ziel schießende spinale Innervation der Atmung durch analoge Unterdrückung der primitiven Reflexe verringert. In gleicher Weise müssen die bulbären Reflexe für die lebenserhaltenden Vorgänge des Würgens, Hustens, Brechens und Schluckens unter bessere willkürliche Kontrolle gebracht werden. Die *artikulatorischen Bewegungen*, welche von denselben bulbären Kernen und Reflexzentren ausgehen, werden dann von einer übermäßigen und explosiven Innervierung befreit. Zu welchem Grade und auf welche Weise eine falsch regulierte *extrapyramidale Funktion* unter eine bessere kortikale Hemmung und willkürliche Kontrolle zurückgebracht werden kann, läßt sich schwer erklären. Sicherlich bestätigt das Vorhandensein von kortikothalamischen Fasern die Möglichkeit einer intellektuellen Vorherrschaft über die thalamischen Regulationen. Dennoch bleibt ein guter Anteil eines solchen therapeutischen Einflusses vorläufig innerhalb der Magie des vorzeitlichen Medizinmannes, des unbekümmerten Naturheilkundigen — oder des mitfühlenden Physiotherapeuten.

Prognose. Die Vorhersage ist in Fällen von genügender Intelligenz recht gut, insoweit immer eine wesentliche Förderung der sprachlichen Fähigkeiten möglich ist. Wegen der Verzögerung der Sprachentwicklung und Lernfähigkeit besteht anfangs ein vorgetäuschter oder überschätzter Intelligenzmangel. Diese Art von

Pseudoschwachsinn ist demjenigen der taubstummen Kinder ähnlich, bevor sie zu sprechen lernen. Sobald es sich indessen um *wahren Schwachsinn* handelt, stößt man auf erhebliche Behandlungsschwierigkeiten und wird die Vorhersage mit Vorsicht stellen.

Literatur

Spastische Paralyse

1. Klassifikation und Terminologie

ABERCOMBIE, M. L. J.: On Discussing Terminology and Classification. Cerebral Palsy Bull. No. 5: 24, 1959. — Anonymus: We, the Spastics. J. Speech Dis. 4: 291, 1939.

BRANDT, S.: Some Remarks on Terminology and Classification. Cerebral Palsy Bull. No. 5: 43, 1959.

DARLEY, F. L. (Edit.): Symposium on Cerebral Palsy. Washington, D. C.: Amer. Speech Hearing Assoc. 1962.

EVANS, M. F.: Problems in Cerebral Palsy. J. Speech Dis. 12: 87, 1947.

GORDON, N.: Cerebral Palsy — A Diagnostic Challenge. Speech Pathol. Therapy, 4: 60, 1961. — GRISONI-COLLI, A.: Our Point of View on the Standardisation of Terminology. Cerebral Palsy Bull. No. 5: 40, 1959.

ILLINGWORTH, R. S.: The Classification of Cerebral Palsy. Cerebral Palsy Bull. No. 5: 39, 1959.

MACKEITH, R. C., I. C. K. MACKENZIE and P. E. POLANI: Definition of Cerebral Palsy. Cerebral Palsy Bull. No. 5: 23, 1959; — Memorandum of Terminology and Classification of "Cerebral Palsy". Cerebral Palsy Bull. No. 5: 27, 1959. — MACKENZIE, I. C. K.: The Use of Neurological Terms in Cerebral Palsy Studies. The Cerebral Palsy Bull. No. 5: 47, 1959. — McKIBBEN, S.: The Spastic Situation. J. Speech Dis. 8: 147, 1943. — MALAMUD, N., H. H. ITABASHI, et al.: An etiologic and diagnostic study of cerebral palsy. J. Pediat. 65: 270, 1964. — MECHAM, M. J.: Bibliography of Publications on Speech and Hearing in Cerebral Palsy. J. Speech Dis. 22: 348, 1957.

PERLSTEIN, M. A.: Infantile Cerebral Palsy: Classification and Clinical Correlations. J. Amer. Med. Ass. 149: 30, 1952. — PERLSTEIN, M. A., and P. N. HOOD: Etiology of postnatally acquired cerebral Palsy. J. Amer. Med. Ass. 188: 850, 1964. — POLANI, P. E.: Classification of Cerebral Palsy: Yesterday and To-day. Cerebral Palsy Bull. No. 5: 36, 1959; — Nomenclature and Classification. Cerebral Palsy Bull. No. 5: 53, 1959.

2. Pathologie und Symptomatologie

BERGER, C. C.: Subjective Observations on Cerebral Palsy. J. Speech Dis. 10: 297, 1945.

CROTHERS, B., and E. LORD: The Appraisal of Intellectual and Physical Factors after Cerebral Damage in Children. Amer. J. Psychiat. 94: 1077, 1938. — CHURCHILL, J. A.: The Relationship of Little's Disease to Premature Birth. J. Dis. Children, 96: 32, 1958. — COURVILLE, C. B.: Clinical Evaluation of Brain Damage in Cases of Cerebral Palsy. Arch. Pediat. 78: 127, 1961.

FULTON, J. F.: Spasticity and the Frontal Lobes. New Engl. J. Med. 217: 1017, 1937.

GESELL, A., and H. M. ZIMMERMAN: Correlations of Behavior and Neuropathology in a Case of Cerebral Palsy from Birth Injury. Amer. J. Psychiat. 94: 505, 1937. — GOLDSCHMIDT, P.: Spastic — Choreatic Quadriplegia — Deaf? Folia Phoniat. 8: 85, 1956.

INGRAM, T. T. S.: Muscle Tone and Posture in Infancy. Cerebral Palsy Bull. No. 5: 6, 1959.

KEITH, H. M., M. A. NORVAL, and A. B. HUNT: Neurologie Lesions in Relation to the Sequelae of Birth Injury. Neurology, 3: 139, 1953. — KOUPERNIK, C.: Present State of Child Neurology. Cerebral Palsy Bull. No. 5: 1, 1959.

MACKEITH, R.: The Characteristics of Spasticity in Children. Cerebral Palsy Bull. No. 5: 5, 1959.

POLANI, P. E.: Neurological Examination of the Newborn According to the Work of Prof. Andre Thomas. Cerebral Palsy Bull. No. 5: 19, 1959.

ROSNER, S.: Further Studies in Complicated Cerebral Palsy. Arch. Pediat. 77: 340, 1960.

SCHWARTZ, PH.: Birth Injuries of the Newborn. Morphology, Pathogenesis, Clinical Pathology and Prevention of Birth Injuries of the Newborn. Arch. Pediat. 73: 429, 1956. — Birth Injury as a Cause of "Status Marmoratus". Arch. Pediat. 75: 45, 1958; — Virchow's Congenital Encephalomyelitis of the Newborn. Arch. Pediat. 75: 175, 1958. — SKATVEDT, M., and D. D. MORLEY: Cerebral Palsied Monovular Twins. J. Speech Dis. 22: 343, 1957.

WOLFE, W. G.: A Comprehensive Evaluation of Fifty Cases of Cerebral Palsy. J. Speech Dis. 15: 234, 1950.

ZENTAY, P. J.: Clinical Forms of Motor Defects (The "Spastic Child"). Part II. Laryngosc. 47: 421, 1937.

3. Gehör und Sprache

ABADIE, N.: Bégaiement dysarthrique par lésion de la capsule interne. La Parole, 12: No. 1, 1902.

BLAKELEY, R. W.: Erythroblastosis and Perceptive Hearing Loss: Responses of Athetoids to Tests of Cochlear Function. J. Speech Hearing Res. 2: 5, 1959. — BÖHME, G.: Frequenzanalytische Untersuchungen dysarthrischer Sprachstörungen infolge infantiler Zerebralparesen. Folia Phoniat. 18: 293, 1966. — BURGI, E. J., and J. MATTHEWS: Predicting Intelligibility of Cerebral Palsied Speech. J. Speech Hearing Res. 1: 331, 1958. — BYRNE, M.: Speech and Language Development of Athetoid and Spastic Children. J. Speech Dis. 24: 231, 1959.

CAMPANELLI, P., F. POLLOCK, and R. HENNER: An Oto-Audiological Evaluation of Forty-Four Premature Children. Arch. Otolaryng. 67: 609, 1958. — CLEMENT, M., and T. E. TWITCHELL: Dysarthria in Cerebral Palsy. J. Speech Dis. 24: 118, 1959.

DESANTIS, M.: I disturbi della voce e della parola nel morbo di Little. Boll. Soc. Ital. Fonet. Audiol. 10: 40, 1960. — DOLL, E. A.: Mental evaluation of children with cerebral palsy. Crippled Child Mag. No. 6, 1952.

FISCH, L.: Hearing Impairment and Cerebral Palsy. J. Speech Dis. 21: 43, 1957. — FLORES, P. M., and O. C. IRWIN: Status of Five Front Consonants in the Speech of Cerebral Palsied Children. J. Speech Dis. 21: 238, 1956.

GRATKE, J. M.: Speech Problems of the Cerebral Palsied. J. Speech Dis. 12: 129, 1947.

HARDY, J. C.: Intraoral Breath Pressure in Cerebral Palsy. J. Speech Dis. 26: 309, 1961. — HELTMAN, H. J., and G. PEACHER: Misarticulation and Diadochokinesis in the Spastic Paralytic. J. Speech Dis. 8: 137, 1943. — HIXON, T. J., and J. C. HARDY: Restricted Motility of the Speech Articulators in Cerebral Palsy. J. Speech Dis. 29: 293, 1964. — HOOD, P. N., K. H. SHANK, and D. B. WILLIAMSON: Environmental Factors in Relation to the Speech of Cerebral Palsied Children. J. Speech Dis. 13: 325, 1948. — HULL, H. C.: A Study of the Respiration of Fourteen Spastic Paralysis Cases During Silence and Speech. J. Speech Dis. 5: 275, 1940. — HULL, H. C., and B. BRYNGELSON: A Study of the Respiration of Fourteen Spastic Paralysis Cases During Silence and Speech. Speech Monographs, 8: 114, 1941. — HYMAN, M.: An Experimental Study of Sound Pressure Level and Duration in the Speech of Cerebral Palsied Children. J. Speech Dis. 17: 295, 1952.

IRWIN, O.: Phonetic Equipment of Spastic and Athetoid Children. J. Speech Dis. 20: 54, 1955; — Short Test for Use with Cerebral Palsy Children. J. Speech Dis. 21: 446, 1956.

JOHNSON, W.: Adjustment Problems of the Cerebral Palsied. J. Speech Dis. 21: 12, 1956.

KASTEIN, S., and E. FOWLER, JR.: Language Development Among Survivors of Premature Birth. Arch. Otolaryng. 69: 131, 1959.

LOVE, R. J.: Oral language behavior of Cerebral Palsied Children. J. Speech Hearing Res. 7: 349, 1964. — LEATHER, D.: The Speech of the Cerebral Palsied Child. Folia Phoniat. 6: 38, 1954.

MARKLE, D. M., and M. H. MILLER: Nature of deafness in cerebral palsy. Arch. Otolaryng. 78: 794, 1963. — MCKIBBEN, S.: The Spastic's Speech Situation. Quart. J. Speech, 31: 358, 1945. — MYERS, P.: A study of language disabilities in cerebral palsied children. J. Speech Hearing Res. 8: 129, 1965.

PALMER, M. F.: Spastic Paralysis from the Point of View of the Speech Pathologist. J. Speech Dis. 4: 294, 1939; — Similarities of the Effects of Environmental Pressures on Cerebral Palsy and Stuttering. J. Speech Dis. 8: 155, 1943.

QUINN, J.: Audiometry in Cerebral Palsied Children. Speech Pathol. Therapy, 1: 32, 1958.

ROBBINS, S. D.: Formal Discussion on Spastic Speech. J. Speech Dis. 4: 32, 1939. — RUTHERFORD, B. R.: Frequency of Articulation Substitutions in Children Handicapped by Cerebral Palsy. J. Speech Dis. 4: 285, 1939; — Comparative Study of Loudness, Pitch, Rate, Rhythm and Quality of the Speech of Children Handicapped by Cerebral Palsy. J. Speech Dis. 9: 263, 1944; — Hearing Loss in Cerebral Palsied Children. J. Speech. Dis. 10: 237, 1945.

SAUNDERS, R. V.: Educational Disabilities of Cerebral Palsied Children attending Local Education Authority Schools. Cerebral Palsy Bull. No. 5: 16, 1959. — SHEPPARD, J. J.: Cranio-Oropharyngeal Motor Patterns in Dysarthria Associated with Cerebral Palsy. J. Speech Hearing Res. 7: 373, 1964. — STIVERS, C. G.: Speech Development in Crippled Children, Report of One Hundred and Two Cases. Boston Med. J. 186: 669, 1922.

TERR, M., C. GOETZINGER, and C. ROUSEY: A Study of Hearing Acuity in Adult Aphasic and Cerebral Palsied Subjects. Arch. Otolaryng. 67: 447, 1958.

VENTURA, J. C., and C. A. LÓPEZ: La parálisis cérebral y los problemas del lenguaje. An. Fonol. Audiol. 1: 103, 1955/56.

4. Therapie und Organisation

BACKUS, O., and R. COFFMAN: Group Therapy with Preschool Children Having Cerebral Palsy. J. Speech Dis. 18: 350, 1953. — BLOCK V.: Language Development in Spastic Children. Folia Phoniat. 10: 50, 1958. — BOBATH, K.. The Neuropathology of Cerebral Palsy and its Importance in Treatment and Diagnosis. Cereb. Palsy Bull. No. 8: 13, 1959. — BOBATH, K., and B. BOBATH: Treatment of Spastic paralysis. Brit. J. Phys. Med. 13: 121, 1950.

CARROLL, R. L.: Speech Training in the Child Crippled by Spastic Paralysis. J. Speech Dis. 2: 155, 1937. — CRICKMAY, M.: Description and Orientation of the Bobath Method with Reference to Speech Rehabilitation in Cerebral Palsy. Conv. Nat. Soc. Crippled Children, 1955; — Speech therapy and the Bobath approach to cerebral palsy. Springfield: Thomas, 1966.

DAVISON, L. D.: Methods for Treatment of Disorders of Speech Due to Birth Injury. Quart. J. Speech, 22: 404, 1936. — DENHOFF, E., R. H. HOLDEN and M. L. SILVER: Prognostic Studies in Children with Cerebral Palsy. J. Amer. Ass. 161: 781, 1956. — DRAPER, P. A.: Teamwork in Cerebral Palsy. Current Med. Digest, p. 51, March 1954.

FAGAN, H. R.: Methods of Treatment for Spastic Speech. J. Speech Dis. 4: 25, 1939. — FAY, T.: Neuromuscular Reflex Therapy for Spastic Disorders. Medic. Science, 2: 19, 1957. — FOTHERGILL, P., and R. HARRINGTON: The Clinical Significance of the Stretch Reflex in Speech Reeducation for the Spastic. J. Speech Dis. 14: 353, 1949. — FRÖSCHELS, E., S. KASTEIN, and D. A. WEISS: A. Method of Therapy for Certain Paralytic Conditions of the Mechanisms of Phonation, Respiration and Glutination. J. Speech Dis. 20: 365, 1955.

GAUTHIER, G.: La thérapeutique de la parole dans les cas de paralysie cérébrale. Folia Phoniat. 10: 29, 1958.

HOBERMAN, S. E., and M. HOBERMAN: Speech Habilitation in Cerebral Palsy. J. Speech Dis. 25: 111, 1960. — HUBER, M.: Letter to the Parents of the Cerebral Palsied Child. J. Speech Dis. 15: 154, 1950.

JONES, E. I., J. C. HARDY and H. W. SHIPTON: Development of Electrical Stimulation in Modifying Respiratory Patterns of Children with Cerebral Palsy. J. Speech Dis. 28: 230, 1963.

KROUT, M. H.: The Etiology and Therapy of Spastic Speech. J. Speech Dis. 7: 193, 1942. — KUGELMASS, I. N.: Phenaglycodol Therapy in Cerebral Palsy. Annals N. Y. Acad. Sci. 72: 271, 1958.

LEVINSON, H. J.: A Parent Training Program for a Cerebral Palsy Unit. J. Speech Dis. 19: 253, 1954. — LÓPEZ, A. C.: Ayudemos a hablar al niño espástico. An. Fonol. Audiol. 2: 48, 1956/57.

MARLAND, P. M.: A New Approach to Speech Therapy for Spastics. Folia Phoniat. 3: 12, 1951; — A Plan of Treatment for Cerebral Palsy Based on Reflex Inhibition and Manual Facilitation of Speech. Folia Phoniat. 6: 111, 1954. — MECHAM, M. J., M. J. BERKO and F. G. BERKO: Speech Therapy in Cerebral Palsy. Springfield, III.: C. C. Thomas 1960. — MILLS, A. W.: Speech Therapy for the Cerebral Palsied in a Treatment-Training Center. Quart. J. Speech, 37: 341, 1951. — MYSAK, E.: Significance of Neurophysiological Orientation to Cerebral Palsy Habilitation. J. Speech Dis. 24: 221, 1959.

OHLSSON-EDLUND, E.: Über die phoniatrische Behandlung zerebralparetischer (spastischer) Kinder. 9. Congr. Int. Ass. Logop. Phoniat. Zürich, p. 45, 1953.

PALMER, M. F.: Studies in Clinical Techniques: II. Normalization of Chewing, Sucking and Swallowing Reflexes in Cerebral Palsy: A Home Program. J. Speech Dis. 12: 415, 1947; — Studies in Clinical Techniques: Part III. Mandibular Facet Slip. J. Speech Dis. 13: 44, 1948; — Cerebral Palsy Professional Training Activities in this Country. J. Speech Dis. 16: 157, 1951. — PALMER, M. F., and L. E. ZERBE: Control of Athetotic Tremors by Sound Stimuli. J. Speech Dis. 10: 203, 1945. — PARKER, L. P.: The Preparation for Speech in the Very Young Cerebral Palsied Child. Folia Phoniat. 9: 54, 1957. — PERLSTEIN, M. A., and H. E. BARNETT: Neostigmine Therapy in Cerebral Palsy. J. Amer. Med. Ass. 142: 403, 1950. — PLOTKIN, W. H.: Situational Speech Therapy for Retarded Cerebral Palsied Children. J. Speech Dis. 24: 16, 1959. — PUSITZ, M. E.: Speech Correction in Cerebral Palsies (From the Standpoint of the Neuromuscular Specialist). J. Speech Dis. 4: 205, 1939.

RUTHERFORD, B. R.: The Therapeutic Value of Cerebral Dominance in Treatment of the Speech of Spastics. J. Speech Dis. 2: 111, 1937; — Speech Reeducation for the Birth Injured. J. Speech Dis. 3: 199, 1938; — The Use of Negative Practice in Speech Therapy with Children Handicapped by Cerebral Palsy, Athetoid Type. J. Speech Dis. 5: 259, 1940.

SCHMELING, L. M.: The Remission of Athetotic Shoulder Tremors through the Use of Non-Musical Sound Stimuli. J. Speech Dis. 16: 264, 1951. — SCHOELL, E. R.: Cerebral Palsied Speech Correction and the Clinical Team. J. Speech Dis. 23: 36, 1958. — SITTIG, E.: The Chewing Method Applied for Excessive Salivation and Drooling in Cerebral Palsy. J. Speech Dis. 12: 191, 1947. — SMITH, J. K., and R. MEYERS: Effects of Intermediate Midbrain Crusotomy on the Speech of Athetoid Cerebral Palsied Patients. J. Speech Dis. 23: 594, 1958. — SNIDECOR, J. C.: The Speech Correctionist on the Cerebral Palsy Team. J. Speech Dis. 13: 67, 1948.

WESTLAKE, H.: Muscle Training for Cerebral Palsied Speech Cases. J. Speech Dis. 16: 103, 1951; — A System for Developing Speech with Cerebral Palsied Children. Crippled Child Mag. June-Dec. 1951.

c) Extrapyramidale Dysarthrien

Ätiologie. Beschädigung des extrapyramidalen Systemes führt zu den folgenden Krankheitsbildern: *Paralysis agitans* des arteriosklerotischen Parkinsonismus; der *postenzephalatische Symptomenkomplex* nach europäischer Schlafkrankheit (von ECONOMO); ferner die WILSONsche Krankheit mit progressiver *lentikulärer Degeneration* und Leberzirrhose; lentikuläre Störungen im extrapyramidalen Linsenkern nach *Kohlenoxydvergiftung*; sowie chronische *Manganvergiftung*, welche ähnliche Krankheitsbilder ergibt (H. VOSS, 1939).

Allen diesen Krankheitsursachen ist ein neurologisch typisches Krankheitsgeschehen gemeinsam: die Degeneration im Bereiche des *extrapyramidalen Systemes*. Unter diese Einheit der automatisch-regulierenden Hirnfunktion zählt man die sechs basalen Ganglienmassen des Zwischenhirnes. Dazu gehören die folgenden anatomischen Strukturen: der Thalamus; der Linsenkern (Nucleus lenticularis) mit Putamen und Globus pallidus; der Schweifkern (Nucleus caudatus); der rote Kern (Nucleus ruber); die schwarze Substanz (Substantia nigra SÖMMERINGI); sowie der Körper von LUYS. Wegen ihrer entwicklungsmäßigen und funktionellen Verwandtschaft bezeichnet man die Einheit von Linsenkern und Schweifkern als Corpus striatum oder als Striopallidum. Eine sowohl instruktive als auch schön bebilderte Darstellung bieten die Bilderhefte der Ciba Symposia (W. R. INGRAM, 1956).

Im Gefolge der *extrapyramidalen Degeneration* entwickeln sich neben zahlreichen körperlichen Krankheitszeichen eine Reihe von sprachlichen Ausfallserscheinungen, nämlich die extrapyramidalen Dysarthrien. Sie bieten ein zwar vielfältiges, aber sehr charakteristisches Störungsbild. Wenn die ausgeprägten Symptome vorliegen, bestehen keine diagnostischen Schwierigkeiten. Zu Beginn der Krankheit kann aber die Sprachstörung als erstes und zunächst einziges Symptom vorhanden sein. Dann handelt es sich wieder um *monosymptomatische* oder „subklinische" Störungen. LOEBELL und MAUZ (1931) sowie K. OKASHIMA (1933) haben gezeigt, wie die experimental-phonetische Analyse des sprachlichen Störungskomplexes eine Klärung solcher atypischer postenzephalitischer Krankheitsbilder ermöglicht.

Ein *historisches Beispiel* für die postenzephalitische Sprachstörung ist die Krankheit des römischen Kaisers Claudius, dessen Sprache unverständlich war, wie der lateinische Satiriker JUVENAL (42—125 A. D.) berichtete. In einem Brief an seine Gattin Livia schrieb der alte Kaiser Augustus über Claudius: „Daß Dein Enkel mir beim Deklamieren soll gefallen haben, darüber muß ich mich, weiß Gott, wundern! Wer so unverständlich redet, der kann doch nimmer beim Deklamieren verständlich sagen, was zu sagen ist." Sueton (69—141 A. D.), der römische Historiker, schilderte in seinen „Zwölf Cäsaren" (cap. 30): „Sein Lachen war unanständig; aber noch garstiger war sein Zorn, weil ihm dann sein offener Mund schäumte und die Nase floß; mit der Zunge stotterte er." Aus den weiteren, überlieferten neurologischen Symptomen zog P. DAL BIANCO (1947) den Schluß, daß es sich nur um einen postenzephalitischen Zustand gehandelt haben konnte.

Einteilung. Vom neurologischen Standpunkt hält man mehrere Formen der extrapyramidalen Bewegungsstörung auseinander: Parkinsonismus, Chorea, Athetose, Dystonie und Ballismus. Darüber gibt jedes neurologische Lehrbuch Auskunft. Deshalb brauchen wir uns hier nur mit den sprachlichen Symptomen zu befassen.

Im Vordergrunde des amyostatischen Symptomenkomplexes, das heißt der Störung des Muskelgleichgewichtes in Ruhe und Bewegung wegen *Parkinsonismus*, stehen die instinktiven Antriebsstörungen. Infolge der Schädigung der extrapyramidalen Koordinationszentren erscheint die automatische Umsetzung des vom Willen gelenkten und kortikal gesteuerten Bewegungsentwurfes in die ausführende Handlung entstellt. Diese Kontrolle des automatischen Bewegungsablaufes ist in erster Linie an das *strio-pallidäre System* gebunden.

Striopallidäre Läsionen äußern sich nach E. LEYSER (1924) in *iterativen* (wiederholenden) und *rigiden* (starren) Bewegungsstörungen. Ferner sind *akinetische* (bewegungslose) und *hyperkinetische* (bewegungsgesteigerte) Störungsformen zu unterscheiden. Oft kommen diese Komponenten kombiniert vor. Fast alle postenzephalitischen Sprachstörungen sind außerdem durch *Monodynamik* und *Monotonie*, also durch den Verlust des dynamischen und des melodischen Sprechakzentes gekennzeichnet. Besonders eindrucksvoll ist die *Antriebsschwäche* im Bereiche aller seelischen Funktionen.

Als *Palilalie* bezeichnet man eine besondere Form der iterativen Sprachstörung wegen extrapyramidaler Läsionen. Sobald solche Kranke zu sprechen beginnen, wird ihr Redefluß immer schneller (*Tachylalie*) sowie leiser und undeutlicher, bis er schließlich in rhythmischem Gemurmel oder Grunzen endet. Besonders am Satzende oder in Antworten tritt zehn- bis zwanzigmaliges Wiederholen von Wörtern oder Satzteilen auf. Diese automatisch wiederholenden Sprechbewegungen beruhen in der *Propulsionstendenz* beim Sprechen. Sie lassen sich der allgemeinen Propulsion der gesamten Körperbewegungen vergleichen. LOEBELL und MAUZ (1931) beschrieben einen Fall von isolierter postenzephalitischer Hypokinese der Sprechmuskulatur trotz sonst normaler Körpermotorik. Der Kranke sprach sehr langsam, schwerfällig und mit weit vorgestreckter Zunge. Durch pneumographische Aufnahmen konnten diese Autoren wie K. OKASHIMA (1933)

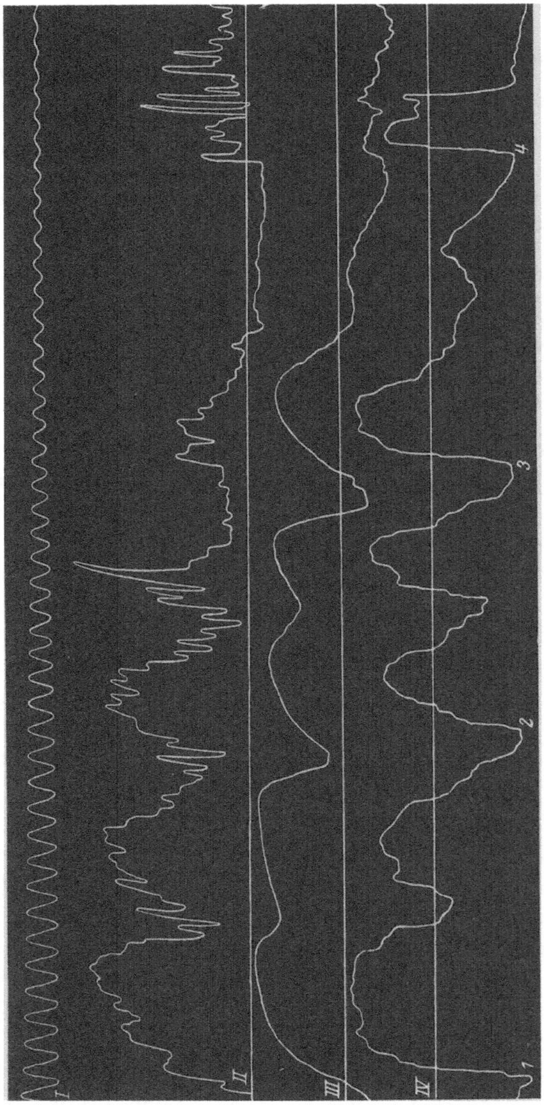

Abb. 153. Kymographische Atemkurve bei *Paralysis agitans*. *I* Zeitschreibung in halben Sekunden, *II* Kinnbewegungen, *III* Brustkurve, *IV* Bauchkurve, *1—2*: Tiefatmung, *2—3*: Ruheatmung, *3—4*: Sprechatmung.

die genauen experimental-phonetischen Befunde R. SCHILLINGS (1925) bestätigen.

Symptome. Im allgemeinen handelt es sich bei den extrapyramidalen Sprechstörungen um phonische Symptome, welche die gestörte Motorik des gesamten Muskelsystemes ausdrücken. Deshalb finden wir sämtliche Anteile des peripheren Sprechapparates von den gleichen Antriebsstörungen betroffen, also Atmung, Phonation, Artikulation und Diktion.

Ruheatmung. Am Atemvorgang zeigen sich typische Veränderungen. Diese betreffen sowohl die vitale Ruheatmung als auch die phonische Sprechatmung. In der Ruhe macht sich eine vermehrte Zahl der *Tiefatmungen* bemerkbar. Während sie normalerweise nur etwa 1% der Atemzüge ausmachen, betragen sie bei Parkinsonismus 6% (K. Okashima) bis 9% (R. Schilling). Solche besonders tiefe Atemzüge treten sowohl ohne äußeren Anlaß, als auch vor dem Beginn des Sprechens auf. Die anschließenden exspiratorischen *Atemstillstände* wurden von Loebell und Mauz (1931) als Perseverationserscheinungen gedeutet. Sie können bis zu vier Sekunden dauern.

Sprechatmung. R. Schilling (1925) verwies auf das Vorkommen von besonders gleichmäßigen Atembewegungen. Als Zeichen der allgemeinen Rigidität äußert sich eine solche *erhöhte Koordination* in bezug auf Formverhältnis und Synchronismus der Brust- und Bauch-

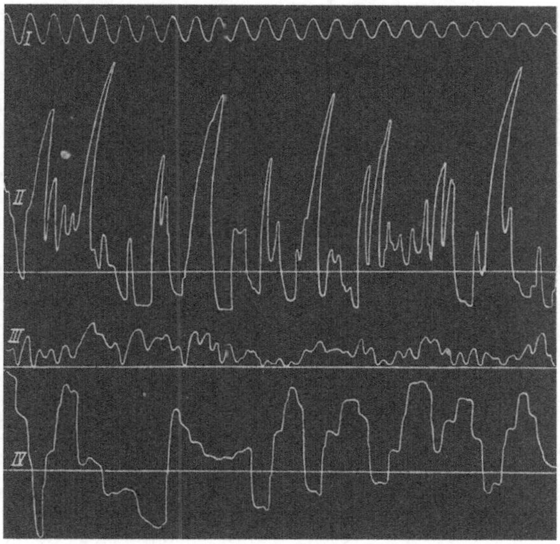

Abb. 154. Kymographische Atemkurve bei *Paralysis agitans*. *I* Zeitschreibung in halben Sekunden, *II* Kinnbewegungen. *III* Brustkurve, *IV* Bauchkurve. Atembewegungen beim Zählen von eins bis dreizehn.

atmung sowie die Gleichgewichtslage des gesamten Atmungsvorganges. Dieser vermehrten Eutaxie fehlt also der physiologische Gutzmannsche *Asynchronismus*. Die Regulierung der zuströmenden Impulse ist jedoch gestört, wie man an der Ausdehnungsgröße und Geschwindigkeit der Atembewegungen sehen kann (G. Bilancioni, 1923). Auf der Höhe der Einatmung oder nach Beginn der Ausatmung tritt eine Verlangsamung der Bewegung auf. Die Atmungskurve zeigt dadurch Plateaubildungen, was auf Abb. 153 in Kurve III und auf Abb. 154 in Kurve IV deutlich zum Ausdruck kommt.

Die außerordentliche Regelmäßigkeit der Brust- und Bauchatmung, die unveränderliche Gleichgewichtslage des Atmungsorganes sowie der völlige Synchronismus zwischen Brust- und Bauchatmung ist für die *rigiden Formen* des Parkinsonismus typisch (R. Schilling, 1925). Das genaue Gegenteil wurde von K. Okashima bei *Athetose* beobachtet: beträchtliche Unregelmäßigkeiten der Atemkurven in bezug auf Form, Ausdehnungsgröße und Geschwindigkeit der Atemzüge sowie eine völlige Inkoordination von Brust- und Bauchatmung mit Asynchronismus und Wechsel des Atemtypus. Unsere Abb. 153 bis 155 illustrieren eine schwere Störung der letzten Art.

Phonation. Eng mit diesen abnormen Atembewegungen zusammenhängend erweist sich ferner die *Stimme* als hochgradig gestört. Ihr Umfang erscheint wesentlich eingeschränkt. Die Tonhöhenbewegung erfolgt ausgesprochen gleichförmig und von der seelischen Stimmungslage unabhängig. Ebenso zeigt die Stimmstärke wenig Schwankungen und ist gewöhnlich sehr leise. G. J. CANTER (1963, 1965) bestätigte diese Zeichen der *Monotonie und Monodynamik* wie folgt: es besteht Verlust der leisen und lauten Phonation; Einengung des Stimmumfanges; erhöhte Sprechstimmlage; sowie verkürzte Phonationsdauer. Weitere Bestätigung stammt von LUCHSINGER et al. (1966), welche die Reduktion vieler Stimmqualitäten bemerkten: Stimmstärke, prosodische Sprechmelodie, Stimmumfang und Resonanz.

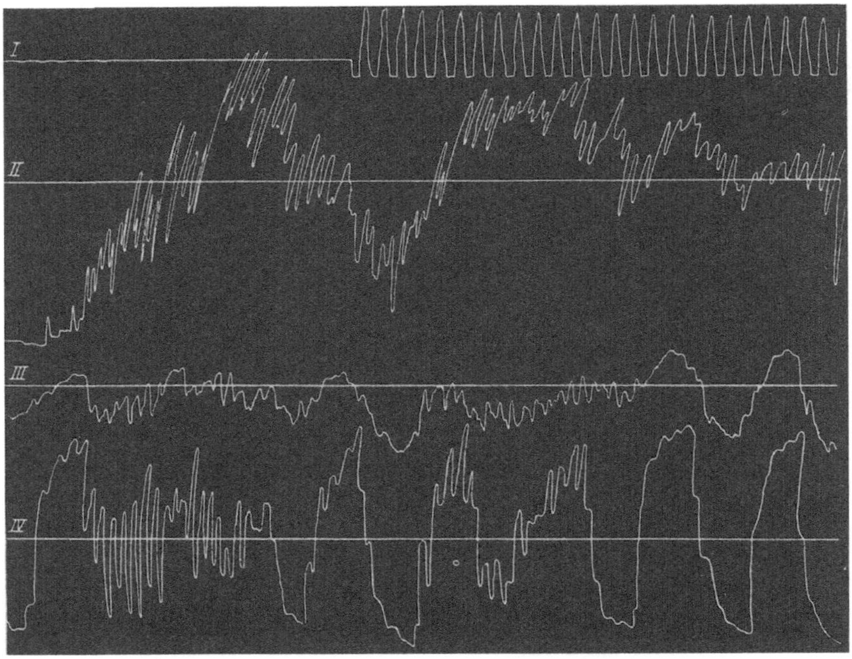

Abb. 155. Kymographische Atemkurve bei *Paralysis agitans*. *I* Zeitschreibung in halben Sekunden, *II* Kinnbewegungen, *III* Brustkurve, *IV* Bauchkurve. Starke Zunahme des Zitterns und deutliche Bradyteleokinese beim Finger-Nasenversuch.

Im *Kehlkopf* sieht man unvollkommenen Glottisschluß (O. FÖRSTER, 1921) oder paradoxe Bewegungen der Stimmlippen (R. SCHILLING, 1925). Der *stroboskopische* Befund war in LOEBELLS und OKASHIMAS Fällen normal. Oft sieht man aber auch erhebliche Störungen des Schwingungsbildes. OKASHIMA stellte außerdem gepreßt heisere Stimme fest. Er erklärte diese hyperkinetische Dysphonie mit extrapyramidal ausgelösten Spasmen der Kehlkopfmuskulatur. Weitere Einzelheiten wären im Abschnitt über die zentral bedingten Stimmstörungen nachzulesen.

Artikulation. Gleiches gilt für die *Lautbildung*. Sie ist in Stärke und Ausmaß sowohl während isolierter Artikulation als auch beim freien Sprechen deutlich herabgesetzt. Kymographische Aufnahmen von Silbenwiederholungen zeigen wieder die besondere Gleichmäßigkeit und Gleichart derArtikulationsbewegungen. Die Hypokinese von Lippen- und Kieferbewegungen entspricht der Starre der Gesichtshaltung, welche als *Maskengesicht* für Parkinsonismus typisch ist. In anderen Fällen steht die Steifheit oder *Rigidität* der Zungenbewegungen im Vordergrund. Falls athetotische Unruhebewegungen vorherrschen, ergibt sich eine iterative Störung der Artikulation. J. G. CANTER (1965) erklärte die Steifheit der extrapyramidalen Dysarthrie mit der Beeinträchtigung der raschen artikulatorischen Bewegungen zufolge der Hypodiadochokinese. Ein anderer Faktor ist die ungenaue Aussprache der Verschlußlaute.

Dysarthrisches Näseln. Störungen der nasalen Resonanz können mit extrapyramidaler Dysarthrie aus dreierlei Gründen verbunden sein. In Fällen von Parkinsonismus kommt supranukleäre *Gaumenlähmung* vor. Dadurch entsteht organisch (passiv) *offenes Näseln,* also die Rhinolalia aperta organica paralytica. In solchen Fällen haben wir mehrmals das Sprechen und

Schlucken mit Pharyngoplastik verbessert. Nachdem das Näseln verschwand, wurde die Sprache deutlicher und etwas kräftiger. Die übrigen dysarthrischen Symptome blieben natürlich unverändert.

Manchmal sieht man das krampfhafte *Herabziehen* des Gaumens durch eine perverse Fehlinnervation infolge der zentralen Inkoordination. Dann hört man das *aktiv offene* Näseln der Rhinolalia aperta functionalis activa wie in Fällen von Suprabulbärparalyse.

Wenn die hyperkinetische Rigidität den Gaumen einschließt, entfällt das artikulatorische Spiel des wechselnden Gaumenverschlusses. Wegen dieser *Dauerkontraktion der Gaumenheber* während jedes Sprechaktes fehlen die Nasenlaute. Dies führt zum *aktiv geschlossenen* Näseln (Rhinolalia clausa functionalis activa) als Zeichen der palatalen Dysarthrie (S. 664).

Diagnose. Im fortgeschrittenen Stadium bereitet das Krankheitsbild der extrapyramidalen Dysarthrien wenig diagnostische Schwierigkeiten. Da sich jedoch die sprachlichen Veränderungen als erstes Symptom einstellen können, muß man einer solchen Möglichkeit eingedenk bleiben. Namentlich die bereits erwähnten *monosymptomatischen Formen* soll man nicht übersehen. Darüber geben eben die neurologische Untersuchung und die phonetische Analyse Auskunft.

Die **Therapie** ist vornehmlich Sache des Nervenarztes und des Internisten. Diese entscheiden über den fallweisen Vorzug von *medikamentösen* Maßnahmen, raten zur Vornahme der neuartigen *Psychochirurgie* oder verordnen geeignete *Physikotherapie*. Die modernen Behandlungsmethoden der Krankheiten des extrapyramidalen Systemes wurden während eines Symposiums besprochen, welches von M. D. Yahr (1965) herausgegeben wurde. Zwei neuerliche Arbeiten besprachen die Ergebnisse der stereotaktischen *Chirurgie* für Parkinsonismus.

Allen, Turner und Gadea-Ciria (1966) fanden, daß die stereotaxische Chirurgie beinahe immer die körperlichen Ausfälle verbessert, aber häufig *die Sprache verschlechtert.* Die Operation vermindert die Stimmstärke, gewöhnlich wenn eine linksseitige Zerstörung vorgenommen wurde, namentlich innerhalb der inneren Kapsel. Nach linksseitigen Eingriffen folgte Dysarthrie besonders dann, wenn eine Läsion auf der rechten Seite hinzugefügt wurde. Aphasie dagegen ist selten und hauptsächlich von rezeptiver Art und vorübergehender Natur. Sie entstand nur nach linksseitigen Eingriffen in einem Rechtshänder. Luchsinger et al. (1966) kamen zu ähnlichen Schlußfolgerungen. Koagulierung des ventrolateralen Nucleus des Thalamus verbessert die Sprechmelodie, aber sie vermindert die Lautstärke und Artikulation, so daß das Sprechen im allgemeinen schlechter wird.

Von *speziellen Sprachübungsmethoden* haben wir in Fällen von Parkinsonismus nicht allzu viel zu erwarten. Da diese Kranken an einer besonderen nervösen Ermüdbarkeit leiden, erschöpfen sie die Sprachübungen mehr als sie helfen können. Ob im Einzelfalle die *psychologische* Unterstützung einer besonderen Sprachpflege förderlich sein kann, ist individuell zu erwägen. In mehreren Fällen konnten wir das allgemeine Sprechvermögen durch Unterdrückung der offenen Nasalität mit Hilfe der Pharyngoplastik verbessern.

Prognose. Auf Grund des Gesagten hängt die Vorhersage von den neurologischen Befunden und der Möglichkeit ihrer neurochirurgischen Korrektur ab.

Literatur

Extrapyramidale Dysarthrie

Agate, F. J., L. J. Doshay, and F. K. Curtis: Quantitative Measurement of Therapy in Paralysis Agitans. J. Amer. Med. Ass. 160: 352, 1956. — Allan, C. M., J. W. Turner, and M. Gadea-Ciria: Investigations into speech disturbances following Stereotaxic Surgery for

Parkinsonism. Brit. J. Dis. Commun. 1: 55, 1966. — ASPERGER: H.: Postenzephalitische Persönlichkeitsstörungen. Münch. Med. Wschr. 91: 114, 1944.

BIANCO, P. DAL: Kaiser Claudius. Versuch einer pathographischen Analyse. Wien. klin. Wschr. 59: 597, 1947. — BILANCIONI, G.: La voce parlata e cantata. Roma: Pozzi, 1932. — BOOTH, G.: Psychodynamics in Parkinsonism. Psychosom. Med. 10: 1, 1948.

CANTER, G. J.: Speech Characteristics of Patients with Parkinson's Disease. I. Intensity, Pitch, and Duration. J. Speech Dis. 28: 221, 1963; — Speech characteristics of patients with Parkinson's disease: II. Physiological support for speech. J. Speech Dis. 30: 44, 1965; — Speech characteristics of patient with Parkinson's disease: III. Articulation, diadochokinesis, and over-all speech adequacy. J. Speech Dis. 30: 217, 1965. — CHALMERS, T. C., F. L. IBER, and L. L. UZMAN: Hepatolenticular Degeneration (Wilson's Disease) as a Form of Idiopathic Cirrhosis. New Engl. J. Med. 256: 235, 1957. — CISLER, J.: Stimm- und Artikulationsstörung durch Atropinvergiftung. Arch. exper. klin. Phonetik, 1: 149, 1914.

DELAINI, A.: La voce nelle malattie del sistema nervoso extrapiramidale. Atti Laborat. Fonet. Univ. Padova. 1: 63, 1949.

FLOWER, R. M., R. VIEHWEG, and W. R. RUZICKA: The communicative disorders of children with Kernicteric Athetosis: I. Auditory disorders. J. Speech Dis. 31: 41, 1966; — The communicative disorders of children with Kernicteric Athetosis: II. Problems in language comprehension and use. J. Speech Dis. 31: 60, 1966. — FÖRSTER, O.: Zur Analyse und Pathophysiologie der striären Bewegungsstörungen. Z. ges. Neur. Psych. 73: 1921. — FORKNER, C. E.: Encephalitis and Parkinsonism. New York Med. 12: 792, 1956.

GOLDSTEIN, K., und W. BORNSTEIN: Über sich in pseudospontanen Bewegungen äußernde Spasmen und über eigentümliche Stellungen bei „striären" Erkrankungen. Dtsch. Z. Nervenheilk. 84: p. 248. — GOTTDANK, M., and D. TREPEL: A Study of Encephalitics. Quart. J. Speech 33: 355, 1947. — GREWEL, F.: Dysarthria in Post-Encephalitic Parkinsonism. Acta Psychiat. Neur. Scand. 32: 440, 1957.

HAYASHI, Y.: Über Stimm- und Sprachstörungen bei Encephalitis epidemica. 5. Vers. Dtsch. Ges. Sprach-Stimmheilk. 1936 in Berlin. II, p. 122.

INGRAM, W. R.: The Hypothalamus. Ciba Clin. Symposia, 8: 117, 1956.

LUCHSINGER, R., J. SIEGFRIED, M. KOHENOF, und C. DUBOIS: Klinische und experimentell-phonetische Untersuchungen der Sprache vor und nach stereotaktischen Operationen bei Parkinson-Patienten. Folia Phoniat. 18: 197, 1966. — LOEBELL, H.: Palilalie oder Stottern. Z. Laryngol. 18: 191, 1928. — LOEBELL, H., und F. MAUZ: Zur Frage der Diagnostik und zum Symptomenbild postencephalitischer Sprachstörungen. Z. ges. Neurol. Psychiatrie, 132: 281, 1931.

MARBURG, O.: Der Einfluß des Kleinhirns und der Stammganglien auf die Sprache. V. Kongr. int. Ges. Logop Phoniat. Wien 1932, S. 4. — MEYERS, R.: The Extrapyramidal System. Neurology, 3: 627, 1953.

OKASHIMA, K.: Ein Beitrag zur Diagnostik der postencephalitischen Sprachstörungen. Mschr. Ohrenheilk. 67: 1079, 1933.

PÖTZL, O., und H. HOFF: Über einige beachtenswerte Sensationen bei Herderkrankungen des Thalamus. Festschrift Dr. Reinhold, p. 168.

ROSENBERG, A.: Die Störungen der Sprache und Stimme bei Paralysis agitans. Berl. klin. Wschr. 29: No. 31, 1892.

SCHEIFFERTH, F.: Die Therapie extrapyramidaler Bewegungsstörungen. Fortschr. Therap. 15: 524, 1939. — SCHILLING, R.: Experimental-phonetische Untersuchungen bei Erkrankung des extrapyramidalen Systems. Arch. Psychiat. 75: 419, 1925. — SEEMAN, M.: Symptômes extrapyramidaux de la voix et de la parole. 10. Int. Speech and Voice Therapy Conf. Barcelona. Acta Oto-Rino-Laring. Ibero-Amer. p. 166, 1957. — SOBIN, D. J.: Stramonium Plus Benzedrine for Relief of Post-Encephalitic Sequelae. Case History Autobiography. J. Speech Dis. 2: 205, 1937.

VOSS, H.: Gewerbliche Manganvergiftung in der Stahlindustrie. Arch. Gewerbepathol. 9: 407, 1939.

YAHR, M. D. (Edit): The pathophysiology and treatment of basal ganglia diseases. Bull. N. Y. Acad. Med. 41: 855, 1965.

d) Postkommotionelle Dysarthrie nach Schädeltrauma

Ätiologie. Eine besondere Art der zentralen Dysarthrie haben wir mehrmals nach Hirnerschütterung (Commotio cerebri) beobachtet und dabei sehr gleichförmige Befunde erhalten. Deshalb liegt die von uns 1948 vorgeschlagene Beschreibung als postkommotionelle Sprachstörung nahe. In bezug auf die Bezeichnung sei jedoch ausdrücklich betont, daß Fälle mit einer möglichen Hirnprellung (Contusio cerebri), etwa der Schläfenlappenbasis, hiervon nicht ausgeschlossen sein sollen. Es ist bekannt, daß nach Hirnerschütterung das *psychoneurotische Stottern* auftreten kann. A. M. ORNSTEEN (1938) beschrieb eine Unfallsfolge mit monotoner, abgehackter und explosiver Sprechweise. Ein solches Trauma wurde bisher ebenso gedeutet wie alle anderen Schreckerlebnisse, die so oft aus der Vorgeschichte der Stotterer zu hören sind.

Die nach Contusio cerebri manchmal zurückbleibenden *organischen Nervenstörungen* legen jedoch die Vermutung nahe, daß auch die postkommotionelle Sprachstörung auf leichten organischen Veränderungen beruhen könnte. Dafür sprechen ferner die vorübergehenden dysphatischen Erscheinungen oder die von NADOLECZNY (1929) und KALBERLAH erwähnten Redestörungen des Konfabulierens. H. GUTZMANN (1924) und H. STERN (1912) beobachteten *spastische Bradyphasie* mit mühsam verkrampfter und verlangsamter Redeweise sowie schwere Fälle von Stottern nach Schädeltrauma, welche ebenfalls zu den organischen Formen des Stotterns gehören dürften.

M. M. GILBERT (1966) besprach die verschiedenen neurologischen Symptome im Anschluß an Hirnerschütterung. Er findet es ohne weiteres erklärbar, daß traumatische Zelldegeneration in den kortikalen Sprachregionen dysarthrische Störungen hervorrufen kann. CERCIELLO und FASANO (1960) interpretieren die charakteristischen Folgezustände des postkommotionellen Mutismus oder der iterativen Dysarthrie (traumatisches Stottern) als typische Beispiele der *kortikalen Anarthrie* oder Dysarthrie.

Vorgeschichte. Ein typischer Gesichtszug in der Anamnese derartiger Fälle ist der Bericht von Sturz auf den Kopf, Aufschlagen schwerer Gegenstände auf den Kopf oder das Anstoßen des Kopfes gegen einen harten Gegenstand, wie während eines Autozusammenstoßes. Typisch ist das Vorliegen von *längerer Bewußtlosigkeit.* Nach dem Erwachen ist der Patient oft in einer verwirrten Verfassung. Andere Verunglückte finden sich stumm oder empfinden eine erhebliche subjektive Sprechhemmung. Häufig wird über heftige Kopfschmerzen oder Schwindel geklagt. In den von uns gesehenen Fällen entwickelte sich dann allmählich eine unangenehme Sprachstörung. Bis zu diesem Punkt sind solche Vorgeschichten somit nicht spezifisch. Sie erlauben noch keine Trennung von den vorübergehenden Störungsbildern der Schreckneurose, Konversionshysterie und deren Unterscheidung von der organischen Dysarthrie. Weitere Einzelheiten über die Unterscheidung dieser Unfallsfolgen werden später besprochen.

Symptome. Während der Untersuchung machten die betroffenen Männer keinerlei neurotischen oder psychopathischen Eindruck. Vielmehr erklärten sie regelmäßig, vor dem Trauma ganz nervengesund gewesen zu sein. Ebenso fehlten die für das Stottern oder für die psychogenen Sprach- und Stimmneurosen so typischen konstitutionellen oder neuropathischen Krankheitszeichen. Hingegen findet man häufig *neurologische Zeichen* von Hirnschädigung. Dazu gehören abnorme Reflexe, Parästhesien, umschriebene Lähmungen, Gleichgewichtsstörungen mit positiven vestibulären Befunden oder gar sensorische Störungen des Riechens, Sehens und Hörens.

Auch die *sprachlichen Veränderungen* entbehrten in unseren Fällen der neurotischen Züge. Im Vordergrunde stand ein der Palilalie ähnliches, ruhiges und *langsames Wiederholen* von Silben oder Wörtern ohne die anderen bekannten Symptome des Stotterns. Die Zunge erwies sich als träge oder ungeschickt, also dyspraxisch. Damit hing eine gewisse *Dysarthrie* in bezug auf die Zungenlaute (S), (Sch) oder (R) zusammen. Motorisch schwierige Lautverbindungen klangen daher verstümmelt: „Es spießt sich etwas", meinte einer der Soldaten. Einige andere verneinten, daß sie irgendwelche Angst vor dem Sprechen empfänden oder etwa einen bestimmten Laut fürchteten, wie man dies so oft von den Stotterern hört. Das zu Sagende sei klar überdacht, könne aber nicht wie gewünscht ausgesprochen werden, weil die Zunge nicht richtig funktioniere.

Im weiteren Gegensatze zum Stottern bestand ferner eine *Störung aller sprachlichen Leistungen*: freies Sprechen, Nachsprechen, Reihensprechen, Wiederholen, Lesen und Deklamieren waren in genau gleicher Weise betroffen. Sogar Flüstern und Singen wurde nicht als leichter bezeichnet. Vereinzelt fiel stärkeres Poltern, Silbenstolpern oder eine spastische Komponente der iterativen Dysarthrie auf. Demgegenüber waren die Störungsbilder des traumatischen und hysterischen Stotterns auf Grund ihrer deutlich verschiedenen Symptome von dem eben dargestellten Syndrom eindeutig abgrenzbar. Manchmal lagen außerdem *dysphatische Störungen* vor, welche die folgenden Einzelheiten umfaßten: Gedächtnisstörungen, besonders für kürzlich vorher gemachte Erfahrungen oder Erinnerungsleistungen; amnestisch-anomisches Vergessen von Namen, Telephonnummern oder Bezeichnungen; syntaktische Konfusion; Verlust des grammatischen Gefühles und dergleichen.

Daß ähnliche Störungen sogar nach *leichter Hirnerschütterung* auftreten können, hat G. HEESE (1960) beschrieben. Ein Rechtshänder erlitt einen Schlag gegen die linke Stirnseite. Daraufhin litt er einige Tage an Kopfschmerzen in der linken Stirngegend und dem rechten Hinterhaupt (contre-coup) mit leichter retrograder Amnesie. Er konnte nicht pfeifen, bemerkte leichte dysgraphische Störungen der Schrift, konnte das (R) nicht aussprechen und verwechselte es mit (L). Dies ist ein anderes Beispiel des bekannten *L-R-Symptomes*, ein typischer Befund in beginnenden oder residuellen Sprachstörungen organischen Ursprunges. Nach sieben Tagen waren alle Störungen ohne besondere Behandlung verschwunden.

Diagnose. Heute wird man die Unterscheidung zwischen *organischer Hirnschädigung und traumatischer Neurose* durch die Befunde der modernen Hirnuntersuchung bestätigen. So erhält man auf der einen Seite die abnormen Kennzeichen des Elektroenzephalogrammes im Verein mit Störungen der Reflexe, vielleicht auch mit vestibulären, audiologischen oder biochemischen Abweichungen. Solche Befunde sind also für organische Hirnschädigung richtungweisend. Andererseits ergibt die psychologische Analyse und psychiatrische Begutachtung genügend Anhaltspunkte zum Ausschluß von organischen Hirnzeichen oder zur Bestätigung einer neurotischen Charakterhaltung. Zwei typische Beispiele sollen diese Beobachtungen erläutern.

Fall 1. Eine italo-amerikanische Geschäftsfrau, 61 Jahre, rein rechtshändig, wurde von Dr. JUAN NEGRIN zur otoneurologischen und audiologischen Beurteilung überwiesen. *Vorgeschichte.* Früher immer gesund gewesen, wurde die Patientin während eines Autounfalles gegen das Lenkrad und dann zurück geschleudert. Bewußtlosigkeit durch eine Stunde, jedoch keine Knochenbrüche oder äußere Verletzungen. Anschließend entwickelte sich eine schwere Nervenstörung mit den folgenden Komponenten: schwere Kopfschmerzen; andauernde Schlaflosigkeit; Hörverlust und summende Ohrgeräusche im rechten Ohr; Schwindelanfälle mit Fallen nach rückwärts; erheblicher Gedächtnisverlust für neuliche Begebenheiten; erhebliche Sprachstörung mit Unfähigkeit, bestimmte Wörter auszusprechen, Vergessen der Eigennamen von Gegenständen oder Handlungen sowie Verwirrung in der grammatischen Satzkonstruktion; Verlust des früheren Musikgenusses, weil alle lauteren Klänge im rechten Ohr zu vibrieren scheinen oder auf dieser Seite verwaschen, verzerrt, überlaut oder unklar klingen.

Befund. Trigeminus-Neuralgie rechts. Empfindlichkeit der Wirbelfortsätze 3 bis 7. Spasmen der Genickmuskeln. Normaler HNO-Befund. *Sprache.* Sie spricht rasch, ziemlich flüssig, mit mäßigem italienischem Akzent. Es fällt jedoch sofort auf, daß sie viele grammatische und dysarthrische Fehler macht. Zum Beispiel konnte sie auf einmal das Wort „Portrait" nicht aussprechen und perseverierte mit zunehmender Verlegenheit durch viele Minuten mit zahlreichen Substitutionen wie „Protät", „Proträt", „Prortät" usw., wobei das falsche (R) sich immer nach dem anlautenden (P) einschlich. Zugleich konnte sie das Wort einfach nicht buchstabieren, bis es ihr nach vielen Versuchen endlich doch gelang. Sie ist sich dieser paraphasischen Unfähigkeit voll bewußt. Im Gegensatz dazu hat ihre ausgezeichnete arithmetische Begabung nicht gelitten.

Audiologischer Befund. Leichte physiologische Altersschwerhörigkeit links. Flacher Hörverlust von ungefähr 25 dB rechts mit stärkerem Verlust für hohe Töne. Völliger Lautheitsausgleich rechts. Kompression der Sprachempfindung rechts mit erhöhter Sprachverständnisschwelle und verminderter Toleranz für laute Intensitäten. Umschriebenes Ohrenklingen von ungefähr 6000 Hz bei 60 dB rechts.

Vestibuläre Prüfung. Spontaner Lage-Nystagmus bei rückgebeugtem Kopf. Positiver Romberg nach rechts. Nystagmusbereitschaft nach rechts mit allen rotatorischen und kalorischen Prüfungen.

Diagnose. 1. Trigeminale und okzipitale *Neuralgie.* 2. Sensorineurale rekruitierende *Innenohrschwerhörigkeit* rechts mit komprimiertem Lautheitsumfang und umschriebenem Ohrenklingen. 3. Spontaner *Gleichgewichtsverlust* mit Lage-Nystagmus, positivem Romberg und Nystagmusbereitschaft nach rechts. 4. *Postkommotionelle Dysarthrie* mit Amnesie, Dysnomie, Dysarthrie, Dysgrammatismus und teilweiser expressiver Dysphasie.

Fall 2. Ein einflußreicher Großkaufmann, 42 Jahre, Rechtshänder, wurde von Dr. JUAN NEGRIN zur otoneurologischen und audiologischen Beurteilung überwiesen. *Vorgeschichte.* Außer Blinddarmoperation war er immer völlig gesund. Während eines Autounfalles wurde er mit dem Gesicht durch die zersplitterte Windschutzscheibe geworfen und stieß mit einem Knie durch die vordere Schutzwand. Nach Bewußtlosigkeit durch mehrere Minuten wurde er in ein Spital zur ersten Hilfeleistung gebracht. Einige Wochen später entwickelte sich eine äußerst störende Einbuße des Wohlbefindens mit den folgenden Zeichen: schwere Kopfschmerzen hauptsächlich über dem linken Auge; äußere Entstellung der Nase mit innerer Verlegung; Gleichgewichtsverlust; Hörverlust und unaufhörliches Klingen im linken Ohr mit Verlust des früheren Musikgenusses, jedoch ohne Einschränkung des Sprachverständnisses; gelegentliches Abbrechen des Sprechvermögens mit Unfähigkeit des klaren Gedankenausdruckes.

Befund. Zahlreiche Narben auf der Stirne mit einer äußerst schmerzhaften Schwellung über dem linken Auge. Trigeminus-Neuralgie links. Traumatische Verbiegung der Nasenscheidewand mit verstopfter Nasenatmung und mechanischem Geruchsverlust. *Sprache.* Der Patient drückt sich gewöhnlich mit der verfeinerten Redeweise eines fein gebildeten und vornehmen Herren aus. Wiederholt aber unterbrechen plötzliche Stockungen den glatten Fluß seiner Gedanken, und er sagt: „Etwas blieb mir im Munde stecken, so daß ich wie ein Stotterer nicht weiter konnte und den Satz nicht zu Ende brachte."

Audiologischer Befund. Normales Sprachverständnis. Geringe Altersschwerhörigkeit rechts, jedoch für dieses Alter verfrüht. Mäßiger Hochtonverlust oberhalb 2000 Hz links mit völligem Lautheitsausgleich und umschriebenem Tinnitus um 8000 Hz bei 45 dB.

Vestibular-Befund. Spontaner Lage-Nystagmus bei Kopf-Rücklage. Positiver Romberg bei Kopfdrehen nach beiden Seiten. Normaler Ausfall der kalorischen Prüfung.

Diagnose: 1. Trigeminale *Neuralgie* mit traumatischem trigeminalem Neurom auf der linken Stirne. 2. Rekruitierender kochlearer *Hörverlust* links. 3. Spontaner *Gleichgewichtsverlust* mit Lage-Nystagmus und positivem Romberg. 4. *Postkommotionelle Dysarthrie* mit stockender Sprache und Verlust des flüssigen Selbstausdruckes.

Verlauf. Ein Jahr später wurde die nasale Verstopfung durch Septumresektion korrigiert und ein frontales traumatisches Neurom ausgeschnitten. Obwohl die audiologischen, vestibulären und phonetischen Symptome weiter fortbestanden, war der Patient durch sie nunmehr weniger gestört, weil er jeden Versuch zur Selbstanpassung machte.

Therapie. Nach beruhigender und physikalischer *Allgemeinbehandlung* sowie sprachärztlicher *Übungstherapie* lernten die meisten Betroffenen sehr rasch, ihre Sprache wieder zu beherrschen. Diese Beobachtung spricht nicht gegen die Annahme einer organischen Hirnschädigung, sondern zeigt nur, daß es sich vornehmlich um seelisch gesunde und körperlich kräftige Patienten handelte, die von ihrer sie peinigenden Sprachstörung raschest befreit sein wollten. In diesen Fällen bestanden keine komplizierenden Faktoren wie etwa die angeborene Sprachschwäche. Mit guter Motivierung zur raschen Wiederherstellung vermochten daher die Kranken durch eifrig durchgeführte Artikulationsübungen die dysarthrischen Störungen der Lautbildung und die anfangs objektiv sichtbaren Schwächezustände der Sprechmuskulatur völlig auszugleichen.

Prognose. Aus allen diesen Gründen ist die Erholung von postkommotioneller Dysarthrie rascher und vollständiger als die Anpassung an die stockende Sprache in Fällen von wahrem Stottern.

Literatur

Postkommotionelle Dysarthrie

Arnold, G. E.: Die traumatischen und konstitutionellen Störungen der Stimme und Sprache. Wien: Urban und Schwarzenberg, 1948.

Gilbert, M. M.: Post-concussion syndrome. South. Med. J. 59: 1155, 1966.

Heese, G.: Lautbildungsschwäche nach leichter Gehirnerschütterung. Sprachheilarbeit, 5: 243, 1960.

Ornsteen, A. M.: Functional Disorders of the Nervous System as Sequelae to Trauma. Amer. J. Surg. 42: 772, 1938.

e) Epileptische Sprachstörungen

Einteilung. In seiner eingehenden Studie der Sprache und ihrer Störungen wegen erblicher *genuiner Epilepsie* hat K. H. Stauder (1941) vorerst in vorübergehende und dauernde Sprachstörungen unterschieden und diesen beiden die allgemeinen Kennzeichen der Sprache der Epileptiker gegenübergestellt.

1. Vorübergehende Sprachstörungen. Unter den transitorischen Sprachstörungen sind flüchtige Symptome vor und nach den Anfällen zu verstehen. Im Gegensatz zu den Dauerveränderungen der epileptischen Sprache handelt es sich um episodische Zustände der Spracheinbuße. Zu Beginn der epileptischen Erkrankung ist die völlige Wiederherstellung die Regel. In späteren Stadien des Leidens können die vorübergehenden Störungen aber auch in einzelne Dauerveränderungen übergehen.

Die meisten solcher Beobachtungen wurden von Psychiatern und Neurologen gemacht. Deshalb stehen die flüchtigen Sprachstörungen der *aphasischen Reihe* im Vordergrunde des Interesses. Daneben sind einzelne *Dysarthrien* oder Anarthrien im prä- und postparoxysmalen

Zustande sicher verbürgt. Vor und nach den Anfällen oder im Intervall ist die Sprache einzelner Epileptiker durch *Stottern* gestört. Zu den psychogenen Sprachstörungen nach den Anfällen oder in den Dämmerzuständen zählt STAUDER das häufige infantile *Stammeln* sowie die spastische *Dysphonie* oder psychogene hypokinetische *Aphonie* einzelner Fälle.

Solche psychogene Mechanismen überdauern die postparoxysmale Bewußtseinstrübung fast nie. Darum scheint es uns, daß es sich doch nicht um psychogene oder emotionelle Störungen handeln kann. Während der Bewußtseinstrübung aus organischen zerebralen Gründen muß vielmehr eine organische Funktionsstörung auch an diesen postparoxysmalen Sprechstörungen ursächlich beteiligt sein. Zumindest läßt sich das nicht ausschließen. STAUDER verwies ferner auf gewisse seltene Sprachstörungen infolge einer kortikalen *Störung des Willensaktes*. So vermögen einzelne Kranke in der Aura nicht um Hilfe zu rufen, nicht auf Anruf zu antworten oder Bewegungen auszuführen. PENFIELD und RASMUSSEN (1950) vermochten analoge Erscheinungen von momentaner Lähmung der Sprache oder der Extremitäten durch elektrische Reizung der Hirnrinde auszulösen. Seither ist es klar, daß das plötzliche Verstummen in der Aura einer kortikal ausgelösten Aphasie und Apraxie gleich kommt. Noch genauer könnte man diesen anfallsweisen Mutismus als *kortikale Anarthrie* bezeichnen, wie früher besprochen.

Hinsichtlich der *dysphatischen Störungen* besteht die Regel, daß *motorische* Aphasien häufiger vor dem Anfall als nachher auftreten. In der Aura sind aber auch *sensorisch-aphatische* Störungen beobachtet worden. Als Äquivalente treten manchmal sensorische oder *amnestische* Aphasien auf, allein oder in Verbindung mit Schreibstörungen, Paraphasien, Asymbolie oder Perseveration. Wegen der Flüchtigkeit der Erscheinungen ist bei den bewußtseinsgetrübten Kranken eine sichere Differenzierung der aphasischen Störungen zuweilen sehr schwierig oder überhaupt unmöglich. Im allgemeinen sind amnestisch-aphasische Störungen bei Epilepsie häufiger als motorische Aphasien. Es fehlt übrigens nicht an Versuchen, die aphasischen Störungen der Epileptiker von der eigentlichen amnestischen Aphasie abzugrenzen. Mit E. STENGEL (1937) lassen sich dabei folgende Kennzeichen hervorheben: Störungen der Wortfindung mit Verlangsamung des Sprechens und sprachlicher Schwerfälligkeit; sowie Neigung zu Echolalie und fragendem Wiederholen im Verein mit deutlicher Perseveration.

Diese Fülle der transitorischen Sprachstörungen der Epileptiker in Form von *Äquivalenten* oder von prä- und postparoxysmalen Zuständen ist gewöhnlich durch plötzliches Einsetzen, kurze Dauer und meist vollkommene Reversibilität gekennzeichnet. Sie sind nur aus dem Gesamtzustande der Bewußtseinstrübung und aus den zerebralen Durchblutungsstörungen des *epileptischen Anfalles* deutbar. Wahrscheinlich sind auch manche der artikulatorischen Störungen eine Folge der behinderten kortikalen Durchblutung, also wieder Zeichen der kortikalen Dysarthrie.

2. Dauernde Sprachstörungen. Die chronischen Sprachstörungen der Epileptiker sind nach STAUDER durch die morphologisch faßbare Begleiterscheinung der Anfälle, nämlich die progressiven ischämischen Zelluntergänge erklärbar. Im Gegensatz zur allgemeinen epileptischen Wesensänderung scheint sich der Übergang der vorübergehenden Sprachverluste zur Dauerveränderung der gestörten Sprache umso schneller zu vollziehen, je schwerer und häufiger die Anfälle auftreten.

In bezug auf ihre Formen gleichen die chronischen Veränderungen der Sprache deren flüchtigen Störungen. *Dysarthrische* Störungen der Artikulation lassen sich von leichter Verwaschenheit über das Silbenstolpern bis zu unverständlichem Lallen beobachten. NADOLECZNY (1907, 1929) verwies auf die Verlangsamung, Schwerfälligkeit und Monotonie der Rede.

Wieder überwiegen aber die *aphasischen* Störungsbilder zahlenmäßig, und unter diesen die amnestischen Sprachstörungen. Der differenzierenden Analyse stellt sich im Hinblick auf die Dauerveränderungen der seelische Gesamtzustand der Kranken hindernd entgegen. Eine bloß aufzählende Beschreibung an Stelle einer ordnenden Gliederung kennt nun folgende Einzelheiten. Neben dem Erstarren der Sprechmelodie und der beherrschenden Perseveration stehen Auslassungen grammatikalischer Bestandteile im Vordergrunde. Dann fallen Häufungen von Flickwörtern und der Ersatz des präzisen Ausdruckes durch unbestimmte Redensarten auf. Vor allem aber sind Wortfindungsschwierigkeiten aller Grade bis zu Paraphasien sowie Verstümmelungen und Verschmelzungen der Wörter und Sätze charakteristisch.

Das Ausmaß der chronischen Sprachstörungen wird häufig durch die zunehmende *Demenz* der Epileptiker bestimmt. Schon zur richtigen Beherrschung der Sprechmelodie ist der innerliche Überblick der Satzkonstruktion vor dem Sprechvorgang unerläßlich. Ferner muß der Sprechende den Gefühlswert des einzelnen Wortes urteilsmäßig erfassen. Beides sind hochdifferenzierte kortikale Leistungen, welche durch die diffusen Rindenschädigungen des Epileptikers leiden. So sind die Dauerveränderungen der epileptischen Sprache nur im Zusammenhange mit der Demenz der Anfallkranken zu verstehen. Ihre allgemein-seelische und intellektuelle Leistungsschwäche kommt eben auch in ihrer Sprache zum Vorschein.

Alle diese zerebralen Einbußen sind Folgeerscheinungen der Anfälle. Die erheblichen Parenchymschäden in Form von ausgedehnten Rinderbleichungsherden durch die *paroxysmale Gefäßdrosselung* bedeuten die Grundlagen der bei den alten Epileptikern auffindbaren neurologischen Dauererscheinungen. Eine ähnliche Erklärung gilt schließlich für die mit einer *Kleinhirnschädigung* zu deutenden Sprachstörungen alter Epileptiker. Zerebellaren Ursprunges sind die *temporalen* Störungen der Sprache, welche dysrhythmische, skandierende oder explosive Elemente umfassen, ähnlich wie bei Kleinhirnherden infolge von multipler Sklerose.

3. Die Sprache der Epileptiker. So wie die musischen Elemente der Sprache den Affektausdruck des normalen Sprechens beherrschen, so muß der Wandel der *musischen Sprachelemente* auch in den epileptischen Ausnahmezuständen zum Ausdruck kommen. Dabei gilt es ferner, *konstitutionelle Momente* zu bedenken. Innersekretorische und vegetative Dysfunktionen müssen sich in der Psychomotorik und damit in der Dynamik der Ausdrucksbewegungen widerspiegeln (F. G. von Stockert, 1928). Dies ist auch für die somatischen Dysfunktionen der Epilepsie von Bedeutung.

Der *epileptischen Sprechmelodie* haben Luchsinger und Brunner (1950) neuerdings ihre Aufmerksamkeit gewidmet. Mit ihrer Versuchsanordnung ließen sich die schon von E. W. Scripture (1924, 1925) aufgezeigten normalen Bewegungen der Tonhöhe und das deutliche Abfallen am Ende des Satzes erkennen (Abb. 156). Bei den Epileptikern jedoch zeigte sich die Sprechmelodie außerordentlich *eingeengt*, manchmal fast *starr* und das Absinken zu Ende der Phrase fehlte (Abb. 157). Es waren aber in dem untersuchten Kurvenmaterial keine charakteristischen Unterschiede dieser *Oligotonie und Rigidität* zwischen den Kurven der genuinen und der traumatischen Epileptiker zu finden. Luchsinger und Dubois (1963) bestätigten diese frühen Befunde mit moderner Ausrüstung. Sowohl die prosodische Inflektion als auch der Intensitätsverlauf erweisen sich bei Epileptikern und Stotterern als eingeengt. Daraus ergibt sich die wohl bekannte *epileptische Monotonie und Bradylalie*. Polterer hingegen sind durch ihre intraverbale Akzeleration gekennzeichnet.

Zu diesen Veränderungen der Sprechmelodie durch die Auswirkungen des epileptischen Demenzprozesses gesellt sich beim genuinen Epileptiker noch ein inneres Haften (Perseverieren) als Kernsymptom der in seiner Anlage verankerten Wesensänderung. Darum findet der Satz kein Ende, sondern geht in leeres Aneinanderreihen von Wortgruppen über. Die Wortfindungsstörungen und die demenzbedingte Monotonie werden somit durch das *Fehlen eines sinnvollen Akzentes* kompliziert.

Mit konstitutions-psychologischen Analysen läßt sich überdies die Zugehörigkeit vieler Züge der epileptischen Sprache zum konstitutionellen Gesamtgefüge der epileptischen Psychomotorik nachweisen. Das *Perseverieren* bestimmt das Persönlichkeitsbild vieler (F. Mauz, 1937) oder aller (K. H. Stauder, 1941) Epileptiker in entscheidender Weise. Ebenso muß es die Aufbaufaktoren der epileptischen Sprache beeinflussen. Dazu gehört aber nicht nur das sprachliche Perseverieren selbst, sondern auch die eingeschränkte Biegsamkeit und Fluktuation der Tonhöhe, also „die Strukturarmut und Monotonie der epileptischen Sprache". Im gesamten Funktionsablauf der Sprechatmung und Phonation sowie im inhaltlichen, formalen oder lautbildenden Aufbau der Sprache des genuinen Epileptikers zeichnen sich somit gleichartige, aber spezifische Vorgänge ab. Sie sind *konstitutioneller Natur* und entsprechen weiteren Kennzeichen der epileptischen Persönlichkeit, vor allem ihrem „in der Anlage bestimmten Psychomotorium".

Über andere konstitutions-pathologische Zusammenhänge, etwa die im älteren Schrifttum aufgeschienenen Beziehungen zwischen Epilepsie, Migräne, Stottern und Linkshändigkeit,

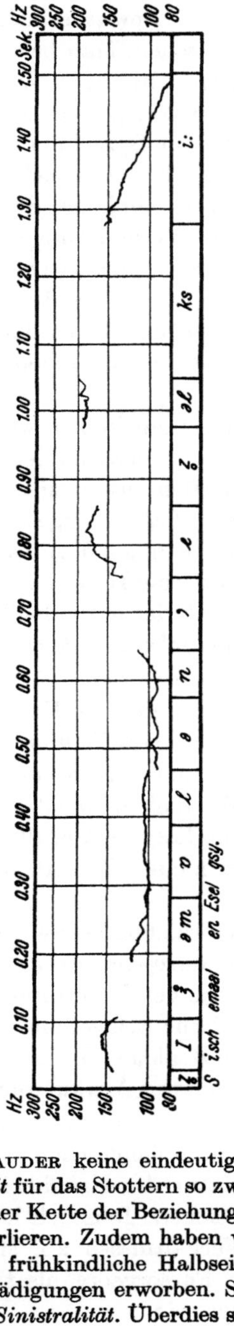

Abb. 156. Elektro-kymographische Aufnahme der Sprechmelodie einer *normalen* Versuchsperson während des Sprechens des Satzes: „S'isch emaal en Esel gsy" in Schweizer Mundart (Luchsinger).

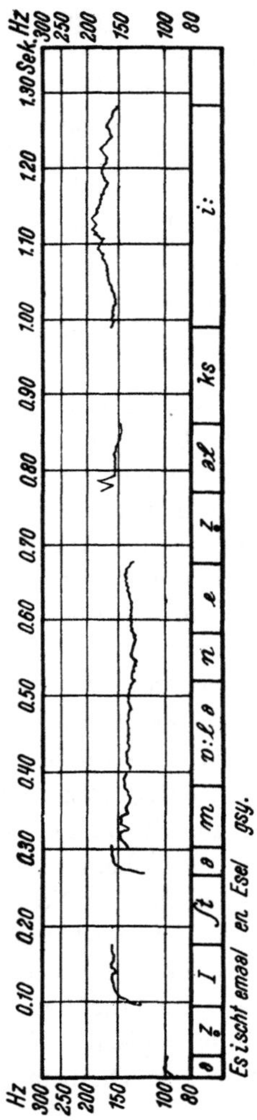

Abb. 157. Elektro-kymographische Aufnahme der Sprechmelodie eines *Epileptikers* während des Sprechens des Satzes: „Es ischt emaal en Esel gsy" (Luchsinger).

vermochte Stauder keine eindeutigen Aussagen zu machen. Seitdem die Bedeutung der *Linkshändigkeit* für das Stottern so zweifelhaft geworden ist, scheint Linkshändigkeit auch als Bindeglied in der Kette der Beziehungen zwischen Stottern und Epilepsie (Stauder) weiter an Gewicht zu verlieren. Zudem haben viele Epileptiker ihre Linkshändigkeit gar nicht ererbt, sondern durch frühkindliche Halbseitenlähmung nach geburtstraumatischen oder entzündlichen Hirnschädigungen erworben. Sie gehören deshalb zur symptomatischen Epilepsie mit *pathologischer Sinistralität*. Überdies stellt sich immer mehr heraus, daß *kongenitale Störungen der Lateralität* in Verbindung mit *Stammeln* oder *Leseschwäche* vorkommen, aber nicht beim Stottern. Die unwissenschaftliche Verwechslung mehrerer gänzlich verschiedener Sprachkrankheiten in manchen der alten Diskussionen über Lateralität hat auch diesen Problemkreis unnötig verwirrt.

Gemäß STAUDERS Auslegung können wir somit die vorübergehenden Sprachstörungen wegen ihrer Bindung an kurz dauernde Bewußtseinstrübungen als *unspezifische Faktoren* der epileptischen Sprache ansehen. Man begegnet den gleichen artikulatorischen oder dysphasischen Störungen bei allen Zuständen eines veränderten Bewußtseins, sogar während der physiologischen Ermüdung und Schlaftrunkenheit. Auch die Dauerveränderungen der Sprache als Ergebnis der Demenzprozesse sind nichts spezifisch Epileptisches. Es kann vielmehr jeder mit einer Urteilsstörung einhergehende Demenzprozeß ähnliche Sprachstörungen auslösen. *Spezifisch* für die Epilepsie sind nur jene Veränderungen der Sprache, welche der konstitutionellen Anlage und Eigenart des idiopathischen Epileptikers entstammen. Als beherrschende Grundzüge des epileptischen Psychomotoriums verleihen nun aber die *Perseveration und steife Monotonie* dem willkürlichen Ausdrucksphänomen der Sprache jenes Gepräge, welches für die epileptische Sprache als charakteristisch gilt.

Für die **Diagnose** sind diese *psychiatrischen* Analysen freilich weniger wichtig, zumal sie die klinische Unterscheidung zwischen der genuinen oder erblichen und der symptomatischen oder erworbenen Epilepsie nicht wesentlich fördern. Deshalb sind wir vornehmlich auf den *neurologischen Befund* angewiesen. Aus der typischen Vorgeschichte der Anfälle gehen indes genügend Anhaltspunkte für die richtige Krankheitsbezeichnung hervor. In praktischer Hinsicht ist es besonders wichtig, eingehende Informationen über das Ausmaß der individuellen Leistungsbehinderung zu gewinnen. Dazu hilft das *psychologische Gutachten* und die *phonetische Analyse* der jeweiligen Sprachstörung.

Therapie. Obschon der Phoniater an der Behandlung der Epileptiker keinen direkten Anteil nimmt, ist seine Mitwirkung an der *Rehabilitation* der kindlichen Epilepsie besonders wichtig. Dazu gehört die systematische Behandlung der verschiedenen sprachlichen Störungen. Wir haben diese als dysphatische, dysarthrische, dyslogische und dysphemische oder auch audiogene Ausfallserscheinungen kennengelernt. Je nach den im Vordergrunde stehenden Krankheitsbildern wird man also die geeignete *Übungstherapie* wählen.

Interessant sind in dieser Hinsicht die Wechselbeziehungen zwischen der medizinischen Therapie des Grundleidens und gewissen *iatrogenen Sekundärsymptomen*. Dazu gehört etwa die typische *Gingivitis* nach langer Verordnung bestimmter Hydantoine wie etwa von Dilantin. Diese chronische Schwellung der alveolären Schleimhaut um die Zahnhälse ist eine allergische Reaktion. Daran mögen sich zusätzliche dysglossische Behinderungen der linguo-dentalen Artikulation anschließen. Man muß also immer die gesamte Persönlichkeit des Kranken im Auge behalten.

Prognose. Durch intensive Beschäftigung mit epileptischen Kindern ist je nach der angewandten Mühe und den in der Natur der Krankheit beruhenden Beschränkungen im allgemeinen recht viel zu erreichen. Dennoch hängt die Vorhersage hauptsächlich von den individuellen Verhältnissen ab. Man muß sich daher immer um den Ausbau einer großzügigen Fürsorgeorganisation bemühen. Daran sollen alle interessierten Fachleute beteiligt sein.

Literatur

Epileptische Dysarthrie

BRAUN, F.: Über Sprachstörungen bei Epileptikern und über epileptische Demenz. Heinr. Zangger Festschrift, 2: 1935.

CLARK, and E. W. SCRIPTURE: The epileptic voice sign. Medical Record, Oct. 31, 1908. — CONRAD, K.: Der Erbkreis der Epilepsie. Z. Psychiatrie, 108: 226, 1938.

FÉRÉ: Le bégaiement épileptique. Revue de médic. 1: 115, 1905. — FORKNER, C. E.: Convulsive Seizures. New York Med. 12: 194, 1956.

HELLER, TH.: Über einen Fall von epileptischer Sprachstörung. Z. Erforsch. Behandl. jugendl. Schwachsinns, 5: 150, 1911/12.

KNAPP, A.: Sprachstörungen bei Epilepsie. Arch. Psychiat., 60: Nr. 1.

LAUBENTHAL, F.: Erbliche Fallsucht. Z. Psychiatrie, 108: 197, 1938. — LUCHSINGER, R., and R. BRUNNER: Experimentell-phonetische Untersuchungen der Sprache und Sprachstörungen der Epileptiker. Folia Phoniat. 2: 79, 1950.

NADOLECZNY, M.: Die Sprachstörungen der Epileptiker. Mschr. ges. Sprachheilk. 17: 138, 1907.

RÄCKE, N.: Die transitorischen Bewußtseinsstörungen der Epileptiker. Halle: 1903.

SCHÖNE, F.: Die transitorischen Wortfindungsstörungen und Worttaubheitsfälle in der epileptischen Bewußtseinsstörung und ihre Rückbildung. Arch. Psychiat., 72: 1924. — SCRIPTURE, E. W.: Studies in the Melody of Speech. Vox, 7: No. 3, 1921; — Die epileptische Sprachmelodie. Arch. Psychiat. 72: 324, 1924; — Die epileptische Sprachmelodie und ihre Anwendbarkeit für Diagnose und Behandlung. I. Kongr. int. Ges. Logop. Phoniat. Wien 1924, S. 16. Leipzig–Wien: F. Deuticke, 1925. — STAUDER, K. H.: Über die Sprache und Sprachstörungen der Epileptiker. Arch. Sprach-Stimmheilk. 5: 196, 1941. — STENGEL, E.: Über die Sprachstörungen der Epileptiker. Jb. Psychiat. 54: 177, 1937. — STOCKERT, F. G. VON: Psychologie der Störungen des Sprachrhythmus bei Geisteskranken. Mschr. Ohrenheilk. 62: 994, 1928.

ZIMMERMAN, F. T.: Explosive Behavior Anomalies in Children on an Epileptic Basis. N. Y. State J. Med. 56: 2537, 1956. — ZIMMERMAN, F. T., B. B. BURGEMEISTER, and T. J. PUTNAM: Intellectual and Emotional Makeup of the Epileptic. Arch. Neurol. Psychiat. 65: 545, 1951.

V. Die soziale Neurose des Stotterns: Dysphemie

1. Theoretische Betrachtungen

Synonyma. Spasmophemie, Balbuties, Laloneurose, Psellismus (veraltet), stuttering (amerikanisch), stammering (britisch), bégaiement (französisch), balbuzie (italienisch), tartamudez (spanisch), gagueira (portugiesisch).

Definition. An diesem Punkt angelangt möchte ich am liebsten die Feder aus der Hand legen. Jahrhunderte gingen vorbei, zahllose Bücher, Monographien und Aufsätze wurden über das Problem geschrieben, aber wir können nicht einmal eine klare und wissenschaftlich genaue Definition des Stotterns geben. S. D. ROBBINS (1951) füllte beinahe zwei Seiten seines Buches mit terminologischen Definitionen des Stotterns. M. E. WINGATE (1964) schlug eine drei-teilige Definition in drei Absätzen vor, welche wohl in jeder Hinsicht wahr klingt, aber dennoch nicht alle Gesichtspunkte des Stotterns umfassen kann, um jeden Standpunkt zu befriedigen. Jede Forschungsschule hat ihre eigenen Auslegungen des Stotterns, wie etwa als soziale Neurose, erlerntes Benehmen, psychoanalytische Konflikte, symptomatische Manifestation einer bekannten neurologischen Krankheit sowie viele andere. Wir können lediglich sagen, daß das *stotternde Sprechen ein Symptom irgendeiner Koordinationsstörung innerhalb des gesamten Sprech-*

mechanismus bedeutet. Ohne Zweifel gibt es viele verschiedene Arten oder Formen des Stotterns, welche verschiedene Ursachen zu haben scheinen. Was aber die ursprünglichen Ursachen sind, bleibt unbekannt.

Häufigkeit. Vielen Beobachtern ist die Zunahme der Häufigkeit von Osten nach Westen aufgefallen. Unter 25850 Kindern der Grund- und Mittelschulen des Prager Kreises befanden sich im Schuljahre 1952/53 nach M. SEEMAN (1959) 0,55% Stotterer. In Wien wurden im Schuljahr 1923/24 unter 135900 Volks- und Bürgerschülern im Alter von 6 bis 14 Jahren 858, das sind 0,63%, Stotterer gezählt (I. WATZL, 1924). In London fand A. H. MCALLISTER (1937) einen vergleichbaren Prozentsatz von 1,1 und in New York von 1,52. Für die Vereinigten Staaten nahm L. D. REID (1946) 1% der Gesamtbevölkerung an. B. BRYNGELSON (1942) schätzte die Zahl der nordamerikanischen Stotterer auf mehr als zwei Millionen, oder 1,5%. Das Leiden ist also sehr verbreitet.

J. L. STEWART (1960) widerlegte die alte Behauptung, der zufolge amerikanische Indianer niemals stottern, durch die Untersuchung des Vorkommens unter indianischen Kindern. Nach den Angaben von E. M. LEMERT (1962) ist das Stottern in Japan häufig, aber in Polynesien selten. M. L. Aron (1962) verglich die Bantu-Neger in Südafrika mit den dortigen europäischen Einwohnern und fand keine wesentlichen Unterschiede. Die Häufigkeit des Stotterns unter den Bantus war 1,26% mit 36% familiärem Vorkommen und einem Geschlechtsverhältnis von 3,3 männlich zu 1 weiblich.

Ätiologie. Obwohl in den letzten 100 Jahren in der ganzen Welt außerordentlich fleißig an der Erforschung der Ursachen dieser schweren und häufigen Sprachkrankheit gearbeitet wurde, ist man noch immer weit von der endgültigen Erkenntnis entfernt. Viele der gesammelten Befunde stehen einander sogar in schroffem Widerspruch gegenüber.

In den dreißiger Jahren unseres Jahrhunderts herrschten die *psychologischen Deutungen* vor. Sie vermögen den Arzt nicht vollkommen zu befriedigen, sieht man doch häufig, daß früher als funktionell aufgefaßte Krankheiten durch die Fortschritte der Medizin schließlich doch organische, also anatomisch, neurologisch oder biochemisch faßbare Ursachen erkennen lassen. Die nicht mehr haltbare Unterscheidung in „geistige“ und „körperliche“ Erkrankungen hat C. C. BURLINGAME (1947) in erfrischender Weise gerügt. Seit etwa die progressive Paralyse als Hirnlues erkannt wurde, gilt sie nicht mehr als Geisteskrankheit. In seinem „Institute of Living“ in Hartford (Connecticut, USA) ließen sich bei zwei Drittel der eingewiesenen psychiatrischen Fälle verschiedene körperliche Störungen nachweisen.

Besonders viele Argumente für einen solchen Wandel in den psychiatrischen Anschauungen brachten die letzten Jahre. Wir verweisen bloß auf die Entdeckung der halluzinogenen Drogen (Lysergsäure), auf die Stoffwechselbefunde bei Psychosen, oder auf die erfolgreiche Beeinflussung der Geisteskrankheiten durch die ataraktischen Drogen (Rauwolfia reserpina, Chlorpromazin, Meprobamat usw.). Von der rein psychologischen und psychoanalytischen Seite zurückschwingend, bevorzugt das Pendel der psychiatrischen Forschung derzeit die Methoden der *biochemischen Untersuchungen.* Es scheint nicht ausgeschlossen, daß sich die Schizophrenie schließlich als eine hereditär präformierte, psychogen ausgelöste, aber letzten Endes stressbedingte Störung des Hirnmetabolismus herausstellen wird. Ein anderes Beispiel ist der *Mongolismus.* Bis zum Jahre 1950 wurden an die 39 Theorien über dessen Ursache vorgeschlagen, bis sich plötzlich die wahre Ätiologie durch den Nachweis der zugrunde liegenden chromosomalen Aberration herausstellte.

Nach solchen Überlegungen haben zahlreiche Forscher ihre Aufmerksamkeit den *somatischen Befunden* bei Stotterern zugewandt. Nunmehr auf deren kritische Durchsicht eingehend, wollen wir uns aber nicht des Vorteiles begeben, den ein vorurteilsfreies und unbefangenes Abwägen von gesicherten Tatsachen gewährt. Dazu tut es not, mit offenen Augen aller gegebenen Möglichkeiten gewahr zu werden und in möglichst viele Richtungen Ausschau zu halten, ganz im Sinne eines für das Stottern besonders geltenden Wortes von A. BIER: „Niemals hat ein Lebensvorgang nur eine Ursache.“

1. Erbliche Einflüsse sind schon seit langem aufgefallen. Der Familienhintergrund kann das Auftreten des Stotterns in zweierlei Weise beeinflussen:

durch allgemeine familiäre Krankheitsbereitschaft zur Neuropathie und durch eine spezifische Vererbung des Stotterns an sich.

Erbliche Belastung durch allgemeine neuropathische, familiäre *Krankheitsbereitschaft* ist nach E. TRÖMNER (1928) und T. ZIEHEN (1905) in 80 bis 85% aller Fälle von Stottern feststellbar. Diese stammt häufiger von der *Mutterseite*. P. MOSES (1964) blieb überzeugt, daß das Stottern einen betont erblichen Hintergrund hat.

Eine sogenannte identische oder *spezifische Belastung* durch Stottern in der Familie ist ebenfalls seit Jahren nachgewiesen. Stotterer haben mehr stotternde Vorfahren als Nichtstotterer, nach L. D. REID (1946) im Verhältnis von 6:1

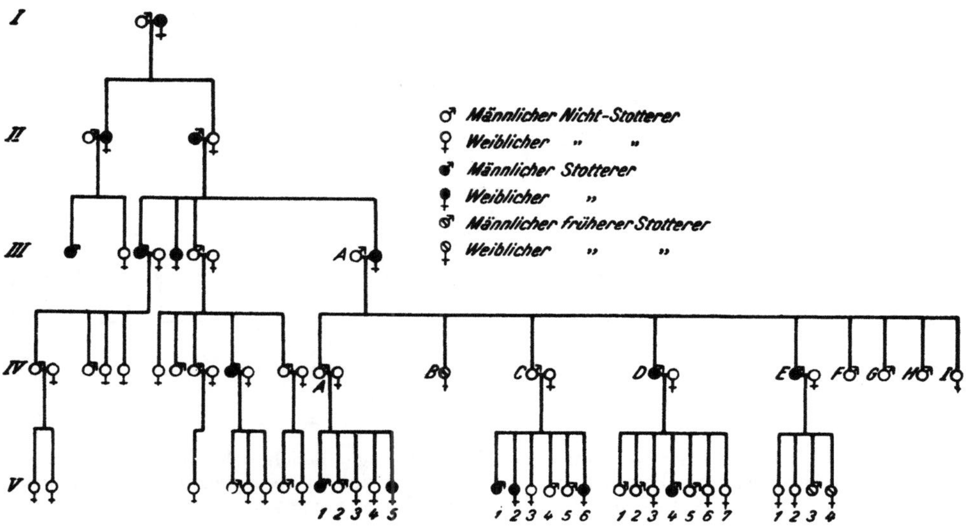

Abb. 158. Stammbaum einer Stottererfamilie (nach GRAY).

bis 10:1. Einen eindrucksvollen Stammbaum einer Stottererfamilie hat M. GRAY (1940) mitgeteilt (Abb. 158). Im Mittel ließen sich aus zahlreichen Statistiken 40 bis 60% Erbfälle errechnen. In unserer Erfahrung berichten zumindest 40% der Stotterer über stotternde Verwandte, wobei die Vererbung von der *Vaterseite* deutlich überwiegt. J. M. WEPMAN (1939) fand in 250 Stottererfamilien 172 (das sind 68,8%) Stotterer, aber in 250 Familien von Nichtstotterern nur 39 (oder 15,6%) stotternde Verwandte. B. BRYNGELSON (1939) fand unter 152 Stotterern 51% stotternde Verwandte, aber unter 152 stotterfreien Personen bloß 13% stotternde Verwandte.

Durch die moderne *Zwillingsforschung* wurden die Bedenken gegen die Verläßlichkeit des statistischen Nachweises an Stammbäumen zerstreut. Die genaue Untersuchung stotternder ein- und zweieiiger Zwillingspaare (E. HANHART, 1947; M. SEEMAN, 1937; K. SCHMIDT, 1940; R. LUCHSINGER, 1940, 1944, 1953) hat denn auch die *angeborene Bereitschaft* zum Stottern endgültig nachgewiesen. Ähnliches geht aus unserem eigenen Stammbaum einer stotternden Negerfamilie hervor (Abb. 159).

Eine umfangreiche Studie *stotternder Zwillinge* stammt von NELSON, HUNTER und WALTER (1945). Sie untersuchten 200 Zwillingspaare. Davon waren 78 verschiedengeschlechtlich und somit von vornherein als dizygot anzusehen. Die übrigen 122 gleichgeschlechtlichen Paare ließen sich durch Anwendung der modernen Feststellungsmethoden (Ähnlichkeitsvergleich, dermatoglyphische Methode) in 69 monozygote oder identische und 53 dizygote oder fraterne unterscheiden. Somit waren 34,5% (69 Paare) *eineiige* Zwillingspaare (E. Z.) und 65,5% (131 Paare) *zweieiige* Zwillingspaare (Z. Z.). *Stottern* war in 14,4% der E. Z. und bei 22,7% der Z. Z., also in einem Verhältnis von 2:3 nachweisbar. Wenn Stottern bei Z.Z.-Paaren vorlag, stotterte in fast allen Fällen mit nur zwei Ausnahmen bloß ein Partner. Falls indes Stottern die E. Z.-Paare betraf, stotterten in fast allen Fällen mit einer einzigen Ausnahme beide Partner. Somit war für die *E. Z.-Paare eine Konkordanz des Stottersymptoms* und für die Z.Z.-Paare dessen Diskordanz nachgewiesen.

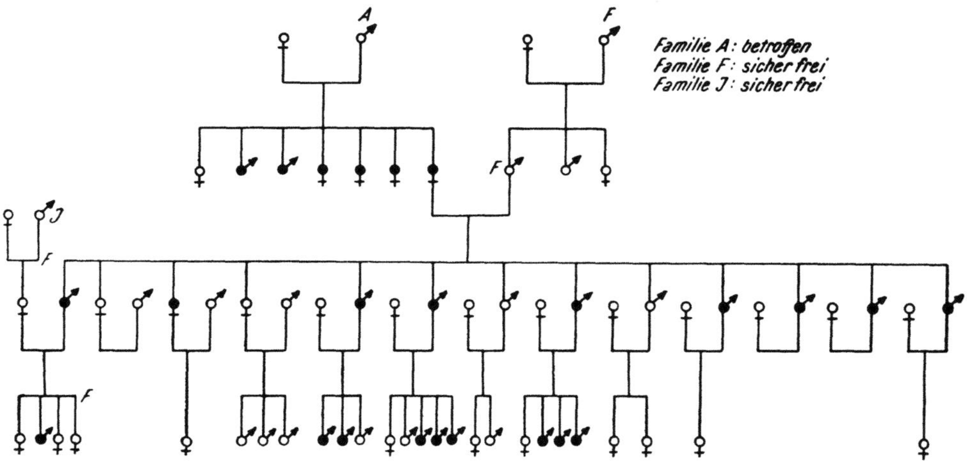

Abb. 159. Stammbaum einer Stottererfamilie. Der Erbgang läßt sich nicht einfach durch Nachahmung erklären, weil die Familien der vierten Generation in verschiedenen Städten leben und die Kinder ihre Vettern in vielen Fällen nie gesehen haben.

Unter M. Walters 61 Z.Z.-Paaren ließen überdies 15 Paare (24,5%) *familiäres Auftreten* von Stottern meist in mehreren Generationen erkennen. Acht Paare (20,5%) von ihren 39 E. Z.-Paaren zeigten ebenfalls familiäres Auftreten von Stottern, jedoch meist nur in der Generation der Zwillinge. Es fiel daher auf, daß das *familiäre Auftreten von Stottern unter Z. Z. viel deutlicher* ist als bei E. Z. Dies stimmt mit den Beobachtungen von W. Greulich (1934) und H. H. Newman (1940) überein, derzufolge die Neigung zur Geburt von Z. Z. erblich ist, während im Falle von E. Z. keine familäre Prädisposition zu Zwillingsgeburten besteht.

2. Geschlechtsverhältnis. Das wesentliche *Überwiegen der männlichen Stotterer* ist allgemein bekannt. M. Nadoleczny (1929) fand unter 1000 Fällen ein Verhältnis von 3:1. In Amerika wurden Verhältniszahlen von 2:1 bis 10:1 genannt (L. D. Reid, 1946). Eigene Beobachtungen gehen aus Tabelle 2 auf S. 155 hervor. Unter mehr als 2000 Stotterern fanden wir das übliche Verhältnis von 4,4:1. Es entspricht vollkommen dem von H. Schuell (1946) errechneten Durchschnitt (4,8:1).

Diese Tatsache führt man auf die durchschnittlich *bessere Sprachbegabung des weiblichen Geschlechtes* zurück. Mädchen sprechen deutlich früher, leichter und lieber als Knaben. Auch die größere Sprechlust der erwachsenen Frau ist durch Witz und Sprichwort so bekannt, daß jeder weitere Hinweis banal wäre. Im deutlichen Gegensatz dazu erscheint das männliche Geschlecht in bezug auf sprachliche Fertigkeit durch physiologische, entwicklungsmäßige, soziologische, intellektuelle und charakterliche Unterschiede benachteiligt. Knaben zeigen gewöhnlich eine langsamere körperliche, geistige, soziale und sprachliche Entwicklung als Mädchen. Sie finden daher größere Hindernisse und auch mehr Mißerfolge in sprachlichen Situationen als Mädchen. Dies führe zu vermehrter Unsicherheit, Hemmung und Verzögerung der Sprache, wie H. SCHUELL (1946, 1947) meint. Wenn die Mißerfolge durch Umwelteinflüsse zu groß erscheinen und dem Kinde dadurch bewußt werden, kann die Reaktion des primären Stotterns auftreten.

Viele Stotterer haben tatsächlich langsam und schwer sprechen gelernt und zeigen also jedenfalls *anlagebedingte Hemmungen* der Sprachentwicklung. Andere sind wieder durch besonders rasche Sprachentwicklung aufgefallen und erscheinen geistig sehr regsam oder sogar frühreif. Es will uns scheinen, daß die ersteren in die Gruppe der erblich *sprachschwachen Polter-Stotterer* gehören, während die letzteren durch die Umwelt der familiären und konstitutionellen Nervosität in den Zustand des *genuinen Stotterns* geraten. Hieraus ergibt sich eine erste Unterscheidung des Stotterübels in die zwei Hauptgruppen der tachyphemischen und idiopathischen Dysphemie.

Es mangelt auch nicht an Versuchen, die raschere Sprachentwicklung des weiblichen Geschlechtes auf *organische Verschiedenheiten der zerebralen Ausreifung* zurückzuführen. Seit 1947 veröffentlichte der amerikanische Kinderarzt I. W. KARLIN (1959) seine psychosomatische Theorie des Stotterns. Um die ungleichmäßige Geschlechtsverteilung des Leidens zu erklären, verweist er auf die bei Knaben langsamer vor sich gehende Markreife des zentralen Nervensystemes (P. FLECHSIG). Nach seiner Ansicht ist nun eine pathologisch *verzögerte Myelinisation* der zentralen Sprachregionen als primäre Ursache des Stotterns verantwortlich zu machen. Dazu gesellt sich dann als sekundäre Ursache der ungünstige Einfluß seelischer Belastungen. Es ist bereits gut bekannt, daß verzögerte Hirnreife in verschiedenen Symptomen der neurologischen Unreife zum Ausdruck kommt. Dazu gehören kongenitale Dyspraxie, verzögerte Ausbildung der Handdominanz und verspätete Sprachentwicklung. Somit haben wir wieder das Bild der *angeborenen Sprachschwäche* vor uns. Deshalb bezieht sich KARLINS Theorie auf die tachyphemische Form des Stotterns.

H. SCHUELL (1946) untersuchte an einer großen Zusammenstellung von 1243 Fällen das Verhältnis der Geschlechter in bezug auf *Lebensalter und Bildung*. Sie fand für das dritte Lebensjahrzehnt besonders große Unterschiede der Geschlechtsverteilung des Stotterns (bis 10:1). Nach dem 30. Lebensjahr war der Geschlechtsunterschied mit 2:1 am kleinsten. Universitätsstudenten zeigten im Vergleich zu den nichtstudierenden Gleichaltrigen Geschlechtsverhältnisse von 7:1 gegenüber 3,8:1.

3. Konstitutionelle Besonderheiten. Für die konstitutionelle Eigenart der Stotterer interessiert man sich vor allem seit L. SZONDIS (1932) Konstitutionsanalyse von 100 Fällen. Dieser Autor glaubte damals, einen erbbiologischen Zusammenhang von *Epilepsie, Migräne und Stottern* gefunden zu haben. In bezug auf die Schädelgröße der Stotterer handelte es sich in 20% der Fälle um extreme Minus- oder Plusvarianten. Auf organische Hirnschäden hinweisende Syndrome, wie erhöhter intrakranieller Druck oder extrapyramidale Störungen, bestanden bei 20%. Hypogenitalismus (27%), Sondervariation des Türkensattels (43%), atypische alimentäre glykämische Reaktion (74%) oder atypische Kapillarbilder (71%) stellten weitere derartige Befunde vor. Es wurde daher der Schluß gezogen, daß die Stotterer *genotypische Vasoneurotiker* seien und überdies in etwa 20% der Fälle eine *Hirnschädigung* erkennen ließen.

Stottern und Epilepsie. Im gleichen Zusammenhang sind die Beobachtungen in der Colony for Epileptics in Cambridge (Minnesota) bemerkenswert. N. MCBROOM fand dort wesentlich mehr Fälle von Epilepsie in den Familien von Epileptikern als in der allgemeinen Bevölkerung.

Daraus geht der bekannte Erbeinfluß auf die idiopathische Epilepsie hervor. Überdies kommt *Migräne* wesentlich häufiger in den Familien der Epileptiker vor als in der durchschnittlichen Bevölkerung.

Einen weiteren Beitrag zur Frage der Beziehung zwischen *Epilepsie und Stottern* legten ANASTASOPOULOS, DIACOYANNIS und ROUTSONIS (1958) vor. Obwohl sie zugeben, daß das gemeinsame Auftreten von Epilepsie und Stottern eher eine Ausnahme bedeute, glauben sie doch, daß eine indirekte Beziehung zwischen diesen beiden Zuständen bestehen kann. Epilepsie entsteht durch eine funktionelle Störung in den beiden *aktivierenden Systemen* der Hirnrinde, also dem rhinenzephalischen und dem zentrenzephalischen. Es ist daher möglich, daß die gleichen Störungen einen verantwortlichen Faktor des Stotterns darstellen. Daß kortikale Vorgänge, besonders im Temporallappen, mit dem Stottern etwas zu tun haben, geht auch aus den Beobachtungen von PENFIELD und RASMUSSEN (1950) hervor. Diese Autoren produzierten tonisches und klonisches Stottern, wenn sie die kortikalen Sprachregionen entweder der dominanten oder der unterwertigen Hemisphäre elektrisch reizten, während der Patient zählte oder sprach.

Neurovegetative Dyskrasie. Ähnliche Untersuchungsergebnisse zahlreicher Autoren hat M. SEEMAN (1934) ausführlich referiert. Durch die Prüfung der sympathischen Reflexe konnte er mit seinen Mitarbeitern in 85% von 260 Stotterern eine *Dyskrasie des vegetativen Nervensystemes* nachweisen. Diese läßt sich nur durch Störungen in der Funktion der vegetativen Zentren im Zwischenhirn erklären. O. FÖRSTER verglich die strio-pallidären Dyskinesien zufolge extrapyramidaler Erkrankung mit den beim Stottern auftretenden Bewegungsstörungen der Sprechorgane. Auf die nahen Beziehungen zwischen strio-pallidären Sprachstörungen und Stottern sowie Tic nerveux hat auch P. SCHILDER hingewiesen. Obwohl das strio-pallido-mesenzephale System in solchen Fällen nur als Erfolgsorgan aufzufassen ist, übernahm SEEMAN von SAHLI den Begriff der „Striatumneurose".

Auf Grund dieser Überlegungen gelangte M. SEEMAN (1947—48) zur Schlußfolgerung, daß das *Striopallidum* für die neurologische Erklärung der Symptome des Stotterns eine wesentliche Bedeutung haben muß. Die Funktion dieses Systems kann durch seelische Vorgänge auf zweifachem Wege gestört werden: entweder über die *Hirnrinde*, oder über die *vegetativen Zentren*. Die auffallend häufigen Störungen der vegativen Sphäre bei Stotterern legen die folgende Auffassung nahe. Als Sitz des subkortikalen Psychismus sind die vegetativen Zentren für seelische Vorgänge wichtig. Daher müssen sie auch für die Entstehung des Stotterns eine kausale Bedeutung haben, weil seelische Erregungen auf dem Wege über die vegetativen Zentren zum Striopallidum gelangen. Nach der Bahnung eines solchen Reflexbogens durch innere oder äußere Einflüsse, stellen sich beim Stotterer durch gefühlsbetonte Vorgänge während des Sprechens vegetative Störungen ein. Diese bewirken dann dynamische *Funktionsveränderungen* des Striopallidärsystemes. Mit diesem Hinweis auf die Psychomechanik der thalamischen Regulationszentren eröffnete SEEMAN einen neuen Weg zum besseren hirnphysiologischen Verständnis der stotternden Parakinesen. Zwanglos ergab sich daraus eine neurologische Erklärung der hyperkinetischen Antriebsstörungen der gesamten Sprechmuskulatur mit ihren klonischen oder tonischen Bewegungserscheinungen. Wie solche Vorgänge tatsächlich vor sich gehen, hat A. SCHILLING (1956) in einem Fall von Rhesus-Schädigung nachgewiesen.

In einer weiteren Arbeit verfolgte M. SEEMAN (1941) die Abhängigkeit der *Phonationsdauer* vom Zustande des vegetativen Nervensystems bei Stotterern. An den 235 untersuchten Kindern und Erwachsenen wurden auffallend gleichartige Feststellungen gemacht. Orthosympathikotonie verkürzt die Tonhaltedauer, während Parasympathikotonie verlängerte Phonationszeit bewirkt. Die Tonhaltedauer ist also nicht allein von der Menge der eingeatmeten Luft und von der genauen Koordination der Ausatmungsbewegungen, sondern auch vom Reizzustand des vegetativen Nervensystems abhängig.

Den Ansichten der SEEMANschen Schule bot eine Arbeit von C. SEDLÀČEK (1947—1948) weitere Unterstützung. Dieser untersuchte 229 Stotterer in bezug auf den Ausfall des *okulokardialen* und des *solaren Reflexes.* Pulsaufzeichnungen zeigen dabei zweierlei Reaktionen. Parasympathische Reizung äußert sich in Pulsverlangsamung und erhöhten Oszillationen. Dies entsteht bei Normalen als okulo-kardialer Reflex oder nach Druck auf den Sinus caroticus. Orthosympathische Reizung hingegen bewirkt Pulsbeschleunigung und Verringerung der Oszillationen. Dies tritt nach Druck auf das Epigastrium durch Reizung des Plexus solaris als Solarreflex auf. Sobald die Puls-Oszillationen nach Druck auf das Epigastrium um ein Drittel abnehmen, besteht positiver Solarreflex mit erhöhtem Sympathikotonus. Unter den untersuchten Stotterern fand sich derart Vagotonie (54 Fälle), Sympathikotonie (78), Amphotonie (36), Hypotonie des einen oder beider Systeme (22) und normales Verhalten (39). Die Sympathikotonie überwog also wie in M. SOVÀKS (1935) Befunden. Die späteren Befunde von E. SEDLÀCKOVÀ (1963) waren leicht verschieden: 59% Normotonie, 21% Vagotonie, 16% Sympathotonie, sowie 4% Amphihypertonie.

Dann wurden *Pulskurven* während des Sprechens aufgenommen und die Momente der Stottersymptome festgehalten. Die stärksten Kurvenveränderungen lagen bei den Sympathikotonikern vor. In 72 Fällen löste das Sprechen eine gleich starke Oszillationsverminderung aus wie der Solarreflex nach Druck auf das Epigastrium. Von 193 während der Pulsregistrierung stotternden Personen zeigten 190, also 98,4%, positiven Solarreflex fast wie nach Druck auf das Epigastrium. Nach SEDLÀČEKS Ansicht entsteht im Anfall des Stotterns in den zentralen vegetativen Zentren ein Reiz und springt auf die Bahnen des extrapyramidalen Systems über. Dadurch wird die Koordinationsstörung des Stotterns ausgelöst. Außerdem erregt der Reiz die *Vasomotoren,* wie man an der veränderten Schweißsekretion, Hautrötung, depressorischen Herzreaktion, oder am Solarreflex sehen kann. Da mit dieser Methode die Stärke des Druckes auf Auge oder Epigastrium nicht gemessen wird, ist ihre Genauigkeit allerdings gewissen Einschränkungen unterworfen.

Zuletzt wies M. SEEMAN (1947) darauf hin, daß der *intraabdominelle Druck* während der verlängerten phonischen Ausatmung bei Sympathikotonikern die gleiche Reaktion der verkürzten Ausatmung auslöst wie der Solarreflex. Das stumme Anhalten des Atems gelang den gleichen Versuchspersonen hingegen durch viel längere Zeit. Daraus ergibt sich, daß die *verkürzte Phonationsdauer* also nicht allein mit der Kohlensäurespannung im Blute zusammenhängt, sondern vielmehr mit der Überreizung des sympathischen Systems.

Pupillometrie. Mit Hilfe der Pupillometrie ergeben sich klinisch-experimentell in objektiver Weise wertvolle Hinweise auf die beträchtliche vegetative Dystonie im Momente des stotternden Sprachgebrauches oder kurz vorher. Diese Methode erlaubt eine weitere Klärung des Zusammenhanges zwischen einer Labilität der vegetativ-affektiven Sphäre und den nervös bedingten Sprachstörungen. W. H. GARDNER (1937) fand bei *Stotterern* während des Stotterns immer (100%) sympathotonische Pupillenerweiterung. Dagegen zeigten 54% der *Normalsprecher* während des Sprechens gleiche Pupillenweite und 23% eine vagotonische Verengung (zitiert bei B. BRYNGELSON, 1942 und H. HILL, 1944). R. LUCHSINGER (1943) hat deshalb den von ZÜST angegebenen Versuchsapparat zur Untersuchung von Stotterern benützt und folgende Ergebnisse erhalten.

Mydriatische, das heißt erweiternde Pupillenreaktion ist nach affektbetonten Vorstellungen am stärksten ausgeprägt. Die gleichzeitigen viszeralen Reaktionen lassen die Allgemeinreaktion der psychogenen Adrenalinausschüttung erkennen. Auch jeder andere psychoassoziative Vorgang, wie Aufmerksamkeit, Denkleistung oder Willensimpulse, führt zu momentaner Mydriasis. Die Ausmessung der Pupillen erfolgte auf Vergrößerungen mittels eines Nonius-Maßstabes. Nach der Division der beiden Innendurchmesser von Pupille und Cornea ergibt das Quadrat dieses relativen Durchmessers die relative Pupillenfläche.

Normal sprechende Versuchspersonen ließen *keinen* Unterschied der Pupillenweite beim Schweigen, inneren Sprechen und lauten Sprechen erkennen. Bei 15 *Stotterern* hingegen trat mit einer einzigen Ausnahme während des Sprechens eine deutliche *Miosis* ein. Diese vagotonische Pupillenverengung spricht gegen die Annahme einer Angstneurose als Ursache des Stotterns in diesen Fällen, weil Angstzustände von sympathotonisch-mydriatischer Pupillenerweiterung begleitet sind. Dann wurden Rechenaufgaben gestellt. Sowohl unter lautlosem „innerem Rechnen", als auch mit gleichzeitigem Hersagen der Lösung stellte sich bei *normalen* Sprechern *Mydriasis* ein. Es ist somit der Denkvorgang, welcher die Gleichgewichtslage des vegetativen Nervensystems verändert, aber nicht der Sprachgebrauch an sich.

Durch mehrere Aufnahmen in gleichen Zeitabständen von einer Viertelsekunde ergab sich schließlich eine *Sprechleistungskurve* der wechselnden Pupillenweite. Diese war unter den untersuchten Stotterern im Gegensatz zum Normalen durch das *Fehlen* der physiologischen Mydriasis während der vorhergehenden Denkleistung gekennzeichnet, was somit einer relativen Miosis gleichkommt. Außerdem kam es zum *Auftreten der Miosis* während der nachfolgenden Sprechleistung. In diesen Fällen scheint es sich also um Vagotonie gehandelt zu haben. In späteren Versuchen fand LUCHSINGER (1944, 1954, 1959) das Vorherrschen der Mydriasis zu Beginn des Sprechvorganges. Solches würde man eigentlich erwarten, zumal im Rückblick auf GARDNERS Befunde.

Elektrodermatographie. In einer ausführlichen Analyse der Beziehungen zwischen den vegetativen Funktionen und dem Stottern zeigte O. BRANKEL (1956, 1963) den Wert der Elektrodermatographie (S. 101). Er fand zwei Typen von pathologischen Dermatogrammen: 1. Verspannungen im *Halsbereich* und 2. Verspannungen im *Hals-Brustbereich.* Derart gelangte er zum Schluß, daß sich die Neurose des Stotterns auf der Grundlage von neuro-vegetativen Störungen entwickelt. Von solchen Gesichtspunkten ist auch seine vielgestaltige und vegetativ ausgerichtete Therapie geleitet.

4. Lateralität. Linkshändigkeit wurde unzählige Male als ätiologischer Faktor des Stotterns angeschuldigt. Damit haben wir uns im Kapitel über Lateralität befaßt. Es ist sicher richtig, daß unter *neurologisch unreifen* und daher auch sprachlich verzögerten Kindern viele Linkshänder und Beidhänder zu finden sind. Unsere diesbezüglichen Beobachtungen wurden in den Tabellen 2 und 3 dargestellt (S. 155).

M. NADOLECZNY (1926), H. GUTZMANN JR. (1928), A. K. KISTLER (1930) und M. SEEMAN (1934) sahen *keinen Zusammenhang zwischen Stottern und Linkshändigkeit.* In der amerikanischen Literatur fand diese Frage besonderes Interesse. So hat B. BRYNGELSON (1939) unter Stotterern auffallend viele *Beidhänder* und umgelernte Linkshänder errechnet. C. R. VAN DUSEN (1939) hingegen bemerkte an 40 Stotterern und 40 Normalen keine statistischen Unterschiede in bezug auf Linkshändigkeit. Auch E. M. DANIELS (1940) konnte keinen solchen Zusammenhang nachweisen. H. J. HELTMAN (1940) oder L. D. REID (1946) mit der letzten Arbeit verglichen diese widersprechenden Ansichten und ließen die Möglichkeit offen, daß brüsker Zwang zum Gebrauch der rechten Hand bei Linkshändern im Verein mit *weiteren schädlichen Umwelteinflüssen* das Auftreten des Stotterns begünstigen kann. Kinder soll man also nicht gegen ihren Willen zur Rechtshändigkeit zwingen.

Wenn man bedenkt, daß die amerikanische Toleranz des linkshändigen Schreibens die Gesamtzahl der amerikanischen Stotterer gegenüber früheren Zeiten keineswegs verringert hat, dann drängen sich ernsthafte Zweifel an dem oft behaupteten Zusammenhang von Linkshändigkeit und Stottern auf. Jedoch bleibt die Beziehung zur Beidhändigkeit auffallend. Wir können uns des Eindruckes nicht erwehren, daß es sich dabei um Fälle von *gemischter Dominanz* handelt. Derart aber ist der Kreis zu den sprachschwachen chronologischen Folgezuständen von gestörter Sprachentwicklung, schwerem Stammeln, Leseschwäche und Poltern geschlossen. Es ist durchaus wahrscheinlich, daß solche Stotterfälle in Verbindung mit Dominanzstörungen in den Formenkreis und in die zeitliche Symptomenfolge des *sprachschwachen Polter-Stotterns* gehören. Aus solchen Zusammenhängen sind noch manche Klärungen des Stotterproblems wie überhaupt der gesamten Sprachpathologie zu erwarten.

5. Paratypische Ursachen. Die der Umwelt entstammenden Ursachen sind für das Auftreten des Stotterns ebenfalls von großer Bedeutung. Sogar im Falle der so häufig nachweisbaren erblichen oder konstitutionellen Krankheitsbereitschaft sind sie als eigentliche und letzte *auslösende Veranlassung* anzusehen.

Hirnschädigung. Während erworbene Schädigungen durch perinatale *Geburtskomplikationen* in der Entstehung der Entwicklungsstörungen der Sprache eine große Rolle spielen, waren sie nach den früheren Statistiken ohne wesentlichen Einfluß auf das Auftreten des Stotterns. Auf Grund der neuesten Erkenntnisse wird aber auch diese Annahme zu revidieren sein. Seit man weiß, daß Geburtsschädigung nicht nur in einem geburtsmechanischen Trauma bestehen muß, sondern auch mit endokrinen oder hämatopathischen Vorgängen zusammenhängen kann, sind die Grenzen der Geburtsschädigung viel weiter gesteckt. Über einen derartigen Fall von geburtstraumatisch mitbedingtem Stottern berichtete A. SCHILLING (1956). Es handelte sich um Stottern auf Grund von striärer Stammhirnschädigung durch post-natalen Kernikterus. Als dessen Folge blieben choreatische Bewegungsstörungen und choreatische Dysarthrie zurück. Es hatte sich also auf dem Boden einer konstitutionellen Disposition das Stottern als psychoreaktives Geschehen der *choreatischen Dysarthrie* überlagert. Über weitere Beziehungen zwischen Stottern und Hirnschädigung berichtete A. SCHILLING mit seinem Vater R. SCHILLING (1960). Auf jeden Fall handelt es sich dann um die Sonderform des *dysarthrischen Stotterns* (A. SCHILLING, 1959).

Infektionen. In etwa 10% der Fälle wird das erste Auftreten des Stotterns während oder nach schweren und entkräftenden *Infektionskrankheiten* bemerkt. H. GUTZMANN JR. (1939) betonte stets die Bedeutung von *Wurminfestation*, was amerikanische Kinderärzte und Parasitologen durchaus bestätigen. Allerdings darf man sich den ursächlichen Einfluß von Infektionen oder Wurmbefall nicht etwa so vorstellen, als ob eine spezifische neurologische Schädigung einträte. Vielmehr handelt es sich dabei um eine allgemeine Entkräftung und Verminderung der körperlich-seelischen Widerstandskraft. Auf deren Boden entwickelt sich dann das Stottern als seelische Reaktion. Inwieweit eine durch die Krankheit veränderte Reaktionsbereitschaft des kindlichen Gehirnes hinzutritt, entzieht sich vorläufig noch unserem Einblick. Auf jeden Fall aber handelt es sich um typische Beispiele der psychosomatischen Stress-Reaktion auf der Grundlage von zeitweisen Niedergängen der hormonalen Regulation, wobei in erster Linie an die *steroiden Abwehrhormone* der Nebennierenrinde zu denken ist.

Schreckerlebnisse. Zur Befriedigung des Kausalitätsbedürfnisses scheinen in der Vorgeschichte der Stotterer immer wieder Schreckerlebnisse auf, nach H. GUTZMANN (1900, 1924) in 14% der Fälle. Meist bestehen sie in geringfügigen körperlichen oder seelischen Mißgeschicken: ein Hund bellte plötzlich, ein Hahn flog dem Kind auf die Schulter oder es stolperte über einen Teppich im großen Warenhaus. Es ist in Amerika mehrmals vorgekommen, daß die Besitzer solcher Hunde, Hähne oder Warenhäuser dann auf hohen Schadenersatz geklagt wurden. Wie

H. HILL (1940) ausdrückte, entspricht der psycho-dynamische Mechanismus des primären Stotterns dem „Kontraktionstyp“ des Schocks, Zusammenfahrens oder der Überraschung. Die zahlreichen Aufregungen des zweiten Weltkrieges haben denn auch nicht selten bei nervösen Jugendlichen und Kindern vorübergehendes oder dauerndes Stottern ausgelöst. Wieder handelt es sich dabei um plötzliche Stress-Syndrome im Verein mit konstitutionell vorbedingter Krankheitsbereitschaft.

Häusliche Einflüsse. Erziehungsfehler oder Konflikte im Elternhaus sowie Zweisprachigkeit im Kindesalter können ebenfalls zur neurotischen Reaktion des Stotterns führen. Die Stellung der Stotterer in der Geschwisterreihe hat J. B. ROTTER (1939) untersucht. Stotterer sind einerseits statistisch häufiger einzige und seltener mittlere Kinder, anderseits sind sie in statistischer Hinsicht wesentlich älter als ihre nächst jüngeren Geschwister, als dies bei Nichtstotterern der Fall ist. Das *Verwöhnen* von Einzelkindern spielt somit eine große Rolle, wie auch die allgemeine Erfahrung beweist.

Nachahmung. Eine psychische Infektion oder Induktion durch Nachahmung anderer Stotterer ist nach H. GUTZMANN (1924) in etwa 10% und nach H. MYGIND (1898) in 13% der Fälle neben der spezifischen Disposition als auslösende Gelegenheitsursache anzusehen. Daß die entsprechende Anlage auch hier eine wichtige Voraussetzung ist, erkennt man an der großen Zahl der *nicht* stotternden Geschwister von Stotterern. 1000 Stotterer hatten nach NADOLECZNY (1929) 2100 nichtstotternde und bloß 214 stotternde Geschwister. Dies geht ferner aus den Beobachtungen über erbverschiedene, zweieiige Zwillinge hervor, von denen meist nur ein Partner betroffen ist. Erbe und Umwelt, oder W. H. SHELDONS (1940) „nature and nurture“ sind also immer gleichzeitig und gleichwertig an der Ausprägung des Phänotypus beteiligt. Wie man genuines und Nachahmungsstottern auf Grund der Symptome unterscheiden könne, haben BEEBE und FRÖSCHELS (1960) zu ergründen versucht.

6. Ganzheitliche Pathogenese. Durch Zusammenfassung aller dieser Forschungsergebnisse dürfen wir mit LUCHSINGER (1959) die vielseitige Organneurose des Stotterns folgenderweise beschreiben. Einerseits ist der *subkortikal-somatische Anteil* der vegetativen Funktionsstörungen und der konstitutionellen Organschwäche nachzuweisen. Anderseits lassen sich die einander beeinflussenden Wechselwirkungen der psychischen und somatischen Störungen nach Schreckerlebnissen, seelischen Konflikten oder sozialen Anpassungsschwierigkeiten einem *kortikal-psychischen Anteil* zuordnen. Obwohl es Extremfälle mit Vorherrschen des einen Anteiles gibt, sind die beiden Faktoren meist gleichzeitig wirksam. LUCHSINGER zählt daher ein sogenanntes „organisches“ Stottern bei allen sprachlichen Funktionen, also beim Sprechen, Flüstern, Singen und Träumen, sowie das aphatische Stottern nach Hirnverletzung der ersten Gruppe zu. Das „physiologische“ Stottern während der Sprachentwicklung kleiner Kinder und leichte Fälle von Nachahmungsstottern wären hingegen in die zweite, prognostisch günstigere Gruppe einzureihen.

Einteilung. Zur Definition der gegenwärtigen Ansichten von LUCHSINGER und ARNOLD erhalten wir ungefähr folgendes Bild. Diese Meinung deckt sich mit der von K. R. ST. ONGE (1963), welcher die Aufteilung des Stotterns in *reine oder ursprüngliche Typen* forderte. Es gibt zweifellos verschiedene Formen von Stottern. TROJAN und WEIHS (1963) empfehlen die Unterscheidung mehrerer Grundtypen: tachyphemisch, neuropathisch, psychopathisch und paraphrasisch. Derzeit können wir die folgenden Arten unterscheiden.

1. Zunächst fällt das spezifisch erblich bedingte und hirnpathologisch faßbare Polter-Stottern der *tachyphemischen Dysphemie* als ungünstiger Ausgang jener Störungsfolge der *angeborenen Sprachschwäche* auf, welche mit verzögerter Sprachentwicklung beginnt und dann über schweres Stammeln, Dysgrammatismus und Leseschwäche in Poltern endet. Unter ungünstigen Umweltverhältnissen, oder durch verfehlte Korrekturversuche, mag dieses sprachschwache und kongenital dysphatische Poltern in die sekundäre Reaktion der stotternden Sprache übergehen. Mehr darüber stand im Kapitel über Poltern.

2. Dann kennen wir die ebenfalls hirnorganisch begründeten Fälle von *symptomatischem Stottern* im Verein mit *dysarthrischen* Zuständen, also etwa nach Geburtsschädigung, Rhesuskomplikation, Hirntrauma oder nach Enzephalitis. M. SERRA (1962) beschrieb Stottern nach Hirnerschütterung. Es ist aus der Beschreibung nicht klar, ob die spezifische post-kommotionelle Dysarthrie nach unserer Terminologie gemeint ist, oder die unspezifische Form des traumatischen Stotterns.

Als Spezialfall der Hirnschädigung des Erwachsenen gehört das *aphatische Stottern* als Teilerscheinung eines dysphatischen Sprachverlustes in die gleiche Gruppe. AREND, HANDZEL und WEISS (1962) beschrieben zwei Fälle von dysphatischem Stottern zufolge einer bekannten Hirnläsion. Das Stottern verschwand mit dem Rückgange der Aphasie. Ältere Beobachtungen wurden im Kapitel über Aphasie angeführt (S. 701). *Palilalie* wegen extrapyramidaler Erkrankung oder *iterative Dysarthrie* bei zerebellarer Dysarthrie sind weitere Beispiele.

3. Davon unterscheiden sich die unspezifisch vererbbaren Fälle von *Entwicklungsstottern* auf dem Boden einer *familiären Neuropathie*. Hierher gehören die hochintelligenten und sprachgewandten Kinder anspruchsvoller Eltern, welche im vierten oder fünften Jahre etwa nach der Geburt eines Geschwisters oder auch ohne erkennbaren Grund zu stottern beginnen. Deshalb sind auch die *psychologischen* Interpretationen des Stotterleidens hier am meisten angebracht. Zahlenmäßig sind diese Fälle häufig vertreten. Eine ähnliche seelische Disposition ist für die offenbar verwandten Zustände des *Nachahmungsstotterns* und des vorübergehenden *Pubertätsstotterns* anzunehmen. Alle diese psychologisch erklärbaren Formen des Stotterns lassen sich zwanglos einer Gruppe der idiopathischen oder *genuinen Dysphemie* zuordnen.

4. Über die Sonderstellung des *physiologischen Stotterns*, also der „non-fluency“ der amerikanischen Autoren, herrscht keine Einigkeit. Zweifellos stellt dieses einen harmlosen und normalen Zustand der *sprachlichen Unfertigkeit* während des dritten und vierten Lebensjahres dar. Es ist W. JOHNSONS (1933, 1942, 1944, 1955, 1956, 1959) Verdienst, die Gefahren einer *semantogenen Fehlbehandlung* des normalen Kleinkindes nachgewiesen zu haben. Aus dem primär physiologischen Wiederholen entwickelt sich also hauptsächlich dann das sekundär pathologische Stottern, wenn man diese regelmäßige Erscheinung der kindlichen Sprachentwicklung gewaltsam unterdrücken oder in nervöser Hast „abgewöhnen“ will.

E. J. STASSI (1961) stimmt mit dieser Ansicht überein, indem er findet, daß Unflüssigkeiten normaler Sprecher durch Tadel konditioniert werden können.

M. E. WINGATE (1962) jedoch betont, daß Kinder in Art und Ausmaß ihrer Unflüssigkeiten sehr variieren. Es stehen zwar die allgemeinen Bedingungen einer seelischen Belastung mit dem Stottern in Beziehung, jedoch nicht die einer strafenden Belastung in bezug auf sprachliche Unflüssigkeit. Deshalb hält er die semantogene oder *evaluierende* (*bewertende*) *Theorie des Stotterns für unhaltbar*.

5. Schließlich gelangen wir zu den Sonderformen aus vornehmlich psychiatrischem Kompetenzbereich. Wie die Kriegserfahrungen lehrten, ist das *traumatische Stottern* ein typisches Beispiel des akut neurasthenischen *Zusammenbruches der neuro-vegetativen Regulationen* in einer vorher psychosomatisch gesunden Person. Gemäß H. SELYES (1950) Lehre stellt es eine neuro-humorale Alarmreaktion dar.

6. Grundsätzlich verschieden, obgleich symptomatisch ähnlich ist das *hysterische Stottern*. Es bedeutet eine konstitutionell vorbedingte Reaktionsweise der Konversionshysterie und betrifft konstitutionelle Psychopathen.

Theorien. Auf die außerordentlich zahlreichen und gewissenhaften speziellen Arbeiten, welche in den letzten Jahrzehnten in der ganzen wissenschaftlichen Welt und besonders in Amerika zustande kamen, können wir nicht einzeln eingehen. Mehrere dieser Studien fassen übrigens alle Hauptergebnisse zusammen, wie die von L. D. REID (1946), C. S. BLUEMEL (1957), E. F. HAHN (1956). Anschließend legte FRÖSCHELS (1961) eine eingehende Übersicht der Theorien über das Stottern und über dessen Befunde vor, wobei er die psychologischen Auslegungen bevorzugt. Die Psychopathologie des Stotterns wurde des weiteren von H. FREUND (1966) untersucht.

S. AINSWORTH (1945) unterschied drei Gruppen von Theorien zur Entstehung des Stotterns. 1. Die *Entwicklungstheorien* fassen die Stotterer nicht als psychisch oder konstitutionell von anderen Menschen verschieden auf. Das Stottern entstehe vielmehr durch den Einfluß *besonderer Situationen* während der Sprachentwicklung. 2. Die *Dysphemie-Theorien* betrachten das Stottern als Teilsymptom einer komplexen *Organstörung auf erblicher Grundlage* mit neuro-physiologischen und biochemischen Veränderungen. 3. Die *Neurose-Theorien* erblicken im Stottern die Äußerung eines psycho-neurotischen Zustandes, also das Zeichen einer *emotionellen Anpassungsstörung* (emotional maladjustment) mit abwegigem Verhalten (behavior).

Später versuchte E. D. MYSAK (1960) die *Servo-Theorie* anzuwenden. Demgemäß könnte man das Stottern als einen Zustand auffassen, in welchem die zerebrale De-Automatisierung verbal ausgedrückt oder verbalisiert wird. Ein vereinfachtes Modell der menschlichen Sprache wurde von BUTLER und STANLEY (1966) konstruiert. Dieses Modell deutet an, daß eine *Funktionsstörung des Mittelohres* eine Ursache des Stotterns sein könnte. Die Faktoren der Hörfunktion spielen gewiß in der Symptomatologie dieser Sprechstörung eine Rolle, wie später zu besprechen ist. D. BRADFORD (1962) legte eine zusammenfassende Übersicht der verschiedenen *theoretischen Gesichtspunkte* über das Stottern vor, welche in den Vereinigten Staaten während des 20. Jahrhunderts aufgestellt wurden. Das sind die Theorien von CORIAT, FLETCHER, SOLOMON, BLUEMEL, SWIFT, TRAVIS, BRYNGELSON, BLANTON, JOHNSON, VAN RIPER und WEST. Diese Theorien zergliedern sich in die folgenden Gruppen.

1. Psychoanalytische Theorien. Die Theorien von CORIAT (1927, 1933, 1943), M. G. und S. BLANTON (1919, 1936, 1956), sowie TRAVIS (1946, 1957) betonen einen unbewußten,

dynamischen Vorgang innerhalb des Individuums als hauptsächlichen ursächlichen Einfluß in der Genese des Stotterns. Diese Auffassungen des Stotterns stützen sich auf den psychoanalytischen Begriff nach FREUD über ungelöste unterbewußte Konflikte als primäre Bestimmer des individuellen Benehmens. D. A. BARBARA (1965) redigierte ein Sammelwerk über die psychoanalytischen Deutungen des Stotterns.

2. Sozial-umweltliche Theorien. Die Theorien von FLETCHER (1928, 1943), SOLOMON (1920, 1938, 1939), VAN RIPER (1948, 1957, 1963) sowie JOHNSON (1933, 1942, 1944, 1955, 1956, 1959) verweisen auf soziale Faktoren aus der Umwelt als ursächliche Gründe des Stotterns. Darüber hinaus betont JOHNSON die semantogenen Einflüsse auf die Entwicklung des Stotterns, also das Ausbrechen von Stottern, wenn man die physiologischen Unflüssigkeiten des Kleinkindes als Stottern tadelt. P. CARTER (1963) deutet das Stottern als ein Symptom einer sozialen Neurose.

3. Theorien über Vorstellungstypen. Die Theoretiker SWIFT (1915—1916, 1917, 1919) und BLUEMEL (1931, 1933, 1940, 1957, 1958, 1960) erklären das Stottern aus einem Mangel an klarem Vorstellungstypus. Nach den Gedanken von BLUEMEL trägt eine vorübergehende auditive Amnesie am Stottern Schuld. Laut SWIFT handelt es sich um das Fehlen eines visuellen Vorstellungstypus im Individuum, eine sogenannte Asthenie des Sehzentrums als Grundlage des Stotterns. BRADFORD (1962) verfolgte die Entwicklung der Theorien nach BLUEMEL von seiner ursprünglichen Theorie einer auditiven Amnesie bis zu seinem späteren Begriff, welcher das Stottern durch eine „Hemmung des Sprechreflexes" erklärt.

4. Neurologische Theorien. Während BRADFORD (1962) die Probleme der zerebralen Dominanz und ihrer Beziehung zu den neurologischen Theorien über Stottern von TRAVIS (1931) und BRYNGELSON (1942) bespricht, verweist sie auf die andauernde Beschäftigung mit den somatogenen Faktoren als Grundlage gewisser Theorien über das Stottern. Sie setzt dieses anhaltende Interesse für organische Grundlagen mit einer weiteren Anschauung über das Stottern in Beziehung. Nach dieser in ihrer Studie untersuchten Auffassung sei das Stottern als eine epileptiforme Störung anzusehen, eine Abart der Pyknolepsie wie ursprünglich von West (1931) vorgeschlagen.

5. Tachyphemische Theorie. Abschließend kam BRADFORD zu einer neuen Hypothese. Die verschiedenartigen Betonungen der umweltlichen, erblichen sowie somatogenen Faktoren in den Theorien über Stottern lassen sich mit derjenigen Anschauung über das Stottern durchaus in Einklang bringen, wie wir sie selbst in diesem Kapitel vorlegen. Wie im Kapitel über Poltern ausgeführt, schließen wir uns der Ansicht von D. WEISS (1935, 1950, 1964) an, der zufolge eine Sonderform des Stotterns, nämlich das Polter-Stottern der tachyphemischen Dysphemie sich auf der Grundlage eines ursprünglichen Polterns entwickeln kann, wenn solche Personen ungünstigen Belastungen durch die Umwelt ausgesetzt sind. Wie früher ausgeführt, handelt es sich beim Poltern um eine ererbte und konstitutionelle Sprachschwäche, welche sich in einem Syndrom von motorischen, sensorischen und anderen neurologischen Faktoren ausdrückt.

Wenn wir demnach das Stottern als eine epileptiforme Störung mit einer möglichen Konzentration des Schadens im Schläfelappen ansehen, dann machen es die dysphasischen, dysgnostischen, dysrhythmischen, sowie dyspraktischen Faktoren der polternden Sprache nicht unwahrscheinlich, daß die tachyphemische Dysphemie einer Funktionsstörung im Schläfelappen entstammen könnte. Die leicht pathologischen EEG-Befunde, welche von LUCHSINGER (1957), LUCHSINGER und LANDOLT (1951, 1955) in Fällen von Polter-Stottern gefunden wurden, scheinen solche Ansichten zu bestätigen.

Lern-Theorie. In BRADFORDS Übersicht sind die nachfolgenden Untersuchungen über die Lern-Theorie des Stotterns natürlich noch nicht enthalten. SHAMES und SHERRICK (1963) interpretieren das Stottern als *operatives Benehmen* (operant behavior), worunter sie eine Handlung in bezug auf die Umwelt verstehen. Eine der besten Übersichten der zunehmend verzweigten Probleme des Stotterns lieferten BLOODSTEIN und BRUTTEN in dem Buch über „Speech Pathology" von RIEBER und BRUBAKER (1966). Besonderes Gewicht wurde hier auf die neuen Theorien des Lernens und die daraus hervorgehende Lerntherapie gelegt. Unter den erfreulichsten Studien über Stottern sind ferner die Kompendien (Syllabus) von M. FRASER (1964, 1966) für die Schulung von Sprachheillehrern. In schlagwortartiger Kürze sind alle modernen Gesichtspunkte über Wesen, Genese und Behandlung des Stotterns beschrieben. Eine reiche Literatur weist auf die vielen Standardwerke hin. Die neuen Gedanken über die Lerntheorie des Stotterns als ein erlerntes Verhalten (behavior) sind eingehend dargestellt.

KELHAM und McHALE (1966) stützen sich auf die Theorie, daß das Stottern als eine konditionierte Vermeidungsreaktion entstehe. Deswegen könne das Stottern durch die Methoden des Lernens und des Konditionierens beseitigt werden. Dazu gehört die *Schattenmethode*. Der Therapeut liest einen einfachen Prosaabsatz laut vor und der Patient wiederholt die gelesenen Worte sofort, wobei er den Zeitverzug so kurz wie möglich macht. Die mit dieser Methode erzielten Erfolge lagen zwischen 67 und 78%, wobei überdies kein einziger Fall von Symptomwechsel zur Beobachtung kam.

M. E. WINGATE (1966) hingegen *verwirft die Lerntheorie*. Nach seiner Besprechung von Modellen der Lerntheorie findet er, daß das Stottern nicht als ein erlerntes Verhalten aufgefaßt werden könne. Außerdem stützen die Einzelheiten des Adaptationseffektes nicht die Theorie, daß Stottern ein erlerntes Verhalten sei.

2. Klinische Beobachtungen

Entstehung. Gewöhnlich beginnt das Stottern im dritten oder vierten Lebensjahr, also im Verlaufe der kindlichen Sprachentwicklung. Oft entsteht es ferner in der Schule, gelegentlich in der Pubertät und selten im späteren Leben. Der Eintritt in die ungewohnte Umwelt der Schule kann für scheue und von Gleichaltrigen früher ferngehaltene Kinder ein erhebliches seelisches Trauma bedeuten. Laut NADOLECZNY (1929) erkranken 88% der Stotterer vor dem 7. Lebensjahr und 50% zeigen Stottersymptome bereits während der Sprachentwicklung. Diese Form bezeichnet man daher als *Entwicklungsstottern*.

Im Anschluß an TH. HÖPFNER beschrieb E. FRÖSCHELS (1931, 1952) die typische Entwicklung des Stotterns in *vier charakteristischen Stadien*: 1. Primäre klonische Wiederholungen, 2. Sekundäre tonische Hemmungen, 3. Komplizierende parakinetische Mitbewegungen, und 4. Kompensierende und unterdrückende Ausgleichsmaßnahmen. Dieser Einteilung schloß sich neuerdings O. BLOODSTEIN (1960) an. In einer weiteren Studie verwirft BLOODSTEIN (1961) den Begriff eines primären und sekundären Stotterns. An Stelle dessen empfiehlt er die Annahme von vier Phasen mit einer besonderen Behandlung für jede.

Kindliche Unflüssigkeit. Nach der bekannten psychologischen Theorie W. JOHNSONS entsteht das typische genuine Stottern durch die *falsche pädagogische Behandlung* der im Kindesalter physiologischen Laut-, Silben- und Wortwiederholungen und deren Bezeichnung als Stottern. Demnach entsteht Stottern auf „diagnosogener" Grundlage. Auch die Wiener Kinderheilkunde vertrat immer den Standpunkt, daß das zeitweise harmlose Iterieren während der Sprachentwicklung kleiner Kinder völlig unbeachtet bleiben soll und keineswegs behandelt werden darf. Wiederholungen gehören eben zur kindlichen Sprechweise (D. M. DAVIS, 1939, 1940). Sie sind durch die Diskrepanz zwischen der motorischen Sprechgeschicklichkeit und der Denkgeschwindigkeit bedingt. Wenn also die Gedanken entweder der Lautbildungsfähigkeit vorauseilen oder aber die Sprechlust der Gedankenbildung, dann versucht das Kind, den Zeitunterschied durch Wiederholen der zuletzt gesprochenen Laute, Silben oder Wörter zu überbrücken.

Auf der Suche nach einer Bezeichnung zum Unterscheiden der kindlichen Sprechgewohnheiten des Wiederholens und Zögerns vom voll ausgeprägten neurotischen Stottern gelangten die amerikanischen Sprachpsychologen zum Begriff der kindlichen „*non-fluency*", also eines Mangels an Redegewandtheit (C. S. BLUEMEL, 1957). Mit der Neufassung seiner *semantogenen* Theorie in den „Folia" bot W. JOHNSON (1956) dem europäischen Leser ein abgerundetes Bild. WINGATES (1962) gegensätzliche Einstellung wurde bereits besprochen.

Später Eintritt. In den beiden Weltkriegen war das plötzliche und erstmalige Auftreten des Stotterns bei *früher gesunden Erwachsenen* nach schweren seelischen oder körperlichen Erschütterungen nicht selten. Nach psychiatrischer Ansicht wurde es dann als primäre Schreckneurose gedeutet. Die Vorgeschichte dieser als *traumatisches Stottern* bezeichneten thymogenen Reaktion lautete wie im Falle der psychogenen Aphonien oder der sonstigen hysterischen Sprachstörungen.

Bewußtlosigkeit pflegte nicht vorhanden zu sein oder trat erst nach einer gewissen Zeit auf, welche SOLLIER als „Période de méditation" bezeichnete (zit. von NADOLECZNY, 1938). Sofortige Bewußtlosigkeit spricht hingegen für eine organische Schädigung durch Hirnerschütterung. Das auf dieser hirntraumatischen Grundlage entstehende organisch bedingte Stottern der *postkommotionellen Dysarthrie* haben wir bereits kennengelernt.

Weitere Schrecksymptome, wie Zittern, Angstschweiß, Herzklopfen, vermehrte Peristaltik oder Angstträume, erklären den nicht seltenen Verlust von Stimme und Sprache in Fällen von Schreckneurose. Aus diesem psychogenen Mutismus entwickelt sich allmählich eine zaghafte und stotternde Sprache. Diese gleicht äußerlich dem *hysterischen Stottern*. Der weitere Verlauf ist aber verschieden. Während der beruhigenden und kräftigenden Behandlung mit Sedativis, Vitaminen und Physikotherapie pflegen nämlich die primären Schreckneurosen samt dem traumatischen Stottern rasch zu verschwinden. Indessen erweisen sich die durch hysterische Konversionen fixierten Neurosen wie das hysterische Stottern mit zunehmender Dauer ihres Bestehens als immer hartnäckiger.

Im Kriege sah man auch häufig *Rezidive* eines in der Kindheit vorhandenen, aber früher geheilten oder von selbst verschwundenen Stotterns. Frühere Stotterer sind eben durch die präformierte Reaktionsbereitschaft ihres Seelenlebens stets in der Gefahr, durch seelische Erschütterungen ihr mühsam erworbenes inneres Gleichgewicht wieder zu verlieren. Weitere Einzelheiten sind in ARNOLDS Monographie (1948) über traumatische Sprachstörungen angeführt.

Symptome. Wegen der innigen Koordination *sämtlicher am Sprechen beteiligten Bewegungen* von Atmung, Stimmgebung, Lautbildung, Mimik und Gestik sind gleichzeitige und gleichartige Störungen aller dieser Funktionen zu sehen. In der nun folgenden Schilderung der Symptome des Stotterns müssen wir uns auf die häufigen, typischen und wesentlichen Krankheitszeichen beschränken. Dies umsomehr, als ein sehr ausführliches Referat über die Symptomatologie des Stotterns von FRÖSCHELS (1934) vorliegt. Neuere Beobachtungen wurden von O. BLOODSTEIN (1960) zusammengefaßt. Die Vielfalt der Symptome läßt sich etwa von folgenden Gesichtspunkten betrachten: a) Störungen des Sprechvorganges; b) somatische Besonderheiten; c) psychologische Studien des sozialen Verhaltens der Stotterer im allgemeinen; und d) psychologische Gutachten über den Einzelfall.

a) Störungen des Sprechvorganges

Gemäß den phonetischen Gebräuchen lassen sich die Störungen nach der linguistisch-phonetischen Schichtung der Funktion einteilen.

Atmung. Wenn wir zunächst die Atmung betrachten, sehen wir typische, wenn auch sehr verschiedenartige Störungen. Durch die bloße Beobachtung kann man das sogenannte *Atemvorschieben* sehen und hören, wenn der Patient bei einer tonischen Hemmung stimmlos oder tönend angestrengt ausatmet, ohne über sein Hindernis hinwegzukommen. Man sieht und hört ferner, daß viel zu oft, oberflächlich und geräuschvoll eingeatmet wird. Dabei sind *unzweckmäßige Atembewegungen* häufig, z. B. in Form von Schulterheben. Die genauere Untersuchung deckt einen *ungünstigen Atemtypus* beim Sprechen auf.

Mit der pneumographischen Aufzeichnung ist die *mangelnde Koordination* zwischen Brust- und Bauchatmung objektiv nachweisbar. Während des Auftretens tonischer oder klonischer Sprechhemmungen sieht man dabei die entsprechenden Veränderungen der Atemkurven als tonische Stillstände in Inspirations- oder Exspirationsstellung oder als klonische Wellenbewegungen. A. SCHILLING (1960) legte radio-kymographische Untersuchungen der diaphragmischen Bewegung vor. Dabei zeigte sich, daß Stotterer sogar während der stummen Ruheatmung unregelmäßige *klonische Bewegungen des Zwerchfelles* aufweisen.

Phonische Zeichen. In der *Stimme* äußern sich analoge Unterbrechungen durch tonischen Glottisschluß oder als klonische Zerteilung der Vokale. Im letzteren Falle liegt *Vokalstottern* vor. Die *Tonhaltedauer* ist oft auf wenige Sekunden verkürzt. Dies ist nach M. SEEMAN (1934, 1941, 1948) ein Zeichen der Tonusstörung des die Atmung steuernden vegetativen Nervensystemes. Falls tonische Hemmungen auf die Vokale konzentriert sind, erfolgen die *Stimmeinsätze* gepreßt, gelegentlich sogar unter Taschenfaltenverschluß. Um die tonische Hemmung zu überwinden, atmet der Stotterer neuerlich ein, worauf sich das Pressen fortsetzt. Auf Grund derartiger Parakinesien kommen sogar ataktische oder perverse Bewegungen der Stimmlippen vor.

Sprechakzente. Wie WENDAHL und COLE (1961) nachwiesen, ist das Stottern nicht bloß durch tonische Blöcke, sondern auch durch Veränderungen von Sprechtempo, Betonung sowie rhythmischer Gestaltung gekennzeichnet. W. JOHNSON (1961) verglich die stotternden Unterbrechungen mit dem Sprechtempo der Stotterer. Weitere Einzelheiten über die prosodische Melodie der stotternden Sprache untersuchte E. STOCK (1966). Deshalb soll das Einüben einer normalen Intonation zur Behandlung gehören. Gemäß SCHILLING und GÖLER (1961) sprechen manche Stotterer mit nachgewiesenem infantilen Hirnschaden mit stimmlicher *Monotonie*. Hingegen verwenden manche rein psychogene Stotterer eine *lebhafte prosodische Stimmführung*.

Lautbildung. Während des Stotteranfalles erfolgt die Lautbildung unter anhaltendem Pressen (*Tonus*) oder mit verschieden raschem Wiederholen (*Klonus*), wobei die Explosivlaute gerne bevorzugt werden. Im allgemeinen betrifft das Stottern eher die Konsonanten als die Vokale, und die Anlaute mehr als die Inlaute. G. A. SODERBERG (1962) widersprach dieser Beobachtung mit dem Befund, daß keine Unterschiede in der Häufigkeit des Stotterns auf Vokalen und Konsonanten bestehen. E. F. HAHN (1842) vermißte einen Zusammenhang zwischen gestotterten Lauten und phonetisch-physiologischen Schwierigkeiten der Lautbildung und fand vielmehr *psychologische Einflüsse*, welche besimmte Laute als schwierig erscheinen lassen.

Linguistische Einflüsse. Statistisch ließ sich nämlich nachweisen, daß *längere Wörter* schwerer fallen als kürzere, was von SODERBERG (1966) neuerlich bestätigt wurde. BROWN und MOREN (1942) meinten, daß längere Wörter mehr auffallen, weshalb der Stotterer sich besonders, aber vergeblich bemüht, diese nicht zu stottern. Die vier wichtigsten und einzigen Determinanten des „Ortes des Stotterns" (S. F. BROWN, 1945) sind die Anlautstellung, grammatikalische Funktion, Stellung im Satz und die Wortlänge. Weitere Einzelheiten über die *Klasse und Stellung* der gestotterten Wörter wurden von QUARRINGTON et al. (1962) erarbeitet.

Sobald der Stotterer ein Wort als hervorstechend, bedeutungsvoll und auffallend einschätzt, wird es zum Ort des Stotterns. Wie I. M. SCHLESINGER (1965) sagt, tritt das Stottern am Ort eines hohen Informationsgehaltes auf. Darüber hinaus ist ferner die *Mitteilungsfunktion* der Sprechleistung maßgebend. Derart stottert der Patient an einer bestimmten Aussage lange herum, bis er ungeduldig einen emotionellen Ausruf in tadelloser Flüssigkeit hervorsprudelt: „Zum Kuckuck, heute geht's aber gar nicht!"

Im klaren Gegensatz zum Stammeln bleibt die *isolierte* Lautbildung beim genuinen Stottern normal. Falls dyslalische Artikulationsstörungen vorliegen, namentlich auf den motorisch schwierigen Lauten (S), (R) und (L), handelt es sich eher um das tachyphemische Polter-Stottern auf Grund der angeborenen Sprachschwäche. Ebenso ist die Fähigkeit zu *diadochokinetischen Bewegungen* von Lippen, Zunge, Kiefer oder Zeigefinger normal. Auch die Wiedergabe eines bestimmten Rhythmus (*Rhythmokinesis*) mit diesen Organen ist bei Stotterern und Nichtstotterern gleich (STROTHER und KRIEGMAN, 1944).

Das nicht stotternde *Lesetempo* von Stotterern ist nach O. BLOODSTEIN (1944) aber wesentlich langsamer als das Lesetempo von Normalen. Hier drängt sich die Frage auf, ob derartige Untersuchungen nicht eine Gruppe von leseschwachen Polter-Stotterern eingeschlossen haben. Im Gegensatz zu den Polterern sind nämlich die gewöhnlich sprachgewandten reinen (idiopathischen) Stotterer im stummen Lesen nicht beeinträchtigt. Zum Unterschied vom Stammeln sind also auf dem Gebiete der Motorik keine groben Störungen nachweisbar.

Koordination. Dennoch fallen in den psychologischen Gutachten des New Yorker Speech Hospital immer wieder die Hinweise auf eine gestörte psychomotorische Koordination der Stotterer auf. Auch J. S. GREENE (1937) hatte wiederholt darauf hingewiesen, daß die Stotterer im allgemeinen durch eine *Schwäche der feinen Koordination* gekennzeichnet sind. Daher verordnete er für diese Patienten rhythmische Gymnastik und Turnübungen zur Förderung von Gleichgewicht und Körperbeherrschung. Sein Schüler M. A. SNYDER (1958) fand ebenfalls eine verminderte Fähigkeit zu feiner Koordination. G. BALDAN (1962) bemerkte Störungen der Beweglichkeit im Gesicht sowohl unter Stotterern als auch in Fällen von Schielen (Strabismus). Er hält daher beide Leiden als eine Folge einer ihnen gemeinsamen sensorisch-motorischen Inkoordination. Dann fand derselbe Autor (1964) eine verminderte Leistung mit dem OSERETZKY-Test, und zwar wieder bei Stotterern und Schielern.

Seitdem wir wissen, daß *kongenitale Dyspraxie* zum Erscheinungsbild der angeborenen Sprachschwäche und damit auch zum Polter-Stottern gehört, will es scheinen, daß man früher diese beiden Formen des tachyphemischen und idiopathischen Stotterns nicht genügend unterschieden hat. Es wäre eine dankenswerte Aufgabe nachzuweisen, daß dyspraxische Erscheinungen zum sprachschwachen tachyphemischen Stottern gehören, jedoch nicht zum idiopathischen Stottern.

Parakinesen. Mitbewegungen im Gesicht, wie Augenaufreißen, Wegblicken, Stirnrunzeln oder Verziehen des Mundes, beeinflussen die Mimik. Weitere *Ausweichbewegungen* bestehen in Schlucken, Schnalzen oder Blasen. Auch die Arme und Beine können mit klopfenden oder stampfenden Parakinesen an der Überwindung der Hemmung beteiligt sein. Sinnlose Flickwörter wie „na also", „Dingsda" und ähnliche *Embolophrasien* sollen über die Stockung hinweghelfen.

Manchmal ist die Störung auf wenige Symptome oder bloß auf ein einziges Krankheitszeichen beschränkt. So haben STEIN und WILLIAMS (1946) einen Fall von *monosymptomatischem Stottern* eines 15jährigen sehr intelligenten Mittelschülers beschrieben. Vor jedem Satz oder Einzelwort traten verschieden lange, rhythmische Saug- und Schnalzgeräusche auf. Die Störung hatte sich auf erblicher Grundlage aus typischem Stottern entwickelt, welches im dritten Lebensjahre aufgetreten war und mehrmals seine Erscheinungen wechselte.

Dysphemischer Dysgrammatismus. Jeder Stotterer fürchtet bestimmte Laute. Um diese zu umgehen, versucht er immer neue *Umformungen des Satzbaues*. Dadurch entstehen schließlich stereotype, aber nichtssagende Redewendungen mit dysgrammatischen oder syntaktischen Verschrobenheiten des Satzbaues. Weil er die Klippen seines sprachlichen Anstoßes erst im Verlaufe der Aussage zu vermeiden beginnt, kann der Stotterer sogar in das Gegenteil seiner ursprünglich beabsichtigten Mitteilung geraten. Die rein oralen, also nicht graphischen *Schwierigkeiten mit der Wortfindung* wie von M. WEUFFEN (1961) gefunden, mögen eine ähnliche Erklärung haben. Dieser Satzumbau und das Auftreten von Flickwörtern ist nach FRÖSCHELS (1916) ein *differentialdiagnostisch* wichtiges Zeichen zwischen dem fest angewöhnten idiopathischen Stottern und dem frischen, traumatischen Stottern.

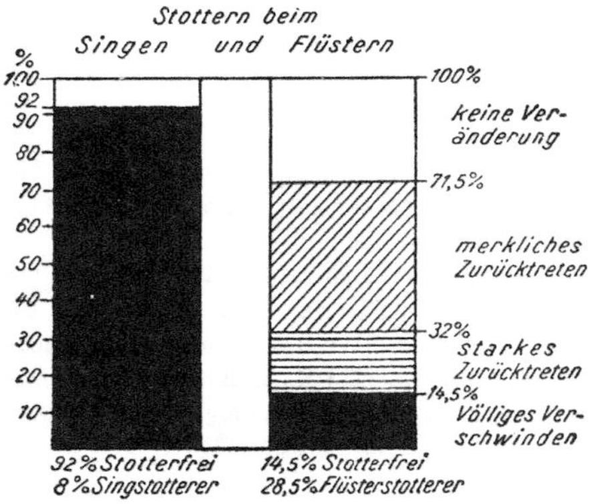

Abb. 160. Die Verringerung des Stotterns durch Singen und Flüstern (nach WITT).

Ablenkende Einflüsse. Wie bereits zum Ausdruck kam ist die höchste intellektuelle Stufe der *mitteilenden Sprachfunktion* am stärksten betroffen. Innerhalb der mehr emotionell gelenkten Leistungen der gefühlsbetonten Kundgabe sind die Hemmungen viel geringer und seltener. Sehr deutlich merkt man das, wenn mit der Sprechleistung nichts zu berichten ist. Somit gelingen die *reproduktiven Äußerungen* wie Nachsprechen, Mitsprechen, Chorsprechen, Reihensprechen, eintöniges, rhythmisches oder auswendiges Sprechen sowie Zählen und Flüstern meist besser (Abb. 160). *Sensorisch empfundene Rhythmen* optischer, akustischer und taktiler Art bewirken dabei die stärkste Ablenkung (V. BARBER, 1940). Weil nun eben das Stottern mit der *sinnvollen Wortbedeutung* zusammenhängt, wird beim Sprechen isolierter Wörter oder sinnloser Wortreihen naturgemäß weniger gestottert, wie EISENSON und HOROWITZ (1945) richtig betonten.

Lesestottern. Wie jede reproduktive Leistung ist das *laute Vorlesen* meist weniger beeinträchtigt als die eigene Leistung der freien Rede oder der Antwort. Es gibt aber auch Stotterer (nach NADOLECZNY 3 bis 5%), die vollkommen oder fast normal sprechen, aber nicht nachsagen oder vorlesen können. Ein solches isoliertes *Lesestottern* habe ich (1939) bei einem durch familiäres und frühes eigenes Stottern belasteten 14jährigen Polterer gefunden.

Schreibstottern. Ganz selten sieht man stotternde Unterbrechungen der Handschrift, also Schreibstottern. R. CABANAS y COMAS (1951) beschrieb einen entsprechenden Fall. Unter unseren Patienten befand sich eine linkshändige junge Frau, welche nach schweren seelischen Erschütterungen spastische Dysphonie entwickelte. Außerdem verschlechterte sich ihre linkshändige Handschrift durch krampfhaft versteifte Federhaltung. Zuletzt konnte sie nicht einmal ihren Namen schreiben und mußte mit der Bank ein Zeichen vereinbaren, damit ihre Schecks anerkannt wurden.

Singstottern. Nach allgemeiner Erfahrung erscheint das Singen nur in 5 bis 8% der Fälle betroffen (M. NADOLECZNY, 1926; M. H. WITT, 1925; W. HEINITZ, 1925). Der Nachweis von Singstottern unter bloß 2% der Fälle von WIECHMANN und RICHTER (1966) ist um so wichtiger, als diese Autoren das häufige Vorkommen von *Unmusikalität* in vielen Fällen von Störungen der Sprachentwicklung bestätigten. Es gibt daher stotternde Berufssänger mit guten Bühnenerfolgen. Von zwei hochmusikalischen und auch kompositorisch begabten Brüdern litt der eine (lyrischer Tenor) einmal an akuter psychogener Dysodie, welche nach psycho-therapeutischer Aussprache verschwand. Der andere (Bariton) ist ein heftig polternder Stotterer. Auf der Bühne singt er ohne Hemmung und kann in Sprechrollen sowohl normal, als auch absichtlich und in bühnenmäßig brauchbarer Weise stotternd sprechen. Manche Schauspieler reden auf der Bühne völlig normal, obwohl sie im Leben schwer stottern. Während der Wiedergabe einer Rolle haben nämlich solche Stotterer die Empfindung, daß die dargestellte Person, also ein anderer aus ihnen spräche.

Alltägliche Schwankungen. Übrigens ist die *Verteilung der Störungen* auf die einzelnen sprachlichen Leistungen sehr verschiedengradig ausgeprägt. Auch der *Grad* des Stotterns zeigt alle Abstufungen von der leichtesten Unsicherheit bis zum Extrem der völligen Stummheit. Unter der Einwirkung *leichter Narkotika*, nach Alkoholgenuß, in der Halbnarkose und Hypnose, ferner in zorniger oder gehobener Stimmung können die Hemmungen vorübergehend wegfallen. Hingegen verschlechtern alle körperlichen *Ermüdungszustände*, wie Anstrengung, Erkältung, Verdauungsstörungen, prämenstruelle Nervosität oder seelische Depression die sprachliche Leistung. H. ZUMSTEEG (1939) versuchte daher die Immunisierung der Schleimhäute der oberen Luftwege mit Autovakzinen zur Erhöhung der Widerstandskraft gegen Erkältungskrankheiten und fand danach eine Verminderung der *Bereitschaft* zum Stottern.

Leider sind solche Rückwirkungen des körperlichen Befindens auf die täglichen Schwankungen der stotternden Symptome wenig bekannt. Namentlich in *forensischen Angelegenheiten* können sich daraus schwerwiegende Mißverständnisse ergeben. So gelangte einmal ein amerikanischer Soldat vor das Militärgericht, weil man ihm seine stotternden Schwierigkeiten nicht glaubte. Er hatte eines Tages eine mündliche Mitteilung nicht ausdrücken können. Während seines nächsten Ausganges aber war er betrunken und sprach ohne jegliche Hemmung. Deswegen von einem Vorgesetzten zur Rede gestellt, beleidigte er diesen. Am nächsten Tage vermochte er gar nicht zu sprechen. Daher lautete die dreifache Anklage auf Befehlsverweigerung, Offiziersbeleidigung und Simulation. Glücklicherweise legte der Militäranwalt ein sprachärztliches Gutachten vor, worauf Freispruch und psychiatrische Behandlung erfolgte.

Individuelle Besonderheiten. Von großem Einfluß auf das Ausmaß der jeweiligen Störungen ist ferner die Umgebung. Im allgemeinen hat der Stotterer in ihm *wichtigen Situationen* sowie vor *Höhergestellten* die meisten Schwierigkeiten. Ein schwer stotternder Sportlehrer vermag z. B. vor seinen Schülern immer tadellos zu reden. Stotternde Unteroffiziere bringen bei Vorgesetzten oft kein Wort heraus, während sie den Untergebenen anstandslos Aufträge erteilen. Je mehr es also dem Stotterer wichtig erscheint, gut zu sprechen, desto stärker stottert er. Am besten geht es daher, wenn viele Leser das gleiche lesen. Sobald die anderen Leser aber zu einem verschiedenen Text übergehen, treten die größten Schwierigkeiten auf (V. Barber, 1939, 1940).

Sonst hat jeder Stotterer seine eigenen Hemmungen. Ein Teil spricht zu Hause besser als vor Fremden. Bei einem anderen Teil der Stotterer ist das Umgekehrte der Fall. Manche stottern nur in bestimmten Situationen, andere stets in gleicher Weise. Die meisten Patienten sprechen allein oder im Finstern normal. Andere stottern sogar dann, oder wenn sie zu Tieren reden. Die große individuelle Veränderlichkeit der stotternden Symptome hat ein Gegenstück in den von O. Brankel (1963) erhobenen objektiven Befunden. Er unternahm gleichzeitige Aufnahmen der akustischen, pneumatochographischen und elektromyographischen Phänomene, welche während des Stotterns auftreten und fand sie ebenso verschieden wie der subjektiv gehörte Eindruck andeutete.

Besonders schlecht steht es um das *Telephonieren*. Weil der Angerufene eine etwaige tonische Hemmung nicht sehen kann, hängt er dem anrufenden Stotterer oft den Hörer ab, in der Meinung, durch das anhaltende Schweigen genarrt zu sein. Wegen dieser Erwartungsangst löst jedes Telephonläuten einen heftigen Stotteranfall aus. Aus allen diesen Besonderheiten geht der Einfluß von unterbewußten Phänomenen hervor, womit sich H. Freund (1937, 1960) befaßte. Dazu gehört auch das *Stottern im Traum*, eine besonders schwere Form des Leidens, welche bis zu den unbewußten Schichten des Seelenlebens vordringt.

b) Somatische Besonderheiten

Körperliche Veränderungen gehen aus der allgemeinen und neurologischen Untersuchung hervor. Damit ergeben sich gewöhnlich die Zeichen der *vegetativen Dyskrasie*. Solche Störungen der vegetativen Tonuslage äußern sich in Hyperhydrosis, also vermehrtem Schwitzen, Dermographismus mit taktiler Strichzeichnung der Haut sowie Vasolabilität oder Cutis marmorata. Häufig wird über Herzklopfen oder über Oppressionsgefühle in der Brust geklagt. Daher betonen die Nervenärzte in ihren Befunden fast immer die *neuro-muskuläre* oder *kardio-vaskuläre Übererregbarkeit* der Stotterer. Moderne Verfahren zur Klärung dieser Probleme umfassen auch die *Handschweißmethode*, wie von E. J. Brutten (1963) zur Untersuchung des Einflusses der Angst auf die Adaptation des Stotterns verwendet. Die Schwitzwerte der Handfläche sind mit dem Adaptationseffekt der Stotterer verbunden. Y. Imaseki (1964) fand in der PGSR-Methode einen Indikator des Angstzustandes der Stotterer. Dies kann für die Auswertung einer psychopharmakologischen Behandlung wertvoll sein.

Subklinischer Hirnschaden. Ebenso sind vererbbare Störungen der *Nervenfunktion* nicht selten, wie die Zwillingsforschung nachgewiesen hat. Wenn man genau darauf achtet, findet man nicht selten *gesteigerte Reflexe*, z. B. mit Fußklonus oder einem spontanen *Babinski*-Phänomen. Daraus ergeben sich Übergänge zu „subklinischen" Zuständen von spastischer Parese. H. Asperger (1944) verwies auf die Häufigkeit verschiedener Veränderungen des *Charakters* und der *Motorik* auf Grund von leichter spastischer Dyspraxie. Er meinte daher, daß das Stottern mehr als man früher annahm die Folge einer *organischen Hirnerkrankung* sei. A. Schilling (1962) setzte seine Studien über organische Befunde bei 300 stotternden Kindern fort. Er ließ zwei Möglichkeiten offen. Eine frühe Hirnschädigung kann den Boden zum Erwerb des stotternden Verhaltens vorbereiten; oder es können spezifische Folgen der frühen Hirnverletzung in den Sprachregionen den Ausbruch des Stotterns im Sinne einer psychogenen Organwahl fördern.

Die Annahme eines geringen Hirnschadens als ursächlicher Faktor des Stotterns scheint indes durch die EEG-Befunde zahlreicher Untersucher widerlegt zu sein. Wie im Abschnitt über Poltern berichtet (S. 544), zeichnen sich die echten Stotterer gewöhnlich durch ein *normales EEG-Muster* aus. Weitere diesbezügliche Beobachtungen stammen von TROJAN und WEIHS (1963), D. R. FOX (1966), sowie von DAUTE und SIEGERT (1966). Dazu im Gegensatz zeigen die Polterer einen hohen Hundertsatz von leicht abnormen EEG-Befunden, wie auch von DAUTE und SIEGERT neuerlich bestätigt.

Diabetes. Interessant ist ferner, daß Diabetiker fast nie (L. D. REID, 1946) und nordamerikanische Indianer nur selten stottern (E. M. LEMERT, 1953). Während unserer Blutzuckerbestimmungen an Stotterern fanden wir bloß einen einzigen Diabetiker unter rund 500 Patienten. In den folgenden 20 Jahren trafen wir einen weiteren diabetischen Stotterer. Es scheint also, daß Hyperglykämie dem Stottern irgendwie entgegenwirkt. Dementsprechend fanden GIRONE und BRUNO (1957) mit ihren Untersuchungen der Blutzuckerkurve bei 50 Stotterern drei Typen einer *gestörten Glyko-Regulation*.

Allergie. Allergische Störungen mit deutlich erblichen Zügen konnte R. E. CARD (1939) bei allen von 104 Stotterern nachweisen. Da allergische Reaktionen samt der sie begleitenden Eosinophilie gewöhnlich den *vagotonen* Zustandsbildern der vegetativen Dyskrasie zugehören, bieten diese Befunde keine Überraschung. Nach den Beobachtungen im New Yorker Speech Hospital läßt sich durchaus bestätigen, daß ein auffallend hoher Prozentsatz der Stotterer an Allergien leidet, also an einer weiteren psycho-somatischen Störung mit vagotonischer Dyskrasie. Wir enthalten uns aber vorläufig aller prozentualen Angaben, weil ein solches Problem mit peinlich genauer statistischer Prägnanz zu errechnen wäre.

Dysplasie. Die geringfügigen Zeichen *konstitutioneller Schwäche* in der Form von Gesichtsasymmetrie, Ohrmuschelverbildung, Zahnanomalie, atypischer Behaarung, Mutationsstörung oder Hypogenitalismus findet man öfters mit Stottern verbunden. Darauf haben zuerst FRÖSCHELS und MOSES (1926) aufmerksam gemacht. Des weiteren sieht man solche harmlose Mißbildungen wie epikanthische Falten, angewachsene Ohrläppchen, präaurikuläre Fisteln, Lippengrübchen, Gaumenasymmetrie, physiologische Überkreuzung der laryngealen Stellknorpel und ähnliche kongenitale Abweichungen. Diese dysplastischen Zeichen sind bei unseren stotternden oder andersartig sprachgestörten Kranken deutlich häufiger als etwa in einer laryngologischen Spitalsabteilung. Obwohl wieder eine genaue statistische Auswertung nötig wäre, darf man dennoch die alte Vermutung wiederholen, daß diese harmlosen Abweichungen eine sichtbare organische Manifestation einer den ganzen Organismus treffenden Schädigung darstellen mögen. Sie machen den Untersucher auf die mögliche Gegenwart eines *erblichen Syndromes* aufmerksam.

Seitdem man aber weiß, daß *mütterliche Viruserkrankungen* oder andere Schädigungen während der Schwangerschaft solche körperliche Veränderungen herbeiführen können, sieht man sie nicht mehr unbedingt als erblich oder familiär an. Sie gelten jetzt einfach als *konnatal*, genauso wie die angeborene Lues. Einzelheiten über konstitutionelle, kongenitale und hereditäre Einflüsse wurden im Kapitel über Konstitution (S. 91) dargestellt.

Weitere Untersuchungen. Stotterer verhalten sich in bezug auf *respiratorische Arrhythmie* gegensinnig wie normale Menschen (PALMER und GILLETT, 1938, 1939). Zu gegenteiligen Ergebnissen kam indessen C. H. A. RITZMAN (1942, 1943), wie es in der Stotterforschung beinahe typisch ist. Junge männliche Stotterer zeigen in der Ruhe und beim Sprechen normale Werte von Puls, Sinusarrhythmie, Grundumsatz und Blutdruck. Nur junge weibliche Stotterer weisen geringere Sinusarrhythmie auf als normale Mädchen. In einer Untersuchung der Elektrolyten Ca, P, K und Na unter 40 Stotterern fand M. DE SANTIS (1964) normale Werte.

Im Hinblick auf derart widerspruchsvolle Laboratoriumsdaten deutet H. HILL (1944) die biochemischen Unterschiede zwischen Sotterern und Nichtstotterern für eine Äußerung der *affektiven und muskulären Aktivität*. Die daraus resultierenden Veränderungen mögen zwar das Benehmen durch gesteigerte Reizbarkeit beeinflussen. Sie seien jedoch nicht als primäre Ursachen, sondern nur als sekundäre Folgen der besonderen psychischen Aktivität aufzufassen. Damit gelangen wir aber wieder zu der von M. SEEMAN (1959) oder R. LUCHSINGER (1959) betonten Wechselwirkung der somatischen und psychischen Störungskomplexe.

c) Psycho-soziales Verhalten der Stotterer

Psychologische Studien amerikanischer und französischer Autoren über die Symptome und das soziale Verhalten der Kranken ergaben interessante Einblicke in die Ursachen der einzelnen sprachlichen Schwierigkeiten der Stotterer. Diese theoretisch-statistischen Analysen versuchen, das Verständnis des gesamten Störungskomplexes zu fördern und verläßliche Maßnahmen für die Behandlung zu finden. Sie befassen sich also mit dem Stotterleiden im allgemeinen.

Beharrungseffekt. Die Tendenz zum Stottern auf dem gleichen Wort steht endgültig fest. So konnten JOHNSON und INNES (1939) eine deutliche Tendenz der Stotterer nachweisen, während des wiederholten Lesens des gleichen Absatzes an den gleichen Stellen zu stottern. Das entspricht einem Beharrungseffekt (consistency effect). Nach den Befunden von W. L. CULLINAN (1963) reflektiert der Leistungswert während einer Ausführung die individuelle Konsistenz. Diese Beharrlichkeit des Stotterns kann durch die statistische Analyse gemessen werden (TATE und CULLINAN, 1962). Es ist jedoch bemerkenswert, daß R. MARTIN (1962) keine Unterschiede im perseverativen Benehmen zwischen Stotterern und Nicht-Stotterern fand. P. T. KING (1961) kam zur Schlußfolgerung, daß das perseverierende Haften der Stotterer nicht durch einen organischen Schaden verursacht ist.

Anpassungseffekt. Im Verlaufe des wiederholten Lesens des gleichen Absatzes besteht aber auch die deutliche Tendenz weniger zu stottern, indem z. B. beim Lesen zum 5. Male 48% weniger Wörter gestottert werden als mit dem erstmaligen Lesen. Das wird als Anpassungseffekt (adaptation effect) bezeichnet. Der Stotterer paßt sich mehr dem Wortinhalt des Gelesenen an als der umgebenden Situation, und an bestimmte Wörter (oder Orte auf der Seite) besser als an andere. Das freie Sprechen wird dadurch aber nicht verändert (W. E. HARRIS, 1942). Wie schon den ältesten Autoren über Stottern bekannt, bleibt bloßes Lesen eben ohne Wirkung, solange die Sprechweise nicht umgestellt ist.

TATE, CULLINAN und AHLSTRAND (1961) glauben, daß der Anpassungseffekt als Kennzeichen für die *Auswertung verschiedener Einflüsse* auf das stotternde Verhalten dienen könnte, einschließlich von Medikamenten. Diese Autoren schlugen ferner eine Meßmethode vor. Andere Autoren wieder betonten die *Beschränkungen* dieses Effektes. M. PEINS (1961) war nicht imstande, einen erwartenden Anpassungseffekt nachzuweisen. In gleicher Weise läßt sich das Verhalten eines individuellen Stotterers nicht aus seinen Anpassungswerten erschließen (W. L. CULLINAN, 1963). Gemäß R. I. LANYON (1965) eignen sich die Prüfwerte für Beharrung und Anpassung nicht zum Erfassen des Fortschrittes einer Behandlung. M. E. WINGATE (1966) erklärt vorsichtig das Vorkommen der Anpassung durch eine allgemeine Anpassung an die augenblickliche Situation und die zunehmende Vertrautheit mit der Prosodie des gelesenen Textes.

Psycho-respiratorischer Effekt. Wenn Stotterer und Nicht-Stotterer einer stotternden Rede zuhören, verändert sich in beiden Gruppen die Atemweise in typischer Weise, aber bei den Nicht-Stotterern in einem größeren Grade als bei den Stotterern. S. AINSWORTH (1939) bezeichnete als erster diese Erscheinung als psycho-respiratorischen Effekt.

Zuhörerzahl. Des weiteren nimmt das Stottern mit der Größe der Zuhörerzahl zu. Alle zeitweisen Veränderungen der Schwere des Stotterns beruhen in psychischen Vorgängen. Deswegen hängen die Erwartungen des Stotterers in bezug auf eine bestimmte Situation eng mit dem Grade seines Stotterns zusammen. Wenn er eine Situation oder Leistung als schwierig *erwartet*, handelt der Stotterer so, als ob dies tatsächlich der Fall wäre (H. VON KRAIS-PORTER, 1939).

Stottern kommt sogar während des lauten *Lesens ohne Zuhörer* vor, wobei die Betroffenen aber die eigenen Fehler selbst nicht genau bemerken. Lautes Lesen vor einer anwesenden Person steigert das Stottern um 94%. Es spielt dabei keine Rolle, ob der Zuhörer verdeckt oder sichtbar ist. Wenn mehrere Personen zuhören, nimmt das Stottern weiter zu (E. F. HAHN, 1940). Während SIEGEL und HAUGEN (1964) die Zunahme der Schwere des Stotterns und die verringerte Adaptation in ihrer Abhängigkeit von der Zuhörerzahl bestätigten, fand M. A. YOUNG (1965) eine verschiedene Zuhörerzahl von 1 bis 4 Zuhörern ohne Einfluß auf den Schweregrad des Stotterns.

Reaktion des Zuhörers. Laien sind gegen Stottern weniger tolerant als Sprachtherapeuten, Studenten und andere Stotterer. Ferner wird das Stottern bei Frauen im allgemeinen als unangenehmer empfunden als unter Männern. Diese psycho-sozialen Beobachtungen von AMMONS und JOHNSON (1944) benützte der letztere Autor zur Stütze seiner semantogenen Theorie des Stotterns. Die *beschränkte Verläßlichkeit* der Hörer-Reaktion wurde von E. K. SANDER (1963) untersucht. Zuhörer beurteilen gewöhnlich Doppelgruppen von Silbenwiederholungen eher als Stottern als die doppelte Anzahl von gleich häufigen einfachen Silbenwiederholungen. E. K. SANDER (1965) versuchte die Hörer-Reaktion auf sprachliche Unflüssigkeiten festzulegen und fand sie nicht leicht prüfbar.

Charakterstruktur. Nach L. V. RICHARDSON (1944) sind die Stotterer gesellschaftlich mehr intravertiert, mehr deprimiert und weniger gleichmütig als Nichtstotterer. Die Erforschung der emotionellen Charakterbedürfnisse von Stotterern zeigt deren mäßige Anpassungsstörung an (M. E. WINGATE, 1962). Stotterer äußern weniger Schmiegsamkeit in geistigen Prüfungen, indem sie einen raschen Wechsel der Aufgaben benötigen (WINGATE, 1966). In den Worten von R. W. RIEBER (1965) scheinen Selbstentfremdung und Wortzauber zum Lebensstil des Stotterers zu gehören. SHEEHAN, CORTESE und HADLEY (1962) beobachteten in ihren Fällen von Stottern gezeichnete Projektionen von Schuldgefühl, Beschämung und nervöser Überspannung.

Stotterer äußern eine mehr gestörte Charakterstruktur als ihre nichtstotternden Eltern (SNYDER et al., 1959). Daraus schließen diese Autoren, daß das Stottern nicht direkt von den Eltern induziert sein kann. D. B. KINSTLER (1961) betrachtet die mütterliche Ablehnung als einen Faktor in der Ursache des Stotterns. Laut GOLDMAN und SHAMES (1964) erscheinen die Väter von Stotterern anspruchsvoller mit höheren Erwartungen als die Väter von Nichtstotterern.

Auditive Faktoren. Wiederholt war der *Einfluß des Gehöres* auf die Erscheinungen des Stotterns aufgefallen. Wie FRÖSCHELS (1932—1933) vorausgesagt hatte, war es uns (ARNOLD, 1943) gelungen, ein früheres Stottern nach Ertaubung verschwinden zu sehen. Dementsprechend beschäftigen sich mehrere Autoren wie A. KERN (1931) mit dem Einfluß der eigenen Hörkontrolle auf das Stottern. FRÖSCHELS und RIEBER (1963) machten eine merkwürdige Beobachtung. In Abhängigkeit von der Schwere einer stotternden Hemmung werden optische und akustische Signale nicht bemerkt. SCHILLING und BIENER (1959) unternahmen Messungen der Vibrationsempfindung durch die Haut mit Hilfe des audiometrischen Knochenhörers. Unter 112 Stotterern fanden sich 26 Fälle von asymmetrischer Vibrationsempfindung. Unter 56 Kontrollpersonen kam diese Erscheinung jedoch bloß zweimal vor. H. H. GREGORY (1964) bemerkte keine Hinweise, daß bei Stotterern eine zentrale Hörstörung bestünde.

E. NESSEL (1958) fand den LEE-Effekt der *verzögerten Sprachrückkoppelung* (DAF) bei Stotterern geringer ausgeprägt als bei normalen Personen. Manche Stotterer sprachen während der LEE-Probe sogar besser als sonst. B. ADAMCZYK (1959) machte gleiche Beobachtungen. Ebenso beobachteten MARAIST und HUTTON (1957), daß die Ausschaltung des Gehöres, etwa mit der LOMBARD-Probe, die Schwere des Stotterns vorübergehend verringert. G. LOTZMANN (1961) bestätigte nochmals, daß die DAF-Probe die stotternden Hemmungen vermindert. L. GRUBER (1965) wiederholte die alte Tatsache, daß taube Menschen beinahe nie stottern. Blinde stottern im selben Verhältnis wie sehende Menschen. Wieder zeigte sich, daß die Stotterer während der Gehörausschaltung besser sprechen. Deshalb sollte die taktile Rückkoppelung während der Behandlung des Stotterns besonders berücksichtigt werden. Was wir im Abschnitt über das Poltern (S. 537) gesagt haben, erscheint nunmehr vollkommen bestätigt: *Polterer sprechen während der DAF-Probe schlechter, wohingegen die Stotterer während der DAF-Wirkung besser oder normal sprechen.*

d) Psychologische Individualdiagnostik

Für die Praxis viel wichtiger sind jedoch die *psychologischen Gutachten* über den Einzelfall. In den fortschrittlichen Sprachkliniken Amerikas, wie auch im New Yorker Speech Hospital gehört die psycho-diagnostische Analyse zu den unerläßlichen Untersuchungen jedes Stotterers. Unter den gesamten 3530 neu eingetretenen Kranken des Jahres 1955 waren die Stotterer mit 595 männlichen und 132 weiblichen Fällen am häufigsten vertreten. Dieses *Geschlechtsverhältnis* von 4,5:1 ist in Amerika typisch, besonders im Vergleich mit dem Verhältnis von 4,4:1 welches wir später unter mehr als 2000 Stotterern fanden (Tabelle 2 auf S. 155).

Die Aufzählung der weiteren erhobenen Befunde spiegelt die allgemein bekannten Eigentümlichkeiten dieser psychosomatisch bedingten Redestörung wider. In bezug auf die *Intelligenz* waren 144 hochbegabt, 533 durchschnittlich, 33 minderbegabt, und 17 geistig zurück geblieben. *Psychoneurotische Abweichungen* umfaßten 77 Neurosen, 33 Psychosen, 24 offensichtliche Schizophrenien, 2 Epileptiker und 6 Homosexuelle. Zum Vergleich mit der symptosomatischen Aufzählung der verschiedenen in diesem Jahre gesehenen diagnostischen Gruppen, welche in den entsprechenden früheren Kapiteln besprochen wurden, sind die folgenden *zusätzlichen Störungen* unter dieser Gruppe von Stotterern interessant: 5 organische Mißbildungen, 81 Stammler, 5 mal offenes Näseln, 19 Polterer, 31 Fälle von Sprachschwäche, 8 habituelle Dysphonien sowie 2 habituelle Fistelstimmen. Mit unseren heutigen Kenntnissen hätten wir diese sprachschwachen Polter-Stotterer nicht mehr unter die idiopathischen Stotterer gezählt. Diese Befunde bestätigen von neuem, was man seit langem weiß: die Mehrzahl der genuinen oder idiopathischen *Stotterer besitzen durchschnittliche oder hohe Intelligenz.*

Besondere Befunde. Von der anlagemäßigen Begabung muß man indessen die *Pseudogenialität* zufolge von Überstimulierung unterscheiden. Ebenso wie der *Pseudoschwachsinn* auf Grund eines Erziehungsrückstandes nichts über die wahren Anlagen von falsch behandelten tauben oder aphatischen Kindern aussagt, genauso muß man sich vor der Überschätzung der intellektuellen Leistungen von gewissen frühreifen Kindern hüten. Nicht selten sieht man nämlich, daß ambitionierte Eltern aufgeweckte Kinder aus Eitelkeit und mit exhibitionistischen Tendenzen überstimulieren und zu naseweiser Forschheit antreiben.

Auffallend war wieder der hohe Prozentsatz von *Psychosen* unter unseren Stotterern, insbesondere der Schizophrenie. Diesbezüglich meinte der damalige psychiatrische Spitalsdirektor L. HEAVER (1956), daß $^3/_4$ der von ihm studierten psychologischen Gutachten über Stotterer schizoide Züge aufweisen. Neben den ausgeprägten Fällen handelte es sich in der Mehrzahl der anderen um pseudo-neurotische Psychopathie, ambulante Schizophrenie, oder um präparanoide Zustandsbilder.

Zu sehr ähnlichen Schlußfolgerungen gelangte H. FREUND (1937). Im Gegensatz zu der von D. WEISS (1960) erwähnten normalen Frequenz, fand FREUND (1955) unter 149 ambulanten Schizophrenen 5 Stotterer. Dieser Hundertsatz von 3,4% ist 2- bis 3mal höher als in der durchschnittlichen Bevölkerung. Außerdem fiel ihm auf, daß es sich bei den psychotischen Patienten vielfach um ein *Pseudostottern* oder um *hysterisches Stottern* handelte. Beide Formen gehören zu den symptomatischen Erscheinungen der psychopathischen Persönlichkeit. Auf jeden Fall kamen völlig verschiedene Gesetzmäßigkeiten zum Vorschein als in L. STEINS (1953) Sammelreferat über die theoretischen Grundlagen des Stotterns im allgemeinen. In seiner psychosomatischen Analyse kommt FREUND zur Schlußfolgerung, daß das gewöhnliche Stottern am ehesten als *Zwangsneurose* aufzufassen ist.

Bewertungsmethoden. In bezug auf die Einschätzung des Schweregrades finden YOUNG und PRATHER (1962), daß das Ausmaß des Stotterns aus kurzen Bandaufnahmen beurteilbar ist. WILLIAMS, WARK und MINIFIE (1963) meinen das Gleiche, indem die Häufigkeit und Schwere des Stotterns durch den hörbaren Eindruck allein geschätzt werden kann. CULLINAN, PRATHER und WILLIAMS (1963) bemerkten wenig Unterschied zwischen den verschiedenen Verfahren zur Graduierung des Stotterns. LERMAN und SHAMES (1965) verweisen auf eine Beschränkung. Obgleich Angst und Erwartung das Benehmen eines Stotterers beeinflussen, ist es nicht möglich, diese empirischen Beziehungen größenmäßig zu erfassen.

Differential-Diagnose. Bezüglich der Differential-Diagnose weisen die Psychologen ferner darauf hin, daß eine Diskrepanz zwischen *besseren allgemeinen*

Leistungen (performance IQ) und *schwachen Antworten auf sprachlichem Gebiet* (verbal IQ) entweder für das Syndrom der allgemeinen Sprachschwäche oder für jugendliche Psychose typisch ist. Sobald sich ein *Rückgang des Intelligenzquotienten* mit zunehmendem Alter bemerkbar macht, muß man zwischen stationärem Schwachsinn oder fortschreitender Schizophrenie unterscheiden.

3. Maßnahmen für die Praxis

Die **Diagnose** fällt leicht, wenn das typische und jedermann bekannte Stottern vorliegt. Wegen der Vielgestaltigkeit des Leidens sind aber besondere Verlaufsfolgen und Erscheinungsformen nicht selten. Manchmal vermehren ungünstige Umwelteinflüsse, wie es z. B. im Kriege der Fall war, die Sprechhemmungen so weitgehend, daß das Bild der *anfallsweisen krampfhaften Stummheit* auftritt. Das nennt man Aphthongie.

Aphthongie. Darunter versteht man eine seltene *krampfartige Form der Stummheit* unter heftigen Mitbewegungen der äußeren Halsmuskulatur. Verschiedene Beschreibungen sind vor allem im älteren medizinischen Schrifttum zu finden. Diese Störung tritt teils plötzlich

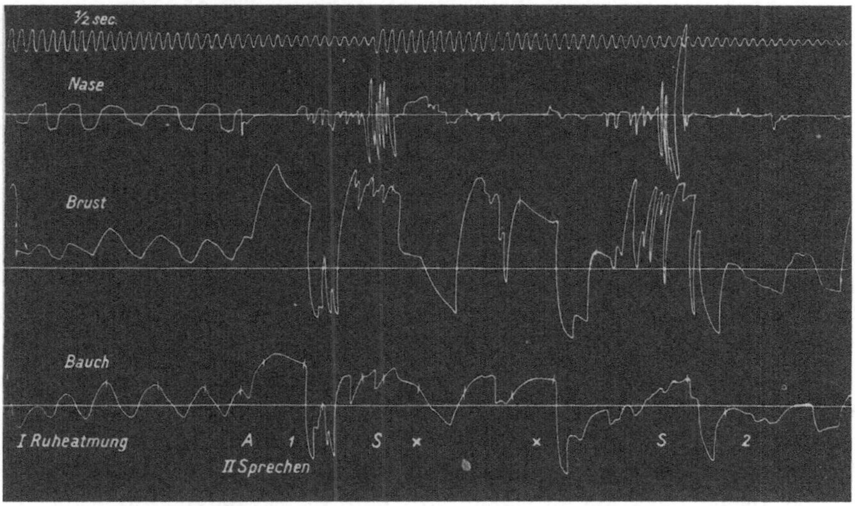

Abb. 161. Pneumographische Registrierung der Atemstörung bei *Aphthongie*. *I* Normale Ruheatmung. *II* Hochgradig gestörte Sprechatmung. *A* Aufforderung zum Sprechen. *1* Pressende Atembewegungen mit geschlossenem Munde ohne Luftaustritt durch die Nase. *S* Schluchzende Ausatmung durch die Nase bei ansteigender Bauchkurve. *2* Nach Überwindung der Hemmung wurden einige Wörter fließend gesprochen. Synchrone Punkte sind durch vertikale Striche markiert.

nach starken Gemütserregungen auf und bedeutet dann eine hysterische Reaktion. Ich habe in drei Jahrzehnten bloß einen entsprechenden Fall gesehen (1942). Manchmal stellt Aphthongie bloß ein Symptom eines länger bestehenden Sprachleidens vor und wurde daher nicht als eigene Krankheit anerkannt, sondern als besondere Verlaufsform des schweren Stotterns betrachtet (Abb. 161, 162).

Anfälle von Stummheit. Im Kriege sah man häufig Patienten mit vorübergehenden Anfällen von *völliger Sprechhemmung*. Sie blieben bei jedem Sprechversuch regungslos sitzen, so daß man ihnen den inneren Kampf gar nicht ansah. Andere versuchten unter größten

Anstrengungen, Grimassen und Mitbewegungen, einige Silben hervorzupressen. Nervenärzte bezeichnen dies auch als „funktionelle Aphasie“. Im Gegensatz zu hysterischen Sprechstörungen oder organischer Aphasie geben solche Patienten jedoch schriftlich zu verstehen, daß sie *unter anderen Umständen ungestört sprechen könnten*. Mit vertrauten Personen oder allein sei die Sprache normal und nur mit Vorgesetzten oder in neuen Situationen so hochgradig gestört, wie vom Untersucher zu sehen.

Die *hysterischen Stummen* sind hingegen andauernd stumm, solange ihr Anfall währt. Organische Aphatiker und Taubstumme indessen behalten ihre Stimme. Diese Unterscheidung

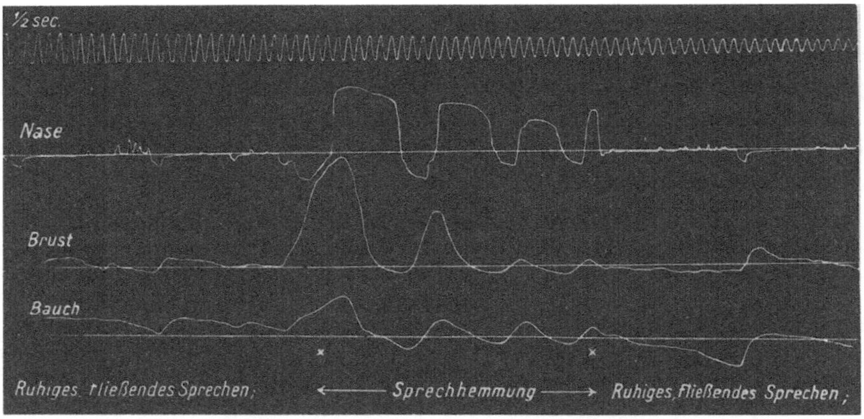

Abb. 162. Pneumographische Registrierung einer isolierten Sprechhemmung nach Verschwinden der Krämpfe seit Behandlung der *Aphthongie*. Die fließende Rede ist hier durch drei tief seufzende Atemzüge unterbrochen.

ist im Hinblick auf die Therapie von großer Bedeutung. Wenn die Verschlechterung des Stotterns zum völligen Verstummen geführt hat, darf man dies nicht mit einer hysterischen Stummheit verwechseln. Hysterische Sprachstörungen nämlich muß man möglichst rasch und mit energischen suggestiven Maßnahmen oder mit Hypnotherapie behandeln. Für Stotterer hingegen sind solche Verfahren völlig ungeeignet.

Anhaltende Stummheit. Im Gegensatz zu diesen vorübergehenden Anfällen, kann sich unter aufregenden Erlebnissen, wie sie im Kriege häufig waren, ein jahrelang gleichförmig gebliebenes Stottern auch soweit verschlechtern, daß *andauerndes* völliges Verstummen eintritt. Ob man diese Entwicklung als sekundäre hysterische Reaktion auffassen darf, muß im Einzelfalle durch die Analyse aller Krankheitserscheinungen entschieden werden. Die völlige Sprechhemmung ist jedoch keinesfalls als ein „Nicht-Sprechen-*Wollen*“ zu deuten, weil es sich offenbar um eine Störung der *Sprechfähigkeit* handelt. In beiden Weltkriegen gerieten solche Patienten daher in die Gefahr ungerechter kriegsgerichtlicher Verurteilung.

Vokalstottern. Heftiges Stottern auf Vokalen mit deren Spaltung infolge einer besonders starken tonischen Hemmung ähnelt der *Dysphonia spastica*. Zur Unterscheidung dient die Beobachtung, ob die Störung des Sprechens oder der Stimme im Vordergrunde des psychisch bedingten Sprechunvermögens steht. Wichtig ist ferner, daß die spastische Dysphonie der körperlichen Mitbewegungen entbehrt. Seit wir indes mehrere Fälle dieser Stimmneurose unter Mädchen im Pubertätsalter sahen, sind wir der sofortigen Differentialdiagnose zwischen Vokalstottern und beginnender Dysphonia spastica, also dem Stottern mit den Stimmlippen, nicht immer so sicher. Dann muß längere Beobachtung Klarheit schaffen.

Instrumentalstottern. In Analogie zum früher häufigen *Schreibkrampf* der Amtsschreiber vor der Einführung der Schreibmaschine, gibt es die *Beschäftigungsneurose* des gestörten Instrumentalspieles. So können Berufsmusiker an manuellem oder oralen Stottern auf ihren Instrumenten erkranken. Dazu gehört das Geigen-, Trommel-, oder Trompetenstottern. Organische Leiden sind natürlich mit Sorgfalt auszuschließen. Über weitere Einzelheiten berichtete R. CABANAS y COMAS (1951).

Symptomatische Formen. Auf die iterative Dysarthrie, oder *Palilalie*, als Folge enzephalitischer Erkrankung wurde schon hingewiesen. Vor einer solchen Verwechslung muß man sich hüten, weil in Fällen von Parkinsonismus die ermüdende Sprachbehandlung meist nicht empfehlenswert ist. *Aphatisches Stottern* und die *postkommotionelle Dysarthrie* sind durch die Vorgeschichte leicht erkennbar. Zur Wahl der besten Behandlung ist schließlich die Unterscheidung zwischen dem *traumatischen* und dem *hysterischen* Stottern von Bedeutung. Wie das möglich ist, steht auf S. 818 beschrieben.

Des weiteren kommen gewisse *choreatische Bewegungsstörungen* durch ihre Ähnlichkeit mit den Mitbewegungen des Stotterns differential-diagnostisch in Betracht. In derartigen Fällen ist jedoch leicht zu sehen, daß die merkwürdigen *wellenförmigen* Unruhebewegungen der Gesichts- und Körpermuskulatur andauernd vorhanden sind, während die Mitbewegungen des Stotterns nur während des gestörten Sprechvorganges auftreten.

Als *Tics der Sprache* bezeichnet man eine besondere Form der Tic-Krankheit mit *blitzartigen* Zuckungen in der Sprechmuskulatur. Diese unerwarteten und unwillkürlichen Kontraktionen zeigen sich sowohl während des Sprechens, als auch in der Ruhe und entstellen durch die unwillkürlichen Fehlbewegungen den normalen Ablauf der Lautbildung. Obschon sie eine Neurose darstellen, gehören sie nicht zum typischen Bilde des Stotterns (NADOLECZNY, 1929; FRÖSCHELS, 1931, 1952).

Um unsere Ansichten über das Stottern nochmals recht genau zu definieren, geben wir hier einen typischen Fall von *genuinem Stottern*, welcher die hauptsächlichen Gesichtszüge dieses Krankheitsbildes umschließt, jedoch keinerlei Zeichen von Sprachschwäche, gestörter Lateralität, Dyspraxie, oder Amusie aufweist.

Fall 1. Ein Berufsmusiker im Alter von 50 Jahren aus einer rein rechtshändigen und musikalischen Familie ersuchte um Hilfe für sein Stottern, welches seit Kindheit bestanden hatte. Sein älterer Bruder stottert manchmal.

Befund. Er ist für bestimmte Medikamente, gewisse Nahrungsstoffe und viele Gräser allergisch. Hals, Nase und Ohren sind normal, das Gehör ist tadellos und er besitzt sogar absolutes Gehör. Alle Funktionen der Sprache sind wohl entwickelt. *Sprechen* ist gewöhnlich flüssig, aber gelegentlich durch leichtgradiges Zögern, Verlängern oder Wiederholen unterbrochen. Die *Singstimme* ist angenehm, beruflich geschult, hochmusikalisch sowie durchaus flüssig und vom Stottern nicht betroffen. *Psychologisch.* Es besteht psychosexuelle Unreife und Regression in der Charakterstruktur mit oberflächlichen hysterischen Verteidigungen. Deutliches Verlangen zum Verneinen emotioneller Probleme und zur Konzentration auf zahlreiche körperliche Beschwerden. Toleranz für Entmutigung ist gering mit ausgesprochenen Minderwertigkeitsgefühlen und hypochondrischen Tendenzen. Befindet sich augenblicklich in einer depressiven Stimmung. Häufiges Erröten ist auffallend.

Diagnose. 1. Idiopathische (genuine) Dysphemie ohne Zeichen von Sprachschwäche in einer hochmusikalischen aber emotionell unausgeglichenen Person. 2. Allergische Konstitution als ein Zeichen von neuro-vegetativer Dyskrasie.

Therapie. Da so wenig endgültiges über die wahren Ursachen des Stotterns bekannt ist, bleibt seine Behandlung ein schwieriges Unternehmen. Dieses Dilemma spiegelt sich in der außerordentlich großen Anzahl von Behandlungsmethoden wider, welche von früheren und gegenwärtigen Autoren vorgeschlagen wurden.

1. Historische Entwicklung. Über die früheren Auffassungen und alten Behandlungsverfahren des Stotterns seit dem klassischen Altertum berichtete H. GUTZMANN SR. (1898) in seiner Monographie über das Stottern. Auch in PANCONCELLI-CALZIAS (1906, 1907, 1931) Veröffentlichungen zur Geschichte der Phonetik sind zahlreiche Hinweise zu finden. D. BRADFORD (1962) schilderte in ihrer unveröffentlichten Dissertation die Entwicklung der amerikanischen Bemühungen um das Stottern, welche sie (1964) durch eine lange Liste von Veröffentlichungen über die Dysphemietherapie in den Jahren 1949 bis 1959 erweiterte. E. KURKAS (1962) ausführliche Übersicht informiert über den gegenwärtigen Stand der Wiedererziehung in Deutschland. O. BRANKEL (1962) lieferte einen psychologisch orientierten Überblick der neuesten Behandlungsmethoden mit allgemeinmedizinischen Grundlagen.

HIERONYMUS MERCURIALIS unternahm 1584 in seinem schon erwähnten Buche über Kinderkrankheiten (S. 430) den ersten Versuch, eine Gesamtdarstellung des Stotterns zu geben. Alle früheren ärztlichen Schriftsteller hatten sich auf zusammenhanglose oder aphoristische Hinweise beschränkt. Wegen der großen Seltenheit des die deutsche Übersetzung bietenden Buches H. GUTZMANNS (1898) sei hier der Abschnitt über die Behandlung auszugsweise wiederholt: „Der Kranke hat in warmer und trockner Luft zu bleiben; er soll mehr wachen als schlafen und unter den Gemütsaffekten den Zorn vermeiden. Männer müssen sich der Liebe und Knaben des Badens enthalten ... Tägliche Leibesöffnung muß erforderlichenfalls durch Kunst herbeigeführt werden. Wein darf gar nicht oder nur wenig getrunken werden ... Man esse ... kein Backwerk, keine Nüsse, keine Fische ... Die ganze Diät sei austrocknend und erwärmend ... Den Kopf trocknet man am besten mittels eines Cauteriums im Nacken; auch sind Blasenpflaster, hinter die Ohren gelegt und recht lange unterhalten, gut ..." Zu diesen, auf den humoral-pathologischen Anschauungen seiner Zeit und auf der galenischen Medizin fußenden, diätetischen und medikamentösen Anweisungen gelangte MERCURIALIS durch seine Annahme irgendeiner Störung von seiten des Gehirns als Ursache des Stotterns. Außerdem empfahl er aber auch reichliche Körperübungen sowie energische Übungen der Stimme und der Rede.

Wenn wir solchen historischen Zitaten einen Absatz einräumen, so geschieht dies keineswegs zur Belustigung des Lesers. Nach näherem Hinsehen werden wir nämlich gewahr, daß MERCURIALIS eine treffliche Beschreibung dessen gab, was wir uns heute unter der „feuchten Konstitution" des an spastischer Obstipation leidenden Vagotonikers vorstellen. Feuchtes Klima ist für Kranke mit vagotonischer Allergie besonders unangenehm. Schokolade, Nüsse und Fisch gehören zu den häufigen Allergenen. Darum ist es alles andere denn komisch, wenn der alte Humoralpathologe die Flüssigkeitszufuhr eingeschränkt wissen wollte. Ebenso ist es bekannt, daß übermäßiger Alkoholgenuß einer vegetativ dystonischen Hirnstammregulation abträglich ist.

Es ist daher durchaus zu begrüßen, daß O. BRANKEL (1955, 1956) solche Gedankengänge systematisch berücksichtigte. In seiner ganzheitlichen und *psychosomatischen Interpretation* des Stotterns finden sich Anklänge an die neurale Krankheitslehre von SPERANSKY. Seine Gesichtspunkte sind aber so weit gesteckt, daß er vergleichsweise auch die Akupunktur heranzog und damit bestimmte Erfolge sah. So folgt auch die heutige Stotterforschung der allgemeinen Tendenz zu humoral-pathologischen Gesichtspunkten. Klassische Beispiele der Humoralpathologie sind die Impfung, Allergiebehandlung, oder die Hormontherapie.

Auf den ersten Blick mag es befremdend erscheinen, daß die alte chinesische *Akupunktur* ernsthaft im Verein mit der medikamentösen Behandlung des Stotterns versucht wird. J. BISCHKO (1962) erklärt die klinischen Erfolge durch Einwirkung auf das vegetative System. Es wäre interessant, wenn die heutzutage unerläßliche Kontrolle durch Placebobehandlung zur weiteren Klärung verwendet würde. Man könnte z. B. eine Placebobehandlung durch absichtlich falsche Wahl der orthodoxen Stichpunkte ausführen.

Nicht unerwähnt darf der traurige Irrtum des berühmten Chirurgen DIEFFENBACH bleiben, der 1841 eine Schrift über „Die Heilung des Stotterns durch eine neue chirurgische Operation" herausgab (Abb. 163, 164). Er versuchte, das Leiden durch Herausschneiden großer Keile aus der Zunge der Stotterer zu beseitigen und löste damit in Europa und Amerika eine Flut von gefährlichen und qualvollen Operationen (noch ohne Narkose!) aus, bis mehrere Todesfälle und die Mißerfolge Ernüchterung brachten. Wie sehr die Gemüter damals erregt waren, geht aus G. BURDINS (1940) historischer Erinnerung hervor.

2. Psychotherapie. Die Behandlung des ausgebildeten Stotterns ist ein sehr schwieriges und manchmal undankbares Unternehmen. Weil es sich dabei um eine tief verwurzelte Organneurose handelt, ist im Hinblick auf die seelische

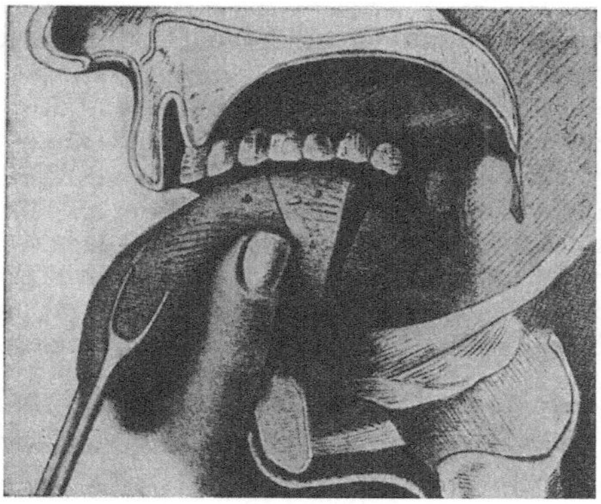

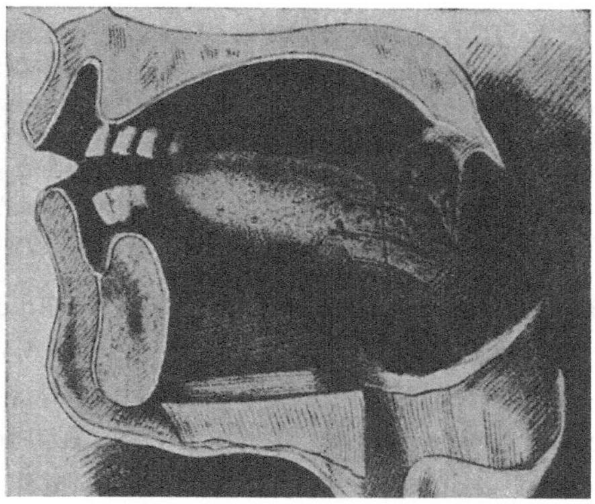

Abb. 163 und 164. Die DIEFFENBACHsche Operation zur Beseitigung des Stotterns (nach H. GUTZMANN SR.).

Komponente ein systematischer *Umbau der gesamten Persönlichkeit* durch psychologisch-pädagogische Maßnahmen notwendig. Im wesentlichen besteht das Problem darin, daß die Einstellung des Kranken zur Umwelt, zu den Leistungen seiner eigenen Person, sowie zu den Schwierigkeiten und Aufgaben des Lebens günstig beeinflußt werde. W. JOHNSON sieht die Hauptaufgabe der Behandlung in der *Veränderung des Benehmens* des Stotterers. Es ist nur wichtig, daß dieser wisse, was er zu tun hat, um gut zu sprechen. Besonders die *Minderwertigkeitsideen* sind manchmal schwierig zu bekämpfen. Für Kinder ist deshalb der Gewinn manueller Geschicklichkeit besonders wichtig (A. H. BOWLEY, 1946).

Je nach ihrer erkenntnis-theoretischen Orientierung haben Vertreter der einzelnen psychologischen Schulen von ihrem Gesichtspunkte aus verschiedene psychotherapeutische Behandlungsvorschläge ausgearbeitet. Man kann dabei im Prinzip zwei Wege gehen und entweder die *seelische Ursache* des Stotterns und damit dieses selbst beseitigen, oder die regulierenden und *unterdrückenden Kräfte* steigern, so daß die Ursache nicht mehr bemerkt wird (L. E. TRAVIS, 1940). Anders ausgedrückt unterscheidet man also *ätiologische und symptomatische Behandlungsmethoden*. Nach CLARK und SNYDER (1955) ist der Stotterer durch zwei Arten von abnormen Erregungen desorganisiert: 1. Von tief verwurzelten Persönlichkeitskonflikten mit unreifen und irrealen Handlungsweisen; und 2. von der Furcht vor bestimmten Sprechsituationen, welche sich als spezifische Reaktion auf das Stottern entwickelte.

So ziemlich alle der älteren Verfahren waren auf den symptomatischen Ausgleich der Sprechhemmungen gerichtet und gehören demnach in die letztere Gruppe der symptomatischen Methoden. Man bemüht sich daher jetzt um eine *Kombination der beiden Therapieprinzipien.* Besonders die zahlreichen englischen und amerikanischen Forschungen der psychologischen Richtung führten in den letzten Jahren zu interessanten Erkenntnissen und beachtenswerten Vorschlägen. Eine Schilderung der im Prinzip einander ähnlichen, aber äußerlich sehr verschieden aussehenden psychologischen Behandlungsverfahren ist in einem Lehrbuch natürlich nicht möglich. Deshalb müssen wir es uns auch versagen, auf psychoanalytische oder individualpsychologische Überlegungen einzugehen. Einige neue Ausblicke bedürfen jedoch der Erwähnung.

E. B. Cooper (1966) besprach die charakterlichen Faktoren von Patient und Therapeut im Verlaufe der Stotterbehandlung und fand viele *Ähnlichkeiten mit der Psychotherapie* im allgemeinen. L. R. Kent (1961) empfahl eine Methode zur Umerziehung auf Grund der Annahme, daß das Stottern ein *erlerntes Benehmen* sei. In den Worten von L. A. Jakobovits (1966) bedeutet die *semantische Sättigung* (satiation) den Verlust der Bedeutung eines Wortes, wenn man es andauernd fixiert. Deshalb schlägt er diese Technik zur Adaptation an Wörter vor, wenn sie als schwierig empfunden werden. Laut Siegel und Martin (1966) lassen sich die Sprechhemmungen normaler Personen durch ein *bestrafendes Konditionieren* vermindern. Ebenso finden Martin und Siegel (1966), daß das Tadeln von Stottern als „nicht gut" und das Loben von flüssigem Sprechen als „gut" die Zahl der stotternden Hemmungen verringert.

3. Elternberatung. Für das *beginnende Stottern* zwei- bis vierjähriger, in der Sprachentwicklung befindlicher Kinder nach körperlichen Erkrankungen, seelischen Aufregungen, Familienzuwachs, oder auch ohne äußere Ursache ist allgemeine *Beruhigung* und völliges *Nichtbeachten* des Fehlers am wichtigsten. Mit Strafmaßnahmen, Verboten oder übermäßiger Strenge erreicht man gar nichts. Wenn nervöse Übererregbarkeit vorliegt und sich etwa in spätem Einschlafen, nächtlichen Angstträumen oder großer Unruhe bei Tage äußert, sind *milde Beruhigungsmittel* am Platze. Daß wir uns hierbei immer der Mitarbeit des Kinderarztes versichern, bedarf kaum der Erwähnung. Die eingehenden Anleitungen für Mütter zur Vermeidung des Stotterns von W. Johnson (1961) sowie seine (1961) praktischen Ratschläge für erwachsene Stotterer sind weitgehend empfehlenswert.

In Übereinstimmung mit W. Johnson (1956, 1959) sind Sprechübungen jeder Art für das beginnende Stottern abzuraten, weil sie das Kind auf den gehemmten Sprechvorgang aufmerksam machen und so erst recht die psychogene Störung fixieren können. Hingegen ist vernünftige *sprachliche Anregung* günstig. Die Mutter erzählt an Hand von Bilderbüchern schöne Märchen in kurzen Sätzen mit langsamer und deutlicher Aussprache. Mitunter ist es dabei von Vorteil, die unbewußte kindliche Aggressivität dadurch abzulenken, daß der Bösewicht im Märchen die verdiente Strafe erleidet. Andere Kinder wieder lehnen sich gegen die Grausamkeit mancher Geschichten auf, was ebenfalls mit der Sprachstörung zu tun haben mag. Dann muß man eben eine entsprechende Auswahl treffen.

4. Medikamentöse Therapie. Obgleich sich in psychologisch-pädagogischen Kreisen eine begreifliche Abneigung gegen jegliche medizinische Behandlung der Stotterer bemerkbar macht, geben die ärztlichen Phoniater die Hoffnung nach einer spezifisch-ätiologischen Behandlungsform nicht auf. Namentlich die französische Schule legte immer großes Gewicht auf volles Ausschöpfen der pharmako-

logischen Möglichkeiten zur Behandlung von Störungen der Stimme und Sprache. Unter den ersten Versuchen einer pharmakologischen Behandlung des Stotterns waren die Bemühungen des holländischen Phoniaters F. HOGEWIND (1940). Im Anschluß an SEEMAN (1934) fand er das Mischpräparat „Bellergal" zur Unterstützung der Stotterbehandlung wertvoll. Anschließend traten die stimmphysiologischen Forschungen R. HUSSONS (1953, 1959) insoferne in den Blickpunkt der Stotterbehandlung, als die verschiedenen zerebralen Schichten der phonischen Leistungen einen mehr gezielten *pharmakodynamischen Einfluß auf bestimmte Hirnfunktionen* nahelegten. Um ein Beispiel zu nennen, empfahl E. J. GARDE (1957) eine Reihe verschiedener Drogen zum Unterdrücken der verschiedenen Komponenten des Stotterns. Die entsprechenden zerebralen Stufen umfassen die kortikalen, striopallidären, hypothalamischen und bulbären Stationen.

Damit kommt das Verständnis für die Wirkung von kortikal, subthalamisch, bulbär oder allgemein dämpfenden Drogen den sprachtherapeutischen Bemühungen zu Hilfe. Solche Gesichtspunkte gehen bereits aus den Versuchen von BENTE, SCHÖNHÄRL und KRUMP (1956) hervor, welche die Erfolge einer Behandlung mit „Hydantoin" und „Megaphen" elektroenzephalographisch kontrollierten, nachdem DOUBEK und PAKESCH (1952) das Hydantoinpräparat „Anirrit" in die Behandlung des Stotterns eingeführt hatten. Während A. DELAINI (1952) sich für die Anwendung von Glutaminsäure gegen Stottern aussprach, fanden KENT und WILLIAMS (1959) das Mittel Meprobamate (Miltown) ohne Wirkung. BURR und MULLENDORE (1960) jedoch glaubten einen günstigen Effekt von Tranquilisatoren zu sehen, wenn diese Drogen als zusätzliche Therapie verwendet wurden. Schließlich wiesen PALASEK und CURTIS (1960) nach, daß Scheinbehandlung mit einem Placebo ohne Wirkung blieb.

M. CASARIN (1962) fand ein neues Mittel zur muskulären Entspannung bei Stotterern wirkungsvoll. G. HABERMANN (1963) empfahl Methylpentinol für die subkortikale Hemmungstherapie gemäß HABS. Im Einklang mit der SEEMAN-Schule (1959) und unseren eigenen früheren Vorschlägen (1959) empfahlen COMORETTO und SACCO (1964) sympatho-mimetische und vago-mimetische Drogen zur unterstützenden Behandlung des Stotterns. W. SZALKA (1965) ergänzte die Umerziehung der Stotterer mit Beruhigungsmitteln, welche die Funktion mehrerer Hirnstrukturen beeinflussen: Formatio reticularis, Hypothalamus, neuro-humorale (hypophysäre) Stoffe, sowie die emotionellen (thalamischen) Zentren. Er fand Trioxasin und Mydeton wirkungsvoll.

Nach diesen tastenden Versuchen mit zahlreichen einzelnen Drogen sammelten mehrere Autoren *Überblickberichte* der pharmakologischen Behandlungen. B. C. SCHIELE (1962) beberichtete über die neuen Drogen, welche für die Behandlung psychiatrischer Störungen anerkannt sind. SACCO und COMORETTO (1961) referierten über den Gebrauch von psychopharmazeutischen Präparaten für die Behandlung des Stotterns. Die große Monographie von A. SCHILLING (1965) beschrieb den europäischen Standpunkt und die vielen Dutzend von Behandlungsmethoden des Stotterns, wobei auch ein Überblick der medizinischen Behandlungen eingeschlossen ist. Als jedoch L. R. KENT (1963) die medikamentöse Therapie als Zusatz zur Sprachbehandlung überblickte, fand sie keine signifikanten Einflüsse der verwendeten Mittel. Wie man also sieht, sind die bisher erzielten *Ergebnisse keineswegs einheitlich.*

Es ist nunmehr hoch an der Zeit, die bisher intuitiv und subjektiv orientierten Studien über die medikamentöse Behandlung des Stotterns durch die modernen Methoden der pharmakologischen Forschung zu erweitern. Wenn glaubhafte und reproduzierbare Befunde erhofft werden, muß der Untersucher die genauen Regeln der *statistischen Behandlung* anwenden. Über diese Probleme geben CHESSICK und McFARLAND (1963) Auskunft. Der medizinische Phoniater und noch weniger der psychologische Sprachpathologe sind in der Lage, diese komplexen Fragen allein zu lösen. Diese Sprachspezialisten müssen sich eine *Forschungsgruppe* von Fachleuten bilden, einschließlich Psychiater, Pharmakologe und Statistiker. Sie brauchen ein exaktes Forschungsprotokoll, wobei die *doppelt-blinde Untersuchungsweise* unerläßlich ist. Nach Ausschluß eines Placebo-Effektes und anderer suggestiver Einflüsse werden auch die psychologischen Sprachpathologen ihre verständlichen Zweifel ablegen und ihre wissenschaftlichen Erfahrungen gerne solchen erweiterten gemeinsamen Bemühungen zur Verfügung stellen.

5. Sprachtherapie. Die systematische Sprachübungsbehandlung ist nach wie vor eine nicht zu unterschätzende Komponente des gesamten Heilplanes. Sie bezweckt den Neuaufbau einer besseren Koordination von Atmung, Stimmgebung und Lautbildung unter *Anwendung der geringsten Sprechimpulse* während völliger Entspannung (O. Thomann, 1947). Suggestive Betonung jeder Behandlungsphase ist sehr wichtig. Im allgemeinen laufen alle übungstherapeutischen Behandlungsverfahren auf den Erwerb eines *neuen Sprechtypus* hinaus. O. von Essen (1939) empfahl deshalb die Ausbildung einer melodisch bewegten Sprechweise, weil viele Stotterer mit steifer Stimmhöhenbewegung reden. Ähnliche Empfehlungen von E. Stock (1966) wurden im Absatz über Sprechakzente genannt.

Stotterer können gewöhnlich die Dauer ihrer Hemmungen voraussagen. Wenn es möglich ist, *diese Vorhersage zu ändern*, gewinnt der Stotterer damit eine autosuggestive Handhabe zur Besserung (van Riper und Milisen, 1939). Um auf die zahllosen Einzelheiten der verschiedenen Übungsverfahren einzugehen, gebricht es uns an Raum. Der eingangs vorausgesetzten Einschränkung auf die Darstellung der neuesten Erkenntnisse entsprechend, ist dies nicht einmal notwendig, zumal die Lehrbücher von Fröschels (1925, 1931, 1933, 1948), Gutzmann (1924) oder Nadoleczny (1926) den älteren Therapieformen der europäischen Forschung gebührenden Platz gewährten. Über die amerikanischen Gesichtspunkte der Stotterbehandlung berichten die Lehrbücher von J. Eisenson (1958), C. van Riper (1963), L. E. Travis (1957) oder West, Ansberry und Carr (1957) in vorbildlicher Weise.

Es ist sehr interessant, daß führende amerikanische Sprachpathologen nicht mehr von einer „Kur" des Stotterns sprechen. Statt dessen versuchen sie den Stotterer „symptomfrei" zu machen. In einer der besten Übersichten der Stotterbehandlung bietet C. van Riper (1957) den folgenden Rat: „Wir sollten jene Art einer symptomatischen Therapie anwenden, welche die wesentliche Psychotherapie unterstützt anstatt sie zu stören". Er sagt des weiteren, daß die symptomatische Therapie in zwei Gruppen zerfällt: *kontrollierte Unterdrückung und kontrollierte Schaustellung*.

Die *unterdrückenden Methoden* zielen auf das Vermeiden des Stotteranfalles und lehren den Stotterer wie er stotterfrei reden könne. In diese Gruppe gehören alle Methoden aus der historischen Entwicklung der Stotterbehandlung.

Die *expresssiven Methoden* hingegen erstreben die Modifikation der stotternden Symptome. Es ist ihr Ziel den Stotterer zu belehren, wie er in einer für ihn selbst und seine Gesprächspartner besser annehmbaren Weise stottern könne. Dynamische Methoden dieser Art sind durch die „negative Übung" (K. Dunlap, 1932) vertreten, ferner durch das „willkürliche Stottern" nach B. Bryngelson (1935), oder „Sprung und Gleiten" („bounce and glide" nach W. Johnson, 1944). Van Riper (1963) verbindet die Methoden zum Lösen der „Annäherungs-Vermeidungskonflikte und der Vermeidungs-Vermeidungskonflikte" mit Hilfe der „Auslöschungs-Methode".

Weitere Kontrollmaßnahmen des Stotterns haben S. und C. Berlin (1964) vorgeschlagen wie folgt: 1. *Herausziehen* (pullout) durch Ablenken des angesammelten Druckes mit einem neuen Versuch zur Aussprache des gehemmten Lautes; 2. *Verlängerung* des gehemmten

Lautes; und 3. *Hüpfen* (bounce) als eine wiederholende Form eines leichten Stotterns. Begutachtende Zuhörer bewerteten die Methode des Herausziehens als am besten annehmbar.

Ein gemeinsamer Zug vieler neuer therapeutischer Vorschläge ist der *komplexe Vorgang* zur verbalen Umerziehung. TROJAN und WEIHS (1963) verwenden eine Verbindung von Übungen der Atmung und Stimme mit Psychotherapie und Musiktherapie. Die komplexe Behandlung von stotternden Kindern laut den Vorschlägen von N. A. VLASSOVA (1964) schließt ebenfalls das Singen mit Klavierbegleitung ein. In seiner kinetischen Entladungstherapie betont F. TROJAN (1956, 1965) alle motorischen Entladungen und die bewußte Empfindung von Gefühlsbewegungen. O. BRANKEL (1965) verwendet pneumotachographische Aufnahmen zum Überwachen der Atmungsübungen als Teil seines Behandlungsprogrammes für Stotterer. Die Kaumethode nach FRÖSCHELS wurde im allgemeinen Teil besprochen (S. 388).

6. Gruppenbehandlung. Unter diesen Gesichtspunkten hat sich die *psychosoziale* Gruppentherapie nach J. S. GREENE (1935) zu einem erfolgreichen Verfahren entwickelt. Sie bezweckt die eingangs geforderte *Synthese* der symptomatisch-kompensierenden Übungsbehandlung mit den ganzheitlichen Zielen der ätiologisch-umformenden Psychotherapie. Im Hinblick auf die soziale Bedeutung der Sprache als Kommunikationsmittel legte GREENE großes Gewicht auf die *sozialen Beziehungen* im Verlaufe seiner Gruppenbehandlung. Über die philosophischen Grundlagen seiner Persönlichkeitsanalyse der Stotterer gaben die programmatischen Leitaufsätze in GREENES früherer Hauszeitschrift „Talk" (dem Vorläufer von „Logos") beredtes Zeugnis. Folgende Einzelheiten des Verfahrens schienen von Bedeutung, wie W. ALLINSMITH (1947) ausführlich geschildert hatte.

Stotternde Kinder sind je nach Alter in eigene Gruppen des klinischen Kindergartens zusammengefaßt. Neben einer physiologischen Sprechhygiene tritt hier die psychodiagnostische *Projektionstechnik* in ihre Rechte. Modellieren, Malen, dramatische Darstellung, Singen und Erzählen dienen einerseits der diagnostischen Deutung, andererseits dem Ventilieren von abwegigen Emotionen. Neben den Kindergärtnerinnen steht auch ein Psychologe zur Verfügung, welcher vor allem die besorgten Eltern behandelt und berät.

Jugendliche und *erwachsene Stotterer* besuchen hauptsächlich die Gruppensitzungen. Dieses Verfahren faßt alle Methoden zusammen, welche sich im Laufe der Zeit als günstig herausstellten. Nach einigen Entspannungsübungen mit rhythmischer Gymnastik und etwas Atemübungen finden sich die Kranken zur Gruppentherapie in besonderen Klassenzimmern ein. Unter der Leitung von erfahrenen Psychologen oder Sprachtherapeuten machen sie dort einen genau geregelten Übungsplan mit. Nachdem ein Patient etwa ein neuliches Erlebnis berichtet hat, erfolgt die Aussprache über seine sprachlichen Fortschritte oder jeweiligen Unterlassungen. Gleichzeitig erklärt der Therapeut die typischen Fehlhandlungen der Stotterer im täglichen Leben und weist den Weg zu ihrer Überwindung. Überdies werden Zeichnungen oder Tonmodelle angefertigt, aus denen der Therapeut nach Art der psychologischen Projektionstechnik Rückschlüsse auf unbewußte Regungen der Patienten zieht und sie darüber aufklärt.

Einzelsitzungen nimmt der Diplompsychologe oder der Psychiater nur zum Zwecke der intensiven Psychotherapie und gründlichen Analyse vor, oder wenn ein Sonderfall ergänzender Untersuchung bedarf.

Schließlich kamen alle Stotterer jeden Mittwoch abend zu einer Sitzung des „Ephphata" *Stotterer Clubs* zusammen. Von fröhlichem Chorgesang eigens gedichteter Texte zu populären Melodien eingeleitet, tritt ein Stotterer nach dem anderen auf das Podium und erzählt eine lustige Begebenheit. Man staunt immer wieder, wie rasch die Patienten die anfängliche Lampenfurcht überwinden und immer besser und freier sprechen. Manche Fortgeschrittene entwickeln sich oft zu ausgezeichneten Podiumtalenten und unterhalten die Anwesenden wie bei einem Fernsehprogramm.

7. Verfehlte Maßnahmen. Eine solche gesamtheitliche Betrachtungsweise der in Amerika immer mehr verbreiteten „organistischen" Auffassungen über

Sprach- und Stimmstörungen hat natürlich nicht das geringste mit den Irrtümern längst verflossener Epochen zu tun, als man die Ursache sämtlicher Sprachübel in irgend einer Absonderlichkeit der Zunge vermutete. Wenn auch die zahlreichen Operationen an Zunge, Mandeln und Gaumen, wie sie um 1840 an Sprachgestörten vorgenommen wurden, nur mehr als geschichtliches Kuriosum gelten, so hört man doch noch immer von *chirurgischen Mißverständnissen.* Über die meist überflüssigen „Zungenlösung“ haben wir uns im dysglossischen Kapitel bereits gebührend geäußert. Wenn sie gar zum Zwecke der Heilung des Stotterns versucht wird, dann ist der Wert eines solchen Herumschnipselns an der Zungenspitze ungefähr ebenso groß wie eine Beschneidung der Zehennägel etwa zur Besserung der hemiplegischen Gehstörung.

Gleiches gilt für die orthodoxen Operationen im Halsgebiet, solange man einen spezifischen Einfluß auf die Redestörung im Auge hat. Falls sich hingegen einmal bestimmte rhino-laryngologische Eingriffe zufällig als notwendig erweisen, dann haben auch für Stotterer nur die *anerkannten Indikationen* zu gelten. Dann allerdings pflegt die Beseitigung eines Atemhindernisses oder Infektionsherdes auch auf die Sprache von günstigem Einflusse zu sein.

Hypnotherapie. Im Hinblick auf psychiatrische Gewohnheiten sei bemerkt, daß *Hypnose* nur in akuten traumatischen Fällen hilft. Auf Grund zahlreicher Erfahrungen des zweiten Weltkrieges stellte sich indes heraus, daß das Verfahren der *Narkosynthese* im Dämmerschlaf physiologisch und psychodynamisch natürlicher vor sich geht als die immer etwas theatralische Hypnose. Überdies hat man die hypnotische Suggestion so oft versucht, aber nie überzeugende Erfolge bei chronischen Stotterern gesehen. In seiner Übersicht der Hypnotherapie für verschiedene Sprachstörungen betonte C. L. ROUSEY (1961) die Notwendigkeit weiterer Forschung. Um das Jahr 1960 setzte man große Hoffnungen auf die *Kohlensäure-Behandlung* (CO_2) des Stotterns. L. R. KENT (1961) prüfte die vorliegenden Berichte und fand sie zwiespältig und unzulänglich.

Elektrotherapie. Schließlich haben wir vor jedweder Elektrotherapie zu warnen. Im früheren Kriege standen in manchen Lazaretten vieler Länder brutale elektrische Verfahren in Gebrauch, welche bei Stotterern aber nur zu erheblicher Verschlimmerung, Stimmritzenkrampf oder zu völligem andauernden Verstummen geführt hatten. Ebenso bedenklich ist das „milde“ Elektrisieren von Zunge und Hals der Stotterer. Obgleich sich die Elektrotherapie als wohlfundierte Behandlungsmethode von *organischen* Schwächezuständen aller Muskelsysteme ihren bleibenden Platz in der physikalischen Medizin und besonders in der Phoniatrie errungen hat, darf sie keineswegs in gedankenloser oder gar absichtlich täuschender Weise zu einer „Als Ob“-Behandlung des „Ut aliquid fieri videatur“ entwürdigt werden.

Namentlich im Falle des Stotterns ist jede lokale *Elektrotherapie absolut sinnlos,* denn beim Stottern liegen niemals organische Schwächezustände der peripheren Sprechmuskulatur vor. Im Gegenteil, alle Sprechbewegungen erfolgen gewöhnlich mit übermäßigem Kraftaufwand. Wozu will man also den bereits erhöhten neuro-muskulären Tonus mit Elektrizität noch weiter vermehren? Eine allfällige suggestive Wirkung der Elektrizität ist ebenso bedenklich, denn bei Stotterern klingen suggestive Wirkungen ebenso rasch ab wie sie begeistert aufgenommen werden. Das Elektrisieren von Stotterern steht also auf der gleichen Stufe wie etwa die Anwendung der berüchtigten Stahlfederapparate der umherreisenden Schwindler.

Schwindlereien. Gegenüber diesen Geschäftsgeheimnissen der verschiedenen *Kurpfuscher* kann man sich nicht genug in acht nehmen. Wenn ein Stotterer eines der zweifelhaften Zeitungsinserate beantwortet, erhält er für viel Geld einen primitiven Apparat aus zwei Hartgummiplatten mit verbindenden Stahlfedern. Diese Apparate sollen in den Mund genommen und dabei unter kräftigem Daraufbeißen das Sprechen geübt werden. Die Behauptung, daß man mit solchen Apparaten nicht stottern könne, ist nur deshalb richtig, weil man mit einem großen Fremdkörper im Munde überhaupt nicht ordentlich sprechen kann. Viel größer als der materielle Schaden ist jedoch der *Vertrauensverlust* des Patienten zu einer späteren sachgemäßen Behandlung.

Der Gedanke einer solchen *prothetischen Behandlung* geht auf heute völlig veraltete Ansichten früherer Ärzte zurück. Der verdiente französische Taubstummenarzt J. M. G. ITARD (1817) hat z. B. eine an den Zähnen befestigte Gabel aus Edelmetall gegen die Unterfläche der Zunge drücken lassen, um deren Bewegungen mit Hilfe einer derartigen Widerstandsgymnastik zu kräftigen. Weitere Einzelheiten über die Geschichte der Quacksalberkuren hat C. VAN RIPER (1939) zusammengestellt.

8. Elektrische Sprechhilfen. Nur ungern schließen wir an dieser Stelle die Besprechung einiger neuer Hilfsmittel nach der Aufzählung der verwerflichen Maßnahmen an. Niemand kann nämlich den schließlichen Wert neuer Gedanken voraussagen, auch wenn sie von Fachleuten außerhalb des Gebietes der Sprachheilkunde stammen, wie etwa von Elektroingenieuren. MEYER und MAIR (1963) bauten ein *metronom-artiges elektrisches Reizgerät* in ein Hörapparatgehäuse zum Tragen hinter dem Ohre. Das veränderliche Tempo der Taktschläge war dabei durch einen im Ohr getragenen Hörer vernehmbar.

Dieser Gedanke beruht auf der alten Erfahrung, daß die meisten Stotterer eine *zeitweise Anpassung* oder Adaptation an jedwede von außen kommende Veränderung ihrer Sprechweise erzielen. Man kann mit der Hand einen Takt schlagen, die Fingerklopfmethode von M. VAN DANTZIG (1940) anwenden, eine singende Sprechweise benützen, oder mit einem Metronom reden; ein jeder solcher Wechsel des sprachlichen Ausdruckes verbessert augenblicklich aber nur vorübergehend das stotternde Sprechen. Leider verschwinden alle diese von außen kommenden Adaptationseffekte bald und die neue Krücke wird rasch unwirksam. Es ist vorläufig schwer vorstellbar, daß der endaurale Metronomeffekt eine anhaltende Verbesserung des Stotterns herbeiführen könnte.

F. A. JANOVSKY, der technische Direktor der Viennatone Hörgerät Fabrik in Wien, konstruierte ein tragbares Gerät für die verzögerte Sprachrückkoppelung (DAF) innerhalb eines großen Hörapparatbehälters. Die Sprachaufnahme erfolgt durch ein Kehlkopfmikrophon und die verzögerte Wiedergabe durch einen Einsteckhörer. Die Firmenbeschreibung (1966) dieses *Logotron* zitiert die Literatur über den *umgekehrten* LEE-*Effekt* bei Stotterern, welche während der DAF-Probe besser oder normal sprechen.

Während der *diagnostische* Wert des umgekehrten LEE-Effektes für die Unterscheidung der Stotterer und Polterer feststeht, ist seine *therapeutische* Bedeutung noch nicht genau dokumentiert. Es bleibt abzuwarten, ob die längere Anwendung der verschiedenen Adaptationseffekte mit tragbaren Geräten, wie etwa des Metronomeffektes oder des umgekehrten LEE-Effektes, sich von besser anhaltendem Nutzen erweisen wird als deren experimenteller Gebrauch im Laboratorium. Im Hinblick auf den erheblichen Kapitalaufwand für solche elektronische Apparate von Seiten des Herstellers und Käufers ist die kritische Überprüfung unerläßlich, ehe eine weitgehende kaufmännische Auswertung als berechtigt gelten darf.

Prognose. Zu Beginn der Behandlung ist jederlei Voraussage über deren Dauer und Erfolg unmöglich. Ebenso wenig wie ein seelisch gesunder, willensstarker Mensch je zu stottern beginnt, wenn er unter dem Einfluß einer vorübergehenden Nervosität sich einmal während einer zu raschen Rede verspricht und vielleicht einige Silben gepreßt wiederholt, so schwer fällt es dem zum Stottern Geborenen sich von der bereits ausgebildeten Neurose zu befreien.

Erfolgsziffern. Auf Grund zahlreicher umfangreicher Statistiken und der Erfahrung verschiedener Autoren darf man mit NADOLECZNY (1928, 1938) sagen, daß *ein Drittel der Patienten geheilt* und ein Drittel gebessert wird. Der Rest bleibt vorderhand leider unbeeinflußbar. P. MOSES (1964) und A. SCHILLING (1965) sagten genau das gleiche. E. HOROWITZ (1962) bemerkte die wie üblich bescheidenen Erfolge nach der Behandlung. Es ist interessant, daß diese Erfolgszahlen genau mit den *Gesamtresultaten aller psychiatrischen Behandlungen* übereinstimmen. Um so mehr müssen wir unsere modernen psycho-pharmakologischen Methoden den schwierigen Fällen angedeihen lassen. Deshalb ist auch die *Verhütung* besonders wichtig.

Bemerkenswert ist ferner der Vergleich der therapeutischen Ergebnisse mit der Spontanheilung. In ihrer Studie von *spontan geheilten Stotterern* fanden SHEEHAN und MARTYN (1966), daß sich 4 von 5 (80%) der ehemaligen Stotterer vom Leiden erholt hatten. Zahlreiche Maßnahmen waren erfolgreich, aber eine Antwort auf die Frage nach dem Problem des Stotterns kam nicht heraus. M. E. WINGATE (1964) meint, daß die geheilten Stotterer sich nicht von den Stotterern im allgemeinen unterscheiden. Das Problem der Prognose bleibt somit dunkel.

Allgemeine Erwartungen. Für *kleine Mädchen* ist die Vorhersage durchschnittlich günstiger als bei Knaben. Diese Tatsache erhellt aus der Beobachtung, daß es nur wenige erwachsene weibliche Stotterer gibt. *Stotternden Frauen* ist hingegen recht schwer zu helfen, weil es sich dann um schwere Psychopathie handelt. Es gilt auch als ungünstig, wenn die Sprache in der Schule oder beim Arzt normal ist, oder besser als zu Hause. Die damit erwiesenen seelischen Einflüsse der häuslichen Umwelt sind erfahrungsgemäß schwerer auszugleichen. Alle Autoren sind sich ferner darüber einig, daß in Fällen von *deutlicher Vererbung* eine schlechtere Prognose besteht. Das gilt namentlich für die familiäre Sprachschwäche mit komplizierendem Polter-Stottern. Die Schwere der Symptome an sich besagt indessen nicht viel.

Stotternde Soldaten. Im *Kriege* ist der Erfolg aus mehreren Gründen immer schlechter gewesen. Erstens kamen viele Stotterer zur Behandlung, die sich früher nie um ihre Sprache gekümmert hatten, wodurch eine *negative Auslese* der prognostisch ungünstigen Fälle entstand. Ferner waren alle Einflüsse und *Belastungen* des Krieges von hemmender Wirkung. Die ständige Aufregung, Abneigung gegen die Dienstleistung oder körperliche Erschöpfung spielten dabei eine große Rolle. Schließlich durften viele Soldaten die *Behandlung nicht zu Ende führen*, weil sie vorzeitig versetzt wurden. Im letzten Kriege haben wir daher nur *ein Viertel der eingerückten Stotterer* symptomfrei gemacht und zwei weitere Viertel bessern können.

Meteorotropismus. Eine merkwürdige Wetterabhängigkeit ist vielen Stotterern eigen. Sie fühlen herannahende Wetteränderungen deutlich an einer vermehrten sprachlichen und allgemeinen Unsicherheit. Dies macht sich objektiv in einer deutlichen Verschlechterung des Sprechvermögens bemerkbar. Offenbar sind hier wieder die Reaktionen des vegetativen Nervensystems im Spiele. Ähnliches ist aus den Zusammenhängen zwischen Wetterlage und bestimmten allergischen, rheumatischen, kollagen-bedingten, vaskulären oder infektiösen Krankheiten bekannt. Genau wie sich jedermann in der gedrückten Gewitterstimmung oder während des belastenden Föhn- oder Sciroccowetters unwohl fühlt, genauso und um so mehr leidet der vegetativ labile Stotterer an solchen zusätzlichen Umwelteinflüssen. Einzelheiten über Wettereinflüsse auf das autonome Nervensystem sind im Kapitel über Konstitution besprochen (S. 101).

Besondere Formen. Das *traumatische Stottern* hat wie jedes frische Stottern eine viel bessere Prognose, wenn es sofort erkannt und rasch behandelt wird, bevor es zur „Entwicklung der neurotischen Persönlichkeit" kommt (O. THOMANN, 1944). Unter allgemeiner Beruhigung, Entspannung und körperlicher Erholung sind durch *frühzeitige Sprachbehandlung* meist restlose Heilungen dieses Leidens zu erzielen.

Auch das *hysterische Stottern* erlaubt im frischen Zustande eine bessere Vorhersage als das veraltete idiopathische Stottern. Neben physikalischen und neurologischen Maßnahmen zur Wiederherstellung des vegetativen Gleichgewichtes sind dabei die energischen *suggestiven Verfahren* der modernen Psychiatrie viel erfolgreicher als die bloße Übungsbehandlung. Nach längerem Bestehen oder verschleppter Behandlung verschlechtert sich hingegen die Prognose dieser Form des Stotterns.

Unerwartete Verlaufsweisen. Sonst gibt es sehr merkwürdige und unberechenbare Wendungen zum Guten und Schlechten, wie die beiden folgenden Beispiele zeigen.

Fall 2. Ein sehr intelligenter, aber schwerfälliger Akademiker litt neben angeborener Lues an altem tono-klonischen Stottern, welches durch eine längere Übungsbehandlung wesentlich gebessert wurde. Später erkrankte er an einer akuten Geistesverwirrung und sprach dabei völlig fließend. Während des weiteren Verlaufs mit mehreren abwechselnden Besserungen und Verschlechterungen des geistigen Zustandes kehrte das Stottern jedesmal wieder, wann immer er klaren Sinnes war.

Wir geben gerne zu, daß dieses Beispiel völlig zur Lehre von der psychogenen Genese des Stotterns paßt. Da man aber aus einem einzelnen Falle niemals allgemeine Rückschlüsse ziehen darf, wollen wir dahingestellt lassen, ob bei derartigen Verlaufsformen nicht auch andere Erklärungen zulässig wären. Solange man so wenig über die pathologische Physiologie des Hirnchemismus weiß, müssen auch die Zusammenhänge zwischen den bewiesenen biochemischen Abwegigkeiten der „organischen" Schizophrenie und der vermuteten zerebralen Fehlorganisation der „funktionellen" Dysphemie unklar bleiben.

Fall 3. Ein junger Flieger hatte das Unglück, durch mehrmalige Flugzeugabstürze verwundet zu werden, wonach jedesmal vorübergehende Sprachstörungen auftraten. Auch das traumatische Stottern nach dem dritten Trauma ließ sich fast völlig ausgleichen. In den folgenden Jahren wurde er wegen immer wieder auftretenden Verschlechterungen der Sprache nach Anstrengung, Erkältung oder Schreck wiederholt behandelt und jedesmal gebessert oder praktisch geheilt. Obwohl damals an der traumatischen Genese dieser und ähnlicher Formen des Stotterns nicht zu zweifeln war, sehen wir heute solche Symptome in anderem Lichte: sie sind typische Beispiele der *Alarmreaktion* und des generellen Adaptationssyndromes (GAS) gemäß der Lehre von H. Selye (1950).

Literatur

Stottern

1. Theorie und Orientierung

Ainsworth, S.: Integrating Theories of Stuttering. J. Speech Dis. 10: 205, 1945. — Arnold, G. E.: Stottern nach Ertaubung verschwunden. Diskuss. Ges. Wien. HNO Ärzte, Mschr. Ohrenheilk. 77: 200, 1943.

Backus, O.: Incidence of Stuttering Among the Deaf. Ann. Otology etc. 47: 632, 1938. — Barbara, D. A.: Understanding Stuttering. N. Y. State J. Med. 56: 1798, 1956. — Bernhardt, A.: Balbuties — ein Problem. Sprach- oder Hörstörung? Arch. Ohren- usw Heilk. 169: 523, 1956. — Blanton, M. G., and S. Blanton: What is the Problem of Stuttering. Quart. J. Speech, 5: 340, 1919. — Bloodstein, O.: The Development of Stuttering: I. Changes in Nine Basic Features. J. Speech Dis. 25: 219, 1960; — The Development of Stuttering: II. Developmental Phases. J. Speech Dis. 25: 366, 1960; — The Development of Stuttering: III. Theoretical and Clinical Implications. J. Speech Dis. 26: 67, 1961. — Bluemel, C. S.: Stammering — A Bibliography of the Past Decade — 1921 to 1930. Laryngosc. 41: 783, 1931; — Stammering as an Impediment of Thought. J. Amer. Med. Ass. 96: 1846, 1931; — The Dominant Gradient in Stuttering. Quart. J. Speech, 19: 233, 1933; — Stammering and Inhibition. J. Speech Dis. 5: 305, 1940; — Stuttering: A Psychiatric Viewpoint. J. Speech Dis. 23: 263, 1958; — Concepts of Stammering: A Century in Review. J. Speech Dis. 25: 24, 1960. — Bradford, D.: An Investigation of Certain Theories of Stuttering and Their Relation to Therapy for Stuttering. Unpublished Ph. D. Thesis, New York University, 1962. — BRANKEL, O.: Das Stottern: Seine Genese und seine Behandlung. Die Heilkunst, Nr. 8, August 1962. — BROWN, S. F.: The Theoretical Importance of Certain Factors Influencing the Incidence of Stuttering. J. Speech Dis. 3: 233, 1938. — BRYNGELSON, B.: A Study of Laterality of Stutterers and Normal Speakers. J. Speech Dis. 4: 231, 1939; — Investigations in the Etiology and Nature of Dysphemia and its Symptom, Stuttering. J. Speech Dis. 7: 15, 1942. — BUTLER, B. R. JR., and P. E. STANLEY: The stuttering problem considered from an automatic control point of view. Folia Phoniat. 18: 33, 1966.

CARTER, P.: Stammering As a Symptom of Social Neurosis. Speech Pathol. Ther. 6: 47, 1963.

FLETCHER, J. M.: A Predisposing Cause of Stuttering. Quart. J. Speech, 29: 480, 1945. — FRÖSCHELS, E.: Zur Frage des Wesens der Stotterbewegungen. Mediz. klin. Nr. 39, 1916; — Die herrschenden Ansichten über das Wesen des Stotterns. Arch. Psychiat. 69: 526, 1923; — Zu Kaidas Aufsatz „Über das Wesen des Stotterns". Folia oto-laryngol. p. 201, 1931; — Bemerkungen zu A. Kerns Aufsatz: „Der Einfluß des Hörens auf das Stottern". Arch. Psychiat. 98: 411, 1932/33; — New Viewpoints on Stuttering. Folia Phoniat. 13: 187, 1961.

GIOLAS, T. G., and D. E. WILLIAMS: Children's Reactions to Nonfluencies in Adult Speech. J. Speech Hearing Res. 1: 86, 1958. — GREENE, J. S.: Stuttering — A Nervous Maladjustment, Not a Speech Defect. J. Med. Soc. New Jersey, December 1935; — The Stutter-Type Personality and Stuttering. Rehabil. Rev. 10: Nr. 9—10, 1936; — Stuttering and the Stutter-Type Personality. N. Y. State J. Med. 36: Nr. 18, 1936; — Stuttering: A Psychosomatic Disorder. N. Y. State J. Med. 42: 1561, 1942. — GREWEL, F.: Stottern. Acta Oto-Rino-Laring. Ibero-Amer. 8: 70, 1957. — GRÜNBAUM, F.: Erklärung des Stotterns, dessen Heilung und Verhütung. Leipzig: Benno Konegen, 1897. — GUNS, P.: Les Etiologies du Bégaiement. Rev. Franç. Phoniat. 1: 233, 1933. — GUTZMANN, H.: Zwei ältere Arbeiten über die Theorie und Therapie des Stotterns. Mschr. ges. Sprachheilk. 10: 321, 1900.

HAHN, E. F.: A Compendium of Some Theories and Therapies of Stuttering. Quart. J. Speech, 23: 378, 1937. — HEUYER, G.: Le bégaiement. La Voix. p. 355, Paris: Maloine, 1953. — HOEPFNER, TH.: Stottern und assoziative Aphasie. Z. ges. Neurol. Psychiat. 94: 41, 1924. — HORN, H.: Zu Entstehung und Aufbau der Sprachneurosen. Hippokrates, Nr. 27: 706, 1936. — HORNIG, R.: Untersuchungen über das Wesen und die Heilung des Stotterns. Mschr. ges. Sprachheilk. 19: 157, 183, 1909.

JAKOBOVITS, L. A.: Utilzation of Semantic Satiation in stuttering: A theoretical analysis. J. Speech. Dis. 31: 105, 1966. — JOHNSON, W.: An Interpretation of Stuttering. Quart. J. Speech, 19: 70, 1933. — A Study of the Onset and Development of Stuttering. J. Speech Dis. 7: 251, 1942; — The Indians have no word for it: I. Stuttering in Children. Quart. J. Speech, 30: 330, 1944: II. Stuttering in Adults. Quart. J. Speech 30: 456, 1944; — Counselling Parents about the Problem Called Stuttering or Stammering. Speech Pathol. Therapy, 4: 7, 1961.

KARLIN, I. W.: A Psychosomatic Theory of Stuttering. J. Speech Dis. 12: 319, 1947; — Stuttering: Basically an Organic Disorder. Logos. 2: 61, 1959. — KARLIN, I. W., and L. KENNEDY: Stuttering. Amer. J. Dis. Children, 55: 383, 1938. — KENYON, E. L.: A Critical Examination of the Foundations of the „Recoil of the Vowel" Theory of the Cause of the Impediment of the Speech in Stammering. J. Speech Dis. 5: 97, 1940; — The Etiology of Stammering: An Examination into Certain Recent Studies; With a Glance into the Future. J. Speech Dis. 6: 1, 1941; — The Etiology of Stammering: Fundamentally a Wrong Psychophysiologic Habit in the Control of the Vocal Cords for the Production of an Individual Speech Sound; A Beginning Presentation. J. Speech Dis. 7: 97, 1942; — The Etiology of Stammering: The Psychophysiologic facts which concern the Production of Speech Sounds and of Stammering. J. Speech Dis. 8: 337, 1943. — KERN, A.: Der Einfluß des Hörens auf das Stottern. Arch. Psychiat. 97: Nr. 3, 1931.

LEMERT, E. M.: Some Indians who Stutter. J. Speech Dis. 18: 168, 1953.

MARTIN, R. R.: Punishment of dysfluencies in normal speakers. J. Speech Hearing Res. 9: 208, 1966. — MCALLISTER, A. H.: The Problem of Stammering. Speech Pathol. Therapy, 1: 3, 1958. — MOSES, P.: Voice and Speech disorders of mental or emotional origin. In Current Pediatric Therapy by GELLIS and KAGAN. p. 32. Philadelphia: Saunders, 1964. — MURRAY, E.: The C. S. Blümel Collection on Stuttering. J. Speech Dis. 22: 761, 1957. — MYGIND, H.: Über die Ursachen des Stotterns. Arch. Laryngol. 8: 294, 1898. — MYSAK, E. D.: Servo Theory and Stuttering. J. Speech Dis. 25: 188, 1960.

NEGRETE, A. M.: Metodología De La Tartamudez. Acta Audiol. Foniat. Hispanoamer. 4: 217, 1962.

PAIKINE, M.: Les Théories du Bégaiement. Rev. Franç. Phoniat. 6: 241, 1938.

SANDER, E. K.: Comments on investigating listener reaction to speech disfluency. J. Speech Dis. 30: 159, 1965. — SARBÓ, A. V.: Zum Wesen des Stotterns. Mschr. Ohrenheilk. 68: 1374, 1934. — SCHAEF, R., and J. MATTHEWS: A first Step in the Evaluation of Stuttering. J. Speech Dis. 19: 467, 1954. — SCHILDER, P.: The Social Neurosis. Psychoanal. Rev., 25: 1, 1938. — SCHILLING, R.: Über die funktionelle Lokalisation des Stotterns. Zbl. Hals- usw. Heilk. 9: 899, 1927. — SCHUELL, H.: Sex differences in Relation to Stuttering: Part I. J. Speech Dis. 11: 277, 1946; 12: 23, 1947. — SCRIPTURE, M. K.: Some Theories Concerning Stuttering and Stammering. Quart. J. Speech, 8: 145, 1922. — SCRIPTURE, M. K., and O. GLOGAU: Speech Conflict — A Natural Consequence in Cosmopolitan Cities — As an Etiological Factor in Stuttering. A Preliminary Report Based on 200 Cases. J. Nerv. Ment. Dis. 43: 37, 1916. — SCRIPTURE, M. K., O. GLOGAU and A. H. DE BRA: Left-Handedness as an Etiological Factor in Speech Defects. Laryngosc. 27: Nr. 3, 1917. — SHAMES, G. H., and C. E. SHERRICK, JR.: A Discussion of Nonfluency and Stuttering as Operant Behavior. J. Speech Dis. 28: 3, 1963. — SHOHARA, H. H.: A Contribution to the Genesis of Speech Movements and the Etiology of Stuttering. J. Speech Dis. 7: 29, 1942. — SNIDECOR, J. C.: Why the Indian Does Not Stutter. Quart. J. Speech, 33: 493, 1947. — SOLOMON, M.: The Nature and Cause of Stammering. N. Y. Med. J. p. 435, Sept. 1920; — Stuttering as an Emotional and Personality Disorder. J. Speech Dis. 4: 347, 1939. — STEIN, L.: Stammering as a Psychosomatic Disorder. Folia Phoniat. 5: 12, 1953. — STERN, H.: Die Pathogenese des Stotterns. 16. Congr. Int. Med. Sect. 11: 462. — STEWART, J. L.: The Problem of Stuttering in Certain North American Indian Societies. J. Speech Dis. Monograph Suppl. 6: 1960.

TOMPKINS, E.: Stammering and Amnesia. The Volta Review, p. 85, 1919. — TRAVIS, L. E.: The Need for Stuttering. J. Speech Dis. 5: 193, 1940. — TRAVIS, L. E., and L. B. FAGAN: Studies in Stuttering. Arch. Neurol. Psychiat. 19: 1006, 1928. — TRAVIS, L. E., W. JOHNSON, and J. SHOVER: The Relation of Bilingualism to Stuttering. A Survey of the East Chicago, Indiana, Schools. J. Speech Dis. 2: 185, 1937. — TRÖMNER: Das Stottern, die Sprachzwangsneurose. II. Vers. Dtsch. Ges. Sprach-Stimmheilk. Leipzig 1928, S. 32.

VAN RIPER, C.: Stuttering Nat. Soc. Crippled Children. Chicago: 1948.

WEISS, D.: Stottern — assoziative Dysphasie. Mitteil. Sprach-Stimmheilk. 2: 18, 1936. — WEST, R.: A Symposium on Stuttering. Quart. J. Speech, 17: 301, 1931. — WILLIAMS, D. E. A Point of View About 'Stuttering'. J. Speech Dis. 22: 390, 1957. — WINGATE, M. E.: Evaluation and Stuttering: III. Identification of Stuttering and the Use of a Label. J. Speech Dis. 27: 368, 1962; — A standard definition of stuttering. J. Speech Hearing Dis. 29: 484, 1964. — Stuttering adaptation and learning: I. The relevance of adaptation studies to stuttering as "learned behavior". J. Speech Dis. 31: 148, 1966; — Stuttering adaptation and learning: II. The adequacy of learning principles in the interpretation of stuttering. J. Speech Dis. 31: 211, 1966. — WYATT, G. L.: A Development Crisis Theory of Stuttering. Language and Speech, 1: 250, 1958.

2. Definition und Organisation

BARBARA, D. A.: Understanding Stuttering. N. Y. State J. Med. 56: 1798, 1956. — BLANTON, S.: Stuttering. J. Amer. Med. Ass. 160: 1472, 1956.

CRANE, F.: The Stammerer. New York Globe, February 2nd, 1923.

EDITIORIAL: The Pathology of Stuttering. Eye, Ear, Nose, Throat Monthly, 2: 200, May 1923.

FREUND, H.: Pathopsychologisches zum Stotterproblem. Mschr. Ohren-Heilk. 71: 685, 1937. — FRIEDMANN, A.: Individualpsychologische Untersuchungen an Stotterern. Msch. Ohrenheilk. 69: 608, 1935.

GREENE, J. S.: Stammering and Stuttering. Reprint Nr. 177, Bureau. Volta Review, 1916; — The Problem of the Stutterer. N. Y. State J. Med. 24: 1924; — Dysphemia and Dysphonia. Arch. Otolaryngol. 26: 74, 1937; — Stuttering: A Medical Responsibility. Medical World, 57: 151, 1939.

JONES, M. V.: Leopold Treitel on Stuttering. J. Speech Dis. 13: 19, 1948.

KARLIN, I. W.: Stuttering. J. Amer. Med. Ass. 143: 732, 1950; — Stuttering. N. Y. State J. Med. 56: 3719, 1956. — KOBRAK, F.: Allgemeine Pathogenese und Symptomatologie der kindlichen Sprachstörungen, insbesondere des Stotterns. Mediz. Klinik, Nr. 30, 1908. — KRAUSS, E. O.: Is Stuttering Primarily a Speech Disorder? J. Speech Dis. 5: 227, 1940.

LIEBMANN, A.: Vorlesungen über Sprachstörungen. Nr. 1. — LINDBERG, KR.: Zur Häufigkeit des Stotterns bei Schulkindern. Mschr. ges. Sprachheilk. 10: 281, 1900.

MAAS, O.: Einige Bemerkungen über das Stottern. Dtsch. Z. Nervenheilk. 24: 390, 1903. — MARTHA-VIÉ, I.: Quelques Réflexions sur le Bégaiement. VI. Kongr. int. Ges. Logop. Phoniat. Budapest 1934, p. 28. — MARTIN, F.: Stammering. Quart. J. Speech, 5: 287, 1919.

NADOLECZNY, M.: Was muß der Hals-Nasen-Ohrenarzt von Sprach-Stimmheilkunde wissen? Z. Hals- usw. Heilk. 44: 1, 1938.

PANCONCELLI-CALZIA, G.: Girolamo Mercurialis Beziehungen zur Phonetik und Phonatrie. Vox, 17: 13, 1931. — PEACHER, W. G., and W. E. HARRIS: Speech Disorders in World War II: VIII. Stuttering. J. Speech Dis. 11: 303, 1946.

REID, L. D.: Some Facts about Stuttering. J. Speech Dis. 11: 3, 1946.

SCRIPTURE, E. W.: Stottern. I. Kongr. Int. Ges. Logop. Phoniat. Wien 1924, p. 20. Leipzig–Wien: F. Deuticke, 1925. — STEINHARDT, I.: Über das Stottern. München: Gmelin, 1925.

THOMANN, O.: Das Wesen seelisch bedingter Sprachstörungen. 25. Jahr-Festschr. Wien. Sonderklassen. p. 13, 1947.

WEISS, D.: Stottern — assoziative Dysphasie. Mitteil. Sprach-Stimmheilk. 2: Nr. 1 bis 2, Wien, 1936.

3. Klassifikation und Sonderformen

ARNOLD, G. E.: Ein Fall von Lesestottern. Mschr. Ohrenheilk. 73: 172, 1939; — Ein Fall mit Aphthongiesymptom. Mschr. Ohrenheilk. 76: 278, 1942. — ASPERGER, H.: Postenzephalitische Persönlichkeitsstörungen. Münch. med. Wschr. 91: 114, 1944.

BLUEMEL, C. S.: Primary and Secondary Stammering. Quart. J. Speech, 18: 187, 1932. — BURLINGAME, C. C.: Sinn und Unsinn in der Psychiatrie. Med. Nachr. den Verein. Staaten. Nr. 34, August 1947.

CABANAS y COMAS, R.: Report on a Particular Case of Stuttering. Folia Phoniat. 3: 10, 1951.

FERENBACH, M.: Erfahrungen mit dem „verdeckten Stottern". I. Vers. Sprachheilpädagogik, p. 89, Hamburg 1955. — FLEMING, M.: Aphasic factors in a case of stammering. Acta Oto-Rino-Laring. Ibero-Amer. 8: 56, 1957. — FREUND, H.: Über inneres Stottern. Mschr. Ohrenheilk. 69: 146, 1935; — Le bégaiement intérieur. Rev. Franç. Phoniat. 4: 15, 1936; — Psychosis and Stuttering. Folia Phoniat. 7: 133, 1955. — FRÖSCHELS, E.: Zur Differentialdiagnose zwischen frischen traumatischen und veraltetem Stottern. Mediz. Klin. Nr. 26, 1916; — Zur Diagnose des Nachahmungsstotterns. III. Kongr. int. Ges. Logop. Phoniat. Wien 1928, p. 95; — Zur Klinik und Statistik des Nachahmungsstotterns. Festschrift Ino Kubo. Tokio: Herald Press, Hibiya 1934; — Pathology and Therapy of Stuttering. In "Speech and Voice Correction" 1948; — Imitation Stuttering Folia Phoniat. 6: 178, 1954.

GLASNER, P. J., and F. D. VERMILYEA: Investigation of the Definition and Use of the Diagnosis "Primary Stuttering". J. Speech Dis. 18: 161, 1953.

HEINITZ, W.: Sing-Stottern und Musikalität. Vox, 11: 49, 1925.

ITARD, J. M. G.: Traitement du begaiement. J. univ. sciences médic. 7: 129, Paris, 1817; — Abhandlung über das Stottern. Beitr. Gehör-Sprachheilkunde von E. Schmalz. Nr. 2, 27. Leipzig: J. C. Hinrichs, 1846.

LEE, B. S.: Artificial Stutter. J. Speech Dis. 16: 53, 1951. — LINDE, L. M.: Dysautonomia. Pediatrics, 18: 692, 1956.

NELSON, S. E.: Personal Contact as a Factor in the Transmission of Stuttering. Human Biology, 11: 393, 1939.

PASTEL, E.: Les défauts de la parole. Rev. Franç. Phoniat. 3: 111, 1935. — PEACHER, W. G., and W. E. HARRIS: Speech Disorders in World War II: VIII. Stuttering. J. Speech Dis. 11: 303, 1946.

SCHILLING, A.: Stottern bei Rhesus-bedingter Stammhirnschädigung. Arch. Ohren- usw. Heilk. 169: 501, 1956. — SERRA, M.: Considerazioni sull'insorgenza della balbuzie in seguito a trauma cranico in soggetto lalonevrotico. Boll. Soc. Ital. Fonet. Audiol. 11: 465, 1961 bis 1962. — STEIN, L., and M. J. B. WILLIAMS: A Case of Monosymptomatic Stammer. Speech, 10: 15, London, 1946. — ST. ONGE, K. R.: The stuttering syndrome. J. Speech Hearing Res. 6: 195, 1963.

THOMANN, O.: Traumatisches und Entwicklungsstottern. In: „Wehrmedizin", von Zimmer, 3: 615, 1944.

WIECHMANN, J., and E. RICHTER: Die Häufigkeit des Stotterns beim Singen. Folia Phoniat. 18: 435, 1966.

4. Biopathologie und Organuntersuchung

ANASTASOPOULOS, G., A. DIACOYANNIS and K. ROUTSONIS: Bégaiement et epilepsie temporale. Revue. Neurol. 99: 472, 1958. — ANDERSON, J., and M. L. WHEALDON: A Study of Blood Group Distribution among Stutterers. J. Speech Dis. 6: 23, 1941.

BALDAN, G.: Sui rapporti tra balbuzie e strabismo rilevati mediante un test di motricità facciale. Boll. Soc. Ital. Fonet. Audiol. 1: 373, 1961/62; — Considerazioni sui rapporti tra balbuzie e strabismô convergente concomitante. Boll. Soc. Ital. Fonet. Audiol. 13: 345, 1964. — BERMAN, A. B., and G. J. TRAIN: A Genetic Approach to the Problem of Stammering. J. Nerv. Ment. Dis. 91: 590, 1940. — BERRY, M. F.: A Common Denominator in Twinning and Stuttering. J. Speech Dis. 3: 51, 1938; — A Study of the Medical History of Stuttering Children. Speech Monographs, 5: 97, 1938. — BLOODSTEIN, O., and S. M. SMITH: A Study of the Diagnosis of Stuttering with Special Reference to the Sex Ratio. J. Speech Dis. 19: 459, 1954. — BOLAND, J. L., JR.: Type of Birth as related to Stuttering. J. Speech Dis. 16: 40, 1951. — BRANKEL, O.: Versuch einer pathophysiologischen Gesamtschau des Stotterns. Folia Phoniat. 7: 153, 1955; — Pneumotachographische Studien bei Stotterern. Folia Phoniat. 13: 136, 1961; — Erfahrungen mit der Reaktometrie bei der medikamentösen Stottertherapie. Heilkunst, 76: Nr. 5, 1963; — Die Bedeutung der synchronen Erfassung von akustischen, pneumotachographischen, myographischen und elektromyographischen Symptomenbildern beim Stottern. Folia Phoniat. 15: 177, 1963. — BRODNITZ, F. S.: Stuttering of Different Types in Identical Twins. J. Speech Dis. 16: 334, 1951. — BROWN, S. F., and E. E. SCHULMAN: Intramuscular Pressure in Stutterers and Non-Stutterers. Speech Monographs, 7: 63, 1940. — BROWNING, W.: The Etiology of Stammering and Methods for its Treatment. Neurographs, 1: 213, New York: A. T. Huntington, 1915. — BRUNO, G., und D. GIRONE: Les aspects caractéristiques de la courbe glycémique chez les bègues. Acta Oto-Rino-Laring. Ibero-Amer. 8: 33, 1957. — BRUTTEN, E. J.: Palmar Sweat Investigation of Disfluency and Expectancy Adaptation. J. Speech Hearing Res. 6: 40, 1963.

CARD, R. E.: A Study of Allergy in Relation to Stuttering. J. Speech Dis. 4: 223, 1939. — CURTIS, J. F.: A Study of the Effect of Muscular Exercise upon Stuttering. Speech Monographs, 9: 61, 1942.

DAUTE, K. H., und C. SIEGERT: Über den Beitrag des EEG zur Diagnostik kindlicher Sprachstörungen, insbesondere des Stotterns. Folia Phoniat. 18: 59, 1966. — DEMANEZ, P.: Le reflexe conditionnel dans la pathogénie du bégaiement. Revue Franç. Phoniat. 3: 25, 1935. — DE SANTIS, M.: Contributo allo studio della balbuzie. Boll. Soc. Ital. Fonet. Audiol. 13: 366, 1964.

EISENSON, J., and M. F. BERRY: The Biological Aspects of Stuttering. J. Genetic Psychol. 61: 147, 1942.

FINKELSTEIN, P., and S. E. WEISBERGER: The Motor Proficiency of Stutterers. J. Speech Dis. 19: 52, 1954. — FLATAU, TH. S., und H. GUTZMANN: Richtung der phonischen Atmung bei Stotterern. I. Congr. Int. Oto-Rhino-Laryngol. p. 345. Copenhague 1928. — FOSSLER, H. R.: Disturbance in Breathing during Stuttering. Psychol. Monographs, 40: 1, 1930. — FOX, D. R.: Electroencephalographic analysis during stuttering and nonstuttering. J. Speech Hearing Res. 9: 488, 1966. — FREESTONE, N. W.: An Electroencephalographic Study on the Moment of Stuttering. Speech Monographs, 9: 28, 1942; — A Brain-Wave Interpretation of Stuttering. Quart. J. Speech 28: 466, 1942. — FRÖSCHELS, E.: Zur Pathologie des Stotterns. Arch. exper. klin. Phonetik, 1: 372, 1914. — FRÖSCHELS, E., und P. MOSES: Über die Konstitution assoziativ-aphatischer Kinder. Wien. med. Wschr. 76: 1926.

GARDNER, W. H.: The Study of the Pupillary Reflex with Special Reference to Stuttering. Psychol. Monogr. 49: 217, 1937. — GIRONE, D., and G. BRUNO: Some Characteristics of the Glycemic Curve in Stutterers. Folia Phoniat. 9: 87, 1957. — GLASER, E. M.: Possible Relationship between Stuttering and Endocrine Malfunctioning. J. Speech Dis. 1: 81 bis 89, 1936. — GRAY, M.: The X Family — A Clinical and Laboratory Study of a "Stuttering" Family. J. Speech Dis. 5: 343, 1940. — GREENE, J. S.: The Stutter-Type Personality and

Stuttering, N. Y. State J. Med. 36: Nr. 10, 1936; — The Stutter-Type Child, J. Amer. Med. Assoc. 109: 187, 1937. — GREENE, J. S., and S. M. SMALL: Psychosomatic Factors in Stuttering. Medical Clinics N. America. p. 615, May 1944. — GREGORY, H. H.: Stuttering and auditory central nervous system disorder. J. Speech Hearing Res. 7: 335, 1964. — GRUBER, L.: Sensory feedback and stuttering. J. Speech Dis. 30: 378, 1965.

HAFFORD, J.: A Comparative Study of the Salivary pH of the Normal Speaker and Stutterer. J. Speech Dis. 6: 173, 1941. — HALLE: Über Störungen der Atmung bei Stotterern. Mschr. ges. Sprachheilk. 10: 225, 1900. — HANSEN, K.: Objektive Untersuchungen über Atembewegungen bei stotternden Schulkindern. Vox, 13: 25, 1927. — HARMS, M. A., and J. Y. MALONE: The Relationship of Hearing Acuity to Stammering. J. Speech Dis. 4: 363, 1939. — HILL, H.: Stuttering: A critical Review and Evaluation of Biochemical Investigations. J. Speech Dis. 9: 245, 289; 1944. — HOMMERICH, K. W., und G. LOTZMANN: Die Stotterer-Symptomatik unter verzögerter Sprachrückkopplung (LEE-Effekt). Arch. Ohren- usw. Heilk. 180: 823, 1962.

IMASEKI, Y.: Psychogalvanic Reflex (Galvanic Skin Reflex) of Stutterers. Folia Phoniat. 16: 29, 1964.

JOHNSON, W., M. A. YOUNG, A. L. SAHS and G. N. BEDELL: Effects of Hyperventilation and Tetany on the Speech Fluency of Stutterers and Nonstutterers. J. Speech Hearing Res. 2: 203, 1959.

KARLIN, I. W., and A. E. SOBEL: A Comperative Study of the Blood Chemistry of Stutterers and Non-Stutterers. Speech Monographs, 7: 75, 1940. — KNOTT, J. R., R. E. CORRELL, and J. N. SHEPHERD: Frequency Analysis of Electroencephalograms of Stutterers and Nonstutterers. J. Speech Hearing Res. 2: 74, 1959. — KOPP, G. A.: Metabolic Studies of Stutterers. Speech Monographs, 1: 117, 1934. — KUTVIRTOWÁ, K.: Le système végétatif des balbutiants. IV. Kongr. int. Ges. Logop. Phoniat. Prag 1930, p. 53.

LAMBECK, A.: Objektive Untersuchungen an Stotterern zur Feststellung der Beziehungen der Mitbewegung zur Sprechatmung. Vox, 11: 25, 1925. — LUCHSINGER, R.: Untersuchungen des vegetativen Nervensystems bei Stotterern. Schweiz. Med. Wschr. 73: 868, 1943; — Das vegetative System bei krampfartigen Sprachstörungen. Pract. Oto-Rhino-Laryng. 6: 204, 1944; — Gibt es organisch bedingte Stottererfälle? Arch. Ohren- usw. Heilk. 165: 612, 1954; — Stottern. Phonetica, 3: 183, 1959.

MAKUEN, G. H.: A Study of 1000 Cases of Stammering, with Special Reference to the Etiology and Treatment of the Affection. Therap. Gazette, June 1914. — MCCROSKEY, R. L., JR.: Effect of Speech on Metabolism. A Comparison Between Stutterers and Non-Stutterers. J. Speech Dis. 22: 46, 1957. — MOHR, E.: Atmungsuntersuchungen an Stotterern. VI. Kongr. int. Ges. Logop. Phoniat. Budapest 1934, p. 74. — MOHR, E.: Atmungsuntersuchungen an Stotterern. Mschr. Ohrenheilk. 69: 149, 1935. — MOORE, W. E.: A Conditioned Reflex Study of Stuttering. J. Speech Dis. 3: 163, 1938. — MOSER, H. M.: A Qualitative Analysis of Eye-Movements During Stuttering. J. Speech Dis. 3: 131, 1938.

NELSON, S. E.: The Role of Heredity in Stuttering. J. Pediat. 14: 642, 1939. — NELSON, S. E., N. Hunter and M. WALTER: Stuttering in Twin Types. J. Speech Dis. 10: 335, 1945.

PALMER, M. F., and A. M. GILLETT: Sex Differences in the Cardiac Rhythms of Stutterers. J. Speech Dis. 3: 3, 1938; — Respiratory Cardiac Arrhythmia in Stuttering. J. Speech Dis. 4: 133, 1939. — PÁTZAY-LIEBERMANN, L.: Bewegungsuntersuchungen an Stotterern. VII. Kongr. int. Ges. Logop. Phoniat. Kopenhagen 1936. Mschr. Ohrenheilk. 71: 1188, 1937.

RHEINBERGER, M. B., I. W. KARLIN and A. B. BERMAN: Electroencephalographic and Laterality Studies of Stuttering and Non-Stuttering Children. Nervous Child, 2: 117, 1943. — RICHERI, S., und L. ZINOLLI: Elettromiografia nei balbuzienti. Boll. Soc. Ital. Fonet. Sperim. 6: 146, 1956. — RIPER, C. VAN: Study of the Thoracic Breathing of Stutterers during Expectancy and Occurrence of Stuttering Spasm. J. Speech Dis. 1: 61 bis 72, 1936. — RITZMAN, C. H. A.: A Comparative Cardiovascular and Metabolic Study of Stutterers and Non-Stutterers. J. Speech Dis. 7: 367, 1942; — A Cardiovascular and Metabolic Study of Stutterers and Non-Stutterers. J. Speech Dis. 8: 161, 1943. — ROBBINS, S. D.: A Plethysmographic Study of Shock and Stammering: I. Amer. J. Physiol. 48: 285, 1919; — A Plethysmographic Study of Shock and Stammering in a Trephined Stammerer: II. Amer. J. Physiol. 52: Nr. 1, 1920. — ROMAN-GOLDZIEHER, K.: Untersuchungen über die Handschrift von stotternden und stammelnden Kindern. Z. Kinderforsch. 35: 116, 1929.

SANTIS, M. DE: Ricerche sugli elettroliti ematici in soggetti affetti da balbuzie. Boll. Soc. Ital. Fonet. etc. 9: 49, 1959. — SCHILLING, A.: Elektronystagmographische Befunde als Hinweis auf zentrale Koordinationsdefekte bei Stotterern. Arch. Ohren- usw. Heilk. 175: 457, 1959; — Röntgen-Zwerchfell-Kymogramme bei Stotterern. Folia Phoniat. 12: 145, 1960; — Organische Faktoren in der Ätiologie des Stotterns. HNO Wegw. 10: 149, 1962; — SCHILLING, A., und W. BIENER: Messung der Vibrationsempfindung mittels Audiometer und Ergebnisse dieser Untersuchung bei Stotterern. Nervenarzt, 30: 279, 1959. — SCHILLING, R., und A. SCHILLING: Zur Diagnose frühkindlicher Hirnschädigung bei Stotterern. Curr. Probl. Phoniat. Logop. 1: 134, 1960. — SCHMIDT, K.: Untersuchungen an stotternden erbgleichen Zwillingspaaren. Arch. Sprach-Stimmheilk. 4: 97, 1940. — SCHUMANN, H.: Warum gibt es mehr männliche als weibliche Stotterer? Arch. Ohren- usw. Heilk. 169: 519, 1956. — SEDLÁČEK, C.: Reactions of the Autonomic Nervous System in Attacks of Stuttering. Folia Phoniat. 1: 97, 1947/48. — SEDLÁČKOVÁ, E.: Exploration de l'équilibre végétatif dans le bégaiement et le bredouillement. Folia Phoniat. 15: 68, 1963. — SEEMANN, M.: Über somatische Befunde bei Stotterern. VI. Kongr. int. Ges. Logop. Phoniat. Budapest 1934, p. 2; — Über somatische Befunde bei Stotterern. Mschr. Ohrenheilk. 68: 895, 1934; — Untersuchungen über Phonationsdauer bei Stotterern. Arch. Sprach-Stimmheilk. 5: 49, 1941; — Sur la régulation neurovégétative de la durée de la phonation. Folia Phoniat. 1: 22, 1947/48. — SHAMES, G. H., and H. L. BEAMS: Incidence of Stuttering in Older Age Groups. J. Speech Dis. 21: 313, 1956. — SNYDER, M. A.: Stuttering and Coordination: An Investigation of the Relationship between the Stutterer's Coordination and his Speech Difficulty. Logos, 1: 36, 1958. — SOVÁK, M.: Das vegetative Nervensystem bei Stotterern. Mschr. Ohrenheilk. 69: 666, 1935. — STARBUCK, H. B., and M. D. STEER: The Adaptation Effect and its Relation to Thoracic Breathing in Stutterers and Non-Stutterers. J. Speech Dis. 19: 440, 1954. — STEER, M. D.: Qualitative Study of Breathing in Young Stutterers. Speech Monographs, 2: 152, 1935. — STEPOWSKA-MITRINOVITCH: Über den Verlust der Mineralien im Blute bei funktionellen Bewegungsstörungen. Wien Med. Wschr. 82: 920, 1932. — STROTHER, C. R., and L. S. KRIEGMAN: Diadochokinesis in Stutterers and Non-Stutterers. J. Speech Dis. 8: 323, 1943; — Rhythmokinesis in Stutterers and Non-Stutterers. J. Speech Dis. 9: 239, 1944. — SZONDI, L.: Konstitutionsanalyse von 100 Stotterern. Wien. Med. Wschr. 82: 922, 1932.

TOMPKINS, E.: Stammering and Amnesia. The Volta Review, p. 85, 1919. — TRAVIS, L. E., and J. R. KNOTT: Bilaterally Recorded Brain Potentials from Normal Speakers and Stutterers. J. Speech Dis. 2: 239, 1937. — TRAVIS, L. E., W. W. TUTTLE, and D. W. COWAN: A Study of the Heart Rate During Stuttering. J. Speech Dis. 1: 21, 1936. — TWITMYER, E. B.: Stammering in Relation to Hemo-Respiratory Factors. Quart. J. Speech, 16: 278, 1930.

VIÉLA, A.: Contribution à l'étude respiratoire du bégaiement. Revue Franç. Phoniat. 2: 96, 1934. — VIZIOLI, X., G. BRUNO, D. GIRONE and G. MARINOSCI: Les résultats des recherches radiographique, électroencéphalographique et endocrinologique dans 50 bègues non bredouilleurs. Acta Oto-Rino-Laring. Ibero-Amer. 8: 190, 1957.

WEPMAN, J. M.: Familial Incidence in Stammering. J. Speech Dis. 4: 199, 1939. — WEST, R., S. NELSON and M. BERRY: The Heredity of Stuttering Quart. J. Speech, 25: 23, 1939. — WEST, R., and E. NUSBAUM: A Motor Test for Dysphemia (Stuttering). Quart. J. Speech, 15: 469, 1929. — WULFF, J.: Lippen-, Kiefer-, Zungen- und Handreaktionen auf Reizdarbietungen nach unterschiedlichen Zeitintervallen bei normalsprechenden und bei stotternden Kindern im Alter von etwa 14 Jahren. Vox, 21: 40, 1935.

ZUMSTEEG, H.: Der Einfluß von Katarrhen der oberen Luftwege auf das Stottern. Arch. Sprach-Stimmheilk. 3: 183, 1939.

5. Psychopathologie und Testverfahren

ABBOTT, J. A.: Repressed Hostility as a Factor in Adult Stuttering. J. Speech Dis. 12: 428, 1947. — AINSWORTH, S.: Studies in the Psychology of Stuttering: XII. Emphatic Breathing of Auditors while Listening to Stuttering Speech. J. Speech Dis. 4: 149, 1939. — AMMONS, R., and W. JOHNSON: Studies in the Psychology of Stuttering: XVIII. The Construction and Application of a Test of Attitude toward Stuttering. J. Speech Dis. 9: 39, 1944.

BARBARA, D. A.: Some Aspects of Stuttering in the Light of Adlerian Psychology. J. Indiv. Psychol. 13: 188, 1957. — BARBER, V.: Studies in the Psychology of Stuttering:

XV. Chorus Reading as a Distraction in Stuttering. J. Speech Dis. 4: 371, 1939; — Studies in the Psychology of Stuttering: XVI. Rhythm as a Distraction in Stuttering. J. Speech Dis. 5: 29, 1940. — BARNES, M. L.: A Study of the Attitudes of Parents and Teachers toward Children who Stutter. Speech Monographs, 19: 189, 1952. — BLOODSTEIN, O. N.: Studies in the Psychology of Stuttering: XIX. The Relationship between Oral Reading Rate and Severity of Stuttering. J. Speech Dis. 9: 161, 1944; — Conditions under which Stuttering is Reduced or Absent: A Review of Literature. J. Speech Dis. 14: 295, 1949; — Conditions under which stuttering is reduced or absent. J. Speech Dis. 15: 29, 142; 1950. — BLOODSTEIN, O., and A. BLOODSTEIN: Interpretations of Facial Reactions to Stuttering. J. Speech Dis. 20: 148, 1955. — BLOODSTEIN, O., W. JAEGER, and J. TUREEN: A Study of the Diagnosis of Stuttering by Parents of Stutterers and Non-Stutterers. J. Speech Dis. 17: 308, 1952. — BLOODSTEIN, O., and L. R. SCHREIBER: Obsessive-Compulsive Reactions in Stutterers. J. Speech Dis. 22: 33, 1957. — BOLAND, J. L.: A Comparison of Stutterers and Non-Stutterers on Several Measures of Anxiety. Diss. Univ. Michigan, 1952. — BOWLEY, A. H.: Some Observations on the Psychological Aspect of Stammering, Speech 10: 12, 1946. — BROWN, S. F., and H. C. HULL: A Study of Some Social Attitudes of a Group of 59 Stutterers. J. Speech Dis. 7: 323, 1942. — BUCHOLZ, C. A.: Indigenous Confidence for Stutterers. Quart. J. Speech, 19: 60, 1933. — BULLEN, A. K.: A Cross-Cultural Approach to the Problem of Stuttering. Child Development, 16: 1, 1945. — BURLON, D. E.: A Personality Study of fourth, fifth and sixth Grade Stutterers and Non-Stutterers based on the Bender Visual Motor Gestalt Test. Unpublished MS Thesis, Univ. Pittsburgh, 1949. — BURTSCHER, H. T., JR.: The Operation of Frustration in the Transition to and the Development of Secondary Stuttering. Speech Monographs, 19: 191, 1952.

CHRISTENSEN, A. H.: A Quantitative Study of Personality Dynamics in Stuttering and Non-Stuttering Siblings. Speech Monographs, 19: 187, 1952. — CULLINAN, W. L.: Stability of Adaptation in the Oral Performance of Stutterers. J. Speech Hearing Res. 6: 70, 1963.

DAVIS, D. M.: The Relation of Repetitions in the Speech of young Children to certain Measures of Language Maturity and Situational Factors. Parts I, II, III, J. Speech Dis. 4: 308, 1939; 5: 235, 242; 1940. — DELAINI, A., und R. BRUNI: Primi risultati dell'esame di un gruppo di balbuzienti per mezzo della prova di Rorschach. Atti Laborat. Fonet. Univ. Padova. 2: 173, 1952. — DUNCAN, M. H.: Home Adjustment of Stutterers Versus Non-Stutterers. J. Speech Dis. 14: 255, 1949. — DUPONT, M. K.: A Comparative Study of Educational Adjustment among Stuttering and Non-Stuttering Children. Speech Monographs, 14: 210, 1947. MA Thesis, State U. of Iowa, 1946.

EISENSON, J.: Some Characteristics of the Written Speech of Stutterers. J. ges. Psychol. 50: 457, 1937. — EISENSON, J., and E. PASTEL: A Study of the Perseverating Tendency in Stutterers. Quart. J. Speech, 22: 626, 1936. — EISENSON, J., and C. N. WINSLOW: The Perseverating Tendency in Stutterers in a Perceptual Function. J. Speech Dis. 3: 195, 1938. — ELLIOTT, J. C.: Personality Traits of School children with Speech Deviations indicated by the California Test of Personality. Speech Monographs, 19: 158, 1952. — EMERICK, L. L.: Extensional Definition and Attitude toward Stuttering. J. Speech Hearing Res. 3: 181, 1960.

FIEDLER, F. E., and J. M. WEPMAN: An Exploratory Investigation of the Self-Concept of Stutterers. J. Speech Dis. 16: 110, 1951. — FREUND, H.: Pathopsychologisches zum Stotterproblem. Mschr. Ohrenheilk., 71: 685, 1937; — Reflexions on Subconscious Phenomena in Stuttering. Curr. Probl. Phoniat. Logop. 1: 184, 1960. — FRIEDMANN, A.: Individualpsychologische Untersuchungen an Stotterern. VI. Kongr. Int. Ges. Logop. Phoniat. Budapest 1934, p. 71; — Individualpsychologische Untersuchungen an Stotterern Mschr. Ohrenheilk. 69: 1935. — FRÖSCHELS, E.: Zur Frage der Geschwisterzahl von Stotterern. Wien. klin. Wschr. 46: Nr. 43, 1933. — FRÖSCHELS, E., and R. W. RIEBER: The Problem of Auditory and Visual Imperceptivity in Stutterers. Folia Phoniat. 15: 13, 1963. — FRUEWALD, E.: Intelligence Rating of Severe College Stutterers Compared to that of other Students entering the University. J. Speech Dis. 1: 47 bis 52, 1936.

GLASNER, P. J.: Personality Characteristics and Emotional Problems in Stutterers under Age of five. J. Speech Dis. 14: 135, 1949. — GOLDMAN, R., and G. H. SHAMES: Comparisons of the goals that parents of stutterers and parents of nonstutterers set for their children. J. Speech Dis. 29: 381, 1964. — GOSS, A. E.: Stuttering Behavior and Anxiety as a Function of Experimental Training. J. Speech Dis. 21: 343, 1956. — GROSSMAN, D. J.: A Study of the Parents of Stuttering and Non-Stuttering Children using the MMPI and the Minnesota Scale of Parents Opinions. Speech Monograph, 19: 193, 1952.

HAHN, E. F.: A Study of the Relationship between the Social Complexity of the Oral Reading Situation and the Severity of Stuttering. J. Speech Dis. 5: 5, 1940. — HARRIS, L. L.: A Clinical Study of nine Stuttering Children in Group Psychotherapy. Diss. Univ. Southern California, 1951. — HARRIS, W. E.: Studies in the Psychology of Stuttering: XVII. A Study of the Transfer of the Adaptation Effect in Stuttering. J. Speech Dis. 7: 209, 1942.

INGEBREGTSEN, E.: Some Experimental Contributions to the Psychology and Psychopathology of Stutterers (Rorschach Study). Amer. J. Orthopsychiatry, 4: 630, 1936.

JOHNSON, W.: The Role of Evaluation in Stuttering Behavior. J. Speech Dis. 3: 85, 1938; — A Study of the Onset and Development of Stuttering. J. Speech Dis. 7: 251, 1942; — Perceptual and Evaluational Factors in Stuttering. Folia Phoniat. 8: 211, 1956. — JOHNSON, W., and S. AINSWORTH: Studies in the Psychology of Stuttering: X. Constancy of Loci of Expectancy of Stuttering. J. Speech Dis. 3: 101, 1938. — JOHNSON, W., and M. INNESS: Studies in the Psychology of Stuttering: XIII. A Statistical Analysis of the Adaptation and Consistency Effects in Relation to Stuttering. J. Speech Dis. 4: 79, 1939. — JOHNSON, W., and J. R. KNOTT: Studies in the Psychology of Stuttering: 1. The Distribution of Moments of Stuttering in successive Readings of the same Material. J. Speech Dis. 2: 17, 1937. — JOHNSON, W., R. P. LARSON and J. R. KNOTT: Studies in the Psychology of Stuttering: III. Certain objective Cues related to the Precipitation of the Moment of Stuttering. J. Speech Dis. 2: 23, 1937. — JOHNSON, W., and L. S. MILLSAPPS: Studies in the Psychology of Stuttering: VI. The Role of Cues Representative of Past Stuttering in the Distribution of Stuttering Moments during Oral Reading. J. Speech Dis. 2: 101, 1937. — JOHNSON, W., and L. ROSEN: Studies in the Psychology of Stuttering: VII. Effect of certain Changes in Speech Pattern upon Frequency of Stuttering. J. Speech Dis. 2: 105, 1937. — JOHNSON, W., and A. SINN: Studies in the Psychology of Stuttering: V. Frequency of Stuttering with Expectation of Stuttering Controlled. J. Speech Dis. 2: 98, 1937. — JOHNSON, W., and A. SOLOMON: Studies in the Psychology of Stuttering: IV. A quantitative Study of Expectation of Stuttering as a Process involving a low Degree of Consciousness. J. Speech Dis. 2: 95, 1937.

KAPOS, E., and L. S. STANDLEE: Behavioral Rigidity in Adult Stutterers. J. Speech Hearing Res. 1: 294, 1958. — KIMMELL, M.: Studies in the Psychology of Stuttering: IX. The Nature and Effect of Stutterers' Avoidence Reaction. J. Speech Dis. 3: 95, 1938. — KINSTLER, D. B.: Covert and Overt Maternal Rejection in Stuttering. J. Speech Dis. 26: 145, 1961. — KNOTT, J. R.: A Study of Stutterers, Stuttering and Non-Stuttering Experiences on the Basis of Pleasantness and Unpleasantness. Quart. J. Speech, 21: 328, 1935. — KNOTT, J. R., W. JOHNSON and M. J. WEBSTER: Studies in the Psychology of Stuttering; II. A quantitative Evaluation of Expectation of Stuttering in Relation to the Occurence of Stuttering. J. Speech Dis. 2: 20, 1937. — KNUDSON, T. A.: A Study of the Oral Recitation Problems of Stutterers. J. Speech Dis. 4: 235, 1939. — KRAIS PORTER, H. VON: Studies in the Psychology of Stuttering. XIV. Stuttering Phenomena in Relation to Size and Personnel of Audience. J. Speech Dis. 4: 323, 1939. — KRUGMAN, M.: Psychosomatic Study of 50 Stuttering Children: IV. Rorschach Study. Amer. J. Orthopsychiatry, 16: 127, 1946. — KUTVIRTOVÁ, K.: Investigation sur les types idéatoires des balbutiants. IV. Kongr. int. Ges. Logop. Phoniat. Prag 1930, p. 53.

LAUBI, O.: Die psychischen Einflüsse bei der Ätiologie und Behandlung des Stotterns. Mschr. ges. Sprachheilk. 17: 91, 1904. — LEMERT, E. M.: Stuttering and Social Structure in Two Pacific Societies. J. Speech Dis. 27: 3, 1962. — LERMAN, J. W., and G. H. SHAMES: The effect of situational difficulty on stuttering. J. Speech Hearing Res. 8: 271, 1965. — LIGHTFOOT, C.: Serial Identification of Colors by Stutterers. J. Speech Dis. 13: 193, 1948. — LOWINGER, L.: The Psychodynamics of Stuttering: an Evaluation of the factors of Aggression and Guilt Feelings in a Group of Institutionalized Children. Diss. New York Univ. 1952. — LUPER, H. L.: Consistency of Stuttering in Relation to the Goal Gradient Hypothesis. J. Speech Dis. 21: 336, 1956.

MADDOX, J.: Studies in the Psychology of Stuttering: VIII. The Role of Visual Cues in the Precipitation of Moments of Stuttering. J. Speech Dis. 3: 90, 1938. — MADISON, L., and R. D. Norman: A Comparison of the Performance of Stutterers and Non-Stutterers on the Rosenzweig PF-Rest. J. Clin. Psychol. 8: 179, 1952. — Mandell, S.: The Psychology of Stuttering. Quart. J. Speech, 16: 200, 1930. — Martin, R. R., and G. M. Siegel: The effects of simultaneously punishing stuttering and rewarding fluency. J. Speech Hearing Res. 9: 466, 1966. — Mast, V. R.: Level of Aspiration as a Method of Studying the Personality of Adult Stutterers. Speech Monograph, 19: 1952. MA Thesis, Univ. Michigan, 1951. — McDonald, E. T., and J. V. Frick: Store Clerks' Reaction to Stuttering. J. Speech Dis. 19: 306, 1954. — McDowell, E. D.: Educational and Emotional Adjustment of Stuttering Children. New York: 1928. — Meissner, J. H.: The Relationship between Voluntary Non-Fluency and Stuttering. J. Speech Dis. 11: 13, 1946. — Meng, H.: Das neurotische Symptom „Stottern" beim Kind und Heranwachsen im Aspekt der Psychoanalyse und der Psychohygiene. Current Problems Phoniat. Logop. Vol. 2, New York: Karger, 1961. — Milisen, R.: Frequency of Stuttering with Anticipation of Stuttering controlled. J. Speech Dis. 3: 207, 1938. — Moncur, J. P.: Environmental Factors Differentiating Stuttering Children from Non-Stuttering Children. Speech Monographs, 18: 312, 1951; — Parental Domination in Stuttering. J. Speech Dis. 17: 155, 1952. — Morgenstern, J. J.: Socio-Economic Factors in Stuttering. J. Speech Dis. 21: 25, 1956. — Morris, D. W.: Position as a Factor of Attentional Clearness in Relation-Stuttering. J. Speech Dis. 3: 141, 1938. — Moser, H. M., J. J. Dreher and S. Adler: Two-Digit Number Transmission by Voluntary Stuttering. J. Speech Dis. 20: 388, 1955.

Otto, E.: Versuch einer Abgrenzung des psychischen Anteils bei spastischen Stimm-Sprachstörungen des Farbpyramidentestes nach Pfister. Folia Phoniat. 6: 44, 128; 1954.

Perkins, D. W.: An Item Compilation and Comparison of the Scores of 75 young Adult Stutterers on the California Test of Personality Adult From A. Speech Monographs, 14: 211, 1947. — Peters, R. W., and W. E. Simonson: Generalization of Stuttering Behavior through Associative Learning. J. Speech Hearing Res. 3: 9, 1960. — Pizzard, F.: A Personality Study of College Stutterers. Unpublished MS Thesis, Univ. Pittsburg, 1949. — Purohit, S. N.: Why Stammerers suffer. J. Speech Dis. 12: 419, 1947.

Quarrington, B.: The Performance of Stutterers on the Rosenzweig PF Test. J. Clin. Psychol. 9: 189, 1953; — Measures of Stuttering Adaptation. J. Speech Hearing Res. 2: 105, 1959.

Richardson, LaVange, H.: Personality Study of Stutterers and Non-Stutterers. J. Speech. Dis. 9: 152, 1944. — Riper, C. van: The Preparatory Set in Stuttering. J. Speech Dis. 2: 149, 1937. — Rotter, J. B.: Studies in the Psychology of Stuttering: XI. Stuttering in Relation to Position in the Family. J. Speech Dis. 4: 143, 1939.

Santostefano, S.: Anxiety and Hostility in Stuttering. J. Speech Hearing Res. 3: 337, 1960. — Schulmann, A.: Schriftuntersuchungen an Stotterern. V. Kongr. int. Ges. Logop. Phoniat. Wien 1932, p. 38. Leipzig–Wien: F. Deuticke, 1933. — Shames, G. H.: The Relationship between the Attitude toward the Stuttering of Secondary Stutterers and several of their Personality Characteristics. MS Thesis, Univ. Pittsburgh, 1949. — Sheehan, J. G.: Projection Studies of Stuttering. J. Speech Dis. 23: 18, 1958. — Sheehan, J. G., P. A. Cortese and R. G. Hadley: Guilt, Shame and Tension in Graphic Projections of Stuttering. J. Speech Dis. 27: 129, 1962. — Siegel, G. M., and D. Haugen: Audience size and variations in stuttering behavior. S. Speech Hearing Res. 7: 381, 1964. — Sikking, D. E.: An Experimental Study of the Relationship between Extra-version-Introversion and Speech Improvement. Speech Monographs, 19: 161, 1952. — Snyder, M. A., C. Henderson, M. Murphy, and R. O'Brien: The Personality Structure of Stutterers as Compared to that of Parents of Stutterers. Logos, 2: 97, 1959. — Solomon, M.: The psychology of stuttering. J. Speech Dis. 3: 59, 1938. — Solomon, N. D.: A Comparison of Rigidity of Behavior manifested by a Group of Stutterers compared with "fluent" Speakers in Oral and other Performances as measured by the Einstellungs-Effect. Speech Monographs, 19: 198, 1952. — Spriestersbach, D. C.: An Objective Approach to the Investigation of Social Adjustment of Male Stutterers. J. Speech Dis. 16: 230, 1951. — Stockert, F. G. von: Die Psychogenese des Stotterns. Mschr. Ohrenheilk. 68: 913, 1934.

Templin, M.: A Study of Aggressiveness in Normal and Defective Speaking. J. Speech Dis. 3: 43, 1938. — Thomann, O.: Das Wesen seelisch bedingter Sprachstörungen. 25 Jahr. Festschrift Wien. Sonderklassen. S. 13, 1947. — Travis, L. E.: A Comparative Study of the

Performances of Stutterers and Normal Speakers in Mirror Tracing. Psychol. Monographs, 39: 45, 1928. — TROTTER, W. D.: Relationship between Severity of Stuttering and Word Conspicuousness. J. Speech Dis. 21: 198, 1956. — TROTTER, W. D., and M. F. BERGMANN: Stutterers' and Non-Stutterers' Reactions to Speech Situations. J. Speech Dis. 22: 40, 1957. — TROTTER, W. D., and J. KOOLS: Listener Adaptation to the Severity of Stuttering. J. Speech Dis. 20: 385, 1955. — TUTHILL, C. E.: A Quantitative Study of Extentional Meaning with special Reference to Stuttering. J. Speech Dis. 5: 189, 1940; — A Quantitative Study of Extensional Meaning with special Reference to Stuttering. Speech Monographs, 13: 81, 1946.

VILLARREAL, J. J.: The Semantic Aspects of Stuttering in Non-Stutterers: Additional Data. Quart. J. Speech, 31: 477, 1945. — VOELKER, C. H.: On the Semantic Aspects of Stuttering in Non-Stutterers. Quart. J. Speech, 28: 78, 1942.

WALNUT, F.: A Personality Inventory Item Analysis of Individuals who Stutter and Individuals who have other Handicaps. J. Speech Dis. 19: 220, 1954. — WIECHMANN, J.: Untersuchungen über die Intelligenz stotternder Kinder. I. Vers. Sprachheilpädagogik, p. 102, Hamburg 1955. — WILL, N.: A Six-Month Report on the Personality Development of a Thirteen-Year-Old Stuttering Boy. Quart. J. Speech, 30: 88, 1944. — WILSON, D. M.: A Study of the Personalities of Stuttering Children and their Parents as Revealed through Projective Tests. Diss. Univ. Southern California, 1950. — WILSON, R. G.: A Study of Expressive Moment in three Groups of Adolescent Boys: Stutterers, Non-Stutterers maladjusted and Normal by Means of three Measures of Personality: Miras Myokinetic Psychodiagnosis, the Bender Gestalt Test, and Figure Drawing. Diss. Western Reserve Univ. 1951. — WINGATE, M. E.: Calling Attention to Stuttering. J. Speech Hearing Res. 2: 326, 1959; — Personality Needs of Stutterers. Logos, 5: 35, 1962; — Behavioral rigidity in stutterers. J. Speech Hearing Res. 9: 626, 1966. — WISCHNER, G. J.: Stuttering Behavior and Learning: A Preliminary Theoretical Formulation. S. Speech Dis. 15: 324, 1950; — An Experimental Approach to Expectancy and Anxiety in Stuttering Behavior. J. Speech Dis. 17: 139, 1952.

YOUNG, M. A.: Audience size, perceived situational difficulty, and stuttering frequency. J. Speech Hearing Res. 8: 401, 1965.

6. Phonetik und Sprachanalyse

ARON, M. L.: The Nature and Incidence of Stuttering among a Bantu Group of School-going Children. J. Speech Dis. 27: 116, 1962.

BOREL-MAISONNY, S.: Les troubles du langage dans le bégaiement. Atti Labor. Fonet. Univ. Padova, 3: 51, 1959. — BROWN, S. F.: The Influence of Grammatical Function on the Incidence of Stuttering. J. Speech Dis. 2: 207, 1937; — A further Study of Stuttering in Relation to Various Speech Sounds. Quart. J. Speech, 24: 390, 1938; — The loci of Stuttering in the Speech Sequence. J. Speech Dis. 10: 181, 1945. — BROWN, S. F., and A. MOREN: The Frequency of Stuttering in Relation to Word Length During Oral Reading. J. Speech Dis. 7: 153, 1942.

CORDS, T.: Untersuchung der Lautdauer innerhalb eines Satzes bei Stotterern mit Hilfe der kymographischen Aufnahme. Vox, 22: 70, 1936. — CULLINAN, W. L., E. M. PRATHER, and D. E. WILLIAMS: Comparison of Procedures for Scaling Severity of Stuttering. J. Speech Hearing Res. 6: 187, 1963.

EISENSON, J., and E. HOROWITZ: The Influence of Propositionality on Stuttering. J. Speech Dis. 10: 93, 1945. — EISENSON, J., and C. WELLS: A Study of the Influence of Communicative Responsibility in a Choral Speech Situation for Stutterers. J. Speech Dis. 7: 259, 1942.

FAIRBANKS, G.: Some Correlates of Sound Difficulty in Stuttering. Quart. J. Speech, 23: 67, 1937.

HAHN, E. F.: A Study of the Relationship Between Stuttering Occurrence and Phonetic Factors in Oral Reading. J. Speech Dis. 7: 143, 1942; — A Study of the Relationship Between Stuttering Occurrence and Grammatical Factors In Oral Reading. J. Speech Dis. 7: 329, 1942.

JOHNSON, W. (Edit): Studies of Speech Disfluency and Rate of Stutterers and Non-stutterers. J. Speech Dis. Monogr. Suppl. 7: 1961. — JOHNSON, W., and S. F. BROWN: Stuttering in Relation to Various Speech Sounds. Quart. J. Speech, 21: 481, 1935; 25: 20, 1939. — JOHNSON, W., and W. H. COLLEY: The Relation Between Frequency and Duration of Moments of Stuttering. J. Speech Dis. 10: 35, 1945. — KING, P. T.: Perseveration in Stutterers and Nonstutterers. J. Speech Hearing Res. 4: 346, 1961.

LEUTENEGGER, R. R.: Adaptation and Recovery in the Oral Reading of Stutterers. J. Speech Dis. 22: 276, 1957. — LEWIS, D., and D. SHERMAN: Measuring the Severity of Stuttering. J. Speech Dis. 16: 320, 1951.

MARTIN, R.: Stuttering and Perseveration in Children. J. Speech Hearing Res. 5: 332, 1962. — MOORE, W. E.: Relations of Stuttering in Spontaneous Speech to Speech Content and to Adaptation. J. Speech Dis. 19: 208, 1954. — MOORE, W. E., G. SODERBERG, and D. POWELL: Relations of Stuttering in Spontaneous Speech to Speech Content and Verbal Output. J. Speech Dis. 17: 371, 1952.

NAYLOR, R. V.: A Comparative Study of Methods of Estimating the Severity of Stuttering. J. Speech Dis. 18: 30, 1953. — NEWMAN, P. W.: A Study of Adaptation and Recovery of the Stuttering Response in Self formulated Speech. J. Speech Dis. 19: 450, 1954.

PEINS, M.: Adaptation Effect and Spontaneous Recovery in Stuttering Expectancy. J. Speech Hearing Res. 4: 91, 1961. — PITTENGER, K.: A Study of the Duration of Temporal Intervals between Successive Moments of Stuttering. J. Speech Dis. 5: 333, 1940.

QUARRINGTON, B., J. CONWAY, and N. SIEGEL: An Experiment Study of Some Properties of Stuttered Words. J. Speech Hearing Res. 5: 387, 1962.

RIPER, C. VAN, and R. L. MILISEN: A Study of the Predicted Duration of the Stutterers Blocks as Related to Their Actual Duration. J. Speech Dis. 4: 339, 1939. — ROUSEY, C. L.: Stuttering Severity During Prolonged Spontaneous Speech. J. Speech Hearing Res. 1: 40, 1958.

SANDER, E. K.: Frequency of Syllable Repetition and 'Stutterer' Judgments. J. Speech Dis. 28: 19, 1963. — SCHILLING, A., and D. GÖLER: Zur Frage der Monotonie-Untersuchung beim Stottern. Folia Phoniat. 13: 202, 1961. — SCHLESINGER, I. M., M. FORTE, B. FRIED and R. MELKMAN: Stuttering, information load, and response strength. J. Speech Dis. 30: 32, 1965. — SHAFFER, G. L.: Measured of Jaw Movement and Phonation in Non-Stuttered and Stuttered Production of Voiced and Voiceless Plosives. Speech Monographs, 7: 85, 1940. — SHERMAN, D.: Clinical and experimental use of the Iowa scale of Severity of Stuttering. J. Speech Dis. 17: 316, 1952; — Reliability and Utility of Individual, Ratings of Severity of Audible Characteristics of Stuttering. J. Speech Dis. 20: 11, 1955. — SHERMAN, D., and R. MCDERMOTT: Individual Ratings of Severity of Moments of Stuttering. J. Speech Hearing Res. 1: 61, 1958. — SHERMAN, D., and W. D. TROTTER: Correlation Between Two Measures of the Severity of Stuttering. J. Speech Dis. 21: 426, 1956. — SIMON, C. T.: Complexity and Breakdown in Speech Situations. J. Speech Dis. 10: 199, 1945. — SODERBERG, G. A.: Phonetic Influences upon Stuttering. J. Speech Hearing Res. 5: 315, 1962; — The relations of stuttering to word length and word frequency. J. Speech Hearing Res. 9: 584, 1966. — STASSI, E. J.: Disfluency of Normal Speakers and Reinforcement. J. Speech Hearing Res. 4: 358, 1961. — STOCK, E.: Untersuchungen zur Intonation bei Stotterern. Folia Phoniat. 18: 447, 1966.

TATE, M. W., and W. L. CULLINAN: Measurement of Consistency of Stuttering. J. Speech Hearing Res. 5: 272, 1962. — TOMPKINS, E.: Perception of Stammering. Quart. J. Speech, 4: 290, 1918. — TRAVIS, L. E.: A Phonophotographic Study of the Stutterer's Voice and Speech. Psychol. Monographs, 36: 109, 1926. — TROTTER, W. D.: The Severity of Stuttering During Successive Readings of the Same Material. J. Speech Dis. 20: 17, 1955. — TROTTER, W. D., and L. BROWN: Sepaking Time Behavior of the Stutterer Before and After Speech Therapy. J. Speech Hearing Res. 1: 48, 1958.

WEUFFEN, M.: Untersuchung der Wortfindung bei normalsprechenden und stotternden Kindern und Jugendlichen im Alter von 8 bis 16 Jahren. Folia Phoniat. 13: 255, 1961. — WILLIAMS, D. E., M. WARK and F. D. MINIFIE: Ratings of Stuttering by Audio, Visual, and Audiovisual Cues. J. Speech Hearing Res. 6: 91, 1963. — WINGATE, M. E.: Evaluation and Stuttering, Part I: Speech Characteristics of Young Children. J. Speech Dis. 27: 106, 1962; — Evaluation and Stuttering: II. Environmental Stress and Critical Appraisal of Speech. J. Speech Dis. 27: 244, 1962; — Prosody in stuttering adaptation. J. Speech Hearing Res. 9: 550, 1966. — WITT, M. H.: Statistische Erhebungen über den Einfluß des Singens und Flüsterns auf das Stottern. Vox, 11: 41, 1925.

YOUNG, M. A., and E. M. PRATHER: Measuring Severity of Stuttering Using Short Segments of Speech. J. Speech Hearing Res. 5: 256, 1962.

7. Symptomatologie und Diagnose

BARR, H.: A Quantitative Study of the Specific Phenomena Observed in Stuttering. J. Speech Dis. 5: 277, 1940. — BEEBE, H., and E. FRÖSCHELS: Symptomatology in Stuttering. An Aid to the Case History. Curr. Probl. Phoniat. Logop. 1: 179, 1960. — BERLIN, C. I.: Parents' Diagnosis of Stuttering. J. Speech Hearing Res. 3: 372, 1960. — BLOODSTEIN, O., W. JAEGER, and J. TUREEN: A Study of the Diagnosis of Stuttering by Parents of Stutterers and Non-Stutterers. J. Speech Dis. 17: 308, 1952. — BOEHMLER, R. M.: Listener Responses to Non-Fluencies. J. Speech Hearing Res. 1: 132, 1958.

ESSEN, O. V.: Beitrag zur Symptomatologie und Therapie des Stotterns. Arch. Sprach-Stimmheilk. 3: 157, 1939.

FERNAU, H.: Über die Beziehungen zwischen Symptom und Ursache bei Stottern. Arch. Ohren- usw. Heilk. 169: 521, 1956; — FLATAU, TH. S.: Klinik und Behandlung des Stotterns. 2. Vers. dtsch. Ges. Sprach-Stimmheilk. p. 55, Leipzig: C. Kabitzsch, 1929; — Zur Klinik des Stotterns. Mediz. Welt, Nr. 35, 50, 1929. — FRÖSCHELS, E.: Symptomatologie des Stotterns. Mschr. Ohrenheilk. 68: 814, 1934; — Differences in the Symptomatology of Stuttering in the U.S. and in Europe. J. Speech Dis. 6: 45, 1941; — The Significance of Symptomatology for the Understanding of the Essence of Stuttering. Folia Phoniat. 4: 217, 1952; — A Sign of Stuttering Not Described Before. Logop. en Phoniat. 29: No. 10, 1957.

GLASNER, P. J., and D. ROSENTHAL: Parental Diagnosis of Stuttering in Young Children. J. Speech Dis. 22: 288, 1957. — GUTZMANN, H.: Atmungsbewegungen bei Sprachstörungen. Mschr. ges. Sprachheilk. 18: 1908.

HEAVER, L., et. al.: Stuttering as a Neuro-Psychiatric Symptom. Talk. Mag. 37: Nr. 1, 3, 1956. — HELTMAN, H. J.: History of Recurrent Stuttering and Recovery in a Twenty-Five Year Old Post Graduate College Student. J. Speech Dis. 6: 49, 1941. — HIRSCH, K. DE, and W. S. LANGFORD: Clinical Note on Stuttering and Cluttering in Young Children. Pediatrics, 5: 934, 1950.

LAMBECK, A.: Objektive Untersuchungen an Stotterern zur Feststellung der Beziehungen der Mitbewegung zur Sprechatmung. Vox, 11: 25, 1925. — LAMPE, H.: Different aspects of stuttering, related to etiology and symptomatology. Acta Oto-Rino-Laring. Ibero-Amer. 8: 80, 1957. — LOTZMANN, G.: Zur Anwendung variierter Verzögerungszeiten bei Balbuties. Folia Phoniat. 13: 276, 1961.

MOHR, E.: Beobachtungen über Nasenflügelsymptom nach Stottern. Wien. Med. Wschr. 82: 907, 1932; — Atmungsuntersuchungen an Stotterern. Mschr. Ohrenheilk. 69: 149, 1953. — MOŠCISKER, E.: Zur Pathogenese des Nasenflügelsymptoms beim Stotterer. Mschr. Ohrenheilk. 69: 106, 1935. — MYSAK, E. D.: Diagnoses of Stuttering as Made by Adolescent Boys and Girls. J. Speech Dis. 24: 29, 1959.

PAIKINE, M.: L'analyse du phénomène clonique et son rôle dans la pathologie du bégaiement. Rev. franç. Phoniat. 7: 81, 1939.

QUARRINGTON, B., and E. DOUGLASS: Audibility Avoidance in Nonvocalized Stutterers. J. Speech Dis. 25: 358, 1960.

RIPER, C. VAN: The Growth of the Stuttering Spasm. Quart. J. Speech, 23: 70, 1937; — A Study of the Stutterer's Ability to Interrupt Stuttering Spasm. J. Speech Dis. 3: 117, 1938.

SCURI, D.: Bégaiement et Phonasthénie. Rev. Franç. Phoniat. 2: 85, 1934. — SERRA, M.: Considerazioni sull'insorgenza della balbuzie in seguito a trauma cranico in soggetto lalonevrotico. Boll. Soc. Ital. Fonet. Audiol. 11: 465, 1961/62. — STEER, M. D.: Symptomatologies of Young Stutterers. J. Speech Dis. 2: 3, 1937.

TANBERG, C.: The Clinical Significance of the Symptomatology and Etiology of Stuttering. Quart. J. Speech, 23: 654, 1937. — THAL, J. VAN: Observations on Unusual Behaviour by Stammerers (Stutterers). Folia Phoniat. 9: 42, 1957.

WENDAHL, R. W., and J. COLE: Identification of Stuttering during Relatively Fluent Speech. J. Speech Hearing Res. 4: 281, 1961. — WILLIAMS, D. E., and L. R. KENT: Listener Evaluations of Speech Interruptions. J. Speech Hearing Res. 1: 99, 1958.

YOUNG, E. H.: A Personal Experience with Speech (Dysphemia). J. Speech Dis. 23: 136, 1958.

8. Klinische Therapie und Prognose

AINSWORTH, S.: An Organized Approach to the Therapy of Stuttering. J. Speech Dis. 7: 235, 1942. — ALLINSMITH, W.: An Approach to the Problem of Stuttering. Thesis, Dept. Psychol. Princeton Univ. 1947.

BEEBE, H. H.: Practical Aspects of Chewing Therapy. Folia Phoniat. 8: 107, 1956. — BERLIN, S., and C. BERLIN: Acceptability of stuttering control patterns. J. Speech Dis. 29: 436, 1964. — BLOCH, P.: Método de condicionamiento hilariante para el tratamiento de la tartamudez. An. Forol. Audiol 2: 19, 1956/57. — BOREL-MAISONNY, S.: Le bégaiement — Sa rééducation. Les Fets. du Practicien: Psychiatrie. Paris: 1945. — BRADFORD, D.: A survey of contemporary American literature in stuttering speech rehabilitation. ASHA, Nr. 1: 13, 1964. — BRANKEL, O.: Sinn und Grenzen des autogenen Trainings im Rahmen der Stotterbehandlung. Folia Phoniat. 10: 112, 1958. — BRÖMME, O.: Das Empfinden des Vokalklanges als Heilfaktor für den Stotterer. II. Int. Kongr. Logop Phoniat. Wien 1926, S. 92. — BRYNGELSON, B.: Proc. Amer. Speech Corr. Assoc. 5: 35, 1935; — Prognosis of Stuttering. J. Speech Dis. 3: 121, 1938; — Suggestions in the Theory and Treatment of Dysphemia and its Symptom, Stuttering. Speech Teacher, 1: 131, 1952.

CARHART, R.: Two Room Technique in the Treatment of Stuttering. J. Speech Dis. 3: 105, 1938. — CHERRY, E. C.: Experiments on the Complete Suppression of Stammering. Nature, 176: 874, 1955. — CLARK, R. M.: Supplementary Technique to Use with Secondary Stutterers. J. Speech Dis. 13: 131, 1948. — CLARK, R. M., and M. SNYDER: Group Therapy for Parents of Pre-Adolescent Stutterers. Group Psychotherapy, 8: 226, 1955. — COOPER, E. B.: Client-Clinician relationships and concomitant factors in stuttering therapy. J. Speech Hearing Res. 9: 194, 1966. — CYPREANSEN, L.: Group Therapy for Adult Stutterers. J. Speech Dis. 13: 313, 1948.

DANTZIG, M. VAN: Syllable-Tapping, a new Method for the Help of Stammerers. J. Speech Dis. 5: 127, 1940. — DELAINI, A.: Risultati di un biennio di cure ortofoniche praticate ai soggetti balbuzienti. Atti Laborat. Fonet. Univ. Padova, 1: 117, 1949. — DOW, C. W.: Stuttering: A Tentative Outline of an Hypothesis and Therapy. J. Speech Dis. 6: 40, 1941. — DUNCAN, M. H.: Clinical Use of Fiction and Biography Featuring Stuttering. J. Speech Dis. 14: 139, 1949. — DUNLAP, K.: The technique of negative practice. Amer. J. Psychol. 55: 270, 1932.

ELDERS, A.: Neues Verfahren in der Stotterheilung. Die Stimme, 8: 230, 1913/14.

FERNAU-HORN, H.: Hemmungszirkel und Ablaufzirkel in der Pathogenese und Therapie des Stotterns. Mediz. Wschr. Nr. 5: 323, 1952; — Ruhe- und Ablauftraining in der Behandlung schwerer Sprachangstneurosen. Z. Heilpädagogik, Nr. 6, 1955; — Ruhe- und Ablauftraining in der Behandlung schwerer Sprachangstneurosen. I. Vers. Sprachheilpädagogik. p. 99, Hamburg 1955; — Rhythmus als therapeutischer Faktor bei Sprachgehemmten. Z. Heilpädagogik, Nr. 10: 476, 1959. — FISHMAN, H. C.: A Study of the Efficacy of Negative Practice as a Corrective for Stammering. J. Speech Dis. 2: 67, 1937. — FLATAU, T.: Stottern (Klinik und Behandlung). II. Vers. Dtsch. ges. Sprach-Stimmheilk. Leipzig 1928, p. 55: — Apparate zur phoniatrischen Behandlung von Sprachstörungen (Stottern, Poltern). III. Vers. Ges. Sprach-Stimmheilk. Leipzig 1931, p. 245. — FRÖSCHELS, E.: Eine psychotherapeutische Methode. Med. Klinik, Nr. 11, 1934; — The psychosomatic Approach to Speech Disturbances. J. Speech Dis. 10: 221, 1945; — Stuttering and Psychotherapy. 8. Congr. Int. Ass. Logop. Phoniat. Amsterdam, 1950, p. 5; — A Technique for Stutterers-"ventriloquism". J. Speech Dis. 15: 336, 1950; — Stuttering and Psychotherapy. Folia Phoniat. 3: 1, 1951; — Chewing Method as Therapy. Archives Otolaryng. 56: 427, 1952; — Zur Frage der Gleichheit von Kau- und Sprechbewegungen. Phonetica, 2: 219, 1958.

GLAUBER, H. M.: The Impact of a Shift in the Psychological Constellation of the Family on the Treatment of a Stuttering Boy. Amer. J. Orthopsychiatry, 23: 755, 1953. — GODTFRING, O.: Praktische Anleitung zur Beseitigung des Stotterns und zur Kräftigung der Sprechstimme für Seminaristen und Lehrer. Leipzig: Duerr'sche Buchhandlung, 1906. — GREENE, J. S.: Slow-Easy. Talk Mag. 4: Nr. 1 January 1923; — Group Psychotherapy for Speech Disorders. The Practice of Group Therapy, p. 176. — Treatment of the Stutter Type Personality in a Medical Social Clinic. J. Amer. Med. Ass. 104: 2239, 1935. — GRODZICKI, W. D.: Zur Psychotherapie des Stotterkindes. I. Vers. Sprachheilpädagogik, p. 98, Hamburg 1955. — GÜNTHER, W.: Gedanken zur Problematik der ambulanten Behandlung des Stotterers. I. Vers. Sprachheilpädagogik, S. 124, Hamburg 1955. — GUTZMANN, H.: Die rationelle Therapie des Stotterns. Berl. klin. Wschr. 29: Nr. 45, 1892; — Grundzüge der Behandlung nervöser Sprachstörungen. Dtsch. Med. Wschr. 32: Nr. 16, 1906; — Über ein Verfahren zur Richtung der phonischen Atmung bei Stotterern. II. Vers. Dtsch. ges. Sprach-Stimmheilk. Leipzig 1928, p. 71.

HAHN, E. F.: An Integration of Stuttering Therapies. J. Speech Dis. 2: 87, 1937; — A Study of the Effect of Remedial Treatment on the Frequency of Stuttering in Oral Reading. J. Speech Dis. 6: 29, 1941. — HIFT, E., und M. KOS: Psychotherapie bei stotternden Kindern. Current Problems Phoniat. Logop. 2: New York: Karger, 1961. — HONIG, P.: The Stutterer Acts It Out. J. Speech Dis. 12: 105, 1947. — HORN, H.: Über die Behandlung von Sprachneurosen mit Berücksichtigung ihrer Aufbauformen. Hippokrates. Heft 48: 1191, 1937. — HOROWITZ, E.: A Follow-up Study of Former Stutterers. Speech Pathol. Therapy, 5: 25, 1962.

JOHNSON, W.: The Treatment of Stuttering. J. Speech Dis. 4: 170, 1939; — An open Letter to the Mother of a Stuttering Child. J. Speech Dis. 14: 3, 1949; — Some Pratical Suggestions for Adults who Stutter. Speech Pathol. Therapy, 4: 68, 1961.

KARLIN, I. W.: Stuttering Evaluation and Treatment. N. Y. State J. Med. 56: 3719, 1956. — KASTEIN, S.: The Chewing Method of Treating Stuttering. J. Speech Dis. 12: 195, 1947. — KELHAM, R., and A. MCHALE: The application of Learning Theory to the Treatment of Stammering. Brit. J. Dis. Commun. 1: 114, 1966. — KENT, L. R.: A Retraining Program for the Adult who Stutters. J. Speech Dis. 26: 141, 1961. — KENYON, E.: The Treatment of Stammering. Quart. J. Speech, 17: 226, 1931. — KNOPF, H. E.: Die Prophylaxe des Stotterns. Der Kinderarzt, Nr. 2, 1908. — KOPP, G. A.: Treatment of Stuttering. J. Speech Dis. 4: 165, 1939. — KURKA, E.: Ein Beitrag zur Übungsbehandlung des Stotterns. Wiss. Z. Univ. Halle 11: 1595, 1962.

LEARY, T. G.: Stammering as a Psychoneurosis: A Plea for Corrective Measures. Med. J. Australia, 1: 299, 1927. — LIEBMANN, A.: Wesen und Behandlung des Stotterns. Dtsch. Med. Wschr. 53: 800, 1927.

MAKUEN, G. H.: The Physiology of Language and its Relation to the Treatment of Stammering. N. Y. State J. Med. 6: Nr. 12, 1906. — MARLAND, P. M.: "Shadowing" — A Contribution to the Treatment of Stammering. Folia Phoniat. 9: 242, 1957. — MATHA, L.: Demonstration de technique rééducative des troubles psychoneuro-moteurs du type „bégaiement tonique". Rev. Franç. Phoniat. 6: 99, 1938. — Meyer, V., and J. M. M. MAIR: A new technique to control stammering. Behav. Res. Ther. 1: 251, 1963. — MOORE, W. E.: Hypnosis in A System of Therapy for Stutterers. J. Speech Dis. 11: 117, 1946. — MURRAY, F. P.: Observations on Therapy for Stuttering in Japan. J. Speech Dis. 23: 243, 1958.

NADOLECZNY, M.: Schicksal und Verhalten der Stotterer im bürgerlichen Leben (Nachuntersuchungen und Verlaufsgeschichten). II. Vers. Dtsch. Ges. Sprach-Stimmheilk. Leipzig, 1928, p. 79; — Kurpfuscherei an Sprach-Stimmkranken und die Schuld der Ärzte. Münch. Med. Wschr. 78: 1139, 1931; — Was muß der Hals-, Nasen-, Ohrenarzt von Sprach-Stimmheilkunde wissen? Z. Hals- usw. Heilk. 44: 1, 1938.

PANCONCELLI-CALZIA, G.: Girolamo Mercurialis Beziehungen zur Phonetik und Phoniat. Vox, 17: 13, 1931; — Presunta curación de la tartamŭdez por medio del hiperestimulo. Anales Fonol. Audiol. 1: 216, 1955/56. — PÁTZAY-LIEBERMANN, L.: Bewegungstherapie bei Stotterern. Mschr. Ohrenheilk. 71: 1188, 1937.

QUINAN, C.: The Disappearance-Trends of Stammering: A Preliminary Report. Laryngosc. 47: 184, 1937; — Kinetics of Stammering: Two Factors that Seem to Facilitate Voice Production. Laryngoscope, 47: 829, 1937.

RINGER, M.: Zur Therapie des Atemessens bei Stotterern. Mschr. Ohrenheilk. 69: 1200, 1935. — RIPER, C. VAN: Do you Stutter? The Atlantic Monthly, p. 601, 1939; — To the Stutterer as he Begins his Speech Therapy. J. Speech Dis. 14: 303, 1949; — The role of reassurance in stuttering therapy. Folia Phoniat. 7: 217, 1955. — ROBBINS, S. D.: The Role of Rhythm in the Correction of Stammering. Quart. J. Speech, 21: 331, 1935. — ROTHE, K. C.: Die stoische Philosophie als Mittel psychischer Beeinflussung der Stotterer. Z. ges. Neurol. Psychiatrie 36: 54, 1917; — Vortrag über die Unterschiede der Gutzmannschen und der Fröschels'schen Therapie des Stotterns. III. Kongr. int. Ges. Logop. Phoniat. Wien 1928, S. 100. — ROTTER, J. B.: A Working Hypothesis as to the Nature and Treatment of Stuttering. J. Speech Dis. 7: 263, 1942.

SAMZELIUS-LEJDSTROEM, I.: Zur Frage der Stotterbehandlung. VI. Kongr. int. Ges. Logop. Phoniat. Budapest 1934, S. 77; — Zur Frage der Stotterbehandlung. Mschr. Ohrenheilk. 69: 1120, 1935. — SANDER, E.: Counseling Parents of Stuttering Children. J. Speech Dis. 24: 262, 1959. — SCHAEF, R. A.: The Use of Questions to Elicit Stuttering Adaptation.

J. Speech Dis. 20: 262, 1955. — SCHUELL, H.: Working with Parents of Stuttering Children. J. Speech Dis. 14: 251, 1949. — SCHULTZ, D. A.: A Study of Nondirective Counseling as Applied to Adult Stutterers. J. Speech Dis. 12: 421, 1947. — SCRIPTURE, E. W.: Treatment of Stuttering and Stammering. Med. Record, March 21, 1908; — Treatment of Stuttering. J. Amer. Med. Ass. 56: 1168, 1911. — SHAMES, G. H.: A Utilization of Adaptation Phenomena in Therapy for Stuttering. J. Speech Dis. 18: 256, 1953. — SHEEHAN, J. G.: An Integration of Psychotherapy and Speech Therapy through a Conflict Theory of Stuttering. J. Speech Dis. 19: 474, 1954. — SHEEHAN, J. G., and M. M. MARTYN: Spontaneous recovery from stuttering J. Speech Hearing Res. 9:121, 1966. — SHEEHAN, J. G., and R. B. VOAS: Stuttering as Conflict: I. Comparison of Therapy Techniques Involving Approach and Avoidance. J. Speech Dis. 22: 714, 1957. — SNYDER, M. A.: Counseling for Parents of Stuttering Children. Psychiat. Quart. Suppl. 31: 102, 1958. — STAABS, G. V.: Sceno-Test-Therapie bei psychogenen Sprachstörungen mit Diapositiven und Tonfilm. Folia Phoniat. 6: 51, 1954. — STARBUCK, H. B., and M. D. STEER: The Adaptation Effect in Stuttering Speech Behavior and Normal Speech Behavior. J. Speech Dis. 18: 252, 1953. — STEIN, L.: Beitrag zur Methodik der Stottertherapie. Z. ges. Neurol. Psychiat. 36: 451, 1917; — Die Behandlung der assoziativen Aphasie. Mschr. Ohrenheilk. 68: 920, 1934. — STEINIG, K.: Ambulanz sprachkranker Kinder in Westfalen-Lippe. I. Vers. Sprachheilpädagogik, o. 107, Hamburg 1955.

TAMM, A.: Die psychische Behandlung des Stotterns. II. Vers. Dtsch. ges. Sprach-Stimmheilk. Leipzig 1928, S. 73. — TATE, M. W., W. L. CULLINAN, and A. AHLSTRAND: Measurement of Adaptation in Stuttering. J. Speech Hearing Res. 4: 321, 1961. — TROJAN, F.: Aus der Praxis der Stotterbehandlung. Wiss. Z. Univ. Halle, 5: 505, 1956. — TROJAN, F., und H. WEIHS: Studien zur Stottertherapie. Folia Phoniat. 15: 42, 1963.

VILLARREAL, J. J.: Two Aspects of Stuttering Therapy. J. Speech Dis. 15: 215, 1950.

WHITTE, I. E.: Therapies Used for Stuttering: A Report of the Author's Own Case. Quart. J. Speech, 24: 227, 1938. — WINGATE, M. E.: Recovery from Stuttering. J. Speech Dis. 29: 312, 1964.

9. Medizinische Behandlung

BELLUSSI, G., and F. GRANONE: La narcoterapia nella balbuzie. Riv. Oto-neuro-oftalm. 24: No. 6, 1949. — BENTE, D., E. SCHOENHAERL, und J. KRUMP: Elektroencephalographische Befunde bei Stotterern und ihre Bedeutung für die medikamentöse Therapie. Arch. Ohren- usw. Heilk. 169: 513, 1956. — BISCHKO, J.: Betrachtungen über die Akupunktur bei funktionellen Stimm-Sprachstörungen. Proc. XIIth Int. Speech and Voice Confer. Padua: p. 160, 1962. — BRANKEL, O.: Versuch einer pathophysiologischen Gesamtschau des Stotterns. I. Vers. Sprachheilpädagogik, S. 96, Hamburg 1955; — Die Bedeutung des Elektrodermatogramms bei der Behandlung des Stotterns. Arch. Ohren- usw. Heilk. 169: 508, 1956; — Das Stottern, seine Genese und seine Behandlung. Heilkunst, Nr. 8, Aug. 1962. — BURDIN, G.: The Surgical Treatment of Stammering. 1840 bis 1842. J. Speech Dis. 5: 43, 1940. — BURR, H. G., and J. M. MULLENDORE: Recent Investigations on Tranquilizers and Stuttering. J. Speech Dis. 25: 33, 1960.

CASARIN, M.: Osservazioni cliniche sull'azione miorilassante e tranquillante del farmaco RO 5-0690 nei balbuzienti. Boll. Soc. Ital. Fonet. Audiol. 11: 274, 1961/62. — CERCIELLO, P.: La D-anfetamina nella cura della balbuzie. Boll. Soc. Ital. Fonet. Sperim. etc. 7: 14, 1957. — CHESSICK, R. D., and R. L. MCFARLAND: Problems in psychopharmacological research. J. Amer. Med. Ass. 185: 237, 1963. — COMORETTO, R., and C. SACCO: Gli psicofarmaci nel trattamento della balbuzie. Considerazioni dopo un triennio di esperienze. Boll. Soc. Ital. Fonet. Audiol. 13: 361, 1964.

DELAINI, A.: Considerazioni sull'efficacia dell'acido glutammico nella terapia della balbuzie. Atti Laborat. Fonet. Univ. Padova, 2: 159, 1952. — DOUBEK, F., und E. PAKESCH: Zur komplexen Therapie des Stotterns. Wien. Med. Wschr. 102: 687, 1952.

FLATAU, TH. S.: Klinik und Behandlung des Stotterns. 2. Vers. Dtsch. Ges. Sprach-Stimmheilk. p. 55, Leipzig: C. Kabitzsch. 1929.

GARDE, E. J.: Traitement de certains bégaiements par le "goutte à goutte" intraveineux de dextramphétamine à fortes doses. J. de Méd. Nr. 25, Décembre, 1955; — Physio-pathologie et thérapeutique des bégaiements. Semaine des Hop. Paris, 33: Nr. 22, April 1957.

HABERMANN, G.: Über die Behandlung des Stotterns mit Methylpentinol (Subcorticalum). Arch. Ohren- usw. Heilk. 182: 680, 1963. — HALE, L. L.: A Consideration of Thiamin

Supplement in Prevention of Stuttering in Pre-Schhol Children. J. Speech Dis. 16: 327, 1951. — HOGEWIND, F.: Over Medicamenteuse Behandeling van het Stotteren. Logop. en Phoniat. 11: Nr. 7, 8; 1939; 11: 45, 1939; — Medical Treatment of Stuttering. J. Speech Dis. 5: 203, 1940.

KENT, L. R.: Carbon Dioxide Therapy as a Medical Treatment for Stuttering. J. Speech Dis. 26: 268, 1961; — The Use of Tranquilizers in the Treatment of Stuttering. J. Speech Dis. 28: 288, 1963. — KENT, L. R., and D. E. WILLIAMS: Use of Meprobamate as an Adjunct to Stuttering Therapy. J. Speech Dis. 24: 64, 1959.

PALASEK, J. R., and W. S. CURTIS: Sugar Placebos and Stuttering. J. Speech Hearing Res. 3: 223, 1960.

ROSENBERG, I. H.: An Experimental Investigation of Some Effects on Stutterers of Pacatal-Aided Group Psychotherapy. Dissertation Abstracts, 21: Nr. 10, April, 1961.

SACCO, C., and R. COMORETTO: Psicofarmaci e logopatie. Boll. Soc. Ital. Fonet. Foniat. Audiol. 11: 92, 1961/62. — SAMZELIUS-LEJDSTROEM, I.: Zur Frage der Stotterbehandlung. Mschr. Ohrenheilk. 69: 1120, 1935. — SCHAUBEL, H. J., and R. F. STREET: Prostigmin and the chronic stutterer. J. Speech Dis. 14: 143, 1949. — SCHIELE, B. C.: Newer drugs for mental illness. J. Amer. Med. Ass. 181: 126, 1962. — SCHOLZ, W.: Über Anwendung zentral wirkender Alkaloide bei Stotterern. Arch. Ohren- usw. Heilk. 165: 618, 1954. — SZALKA, W.: Die Pathogenese und Pharmakotherapie des Stotterns. Sprachheilarbeit, 10: Nr. 2, 1965.

THEISSING, G.: Die Bedeutung neuro-vegetativer Störungen in der Hals-Nasen-Ohrenheilkunde und ihre Behandlung mit Bellergal. Münch. Med. Wschr. 86: 1121, 1939.

VLASSOVA, N. A.: La valeur de la méthode complexe des traitement du bégaiement chez les enfants. Folia Phoniat. 16: 39, 1964. — VOELGYESI, F.: Hypnotherapie der Sprachstörungen. VI. Kongr. int. Ges. Logop. Phoniat. Budapest 1934, p. 78.

ZUMSTEEG, H.: Der Einfluß von Katarrhen der oberen Luftwege auf das Stottern. Arch. Sprach-Stimmheilk. 3: 183, 1939.

10. Pädagogik und Schulfürsorge

BRENKE, R.: Statistische Ergebnisse einer Schule für Sprachkranke. I. Vers. Sprachheilpädagogik, S. 41, 83: Hamburg, 1955.

EGGENBERGER, B.: Stotternde Schulkinder. Pro Infirmis, S. 28, Jan. 1947.

FRASER, M.: Stuttering: Treatment of the young stutterer in the school. Memphis: Speech Foundation of America, 1964. — FRENZEL, FR.: Die pädagogische und didaktische Behandlung stotternder und stammelnder Kinder. Mschr. ges. Sprachheilk. 11: 209, 257, 1901; — FRIEDLÄNDER, M.: Milieu und Stotterertherapie. I. Vers. Sprachheilpädagogik, p. 64, Hamburg, 1955.

GUTZMANN, A.: Bemerkungen zu den öffentlichen Heilkursen für stotternde Schulkinder. Mschr. ges. Sprachheilk. 3: Nr. 3 bis 4, 114, 1893.

HEIDRICH, C.: Die Persönlichkeit des Therapeuten. I. Vers. Sprachheilpädagogik, S. 68, Hamburg 1955. — HENNIG, A.: Stottererbehandlung im Kursus. I. Vers. Sprachheilpädagogik, S. 114, Hamburg, 1955. — HOPPE, H.: Unterrichtsmittel als Sprechhilfen. I. Vers. Sprachheilpädagogik, S. 86, Hamburg 1955.

JÜRGENSEN, H.: Schulleistung und Stottererbehandlung. I. Vers. Sprachheilpädagogik, p. 84, Hamburg 1955.

KNUDSON, T. A.: What the Classroom Teacher Can Do for Stutterers. Quart. J. Speech, 26: 207, 1940. — KOERBER, W.: Denksprechübungen bei Stotterern. I. Vers. Sprachheilpädagogik, p. 72, Hamburg 1955.

MANIG, H.: Kann der Sprachheilpädagoge dem Stotterer helfen? I. Vers. Sprachheilpädagogik, S. 120, Hamburg 1955. — MERÉSZ, PH.: Heilpädagogik des Stotterns. V. Kongr. int. Ges. Logop. Phoniat. p. 21, Wien 1932. — MIELECKE, A.: Über Stottern als pädagogischer Fehler und über Maßnahmen zu seiner Bekämpfung von seiten der Schule. Mschr. ges. Sprachheilk. 17: 44, 1907.

ROTHE, K. C.: Die pädagogische Therapie der assoziativen Aphasie (Stottern). II. Int. Kongr. Logop. Phoniat. Wien. p. 72, 1926.

SCHNEIDER, P.: Le bégaiement initial traité en (lère) année d'école. Pro Infirmia, p. 24, Jan. 1947. — SEFFER, H.: Der stotternde Schüler. Hambg. Lehrerztg. Nr. 11, S. 47, 1939. —

SÖDER, H.: Die Heilkurse für stotternde Volksschüler in Hamburg. Mschr. ges. Sprachheilk. 17: 66, 1907. — STAPS, H.: Das Handpuppen-Stehgreifspiel als sprachtherapeutische Hilfe. I. Vers. Sprachheilpädagogik, p. 77, Hamburg 1955. — STEINIG, K.: Heimbehandlung stotternder Kinder. I. Vers. Sprachheilpädagogik, p. 46, Hamburg 1955. — STEVENS, M.: Why Class Work is of Limited Value in the Treatment of Stuttering. Pedagogical Seminary, 24: 36, 1917. — STODDARD, C. B.: A Public School Approach to Treatment of Stuttering. J. Speech Dis. 4: 219, 1939. — SWIFT, W. B.: Can Stuttering be Outgrown? Quart. J. Speech, 5: 368, 1919.

TOMPKINS, E.: Stammering is Outgrown. Quart. J. Speech 5: 254, 1919. — TRIEGLAFF, E.: Die Stottererbehandlung in der Sprachheilschule. I. Vers. Sprachheilpädagogik, p. 53, Hamburg 1955.

WATZL, I.: Statistische Erhebungen über das Vorkommen von Sprachstörungen in den Wiener Schulen. I. Kongr. int. Ges. Logop. Phoniat. Wien 1924, p. 23. — WULFF, J.: Fragen zur äußeren und inneren Umgestaltung der Stotterertherapie in der Sprachkrankenschule. I. Vers. Sprachheilpädagogik p. 9, 57, Hamburg 1955.

11. Bücher

BARBARA, D.: Stuttering: A Psychodynamic Approach to its Understanding and Treatment. New York: Julian Press, 1959; — New directions in stuttering: Theory and practice. Springfield: C. C. Thomas, 1965. — BENDER, J. F.: The Personality Structure of Stuttering. New York: Pitman, 1939. — BLOCH, P.: O Problema da Gagueira. Rio de Janeiro: Coleção Fala, 1958. — BLOODSTEIN, O., and E. J. BRUTTEN: Stuttering problems. In: Rieber and Brubaker: Speech Pathology. Amsterdam: North Holland Publ. Co. 1966. — BLUEMEL, C. S.: The Riddle of Stuttering. Danville, Ill.: Interstate Publishing Co. 1957. — BROOK, F.: Stammering and its Treatment. London: Pitman, 1957. — BROWNING, W.: The Etiology of Stammering, and Methods for its Treatment. Neurographs. 1.: Nr. 4, 213, New York: A. T. Huntington, 1915. — BRYNGELSON, B., M. E. CHAPMAN and O. K. HANSEN: Know Yourself: A Handbook for those who Stutter. Burgess, 1950.

COLOMBAT DE L'ISÈRE: Du Bégaiement et de tous les autres vices de la parole traités par des nouvelles méthodes. Paris: 1830.

DENHARDT, R.: Das Stottern, Leipzig: E. Keil, 1890; — Wahrheit und Verleumdung in der Stotternheilkunde. Berlin: H. Steinitz, 1893. — DENNISON, W. D.: The Correction of Stammering. Toronto: Dennison, 1941. — DIEHL, C. F.: A Compendium of Research and Theory on Stuttering. Springfield, Ill.: C. C. Thomas, 1959.

FRASER, M. (Edit.): Stuttering: Training the therapist. Memphis: Speech Foundation of America, 1966. — FREUND, H.: Psychopathology and the problem of stuttering. Springfield: Thomas, 1966. — FRÖSCHELS, E.: Die sprachärztliche Therapie im Kriege. Wien. Urban & Schwarzenberg, 1919; — Das Stottern. Wien: Deuticke, 1925.

GODTFRING, O.: Praktische Anleitung zur Beseitigung des Stotterns. Leipzig: Dürr, 1906. — GOTTLOBER, A. B.: Understanding Stuttering. New York: Grune and Stratton, 1953. — GREENE, J. S.: I was a Stutterer. New York: Grafton Press, 1932. — GRÜNBAUM, F.: Erklärung des Stotterns, dessen Heilung und Verhütung. Leipzig: Benno Konegen, 1897. — Das Stottern und seine gründliche Beseitigung durch ein methodisch geordnetes und praktisch erprobtes Verfahren. Berlin: Staude, 1910; — Das Stottern. Frankfurt: Rosenheim, 1898. — GUTZMANN, H. jr.: Gutzmanns Sprechübungsbuch. Berlin: Staude, 1942.

HAHN, E. F.: Stuttering: Significant Theories and Therapies. Stanford Univ. Press, 1956. — HAUSDÖRFER, O.: Durch Nacht zum Licht! Breslau: W. G. Korn, 1933. — HENNIG, W.: Beiträge zur Erforschung des Stotterns. Schule und Psychologie Nr. 12, München: E. Reinhardt, 1959. — HENNIG, W., und F. RINGSDORFF: Hinweise für Eltern und Erzieher stotternder Kinder. München: Reinhardt, 1959.

JOHNSON, W. (Edit.): Stuttering in Children and Adults. Minneapolis: Univ. of Minnesota Press, 1955; — The Onset of Stuttering. Minneapolis: Univ. of Minnesota Press, 1959. — JORDAN-LEIPZIG, L.: Verhütung und Heilung des Stotterns. Berlin: Vorwärts, 1910.

LIEBMANN, A.: Die Pathologie und Therapie des Stotterns mit Übungstafeln in völlig normaler Sprache. Vorlesungen über Sprachstörungen. Nr. 1. Berlin: O. Coblentz, 1924.

MCDOWELL, E. D.: The Educational and Emotional Adjustments of Stuttering Children. New York: Columbia Univ. Teachers Coll. 1928.

PASCHEN, P.: Das Paschen-Sprachheilverfahren. Hannover: A. Madsack, 1944. — PICHON, E., und S. BOREL-MAISONNY: Le Bégaiement. Paris: Masson, 1937.

SCHNEIDER, P.: Wenn Kinder und Jugendliche stottern. Olten, Schwiez: O. Walter, 1946. — STEINHARDT, I.: Über das Stottern. München: Gmelin, 1925.

VAN RIPER, C., and L. GRUBER: A Casebook in Stuttering. New York: Harper, 1957.

WARNECKE, L.: Übungsbuch für Stotternde. Berlin: Selbstverlag.

VI. Psychoneurotische Störungen der Rede: Logoneurosen

1. Erwartungsneurotische Störungen der Rede: Logophobie

Synonyma. Logopudie, Lalophobie, Lalopudie, inneres Stottern, Sprechangst, Sprechscheu, Lampenfieber.

Definition. Infolge von subjektiver Sprechfurcht kommen manchmal geringfügige Hemmungen der mitteilenden Rede zustande, welche sich von anderen neurotischen Sprechstörungen, insbesondere dem Stottern unterscheiden. Man hat sie daher auch „Formes frustes" des Stotterns genannt (C. BIAGGI, 1899), weil keine äußerlich erkennbaren Störungen der Rede, wohl aber die gleiche seelische Hemmung vorliegen. Mehr darüber haben J. S. GALANT (1934) sowie DOUGLASS und QUARRINGTON (1952) geschildert.

Ätiologie. Manche psychisch und konstitutionell labile Personen können sich der *Erwartungsangst* nicht erwehren, daß sie bei gewissen Leistungen versagen müssen. Dieser Glaube zwingt sie zur Produktion ihrer Symptome. Solche Sprechhemmungen erinnern daher an Platzangst (*Agoraphobie*) oder an sexuelle Neurosen. In bestimmten Situationen macht sich zufolge übermäßiger Fixierung der Aufmerksamkeit an das Ausführungsorgan die Hemmung bemerkbar und stört die Funktion der an sich gesunden Organe. Zumeist beruht die zugrunde liegende Ursache in früheren Enttäuschungen, unangenehm betonten Vorstellungen oder Unlustgefühlen. Sie ist oft in tiefe Schichten des Bewußtseins verdrängt. In den Fällen von schwerer *Psychopathie* bereitet daher die psycho-therapeutische Analyse des Krankheitsgeschehens bisweilen erhebliche Schwierigkeiten.

Symptome. Solche Kranke klagen über allgemeine oder zeitweise *Sprechangst*, wodurch sie subjektiv viel mehr bedrückt sind, als man ihnen objektiv ansieht. Während dieser Schilderungen erleidet der Redefluß eine plötzliche Stockung. Dann blicken die Patienten unruhig herum oder lenken das Gespräch auf ein anderes Thema. Wegen dieser wenig auffallenden sicht- und hörbaren Symptome soll man derartige Störungen nicht mit dem gefürchteten Namen des Stotterns belegen.

Obwohl es sich in solchen Fällen eigentlich immer um eine Form des *inneren Stotterns* handelt, legen die Patienten großen Wert darauf, nicht als Stotterer angesehen zu werden. Diesen Gefallen soll man ihnen gerne tun. Wie beim kleinen Kinde kann nämlich durch die Bezeichnung einer Sprechhemmung als Stottern, und durch wenig rücksichtsvolle Einstellung zu den Schwierigkeiten des Leidenden, erst recht das manifeste und *veräußerlichte* Stottern ausgelöst werden. Die Symptome des Einzelfalles können recht eigentümlich sein. So lieferte F. WINNEFELD (1962) die eingehende Beschreibung eines Falles von „irregulär streuendem Einzelwort-Mutismus", der nach acht Monaten ausgeglichen war.

Die **Diagnose** ist auf Grund der *anamnestischen Schilderungen* zu stellen. Außer den gelegentlichen Unterbrechungen der Rede sieht man nur die nervöse Veranlagung oder die vegetative Labilität des Kranken. Um so aufschlußreicher erweist sich wieder die Untersuchung des vegetativen Nervensystems sowie die *psychologische Persönlichkeitsanalyse*. Daraus ergeben sich die Anhaltspunkte für ätiologisch wichtige seelische Traumata und Hinweise auf die Eigenheiten der Psychodynamik. Betrachten wir dies an einem Beispiel.

Roslyn S. Eine hübsche und geschmackvoll gekleidete 20jährige Sekretärin mit freundlichen Manieren schildert unter Tränen, daß man ihre schüchterne, undeutliche und unsichere Redeweise nicht verstehe und sie unaufhörlich zum Wiederholen und lauteren Sprechen auffordere.

Vorgeschichte. Der Vater ist 59 Jahre alt, ein chronisch kranker und arbeitsloser Schneider. Die Mutter ist 52jährig und arbeitet in einer Fabrik. Beide stammen aus Galizien. Zwei ältere Schwestern sind verheiratet. Ein Bruder ist 22jährig. Obwohl die elterliche Wohnung vier Zimmer umfaßt, schläft sie mit diesem Bruder im selben Raum. Als Kind war sie verschlossen, ängstlich, *litt an Stottern,* Bettnässen, Angstträumen, Zornausbrüchen und Strampelanfällen, wann immer die Eltern sich stritten. Mit 10 Jahren trat Masturbation auf, worüber sie sich schuldbewußt und verwirrt fühlte. Sie war eine gute Schülerin, fürchtete sich aber stets vor dem Aufsagen in der Klasse und hatte wenig Schulfreunde. Seit sie erwachsen ist, teilt sie die Interessen und Unterhaltungen der durchschnittlichen jungen Mädchen. War nie ernstlich krank. Unterzog sich kürzlich einer Nasenplastik.

Befund. Obere Luftwege normal, körperlich gut entwickelt. *Stimme*: hohe Sprechlage, geringe Lautstärke, dünner resonanzloser Klang. *Sprache*: langsam, zögernd, aber nie stotternd. Liest langsam, jedoch mit gutem Verständnis. Weint unaufhörlich, während sie ihre gehemmte, unklare, eindruckslose und unsichere Redeweise beschreibt.

Psychologisches Gutachten. Im Vordergrund stehen paranoid-phobische Züge, depressive Stimmungslage und Unausgeglichenheit. Weint bereitwillig, wenn sie von ihrer gesellschaftlichen Unzulänglichkeit und der mütterlichen Kritik spricht. Gebraucht Medikamente zum Ausgleich von prämenstrueller Tension. Zeigt tiefliegende Konflikte der weiblichen Identifizierung. Befand sich in ständiger Rivalität mit dem Bruder. Scheint mit ihrem Äußeren unzufrieden, obwohl sie ihre Erscheinung intellektuell betont. Anzeichen von phobischer Einstellung gegenüber Männern und sexuellen Problemen, als ob sie vor den physischen Tatsachen zurückschreckte. Ihre Zeichnungen betonen Schuldgefühle gegenüber Masturbation. Befindet sich in ständigem Konflikt mit der Familie, will sich losreißen, streitet, bleibt dann aber doch. Es handelt sich um einen verlängerten juvenilen Konflikt mit zwangs-hysterischen Abwehrhandlungen und einigen schizoiden Tendenzen.

Graphologische Analyse (Prof. *K. Roman*). Ein rechtshändiges Mädchen mit überdurchschnittlicher Schriftbegabung. Ihre grapho-motorische Leistung ist flink, flüssig, jedoch arhythmisch, was namentlich im strukturlosen Test der Wellenlinien bemerkbar ist. Die Schrift zeigt Unterbrechungen, Flicken, Streichungen und Überschreiben, alles geschickt vorgenommen. Nach der Schrift handelt es sich um *latentes Stottern.* Im Gesamteindurck scheint eine nervöse, empfindsame, furchtsame und feindselig-aggressive Persönlichkeit im Konflikt mit Mutter und Schwester auf. Darüber weint sie auch anhaltend.

Musikalische Prüfung. Durchschnittliches Interesse, keine Musikkenntnisse, singt in durchschnittlicher Weise, erkennt populäre Melodien, kann nicht pfeifen, mittelmäßiges Tongedächtnis, Gesamteindruck einer niedrig durchschnittlichen Musikalität. Weint beständig, als sie über zugeschnürte Kehle und versteifte Atemstellung klagte.

Eindruck. Logopudie auf Grund eines verlängerten juvenilen Seelenkonfliktes in Verbindung mit phobisch-hysterischer Charakterhaltung nach nervöser Kindheit und früherem Stottern.

Die **Therapie** sucht die vorliegende Neurose durch *psychotherapeutische Aufklärung* über die wahren Ursachen der Schwierigkeiten auszugleichen. Daneben sind *suggestiv betonte Übungen* der richtigen Atmung, Phonation und Artikulation manchmal von ablenkender Wirkung. Man muß sich nur hüten, die Aufmerksamkeit des Patienten übermäßig auf seine Sprechleistung zu lenken. Die Dauer einer solchen Behandlung ist natürlich schwer vorherzusagen. Sonstige

Einzelheiten der Behandlungstechnik hat H. FREUND (1934, 1955) auf Grund seiner Selbstbeobachtung empfohlen. J. M. GROSSBERG (1965) empfahl die neuen Prinzipien der *Verhaltungsbehandlung* (behavior therapy) wie zum Überkommen des Lampenfiebers. Der Patient übt zuerst allein und dann vor einer wachsenden Zuhörerzahl.

Die **Prognose** ist meist gut, aber wie bei allen sogenannten funktionellen Leiden von der Konstitution, dem Willen und der Einsicht des Behandelten abhängig. Im Gefolge von weiteren seelischen Belastungen kann aber auch das innere Stottern in die veräußerlichte Form der stotternden Sprechstörung ausarten.

Literatur

Logophobie

BIAGGI, C.: Sulla balbuzie frusta. Arch. Ital. Otol. etc. 9: 1899.

DOUGLASS, E., and B. QUARRINGTON: The Differentiation of Interiorized and Exteriorized Secondary Stuttering. J. Speech Dis. 17: 377, 1952.

FREUND, H.: Über inneres Stottern. Z. ges. Neurol. Psych. 151: Nr. 4/5, 1934; — Über inneres Stottern. Mschr. Ohrenheilk. 69: 146, 1935; — Le bégaiement interieur. Rev. Franç. Phoniat. 4: 15, 1936; — Studies in the interrelationship between stuttering and cluttering. Folia Phoniat. 4: 146, 1952; — Psychosis and stuttering. Folia Phoniat. 7: 133 1955.

GALANT, J. S.: Über Sprechangst (Logophobie und Sprechscheu (Logopudie). Mschr. Ohrenheilk. 68: 1114, 1934. — GROSSBERG, J. M.: Successful behavior therapy in a case of speech phobia ("stage fright"). J. Speech Dis. 30: 285, 1965. — GUTZMANN, H.: Lehrbuch der Sprachheilkunde. Berlin: Kornfeld, 1924.

NADOLECZNY, M.: Sprachstörungen. In Hdb. Hals- usw. Heilk. von DENKER und KAHLER. 5: 1076, 1929.

WINNEFELD, F.: Über komplex verursachte Sprechhemmung. Wiss. Z. Univ. Halle. 11: 1763, 1962.

2. Freiwilliges Schweigen: Elektiver Mutismus

Synonyma. Thymogener Mutismus, Aphrasia voluntaria, Sprechscheu, sprachlicher Negativismus, KUSSMAULS Aphasie, Voluntary mutism, Sprachverweigerung.

Definition. Als freiwilliges Schweigen bezeichnet man die zeitweise Stummheit infolge einer schweren Gemütshemmung seelisch überempfindlicher Kinder.

Ätiologie. Diese in der sprachärztlichen Praxis ziemlich seltene Störung ist von J. SPIELER (1944) ausführlich studiert worden. Seine 54 aus dem Schrifttum und aus eigenen Beobachtungen nach didaktischen Gesichtspunkten zusammengestellten Krankengeschichten ermöglichen einige allgemeine Schlußfolgerungen. Weitere Beiträge stammen von A. MISCH (1952), sowie von EHRSAM und HEESE (1954, 1956). In Amerika hat L. M. SMAYLING (1959) auf sechs derartige Beobachtungen verwiesen.

Oft war eine allgemeine oder spezifische *erbliche Belastung* durch andere psychopathische Zustände, bzw. durch das gleiche Leiden in der Familie nachweisbar (H. LOEBELL, 1933). Häufig lagen überdies *charakterliche Veränderungen* im Sinne von Angst, Verschlossenheit, Trotz, Hemmung, Gemütsweiche, neurotischer Veranlagung oder von Minderwertigkeitsgefühlen vor. Zehn von 12 ärztlich genau untersuchten Kindern ließen Rhachitis erkennen. Im Hinblick auf HULDSCHINSKYS Beschreibung der negativistischen Züge, der Schweigetendenzen und der weiteren seelischen Entwicklungshemmungen im Gefolge der zerebralen Rhachitis kann man diesem Befunde vielleicht eine gewisse *disponierende Bedeutung* entnehmen.

Auch die anderen *schwächenden Krankheiten* des Kindesalters sind von allgemein schädlichem Einfluß, sobald sie gehäuft vorkommen. Allerdings darf man sich darunter nicht etwa einen spezifischen Einfluß auf das zeitweise Verstummen vorstellen. Vielmehr sieht man heute in allen derartigen krankmachenden Umständen eine Beeinträchtigung des körperlichen Wohlbefindens dieser Kinder. Wenn dann weitere seelische Schäden von der Umwelt ausgehen, entwickelt sich schließlich der psychogene Protest gegen eine solche Häufung von hemmenden Schädigungen der kindlichen Entwicklung.

Zu den *Umwelteinflüssen* gehören vor allem die Erziehungsfehler von Seiten unverständiger, emotionell gestörter oder unter einander hadernder Eltern. Die unmittelbar *auslösenden Ursachen* der Schweigeanfälle umfassen verschiedene seelische Schreckerlebnisse, grobe ärztliche Eingriffe, Verspottung durch Spielgefährten, falsche pädagogische Behandlung in der Schule u. dgl. Unter solchen Umständen kommt es dann zur stummen Auflehnung der konstitutionell disponierten oder *psychopathischen* Kinder gegen die untragbar gewordenen Einflüsse der Umgebung.

Symptome. Im Gegensatz zu anderen Sprachstörungen überwiegt das männliche Geschlecht nicht wesentlich. SPIELERS 54 Fälle bestanden aus 30 Knaben und 24 Mädchen. In unserem eigenen Beobachtungsmaterial in Wien handelte es sich vorwiegend um *Mädchen*. In New York jedoch war das Geschlechtsverhältnis der Fälle von 1956—1961 anders, nämlich 49 Knaben und 2 Mädchen. Aus der Vorgeschichte erfährt man, daß die Sprachentwicklung teils normal, teils verspätet verlaufen war. Auf jeden Fall besteht keine Beziehung zur familiären Sprachschwäche. Häufig fällt das erste Auftreten des Schweigens mit dem *Schuleintritt* zusammen. Wie bereits bemerkt, sehen die Kinder oft rhachitisch, schwächlich, körperlich zurückgeblieben, asthenisch oder unterernährt aus. Fast immer fallen *vegetative* Störungen auf, ferner verkrampfte Motorik und weitere neurotische Zeichen, wie Bettnässen oder ständiges Grimassieren.

Aus der *psychologischen Untersuchung* ergeben sich schwere seelische Hemmungserscheinungen. Die Intelligenz erweist sich dabei meist als normal. Geistesschwäche liegt nur ausnahmsweise vor. Dann handelt es sich auch nicht mehr um klare Fälle des freiwilligen Schweigens, sondern um autistische Züge nach Hirnschädigung. Nicht immer ist das hartnäckige Schweigen gegenüber allen Personen in gleicher Weise vorhanden. Vielmehr sprechen die Kinder öfters mit bestimmten Gespielen, ausgesuchten Verwandten oder bevorzugten Erziehern. Daher kommt auch die neue Bezeichnung als *elektiver Mutismus* (M. TRAMER, 1934).

Mitunter bestehen *weitere Störungen der Sprechweise*, wie Stammeln, Lispeln oder Stottern. M. SEEMAN (1962) beschrieb fünf genaue Krankengeschichten von elektivem Mutismus. Sie enthalten ferner die erste Beobachtung der Verbindung des oralen Mutismus mit *zeitweiser Hemmung auch der schriftlichen Verständigung*. Solche Fälle können dann dem Zustand des völligen Zusammenbruches der Kommunikation auf hysterischer Grundlage ähneln, wie unser Fall auf S. 817. Hierzu ein eigenes Beispiel.

Erika K., 12 Jahre, Familie angeblich ohne Besonderheiten. *Vorgeschichte.* Geburt schwer und von langer Dauer mit Asphyxie. Sitzen, Gehen und Sprechen wurden spät erlernt, langsame Sprechfortschritte. In der Schule oft Ohnmachtsanfälle, schlechte Schulleistungen. Sie ist immer scheu, zurückgezogen und *schweigt oft monatelang.*

Befund. Asthenisches, schwächliches, scheues, nervöses Kind mit gebeugter Körperhaltung. Cutis marmorata mit häufigem Erröten, Grimassieren, athetoide Greifbewegungen der Hände. Augen, Ohren und obere Luftwege bis auf Deckbiß normal. *Sprache.* (R) fehlt, sonst sind die isolierten Laute normal. Beim Lesen und Sprechen ist die Lautbildung jedoch sehr undeutlich. Schwerfällige Wortfindung. Fragen beantwortet sie nur sehr zögernd, mit niedergeschlagenen Augen, unter Erröten und mit leiser Stimme.

Eindruck. Sprechscheu (Logopudie) mit zweitweise elektivem Schweigen bei neurovegetativer Dystonie und leichter Chorea nach Geburtsschädigung.

Diagnose. Neben den anderen organischen und psychogenen Formen der Stummheit muß man vor allem Autismus, kindliche Schizophrenie, Schwachsinn, Hydrozephalus und Lues connata ausschließen, wie TH. ZIEHEN (1933) betont hat. Dazu ist die *psychologische Prüfung* und die genaue *neurologische Untersuchung* nötig. Dann läßt man den gesamten körperlichen Zustand vom *Kinderarzt* begutachten, um die meist erforderlichen Maßnahmen zur Behebung des körperlichen Entwicklungsrückstandes und der allgemeinen psychopathischen Erscheinungen einzuleiten.

In ihrem Abschnitt über die psychologische Untersuchung von Kindern mit Kommunikationsstörungen (S. 371) befaßte sich C. SEIDEL eingehend mit den *psychoanalytischen* (ADAMS und GLASNER, 1954; BROWNE et al., 1963; ELSON et al., 1965; MORA et al., 1962; PUSTROM und SPEERS, 1964; A. WEBER, 1950), den *behavioristischen* (G. F. REED, 1963; J. V. MORRIS, 1963; REID et al., 1967; D. J. SALSFIELD, 1950), sowie den *lerntheoretischen* Gesichtspunkten des elektiven Mutismus. Dort sind auch die Einzelheiten der psychologischen Prüfmethoden und ihrer Ergebnisse beschrieben.

Therapie. Die jeweils angezeigten ärztlichen Maßnahmen ergeben sich aus den erhobenen Befunden. Vor allem ist ein *Milieuwechsel* zur Abstellung der Erziehungsfehler wichtig. Dies erreicht man am besten durch *heilpädagogische Beratung* und Führung. Daher sollen die Kinder in einer entsprechend eingerichteten *Erziehungsanstalt* untergebracht werden. In der neuen und einfühlenden Umgebung beginnen sie von selbst zu sprechen, wenn sie sich unbeobachtet fühlen. Dies kann auch im *Kindergarten* unter den Gleichaltrigen gelingen. Auffallender Weise sind viele solcher teils verzärtelten, teils durch lieblose Behandlung verschüchterten Kinder nicht im Kindergarten gewesen. Mit Sprachübungen ist natürlich nichts zu erreichen, weil die kleinen Patienten bei jedem absichtlichen Versuch der Aufforderung zum Sprechen nur um so hartnäckiger schweigen. Alle Zwangsmaßnahmen sind daher völlig verfehlt.

Die **Prognose** gilt im allgemeinen als gut, sobald die Erziehung in die richtigen Bahnen gelenkt ist. Man staunt manchmal, wie sich die anfangs als unbegabt geltenden Kinder unter der richtigen Führung zu entwickeln beginnen. Eine etwaige konstitutionelle Schwäche muß man natürlich durch vorsichtige körperliche Beschäftigung auszugleichen versuchen.

3. Freiwilliges Flüstern: Elektive Aphonie

Synonyma. Aphonia voluntaria, habituelle Stimmlippenlähmung, psychogene Aphonie der Kinder, thymogene Aphonie.

Definition. Freiwilliges Flüstern ist eine als Stimmstörung erscheinende Sprechhemmung durch den Verzicht auf den Gebauch der vorhandenen stimmhaften Sprache.

Ätiologie. Es handelt sich um eine psychogene Hemmung der Rede auf Grund mangelhafter Sprechlust. H. Gutzmann (1902, 1912) führte sie manchmal auf früheres *Stottern* zurück, zumal dann, wenn die Kinder bemerkt hatten, daß sie flüsternd besser reden konnten. Sonst kommen die gleichen Ursachen wie im Falle des freiwilligen Schweigens in Betracht.

In bezug auf die Bezeichnungsfrage verweisen wir auf J. Spielers (1944) Bedenken, diese Äußerung der Sprechscheu als „freiwillig" zu bezeichnen. Er schlug deshalb den Terminus „thymogener Mutismus bzw. Aphonie" vor, weil die psycho-physisch bedingte Reaktion des Schweigens oder Flüsterns nicht wirklich freiwillig erfolge. Dazu ist aber zu bemerken, daß der thymogene Mutismus eine wohlumschriebene Sprechkrankheit der Erwachsenen darstellt. Er pflegt nach Schreckerlebnissen plötzlich aufzutreten und hat mit der andauernden sprachlichen Ausdruckshemmung der schweigenden oder flüsternden Kinder mit Ausnahme der konstitutionellen Disposition nichts gemein. Damit wollen wir uns im nächsten Kapitel befassen.

Symptome. Im Verlaufe der Untersuchungen finden wir wieder *erblich* belastete, *konstitutionell* schwächliche oder nach langer Krankheit körperlich *zurückgebliebene* Kinder mit deutlichen *neurotischen* Zügen. An den oberen *Luftwegen* sind keine krankhaften Veränderungen zu sehen. Falls etwas mit den Mandeln, Wucherungen oder Zähnen nicht in Ordnung sein sollte, handelt es sich um rein zufällige Befunde.

Ebenso ist die *Stimme* vorhanden und klar, was man entweder während der Laryngoskopie, oder bei gelegentlichen zaghaften Stimmäußerungen hört. Meist flüstern aber die Kinder in tonloser Weise. Nach langem Bestehen des Leidens kann der Verzicht auf die Stimmleistung zu leichter Inaktivitätsatrophie der Stimmlippen führen. Man findet dann die Stimmlippen von einer außerordentlichen Zartheit und reinen Weißheit, wie sie eben nur im unberührten Zustande der abgestellten Funktion möglich sind. Solche *habituelle Lähmungen* hat H. Gutzmann sen. (1912) beschrieben. Heute scheinen sie recht selten zu sein.

Die *Aussprache* ist teils normal, teils durch andere infantilistische Artikulationsstörungen entstellt. Daß die weitere Entwicklung der Sprache und der Schulfortschritt zurückbleiben, kann nicht verwunderlich sein. Dies zeigt das nächste Beispiel.

Edith A., 10 Jahre. *Vorgeschichte.* Der Großvater der Mutter ist im Säuferwahn gestorben, auch deren Vater war Trinker, deren Bruder starb an schwachsinniger Mikrozephalie. Durch häusliche Zwiste ist das Kind sehr nervös geworden, hat oft Gähnkrämpfe und lernt sehr schlecht.

Befund. Asthenisches, blasses, schlecht genährtes, furchtsames, abweisendes und offensichtlich neuropathisches Kind. Sinnesorgane und *Luftwege* normal. Während der Laryngoskopie klingt die *Stimme* durchaus normal. *Sprache.* Das Kind wagt kaum ein einziges lauteres Wort mit klarer Stimme zu sagen, sondern flüstert meist stimmlos und erst nach langem Zureden. Lesen erfolgt stockend und unsicher. *Intelligenz* ist normal.

Eindruck. Sprachscheu (Logopudie) mit freiwilligem Flüstern.

Diagnose. Zum Unterschied von der bei Erwachsenen nach Schreckerlebnissen *plötzlich* eintretenden psychogenen Aphonie und Dysphonie bedeutet das elektive Flüstern der Kinder die Folge einer hartnäckigen und *lange bestehenden* Gemütsstörung. Über deren Ursachen klärt wieder das *psychologische* und das *pädiatrische* Gutachten auf. Organische Störungen der laryngealen Beweglichkeit wegen

Rekurrensparalyse, muskulären Lähmungen toxischen Ursprunges, oder auf Grund von Papillomatosis laryngis sind natürlich durch die *laryngologische* Untersuchung auszuschließen. Wenn das einmal an einem störrischen Kinde mit der einfachen indirekten Laryngoskopie nicht gelingen sollte, muß man sich zur direkten Laryngoskopie unter allgemeiner Narkose entschließen.

Die **Therapie** besteht vorerst in liebevoller und verständiger *Psychotherapie*, Milieuwechsel und Abstellung der Erziehungsfehler. Mit dem Kinderarzt beraten wir die *allgemeine Behandlung*. Dann geht man zur vorsichtigen *Stimmbehandlung* über. Während dieser Sitzungen lernen die Kinder den normalen Gebrauch der Stimme durch lustiges Summen, Singen, ausdrucksbetonte Lautäußerungen oder fröhliche Kinderspiele. Dabei hilft die Nachahmung der Vibrationsempfindungen am normalen Kehlkopf des Behandelnden.

Die **Prognose** hängt von mehreren Faktoren ab: dem Grade und der Ursache der seelischen Störung; der Möglichkeit ihrer Beseitigung; sowie vom gesamten Verhalten des Kindes zur Umwelt. Mit richtiger Behandlung ist aber das Leiden meist leicht zu beseitigen.

Literatur

Elektives Schweigen und Flüstern

ADAMS, H. M., and P. J. GLASNER: Emotional Involvements in some Forms of Mutism. J. Speech Dis. 19: 59, 1954.

BROWNE, E., V. WILSON, and P. C. LAYBORNE: Elective Mutism in Children J. Amer. Acad. Child Psychiat. 2: 605, 1963.

EHRSAM, E., and G. HEESE: Pädagogische Betrachtungen zum elektiven Mutismus. Z. Kinderpsychiatrie, 21: 12, 1954; 23: 7, 1956. — ELSON, A., et al.: Follow-up Study of Childhood Elective Mutism. Arch. Gen. Psychiat. 13: Aug. 1965.

GLAUBER, I. P.: Speech Characteristics of Psychoneurotic Patients. J. Speech Dis. 9: 18, 1944. — GUTZMANN, H., SEN.: Sprachentwicklung des Kindes und ihre Hemmungen. IV. Vers. Ver. Kinderforschung, Jena, 1902; — Über habituelle Stimmbandlähmungen. Berl. klin. Wschr. 49: Nr. 47, 1912.

LESCH, E.: Über einen Fall von freiwilligem Schweigen. IV. Vers. Dtsch. Ges. Sprach-Stimmheilk. München 1933, S. 67. — LOEBELL, H.: Zur Frage des freiwilligen Schweigens. IV. Vers. Dtsch. ges. Sprach-Stimmheilk. München 1933, p. 61.

MISCH, A.: Elektiver Mutismus im Kindesalter. Z. Kinderpsychiatrie, 19: 49, 1952 (Ausführliches Schrifttum). — MORA, G., S. DE VAULT and E. SCHOPLER: Dynamics and Psychopathology of Identical Twins with Elective Mutism. J. Child Psychol. Psychiat. 3: 41, 1962. — MORRIS, J. V.: Cases of Elective Mutism. Am. J. Ment. Welf. 4: 661, 1963.

PUSTROM, E., and R. W. SPEERS: Elective Mutism in Children. J. Amer. Acad. Child Psychiat. 3: 287, 1964.

REED, G. F.: Elective Mutism in Children. J. Child Psychol. Psychiat. 4: 99, 1963. — REID, J. B., N. HAWKINS et al.: A Marathon Behavior Modification of a Selectively Mute Child. J. Child Psychol. Psychiat. 8: 27, 1967. — ROTHE, C.: Sprachscheue Kinder, Mschr. Ohrenheilk. 62: 904, 1928.

SALSFIELD, D. J.: Observations on Elective Mutism in Children. J. Ment. Sci. 96: 1024, 1950. — SEEMAN, M.: Ein Beitrag zum elektiven Mutismus. Wiss. Z. Univ. Halle, 11: 1675, 1962. — SILVER, A. A.: Diagnosis and Prognosis of Behavior Disorder Associated with Organic Brain Disease in Children. J. Insur. Med. 6: 38, 1951. — SMAYLING, L. M.: Analysis of Six Cases of Voluntary Mutism. J. Speech Dis. 24: 55, 1959. — SPIELER, J.: Schweigende und sprachscheue Kinder. Olten: O. Walter, 1944. (Ausführliches Schrifttum.) — STRAIT, R.: Clinical Notes. A. Child Who Was Speechless in School and Social Life. J. Speech Dis. 23: 253, 1958.

TRAMER, M.: Elektiver Mutismus bei Kindern. Z. Kinderpsychiat. 1: 30, 1934.

WEBER, A.: Zum elektiven Mutismus der Kinder. Z. Kinderpsychiat. 17: 1, 1950.

ZIEHEN, TH.: Diskussion. IV. Vers. Dtsch. Ges. Sprach-Stimmheilk. S. 75, München: 1933.

4. Neuropathische Sprechstörungen: Logasthenie

Synonyma. Neurasthenische Sprachstörung, Dysarthria asthenica, psychasthenische Logopathie.

Definition. Die neuropathische Sprechstörung ist eine Teilerscheinung der konstitutionellen Neuropathie und umfaßt einen phonischen Symptomenkomplex von Fehlleistungen in bezug auf sämtliche Funktionen der Lautsprache. Hinsichtlich der Krankheitsbezeichnung sei auf die psychiatrischen Begriffsbestimmungen am Eingang des nächsten Kapitels über psychopathische Kommunikationsstörungen verwiesen. A. FERRARO (1952) definierte die Neurasthenie als eine somatische vegetative Neurose, welche in die gemeinsame Kompetenz der internen Medizin, Neurologie und Endokrinologie gehört.

Ätiologie. Obwohl derartige Kranke ihre Schwierigkeiten in der Lebensführung auf mannigfaltige Mißgeschicke zurückführen, beruht die letzte Ursache der zugehörigen sprachlichen Symptome in der Eigenart der gesamten *erbbedingten und angeborenen* psycho-physischen Konstitution. Dazu gehört die fahrige und labile Anlage, welche sich in den individuell verschiedenen nervösen Erscheinungen auf dem weiten Grenzgebiete zwischen Gesundsein und Krankheit äußert. Durch die allgemeine Hemmung der gesamten Gedächtnisleistung werden auch die vielfältigen sprachlichen Störungen der Wortfindung und Lautbildung verursacht. Wenn wir nun das ältere Schrifttum durchsehen, ergibt sich auf Grund einiger Angaben von H. GUTZMANN sen. (1911), R. KRAFFT-EBING (1901) oder H. STERN (1924) ungefähr folgendes Bild.

Symptome. Infolge der Gedächtnishemmungen besteht gesteigerte Vergeßlichkeit mit häufigen Unterbrechungen des Redeflusses. Dadurch entsteht eine *stockende Diktion* mit amnestischen Erscheinungen. Die Wortfindung ist unbeholfen und macht einen verlegenen Eindruck. Intellektuelle Ermüdungsvorgänge verursachen mangelhafte Assoziationsleistungen. Deshalb kann die grammatische, syntaktische und inhaltliche Gliederung des Satzbaues nicht überblickt werden, so daß es zu *paraphasischen Störungen* kommt. Affekte beeinflussen die sprachliche Leistungsfähigkeit in besonderem Maße. So ist der Gesamteindruck der logasthenischen Rede als zerfahren, stockend, schwerfällig und undeutlich artikuliert zu bezeichnen.

Häufig liegen außerdem *funktionelle Stammelfehler* vor, wie Sigmatismen, merkwürdige Rhotazismen, oder offenes Näseln. Nach längerem Sprechen tritt übermäßige Ermüdbarkeit und Erschöpfung der Artikulationsbewegungen ein, also die *Dysarthria asthenica* der alten Autoren. Sogar die Stimme versagt nicht selten, so daß sich *phonasthenische* Symptome oder rezividierende *Aphonie* hinzugesellen. Bisweilen bestehen Hemmungen des Redeflusses wie im Falle des *Stotterns*. Dazu treten in anderen Fällen Zwangsvorstellungen, subjektive oder auch objektiv bemerkbare *Atemstörungen*, nervöser Husten, *Parästhesien* in den oberen Luftwegen und ähnliche Erscheinungen.

Anregende Gesichtspunkte gehen aus einer Studie von V. ALSEN (1956) hervor. Dieser Autor analysierte die sprachlichen Besonderheiten von 18 chronisch hirnkranken Patienten. Obschon die neurologische Untersuchung unergiebig blieb, waren diffuse und teilweise reversible *Hirnschädigungen* anzunehmen. Im Vordergrunde stand das Eigenerlebnis des Müdeseins mit hypochondrischen, sub-depressiven oder mürrisch-reizbaren Zügen. Unter den charakteristischen Wandlungen der Sprechweise waren in erster Linie die *musischen* Sprachelemente betroffen. Daraus ergaben sich Beziehungen sowohl zu den motorischen Dysphasien, als auch zu den zentralen Dysarthrien. Am wesentlichsten indes erwiesen sich die *psychopathologischen* Erscheinungen als Grundlagen der veränderten Sprechweise. Neuartig sind die tabellarisch abgrenzbaren Syndrome mit den folgenden Einzelheiten.

1. Ein Syndrom der *dumpfen Monotonie* geht mit melodischer Schemabildung, unlebendiger Sprechverlangsamung, hypodynamischer Akzentverarmung, verdumpften Vokalen, „nuschelndem" Verschwimmen, und sachlichem Skelettstil einher.

2. Dem Syndrom der *matten Hypodynamie* ist neben den eben genannten Besonderheiten überdies das Substrat der matten Stimme, der nachlässig-verwaschenen Aussprache, und des sprachlichen Konturverlustes eigen.

3. Als *Faselsyndrom* äußert sich die unruhig-stoßende Dysrhythmie neben der erhöhten Sprechbereitschaft mit weitschweifig faselnder Stilqualität.

4. Das *ataktische Syndrom* umfaßt solche Eigenheiten wie: Klanghöhenataxie, rhythmische Ataxie und Klangstärkeataxie; Blechdeckelsymptom und erschwerte Artikulation; spontane Sprechverminderung trotz gesteigerter Sprechanregbarkeit; sowie das Schallplattensymptom der stereotypen Wiederholungen.

5. Daran schließt sich das *hypotone Syndrom*, welches die folgenden Besonderheiten einschließt: melische Hypotonie im Rahmen der Klanghöhenataxie, periodische Akzeleration mit beschleunigtem Intensitätsabfall; Stimmklanghypotonie als Teilerscheinung des Blechdeckelsymptomes; sowie die periodisch zunehmende Verschlechterung der Lautbildung auf dem Boden der ataktischen Artikulationsstörung.

Diagnose. Ebenso wie die zumeist vorhandenen anderen Leiden, finden solche sprachliche Beschwerden ihre Erklärung in der allgemeinen Neuropathie und der konstitutionellen Veränderung. Für die Kopfschmerzen, Schwindelerscheinungen oder Verdauungsbeschwerden derartiger Patienten stellen sich in zunehmendem Maße *vegetative Funktionsstörungen* als organische Krankheitsursache heraus.

Deshalb ist eine sorgfältige *neurologische* Begutachtung und eingehende Untersuchung der *oberen Luftwege* unerläßlich, um organische Nervenleiden bzw. gefährliche lokale Krankheiten auszuschließen. Man muß dabei einerseits an *nervöse Systemerkrankungen* denken, vor allem an multiple Sklerose, bulbäre Prozesse, oder progressive Paralyse. Andererseits darf man *bösartige Neubildungen* im Gebiete der oberen Luftwege nicht übersehen. Heute weiß man ferner, daß gewisse *seltene Leiden* des Kopf- und Halsbereiches den Eindruck neurasthenischer Beschwerden erwecken mögen, solange man deren wahre organische Genese nicht erkennt. Hier wären folgende Zustände zu nennen: PLUMMER-VINSON-Syndrom, verlängerter Griffelfortsatz, thyreo-glossale Zyste, TORNWALDT Zyste, Arthritis der Halswirbelsäule, Pulsionsdivertikel der oberen Speiseröhre, Neuralgie des Glossopharyngeus oder des oberen Kehlkopfnerven, Arthritis der Kehlkopfgelenke, Spasmus des Cricopharyngeus u. dgl.

Ein typisches *Beispiel* einer echten Neuropathie bietet die Beobachtung eines 57jährigen Beamten, dessen Vater mit 60 Jahren an Apoplexie unter aphasischen Symptomen gestorben war. Der Patient hat ebenfalls hohen Blutdruck, bezeichnet sich als Neurotiker, litt einmal an Herzneurose und später an neurotischen Kopfschmerzen. Jetzt merkt er eine zunehmende Störung bei der Aussprache der (S)-Laute, Taumeln, Gleichgewichtsstörungen und Ohnmachtsanfälle.

Der *Befund* zeigt einen großen und kräftigen Mann. Blutdruck 190/110 mm. *Sprechorgane* bis auf Prognathie und stark angewachsenes Zungenbändchen normal. Diese Ankyloglossie hatte ihn aber früher nie gestört. Jetzt preßt er zur Aussprache der (S)-Laute die Zunge krampfhaft an die Innenfläche der oberen Schneidezähne und braucht geraume Zeit, bis er den Tonus lösen und den Laut bilden kann. Dann klingen das (S) und seine Verbindungen sehr stumpf, verwaschen und unsicher. Alle anderen Laute spricht er normal. Stottern fehlt. Der gesamte *Sprechvorgang* klingt offen genäselt, stockend und undeutlich. Während der weiteren Untersuchung vergißt er auf einmal alle diese Beschwerden und spricht die Zischlaute völlig normal aus. Dafür ist plötzlich starkes Hinken beim Gehen aufgetreten. Mit halber Krankheitseinsicht bemerkt der Kranke unter entschuldigendem Lächeln: „Sehen Sie, so passiert mir fortwährend etwas anderes."

Neurologisch vollkommen normal, insbesondere läßt sich auf Grund der normalen Befunde über Bewegungen, Reflexe und Koordinationen die Annahme von kleinen Blutungen, etwa im Stammhirn, *nicht* nachweisen.

Eindruck. 1. Neuropathische Sprechstörung (Logasthenie) durch isolierte funktionelle Dysarthrie bei (S)-Lauten auf psychopathischer Grundlage wegen Befürchtung der gleichen Erkrankung, welche den Tod des Vaters herbeigeführt hatte. 2. Hypertension mit vaskulären Störungen des Gleichgewichtes, jedoch ohne Zeichen von Herzschädigung.

Therapie. Zur Pflege des psycho-physischen Gesamtzustandes sind *allgemeinmedizinische*, also roborierende, hydrotherapeutische und sedative Maßnahmen notwendig. Daneben erweist sich *Psychotherapie* zum Ausgleich der sprachlichen Beschwerden als nützlich, sowie eine energisch geführte Sprachübungsbehandlung.

Die **Prognose** hängt natürlich von der allgemeinen nervösen Verfassung ab. Oft sieht man einen Wechsel im Krankheitsbild, indem nach der Beseitigung der ursprünglichen Symptome andere Störungen auftreten. Das nennt man *Symptomwechsel*. Psychopathische Patienten brauchen eben ein Symptom, um es für die Schwierigkeiten des Lebens verantwortlich zu machen. Auch *Rückfälle* sind deshalb nicht selten. Für derartige Zustände gelten die Lehren der modernen Psychiatrie, welche neue Einsichten in die Psychodynamik der seelisch bedingten Leiden gewährten.

Literatur

Logasthenie

ALSEN, V.: Veränderungen des Sprechens bei Hirnkranken. Folia Phoniat. 8: 25, 1956.

CATTELL, R. B., und S. S. DUBIN: Objective Determination of the Incidence and Degree of Neuroticism. J. Insurance Med. 6: 44, 1951.

FERRARO, A.: Posizione nosologica della "nevrastenia" in psichiatria. Riv. Patol. nerv. ment. 73: 1, 1952.

GLAUBER, I. P.: Speech Characteristics of Psychoneurotic Patients. J. Speech Dis. 9: 18, 1944. — GUTZMANN, H.: Die dysarthrischen Sprachstörungen, S. 250. Wien–Leipzig: A. Holder, 1911.

HORN, H.: Zu Entstehung und Aufbau der Sprachneurosen. Hippokrates, Nr. 27: 706, 1936.

KRAFFT-EBING, R. VON: Nervosität und neurasthenische Zustände. Wien: 1900. Abstr. Mschr. ges. Sprachheilk. 11: 381, 1901.

MAHL, G. F.: Measuring the Patient's Anxiety During Interviews from "Expressive" Aspects of his Speech. Trans. N. Y. Acad. Sci. 21: 249, 1959.

SANDS, I. J.: Personality Defects as Neuropsychiatric Problems. N. Y. State J. Med. 22: 323, 1922. — SÁRBO, A. VON: Maladie des tics und die damit in Verbindung stehenden Sprachstörungen. Mschr. ges. Sprachheilk. 19: 178, 205, 1909. — SCHNEIDER, K.: Die psychopathischen Persönlichkeiten. Wien: F. Deuticke, 1946. — STERN, H.: Die symptomatischen Sprachstörungen. In „Sprachheilkunde" von H. GUTZMANN, III. Aufl. S. 687, 1924.

TAKAORI, S.: Über die Einteilung der traumatischen Neurose. Ärztl. Sachverst. Ztg. Nr. 2, 1935.

VII. Psychopathische Kommunikationsstörungen: Dysphrenie

1. Psychiatrische Grundlagen

Definition. Psychogene Störungen der ausgebildeten Sprechfähigkeit gehören zu den Abwehrreaktionen gegen außergewöhnliche seelische Erregungszustände. Ähnlich wie in den Fällen von psychogenem Stimmverlust wegen funktioneller Aphonie ist zumeist eine konstitutionelle Disposition zu einer derartigen Reaktionsweise vorhanden.

Psychopathologie. Die Fortschritte der Neuropsychiatrie haben längst gelehrt, daß nicht jede funktionelle Störung hysterischer Natur ist. Namentlich die Erfahrungen der beiden Weltkriege ergaben, daß für den Entstehungsvorgang der psychogenen Leiden eine abwegige Leistung der drei *psychischen Kardinalfunktionen*, nämlich des Fühlens (Gemüt), Denkens und Wollens verantwortlich ist. Dementsprechend unterscheidet man auch thymogene, ideagene und simulierte Formen der psychogenen Störungen.

So entsteht *thymogene* oder emotionelle Aphonie durch jede Rückwirkung starker Gefühlserregungen und Affekte auf Leib und Seele, also infolge verschiedener und oft bloß leichter Schreckerlebnisse oder durch Unlustgefühle. Eine *ideagene* Form kommt unter Mitwirkung des bewußten oder halbbewußten Seelenlebens durch Befürchtungen oder gefühlsbetonte Vorstellungen zustande. Hingegen tritt die *simulierte* Form unter dem Einfluß des klar bewußten Wollens zur Erreichung eines bestimmten Zweckes auf.

Während der Beschäftigung mit funktionellen Erkrankungen muß sich der Laryngologe immer der psychiatrischen Begriffsbestimmung anschließen. Vorerst ist daran festzuhalten, daß man unter *Neurosen* funktionelle Krankheiten des Nervensystems mit teils *körperlichen*, teils *seelischen* Ursachen versteht. Früher war es für den Phoniater und Sprachpathologen schwierig, sich in der großen Vielfalt der psychiatrischen und psychologischen Schulrichtungen, Klassifikationssysteme und klinischen Auslegungen zurecht zu finden. E. LÜSCHER (1959) legte eine ausführliche und eingehende Monographie über die *psychischen Faktoren der HNO-Leiden* vor. Seine Übersicht der psychiatrischen und psychologischen Einteilung und Orientierung wird für die weiteren Betrachtungen der psychopathischen Kommunikationsstörungen richtungweisend sein. Obzwar sich LÜSCHER eingehend mit den psychogenen Hörstörungen befaßt, ist seine Darstellung der psychogenen Störungen von Stimme und Sprache enttäuschend kurz und konventionell.

Im neueren Schrifttum kommt der Einfluß des *vegetativen Nervensystems* immer deutlicher zum Ausdruck. Die lange Reihe der auf psychogener Grundlage durch vegetative Veränderungen ausgelösten körperlichen Symptome verschiedener Art schilderte O. KAUDERS (1947). Damit ist die große Gruppe der vegetativen Störungen von der „verschwommenen Sphäre des Nervösen und Funktionellen" abgesondert und klinisch genauer begrenzt. Er betonte besonders, daß nicht nur die vegetativ Stigmatisierten betroffen sind. Auch Menschen mit vorher völlig gesundem Nervensystem können unter schweren chronischen Belastungen der Seele einen vegetativen Zusammenbruch erleiden. Wenn das Leben in seinen Grundfesten erschüttert aussieht, tritt die menschliche Person einer Bedrohung ihrer Existenz mit primitiven Schutz- und Abwehrmaßnahmen entgegen. „Der triebhafte Motor am Grund alles Psychischen" muß daher auch bei den psychogenen Abwehrreaktionen auf dem Gebiete der seelisch bedingten Stimm- und Sprachstörungen stets im Auge behalten werden.

Seit H. Selyes (1950) umwälzender *Lehre vom Stress* als Ursache des generellen Adaptations Syndromes (GAS) weiß man heute besser, wie seelische Belastung auf die vegetativen Regulationen einwirkt. Von der bewußt wahrnehmenden Hirnrinde gelangen die Stress-Signale über den emotionell reagierenden Thalamus zu den lebensregulierenden vitalen Zentren der hypothalamischen Region. Eben hier erfolgt die Koordination der vegetativen Leistungen. Ebenso wie man vor Schreck erbleicht oder vor Scham errötet, so prompt stellen sich die übrigen sympathischen und parasympathischen Reflexe auf seelisch-vegetative Erregungen ein.

Derart sehen wir nunmehr den Kreis zwischen den seelischen Regungen, den vegetativen Regulationen und den somatischen Folgen geschlossen. Wenn auch das seelische Moment der Erregung am Anfang steht, und wenn auch die organische Ausprägung der sichtbaren Krankheitszeichen am Ende einer solchen Verkettung folgt, so lieferte damit die Lehre der *psychosomatischen Medizin* einen weiteren Beweis für die längst erfühlte Wahrheit: seelische und leibliche Vorgänge bleiben unlösbar verknüpft, solange der Hauch des Lebens nicht entwichen ist.

Klassifikation der Psychiater. Aus der großen Gruppe der psycho-neurotischen Krankheitsbilder beanspruchen vier Zustände das besondere Interesse des Spracharztes, weil sie häufig mit Funktionsausfällen im Bereiche der Ohren und der oberen Luftwege einhergehen. Es sind dies die hysterischen Konversionsneurosen, die primären Schreckneurosen, die akute Neurasthenie als Ausdruck eines Zusammenbruches der neurovegetativen Regulationen, sowie die wunschbetonte Simulation oder Aggravation. Von den phänomenologischen Gesichtspunkten der phoniatrischen Betrachtungsweise mögen die symptomatischen Erscheinungen dieser Leiden recht ähnlich aussehen. Mit ihnen bezweckt nämlich der Betroffene die *Reduktion seiner Verständigung* mit der Umwelt, indem er sich in einen hilflos aussehenden Zustand der sprachlichen Isolation zurückzieht. Es handelt sich dabei um typische Psychomechanismen der primitiven Abwehrreaktionen. Solche Schutzreflexe lassen sich in der Phylogenese sehr weit zurück verfolgen.

1. Hysterische Konversion. Am häufigsten begegnet man den hysterischen Konversionsneurosen. An deren Entstehung und Fixation wirken unklare Wünsche der Seele, ein dunkler Trieb und Wille zur Krankheit, und eine Flucht in das Kranksein ursächlich mit. Hysterie wird daher längst nicht mehr als besondere Krankheit betrachtet, sondern als „hysterische Form körperlicher und seelischer Reaktion“ bezeichnet (R. Gaupp, 1940). Es ist also nur ein Teil der psychogenen Krankheiten hysterischer Natur, nämlich diejenigen, bei welchen sich eine bestimmte Wunschrichtung als fixierendes Moment der anfänglichen und zumeist vegetativ bedingten Symptome wirksam zeigte. Gemäß der von Amerika ausgehenden neuen psychiatrischen Nomenklatur spricht man jetzt von *Konversionshysterie*, weil die abwegige Psychodynamik in solchen Fällen eine Umwandlung der ursprünglich seelischen Reaktionen in bleibende körperliche Symptome bewirkt.

2. Primäre Schreckneurosen. Von diesen Konversionen grenzt man die primären Schreckneurosen ab. Wieder handelt es sich um einen psychogen entstandenen Komplex körperlicher und seelischer Symptome. Als charakteristisch gilt aber, daß die körperlichen und seelischen Schreckwirkungen im Vordergrunde stehen, wie im ersten Stadium des Adaptationssyndromes. Wenn sich typische hysterische Züge dazu gesellen, bedingen diese eine gesteigerte Rückwirkung der seelischen Dynamik auf die somatischen Vorgänge. Davon unterscheiden sich die einfachen *Schreckwirkungen,* weil ihnen die neurotischen Komplikationen fehlen.

3. Neurasthenie. Darunter verstand Gaupp die durch chronische Ermüdung und Erschöpfung ausgelösten körperlichen und seelischen Krankheitszeichen früher gesunder Menschen. In diesem Sinne ist akute Neurasthenie, also der sogenannte „*Nervenzusammenbruch*“ des populären Sprachgebrauches, mit dem hormonalen Erschöpfungszustand im dritten Stadium des Selyeschen Adaptationssyndromes identisch. Daher unterscheidet man seit Gaupps ordnender Begriffsbestimmung die *umweltbedingte* Neurasthenie des hormonal und vegetativ erschöpften Zusammenbruches von den *angeborenen* und konstitutionell vorbedingten Abwegigkeiten der psychischen Widerstandskraft. Zu den letzteren gehören sonach die endogene *Nervosität*, konstitutionelle *Psychopathie* und *Neuropathie*, sowie die verschiedenen *Zwangsneurosen.*

4. Simulation. Im Falle von Simulation kann es grundsätzlich unmöglich sein, zwischen wunschbedingten hysterischen Symptomen, starker Übertreibung gewisser tatsächlicher Beschwerden, und vollbewußter Täuschung zu unterscheiden. Da jedoch normale Menschen unter normalen Umständen keinen Anlaß zur Simulation oder Aggravation sehen, handelt es sich nach moderner Anschauung auch in diesen Fällen um psychopathische *Abwegigkeiten des sozialen Verhaltens.*

Für die erste Orientierung des Phoniaters auf dem Grenzgebiete der phonetisch-psychiatrischen Beziehungen hat sich diese Einteilung der psycho-neurotischen Krankheitsbilder nach GAUPP als praktisch erwiesen. Wenn aber ein Spezialfach derart einschneidende Wandlungen der pathologischen Auffassungen vollzieht wie die gegenwärtige Psychiatrie, dann kann es nicht Wunder nehmen, daß es auch völlig andersartige Klassifikationen gibt.

Gemäß dem offiziellen Handbuch für Diagnose und Statistik der American Psychiatric Association (1952) sind derzeit die folgenden Formen der Geisteskrankheiten anerkannt: 1. *Geisteskrankheit* in Verbindung mit akuten oder chronischen Störungen der Hirnfunktion; 2. *Schwachsinn* wegen bekannter oder unbestimmter, erworbener oder familiärer Hirnschädigung; und 3. *Psychogene Leiden* ohne strukturelle Hirnveränderung in Form von Psychosen, neuro-vegetativen Dyskrasien, Psychoneurosen, Persönlichkeitsanomalien, oder vorübergehenden situationsbedingten Reaktionsweisen. Jede dieser drei Hauptklassen ist in zahlreiche Untergruppen aufgeteilt. Daraus ergeben sich an die 30 Einzelformen zur Einordnung der einzelnen klinischen Krankheitsbilder.

Literatur

Psychiatrische Grundlagen

AYD, F. J.: Treatment of the Office Neurotic. Ciba Clin. Symp. 9: 151, 1957.

BARCZI, G.: Die Anwendung heilpädagogischer Methoden in der Beschäftigung der Geisteskranken. Wiss. Z. Univ. Halle, 5: 491, 1956. — BONHÖFFER, K.: Granatfernwirkung und Kriegshysterie. Mschr. Psychiat. Neurol. 42: 51, 1917. — BURLINGAME, C. C.: Sinn und Unsinn in der Psychiatrie. Med. Nachr. aus d. Ver. Staaten. Nr. 34, August 1947, U. S. Forces in Austria.

CRASILNECK, H. B., E. J. MCCRANIE and M. T. JENKINS: Special Indications for Hypnosis as a Method of Anesthesia. J. Amer. Med. Ass. 162: 1606, 1956.

DELEE, S. T.: Hypnotism in Pregnancy and Labor. J. Amer. Med. Ass. 159, 750, 1955. — *Diagnostic and Statistical Manual*: Mental Disorders. Amer. Psychiatric Ass. Washington 6, D. C. 1952. — DUKOR, B.: Die „Hysterie“ in moderner Auffassung. Ciba Z. 10: 4427, 1950.

GAUPP, R.: Die psychischen und nervösen Erkrankungen des Heeres im Weltkrieg. Dtsch. Mil. Arzt. 5: 358, 1940. — GOTTSCHALK, L. A., et al.: Explorations in Testing Drugs Affecting Physical and Mental Activity. J. Amer. Med. Ass. 161: 1054, 1956.

HINMAN, A.: Conversion Hysteria in Childhood. J. Dis. Children, 95: 42, 1957.

KÄCH, R.: Die somatische Auffassung der Hysterie. Ciba Z. 10: 4406, 4419, 1950. — KAUDERS, O.: Vegetatives Nervensystem und Seele. 3. Aufl. Wien: Urban und Schwarzenberg, 1947.

LEIGH, D.: Modern Concepts of Hypnosis. Amer. Assoc. Industr. Nurses J. 4: 45, Sept. 1956. — LÜSCHER, E.: Psychische Faktoren bei Hals-, Nasen- und Ohrenleiden. Arch. Ohren- usw. Heilk. 175: 69, 1959.

OPPENHEIM, H.: Die Neurosen infolge von Kriegsverletzungen. Berlin: S. Karger, 1916; — Lehrbuch der Nervenkrankheiten. 7. Aufl. Berlin: S. Karger, 1923.

ROSEN, H., and L. H. BARTEMEIER: Hypnosis in medical practice. J. Amer. Med. Ass. 175: 976, 1961.

SULLIVAN, A. W.: Psychologic Aspects of Pediatric Practice: Acute Psychiatric Illness in Children. N. Y. State J. Med. 58: 1665, 1958.

WEST, L. J.: Psychophysiology of hypnosis. J. Amer. Med. Ass. 172: 672, 1960.

2. Sprachliche Konversionshysterie

Einteilung. Sobald eine psychogene Störung die gesamten Fähigkeiten der äußeren Sprechhandlung in Mitleidenschaft zieht, handelt es sich um beträchtlich tiefer greifende Alterationen als bei den prinzipiell gleichartigen seelischen Reaktionen des psychogenen Stimmverlustes. Des weiteren lehrte die Erfahrung, daß neurotische Erkrankungen mit derart schweren Symptomen, wie dem des Sprach- oder Gehörverlustes oder gar beider gleichzeitig, meist primäre *Schreckneurosen* oder hysterische Konversionen darstellen. Wenn wir uns nun die einzelnen Ausfallserscheinungen der psychogenen Redestörungen ansehen, so gelangen wir zur Unterscheidung der folgenden Krankheitsbilder.

a) Psychogene Stummheit: Mutismus

Mutismus ist die auffallendste und seit Jahrtausenden in den Büchern der Bibel und Geschichte nachweisbare psychogene Sprechstörung. Sie ist durch den funktionellen *Verlust jeder phonischen Sprechleistung* gekennzeichnet. Es fehlt also nicht nur die stimmhafte Sprache (*Aphonie*), sondern auch die Fähigkeit des Flüsterns (*Apsithyrie*). Nach ROSENBACH unterscheidet man drei Unterarten. 1. *Wahre Abulie* oder völliges Sprechunvermögen durch den Verlust jeglicher phonischen Innervation der Atmungs-, Phonations- und Artikulationsmuskulatur; 2. *Stumme Artikulation* unter lautlosen Bewegungen der Lippen und der Zunge, jedoch ohne Sprechatmung und Stimmgebung; und 3. *Erfolglose Atembewegungen* ohne Flüsterstimme und Artikulation.

b) Psychogene Taubheit und Stummheit: Surdomutismus

Manchmal liegt neben der Stummheit außerdem *psychogene Taubheit* vor, was man früher als „hysterische Taubstummheit" bezeichnet hat. Ein solcher Ausdruck ist jedoch unzweckmäßig, weil die echten Taubstummen weder stumm, noch stimmlos sind. H. GUTZMANN (1910, 1921) hatte daher empfohlen, den kombinierten psychogenen Verlust von Sprache, Stimme, Artikulation und Gehör als „Stummtaubheit" zu bezeichnen. O. STEURER (1944) spricht lediglich von „psychogener Taubheit und Stummheit". Mir scheint die international verständliche Bezeichnung als *Surdomutismus* auf den engen Zusammenhang mit dem einfachen psychogenen Mutismus besser hinzuweisen und eindeutig von der organischen Surdomutitas zu unterscheiden. Über weitere Einzelheiten berichtete L. B. PERELMAN (1950).

Psychogen Ertaubte lernen das *Lippenlesen* auffallend rasch, weil sie eben nicht wirklich ablesen müssen, sondern unbewußt hören. Ihre Absehkunst verschwindet daher sofort, wenn man ihnen die Ohren durch Maskieren ausschaltet, oder wenn man mit deutlichen Lippenbewegungen tonlos artikuliert. Flüstern ist weniger beweisend, weil der psychisch Ertaubte ohne organischen Ohrschaden auch die Flüstersprache unbewußt hören muß. Obwohl im Kriege psychogene Taubheit und Stummheit nicht selten gemeinsam vorkamen, besteht zwischen beiden kein ursächlicher Zusammenhang.

Eine solche symptomatische Kombination bedeutet eben nur eine tiefer reichende emotionelle Störung im Sinne des *Fluchtreflexes*. Je mehr sich nämlich das Individuum bedroht fühlt, desto mehr regressiert sein thalamisch gelenkter Lebenstrieb auf primitive Funktionsweisen.

Man fühlt sich verleitet, an die Reflexe des Totstellens gewisser Insekten zu denken, welche ebenfalls im Augenblicke der Bedrohung alle äußeren Zeichen des Lebens unterdrücken.

Jedoch liegt zwischen den funktionellen Ausfällen von Gehör, Stimme und sämtlichen Leistungen der Sprache insoferne eine innere Beziehung vor, als es sich dabei um die Einstellung aller *sprachlichen Kommunikationsmittel* handelt. Dann zieht sich eben der Betroffene hinter einen künstlichen Wall des Abschlusses von der Umwelt zurück. Im Gegensatz dazu führt echte organische Ertaubung des Erwachsenen nie zur Taubstummheit. Wie im entsprechenden Kapitel zum Ausdruck kam, ist diese charakteristische Störung der Sprache ausschließlich durch den Verlust des Gehörs in früher Kindheit bedingt.

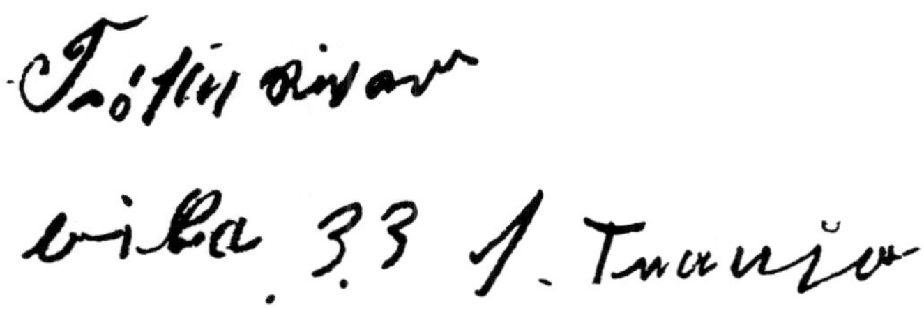

Abb. 165. Hysterische Dysgraphie nach Heilung eines Zustandes von hysterischem Verlust des Hörens, Sprechens, Lesens, Schreibens und Rechnens. Mit der rückkehrenden Sprechfähigkeit unter dem Bilde der hysterischen Dysarthrie stellte sich zunächst eine kaum entzifferbare Schrift ein, welche später einer angemessenen Schreibfähigkeit des 34jährigen Sraßenkehrers wich.

Zu Surdomutismus können sich ferner die psychogenen Formen der *Agraphie, Alexie und Akalkulie* gesellen (Abb. 165). Dann sieht man den psychogenen Verlust aller kommunikativen Funktionen wie Hören, Sprechen, Schreiben, Lesen, Rechnen und aller übrigen in der Schule gelernten Fähigkeiten, soweit sie mit der Sprache zusammenhängen. Solche Kranke täuschen einen Zustand vor, in dem sich nur analphabetische Taubstumme befinden, wie es in früheren Zeiten vor Einführung der Taubstummenbildung die Regel war.

c) Hysterische Aphasie

Emotionelle Aphasie ist eine seltene Art der psychogenen Sprachlosigkeit, welche der organischen expressiven Aphasie ähnelt. Im Gegensatz zu Mutismus fehlt die Aphonie und die völlige Stummheit. Es sind vielmehr neben lauter Stimme einige Silben oder Wörter als *Sprachreste* vorhanden. Die Mimik gilt als sehr gering und die Intelligenz erscheint eingeschränkt. Nach H. GUTZMANN (1921) besteht Widerwillen gegen schriftliche Äußerungen. E. FRÖSCHELS (1919) sah bei einem kopfverletzten, aber bloß funktionell aphatischen Offizier einen stereotypen und unter heftigen Preßbewegungen hervorgebrachten Sprachrest. Da er die Störung mit faradischem Strom rasch heilen konnte, erbrachte er ex iuvantibus den Beweis ihrer funktionellen Genese. Aus der folgenden Übersicht gehen die unterscheidenden Merkmale der emotionellen Stummheiten hervor (Tab. 14).

d) Hysterische Dysarthrie

Hysterische Dysarthrien äußern sich in sehr *verschiedenartigen Krankheitsbildern*. Man findet Grimassieren, hochgradig offenes Näseln, grotesk wälzende Bewegungen der Zunge, Verziehen der Lippen oder des ganzen Mundes, Verdrehen der Augen, verwaschene Artikulation, Störungen der Sprechmelodie oder der Wortfindung, und noch mancherlei andere individuelle Veränderungen.

Tabelle 14. Unterschiede von Mutismus, hysterischer und expressiver Aphasie

	Expressive Aphasie	Hysterische Aphasie	Mutismus
Ursache	Hirnschädigung	Schreckerlebnis	Schreckerlebnis
Nervenbefund	Hemiplegie	Psychopathie	Psychopathie
Gehör	Normal	Normal	Objektiv normal
Sprachverständnis	Eingeschränkt	Normal	Normal
Stimme	Normal	Normal	Völlig aphonisch
Sprachreste	Vorhanden	Vorhanden	Völlig stumm
Artikulation	Dysarthrisch	Abwesend	Abwesend
Schreiben	Dysgraphisch	Gescheut	Sehr beliebt
Lesen	Dyslektisch	Gescheut	Ungestört
Intelligenz	Abstraktionsverlust	Allgemein gestört	Ungestört
Mimik	Ungestört	Sehr gering	Sehr lebhaft
Gestik	Verständlich	Sehr gering	Sehr lebhaft
Lombard-Test	Fraglich oder negativ	Positiv	Positiv
Suggestion	Zwecklos	Erfolgreich	Erfolgreich
Verlauf	Langsame Restitution	Sofortige Heilung	Sofortige Heilung

Alle Symptome sind sehr auffallend, wie es in der Natur der hysterischen Reaktion liegt. Manche Kranke reden mit komisch gespitztem Munde. Andere wälzen die Zunge umständlich zwischen die Zähne. Gelegentlich werden auch die Kiefer zusammengepreßt, so daß die Sprechfähigkeit einen schwer gestörten Eindruck macht. Einer unserer Patienten beugte den Kopf auf die linke Schulter, wann immer er etwas sagen wollte. Sehr typisch war ferner der Fall einer 55jährigen Witwe, welche als unzufriedene Telephonistin den Namen ihrer Firma nicht anders aussprechen konnte als in einer recht widerlich klingenden Verstümmelung. Außerdem litt sie an offenem Näseln und schwerer Phonasthenie.

Häufig wechseln die Symptome. Nach der erfolgreichen Beseitigung der ursprünglichen Beschwerden können neue Störungen auftreten. Auch diese *Symptomsubstitution* ist für die abwegige Psychodynamik der Konversionshysterie kennzeichnend. Demgegenüber bleiben ähnliche Symptome auf organischer Grundlage immer gleich, z. B. das mühsame Reden mit vorgewälzter Zunge des Parkinsonkranken von LOEBELL und MAUZ (S. 735).

e) Hysterisches Stottern

Das hysterische Stottern der Erwachsenen unterscheidet sich vom gewöhnlichen Stottern in mehrfacher Hinsicht: 1. durch den *plötzlichen Eintritt* nach heftigen Gemütserregungen; oder 2. durch den *Übergang aus Mutismus,* psychogener Aphonie oder hysterischem Surdomutismus; sowie 3. durch die optische *Auffälligkeit* der stotternden Symptome.

Von neurologischer Seite verwies H. OPPENHEIM (1923) auf die *gewaltsame Tätigkeit der Sprechmuskulatur* und auf die auch in der Ruhe vorhandenen respiratorischen Muskelzuckungen. H. GUTZMANN (1924) betrachtete das gleichförmige *oftmalige Wiederholen* von Silben, Wörtern und Wortreihen für das hysterische Stottern als charakteristisch. Auch im letzten Kriege fiel mir die fortwährende gleichförmige Atemstörung und das ständige langsame Wiederholen der hysterischen Stotterer auf. Diese akustisch und optisch in *dramatischer Weise auffallenden Kennzeichen* des hysterischen Stotterns sind derart charakteristisch, daß wir immer wieder den gleichen Ausdrücken in seiner Beschreibung begegnen. So verwies C. S. BLUEMEL (1957) auf das langsame und überlegte Wiederholen ganzer Silben und Wörter des hysterischen „*Pseudo-Stotterns*".

Vom *traumatischen Stottern* läßt sich die hysterische Form weniger durch die Symptome, als durch die Vorgeschichte und den *allgemeinen Eindruck* der Kranken unterscheiden. In den Fällen von hysterischem Stottern sah man im II. Weltkriege vornehmlich dysplastische, vegetativ labile und konstitutionell psychopathische Züge. Dem gegenüber trat das traumatische Stottern bei früher gesunden Personen auf, welche durch die außerordentlichen Belastungen des Kriegsdienstes nach einem letzten auslösenden Schreckerlebnis in den Zustand der akuten Erschöpfung oder in den der primären Schreckneurose geraten waren.

Wir haben somit die unterscheidende Diagnose auf Grund einer psychiatrischen Deutung des Krankheitsgeschehens zu stellen. Demnach bedeutet das hysterische Stottern eine *konstitutionell bedingte Reaktionsweise* der Konversionshysterie. Auf der anderen Seite stellt das traumatische Stottern ein Beispiel des akut neurasthenischen Zusammenbruches der neuro-vegetativen Regulationen in einer *vorher psychosomatisch gesunden Person* vor.

Für die **Ätiologie** sämtlicher psychogener Störungen der Rede sind in erster Linie die *thymogenen Ursachen* der plötzlichen Schreckerlebnisse, körperlichen Überanstrengung oder der sonstigen seelischen Erschütterung von Bedeutung. Die für die Entstehung der psychogenen Aphonie ebenso wichtigen *ideagenen* Ursachen, wie Erkältung, Durchnässung oder Infektionskrankheit, kommen für die emotionellen Sprechstörungen viel seltener in Betracht. Weitere Einzelheiten gehen aus ARNOLDS Monographie (1948) über die traumatischen Sprachstörungen hervor.

Gleichartige Schreckerlebnisse können aber auch wie eine Schocktherapie zur *Beseitigung* der Stummheit beitragen, wie das klassische von HERODOT (I, 85) überlieferte Beispiel des lydischen Königsohnes zeigt. „Krösus hatte einen stummen Sohn, für den er in den Zeiten seiner Herrlichkeit alles in seiner Macht stehende getan hatte. Während der Eroberung der Stadt Sardis ging ein Perser auf den König los und wollte ihn umbringen. Als sein stummer Sohn dies sah, lösten Furcht und Angst seine Stimme und er sprach: ‚Mensch, töte den Krösus nicht!' Diese waren seine ersten Worte, welche er sprach, und förder konnte er reden sein Leben lang."

Symptome. Meist handelt es sich um psychopathisch veranlagte, psychisch labile und oft auch ungebildete oder gar unintelligente Menschen.

Sichtbare Zeichen. An sichtbaren Veränderungen findet man trotz objektiv normalen oberen Luftwegen das funktionelle *Fehlen der phonischen Innervation* des Kehlkopfes. Gewöhnlich bleiben die Stimmlippen nach der Aufforderung zur Phonation weit offen. Manchmal erfolgt auch überanstrengter, also hyperkinetischer oder sphinkterischer Glottisschluß mit Taschenfaltenpressen.

Falls Aphonie nicht vorliegt, wie bei hysterischer Aphasie oder Dysarthrie, ist der Kehlhkopfbefund normal. Wichtig ist wieder die Beobachtung der Dissoziation zwischen den *vitalen* Reflexbewegungen und den willkürlich *phonischen* Ausdruckshandlungen. Während gewöhnlich die Reflexe von Gaumen, Rachen und Kehlkopf erhalten sind, geht lediglich die sekundär überlagerte Phonationsleistung verloren.

Hörbare Zeichen. In bezug auf die akustischen Symptome seien die hauptsächlichen Kennzeichen der einzelnen Krankheitsbilder nochmals zusammengefaßt. Während des Schweigens erscheint die *vitale* Ruheatmung in der Regel normal. Hochgradige Veränderungen betreffen indes die *Sprechatmung*, sobald man den Kranken zum Reden auffordert. Pneumographische Aufnahmen ergeben eindrucksvolle Bilder. Im Falle von Mutismus oder Surdomutismus fehlt die *Stimme* zur Grenze. Dagegen pflegt sie normal zu klingen, solange es sich um die übrigen psychogenen Störungen der Rede handelt. Entsprechend den geschilderten Unterarten erweist sich die *Lautbildung* entweder als dysarthrisch gestört, oder als normal. Sobald völlige Stummheit vorliegt, bleiben die Artikulationsbewegungen vollkommen aus. Solche stumme Patienten *verständigen sich gerne schriftlich oder mit überschwänglichen Gebärden*. Andere wieder sitzen teilnahmslos vor uns oder machen einen *stuporösen Eindruck*. Wir verweisen nochmals auf die Tabelle 14.

Pseudohypakusis. Besonders wichtig ist der Nachweis des tatsächlich vorhandenen *Hörvermögens* in den Fällen von psychogener Taubheit oder Surdomutismus. Dazu dienen die verschiedenen Verfahren der objektiven Hörprüfung. Zur ersten Orientierung steht das Beobachten der *Hörreflexe* jederzeit zur Verfügung. So sieht man nach einer vom Patienten unerwarteten plötzlichen Schalleinwirkung das Ablaufen der verschiedenen Hörreflexe. Dazu gehören die folgenden: der *kochleo-palpebrale* Reflex mit Lidschlag; der *kochleo-laryngeale* Reflex durch unwillkürliche Zuckung der Stimmlippen; sowie der *allgemein-akustische* Muskelreflex in Form von Zuckungen der Arme, des Kopfes oder der Atmungsmuskulatur.

Den allgemeinen Muskelreflex kann man auch durch Übertragung der Reflexbewegungen des Untersuchten auf die Schreibtrommel eines *Kymographion* aufzeichnen. Wenn man etwa einen Finger des Kranken in bequemer Lage an einer MAREYschen Kapsel befestigt, wird sich sein plötzliches Zusammenzucken im Augenblicke der Schalleinwirkung in der kymographischen Kurve als typischer Ausschlag abzeichnen. Heute benützt man für solche Versuche eine elektro-akustische Anordnung, etwa die *Polygraphie*. Um die Fehler der Improvisation auszuschalten, stellten wir (1947) eine elektrische Hörprüfungsanlage zusammen, welche das objektive Beobachten der akustischen Reflexe erleichtert hatte (S. 330).

Audiologische Untersuchung. Die seit langem vorhandenen Prüfungsverfahren für nicht-organischen Hörverlust wurden von M. BERGMAN (1959) zusammengefaßt, während sich VENTRY und CHAIKLIN (1962) mit der Terminologie in bezug auf funktionellen Hörverlust befaßten. Mehrere Methoden der *verhaltungsmäßigen Audiometrie* stehen im Gebrauch. Nach den Befunden von D. C. SHEPHERD (1965) unterscheidet die Methode der *konstanten Reize* den nichtorganischen Hörverlust von den normalen oder organisch schwerhörigen Personen. R. GOLDSTEIN (1966) schlug die Bezeichnung als Pseudohypakusis in seinem eingehenden Überblick der Bibliographie vor.

Die *objektive Audiometrie* ist mit gutem Erfolge angewendet worden, wozu auch die psychogalvanische Probe der EDR-(EDA)-Verfahren gehört. GOLDSTEIN und PRICE (1966) waren mit dem Nachweis des normalen Hörvermögens in Fällen von psychogener Hypakusis erfolgreich, wobei sie die elektroenzephalographische Audiometrie (EEA) mit komputerisierten Durchschnittsreaktionen verwendeten. Wiederholt wurde nachgewiesen, daß der Typus V des BÉKÉSY Audiogrammes mit der pulsierenden Schwellenkurve auf einer höheren Intensitätslage als die kontinuierliche Tonkurve für Pseudohypakusis als typisch gilt (J. L. PETERSON, 1963; RINTELMAN und HARFORD, 1963).

Die *audiometrische Sprachprüfung* ist ein anderes Vorgehen. Wie G. A. FALCONER (1966) beschreibt, geben die *homophänen Wörter* den gleichen Anblick, aber sie klingen verschieden: Bitte, Mitte, Faden, Fahnen usw. Deshalb können sie durch bloßes Lippenlesen nicht richtig erkannt werden. Sobald man sie dem Auge und Ohr gleichzeitig anbietet, stammen alle richtigen Antworten von der Gehörauffassung. Derart ergibt sich die wahre Hörschwelle, wenn diese Wörter gleichzeitig durch Kopfhörer und Lippenlesen zugeführt werden.

Wie BERK und FELDMAN (1958) beobachteten, *tritt die Pseudohypakusis auch unter Kindern auf*, hauptsächlich auf einer hysterischen Grundlage. Unter Anwendung einer geeigneten Testbatterie, wozu auch die EDA-Methode und die psychiatrische Begutachtung gehören, ergibt sich sofort die eindeutige Unterscheidung.

Nicht zu vergessen ist zuletzt die *vestibuläre Prüfung*, da sie in traumatischen Zuständen wichtige Anhaltspunkte zur Differential-Diagnose ergibt (R. IMHOFER, 1918). Davon ist der begutachtende Ohrenarzt gut informiert. Daß wir uns schließlich der *psychiatrischen Beratung* vergewissern, ging aus den bisherigen Ausführungen klar hervor.

Diagnose. Wenn wir uns einer plötzlich aufgetretenen Stummheit gegenübersehen, haben wir an folgende Krankheitszustände zu denken. Nach der ausführlichen Schilderung deren Kennzeichen kann ihre Unterscheidung und richtige Erkennung nicht mehr schwer sein. 1. Organische expressive oder gemischte *Aphasie*, z. B. nach Hirnblutung. 2. Organische paralytische *Anarthrie* infolge bulbärer Erkrankung wie bei akuter Bulbärparalyse. 3. *Hysterische Aphasie* als seltene Form der Konversionsneurose. 4. Hysterischer *Mutismus* in seinen drei verschiedenen Abarten. 5. Hysterischer *Surdomutismus* mit zusätzlicher psychogener Taubheit. 6. Völlige, aber vorübergehende Stummheit infolge anfallsweiser *Sprechhemmung* wegen schweren Stotterns, also die sogenannte „funktionelle Aphasie“ der alten Nervenärzte. 7. *Aphthongie* unter auffallenden klonischen Krämpfen der Artikulationsmuskulatur als seltene Sonderform des Stotterns oder als selbständige hysterische Reaktion. 8. Autistische *Aphrasie* wegen Schizophrenie. 9. Reflektorische Stummheit zufolge von lokalen Schmerzen nach *Verletzungen* der Sprechorgane. 10. Freiwilliges *Schweigen* oder elektiver Mutismus psychopathischer Kinder auf der Grundlage schwerer Störungen des Gemütes.

Die Psychiater betonen die Notwendigkeit einer sorgfältigen und geduldigen Erforschung der psychodynamischen Veränderungen, welche sich hinter den offensichtlichen Symptomen des psychoneurotischen Benehmens verbergen. L. HEAVER (1962) besprach den Vorgang der *psychosemantischen Kommunikation* durch den nicht-verbalen Ausdruck, wobei die Stimme und subvokale Gebärden eine hörbare Gestalt des emotionellen Zustandes des Sprechers vermitteln. Wie D. A. BARBARA (1962) schilderte, ist die *Psychologie des aufmerksamen Zuhörens* ebenso wichtig, wenn man die Mitteilung des Sprechers in ihrer vollen Bedeutung erfassen will — besonders aber das, was er zu verbergen trachtet.

Therapie. Zur Behandlung kommen in erster Linie *psychiatrische* Maßnahmen in Frage. Unter den *unterstützenden* Maßnahmen der zusätzlichen Sprachbehandlung haben sich die folgenden bewährt: harmlose suggestive Überrumpelungsmethoden; schwache Faradisation von Hals, Zunge und Ohren; sowie die Hypnose. Die uralte Methode der *Hypnose* hat seit neuestem in der Psychiatrie volle Anerkennung gefunden und sogar in anderen medizinischen Spezialfächern wie Zahnheilkunde, Geburtshilfe und kosmetischer Chirurgie. Die neuesten Ansichten über Hypnose wurden von L. J. WEST (1960) oder ROSEN und BARTEMEIER (1961) besprochen.

Falls Mutismus vorliegt, muß man gelegentlich die Sprechatmung, Stimmgebung und Lautbildung nach einander wieder erwecken. In jedem Kriege schlugen viele Autoren zahlreiche neue Behandlungsmethoden vor, woraus hervorgeht, daß kein einziges Verfahren restlos befriedigt. Interessant ist aber, wie sich die Prinzipien aller solcher Methoden zur Behandlung psychogener Störungen im Laufe der Jahre wandeln und den allgemeinen Tendenzen der Medizin anschließen.

So standen zu CHARCOTS Zeit am Ausgang des XIX. Jahrhunderts die *hypnotischen* und suggestiven Therapien der „großen Hysterie" in hoher Gunst. In den heroisch betonten Jahren des I. Weltkrieges gingen die Militärärzte aller beteiligten Länder in ihrer enttäuschten Ungeduld zu immer härteren *Terrormethoden* über, bis das berüchtigte Starkstromverfahren (110 Volt) von F. KAUFMANN (1916) Mode machte.

Ein Umschwung setzte sich im II. Weltkrieg durch, als man die auf der Anwendung von „Dolor et terror" beruhenden elektrischen Verfahren verließ und zu *humoraltherapeutischen* Methoden überging. Als Beispiele nennen wir die Lokalanästhesie des Kehlkopfes zur vorübergehenden Ausschaltung der propriozeptiven Sensibilität; die intravenöse Kalziuminjektion wegen ihrer dramatischen Wirkung auf das vegetative System; oder das Pinseln von Rachen oder Kehlkopf mit irgend einer harmlosen gefärbten Lösung aus rein suggestiven Zwecken. Hysterische Patienten zeigen oft verringerte Empfindlichkeit ihrer befallenen Organe und ertragen diese Maßnahmen leicht und mit Vergnügen. Während ihre palatalen und pharyngo-laryngealen Reflexe objektiv intakt sind, würgen sie oft wenig. Über die Entwicklung der Behandlung psychogener Kommunikationsverluste haben wir in der Monographie (1948) über traumatische Sprachstörungen berichtet.

Am sinnvollsten scheint uns das amerikanische Verfahren der *Narkosynthese*. Es besteht in der intravenösen Injektion kurzwirkender Narkosemittel wie „Evipan" und anschließender intensiver Verbalsuggestion. Deren Prinzip beruht darin, daß man die einzelnen Ausfälle von Gehör, Stimme oder Sprache in ähnlicher Weise beseitigt wie sie entstanden waren, das heißt im Zustande des getrübten Bewußtseins. Inwieweit regelrechte *Psychotherapie* angebracht ist, geht aus der eingangs genannten psychiatrischen Beratung hervor.

Die **Prognose** war im Kriege denselben Einschränkungen unterworfen wie in allen Fällen von einfacher psychogener Aphonie. In Friedenszeiten sieht man diese psychogenen Erkrankungen seltener. Um so wichtiger ist es, prinzipiell eine *sofortige Heilung* anzustreben. Veraltete Fälle bereiten nämlich die gleichen Schwierigkeiten wie man sie nach der verzettelten Behandlung jeder Konversionsneurose sieht.

Literatur

Psychopathische Kommunikationsstörungen

1. Psychogener Hörverlust

ATKINSON, M.: Deafness: Psychogenic Factors (Hysterical and Emotional). Laryngosc. 47: 527, 1937.

BECKER, B. M.: A Simple Method for Exposing Malingering in Unilateral Deafness. Arch. Otolaryng. 9: 440, 1929; — Exposure of Simulated Deafness by Bone Conduction Tests. Laryngosc. 41: 653, 1931; — A Combined Air and Bone Conduction Test for Pretended Deafness. Arch. Otolaryng. 20: 214, 1934. — BERGMAN, M.: Functional Examination for

Malingering and Psychogenicity in Impaired Hearing. Logos, 2: 25, 1959. — BERK, R. L., and A. S. FELDMAN: Functional Hearing Loss in Children. New Eng. J. Med. 259: 214, 1958.

CALEARO, C.: Detection of Malingering by Periodically Switched Speech. Laryngosc. 67: 130, 1957.

DIXON, F. W.: A Method to Determine the Percentage of Deafness in Malingerers. Ann. Otology etc. 44: 483, 1935. — DOELGER, R.: Simulation und Dissimulation von Ohrenleiden. In „Hdb. Hals- usw. Heilk." von DENKER und KAHLER, 8: 583, Berlin: J. Springer, 1927. — DOERFLER, L., and K. STEWART: Malingering and Psychogenic Deafness. J. Speech Dis. 11: 181, 1946.

FALCONER, G. A.: A lipreading test for nonorganic deafness. J. Speech Dis. 31: 241, 1966. — FIRESTONE, C.: A Test for Simulation of Deafness. Laryngosc. 44: 211, 1934. — FOURNIER, J. E.: The Detection of Auditory Malingering. Exposés Annuels d'Oto-Rhino-Laryng. 107 bis 126, 1956. — FRÖSCHELS, E.: Über einen sichtbaren Einfluß des faradischen Stromes auf das Gehör schwerhöriger Kinder. Mschr. Ohrenheilk. 69: 735, 1935.

GETZ, S. B.: A Psychological Aid in the Diagnosis of Deafness of Emotional Origin. Arch. Otolaryng. 61: 217, 1955. — GOLDSTEIN, R.: Pseudohypacusis. J. Speech Dis. 31: 341, 1966. — GOLDSTEIN, R., and L. L. PRICE: Clinical use of EEA with an average response computer: A case report. J. Speech Dis. 31: 75, 1966.

HARDY, W. G.: Special Techniques for the Diagnosis and Treatment of Psychogenic Deafness. Ann. Otology, etc. 57: 65, 1948. — HARBERT, F., and J. SATALOFF: Functional Deafness. Arch. Otolaryng. 54: 38, 1951. — HELLER, M. F., and P. LINDENBERG: Evaluation of Deafness of Nonorganic Origin. Arch. Otolaryng. 58: 575, 1953. — HERRMANN, A.: Eine neue Prüfungsmethode zur Entlarvung vorgetäuschter beidseitiger hochgradiger an Taubheit grenzender Schwerhörigkeit oder Taubheit. Z. Hals- usw. Heilk. 48: 591, 1943.

IMHOFER, R.: Der Wert der Prüfung des statischen Labyrinthes für die Konstatierung der beiderseitigen Taubheit. Arch. Ohren- usw. Heilk. 101: 208, 1918.

JANKAU, L.: Neue Methoden, die Simulation von Schwerhörigkeit nachzuweisen. Repert. Prakt. Med. 11: Nr. 2, 1914.

KAFKA, M. M.: A New Device for Testing Malingering in Unilateral Deafness. Laryngosc. 46: 383, 1936. — KLOTZ, R. E., A. W. KOCK and T. P. HACKETT: Psychogenic Hearing Loss in Children. Ann. Otology etc. 69: 199, 1960. — KÖNIG, G.: Sprachverzögerungstest zum Nachweis der Simulation. Z. Laryngol. usw. 34: 748, 1955.

LÜSCHER, E.: Die Streuung simulierter Hörverlustkurven. Z. Hals- usw. Heilk. 50: 497, 1944.

MACFARLAN, D.: Simulated Deafness (Malingering). Laryngoscope, 47: 538, 1937. — MAFFEO, L.: Simulazione e Dissimulazione della Sordità; Autolesioni dell'Orecchio. Gazz. Med. Napol. 6: 1923. — MUCK, O.: Mechanisches und psychisches Trauma. Hysterie. In „Hdb. Hals- usw. Heilk." von DENKER und KAHLER, 8: 321, Berlin: J. Springer, 1927.

PERELMAN, L. B.: Reactive Post-contusional Deaf-mutism. Annals Otology etc. 59: 1171, 1950. — PETERSON, J. L.: Nonorganic Hearing Loss in Children and Békésy Audiometry. J. Speech Dis. 28: 153, 1963.

RESNICK, D. M., and K. S. BURKE: Békésy Audiometry in Nonorganic Auditory Problems. Archives Otolaryng. 76: 38, 1962. — RINTELMAN, W., and E. HARFORD: The Detection and Assessment of Pseudohypoacusis Among School-Age Children. J. Speech Dis. 28: 141, 1963. — RUSSELL, R. D.: Detection of Simulated Deafness. Laryngosc. 44: 201, 1934.

SCHMIDT, W.: Über die psychogene Taubheit im Kriege. Z. Hals- usw. Heilk. 49: 88, 1943. — SHEPHERD, D. C.: Non-Organic hearing loss and the consistency of behavioral auditory responses. J. Speech Hearing Res. 8: 149, 1965.

THORNE, B.: Functional hearing disorders. Arch. Otolaryng. 72: 626, 1960.

URBANTSCHITSCH, E. VON: Hysterische Taubstummheit. Wien. med. Wschr. 66: Nr. 7, 1916.

VENTRY, I. M., and J. B. CHAIKLIN: Functional hearing loss: a problem in terminology. ASHA, 4: 251, 1962.

ZANGE, J.: Über hysterische (psychogene) Funktionsstörungen des nervösen Ohrapparates im Kriege. Münch. med. Wschr. 62: 957, 1915.

2. Psychogene Sprechstörungen

ADAMS, H. M., and P. J. GLASNER: Emotional Involvements in Some Forms of Mutism. J. Speech Dis. 19: 59, 1954. — ARNOLD, G. E.: Die traumatischen und konstitutionellen Störungen der Stimme und Sprache. Wien: Urban und Schwarzenberg, 1948.

Barbara, D. A.: The Value of Non-Verbal Communication in Personality Understanding. J. Nerv. Mental Dis. 123: 286, 1956; — Neurosis in Speaking. Psychoanalytic Review, 44: 41, 1957; — Listening with the "Inner Ear". Logos, 5: 71, 1962. — Borel-Maisonny, S.: Troubles de la parole d'origine éducative. Rev. Franç. Phoniat. 3: 198, 1935.

Engelhardt, P.: Funktionelle Stimm- und Sprachstörungen bei Kriegsteilnehmern. Diss. Univ. Würzburg, 1917.

Fröschels, E.: Zur Beurteilung von Paresen. Wien Medizin, Wschr. 67: Nr. 37, 1917; — Die sprachärztliche Therapie im Kriege. Wien–Berlin: Urban und Schwarzenberg, 1919.

Gerhardt: Die wirtschaftliche Fürsorge für die im Felde gehör- und sprachkrank gewordenen Krieger. Blätt. Taubst. Bildg. Nr. 2 bis 7, 35, 1916. — Glauber, I. P.: Speech Characteristics of Psychoneurotic Patients, J. Speech Dis. 9: 18, 1944. — Guttmann, A.: Stimmstörungen im Felde. Dtsch. Med. Wschr. 44: Nr. 32, 1918. — Gutzmann, H.: Das Verhältnis der Affekte zu den Sprachstörungen. Z. Klin. Med. 57: Nr. 5 bis 6, 1906; — Nochmals die psychogenen Sprachstörungen. Mschr. ges. Sprachheilk. 20: 204, 241, 1910; — Stimm- und Sprachstörungen im Kriege und ihre Behandlung. Blätt. Taubst. Bildg. Nr. 2 bis 7, 25, 1916; — Stimm- und Sprachstörungen bei Kriegsverletzten. In „Handbuch der ärztlichen Erfahrungen im Weltkriege 1914 bis 1918." 6: 304, Leipzig: J. A. Barth, 1921.

Heaver, L.: Psychosemantic Aspects of Nonverbal Communication. Logos, 5: 60, 1962.

Kerdman, L., and J. E. Peek: Modes of Communication in the Psychotherapeutic Process. Amer. J. Psychotherapy, 11: 599, 1957. — Kaufmann, F.: Heilung komplizierter psychogener Bewegungsstörungen bei Soldaten. Münch. med. Wschr. 63: 862, 1916.

Laubi, O.: Nochmals die psychogenen Sprachstörungen. Mschr. ges. Sprachheilk. 20: 193, 1910. — Liebmann, A.: Vorlesungen über Sprachstörungen. Nr. 9, Die psychische Behandlung von Sprachstörungen. Berlin: O. Coblentz, 1916. — Lorenz, M.: Language Behaviour in Manic Patients. Arch. Neurol. Psychiat. 69: 14, 1953. — Lorenz, M., and S. Cobb: Language Behaviour in Manic Patients. Arch. Neurol. Psychiat. 67: 763, 1952; — Language Behaviour in Psychoneurotic Patients. Arch. Neurol. Psychiat. 69: 684, 1953; — Language Patterns in Psychotics and Psychoneurotics. Arch. Neurol. Psychiat. 72: 665, 1954.

Mahl, G. F.: Measuring the Patient's Anxiety During Interviews from "Expressive" Aspects of his Speech. Trans. N. Y. Acad. Sci. 21: 249, 1959. — Moskowitz, H.: Psychiatric Factors in Speech Correction. Quart. J. Speech, 27: 537, 1941.

Pichon, E., und S. Borel-Maisonny: Psychophysiologie du langage. Ses troubles psychogènes. L'aphasie. Folia Phoniat. 1: 38, 124, 1947/48.

Stern, H.: Die verschiedenen Formen der Stummheit. Wien. med. Wschr. 60: 1910.— Steurer, O.: Lehrbuch der Ohren-, Nasen-, Rachen- und Kehlkopfkrankheiten. München: J. F. Bergmann, 1944.

Zwirner, E.: Beitrag zur Sprache der Depressiven. J. Psychol. Neurol. 41: 43, 1930.

VIII. Psychotische Störungen der Sprache: Dysphrasie

Definition. Dysphrasien sind Störungen des Ausdruckes von Gedanken zufolge von psychotischen Krankheiten. Mit dieser Begriffsbestimmung schließen wir uns den bekannten terminologischen Verzeichnissen von M. Ogilvie (1942) und S. D. Robbins (1951) an, wobei indes die Möglichkeit einer späteren Reform der Nomenklatur durchaus offen bleibt. Die meisten der jetzigen Bezeichnungen gehen nämlich auf A. Kussmauls Klassifikation aus dem Jahre 1877 zurück, welcher bekanntlich zwischen den großen Hauptklassen der *Lalopathien und Logopathien* unterschied, also zwischen den Störungen des Sprechens und der Sprache. Dysphrasische Störungen des Redeausdruckes gehörten dann in die letztere Klasse.

Einteilung. Gemäß der Definition nach S. D. Robbins sind die folgenden klinischen Formen zu unterscheiden. 1. *Aphrasie* bedeutet die Verweigerung jeglichen Sprechens und jeder Lautäußerung. 2. *Schizophrasie* umreißt die Ausdrucksweise der Schizophrenen mit der phantastischen, sinnlosen oder zusammenhanglosen Rede der Dementia praecox. 3. Im engeren Sinne gilt *Dysphrasie* als die verwirrte und sinnentstellte Störung im Ausdruck von Gedanken durch Sprache und Schrift auf Grund von Konzentrationsschwäche oder eingeschränkter Vernunft zufolge gewisser Geisteskrankheiten. Wie man sieht, decken sich diese Interpretationen mit den klassischen Ansichten A. KUSSMAULS. In bezug auf die Sprache sind zwei Hauptgruppen der Schizophrenie zu unterscheiden: der Zerfall der kindlichen Sprache wegen *früh-kindlicher Psychose* sowie die schizophrasische Sondersprache des *erwachsenen Schizophrenen.*

Kindliche Psychosen. Das besondere Krankheitsbild der Kindheitsschizophrenie ist unter dem Namen Dementia infantilis seit den ersten Beschreibungen von T. HELLER (1909) und W. WEYGANDT (1915) bekannt. In Amerika haben namentlich L. BENDER (1941) und L. KANNER (1944) wesentliche Fortschritte mit ihrer Erforschung der katastrophalen Reaktionen der frühkindlichen Schizophrenie bzw. des infantilen Autismus erzielt.

Während einige Autoren, wie etwa B. FURNEAUX (1966), nicht zwischen dem infantilen Autismus und der frühkindlichen Schizophrenie unterscheiden, zielen die gegenwärtigen Tendenzen auf die Unterteilung der kindlichen Psychosen (B. RIMLAND, 1964). Nach der Schilderung von C. C. SHERVANIAN (1967) umfassen die Psychosen der Kindheit eine Gruppe von verwandten Problemen, welche sich wie folgt aufzählen lassen: 1. das *nukleäre schizophrene Kind* wie von BENDER (1941) beschrieben; 2. KANNERS (1944) *frühkindlicher Autismus*; 3. das schwer gestörte *Kind mit ungewöhnlichen Empfindlichkeiten* (BERGMAN und ESCALONA, 1949); 4. das *symbiotisch psychotische Kind* (MAHLER, 1952); und 5. die schizophrene Reaktion auf *neurologische Fehlfunktion.*

Kindliche Schizophrenie. In einer Studie von 34 schizophrenen Kindern faßten KOEGLER und COLBERT (1959) die diagnostischen Kennzeichen zusammen, welche in acht Kategorien zum Ausdruck kommen: äußerer Eindruck, Sprache, Bewegung und Körperhaltung, Verhalten beim Spiele, Reaktion auf die Umwelt, Gedankeninhalt, psychodiagnostische Befunde sowie die Vorgeschichte. Für die Diagnose am wichtigsten sind die folgenden Symptome. 1. *Verminderte Sozialisierung* äußert sich durch eingezogene Eigenbrötelei, Kinderscheu oder Verlust der Stuhlreinheit. 2. Zu den *absonderlichen Spielgewohnheiten* gehören gesteigerte Musikfreude, kompulsive Spielhandlungen, Faszinierung durch drehende Objekte, rituelles Springen, Sucht für elektrische Geräte, unaufhörliches Spiel mit Wasser oder Schmutzessen. 3. *Neurophysiologische Störungen* umfassen Schlafstörungen, Selbstschlagen, Überempfindlichkeit für Geräusche, Zehengehen, Kopfstehen sowie unaufhörliche Schaukel- und Kreiselbewegungen.

In dieser Weise äußert sich die Kindheitsschizophrenie als ein Konglomerat von *gestörter Physiologie und Psychologie* im Verein mit kompensierenden Reaktionen des autistischen Verhaltens. Möglicherweise ist der Sitz dieser Veränderungen in der Substantia reticularis des Hirnstammes zu suchen. GOLDFARB, BRAUNSTEIN und SCHALL (1959) beschuldigen die perplexe Verwirrung der Eltern, welche die bizarre Ausdrucksweise des Kindes durch mangelhafte Anleitung fördern, wenn das Kind lenkende Führung am meisten braucht.

J. E. VARLEY (1965) differenziert das KANNER-Syndrom des frühen infantilen Autismus von der Kindheitsschizophrenie. Die letztere unterscheidet sich hauptsächlich durch die Tatsache, daß ihr Beginn einer *Periode von normaler Entwicklung und Benehmen* folgt. Des weiteren unterscheiden sich die schizophrenen Kinder durch ihre häufigen Krankheiten und durch verschiedene *körperliche Absonderlichkeiten.* Diese umfassen „merkwürdige" Veränderungen bestimmter Körperteile, wie wir sie als geringfügige Mißbildungen im Kapitel über Konstitution kennenlernten. Diese angeborenen körperlichen Abweichungen weisen auf einen erblichen Faktor in der Ätiologie dieser Geistesstörung hin.

R. M. CLARK (1960) gab eine lebhafte Beschreibung der Kindheitsschizophrenie vom *psychologischen Standpunkt.* Im Vordergrunde stehen eigentümliche Manierismen, verschrobenes und unangemessenes Benehmen sowie zwangsweise oder ritualistische Reaktionen. Wirbelnde Arten der Betätigung oder eine Vorliebe für drehende Gegenstände sind häufig. Wasserhähne und elektrische Schalter sind von magischer Anziehung. Sehr deutlich äußern sich die Neigungen zum Perseverieren in einer bestimmten Form der motorischen Betätigung.

Unter den *linguistischen Zeichen* werden Fragen in einer echolalischen Weise wiederholt, oft mit der gleichen Wiederholung der Fürwörter, genau so, wie sie in der Frage enthalten waren. Ein solches Kind denkt von sich als ein „du", ebenso wie es sich von den Eltern angesprochen hört. Wenn man die exzentrischen Sprachstörungen dieser Kinder analysiert, stößt man auf Störungen des Denkens. Diesen verwandt sind die Verschrobenheiten der symbolischen Gestaltung.

Unter den *somatischen Störungen* findet man Dyskrasien der vaso-vegetativen Funktionen, einen dysplastischen Körpertypus oder Anomalien des Wachstums. Perzeptuelle Disorganisation ist häufig. Ebenso fällt oft eine ungewöhnliche Toleranz für schmerzhafte Reize auf. Manche dieser Kinder stecken ihre Hände unbekümmert in sehr heißes Wasser, bis sie sich beinahe verbrühen. Außergewöhnliche künstlerische Begabung ist nicht selten und der faszinierende Eindruck von Musik ist häufig aufgefallen.

Infantiler Autismus. Seit der ersten Beschreibung des autistischen Kindes durch KANNER haben viele Untersucher die typische Verbindung dieser Symptome bestätigt. Britische Autoren einigten sich auf neun Punkte als Grundlage der Diagnose (VARLEY, 1965; FURNEAUX, 1966). RUTTENBERG und WOLF (1967) begründen die Definition des infantilen Autismus auf den folgenden sechs Kriterien: 1. *Unfähigkeit zum Formen von Beziehungen* mit anderen Leuten als vollständige menschliche Wesen; 2. *Ausbleiben der Entwicklung von Sprache* zur Kommunikation; 3. hartnäckiges *Bestehen auf Gleichförmigkeit*; 4. Fixierung der psychosexualen Entladungsaktivität auf eine präorale Stufe mit *perseverierenden Handlungen*; 5. *geringes Interesse* am Meistern von Geschicklichkeiten und Lernen; sowie 6. ausreichendes *intellektuelles Potential* trotz dem Funktionieren auf einer zurückgebliebenen Stufe.

In Betonung des Vorhergesagten können wir noch hinzufügen, daß der frühkindliche Autismus die normale Entwicklung vom Anbeginn verdrängt, aber sonst nicht mit sichtbaren Veränderungen verbunden ist. Autistische Kinder neigen zur völligen Stummheit, während die schizophrenen eine absonderliche schizophrasische Sprache gebrauchen.

Erwachsene Schizophrasie. In seinen Kommentaren zur vierten Auflage des KUSSMAULschen Lehrbuches zählte H. GUTZMANN (1910) folgende Kennzeichen der dysphrasischen Sprechweise der Erwachsenen auf. 1. Veränderungen von *Rhythmus und Tempo* bedingen den allgemeinen Eindruck der geistesgestörten Redeweise. Über die Psychologie solcher Rhythmusstörungen äußerte sich ferner F. G. VON STOCKERT (1928). 2. Abweichungen im *musischen Unterbau* der Sprache sind als *Dysprosodie* bekannt. Dazu gehören die Zeichen von singendem Sprechen, sinnlose Reimbildungen, kindische Manierismen oder stereotype Phraseologien. 3. Sehr charakteristisch sind die grammatischen Fehlleistungen in Form von stereotypen *Paragrammatismen* sowie die abnorme syntaktische Konstruktion von Sätzen (*Akataphasie*). 4. Dazu gesellt sich die häufige *Verbigeration*, also das automatische Wiederholen unmittelbar vorher richtig gebrauchter Ausdrücke in sinnloser Folge und Satzstellung. 5. Schließlich hört man das unermüdliche Erfinden neuer Wörter, also den *Neologismus*. 6. Das papageienartige Wiederholen von Äußerungen des Gesprächpartners ist als psychotische Echolalie oder *Echophrasie* bekannt. 7. Aus diesen Einzelstörungen setzt sich zuletzt der *Wortsalat* der schizophrasischen Sprechweise zusammen. 8. Wenn manische Tendenzen dazutreten, kann sogar die ansonsten für rezeptive Dysphasie kennzeichnende *Logorrhoe* aufscheinen (ARNOLD, 1956).

Symptome. Mit Recht betont R. M. CLARK (1956), daß solche Erscheinungen eine *dyslogische Verwirrung* der Gedankengänge widerspiegeln. In solchem Sinne handelt es sich also nicht um eine wahre Störung der Sprache, wie sie etwa im Falle des dysphatischen Verlustes der Language-Funktion vorliegt. Abstraktion und Symbolisation sind vorhanden, wenn auch in „verrückter" Weise. Ordnende Klarheit in diese Fragen der Interpretation brachte wieder F. KAINZ in den einschlägigen Kapiteln seiner Sprachpsychologie (Bd. II). Naturgemäß sind das psychiatrisch-psychologische Fragen, welche sowohl für den diagnostizierenden Spracharzt, als auch für den behandelnden Therapeuten praktisch weniger wichtig sind. Daher wollen wir uns nunmehr auf einige diagnostische Hinweise beschränken.

Phonation. Am Stimmklang fällt oft dessen abnorme Höhe auf. Dann liegt bei psychotischen *Männern* eine befremdlich modulierte *dysprosodische* Sprechmelodie oder die monoton starre Fistelstimme vor. *Frauen* mögen eine analoge Stimmstörung aufweisen, etwa in Form eines kindisch-piepsenden Klanges. Andere Zeichen sind verschrobene Melodieverläufe, dehnende Bradyphrasie oder ein Sing-Sang-artiges Leiern. Ebenso ist eine hohle oder eigentümlich flache Stimme häufig oder die unangemessene und sinnlose Melodiebewegung.

Viele schizophrene *Kinder* begleiten ihr ritualistisches Spiel mit litaneiartigen Wiederholungen stereotyper Melodiefolgen. Oft sind die dazu selbst erfundenen Texte obszön, grausam oder kompulsiv-abscheulich. Ein kleines Mädchen z. B. schaukelte ihre Puppe und leierte dazu unaufhörlich: „Ich schneid' der Mami ihr Herz heraus."

Artikulation. Gewöhnlich erfolgt die Lautbildung in geordneter Weise, obgleich infantilistische Züge im Beibehalten des zwischenzähnigen Lispelns oder anderer Kennzeichen der Kindersprache zum Ausdruck kommen mögen. A. A. BRILL (1923) faßte solche kindische Tendenzen als primitive Verteidigungsmittel auf. Während die isolierte Artikulation oft tadellos bleibt, machen sich in anderen Fällen läppische Verzerrungen gewisser Wörter bemerkbar. I. P. GLAUBER (1944) bemerkte plötzliche Wechsel zwischen schlampiger und übertrieben exakter Aussprache. D. WEISS (1960) hingegen fand, daß ein Drittel von 150 schizophrenen Kranken stammelnd sprach, wobei Lispeln am häufigsten war.

Dysgrammatismus. Am deutlichsten äußern sich die Kennzeichen der dysphrasischen Redeweise in der abnormen *Satzkonstruktion*. Wie F. KAINZ ausführlich schilderte, fehlt den Geisteskranken jeder Leitgedanke zur Formulierung ihrer Ergüsse. In endlosem Aneinanderreihen folgen sich sinnlose Wortgruppen, lediglich durch lose klangliche oder vage begriffliche Assoziationen zusammengehalten. Darin spiegelt sich die *Ideenflucht* der schizophrenen Denkweise wieder. Andere Ursachen des paragrammatischen Stiles beruhen in manierierten oder hochtrabenden Verschrobenheiten. In ähnlicher Weise geht die akataphasische Syntax aus den beliebten Superlativhäufungen der entrückten Sinnverbiegungen hervor. Damit sind die verbigerierenden *Neologismen* verbunden. Aus halbwegs entwirrbaren Stammsilben von technischen oder wissenschaftlichen Begriffen hervorgehend, bieten diese Worterfindungen ein unerschöpfliches Material für end- und ziellose Arabesken um ein dunkel bleibendes Thema.

Paralogie. Was derartige Kranke mit ihrem hemmungslosen Redeschwall sagen wollen, bleibt also ohne Sinn. Daran ändert nichts die Tatsache, daß alle gesprochenen und geschriebenen Produkte der Schizophrenen für sie selbst eine sehr realistische und vielleicht sogar „logische“ Bedeutung haben. Darin kommt eben die schizophrene Paralogie zum Vorschein. L. HEAVER (1956) betont sehr treffend, wie sehr die individuell gespaltene Persönlichkeit des einzelnen Schizophrenen die persönlichen Züge des Einzelfalles prägt. Trotz allen kategorischen Ähnlichkeiten der Dysphrasie im allgemeinen geht jeder Patient seine eigenwilligen Sonderwege.

Daher eignet sich die *schizophrasische Sondersprache* oder, wenn man will, die schizophrene *Idiophrasie,* keineswegs als Kommunikationsmittel zwischen mehreren Schizophrenen. Gemäß den Schlußfolgerungen eines monographischen Symposium unter der Schriftleitung von K. L. ARTISS (1959) hat das schizophrene Symptom den Hauptzweck eines *negativen Kommunikationsmittels.* Durch seine Symptome teilt der Schizophrene eine einzige Botschaft mit, in der Hoffnung, daß sie den erwünschten Erfolg haben werde: seine Ablehnung durch die Umwelt. Somit ist der unmittelbare Zweck dieser Mitteilungen der Wunsch nach Ablehnung und die Hoffnung, von schwierigen Situationen getrennt zu werden, mit dem Endziel des Verbergens der Phantasien über Allmächtigkeit.

Sehr treffend malen die Künstler derartige Verhältnisse, wenn sie etwa mehrere Insassen einer Irrenanstalt in verschiedenen Bildteilen ihre einzelnen Wahnvorstellungen mit entrückter Sonderung verfolgen lassen. In besonders fesselnder Weise sah man solche Wahnvorstellungen im letzten Akt der Oper „Rake's Progress“ von I. Strawinsky.

Individuelle Verschiedenheiten. Unsere Beschreibung der verschiedenen Verirrungen in der schizophrenen Sprechweise versuchte eine Schilderung der *allgemeinen Tendenzen* dieser Patienten. Wie wir in früheren Kapiteln erklärt haben, kann es keine einheitliche Störungsform der dysarthrischen oder dysphasischen Sprachstörung geben. Das Gleiche gilt in noch größerem Maße für die außerordentliche Verschiedenheit der dysphrasischen Störungen. D. A. WEISS (1964) erarbeitete die vielfachen Einzelheiten der gestörten Stimme und Sprache unter Geisteskranken. Die verschiedenen Untergruppen der Schizophrenie äußern sich auch in *verschiedenen Störungen der Lautbildung.* In gleicher Weise reflektieren die vielfältigen stimmlichen Veränderungen hauptsächlich die Auflösung der kranken Persönlichkeit.

Die Schwierigkeit einer objektiven Erfassung wird noch größer, wenn man Beispiele der schizophrenen Sprechweise einer statistischen Analyse unterwirft. Wie FELDSTEIN und JAFFE (1962) gezeigt haben, unterscheidet eine *Verschiedenheit des Vokabulars* nicht zwischen der schizophrenen und normalen Sprache. F. A. SHARP (1963) fand es unmöglich, das *laute Vorlesen* von Schizophrenen zu beurteilen und daraus pathognonomische Hinweise zu entdecken. Laut den Befunden von W. H. FAY (1966) findet sich die *infantile Echolalie* mit gleicher Häufigkeit in einer großen Vielfalt von physiologischen und psychopathologischen Zuständen.

Diagnose. Wenn sich zuletzt ein solcher Ausfluß von Wortsalat oder manieriertem Redeüberschwang mit dem Eindruck eines leer starrenden Gesichtes, einer verkrampften Körperhaltung oder mit *befremdendem Benehmen* in bezug auf die reale Situation verbindet, kurz, wenn der Kranke „absonderlich“ erscheint, dann kann die Diagnose einer schizophrenen Dysphrasie nicht mehr schwer sein. Falls noch Zweifel bestehen sollten, sind sie nach der Vornahme der psychologischen Analyse behoben. Nach der bisherigen Schilderung bereitet das Erkennen eines *ausgeprägten* schizophrenen Störungsbildes der dysphrasischen Redestörung keine Schwierigkeiten. Gewöhnlich ist auch der Psychiater berufen, um den maßgebenden Rat zu erteilen.

Erfahrungsgemäß gelangen aber viele *Frühfälle* zunächst zum Spracharzt. Namentlich eine im jugendlichen Alter beginnende schizophrene Störung äußert sich vorerst durch Veränderungen der bisherigen sprachlichen Gewohnheiten. In einem Falle mag es sich um typisches *Stottern* handeln, welches allmählich an Auffälligkeit zunimmt. Ein anderes Mal nehmen affektierte Verschrobenheiten und sonderliche *Manierismen* der Redeweise mit der Zeit untragbare Formen an. Dann wieder mögen besorgte Eltern ein Kind wegen seiner hartnäckigen *Stummheit* (KUSSMAULS Aphasie) vorstellen. Diesbezüglich kennen wir ein sowohl eindrucksvolles, als auch aufschlußreiches Beispiel, das gleich folgen soll.

Außerdem sei auf den von uns (1960) beschriebenen Fall von *Schreiben statt Sprechen* verwiesen, welcher einen 4jährigen schizophrenen stummen Knaben betraf. Im Alter von 7 Jahren wiedergesehen, hatte sich sein Gesamtverhalten durch Psychotherapie etwas gebessert. Er sprach nun manche Sätze mit schwerem Wortstammeln und Dysgrammatismus und schien in besserem Kontakt mit der Umwelt. Trotz IQ = 125 beschäftigte er sich hauptsächlich mit alphabetischen, orthographischen und ähnlichen kompulsiven Buchstabenspielen. Schulbesuch war noch nicht möglich und die Diagnose blieb Schizophrenie.

SHEILA, 3jähriges Negermädchen. Der *Vater* ist 27 Jahre alt, Buchhalter, ein kompulsiver Perfektionist, im Begriffe, seine Familie zu verlassen, weil über die abnorme Tochter erbost. Die 26jährige *Mutter* aus einfacher und patriarchalisch eingestellter Negerfamilie ist emotionell abhängig und unselbständig. Keine bekannte erbliche Belastung. *Vorgeschichte.* Zangengeburt im 8. Monat. Gehen mit 15 Monaten. Noch nicht bettrein. Sprechbeginn mit 2,6 Jahren, keine Fortschritte. Viele Erziehungsschwierigkeiten.

Befund des National Hospital for Speech Disorders. Obere Luftwege normal, Trommelfelle eingezogen. Gehör scheint gut. Stimme normal; spricht nur wenige unklare Wörter. *Psychologisch.* IQ = 67. Daumenlutschen, Zornausbrüche, wenn man ein Spielzeug verweigert. Sie ist in einem Zustand allgemeiner Rückständigkeit. Wenn allein gelassen, singt sie *stundenlang melodische Wortfolgen* und imitiert Melodien, die sie im Fernsehprogramm hört.

Eindruck. Verzögerte Sprachentwicklung infolge geistiger Rückständigkeit, zu jung für aktive Behandlung, zum nächsten Jahr wiederbestellt.

Kontrolle (NHSD), als 4,2 Jahre alt. Spricht nur wenige Wörter. HNO-Befund normal, Gehör gut. *Psychologisch.* IQ = 75. *Bizarres Verhalten* ohne Kontakt mit der Umwelt. Lallt viel zu sich selbst. Unterbricht oft ihre jeweilige Beschäftigung, indem sie Gesicht und Arme erhebt und die Lippen bewegt, als ob sie mit jemandem „hoch oben" spräche. Beobachtung im Sprachkindergarten empfohlen. Während dies geschah, suchte die Mutter noch weitere Hilfe.

Gutachten des Guidance Laboratory, Columbia University, mit 4,4 Jahren. Laut Beschreibung der Mutter kann das Mädchen verschiedene Wörter sagen, bekundet aber kein Verständnis für diese. Sie singt und *schaukelt sich stundenlang*, bis sie einschläft. Ausführliche Besprechung mit der Kindesmutter ergab verschiedene Einblicke in deren Familienverhältnisse. Ihr Vater und ihr Mann sind anspruchsvolle Anhänger peinlicher Ordnung, dulden keinen Widerspruch und befehlen genaues Einhalten aller häuslichen Vorschriften. Als Kind hatte die Kindesmutter an Asthma gelitten. Sie ist weiter sehr nervös und durch die Trennung von ihrem Mann sehr bedrückt. Auf Grund dieser Informationen wird die *ausbleibende Sprachentwicklung des Kindes als sekundäre Folgeerscheinung der verworrenen Familienverhältnisse* aufgefaßt.

Klinische Konferenz (NHSD), im Alter von 4,5 Jahren. Während dreimonatiger täglicher Beobachtung unter Spieltherapie fiel eine *Störung der Koordination* auf. Sie geht zögernd, als ob sie etwas zurückzöge. Die Arme werden immer steif gehalten. Sie macht nur diminutive Bewegungen, etwa wenn sie stundenlang mit einem Puppenlöffel einige Körner Sand aus dem Sandhaufen in ein kleines Schälchen löffelt. Ohne Grund steht sie unverhofft auf, erhebt die Arme und hält eine lange lebhafte *Zwiesprache mit etwas Unsichtbarem*, einmal laut flüsternd, dann aufschreiend, bis sie sich schließlich die Ohren zuhält, wie wenn sie die „Stimmen" nicht hören wollte. *Sinnloses Benehmen* hält an. Sie besteht etwa darauf, Sand in die Farbtöpfe der anderen Kinder zu schaufeln und versucht dies, wann immer man sie allein läßt. Gewöhnlich *außer Kontakt* mit der Umwelt blickt sie niemanden an und hört nicht auf das, was man ihr sagt. Ihr Gehör ist aber sicher gut. Sobald man mit Strenge etwas verbietet, antwortet sie mit *panikartigen Gestikulationen* und ihrem typischen tränenlosen und unheimlichen Geheul. Ansonsten wandert sie traumverloren herum, schwankt das Stiegenhaus hinab und verliert sich in irgendeinem Winkel, wenn man sie einen Augenblick allein läßt. *Hat keinen Sinn für Orientierung* in Raum und Zeit. Zusammenfassend erklärte der psychiatrische Spitalsdirektor Dr. L. Heaver die Symptome der *fehlenden Integration* in die Umwelt, der *unangemessenen Affektlage* und des *unpassenden Benehmens* als typische Kennzeichen der kindlichen Psychose.

Eindruck. Schizophrenie mit Autismus, Dysphrasie und halluzinatorischer Soliloquie. Sozialisierende Spieltherapie ist fortzusetzen.

Verlauf. So kam das Mädchen weiter zur täglichen Spielbehandlung. Um in ihre verschlossene Eigenwelt einzudringen, versuchte die Spieltherapeutin verschiedene Wege. Sie kauerte am Boden oder kniete vor dem Kind, damit es auf sie herabblicken konnte. Sie wandte alle Liebesmühe an, so daß es ihr endlich gelang, mit dem Kinde einen gewissen Kontakt herzustellen. Auffallend war dabei die magnetische Wirkung von *Musik*, indem das Mädchen wie gebannt zum Klavier lief, sobald die Therapeutin Kinderlieder spielte. Schließlich sang das Kind mehrere Lieder mit halbwegs verständlicher Aussprache. *Malgeräte* verwendete es aber weiterhin zum „kochen", indem es Farben, Goldstaub, Sand usw. in Töpfen zusammenwarf und dann in kleine Puppenteller löffelte. Obwohl die Therapeutin kein Opfer scheute und sich z. B. Sand zum scheinbaren Essen zulöffeln ließ, blieben ihre Eindrücke der Besserung im Verhalten des Kindes im Bereiche des wunschbetonten Hoffens.

Bericht des Guidance Laboratory, Columbia University, Alter 5,8 Jahre. Der mit dem Kinde laufend befaßte Ratgeber (Counselor) betrachtete es als ein unglückliches, unsicheres Kind, welches seine feindlichen Gefühle nicht bewältigen könne und daher auf einem verdrängten und zwanghaften Boden funktioniere. Zwei eng beschriebene Seiten bieten weitere paraphrasierende Arabesken um diese psychoanalytische Interpretation.

Klinische Konferenz (NHSD), Alter 5,8 Jahre. Ihre Sprache ist weiterhin *unentwickelt* und ihr Benehmen blieb *verstört*. Wenn sie erregt ist, beißt sie ihre eigenen Hände, schlägt sich auf die Brust oder rammt ihren Kopf gegen ein anderes Kind. Oft starrt sie leeren Blickes in die Ferne und murmelt unverständliche Worte. Während der Konferenz äußerten sich Zeichen von visuellen und auditiven *Halluzinationen*. Alle Anwesenden waren sich in der Annahme eines *schizophrenen Zustandes* einig. Einweisung zur psychiatrischen Behandlung in die kinderpsychiatrische Abteilung des Bellevue Hospital empfohlen.

Psychologische Kontrolle (NHSD), im Alter von 5,10 Jahren. Verweigerte viele Teste, verfehlte aber keinen einzigen. Auf Grund der gelösten Teste wäre ein IQ = 110 anzunehmen. Feine Koordination und ausgezeichnete Formunterscheidung entsprechen einem Alter von 6,6 Jahren. Ihre hyperkinetische Haltung, Echolalie und die Wutausbrüche mit Selbstschlagen sowie ihre kontaktlose Unaufmerksamkeit weisen aber weiterhin auf *Schizophrenie* hin.

Weiterer Verlauf. Nach der Beobachtung im Bellevue Hospital wurde das Kind an verschiedene andere Spitäler geschickt, die es nach Erhalt unserer Protokolle weiterempfahlen, bis das Mädchen in einem Heim für psychotische Kinder landete. Von dort wurde es uns nochmals mit der Frage vorgestellt, ob sein ausgebliebenes Sprechvermögen durch „einen mechanischen Mangel an den Sprechwerkzeugen" verursacht sei.

Letzte Vorstellung (NHSD) im Alter von 7,5 Jahren. Lutscht ständig den Daumen, spricht fast nichts außer zu sich selbst, weint gelegentlich einige tränenlose Schluchzer, zuckt unverhofft wie blitzartig zusammen, als ob sie eine innere Stimme hörte, ist in zwangsweisen Perseverationen befangen, wiederholt manche Fragen echolalisch, scheint völlig außer Kontakt. *Obere Luftwege* bis auf offenen Biß (Daumenlutschen) und akuten Mittelohrkatarrh normal. Minimale Schalleitungsschwerhörigkeit. *Stimme.* Klar, laut, schrill, melodisch eigentümlich verzerrt und von merkwürdig quietschender Intonation, kreischt plötzlich grundlos auf und starrt dann wie entrückt in die Ferne. *Sprache.* Äußert sich nicht zusammenhängend, lallt aber viel zu sich selbst. Was man an Artikulation hören kann, klingt infantilistisch entstellt. *Psychologisch.* Ist imstande, Teste mindestens bis zum 6. Jahr zu lösen. Ihre größte Schwierigkeit beruht in grapho-motorischen Aufgaben, obwohl sie mechanisch mit Bleistiften ihrem Alter entsprechend umgehen kann. Ihre Intelligenz scheint also zumindest durchschnittlich oder sogar besser zu sein. Jedoch weist ihr Benehmen weiterhin auf *Schizophrenie* hin. Ihr häufiges plötzliches Zusammenzucken könnte überdies durch organische Anfallsbereitschaft bedingt sein.

Endgültige Diagnose. Dysphrasie wegen autistischer Schizophrenie unter dem Bilde einer dauernd verzögerten Sprachentwicklung. Jahrelange Spiel- und Musiktherapie führte wohl eine etwas bessere Beeinflussungsmöglichkeit durch die jeweilige Therapeutin herbei, änderte indes nichts am gesamten psychotischen Verhalten.

Aus diesen genauen Beobachtungen ergeben sich mehrere Folgerungen. 1. Man sieht, wie ein typisches schizophrenes Krankheitsbild bereits im frühen Kindesalter *eindeutig erkennbar* ist. 2. Sobald man sich durch ausreichende Beobachtung und Beurteilung im klaren ist, sollen derartige Kinder einer *geeigneten Spezialanstalt* überwiesen werden. 3. Obgleich die psychoanalytischen Deutungsversuche den gefühlvollen Hoffnungen der Angehörigen entgegenkommen, ist mit der bloßen Beratung der Eltern nicht viel erreicht. 4. Aus dem gleichen Grunde scheint ambulante Behandlung, namentlich die *Sprachübungsbehandlung zwecklos*. 5. Interessant ist die *anscheinende Zunahme des IQ*. Daraus geht die Schwierigkeit einer psychometrischen Prüfung kleiner psychotischer Kinder hervor. Erst mit zunehmendem Lebensalter ergibt sich eine Möglichkeit zur Abgrenzung von Geistesschwäche, Psychose und umschriebener Hirnschädigung. 6. Man muß sich also bemühen, frühkindliche Psychosen zu erkennen, damit die *sachgemäße Behandlung* in einer kinderpsychiatrischen Spezialanstalt ohne Verzug eingeleitet werde.

Sprachliche Frühreife. Als Gegenstück der autistischen Stummheit begegnet man gelegentlich einer außerordentlichen sprachlichen Frühreife. Dabei ist jedoch typisch, daß der ungewöhnlich fortgeschrittene Wortschatz und die formale Redefähigkeit nicht mit der spontanen Ausdrucksfähigkeit Schritt halten. Es besteht also eine *Diskrepanz zwischen Sprachzeichen und Sprachfunktion.* Somit bedeuten die zahllosen memorierten Redewendungen nichts als eine echolalische Verbigeration, oft mit *zwangsweiser Wortspielerei* vorgebracht.

Es ist bemerkenswert, daß viele dieser Kinder vorzeitig und übermäßig dem Fernsehapparat ausgesetzt waren. Eine Mutter gab zu, daß der Empfänger „als Kinderfräulein diente". Viele autistische Kinder scheinen von der *monotonen Perseveration der Fernsehreklame* fasziniert zu sein. Sie wiederholen diese Schlagzeilen unaufhörlich, oft mit guter Singstimme, und manche lernen auf diese Weise sogar das verfrühte Lesen und Schreiben, wie unser Fall von Schreiben statt Sprechen (1960) zeigte.

Ambulante Schizophrenie. Schließlich erinnert man sich gewisser erwachsener *Problempatienten,* welche wochenlang zu verschiedenen Behandlungen kamen, aber trotz sorgfältiger Organuntersuchungen immer neue Schmerzen und Beschwerden entwickelten, bis zuletzt die längst vermutete Psychopathie in einer floriden Schizophrenie hervorbricht. Wegen der schweren homiziden und suiziden Gefahren im manifesten Stadium der Psychose muß man daher während jeder Beschäftigung mit psychotischen Patienten einer solchen Möglichkeit eingedenk bleiben. Um sich zu sichern, soll deshalb auch der Phoniater reichlich von den Möglichkeiten der *psychologischen und psychiatrischen* Beratung Gebrauch machen.

Psychometrie. Aus dem psychologischen Gutachten über psychotische Kinder gehen verläßliche Anhaltspunkte hervor, wie R. M. Clark (1960) schilderte. Während ihrer Prüfung zeigen diese Kinder Kennzeichen von Fragmentierung, Verdrehung, Regression und Verzerrung in ihrem Nachzeichnen von geometrischen Figuren. In charakteristischer Weise pflegen sie *bessere Leistungen mit verbalen Testen als mit praktischen Testen* zu zeigen. Dieser Befund unterscheidet sie von Fällen von angeborener Sprachschwäche, in welchen das Umgekehrte der Fall ist. Die spontanen Zeichnungen der schizophrenen Kinder demonstrieren ihre Verwirrung. Hoch in der Luft, oder in wirbelnder Bewegung zeigen ihre Figuren verschiedene Verstümmelungen und Verzerrungen. Wieder stimmt ein übermäßiger Gebrauch von wirbelnden Bewegungen mit der bevorzugten Tätigkeit des Kindes überein.

Hörvermögen. Wegen ihrer egozentrischen Konzentration auf ein zwangsweises Verhalten mögen manche psychotische Kinder *nicht auf akustische Reizung antworten.* In solchen Fällen kann der Ausschluß von organischer Taubheit zunächst schwierig sein. Als wichtiges differential-diagnostisches Zeichen bemerkt man aber das wesentliche Kennzeichen der autistischen Schizophrenen, nämlich ihre Unfähigkeit zum Herstellen von Beziehungen zu anderen, also den *Zustand der Kontaktlosigkeit.* Taube oder organisch hirngeschädigte Kinder hingegen haben mit anderen Personen guten Kontakt.

Das verstörte auditive Benehmen der schizophrenen Kinder wurde von Hoberman und Goldfarb (1963) untersucht. Während sich die Reintonschwellen als normal erwiesen, *waren die sprachlichen Verständnisschwellen wesentlich erhöht.* Schizophrene pflegen von der *verzögerten Sprachrückkoppelung weniger gestört zu sein.* H. N. Peters (1962) nimmt an, daß ein Faktor der Supraordinalität bei Schizophrenen den verzögernden und verzerrenden Effekt der DAF Probe zu blockieren scheint.

Differentialdiagnose. Im Hinblick auf die Differential-Diagnose sei an die früheren Ausführungen erinnert. Demgemäß hat man im Falle einer *plötzlich aufgetretenen Stummheit* an die verschiedenen Bilder des psychogenen Mutismus zu denken. Im Kindesalter handelt es sich meistens um den elektiven Mutismus des freiwilligen Schweigens. Von diesen ist die *autistische Aphrasie* abzugrenzen. Solange die Sprachentwicklung noch nicht abgeschlossen ist, fällt es manchmal schwer, die dysphrasischen Elemente von der unfertigen Kindersprache zu trennen. Umso wichtiger ist deshalb die Beurteilung des *gesamten Benehmens.* Dazu gehören bizarre Perseverationen und stereotype motorische Entladungen. Wie bereits ausführlich geschildert, ist es für Kindheitspsychose kennzeichnend, daß endlose Kreisel- oder Tanzbewegungen auftreten, häufig von entrücktem Summen, geheimnisvollen Selbstgesprächen (*Soliquie*) oder den verzückten Anzeichen von *Halluzinationen* begleitet.

Eine interessante Parallele ergibt sich endlich zu *epidemischen Ausbrüchen* dysphrasischer Erscheinungen auf dem Boden von Massenhysterie. In einer wenig beachteten Schrift legte H. Rust (1924) eine wohl dokumentierte Studie der religiösen, psychologischen und soziologischen Grundlagen des sogenannten *Zungenredens* vor. Unter einer solchen *Glossolalie* versteht man das besessene Lallen irgendeines verzückten Kauderwelsch unter der Illusion, daß man von geheimnisvollen „Zungen" vom Himmel her inspiriert sei. Solche Ausbrüche hektischer Massenpsychosen sind in Zeitläuften der allgemeinen Unsicherheit besonders häufig gewesen.

Therapie. Die Behandlung von psychotischen Zuständen ist vorerst eine *Aufgabe der Psychiatrie.* Bisher hat sich die Sprachheilkunde hauptsächlich mit der frühzeitigen Diagnose solcher Störungen befaßt, damit keine Zeit und Bemühung mit verfehlten Maßnahmen verschwendet werde. Wie aus der geringen Anzahl von Veröffentlichungen über psychotische Zustände von Seiten der medizinischen und psychologischen Sprachpathologie hervorgeht, hat unser Fach bisher wenig an therapeutischem Interesse oder Mithilfe zu bieten gehabt. Diese Einstellung verändert sich aber seit kurzem.

Isaacs, Thomas und Goldiamond (1960) untersuchten die Möglichkeit, stumme Schizophrene durch die bedingten Reflexe des *operativen Konditionierens* wieder zum Sprechen zu bringen. J. A. Sherman (1963) bestätigte die Durchführbarkeit dieser Methode. Ein solcher Patient bekam einen amerikanischen Pfennig, wann immer er einem verlangten Benehmen entsprach. Nachdem er genügend viele Pfennige gesammelt hatte, begann er zu reden.

Da die Ursachen der Kindheitspsychosen nicht bekannt sind, betont J. E. Varley (1965), daß keine spezifische Behandlung vorhanden ist. Derzeit besteht das hauptsächliche Ziel einer Behandlung in dem Bemühen, mit einem psychotischen Kind *Kontakt herzustellen.* Ein gutes Beispiel der empfohlenen psychiatrischen Methoden wurde in einem Aufsatz in einer der AMA-Zeitschriften dramatisch illustriert (Editorial 1966).

Eine neue Philosophie der *Kommunikationstherapie* für das autistische Kind wurde von Wolf und Ruttenberg (1967) besprochen. Diese Kinder reagieren auf intensive Anreizung zur Kommunikation, wenn man sie in größeren Dosen gibt als für das normale Kleinkind. Sie benötigen vermehrte Motivation und Unterstützung zum Lernen der Lautbildung und Wortgestaltung als die tauben oder aphatischen Kinder. Sie brauchen eine konstante, vereinfachte und konkrete physikalische und linguistische Umwelt.

Prognose. Der Ausgang einer bestimmten psychotischen Störung kann nur vom Psychiater abgeschätzt werden. Während B. Furneaux (1966) hinsichtlich der bei schizophrenen Kindern erzielten therapeutischen Erfolge optimistisch eingestellt ist, erblickt J. E. Varley (1965) den verläßlichsten prognostischen Hinweis im Ausmaß des Sprechvermögens, welches entweder bereits vorhanden ist oder sich entwickeln läßt.

Wenn wir diesen vom sprachtheoretischen Gesichtspunkte faszinierenden Krankheitsbildern Raum gewährten, geschah dies hauptsächlich wegen ihrer praktischen Bedeutung für die *diagnostischen Bemühungen* der phoniatrischen Klinik. Schließlich und endlich waren wir bestrebt, die abnormen Erscheinungen der menschlichen Sprache von möglichst vielen Seiten zu betrachten, sowie vom ersten Schrei des neugeborenen Menschenkindes bis zu den wirren Stimmen aus der geistigen Nacht.

Literatur

Dysphrasie

1. Schizophrenie

Altshuler, K. Z., and J. D. Rainer: Patterns and Course of Schizophrenia in the Deaf. J. Nerv. Ment. Dis. 127: 77, 1958.

Barczi, G.: Die Anwendung heilpädagogischer Methoden in der Beschäftigung der Geisteskranken. Wiss. Z. Univ. Halle, 5: 491, 1956. — Bettleheim, B.: Schizophrenia as a Reaction to Extreme Situations. Amer. J. Orthopsychiat. 26: 507, 1956. — Bond, E. D., and L. H.

SMITH: Post-encephalitic Behavior Disorders. A Ten Year Review of the Franklin School. Amer. J. Psychiat. 92: 17, 1935.

FORSTER, F. M. (Edit.): Colloquium on Neurochemistry. Neurology, 8: Suppl. 1: 1958. — FREEDMAN, A. M.: Recent Advances in the Organic Approach to Psychosis: Biologic Basis of Schizophrenia. N. Y. State J. Med. 60: 2100, 1960.

HOFFER, A., and H. OSMOND: The Adrenochrome Model and Schizophrenia. J. Nerv. Ment. Dis. 128: 18, 1959.

MCKNIGHT, W. K.: Historical Landmarks in Research on Schizophrenia in the United States. Amer. J. Psychiat. 114: 873, 1958.

OECONOMAKIS, N.: Dementia primitiva (praecox). Mschr. ges. Sprachheilk. 17: 188, 1907.

TRUITT, E. B.: Some Pharmacologic Correlations of the Chemotherapy of Mental Disease. J. Nerv. Ment. Dis. 126: 184, 1958.

2. Infantile Psychosen

ARNOLD, G. E.: Writing instead of Speaking: Premature Development of Certain Language Abilities in a Case of Childhood Schizophrenia. Curr. Probl. Phoniat. Logop. 1: 155, 1960.

BENDER, L.: Emotional Problems in Children. Proc. Institute of Exceptional Child, Woods School, 2: 46, 1935; — Childhood schizophrenia. Nerv. Child, 1: 138, 1941; — Childhood Schizophrenia. Amer. J. Orthopsych. 7: 40, 1947; — Study of First Three Years in Maturation of Schizophrenic Children. Quart. J. Child Behav. 4: 245, 1952; — Childhood Schizophrenia. Psychiat. Quart. 27: 663, 1953; — Schizophrenia in Childhood: its Recognition, Description and Treatment. Amer. J. Orthopsychiat. 26: 499, 1956; — Emerging Patterns in Child Psychiatry. Bull. N. Y. Acad. Med. 34: 794, 1958. — BENDER, L., et al.: Schizophrenia in Childhood, Confirmation of Diagnosis. Trans. Amer. Neurol. Ass. 77: 67, 1952. — BENDER, L., and S. NICHTERN: Chemotherapy in Child Psychiatry. N. Y. State J. Med. 56: 2791, 1956. — BERGMAN, P., and S. ESCALONA: Unusual sensitivities in very young children. Psychoanal. Study Child, 3: 333, 1949. — BRADLEY, C.: Schizophrenia in Childhood. New York: Macmillan, 1941.

CLARK, R. M.: Language Disturbances in Childhood Schizophrenia. Talk Mag. 37: No. 4, 1956; — Language Disturbances in Childhood Schizophrenia. In Psychological and Psychiatric Aspects of Speech and Hearing, edit. by D. A. BARBARA. Springfield: C. C. Thomas 1960. — COLBERT, E. G., and R. R. KOEGLER: Toe Walking in Childhood Schizophrenia. J. Pediat. 53: 219, 1958. — COLBERT, E. G., R. R. KOEGLER, and C. H. MARKHAM: Vestibular dysfunction in childhood schizophrenia. Arch. gen. Psychiat. 1: 600, 1959. — CREAK, E. M.: Schizophrenia in early childhood. Acta Pädopsychiat. 30: 42, 1963; — Childhood psychosis . . . a review of 100 cases. Brit. J. Psychiat. 109: 84, 1963.

DESPERT, J. L.: Thinking and motility disorder in a schizophrenic child. Psychiat. Quart. 15: 522, 1941.

EASTON, K.: Considerations on Autism in Infancy and Childhood. N. Y. State J. Med. 62: 3628, 1962. — *Editorial*: Breaking through to the autistic child. Med. World News, 7: 85, 1966. — EISENBERG, L.: The course of childhood schizophrenia. Arch. Neurol. Psych. 78: 69, 1957. — EISENBERG, L., and L. KANNER: Early Infantile Autism 1943—55. Amer. J. Orthopsychiat. 26: 556, 1956.

FAY, W. H.: Childhood echolalia in delayed psychotic and neuropathologic speech patterns. Folia Phoniat. 18: 68, 1966. — FISH, B.: Detection of Schizophrenia in Infancy. J. Nerv. Ment. 125: 1, 1957; — Involvement of the Central Nervous System in Infants with Schizophrenia. Archives Neurology, 83: Feb. 1960. — FURNEAUX, B.: The autistic child. Brit. J. Dis. Commun. 1: 85, 1966.

GOLDFARB, W.: Pain Reactions in Group of Institutionalized Schizophrenic Children. Amer. J. Orthopsychiat. 28: 777, 1958; — Childhood Schizophrenia. Cambridge: Harvard Univ. Press 1961. — GOLDFARB, W., P. BRAUNSTEIN, and I. LARGE: A Study of Speech Pattern in a Group of Schizophrenic Children. Amer. J. Orthopsychiatry, 26: 544, 1956. — GOLDFARB, W., P. BRAUNSTEIN, and H. SCHALL: An Approach to the Investigation of Childhood Schizophrenia: The Speech of Schizophrenic Children and their Mothers. Amer. J. Orthopsych. 29: 1959.

HOBERMAN, S. E., and W. GOLDFARB: Speech Reception Thresholds in Schizophrenic Children. J. Speech Hearing Res. 6: 101, 1963.

KALLMANN, F. J., and B. ROTH: Genetic Aspects of Preadolescent Schizophrenia. Amer. J. Psychiat. 112: 599, 1957. — KANNER, L.: Early Infantile Autism. J. Pediat. 25: 211, 1944; — Problems of Nosology and Psychodynamics of Early Infantile Autism. Amer. J. Orthopsychiat. 19: 416, 1949; — History and present status of childhood schizophrenia in the USA. Acta Pädopsychiat. 25: 138, 1958. — KANNER, L., and L. EISENBERG: Notes on the Follow-up Studies of Autistic Children. Psychopathology of Childhood. New York: Grune and Stratton, 1955. — KOEGLER, R. R., and E. G. COLBERT: Childhood Schizophrenia. J. Amer. Med. Ass. 171: 1045, 1959.

LEVY, D. M.: Critical Evaluation of the Present State of Child Psychiatry. Amer. J. Psychiat. 108: 481, 1952. — LOOMIS, E. A., JR.: Autistic and symbiotic syndromes in children. Monogr. Soc. Res. Child. Develpm. 25: 39, 1960. — LOURIE, R. S., B. L. PACELLA, and Z. A. PIOTROWSKI: Studies on the prognosis in schizophreniclike psychoses in children. Amer. J. Psychiat. 99: 542, 1943. — LOWREY, L. G.: Psychiatry for Children: A Brief History of Developments, Amer. J. Psychiat. 101: 375, 1944.

MAHLER, M.: On Child Psychosis and Schizophrenia. Psychoanalyt. Stud. Child. 7: 286, 1952.

PECK, H. B., R. D. RABINOVITCH, and J. B. CRAMER: Treatment Program for Parents of Schizophrenic Children. Amer. J. Orthopsychiat. 19: 592, 1949. — POLLACK, M.: Brain Damage, Mental Retardation and Childhood Schizophrenia. Amer. J. Psychiatry, 115: 422, 1958. — POLLACK, M., and H. P. KRIEGER: Oculomotor and Postural Patterns in Schizophrenic Children. Arch. Neurol. Psychiatry, 79: 720, 1958. — PRONOVOST, W.: The speech behavior and language comprehension of autistic children. J. Chronic Disease, 13: 228, 1961.

RIMLAND, B.: Infantile autism: the syndrome and its implication for a neural theory of behavior. New York: Appleton, 1964. — ROBINSON: Planning Institutional Program for Children. Quart. J. Child Behavior, 3: 233, 1951. — ROGERS, M. E., A. M. LILIENFELD, and B. PASAMANICK: Prenatal and Paranatal Factors in the Development of Childhood Behavior Disorders. Acta Psychiat. Neurol. Scand. Suppl. 102, 1955. — RUTTENBERG, B. A., M. L. DRATMAN, J. FRANKNOI, and C. WENAR: An instrument for evaluating autistic children. J. Amer. Acad. Child Psychiat. 5: 453, 1966. — RUTTENBERG, B. A., and E. G. WOLF: Evaluating the Communication of the Autistic Child. J. Speech Dis. 32: 314, 1967.

SHERVANIAN, C. C.: Speech, Thought, and Communication Disorders in Childhood Psychoses. J. Speech Dis. 32: 303, 1967. — SULLIVAN, A. W.: Psychologic Aspects of Pediatric Practice: Acute Psychiatric Illness in Children. N. Y. State J. Med. 58: 1665, 1958. — SUTTON, H. E., and J. H. READ: Abnormal Amino Acid Metabolism in a Case Suggesting Autism. J. Dis. Children, 96: 23, 1958.

VARLEY, J. E.: The autistic child. Speech Pathol. Ther. 8: 46, 1965.

WILCOX, D. E.: Observations of speech disturbances in childhood schizophrenia. Dis. nerv. System. 17: 20, 1956. — WOLF, E. G., and B. A. RUTTENBERG: Communication Therapy for the Autistic Child. J. Speech Dis. 32: 331, 1967.

3. Psychotische Redestörungen

ALSEN, V.: Veränderungen des Sprechens bei Hirnkranken. Folia Phoniat. 8: 25, 1956. — ARNOLD, G. E.: Dysphrasia: Disorders of Speech in Psychotic Conditions. Talk Mag. 37: No. 4, Dec. 1956. — ARTISS, K. L.(Edit.): The Symptom as Communication in Schizophrenia. New York: Grune and Stratton, 1959.

BARBARA, D. A.: The Value of Non-Verbal Communication in Personality Understanding. J. Nerv. Ment. Dis. 123: 286, 1956. — BOREL-MAISONNY, S.: Troubles de la parole d'origine éducative. Rev. Franç. Phoniat. 3: 198, 1935. — BRILL, A. A.: Speech Disturbances in Nervous and Mental Diseases. Quart. J. Speech, 9: 129, 1923. — BUCK, MCKENZIE: Speech Therapy in a Psychiatric Hospital: A Report of Two Cases. J. Speech Dis. 15: 307, 1950.

CLARK, R. M.: Dyslogia. Talk Mag. 33: 6, April 1952.

DALY, D. D., and J. G. LOVE: Akinetic Mutism. Neurology, 8: 238, 1958.

FELDSTEIN, S., and J. JAFFE: Vocabulary Diversity of Schizophrenics and Normals. J. Speech Hearing Res. 5: 76, 1962.

GLAUBER, I. P.: Speech characteristics of Psychoneurotic patients. J. Speech Dis. 9. 18, 1944. — GOTTSCHALK, L. A., G. C. GLASER, R. S. DANIELS, and S. BLOCK: The Speech Patterns of Schizophrenic Patients: A Method of Assessing Relative Degree of Personal Disorganization and Social Alienation. J. Nerv. Ment. Dis. 127: 153, 1958.

HEAVER, L.: Dysphrasia and Distorted Reality Feed-Back in Schizophrenia. Talk Mag. 37: No. 4, 1956. — HOFF, H., and M. SILBERMANN: Depersonalisation der Sprache. V. Kongr. int. Ges. Logop. Phoniat. P. 16, Wien 1932.

ISAACS, W., J. THOMAS, and I. GOLDIAMOND: Application of Operant Conditioning to Reinstate Verbal Behavior in Psychotics. J. Speech Dis. 25: 8, 1960.

JOHNSON, M. A.: Verbal Behaviour in Psychiatrically-Disturbed Patients. J. Austral. Coll. Speech Ther. 11: 40, 1961.

LORENZ, M.: Expressive Form in Schizophrenic Language. Arch. Neurol. Psychiatry, 78: 643, 1957.

PETERS, H. N.: Interaction of Delayed Speech Feedback, Metalingual Factors and Chronic Schizophrenia. J. Speech Dis. 27: 359, 1962.

RAVEN, J. C.: Verbal Dysfunction in Mental Illness: A Comparative Study. Language and Speech, 1: 218, 1958. — RUST, H.: Das Zungenreden. München: Bergmann, 1924.

SHARP, F. A.: Judgments of Psychosis from Vocal Cues. J. Speech Dis. 28: 371, 1963. — SHERMAN, J. A.: Reinstatement of Verbal Behavior in a Psychotic by Reinforcement Methods. J. Speech Dis. 28: 398, 1963. — STOCKERT, F. G. VON: Sprache und Geistesstörung. II. Kongr. int. Ges. Logop. Phoniat. Wien 1926, S. 71. Leipzig-Wien: F. Deuticke, 1927; — Psychologie der Störungen des Sprachrhythmus bei Geisteskranken. Mschr. Ohrenheilk. 62: 994, 1928.

TRETHOWAN, M. W.: Speech Disturbance as a Symptom of Mental Illness. J. Austral. Coll. Speech Therap. 7: 3, 1957.

WEISS, D. A.: Logopedic Study on Schizophrenics. Curr. Probl. Phoniat. Logop. 1: 151, 1960; — Logopedic Observations in a Mental Hospital. Folia Phoniat. 16: 130, 1964.

Namenverzeichnis

Kursiv gesetzte Seitenzahlen beziehen sich auf die Literaturnachweise

Sachverzeichnis

GPSR Compliance

The European Union's (EU) General Product Safety Regulation (GPSR) is a set of rules that requires consumer products to be safe and our obligations to ensure this.

If you have any concerns about our products, you can contact us on ProductSafety@springernature.com

In case Publisher is established outside the EU, the EU authorized representative is:

Springer Nature Customer Service Center GmbH
Europaplatz 3
69115 Heidelberg, Germany

Batch number: 10607326

Printed by Printforce, the Netherlands